HANDBUCH
DER ALLGEMEINEN UND SPEZIELLEN
ARZNEIVERORDNUNGSLEHRE
FÜR ÄRZTE

FÜNFZEHNTE AUFLAGE

HANDBUCH
DER ALLGEMEINEN UND SPEZIELLEN
ARZNEIVERORDNUNGSLEHRE
FÜR ÄRZTE

MIT BESONDERER BERÜCKSICHTIGUNG
DER DEUTSCHEN ARZNEIMITTEL-GESETZGEBUNG

ZUGLEICH ALS PHARMACOPOEA UNIVERSALIS

FÜNFZEHNTE
GÄNZLICH UMGEARBEITETE AUFLAGE

AUF GRUNDLAGE DES DEUTSCHEN ARZNEIBUCHES 6. AUSGABE
UND ZAHLREICHER AUSLÄNDISCHER PHARMAKOPÖEN

BEARBEITET VON

DR. G. KLEMPERER   UND   **DR. E. ROST**
GEH. MEDIZINALRAT · PROFESSOR
DIREKTOR DER IV. MEDIZ. UNIVERSITÄTSKLINIK
IM STÄDT. KRANKENHAUS MOABIT
BERLIN

GEH. REGIERUNGSRAT
NICHTBEAMT. A. O. PROFESSOR AN DER UNIVERSITÄT
MITGLIED DES REICHSGESUNDHEITSAMTS
BERLIN

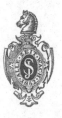

SPRINGER-VERLAG BERLIN HEIDELBERG GMBH
1929

ISBN 978-3-642-52556-8   ISBN 978-3-642-52610-7 (eBook)
DOI 10.1007/978-3-642-52610-7

Vorwort.

Dieses Handbuch, welches im Jahre 1855 zuerst von L. Posner, C. E. Simon, später von Waldenburg, zuletzt 1911 von Ewald und Heffter herausgegeben worden ist, erscheint in dieser 15. Auflage als ein ganz neues Werk, welches mit seinen Vorgängern nur den Titel, die Zweckbestimmung und zum Teil die äußere Anordnung gemein hat. Der Inhalt ist in selbständiger Arbeit vollkommen erneuert und dem heutigen Stand der wissenschaftlichen und praktischen Pharmakologie angepaßt worden.

Das Interesse für wirksame Arzneien ist den Ärzten aller zivilisierten Nationen gemeinsam; für den gesamten Ärztestand ist es wichtig, in den drängenden Fragen des Arzneiwesens zuverlässig beraten zu sein. So schwebte uns das hohe Ziel vor Augen, in diesem Buch einen internationalen Kodex zu schaffen, in welchem die Anwendungsmöglichkeiten aller brauchbaren Arzneien, ihre Eigenschaften und Zusammensetzung, ihr Wert und ihre Wirkungsweise, ihr Nutzen und ihre Gefahren objektiv dargelegt würden. Durch eine Berücksichtigung der Angaben und Vorschriften der Arzneibücher zahlreicher Nationen sowie der internationalen Vereinbarungen wollten wir eine Art Pharmacopoea universalis und einen überall gültigen Wegweiser für Arzneibereitung schaffen. Nur in der Darstellung der für das Arzneiwesen bestehenden Gesetze, Verordnungen usw. haben wir uns auf die deutschen Verhältnisse beschränkt. Das Buch ist für Ärzte — Praktiker, Theoretiker und Medizinalbeamte — bestimmt; sein Inhalt bringt aber vielleicht auch dem Apotheker, besonders im Betrieb großer Apotheken mit internationalem Verkehr, mancherlei Unterweisung, die ihm sonst in dieser Vollständigkeit nicht zugänglich ist.

Das Buch ist in erster Linie ein Nachschlagewerk; dem Zweck schneller Orientierung dient das Sachregister. Das Werk enthält sämtliche in Deutschland offizinellen Arzneimittel, sowohl der jetzt giltigen als auch der früheren Ausgaben des Deutschen Arzneibuchs; daneben die wichtigsten Mittel der ausländischen Pharmakopöen. Arzneimittel, die nicht mehr hergestellt werden, sich aber noch im Verkehr befinden können, sind nicht erwähnt. Spezialitäten, die in der Tagespresse angepriesen werden, haben vereinzelt kritische Besprechung gefunden; manche Volks- und Hausmittel, sowie veraltete Chemikalien und Drogen, auf die Geheimmittelfabrikanten vielfach zurückgreifen, sind kurz erwähnt.

Über seinen lexikalischen Charakter hinaus soll das Buch auch dem Bildungsbedürfnis der Ärzte dienen; diesem Zweck sind die gedrängten klinischen und pharmakologischen Überblicke über Zusammengehörigkeit und Ableitung, chemische Zusammensetzung und Formeln der Arzneisubstanzen gewidmet.

Für die Würdigung der Beschaffenheit und Wirkung der Arzneien war in erster Linie die persönliche Erfahrung der Verfasser maßgebend.

Der klinische Bearbeiter stützt sich auf seine jahrzehntelange Krankenhauserfahrung; er verwertet zugleich die therapeutische Tradition der Berliner Klinik, die er von den alten Meistern Schönlein, Frerichs, Traube durch seinen Lehrer Leyden überkommen hat; von großem Vorteil war ihm die fast 20jährige Mitarbeit in der „Deutschen Arzneimittelkommission", in der hervorragende Kliniker und Pharmakologen ständig über arzneiliche Fragen zu Rate sitzen.

Der pharmakologische Bearbeiter, aus der Schule von Hans Horst Meyer und W. v. Schroeder hervorgegangen, hat die pharmakologischen Grundlagen und die Rechtslage im Deutschen Reich so dargestellt, wie sie sich ihm in seiner langjährigen Tätigkeit als Vorsteher des Physiologisch-Pharmakologischen Laboratoriums im Reichsgesundheitsamt dargeboten haben. Er bringt darin aber lediglich seine persönliche Auffassung zum Ausdruck.

Beide Bearbeiter haben die Literatur der letzten 20 Jahre nach Maßgabe von Zeit und Kräften durchgearbeitet und verwertet; aus Raumersparnis unterblieben die Zitate.

Wir möchten die Hoffnung aussprechen, daß das Buch die ärztlichen Kollegen in allen arzneilichen Fragen berate und unterstütze und daß es dazu beitrage, den Fortschritt des Arzneimittelwesens und damit einen wesentlichen Teil der Krankenbehandlung zu fördern.

Zum Schluß sei Herrn Dr. Ferd. Springer unser bester Dank dargebracht; wie er diese Arbeit angeregt hat, so hat er sie auch stets im Sinne der Verfasser mit liebevoller Fürsorge gefördert.

Berlin, Weihnachten 1928.

G. Klemperer.   E. Rost.

Inhaltsverzeichnis.

Zusammenstellung

der für die Bearbeitung der Arzneimittel berücksichtigten **Arzneibücher (Pharma-kopöen)** und andere **Quellen** und die im Text dafür gewählten **Abkürzungen.**

Am.	The Pharmacopoeia of the United States of America. Tenth decennial Revision 1926.
Austr.	Pharmacopoea Austriaca. Ed. VIII. 1906.
Belg.	Pharmacopoea Belgica. Ed. III. 1906; Primum Supplementum. 1912
Brit.	= The British Pharmacopoeia. 1914.
Dan.	= Pharmacopoea Danica. 1907.
Gall.	(Codex medicamentarius gallicus Pharmacopée française) 1908. Mit Supplément 1920 und Nouveau Supplément 1926.
Germ.; D. A. B.	Deutsches Arzneibuch. Sechste Ausgabe. 1926.
Germ. I V	Deutsches Arzneibuch (I . . . V. Ausgabe).
Helv.	Pharmacopoea Helvetica. Ed. IV. 1907.
Ital.	Farmacopea ufficiale del regno d'Italia. Quarta Edizione. 1920.
Jap.	= The Pharmacopoeia of Japan. Fourth Edition. 1921.
Nederl.	= Nederlandsche Pharmacopee. Vijfde Uitgave. 1926.
Norv.	= Den Norske Farmakopø. 1913. (Pharmacopoea Norvegica Ed. IV.)
Ross.	ГОСУДАРСТВЕННАЯ ФАРМАКОПЕЯ. 7. Ausgabe. 1925.
Svec.	Svenska Farmakopén. Pharmacopoea Svecica Ed. X. 1925.

Vereinzelt berücksichtigt:

Hisp.	Farmacopea Oficial Española. Septima Edición. 1905.
Mex.	Nueva Farmacopea Mexicana de la Sociedad Farmaceutica Mexicana. Quinta Edición. 1925.
Port.	= Pharmacopêa Portugueza. Edição official. 1876.
Rom.	Pharmacopea Românâ. Editia a patra. 1926.

Ferner:

Ergb.	Das vom Deutschen Apotheker-Verein herausgegebene (nicht-amtliche) „Ergänzungsbuch zum Deutschen Arzneibuch". 4. Ausgabe. 1916. In Neubearbeitung (stand z. T. den Verff. schon zur Verfügung).
Pharm.	Pharmakopöe oder Pharmakopöen.
P. I.	= **Praescriptio Internationalis:** Die Vorschriften des 1906 abgeschlossenen **Brüsseler Übereinkommens,** betr. die einheitliche Gestaltung der Vorschriften über stark wirkende Arzneimittel (substances héroïques).
Int. (Internat.) Vorschlag	= Revidiertes und erweitertes Übereinkommen, Vorschlag der internationalen Konferenz (Brüssel, September 1925). (S. S. 819.)
D. A. T.	= Deutsche Arzneitaxe. Amtliche Ausgabe. 1928 u. 1929.
Preisliste Nr. 30 für Spezialpräparate der im Verband der Chemisch-Pharmazeutischen Großindustrie zusammengeschlossenen Firmen. (1. Januar 1928.)	
Kommentar	Kommentar zum Deutschen Arzneibuch, herausgegeben von Anselmino und Gilg. Berlin 1928, Julius Springer. Bd. 1 und 2.
Prüfungsmethoden	Die chemischen und physikalischen Prüfungsmethoden des Deutschen Arzneibuches, 6. Ausgabe, von J. Herzog und A. Hanner. Berlin 1928, Julius Springer.
F. M. B.	Formulae Magistrales Berolinenses.
F. M. G.	Formulae Magistrales Germanicae.
StrGB.	Reichsstrafgesetzbuch.
GewO.	Gewerbeordnung für das Deutsche Reich.
ApBetrO.	Apothekenbetriebsordnung.
ApO.	Apothekenordnung.
RG.-Entsch.	Entscheidung des Reichsgerichts.
RGBl.	Reichsgesetzblatt.
Veröff. des Reichs-gesundheitsamts	= Verlag von Julius Springer in Berlin W 9.
Reichs-Gesundheitsblatt	R. v. Deckers Verlag (Schenck) in Berlin W 9.

Zusammenstellung
der im **Text** des Buches gewählten **Kennzeichnungen** und **Abkürzungen**.

Ae. . . . . = Äther.
äth. Öle . . . . = ätherische Öle.
Alk. . . . . = Alcohol, Spiritus, 90 Gew.%.
Alk. absol. . . . . = Alcohol absolutus.
Alk. dil. . . . . = Alcohol dilutus, verdünnter Weingeist, 70 Gew.%.
Aq., Aqua . . . . = Aqua destillata
Aq. dest. . . . . = Aqua destillata.
Chl. . . . . = Chloroform.
comp. . . . . = compositus.
DC. . . . . = De Candolle.
Dos. . . . . = Dosis, Dosen.
Durchschn. Dos. . . . . = Durchschnittliche Dosis (average dose der Pharm. Am.).
Ther. oder therap. Dos. . = Therapeutische Dosen der Pharm. Brit.
E. W. . . . . = Eingetragenes Warenzeichen.
Gew.% . . . . = Gewichtsprozente.
Glyc. . . . . = Glycerin.
K. P. . . . . = Kassenpackung.
l., ll., schwerl., unl. . . . = löslich, leichtlöslich, schwerlöslich, unlöslich.
L. . . . . = Linné.
Liq., Liqu. . . . . = Liquor.
o. G. . . . . = ohne Gefäß.
O. P. . . . . = Original-Packung von Spezialpräparaten und Spezialitäten.
Petrolae. . . . . = Petroläther.
prom. . . . . = promillig.
proz. . . . . = prozentig.
Rea. . . . . = Reaktion.
R. T. . . . . = Raumteile.
Schmp. . . . . = Schmelzpunkt.
Siedep. . . . . = Siedepunkt.
T. . . . . = Teil, Gewichtsteil.
Vol.% . . . . = Volumprozent.
Wa. . . . . = Wasser, destilliertes.

Unterstreichungen, z. B.

Acetanilidum . . . Acet- = bedeuten, daß im geltenden D. A. B. für die betreffenden Arznei-
anilid, Antifebrin   mittel diese Bezeichnungen offizinell und die so gekenn-
0,5; 1,5   zeichneten Maximaldosen amtlich festgesetzt sind.

          oder

Veronal (E. W.) Acidum
diaethylbarbituricum . .
Diäthylbarbitur-
säure, Veronal, Di-
äthylmalonylharn-
stoff . . . . **0,75; 1,5.**

Klammerbemerkungen

a) zu **Tuber Aconiti.** = bedeuten, daß in der Pharm. Belg. die davorstehende Bezeich-
    Belg. (A. T.) usw.   nung in anderer Wortaufeinanderfolge (Aconiti Tuber) offizinell ist.

b) zu einzelnen Arznei- = bedeuten, daß 1 oder 4 Teile zu nehmen sind, oder daß das be-
    mitteln oder zu ein-   treffende Mittel in 1 oder 4 Teilen des angegebenen Lösungsmittels
    zelnen Lösungsmit-   löslich ist.
    teln, wie (1), (4),

c) im Text bei der An- = bedeuten das Jahr, in dem das betreffende Arzneimittel ein-
    wendung der Arznei-   geführt wurde.
    mittel beigesetzte Jah-
    reszahlen

Die Angabe der Mengen-
  verhältnisse: 1 = 10,
  1:10, 1 + 9 . . . . . . bedeutet, daß 1 Gewichtsteil des Stoffes in 9 Gewichtsteilen
  Flüssigkeit zu lösen oder mit 9 Gewichtsteilen zu verarbeiten ist,
  so daß 10 Gewichtsteile entstehen.

Die Angaben über:

a) Temperaturen des
    D. A. B.:
    Allgemeine Tempera-
      turangaben . . . . 20°.
    Zimmertemperatur . . 15—20°.
    kalt . . . . 15—20°.
    warm . . . . etwa 50—60°.
    heiß . . . . über 80°.

b) Drehung des polari-
    sierten Lichtstrahls = beziehen sich auf Natriumlicht und auf die Temperatur von 20°.

c) Dichte . . . . . . = beziehen sich im allgemeinen auf die Temperatur von 20°.
      Die Dichte bedeutet das Verhältnis der einen gewissen
    Rauminhalt ausfüllenden Masse der Flüssigkeit bei 20° zu der
    Masse Aq. dest., die bei 4° den gleichen Raumgehalt hat; sie ist
    also ein Dichteverhältnis, ausgedrückt durch den Quotienten:
    Dichte der Flüssigkeit bei 20°, dividiert durch die Dichte des
    Wassers bei 4°.

d) spezifisch. Gewicht = die Dichte der Flüssigkeit bei 15°, bezogen auf die Dichte des
    Wassers bei 15° als Einheit (s. S. 801).

Alkoholzahl . . . . . = s. S. 55.
Innerlich . . . . bedeutet, daß das Arzneimittel zum inneren Gebrauch (zum
    Einnehmen.)
Äusserlich . . . . . . daß es zum äußeren Gebrauch, d. h. zu allen anderen
    Zwecken (Einführung ins Rektum und parenterale Applikation)
    bestimmt und in eckigen Gläsern usw. mit Zetteln von roter
    Grundfarbe vom Apotheker abzugeben ist.

Rein, insbesondere frei = besagt, daß das betreffende Mittel denjenigen erreichbaren Grad
  von (z.B. Arsenverbindun-   der Reinheit besitzt, den es nach dem Urteil der befragten klini-
  gen, Schwermetallen usw.)   schen, pharmakologischen und chemischen Sachverständigen
  bei der Beschreibung der   zweckmäßigerweise aufweisen muß. Darüber hinausgehende For-
  physikalischen, chemischen   derungen an eine besondere Reinheit sind nur dort erfüllt, wo da-
  usw. Eigenschaften der offi- durch nicht der Preis des Mittels in unerwünschter Weise in die
  zinellen Arzneimittel . .   Höhe getrieben wurde. Die Angaben „insbesondere frei von . . ."
    lassen erkennen, welche den therapeutischen Effekt möglicher-
    weise beeinträchtigenden oder unter Umständen schädlichen Ver-
    unreinigungen das betreffende Mittel nicht enthalten darf.

Zusammenstellung

der bei der **Arzneiverschreibung** üblichen und in den **Rezepten** des Buches gebrauchten
Fachausdrücke und **Abkürzungen.**

aa, ana . . . . ana partes aequales, zu gleichen Teilen.
aequ., aequalis . . . . = gleich.
add., adde, addetur, ad-
  dentur . . . . man füge hinzu!
ad chart. cerat. . . . . in Wachspapierkapseln.
ad sacc. papyr., ad sac-
  culum papyraceum . . in einem Papierbeutel.
ad scat. . . . . in einer Schachtel.
ad vitr. flav. (nigr.) . . in einem braunen (schwarzen) Glas.
ad man. med. . . . . . zu Händen des Arztes.
ad. us. med. . . . . . . zu ärztlichem Gebrauch.

Zusammenstellung von Kennzeichnungen und Abkürzungen

ad us. propr. . . . . zum eigenen Gebrauch.
Amp. . . . . = Ampullen.
Amph. . . . . = Amphiolen (M. B.-K.-Präparate der Firmen Merck, Boehringer
                  & Knoll).
c., cum . . . . mit
c. f., cum formula . . . . mit Rezeptabschrift.
coctus . . . . = gekocht.
col., cola, colatura . . . Man koliere! Kolatur.
comm., communis . . . . gewöhnlich.
Compr. . . . . Compretten (M. B. K.-Präparate der Firmen Merck, Boehringer
                  & Knoll).
cc., concis., concisus . . = zerschnitten.
consp., consperge . . . = man bestreue!
cont., contunde, con-
   tusus . . . . = man quetsche! gequetscht.
coq., coque . . . . . . = man koche!
D., Detur, Dentur . . . = man nehme!
dos., dosis . . . . = Gabe.
decoct., decoctum . . . = Abkochung.
div., divide . . . . . = man teile!
elect. . . . . = Electuarium.
f. pulv., f. pil., f. suppos. = fiat, fiant, um daraus zu machen Pulver, Pillen, Suppositorien.
filtr., filtra, filtretur . = man filtriere!
gtt., Gutta, Guttas . . Tropfen.
infunde, infus., infusum = man gieße auf! Aufguß.
inj., injectio . . . . . = Einspritzung.
insp., inspissatus . . . = eingedickt.
l. a., lege artis . . . . = kunstgerecht.
M., Misce, Misceantur . = man mische!
obd., obducantur . . . = man überziehe!
oll., olla . . . . = Kruke.
pil, pilulae . . . . . . = Pillen.
plv., pulv., pulvis . . . = Pulver.
q. s., quantum satis,
   quantum sufficit . . = soviel wie erforderlich.
R., Rp., Recipe . . . . = man nehme, nimm!
rec., recens, recenter . = frisch.
S., Signa, Signetur. . . = man bezeichne!
Scat., scatula . . . . . = Schachtel.
solv., solve, solveantur . = man löse!
sub signo veneni . . . . = mit dem Giftzeichen versehen!
subt., subtilis . . . . . = fein.
suo nomine . . . . . . = unter seinem Namen.
Suppos., Suppositoria . = Suppositorien.
Tabl., Tabulettae . . . = Tabletten.
tal., talis, tales . . . . solche.
Tct., Tinct. . . . . . . Tinktur.
vitr. allat., vitr. remiss. = zurückgebrachtes Gefäß.
vitr. ampl., vitrum amplum = Flasche mit weitem Hals.
Ung., Ungt., Unguentum = Salbe.

I.

Allgemeine Arzneiverordnungslehre.

Arzneiformen, pharmazeutische Präparate usw.

Ihre Kennzeichen, Verordnungs- und Anwendungsweise (alphabetisch geordnet).

Die Kenntnis der nachfolgenden Angaben ist für die ärztliche Arzneiverordnung von Bedeutung. Sie ermöglicht eine individuelle, den besonderen Verhältnissen des Erkrankten angepaßte Verordnungsweise.

Auf diese Ausführungen des Allgemeinen Teils ist im Besonderen Teil wiederholt Bezug genommen; sie werden vielfach ergänzt durch die Ausführungen des dritten Teils, der neben den einschlägigen gesetzlichen usw. Vorschriften Richtlinien für sparsame Arzneiverordnung enthält.

Aceta medicata. Medizinische oder Arznei-Essige. Mit Essig oder Essigsäure und Wasser aus Drogen nach Art der Tinkturen hergestellte Auszüge; auch Lösungen von Arzneistoffen in Essig sowie Mischungen mit letzterem fallen hierunter. Essige. Germ. (im Artikel „Tincturae") „Tinkturen, die mit einer essigsäurehaltigen Flüssigkeit hergestellt sind, bezeichnet man als Essige."

Alcoholaturae. Alcoolatures. Gall. Tincturae herbarum recentium. Flüssige, aus frischen Pflanzen oder Pflanzenteilen mit Alk. hergestellte Arzneiformen. Entweder wird der ohne Wasserzusatz ausgepreßte Saft von Pflanzen mit 90% Alk. versetzt und nach mehrtägigem Stehen filtriert [nach diesem Verfahren (3 T. Saft und 1 T. Alk.) sind folgende Präparate der Brit. hergestellt: Succus Scoparii, Succus Taraxaci], oder man extrahiert die zerquetschten frischen Pflanzenteile mit 70 bis 76% Alk. und preßt nach mehrtägigem Stehen aus. Auf diese Weise (1 T. Droge und 2 T. Alk.) werden Tinctura Aurantii dulcis und Tinctura Limonis (Am.) bereitet. Ähnlich (1 T. Alk. und 1 T. Pflanze) läßt Gall. herstellen: Alcoolature d'Aconite, d'Anemone Pulsatille, de Citron, d'Orange. Alcoolature vulnéraire Gall. wird aus 18 verschiedenen frischen Kräutern durch 10tägige Maceration mit 80% Alk. bereitet.

Alcoolatures stabilisées. Gall. Frische Pflanzen werden mit kochendem Alk. behandelt, um die Pflanzenenzyme zu zerstören und dadurch das gewonnene Präparat haltbar zu machen. Alcoolature stabilisée de Maron d'Inde mit 75% Alk. Alcoolature stabilisée de Valériane mit 95% Alk.

Amphiolen, s. Ampullen.

Ampullen. Meist kleinere, zylindrische, flachgedrückte oder anders gestaltete Gefäße aus weißem oder farbigem, gegen chemische Einflüsse möglichst resistentem Glase mit rundem oder flachem Boden und verjüngtem, zugeschmolzenem Halse.

Sie dienen zur Aufbewahrung von gebrauchsfertigen sterilisierten Flüssigkeiten meist für Injektionszwecke, oder Pulvern (Trockenampullen: Folia Digitalis, Salvarsane, die gegen die Einwirkung von Luft geschützt werden sollen) und werden deswegen gegebenenfalls mit einem indifferenten Gas (Stickstoff) gefüllt.

Die Haltbarkeit von Alkaloidsalzlösungen in Ampullen ist von dem H-Ionengehalt (p_H) der Lösung abhängig. Teilweise wird deshalb solchen Lösungen eine Spur Säure (Salzsäure) zugesetzt. Die Ampullengläser für Lösungen von Alkaloidsalzen dürfen nach dem D.A.B. nur eine äußerst niedrige Alkalität aufweisen (5 g zertrümmertes Ampullenglas dürfen beim halbstündigen Erhitzen mit 100 ccm Wasser, das 0,3 ccm $^1/_{100}$ Normal-Salzsäure + Methylrotlösung als Indikator enthält, dieses nicht vollständig entfärben).

Für Injektionen bestimmte Arzneimittel, deren Lösung chemische Veränderungen unterliegt, kommen neuerdings in sogenannten Iso-Ampullen in den Handel: Zwei mit dem verjüngten Boden zusammengeschmolzene Ampullen. Die obere enthält steriles Wasser; die untere, evakuierte, das Arzneimittel, speziell Salvarsan, in fester Form. Durch Aufrichten eines dem Mittelboden angeschmolzenen dünnen Glasstabes, der die obere Ampulle in schräger Richtung bis zum Halse durchquert, wird die Scheidewand durchbrochen, und das sterile Wasser wird in die untere Ampulle hineingesogen, wo es das Arzneimittel sofort löst. Das Öffnen der Ampullen muß unter aseptischen Kautelen vorgenommen werden: das ausgezogene Ende wird in Alkohol getaucht und mit einer ebenfalls mit Alkohol desinfizierten besonderen Ampullenfeile angeritzt. Durch leichten Zug nach der der Feilstelle entgegengesetzten Seite läßt sich der Stiel leicht abbrechen. Zur Füllung der Spritze taucht man die sterile Nadel in die Ampullenflüssigkeit (Ampulle zwischen Zeige- und Mittelfinger bei pronierter Hand), während Daumen und die anderen Finger das Gefäß der Spritze halten. Die andere Hand zieht am Kolben. Durch Neigen der Ampulle kann der gesamte Inhalt aufgesaugt werden. Luftblasen im Spritzeninhalt werden in der üblichen Weise entfernt. Für Ampullen der M.B.K. ist die Bezeichnung „Amphiolen" geschützt.

Für die Richtigkeit des Inhalts, auch des angegebenen Volumens trägt die betreffende Herstellungsstätte die Verantwortung.

1*

Apozemata. Apozèmes Gall. Eine den Ptisanen (S. 29) ähnliche flüssige Arzneiform, aber mit einem höheren Gehalt an wirksamen Arzneistoffen als diese. U. a.: Apoz. de Cousso, Apoz. d'Écorce de razine de grénadier, Apoz. purgatif.

Aquae aromaticae. Germ., Dan., Nederl., Suec. **Aquae.** Ross. **Aquae destillatae.** Austr., Helv. **Aquae aromaticae extemporaneae.** Norv. **Eaux distillées, Hydrolats.** Gall. **Acque destillate.** Ital. Aromatische Wässer. Mit oder ohne Zusatz von Alk. bereitete Lösungen von ätherischen Ölen in Wa. Verschiedene Pharm. lassen die aromatischen Wässer, wie auch noch die Germ. V. es tat, durch Destillation der zerkleinerten Droge mit Wasser und eventuell Alkoholzusatz gewinnen, wobei die ätherischen Öle mit dem Wasserdampf übergehen (Aquae destillatae).

Die aromatischen Wässer dienen vorwiegend der Geschmacks- und Geruchsverbesserung.

Aquae destillatae, s. Aquae aromaticae.

Bacilli. Germ., Suec. **Bacilla.** Nederl. **Bacilli medicati.** Austr. **Cereoli.** Helv. Arzneistäbchen, Cereoli-Wundstäbchen, Styli caustici-Ätzstifte, Anthrophore. D. A. B. gibt eine allgemeine Beschreibung der Arzneiform. Zubereitungen in Stäbchenform, die zur Einführung in den Körper (auf die Schleimhaut der Harnröhre, des Cervicalkanals, der Nase oder zur Einführung in Wundkanäle oder Fisteln bestimmt sind; die Arzneistoffe werden entweder der Masse vor dem Formen beigemischt oder dienen nur zum Überziehen der Oberfläche der fertigen Stäbchen) oder zum Ätzen. Durch Bearbeitung von Krystallen, durch Ausgießen oder Aufsaugen geschmolzener Massen in Formen oder Röhren, durch Ausrollen oder Pressen bildsamer Massen oder durch Überziehen von starren oder elastischen Stäbchen oder von Metallspiralen (Anthrophore) mit Massen hergestellt, die Arzneimittel enthalten.

Sind Arzneistäbchen ohne Angabe von Größe und Form verordnet, so sollen sie walzenförmig, 4 bis 5 cm lang und 4 bis 5 mm dick sein.

Die Anthrophore werden in der Harnröhre, im Cervicalkanal usw. liegen gelassen, bis der Überzug (Glyceringelatine z. B. mit Silberverbindungen, Jodoform, Resorcin, Tannin usw.) abgeschmolzen ist.

Urethralstäbchen werden etwa 10—15 cm lang und 3—7 mm dick angefertigt.

Am. führt Urethral suppositories (Bougies) unter Suppositoria an.

Die Ätzstifte, Styli caustici, werden je nach der Art des Arzneimittels durch Drechseln oder Schleifen von Krystallen (z. B. Cuprum sulfuricum) oder durch Ausgießen eines verflüssigten Medikaments in Formen (z. B. Argentum nitricum, Alumen) hergestellt; sie sind fest und brüchig. Zur Applikation werden sie an einem Ätzmittelträger befestigt. Silbernitrat- (Höllenstein-) und Alaunstifte sind auch in Holzfassung, den Bleistiften ähnlich, im Handel.

Beispiele:

1. Rp. Zinci sulfurici 0,2
        Olei Cacao q. s.
   ut f. cereoli X longitudinis 10 cm, diametri
        4 mm.
   D. S. Tägl. 1 Stück in die Harnröhre einzuführen.

2. Rp. Jodoformii
        Gelatinae ana 0,5
        Glycerini 5,0
        Aquae q. s.
   ut fiant bacilli[1] tenues (diametri 3 mm).
   D. S. Zum Einführen in den Fistelkanal.

Balnea medicata. Arzneiliche Bäder. Die arzneilichen Bäder üben neben der allgemeinen Badewirkung durch die Zusätze einen erhöhten Einfluß auf Nerven und Gefäße der Haut aus, wodurch reflektorische Wirkungen auf das gesamte Nervensystem ausgelöst werden, die sich neben psychischer Anregung in vielfältiger Beeinflussung der Organtätigkeit zeigen können. Die künstlichen Bäder erreichen die Wirkung natürlicher vielfach nur zum Teil, weil letzteren der unterstützende Einfluß anderer Kurfaktoren und die größere Suggestivwirkung zu Hilfe kommt. Als arzneiliche, im Haus des Kranken anwendbare Bäder sollen im folgenden nur die warmen Vollbäder (250—300 l) mit medikamentösen Zusätzen für Erwachsene besprochen werden. (Ein Vollbad für größere Kinder erfordert 50—150, für kleinere 25—40 l Wasser.)

---

[1] 4—5 cm lang.

Temperatur der Bäder: 32—40°. Dauer: 5 Minuten bis $1/_2$ Stunde und länger.

Die Lokalbäder, Balnea topica s. localia: Sitzbad (Insessus s. Encathisma), Fußbad (Pediluvium), Armbad (Brachiluvium), Handbad (Maniluvium). Sitzbäder erfordern 2—3 Eimer Badeflüssigkeit, Fußbäder $1/_2$—$1^1/_2$ Eimer, Armbäder 4—6 l, Handbäder 1—$1^1/_2$ l.

Aromatische Bäder: 500 g Species aromaticae pro balneo, in einem Säckchen ins Badewasser gehängt oder Aufguß von 250—500 g diesem zusetzen. Empfehlenswerte Mischungen: 1. Pfefferminz, Rosmarin, Thymian, Majoran, Lavendel je 1 T., Nelken und Kubeben je $1/_2$ T. Davon 250 g pro Bad. 2. Hollunderblüten, Pfefferminz, Wacholderbeeren ana; davon 250—500 g pro Bad. 3. Heublumen oder Steinklee 250 g. Vorheriges Anfeuchten der Kräuter mit Weingeist erhöht den Wohlgeruch. Auch einige Spirituosa medicata geben, zu 100 g dem Badewasser zugesetzt, brauchbare aromatische Bäder. Außerdem sind Kiefer- und Fichtennadelextrakte ($1/_4$—$1/_2$ kg eventuell zusammen mit einem $1/_2$ oder 1 Teelöffel voll Oleum Pini silvestris) sowie Badezusätze wie Fluidosan, Pinofluol usw. (auch Farbstoff enthaltend) im Handel.

Zur Anregung bei Neurasthenie und Schwächezuständen. Bei Skrofulose sind früher Abkochungen von Walnußblättern empfohlen worden.

Eisenbäder: Ferrum sulfuricum crud. (100,0—500,0), Liquor Ferri sesquichlorati (15,0—60,0), Ferr. phosphor. oxydatum (etwa 10,0—20,0) in Acid. phosphor. q. s. gelöst, dem Bade zugesetzt. Um die adstringierende Wirkung der Eisenbäder auf die Haut zu mildern, setzt man denselben Bolus alba (30,0—150,0) hinzu. Oder Ferr. sulf. crud. mit Bolus alba ana 50,0—100,0. 6 solcher Gaben in grauen Kruken. Die kohlensauren Eisenbäder bestehen aus 1 T. Ferr. sulfur. siccum, 2 T. Natr. chlorat. und 3 T. Natr. bicarb. Die Substanzen werden in einem Glase schichtweise übereinander gelagert abgegeben und zusammen dem Bade zugesetzt (pro balneo 150,0—200,0 dieses Gemenges).

Der Wert der kohlensäurefreien Eisenbäder bei Anämien und Schwächezuständen ist illusorisch, bei den natürlichen Stahlbädern kommt nur die Wirkung der Kohlensäure in Betracht.

Kaum noch im Gebrauch.

Fangopackungen bzw. **-Bäder** werden mit dem bei Battaglia, Abano, Montegrotto (Italien) vorkommenden Mineralschlamm vulkanischer Herkunft, der etwa 8% organische Substanz und 41% Aschenbestandteile enthält, oder mit Eifelfango (Neuenahr) hergestellt. Der Mineralschlamm unterscheidet sich von den Moorerden durch das Fehlen therapeutisch wirksamer Substanzen, wie Sulfite, und das Vorwiegen anderer Mineralsalze als Kalk, Magnesia, Tonerde u. a. Auch der in Pistyan (Ungarn) vorkommende Mineralschlamm kommt unter dem Namen Fango in den Handel. Ähnliche Schlammbäder in Mehadia, in Sandefjord (Schweden), in Südrußland (Limane) und werden z. B. auch in Nenndorf, Meinberg, Eilsen bereitet.

Bei chronischen Gelenk- und Muskelkrankheiten.

Gerbstoffhaltige Bäder. Bis 200 g Acid. tannicum in Wasser gelöst oder unmittelbar dem Bade zusetzen. Auch Abkochungen von Eichen-, Weiden- oder Ulmenrinde bzw. Campecheholz (500 g mit 2—3 l Wasser) oder Galläpfeln (125—250 g mit 2 l Wasser). Auch Gerberlohe oder deren Extrakt wird (zu 500—1000 g) zugesetzt. (Nicht in Metallwannen, ausgenommen den emaillierten.)

Bei Wundsein durch Ekzeme, Pemphigus, Verbrennungen, Erfrieren usw.

Jodbäder. Zur Entwicklung freien Jods wurden bis höchstens 7,5 Jod mit 15,0 Jodkalium oder $1/_2$—$1^1/_2$ kg Kochsalz oder Mutterlaugensalz verwendet. (Nicht in Zink- oder Kupferwannen!) Zum Schutz des Patienten vor der ziemlich starken Entwickelung von Joddämpfen wird die Wanne mit einem wachsleinenen Deckel überdeckt, in dem nur ein Ausschnitt für den Kopf frei bleibt. — Für Jodkaliumbäder werden dem Bad 50,0 bis 120,0 (teuer!) zugesetzt (ebenfalls nicht in Zink- oder Kupferwannen!). — Verlassen.

Kleien-, Agar-Agar- und Leimbäder. Abkochung von 1—2 kg Weizenkleie mit 4—6 l Wasser. Mandelkleie wird nach dem Anrühren in warmem Wasser zugesetzt. Sauberer und ebenso wirksam sind Zusätze von Agar-Agar (von 100 g aufwärts) oder Leim ($1/_2$—1 kg). Bolusbäder, 500 g auf 1 Bad.

Bei Haut-, Frauen- und rheumatischen Leiden, besonders bei Pruritus universalis reizlindernd.

Kohlensäurebäder. Das alte und billigste Verfahren, die Kohlensäure aus roher Soda (1 kg) und Salzsäure (1 kg) zu erzeugen, kann wegen der praktischen Unmöglichkeit, eine neutrale Lösung zu erhalten, nur in Holzwannen angewendet werden. Unbedenklicher ist als Säure: Ameisensäure oder Essigsäure, als Alkali: Natrium bicarbonicum.

Meist bedient man sich der fertigen Packungen, von denen die Sandowsche u. a. gewöhnlich aus Natrium bicarbonicum und Natrium bisulfuricum in Platten bestehen. Das Bicarbonat wird im Badewasser gelöst und das saure Sulfat entweder auf dem Boden der Wanne gleichmäßig verteilt, oder man ließ mit den Bisulfattafeln die Haut reiben, wobei die Kohlensäureentwicklung auf letzterer erfolgte. Die organische Säuren enthaltenden fertigen Packungen (Zeo-Bäder u. a.) können in Metallwannen verwendet werden.

Bei Gelenk- und Muskelleiden, nervösen Herzstörungen und gut kompensierten Herzkrankheiten, auch bei essentieller Hypertonie.

Die einfachen Kohlensäurebäder kommen auch kombiniert mit Malzextrakt, Eisen, Fichtennadelextrakt, Sole, Menthol, Naphthol, Teer, Schwefel, Tannin u. a. Zusätzen in den Handel.

Sauerstoffbäder. Zusatz von 300 g Natriumperborat pro Bad, aus dem durch geeignete Katalysatoren der locker gebundene Sauerstoff in Freiheit gesetzt wird (käufliche Bäder). Bäder mit Hydrogenium peroxydatum solut., ca. 500 g, sind als Sauerstoffbäder zu werten. Indikationen der CO_2-Bäder, ohne Vorzug vor diesen.

Laugenbäder. Bis 500 g Pottasche (Kalium carbonicum crudum), 250—100 g Krystallsoda oder 50—250 g Liquor Natrii caustici für ein Vollbad. Meist aber zu Teilbädern; hierfür sind die Mengenverhältnisse entsprechend zu reduzieren.

Schwächere Konzentrationen als hauterweichende Bäder, stärkere bei schwereren Fällen von Ichthyosis.

Leimbäder vgl. Kleienbäder.

Malzbäder. 1—3 kg Gerstenmalz mit 2—6 l Wasser $^1/_2$ Stunde gekocht und durchgeseiht. Oder 125—500 g Extr. Malti pro balneo.

Bei Schwächezuständen speziell der Kinder.

Moorbäder. Die Menge der den Bädern zuzusetzenden Moorerde wechselt zwischen 1—4 Zentnern.

In den dickbreiigen Moorbädern wirkt die tiefgehende Durchwärmung des Körpers infolge der sehr geringen Wärmestrahlung und Wärmeleitung, daneben der auf Hautnerven und Hautgefäße ausgeübte starke Druck, welcher kräftige Reflexwirkung auf das autonome Nervensystem und die Zirkulation erzeugt. Eine Resorption der im Moor gelöst enthaltenen Salze ist kaum möglich.

Je nachdem die Moore von Mineralquellen durchströmt werden, entstehen die salinischen, Eisen- oder Schwefelmoore.

Die chemische Zusammensetzung der Moorerden an Eisenoxyd, Kieselsäure, Sulfiten usw. ist sehr verschieden. Die Verteilung von Löslichem und Unlöslichem wechselt völlig mit dem Grade der Verwitterung. Die löslichen Bestandteile sind enthalten in den künstlichen Moorsalzen oder Moorlaugen. Sie bestehen vorwiegend aus verhältnismäßig wenig Ferrosulfat, enthalten aber noch Aluminium-, Mangan-, Magnesium-, Kalium-, Natrium- u. a. Salze, sowie freie Säuren (Schwefel-, Ameisen-, Essig-, Humussäuren u. a.). Es gibt aber auch Moorerden, deren lösliche Bestandteile im wesentlichen aus Alkalisulfaten (salinische Moore) oder Schwefelwasserstoff und Sulfiden (Schwefelmoore) bestehen. Auf 1 Bad werden $^1/_2$—1 kg Moorsalz bzw. 1—2 kg Moorlauge genommen.

Bei Exsudaten im Brust-, Bauch- oder Beckenraum, Rheumatismus, Gicht, Neuralgien, klimakterische Beschwerden.

Radiumbäder werden auf die Weise hergestellt, daß emanationshaltiges Wasser dem Bade beigemengt wird. Zur Erzeugung derartigen Wassers sind besondere Apparate konstruiert, die in den betreffenden Fabriken erhältlich sind.

Bei Gicht, Rheumatismus und Schwächezuständen angewendet.

Schwefelbäder. 50—200 g Kalium sulfuratum pro balneo (Schwefelleber) oder Calcium sulfuratum. Nur in Holzwanne zu nehmen.

Schwefel in feinster Verteilung wird durch Lösen von 50—150 g Natrium thiosulfuricum im Bade und Zusatz von 25—75 g Essig erhalten. Besonders fein verteilten Schwefel geben die sog. kolloidalen Schwefelbäder des Handels.

Sehr störend ist der starke Schwefelwasserstoffgeruch im Hause.

Thiopinol, 125 g, angeblich eine Verbindung von Schwefel mit ätherischen Nadelholzölen, kann auch in emaillierten Wannen gebraucht werden.

Bei Hautkrankheiten, Lues, chronischen Metallvergiftungen (Blei, Quecksilber), Gelenk- und Muskelrheumatismus und Gicht.

Seifenbäder. 125—500 g Sapo kalinus venalis oder Sapo domesticus, vorher in Wasser zu lösen.

Bei verschiedenen Hautleiden (Psoriasis u. a.), Skrofulose und zur Einleitung von Krätze- und Syphilisschmierkuren.

Senfbäder. 150—500 g Senfmehl oder grob gepulverter Senfsamen, in $^1/_2$—2 l Wasser $^1/_4$ Stunde vorher kalt angesetzt, werden dem Badewasser zugesetzt. Von Spiritus Sinapis ist der 4. Teil zu nehmen. Meist nur als Teilbad, besonders Fußbad, seltener als Vollbad für Erwachsene. Wegen der Reizung der Augen- und Respirationsschleimhäute durch das Senföl muß das Bad überdeckt werden. Im Handel sind Präparate, die Senföl und Coniferenöl enthalten. Die Öle sind im Badewasser feinst verteilt. — Senfpackungen (nach O. Heubner), mit $^1/_4$—$^1/_2$ kg Senfmehl, in 1 l Wasser zu einem ziemlich dicken Brei 10 Minuten lang verrührt, von 10—15 Minuten Dauer, danach kurzes laues Bad, schließlich einfache laue Ganzpackung von 1—2 Stunden Dauer, besonders als stark reizendes Hautreizmittel bei Capillarbronchitis der Kinder.

Bei rheumatischen und neuralgischen Affektionen, Erkältungszuständen; Hand- und Fußbäder zur Ableitung und bei lokalem Kältegefühl. (Fußbäder werden von tatsächlich oder vermeintlich graviden Frauen und Mädchen vielfach allein oder zusammen mit sogenannten Blutstockungsmitteln als Abortivum angewendet.)

Solbäder. Solbädern gibt man die Stärke von $^1/_2$—6% Salz (Seesalz, Staßfurter Salz usw.) (d. h. $1^1/_2$—18 kg pro Bad). Für die eigentlichen Solbäder ist das dieser Salzmenge entsprechende Quantum Sole (gesättigte natürliche Salzlösung [von ca. 25—30%] 10—30 l) zu nehmen. Mutterlaugenbäder werden unter Zusatz von 2—3 l Mutterlaugen, d. h. den nach Absonderung der schwerer löslichen Bestandteile aus natürlichen, konzentrierten Solen (besonders Kochsalz) übrigbleibenden gesättigten Salzlösungen (besonders von Chlorkalium und -magnesium sowie schwefelsaurem Magnesium) hergestellt.

Die im Handel befindlichen sogenannten künstlichen Solbäder sind nur zu verwenden, wenn sich die oben angegebenen Salzkonzentrationen erzielen lassen (Preis beachten!). Bei Verwendung von Zinkwannen sofortiges Ausspülen nach dem Bade.

Bei Drüsenschwellungen, Rheumatismus, Gelenkerkrankungen, Gicht, Rachitis, exsudativer Diathese, Nervenleiden.

Sublimatbäder. 5 bis höchstens 10 Stück Pastilli Hydrargyri bichlorati zu einem Vollbad für Erwachsene, für Kinder 1 Stück. Vorsichtig anzuwenden! Metallwannen sind zu vermeiden, am besten in Holzwannen.

Bei Syphilis hereditaria der Kinder (Pemphigus neonatorum syphiliticus; Verschlucken von Badewasser ist zu verhindern), ausgedehnter Hautsyphilis.

Bonbons, arzneiliche, fallen unter „Pastilli" S. 25.

Candelae fumales. Räucherkerzchen. Aus Kohlepulver, Salpeter sowie Benzoe, Olibanum usw. bestehend. Nicht mehr ärztlich verwendet.

Capsulae. Germ., Austr., Belg., Dan., Helv., Jap. **Capsulae medicamentosae.** Ross. **Capsules médicamenteuses.** Gall. **Capsule.** Ital. Kapseln. Zur Aufnahme von Arzneimitteln (besonders der schlechtschmeckenden und der riechenden) dienende, aus Stärkemehl (Amylum) oder Gelat. alb. bestehende Umhüllungen.

Capsulae amylaceae. Succ. **Stärkemehlkapseln.** Amylkapseln. Cachets (Limousin, etwa 1873). „Stärkemehlkapseln, Oblatenkapseln, werden aus feinstem Weizenmehl und Amylum Tritici in Gestalt dünner, rundlicher, in der Mitte vertiefter, schüssel- oder napfförmiger Blättchen hergestellt. Sie dürfen nicht brüchig sein; ihre Farbe muß rein weiß sein. In Wasser getaucht, müssen sie sich sofort zu einer weichen, geruch- und geschmacklosen Masse zusammenlegen." (D. A. B.)

Zweckmäßige Umhüllung (2—3 cm Durchmesser) für Einzelpulver, insbesondere die genau zu dosierenden. Das Pulver wird in die Vertiefung geschüttet, der Rand des Blättchens angefeuchtet und mit einem zweiten Blättchen verschlossen. Vor dem Einnehmen lasse man die Kapsel einen Augenblick in Wasser tauchen, dann auf die Zunge legen und mit Flüssigkeit verschlucken.

Capsulae gelatinosae. Succ. **Capsules gélatineuses.** Gall. **Capsule.** Ital. Gallertkapseln. „Weiße Leimkapseln, Gelatinekapseln, werden aus Gelat. alb. mit oder ohne Zusatz von Glycerin oder Zucker bereitet und haben entweder die Gestalt rundlicher Hohlkörper oder paarweise übereinandergeschobener, einseitig geschlossener Röhrchen, Deckelkapseln. Sie sind hart oder elastisch, durchsichtig und geruchlos und müssen sich in Wasser von 36—40° bei wiederholtem Schütteln innerhalb 10 Minuten zu einer klaren, farb- und geschmacklosen, Lackmuspapier höchstens schwach rötenden Flüssigkeit lösen." (D. A. B.)

Die in der Beschreibung des D. A. B. angedeuteten Unterschiede führen zur Unterscheidung folgender Untergruppen.

a) Capsulae gelatinosae durae. Sie sind kugelig oder olivenförmig und werden mit den verschiedensten Füllungen fabrikmäßig hergestellt. Runde, kleine Kapseln, mit Äther, Tinkturen, ätherischen Ölen und dergleichen gefüllt, bezeichnet man als arzneiliche Perlen (Gelatineperlen). Die gangbarsten harten Gelatinekapseln sind in den Apotheken vorrätig (Balsam. Copaivae, Extract. Filicis, Ol. Santali usw.); sie sind in der D. A. T. aufgeführt und sind bei den einzelnen Arzneistoffen erwähnt.

b) Capsulae gelatinosae elasticae s. molles. Weiche elastische Kapseln, mit einem größeren Glyzerinzusatz hergestellt, in der Apotheke vorrätig. Sie können bis 5,0 aufnehmen und werden namentlich zur Verabreichung von Ol. Jec. Aselli (bis 3,0) oder Ol. Ricini (0,5—5,0) benutzt. Die großen Kapseln sind schwer einzunehmen und lassen sich schwer schlucken, auch wenn sie durch kurzes Eintauchen in Wasser gleitfähiger gemacht sind.

c) Capsulae operculatae, Deckelkapseln. Paarweise übereinander geschoben, von einer Seite geschlossene Röhrchen. Sie dienen in der Hauptsache für Pulver (Chinin usw.) und werden auf Verordnung in der Apotheke gefüllt.

Für eine Verordnung von Pulvern in Kapseln eignen sich kleinere Mengen schwerlöslicher Substanzen, die in Pulverform schneller zur Resorption gelangen als in Form von Pillen. Nicht geeignet für stark reizende Stoffe (Chloralhydrat usw.). Für größere Mengen Pulver zieht man gegebenenfalls Oblatenkapseln vor. Auch wäßrige oder wäßrig-alkoholische Mittel lassen sich hierin verordnen, wenn man die Kapsel unmittelbar vor dem Gebrauch mit einem Tropfglas füllen und sie sogleich schlucken läßt.

d) Dünndarmkapseln. Mit einem Überzug von Keratin, von Keratin und Schellack oder mit Stearinsäure versehene Gelatinekapseln des Handels für Arzneimittel, die erst im Darm zur Wirkung kommen sollen.

Eine etwaige Prüfung auf Unangreifbarkeit im Magensaft kann in einer Mischung von 0,1 Pepsin, 10 Tr. Acid. hydrochlor. und 100 Aq. dest. vorgenommen werden.

Gebräuchlicher ist die Verwendung von

e) Capsulae gelatinosae formalinatae, Glutoid-, Desmoid-, Geloduratkapseln, (Handelsprodukte) Leimkapseln, durch Behandeln mit Formaldehyd gehärtet und dadurch nicht nur in Wasser unl., sondern auch im Magensaft schwer auflösbar. Im pankreatischen Verdauungsgemisch lösen sie sich in kurzer Zeit. Sie werden in drei Härtegraden hergestellt. Schwache Härtung (H = 1—1,5), d. h. die Lösungsdauer in Pankreassodagemisch beträgt 1—1¹/₂ Stunde. Mittlere Härtung (H = 2—2,5), Lösungsdauer 2—2¹/₂ Stunden. Starke Härtung (H = 2,5—3,5) Lösungsdauer 2¹/₂—3¹/₂ Stunden. Die Resistenz gegen Pepsinsalzsäure beträgt bei schwacher Härtung mindestens 1¹/₂ Stunden, bei mittlerer Härtung mindestens 7 Stunden, bei starker Härtung 12 Stunden.

Geeignet für solche Arzneistoffe, die entweder vor der Resorption oder den chemischen Veränderungen im Magen geschützt werden sollen, wie Pankreatin, Silbersalze usw., oder die die Magenschleimhaut zu schädigen vermögen (Kreosot, ätherische Öle und Balsame, manche Eisenpräparate).

Fabrikmäßig hergestellte Kapseln sind verhältnismäßig billig. Das Füllen von bis zu 6 Stück Leim- oder Stärkemehlkapseln in der Apotheke bedingt einen Zuschlag von z. Z. 0,15 RM. einschließlich der Vergütung für die Kapseln. Bis zu weiteren je 6 Stück wird derselbe Zuschlag berechnet.

Cataplasmata. Cataplasmes. Gall. Breiumschläge zur Erzielung feuchter Wärme. Teigartige Gemische aus ölhaltigen oder schleimigen Pflanzenpulvern mit heißem Wasser, die in einen dünnen Stoff eingeschlagen auf die Haut aufgelegt und meist mit einigen Lagen Guttaperchapapier oder wasserdichtem Stoff, sodann mit schlechten Wärmeleitern (Wolle, Flanell, Watte usw.) in dicker Lage bedeckt werden. Erkaltete Kataplasmen lassen sich durch Aufwärmen wieder gebrauchsfähig machen, doch muß mindestens ein weiterer Umschlag in Reserve sein, der sofort wieder aufgelegt wird. Die ohne Verbrennung erträgliche Wärme wird mit dem Handrücken geprüft. (Vorsicht! Hautverbrennungen!) Die am meisten benutzten Stoffe sind Hafergrütze, Leinsamenmehl oder -kuchen und Kamillenblüten. Gall. gibt Vorschriften für Cataplasme de farine de lin und Cataplasme de fécule. Um die Gärung zu verhindern, Zusatz von Borsäure. — Die nicht gärfähigen und saubereren Boluskataplasmen des National Formulary werden in dicker Schicht direkt auf die Haut aufgetragen.

Die Herrichtung wird vor Gebrauch im Hause vorgenommen: aus Farina placentarum Lini (Leinsamenmehl), Farina Tritici, Farina secalinae (Semmelkrume), aus Weizenkleie (1) und Roggenmehl (2). Sonst Species emollientes oder aromaticae pro cataplasmate.

Die Kataplasmen jetzt durch Thermophor, neuerdings meist durch elektrische Heizkissen auf feuchter Unterlage ersetzt.

Cataplasma Sinapis oder rubefaciens. Senfteig, Sinapismus. Aus Senfmehl (Farina Seminis Sinapis) unter Zusatz von lauwarmem Wasser bereitet. Für Kinder und Frauen mit empfindlicher Haut mit ¹/₄—1 Teil Roggen- oder Leinkuchenmehl versetzt.

Cerata. Germ., Am., Succ. Cerate. Wachssalben. Arzneizubereitungen zum äußeren Gebrauche, deren Grundmasse aus Wachs, Fett, Öl, Ceresin oder ähnlichen Stoffen oder aus deren Mischungen besteht. In Formen (Tafeln oder Stangen) gegossen, sind sie bei Zimmertemperatur fest und werden bei gelindem Erwärmen flüssig. Am. 3 T. Cer. alb., 7 T. Adeps benz.; Succ. Cetac., Cer. alb. je 1 T., Adeps benz. 3 T.

Zerate dienen hauptsächlich zum Schutz entzündeter oder roher Flächen, speziell Geschwüre, weil sie das Ankleben der Verbände verhindern. Für diese Zwecke, auch für Verbrennungen, ist eine Mischung von 50 g Paraffin und 60 g Vaselin wertvoll, die auf Gaze gestrichen wird. Harzhaltige Cerate reizen leicht und dienen zur Stimulation chronischer Ulcera. — Im ganzen nur noch wenig angewendet. Ceratum Nucistae (S. 511). Lippenpomade: Cetac. (5), Cera (35), Ol. Amygd. (60), mit Alkannin gefärbt und leicht parfümiert.

Cerate werden in Mengen von 20—30 g verordnet.

Das Ergb. führt Bereitungsvorschriften für Cerat. Aeruginis (Grünspan-C.), Cerat. Cetacei (Walrat-C.), Cerat. Cetacei rubrum (Rotes Walrat-C.) und Cerat. Resinae Pini (Gelbes Cerat) an.

Cereoli s. Bacilli (S. 4).

Chartae. Germ. Arzneiliche Papiere. Papier- oder Gewebestücke, die mit einem Arzneimittel oder einer Arzneizubereitung getränkt oder überzogen sind.

D. A. B. führt Ch. nitrata (S. 616) und Ch. sinapisata (S. 667) an.

Cigarettae.

Cigarettes de Belladone. (Gall.) Cigarros de Belladona. Port. Gall. Jede Zigarette enthält 1,0 Fol. Belladonnae. Geschnittene Folia Belladonnae werden mit Hilfe eines Stopfers in Zigarettenhülsen gebracht.

Cigarettes de Stramoine. Gall. Cigarros de Estramonio. Port. Aus Folia Stramonii. Zahlreiche Geheimmittel gegen Asthma werden in Form von Zigaretten in den Handel gebracht. Cannabis indica-, Herba Lobeliae-, Arsenpräparatezigaretten sind verlassen.

Die Hisp. führt Cigarillos de Estramonio compuestos.

Collemplastra. Germ. Kautschukpflaster. Gestrichene Pflaster, deren Pflastermasse als wesentlichen Bestandteil Kautschuk (als klebenden Bestandteil) enthält. Sie werden meist fabrikmäßig hergestellt und sind gewöhnlich auf Schirting gestrichen. Sie kommen in 20 cm breiten Rollen und außerdem in Bandform verschiedener Breiten auf Spulen gewickelt in den Handel. Zeichnen sich durch hohe Klebkraft und geringe Reizwirkung aus. Ihr Aufnahmevermögen für Arzneistoffe (Zinkoxyd u. a.) ist groß. Die Güte des Kautschukpflasters ist von der Güte des Kautschuks abhängig. Zur Erhaltung ihrer Klebkraft sind die Pflaster bei mittlerer Temperatur in nicht zu trockenem Raum aufzubewahren. Trocken gewordene Pflaster können durch kurzdauernde Einwirkung von Benzindämpfen ihre Klebkraft wieder erlangen.

Schlecht klebende Kautschukpflaster können durch Anwärmen verbessert werden. Bevor sie angelegt werden, wird die Haut zweckmäßig mit Benzin gereinigt, stark behaarte Stellen werden vorher rasiert. Das Ablösen wird erleichtert, wenn man etwas Benzin, Äther oder ätherisches Öl zwischen eine etwas abgezogene Ecke des Pflasters und die Haut gibt. Die Indikationen der Kautschukpflaster sind allgemein bekannt; sie sind auch zur Fixierung der bei Bewegung schmerzenden Teile geeignet; z. B. bei Rippenbrüchen tragen sie zur Schmerzlinderung und schnelleren Heilung bei.

D. A. B. führt Collempl. adhaesivum (S. 333) und Collempl. Zinci (S. 741).

Compretten für innerliche Anwendung, Compr. für subcutane Anwendung (Subcutan-Compretten und Compr. für Verwendung am Auge (Augen-Compretten) s. Tabulettae S. 53.

Confectiones, Conservae. Konserven. Germ. „Pasten zum inneren Gebrauch, auch Pulpen und Konserven, sind feste oder teigartige Arzneizubereitungen von meist zäher Beschaffenheit."

Confectio Sennae. Brit. Pulv. fol. Sennae (100), Pulv. fruct. Coriand. (40), Caricae (160), Fruct. Tamarind. (120), Pulp. Cassiae fist. (120), Pulp. Prun. (80), Extr. Liquiritiae (15), Sacchar. (400), Aq. dest. (ad 1000). — Confectio Piperis. Brit. Pip. nigr. (2), Fruct. Carvi (3), Mel. depurat. (15). — Confectio Sulphuris. Brit. Sulf. praecipit. (450), Tartar. dep. (110), Tragacanth. (5), Sirup. simpl. (210 ccm), Tinct. Cort. Aurant (55 ccm), Glycerin (170 ccm). — Conserva di Cassia. Ital. Pulp. Cassiae fist. (3), Sacchar. (2). — Conserva di Tamarindo. Ital. Pulpa Tamar. dep. (3), Sacchar. (2). — Confectio Calami.

Konserven werden meist teelöffelweise genommen. Eine konservenähnliche Mischung aus Arzneipulver und Marmeladen läßt sich auch im Hause des Kranken machen.

Corrigentia. Mittel zur Verbesserung des Geschmacks, des Geruchs oder der Farbe einer Arznei.

Geschmackskorrigentien im eigentlichen Sinne sind Zusätze zu schlechtschmeckenden Arzneimitteln, die meist durch ausgesprochenen Eigengeschmack den zu korrigierenden verdecken. Als Geschmackskorrigentien werden verwendet: Aquae aromaticae (Conservae), Elaeosacchara (Electuaria), Elixiria, Emulsiones, Honig, Mucilagines, Olea aetherea, Saturationes, Sirupi, Tincturae (s. die einzelnen). Außerdem Kaffee, Citronensaft, Bier, Milch u. a.

Vielfach können schlechtschmeckende Arzneimittel in geschmacklosen Umhüllungen (Capsulae) verabreicht werden.

Für saure Mischungen: Sir. simpl., Rub. Idaei, Cerasorum, Citri, für bittere Mischungen: Sir. Aurant., Zingiberis. Für Ammon. chlorat. und Chinin: Succ. Liqu. Für Chloralhydrat: Sir. Aurant. Für Kaliumjodid: Milch, Aq. Menth. pip. Für Lebertran: Emulsionen, Kaffee, Pfefferminz. Für Ricinusöl: Kaffee, Fleischbrühe, Citronensaft, Ol. Menth. pip., Weißbierschaum. Für Salicylate: Sir. Aurant. Für Paraldehyd: Citronensaft, Bier.

Vgl. im übrigen unter Solutiones et Mixturae, S. 35.

Conservae s. Confectiones und Pastae.

Decocta. Germ., Am., Austr., Belg., Dan., Helv., Jap., Nederl., Norv., Ross., Suec.[1]) **Decotti.** Ital. Abkochungen. Zur Abgabe frisch zu bereitende wässerige Auszüge aus in der Regel zerkleinerten[2]) Pflanzenteilen, die, mit kaltem Wasser übergossen, $^1/_2$ Stunde lang unter wiederholtem Umrühren im siedenden Wasserbad erhitzt und warm (Abkochungen von Condurangorinde erst nach dem völligen Erkalten[3])) ausgepreßt und durch Mull geseiht werden.

Bei Abkochungen, für die die Menge des anzuwendenden Arzneimittels nicht vorgeschrieben ist, wird 1 T. des Arzneimittels auf 10 T. Abkochung genommen. Ausgenommen hiervon sind Arzneimittel der Tabelle C, von denen Abkochungen nur dann abzugeben sind, wenn die Menge des Arzneimittels vom Arzt vorgeschrieben ist.

Vom Arzt verordnetes Decoctum Althaeae oder Decoctum Seminis Lini sind nicht als Abkochung zu bereiten, sondern es wird die grob zerschnittene Eibischwurzel oder der ganze Leinsamen mit kaltem Wasser übergossen und $^1/_2$ Stunde lang ohne Umrühren stehengelassen, worauf der schleimige Auszug ohne Pressen von dem Rückstand getrennt wird.

Im allgemeinen entsprechen die Vorschriften der Pharm. den obigen bis auf geringe Abweichungen. **Am.** nimmt 50 g Droge auf 1000 ccm Wasser und läßt 15 Minuten kochen. **Austr.** läßt besonders harte Drogen 1 Stunde lang kochen. **Belg.** und **Nederl.** fassen Dekokte und Infuse zusammen. Belg. läßt 15 Minuten, Nederl. 30 Minuten kochen und heiß (Nederl.), ausgenommen Decoct. Condurango[2]) nach Abkühlung (Belg.) kolieren.

---

[1]) Gall. führt „Décoctions" nicht besonders auf (s. Ptisanae).

[2]) Die zweckmäßige Art der Zerkleinerung, Zerschneiden, Zerquetschen, Pulvern, wird der Apotheker auch dann wählen, wenn der Arzt sie auf seinem Rezept (conc., cont., pulv.) nicht angegeben hat.

[3]) Die wirksamen Bestandteile der Condurango werden in der Hitze unlöslich.

Nederl. Während gewöhnlich 10 T. Droge auf 100 T. Colatur gerechnet werden, nimmt man nur 4 T. Arnica, $^1/_2$ T. Fingerhutblätter, $1^1/_2$ T. Carrageen, 6 T. Isländisches Moos, $^1/_2$ T. Ipecacuanhawurzel, 5 T. Species antiaphthosae, 6 T. Chinarinde, 3 T. Leinsamen, 3 T. Mutterkorn, 1 T. Orthosiphonblätter, 4 T. Senegawurzel, 4 T. Sennesblätter, $^1/_2$ T. Adoniskraut. Nach **Helv.** und **Ital.** ist die Verwendung von Trockendekokten und Fluidextrakten als Ersatz der verordneten Abkochungen ausdrücklich verboten. Nach Ital. sollen holzartige Drogen 12 Stunden mit kaltem Wasser maceriert und dann 20—40 Minuten gekocht werden. Für einige Drogen werden besondere Angaben gemacht: Eibischwurzel 5/100, 15 Minuten; Chinarinde 10/100 + 10 Tr. verd. Salzsäure, 30 Minuten; Condurangorinde 10/100 + 5 Tr. verd. Salzsäure, 12 Stunden macerieren, 30 Minuten kochen, kalt kolieren; Isländisches Moos 5/100; Granatrinde 10/150 6 Stunden macerieren, kochen, auf 100 T. einengen. Gerste 2/100, Ratanhiawurzel 3/100, Sarsaparilla 4/100 (stark), 2/100 (schwach), Bärentraubenblätter 5/100.

Zur Darstellung im Dekokt eignen sich Arzneistoffe, welche keine flüchtigen Bestandteile enthalten und deren härtere Textur eine Extraktion der löslichen Substanzen nur bei länger fortgesetzter Einwirkung des siedenden Wassers möglich macht.

Die abzukochenden Stoffe werden entweder zerschnitten oder in gröblichem Pulver verwendet, als Menstruum dient fast ausschließlich Wasser; vor der Abkochung dürfen nur solche Zusätze gemacht werden, welche die vollständigere Lösung der zu extrahierenden Stoffe vermitteln (Beispiel 6).

Fertige Abkochungen dürfen in der Apotheke nicht vorrätig gehalten werden. Die Verwendung konzentrierter oder trockener Dekokte (Decocta concentrata und sicca) ist unzulässig.

Beispiele:

3. Rp. Decocti Radicis Colombo 180,0
　　Acidi hydrochlorici diluti 2,0
　　Sir. simpl. ad 200,0.
D. S. Stündl. 1 Eßlöffel.

4. Rp. Decoct. Cort. Frangul. 15,0 : 180,0
　　Sirup. Rhei ad 200,0.
M. D. S. Abends 1—3 Eßlöffel.

5. Rp. Corticis Frangulae conc.
　　Ligni Guajaci rasp. ana 15,0
　　　coque c. Aq. 500,0
　　　ad remanentiam 250,0
　　　adde
　　Tinct. aromaticae
　　Tinct. Aurantii ana 2,5.
D. S. Morgens und abends ein halbes
Weinglas zu nehmen.

6. Rp. Decoct. Cort. Chinae 100,0
　　c. Acid. hydrochl. 1,0 parat.
　　Aetheris acetici 2,0
　　Sir. Zingiberis 25,0.
D. S. Stündl. 1 Eßlöffel.

Dekokte sind vielfach nicht haltbar. Abkochungen aus nichtdifferenten Drogen können unter Umständen dem Kranken oder seiner Umgebung überlassen werden.

Als Beispiel eines wohl kaum noch verschriebenen Macerationsdekoktes diene:

7. Rp. Corticis Granati 50,0
　　Macera per horas XII c. Aq. 300,0
　　Coq. ad colatur. 150,0
M. D. S. Auf 2mal einzunehmen.

Eine besondere Extraktionsform sind die Tisanen (Ptisanen, s. S. 29).

Dialysata sind nach einem im einzelnen nicht bekanntgegebenen Verfahren von Golaz aus frischen Pflanzen hergestellte, durch Dialyse gereinigte Fluidextrakte, deren Wirkungsstärke, soweit es sich um differente Arzneistoffe handelt, durch den Tierversuch festgestellt wird.

Die Dialysate aus Digitalis, Secale cornutum s. bei den betreffenden Drogen.

Die Ysate sind Dialysate der Firma Bürger aus frischen Pflanzen.

Disperte. Nach dem Krause-Verfahren getrocknete Drogen- und Organpräparate, die chemisch oder biologisch von der Fabrik geprüft und zum Teil auf einen bestimmten Wirkungswert eingestellt werden. Siehe bei Aconit, Colchicum, Digitalis, Pankreatin, Thyreoidea.

Elaeosacchara. Germ., Austr., Belg., Dan., Jap., Nederl., Norv., Ross., Succ. **Oleosaccari.** Ital. Ölzucker. Zur Abgabe frisch[1]) zu bereitende pulverige Mischungen von 1 T. ätherischem Öle und 50 T. mittelfein gepulvertem Zucker. (Ital. 1 + 40 T., Austr., Helv., Nederl. 1 Tr. + 2,0 g.)

Nicht durch einfaches Mischen von ätherischem Öl mit Zucker sind zu erhalten: die nicht mehr gebräuchlichen El. Citri corticis oder Aurantii corticis s. flavedinis und El. Vanillae.

Ölzucker dienen zum Aromatisieren von Pulvern und deren Gemischen mit Flüssigkeiten. Bei wässerigen Flüssigkeiten stört die durch Abscheidung des Öles auftretende Trübung. Zuweilen hat das verwendete Öl auch arzneiliche Bedeutung (Elaeos. Cinae). Ihre Abgabe erfolgt in abgeteilter Form in Wachskapseln oder lose in gut verschlossenen Gläsern.

Electuaria. Germ., Dan., Jap., Ross. **Électuaires.** Gall. Latwergen. Brei- oder teigförmige, zum inneren Gebrauch bestimmte Arzneizubereitungen aus festen und flüssigen oder halbflüssigen Stoffen.

Die festen Stoffe sind als feine Pulver zu verwenden und vor dem Zusatz der flüssigen oder halbflüssigen Bestandteile gut zu mischen. Zur Aufbewahrung bestimmte Latwergen sind, sofern sie keine leichtflüchtigen Bestandteile enthalten, nach dem Mischen 1 Stunde lang im Wasserbade zu erwärmen. Die dabei verdampfte Menge Wasser ist durch frisch abgekochtes, noch heißes Wasser zu ersetzen.

Latwergen müssen eine gleichmäßige Beschaffenheit haben.

Die festen Bestandteile der Latwergen sind gewöhnlich Pflanzenpulver, die flüssigen: Honig, Sirupe oder Fruchtmuse. Das durchschnittliche Mischungsverhältnis ist 1 T. Pulver auf 2—3 T. Sirup oder Honig bzw. 4—6 T. Fruchtmus (Pulpa). In der Regel wird man dem Apotheker die Herstellung der richtigen Konsistenz (Vermerk q. s.) überlassen.

Latwergen werden in Ton- oder Porzellankruken abgegeben. Ihre Einzelgabe wird nach Teelöffeln (ca. 5—10 g) bemessen. Die Ungenauigkeit dieser Dosierung und die geringe Haltbarkeit der Latwergen haben dieser Zubereitungsform den größten Teil ihrer früheren Bedeutung genommen. Die jeweils verordnete Menge sollte 50 g nicht überschreiten.

D. A. B. führt nur noch Electuarium Sennae.

Beispiel:

8. Rp. Kamalae 12,0
Pulpae Tamarindorum 5,0
Mellis depurati q. s.
ut f. electuarium. D. S. Teelöffelweise
innerhalb einer Stunde zu nehmen.

Elixiria. Elixiere. Diese vom arabischen eksir oder iksir (= Stein der Weisen), mit dem Artikel el, abgeleitete Bezeichnung stammt von den Paracelsisten, die damit therapeutisch besonders wertvolle und gehaltreiche, weingeistige oder weinige, häufig sauere oder alkalische Auszüge von Drogengemischen bezeichnen. Meistens ist dieser Name in den Pharm. durch Tinctura composita oder Mixtura ersetzt worden und außer **D. A. B.** sind es nur noch **Am.**, **Gall.**, **Helv.** und **Ross.**, die bei wenigen Präparaten an der veralteten Bezeichnung festhalten.

D. A. B. führt nur noch Elix. Aurantii compositum und Elix. e Succo Liquiritiae (Brustelixir). Ersteres ist ein Stomachicum, letzteres ein Expektorans. Das Elixir pectorale regis Daniae wird bereitet aus Tinct. Op. crocat. 1,0, Elix. e Succo Liqu. 50,0.

Emplastra. Germ., Austr., Dan., Helv., Jap., Nederl., Norv., Ross., Succ. **Emplastra et Sparadrapa.** Belg. **Emplâtres.** Gall. **Empiastri.** Ital. Pflaster. D. A. B. gibt eine allgemeine Beschreibung der Arzneiform.

Zum äußeren Gebrauche bestimmte Arzneizubereitungen, deren Grundmasse aus Bleisalzen der in Ölen und in Fetten vorkommenden Säuren, aus Fett, Öl, Wachs, Harz, Terpentin oder aus Mischungen einzelner dieser Stoffe besteht. Die Pflaster werden in

---

[1]) Die sehr fein verteilten ätherischen Öle verdunsten oder verharzen leicht an der Luft.

Tafeln, Stangen oder Stücke von verschiedener Form gebracht oder auf Stoff gestrichen. Sie sind bei gewöhnlicher Temperatur fest und in der Hand knetbar; beim Erwärmen werden sie flüssig.

Wenn nicht besondere Vorschriften gegeben sind, sind die Pflaster nach den Angaben des D. A. B. zu bereiten.

Sind gestrichene Pflaster ohne Angabe der zu verwendenden Pflastermenge verordnet, so soll die Dicke der Pflasterschicht 1 mm nicht überschreiten.

Pflaster werden therapeutisch benutzt: 1. zu chirurgischen Zwecken (Vereinigung von Wundrändern, Befestigung von Verbänden, zur Herstellung von Extensions- und Kompressionsverbänden), 2. als indifferente Schutz- und Deckmittel, 3. als Träger arzneilicher Wirkungen (Hautreizung, Adstringierung, Antisepsis).

Demgemäß unterscheidet man zwischen Kleb-, Deck- und Arzneipflastern.

Zur praktischen Anwendung werden die Pflaster in dünner oder dickerer Schicht auf Leinwand (linteum), Taffet (pannus sericus), Leder (aluta, corium) oder einen anderen Stoff gestrichen (extendiert). Fabrikmäßig hergestellte, fertig gestrichene Pflaster sind als Emplastra extensa oder Sparadrapa im Handel. D. A. B. enthält mit zwei Ausnahmen nur ungestrichene Pflaster. Die D. A. T. bringt auch Preise für Empl. extensa.

Nach ihrer Grundlage unterscheidet man folgende Gruppen:

1. Reine Bleipflaster, wesentlich aus Bleisalzen der höheren Fettsäuren und Fetten bestehend, z. B. Empl. Lithargyri, Empl. Cerussae. Sie kleben fast gar nicht und finden als reizlose Deckmittel Verwendung.

2. Harzpflaster, Gemische von Fetten (Wachs, Öl) mit Harzen (Terpentin, Kolophonium, Resina Pini, Dammar u. a.), durch gutes Klebevermögen ausgezeichnet, die aber sämtlich auf die Haut reizend wirken. Z. B. Empl. Picis, Empl. Cantharidum.

3. Bleiharzpflaster, aus Bleiseifen und harzartigen Substanzen bestehend, kleben gut und greifen die Haut verhältnismäßig wenig an, wie z. B. Emplastrum adhaesivum.

4. Kautschukpflaster s. Collemplastra (S. 9).

Alle diese Grundlagen sind zur Aufnahme von Arzneistoffen (ätherische Öle, Extrakte, Metallverbindungen) geeignet. Der Arzt wird sehr selten veranlaßt sein, die Zusammensetzung eines Pflasters auf dem Rezept zu verschreiben, da die Pharm. offizinelle Pflaster in reicher Auswahl enthalten und da ferner die pharmazeutisch-chemische Großindustrie eine große Anzahl fertig gestrichener Pflaster in mannigfaltiger Zusammensetzung und guter Ausführung in den Handel bringt. Als eine besondere Form dieser Handelspräparate seien noch genannt die Guttapercha-Pflastermulle, Guttaplaste, bei denen das als Unterlage dienende Mullgewebe zunächst mit einer Guttaperchaschicht überzogen ist, auf welche die Pflastermasse in möglichst dünner Lage gleichmäßig aufgetragen wird. Die Guttaperchaschicht verhindert die Ausdünstung der Haut, wodurch eine stärkere Tiefenwirkung der Arzneistoffe erzielt werden soll. Paraplaste sind weiche, dem Guttaperchapflastermull ähnliche, auf dichtes Baumwollgewebe gestrichene Pflaster, die sehr fest kleben und auf der Rückseite eine der Haut ähnliche Farbe haben. Sie werden mit den verschiedensten arzneilichen Zusätzen (Chrysarobin, Quecksilber, Salicylsäure, Zinkoxyd usw.) in den Handel gebracht. Leukoplast ist ein weißes, sehr gut klebendes, zinkoxydhaltiges Kautschukheftpflaster. Ebenso Hansaplast, Bonnaplast, Germaniaplast usw.

Leimpflaster (Emplastrum anglicum) besteht aus Taffet oder einem ähnlichen dünnen Gewebe, das auf der einen Seite mit Hausenblasenlösung bestrichen worden ist.

Bei der Verordnung von gestrichenen Pflastern werden Größe oder Form entweder durch Angabe der Länge und Breite in Zentimetern (Beispiel 9) oder durch eine dem Rezept beigefügte Umrißzeichnung angegeben.

Soll der Patient sich das Pflaster selbst streichen, so wird die Pflastermasse nach dem Gewicht verordnet und in der Signatur das Weitere angegeben (Beisp. 10). Als Anhalt zur Bemessung der Pflastermenge sei bemerkt, daß 10 qcm 1,0—1,5 g Pflastermasse erfordern.

Die D. A. T. führt zahlreiche Emplastra und Emplastra extensa.

Beispiele:

9. Rp. Emplastri Cantharidum supra corium extensi longitudinis 10 cm latitudinis 5 cm.
D. ad chartam ceratam. S. Aufzulegen und mit Heftpflasterstreifen zu befestigen.

10. Rp. Emplastri Cerussae 20,0.
D. S. Messerrückendick auf Leinwand gestrichen aufzulegen.

Sinngemäß, wenn auch ihrer Form nach zum Teil eher zu den trockenen und festen Arzneiformen, gehören hierher folgende, den Deckpflastern verwandte Hautüberzüge.

Paraffinüberzüge sind besonders während des Krieges auf amerikanischer Seite vielfach zum Bedecken von Verbrennungen und anderen offenen, aber nicht stark sezernierenden Wunden verwendet worden.

Emulsiones. Germ., Austr., Dan., Helv., Jap., Norv., Ross., Suec. **Emulsa.** Nederl. **Emulsions.** Gall. Emulsionen. Milchähnliche Arzneizubereitungen, die Öle, Fette, Harze, Gummiharze, Campher, Walrat, Wachs, Balsame oder andere Stoffe in sehr feiner und gleichmäßiger Verteilung enthalten. Sie werden aus Samen oder aus den genannten Stoffen, nötigenfalls unter Zusatz von Bindemitteln, wie arabisches Gummi, Gummischleim, Tragant, Eigelb (Vitellum Ovi), durch inniges Zerstoßen, Verreiben oder Schütteln mit Flüssigkeiten hergestellt.

Emulsionen werden, wenn nichts anderes vorgeschrieben ist, im Verhältnis von 10 T. Samen, Öl usw. zu 100 T. Emulsion und nach den folgenden Vorschriften bereitet.

Samenemulsionen: Der angefeuchtete Samen wird im Emulsionsmörser fein zerstoßen. Alsdann wird unter Reiben das Wasser in kleinen Mengen zugesetzt und die entstandene Emulsion unter Anwendung von Druck durchgeseiht.

Ölemulsionen: Öl 2 T., fein gepulvertes arabisches Gummi 1 T., Wasser 17 T. Das Öl und das arabische Gummi werden in einer Reibschale innig gemischt und dem Gemische 1,5 T. Wasser hinzugefügt. Nunmehr wird weiter verrieben, bis unter knackendem Geräusch eine vollkommen gleichmäßige Mischung entstanden ist. Alsdann wird das übrige Wasser in kleinen Mengen hinzugefügt.

Etwa verordnete Emulsio oleosa ist aus Mandelöl zu bereiten.

Die Vorschriften der übrigen Pharm. weichen wenig ab. D. A. B. führt Emulsio Jecoris Aselli composita.

Emulsionen im strengeren Sinne sind nur die Samenemulsionen (Emulsio vera). Die dazu verwendeten Samen sind meistens Mandeln, Mohn-, Hanfsamen u. a. Das in ihnen enthaltene Öl ist das Emulgendum, das durch das Emulgens, d. h. die in den Samen enthaltenen Kolloidsubstanzen (Eiweiß, Schleim usw.) im Menstruum emulsionis, hier Wasser, feinst verteilt, d. h. emulgiert wird.

Dagegen werden die mit Öl bereiteten Emulsionen als Emulsiones spuriae s. oleosae bezeichnet. Bei diesen werden die Kolloidsubstanzen der Samen durch Gummi arabicum, Traganth oder Eigelb ersetzt. Der beiden ersteren bedient man sich zur Emulgierung von fetten Ölen, während das letztere mehr mit Harzen, Balsamen und ätherischen Ölen kombiniert wird. Als Menstruum emulsionis dient in der Regel destilliertes Wasser, das jedoch auch durch aromatische Wässer, Infuse oder Dekokte ersetzt werden kann.

Im allgemeinen kann man die emulgierende Kraft von 10,0 g Gummi arab. gleich 1 Eidotter rechnen. (Vom seltener angewendeten Tragant 1 g ungefähr 10 g Gummi arab.) Meist verordnet man zur Emulsion halb so viel Gummi als fettes Öl oder Harz, ohne daß jedoch die Grenze für das Zustandekommen einer Emulsion durch diese Verhältnisse bedingt würde[1]).

In der Regel verschreibt man aber Emulsionen (sowohl die wahren als die falschen), ohne Art und Quantität des Emulgens näher zu bezeichnen, in mäßiger Gesamtquantität (bis höchstens 200,0), da sie leicht dem Verderben ausgesetzt sind und entweder ranzig oder sauer werden, und überläßt die technische Herstellung dem Apotheker.

Durch Darreichung in Emulsionsform werden die im Absatz 1 des Abschnitts aufgezählten Arzneimittel (Campher) usw.) leichter resorbierbar, ihr Eigengeschmack tritt weniger hervor und Zusätze anderer Medikamente werden erleichtert.

Größere Mengen (über 25%) Sirup oder Glycerin, Salze (mit Ausnahme schwach alkalisch reagierender) und Säuren zur Emulsion zuzusetzen, ist durchaus unzweckmäßig, indem durch derartige Zusätze die Ausscheidung des Emulgendum in den meisten Fällen schnell herbeigeführt wird.

Die Korrektion der Emulsionen wird durch Anwendung von aromatischen Wässern, Zusatz von Ölzuckern oder einigen Tropfen ätherischem Öl, die bei der Bereitung mit dem Emulgendum subigiert werden, oder (nicht sauren) Sirupen bewirkt.

Emulsionen läßt man am besten etwa 2 Stunden nach den Mahlzeiten geben, so daß sie möglichst bald in den Darm gelangen.

Im allgemeinen finden die Emulsionen nur sehr wenig Anwendung; man verabreicht dafür die reinen Stoffe (Campher, Ol. Ricini). Nur die Mandelemulsion ist als kühlender Fiebertrank in der wohlhabenden Klientel beliebt.

---

[1]) Bei der Emulsio Ol. Ricini wird die Quantität des Gummi gewöhnlich niedriger (etwa $^{1}/_{4}$ des Öles) gegriffen, um die abführende Wirkung der Arznei nicht zu hemmen.

Beispiele:

11. Rp. Amygdalarum dulcium excortic.   12. Rp. Olei Ricini 30,0
         25,0   Olei Crotonis 0,05
    Aq. Florum Aurantii 25,0   Gummi arabici 7,5
    Aq. dest. q. s.   Aq. dest. q. s.
    f. emulsio 180,0   f. emulsio 100,0
    Aq. Amygdalarum amararum 10,0   Sir. Sennae 20,0.
    Sir. simpl. ad 200,0.   M. D. S. Stündl. 1 Eßlöffel bis zu mehr-
M. D. S. Stündl. 1 Eßlöffel.   maliger Wirkung.

13. Rp. Olei camphorati fort. 10,0
        Gummi arabici 5,0
        Sir. Cinnamomi 25,0
        Aq. Cinnamomi q. s.
        ad emulsionem 200,0.
    M. D. S. Stündl. 1 Eßlöffel.

Extracta. Germ., Am., Austr., Belg., Dan., Helv., Jap., Nederl., Norv., Ross., Suec. **Extraits.**
Gall. **Estratti.** Ital. Extrakte. Eingedickte Auszüge aus Pflanzenstoffen oder aus ein-
gedickten Pflanzensäften. 1. Die dünnen Extrakte (Extracta tenuia, mollia **Austr., Belg.,
Ross.,** Extracta liquida **Dan.,** Extraits mous **Gall.**) gleichen ihrem Flüssigkeitsgrade nach
dem frischen Honig, 2. die dicken Extrakte (Extracta spissa, ordinaria **Austr., Dan., Ross.,**
Extracta firma **Belg.,** Extraits fermes **Gall.**) lassen sich nicht ausgießen, 3. Trockenextrakte (Extracta sicca **Austr., Belg., Dan., Ross.,** Extraits secs **Gall.**) lassen sich zerreiben. Zur Herstellung der Extrakte werden die Auszüge nach den Einzelvorschriften ohne
Verzug im luftverdünnten Raume (Vakuum) bis zur gewünschten Konsistenz eingedampft.
Die Trockenextrakte werden unmittelbar nach dem Eindampfen zerrieben, gleichzeitig
mit den nicht zu großen Vorratsgefäßen über gebranntem Kalk nachgetrocknet und dann
ohne Verzug in die Gefäße gefüllt. Rein, insbesondere frei wie auf 0,0125%).
Trockenextrakte müssen in gut verschlossenen Gefäßen und vor Feuchtigkeit geschützt
aufbewahrt werden. Lösungen von Trockenextrakten dürfen nicht vorrätig gehalten
werden.

Helv. kennt sehr weiche, weiche, feste und trockene Extrakte. Andere Pharm. schreiben
nur zwei Konsistenzgrade vor.

Der Wassergehalt wird in einigen Pharm. wie folgt angegeben. Die dünnen oder
weichen Extrakte sollen nach **Belg.** höchstens 20, nach **Helv.** 17—22% Wasser enthalten.
Für die dicken oder festen Extrakte schreibt **Austr.** 10—20, **Helv.** etwa 10% vor. Der
Wassergehalt der trockenen Extrakte soll nach **Austr.** etwa 5, **Helv.** höchstens 4% betragen.

Die einzudickenden Auszüge werden nach einer der oben erwähnten Methoden gewonnen durch Maceration, Digestion, Infusion, Dekoktion, Perkolation bzw. nach deren Kombinationen. Die Wahl des Extraktionsmittels richtet sich nach den Löslichkeitsverhältnissen
der wirksamen Bestandteile der Drogen. Man unterscheidet danach wässerige (E. aquosa),
weingeistige (E. spirituosa) und ätherische (E. aetherea) Extrakte.

Bei vielen stark wirkenden Extrakten wird von sämtlichen Pharm. eine Bestimmung
des Alkaloidgehaltes verlangt. Auf die Methoden braucht hier nicht eingegangen zu werden.
D. A. B., wie auch die meisten anderen Pharm. fordern in der Regel einen Minimalgehalt
an Alkaloiden, Extractum Opii und E. Strychni sind bei zu hohem Alkaloidgehalt durch
Milchzuckerzusatz, E. Belladonnae und E. Hyoscyami durch Dextrinzusatz auf den vorgeschriebenen Wert einzustellen.

Die nicht stark wirkenden Extrakte werden selten für sich allein verordnet, sondern
dienen vielfach als Bindemittel für Pillen.

Extracta fluida. Germ., Austr., Belg., Dan., Helv., Jap., Norv., Ross., Suec. **Fluidextracta.**
Am. **Extracta liquida.** Nederl. **Extraits fluides.** Gall. **Estratti fluidi o liquidi.** Ital.
Fluidextrakte. Auszüge aus Pflanzenteilen, die so hergestellt sind, daß die Menge des
Fluidextrakts gleich der Menge der verwendeten lufttrockenen Pflanzenteile ist.

100 T. der je nach Vorschrift gepulverten Pflanzenteile werden mit der vorgeschriebenen
Menge des Lösungsmittels (Alk., Wa. usw.) gleichmäßig durchfeuchtet und in einem gut

verschlossenen Gefäß 12 Stunden lang stehengelassen. Das Gemisch wird durch Sieb 3 geschlagen und darauf in den Perkolator[1]), dessen untere Öffnung mit einem Mullbausch lose verschlossen wird, so fest eingedrückt, daß größere Lufträume sich nicht bilden können. Darüber wird eine Lage Filtrierpapier gedeckt und so viel des Lösungsmittels aufgegossen, daß der Auszug aus der unteren Öffnung des Perkolators abzutropfen beginnt, während die Pflanzenteile noch von dem Lösungsmittel bedeckt bleiben. Nunmehr wird die untere Öffnung geschlossen, der Perkolator zugedeckt und 48 Stunden lang bei Zimmertemperatur stehengelassen. Nach dieser Zeit läßt man unter Nachfüllen des Lösungsmittels den Auszug in eine enghalsige Flasche bei bestimmter Abtropfgeschwindigkeit abtropfen.

Den zuerst erhaltenen, einer Menge von 85 T. der trockenen Pflanzenteile entsprechenden Auszug, den Vorlauf, stellt man beiseite und gießt in den Perkolator so lange von dem Lösungsmittel nach, bis die Pflanzenteile vollkommen ausgezogen sind.

Die bis zur Erschöpfung der Pflanzenteile gewonnenen weiteren Auszüge, die Nachläufe, werden, sofern bei den einzelnen Artikeln in der Germ. nichts anderes vorgeschrieben ist, mit dem letzten Auszug beginnend, bei möglichst niedriger Temperatur, am besten im luftverdünnten Raume (Vakuum; bei Secale-Fluidextr. ausdrücklich vorgeschrieben) zu einem dünnen Extr. eingedampft. Dieses wird mit dem Vorlauf vermischt und der Mischung so viel des vorgeschriebenen Lösungsmittels zugesetzt, daß 100 T. Fluidextr. erhalten werden.

Das fertige Fluidextrakt wird 8 Tage lang bei Zimmertemperatur stehengelassen und dann filtriert.

Rein, höchstens Spuren von Kupfer (bis $^1/_{16}$ mg in 1 g Fluidextrakt) enthaltend.

Die Mehrzahl der übrigen Pharm. läßt die Fluidextrakte nach demselben Prinzip (1 kg Droge = 1 kg Fluidextrakt) bereiten. Dagegen schreiben **Am.** und **Brit.** für die schwach wirkenden Drogen die Herstellung von 1000 Raumteilen Fluidextrakt aus 1000 Gewichtsteilen Droge vor. Bei alkaloidhaltigen Drogen wird das Fluidextrakt auf einen für den Einzelfall vorgeschriebenen Alkaloidgehalt eingestellt. **Belg.** verfährt ähnlich, indem sie die Fluidextrakte auf einen bestimmten Gehalt an Trockenrückstand oder wirksamen Bestandteilen einstellen läßt.

Fumigationes, Räucherungen. Verdampfen fester Arzneimittel zu dem Zweck, die Dämpfe sich auf dem Körper oder den Körperteilen des Patienten in feinster Pulverform kondensieren zu lassen, früher für Syphiliskuren, wobei der nackte, vorher möglichst zum Schwitzen gebrachte Patient auf einen Rohrstuhl gesetzt und unter einem am Halse fest anschließenden Laken Kalomel zum Verdampfen gebracht wurde. Neuerdings SO_2-Vergasungen. Die Vergasungen von Formaldehyd, Blausäure usw. zur Desinfektion gehören nicht hierher.

Gargarismata. Gargarismes. Gall. Gurgelwässer, für welche Gall. einige Magistralformeln zur Herstellung ex temp. angibt, z. B. Infus. Flor. Rosar. rubr. (10:250), Alum. 5,0, Mell. rosat. 50,0, Aq. dest. ad 300,0. S. Gargarisma adstringens zur hygienischen Mundspülung und bei Angina.

Gelatillen auch Gelatinetten, wortgeschützte Bezeichnung für gelatinierte Pillen (S. 27).

Gelatinae, Gallerten. Bei Zimmertemperatur elastische, bei gelindem Erwärmen flüssig werdende Arzneizubereitungen. Entweder durch Auskochen pektin- und schleimreicher Drogen und Eindampfen der Auszüge (z. B. Gel. Lichenis islandici für innerliche Zwecke) oder durch Auflösen von weißem Leim und Zufügen von Arzneistoffen (z. B. Gel. Zinci [S. 741], Gel. glycerinata) bereitet. Sie werden hauptsächlich als Excipiens für äußerlich anzuwendende Arzneimittel in Form von Leimen in der Dermatologie verwendet.

Globuli s. unter Suppositoria S. 50.

Glycerina. Glycerite. Brit.: **Glycerinum acidi borici, acidi carbolici, acidi tannici, Aluminis, Amyli, Boracis, Pepsini, Plumbi subacetatis, Tragacanthae.** Am.: **Glyceritum acidi tannici, Amyli, Boroglycerini, Phenolis.**

Granula. Germ., Belg., Helv., Nederl. **Granules,** Gall. **Granuli.** Ital. Körner. Arzneizubereitungen in Gestalt von Kügelchen, deren Grundmasse aus Zucker oder Milchzucker besteht. Das einzelne Korn muß, wenn nichts anderes vorgeschrieben ist, 0,05 g wiegen. Die

---

[1]) Konisches oder zylindrisches, konisch nach unten verlaufendes und verschließbares Gefäß aus Glas, verzinntem Kupfer, emailliertem Eisen oder Ton.

Körner werden, wenn nichts anderes vorgeschrieben ist, mit einer Mischung von gleichen Teilen fein gepulvertem Zucker und Talk bestreut. Gewissermaßen sehr kleine Pillen. Unter den ausländischen Pharm. stimmt die Bereitungsvorschrift der **Belg.** mit **D. A. B.** überein. Sie bestimmt nur, daß Körner, die 1 mg wirksame Substanz enthalten, weiß und mit Zucker bestreut, Körner mit anderem Gehalt dagegen versilbert sein müssen. Nach **Gall.** sollen die aus Milchzucker und arabischem Gummi bereiteten Körner rund 0,06 schwer sein und entweder 0,1 mg oder 1 mg wirksame Substanz enthalten. Erstere sind rot gefärbt. **Helv.** läßt aus 1,5 arabischem Gummi und 3,5 Rohrzucker mit 8 Tropfen Wasser 100 Körner herstellen, die mit Talk bestreut werden. Nach **Nederl.** soll, soweit nichts anderes vorgeschrieben ist, jedes Korn 1 mg Arzneistoff enthalten, höchstens 0,03 schwer sein und mit Silber überzogen werden.

Zur Bereitung von Körnern werden die Arzneimittel entweder unmittelbar oder nach ihrer Lösung in Äther, Weingeist oder Wasser mit der hinreichenden Menge einer feingepulverten Mischung aus 4 T. Milchzucker und 1 T. arabischem Gummi sorgfältig gemischt. Aus diesem Gemenge wird mit Zuckersirup, dem auf je 9 T. 1 T. Glycerin zugesetzt ist, eine bildsame Masse hergestellt und diese zu runden Körnern in der vorgeschriebenen Anzahl geformt. Sie dienen namentlich zur Verabreichung sehr stark wirkender Arzneistoffe in kleiner Einzeldosis (Arsenik, Aconitin, Colchicin, Strychnin usw.) und eignen sich, weil sie leicht zu schlucken sind, besonders für die Kinderpraxis. Für die ebenfalls unter den Begriff Granula fallenden homöopathischen Streukügelchen gestattet das **D. A. B.** ein oberflächliches Befeuchten der fertigen, aus indifferenter Masse bestehenden Körner mit der Lösung des in Frage kommenden Arzneimittels.

Infusa. Germ., Am., Austr., Belg., Dan., Helv., Jap., Norv., Ross., Suec. **Infusions.** Am., Jap.[1]) **Infusi.** Ital. Aufgüsse. Zur Abgabe frisch[2]) zu bereitende wässerige Auszüge aus in der Regel zerkleinerten[3]) Pflanzenteilen, die mit siedendem Wasser übergossen, 5 Minuten lang unter wiederholtem Umrühren im siedenden Wasserbad erhitzt und nach dem Erkalten ausgepreßt und durch Mull geseiht werden. Bei Aufgüssen, für die die Menge des anzuwendenden Arzneimittels nicht vorgeschrieben ist, wird 1 T. Arzneimittel auf 10 T. Aufguß genommen. Ausgenommen hiervon sind Arzneimittel der Tab. C, des D. A. B., von denen Aufgüsse nur dann abzugeben sind, wenn die Menge des Arzneimittels vom Arzt vorgeschrieben ist.

Austr. erlaubt an Stelle des Erhitzens im Wasserbade auch ¼ stündiges Stehenlassen im zugedeckten Gefäß. **Nederl.** und **Helv.** lassen kaltes Wasser aufgießen, im Wasserbad bzw. Dampfbad auf 90° C erhitzen und 15 Minuten bei 90° ausziehen. Nederl. läßt kalt filtrieren. **Belg.** und **Ital.** lassen kochendes Wasser aufgießen und 15 Minuten (Ital. kürzere oder längere Zeit) ziehen, **Am.** 30 Minuten, Infusum Digitalis Ph. X 1 Stunde. Die **Brit.** hat keine allgemeine Angaben, aber eine Reihe von Formeln, z. B. Infusum Digitalis: Foliorum Digitalis pulv. 7,0, Aq. dest. fervid. 1000 ccm, Infuse in a covered vessel for fifteen minutes; strain while hot. D. S. 7—15 ccm. **Nederl.** Gehalt der Infuse: Herba Adonid. vernal., Fol. Digital., Rad. Ipecac. je 0,5, Fol. Orthosiphonis 1,0, Carragen 1,5, Secale cornut. und Sem. Lini je 3,0, Flor. Arnic., Rad. Seneg., Fol. Sennae je 4,0, Spec. antiaphthosae 5,0, Cort. Chin. 6,0, Lich. island. Ital. verlangt für die Zubereitung von Infusen aus starkwirkenden Pflanzenteilen destilliertes Wasser. Für alle anderen ist dort kalkarmes Trinkwasser erlaubt.

Nach der **Helv., Ital., Dan.** ist die Verwendung der sog. Infusa sicca und der Fluidextrakte als Ersatz für verordnete Aufgüsse ausdrücklich verboten.

Werden mehrere Species gleichzeitig zu einem Infusum verordnet, so ist es selbstverständlich, daß die Quantität jeder einzelnen angegeben wird (Beispiel 17).

Zur Darreichung im Infusum eignen sich vorzugsweise alle ätherisches Öl und andere Riechstoffe enthaltenden Vegetabilien, ferner namentlich diejenigen Pflanzenteile, welche ihrer zarteren Textur wegen leicht von dem heißen Menstruum durchdrungen und extrahiert werden (Blätter und Blüten); sollen härtere Teile (Wurzeln) infundiert werden, so muß man sie, von der allgemeinen Regel abweichend, nicht in Form von Species, sondern in der eines groben Pulvers der Infusion aussetzen. Indessen sind die früher üblichen, ins einzelne

---

[1]) Gall. führt „Infusions" nicht besonders auf (s. Ptisanae).
[2]) Mit Ausnahme von Infus. Sennae compos. (Wiener Trank).
[3]) Die zweckmäßige Art der Zerkleinerung, Zerschneiden, Zerquetschen, Pulvern, wird der Apotheker auch dann wählen, wenn der Arzt sie auf seinem Rezept (conc., cont., pulv.) nicht angegeben hat.

gehenden Vorschriften für den Apotheker (s. Beispiel 19) überflüssig, weil man der Offizin die jeweils zweckentsprechende Art der Darstellung überläßt. Man beschränkt sich meist auf die einfache Angabe, daß ein Infus herzustellen ist (Beispiele 14 ff.).

Dem extrahierenden Wasser dürfen nur solche nicht flüchtigen Mittel zugesetzt werden, die die zu extrahierende Substanz ergiebiger machen (aufschließen). (Beispiel 19.)

Anderweitige Zusätze zum Infusum werden erst nach dem Erkalten der Kolatur beigefügt.

Die Infuse sind vielfach nicht haltbar. Die Herstellung von Aufgüssen aus nichtdifferenten Drogen kann unter Umständen dem Kranken oder seiner Umgebung überlassen werden.

Beispiele:

14. Rp. Infus. Foliorum Sennae 100,0
Kalii tartarici 10,0
Sir. Rhamni cathartici 20,0.
M. D. S. Halbstündl. 1 Eßlöffel.

15. Rp. Infus. Radicis Valerianae 150,0
Aetheris acetici 2,5
Sir. Cinnamomi 25,0.
M. D. S. 2 stündl. 1 Eßlöffel.

16. Rp. Infusi Foliorum Digitalis (e 1,0) 175,0
Diuretini 5,0
Sir. simpl. ad 200,0.
M. D. S. 2 stündl. 1 Eßlöffel.

17. Rp. Infusi Foliorum Menthae piperitae et Foliorum Melissae ana 15,0 : 180,0
Tinct. Gentianae 5,0
Tinct. Aurantii 1,0
Sir. simpl. ad 200,0.
M. D. S. Stündl. 1 Eßlöffel.

18. Rp. Infus. Radicis Ipecacuanhae 0,5 : 180,0
Liq. Ammonii anisati 5,0
Sir. simpl. ad 200,0.
M. D. S. 2 stündl. 1 Eßlöffel.

19. Rp. Rhiz. Rhei conc. 10,0
Kalii carbonici puri 1,0
Aq. dest. q. s.
F. infus. 170,0
cui adde
Elixir Aurantii comp. 10,0
Sir. Aurantii 20,0.
M. D. S. Stündl. 1 Eßlöffel.

Infusum frigide paratum, Macerationsaufguß. Zur Darreichung im Macerationsaufguß eignen sich besonders aromatische und bittere Stoffe, bei denen es nicht darauf ankommt, daß ihr Gehalt an löslichen Stoffen durch die Extraktion vollkommen erschöpft werde, und wo die Ausführung der Arzneiverordnung einigen Aufschub ertragen kann.

Als Menstruum der Maceration dient Wasser, Wein und Alkohol in verschiedenen Konzentrationen. In Fällen, in denen es sich um die Extraktion harziger Substanzen handelt, wird das Menstruum immer alkoholhaltig sein müssen.

Die Zeitdauer der Maceration bestimmt sich durch die größere oder geringere Löslichkeit der zu extrahierenden Stoffe und durch den größeren oder geringeren Wert, welcher auf die vollkommene Extraktion derselben gelegt wird. Bei aromatischen Stoffen werden in der Regel 2—3 Stunden zur Maceration genügen, während man sie bei bitteren und harzigen Stoffen 12—24 Stunden (Macera per 12—24 horas s. per nychthemeron) andauern läßt. Eine Maceration durch mehrere Tage zu verordnen, ist unzweckmäßig, da durch eine solche längere Maceration nicht mehr bewirkt wird, als auch innerhalb 24 Stunden bewirkt werden kann. — Wenn es darauf ankommt, eine mehrtägige Maceration nach traditioneller Vorschrift ausführen zu lassen, tut man besser, Macerationsspecies zu verordnen und sie im Hause des Kranken macerieren zu lassen.

Nimmt man die Maceration bei höherer Temperatur (30—40°) vor, so wird sie als Digestionsaufguß bezeichnet. Man bezweckt damit eine vollständigere Extraktion der verwendeten festen Stoffe und erreicht eine solche noch ausgiebiger, wenn man ein mehrfaches Umschütteln (saepius agitandum) vorschreibt.

Die als Korrigentia der zu extrahierenden Substanz beigefügten aromatischen oder versüßenden Species werden mit derselben maceriert (Beispiele 20—22); Sirupe, Tinkturen, Äther oder ätherische Öle werden erst der Kolatur zugesetzt (s. dieselben Beispiele).

Die Gesamtmenge des Macerationsaufgusses ist in der Regel eine größere als die der schon erwähnten anderen flüssigen Arzneiformen und erstreckt sich oft auf den Inhalt einer Wein- oder Literflasche; ebenso werden die Einzeldosen oft größer als gewöhnlich (bis zum Weinglase oder Tassenkopf) gegriffen. Bei Macerationen mit einem wässerigen Menstruum ist es jedoch geraten, die Gesamtmenge nur so groß zu verordnen, daß sie in 3—4 Tagen ver-

braucht werden kann, weil ein größeres Quantum, wenigstens in der heißen Jahreszeit,
nur verderben würde.

Zum Teil wird die Herstellung solcher Macerationsaufgüsse dem Kranken oder seiner
Umgebung überlassen werden können. Eine jetzt nur noch wenig verwendete Arzneiform.

Beispiele:

20. Rp. Radicis Valerianae concisae 15,0
    Foliorum Melissae concis. 5,0
    Macera per horas tres
    cum Aq. dest. q. s.
    ad colat. 170,0
    Aetheris acetici 5,0
    Sir. Cinnamomi 25,0.
M. D. S. 2stündl. 1 Eßlöffel.

21. Rp. Ligni Quassiae conc. 25,0
    Corticis Cinnamomi conc. 10,0
    Caryophyllorum contus. 5,0
    Macera per XXIV horas
    cum Vino albo 500,0
    Cola et filtra.
D. S. Morgens und abends 1 Weinglas.

22. Rp. Corticis Chinae contus. 20,0
    Pericarpii Aurantii concis. 10,0
    Acidi hydrochlorici 2,5
    Macera cum
    Aq. dest. 200,0
    Spiritus Vini gallici 50,0
    per 12 horas
    Colat. filtratae
    adde
    Sir. Zingiberis 25,0
    Elaeosacch. Cinnamomi 4,0.
M. D. S. 3mal tägl. 1 Eßlöffel.

Inhalationes, Inhalationen. Unter Inhalation im weitesten Sinne wird das Einatmen von zerstäubten Flüssigkeiten, von Dämpfen oder Gasen oder von Rauch verstanden. Durch
Inhalieren können auch tiefer gelegene Teile der Atemwege, die der direkten Behandlung
schwer oder nicht zugänglich sind, erreicht werden. Von den ersteren gelangt jedoch nur
der kleinste Teil in die fernsten Bronchien und in die Lungenbläschen; der weitaus größere
wird im Pharynx, Larynx, in der Trachea und in den großen Bronchien niedergeschlagen.

Die zur Zerstäubung von Flüssigkeiten (insbesondere Salzlösungen), d. h. zur
Erzeugung eines Sprays oder Nebels, dienenden Apparate unterscheiden sich im Prinzip
nur durch die Vorrichtung zur Erzielung des Luftstroms, der als Träger der zerstäubten
Flüssigkeit dient; meist wird man als Gebläse einen einfachen Gummiball verwenden.
Viele für Kranke bestimmte Inhalierapparate bestehen aus zwei zur feinen Spitze aus-
gezogenen Röhren, die in rechtem oder spitzem Winkel so fixiert sind, daß die Öffnungen
übereinanderliegen. Durch die obere Röhre wird rasch strömender Wasserdampf geleitet,
der in der unteren durch Luftverdünnung Flüssigkeit ansaugt und diese fein zerstäubt.
Die Dampfwirkung tritt dabei meist ganz zurück. Seit langem bekannt und viel geübt
ist die Einatmung der Luft an Gradierwerken und der Meeresluft unmittelbar am
Strand bei Seewind.

Zur Behandlung des Pharynx genügt schon, daß der in geringer Entfernung des
Apparates sitzende oder stehende Kranke den Mund weit öffnet, die Zunge möglichst weit
hervorstreckt und den ausströmenden Nebel in ruhigen Zügen einatmet. Die Inhalationen
sollen jeweils etwa 5—15 Minuten dauern und täglich 1—2mal vorgenommen werden; bei
akuten Krankheiten des Pharynx auch häufiger. Kinder unter 3—4 Jahren sind meist
nur schwer zu Inhalationen zu bewegen; dann begnüge man sich damit, den Nebel möglichst in die Nähe des Kopfes verstäuben zu lassen.

Substanzen, die schon bei niederer Temperatur sich verflüchtigen, können ohne Anwendung von Wärme zur Dampf- und Dunstinhalation verwendet werden, nämlich
die verschiedenen ätherischen Öle, ferner Chloroform, Äther, Amylnitrit, Kreosot, Aceton,
Acid. acetic., Campher, Jodäthyl, Menthol, Guajacol u. a. Das einfachste zur Dampf-
inhalation benutzte Mittel ist das Wasser. Zu Dampfinhalationen (Halitus) sind
im übrigen nur solche Mittel geeignet, die entweder selbst flüchtig sind (Ol. Terebinthinae,
Eucalyptol, Guajacol, Jod, Kreosot, Salmiak u. a.) oder bei höherer Temperatur flüchtige
Stoffe entwickeln, z. B. aromatische Kräuter (Flor. Chamomillae, Flor. Tiliae, Flor. Sambuci,
Flor. Arnicae u. a.) und außerdem Herba Conii maculat., Fol. Belladonnae.

2*

Zum Einatmen der Dämpfe wird entweder die Zimmerluft damit imprägniert, oder die betreffenden Dämpfe mittels bestimmter Vorrichtungen direkt in die Atemorgane geleitet. Äther- und Chloroformdämpfe werden, wenn irgend möglich, durch besondere maskenartige, vor Mund und Nase gehaltene Hauben, die mit Flanell oder Filz überzogen sind und auf welche das betreffende Arzneimittel aufgegossen wird, eingeatmet, wobei die atmosphärische Luft nebenher noch genügenden Zutritt haben muß. Nur in Ermangelung solcher Masken kann man sich mit einem tutenförmig zusammengelegten und vor Mund und Nase gehaltenen Taschentuche, z. B. bei der Einatmung von Amylnitrit, behelfen. Ätherische und empyreumatische Öle läßt man einatmen, indem man einige Tropfen des Öles in einem zum dritten Teile mit Wasser gefüllten Weinglase damit schüttelt und die aufsteigenden Riechstoffe inhaliert, oder besser, indem man eine Flasche mit weitem Hals (sog. Pulverglas) benutzt, deren Korkstopfen mit zwei Glasröhren durchsetzt ist, von denen die eine bis nahe auf den Boden des zu einem Drittel mit Wasser und Öl gefüllten Gefäßes herunterreicht, die andere dicht unterhalb des Korkes mündet und an ihrem oberen Ende einen Gummischlauch mit Mundstück zum Einatmen trägt. Die das Wasser durchsetzenden Luftblasen imprägnieren sich mit den ätherischen Bestandteilen der darin befindlichen Flüssigkeit, z. B. Terpentin. Für manche Stoffe benutzt man mit Vorteil die Inhalationsröhren, d. h. kleine gläserne Zylinder, oder statt ihrer auch einfache Fläschchen mit weitem Hals, die mit einem lockeren Wattepfropf gefüllt sind, auf den die zu inhalierende Substanz gebracht wird; der durch die Inspirationsbewegungen durch die Watte gehende Luftstrom imprägniert sich mit den Inhalationsstoffen. Auch kann man die Kranken einen Respirator tragen lassen, welcher mit einem Wattepfropf oder Schwamm versehen ist, auf den die zu inhalierende Substanz gebracht wird. Die mit gut schließendem Glasstopfen verschlossenen Riechfläschchen füllt man zweckmäßig mit den flüchtigen Flüssigkeiten und einem Stückchen Schwamm.

Vernebeln, z. B. von Menthol, mit Hilfe kleiner Verdampfungsapparate soll die Nebel tief in die Bronchien eindringen lassen.

Gröbere Sprays werden zur Behandlung von Nase und Pharynx, feinere für Larynx und Bronchien verwendet. Im Handel z. B. die Drägerschen Apparaturen.

Empfehlenswerte Zusätze für spezielle therapeutische Zwecke sind:

Expektorierend: 0,2—2proz. Natrium- oder Kalium-carbonicum-Lösungen oder alkalische Mineralwässer zur Verdünnung des Schleims.

Adstringierend: 0,2—3proz. Tannin- oder 2proz. Alaunlösung in einem Gemisch gleicher Teile Wasser und Glycerin.

Antispasmodisch (bei Asthma): Atropin. sulfuricum 0,03—0,05, Kalium sulfuricum 0,3—0,5; Glycerin 3,0 mit 1 prom. Suprareninlösung mit 30,0 aufzufüllen. Bei sehr empfindlicher Schleimhaut ist Kalium sulfuricum fortzulassen, nur 15 ccm 1 prom. Suprareninlösung zu nehmen und mit physiologischer Kochsalzlösung auf 30 ccm aufzufüllen. Als Antrieb wird am besten eine Sauerstoffbombe benutzt. Tiefe Einatmung für 1 Minute bei geschlossenen Augen. Nach der Inhalation ist der Mund zu spülen. Bei Bronchialasthma wirksam die Vernebelung einer Flüssigkeit nach dem Beispiel 23.

Bei Heufieber und anderen Zuständen mit profusen Sekretionen Sprays von leicht flüchtigem Benzin mit Zusätzen von 1% ätherischem Öl. Solche Sprays sind in Amerika sehr beliebt und sind im National Formulary mit folgenden Zusätzen angegeben: 1% Thymol oder 5% Eucalyptol (Zineol) oder 2% Menthol oder 1% Menthol, 1% Campher, 0,5% Methylium salicylicum, 0,2% Eucalyptol oder 0,2% Zimtöl. Als konservierender Zusatz für das sich leicht zersetzende Suprarenin 1% Chlorbutylalkohol (Acetonchloroform) verwendet.

Beispiele:

23. Rp. Mentholi 1,5
      Pulv. gummos.
      Ol. amygd. dulc.
      Aq. dest. ad 10,0.
      M. f. emulsio.
      Anaesthesini 3,0(—5,0)
      Spiritus 40,0
      Aq. dest. 65,0.
M. D. S. Zu Inhalationen.

24. Rp. Atropin sulf. 0,15
      Natr. nitros. 0,6
      Glycerini 2,0
      Aq. dest. ad 15,0
M. D. in vitro fusco (Ersatz des Tuckerschen Asthmamittels — ohne Cocain).

Dampfinhalationen mit Wasserdampf als Träger sind indiziert bei akuten trockenen Entzündungen des Respirationstraktes, wo sie schleimlösend, auswurffördernd, reiz- und hustenlindernd wirken. Da nach längerer Einwirkung heißer Dämpfe die Schleimhäute gegen schroffe Temperaturwechsel empfindlich sind, ist die beste Zeit für derartige Inhalationen die Zeit vor dem Schlafengehen.

Dagegen ist das Einatmen der bei Zimmertemperatur gebildeten Dämpfe ätherischer Öle, ohne Wasserdampf als Vehikel, besonders für Katarrh und chronische Entzündungen mit profuser Sekretion angezeigt, z. B. 10 Tropfen einer 20proz. Lösung von Menthol in Alkohol, auf einen Schwamm oder Handtuch getropft.

Die Maximaldosen des D. A. B. gelten auch für die Aufbringung auf Schleimhäute, insbesondere durch Einstäubung.

Gasinhalationen. Abgesehen von den in Kurorten aus den Quellen entströmenden Gasarten (Kohlendioxyd, Radiumemanation u. a.) kommen für therapeutische Zwecke im wesentlichen Sauerstoff (Oxygenium von bestimmter Reinheit) und Stickoxydul in Frage, die aus schmiedeeisernen Bomben abgelassen werden. Zu Narkosezwecken wird Stickoxydul (Lachgas) aus Drägerscher Apparatur inhaliert. Neuerdings wird CO_2 aus schmiedeeisernen Bomben, zur Verhinderung von Atemlähmung, z. B. bei Avertin-Narkose inhaliert.

Inhalation von sehr verdünntem Chlorgas in genau zu regulierender Konzentration (0,009 mg pro Liter sind therapeutisch wertlos, über 0,015 mg reizen zu stark; 0,013—0,015 Milligramm im Liter stellen die optimale Konzentration dar) regt die Nasen- und Bronchialsekretion an und wird besonders in Amerika bei akuten Infektionskatarrhen der Respirationsschleimhäute gerühmt, besonders wenn die Behandlung so früh wie möglich einsetzt. Kontraindikationen bilden: Heufieber, Asthma, Pneumonie und Tuberkulose.

Rauchinhalationen (trockene Räucherungen, Fumigationes, Suffitus) wurden früher durch Verdampfung von Olibanum, Ammoniacum, Benzoe, Pix liquida, Opium, Arsenik, Salmiak u. a. Stoffen vorgenommen. Zur Zeit werden nur verwendet Charta nitrata (Salpeterpapier) und die Asthmaräucherpulver, Species antiasthmaticae, Pulvis antiasthmaticus (beide S. 668). Außerdem gepulverte Folia Stramonii 2 T., Kalium nitricum und gepulverte Fructus Anisi je 1 T.

In Persien sollen noch heute Quecksilber- und Arsenräucherungen bei veralteter Syphilis angewendet werden (Acid. arsenicos. 0,5, Hydrarg. sulfurat. rubr. 10,0, Rhizoma Chinae nodos. 40,0, M. f. Trochisci Nr. VIII. Täglich zwei Räucherungen.

Die Inhalationen spielen eine große Rolle in zahlreichen Mineralquellkurorten; die Einzel- und Kabinettinhalationen sind zu technischer Vollkommenheit gebracht (s. die Lehrbücher der Balneologie).

Im allgemeinen lassen sich schwer Regeln über Menge der zu inhalierenden Stoffe, ihre zweckmäßige Konzentration und die Dauer der Einatmung aufstellen. Vielfach bewähren sich besonders die verdünnten Lösungen.

Die Maximaldosen des D. A. B. gelten auch für die Aufbringung auf Schleimhäute.

Lamellae. Früher in mehreren Arzneibüchern offizinell. **Lamellae** (discs Appendix X). Brit. Gelatinae medicatae in lamellis. Papierdünne, quadratische Blättchen, deren Grundmasse aus weißer Gelatine mit Zusatz von Glycerin und Wasser besteht. Der Grundmasse ist meist ein stark wirkendes Arzneimittel (Atropin. sulfur. Homatropin u. a.) einverleibt. Diese Arzneiform soll eine bequeme und genaue Dosierung ermöglichen, namentlich für subcutane Injektionen und in der Ophthalmologie, hat sich aber bei uns kaum eingebürgert.

Lamellae atropini sulfatis, Succ. Mit 1 mg Atropin. sulf. **Größte Einzelgabe: 1 Blättchen. — Lamellae Atropinae.** Brit., etwa 0,0013 g schwer mit 0,013 mg Atropin. sulf. — **Lamellae Cocainae.** Brit., etwa 0,0035 g schwer mit 1,3 mg Cocain. hydrochl. — **Lamellae Homatropinae.** Brit., etwa 0,0021 g schwer mit 0,65 mg Homatrop. hydrobrom. — **Lamellae Physostigminae.** Brit., etwa 0,0013 g schwer mit 0,065 mg Physostigmin. sulfur.

Linimenta.[1] Germ., Jap., Ross. **Liniments.** Gall. **Linimenti** Ital. **Linimente.** „Zum äußeren Gebrauche bestimmte, flüssige oder feste, gleichmäßige Mischungen, die Seife, oder Seife und Fette oder Öle oder ähnliche Stoffe enthalten." (Germ.) „Linimente sind flüssige oder feste Lösungen oder gleichmäßige Mischungen, die Fette, fette Öle, ätherische Öle, Balsame, Seifen oder einzelne von diesen Stoffen entweder in Weingeist gelöst oder mit wässerigen Flüssigkeiten emulgiert enthalten, und die zum äußeren Gebrauche bestimmt sind." (Kommentar.) Sie werden durch Lösen der darin enthaltenen festen Stoffe und Vereinigen dieser Lösungen mit den übrigen Bestandteilen oder durch einfaches

---

[1] Linire = einreiben, salben.

Mischen oder durch Emulgierung mit Hilfe kräftigen Schüttelns erhalten. Ihre Konsistenz ist verschieden. L. saponato-ammoniatum (leichtbewegliche Flüssigkeit, S. 639), L. ammoniatum (dickflüssig, S. 122) und L. saponato-camphoratum, Opodeldok (fest, S. 639). Das Linimentum contra scabiem (S. 202) ist seifenfrei.

Nachteile emulgierter Linimente sind leichtes Eintrocknen zu einem zähen Firnis und mangelnde Keimfreiheit. Zur Hintanhaltung der Keimbildung wird bisweilen Thymol (0,5⁰/₀₀) zugesetzt.

Da in den Linimenten Seifenbildung nur erfolgt, wenn alkalische Flüssigkeiten mit freien Fettsäuren zusammentreffen, so tritt in den Linimenten eine solche sofort nur ein, sofern die Fette freie Fettsäuren enthalten, oder nach längerer Zeit des Stehens.

Die alkalischen, Seifen enthaltenden Linimente wirken erweichend, reizend, hyperämisierend, wodurch auch Arzneistoffe der Linimente leichter resorbiert werden.

Durch ihren Gehalt an lipotropen Bestandteilen dringen diese zu einem beträchtlichen Grade in die tieferen Hautschichten ein (schmerzstillendes Liniment der Am. mit Akonit-, Belladonna- und Chloroformzusatz). — Die hyperämisierende Wirkung kann durch leichteres oder kräftigeres Einreiben unterstützt werden, wozu Anweisungen ärztlicherseits zu geben sind. Auch nachträgliches Bedecken des eingeriebenen Teils verlängert und verstärkt die Wirkung. Bei stark reizenden Linimenten (Senfliniment) ist aber wegen Gefahr der Blasenbildung davon abzusehen. Gegenstand der magistralen Verordnung sind sie heutzutage kaum noch, da die zahlreichen offizinellen Formeln der verschiedenen Pharmakopöen (Germ. sechs Linimente) dem Bedürfnis genügen. Das Kalkliniment ist lediglich Deckmittel.

Den Linimenten nahe steht das Vasogen, angeblich ein durch Imprägnation mit Sauerstoff erhaltenes Erdölprodukt (Vaselinum oxygenatum). Vasogen bildet eine dicke Flüssigkeit, die sich durch große Neigung, mit Wasser Emulsionen zu geben, auszeichnet und als Vehikel für Jod, Kreosot, Pyrogallol u. a. zur äußerlichen Applikation dient. Es ist nicht unwahrscheinlich, daß die Emulgierbarkeit des Vasogens durch einen Gehalt an Ammoniumoleat, also einer Seife, bedingt ist. Ähnliche Präparate sind die Vasolimente des Ergb., die als Grundsubstanz ein Gemisch von Vaselinöl, Ölsäure und weingeistiger Ammoniakflüssigkeit haben und mit verschiedenen wirksamen Arzneistoffen (Teer, Jodoform, Salicylsäure, Chloroform-Campher, Kreosot, Ichthyol, Jod, Aethyljodid, Quecksilber, Menthol) bereitet werden.

Looch[1]). Emulsionen, die durch Zusatz von Gummi arabicum oder Tragant eine dickere Konsistenz erhalten haben, besonders in Frankreich beliebt.

Beispiele:

25. Rp. Amygd. dulc. excort. 30,0
     Amygd. amarar. excort. 2,0
     Sacchari albi 30,0
     Tragacanthae pulv. 0,5
     Aq. Flor. Aurant. 10,0
     Aq. dest. q. s.
     f. emulsio pond. 150,0.
D. S. Potion émulsive gommée. Gall.

26. Rp. Ol. Amygd. dulc.
     Gummi arab. ana 8,0
     Emuls. Amygd. dulc. 82,0
     Aq. Aurant. 2,0.
M. f. emulsio. S. Teelöffelweise. Emulsione di Mandorle dolci oleosa. Looch bianco. Ital.

27. Rp. Ol. Amygd.
     Gummi arab.
     Aq. Aurant. ana 10,0
     Sir. simpl. 15,0
     Aq. dest. 55,0.
M. f. emulsio. D. S. Looch album. Helv.

Lozenges[2]). Bezeichnung der Brit. für Pastilli.

Mellita (Mellites Gall.), Arzneihonige. Dickflüssige Arzneizubereitungen, die durch Mischen von Honig mit wässerigen oder alkoholischen Auszügen aus Drogen oder anderen Arzneistoffen hergestellt werden. Eine Mischung von Honig mit Essig oder einem Arzneiessig heißt Oxymel oder Oxymellitum.

---

[1]) Sprich lok.
[2]) Losange = die Raute (franz.).

Mixturae s. Solutiones.

Mucilagines. Germ., Suec. **Mucilages.** Gall. **Mucilagini.** Ital. Schleime. Dickflüssige, durch Lösen, Aufschütteln oder Ausziehen von Pflanzenstoffen mit kaltem oder heißem Wasser hergestellte Arzneizubereitungen. Die Schleime werden als reizlindernde Mittel bei Katarrhen des Magendarmkanals (auch Klistieren) angewendet und wirken wie andere Kolloide, geschmacksverbessernd einhüllend auf saure, salzige und reizende Stoffe (Chloralhydrat). Sie dienen ferner als Zusatz zu Schüttelmixturen (s. Solutiones).

Siehe Mucil. Gummi arabici (S. 414) und M. Salep (S. 613).

Sonst sind zu nennen: M.Tragacanthae, M.Radicis Althaeae (Decoct. Althaeae) und M. Seminis Lini (Decoct. Sem. Lini).

Olea aetherea. Germ., Austr., Helv., Ross. **Aetherolea.** Dan., Norv., Suec. **Olea volatilia.** Nederl. **Essences.** Gall. **Essenze.** Ital. Ätherische Öle. Die durch Destillation mit Wasserdämpfen oder durch Ausziehen oder Auspressen gewonnenen, flüchtigen, ölartigen Inhaltsstoffe verschiedener Pflanzen. Rein, insbesondere frei von fetten Ölen, Alkohol, Phthalsäure- oder anderen Estern sowie organischen Halogenverbindungen (z. B. Tetrachlorkohlenstoff) als Verfälschungen.

Ätherische Öle dienen zur Darstellung der Aquac aromaticae und als Geruchs- und Geschmackskorrigentien (s. auch Elaeosacchara) und zum Inhalieren sowie auch als Arzneimittel bzw. als Zusätze zu solchen.

Olea medicata. Germ. **Huiles médicinales.** Gall. Arzneiliche Öle. Zubereitungen, Arzneistoffe in fetten Ölen gelöst enthaltend, durch Mischen, Lösen oder Ausziehen hergestellt.

Hierher gehören z. B. Oleum camphoratum, Ol. camph. forte (S. 254), Ol. Chloroformii (S. 302) und Ol. Hyoscyami (S. 447), die im D. A. B. im Anschluß an die fetten und an die ätherischen Öle aufgeführt werden. Arzneiliche Öle dienen nur zur Anwendung auf die Haut, zum Teil auch zur parenteralen Einspritzung.

Oleoresina. Bezeichnung der Am. für die mit Äther bereiteten Extrakte von Rhiz. Filicis und Fruct. Capsici (Oleoresina Aspidii und Oleoresina Capsici).

Oleata. Oleates. Als Oleate bezeichnen Am. und Brit. zum äußerlichen Gebrauche bestimmte Zubereitungen, die durch Auflösen von Alkaloidbasen oder Metalloxyden in Ölsäure erhalten werden. Sie werden hauptsächlich in England und Amerika an Stelle von Salben benutzt. Oleatum Hydrargyri. Am. Hydrarg. oxyd. flav. 25, Acid. olein. qu. s. ad 100,0. Brit. Hydrargyrum oleatum. Hydrarg. oxyd. flav. (20), Paraffin. liquid. (5), Acid. olein. (75).

Pastae. Germ., Jap. **Pâtes.** Gall. **Paste.** Ital. Pasten. Pasten zum äußeren Gebrauche sind Arzneizubereitungen von der Konsistenz einer zähen Salbe oder eines knetbaren Teiges. Sie werden in der Regel durch Mischen eines oder mehrerer pulverförmiger Arzneimittel mit Öl, Fett, Wachs, Paraff. solid., Vaselin, Gelat. alba, Wasser oder anderen Stoffen hergestellt. (Nur äußerlich: Jap.)

Pasten zum inneren Gebrauch, auch Pulpen und Konserven, sind feste oder teigartige Arzneizubereitungen von meist zäher Beschaffenheit. (Nur innerlich: Gall. und Ital.)

Von den zum äußeren Gebrauche dienenden Pasten sind praktisch am wichtigsten:

1. Die Hautpasten, feste oder teigartige Arzneizubereitungen von meist zäher Beschaffenheit, die in der Dermatologie eine große Rolle spielen, als Deckmittel, aber auch zur Fixierung von Arzneistoffen auf der Haut; sie sind also in ihrer Anwendungsweise den Salben sehr ähnlich, von denen sie sich wesentlich durch ihre festere Konsistenz und das dadurch veranlaßte stärkere Anhaftungsvermögen unterscheiden. Die Pasten absorbieren die Hautsekrete und wirken austrocknend. (Capillarwirkung an den Grenzflächen der Pulver.) Die Pasten werden bereitet durch Mischen eines oder mehrerer pulverförmiger Stoffe (Amylum, Zincum oxydatum, Acid. salicyl., Bolus alba) mit indifferenten Salbengrundlagen, wie Fetten, Lanolin oder Vaselin (analog den Salben). Diese Stoffe nehmen 40—60% und bei Verwendung von Öl bis zu 70° ihres Gewichtes pulverförmige Stoffe auf, inkorporieren sie. An Stelle der letzteren Konstituentien kann auch Gelatina alba, Glycerin, Gummischleim oder Wasser treten. Diesen Bindemitteln können die verschiedensten Arzneistoffe zugefügt werden.

Je nach den Konstituentien kann man unterscheiden:

Zinkpasten, deren Grundlage durch Vermischen von Zinkoxyd mit Vaselin oder Öl oder einer anderen Salbengrundlage bereitet wird. Sie werden für sich allein oder als Vehikel für arzneiliche Mittel gebraucht und sind im D. A. B. durch die Pasta Zinci (S. 741) und die Pasta Zinci salicylata (S. 741) vertreten. (Beispiel 27.)

Tonpasten, aus Bolus alba oder Kaolin, durch Mischen mit gleichen Teilen Vaselin oder mit der Hälfte Oliven- oder Leinöl bereitet.

Dextrinpasten werden durch Kochen von gleichen Teilen Dextrin, Wasser und Glycerin bereitet. Ihnen stehen nahe die Kleisterpasten, zu deren Herstellung 3 T. Reisstärke mit 2 T. Glycerin und 15 T. Wasser im Dampfbade erhitzt werden. Kleisterpasten mit bis 20% Glycerin, ohne andere arzneiliche Zusätze, sind das mildeste Mittel zum Abweichen von Krusten.

Gummipasten bestehen aus gleichen Teilen Gummischleim und Glycerin und 2—3 T. eines pulverförmigen Medikaments (Beispiel 29).

Leimpasten (Zinkleime) haben zur Grundlage Gelatine, Glycerin und Zinkoxyd in verschiedenen Verhältnissen. Je nach der Gelatinemenge erhält man einen festen oder weichen Zinkleim (s. Gelatinae).

Naphthol, Pyrogallol, Carbolsäure, Salicylsäure, Resorcin, Campher, Quecksilberverbindungen können fast allen Pastengrundlagen zugesetzt werden. Für Schwefel und Bleiverbindungen eignen sich am besten die Dextrin- und Kleisterpasten, für Jod und Jodoform die Gummipasten. Bei den Leimpasten muß man alle Substanzen vermeiden, die auf den Leim verändernd einwirken, z. B. Quecksilberoxyd.

2. Die Ätzpasten (Pastae causticae) haben heute bei weitem nicht mehr die Bedeutung wie in der vorantiseptischen Zeit. Sie enthalten als Grundlage ein indifferentes Pulver (Stärkemehl, weißen Ton, Eibischwurzelpulver), das mit zerfließlichen Ätzmitteln zu einem dicken Teig gemischt wird (so z. B. die Pasta escharotica Canquoin). Weniger hygroskopische Ätzmittel werden in Pulverform gemischt (vgl. Pulvis causticus) und erst vor dem Gebrauch mit wenig Wasser oder Alkohol zu einer Paste angerührt.

3. Zahnpasten (Pastae dentifriciae) sind vorwiegend Produkte der kosmetischen Industrie. Pasta dentifricia. Suec. Sie enthalten fast alle Kaliumchlorat oder neuerdings Wasserstoffsuperoxyd in fester Form und ähnliche Bestandteile wie die Zahnpulver, denen durch Zusatz von Glycerin oder Seife und Alkohol teigartige Konsistenz gegeben wird (Beispiel 30).

Beispiele:

28. Rp. Resorcini 10,0
    Zinci oxydati 5,0
    Vaselini albi 15,0.
M. f. pasta.
D. S. Abends messerrückendick auf die Haut aufzustreichen und über Nacht liegen zu lassen (Schälpaste).

30. Rp. Xeroformii 5,0
    Mucilag. Gummi arabici
    Glycerini ana 10,0.
    Boli albae q. s. ut fiat pasta.
D. S. Äußerlich.

29. Rp. Bol. alb. 25,0
    Glycer. 20,0
    Ichthyoli 5,0.
M. f. pasta.
D. S. Äußerlich.

31. Rp. Calc. carbon. 55,0
    Sap. med. pulv. 10,0
    Natr. bicarbon. 5,0
    Ol. Menth. pip. 2,0
    Ol. Anisi 0,25
    Thymoli 0,1
    Glycerini q. s.
M. f. Pasta dentifricia.   Suec.

Die zum innerlichen Gebrauch dienenden Pasten, von denen in Frankreich und Italien noch eine Anzahl (Pâte de Gomme, Pâte de Lichen officinale, Pâte pectorale officinale, Pâte de Reglisse officinale, Pasta di Altea, P. di Lichene) in die Pharmakopöen Aufnahme gefunden haben, sind feste, nicht an den Fingern klebende Zubereitungen, die aus Zucker und Gummi arabicum mit Wasser bereitet werden. Dem Wasser werden bisweilen aromatische Korrigentien oder Arzneistoffe zugefügt. Je nach der Bereitung sind die Pasten durchscheinend oder infolge des Gehalts an kleinen Luftbläschen undurchsichtig.

Diese Form der Pasten wird bei uns therapeutisch nur noch wenig verwendet. Pasta gummosa (S. 414), Pasta Liquiritiae (S. 490), Pasta Guarana (S. 413). Unter Pasta Cacao ist Kakaomasse, ungesüßte Schokolade, zu verstehen.

Pastilli. Germ., Austr., Helv., Jap. **Pastiglie.** Ital. **Trochisci.** Brit. (Lozenges im Appendix XI), Dan., Norv., Ross., Suec. Pastillen. Arzneizubereitungen, zu deren Herstellung die gepulverten und in der Regel mit Füll- und Bindemitteln (wie Zucker, Gummi, Tragant) gemischten Stoffe nach Anfeuchtung mit verd. Alk. oder nach Überführung in eine bildsame oder gießbare Masse in die gewünschte Form, zumeist kreisrunde oder ovale Scheiben, Täfelchen, Zylinder, Kegel, Kugeln, Kugelabschnitte, Plätzchen, Zeltchen gebracht und alsdann bei gelinder Wärme getrocknet werden.

Schokoladenpastillen werden aus einer Mischung der arzneilichen Stoffe mit geschmolzener Schokoladenmasse (Kakaomasse und Zucker) hergestellt.

Jede Pastille muß, wenn nicht etwas anderes (vom Arzt) vorgeschrieben ist, 1 g schwer sein. Germ. (Ebenso Austr., Dan., Norv.)

Gall. schreibt als Geschmackskorrigentien vor: Ätherische Öle (Anis-, Citronen-, Pfefferminzöl), 1 °/₀₀ oder von Tinctura Vanillae 1%. Brit. unterscheidet bei den Pastillen (Trochisci, Lozenges) drei Arten von Bindemitteln. Die mit Wasser angerührte „Simple Basis" erhält als Zusatz den Saft von schwarzen Johannisbeeren (Fruit Basis), Rosenwasser (Rose Basis) oder Tolubalsamtinktur (Tolu Basis).

Beliebte Arzneidarreichungsform. Im Ausland z. B. als Lonzenges vielfach gebräuchlich. Von den Tabletten (s. Tabulettae, S. 53) unterscheiden sich die Pastillen durch ihre lockere Struktur, da sie ohne Anwendung von Druck hergestellt werden, und durch ihre mannigfaltigere Form. Sie sind deshalb gegen Stoß und andere mechanische Einflüsse empfindlicher. Selten in der ärztlichen Rezeptur, als ad hoc in der Apotheke herzustellen, verordnet. Die offizinellen Pastillen sind verschieden geformt: Pastilli Santonini haben meist die Form von Zeltchen (Trochisci), die Sublimatpastillen (rot gefärbt) und ebenso die Quecksilberoxycyanidpastillen (blau gefärbt) sind walzenförmig.

Viel gebrauchte Pastillenpräparate des Handels sind vor allem die aus künstlichen oder natürlichen Mineralwässern bereiteten, ferner Pastillen aus Natrium bicarbonicum, Salmiak u. a. m.

Für die Verschreibung in Pastillenform eignen sich alle, nicht allzu schlecht schmeckenden Arzneimittel, die in nicht zu großer Menge verordnet werden.

Für die magistrale Verordnung eignet sich die Pastillenform nicht, ausgenommen die fertigen Pastillen, wegen des zur Herstellung nötigen Zeitaufwandes und des Preises, sie kann meist durch Pillen oder Pulver ersetzt werden. Die früher viel verschriebenen Codeinpastillen sind vollständig durch die Tabletten (Fabrikspezialität) ersetzt.

Pilulae. Germ., Belg., Dan., Helv., Jap., Norv., Suec., Ross. **Pilules.** Gall. **Pillole.** Ital. Pillen. Arzneizubereitungen von Kugel-, selten Ei- oder Walzenform, die vorzugsweise zum inneren Gebrauche dienen. Zu ihrer Herstellung werden die gepulverten Arzneistoffe, nötigenfalls mit geeigneten Bindemitteln, gemischt, zu einer bildsamen Masse angestoßen, die mittels „Pillenmaschinen" in die erwähnte Form gebracht wird. Sind bestimmte Bindemittel (vom Arzt) nicht vorgeschrieben, so sind Extractum Faecis (Hefeextrakt) und eine Mischung gleicher Teile Glycerin und Wasser oder Pulvis Radicis Liquiritiae (gepulvertes Süßholz) und Succus Liquiritiae depuratus (gereinigter Süßholzsaft) zu verwenden; sind Bindemittel in unzureichender Menge verordnet, so sind Hefeextrakt und eine Mischung gleicher Teile Glycerin und Wasser oder Radix und Succus Liquiritiae depur. nach Bedarf zu verwenden. Die Bindemittel sind in einer solchen Menge anzuwenden, daß, wenn nichts anderes verordnet ist, die einzelne Pille ein Gewicht von 0,1 g (Helv. 0,1—0,2, Belg. 0,2, Suec. 0,25 möglichst nicht überschreiten) hat. Enthält die Pillenmasse Stoffe, die sich mit organischen Stoffen leicht zersetzen, z. B. Silbernitrat, so sind, wenn nicht etwas anderes verordnet ist, als Bindemittel Bolus alba und Glycerin zu benutzen (Suec. weißer Ton und wasserfreies Wollfett, oder für 100 Pillen 3,5 g weißer Ton, 1,75 g getrocknetes Natriumsulfat und Wasser soviel erforderlich). Zur Herstellung einer Pillenmasse, die Balsame, ätherische oder fette Öle in erheblicher Menge enthält, darf Cera flava (gelbes Wachs) verwendet werden.

Zum Bestreuen der Pillen ist Lycopodium (Bärlappsporen) zu verwenden, wenn nicht etwas anderes (vom Arzt) vorgeschrieben ist (Ital., Jap. Bärlappsporen oder gepulvertes Süßholz, Norv., Suec. Bärlappsporen bzw. Talk). Zum Lackieren benutzt man eine alkoholische Lösung von Tolubalsam, zum Überziehen mit Gelat. alba eine im Wasserbade hergestellte Lösung von 1 T. weißem Leim in 3 T. Wasser, zum Versilbern reines

Blattsilber. Bisweilen werden Pillen auch mit Blattgold, Hornstoff, Zucker oder anderen Stoffen überzogen.

Die durch inniges Verarbeiten von festen und mehr oder weniger flüssigen Arznei- bzw. Bindemitteln erhaltene Masse wird als Pillenmasse bezeichnet. Ihre kunstgerechte Anfertigung, derart, daß die aus ihr erhaltenen Pillen weder zerbröckeln noch zerfließen oder zu hart werden, erfordert längere Erfahrung. Die Masse kann vom Arzt deshalb nicht genau vorgeschrieben werden.

Da vom Arzt im allgemeinen nicht verlangt werden kann, daß er die technischen Einzel- heiten für die kunstgerechte Herrichtung von Pillen in sachgemäßer Beschaffenheit kennt, darf vom Apotheker nach seiner ganzen Ausbildung erwartet werden, daß er aus den vom Arzt in Pillenform verschriebenen Arzneistoffen die richtige Pillenmasse bereitet — um so mehr, als das D.A.B. ja sehr ins einzelne gehende Vorschriften hierfür gibt — und daraus Pillen bereitet, die die Voraussetzung der Wirksamkeit bieten.

Zur Orientierung über die Art der zu verabreichenden Zusätze sollen die folgenden Übersichten dienen. Die mengenmäßige Festsetzung muß dabei dem Apotheker überlassen werden. Man verordnet daher die Bindemittel mit dem Zusatz „quantum satis".

Die Pillenmasse enthält das oder die wirksamen Arzneimittel, besteht aber vielfach in der Hauptsache (bis zu 99%) aus Füllstoffen, die erst eine Formgebung ermöglichen. Je nach Natur und Menge der Arzneimittel sind die Konstituentien zu variieren.

I. Soll das Arzneimittel den größeren Teil der fertigen Pille ausmachen, so wird es meist genügen, ein Konstituens zu verschreiben, das damit eine bildsame Masse liefern kann.

a) Bei trockenen Extrakten, wie Extractum Aloes, Extractum Rhei compositum u. a., wie auch bei Harzen und Gummiharzen (Aloe, Asa foetida, Podophyllin, Resina Ja- lapae u. a.) genügt es, Spiritus oder Seifenspiritus (letzteren besonders bei Abführpillen) zu verordnen.

b) Dicken und dünnen Extrakten wird durch Zusatz der gleichen oder der doppelten Menge eines Pflanzenpulvers, z. B. Radix Liquiritiae pulverata, die nötige Kon- sistenz verliehen. (Beispiel 31.)

c) Umgekehrt läßt man Pflanzenpulver mit Gummischleim, Glycerin, Sirupus simplex, dicken Extrakten (Extr. Absynthii, Gentianae, Trifolii usw.) oder in geeigneten Fällen auch nur mit Wasser zur Pillenmasse verarbeiten. Die dicken Extrakte sind von diesen Mitteln am meisten zu empfehlen. Einerseits wirken sie nebenher noch als Sto- maticum, andererseits verhindert ihre Hygroskopizität ein Eintrocknen der Pillen. Auch für das Hefeextrakt ist sein Wasseranziehungsvermögen die wertvollste Eigenschaft. Dagegen werden mit Pflanzenschleim bereitete Pillen leicht hart.

d) Balsame und ölige Substanzen werden mit gelbem Wachs oder Pflanzenpulver und Zucker oder mit Hefeextrakt verarbeitet. Da wachshaltige Pillen aber schwer zer- fallen, verordnet man obige Medikamente lieber in Gelatinekapseln u. dgl.

e) Arzneimittel, die durch Wasser veränderliche Substanzen enthalten, wie die Digitalisglykoside in Folia Digitalis, müßten bei rationeller Verordnung mit wasser- freien Zusätzen verarbeitet werden. Hierfür hat sich Adeps Lanae anhydricus an sich bewährt, da aber darunter die Resorption der Arzneistoffe der Pillen nicht unerheblich leidet, ist die Frage praktisch noch nicht gelöst.

II. Bei denjenigen stark wirkenden Arzneimitteln, die meist nur in Milligrammen verordnet werden, bedarf es zur Verarbeitung in Pillen zweier Zusatzstoffe: eines Pulvers und einer Flüssigkeit bzw. eines Extraktes.

Die gebräuchlichsten Kompositionen sind

a) Succus Liquiritiae depuratus, dicke Extrakte (Extr. Gentianae usw.) oder eine Mi- schung gleicher Teile Sirupus simplex und Süßholzpulver.

b) Pulvis Radicis Althaeae in Mischung mit Gummischleim oder Sirupus simplex.

c) Hefeextrakt und eine Mischung gleicher Teile Glycerin und Wasser.

d) Bolus alba in Mischung mit Glycerin oder Wasser, bisweilen auch mit Vaselin oder Lanolin (wobei die erschwerte Resorption zu berücksichtigen ist) für solche Arzneimittel, die durch organische Bindemittel zersetzt werden, insbesondere für Silbernitrat, Sublimat.

Pillen aus Gummi arabicum und Zucker zu gleichen Teilen, mit Wasser angestoßen, sind ebenfalls für Alkaloide und andere kleinere pulverförmige Mittel empfohlen worden, werden aber leicht hart.

Gut zerfallbare Pillen werden erzielt, wenn man den Konstituentien 10% Laminaria pulvis (Rapp) oder Amylum Marantae zusetzt.

Die Pilulae asiaticae und Ferri carbonici Blaudii des D. A. B. ist der Apotheker verpflichtet, zur Abgabe frisch herzustellen; er erhält dafür auch die entsprechende Vergütung.

Das Bestreuen der Pillen. Um das Aneinanderkleben der Pillen zu verhüten, bestreut man sie mit einem feinen geruch- und geschmacklosen (Lycopodium, Talcum) oder einem süßschmeckenden (Radix Liquiritiae) oder einem aromatisch riechenden und schmeckenden (Cortex Cinnamomi) Pulver. Dies wird auf dem Rezept angeordnet durch: Conspergantur pulvere Liquiritiae usw. Wenn vom Arzt kein besonderes Pulver vorgeschrieben ist, hat der Apotheker nach Germ. Lycopodium zum Bestreuen der Pillen zu verwenden.

Das Überziehen der Pillen mit Silberfolien (obducantur foliis argenteis) eignet sich nur für die elegante Praxis. Andere Pillenüberzüge sind Zucker, Gelatine, Kollodium, Tragant (obducantur saccharo, gelatina usw.). Zum Lackieren der Pillen benutzt man eine alkoholische Lösung von Tolubalsam (obducantur Balsamo Tolutano), wodurch sie ein glänzendes Aussehen erhalten. Es ist aber sehr wahrscheinlich, daß infolge dieser Behandlung die Pillen schwieriger zerfallen und die Resorption ihrer Bestandteile dadurch erheblich verlangsamt wird. Andererseits hat gerade dieser Überzug den Vorteil, gegen Oxydation empfindliche Substanzen, wie Ferrojodid (oder Phosphor) vor der Einwirkung des Luftsauerstoffs zu schützen, hat also erhebliche praktische Bedeutung.

Für Pillen, die erst im Darm zur Lösung gelangen sollen (Dünndarmpillen), hat man als Überzug Keratin (Hornstoff), mit Formaldehyd behandelte Gelatine oder Stearinsäure empfohlen (obducantur keratino usw.).

Zur Verschreibung in Pillenform eignen sich besonders alle diejenigen, besonders über längere Zeiträume zu nehmenden Arzneimittel, die schon in kleiner Menge wirksam sind. Arzneistoffe, die in Dosen von mehr als 0,5 zu nehmen sind, in Pillenform zu verordnen, ist unzweckmäßig. Das würde sich nur bei unangenehm schmeckenden oder riechenden Substanzen rechtfertigen lassen, die in anderer Form nicht gut verschrieben werden können.

Die Pillenform hat den Vorzug ziemlich genauer Dosierung, längerer Haltbarkeit und fast völliger Geschmacklosigkeit. Sie eignet sich deshalb namentlich für Arzneibehandlungen chronischer Krankheiten und ermöglicht es, den Patienten auf längere Zeit (im allgemeinen mit Rücksicht auf die derzeitige Arzneitaxe bei 30, 60 oder einem Mehrfachen davon) verhältnismäßig billig mit Arznei zu versorgen. Bei kleineren Kindern und Schwerkranken ist diese Arzneiform nicht angezeigt.

Die Pillen sind unzerkaut zu schlucken.

Die Resorption der in Pillenform verordneten Arzneistoffe tritt in allen Fällen langsamer ein als bei Darreichung in gelöster Form. Diese Verzögerung der Wirkung kann sich noch stärker bemerkbar machen, wenn die Pillen nicht mehr ganz frisch sind. Die verschiedenen Pillenkonstituentien verhalten sich in dieser Hinsicht abweichend. Entscheidend wird immer die sachgemäße Herrichtung der Pillen sein.

Bei der Verordnung von Pillen gibt man die Gesamtmenge des in eine Anzahl Pillen zu verteilenden Arzneimittels an. Man überlege zunächst, ob die Einzeldose in einer oder nach den Umständen in mehreren Pillen untergebracht werden kann, wieviel Pillen täglich zu nehmen sind und wie lange die Arzneibehandlung dauern soll. Durch Multiplikation der in der einzelnen Pille enthaltenen Menge mit der Pillenzahl erfährt man die Menge des zu verschreibenden Arzneistoffes. Hierauf folgt die Angabe der Konstituentien, deren Menge man gewöhnlich nicht bestimmt ausdrückt, sondern durch die Bezeichnung q. s. es dem Apotheker überläßt, wieviel davon zur Erzielung der plastischen Masse notwendig sind. Das Arzneibuch zieht auch die Möglichkeit in Rechnung, daß der Arzt überhaupt keine Bindemittel verordnet (s. oben). Die Anweisung zur Herstellung von Pillen erfolgte früher die Worte: Misce, fiat massa e qua formentur pilulae Nr. . . . oder jetzt kürzer: M(isce), fiant pilulae Nr. . . ., wobei die Anzahl der Pillen zweckmäßig durch römische Zahlen bezeichnet wird (XXX, LX, XC, CXX).

Sämtliche Pharmakopöen haben eine Anzahl von Pillenrezepten als Offizinalformeln aufgenommen (vgl. den Speziellen Teil). Die Verordnung dieser offizinellen Pillen erfordert nur die Angabe des Namens und der gewünschten Anzahl. Da für die offizinellen Pillen des D. A. B. besondere Preise ausgeworfen sind, so ist ihre Verschreibung billiger als die eines komponierten Pillenrezeptes. Die Pillen der Form. Magistr. Berol. oder German. kann der Arzt auch einfach nach ihrem Namen mit dem Zusatz „F. M. B." oder „F. M. G." verschreiben; hinsichtlich der Preise ist aber keine Vergünstigung vorhanden.

Man verschreibe im allgemeinen 30—60 Pillen.

Beispiele:

32. Rp. (Arzneimittel) Extracti Bella-
    donnae 0,6
    (Füllmittel) Pulveris et Radicis Li-
    quiritiae 2,5
    (Bindemittel) Succi Liquiritiae
    q. s.
    M. f. pil. Nr. LX. Consp. D. S. 4 mal tägl.
    1 Pille zu nehmen.

33. Rp. Atropini sulfurici 0,015

    Pulveris et Radicis Gentianae 2,0

    Extracti Gentianae q. s.
    (Zerfall beförd. Mittel) Laminariae
    pulv. 0,2.
    M. f. pil. Nr. XXX. D. S. Abends 1 Pille
    zu nehmen. (Unter Verschluß halten!)

34. Rp. Podophyllini 1,5
    Hydrargyri chlorati 0,2
    (Füll- und Bindemittel) Extracti
    Faecis q. s.
    M. f. pil. Nr. XXX. D. S. Tägl. 1—2 Pillen
    zu nehmen.

35. Rp. Argenti nitrici 0,3
    Boli albae 2,0
    Glycerini q. s.
    M. f. pil. Nr. XXX. Consp. Talco.
    D. S. Tägl. 1—2 Stück nach den Mahl-
    zeiten.

36. Rp. Kreosoti 3,0
    Pulv. Rad. Althaeae 10,0
    Ung. Glycerini q. s.
    M. f. pil. Nr. CXX. D. Saccharo condita
    in scatula. S. 3 mal tägl. 2 (steigend bis
    4) Pillen. Die D. A. T. führt Pil. Kreosot.
    sacch. obd. (0,05) an.

37. Rp. Atropini sulfur. 0,03
    Papaverin. hydrochlor. 1,8
    Mass. pilul. q. s.
    M. f. pil. Nr. LX. D. S. Nach den Mahl-
    zeiten 1 Pille.

Um zu zeigen, wie sich die neu ins D. A. B. aufgenommenen Faex medicinalis und Ex-
tractum Faecis als Pillenkonstituens verwenden lassen, seien hier die für je 100 Pillen als
Bindemittel nötigen Mengen Hefeextrakt und Hefepulver (unter Anlehnung an den
Kommentar) angeführt:

Rp. Acid. arsenicosi 0,1
    Extr. Faecis 15,0
    Aquae
    Glycerini ana q. s.

Rp. Ferri reducti 5,0
    Extr. Faecis 15,0
    Aquae
    Glycerini ana q. s.

Rp. Natrii jodati 2,0
    Extr. Faecis 15,0
    Aquae
    Glycerini ana. q. s.

Rp. Chinini hydrochlor. 5,0
    Extr. Faecis sicc. 5,0
    Extr. Faecis spiss. 5,0.

Rp. Salol 5,0
    Extr. Faecis sicc. 5,0
    Extr. Faecis spiss. 5,0

Rp. Extr. Valerianae 5,0
    Faecis med. 10,0
    Aquae
    Glycerini ana. q. s.

Rp. Extr. Gentianae 3,0
    Chinini sulfurici 1,8
    Ferri reducti 6,0
    Faecis med. 1,5
    Aquae
    Glycerini ana. q. s.

Rp. Kreosoti 2,5
    Extr. Faecis 14,0
    Glycerini 2,0

Rp. Ol. Terebinthinae 2,5
    Extr. Faecis 4,0
    Faec. med. 8,0
    Glycerini 2,5.

Rp. Ol. Santali 5,0
    Extr. Faecis 4,0
    Faecis med. 8,0.

Rp. Balsam. Copaivae 5,0
    Extr. Faecis 4,0
    Faecis med. 8,0.

Ferner:

38. Rp. Fol. Digital. 1,5
    Chinin. hydrochlor. 1,5
    Adipis Lanae anhydr. q. s.
F. pilulae XXX. D. S. 3mal tägl. 1 Pille.

39. Rp. Rhiz. Rhei pulveratae 9,0
    Sirupi Rhei q. s.
M. f. pilulae Nr. LX. Obduc. Gelatina.
D. S. 3mal tägl. 3—5 Stück zu nehmen.

40. Rp. Pil. Blaudii, recenter parat.,
    Nr. LX.
D. S. 3mal täglich 2 Pillen.

41. Rp. Chinin hydrochlorici
    Pulv. et Radicis Althaeae ana 3,5
    Sirupi simplicis q. s.
M. f. pilulae Nr. LX. Consp. pulvere Cinnamomi. D. S. 3mal tägl. 2 Pillen zu
nehmen.

42. Rp. Podophyllini 1,5
    Hydrargyri chlorati 0,2
    Rhiz. Rhei pulv. et Glyc. q. s.
M. f. pilulae Nr. XXX. D. S. Tägl. 1—2
Stück zu nehmen.

43. Rp. Extracti Hyoscyami 3,0
    Pulv. et Succ. Liqu. q. s.
F. pilulae Nr. LX.
D. S. 2mal tägl. 1—2 Pillen zu nehmen.

Es genügt, außer der Angabe der zu Pillen zu verarbeitenden Arzneistoffe, ihrer Menge und der Zahl der Pillen die Anweisung: Constituentium oder Massae pilularum q. s. oder F. lege artis pil. Nr. XXX (LX usw.).

44. Rp. (Arzneimittel): Atropini sulfurici
    0,015
    (Füll- und Bindemittel): Massae
    pilularum q. s.
M. f. pil. Nr. XXX. D. S. Abends 1 Pille
nehmen! (Unter Verschluß halten!)

45. Rp. Acidi arsenicosi 0,01
    Natrii salicylici 9,0
    Massae pilularum q. s.
M. f. pil. Nr. XC. D. S. 3—4mal tägl. 2
(ansteigend bis 5) Pillen. (Unter Verschluß halten!)

Ptisanae. Tisanes. Gall. In Frankreich gebräuchliche Tränke, die durch Lösung, Maceration oder Infusion hergestellt werden. Tisane de carragen, Ptisana Lichenis islandici, Sarsaparillae usw. — Ptisane war in der ursprünglichen (griechischen) Form eine Abkochung von Gersten- oder Hafermehl, die als leichtverdauliche Krankensuppe, besonders im Fieberzustand, gegeben wurde.

Pulpae. Von Germ. zu den „Pasten zum inneren Gebrauch" gerechnet. Muse werden aus Pflanzenteilen gewonnen, die man unter Zusatz von Wasser zu einem dicken Brei anrührt, durch ein Haarsieb treibt und, bisweilen unter Zuckerzusatz, zur Extraktdicke eindampft. Offizinell ist die Pulpa Tamarindorum.

Pulveres. Belg., Helv., Jap., Nederl., Ross. **Pulveres simplices.** Dan., Suec. **Poudres.** Gall. **Polveri.** Ital.

Pulveres mixti. Germ. **Pulveres compositi.** Dan., Norv., Suec. Gemischte Pulver.
Mit oder ohne Zusatz von indifferenten Stoffen hergestellte, gleichmäßige Mischungen von durch Stoßen, Reiben oder Mahlen grob, mittelfein oder fein gepulverten Arzneimitteln.
    Viele Arzneimittel können durch Stoßen, Reiben oder Mahlen in gepulverten Zustand übergeführt werden. Je nach dem Grade der Feinkörnigkeit, welche das Pulver besitzt, unterscheidet D. A. B. drei Zerkleinerungsgrade:
        grob gepulverte Arzneimittel, die mittels eines Siebes von annähernd 0,75 mm Maschenweite,
        mittelfein gepulverte Arzneimittel, die mittels eines Siebes von annähernd 0,30 mm Maschenweite,
        fein gepulverte Arzneimittel, die mittels eines Siebes von annähernd 0,15 mm Maschenweite
hergestellt sein müssen.
    Die übrigen Pharm. bestimmen die Korngröße der Pulver (eventuell nach gelinder Trocknung) ebenfalls durch Siebe (Eisen, Messing oder Seide) von bestimmter Maschenweite. Belg.: Poudres grossières, Farines, Poudres demi-fines, fines und très fines. Dan.: Pulvis grossus, Pulvis, Pulvis subtilis. Helv.: Grobe, mittelfeine, feine, sehr feine (alkoholisierte) Pulver. Nederl.: Grobe und feine Pulver (Korngröße in Mikron vorgeschrieben). Ross.:

Pulvis grossus (grossinsculus), Pulvis subtilis, Pulvis subtilissimus (tenuissimus, alco-holisatus). Suec.: schreibt bei jedem Artikel vor, durch welches Sieb der Stoff zu sieben ist. Norv.: Pulvis grossus. Pulvis medius s. mediae subtilitatis. Pulvis communis. Pulvis subtilissimus. Gall.: Poudres grossières, demi-fines, fines und très fines. Ital.: Pulveres subtiles, Pulveres und Pulveres grossi.

Germ.: Bei der Herstellung der Pulver in den verschiedenen Feinheitsgraden sind die Arzneimittel unter möglichster Vermeidung zu weitgehender Zerkleinerung, restlos in die vorgeschriebene Korngröße zu bringen; die dabei entstehenden feineren Teile dürfen nicht entfernt werden (Germ. S. XXX).

Die gepulverten Arzneistoffe werden entweder für sich allein oder mit anderen gemischt verordnet: Gemischte Pulver (Pulveres mixti seu compositi). Für die Pulverform eignen sich alle Substanzen, die an der Luft beständig, d. h. nicht zerfließlich oder sonst ver-änderlich sind. Von der Verordnung als gemischte Pulver ausgeschlossen sind solche Arzneistoffe, die beim Verreiben mit gewissen anderen Substanzen explosible Mischungen geben, wie Kalium chloricum und Kalium permanganicum. Pulverförmigen Bestandteilen können auch weiche oder flüssige Substanzen (Extrakte, Tinkturen, fette und ätherische Öle, Lanolin, Vasolin usw.) in kleinen Mengen zugesetzt werden. Derartige Pulver-mischungen sind z. B. die Elaeosacchara der Pharm. (S. 12).

Als Konstituentien zur feineren Verteilung oder Verdünnung stark wirkender Arzneimittel kommen in Betracht: Rohrzucker, Milchzucker (für hygroskopische Sub-stanzen), Gummi arabicum oder Pulvis gummosus (für kratzend schmeckende Substanzen), Radix Liquiritiae, Talcum, Amylum, Bolus alba, Calcium carbonicum usw. Als Geschmacks-und Geruchskorrigentien dienen außer den genannten Zuckerarten die Ölzucker, Cortex Cinnamomi, Rhizoma Iridis, Menthol usw.

Für den äußeren Gebrauch werden Pulver verwendet zur Applikation auf die Haut, auf die Schleimhäute der Conjunctiva, des Mundes, Rachens, Kehlkopfs, der Nase, der Urogenitalorgane und auf den Gehörgang. Es handelt sich hierbei fast ausschließlich um örtliche Wirkungen, d. h. um die Anwendung antiseptischer, sekretionsbeschränkender, aufsaugender und ätzender Mittel. Die Verschreibung erfolgt in den meisten Fällen als unabgeteiltes Pulver (Schachtelpulver, s. unten), von dem der Kranke bei jeder Anwendung die vorgeschriebene oder ihm erforderlich scheinende Menge nimmt.

a) Auf die äußere Haut applizierte Pulver dienen bei Wunden und Geschwüren als Verbandpulver bei trockenen Verbänden, häufig in Form von gleichmäßig mit dem Pul-ver imprägniertem Verbandmull und anderem Material. Hier kommen in Betracht blut-stillende, sekretionsbeschränkende und antiseptisch wirkende Mittel, wie Wismutverbindun-gen, Jodoform und seine Ersatzmittel. Es muß hierbei beachtet werden, daß von größeren Wundflächen aus gelegentlich Resorption größerer Mengen des aufgebrachten Medikaments stattfinden und auf diese Weise allgemeine Wirkungen hervorgerufen werden können. Es sei in dieser Beziehung an die mehrfach beobachteten Vergiftungen nach Applikation von Wismutverbindungen auf Wunden erinnert. Als Streupulver (Pulvis adspersorius) werden deckende, adstringierende und desinfizierende Mittel auf die Haut appliziert. Man bedient sich dabei der Streubüchse, der Puderquaste oder einfach eines Wattebausches. Als solche Substanzen kommen in Betracht: Lycopodium, die verschiedenen Stärkemehlarten, Talcum, verschiedene Tonerdeverbindungen, Zinkoxyd, Borsäure, Fettpuder u. a. Zum Parfümieren des Pulvers verwendet man Oleum Menthae piperitae, Ol. Bergamottae (1 Tr. auf 20,0 Pul-ver) oder Rhizoma Iridis florentinae (5:100). Die Streupulver werden je nach der Größe der zu bestreuenden Hautfläche in Quantitäten von 50—200,0 verschrieben (Beispiel 44).

b) Als Augenstreupulver dienen nur wenige Arzneimittel, am häufigsten wohl Kalomel. Die Pulver werden ohne Zusatz eines Konstituens verordnet und müssen von äußerster Feinheit sein. Man stäubt sie mittels eines trockenen Haarpinsels in den Con-junctivalsack ein. Man verordnet für diese Applikation 3—5,0 (Beispiel 45).

c) Auf die erkrankte Schleimhaut der Nase werden Pulver durch Aufziehen als so-genannte Schnupfpulver oder in Form damit imprägnierter Wattetampons, schließlich auch mittels geeigneter Pulverbläser appliziert. In keinem Fall kann die Anwendung von Cocain ärztlich verantwortet werden (durch Novocain zu ersetzen). Die zu verordnende Menge dürfte auf 5—20,0 zu bemessen sein (Beispiel 46).

d) In den äußeren Gehörgang und bei zerstörtem Trommelfell in die Pauken-höhle werden Pulver mit dem Pulverbläser eingeblasen.

e) Auf die Schleimhaut des Mundes und Rachens appliziert man pulverförmige Arzneimittel teils rein teils mit einem Vehikel (z. B. Rohrzucker) vermischt durch Einblasen mit einer Glasröhre oder einem Pulverbläser. Die Dosis für die einmalige Insufflation beträgt annähernd 0,1—0,25 (etwa eine Federmesserspitze). Es handelt sich in der Regel um lokal wirkende Stoffe: Antiseptica, Adstringentia, Caustica usw.

Von großer praktischer, wenn auch vorwiegend hygienischer Bedeutung sind die Zahnpulver (Pulveres dentifricii), deren wesentlicher Zweck darin besteht, die Zähne und das Zahnfleisch auf mechanischem Wege zu reinigen. Es eignen sich hierzu vorzugsweise feinkörnige, unlösliche, indifferente, pulverförmige Substanzen, wie sie die Hauptmenge des Zahnpulvers ausmachen. Calciumcarbonat in Form des offizinellen Präparats oder der Creta praeparata, Ossa Sepiae, Conchae praeparatae, ferner Magnesiumcarbonat, Talcum, gepulverte Kohle. Der Vorzug der Kohle, zugleich adsorbierend und desodorisierend zu wirken, wird dadurch beeinträchtigt, daß sich bei dauerndem Gebrauch leicht ein schwarzer Saum am Rande des Zahnfleisches bildet. Bimsteinpulver (Lapis Pumicis pulveratus), dessen abschleifende Wirkung wegen der Härte der Partikelchen sehr energisch ist, darf nur bei vernachlässigten Zähnen und auch da nur kürzere Zeit benutzt werden, weil sonst Schädigung des Zahnschmelzes zu befürchten ist. Den mechanischen Reinigungsprozeß kann man durch Zusatz von chemisch-reinigenden und desinfizierenden Mitteln unterstützen wie Sapo medicatus, Natrium bicarbonicum, Hydrogenium peroxydatum, Kalium chloricum, Resorcin, Salol, Campher. Die Anwendung von Salicylsäure ist ebensowenig wie diejenige anderer Säuren empfehlenswert, da hierdurch die Zahnoberfläche geschädigt wird. Zur Adstringierung des Zahnfleisches benutzt man gerbstoffhaltige Pflanzenpulver wie Chinarinde (unzweckmäßig), Ratanhiawurzel, Kino oder auch Myrrha. Zur Verbesserung des Geruchs und Geschmacks ist Oleum Menthae piperitae am meisten zu empfehlen. Außerdem kommt noch Oleum Caryophyllorum und Vanillin in Betracht. Die früher beliebte Rotfärbung mit Carmin, rotem Santelholz oder Drachenblut ist gegenwärtig nicht mehr so häufig. Zahnpulver werden in Mengen von 30,0—100,0 verordnet. Die Germ. führt ein einfaches und ein Seife enthaltendes Zahnpulver auf: beide enthalten keine Kohle.

f) Auf die Schleimhaut des Kehlkopfes werden Pulver ebenso wie bei Rachen und Ohr mit dem Pulverbläser appliziert; als Vehikel der wirksamen Arzneistoffe Rohr- oder Milchzucker. Die Gesamtmenge des Pulvers ist auf 5,0—10,0 zu bemessen (Beispiel 47).

g) Auf die Schleimhaut der Vagina bringt man pulverförmige Medikamente mit Hilfe von Tampons oder auch des Pulverzerstäubers (Beispiel 48).

Beispiele:

46. Rp. Acidi salicylici 1,0
      Pulv. Iridis florentinae 5,0
      Zinci oxydati crudi 10,0
      Amyli Tritici 14,0
      Talci 20,0.
M. f. pulvis. S. Äußerlich. Streupulver.
           Austr. (Elenchus.)

47. Rp. Hydrargyri chlorati vapore
         parati 5,0.
D. cum penicillo. S. Augenpulver. Nach Bericht einzustäuben.

48. Rp. Novocaini 0,2
      Bismuti subgallici 10,0
      Gummi arabici pulverati 5,0.
M. f. pulv. D. S. Schnupfpulver. 3 mal tägl.
1 Prise zu nehmen.

49. Rp. Acidi tannici
         Sacchari ana 2,5.
M. f. pulvis. D. S. Kehlkopfpulver.

50. Rp. Zinci sulfurici
      Amyli Oryzae ana 15,0.
M. f. pulvis. D. S. Äußerlich. Damit bestreute Wattetampons durch ein Speculum in die Vagina einzuführen.

51. Rp. Talci pulv.
      Amyli Tritici
      Zinci oxydati ana 10,0
      Acid. borici
      Adip. Lan. c. Aq.
      Vaselin. flav.
      Acid. tannici ana 1,0
      Lycopodii 6,0
      Tinct. Benzoes 3,0.
M. D. S. Benzoe-Fettpuder. (Pulvis inspersorius benzoatus. D. Ap.-Ver.)

Pulver zum inneren Gebrauch, soweit sie keine besonders stark wirksamen Substanzen enthalten, können als sogenannte Schachtelpulver oder Vollpulver verordnet werden. In der Signatur wird der Kranke angewiesen, die Einzeldosen in bestimmten Zeiträumen nach Messerspitzen oder Teelöffeln selbst abzuteilen. Die Abgabe dieser Pulver erfolgt in einer Schachtel (D. ad scatulam) oder billiger in einem Papiersack (D. ad chartam), bei längerem Gebrauch oder bei leicht Feuchtigkeit anziehenden Pulvermischungen ist ein Pulverglas mit Deckel (D. ad vitrum bene clausum) weit vorzuziehen. Diese Arzneiform, die den Vorteil der Billigkeit besitzt, wird namentlich bei Verordnung gewisser offizineller Pulvermischungen (Pulvis Liquiritiae compositus, Pulvis Magnesiae cum Rheo, Sal Carolinum factitium) und ähnlicher Gemenge benutzt.

Beispiele:

52. Rp. Pulveris Liquiritiae compositi 30,0.
D. ad scatulam. S. Abends 1—2 Teelöffel
mit Wasser angerührt zu nehmen.

53. Rp. Radicis Rhei pulveratae 5,0
Natrii bicarbonici 10,0
Elaeosacchari Menth. piperitae 5,0
Sacchari 20,0.
M. f. pulvis. D. ad vitrum. S. Morgens und
abends 1 Teelöffel voll in Wasser zu
nehmen.

54. Rp. Tartari depurati
Sulfuris depurati
Sacchari ana 10,0.
M. f. pulvis. D. S. Morgens und abends
1 Teelöffel voll in Wasser zu nehmen.

Pulver, die nicht ganz indifferente Arzneistoffe enthalten, werden in abgeteilten Dosen als Einzelpulver verordnet. Bei dieser Verordnungsform schreibt der Arzt in der Regel die Zusammensetzung der Einzeldose und die Anzahl der zu dispensierenden Pulver vor (Dispensiermethode). Oder er schreibt die Gesamtmenge des Pulvers vor und bestimmt, in wieviel Teile es geteilt werden soll (Dividiermethode).

Beispiele:

Dispensiermethode.
55. Rp. Bismuti subnitrici
Pulveris Ipecacuanhae opiati ana
0,5.
M. f. pulv. D. tal. dos. Nr. X.
S. 2—3mal tägl. 1 Pulver.

Dividiermethode.
56. Rp. Bismuti subnitrici
Pulveris Ipecacuanhae opiati ana
5,0.
M. f. pulv. Divide in partes aequales
Nr. X. D. S. 2—3mal tägl. 1 Pulver.

Für die Herstellung des Pulvers durch den Apotheker ist es ganz gleichgültig, nach welcher Methode es verschrieben worden ist. Der Apotheker verfährt stets nach der Dividiermethode, während für den Arzt die Dispensiermethode die bequemere Art der Verschreibung ist, die auch weniger leicht zu Irrtümern Veranlassung gibt.

Das Gewicht des Einzelpulvers soll 1,0 nicht übersteigen und nicht unter 0,3 hinuntergehen. Bei stark wirkenden Arzneistoffen, die in Centi- oder Milligrammen pro dosi verordnet werden, muß durch Zusatz eines Konstituens (Rohr- oder Milchzucker) die Einzeldose auf das entsprechende Gewicht gebracht werden, um Verluste beim Einnehmen zu vermeiden. Der Gebrauch, den Patienten die abgeteilten Pulver halbieren zu lassen, wie es in der Kassenpraxis häufig geschieht, läßt sich nur bei weniger differenten Substanzen, z. B. Bromkalium, rechtfertigen, da eine genaue Abmessung der Einzelgabe dadurch hinfällig wird.

Die abgeteilten Pulver werden in Papierkapseln dispensiert, wenn auf dem Rezept nichts anderes angegeben ist. Enthalten die Pulver flüchtige, hygroskopische oder fette Substanzen, so werden sie in Kapseln aus Wachs- oder richtiger Ceresinpapier abgegeben (Dentur ad chartam ceratam sive paraffinatam[1]).

Die am meisten gebrauchten neueren Arzneimittel (Spezialpräparate und Spezialitäten) werden in fabrikmäßig hergestellten Tabletten in verschiedenen Mengen (häufig bis zu 6 Stück — Sparpackung — herab) in den Verkehr gebracht, so daß die Verschreibung in Pulvern zum großen Teil überflüssig geworden ist.

[1]) Auch wenn dieser Zusatz nicht erfolgt, wird der Apotheker die den gleichen Preis aufweisenden Wachskapseln in den einschlägigen Fällen verwenden.

Das Einnehmen der Pulver soll in der Regel so erfolgen, daß man sie in einem flüssigen Vehikel, Wasser, Zuckerwasser, kohlensaurem Wasser, Wein oder Tee auflöst oder suspendiert. Nur bei kleinen oder leichtlöslichen Pulvern ist es ratsam, sie auf die Zunge zu legen und mit einem Schluck Wasser hinunterzuspülen. Für solche Pulver, die schwere und unlösliche Substanzen enthalten, wie z. B. Kalomel, ist Haferschleim oder konzentrierte Zuckerlösung als Vehikel zu empfehlen, in denen das rasche Zubodensinken des Medikaments verhindert wird. Sehr schlecht schmeckende Pulver läßt man in Oblaten nehmen, indem man auf das angefeuchtete, über einem Eßlöffel ausgebreitete Oblatenstück den Inhalt der Pulverkapsel bringt, die Ränder darüber zusammenschlägt und das kleine Paketchen mit etwas Wasser hinunterschluckt. Wenn Pulver auf diese Weise eingenommen werden sollen, so vermerkt man auf dem Rezept: Dentur cum oblatis (D. c. obl.).

Eine sehr zweckmäßige Verabreichungsform, die zugleich eine genaue Dosierung ermöglicht, sind die Oblatenkapseln (Capsulae amylaceae, Cachets Limousin, s. S. 7). Man kann auf diese Weise kleine Quantitäten (bis zu 0,05 herab) ohne Zusatz eines Konstituens verordnen. Ein Korrigens ist natürlich überflüssig (Rezeptbeispiel Nr. 55).

Über die komprimierten Pulver siehe bei Tabulettae (S. 53).

Beispiele:

57. Rp. Carbonis medic. 0,5.
Dentur tal. dos. Nr. XX in caps. amyl.
S. 3mal tägl. 1 Kapsel zu nehmen.

58. Rp. Terpini hydrati 0,1
Pulveris gummosi 0,5.
M. f. pulv. D. tal. dos. Nr. X. S. 3stündl.
1 Pulver zu nehmen.

Saccharolata granulata. Belg. **Saccharures granulés.** Gall. Kleine, runde oder unregelmäßig geformte Zuckerkörner, die mit einem oder mehreren Arzneistoffen imprägniert sind. Der Arzneistoff wird entweder mit Zucker verrieben und die Mischung mit Hilfe von Sirup granuliert, oder man löst ihn in verdünntem Alkohol, der dann nach guter Durchmischung der Lösung mit dem kleinkrystallisierten Zucker durch Erwärmen verjagt wird. Gall. enthält zwei solcher Arzneiformen: Saccharure granulé de Cola (mit etwa 12% Kolaextrakt) und Saccharure granulé de Glycérophosphate de Calcium (10prozentig).

Sapones medicati. Germ. Arzneiliche Seifen. Feste, salbenartige, halbflüssige oder flüssige Zubereitungen, deren Grundmasse aus Seife besteht.

Die medizinische Seife (Sapo medicatus, s. S. 637) ist eine reine, fast neutrale Natronseife. Das D. A. B. führt neben Sapo kalinus, Sap. kalinus venalis und der bereits genannten Sapo medicatus als arzneiliche Seifen an: Sapo glycerinatus liquidus. (s. S. 636) und Sapo jalapinus (s. S. 461).

Die Sapones medicati sind durch Unna beliebte äußerlich anzuwendende Arzneiformen geworden; man unterscheidet neutrale, alkalische und überfettete Seifen.

Eine beliebte Grundlage für leicht und vollständig in die Haut einzureibende salbenartige Seifen ist: Stearin. albiss. 50,0, Kali causticum fus. 10,0, Aq. 60,0, Alkohol 15,0, Glycerin 15,0.

Saturationes. Germ., Jap., Ross. Saturationen. Kohlensäurehaltige Arzneimischungen, durch Sättigen einer Lösung einer Säure mit einem Alkalicarbonat bereitet. Für eine ohne Angabe der Bestandteile (vom Arzt) verordnete Saturation ist (vom Apotheker) Potio Riverii abzugeben (ebenso Jap.). Die Säure, die die Kohlensäure an Stärke übertreffen muß (z. B. Essigsäure, Citronensäure, Citronensaft, seltener Weinsäure), ist meistens eine organische. Die freiwerdende Kohlensäure wird teilweise entweichen, teilweise im Wasser gelöst bleiben, wodurch das der Arzneimittel enthaltenden Flüssigkeit ein frischer Geschmack verliehen wird. Ein Kolieren oder Filtrieren der Saturation darf nicht vorgenommen werden. Als Alkalien für Saturationen kommen in Betracht: Kalium, Lithium, Magnesium und Natrium carbonicum bzw. bicarbonicum. Frischer Citronensaft, mit $\frac{1}{4}$ seines Gewichts Wasser verdünnt, hat die Saturationsstärke des Essigs. 4,0 Liqu. Kal. carb. geben mit rund 20,0 Succus Citri und Wasser q. s. eine Saturation. Will der Arzt die Wirkung der Kohlensäure ausnutzen, so gibt er Brausepulver, kohlensaure Mineralwässer oder läßt nach Beispiel 59 eine starke Lösung eines kohlensauren bzw. doppeltkohlensauren Salzes und unmittelbar darauf Citronensaft trinken, so daß die Kohlensäureentwicklung im Magen vor sich geht (ursprüngliche Form der Potio Riverii).

Früher gab man arzneiliche Essige gern als Saturationen. Hatte man die Absicht, die Säure oder das Alkali in der Saturation vorherrschen zu lassen (was aber in praxi selten vorkommt), so verordnete man „q. s. ad saturationem acidam oder alcalinam". Der Säuregehalt des früher meist gebräuchlichen Citronensaftes schwankt. Man mußte daher „q. s. ad perfectam saturationem" verordnen.

Man verordne als Gesamtmenge einer Saturation nie über 200,00 (von denen 1 bis 2stündl. 1 Eßlöffel genommen wird).

Saturationen sollen kühl aufbewahrt werden und dürfen nicht geschüttelt werden.

Saturationen werden nur noch wenig verordnet. Die Vorschrift des D. A. B. für Potio Riverii s. S. 80.

Beispiele für die wohl kaum mehr verordneten Saturationen:

59. Rp. Liqu. Kalii carbonici 15,0
    Sir. simpl. 15,0
    Aceti 80,0
    Aq. dest. ad 200,0.
M. f. saturatio. D. S. 2stündl. 1 Eßlöffel
    voll zu nehmen.

60. Rp. Natrii bromati 10,0
    Ol. Menth. pip. gtt. I
    Natrii carbonici 6,0
    Aq. dest. ad 150,0
    Acid. tartarici q. s.
M. f. lege artis saturatio. D. S. 3mal tägl.
    1 Eßlöffel voll. Kühl stellen!

61. Rp. Liqu. Kalii carbonici 7,5
    Sir. simpl. 10,0
    Ol. Menth. pip. gtt. I
    Aq. dest. 60,0.
M. D. S. $^1/_2$stündl. 1 Eßlöffel und 1 Teelöffel
    Citronensaft unmittelbar hinterher neh-
    men.

Sirupi[1]). Germ. Belg., Helv., Jap., Nederl., Ross. **Syrupi.** Austr., Dan., Norv., Suec. **Sirops.** Gall. **Seiroppi.** Ital. Sirupe. Dickflüssige, klare Lösungen von Zucker[2]) in wässerigen, alkohol- oder weinhaltigen Flüssigkeiten, meist, sofern nicht ein anderes Verfahren vorgeschrieben ist, durch Lösung des Zuckers in der betreffenden Flüssigkeit bei gelinder Wärme, einmaligem Aufkochen und Auffüllen mit frisch abgekochtem, noch heißem Wasser auf das vorgeschriebene Gewicht, bereitet. Die Sirupe sind heiß zu filtrieren und durchzuseihen. Die Sirupe des D. A. B. müssen klar sein. Sirupus simplex und S. Mannae, Menthae piperitae, Rhei, Senegae und Sennae sind heiß in dem Verbrauch angemessene Gefäße zu füllen und luftdicht verschlossen aufzubewahren. (Der Zuckergehalt beträgt rund 60%.) Konservierungsmittel dürfen den Sirupen nicht zugesetzt sein; einige Sirupe läßt Germ. ausdrücklich auf Salicylsäurefreiheit prüfen, ebenso einige auf Freisein von Teerfarbstoffen.

Spez. Gew.: 1,26—1,33 (Austr.), höchstens 1,3—1,33 (Belg.), 1,30—1,34 (Helv.), 1,32 (Gall., Ital.). Abfüllung in trockene Flaschen und kühle Aufbewahrung (Austr., Belg., Dan., Gall., Helv., Jap., Ital., Norv.). Alkoholzusatz: bis zu 3% (Belg.), bis zu 5% (Ross.) erlaubt. Unter Umständen mit Hühnereiweiß klären (Gall., Ital.). In besonderen Fällen Zusatz von 0,5% Benzoesäure zulässig (Suec.).

Dauernd haltbar sind die Sirupe nicht, da nur gesättigte Zuckerlösungen steril bleiben. Der Alkoholgehalt einiger Sirupe (Eibisch, Pomeranzen, Zimt, Manna, Pfefferminz, Senega, Senna u. a.) ist äußerst gering und für die Haltbarkeit der Sirupe belanglos.

Die zur Lösung dienenden Flüssigkeiten sind dest. Wasser, Fruchtsäfte, destillierte (aromatische) Wässer, Lösungen von Arzneistoffen, Drogenauszüge, Emulsionen.

Die Germ. führt außer Sir. simpl. 17 Sirupe auf; 10 davon sind Träger von Arzneistoffen (Ferrum jodatum, Ferrum oxydatum, Tinctura Ipecacuanhae, Kalium sulfoguajacolicum, Manna, Rhamnus cathartica, Rheum, Senega, Senna, Extr. Thymi fluidum und Bromide). die übrigen von Aroma- und Geschmacksstoffen. Die ersteren sollten, weil sie in der ganz dickflüssigen Form schlecht zu nehmen sind, vorher verdünnt werden, aber erst unmittelbar vor dem Gebrauch, da sie sonst leicht verderben. Zu Emulsionen dürfen unverdünnte Sirupe nicht zugesetzt werden. Bei Diabetes sind Sirupe durch Saccharin oder Dulcin zu

---

[1]) Von Siruph, Sirab (arab. Trank) oder von σύρω (ziehen) und ὄπος (Saft) abgeleitet.

[2]) Man nimmt ungeblaute Raffinade oder ungeblauten Krystallzucker und kocht in Kupferkesseln oder Kesseln mit unbeschädigter Emaille.

ersetzen. Saure Reaktion zeigen Sir. Cerasi und Rubi Idaei, alkalische Reaktion Sir. Liquiritiae, Rhei, Kalii sulfoguaj., bitteren Geschmack weist auf u. a. Sir. Aurantii.

Sirupe werden in Mengen von 15—30 g verordnet.

Sirupe in unverdünntem Zustand (Sir. Ferr. jodat., Sir. Mannae, Sir. Rhei) werden zu arzneilichen Zwecken meist in Mengen von 20—50 g (von Sir. Kal. sulfoguajacol. und Sir. Thymi comp. größere Mengen) verordnet.

Über Sirupe zur Geschmacksverbesserung s. unter Corrigentia (S. 10).

Solutiones et Mixturae [1]), Lösungen und Mischungen. **Aquae,** Wässer. **Liquores,** Lösungen (Laugen, Geiste). **Mixturae agitandae (Mixturae mediae),** Schüttelmixturen. **Solutionen** sind Lösungen fester, flüssiger oder gasförmiger Substanzen in den verschiedenartigsten Lösungsmitteln (Wasser, organischen Lösungsmitteln wie Alkohol, Äther, Chloroform, Öl, Essig u. a.), in denen die Arzneistoffe in verschiedenen Verhältnissen löslich sind. Das D. A. B. bezeichnet mit $1 + 9$ oder $1 + 19$ usf., daß 1 Gewichtsteil der Substanz in 9 bzw. 19 Gewichtsteilen des Lösungsmittels gelöst werden soll (10 oder 5proz. Lösung). Dasselbe besagt 1:10, 1,5:150,0, d. h. 1 Gewichtsteil oder die löslichen Bestandteile daraus sollen in 10 bzw. 100 Gewichtsteilen enthalten sein. Bei einzuspritzenden Lösungen rechnet der Arzt damit, daß diese in Kubikzentimetern die angegebene Menge des Arzneistoffes enthalten (z. B. 0,1 g Morphin. hydrochlor. in 10 g Aq. dest.; 1 ccm Lösung enthält 0,01 g Morphinhydrochlorid).

Mehrere Lösungen (Aqua Calcariae, phenolata und Plumbi) werden als **Aquae,** mehrere (Lösung: Liquor Aluminii acetici, Liqu. Calcii chlorati, Liqu. Ferri albuminati, Liqu. Kalii arsenicosi; Flüssigkeit: Liqu. Ammonii caustici [Ammoniakflüssigkeit, Salmiakgeist]; Lauge: Liqu. Kali caustici) als **Liquores,** mehrere (Spir. Menthae piperitae) als **Spiritus** bezeichnet.

Mixturae (flüssige Gemische) sind Lösungen von mehreren Arzneistoffen in einem Lösungsmittel (Mixtura oleoso-balsamica) oder Mischungen flüssiger Stoffe. In praxi wird man von einer Trennung des Begriffs Mixtur von dem der Solution absehen können.

Unter **Schüttelmixtur** versteht man die Mischung eines unlöslichen Pulvers mit so viel Flüssigkeit, daß sie sich gießen läßt. Umgeschüttelt enthält sie das Pulver in ziemlich gleichmäßiger Verteilung, die sich aber alsbald, wenn die Mischung einige Minuten lang ruhig gestanden hat, durch Absetzen des Pulvers verliert. Viele Pulver (besonders Bismutum subnitricum) haben die Eigentümlichkeit, sich am Boden der Gefäße in Form einer festen adhärierenden Masse anzusetzen, die durch Schütteln wieder zur Verteilung gebracht wird, insbesondere, wenn die Schüttelmixtur Gummi arabicum oder andere schleimige Vehikel enthält. Von letzteren ist ein 6proz. Tragantschleim besonders geeignet, um die Viscosität des Mediums zu erhöhen (Zusatz von 5—10% der Flüssigkeitsmenge). Glycerin ist zwar nicht so wirksam, ist aber nicht so zersetzlich, verklebt die pulverigen Arzneimittel nicht so leicht und hinterläßt bei äußerer Anwendung nicht das unangenehme Gefühl wie Schleime.

In der Signatur ist die Anweisung, daß das Medikament umzuschütteln sei, niemals zu unterlassen.

Über die bei der Abgabe flüssiger Arzneien zum inneren und äußeren Gebrauch zu beachtenden Vorschriften hinsichtlich Flaschenform und Bezettelung vgl. Teil III.

Die Anwendung der Solutionen und Mixturen geschieht in folgenden Formen:

1. Äußerlich, auf die Haut.

Hier kommen zur Anwendung die nassen Umschläge und Bähungen (Fomentationes, Epithemata), sowie Waschungen und Abreibungen (Lotiones).

Zu den nassen Umschlägen werden entweder nur reines Wasser oder Wasser mit Zusatz von Solutionen oder unverdünnte Solutionen und Mixturen angewendet. Hierbei kommt teils die Temperatur der Flüssigkeit (Fomentatio frigida, tepida, calida) oder die Wirkung der betreffenden Arzneistoffe (Umschläge von Bleiwasser, Phenolwasser, aromatischen Aufgüssen, Abkochungen narkotischer Drogen, Aufkochungen von Extraktivstoffen, Lösungen von Salzen usw.) in Betracht. Die Flüssigkeit wird durch leinene Kompressen, Watte oder andere spongiöse Stoffe, die damit getränkt werden, auf den Körper gebracht. Um den öfteren Wechsel der Kompressen z. B. bei Verbrennungen 1. Grades weniger lästig zu machen, läßt man die untersten Schichten liegen und erneuert nur die oberen oder läßt die ganze Kom-

---

[1]) Mixturae et solutiones, s. (kais.) Verordnung vom 22. Oktober 1901, Teil III.

presse tropfenweise mit Flüssigkeit berieseln. Für Verbrennungen 2. Grades sind Wasser-umschläge nicht ratsam, weil sich sonst Blasen bilden. Bewährt haben sich 25proz. und stärkere Lösungen von Magnesiumsulfat (Meltzer), wobei wohl nicht nur die Hypertonie der Lösung, sondern auch die analgesierenden Wirkungen des Salzes in der konzentrierten Lösung mitsprechen. Die kühlende Wirkung unterstützt man durch Beförderung der Verdunstung. Kühlende Umschläge dürfen also nie bedeckt werden. Zu kalten Umschlägen von niedrigerer Temperatur als der des Brunnen- oder Leitungswassers benutzt man Wasser mit kleinen Eisstücken darin oder legt einen Eisbeutel auf die Kompresse auf. Auch kann man künstliche Kältelösungen durch Auflösung gewisser wärmebindender Salze, wie Natrium sulfuricum, Salpeter, Kochsalz mit zerstoßenem Eis zur Herstellung einer niedrigen Temperatur benutzen. Wenn es nur auf die Temperatureinwirkung ankommt, kann man statt der Umschläge oder Eisbeutel die Leiterschen sog. ,,Kühlschlangen" auflegen, eine dünne, biegsame, vielfach spiralig gewundene Metallröhre, die auf den be-treffenden Körperteil auf- oder herumgelegt wird und aus einem Behälter, der Wasser von der erforderlichen Temperatur enthält, dauernd durchströmt wird. Lauwarme oder warme Umschläge sind mit einem impermeablen Stoffe (Guttaperchapapier, Billrothbatist, Mosettig-batist, Pergamentpapier u. dgl. und darüber mit einer dicken Lage Watte oder eines anderen schlechten Wärmeleiters oder mit einem wollenen oder flanellenen Tuch in Verbandform zu überdecken, um die Wärme möglichst lange festzuhalten. (Prießnitzsche Umschläge.) Je-doch dürfen Umschläge mit Phenolwasser wegen Gangrängefahr niemals unter undurch-lässigen Stoffen gemacht werden. Um zu vermeiden, daß sich braune, jahrelang bestehen bleibende Pigmentflecken auf der Haut bilden, soll ein feines Leinentuch auf die Haut unter den Umschlag gelegt werden. Feuchte Verbände auf Wundflächen müssen ständig feucht gehalten werden. Die heißen Umschläge werden neuerdings, wo angängig, durch elektrische Wärmekissen ersetzt.

Die Waschungen werden am Kranken am besten mit einem mit der zu benutzenden Flüssigkeit getränkten reinen Schwamm vollzogen, wobei man den Kranken nur an der Stelle entblößt, die im Augenblick abgewaschen werden soll. Man trocknet die zurückgebliebene Nässe entweder mit einem weichen reinen Leinen- oder Badetuch ab oder läßt sie auf der bloßen Haut eintrocknen, um eventuell eine nachhaltigere Wirkung des angewandten Arzneimittels oder eine größere Verdunstungskälte zu erzielen. Zerstäubt man die Flüssig-keit mit einem Spray-Apparat, so lassen sich Temperaturherabsetzungen beim Kranken bis zu $1\frac{1}{2}°$ erzielen. Bei den Abreibungen kommt daneben auch das mechanische Moment der Friktion zur Geltung. Mit der Erweiterung der Hautgefäße tritt ein stärkerer Zufluß des Blutes von den tieferen Teilen nach der Haut hin ein. Für kosmetische und medika-mentöse Zwecke werden dem Waschwasser pulverförmige Stoffe — Waschpulver, Pul-veres collutorii — wie z. B. Mandelkleie, feines Weizen- oder Reismehl eventuell mit geringen Mengen von Seife, wohlriechenden Ölen und Tinkturen, Bimsstein, Schwefelblüte u. dgl. zugesetzt.

Arzneimittelzusätze zu Waschwässern (Fantus) können antiseptischer (Dakinsche Lösung mit nicht weniger als 0,45 und nicht mehr als 0,48% reaktionsfähigem Chlor), antiseptischer (Borsäurelösung), stimulierender (20proz. Lösung von Kohlenteer in Alkohol, mit Zusatz von 10% Quillajaextrakt bei chronischer Dermatitis), adstrin-gierender (Bleiwasser, Burowsche Lösung), desodorisierender (0,1—1proz. Kalium-permanganatlösung), antipruritischer (1proz. wässerige Phenol- oder alkoholische Men-thollösungen bei nicht von Entzündung begleitetem Hautjucken) oder reinigender Natur sein. Äther oder Benzin zur Entfernung von Vaselin und anderen unverseifbaren Mitteln wird unmittelbar verwendet. Als alkalische Waschwässer bei juckender Urticaria sind geeignet 1—5proz. Natriumbicarbonat-, 0,5—3proz. Natriumcarbonat- oder 1—4proz. Boraxlösungen, die ganz heiß appliziert werden. Ohne die Haut abzutrocknen wird dann mit Talkum eingepudert.

Die Applikation von Arzneimitteln auf die Haut ist die äußere Anwendung, sowohl im Sinne der Bestimmungen über die sog. Maximaldosen (die für diese Anwendungs-art nicht gelten), als auch im Sinne der Vorschriften über die Abgabe stark wirkender Arzneimittel (Rezeptzwang, Reïteratur, s. Teil III) und der in den gleichen Vorschriften enthaltenen Bestimmungen über die Beschaffenheit und Bezeichnung der Abgabegefäße (s. S. Teil III).

2. Äußerlich, auf die Schleimhäute.

Solutionen und Mixturen, die zur Applikation auf die leicht zugänglichen Schleimhäute bestimmt sind, dürfen in der Regel nur Wasser als Lösungsmittel enthalten, weil Öle — mit Ausnahme der ätherischen — die Schleimhäute im allgemeinen nicht benetzen. Die Schleimhäute resorbieren durchgängig; besonders ist die Resorptionsfähigkeit der Rectal- wie der Blasenschleimhaut zu berücksichtigen.

Das D. A. B. setzt dementsprechend bezüglich der sogenannten Maximaldosen stark wirkender Arzneimittel den Einspritzungen gleich „die Aufbringung auf die (also sämtliche) Schleimhäute, insbesondere durch Einstäubung, Einpinselung, Eintropfung, Eingießung, auch durch Klistier". Je nach der Empfindlichkeit der Schleimhäute, der beabsichtigten Wirkung, der Natur des Arzneimittels usf. wird die günstigste Konzentration der Lösung variieren müssen. Abgesehen von Mund und Oesophagus erscheint es immer wünschenswert, wenn die Arzneimittellösung mit der betreffenden Gewebsflüssigkeit isotonisch ist. Im Gegensatz zu der dem Blutserum der Warmblüter isotonischen 0,9proz. Kochsalzlösung (Solutio Natrii chlorati physiologica) ist die Tränenflüssigkeit mit einer 1,4proz. Lösung isotonisch. — Die Temperatur der zu applizierenden Lösungen ist vielfach ohne Belang, unter Umständen wird sie zweckmäßig auf Körperwärme gehalten, falls nicht thermische Wirkungen daneben beabsichtigt sind. Sie müssen, wenn eine dauernde Einwirkung erzielt werden soll, häufig — alle Stunden oder noch öfter — appliziert werden, weil die natürlichen Sekrete die Arzneistoffe mehr oder weniger schnell fortschwemmen.

a) **Applikation auf die Schleimhaut der Augen.** Bei den **Augentropfwässern** (Guttae ophthalmicae, Instillationes) wird entweder eine lokale (ätzende oder adstringierende) Wirkung auf die Conjunctiva beabsichtigt, oder von der Conjunctiva aus soll Arzneiwirkung auf die Pupille erfolgen (Mydriatica und Myotica), oder sie sollen als Anaesthetica wirken.

Die hierbei zur Anwendung kommenden Mittel sind fast sämtlich differenter Natur. Es empfiehlt sich, die betreffenden Lösungen von Atropin, Cocain (für den Gebrauch des Facharztes), Physostigmin usw. sterilisiert in weithalsigen Flaschen zu verordnen.

Eine 1proz. Lösung von Cocainum hydrochloricum (für den Facharzt!) hat etwa denselben osmotischen Druck wie eine 0,2proz. Natriumchloridlösung. Multipliziert man also den prozentualen Alkaloidgehalt der Lösung mit 0,2 und zieht das Produkt von 1,4, dem Kochsalz prozentgehalt einer der Tränenflüssigkeit isotonischen Lösung, ab, so erhält man den Prozentgehalt des noch zuzusetzenden Natriumchlorids (0,12 auf 10,0). Diese Berechnung gilt auch annähernd für andere Alkaloidlösungen, wie Atropin oder Physostigmin. (Beispiel: Ist die Cocainlösung 3proz., dann multipliziert man 3 mit 0,2 (= 0,6) und zieht 0,6 von 1,4 ab (= 0,8), so muß man 0,8 g Kochsalz zu 100 oder 0,08 g zu 10 ccm der Cocainhydrochloridlösung zusetzen.)

Die Anwendung geschieht in der Art, daß man eine Anzahl von Tropfen von einem feinen Pinsel, von einem Glasstäbchen oder mittels Glasröhrchen (mit Kautschukaufsatz) oder aus einem Tropfglas in den Conjunctivalsack fallen läßt, indem man das Unterlid etwas vom Bulbus abzieht und in die so gebildete Tasche einträufelt. Soll eine bestimmte Stelle der Bindehaut getroffen werden, so ist es am zweckmäßigsten, die Flüssigkeit unmittelbar mit einem Pinsel aufzutragen. Durch den Lidschlag und die Tränendrüsensekretion des Patienten vollzieht sich die Resorption der ganzen Dosis meist doch nicht vollständig, eine gewisse, nicht bestimmbare Menge geht verloren.

Die Gesamtquantität von Augentropfen soll bei der geringen Menge der jedesmal zu verbrauchenden Gabe etwa 5,0—15,0 sein. Die bei jeder einzelnen Instillation verwendete Dosis beträgt entsprechend der Kapazität der Applikationsstelle, 1—3 Tropfen. Für Augenwässer gelten die sogenannten Maximaldosen (Germ.). Um einen Übertritt starkwirkender Mittel in die Nasenhöhle zu verhindern, empfiehlt es sich, die Öffnungen des Tränenkanals zuzudrücken.

Gebrauchsfertige, 1proz. Silbernitratlösungen (insbesondere für die Anwendung beim Neugeborenen) kommen jetzt auch in gebrauchsfertigen Packungen, z. B. in kleinen, beiderseitig durch Paraffinpfropfe verschlossenen Glasröhrchen (Paretten) in den Handel. Der eine Pfropf wird mit einer ausgeglühten und wieder erkalteten Nadel durchstoßen und über diese Seite eine der Packung beiliegende Gummikappe gezogen. Nach Durchstoßen des anderen Endes ist die „Pipette" fertig.

Es ist auch die antiseptische direkte Auswaschung des Conjunctivalsackes mittels mit 3proz. Borsäurelösung oder 0,25prom. Sublimatlösung getränkten Wattebausches angeraten worden.

Augenwässer werden in Gesamtquantitäten von 100—200 g verordnet und in annähernd bestimmten Einzelmengen als Waschung, als Umschlag verwendet; in der Regel läßt man stark mit dem Augenwasser befeuchtete Kompressen über dem Auge ausdrücken bzw. darauf legen und in anzugebenden Zeiten (z. B. viertelstündlich) wechseln.

Nicht selten werden Augenwässer in feinem Strahle und aus mäßigen Entfernungen auf das Auge geleitet, um damit auch eine mechanische Wirkung zu erzielen. (**Augenduschen** mit einem **Sprayapparat,** Augenbäder od. dgl.)

Beispiele:

62. Rp. Atropini sulfurici 0,05
    Aq. dest. ad 10,0.
M. D. S. Tägl. 2mal 1 Tr. in den Augenbindesack zu bringen.

64. Rp. Hydrargyri bichlorati (corrosivi)
    0,2
    Aq. Foeniculi
    Aq. Rosarum ana ad 200,0.
M. D. S. Kompressen mit der Flüssigkeit
befeuchtet, am inneren Augenwinkel aus-
zudrücken.

63. Rp. Plumbi acetici 0,5
    Inf. Florum Chamomillae
    ad 100,0.
M. D. S. Leicht erwärmt zum Umschlag
auf das Auge.

65. Rp. Alypini hydrochl. 0,2
    Supraren. hydrochl. 0,0001
    Aq. dest. ad 10,0.
M. D. S. Zum Einträufeln in das Auge.
(Zur Anästhesie der Cornea.)

    b) Applikation auf die Schleimhaut der Nase. Man läßt die medikamentösen Flüssigkeiten (Collunaria) aus der Handfläche oder einem flachen Gefäß in die Nase hinaufziehen. Zweckmäßiger ist die Injektion mittels einer kleinen Spritze (Vermeidung zu hohen Drucks!), passender Zerstäubungsapparate oder der Nasenduschen. Auch kann man die Flüssigkeit mit Hilfe eines Tropfglases in die Nase bei entsprechend gelagertem Kopf zuführen. — Nasenspülungen mit größeren Flüssigkeitsmengen und unter Druck erfordern Vorsicht, dem Patienten ist Sprechen und nach Möglichkeit Schlucken zu verbieten. Man benutzt Aufgüsse von aromatischen und reizlindernden Drogen, wie Kamillen, Flieder u. dgl., Lösungen von Kochsalz, Salmiak und adstringierende oder antiseptische oder styptische Lösungen, wie Alaun, Tannin, Borax, Salicylsäure, Phenol, Lysol, Thymol, Eisenchlorid, Chlorwasser u. a. (s. hier wie später die üblichen Konzentrationen unter den betreffenden Arzneimitteln!). Die Temperatur sei etwa 30—37°. Neben den Duschen usw. gebraucht man auch Einpinselungen mit einem Haarpinsel oder Betupfungen mit Wattebäuschchen, die auf das Ende eines Holzstäbchens, Drahtes oder einer Pinzette aufgewickelt werden. Die hierfür zu verordnende Menge der betreffenden Lösung ist auf 25—30 g zu bemessen. Die von Schleim entblößte und daher gegen sehr kalte oder trockene Luft empfindliche Schleimhaut schützt man zweckmäßig durch Applikation von Öl (z. B. auch durch einen Ölspray oder indifferente Salben).

    Cocain sollte nur verwendet werden als Anaestheticum bei diagnostischen Feststellungen und operativen Eingriffen am Auge, in der Nase, im Ohr und im Kehlkopf!

    c) Applikation auf die Schleimhaut des Ohres. In das Mittelohr werden flüssige Medikamente eingetröpfelt, eingepinselt oder eingespritzt, zur Reinigung des Gehörganges von angesammelten Sekreten bzw. um eine erweichende, adstringierende oder ätzende Wirkung oder um die leichtere Entfernung von eingedrungenen Fremdkörpern zu er- reichen. Die Lösungen sollen dafür nicht zu kalt sein. Wenn das Medikament eingetröpfelt werden soll, hat der Patient den Kopf so zur Seite zu halten, daß das affizierte Ohr oben zu liegen kommt, und muß einige Zeit in dieser Haltung verharren. Bei Spülungen ist darauf zu achten, daß die Spritze nicht den ganzen Gehörgang verschließt, so daß das Medikament nicht wieder ablaufen kann. Das kranke Ohr ist daher nach unten zu halten, um den Überschuß der Flüssigkeit bequem auffangen zu können. In Frage kommen milde Öle und Salzlösungen (Mandelöl, Glycerin, schwachalkalische Lösungen) und die ganze Reihe der adstringierenden und desinfizierenden Mittel bis zu den schmerzstillenden Lösungen von Alypin, Eucáin B, Novocain, spirituös-öligen Lösungen. Auch hier ge- nügen in der Regel Mengen von 20—30 g.

    d) Applikation auf die Schleimhäute der Mund- und Rachenhöhle. Sie werden mit Arzneilösungen entweder in Form der Mund- und Gurgelwässer (Collutoria, Gargarismata) oder der sirupösen und glycerinhaltigen Pinselsäfte (Litus) oder mit Pin- selungen von spirituösen Lösungen oder Balsamen oder mit Einspritzungen derartiger Lösungen behandelt. Hierher gehören auch die Zahntinkturen (Tincturae gingivales) und die Zahnschmerztropfen (Guttae odontalgicae). Erstere sind Extraktlösungen oder spiri- tuöse Tinkturen von adstringierenden und desinfizierenden Substanzen, die auf das Zahn- fleisch mit einem Pinsel oder Schwämmchen aufgetragen werden. Zu letzteren werden vorzugsweise stark reizende oder anästhesierende Stoffe, wie Oleum Caryophyllorum, Kreosot, Chloroform, Alypin und dergleichen verwandt, die man auf Watte geträufelt mit der Pulpa des schmerzenden Zahnes in Berührung bringt. Die Mund- und Gurgel- wässer haben den Zweck, adstringierend, ätzend oder einhüllend, beruhigend oder endlich neutralisierend, desinfizierend oder desodorisierend zu wirken; es kommen demnach hier metallische und vegetabilische Adstringentien, Aromatica, Emollientia, Narcotica und die verschiedensten antiseptischen und desinfizierenden Lösungen in Anwendung. Sie können ziemlich konzentriert, etwa bis zur doppelten Konzentration als für die innere Verordnung üblich, verschrieben werden. Alkohol wird in Lösungen bis zu 25% ertragen. Bei wesentlich differenten Mitteln, wie Kalium chloricum, Sublimat, Alypin u. a. m., sei man mit der Dosis vorsichtig oder benutze sie (Sublimat) zu Händen des Kranken überhaupt nicht. Jedenfalls mache man vor dem Gebrauch auf die mit dem Hinunterschlucken der Flüssigkeit verbundene Gefahr aufmerksam und nehme bei Kindern von differenten Mund- und Gugelwässern völlig Abstand.

Beispiele:

66. Rp. Saloli 3,5
    Alcoholi 90,0
    Aq. dest. 4,0
    Saccharini 0,2
    Olei Menthae piperitae gtt. LX
    Olei Anisi
    Olei Foeniculi ana gtt. VI
    Olei Caryophylli gtt. II
    Olei Cinnamomi gtt. I.
M. D. S. Spiritus zu Mundwässern.

67. Rp. Balsami peruviani
    Glycerini ana 10,0.
M. D. S. Zur Bepinselung der Zunge und Mundschleimhaut. (Bei Leukoplakie.)

68. Rp. Acidi salicylici 1,0
    Olei Menthae piperitae
    Olei Anisi stellati ana 0,5
    Spiritus ad 100,0.
M. D. S. Zahnwasser. 1 Teelöffel zu einem Glas Wasser. Zum Ausspülen des Mundes.

e) Die Schleimhaut der Zungenunterseite resorbiert z. B. Insulin (trocken in etwa dreifacher Dosis gegeben); die saubere, eventuell durch Abreiben mit sehr verdünnter Salzsäure vorher gereinigte Zunge wird kräftig eingerieben. Bei längerer Anwendung Salivation und Hyperästhesie der Schleimhaut. Nach Mendel eignen sich besonders die lipoidlöslichen Stoffe für die perlinguale Applikation. Die perlinguale Applikation hat aber keinen praktischen Wert, weil sie nur ganz kurze Zeit vertragen wird. Im übrigen wirken die Alkaloidlösungen ebenso schnell vom Magen-Darm aus. Ist Schlucken unmöglich, so ist die Injektion geboten.

f) Applikation auf die Schleimhaut des Oesophagus. Zumal dessen obere Partie wird unter Umständen bei entzündlichen Prozessen, bei Neubildungen und Divertikeln mit Lösungen von adstringierenden, desinfizierenden und narkotischen bzw. analgetischen Mitteln (Borsäure, Salicylsäure, Kalium permanganicum, Tannin, Argentum nitricum, Novocain, Eucain) behandelt. Soweit es sich um hochsitzende Prozesse handelt, kommt man mit Pinselungen oder Benetzungen mit Hilfe von passend gekrümmten Schwamm- oder Watteträgern oder kleineren Spritzen mit einem etwa 25 cm langen schnabelförmig gebogenen Ansatzrohr aus. Auch kann man zu diesem Zweck einen Nelatonkatheter benutzen, der wie ein Magenschlauch in die Speiseröhre eingeführt und dessen oberes Ende mit einer Spritze verbunden wird. Von einer genaueren Dosierung ist dabei allerdings keine Rede, deshalb ist Vorsicht bei differenten Mitteln anzuraten. Diese Applikation spielt praktisch kaum eine Rolle.

g) Applikation auf die Schleimhäute von Pharynx, Larynx und Trachea. Da es sich hier vielfach um infektiöse Prozesse (tuberkulöse, diphtherische und andere Geschwüre usw.) handelt, so ist ganz besondere Sorgfalt in bezug auf die Desinfektion der gebrauchten Arzneiträger notwendig. Am besten bedient man sich kleiner Wattebäuschchen, die mit der betreffenden Lösung getränkt und nach jedesmaliger Benutzung fortgeworfen werden. Haarpinsel oder Wattebäusche sind an passend gekrümmten Stielen von Metall oder Pinzetten zu befestigen, die nach dem Gebrauche auszukochen sind. In der Regel sollen Exsudate vorher etwa mit Hilfe von Wasserstoffsuperoxydlösung entfernt werden, worauf Pinselungen mit adstringierenden Lösungen (bis 2proz. Zinksulfat-, 10—20proz. Gerbsäure oder in geeigneten Fällen mit Vorsicht 5proz. Silbernitratlösung mit nachfolgender Spülung mit Kochsalzlösung) folgen.

Von Arzneimitteln kommen hauptsächlich die Adstringentien, Desinfizientien und Anaesthetica zur Anwendung, teils in wässeriger Lösung, teils in Glycerin und Wasser oder in reinem Glycerin oder Öl gelöst. Sie werden, wo es sich um lokal begrenzte nicht zu tief gelegene Stellen handelt, entweder direkt oder mit Hilfe des Kehlkopfspiegels oder des Bronchoskops aufgetragen oder eingespritzt. Derartige Einspritzungen sind auch mit geeigneten, im Winkel gebogenen Kanülen, die auf eine Rekordspritze aufgesetzt werden, unter die Schleimhaut des Kehlkopfs gemacht worden, um eine nachhaltigere Wirkung zu erzielen, als sie durch das Auftupfen hervorzurufen ist.

h) Zu Magenspülungen nimmt man desinfizierende Borsäure- (etwa 0,5 %) oder Salicylsäurelösung (etwa 1:500) oder schwach alkalische Flüssigkeiten (bis 5 proz. Natriumbicarbonatlösung). Letztere befördern die Abstoßung des Schleims bei Magenkatarrhen. Die Einwirkung auf die Magenschleimhaut ist naturgemäß am größten im nüchternen Zustand oder mehrere Stunden nach einer nicht zu großen Mahlzeit.

Einwirkung auf den Darm erzielt man am besten durch Einnahme des Mittels etwa 2—3 Stunden nach den Mahlzeiten. Im speziellen Teil finden sich Angaben bei den einzelnen Mitteln, ob sie schnell oder langsam wirken. Hiernach sind die Anweisungen zu geben, ob die Mittel — hier wird es sich meist um Purgantien handeln — morgens oder abends zu nehmen sind.

i) Auf die Mastdarmschleimhaut werden Solutionen und Mixturen (eventuell auch Emulsionen) als Klistier, Klysma, Enema injiziert.

Die Klistiere haben entweder den Zweck, die Schleimhaut des Mastdarms mit einem den Durchgang der Fäkalmassen erleichternden schlüpfrigen Überzuge zu versehen, sein Lumen durch Anfüllung mit Flüssigkeit zu erweitern und Reflexbewegungen in den die Defäkation vermittelnden Muskeln anzuregen und durch Zusammenwirken dieser Momente Stuhlentleerung hervorzurufen (entleerende Klistiere: Klysmata evacuantia) oder Arzneistoffe auf die Schleimhaut des Mastdarms zu applizieren, um dieselben hier zur lokalen oder resorptiven Wirkung zu bringen (arzneiliche Klistiere: Klysmata medicata), oder schließlich Nahrungsstoffe dem Körper zuzuführen (Nährklistiere: Klysmata nutrientia).

Die Klysmata evacuantia bestehen in ihrer einfachsten Form nur aus kaltem oder warmem Wasser, welches unter gewöhnlichen Bedingungen schon geeignet ist, sofern man es in genügender Menge injiziert, Stuhlentleerung hervorzurufen; um ein solches Klysma jedoch sicherer wirksam und die Wirkung selbst minder beschwerlich zu machen, setzt man ihm gelegentlich noch reizende Stoffe (aromatische Infusionen, Honig, Zucker, Essig, Salze, Ol. Terebinthinae) oder Olea pinguia (Oliven-, Arachis-, Sesam-, Leinöl) hinzu. Zusätze von Milch werden in derselben Absicht gemacht, wie die von Öl. Zur Erweichung von verhärteten Fäkalmassen nimmt man auch Abkochungen von Kleie, Injektionen von Seifenwasser usw. Um durch schnelle Hervorrufung von Entleerungen den Allgemeinzustand zu beeinflussen, z. B. bei Intoxikationen, soporösen Zuständen, spastischen Affektionen, setzt man den Klistieren meistens Essig zu.

Bei Atonie der Dickdarmmuskulatur ist Glycerin zu empfehlen, welches man meist in kleinen Quantitäten, 10—15 g, mit Hilfe einer kleinen Glasspritze oder einem kleinen Gummiballon injiziert; größere Mengen, bis zu 30 und 60 g, können leicht zu entzündlicher Reizung der Rectalschleimhaut führen.

Ebenso scheint durch Anregung der Peristaltik die Borsäure zu wirken, die in Substanz etwa zu 3—5 g auf das Orificium ani aufgestreut und durch einen kleinen Wattebausch angedrückt wird.

Die Klysmata medicata werden sowohl dazu benutzt, arzneiliche Stoffe, die eine Lokalwirkung erzielen sollen, der Schleimhaut des Mastdarms zuzuführen, als auch um Allgemeinwirkungen auszulösen, namentlich dann, wenn von dem Magen aus wegen Erkrankung desselben überhaupt keine Resorption zu erwarten ist oder die Schleimhaut nicht gereizt werden soll. Es ist deshalb notwendig, die Klistiere ihrer Beschaffenheit und Quantität nach so zu modifizieren, daß sie nicht alsbald wieder durch angeregte Reflexbewegungen ausgestoßen werden. Man erreicht dies einerseits durch die geringere Menge der eingespritzten körperwarmen Flüssigkeit, die unter möglichst geringem Druck einzuführen ist (Mikroklysmen 10—30 ccm), andererseits dadurch, daß man sie mit einem Zusatze versieht, der einen deckenden Überzug über der Mastdarmschleimhaut bildet und so deren Reizempfänglichkeit vermindert, oder durch Zusatz von Opium als Extrakt oder Tinktur die Bewegung des Darmes ruhig stellt. In der Regel bedient man sich als Deckmittel des zu einem dünnen Kleister gekochten Amylums; ähnlich wirken Zusätze von Reisschleim, Mucil. Gummi arab., Abkochungen von Hafergrütze usw. zum Klysma.

Zur lokalen Behandlung der Dickdarm- und Rectalschleimhaut dienen Spülungen mit verdünnten Lösungen von adstringierenden und desinfizierenden Mitteln; bei Kolitis und Proktitis, insbesondere den chronisch ulcerierenden Formen, werden Einläufe mit dünnem Kamillentee, verdünnter Tanninlösung (1 Teelöffel auf 1 l Wasser) oder Dermatolaufschwemmung oder Silbernitratlösung (0,1⁰/₀₀—1⁰/₀₀) u. a. gemacht; bei unspezifischen wie bei dysenterischen Geschwüren wendet man Klysmata von 5% Kochsalzlösung, von 1—2⁰/₀₀ Rivanollösung, neuerdings mit besonderem Erfolg von 3% Yatren an.

Zur Erzielung von Allgemein- oder Organwirkung kann im Notfall jedes wasserlösliche Arzneimittel per clysma zugeführt werden. Am meisten werden Hypnotica und Beruhigungsmittel (Chloralhydrat S. 297, Amylenhydrat S. 151, Paraldehyd S. 552), sowie Narcotica (Äther S. 117, in neuester Zeit besonders Avertin S. 195) per rectum angewendet.

Die Anwendung hoher (heißer) Boraxeinläufe zur Entfettung, durch die schon wiederholt schwere Kollapse und vereinzelt Todesfälle eingetreten sind, ist ebenso wie die von Borsäureeinläufen zu vermeiden.

Vielfach gibt man die Klysmata medicata als Emulsion, in der Absicht, die notwendige Herabsetzung der Reizbarkeit in der Mastdarmschleimhaut zu bewirken und das längere Verweilen des Klysma im Rectum zu ermöglichen; doch kommt man meist mit einfachen Lösungen, eventuell unter Zusatz weniger Tropfen Tinct. Opii, aus.

Bei Verordnung stark wirkender Arzneimittel zu Klistieren, z. B. Chloralhydrat Tinct. Opii usw. beachte man, daß die im D. A. B. aufgeführten Höchstgaben auch für die Verordnung von Klistieren maßgebend sind. Einige Alkaloide (Strychnin, Morphin und auch Phenol) wirken vom Mastdarm aus energischer als bei oraler Verabfolgung; im allgemeinen kann man aber das Doppelte der innerlich gegebenen Dosis verabreichen.

Die Klysmata nutrientia werden in solchen Fällen angewendet, in denen die Ernährung durch die Magenschleimhaut, durch Unwegsamkeit der Speiseröhre, Krampfzustände, Gemütskrankheiten erschwert oder unmöglich ist, oder die hypersensible Magenschleimhaut geschont werden oder deren mangelnde Resorptionsfähigkeit von anderer Seite her ergänzt werden soll. Eine Stunde vor der Applikation des Nährklistiers ist ein Reinigungsklistier zu geben.

Wesentlich erleichtert wird das Verweilen resp. das Zurückhalten des Klysmas im Darm, wenn das Rohr möglichst hoch über den Sphincter hinaufgebracht wird. Eventuell kann man ½ Stunde vorher ein Mikroklistier (30 ccm) mit 1 ccm Opiumtinktur geben.

Nährklysmata können nur in sehr bescheidenem Maße zur wirklichen Ernährung beitragen, weil die Dickdarmschleimhaut in Wirklichkeit nur Traubenzucker und Alkohol aus dünnen Lösungen zu resorbieren vermag; Eiweißkörper werden nur aufgesaugt, wenn sie in hydrolysierter Form als Albumosen zugeführt werden; auch in dieser Gestalt pflegen sie den Mastdarm bald zu reizen. Fette werden gar nicht resorbiert. Die komplizierten Nährklistiere früherer Zeiten, in denen Milch und Eier enthalten waren, sind deswegen ganz zu vermeiden; man gibt am besten je 12 g Traubenzucker und Spiritus mit 1 Messerspitze Kochsalz auf 300 ccm Wasser, damit können dem Körper etwa 120 Calorien nutzbringend geliefert werden. Dies Klysma kann 3mal täglich gegeben werden. Oder man gibt 60 g Albumosepepton oder 15 g Witte-Pepton, 9 ccm Alkohol, 2,5 g Kochsalz, oder 15 g Malzextrakt oder 20 g Dextrin, 9 ccm Alkohol auf 300 g Wasser.

Bei sogenannten „hohen Einläufen" werden ³/₄—1—1¹/₂ l Flüssigkeit durch ein hoch (30 cm) in den Mastdarm eingeführtes weiches Gummirohr (Analrohr) infundiert. Man gebrauche stets weiche elastische Mastdarmrohre von Gummi, die mit einer endständigen Öffnung und darüber befindlichen seitlichen, etwa linsengroßen Löchern versehen sind. Sie lassen sich etwas eingefettet glatt einführen. Vor Kanülen aus Metall, Knochen oder Hartgummi ist dringend zu warnen, da damit Verletzungen der Schleimhaut gemacht werden können. Die Flüssigkeit wird durch eine Gummibirne langsam eingedrückt oder aus einem nicht zu hoch (höchstens 1 m) über der Analöffnung des Kranken gehaltenen Irrigator oder Trichter einlaufen gelassen. Sehr ausgiebige Darmspülungen, mit 30—40 l Wasser, bei denen das eingeführte Wasser durch einen Zweiweghahn alsbald abläuft, sog. Darminfusionen, werden zur Behandlung von Kolitis angewandt. Neuerdings wendet man sie auch mittels besonderer Apparatur im Bade an (subaquales Darmbad) insbesondere auch zur Entfernung von Uretersteinen, da durch die Spülung neben der thermischen und diuretischen Wirkung eine Art Massage des dem Darm anliegenden Ureters verursacht wird.

Die Klysmata werden meistens lauwarm gegeben. — Heiße Klistiere werden nur ausnahmsweise angewendet, wenn man ableitend wirken und eine schnelle Entleerung hervorrufen will. 6—10° kalte Klistiere wirken heftig reizend. Klistiere von gewöhnlicher Zimmertemperatur haben meist keine unmittelbaren Entleerungen zur Folge, sind also für die Einführung von Arzneimitteln am geeignetsten.

Die passendste Lagerung des Patienten für Einläufe ist die Knieellenbogenlage mit hochstehendem Becken und herabhängendem Kopfe. Indessen genügt für gewöhnlich auch schon die Seitenlage mit geringer Beugung der Oberschenkel, selbst in der Rückenlage läßt sich der Einlauf meist ohne Schwierigkeit ausführen. Der Kranke soll nicht pressen; die Glutäen werden mit der Hand zusammengehalten.

k) **Applikation auf die Schleimhäute der Harn- und der weiblichen Sexual-organe.** Es kommen außer Lösungen und Mixturen auch Schüttelmixturen (Suspensionen) zur Verordnung.

Direkte Einwirkung auf die Schleimhaut der **Blase** wird durch Blasenspülungen und Instillationen herbeigeführt. Bei ersteren wird das betr. Medikament im Spülwasser gelöst, bei letzteren werden kleine Mengen konzentrierter Medikamentlösung (5—10 ccm) direkt in die entleerte Blase gebracht und darin belassen. Zu Spülzwecken benutzt man in leichteren Fällen Borsäure (2—3%), essigsaure Tonerde ($^1/_2$—1%), Hydrargyrum oxycyanatum (1:10000 bis 1:5000), es ist aber Vorsicht geboten, es darf keine Spülflüssigkeit in der Blase zurückbleiben. Am meisten wird immer noch, bes. bei chronischen Entzündungen, das Silbernitrat gebraucht ebenso wie seine kolloidalen Formen. Argent. nitr. (1:10000 bis 1:1000); Argent. proteinic. oder Protargol (1:1000). In der Regel wird, nachdem die Blase durch Einlegen eines Katheters entleert worden ist, die mit der auf annähernd Körpertemperatur erwärmten Flüssigkeit gefüllte Injektionsspritze oder der Schlauch eines Irrigators in die äußere Mündung des Katheters eingeführt, die Einspritzung bzw. Eingießung in langsamer und stetiger Weise vollzogen und die eingespritzte Menge mehrmals wieder ablaufen gelassen; dies wird so lange fortgesetzt, bis die Spülflüssigkeit klar zurückkommt. Überdehnungen der Blase sind zu vermeiden. Das Gefühl der Patienten, ob die Blase gefüllt ist, ist im allgemeinen zuverlässig. Außerdem sind häufigere Spülungen mit kleinen Flüssigkeitsmengen wirksamer als seltenere mit größeren. Auch das Eindringen von Luft in die Blase ist zu vermeiden.

Die Dosis (50,0—150,0) bzw. Konzentration der zu Spülungen der Blase zu verwendenden Stoffe wird etwas stärker gewählt als bei den übrigen auf die Schleimhäute applizierten flüssigen Formen. **Die Instillationen treten dann in ihr Recht, wenn Blasendehnungen durch Spülung unzweckmäßig bzw. unmöglich sind.** Verwendet wird zur Einführung — am besten mittels Tiemannkatheter oder Guyoninstillator — Argent. nitric. ($^1/_4$—$^1/_2$%), Argent. proteinic. oder Protargol (2—3%); Eukupinol (1%), Yatrenöl (5%); Cylotropin (zunächst stark verdünnt, dann unverdünnt 5—10 ccm). Beachtenswert ist dabei, daß die Blasenschleimhaut doch zahlreiche Stoffe resorbiert. — Im allgemeinen empfiehlt es sich für den praktischen Arzt, kleine Mengen konzentrierter Lösungen oder auch die reine Substanz (z. B. Tannin, Borsäure) zu verschreiben und das jedesmal gebrauchte Quantum erst vor dem Gebrauch zu lösen bzw. zu bereiten. Grundprinzip ist strenge Asepsis; man bediene sich daher nur sterilisierten Wassers und sorgfältig desinfizierter Instrumente.

Das gleiche gilt für die **Injektionen in die Harnröhre.** Man führt die mit abgestumpfter Spitze versehene etwa 10—15 ccm haltende Glasspritze mit Weichgummiansatz, der in einer sterilen Flüssigkeit, z. B. Borsäurelösung, aufbewahrt wird, in die Harnröhrenmündung; drückt die Öffnung der Harnröhremündung fest an das Instrument, macht langsam und ohne Forcieren die Injektion (4, dann 7,5—10,0, endlich bis 15,0) und zieht dann die Spritze so heraus, daß unmittelbar nach ihrer Entfernung die Öffnung durch den Druck des Daumens und des Zeigefingers sich ventilartig schließt und die Injektionsflüssigkeit in der Harnröhre zurückgehalten wird; öffnet man die Finger nach Verlauf von 1 bis 2 Minuten, so muß die Flüssigkeit, wenn die Injektion richtig vollzogen worden ist, in Form eines kleinen Strahles von der Harnröhre ausgepreßt werden. Eine „prolongierte Einspritzung" soll 8—10 Minuten dauern, die Zahl der Einspritzungen sich auf etwa 6—7 pro Tag belaufen. Sedative Einspritzungen läßt man auch 20—25 Minuten einwirken und kann hierzu eine Penisklemme anwenden. Doch dürfen Cocainsalzlösungen wegen ihrer unberechenbaren Toxizität hierzu auf keinen Fall verwendet werden. Geeignet sind 2proz. Novocainlösungen mit Zusatz von 2% Natriumbicarbonat. Unmittelbar vor Gebrauch kann man 3—5 Tropfen einer 1prom. Suprareninlösung zusetzen lassen.

Einträufelungen relativ starker Lösungen (1—2% Silbernitrat) in die Urethra posterior werden bei chronischer Urethritis angewendet. Sie werden mit Hilfe der Tropfspritze oder eines 12—15 cm langen Katheters appliziert: 5—20 Tropfen zur Behandlung der prostatischen Urethra; 5—10 ccm, wenn auch der Blasengrund affiziert werden soll. Bevor die Spritze herausgezogen wird, wird der Kolben etwas zurückgezogen, um zu verhindern, daß etwas von der starken Lösung auf die vordere Urethra gelangt. Doch können auch für die vordere Urethra Eintröpfelungen bei Verwendung geeigneter Bougies angewendet werden. — Eintröpfelungen dürfen nur vom Arzt vorgenommen werden.

Spülungen können die Behandlung der Gonorrhöe häufig abkürzen.

Bei Anwendung differenter Mittel sind die eigenümlichen Resorptionsverhältnisse der Harnwege zu berücksichtigen. Im Gegensatz zur Blase resorbiert die Harnröhre besonders im hinteren Abschnitt die meisten Arzneistoffe sehr energisch. Die Applikation der Lokalanästhetika auf Urethra und auf die Glans penis ist also mit Vorsicht vorzunehmen.

Die Harnröhreneinspritzungen stellen entweder reine Lösungen oder Suspensionen dar. Die bekannteste aller Injektionsflüssigkeiten, die aus Zinc. sulfur. und Plumb. acet. bestehende Ricordsche Emulsion, ist eine feine Suspension von Bleisulfat in einer Lösung von Zinkacetat.

Die Applikation auf die Vagina erfolgt entweder durch mit bestimmten Medikamenten getränkte Tampons oder durch Spülungen. Die Tampons bestehen aus entfetteter Watte, die walzenförmig zusammengerollt ist, und mit einem Faden, der nach dem Einlegen ins hintere Scheidengewölbe aus der Vagina heraushängt, umwickelt ist. Die Ausspülungen erfolgen mit Hilfe eines Glasirrigators, mit einem Schlauch, der ein Ansatzstück aus Hartgummi trägt. Dies Ansatzstück ist der Vagina entsprechend gebogen, am Ende kolbenförmig aufgetrieben und enthält mehrere Öffnungen, damit die Spülflüssigkeit gleichmäßig aus mehreren Öffnungen auf die Vaginalwände einwirkt.

Die Scheideneinspritzungen sind dazu bestimmt, reinigend, antiseptisch, adstringierend (styptisch), hyperämisierend oder ätzend zu wirken; d. h. alle diejenigen Mittel, deren bei der früheren Besprechung der Injektionen Erwähnung getan wird. Bei der geringen Empfindlichkeit, welche meistens die Schleimhaut der Scheide darbietet, werden die Dosierungsverhältnisse der zu den Injektionen verwendeten Arzneistoffe etwas weitgreifender zu bemessen sein. Immerhin ist die Resorptionsfähigkeit der Vaginalschleimhaut nicht zu unterschätzen, wie schon das häufige Auftreten von Vergiftungen z. B. nach Einführung von Sublimatpastillen meist durch Nichtärzte beweist. Da die gebräuchlichen Irrigatoren 1 l Wasser fassen, so geschieht die Verordnung in der Weise, daß zu dieser Menge das Arzneimittel hinzugesetzt wird. Das Mittel selbst wird also in konzentrierter Lösung oder als Pulver verordnet. Bei allen schwerer in Wasser löslichen Substanzen muß bei der Verordnung hierauf besonders Rücksicht genommen werden. Sie sind vor dem Zusatz zur Irrigatorflüssigkeit zu lösen. Die Behandlung der Vulvovaginitis (gonorrhoica und nicht gonorrhoica) der Kinder mittels Spülung mit Silbernitratlösung ist vom Arzt auszuführen.

Intrauterine Behandlung darf nur vom Arzt selbst vorgenommen werden und erfolgt durch Erweiterung der Cervix mittels Laminariastiftes, Metalldilatatoren oder Preßschwämmen. Die Applikation erfolgt entweder durch Spritzen, oder, häufiger, durch zu diesem Zwecke konstruierte Sonden (nach Playfair). Es handelt sich hierbei entweder um desinfizierende, ätzende oder um hämostyptische Mittel, die mit größter Vorsicht angewendet werden müssen, und bei denen peinlichste Asepsis geboten ist.

3. Die Injektionen.

Die Technik der Herstellung der Injektionsspritzen hat große Fortschritte gemacht. An Stelle der ursprünglichen sogenannten Pravazschen Spritze mit Leder-, Asbest-, Hartgummi- usw. Kolben, die nicht auskochbar war, verfügt der Arzt jetzt über Ganzglas- und Glasmetall- (oder Rekord-) Spritzen. Die Spritzen weisen auf dem Glaszylinder die Graduierung auf, in ganze, halbe, zehntel oder zwanzigstel Kubikzentimeter. Die sogenannten Tuberkulinspritzen (Rekordspritzen) sind in fünfzigstel oder hundertstel Kubikzentimeter geteilt. Die Angaben über den Inhalt der im Handel befindlichen Spritzen sind nicht immer zuverlässig. Man kontrolliere sie durch Auswägen mit Wasser oder beziehe auf ihren Inhalt ausgewogene Spritzen von einer als verläßlich bekannten Firma oder aber amtlich geeichte[1]) Injektionsspritzen.

Die Injektionsspritzen sind im Deutschen Reich eichfähig[1]) (Eichordnung vom 8. November 1911. Änderung und Ergänzung vom 21. Dezember 1927 [Reichsgesetzbl. I 495 und Reichs-Gesundheitsblatt 1928, Nr. 11, S. 178. Artikel 10. „Eichung von medizinischen Spritzen"]). Geeicht werden nur Spritzen bestimmten Materials und bestimmter Einrichtung. Die sogenannten Tuberkulinspritzen müssen — wenn sie geeicht werden

---

[1]) Ein Eichzwang für Injektionsspritzen besteht im Deutschen Reich und wohl auch in anderen Staaten nicht.

sollen — den an medizinische Spritzen überhaupt gestellten Anforderungen entsprechen und insbesondere nur einen sehr kleinen Fehler (20 cmm für das Kubikzentimeter) aufweisen.

Durch die Einführung der Ampullen (Amphiolen M. B. K.) mit nach Menge des Arzneimittels und der Lösung (Raumgehalt) dosiertem Inhalt (1 ccm, 1,1 ccm, 2 ccm usw.) hat die hohen Anforderungen genügende Genauigkeit der Injektionsspritzen keineswegs ihre Bedeutung verloren, da nur in einem bestimmten Volumen (meist 1 ccm) die jeweils angegebene Menge Alkaloid usw. enthalten ist.

Zur pfleglichen Behandlung der Spritzen gehört die Reinigung und Trocknung der Spritzen nach jedesmaligem Gebrauch; die gereinigten Nadeln sind durch Ausfüllung des Lumens mit einem in etwas feines Öl oder Paraffinum liquidum getauchten Draht vor dem Verrosten zu sichern.

Die Sterilisation der ganzen Spritze wird durch mindestens 30 Minuten langes Kochen mit 1 proz. Sodalösung oder Erhitzen im strömenden Wasserdampf erreicht.

Für subcutane und intramuskuläre Injektion wird auch Abreiben der Hohlnadel mit 70 proz. Alkohol, mindestens dreimaliges Durchspritzen von Kanüle und Spritze mit diesem Mittel und Aufbewahrung darin für genügend erachtet. Unmittelbar vor Gebrauch wird der Alkohol aus der Spritze durch Ausspritzen entfernt, der Rest der benetzenden Flüssigkeit mit physiologischer Kochsalzlösung ausgespült.

Auch die Injektionsflüssigkeiten sollten nach Möglichkeit steril sein. Da größere Mengen vom Apotheker steril angefertigter Lösungen sich bei der Aufbewahrung und Benutzung durch den Arzt nicht keimfrei halten lassen, benutzt man mehr und mehr von Apotheken oder Fabriken keimfrei hergestellte Injektionsflüssigkeiten in zugeschmolzenen Glasgefäßen (Ampullen, s. S. 3). Gläser, die für Arzneimittel zur Einspritzung unter die Haut bestimmt sind, dürfen nach dem D. A. B. nur eine gewisse geringe Menge Alkali beim Kochen abgeben.

Die Desinfizierung der Haut wird jetzt meist mit Jodtinktur, sonst mit 70- oder höherprozentigem (auch denaturiertem) Spiritus vorgenommen. Da bei intravenösen Injektionen die Dunkelfärbung der Haut die Erkennung der Vene erschweren kann, zieht man in diesen Fällen Abreiben der Haut mit Alkohol und Äther vor. Die in England und Amerika weit verbreiteten sogenannten „hypodermatischen Tabletten", die angeblich Natriumsulfat neben dem zur einmaligen Injektion üblichen Quantum Arzneimittel enthalten, werden in Deutschland in Form der „Subcutan-Kompretten" in den Verkehr gebracht. Für das Besteck des Arztes haben die durch die Apotheken zu beziehenden „Sammelpackungen Subcutan-Kompretten" wegen ihres geringen Raumbedarfs große Vorzüge; die Kompretten brauchen vor Gebrauch nur in der entsprechenden Menge abgekochtem Wasser gelöst zu werden; wenn erforderlich, steht Aqua bidestillata sterilisata in Amphiolen zur Verfügung.

Man unterscheidet neuerdings die orale und rectale Einführung als enterale von der parenteralen (d. h. subcutanen, intracutanen, intramuskulären, intravenösen usw.) Applikation.

a) Die intracutane oder endermatische Injektion.

Sie wird vorgenommen, wenn ein maximaler Lokaleffekt neben einem Minimum von Allgemeinwirkung erzielt werden soll, wie bei der Feststellung von Überempfindlichkeiten (Schick-Test, Pollenextraktinjektionen) oder bei der Ponndorfschen Tuberkulinreaktion. Sie werden an weichen und nachgiebigen Hautstellen (z. B. Unterarm-Beugeseite) vorgenommen. Die Nadel der durch Nachobenhalten und eventuelles Klopfen von Luftblasen befreiten Spritze wird, mit der Lanzettöffnung nach oben, in die Haut eingeführt, bis die Öffnung ganz von Haut bedeckt ist. Bei richtiger Ausführung müssen 1—2 Tropfen eingespritzte Flüssigkeit sofort eine kleine, weiße Quaddel hervorrufen. Ihr Hauptanwendungsgebiet ist die Infiltrationsanästhesie der Haut (nach Reclus und Schleich, s. bei Eucain B, S. 322).

b) Die subcutane Injektion und Infusion.

Bei der Subcutaninjektion wird die Kanüle der von Luftblasen befreiten, wie eine Schreibfeder gefaßten Spritze an der Basis der mit Daumen und Zeigefinger der linken Hand etwas hochgehobenen Hautfalte mit kurzem, schnellem Stoß 5—10 mm tief eingestoßen. Wird die Kanüle der Spritze zu langsam und nicht tief genug eingestoßen, so wird die kleine Prozedur einmal etwas schmerzhafter, es können sich aber auch circumscripte, erythematöse Reizstellen bilden und bei differenteren Mitteln (Chinin, Sublimat, Campheröl u. a.) leicht Abscedierungen entstehen.

Die subcutanen Injektionen sind indiziert, wenn es auf schnelle Wirkung eines Arzneimittels ankommt oder wenn der Zustand des Verdauungsapparats die enterale Einverleibung unvorteilhaft erscheinen läßt. Eine Wirkung der subcutan eingespritzten Arzneistoffe kann aber nicht erzielt werden, wenn Zirkulationsstörungen bestehen; in ödematöse Gewebe, bei Shock, Kollaps, Herzinsuffizienz sollte daher von Subcutaninjektion abgesehen und — soweit möglich — intravenöse Injektion vorgezogen werden. Auch fast unlösliche, nicht diffundierfähige und kolloide Mittel dürfen nicht subcutan angewendet werden, da ihre Resorption nur sehr langsam erfolgt und Reizerscheinungen die Folge sind. Für letztere Stoffe zieht man intramuskuläre Injektion vor.

Die wünschenswerte Isotonie mit den serösen Flüssigkeiten läßt sich nach folgender, von van Itallie angegebener Tabelle[1]) erreichen.

	1%	1,5%	2%	3%	1%	1%	2%	1%	3%	5%
	ige Morphinhydrochloridlösung				ige Cocainhydrochloridlösung	ige Novocainhydrochloridlösung		ige Emetinhydrochloridlösung		
Zusatz von NaCl in %	0,76	0,69	0,62	0,49	0,74	0,69	0,51	0,82	0,68	0,45
Oder	1 g	1,5 g	2 g	3 g	1 g	1 g	2 g	1 g	3 g	5 g
Alkaloidsalz ist in	84,4	76,6	69	53,3	82,2	76,6	56,6	91,1	75,5	50

ccm physiologischer Kochsalzlösung
zu lösen und auf 100 ccm aufzufüllen.

Wo es sich um die Hervorbringung einer örtlichen Wirkung, z. B. Beseitigung einer Neuralgie, handelt, wählt man die Einstichstelle dem leidenden Teile möglichst nahe (meistens läßt sich bei Neuralgie ein Punkt auffinden, der gegen Druck besondere Empfindlichkeit zeigt; dieser Schmerzpunkt ist als passende Einstichstelle zu wählen). Eine besondere Art der Anwendung ist die Leitungsanästhesie (endo- und perineurale Injektionen). Zur Hervorrufung allgemeiner Wirkungen ist die Injektionsstelle beliebig auszuwählen. Bevorzugt sind als Injektionsstellen Hautstellen mit lockerem Unterhautzellgewebe (Arme, Brustseitenfläche, Oberschenkelaußenseiten).

Die Lumbal- und Sakralanästhesie gehört im allgemeinen nicht zur Therapie des praktischen Arztes. Betreffs der genaueren Ausführung dieser Verfahren ist auf die chirurgischen usw. Lehrbücher zu verweisen.

Die Subcutaninfusion oder Hypodermoclysis, die Injektion großer Mengen Flüssigkeit in das Unterhautgewebe, führt man gewöhnlich an der Brustwand seitlich von der Brustwarze aus. Zur Injektion werden stärkere Nadeln und ein Irrigator mit Schlauch benötigt. Man injiziert etwa 250—500 (selten mehr) in etwa 15—30 Minuten und verteilt die Flüssigkeit durch vorsichtige Massage. Injektionsflüssigkeit ist 0,9proz. Salzlösung (Solutio Natrii chlorati physiologica) körperwarm.

Subcutane Ölinjektionen sind zu Nährzwecken vorgeschlagen worden; es könnten auf diese Weise aber nur 1—3 g täglich der Resorption zugeführt werden. Injektion von in Öl gelösten Arzneimitteln ist oft nützlich, wenn langdauernde Wirkungen erzielt werden sollen. So können Campherdepots durch Injektion von Campheröl, Quecksilberdepots durch Einspritzung von Calomel in Paraff. liquid. angelegt werden. Auch Adrenalin-Öllösungen sind bei Bronchialasthma empfohlen worden. Übrigens besteht bei allen Injektionen ölhaltiger Präparate, auch bei sorgfältigster Asepsis, die Gefahr der Nekrose. Um dieselbe zu vermeiden, ist bei Schwächezuständen die muskuläre Injektion vorzuziehen.

---

[1]) Die von van Itallie gegebenen Werte für 1 proz. Atropinsulfatlösungen (0,79; 1 und 87,7) sind weggelassen worden.

c) Die intramuskulären, epifascialen und intraparenchymatösen Injektionen.

Bei der intramuskulären Injektion verfährt man in gleicher Weise, stößt aber die mehr senkrecht gestellte, 4—6,5 cm lange und starke Kanüle sofort bis in den Muskel ein; die Injektion kann auch epifascial, z. B. bei der Fascia lata des Glutaeus maximus sein. Zu intramuskulärer Injektion empfiehlt sich der Glutaeus, die Rücken- und Oberarmmuskulatur. Unter intraparenchymatöser Injektion versteht man die Injektion in das Parenchym von Drüsen und Tumoren. Die Technik ist der oben beschriebenen ganz ähnlich.

In allen diesen Fällen ist streng darauf zu achten, daß kein Blutgefäß angestochen ist, was sich beim Zurückziehen der Spritze am Übertritt von Blut in den Zylinder zeigen würde.

Die intramuskuläre Injektion hat vor der subcutanen, namentlich, wo es sich um die Einspritzung von löslichen Metallsalzen (Sublimat), alkoholischen, öligen, Salvarsan- und anderen Lösungen sowie von unlöslichen Quecksilber- und Wismutpräparaten, Diphtherie- und Tetanusantitoxin sowie von Lobelin handelt, den Vorzug, geringere örtliche Reizerscheinungen zu veranlassen; doch kommen auch hier gelegentlich schmerzhafte Infiltrate und Abscedierungen vor.

d) Die intravenöse Injektion.

Die jetzt vielfach, aber durchaus nicht immer aus zwingenden Gründen angewendete Injektion von Arzneimitteln in die Venen erfordert eine einfache und bei sachgemäßem Vorgehen völlig ungefährliche Technik. Man benutzt am besten die Vena mediana antibrachii oder eine der anderen in der Ellenbogenbeuge hervortretenden Venen. Nach sorgfältiger Desinfektion des passend gelagerten Arms in der Ellenbogenbeuge wird der Oberarm durch eine elastische Binde nicht zu stark abgeschnürt und die ausgekochte Kanüle der Spritze schräg gegen den Verlauf der Vene proximalwärts eingestoßen. Man geht zunächst durch die Haut neben der Vene und sticht erst dann die Vene selbst an. Ist die Kanülenspitze in der Vene, so tritt ein Blutstropfen aus der Kanüle heraus. Dann wird die mit der zu injizierenden Flüssigkeit gefüllte Spritze auf die Kanüle aufgesetzt, die obere Binde gelockert und der Spritzeninhalt langsam (etwa 1 ccm pro Minute) injiziert. Nach der Injektion wird die Kanüle samt Spritze schnell herausgezogen und die Einstichöffnung mit einem Streifchen steriler Gaze bedeckt. Während der Injektion ist darauf zu achten, daß die Spitze in dem Gefäß bleibt und nicht die gegenüberliegende Wand desselben durchbohrt. Man würde dies daran erkennen, daß eine Hervorwölbung über der Kanülenspitze entsteht. Ist dies der Fall, so muß die Kanüle entfernt und eine andere Vene punktiert werden. Können die Venen der Ellenbogenbeuge aus irgendeinem Grunde nicht benutzt werden, so wähle man eine Vene des Fuß- oder Handrückens oder die äußere Drosselvene. Krampfadern zu benutzen ist wegen Thrombosegefahr nicht ratsam und höchstens bei Fettleibigen gestattet, bei denen die anderen Venen nicht ohne weiteres zugänglich sind.

Man nimmt am zweckmäßigsten 5—6 cm lange, ziemlich weite Kanülen mit Platin-Iridiumspitze und 2—10 ccm fassende Spritzen. Spritzen und Kanülen sind vor dem Gebrauch auszukochen; die verwendeten Lösungen müssen steril sein. Um die Kanülen leichter in ihrer Lage halten zu können, kann man sie mit Heftpflaster fixieren, auch hat man sie mit einer Griffplatte versehen und gleichzeitig leicht gebogen; auch sind Kanülen angegeben, bei denen die Spitze nach dem Einstich gedeckt bzw. zurückgezogen (Troikartkanülen) werden kann, so daß eine nachträgliche Verletzung der Wand der Vene durch die Nadel ausgeschlossen ist.

Größere Flüssigkeitsmengen läßt man am besten durch einen Irrigator oder Trichter einfließen, wobei zu beachten ist, daß die Cubitalvene höher als die V. subclavia zu liegen kommt, damit es nicht zu einem Austritt der Injektionsflüssigkeit durch die Einstichöffnung neben der Nadel in die Subcutis kommt. Für die Salvarsaninjektionen gelten besondere, hier nicht zu besprechende Vorsichtsmaßregeln (siehe Teil III). Gründliches Sterilisieren sämtlicher Gefäße, Schläuche und Kanülen ist unbedingt notwendig und die in den Schläuchen usw. vorhandene Luft in geeigneter Weise vor dem Anstich der Vene zu entfernen.

Die Flüssigkeitszufuhr bei der Veneninfusion erfolgt schneller als bei der Injektion (S. O.); doch sollen in 10 Minuten nicht mehr als 500 ccm einlaufen, wenn physiologische Kochsalzlösung infundiert wird. Lösungen differenter Mittel müssen wesentlich langsamer verabfolgt werden. Bei Shock, Kollaps oder schweren Zirkulationsstörungen wird die Infusion am besten nur so lange fortgesetzt, bis sich Puls und Allgemeinbefinden deutlich gebessert haben. Die Temperatur der Flüssigkeit wird etwas über Körpertemperatur gehalten (bei beabsichtigter Stimulation etwa 4—7° höher), indem man einige

Schlingen des Schlauches in Wasser derselben Temperatur legt oder elektrisch nachwärmt oder die Flüssigkeit in einem Vakuumgefäß aufhebt.

Intravenöse Injektion ist indiziert,

1. wenn bei anderer Injektionsform Nebenerscheinungen auftreten (Salvarsan, Neosalvarsan, Natriumbicarbonatlösung [3 proz.] bei Acidose usw.),
2. wenn schnelle Wirkung erwünscht ist oder infolge von Zirkulationsstörungen die Resorption selbst für subcutane Injektion zu sehr darniederliegt, wie bei den Strophanthinen, oder wenn, wie bei spezifischen Antiseren, die Wirkung bei anderer Injektionsform zu schwach wird.
3. wenn große Flüssigkeitsmengen schnell ergänzt werden sollen, wie bei Cholera asiatica, Dysenterie oder infantiler Gastroenteritis (physiologische Kochsalzlösung),
4. wenn andere Applikationsarten erfahrungsgemäß nicht die gewünschte Wirkung erzielen lassen, wie beim Suprarenin.

e) Die intrakardiale Injektion.

Diese schon vor etwa 50 Jahren von Schiff angegebene Stimulationsmethode für das erlahmende Herz kann noch nach 15 minutigem Herzstillstand wirksam sein. Die Injektion wird im vierten Intercostalraum links vom Brustbein vorgenommen. Nach Desinfektion der Haut mit Jodtinktur wird die Nadel am oberen Rand der fünften Rippe, vom Rande des Sternums aus eingeführt. Bei künstlicher Atmung soll die Injektion, bei der die Nadel zur Vermeidung von Pneumothorax und Pneumopericardium stets mit der Spritze verbunden sein muß, während der Ausatmungsphase vorgenommen werden. — Am gebräuchlichsten ist Adrenalin, dessen Wirkung ans Wunderbare grenzen kann, weniger Strophanthin, Campher oder Coffein.

f) Die intraperitoneale Injektion.

In Amerika in den letzten Jahren bei gut genährten Kindern, speziell bei solchen, die für Sinuspunktion schon zu alt geworden sind, z. B. bei unstillbarem Erbrechen, wiederholt empfohlen. Entweder wird, bei entleerter Blase, die Nadel in der Medianlinie unmittelbar unter dem Nabel schräg nach oben in die Bauchhöhle eingestoßen, oder es wird durch eine kleine Skalpellincision am Verbindungspunkt des mittleren und äußeren Drittels einer Linie, die den Nabel mit den vorderen oberen Darmbeinstachel verbindet, eine stumpfe Nadel in drehender Bewegung durch die Bauchwand geführt. Infundiert werden warme physiologische Kochsalzlösung (bei kleinen Kindern 100—250, bei größeren 300—400 ccm alle 12 Stunden) oder 6 proz. Dextroselösung bzw. 2—3 proz. Natriumbicarbonatlösung. Reizende Arzneimittel in sterilem destilliertem Wasser (z. B. Neosalvarsan) führen zu bald vorübergehender aseptischer Peritonitis ohne nachhaltige Folgen. Kleinere Mengen relativ starker Lösungen werden besser vertragen als große Quanten verdünnterer. Auch Injektion fetter Öle als Lösungsmittel für Arzneikörper in die Bauchhöhle wird als unbedenklich bezeichnet, ebenso Bluttransfusion unter den üblichen Kautelen ist empfohlen worden. In Deutschland nicht angewendet.

g) Die Iontophorese.

Die elektrolytische Einführung von Arzneimitteln durch die unversehrte Haut wird in Deutschland nicht geübt.

4. Die innerliche (orale) Darreichung der flüssigen Arzneiformen.

Für die innere Darreichung, das Einnehmen, die eigentliche Form der Arzneiverabreichung, kommen die Solutionen und Mixturen in der Form der Tropfen oder der tee- oder eßlöffelweise genommenen Mixturen zur Verwendung. Mixturen verordnet man in der Regel in der Menge von 120—150—200 g. Die 8 bzw. 10 Eßlöffel zu je 15 ccm enthaltenden Mengen sind namentlich bei Mixturen, die leicht dem Verderben infolge Zusatzes von Extrakten oder Pflanzensäften ausgesetzt sind, zu bevorzugen. Die zum inneren Gebrauch verordneten flüssigen Arzneien dürfen nur in runden Gläsern mit Zetteln von weißer Grundfarbe abgegeben werden. Die Einzelgaben sind in der Regel der Tee- (Kaffee-) Löffel (5 ccm), der Dessert- (Kinder-) Löffel (10 ccm) oder der Eßlöffel (15 ccm), seltener das Likörglas (20 ccm), Weinglas (100 ccm) oder der Tassenkopf (150 ccm). Zweckmäßig bedient man sich zum Einnehmen graduierter Einnehmegläser bzw. Porzellanlöffel. Metallene Löffel sollten womöglich nicht gebraucht werden und sind jedenfalls bei Mixturen und Lösungen, die starke Säuren oder freies Jod enthalten, ganz zu vermeiden. Differente Mittel, besonders Narcotica, wie z. B. Chloralhydrat oder stärkere Morphinlösungen werden z. B. in England in abgeteilten Dosen in besonderen Fläschchen von etwa 15,0—20,0 Inhalt (Haustus [Beispiel 75, D. abgeteilt in 3 Fläschchen]) dispensiert.

Solutionen und Mixturen bedürfen, sofern sie reine Salzlösungen darstellen, in der Regel keiner gechmackverbessernden Zusätze, sogenannter Korrigentien. Das Korrigens kann entweder das Lösungsmittel (z. B. ein aromatisches Wasser) oder eine der Mischung beigefügte aromatische Tinktur, ätherische Flüssigkeit, ein Elaeosaccharum (diese unter Trübung der Flüssigkeit), Elixier oder Sirup sein (Beispiel 67 und 68). Wegen des hohen Alkoholgehaltes werden Tinkturen und Elixiere in der Kinderpraxis möglichst vermieden. Der als Korrigens verordnete Sirup darf der beabsichtigten Wirkung der Arznei nicht entgegenstehen, soll sie vielmehr, wenn es angeht, als Adjuvans unterstützen; so sind z. B. zu beruhigenden Arzneien Sirupus Amygdalarum, Sirupus Papaveris usw. zuzusetzen; zu kühlenden Mixturen: Fruchtsäfte (Beispiel 72); zu bittern, tonisierenden und exzitierenden: bitterliche und aromatische Sirupe, z. B. Sir. Aurant., Sir. Cinnamom. (Beispiel 67); zu abführenden: Sir. Sennae, Sir. Rhei, Sir. Rhamni cath. (Beispiel 72); zu Vomitiven: Oxymel Scillae, Sir. Ipecacuanhae (Beispiel 73). Unter Umständen ist bei der Auswahl eines Sirups oder sonstigen Geschmackskorrigenses den Geschmacksrichtungen des Kranken Rechnung zu tragen, um nicht durch ein an sich motiviertes Korrigens einen abgeschwächten oder gar entgegengesetzten Effekt zu erzielen. Männer ziehen vielfach süßen Geschmackskorrigentien bittere vor. Saure Zusätze, etwa 0,5% Citronensäure, helfen salzigen, faden oder bitteren Geschmack verdecken. Letzterer kann, wie auch der adstringierende, durch aromatische Zusätze oder Alkohol verbessert werden. — Öle lassen sich oft durch Zusatz von Saccharin(0,5 : 1000) im Geschmack verbessern. Bei Diabetikern ist von der Verwendung zuckerhaltiger Geschmackskorrigentien abzusehen. — Lösliches Saccharin und Dulcin sind hier angezeigt. Saccharin soll höchstens in Konzentrationen 1 : 2000 Verwendung finden.

Zur Einhüllung scharfer Arzneien reichen die Sirupe in der Regel nicht aus; hierzu bedarf es eines Zusatzes von schleimigen Substanzen (Beispiel 75). Von bemerkenswert geschmacksverbesserndem Einfluß ist auch die Milch, besonders für die Verabfolgung von Bromiden, Jodiden und Chloralhydrat. Jedoch ist zu bedenken, daß Kindern dabei unter Umständen der Geschmack an diesem Nahrungsmittel verdorben werden kann.

Um den Mixturen ein eleganteres Aussehen zu verleihen, bediente man sich der färbenden Sirupe; rote Färbung wird bewirkt durch Sir. Cerasi, Rhoeados, Rubi Idaei; bläuliche Färbung durch Sir. Violarum (doch nur in neutralen Flüssigkeiten, da er bei Zusatz von Säuren rot, bei Prävalenz von Alkalien grün färbt); milchweißes Aussehen durch Sir. Amygdalarum; gelbes durch Sir. Croci. Diese Färbungen erscheinen überflüssig.

Bei der ökonomischen Arzneiverordnung gilt: Geschmackskorrigentien sind mit Ausnahme von Sir. simplex, Tinct. aromat. und anderen aromatischen Tinkturen zu vermeiden. Als Geruchskorrigentien sind nur ätherische Öle (1 Tropfen auf 100,0), auch aromatische Wässer zu verordnen. Farbenkorrigentien sind stets entbehrlich.

Eine durch appetitliches, elegantes Aussehen und guten Geschmack charakterisierte Mixtur wird als Julapium (Julep) bezeichnet (z. B. eine Mischung von Phosphorsäure, Wasser und Sir. Rub. Idaei s. Beispiel 70); s. auch Julep salinum Dan. unter Potio Riverii S. 80.

Diejenigen Lösungen oder Mixturen, die Substanzen enthalten, die durch den Einfluß des Lichts eine chemische Zersetzung erleiden (Argent. nitric., Apomorphin ohne Säurezusatz, Naphthol, Physostigmin, Pyrogallol, Resorcin usw.), werden in schwarzen bzw. braunen Flaschen (d. ad vitrum nigrum vel flavum) verordnet (Beispiel 74).

Alle Mixturen, die gärungsfähige Substanzen enthalten (Extrakte, Sirupe), müssen in möglichst niedriger Temperatur (durch Einstellen in ein Gefäß mit kaltem, oft zu erneuerndem Wasser aufbewahrt werden. Mixturen, in denen die Zeichen der Gärung sich bereits kundgeben (Brausen, veränderter Geruch), sind nicht weiter zu verwenden.

Die verordneten zum inneren Gebrauche bestimmten flüssigen Arzneien dürfen, wie bereits erwähnt nur in runden Gläsern mit Zetteln von weißer Grundfarbe, die verordneten zum äußeren Gebrauche bestimmten flüssigen Arzneien dürfen vom Apotheker nur in sechseckigen Gläsern, an denen drei nebeneinander liegende Flächen glatt und die übrigen mit Längsrippen versehen sind, mit Zetteln von roter Grundfarbe abgegeben werden.

Beispiele:

69. Rp. Liquor. Kalii acetici 20,0
 Tinct. Rhei aquosae 25,0
 Aetheris acetici 2,0
 Sir. Aurantii 25,0
 Aq. Menthae piperitae ad 200,0.
M. D. S. 2stündl. 1 Eßlöffel.

70. Rp. Natrii phosphorici 25,0
 Aq. dest. 150,0
 Elaeosacchari Citri 5,0
 Sir. simpl. 20,0.
M. D. S. Umgeschüttelt stündlich einen Eßlöffel.

72. Rp. Acidi phosphor. 10,0
    Sirupi Ribium 40,0
    Sir. Rubi Idaei 25,0.

71. Rp. Kalii jodati 5,0
    Aq. dest. ad 150,0.
M. D. S. 3mal tägl. 1 Eßlöffel in Milch zu
nehmen.

M. D. S. Stündlich einen Eßlöffel voll in
1 Glas Wasser. (Als kühlender Trank
bei Fieber.) Julep.

74. Rp. Magnesii sulfurici 40,0
    Sir. Rhamni cathartici 25,0
    Aq. dest. ad 200,0.

73. Rp. Tinct. Opii simplicis 5,0
    Tinct. Cascarillae 10,0.
M. D. S. 3mal tägl. 15 Tr.

M.D.S. $^{1}/_{2}$ stündl. 1 Eßlöffel bis zur Wirkung.

75. Rp. Tartari stibiati 0,25
    Aq. dest. 75,0
    Sir. Ipecacuanhae ad 100,0.
M. D. S. $^{1}/_{4}$ stündl. 1 Eßlöffel bis zur Wirkung.

76. Rp. Resorcini 5,0
    Tinct. Strychni 5,0
    Aq. dest. ad 200,0.
M. D. ad vitr. flav. S. 3stündl. 1 Eßlöffel.

77. Rp. Paraldehydi 10,0 (grammata decem!)
    Aq. dest. 100,0
    Mucilag. Gummi arabici
    Sirupi Aurantii ana 20,0.
M. D. S. Abends in 3 Portionen zu nehmen.

78. Rp. Aquae chloratae 50,0
    Aq. dest. 150,0.
M. D. ad vitrum nigrum. S. 2stündl. 10 ccm
in einem Einnehmeglas zu geben.

79. Rp. Chlorali hydrati 2,0
    Aq. dest. 20,0
    Sir. simpl. 5,0.
M. f. sol. D. tal. dos. Nr. VI. S. Abends
eine Flasche in einen halben Tassenkopf
Milch geschüttet zu nehmen.

Species. Germ., Austr., Belg., Dan., Helv., Jap., Norv., Ross. **Espèces.** Gall. Teegemische. Kräutergemische. Gemische von unzerkleinerten oder zerkleinerten Pflanzenteilen miteinander oder mit anderen Stoffen. Sollen lösliche Stoffe zur Bereitung von Teegemischen verwendet werden, so werden die Pflanzenteile mit den Lösungen dieser Stoffe gleichmäßig durchfeuchtet und darauf getrocknet[1]).

Die Pflanzenteile sind bei solchen Teegemischen, die zur Herstellung von Aufgüssen oder Abkochungen dienen, grob oder mittelfein, bei solchen Teegemischen, die zur Fülung von Kräutersäckchen dienen, fein zu zerschneiden[2]). Teegemische zu Umschlägen sind aus groben Pulvern zu bereiten.

Germ. Die bei der Herstellung der zerschnittenen Drogen entstehenden feineren Teile sind zu entfernen, wenn die zerschnittenen Drogen als solche abgegeben werden oder zur Bereitung von Teegemischen Verwendung finden. Bei der Herstellung der Pulver in den verschiedenen Feinheitsgraden sind die Arzneimittel unter möglichster Vermeidung zu weitgehender Zerkleinerung restlos in die vorgeschriebene Korngröße zu bringen; die dabei entstehenden feineren Teile dürfen ebenso wie die beim Zerquetschen von Drogen entstehenden feinen Teile nicht entfernt werden. Die übrigen Pharm. verfahren in gleicher oder ähnlicher Weise.

Diese Gemische werden meist nicht in der Apotheke, sondern im Hause des Kranken entsprechend zubereitet. Die Dosierung ist demnach dem Patienten überlassen; stark wirkende Substanzen enthaltende Drogen werden für solche Teegemische nicht verwendet.

Die häusliche Bereitung besteht in den meisten Fällen in der Herstellung eines Aufgusses mit siedendem Wasser oder einer Abkochung. Die so erhaltenen und durchgeseihten Flüssigkeiten dienen zum inneren Gebrauch („Tee"), ferner als Gurgelwässer, Klistiere oder Zusätze zu Bädern.

---

[1]) Der Kommentar schlägt vor: Gemische von unzerkleinerten oder zerkleinerten, aber nicht mittelfein oder fein gepulverten Pflanzenteilen miteinander, mit oder ohne Zusatz anderer trockener Stoffe, der durch Beimengung oder Imprägnierung erfolgen kann.

[2]) **D. A. B.** bestimmt das Maß der Zerkleinerung für Drogen in der Weise, daß
grob zerschnittene Drogen mittels eines Siebes von 4 mm Maschenweite,
mittelfein zerschnittene Drogen mittels eines Siebes von 3 mm Maschenweite,
fein zerschnittene Drogen mittels eines Siebes von 2 mm Maschenweite
hergestellt sein müssen.

Außer zur Bereitung von Auszügen dienen die Spezies, in trockenem Zustande und fein zerschnitten in leinene oder baumwollene Säckchen gefüllt, zu trockenen Umschlägen: Fomenta sicca, Kräuterkissen (aromatische Pflanzenteile, vgl. Sp. aromaticae).

Species, die aus grobgepulverten, ölreichen und schleimhaltigen Drogen bestehen (vgl. Sp. emollientes), finden zur Herstellung feuchtwarmer Breiumschläge Verwendung. Vgl. Cataplasmata S. 8.

Die Species sind eine wohlfeile Form der Arzneiverordnung, besonders wenn man sich der offizinellen Mischungen bedient, deren das **D. A. B.** sieben enthält (Sp. aromaticae, diureticae, emollientes, laxantes, Lignorum, nervinae, pectorales).

Man verschreibt sie oder verordnet sie auch mündlich in Mengen von 50—100,0. In der Signatur muß die Bereitungsweise genau angegeben werden, besonders wenn es sich um eine Abkochung handelt (vgl. Rezeptbeisp. 80 und 81). Die Species werden in einem Papiersack (ad chartam) oder in einer Schachtel dispensiert. Bedarf es einer schriftlichen Anweisung zur Bereitung im Haushalt nicht, so lasse man für einen bestimmten Geldwert die Species aus der Apotheke beziehen.

Beispiele:

80. Rp. Fol. Uv. ursi 60,0
      Herb. Herniariae
      Flor. Aurantii ana 20.
M. f. spec. D. S. 1 Eßlöffel voll mit
2 Tassen kochendem Wasser aufzubrühen. Morgens und abends zu trinken.

81. Rp. Radicis Sarsaparillae 50,0
      Corticis Frangulae
      Foliorum Sennae spir. extract.
      ana 20,0
      Pericarp. Aurantii 10,0.
M. f. spec. D. S. 2 Eßlöffel voll mit $^3/_4$ l Wasser angesetzt und 20 Minuten gekocht[1]). Glasweise tagsüber zu trinken.

Spirituosa medicata. Germ., Jap. **Alcoolats.** Gall. **Alcoolati.** Ital. Arzneiliche Spirituosen. Lösungen von Arzneimitteln, die Alkohol als einen wesentlichen[2]) Bestandteil enthalten und durch Mischen, Lösen oder Destillation hergestellt werden.

Diese Gruppe ist im **D. A. B.** durch 14 Arzneimittel vertreten. Durch Destillation einer Mischung von Salpetersäure und Weingeist wird der Spiritus Aetheris nitrosi erhalten. Durch Lösen oder Mischen werden erhalten: Spiritus aethereus (Hoffmanns Tropfen), Spir. Angelicae compositus, camphoratus, Formicarum, Juniperi, Lavandulae, Melissae compositus usw.

Arzneiliche Spirituosen dienen teils als Geruchs- und Geschmackskorrigentien (z. B. Spiritus Lavandulae), teils zum inneren Gebrauche (z. B. Spir. aether.), zum größeren Teil aber als Einreibungsmittel.

Sterilisation. Sie ist nach den Regeln der bakteriologischen Technik vorzunehmen. Germ. gibt (S. XXXI—XXXIV) Richtlinien für die Keimfreimachung von Arzneien[3]), Arzneigefäßen, Verbandstoffen usw. Ähnlich Helv. und Suec. Nach den Regeln der Bakteriologie Austr. Mit Anweisungen für die Sterilisation einzelner Arzneimittel Ital. — Sterilisieren heißt, einen Gegenstand vollkommen keimfrei machen, desinfizieren, ihm die Infizierungsmöglichkeit nehmen. Steril ist ein Gegenstand, wenn er frei von allen vegetativen und Dauerformen von lebenden Mikroorganismen ist. Die Sterilisation ist je nach Art des Gegenstandes verschieden auszuführen: durch direktes Erhitzen, durch Erhitzen in heißer Luft, durch Auskochen mit Wasser, durch Behandeln mit strömendem oder gespanntem Wasserdampf oder durch keimtötende Stoffe. Die Zeitdauer des Erhitzens wird von dem Zeitpunkt an gerechnet, bei dem der Gegenstand oder die Flüssigkeit die vorgeschriebene Temperatur erreicht hat. Außer der Sterilisation werden die fraktionierte Sterilisation und die aseptische Arzneibereitung vorgeschrieben.

Gegenstände aus Glas, Porzellan und Metall, insbesondere Arzneigläser, Trichter, Schalen, Reibschalen, werden entweder durch zweistündiges Erhitzen im Lufttrockenschrank auf etwa 160°[4]), oder durch halbstündiges Erhitzen im strömenden Wasserdampf,

---

[1]) Nicht extrahierte Sennesblätter verursachen häufig Leibschmerzen.

[2]) Kommentar: der Menge, der Wirkung, der Löslicherhaltung ätherischer Öle u. dgl. nach.

[3]) Es ist zu bedenken, daß die vom Apotheker steril gelieferten Arzneien schon nach dem ersten Gebrauch nicht mehr als keimfrei bezeichnet werden können.

[4]) Die Zeitdauer des Erhitzens wird bei allen Verfahren erst von dem Zeitpunkt an gerechnet, bei dem der Gegenstand oder die Flüssigkeit die vorgeschriebene Temperatur eben angenommen hat.

oder durch viertelstündiges Erhitzen im Autoklaven bei etwa 115° sterilisiert. Auch halbstündiges Auskochen mit etwa 1 proz. Natriumcarbonatlösung kann angewendet werden; in diesem Falle ist Nachspülen mit keimfreiem Wasser erforderlich.

Kautschukgegenstände, wie Gummistopfen, werden eine halbe Stunde lang in Wasser oder in 1 proz. Natriumcarbonatlösung gekocht. Im letzteren Falle ist Abspülen mit keimfreiem Wasser erforderlich.

Verbandstoffe werden entweder eine Viertelstunde lang mit gespanntem Wasserdampfe von etwa 115° oder eine halbe Stunde lang[1]) mit strömendem Wasserdampfe behandelt. Die Verbandstoffe müssen sich dabei in einer Umhüllung befinden, die dem Dampfe das Eindringen gestattet und anderseits eine nachträgliche Verunreinigung mit Keimen verhindert.

Papierfilter werden wie Verbandstoffe sterilisiert.

Wasser und solche Lösungen, die durch Erhitzen nicht verändert werden, sind entweder eine halbe Stunde lang im schwachen Sieden zu erhalten, oder ebensolange im strömenden Wasserdampf, oder eine Viertelstunde lang im Autoklaven bei etwa 115° zu erhitzen.

Glycerin, Fette, Öle, flüssiges Paraffin werden durch zweistündiges Erhitzen auf 120° sterilisiert.

Pulverförmige Arzneimittel, wie weißer Ton, Zinkoxyd, sind bei etwa 160° 2 Stunden lang[1]) im Lufttrockenschranke zu erhitzen und in bedecktem Gefäße zum Erkalten stehen zu lassen.

Pulverförmige, Arzneimittel die beim trockenen Erhitzen verändert werden, sind mit Weingeist zu durchfeuchten und bei einer 60° nicht übersteigenden Temperatur zu trocknen.

Flüssigkeiten und Lösungen, die bei den vorgenannten Verfahren verändert werden, sind durch fraktionierte Sterilisation in einer im allgemeinen für praktische Zwecke ausreichenden Weise von Keimen zu befreien. Die fraktionierte Sterilisation wird in der Weise vorgenommen, daß man die Flüssigkeiten oder Lösungen an mindestens vier aufeinanderfolgenden Tagen je 40—60 Minuten lang einer Temperatur von 70—80° aussetzt und sie in der Zwischenzeit bei einer Temperatur von etwa 30° hält.

Flüssigkeiten und Lösungen, die bei den vorgenannten Verfahren der Sterilisation verändert werden, können nur unter Beobachtung besonderer Vorsichtsmaßregeln durch Filtration vermittels sterilisierter Filterkerzen in ausreichender Weise von Keimen befreit werden. Flüssigkeiten und Lösungen, die nach dem Verfahren der fraktionierten Sterilisation behandelt oder durch Filterkerzen filtriert wurden, können nicht unbedingt als steril bezeichnet werden.

Emulsionen, Aufschwemmungen, Anreibungen pulverförmiger Arzneimittel mit Glycerin, Fetten, Ölen, flüssigem Paraffin, sowie Lösungen, die schon beim Erwärmen auf 70—80° verändert werden, sind, sofern letztere nicht durch Filtration vermittels Filterkerzen soweit als möglich keimfrei gemacht werden, nach den Regeln der aseptischen Arzneibereitung herzustellen, wenn eine regelrechte Sterilisation in Anbetracht der einzelnen Bestandteile nicht möglich ist. In diesem Falle sind die zur Zubereitung erforderlichen Arzneimittel soweit als möglich einzeln zu sterilisieren, mit sterilisierten Geräten zu verarbeiten und in sterilisierte Gefäße einzufüllen. Soweit eine Sterilisation der Geräte nicht möglich ist, sind diese mit steriler Watte und Weingeist zu reinigen.

Arzneizubereitungen, die nach den Regeln der aseptischen Arzneibereitung hergestellt wurden, können nicht unbedingt als steril bezeichnet werden.

Nicht erhitzt werden dürfen Lösungen, die Arg. colloid., Arg. protein., Lobelin. hydrochl., Physostigm. salicyl., Physostigm. sulfur. Scopolam. hydrobrom. oder Suprarenin enthalten. Verschreibt der Arzt sterile Lösung, so hat der Apotheker die Anfertigung nach den Regeln der aseptischen Arzneibereitung vorzunehmen. Diese Lösungen sind nur bedingt keimfrei.

Die Desinfektion durch keimtötende Stoffe erfolgt vielfach: Zusatz von Phenol (Sera, Tuberkuline), Trikresol (Sera), Chloreton (Suprareninlösungen usw.).

Succi, Säfte. Der aus frischen, saftreichen Pflanzenteilen ausgepreßte Saft, der nach dem Auspressen durch Gärung oder Erhitzen geklärt wird. Derartige Säfte aus Früchten führt Gall. in größerer Anzahl auf. Die Succi der meisten übrigen Pharm., z. B. Succ. Juniperi inspissatus (Wacholdermus) und Liquiritiae (Süßholz- oder Lakritzensaft) Germ., sind nur dem Namen nach von den wässerigen Extrakten verschieden, da sie eingeengte, wässe-

---

[1]) Von dem Zeitpunkt an, bei dem im Innern des Gegenstandes die vorgeschriebene Temperatur erreicht ist.

rige Auszüge darstellen. Einige Pharm. haben für Succus noch den aus dem Arabischen stammenden Namen Roob (Austr.) oder Rob (Nederl.), z. B. Roob Juniperi, beibehalten. Über die früher viel gebrauchten Succi recenter expressi finden sich Angaben im Speziellen Teil.

Suppositoria. Germ. (zusammen mit **Globuli**), Am., Austr., Belg., Dan., Helv., Jap., Nederl., Norv., Ross., Suec. **Suppositoires.** Gall. **Suppositorii.** Ital. Suppositorien, Stuhlzäpfchen, Vaginalkugeln. Walzen-, kegel-, ei- oder kugelförmige Zubereitungen, aus einer bei Zimmertemperatur festen, bei Körpertemperatur schmelzenden Masse bestehend, zur Einführung in den Mastdarm (Rectum) oder die Scheide (Vagina) bestimmt und den wirksamen Stoff in der Grundmasse gleichmäßig verteilt enthaltend. Als Grundmasse ist, sofern nichts anderes vorgeschrieben ist, Kakaobutter zu verwenden. Sie werden durch Ausgießen der durch gelindes Erwärmen auf dem Wasserbade verflüssigten Masse oder durch Einpressen der durch Anstoßen bildsam gemachten Masse in Formen oder auch durch Ausrollen hergestellt (Supp. aus Kakaobutter werden gegossen, gepreßt oder ausgerollt, solche aus Glyceringelatine ausgegossen). Stuhlzäpfchen sind in der Regel 3—4 cm lang und 2—3 g schwer, Vaginalkugeln in der Regel 4—6 g schwer.

Als Grundmasse sind außerdem auch Gemische von Öl mit Talg und Wachs, Seife, Paraffingemische von geeignetem Schmelzpunkt und Glyceringelatinemischungen im Gebrauch; ferner das aus Kokosfett hergestellte Suppositol.

Suppositorien aus Kakaobutter verderben beim längeren Lagern; der Zusatz eines Konservierungsmittels (Nipagin = p-Oxybenzoesäure-Methylester) ist — wenn ärztlich nicht vorgeschrieben oder gutgeheißen — nicht zulässig.

Am. versteht unter Supp. alle in die verschiedenen Öffnungen des Körpers einzuführenden festen Zubereitungen (Rectalsuppositorien; Urethralsuppositorien [Bougies]; Vaginalsuppositorien).

Die Stuhlzäpfchen (Rectalsuppositorien, Suppositoria analia) haben eine konische, torpedoartige oder zylindrische, an dem einen Ende zugespitzte Form. Der Durchmesser beträgt 1—1,5 cm. Glycerinsuppositorien für Erwachsene wiegen durchschnittlich 4—6 g.

Die Vaginalkugeln (Vaginalsuppositorien, Suppositoria vaginalia, Globuli vaginales, Ovula) sind kugel- oder eiförmig.

Hohlsuppositorien sind im Handel befindliche hohle Behälter meist aus Kakaobutter in Zäpfchen-, Kugel- oder Eiform, die mit einem Deckel verschließbar sind. Das verschriebene Arzneimittel wird ohne Zusatz oder, mit Kakaobutter verrieben, eingefüllt und die Form geschlossen. Sie haben den Nachteil, daß beim Schmelzen im Körper das eingeschlossene Arzneimittel in mehr oder weniger konzentrierter Form auf die Schleimhaut wirkt. **D. A. B. V** schrieb vor, daß stark wirkende oder feste Arzneistoffe nur auf ausdrückliche Verordnung des Arztes unvermischt in Hohlsuppositorien eingefüllt werden dürfen. Nach Helv. dürfen sie außer für Flüssigkeiten nur verwendet werden, wenn der Arzt es vorschreibt.

Nach **D. A. B. VI** ist auf die gleichmäßige Verteilung des wirksamen Stoffs in der Grundmasse besonders zu achten. Hiernach dürfen Hohlsuppositorien — sofern nicht vom Arzt ausdrücklich vorgeschrieben — nicht mehr verwendet werden.

Mit den Arzneimitteln in Suppositorienform werden vorwiegend örtliche, auch abführende (Glycerin-Seifen-Suppositorien), im übrigen aber auch resorptive Wirkungen (Extr. Belladonnae, Chloralhydrat, Digitalis usw.) angestrebt.

Die Verordnung von Stuhlzäpfchen oder Vaginalkugeln erfolgt am einfachsten in der Weise, daß man die Zusammensetzung des einzelnen Suppositoriums aufschreibt und angibt, welche Anzahl der Apotheker anfertigen soll. Man beginnt mit dem Arzneimittel und bemißt die Menge des Konstituens nach den oben angeführten Gewichtsgrenzen. Die Abgabe erfolgt in Kruken oder Suppositorienschachteln aus Pappe.

Das Gewicht fester Arzneimittel sollte 20% des Suppositoriengewichts nicht überschreiten. Arzneimittel, die sich im Ol. Cacao lösen (z. B. fette und ätherische Öle, Kreosot, Chloralhydrat), setzen dessen Schmelzpunkt herab, so daß ein Zusatz von Wachs erforderlich wird. Stark reizende Mittel sind für diese Verordnungsform ungeeignet, da sie nicht zurückgehalten werden. Auch Bromide, Jodide und Salicylate werden nicht in Suppositorienform verordnet.

Zweckmäßig ist es, dem Patienten Anweisungen für das Einlegen zu geben. Suppsitorien sollen in der Haushaltung kühl aufbewahrt werden.

Beispiele:

82. Rp. Extracti Opii
    Extracti Belladonnae ana 0,03
    Olei Cacao 2,0.
M. f. suppositorium. Dent. tal. dos. Nr. VI.
S. 2mal tägl. 1 Zäpfchen einzuführen.
                    (F. M. B.)

83. Rp. Ammonii sulfoichthyol. 0,1
    Anaesthesini 0,05
    Ol. Cacao 2,0.
M. f. suppositorium. D. tal. dos. Nr. XII.
S. 2 Stück tägl. einzulegen.

84. Rp. Ammonii sulfoichth. 0,5
    Gelatinae glycerin. 2,5
M. f. suppositorium. D. tal. dos. Nr. X.
S. 2 Stück tägl. einzulegen.

85. Rp. Chlorali hydrati 1,0
    Olei Cacao 3,0
    Ung. cerei q. s.
M. fiat suppositorium. D. tal. dos. Nr. III.
S. Abends 1 Stück einzulegen.

86. Rp. Zinci sulfurici 0,1
    Olei Cacao 4,0
M. f. globulus vaginalis. D. tal. dos. Nr. X.
S. 2 Stück tägl. einzulegen.

87. Rp. Protargol 0,2
    Ol. Cacao 4,0
M. f. glob. vag. D. tal. dos. Nr. XII.
S. 2mal tägl. 1 Stück einzulegen.

Tabulettae Germ., Dan., Ross., Succ. **Tabellae**. Belg. **Tabulae compressae.** Nederl. **Tablettes**. Gall. **Pastiglie.** Ital. **Tabletten**. Arzneizubereitungen, zu deren Herstellung die gepulverten wirksamen[1] Stoffe nötigenfalls mit Füll-, Binde-, Auflockerungs- oder Gleitmitteln, wie Milchzucker, Stärke, Talk in kleinen Mengen oder ätherisch-weingeistige Kakaobutterlösung gemischt werden. Die wirksamen[1] Stoffe oder deren Mischungen werden dann, nötigenfalls nach vorausgegangener Granulierung, zu meist kreisrunden, biplanen oder bikonvexen Täfelchen oder Zylindern gepreßt und erforderlichenfalls mit Zucker, Schokolade, weißem Leime, Hornstoff oder anderen Stoffen überzogen.

Diese durch genaue Dosierbarkeit, Haltbarkeit und kompendiöse Form ausgezeichnete Zubereitung hat ihre Popularität insbesondere durch die Spezialpräparate der pharmazeutisch-chemischen Großindustrie erlangt, die ihre neuen Produkte dosiert und verpackt als Tabletten in den Handel brachte. Von den Pastillen (s. S. 25) unterscheiden sie sich dadurch, daß sie ohne Zusätze oder mit technisch notwendigen Füll- usw. Mitteln unter Anwendung von starkem Druck hergestellt werden.

Die pharmazeutische Industrie hat sich eine ganze Reihe von Bezeichnungen für Tabletten (einschl. Dragées) schützen lassen: Compretten (M. B. K.), Rilets, Gelonida, Tabloids usw.

Unter der bisweilen für die Tablettendarstellung notwendigen „Granulierung" versteht man die Überführung der pulverförmigen Arzneimittel vorher in die Form gekörnter Massen. Als Auflockerungsmittel werden Stärkemassen, Laminariapulver (zu empfehlen!), manchmal auch Natriumbicarbonat verwendet.

Im Weltkrieg haben sich die Tabletten außerordentlich bewährt.

Die üblichen Packungen der Arzneimittel in Tabletten sind Röhrchen zu 10 und 20 Stück. Neuerdings sind auch „Sparpackungen" (4, 6 Stück) im Verkehr. Die sogenannten Anstalts-, Klinik- oder Spitalpackungen (100, 250 usw. Stück) sind lediglich für den Anstaltsbetrieb bestimmt; für die Verschreibung des Arztes für einen einzelnen Kranken sind sie nicht gedacht.

Nach § 13 der preußischen Apothekenbetriebsordnung ist zwar das Vorrätighalten von Tabletten (zusammengepreßter Arzneizubereitungen), die Stoffe der Tabellen B und C des **D. A. B.** (vgl. Teil III) enthalten, mit wenigen Ausnahmen verboten; es bestehen aber keine Einwendungen gegen den Bezug dieser Zubereitung in abgabefertiger Packung aus dem Handel und ihre Abgabe in derselben Packung.

Die D. A. T. führt mit Preisen (meist für 1 und 10 Stück) an Tabletten auf:

Tabulettae
Acidi acetylosalicylici 0,5; 1,0
— diaethylbarbiturici 0,5
Chinini hydrochlorici und sulfurici 0,1; 0,25; 0,3; 0,5
Coffeini 0,05; 0,1

Dimethylamino-phenyldimethylpyrazoloni 0,1; 0.3
Hexamethylentetramini 0,5; 1,0
Kalii bromati 0,5; 1,0
— chlorici 0,25; 0,3
— sulfoguajacolici 0,5

[1] D. h. die Arzneistoffe.

Natrii bicarbonici 0,25; 0,5; 1,0
— bromati 0,5; 1,0
— diaethylbarbiturici 0,5
— salicylici 0,5; 1,0
Nitroglycerini 0,0005; 0,001
Phenacetini 0,5
Phenyldimethylpyrazoloni 0,5; 1,0
— cum Coffeino citrico 0,5; 1,0

Phenyldimethylpyrazoloni salicylici 0,5; 1,0
Phenyli salicylici 0,5; 1,0
Rhizomatis Rhei 0,25; 0,5; 1,0
Saloli 0,5; 1,0
solventes 1,0
Theobromino-natrii saicilicyl 0,5.

Tabletten sollen entweder zum inneren Gebrauch dienen, also die Einzelpulver oder Pillen, unter Umständen auch flüssige Formen ersetzen, oder sie werden zur raschen Herstellung von Lösungen zum äußeren Gebrauch· verwendet; z. B. zur Herstellung von Lösungen, die zu Einspritzungen unter die Haut bestimmt sind, werden stark wirkende Arzneimittel in Form der Tablettae hypodermicae (Subcutan-Compretten) benutzt (s. S. 10). (Tabl. ophthalmicae, Augen-Compretten, zum Einlegen in den Bindehautsack.)

Von Wichtigkeit ist die Zerfallbarkeit der Tabletten. Das D. A. B. V schrieb vor, daß Pastillen (einschl. Tabletten) in Wasser von 37° bei zeitweiligem, gelinden Umschwenken innerhalb einer halben Stunde völlig zerfallen müssen. Das **D. A. B. VI** hat diese allgemeine Forderung wegen der Verschiedenartigkeit der Tabletten nicht wieder aufgenommen; die meisten im Großbetrieb und von den Apotheken mit den Tablettenpressen hergestellten Tabletten zerfallen in lauwarmem Wasser innerhalb weniger Sekunden. Der Kommentar schreibt: „Eine Tablette, die in Wasser von 37° innerhalb von 10 Minuten nicht zerfallen (oder gelöst) ist, sollte jedenfalls keine Verwendung finden." Nederl.: Mit Ausnahme der Tabletten, die lange im Mund verbleiben oder die Extrakte enthalten, müssen Tabletten in 0,04 Normal-Salzsäure von 37° innerhalb 5 Minuten zerfallen sein. Succ.: Tabletten, die aus einer Höhe von 1—2 m herabfallen, müssen in Stücke zerfallen, Tabletten, die mit Binde- oder Quellmitteln bereitet sind, müssen in Wasser in 2—3 Minuten auseinanderfallen. Die Zusätze zu Compretten werden hinsichtlich der Art des Präparates, seiner chemisch-physikalischen Eigenschaften und seiner Wirkungsweise besonders ausgewählt und zusammengesetzt. Der Zerfall in wenigen Sekunden ist nur bei solchen möglich, die aus unlöslichen oder schwer löslichen Arzneistoffen bestehen. Compr. aus leicht löslichen Salzen müssen in Wasser gelöst eingenommen werden. Compr. aus Extrakten besitzen eine gewisse Ähnlichkeit mit Pillen. Die Zuckerdecke der überzuckerten Compr. löst sich in 4—6 Minuten, der Kern zerfällt in wenigen Minuten oder bei extraktartiger Zusammensetzung in 15—20 Minuten. Compr., die man im Munde langsam zergehen lassen soll, sind solche mit Acid. benzoic., Menthol usw.

Tabletten sollen im allgemeinen gelöst oder in Pulver zerfallen eingenommen werden. Bei schwerlöslichen Arzneimitteln, namentlich bei Schlafmitteln wie Veronal. Sulfonal, Trional, ferner Salol ist es empfehlenswert, sie durch Zerdrücken und Umrühren in einer größeren Menge warmer Flüssigkeit zu verteilen. Tabletten von anderen Arzneimitteln, die reizend oder ätzend auf die Magenschleimhaut wirken, z. B. Chloralhydrat, müssen vor dem Einnehmen in viel Wasser oder Haferschleim gelöst werden. Dragées werden unzerkleinert geschluckt, oder man läßt sie im Munde zergehen; ersteres ist nur dann empfehlenswert, wenn ihr Kern wirklich leicht zerfällt.

Mit der Zeit nimmt die Zerfallsgeschwindigkeit der Tabletten vielfach wesentlich ab.

In einzelnen Krankenanstalten werden Tabletten nicht verabreicht, sondern dafür die Arzneimittel in abgeteilten Pulvern.

Für die Individualverordnung von Arzneimitteln kommt die Tablettenform im allgemeinen nicht in Frage; die Verordnung würde nach Beispiel 89 zu lauten haben.

Beispiele:

88. Rp. Tabul. Acidi acetylosalicyl. (1,0)
  Nr. XX.
S. 3mal tägl. 1 Stück zu nehmen.

89. Rp. Coffeini 0,1
  Codein. phosphor. 0,01
  Acid. acetylosalicyl.
  Phenacetini ana 0,5.
M. f. tabuletta. D. tal. dos. Nr. XX ad scatulam. S. Nach Bedarf eine vorher zerkleinerte Tablette zu nehmen.

Tincturae. Germ., Am., Austr., Belg., Dan., Helv., Jap., Nederl., Norv., Ross., Succ. **Teintures (alcooliques).** Gall. **Tinture.** Ital. Tinkturen. Aus pflanzlichen oder tierischen Stoffen mit Hilfe von Alk., verd. Alk. oder Alk. und Wa., Ätheralkohol, Wein, Aceton oder Wa.

hergestellte dünnflüssige, gefärbte Auszüge[1]). Auch alkoholische Lösungen solcher oder anderer Arzneistoffe können als Tinkturen bezeichnet werden. Mit Hilfe von Alkohol sind hergestellt Aloe-, Benzoe-, Spanischpfeffer-, Koloquinthen-, Myrrhentinktur, mit Hilfe von verd. Alkohol Wermut-, zusammengesetzte Aloe-, Bittere-, Arnika-, Aromatische-, Pomeranzen-, Kalmus-, Katechu-, China-, zusammengesetzte China-, Zimt-, Zeitlosen-, Galläpfel-, Enzian-, Brechwurzel-, Lobelien-, benzoesäurehaltige Opium-, Bibernell-, Ratanhia-, Meerzwiebel-, Strophanthus-, Brechnuß-, Tormentill-, Baldrian-, Nieswurz-, Ingwertinktur, von verdünntem Weingeist und Wasser (ana) safranhaltige sowie einfache Opiumtinktur, von Wasser und wenig Alkohol, wässerige Rhabarbertinktur, von absolutem Alkohol Fingerhuttinktur, von Ätherweingeist ätherische Baldriantinktur, von Aceton Spanischfliegentinktur, von Zimtwasser apfelsaure Eisentinktur, von Wein weinige Rhabarbertinktur. Lösungen mit Alkohol sind z. B. Jodtinktur, mit Äther und Alkohol z. B. ätherische Chloreisentinktur. Mit essigsäurehaltigen Flüssigkeiten hergestellte Tinkturen werden als Essige bezeichnet (s. Aceta S. 3). Tinkturen werden, wenn etwas anderes nicht vorgeschrieben ist, in der Weise bereitet, daß die Arzneistoffe mit der zum Ausziehen vorgeschriebenen Flüssigkeit übergossen und in gut verschlossenen Flaschen an einem vor unmittelbarem Sonnenlichte geschützten Orte bei Zimmertemperatur unter wiederholtem Umschütteln etwa 10 Tage lang stehengelassen werden. Alsdann wird die Flüssigkeit durchgeseiht, der Rückstand erforderlichenfalls ausgepreßt und die Gesamtflüssigkeit nach dem Absetzen filtriert, wobei eine Verdunstung der Flüssigkeit möglichst zu vermeiden ist (Maceration). Da der Gehalt der pflanzlichen Stoffe an Extraktivstoffen je nach dem Standort der Pflanze, dem Klima usw. großen Schwankungen unterliegt, lassen sich Kennzahlen für den Extrakt- oder Aschegehalt kaum angeben. Einen gewissen Anhalt über die vorschriftsmäßige Bereitungsweise der Tinkturen gibt die Bestimmung der Alkoholzahl. Die Alkoholzahl ist die Anzahl Kubikzentimeter, die nach der in Ziffer 33 der „Allgemeinen Bestimmungen" des **D. A. B.** gegebenen Vorschrift aus einer bestimmten Menge Tinktur durch Destillation und Entfernung des Wassers gewonnen wird. Durch Multiplikation mit 7,43 erhält man bei den mit absolutem Alkohol, Alkohol oder Alkohol und Wasser (auch verdünntem Alkohol) bereiteten Tinkturen den Alkoholgehalt der Tinktur in Gewichtsprozenten (bei Tinct. Aloes $9,5 \times 7,43 =$ mindestens 70%, bei Tinct. Chinae $7,3 \times 7,43 =$ mindestens 54%).

Tinkturen müssen frei[2]) sein von Methylalkohol (Methanol) und Aceton (Verwendung von denaturiertem Spiritus), sind in gut verschlossenen Flaschen aufzubewahren und klar abzugeben.

Das Verhältnis zwischen Droge und Lösungsmittel beträgt bei stärker wirkenden Arzneistoffen im allgemeinen $1+10$, bei schwächer wirkenden Substanzen $1+5$.

Im allgemeinen können Tinkturen durch Maceration, Digestion (d. h. eine Maceration bei etwa 30—40° von meist kürzerer Dauer als 10 Tagen) oder Perkolation hergestellt werden. Bei der Maceration geht die Lösung der löslichen Stoffe nur bis zu einem Gleichgewichtszustand und wird auch durch Verlängerung der Einwirkungszeit nicht erhöht. Durch die Perkolation werden die Drogen im allgemeinen gründlicher ausgezogen.

Die ausländischen Pharm. (mit Ausnahme der Jap.) lassen die Tinkturen außer nach dem oben beschriebenen Macerationsverfahren auch durch Perkolation darstellen. Letztere Methode wird namentlich angewendet bei den aus stark wirkenden Drogen bereiteten Tinkturen, für die **P. I.** die Perkolation verlangt. Doch lassen **Am., Brit.** und **Helv.** noch eine Anzahl weiterer Tinkturen perkolieren. Die Darstellung erfolgt meistens so, daß die abgewogene Menge zerkleinerter Droge mit dem Lösungsmittel gleichmäßig befeuchtet in den Perkolator (Verdrängungsapparat) gebracht und so lange perkoliert wird, bis die vorgeschriebene Menge Perkolat abgelaufen ist.

Im Internationalen Vorschlag (Brüssel 1925) ist die Forderung der Tinkturherstellung auf dem Wege der Perkolation fallen gelassen worden. Bei allen Tinkturen, für die ein Gehalt an wirksamen Bestandteilen vorgeschrieben ist, erscheint das Herstellungsverfahren von untergeordneter Bedeutung, da diese Tinkturen auf einen bestimmten Wirkungswert eingestellt sind.

Für die stark wirkenden Tinkturen schreiben **D. A. B.** und die anderen Pharm. meistens eine Wertbestimmung vor. Bei einigen, z. B. T. Ipecacuanhae, wird ein Mindestgehalt

---

[1]) Dickflüssige oder konzentriertere Auszüge oder Extraktlösungen bezeichnet man als Elixiere, Fluidextrakte usw. (s. S. 15). Bei Tinkturen kommt nie ein Einengen (wie bei den Extrakten) in Anwendung.

[2]) Auch frei von Isopropylalkohol, da nur Weingeist (Äthylalkohol), nicht aber auch Isopropylalkohol im D. A. B. als zulässiger Alkohol zur Tinkturenbereitung genannt ist.

an Alkaloiden gefordert, während Tinctura Opii crocata und simplex sowie T. Strychni und Strophanthi auf einen bestimmten Alkaloid- (bzw. Glykosid-) Gehalt eingestellt werden.

Aus frischen Pflanzen lassen Am., Brit. und Gall. Tinkturen bereiten (s. S. 3, Alcoholaturae).

Tincturae gingivales. Siehe Solutiones et mixturae S. 38.

Triturationes. Germ., Am. Verreibungen. Feinste durch anhaltendes Reiben eines Arzneimittels mit Milchzucker (Am. 1 T. Arzneimittel und 9 T. Milchzucker) hergestellte Pulver, die auch mit Hilfe der Lupe einzelne Teilchen des verriebenen Arzneimittels nicht mehr erkennen lassen.

Verreibungen können bei schwerlöslichen, in Pulverform verordneten Arzneimitteln, wie Kalomel, angezeigt sein, wenn deren Dosis für eine bequeme Handhabung und genaue Dosierung zu klein wäre.

Der allgemeine Artikel Triturationes des D. A. B.[1]) bezieht sich lediglich auf die bei der homöopathischen Verordnungsweise üblichen Verreibungen (Kommentar). — Die Preußische Apothekenbetriebsordnung läßt für die Rezeptur eine Verreibung von Morphinsalz (1) mit Zucker (9) zu.

Trochisci s. Pastilli S. 25.

Unguenta. Germ., Austr., Belg., Dan., Helv., Jap., Nederl., Norv., Ross., Succ. **Pommades.** Gall. **Unguenti.** Ital. Ointments Salben. Arzneimittel zum äußeren Gebrauche, deren Grundmasse in der Regel aus Fett, Öl, Wollfett, Vaselin, Ceresin, Glycerin, Wachs, Harz, Pflastern[2]) und ähnlichen Stoffen oder aus deren Mischungen besteht. Bei Zimmertemperatur von meist butterähnlicher Konsistenz und, mit Ausnahme der Glycerinsalbe, beim Erwärmen schmelzend. Wenn bei der Bereitung einer Salbe Schmelzen erforderlich ist, so werden zunächst die schwerer schmelzbaren Stoffe verflüssigt[3]) und dann die leichter schmelzbaren hinzugesetzt, wobei jede unnötige Steigerung der Temperatur zu vermeiden ist. Die geschmolzene Masse wird bis zum Erkalten gerührt. Gleichzeitig wird die Beimengung anderer, nicht zu schmelzender Stoffe vorgenommen. Wenn nichts anderes vorgeschrieben ist, ist als Salbengrundmasse Ung. molle (weiche Salbe) zu verwenden. Unlösliche oder schwerlösliche Stoffe werden, wenn nichts anderes vorgeschrieben ist, als feinstes Pulver mit wenig Salbengrundmasse, die nötigenfalls etwas erwärmt wird, angerieben. Nachdem eine völlig gleichmäßige Verteilung erzielt ist, wird der Rest der Salbengrundmasse hinzugemischt. In Wasser leichtlösliche Salze sowie Extrakte sind in wenig Wasser zu lösen oder damit anzureiben und mit der gesamten Grundmasse zu mischen. Salben müssen von gleichmäßiger Beschaffenheit sein und dürfen nicht ranzig sein.

Für die Ausrüstung der Schiffsapotheken sowie zum Gebrauch in tropischen Ländern dürfen in den Salben das Schweineschmalz, das Öl und das Vaselin bis zu einem Drittel ihres Gewichts durch gelbes Wachs, weißes Wachs oder Ceresin ersetzt werden.

Eine allen Anforderungen (Geschmeidigkeit, Indifferenz, Unveränderlichkeit, Wasseraufnahmefähigkeit und Haltbarkeit) gerecht werdende Salbengrundlage gibt es nicht.

Nach der Art der Salbengrundmasse werden unterschieden:

1. Fettsalben. Hierzu dient als Vehikel ohne weiteren Zusatz das Schweineschmalz (Adeps suillus) oder das Benzoeschmalz (Adeps benzoatus) mit dem Schmelzpunkt 36—42°. Dieses Fett, das früher das beliebteste Salbenkonstituens war, unterliegt, namentlich im Sommer, leicht dem Ranzigwerden, was auch durch den Benzoezusatz nicht verhindert werden kann. Es ist deshalb zum Teil durch andere Konstituentien verdrängt worden, hat sich aber wegen seines guten Durchdringungsvermögens noch in zahlreichen Salbenvorschriften erhalten. Von sonstigen Fetten (Wachs bei 62—66,5°, Hammeltalg bei 45—50°, Walrat bei 45—54° schmelzend) genügt keines für sich allein den Anforderungen hinsichtlich des Schmelzpunktes und der Geschmeidigkeit. Sie erlangen durch Mischen mit fetten Ölen (Mandelöl, Erdnußöl, Sesamöl) die richtige Konsistenz.

---

[1]) Die Kaiserl. Verordnung vom 22. Oktober 1901 spricht im Gegensatz dazu von „Verreibungen jeder Art (triturationes)".

[2]) Neuerdings auch wieder Seifen.

[3]) Nicht in kupfernen Gefäßen; am besten in emaillierten Eisenschalen.

Solche aus festen und flüssigen Fetten zusammengesetzte Salbengrundlagen sind z. B. die offizinellen Unguentum cereum und Unguentum leniens. Über die härteren, mit Wachs, Ceresin usw. bereiteten Wachssalben, zu denen u. a. die bekannte Lippenpomade (Ceratum labiale) gehört, s. unter Cerata (S. 9).

Außer den genannten Fettsubstanzen kommt als wichtige Salbengrundlage noch das Wollfett in Betracht, das sich, abgesehen von seiner chemischen Zusammensetzung, durch zwei Eigenschaften von den gewöhnlichen Fetten unterscheidet. Es ist imstande, große Mengen von Wasser, das Doppelte seines Gewichtes, aufzunehmen, ohne seine gleichmäßige Beschaffenheit zu verlieren. Sodann hat es eine sehr geringe Neigung zum Ranzigwerden. Wegen seiner etwas zähen Beschaffenheit ist das wasserhaltige Wollfett zur direkten Verwendung als Salbenkörper weniger geeignet. Durch einen Zusatz von Öl oder flüssigem Paraffin (Lanolinum **D. A. B.**) erlangt es größere Geschmeidigkeit. Für die Aufnahme kleiner Mengen Wasser ist auch Ung. molle geeignet.

Besonders reichlich Wasser nimmt die Salbengrundlage Eucerinum (siehe S. 370) auf.

2. Mineralfettsalben. Sie bestehen aus einem Gemenge von flüssigen, weichen und festen Kohlenwasserstoffen der aliphatischen Reihe und zeichnen sich durch ihre Haltbarkeit aus. Als Salbengrundlagen dieser Gruppe sind zu nennen: Gelbes und weißes (gebleichtes) Vaselin, deren Schmelzpunkt bei 35—45° liegt, ferner das als Unguentum Paraffini (D. A. B. V) bezeichnete Gemisch von Ceresin, flüssigem Paraffin und wenig Lanolin. Das Wasseraufnahmevermögen dieser Grundlagen ist sehr gering, so daß man ihnen nur geringe Mengen von wasserlöslichen Salzen einverleiben kann. Durch Zusatz von Lanolin kann man diesen Mangel beseitigen. Eine solche aus Wollfett und gelbem Vaselin gemischte Salbengrundlage liegt in dem Unguentum molle **D. A. B.** vor.

3. Glycerinsalben haben als Grundlage Unguentum Glycerini **D. A. B.**, eine Salbe aus Weizenstärke, Wasser, Glycerin und Traganth. Die Zersetzung durch ein Konservierungsmittel (etwa 0,1% Nipagin, Kommentar) hintanzuhalten, ist ohne Verordnung oder Zustimmung des verordnenden Arztes unzulässig.

4. Pflastersalben sind im **D. A. B.** durch Unguentum diachylon vertreten, eine durch Zusammenschmelzen von weißem Vaselin (3 T.) und Bleipflaster (2 T.) bereitete Salbe.

Außer diesen altbewährten Salbenkonstituentien gibt es noch eine Anzahl neuerer Präparate, von denen einige im speziellen Teil Erwähnung finden.

Die Salben dienen zur Hautbedeckung und Kühlung oder zum Einreiben in die Haut und zur Durchdringung der Haut mit dem betreffenden Arzneimittel. Man kann den Salben flüssige (z. B. ätherische Öle, Chloroform), halbflüssige (Extrakte, Balsame) und feste Arzneimittel einverleiben. Der Zusatz erfolgt in der Regel zu 5—10% der Salbe, welche Mengen von allen Arzneimitteln angewandt werden können, ohne die Konsistenz erheblich zu verändern. Manche (wie z. B. Ichthyol) können in wesentlich größerer Menge zugesetzt werden. Bei 40% festen Arzneimitteln und mehr ändert sich die Konsistenz (Pasten).

Zur Hautabdeckung im allgemeinen Vaselin und die anderen mineralischen Fette (nicht aber gegen Ekzeme und auf behaarten Hautstellen, da sie sich mit Seifenwasser schwer abwaschen lassen).

Als Vehikel für Arzneistoffe, die in die Haut eindringen sollen, Adeps suillus und Adeps benzoatus.

Da in warmen Ländern die in unserem Klima gebräuchlichen Salben leicht flüssig werden und sich entmischen, so schreiben manche Pharm. für diese Verhältnisse besondere Salbengrundlagen mit höherem Schmelzpunkt vor; s. auch **D. A. B.**

Nach den arzneilichen Bestandteilen kann man unterscheiden:

1. Salben mit gepulverten festen Arzneimitteln (Ungt. Acidi borici, Hydrargyri album, Zinci usw.).

2. Salben mit wasserhaltigen oder alkoholischen Flüssigkeiten (Ungt. Liqu. Alum. acet., Ungt. Plumbi, Ungt. Arg. coll. usw.).

3. Salben mit ätherischen Ölen, Chloroform, Extrakten usw. (Ungt. Rosmarini comp., Ungt. Veratrini).

4. Salben aus Mischungen von Fetten, Pflastern, Harz usw. (Ungt. basilicum, cereum, diachylon, molle).

Ihrer therapeutischen Bestimmung nach dienen die Salben meistens örtlichen Zwecken als schützende und deckende, kühlende, adstringierende, antiseptische oder reizende Mittel (Beispiele 59 ff). Quecksilberpräcipitatsalbe[1]) wird zur Beseitigung der Sommersprossen verwendet. Allgemeine Wirkungen werden selten beabsichtigt und können angesichts der beschränkten Aufnahmefähigkeit der Haut bei nur wenigen Arzneistoffen (Quecksilber, Salicylsäure, Jod, Guajacol) erzielt werden (s. dort). Wo sie angezeigt sind, kann ihr Eintritt durch energisches Einreiben an dünnen, möglichst haarlosen und gut mit Lymphgefäßen versehenen Stellen, durch vorheriges Schwitzen oder vorherige Reinigung der Haut mit Seife und heißem Wasser gefördert werden. Unbeschadet des therapeutischen Effekts kann der Überschuß der Salbe, speziell der leicht schmutzenden grauen Quecksilbersalbe, nach dem Einreiben durch Lösungsmittel entfernt werden. Um Reizwirkungen zu vermeiden, ist es empfehlenswert, den Ort der Einreibung regelmäßig wechseln zu lassen: z. B. 1. Tag innere Seite des linken Armes, 2. Tag linke Weiche und Leistengegend, 3. Tag innere Seite des linken Oberschenkels und an den drei folgenden Tagen die betreffenden Stellen der rechten Körperseite.

Für die Wahl der geeigneten Salbengrundlage sind begründete Anhaltspunkte nicht vorhanden. Im allgemeinen wird empfohlen für Salben, deren wirksamer Bestandteil von der Haut resorbiert werden soll, Fettsalben zu wählen, dagegen bei Decksalben und bei Anwendung örtlich wirkender Arzneistoffe Mineralfett- oder Glycerinsalben anzuwenden. Resorption der Fettsalben kann auf dem Wege über die Talgdrüsen erfolgen und wird durch Einreiben befördert. Daß aber in dieser allgemeinen Fassung die Vorschrift nicht gilt, geht daraus hervor, daß z. B. aus Vaselin-Jodkaliumsalben mehr Jod resorbiert wird als aus gleichstarken Lanolin-Jodkaliumsalben.

Zur Geruchsverbesserung läßt man den Salben ätherische Öle (Ol. Bergamottae. Ol. Neroli [2 Tr.], Ol. Lavandulae [1 Tr.], Ol. Rosae [$^1/_2$ Tr.] auf je 10 g Salbe) oder Cumarin. Vanillin, Perubalsam zusetzen.

Bei der schriftlichen Verordnung von Salben kann man sich in vielen Fällen mit den vorrätigen offizinellen Salben begnügen. Die Menge, in der die Salben zu verordnen sind, ist verschieden nach der Größe der Applikationsfläche. Sie kann je nach der Größe der Applikationsstelle und der Häufigkeit der Anwendung zwischen 5,0 und 200,0 schwanken. Im allgemeinen läßt sich sagen: für das Auge 5—15 g, für Hand 20 bis 30 g, Arm 50 g, Bein 80—100 g, Kopf 40—50 g, Gesicht 20—30 g und für den ganzen Körper 150—200 g. Wenn die Salbe mit einem Gazeverband bedeckt werden soll, ist die doppelte Menge zu verschreiben. Fettsalben, ausgenommen Wollfettsalben, sind im Sommer wegen der Gefahr der Zersetzung nicht in größerem Vorrat zu verordnen.

Die Abmessung der Einzelgabe wird meistens durch mündliche oder schriftliche Anweisung dem Kranken überlassen, wobei man sich mit Ausdrücken wie: stecknadelkopf-, erbsen-, bohnen-, haselnußgroß einzureiben oder auf Leinwand oder Mull aufzustreichen behilft. In abgeteilten Dosen wird nur die graue Quecksilbersalbe verordnet. Die für die einzelne Einreibung bestimmte Menge wird in Wachspapier oder in Gelatinekapseln eingehüllt abgegeben. Auch die Stärke der aufzutragenden Schicht und der Grad der Einreibung in die Haut sind im Bedarfsfalle anzugeben. Um die Salbe zu fixieren, sind mündliche Anweisungen empfehlenswert: Bedecken mit einem undurchlässigen Material, um Beschmutzen der Wäsche und vorzeitiges Abreiben zu vermeiden. Auf dem Kopf wird der Salbenverband zweckmäßig durch eine Gummibadekappe, am Scrotum durch ein Suspensorium, auf den Händen durch Baumwoll- oder Gummihandschuhe, an den Füßen durch Strümpfe fixiert. — Salbenrückstände können durch Coldcreme, Öl oder Gasoline. Benzin entfernt werden. Bei akuten Dermatosen sind Wasser und Seife zu vermeiden.

Die Abgabe der nicht in Einzeldosen verschriebenen Salben erfolgt in Ton- oder Porzellankruken, die mit Wachspapier oder einem Deckel aus Pappe, Holz, Celluloid usw. verschlossen sind. Salben, die auf Augenlider appliziert werden sollen oder für Rectum oder Vagina bestimmt sind, kann man für wohlhabende Kranke auch in Tuben verordnen. Ein besonderer Vermerk auf dem Rezept bezüglich des Abgabegefäßes ist nur dann erforderlich, wenn man die weniger kostspielige Verwahrung in einer Ton- oder Steingutkruke wünscht (Detur ad ollam griseam).

Fertig abgeteilte Dosen von grauer Quecksilbersalbe in „Globuli" oder Leimkapseln sind in verschiedener Größe zu billigen Preisen im Handel.

Als Salbenmulle (Unguenta extensa, Steatina) bezeichnet man pflasterähnliche, auf Mull ausgestrichene Präparate, die als Grundlage Benzoeschmalz oder Talg enthalten und eine etwas festere Konsistenz als die gewöhnlichen Salben besitzen.

Die zur Behandlung umschriebener Dermatosen empfohlenen Salbenstifte (Styli unguentes) sind mit Arzneistoffen imprägnierte Fettstifte von Ceratkonsistenz.

---

[1]) Als Heilmittel darf sie in Apotheken verkauft werden; als Kosmetikum ist ihre Herstellung überhaupt verboten, da kosmetische Mittel Quecksilber nicht enthalten dürfen.

Beispiele:

90. Rp. Liqu. Alum. acet. 20,0
        Adipis Lan. anhydr. 40,0
        Vaselini 40,0.
M. f. unguentum. D. S. Äußerlich. (Bei
Gesichtsekzem.)

92. Rp. Ammonii sulfoichthyolici 10,0
        Lanolini 40,0.
M. f. unguentum. D. S. Äußerlich. 3mal
tägl. bohnengroß einzureiben.

94. Rp. Thymoli 1,0
        Unguenti lenientis ad 30,0.
M. f. unguentum. D. S. Äußerlich. (Kühlende, Juckreiz lindernde Salbe.)

91. Rp. Chrysarobini 25,0
        Unguenti cerei 75,0.
M. f. unguentum. D. S. Äußerlich nach
Vorschrift.

93. Rp. Veratrini 0,25
        Chloroform. 1,0
        Vasel. flav. ad 25,0.
M. f. unguentum. D. S. Äußerlich. (Vorsicht: Augen!)

95. Rp. Cupri sulfurici 0,15
        Unguenti Glycerini 5,0.
M. f. unguentum. D. S. Stecknadelkopf-
groß mit einem Glasstäbchen im Bindehautsack zu verteilen.

Vasolimenta. Können zu den Linimenten (S. 21) gerechnet werden.

Vina medicata. Germ., Dan., Norv., Suec. **Vina.** Belg., Nederl., Jap. **Vins médicinaux.**
Gall. Medizinische Weine. Mit Ausnahme von Campherwein klar abzugebende Arzneizubereitungen, die durch Lösen oder Mischen[1]) von Arzneimitteln mit Wein hergestellt
werden. Xereswein oder andere Dessertweine sind, wenn nötig, durch gutes Durchschütteln mit 10 ccm einer 10proz. Lösung von weißem Leim auf 1000 ccm Wein vom Gerbstoff-
gehalt zu befreien und nach mehrtägigem Stehen zu filtrieren (zur Vermeidung der Nach-
trübung). Man verwendet dazu meistens die alkoholreicheren Südweine (Sherry, Marsala),
seltener Weiß- oder Rotweine. Andere Pharm. lassen daneben auch Ausziehen (Maceration) zu. Infolge des Brüsseler Übereinkommens (P. J.), nach welchem aus stark wirkenden Drogen keine medizinischen Weine bereitet werden sollen, hat sich die Anzahl
dieser Präparate in den Pharm. verringert. In dem Internationalen Vorschlag (1925) wird
die Forderung, ein stark wirkendes Arzneimittel nicht in die Form eines Arzneiweins zu
bringen, aufrechterhalten.
   D. A. B. VI führt an Vinum Chinae und Condurango, die beide aus den betreffenden
Fluidextrakten hergestellt werden, Vinum Pepsini, außerdem den äußerlich anzuwendenden
Campherwein. Vinum stibiatum ist nicht mehr offizinell. Durch Maceration von Drogen
hergestellte medizinische Weine sind z. B. das Vinum diureticum (s. unter Scilla S. 645).
   Arzneiliche Weine sind vielfach Diaetetica bzw. Stomachica. In den durch Maceration
bereiteten medizinischen Weinen ist der Wein zu gleicher Zeit Extraktionsflüssigkeit und
Geschmackskorrigens.

Ysate. Dialysate (Bürger) aus frischen Arzneipflanzen oder Pflanzenteilen. Digitalysatum,
Valeriana-Digitalysatum, Recvalysatum, Drosithym, Polygalysatum, Diuretysatum, Uvalysatum, Viscatum, Styptysatum, Secalysatum, Salvysatum.

---

[1]) Da die medizinischen Weine des D. A. B. VI. nicht mehr durch Ausziehen von Drogen
hergestellt werden, sind es gewissermaßen Solutionen.

II.

Spezielle Arzneiverordnungslehre.

Arzneimittel-Verzeichnis[*]
(alphabetisch — unter Einhaltung der umstehend zusammengestellten Gruppen — geordnet).

Nebst der Zusammenstellung:

Einzeldosen wichtiger Arzneimittel für Kinder.

---

[*] Zur leichteren Auffindung der einzelnen Arzneimittelnamen dient das Sachverzeichnis am Schluß des Buches.

62

Zusammenstellung der wichtigsten Gruppen des nachfolgenden Arzneimittel-Verzeichnisses.

Abrotanum. Herba Abrotani. Port. Eberrautenkraut. Die blühenden Spitzen der Composite Artemisia Abrotanum L. Enthält ätherisches Öl. — 10,0 0,10 RM.

Innerlich als Aufguß als magenstärkendes, wurmwidriges Volksmittel; noch vereinzelt im Gebrauch.

Abrus.

Folia Abri. Nederl. Die getrockneten Blätter der Leguminose Abrus precatorius L. (Indien, Brasilien). Enthalten 9—10% Glycyrrhizin.

Innerlich als Korrigens für exspektorierende Mixturen im Infus zu 5.0—10,0 : 100,0.

Semen Jequirity. Semen Abri. Paternostererbsen. Die scharlachroten, schwarzgenabelten, erbsengroßen Samen von Abrus precatorius. Enthalten Abrin.

Äußerlich siehe Jequiritol.

Abrin. Das sehr giftige, wahrscheinlich eiweißartige Toxin aus den Samen von Abrus precatorius (Jequirity, Paternostersamen). Wie Ricin (s. S. 605) äußerst stark örtlich reizend (spezifisches Gefäßgift) und allgemein giftig. Man kann Tiere abrinfest machen und von ihnen antiricinverschiedene Antitoxine (Antiabrin) herstellen. Gebraucht wird: .

Jequiritol. Ein aus den Samen hergestellter, mit 50% Glycerin versetzter Auszug, dessen Abringehalt im Tierversuch auf einen bestimmten Wert eingestellt ist (0,01 ccm tötet eine 20 g schwere weiße Maus binnen 4 Tagen). — Ampullen in 4 verschiedenen Stärken 1,35—7,40 RM.

Nur äußerlich in Lösungen (1:500000) zur Erzielung sekundärer Bindehautentzündungen mit seröser Durchtränkung der Hornhaut als Aufhellungsmittel bei Hornhauttrübungen (Granulom, altem Pannus trachomatosus). Wurde von italienischen Ärzten in Salben bei oberflächlichen ulcerierenden Haut- und Schleimhautcarcinomen, angeblich mit Erfolg, angewandt. Auch Gelatinescheiben, mit Jequiritol imprägniert, sollen ulcerierte Schleimhautepitheliome zur Heilung gebracht haben. Nachprüfungen liegen nicht vor. Größte Vorsicht geboten.

Jequiritolserum (mit 0,25% Phenolzusatz), durch Immunisierung mit Abrin von Pferden gewonnenes Heilserum (0,1 ccm schützt eine Maus gegen die 100 fach tödliche Dosis). — Die 4 abgestuften Lösungen Jequiritol I—IV und 4 Röhren Serum im Besteck 26,50 RM.

Jequiritolserum, eingeträufelt oder subcutan eingespritzt, kürzt die Entzündung ab oder hebt sie schneller auf. Vgl. die Lehrbücher der Augenheilkunde.

Absinthium.

Herba Absinthii. Germ., Austr., Belg. (A. H.), Dan., Helv., Jap., Norv. Ross., Suec. **Summitates Absinthii.** Nederl. **Absinthe grande (Feuille d').** Gall. **Assenzio.** Ital. Wermut. Die getrockneten Blätter und krautigen Zweigspitzen mit den Blüten der Composite Artemisia absinthium L. Sie enthalten etwa 0,4% ätherisches Öl und den amorphen Bitterstoff Absinthiin. Wermutpulver ist graugrün. Bestandteil der Species amarae (s. S. 668) und Species amaricantes (s. S. 668). — 100,0 0,35 RM.

Innerlich als Amarum, Stomachicum und Carminativum in Pulvern, Species, Infus oder Macerat, 5,0—15,0 auf 100,0. Als Wein (Absinthweine) volkstümliches Stomachicum. Als Volksmittel gegen Epilepsie und Chorea minor vereinzelt im Gebrauch.

Äußerlich zu Umschlägen bei Quetschungen, im Aufguß zu Fomentationen.

Extractum Absinthii. Germ., Belg. (A. E.), Helv., Ross., Suec. **Estratto di Assenzio idroalcoolico.** Ital. Wermutextrakt. Dickes, braunes Extrakt aus Wermut (2), Weingeist (3) und Wasser (12), von bitterem Geschmack, in Wa. trübe l. Verwendet zu Elixir amarum (s. S. 402), Elixir Aurantii compositum (s. S. 191). — 1,0 0,05 RM.

Innerlich zu 0,5—2,0 mehrmals täglich in Pillen, Mixturen als Stomachicum.

Oleum Absinthii aethereum. Ergb. Wermutöl, das ätherische Öl des Wermuts, eine etwas dicke Flüssigkeit von meist dunkelgrüner Farbe und von bitterem, kratzendem Geschmacke. Spez. Gew. 0,900—0,955. Hauptbestandteil Tujon $C_{10}H_{18}O$. — 1,0 0,30 RM.

Innerlich zu 0,05—0,15 (1—3 Tropfen) als Elaeosaccharum mehrmals täglich. Digestivum. Veraltet.

Oleum Absinthii infusum. Ergb. Fettes Wermutöl. Braungrünes Öl.

4 T. Wermut werden, mit 3 T. Weingeist angefeuchtet, einige Stunden stehengelassen, mit 40 T. Erdnußöl versetzt und sodann im Wasserbad bis zum völligen Verdunsten des Weingeistes erwärmt, darauf abgepreßt und filtriert.

Äußerlich zu Einreibungen, Salben. Selten.

Tinctura Absinthii. Germ., Belg. (A. T.), Dan., Helv., Norv., Ross. **Tintura d'Assenzio.** Ital. Wermuttinktur. Bereitet aus 1 T. grob gepulvertem Wermut und 5 T. verd. Alk. Grünlich-braun, nach Wermut riechend und bitter schmeckend. Alkoholzahl nicht unter 7,5. 54 Tropfen = 1 g. — 10,0 0,20 RM.

Innerlich zu 20—60 Tropfen mehrmals täglich als Amarum, Stomachicum.

Tinctura Absinthii composita. Austr., Helv., Suec. Zusammengesetzte Wermuttinktur. Zusammensetzung nach Austr.: Herb. Absinth. 10 T., Cort. Aurant. 4 T. Rhiz. Calami und Rad. Gentian. ana 2 T., Cort. Cinnam. 1 T. mit 100 T. Spirit dilut.; nach Helv.: Herb. Absinth. 8 T., Herb. Centaur. 4 T., Rhiz. Calam., Rhiz. Galang. und Cort. Aurant. ana 2 T., Cort. Cinnam. und Flores Caryoph. ana 1 T., Spirit. dilut. 100 T.; nach Suec.: Fruct. Aurant. immat., Herb. Cardui benedict. und Rhiz. Galang. ana 2 T., Herb. Absinth. 8 T., Spirit. dilut. 100 T.

Innerlich 20 Tropfen mehrmals täglich als Stomachicum.

Acacia. Flores Acaciae. Ergb. Schlehenblüten. Die getrockneten, geruchlosen, schwach bitter schmeckenden Blüten der Rosacee Prunus spinosa L. — 0,45 RM.

Innerlich als Teeaufguß (5,0—7,0 auf 100 Wa.) leicht abführend.

Siehe im übrigen Gummi arabicum S. 413 und Acacia Catechu S. 274.

Acetanilidum. Germ., Austr., Am., Belg., Brit., Dan., Jap., Nederl., Norv., Ross., Suec. **Antifebrinum.** Helv. **Acetanilide.** Gall. Acetanilid, Antifebrin.

$$\left\langle C_6H_5 \right\rangle N \Big\langle {}^H_{CO \cdot CH^\epsilon}, \quad \text{Mol.-Gew. } 135.$$

Weiße, glänzende, geruchlose, schwach brennend schmeckende Kristallblättchen. L. in Wa. (230), siedendem Wasser (22), Alk. (4), Ae. (50), Chl. (8). Schmp. 113 bis 114°. Rein, insbes. frei von Essigs. und Anilinsalzen. Vorsichtig aufzubewahren. — Bis 10,0 0,10 RM. 10 Kompretten (0,25) 0,30 RM.

Therapeut. Dosen: 0,12—0,3 (Brit.). Durchschnittl. Dosis: 0,2 (Am.).

Größte Einzelgabe: 0,5 (ebenso Austr., Dan., Helv., Nederl., Norv., Ross., Suec.), dagegen Gall., Jap. **0,3.**

Größte Tagesgabe: 1,5 (ebenso Gall., Helv., Norv., Ross.), dagegen Austr., Dan., Nederl. **2,0** und Jap. **1,0.**

Innerlich als kräftiges Antipyreticum (siehe Antipyrin S. 161). Als Analgeticum (Migräne, Menstruationsbeschwerden) dem Phenacetin und Pyramidon nachstehend und als Antirheumaticum weniger wirksam. Zu 0,1—0,3—0,5 (!) pro dosi für Erwachsene; bei größeren Kindern (Vorsicht!) soviel Zentigramm, wie sie Jahre zählen, 2—3mal 1—2stündlich bis zur (meist schnell eintretenden) Wirkung. Pulver in Oblaten, Tabletten oder Kompretten. Als Bestandteil von Kopfschmerzpulvern (z. B. des früheren Antinervin und neuerdings der Evalgantabletten mit 0,1 g Acetanilid), wegen der Möglichkeit der Überschreitung der unschädlichen Dosis durch die Kranken nur bei strengster ärztlicher Überwachung unbedenklich.

Das 1886 von Cahn und Hepp in die Therapie eingeführte Acetanilid hat wie das Anilin $\left(\left\langle C_6H_5 \right\rangle NH_2 \right)$ blutfarbstoffschädigende Wirkungen (Methämoglobinbildung) und hat früher schwere, nicht selten tödlich verlaufene Vergiftungen veranlaßt (Folgen der Methämoglobinbildung: Blässe, Cyanose, Schüttelfrost, Schweiße, Hirnreizungen, Kollaps), wohl durch die Bildung von Acetylphenyl-Hydroxylamin wirkend. Steigert die Stickstoffausscheidung, wird als gepaarte Paraminophenolverbindung im Harn ausgeschieden. Harn in Vergiftungsfällen rotgelb bis grünlich, linksdrehend und die Indophenolreaktion zeigend.

Vereinzelt Hautexantheme. Strengste Einhaltung der therapeutisch üblichen Dosen! Die Maximaldosen sollten niemals überschritten werden!

1. Rp. Acetanilidi 0,25
   D. Dos. Nr. VI. S. 2mal 1—2stündl.
   1 Pulver in Oblaten.

2. Rp. Acetanilidi 0,075
   Mucil. Gummi arab. 10,0
   Aq. q. s. ad 50,0
   solve. D. S. Zu 1 Klistier für 8jähr. Kind.

Unverträgliche Mischungen: mit Antipyrin und Chloralhydrat zerfließliche Massen, mit Bromiden und Jodiden Fällungen.

Methylacetanilidum. Ergb. **Méthylacétanilide.** Gall. Methylacetanilid. Exalgin
$\langle C_6H_5\rangle N\langle\begin{smallmatrix}CH_3\\CO\cdot CH_3\end{smallmatrix}$, Mol.-Gew. 149. Farb-, geruch- und geschmacklose, in 60 T. Wa.
oder in 2 T. Alk. l. Krystalle. — 1,0 0,10 RM.

Innerlich zu 0,25—0,5 pro dosi mehrmals täglich als schmerzstillendes Mittel, von
höchst zweifelhaftem Erfolg.

Phenacetin, Oxäthylacetanilid, s. S. 559.

Acetonum. Germ., Am., Brit., Jap. Aceton $CO\langle\begin{smallmatrix}CH_3\\CH_3\end{smallmatrix}$ Dimethylketon, Propanon.

Klare, farblose, flüchtige, leicht entzündbare, eigenartig riechende und brennend
schmeckende Flüssigkeit, in Wa., Alk., Ae., Chl. in jedem Verhältnis l. Sp.
55—56°, Dichte 0,790—0,793. Rein, insbes. frei von Methylalkohol, Aldehyden.
Verwendet zur Tinctura Cantharidum (s. S. 000). 60 Tropfen = 1 g. — 10,0
0,10 RM.

Innerlich, in Tropfen (5—15) und mit Öl (1+9 Lebertran), bei Phthise
und Neurosen vorübergehend im Gebrauch gewesen.

Äußerlich zur Behandlung eiternder Wunden und inoperabler Carcinome.
Die Wunden werden zuerst mit H_2O_2 gereinigt und mit 1proz. Acetonlösung
(in 1proz. Natriumcarbonatlösung) verbunden; der Verband zuerst täglich, später
seltener gewechselt; in 3—4 Tagen reinigen
sich Geschwüre, gangränöse Partien stoßen

3. Rp. Acetoni
    Ol. Oliv. ana 10,0
M. f. linimentum. D. S. Einreibemittel.

sich ab. Guter Einfluß des Acetons besonders bei Pyocyaneus-Eiterungen. Jod-
pinselungen sind dabei zu vermeiden,
weil sich ätzendes Jodaceton bildet.
Als gutes blutstillendes Antisepticum wirkt die Kombination von Aceton 10
mit Jodoform 3—5 besonders bei tiefen Knochenwunden. Inoperable Carcinome
sind zuerst mit scharfem Löffel auszukratzen, danach werden 2—3 Eßlöffel
Aceton für 10—20 Minuten in den Krater gegossen und mit Wasser oder Sublimat
weggespült. Das flüssige Aceton kann durch Aceton-Natriumbisulfit ersetzt
werden. Nach neueren Berichten bringt die Acetonbehandlung bei inoperablen
Carcinomen Blutung und Jauchung zum Verschwinden und bewirkt rasche
Granulationsbildung.

Aceton-Alkohol. Mischung von Aceton (30 T.) und 70proz. Alkohol (70 T.),
wurde als Desinfiziens für die Hände in Chirurgie und Geburtshilfe empfohlen
Die Hände werden 3 Minuten mit Seife und Bürste gewaschen und darauf
3—6 Minuten mit Acetonalkohol abgerieben.

Acetum. Germ., Austr., Belg., Dan., Helv. **Acidum aceticum dilutum.** Am., Brit.,
Jap., Nederl. **Vinaigre de vin blanc.** Gall. **Aceto di vino.** Ital. Essig. Gehalt 4,3
bis 6% (Germ. 6% und Nederl.) Essigs., durch Gärung oder durch Verdünnen
von Essigs. mit Wa. erhaltene, klare, farblose oder schwach gelbliche Flüssig-
keit. Rein, insbes. frei von Schwermetallsalzen und freien Mineralsäuren. —
Der im Haushalt gebräuchliche Speise- oder Tafelessig soll mindestens 3,5%,
Einmacheessig mindestens 5% Essigs. enthalten (wichtig bei Anwendung von
Essig als Antidot bei Laugenvergiftungen). 24 Tr. = 1 g. — 100,0 0,10 RM.
Therapeut. Dosen: 1—4 ccm (Brit.). Durchschnittl. Dosis: 2 ccm (Am.).

Innerlich zu Saturationen. Selten als Zusatz zu anderen Mixturen 25,0—50,0 auf 150,0; häufig als kühlendes Getränk 100,0—150,0 auf 1 l Wasser mit Zucker, auch mit Gersten- oder Haferschleim, in fieberhaften Krankheiten, bei Vergiftungen durch Ätzalkalien.

Äußerlich zu Mund- und Gurgelwässern 20,0—50,0 auf 150,0, Klistieren 30,0—120,0 rein oder mit anderen Zusätzen (Kamillentee, Öl, Asa foetida usw.), bei Nasenbluten, hautreizenden Waschungen, Umschlägen mit Wasser ana oder Zusätzen von Kochsalz, Weingeist, Tinct. Arnicae (z. B. 2 Essig, 1 Weingeist usw.), Bädern 1—1½ l auf 1 Bad.

Aceta medicata s. Teil I, S. 3.

Acetum aromaticum. Germ. V., Ergb., Austr., Belg., Helv., Norv., Ross. **Aceto aromatico.** Ital. Aromatischer Essig. Klare, farblose aromatisch und sauer riechende Flüssigkeit, mit Wa. in jedem Verhältnis klar mischbar. Durch Maceration von aromatischen Drogen oder durch Lösen ätherischer Öle in Weingeist und Essig hergestellt. Nach Germ. V: Ol. Lavandulae, Menthae piper., Rosmarini, Juniperi, Cinnamomi je 1 T., Olei Citri, Ol. Caryophyllor. je 2 T., Weingeist 441 T., Acid. acetic. dilut. 650, Aq. destill. 1900. 8 Tage am kalten Orte stehenlassen und filtrieren. Ähnliche Erzeugnisse sind: Acetum antisepticum, cardiacum, pestilentiale, prophylacticum, bezoardicum, quatuor latronum, Pestessig, Vierräuberessig usw. 36 Tr. = 1 g. — 10,0 0,05 RM.

Äußerlich wie Acetum, rein oder mit 2% Phenol gemischt, zu Waschungen bei Pruritus senilis. Zu desinfizierenden Waschungen, Mund- und Gurgelwässern, brauchbar zur Desodorisierung von Krankenzimmern. Zur Räucherung von Wohnräumen durch die Formaldehyddesinfektion ersetzt.

Acetum pyrolignosum crudum. Germ., Austr., Helv., Jap., Norv., Ross., Suec. Roher Holzessig, Gehalt mindestens 6% (Germ. 8,4%) Essigs. Braune, nach Teer und Essigs. riechende Flüssigkeit, beim Aufbewahren teerartige Stoffe abscheidend, Spuren von Schwefels., Salzs., Eisensalzen, jedoch keine Schwermetallsalze enthaltend. — 100,0 0,10 RM.

Äußerlich, verdünnt (5—10 auf 100), als antiseptisches Mittel zu Injektionen, Irrigationen, Waschungen, Verbandwässern (1 mit 5—10 Wasser bei alten Fußgeschwüren). Bei Scheidenspülungen (2 Eßlöffel auf 1 l Wasser) empfiehlt sich zur Geruchsbeseitigung Nachspülen mit lauem Wasser.

Innerlich. Zu vermeiden!

Acetum pyrolignosum rectificatum. Germ., Helv. **Acidum pyrolignosum depuratum.** Nederl. Gereinigter Holzessig. Gehalt mindestens 5,4% Essigs. Gelbliche, nach Teer und Essigs. riechende Flüssigkeit, Spuren von Schwefels., Salzs., jedoch keine Schwermetallsalze enthaltend. — Unterscheidet sich vom rohen Holzessig durch einen wesentlich geringeren Teergehalt. — 100,0 0,10 RM.

Innerlich (bis 5 g täglich) bei Magengärung usw., nicht mehr angewandt.

Äußerlich zu Pinselsäften 1 auf 5—10 Mel. rosat., bei Noma, Mund- und Gurgelwässern (1 auf 10—20), Zahnlatwergen.

5*

4. Rp. Aceti pyrolign. rectific. 30,0
   Tinct. Myrrhae 10,0
   Olei Menthae piperitae
   Olei Anisi stellati ana gutt. X.
   Spiritus ad 100,0.
M. D. S. Mundwasser. 1 Teelöffel voll zu
einem Glase Wasser zu nehmen.

5. Rp. Extr. Myrrhae 5,0
   Olei Cinnamomi 0,5
   Balsami peruviani 0,75
   Aceti pyrolignosi rectificati 10,0.
M. D. S. Zahnlatwerge. Mehrmals täglich mit
dem Finger auf das Zahnfleisch aufzu-
streichen.

Acetum camphoratum, Digitalis, Sabadillae s. bei den betr. Arzneistoffen.

Acetylenum. Siehe Narcylen S. 516.

Acidol (E. W.). Betainchlorhydrat. $(CH_3)_3N(CH_2COOH) \cdot HCl$. Mol.-Gew. 153,6.
Farbloses, in Wasser sehr leichtl. Krystallpulver mit etwa 30% HCl. Die
wässerige Lösung reagiert stark sauer und enthält fast die Hälfte der Salzsäure in freiem Zustand infolge starker Hydrolyse des Salzes. Die Lösung
verdaut bei Gegenwart von Pepsin Eiweiß wie freie HCl. 1 Pastille (0,5)
entspricht 10 Tropfen Acid. hydrochlor. dil. — 1,0 0,25 RM.

Innerlich (seit 1905) als festes Salzsäurepräparat bei allen Zuständen,
welche die Verordnung von Salzsäure notwendig machen (s. unter Acidum
hydrochloricum S. 84) in Pastillen zu 0,5 und 2,0 g bald nach dem Essen.

Meist Acidol zusammen mit Pepsin als **Acidolpepsinpastillen** (0,5). 1 Pastille
‚schwach‘ (0,05 g Acidol), entspricht 1 Tropfen Acid. hydrochlor. dil., 1 Pastille
‚stark‘ (0,4 g Acidol), 8 Tropfen, erstere mit 0,2, letztere mit 0,1 g Pepsin,
beide 0,25 g Sacch. Lactis enthaltend. Gut haltbar.

Innerlich 1—4 Pastillen in Wasser nach den Mahlzeiten, bei Salzsäure-
und Pepsinmangel, insbesondere bei chronischer Gastritis und Achylia gastrica.

Acida. Säuren, z. T. einschließlich ihrer Salze.

Acidum aceticum. Germ., Belg., Helv., Norv. **Acidum aceticum glaciale.** Am., Brit.,
Jap., Ross. **Acidum aceticum concentratum.** Austr., Nederl., Suec. **Acide acétique.**
Gall. **Acido acetico concentrato.** Ital. Essigsäure $CH_3 \cdot COOH$ Eisessig.
Gehalt mindestens 96%. Klare, farblose, flüchtige, stechend sauer riechende,
auch in starker Verdünnung sauer schmeckende, bei niedriger Temperatur
krystallisierende Flüssigkeit (Eisessig,

6. Rp. Acid. acet. 5,0
   Glycerin. 10,0
   Aq. dest. ad 200,0
M. D. S. 1 Teelöffel auf 1 Glas Wasser.
(Zum Gurgeln bei Angina. Gargarisma
Mackenzie.)

Acetum glaciale). In jedem Verhältnis
in Wa., Alk. oder Ae. l. Dichte höchstens 1,058. Erstarrungspunkt nicht
unter 9,5°. Rein, insbes. frei von Schwermetallsalzen und Arsenverbindungen.
Mit höherem Säuregehalt: Nederl. min-
destens 97,2%, Gall. mindestens 98%, Brit. mindestens 98,9%, Am. mindestens 99%. 53 Tr. = 1 g. — 10,0 0,10 RM.

Für innerliche Anwendung verwende man Acidum aceticum dilutum!

Äußerlich als Riechmittel, mit Essigäther, bei Ohnmachten, auf Watte
geträufelt; zu Gurgelwässern 1—3 auf 100 Aqua. zu Linimenten, oft als
Zusatz zu terpentinölhaltigen Linimenten: 1—5 auf 100; als Rubefaciens unvermischt eingerieben oder auf ein aufgestreutes (indifferentes) Pflanzenpulver
geträufelt; als Ätzmittel bei Epithelialwucherungen und kleinen Tumoren der

äußeren Haut, namentlich bei Warzen, Hühneraugen, vorsichtig mittels Glasstabs aufgetragen. Das Ätzen mit Essigsäure ist außerordentlich schmerzhaft.

Acidum aceticum dilutum. Germ., Austr., Belg., Dan., Helv., Ned., Norv., Ross. **Acidum aceticum.** Am., Brit., Jap., Suec. **Acide acétique dilué.** Gall. Verdünnte Essigsäure. Gehalt etwa 30% Essigs. Dichte 1,037—1,038. Mit anderem Säuregehalt: Brit. 33%, Am. 36—37%, Suec. 29%, Norv. 25%, Gall. 10%.

7. Rp. Acidi acetici diluti 4,0 (—8,0)
Aetheris acetici 2,0
Sir. Rubi Idaei 30,0
Aq. dest. ad 200,0.
M. D. S. 1—2 stdl. einen Eßlöffel.

33 Tr. = 1 g. — 100,0 0,30 RM.

Innerlich zu 0,5—2,0 mehrmals täglich in Wasser geträufelt, in Mixturen 5,0—20,0 auf 150,0. Als kühlendes, durstlöschendes Mittel.

Äußerlich als Riechmittel, zu Gargarismen und zur Auflösung von hornartigen Auflagerungen auf der Haut, auch zum Betupfen bei Pruritus und Urticaria.

Acidum aceticum aromaticum. Germ. I, Ergb. Gewürzhafte Essigsäure. 25 T. Essigsäure mit 28 T. einer Mischung aus verschiedenen ätherischen Ölen: Ol. Caryophyllorum, Lavandulae, Citri, Bergamottae, Thymi, Cinnamomi. Klare, gelbbräunliche Flüssigkeit. — 1,0 0,10 RM.

Äußerlich als Riechmittel. Kleine Fläschchen mit kleinen Krystallen von Kalium sulfuricum oder mit Natrium sulfuricum siccatum gefüllt, die mit Acidum aceticum aromaticum imprägniert sind. — Einreibemittel zur allgemeinen Anregung bei reizbarer Schwäche des Nervensystems.

Liquor Ammonii acetici. Germ. IV., Jap. **Liquor Ammonii acetatis.** Am., Brit. **Ammonium aceticum solutum.** Austr., Belg., Helv. **Solutio acetatis ammonici.** Nederl., Norv. **Ammonium (Acétate d') dissous.** Gall. **Acetato di Ammonio (Soluzione acquosa).** Ital. Spiritus Mindereri. Ammoniumacetatlösung. Klare, farblose, neutral oder kaum sauer reagierende Flüssigkeit von salzigem und säuerlichem Geschmack. Gehalt 15% Ammoniumacetat (Am. 6,5—7,5%, Gall. 18,5%). Spez. Gew. 1,032—1,034 (Brit. 1,016, Gall. 1,036, Nederl. 1,031—1,033). — 10,0 0,05 RM.

Therapeut. Dosen: 8—24 ccm. (Brit.) Durchschn. Dosis: 15 ccm (Am.).

Innerlich zu 2,0—8,0 täglich 4—6mal; als Diaphoreticum 5,0—25,0 in rasch hintereinander folgenden Gaben entweder in Fliedertee oder in Mixturen 1,00—50,0 auf 100.0. Außerdem bei dyspnoetischen Zuständen und namentlich bei Angina pectoris empfohlen.

Äußerlich zu Gurgelwässern und Einreibungen.

Liquor Ferri et Ammonii acetatis. Am. Tinct. Ferri chloridi 4 ccm, Acid. acet. dil. 6 ccm, Liqu. Ammon. acet. 50 ccm, Elixir. aromat. 12 ccm, Glycerin. 12 ccm, Aqu. dest. ad 100 ccm. M. D. S. 2stündlich 1 Eßlöffel.

Kalium aceticum. Germ. III., Ergb., Belg., Ross. **Acetas kalicus.** Dan., Nederl. **Kalii acetas.** Suec. **Potassii Acetas.** Am., Brit. **Potassium (Acétate de).** Gall. **Acetato di Potassio.** Ital. Kaliumacetat. Essigsaures Kalium. CH_3OOK. Weißes, krystallinisches Pulver oder lockere schuppige Massen, die an feuchter Luft zerfließen und in Wa. oder Alk. leichtl. sind. Am. mindestens 99% CH_3COOK. Nederl. über ungelöschtem Kalk aufzubewahren. — 100,0 0,95 RM.

Therapeut. Dosen: 1,0—4,0 (Brit.). Durchschnittl. Dosis: 1,0 (Am.).
Innerlich in Form des Liquor Kalii acet.

Liquor Kalii acetici. Germ., Jap. **Kalium aceticum solutum.** Austr., Helv., Ross. **Solutio Acetatis kalici.** Norv. Kaliumacetatlösung. Gehalt etwa 33% (Jap. 34) Kaliumacetat ($CH_3 \cdot COOK$, Mol.-Gew. 98). Klar, farblos, schwach alkal. reagierend, in der Weise gewonnen, daß verdünnter Essigs. (34) die

Hauptmenge von etwa 17 T. Kaliumbicarbonat allmählich zugesetzt, die Lösung zum Sieden erhitzt und hierauf noch mit so viel Kaliumbikarbonat versetzt wird, daß eine Probe der Lösung, mit der doppelten Menge abgekochtem Wasser versetzt, Lackmuspapier schwach bläut. Nach dem Erkalten wird die Lösung mit Wasser auf die Dichte 1,172—1,176 gebracht. Rein, insbesondere frei von Teerbestandteilen (aus unreiner Essigsäure) und Schwermetallsalzen. Spez. Gew. 1,474—1,478. Norv. — 100,0 0,65 RM.

Innerlich zu 2,0—12,0 mehrmals täglich, rein ($1/_2$—3 Teelöffel) oder in Mixturen (10,0—50,0 auf 200,0), als mildes Diureticum, besonders bei Nierenkranken sowie zur Unterstützung der Herzmittel bei Stauungshydrops.

8. Rp. Liq. Kalii acetici 50,0
   Extr. Taracixa liquidi 25,0
   Aq. Menthae piperitae 50,0
   Aq. Petroselini q. s.
      ad mixturam 200,0.
M. D. S. Stündl. 2 Eßlöffel.

9. Rp. Infus. Foliorum Digitalis
      (e 2,0) 140,0
   Liq. Kalii acetici
   Aceti Scillae ana 25,0
   Elaeosacch. Menthae pip. 10,0.
M. D. S. 2 stündl. 1 Eßlöffel. (Bei Hydrops durch Herzkrankheiten.)

10. Rp. Liq. Kalii acetici 30,0
   Olei Petroselini gutt. II
   Aq. dest. ad 200,0.
M. D. S. 3 mal tägl. 1 Eßlöffel. Mixtura diuretica. (F. M. B.) (0,69 RM. o. G.)

Cave: stärkere Säuren!

Natrium aceticum. Germ., Helv., Jap., Ross.,Succ. **Sodii Acetas.** Am. **Sodium** (Acétate de). Gall. **Acetato di Sodio.** Ital. Natriumacetat. Essigsaures Natrium. $CH_3 \cdot COONa + 3 H_2O$. Farblose, durchsichtige, etwa 40% Krystallwasser enthaltende und daher in warmer Luft verwitternde Krystalle, in Wa. (1), Alk. (30), sied. Alk. (1) l. Die gesättigte wässerige Lösung reagiert alkalisch. Schmilzt bei etwa 58° in seinem Krystallwasser. Rein, insbesondere frei von Schwermetallsalzen und Arsenverb. — 10,0 0,05 RM. Cave: stärkere Säuren.

Durchschnittl. Dosis: 1,5 (Am.).

Innerlich zu 2,0—4,0 mehrmals täglich, in Pulvern oder Solution, leicht diuretisch und abführend, auch bei Magendarmkatarrhen empfohlen.

Acidum agaricinicum. Germ., Helv. **Agaricinum.** Dan., Jap., Norv. **Acido agarico.** Ital. Agaricinsäure, Agaricinum. Agaricussäure, Bestandteil des Lärchenschwamms, Boletus Laricis. Weißes, geruch- und geschmackloses, krystallinisches 6proz. Krystallwasser enthaltendes Pulver, wenig l. in Wa., Ae., Chl., l. in Alk. (180), siedendem Alk. (10), leichtl. in heißer Essigsäure, heißem Terpentinöl. Quillt in heißem Wa. auf und löst sich in siedendem Wa. zu einer stark schäumenden, beim Erkalten sich trübenden Flüssigkeit. Schmp. etwa 140°. Vorsichtig aufzubewahren. — 0,10, 25 RM.

$CH_2 \cdot COOH$
$|$
$C(OH) \cdot COOH$ $+ 1\frac{1}{2} H_2O$
$|$
$CH (C_{16}H_{33}) \cdot COOH$

Größte Einzelgabe: **0,1** (ebenso Jap., Norv.), dagegen Helv., Ital. **0,03.**

Größte Tagesgabe ——, Helv., Ital., Norv. **0,1.**

Innerlich gegen profuse Schweiße, namentlich der Phthisiker, in Gaben von 0,004—0,02. Wirkung meist erst nach 5—6 Stunden. Nebenwirkung: mitunter Durchfälle (dagegen Zusatz von Opium). Die subcutane Injektion der alkoholischen Lösung (einmalige Dosis 0,005—0,01) macht heftige Schmerzen an der Injektionsstelle.

11. Rp. Acid. agaric. 0,01
    Pulv. Ipecacuanhae opiati 0,2.
M. f. pulv. D. tal. dos. Nr. XII.
    S. Abends bis zu 3 mal 1 Pulver zu nehmen.

12. Rp. Acid. agaric. 0,3
    Pulv. Ipecacuanhae opiati 2,0.
Mass. pilul. q. s. F. pil. Nr. XXX. D. S. Abends
1—2 Pillen.

Acidum benzoicum. Germ., Am., Austr., Belg., Brit., Dan., Helv., Jap., Nederl., Norv., Ross., Suec. **Acide benzoïque.** Gall. **Acido benzoico.** Ital. Benzoesäure, und zwar die aus Toluol usw. gewonnene synthetische Benzoesäure.

C_6H_5>COOH. Mol.-Gew. 122. Weiße, seidenartig glänzende Blättchen oder nadelförmige Krystalle, mit Wasserdämpfen flüchtig. L. in Wa. (270), leichtl. in heißem Wa., Alk., Ae., Chl. und in fetten Ölen. Schmp. 122°. Rein, höchstens Spuren von Zimts. und Chlorbenzoes. enthaltend[1]). — 10,0 0,15 RM.

Nach Germ. VI. ist die Harzbenzoesäure (Flores Benzoës) nicht mehr zugelassen. Die synthetische Benzoesäure vorgeschrieben in: Gall. und Suec. (als Konservierungsmittel); die Harzbenzoesäure in: Austr., Helv., Nederl., Norv., Ital., Suec.; beide Arten in: Am., Brit., Ross. Ohne Angabe: Belg., Jap., Dan.

Benzoesäure und Natriumbenzoat (s. u.), die größtenteils nach Paarung mit Glykokoll (Aminoessigsäure) in der Niere als Hippursäure ausgeschieden werden, sind in verhältnismäßig großen Dosen ohne toxische Wirkungen und haben sich in der Konservierung von Obst (bis zu 0,15%) bewährt; im Deutschen Reich wird Benzoesäure (als solche und in Form des Benzoats) in Margarine bis zu 0,2% nicht beanstandet.

Therapeut. Dosen: 0,3—1,0 (Brit.). Durchschnittl. Dosis: 1,0 (Am.).

Innerlich zu 0,03—0,3 (bisher wohl ausschließlich als Harzbenzoesäure Ac. b. empyreumaticum) in Pulvern, Pillen, Trochisci. Als Expectorans bei Pneumonien mit verzögerter Resolution, drohendem Lungenödem, meist in Verbindung mit Rad. Ipecacuanhae, evtl. mit Codein, als Anregungsmittel der Nervenzentren bei drohendem Kollaps, besonders in Infektionskrankheiten; als „Voice lozenges" gegen Heiserkeit im Gebrauch. Die frühere Anwendung bei Gicht und Urämie beruhte auf falschen Theorien (Bindung mit Glykokoll) und ist aufgegeben.

Früher auch bei Pyelitis und Cystitis zur Erzeugung saurer Harnreaktion angewendet; jetzt durch Salol und gewisse Urotropinverbindungen ersetzt (s. S. 725); gelegentlich noch bei abnormen Magengärungen angewendet.

Äußerlich zu desinfizierenden Verbänden, Bruns' Benzoesäuregaze, Benzoewatte, Benzoejute — die entfetteten Materialien werden mit weingeistiger Benzoesäurelösung getränkt; zu Pinsel- sowie zu Mundwässern in wässeriger, spirituöser Lösung, etwa 0,6—1,0 auf 100,0 Aq., 25,0 Spirit. aromat.

13. Rp. Acid. benzoic. 0,3
    Camphor. trit. 0,1.
M. f. pulv. D. tal. dos. XII ad chart. cerat
S. 2 stündl. ¹/₂—1 Pulver.
(Drohende Herzschwäche bei akuten Infektionskrankheiten.)

14. Rp. Acid. benzoic. 0,3
    Rad. Ipecac. 0,01
    Codein. phosphor. 0,01
    Menthol. 0,1.
M. f. pulv. D. tal. dos. Nr. X. (Expectorans compos.-Kompretten, früher mit Harzbenzoesäure, jetzt mit synthetischer Säure. 20 Stck. 1,15 RM.)

---

[1]) Das für die Margarine- usw. Fabrikation empfohlene, zur Haltbarmachung dienende Präparat kann neuerdings ohne Geruch und Geschmack hergestellt werden.

15. Rp. Acidi benzoïci 0,3
    Radicis Ipecacuanhae 0,06
    Stibii sulfurati aurantiaci 0,03
    Sacchari albi 0,6.
M. f. pulv. Dent. tal. dos. Nr. VI D. in
chart. cer. S. 4mal täglich 1 Pulver in
Haferschleim. (Expectorans, besonders bei
geschwächten Pneumonikern.)

16. Rp. Acid. benzoic. 0,15
    Camphor. trit. 0,03
    Sacchar. pulv. 0,5.
D. tal. Dos. Nr. XII ad chart. cerat. **Pulvis
expectorans** F. M. B. (0,80 RM. o. G.)

Ammonium benzoicum. Ergb., Helv., Jap. **Ammonii benzoas.** Am., Brit.
Ammoniumbenzoat. $\langle C_6H_5 \rangle COONH_4$. Mol.-Gew. 139. Weiße, dünne,
vierseitige, tafelförmige Krystalle oder krystallinisches Pulver, von salzigem,
hinterher etwas scharfem Geschmack und schwachem Geruch nach Harzbenzoesäure. L. in Wa. (5), Alk. (30) und Glycerin (8). — 10,0 0,25 RM.

Therapeut. Dosen: 0,3—1,0 (Brit.). Durchschnittl. Dosis 1,0 (Am.).

Natrium benzoicum. Germ., Austr., Belg., Helv., Jap., Ross. **Natrii
benzoas.** Suec. **Benzoas natricus** Nederl. **Sodii benzoas.** Am., Brit.
Sodium (Benzoate de). Gall. **Benzoato di Sodio.** Ital. Natriumbenzoat.
$\langle C_6H_5 \rangle COONa$. Mol.-Gew. 144. Weißes Pulver oder weiße, körnige Masse
in Wa. (2), Alk. (45). Rein, insbesondere frei von Kohlens., Schwefels., Salzs.,
Schwermetallsalzen und fremden organischen Stoffen, höchstens 1% Wa. enthaltend. Geschmack süßlich salzig[1]). —
10,0 0,15 RM.

17. Rp. Natr. benzoic. 0,5
D. tal. dos. XX. S. 2stündl. 1 Pulver.
(Akuter Gelenkrheumatismus.)

Die gleichzeitige Verordnung von sauren
Fruchtsäften in Lösungen, wodurch Benzoesäure abgeschieden wird, ist zu vermeiden.

Therap. Dosen: 0,3—2,0 (Brit.).
Durchschnittl. Dosis: 1,0 (Am.).

Innerlich zu 0,5—1,0 4—10mal
tägl., in Lösung oder Pulvern, wirkt
mäßig antipyretisch und antirheuma-
tisch, wird aber in beiden Beziehungen
vom Natrium salicylicum wesentlich übertroffen. Nur wenn die Salicylate bei
akutem Gelenkrheumatismus zu starke Nebenwirkungen machen, findet Natr.
benzoic. noch gelegentlich Verwendung. Bei Gicht und Uratsteinen verlassen.

Äußerlich zu Inhalationen in 5proz. wäßriger Lösung auf 2—4 Dosen
pro die verteilt, Mundwasser bei Soor.

Benzylium benzoicum (Livonal) s. S. 222. Die Benzoesäureester Cocain,
Anästhesin, Alypin, Novocain usw. s. unter Cocain und -Ersatzmittel S. 315, der Monobenzoesäureester des Glykols (Ristin) s. S. 406, Benzoesäurebenzylester (Peruscabin) S. 202, Ben-
zoesäuresulfinid (Saccharin) S. 611, Benzoyl-salicylsäuremethylester (Benzosalin) S. 627,
Benzoesäure-naphthylester (Benzonaphthol) S. 516.

Acidum boricum. Germ., Am., Austr., Belg., Brit., Dan., Helv., Jap., Nederl., Norv.,
Ross., Suec. **Acide borique crystallisé.** Gall. **Acido borico.** Ital. Borsäure.
H_3BO_3. Mol.-Gew. 61,8. Farblose, glänzende, schuppenförmige, fettig anzufühlende Krystalle oder weißes, krystallinisches Pulver. L. in Wa. (22),
siedendem Wa. (3), Alk. (25), Glycerin (5). Rein, insbesondere frei von Schwer-

---

[1]) Das D. A. B. schreibt auch für das Natriumsalz der Benzoesäure keinen Geschmack
vor. Das für die Margarine- usw. Fabrikation empfohlene Präparat kann neuerdings ohne
Geruch und Geschmack hergestellt werden.

metallsalzen. — Mit Wasserdämpfen flüchtig. Rötet Lackmuspapier nur
schwach, färbt den Curcumafarbstoff braunrot und brennt in Alkohol und in
Glycerin mit grüngesäumter Flamme. Nach dem D. A. B. 6 ist auch die pulverisierte Borsäure offizinell. Die D. Arzneitaxe kennt ein Acidum boricum
solutum (3proz.). — 100,0 0,35 RM.

Borsäure und Borax werden leicht resorbiert aber vom Organismus nur
langsam ausgeschieden, infolge ihrer Lipoidlöslichkeit retiniert und bei wiederholten Gaben angehäuft (E. Rost). Zur Konservierung von Lebensmitteln
sind beide im Deutschen Reich im allgemeinen verboten. Borsäure und Borax
haben in einigen Fällen besonders bei Klistieren zur Entfettung sowie bei
Durchspülung von serösen und Abszeßhöhlen zu Exanthemen, Erbrechen,
Kollaps sogar mit tödlichem Ausgang geführt.

Therap. Dosen: 0,3—1,0 (Brit.). Durchschn. Dosis: 0,5 (Am.).

Innerlich zu 0,3—1,0 in Pulver, Pillen, Solution bis 3,0 täglich als
Harnantisepticum bei subakuter und chronischer Cystitis, sowie als ein Mittel
zur Steigerung der Fettzersetzung in Entfettungskuren. Schädigt leicht den
Appetit durch Reizung der Magenschleimhaut, bei gefülltem Magen zu geben.

Äußerlich als Puder zum Trockenreiben und Glätten der desinfizierten
Hände und zum Bepudern der feuchten Haut des Operationsgebiets (in der Gynäkologie einschließlich Schenkel- und Vulvahaut) als Streupulver (10—20proz.),
mit Stärke oder andern Pulvern gemischt, bei Ohren- und Nasenleiden (Otitis
media, Ozaena), bei Wunden, Verbrennungen, als Salben bei leichten Ekzemen,
Intertrigo (1,0:10—30,0 Vasel. alb.). Zu Verbandwässern und Umschlägen
(3 T. Borsäurelösung [3proz.] + 1 T. Alkohol [96proz.]), Waschungen, Ausspülungen in 3proz. wäßriger Lösung, besonders auch bei Nasen- und Ohren-
affektionen, zu Injektionen in 3—5proz. Lösungen bei chronischer Cystitis,
Otitis media, zur Magenausspülung (1proz.) bei starken Gärungen. Als Clysma
(3proz., auch heiß) zu Entfettungskuren. (Vorsicht!) Als Gurgelwasser und zu
Augenumschlägen, 1 Teelöffel auf ¼ l abgekochtes Wasser. Borsäurewatte
und Borsäuremull (je 10proz., Belg. und Jap.). Zu Pinselungen bei Soor
Acid. bor. 7,5, Glycerin und Aq. dest. ana 15,0.

18. Rp. Acidi borici pulverati 15,0
    Pulv. Rhizomatis Iridis 5,0.
M. f. pulv. D. S. Schnupfpulver 2stündl.
eine Prise zu nehmen.

19. Rp. Mentholi
    Natrii sozojodolici ana 1,0
    Acidi borici
    Sacchari lactis ana 24,0.
M. f. pulv. D. S. Schnupfpulver. Pulvis
    Mentholi comp. albus.   Ergb.

20. Rp. Acidi borici 40,0
    Acidi salicylici 40,0
    Aq. ad 1000,0.
D. S. zur Nasenspülung. (Bei Cystitis.)

21. Rp. Acidi borici 9,0
    Glycerini ad 30,0
M. D. S. Borglycerin (früher Brit.).
Ganz ähnlich (31 ad 100) Glyceritum
Boroglycerini (Am.).

22. Rp. Acidi borici pulv.
    Cerae albae ana 5,0
    Olei Amygdalarum dulcium
    Paraffini ana 10,0.
M. f. ungt. D. S. Verbandsalbe. (Lister.)

23. Rp. Acidi borici 5,0
    Solv. in Glycerini 5,0
    Adde Balsami peruviani 1,0
    Adipis Lanae anhydric. ad 30,0.
M. f. ungt. D. S. Zum Einreiben. (Bei Ekzem,
Intertrigo.)

24. Rp. Acidi borici 5,0
    Zinci oxydati crudi 10,0   25. Rp. Acidi borici 0,3
    Adipis ad 50,0.   Vaselini albi ad 10,0.
M. D. S. Brandsalbe. (Bei Verbrennungen   M. D. S. 3 mal tägl. auf die Lidränder halb-
    1. Grades.)   erbsengroß einzustreichen.

26. Rp. Acidi borici 0,5
    Anästhesin 0,5,
    Vaselini alb. ad 10,0.
M. f. ungt. D. S. Augensalbe.

Acidum boricum solutum. 3 proz. Borwasser. Belg. 3,5 proz. — 100,0 0,25 RM.
1000,0 1,10 RM.

Glycerinum acidi borici. Brit. **Glyceritum Boroglycerini.** Am. Boroglycerin.
Zerfließliche, hellgelbe, durchsichtige, in Wa. und Alk. l. Masse, bereitet durch Erhitzen
von Glycerin mit Borsäure. Die vorgeschriebenen Verhältnisse sind nach Am. 31 Borsäure,
69 Glycerin, Brit. 30:100.

Äußerlich zu chirurgischen Zwecken, Verbänden; die Lösungen können stärker als
diejenigen mit reiner Borsäure hergestellt werden.

Glycerinum boro-salicylicum. Borsalicylglycerin. Acid. boric., Acid. salicyl., Aq.
dest., von jedem 10 T., Glycer. 40 T. zum Sieden erhitzt, dann 1 T. Magnes. ust. zugemischt
und auf dem Wasserbad zu 50 T. eingedampft. Klare, farblose, in jedem Verhältnis mit
Wa. mischbare Flüssigkeit.

Äußerlich zu antiseptischen Zwecken, Waschungen, Verbänden.

Unguentum Acidi borici. Germ., Am., Austr., Belg. (A. b. u.), Brit., Jap.,
Nederl., Suec. **Unguentum boricum.** Dan., Helv. **Pommade d'Acide borique.** Gall.
Borsalbe. Durchscheinend weiße Salbe aus 1 T. feingepulverter Borsäure und
9 T. weißem Vaselin. — Ebenso 10 proz., zum Teil mit anderem Konstituentien,
die andern Pharmakopöen. — 100 g 0,70 RM.

Äußerlich zu antiseptischen Verbänden oder als indifferente Salbe
(Decksalbe) bei Verbrennungen, Furunkeln, Decubitus, Intertrigo, aufgesprungenen Händen.

Borsalben sollen nicht mit Paraffin, sondern als Fettsalben oder als
Borlanolin verschrieben werden.

Acidum glycerino-boricum. Borsäureglycerinester, Boroglycerid, Barffs
preserving compound. Durch Erhitzen von Glycerin (92 T.) und Borsäure (62 T.)
erhaltene spröde, hygroskopische Masse.
In 5 proz. Lösung früher besonders bei Mittelohrkatarrh als Antisepticum verwendet.

Borax. Germ., Belg., Helv., Jap. **Borax purificatus.** Brit. **Natrium
boracicum.** Austr. **Natrium boricum.** Ross. **Natrii boras.** Suec. **Sodii boras.**
Am. **Biboras natricus.** Dan., Nederl., Norv. **Borate de Sodium officinal.** Gall.
Borato di Sodio. Ital. Borax. $Na_2B_4O_7 + 10 H_2O$. Mol.-Gew. 381,4. Natriumtetraborat. Gehalt etwa 53% Natriumtetraborat und etwa 47%
Krystallwa. Harte, weiße Krystalle oder krystallinische Stücke oder weißes,
krystallinisches Pulver, im Krystallwa. beim Erhitzen schmelzend, alkalisch
reagierend. L. in Wa. (25), in siedendem Wa. (0,7), reichlich in Glycerin, in
Alk. fast unl. Rein, insbesondere frei von Schwermetallsalzen und Arsenverb.
— 100 g 0,25 RM.

Therapeut. Dosen: 0,3—1,0 (Brit.). Durchschnittl. Dosis: 0,75 (Am.).

Innerlich zu 1,0—2,0 3—4mal in Pulvern, Auflösungen, Leck-
säften mit Mel. rosat. oder Glycerin und Tinct. Myrrhae oder Tinct. Ratanhae
3,0—5,0 auf 100,0, Pastillen, auch für die Kinderpraxis Trochisci 0,2
empfohlen, welche 0,15 Borax und außerdem einen Aromastoff enthalten,

besonders gegen Aphthen, Soor, Ptyalismus, Glossitis. Bei ganz kleinen Kindern
kann das aromatische Boraxzuckerpulver auf die Zunge bzw. auf die Brustwarze der Mutter gestreut oder im Schnuller eingebunden werden. Bei Epilepsie
in Dosen von 1–3 g tägl., von unsicherem Erfolg, längerer Gebrauch erzeugt häufig
Verdauungsstörungen und schmerzhafte Trockenheit der Haut und der Schleimhäute. Bei Nephrolithiasis und harnsaurer Diathese in Dosen von 1,0—2,0,
besser durch Natrium bicarbonicum ersetzt.

Äußerlich zu Mundpulvern, Mund- und Gurgelwässern 2,0—5,0
auf 100,0, Pinselsäften, besonders gegen Aphthen, Soor und mercurielle
Erkrankungen der Mundschleimhaut 1,0—4,0 auf 25,0 Sirup, oder Sirup mit
Wasser ana, oder Glycerin, Augenwässern 1,0—5,0 auf 100,0, Augen-
tropfwässern 0,1—0,25 auf 25,0, Augensalben 0,5—1,0 auf 5,0 Fett,
Injektionen, zumal in die Nase mittels der Nasendusche, 1,0—3,0 auf 100,0,
Inhalationen (1,0—2,5—10,0 auf 500,0 Aq.), Waschwässern 10,0 auf
250,0 bei Seborrhöe. Zur Ausspülung des Magens und der Blase in 3—4proz.
Lösung. Mel Boracis (10, Glycerin 5, Mel 85) in Brit. nicht mehr offizinell.

27. Rp. Boracis 1,0—2,0
    Aq. Foeniculi 50,0
    Sir. Alth. 20,0.
D. S. 2stündl. 1 Teelöffel. Bei Magensäure,
    Aphthen.

28. Rp. Boracis 5,0
    Tinct. Myrrhae vel Ratanhae 1,0
    Glycerini 20,0
    Aq. Rosarum 10,0.
D. S. Zum Auspinseln des Mundes.

29. Rp. Boracis 5,0
    solve in
    Tinct. Myrrhae 5,0
    Oxymellis 50,0.
M. D. S. Mund- oder Gurgelwasser.

30. Rp. Boracis
    Glycerini
    Tinct. Myrrhae ana 15,0
    Aq. destill. 300,0.
D. S. Zum Gurgeln. Gargarisma
boracis.

31. Rp. Boracis 15,0
    Aq. Rosarum ad 200,0.
D. S. Waschwasser. In der Zwischen-
    zeit Aufstreuen von Lycopodium oder
    Stärkemehl. (Bei Pruritus vulvae.)

32. Rp. Boracis 5,0
    Aq. Coloniensis 120,0
    Glycerini 60,0.
M. D. S. Bei Ekzema capitis.

33. Rp. Boracis
    Aluminis crudi ana 3,0
    Glycerini 50,0.
M. D. S. Äußerlich. Gegen hartnäckige,
    nässende Ekzeme der behaarten Kopf-
    haut.

34. Rp. Calcii carbonici 75,0
    Sapon. oleacei 16,0
    Boracis 8,0
    Olei Menthae piperitae 1,0.
M. f. pulv. D. S. Zahnpulver.
    Pulvis dentifricius.   Suec.

35. Rp. Florum Rosarum 10,0
    f. inf. colat. 250,0
    Boracis 5,0
    Mellis rosati 50,0.
Gargarisme au borate de Sodium. Gall.

36. Rp. Boracis 20,0
    Glycerini ccm 120,0.
Glycerinum Boracis.   (Früher Brit.)

37. Rp. Boracis 10,0
    Glycerini 20,0
    F. solut.
Linctus boracinus.   Dan.

38. Rp. Boracis 5,0
    Mellis rosati 20,0.
M. D. S.
Collutoire au Borate de Sodium. Gall.

Mit Gummischleim ist Borax nicht zu verordnen, weil er mit diesem einen
zähen, gallertartigen Körper bildet; ebenso nicht mit Schleim von Stärkemehl, Salep.

Tartarus boraxatus. Germ. IV., Ergb., Dan., Suec. Boraxweinstein. Kalium tartaricum boraxatum. Cremor Tartari solubilis. Keine einheitliche Verbindung. Nach D. A. B. 3 werden Borax (2 T.), Tartarus depuratus (5 T.) und Wasser (15 T.) im Dampfbade zur Sirupkonsistenz eingedampft und noch warm gepulvert. Weißes, amorphes, sehr zerfließliches, in gleichen Teilen Wasser l. Pulver von saurem Geschmack. Boraxgehalt 42%. — Borotartrate de potassium, Gall., ist ein Gemenge aus Borylkaliumtartrat $C_4H_4K[BO]C_6$) und Borsäure. Tartrato boricopotassico, Ital., ist Borylkaliumtartrat, Borsäureweinstein. Dient zur Bereitung von Tinctura Rhei aquosa (S. 602). — 1,0 0,05 RM.

39. Rp. Infus. Flor. Sambuc. 15,0:180,0
    Tartari boraxati 10,0 (bis 20,0).
M. D. S. 2stündl. 1 Eßlöffel. Diureticum.

Innerlich zu 0,5—1,0—2,0 mehrmals täglich (bis 12 g) als Diureticum, 25,0—40,0 als mildes Abführmittel in 3—4 Portionen und kurzen Zwischenräumen zu verbrauchen; neuerdings auf Empfehlung französischer Autoren wieder gegen Epilepsie in Mengen von 3 g (1—2 g für Kinder) versucht. Hierbei Borsäureausschläge und Allgemeinvergiftungserscheinungen beobachtet. In Solutionen, Mixturen, nicht in abgeteilten Pulvern.

Natrium tetraboricum. Natriumtetraborat. Antipyonin. Gemisch von gleichen T. Borax und Borsäure. Feines, in 11 T. Wa. und Glyc. l. Pulver. — 10,0 0,15 RM.

Äußerlich gegen chronische, purulente Affektionen des Ohres in Lösungen (2—4 proz.) eingespritzt oder als Pulver eingeblasen; bei Keratitis und Conjunctivitis zum Auswaschen und Einstreuen.

Natrium perboracicum. Sodium (Perborate de). Gall. $NaBO_3 + 4 H_2O$.

Acidum camphoricum. Germ. V., Ergb., Helv., Jap., Nederl., Norv., Suec. Camphersäure. $C_8H_{14}(COOH)_2$, Mol.-Gew. 200. Rechts-Camphersäure. Farb- und geruchlose Krystallblättchen, l. in 150 T. kaltem und 20 T. siedendem Wa., leichtl. in Ae. und Alk. Die wäßrigen und alkoholischen Lösungen röten Lackmus. Schmp. 186°. Rein, insbesondere frei von Campher und anorganischen Säuren. — 1,0 0,10 RM.

Innerlich besonders als Harndesinfiziens bei akuter und chronischer Cystitis und Cystopyelitis 3—4 mal tägl. 1 g innerlich, evtl. im Wechsel mit anderen Harndesinfizientien. Nebenerscheinungen (außer Magenbrennen) nach großen Dosen Hämaturie, Cylindrurie; verschwinden nach Aussetzen. Mehr als 60 g im ganzen sollten nicht gegeben werden. 3mal tägl. 0,5—1,0 in Schwächezuständen und zur Verhütung von Nachtschweißen der Phthisiker. Wirkung hält bisweilen 2 Nächte an.

Äußerlich als Antisepticum und Adstringens bei chronischen Krankheiten des Kehlkopfes, des Rachens und der Nase in 3,0—6,0 proz., bei akuten Leiden in 0,5—2,0 proz. wäßrigen unter Zusatz von Spiritus bereiteten Lösungen.

40. Rp. Acid. camphor. 1,0
    D. tal. dos. Nr. XII.
S. 1—2 } Pulver abends in Oblaten zu nehmen (Nachtschweiß der Phthisiker).

41. Rp. Acid. camphor. 4,0
    Spir. ad 20,0.
M. D. S. Äußerlich! 1 Teelöffel auf 1 l warmes Wasser. Zur Blasenspülung bei Cystitis nach Urethritis chronica.

Acidum cathartinicum. Ein gereinigtes Extrakt aus Sennesblättern, enthaltend Salze der Cathartinsäure, bei der Spaltung Chrysophansäure und Emodin liefernd. — 1,0 0,20 RM.

Acidum chinicum. Ergb. Chinasäure. $C_6H_7(OH)_4 \cdot COOH \cdot H_2O$. Farblose Prismen von stark saurem, nicht bitterem Geschmack, leichtl. in Wa., schwerer in Alk., fast unl. in Ae; rechtsdrehend. Schmp. 160—162°. — 1 g 0,25 RM.

Innerlich zu 0,5 in Pulvern, Pillen, Tabletten, mehrmals täglich bei Gicht, harnsaurer Diathese, Uratsteinen empfohlen, für die Gichttherapie aus unrichtigen theoretischen Erwägungen (Beschlagnahme des zur Harnsäurebildung dienenden Glykokolls), in der Praxis nicht bewährt.

Sidonal. Chinasaures Piperazin. $C_4H_{10}N_2(C_7H_{12}O_6)_2$. Farbloses, säuerlich schmeckendes Krystallpulver, sehr leicht in Wa. l. — 1 g 0,85 RM.

Innerlich in Tagesgaben von 5,0—8,0 bei akuter und chronischer Gicht empfohlen, aber unsicher und teuer.

Sidonal novum. Neu-Sidonal, Chinasäureanhydrid. — 1 g 0,65 RM.

Innerlich in Tagesdosen von 2—5—10 g, soll auch schmerzlindernd wirken. Teuer.

Urol. Chinasaurer Harnstoff. Hygroskopische Krystalle.

Innerlich 2—5 g tägl.

Urosin. Chinasaures Lithium. — 50proz. Lösung. 1,0 0,55 RM. — Urosin effervescens. 1,0 0,55 RM. und Urosin-Tabletten.

Acidum chloro-nitrosum. Germ. I., Ergb. Aqua Regis s. regia. Königswasser. Mischung aus 3 T. Acid. hydrochloricum und 1 T. Acid. nitricum. **Acidum nitro-hydrochloricum dilutum** (Brit.). Eine Mischung aus Salpetersäure (6), Salzsäure (8) und Wasser (50). **Acidum nitricum hydrochloratum.** Norv. Salpetersäure (1) und Salzsäure (2). Nur zur Abgabe zu bereiten.

Therapeut. Dosen: 0,3—1,2 ccm (Brit.).

Größte Einzel- und Tagesgabe: 0,75, 3,0 Norv.

Innerlich kaum mehr gebraucht. Dosis wie Acidum hydrochloricum.

Äußerlich zu Fußbädern (50—60 g auf 1 Fußbad).

Acidum cholalicum. Cholsäure. Gallensäure. Eine der Komponenten der in der Galle des Menschen vorkommenden gepaarten Gallensäuren Glyko- und Taurocholsäure. $C_{24}H_{40}O_5$. Weißes krystallinisches Pulver, in Wa. kaum l.,

in Alk. und Ae. leichtl.; rechtsdrehend. Die Salze der Alkalien leichtl. in Wa. Säure und Salze geben die Pettenkofersche Gallenprobe. Lösungsmittel für Lipoide.

Innerlich in Dosen von 0,1—0,3 g, gegen Hyperacidität des Magensafts und Ulcus ventriculi, da es die Abscheidung von HCl und Pepsin hemmt; auch als Abführmittel besonders in Suppositorien, wodurch eine spezifische Erregung des Dickdarms stattfindet, so daß angeblich 10—30 Minuten nach Einführung der Cholsäurezäpfchen prompter Stuhl erfolgt; als Anregungsmittel der Gallensekretion (Cholereticum) sowie zur Anregung von Kontraktion der Gallenblase und Gallenausheilung (Cholagogon). Deswegen in vielen Kategorien von Gelbsucht, insbesondere bei erfolglosen Gallensteinkoliken, angewandt. Da der choleretische und cholagoge Effekt im Verhältnis zur Schwere und Beeinflußbarkeit der Leberkrankheiten relativ gering ist, so ist eine ausgesprochene Heilwirkung nicht zu erwarten. Chemisch reines Natriumcholat scheint für den Menschen ungiftig zu sein. Trotzdem ist die Cholsäure ein Bestandteil vieler sog. Gallensteinmittel; die diesen nachgerühmten Erfolge können vor der Kritik nicht bestehen.

Agobilin [Mischung aus Strontium cholalicum (0,088), Stront. salicyl. (0,032) und Phenolphthaleindiacetat (0,04)], in überzuckerten Tabletten. — 40 Tabl. 2,85 RM.

Degalol (Desoxycholansäure + Menthol), in Tabl., mehrmals täglich.

Eubilein (Natrium oleinicum + Natrium cholalicum), in Kapseln.

Bilival (Lecithin-Natriumcholat) — 50 Pillen (0,15) 2,65 RM.

Decholin (Dehydrocholsäure), in Tabletten zu 0,25 oder intravenös in 5—20 ccm der 5 oder 20 proz. Lösung des Natriumsalzes in Ampullen. — 3 Amg. (5 und 20%) 3,55 und 7,05 RM. 20 Tabletten (0,25) 2,75 RM.

Neuerdings auch als Diureticum empfohlen und zur Beseitigung der Verdauungsstörungen nach Synthalin.

Felamin (Cholalsäure + Hexamethylentetramin). Tabl. (0,3).

Ovogal (Cholsäure + Eiweiß).

Acidum chromicum.

Acidum chromicum. Germ., Brit., Dan., Helv., Jap., Nederl., Norv., Ross. **Anhydridum chromicum.** Belg. **Chromii trioxidum.** Am., Suec. **Anhydride chromique.** Gall. **Anidride cromica.** Ital. Chromsäure. CrO_3. Mol.-Gew. 100. Chromsäureanhydrid, Chromtrioxyd. Gehalt mindestens 99%. Braunrote, stahlglänzende, an der Luft zerfließliche, in Wa. leichtl. Krystalle. Rein bis auf einen zugelassenen Gehalt von 1% Alkalisalzen. Vor Feuchtigkeit geschützt und vorsichtig aufzubewahren. Nach der Nederl. in gut schließenden Flaschen aufzubewahren. — 10 g 0,40 RM.

1 T. Acid. chromic. in 1 T. Wasser gelöst: Acidum chromicum solutum, Belg.; Soluté d'acide chromique. Gall.

Innerlich als Antisyphiliticum abzulehnen, da im Vergleich zu Quecksilber- und Wismutpräparaten wenig wirksam.

Äußerlich in Substanz oder in Lösungen 1:1 oder mehr als Ätzmittel bei Warzen, Polypen, syphilitischen Ulcerationen. Bei Fußschweiß in 5 proz. Lösung auf die gebadeten und gut abgetrockneten Füße pinseln, evtl. nach 8—10 Tagen 1—2 mal wiederholen. Bei Wunden Vorsicht! 3 proz. Lösung tropfenweise ins Ohr bei Otitis media.

In verdünnter Lösung, 1,0—2,5 in 100 Aq., zur Aufpinselung bei Stomatitis, Glossitis, Leukoplakie und bei syphilitischen Zungengeschwüren.

Nicht mit Alkohol, Äther, Glycerin, Zucker, Stärke, Phenol, die oxydiert werden (Explosionsgefahr), nicht mit Barium-, Blei- und Silbersalzen, die gefällt werden.

Kalium chromicum flavum. Ergb. Kaliumchromat. K_2CrO_4. Gelbes, chromsaures Kalium. Gelbe, rhombische, luftbeständige Krystalle, in 2 T. Wa. l. — 10,0 0,10 RM.

Möglichst nicht überschreiten: 0,03 pro dosi, 0,06 pro die! (Ergb.)

Innerlich in Lösung als Alterans, absolut.

Kalium dichromicum. Germ. **Kalium bichromicum.** Helv. **Kalii dichromas.** Suec. **Potassii bichromas.** Brit. Kaliumdichromat. $K_2Cr_2O_7$. Mol.-Gew. 294,2. Doppeltchromsaures Kalium. Ansehnliche, dunkelrote, beim Erhitzen zu einer braunroten Flüssigkeit schmelzende Krystalle, in Wa. (8) mit saurer Reaktion l. Geschmack bitterlich. Rein, insbesondere frei von Schwefels., Salzs., Calciumsalzen. Vorsichtig aufzubewahren. — 10,0 0,10 RM.

Therapeut. Dosen: 0,006—0,012 (Brit.).

Innerlich als Antisyphiliticum (0,005—0,01 tägl. mehrmals) und bei dyspeptischen Beschwerden, zu verwerfen.

Äußerlich gegen Fußschweiß (5—10proz.) nicht ungefährlich. Als Ätzstift, Pulver oder in Lösung (4—20proz.) zum Ätzen von Kondylomen, Plaques muquenses, skrofulösen und krebsigen Geschwüren, zum Bepinseln von Nasenpolypen.

Acidum chrysophanicum. Hisp. **Acide chrysophanique.** Gall. C h r y s o p h a n s ä u r e.

$(CH_3) \cdot (OH)C_6H_2 \langle {}^{CO}_{CO} \rangle C_6H_2(OH)$. Mol.-Gew. 254,08. $C_{15}H_{10}O_4$. Dioxymethylanthrachinon. Im Rhabarber und in den Sennesblättern enthalten; glänzende gelbe Nadeln, unl. in Wasser, wenig l. in Äther; in wäßrigen Alkalien mit roter Farbe l. Wird aus Chrysarobin (s. S. 307) gewonnen.

Äußerlich als Salbe 1:10 gegen Psoriasis, Lupus, Favus vereinzelt empfohlen, wobei die gesunden Partien durch ein Heftpflaster geschützt werden, oder noch besser in Lösung von Traumaticin, welche mit einem Borstenpinsel auf die Psoriasisflecke aufgetupft wird. Wegen Reizung der Bindehaut sind im Gesicht schwächere Mischungen von 2,5% zu verwenden. Überhaupt hat die Chrysophansalbe die Tendenz, Erytheme und Dermatitiden zu erregen.

Bestandteil der Reglykol-Kapseln, welche gegen Diabetes mell. und insip. empfohlen wurden. Nicht bewährt.

Acidum cinnamylicum. Ergb. Zimtsäure. $\langle C_6H_5 \rangle$ CH $=$ CH $\cdot$ COOH. Mol.-Gew. 148,06. Weiße, glänzende Krystallblättchen, schwerl. in kaltem, leichtl. in heißem Wasser, Weingeist und fetten Ölen. Schmp. 134—135°. — 10 g 0,45 RM.

Äußerlich von Landerer zu intravenösen Injektionen gegen interne Tuberkulose empfohlen, später durch das Natriumsalz Hetol ersetzt. Jetzt als überwunden zu betrachten.

Natrium cinnamylicum. Hetol. Zimtsaures Natrium. $\langle C_6H_5 \rangle$CH$=$CH$\cdot$COO Na. Weißes, krystallinisches, in 20 T. Wasser l. Pulver, schwach süßlich, etwas laugenhaft schmeckend. — 1,0 0,10 RM. Hetol 1,0 0,50 RM.

Äußerlich zu intravenöser (evtl. glutäaler) Injektion mit $^1/_2$—1 mg beginnend und jeden 2. oder 3. Tag um $^1/_2$—$2^1/_2$ mg steigend (Maximaldosis nach Landerer 25 mg). In jedesmal sorgfältig zu sterilisierenden Lösungen oder besser in gebrauchsfertigen sterilisierten Phiolen, die in 1—2—5proz. Lösung in den Handel kommen. Zur Behandlung der Tuberkulose kaum mehr in Verwendung.

Acidum citricum. Germ., Am., Austr., Belg., Brit., Dan., Helv., Jap., Nederl., Norv., Ross., Suec. **Acide citrique.** Gall. **Acido citrico.** Ital. Citronensäure. Farblose, durchscheinende, sauer schmeckende, 8,5% Krystallwasser enthaltende Krystalle, l. in Wa. (0,6), Alk. (1,5), Ae. (50). Rein, insbesondere frei von Blei- und Kupfersalzen (bis auf 2 mg in 100 g Citronens.). — 10 g 0,15 RM.

Therap. Dosen: 0,3—1,2 g (Brit.).

Innerlich in Pulver, namentlich zu Brausepulvern (s. Pulveres aerophori), Pastillen 0,06 mit 1,25 Zucker, Lösung, besonders zur Bereitung von Limonade statt frischen Zitronen-saftes (1 T. entspricht etwa 15 T. Saft; 1 Messerspitze auf $^1/_4$ l Wasser, Zucker q. s. und einen geringen Zusatz eines alkoholischen Auszuges der frischen Schalen), und Saturationen.

$$CH_2 \cdot COOH$$
$$| $$
$$C(OH) \cdot COOH + H_2O, \text{ Mol.-Gew.}$$
$$| \qquad\qquad 210.$$
$$CH_2 \cdot COOH$$

Äußerlich als Pulver in die Nase einzublasen bei Ozaena, zu Waschungen (10—50 auf 1 l) bei Fußschweiß.

Citronensaures Phenetidin (Citrophen) s. S. 561.

Potio Riverii. Germ. **Rivièrescher Trank.** Zur Abgabe frisch zu bereitende Lösung von 4 T. Citronens. und 9 T. Natriumcarbonat in 190 T. Wa. Ähnliche Vorschriften sind: Julep salinum. Dan. Liq. Kal. carbon. 12,5 (1 + 4), Aq. Menthae pip. 77,5, Sir. simpl. 5,0, Acid. citric. 2,5, Aq. dest. 2,5. — Potio Rivieri. Nederl. Acid. citric. 50, Natr. bicarbonic. 6,0, Aq. dest. 160,0, Spirit. Citri 5,0, Sir. simpl. 25,0. — Diese Vorschriften sind insofern unzweckmäßig, als die CO_2 schon bei der Bereitung und weiterhin beim Öffnen des Arzneiglases entweicht. Soll im Magen CO_2 entwickelt werden, so sind die folgenden Vorschriften, bei denen Säure- (I) und Alkalicarbonatlösung (II) getrennt abgegeben werden, weit vorzuziehen. Potio Rivieri. Belg. (I) 4 T. Acid. citric., 20 T. Sir. Citri, 76 T. Aqu.; (II) 4 T. Kal. bicarb., 20 T. Sir. simpl., 76 T. Aqu. — Potion gazeuse, Potion antivomitive de Rivière. Gall. (I) 4 T. Acid. citr., 30 T. Sir. Citri, 100 T. Aqu.; (II) 3,5 T. Natr. bicarb., 30 T. Sir. simpl. 100 Aqu. — Potio effervescens. Helv. (I) 3 T. Acid. citr., 15 T. Sir. Citri, 82 T. Aqu.; (II) 4 T. Natr. bicarb., 15 T. Sir. simpl., 81 T. Aqu. — Pozione effervescente. Ital. (I) Acid. citric. 3 T., Aq. dest. 82 T., Sir. cort. Limon. 15 T.; (II) Natr. bicarb. 4 T., Aq. dest. 81 T., Sir. simpl. 15 T.

Innerlich eßlöffel- bis weinglasweise in 2 stündigen Abständen bei dyspeptischen Zuständen und als leichtes Beruhigungsmittel. Fast verdrängt durch die künstlichen und natürlichen CO_2-haltigen Mineralwässer.

Kalium citricum. Ergb. **Potassii Citras.** Am., Brit. **Kaliumcitrat.** $K_3C_6H_5O_7 \cdot H_2O$. Citronensaures Kalium. Farblose prismatische Krystalle oder grobkörniges Pulver, an der Luft zerfließlich, leichtl. in Wa. — 1,0 0,05 RM. Therapeut. Dosen: 1—4 g (Brit.). Durchschnittl. Dosis: 1 g (Am.).

Innerlich zu 0,5—2,0 mehrmals täglich, in Solution vollständig entbehrlich und durch die Potio Riverii sehr gut zu ersetzen.

Potassii citras effervescens. Am. Kal. citric. 200 T., Natr. bicarb. 477 T., Acid. tartaric. 252 T., Acid. citric. 162 T.

Durchschnittl. Dosis: 4 g (Am.).

Natrium citricum neutrale. Ergb. **Citras natricus.** Norv. **Sodii citras.** Am. Neutrales Natriumcitrat. Citronensaures Natrium. $2[C_3H_4 \cdot OH \cdot (COONa)_3]$ $\cdot 11 H_2O$. Gehalt etwa 97,6% neutrales Natriumcitrat. Weißes, krystallinisches Pulver, leichtl. in Wa. (1,1), wenigl. in Alk. — 1,0 0,05 RM.

Durchschnittl. Dosis: 1 g (Am.).

Innerlich teelöffelweise als angenehmes Laxans.

Natrium citrico-tartaricum effervescens. Sodii citro-tartras effervescens.
Brit. Ein Gemisch aus Citronensäure (6), Weinsäure (9), Natriumbicarbonat (17)
und Zucker (5) wird vorsichtig auf 93—104° erhitzt und beim Zusammen-
klumpen sofort durch ein Sieb gekörnt und gut aufbewahrt.

Therapeut. Dosen: 4—8 g (Brit.).

Innerlich zu 4,0—8,0 als mildes Abführmittel.

Magnesium citricum und Magnesium citricum effervescens
s. unter Magnesiumsalze S. 497.

Acidum diaethyl-, diallyl-, dipropyl-, phenylaethylbarbituricum usw. s. Barbitursäuren
unter Veronal, Dial, Proponal, Luminal S. 202 usw.

Acidum formicieum. Germ., Helv., Rom. HCOOH. Mol.-Gew. 46. Ameisensäure.
Gehalt 24—25% wasserfreie Ameisensäure. Klare, farblose, flüchtige, stechend,
nicht brenzlich riechende, auch in starker Verdünnung sauer schmeckende
Flüssigkeit. In jedem Verhältnis mit Wa. oder Alk. mischbar. Dichte 1,057
bis 1,060. Rein, insbesondere frei von Essigs., Oxals., Schwermetallsalzen und
Acrolein. 25 Tr. = 1 g. — 10,0 0,05 RM.

Innerlich: In 1proz. Lösung, besser in noch stärkerer Verdünnung, da
schon sehr schwache Konzentrationen schleimhautreizend (Erbrechen) wirken,
bis zu 4 ccm täglich, als angeblich unschädliches Tonicum empfohlen. Doch
sind bei dieser Darreichung auch Albuminurie und Hämaturie vorgekommen.

Äußerlich: Zu Einreibungen und Waschungen etwa 1,0—10,0 auf
100,0 Aqua oder Spirit. dilut., zu Bädern und Kastendampfbädern. Als Rubefaciens bei Neuralgien, rheumatischen Affektionen, Lähmungen. Unvermischt
oder in stark konzentrierter Lösung auf die Haut appliziert, wirkt es als Ätzmittel. Wirkt noch in Verdünnung von 0,25 % schwach antiseptisch. Dämpfe
wirken bei Krätze sehr gut, haben aber keinen Vorzug vor der Schwefelbe-
handlung.

Zur subcutanen Injektion nach dem Vorgange des mecklenburgischen
Arztes Krull bei den verschiedensten inneren Krankheiten (besonders chronischen Gelenkerkrankungen und Gicht, aber auch bei Tuberkulose, Carcinom,
Nierenstein u. a.) im Sinne der allgemeinen Reizsteigerung (parenteralen Reiztherapie) angewandt; hierbei wird 0,2—0,5 ccm einer 0,001proz. Lösung
injiziert; auch als Prophylakticum gegen Grippe und andere Infektionskrankheiten empfohlen. Die Ergebnisse sind sehr zweifelhaft; vielen Heilerfolgen,
die freilich selten kritischer Betrachtung standhalten, stehen ebensoviele
Mißerfolge gegenüber. Im besten Falle kann man der parenteralen Ameisen-
säuretherapie zugestehen, daß sie dasselbe wie andere Arten der „Reiztherapie"
leistet. Besonders gewarnt wird vor Ameisensäureinjektionen bei bestehenden
Hautkrankheiten, da sie zu Verschlimmerung und Generalisation derselben
führen können.

Ameisensäurepräparate zur Reizkörpertherapie (s. S. 595) sind: Scirrhosan, Gan-
gliosan, Injektosan (Mischungen mit Methylenblau und Milchzucker). Sogar gegen
Krebs empfohlen, aber ganz nutzlos.

Diluformin ist nur ein Handelsname für sterile Ameisensäure verschiedener Konzentration in Ampullen.

Eine Mischung von Ameisensäure mit Nucleinsäure und Allylsulfid (Nuforal) wurde zur Injektion besonders bei Tuberkulose vereinzelt empfohlen; eine spezifische Wirkung ist nach den vorliegenden Prüfungen mit Sicherheit zu verneinen, die Injektionen sind schmerzhaft und nicht ungefährlich.

Eine Mischung von Ameisensäure mit kolloider Kieselsäure (Cisan) ebenfalls zu Injektionen empfohlen, besonders gegen Neuralgien und chronische Gelenkkrankheiten; bei Arthritis deformans ganz ohne Nutzen.

Spiritus Formicarum. Germ., Austr., Ross. **Spiritus Formicae.** Helv. **Ameisenspiritus.** Mierenspiritus. Mischung von Ameisensäure (1), Weingeist (14) und Wasser (5). Farblose, klare Flüssigkeit von saurer Reaktion. Gehalt etwa 1,25 % Gesamt-Ameisensäure, davon mindestens 0,85 % freie A. Dichte 0,889—0,893. Austr. schreibt die Destillation aus frischen Waldameisen vor. — 100,0 0,90 RM.

Innerlich (selten) zu 1,0—3,0 20—60 Tr. mehrmals täglich.

Äußerlich zu Waschungen und Einreibungen. Beliebtes Volksmittel, besonders bei Rheumatismus. Auch zu Bädern (125—250 g).

Natrium formicicum. **Formiato di Sodio.** Ital. **Natriumformiat.** HCOONa. Weißes, zerfließliches, krystallinisches Pulver l. in Wa., unl. in Alk. — 10,0 0,15 RM.

Acidum gallicum. Germ., Belg., Helv., Jap. **Acide gallique.** Gall. **Acido gallico.** Ital.

$\left\langle C_6H_2 \right\rangle (OH)_3 \cdot COOH + H_2O$. Gallussäure. Mol.-Gew. 188,06. Trioxybenzoesäure. Wassergehalt höchstens 10%. Farblose oder schwach geblich gefärbte Nadeln. L. in Wa. (85), leichtl. in siedendem Wa., Alk. (6), Glycerin (12), schwerl. in Ae. Rein, insbesondere frei von Gerbs. und Schwefels. Fällt Eiweißlösung nicht. — 10,0 0,25 RM.

Gebraucht zur Herstellung des Bismutum subgallicum (s. S. 225).

Innerlich zu 0,05—0,3—0,6 2—3mal täglich in Pulver, Pillen, Solution (letztere Form unzweckmäßig wegen der schweren Löslichkeit des Präparates). Von englischen Autoren ziemlich häufig angewendet, z. B. gegen Diabetes, Albuminurie, Lungenblutung — aber ganz unwirksam. (Vgl. Acidum tannicum S. 100, das im Organismus zu Gallussäure umgewandelt wird.)

Äußerlich als Mundwasser 1,0—5,0 auf 100,0, Augenwasser 0,1—0,5 auf 25,0, in Salben 2,5—5,0 auf 25,0. Adstringierende Wirkung kommt der Gallussäure nicht zu.

Wird zweckmäßig ärztlich nicht verwendet.

Acidum gynocardicum und Chaulmugrapräparate.

Acidum gynocardicum. Acidum gynocardiae. Chaulmugrasäure. Gynokardiasäure. Ein Gemisch von Fettsäuren aus dem Öle der Samen der Flacourtiacee Taraktogenos Kurzii. Gelblichweiße oder bräunliche fettige Stücke von an Leinöl erinnerndem, charakteristischen Geruch, wenig l. in Wa., l. in Chloroform, Alk. und Ae. Der Schmelzpunkt beträgt etwa 40°. Gynokardiasäure ist optisch aktiv. Das spez. Drehungsvermögen für eine 10proz. Lösung in Chloroform beträgt etwa plus 50°. Die Jodzahl etwa 90.

Intramuskulär bei der Leprabehandlung wird das Oleum gynocardiae (s. S. 83) viel gebraucht. Es enthält viel unwirksame Palmitinsäure, muß des-

wegen in sehr großen Dosen verabreicht werden und verursacht Erbrechen und
Verdauungsstörungen. Deswegen wird jetzt bei der Lepra das Acidum gynocardiae bevorzugt. L. Rogers sah bei 3 Leprakranken, die größere Mengen
Acidum gynocardiae per os bekommen haben, im Laufe von 1—2 Jahren nicht
nur eine bemerkenswerte Besserung auftreten, sondern fast vollkommenes
Verschwinden der Erscheinungen. Dosen: 0,03—0,2 in Kapseln mehrmals
täglich, bis 1,0 g pro die. Die besten Erfolge zeigten sich bei nervöser Lepra.
Die größte Dosis per os, die Rogers gegeben hat, war 2,4 g Gynokardiasäure
pro die.

Äußerlich als 5—10proz. Ölliniment.

Natrium gynocardicum. Ein gelbes Pulver, das durch Neutralisieren
der Gynokardiasäure mit Natriumcarbonat gewonnen wird. Es ist l. in heißem
Wa. und Alk.

Innerlich besser vertragen als die Säure. Das Natrium gynocardicum
ist dem Kalium gynocardicum vorzuziehen. Auch subcutan, intramuskulär und
intravenös zu applizieren (das Natriumsalz viel weniger schmerzhaft als das
Kaliumsalz). Empfehlenswert das Natrium gynocardicum Merck; Dosen bis
0,24 g 1—2mal wöchentlich zu injizieren. Nebenerscheinungen: Unbehagen,
Flatulenz.

Chaulmugrasäure-Äthylester. Aethylis Chaulmoogras. Am. Antileprol. —
Kapseln (0,5) 100 Stück etwa 6,00 RM.; Ampullen (1,5 g).

Durchschn. Dosis: 1 ccm (Am.).

Innerlich in Tagesdosen von 2mal 5 Tr., täglich um je 1 Tr. steigend bis
auf 300—350 Tr. Angeblich bewährtes Lepramittel, von angenehmem Geruch
und Geschmack, in Wein oder anderem Getränk zu nehmen. Fast stets ohne
Nebenwirkungen. Bei leichten Magen- und Darmstörungen Dosis zu verkleinern.
Zur ambulanten Leprabehandlung geeignet. Injektionen von Antileprol sind
schmerzhaft und bieten keine Vorteile vor der peroralen Darreichung. Neuerdings höchstens 5—6 ccm in wöchentlichen Injektionen.

Oleum Chaulmoograe. Am., Brit., Suec. Oleum Chaulmogra. Nederl.
Oleum Hydnocarpae. Jap. Chaulmugraöl. Oleum Gynocardiae. Nach
Am., Brit., Nederl. aus den Samen von Taraktogenos Kurzii, nach Jap.,
Suec. von verschiedenen Hydnocarpus-Arten gepreßtes fettes weißes oder
gelblichweißes Öl, das bei 22—30° erstarrt, spez. Gew. bei 45° etwa 0,940.
Das Fett enthält eine eigenartige, stark rechts drehende Fettsäure (Chaul-
mugrasäure), der starke, örtlich reizende Wirkungen zugeschrieben werden.

Therapeut. Dosen: 0,3—0,6 steigend bis 2—4 ccm (Brit.). Durchschnittl. Dosis: 1 ccm (Am.).

Acidum hydrobromicum. Germ. IV., Ergb., Nederl. **Acidum hydrobromicum di-**
lutum. Brit., Helv. **Acide bromhydrique officinal.** Gall. HBr. Mol.-Gew. 81.
Bromwasserstoffsäure. Klare, farb- und geruchlose, beim Erwärmen
flüchtige Flüssigkeit. Spez. Gew. 1,076—1,078 (Nederl. 1,224) mit einem Gehalt
von 25% (Brit., Helv. 10, Nederl. 32). HBr 21 Tr. = 1 g. — 100,0 1,15 RM.

Therapeut. Dosen: 1—4 ccm (Brit.).

Innerlich zu 2—4—6 Tr. 0,1—0,2—0,3 stündl. bis 2stündl. in starker
Verdünnung 1:100—150 gegeben bei Ohrensausen, Krampfhusten, Erbrechen
Schwangerer, bei dyspeptischen Zuständen, aber nicht bewährt und nicht

6*

empfehlenswert. — Zu 20—40 Tr. in 100 Wasser an Stelle von Kaliumbromid versucht, ebenfalls nicht bewährt.

Äußerlich unverdünnt zu Ätzungen, hat keine Vorzüge vor den bewährten Ätzmitteln.

Acidum hydrochloricum. Germ., Am., Brit., Helv., Jap., Nederl., Suec. **Acidum hydrochloricum concentratum.** Austr. **Acidum chlorhydricum.** Belg. **Acidum hydrochloratum.** Dan., Norv. **Acidum hydrochloratum purum.** Ross. **Acide chlorhydrique officinal.** Gall. **Acido cloridrico concentrato.** Ital. Salzsäure, Chlorwasserstoffsäure. Gehalt etwa 25% Chlorwasserstoff. CHl. Mol.-Gew. 36,47. Klare, farblose, stechend riechende, beim Erhitzen völlig flüchtige Flüssigkeit. Spez. Gew. 1,122—1,123. Rein, insbesondere frei von Schwermetallsalzen und Arsenverbindungen. Vorsichtig aufzubewahren.

Mit anderem HCl-Gehalt: Suec. 17%, Jap. 30%, Brit. 31,8%, Am. 31 bis 33%, Gall. 33,6%, Ital. 35,4%, Belg. 36,3%. 20 Tr. = 1 g. — 100,0 0,10 RM.

Innerlich zu 0,25—1,0 in Mixturen (1,0—10,0 auf 100,0 mit starker Verdünnung, oft mit etwas Äther, Spirit. aether.), Tropfen mit mehreren Teilen Sirup verdünnt oder pure: 5—10—20 Tr. in Zuckerwasser, zum Getränk (der Zähne wegen selten; 2,5—5,0 auf 500,0 Wasser). Bei Magenerkrankungen, entweder in Verbindung mit Pepsin oder allein angewandt, um eine mangelhafte Säureabsonderung der Magendrüsen zu ersetzen. In allen diesen Fällen ist Acidum hydrochloricum dilutum in entsprechender Dosis vorzuziehen.

Äußerlich unverdünnt als Ätzmittel auf Warzen und Excrescenzen, auf den Grund bösartiger Hornhautgeschwüre, verdünnt als Mund- und Gurgelwasser 1,0—3,0 auf 100,0 mit Sir. Moror., Mel. rosat. oder Glycerin, Pinselsaft 1,0—2,5 auf 25,0 Sirup, Honig oder Glycerin, Augenwasser 0,1—0,15 auf 10,0 Aq. dest. mit Zusatz von Mucil. Gummi arab., in Salben 1,5—3,0 auf 25,0 Fett, zu Waschungen, Umschlägen 5,0 auf 300,0, zu Bädern, allgemeinen und Fußbädern, auch mit Acid. nitricum zusammen, 60,0—120,0 zu einem ganzen, 30,0—60,0 zu einem Fußbade.

42. Rp. Acidi hydrochlorici 5,0
    Decoct. Radicis Althaeae (e 5,0)
    170,0
    Aetheris acetici 2,5
    Sir. Rubi Idaei ad 200,0.
M. D. S. 2stündl. 1 Eßlöffel.

44. Rp. Acidi hydrochlorici 20,0
    Aq. dest.
    Sir. Zingiberis ana 15,0.
M. D. S. 4mal nach der Mahlzeit in viertelstündigen Pausen je 10 Tr. in Wasser zu nehmen. (Bei Dyspepsie.)

43. Rp. Acidi hydrochlorici 5,0
    Aq. Menthae piperitae 50,0
    Tinct. Aurantii corticis 25,0
    Sir. simpl. ad 80,0.
M. D. S. Nach jeder Mahlzeit 1—2 Teelöffel voll in etwas Wasser zu nehmen. (Bei Dyspepsie, auf Säuremangel beruhend).

45. Rp. Acid. hydrochlor. 5,0
    Tinct. amar. 25,0.
M. D. S. 3mal tägl. 15 Tr. in Wasser. Tinctura amara acida. F. M. B. (0,80 RM. o. G.)

Bezeichnung Acidum muriaticum veraltet.

Im Deutschen Reich unterliegt der Handel mit Salzsäure mit mehr als 15% Gehalt den Giftvorschriften.

Acidum hydrochloricum dilutum. Germ., Am., Austr., Brit., Helv., Jap., Suec. **Acidum chlorhydricum dilut.** Belg. **Acidum hydrochloratum dilutum.** Ned., Dan., Norv. **Acidum hydrochloratum purum dilutum.** Ross. **Acide chlorhydrique dilué.** Gall. **Acido cloridrico diluito.** Ital. Verdünnte Salzsäure. Gehalt etwa 12^1/$_2$% HCl. Spez. Gew. 1,059—1,061. Nederl. 4 Norm. Mit anderm HCl-Gehalt Ital. und Suec., etwa 7%, Belg. 7,5%, Ross. 8,3%, Am., Brit., Dan., Gall., Helv., Jap., Norv. etwa 10%. 20 Tr. = 1 g. — 100,0 0,10 RM.

Therapeut. Dosen: 1,3—4,2 ccm (Brit.). Durchschn. Dosis: 1 ccm (Am.).

Größte Einzel- und Tagesgabe: 0,5 und 4,0 (Ross.).

Innerlich in doppelter Dosis wie Acid. hydrochloricum und gleicher Indikation, in Mixturen und Tropfen. In neuerer Zeit wurde Salzsäure auf Grund experimenteller Befunde als Heilmittel bei perniziöser Anämie, bei Gicht und bei Rachitis (Spasmophilie) empfohlen. Die Anwendung bei der perniziösen Anämie beruht auf der Tatsache, daß in dieser Krankheit oft Anadenie des Magens und fehlende Absonderung von HCl und Pepsin konstatiert wird; bei solchen Befunden ist die Verordnung großer Dosen von HCl (3 mal tägl. 15—20 Tr. in entsprechender Verdünnung, am besten in Himbeersaft, nach den Mahlzeiten) sicherlich rationell und mag auch neben der allein wirksamen Lebertherapie beibehalten werden. Bei der Gicht beruft man sich zur Empfehlung der Salzsäure-Therapie auf das Kaninchenexperiment, daß künstlich gesetzte Harnsäuredepots unter Salzsäure-Injektion schwinden. Dem steht die klinische Beobachtung gegenüber, daß Gichtkranke die saure (Fleisch-) Nahrung gewöhnlich schlechter vertragen als alkalische (Gemüse und Früchte) und daß alkalische Mineralwässer (Fachinger usw.) Gichtkranken gewöhnlich gut tun. Man hat trotzdem Gichtkranken große Dosen von Salzsäure gegeben (monatelang tägl. 60 Tr.) und die Erfolge gerühmt, aber diese Kuren haben sich nicht eingebürgert und werden in der Praxis kaum mehr verordnet. Bei Spasmophilie und Rachitis wird die experimentell erwiesene Alkalosis der erkrankten Kinder durch große HCl-Dosen günstig beeinflußt. Scheer empfiehlt 260 ccm ^{n}/$_{10}$-Salzsäure (3,65^0/$_{00}$) zu 740 ccm Vollmilch, dazu 4% Zucker. Die Wirkung ist der des Calciumchlorids gleich und soll bei rachitischen Kindern schon nach 3 Wochen im Röntgenbild sichtbar sein. Gegen so hohe Dosen HCl wird eingewendet, daß danach Erhöhung des Blutdrucks und Kreislaufstörungen (kleiner, harter Puls), auch Übelkeit und Erbrechen, schließlich unüberwindbare Abneigung gegen HCl eintreten könnten. Man gibt stattdessen Ammoniumchlorid.

46. Rp. Acid. hydrochlor. di l.1,0
    Aq. dest. 180,0.
    Sir. Rub. Idaei ad 200,0.
M. D. S. 2 stündl. 1 Eßlöffe (In Fieberkrankheiten.)

47. Rq. Acid. hydrochlor. dil. 5,0
    Tinct. Rhei vinos.
    Tinct. Chin. comp. ana 10,0.
M. D. S. 3 mal tägl. 5—12 Tr. vor dem Essen (zur Anregung des Appetits).

48. Acid. hydrochlor. dil. 10,0
    Tinct. amar. 20,0.
M. D. S. 3 mal tägl. 15 Tr. in Wasser (zur Anregung des Appetits).

49. Rp. Acidi hydrochlorici dil. 2,0
    Tinct. Aurantii 3,0
    Sir. simpl. 20,0
    Aq. dest. ad 200.
M. D. S. 2 stündl. 1 Eßlöffel. Mixtura Acidi hydrochlorici. F. M. B. (0,59 RM. o. G.)

50. Rp. Acidi hydrochlorici diluti 1,5
    Sir. Rubi Idaei 18,5
    Aq. dest. 80,0.
Mixtura Acidi hydrochlorici.   Dan.

Die Bezeichnung Acidum muriaticum dilutum ist veraltet.

    Acidum hydrochloricum crudum. Ergb., Germ. II., Suec. **Acide chlorhydrique ordinaire.** Gall. Rohe Salzsäure. Klare, mehr oder weniger gelbliche, an der Luft rauchende Flüssigkeit. Spez. Gew. mindestens 1,160 entsprechend einem Mindestgehalt von 30% HCl. Enthält Spuren von Arsen, Eisen usw. — 100,0 0,05 RM.

    Äußerlich zu Bädern, oder wo man eine stark ätzende Wirkung erzielen will. (Vorsicht bei eisernen Badewannen: Arsenwasserstoffentwicklung!) Der Preisunterschied ist zu gering, um nicht auch für Bäder und Ätzungen die reine Salzsäure zu verordnen.

Acidum hydrocyanicum und Blausäurepräparate.

    Acidum hydrocyanicum dilutum. Ergb., Belg., Brit., Jap., Nederl., P. I. und Internat. Vorschl. **Acidum hydrocyanatum.** Norv. **Acide cyanhydrique dissous.** Gall. Acidum borussicum. Verdünnte Blausäure. Verdünnte Cyanwasserstoffsäure. Klare, farblose, in der Wärme flüchtige Flüssigkeit von bittermandelähnlichem Geruch und etwas kratzendem Geruch und schwach saurer Reaktion. Soll nach P. I. und Internat. Vorschl. 2% Cyanwasserstoff, CNH, enthalten. Die Präparate der genannten Pharmakopöen und des Ergb. entsprechen dieser Vorschrift: spez. Gew. 0,997. Nur Nederl., deren Präparat

51. Rp. Acidi hydrocyanici diluti 1,0
    Tinct. Pimpinellae 9,0.
M. D. ad vitrum nigrum. S. 2—10 Tr. auf Zucker zu nehmen. 10 Tr. dieser Mischung enthalten annähernd 1 mg Blausäure.

20 RT. Spiritus enthält, hat 0,977—0,978; Norv. mit 1% Acidum sulfuricum. Vor Licht geschützt aufzubewahren. — Bis 10,0 0,05 RM.

    Therapeut. Dosen: 0,12—0,3 ccm (Brit.).

Größte Einzelgabe: 0,1 (Ergb., Belg., Gall., Jap., Nederl. und Internat. Vorschl.), **0,15** (Norv.).

Größte Tagesgabe: 0,3 (Ergb., Jap.), **0,4** (Nederl.), **0,5** (Belg., Gall., Norv. und Internat. Vorschl.).

    Innerlich 0,05—0,1 mehrmals täglich am besten in Tropfen mit alkoholischen Zusätzen in vitro nigro als reizlinderndes Mittel. Zwischendurch Aqua Amygdalarum amararum (s. u.).

    Äußerlich als Pinselwasser 0,25—0,5 auf 5,0 — bei Psoriasis, Pruritus, Neuralgien, Augenwasser 0,05—0,25 auf 5,0, in Salben 0,5 auf 5,0 Fett.

    Aqua Amygdalarum amararum. Germ., Ross., Suec. **Aqua Amygdalae amarae.** Norv. und Internat. Vorschl. **Aqua amygdalae amarae concentrata.** Dan. **Acqua distillata di mandorle amare.** Ital. Bittermandelwasser. Gehalt etwa 0,1% Cyanwasserstoff. HCN. Klare oder nur schwach weißlich getrübte, kaum sauer reagierende Lösung von Benzaldehydcyanhydrin (Mandelsäurenitril s. S. 88) in Alk. und Wa. Dichte 0,967—0,977. Rein. Darf für Aqua Laurocerasi abgegeben werden. Vor Licht geschützt und vorsichtig aufzubewahren. Die anderen Pharmakopöen lassen — wie bisher die Pharm. Germ. — das Bittermandelwasser durch Wasserdampfdestillation aus zerkleinerten und entölten bitteren Mandeln herstellen. Internat. Vorschl.: 0,1% HCN. — 10,0 0,10 RM.

Größte Einzelgabe: 2,0 (ebenso Dan., Ital., Ross., Suec. und Internat. Vorschl.), dagegen Norv. 3,0.

87

Rp. 52—55   (Acid. hydrocyanic.) Aq. Amygdal. amarar. dilut. — Aq. Laurocerasi

Größte Tagesgabe: 6,0 (ebenso Ross.), dagegen Ital. **8,0,** Dan. Norv. und Internat. Vorschl. **10,0.**

Innerlich zu 0,5—1,0—2,0 mehrmals täglich unvermischt in Tropfen 10—40 pro dosi oder mit Sirup verdünnt, in Mixturen 2,0—10,0 auf 120,0 zur Beruhigung der sensiblen Nerven der Bronchien, des Magens und Darms. Kindern so viel Tropfen, wie sie Jahre zählen. Geschmackskorrigens insbesondere für Morphintropfen.

Äußerlich zu gleichen Teilen mit Aq. Calcar. und Glycerin gemischt gegen Nesselausschlag. Die betreffenden Stellen werden mit der Mischung abgewaschen und mit einer dünnen Schicht Watte bedeckt. Wenig im Gebrauch.

52. Rp. Aq. Amygdalarum amararum 5,0
    Tinct. Strychni 0,5.
M. D. S. Früh und abends 10 Tr. auf Zukker. (Bei Erbrechen der Schwangeren.)

53. Rp. Aq. Amygd. amarar. 3,0 (bis 6,0)
    Natrii bicarbonici 1,0
    Emuls. Amygdalarum 50,0.
D. S. 5 stündl. 1 Teelöffel. Für ein 9 monatiges Kind. (Bei Keuchhusten.)

54. Rp. Extr. Hyoscyami 0,5
    Aq. Amygd. amarar. ad 10,0.
D. S. 2 stündl. 5—15 Tr. (Bei Neuralgien, Krampfhusten usw.)

55. Rp. Aq. Amygd. amarar.
    Aq. Plumbi Goulardi ana 60,0
    Aq. Rosarum 90,0.
M. D. S. Äußerlich zum Bähen oder Waschen. (Örtliches Sedativum.)
Liquor anterethicus Hufelandi.

Aqua Amygdalarum amararum diluta. Germ. I., Ergb., Dan. Verdünntes Bittermandelwasser. Aqua amygdal. amar. 5, Aqua dest. 95. Gehalt etwa 0,005 % Cyanwasserstoff. — 10,0 0,10 RM.

Innerlich 1 Teelöffel bis zu 1 Eßlöffel voll mehrere Male täglich, unvermischt oder als Zusatz oder Excipiens von Arzneien (Morph. hydrochl. 0,1, Aq. Amygd. am. dil. ad 20,0) nach denselben Indikationen wie das vorige Präparat.

Aqua Laurocerasi. Germ. I., Ergb., Austr., Brit., Helv., Nederl., P. I. und Internat. Vorschl. **Laurocerasi aqua.** Belg. **Eau distillée de Laurier-Cérise.** Gall. Kirschlorbeerwasser. Wäßriges Destillat aus den frischen Blättern von Prunus Laurocerasus. Nach Ergb. und Helv. erhält das Destillat einen Weingeistzusatz. Klare oder fast klare dem Bittermandelwasser ähnlich riechende Flüssigkeit. P. I. und Internat. Vorschl.: 0,1% Cyanwasserstoff, welcher Vorschrift alle Präparate genügen. Nach D. A. B. darf vom Apotheker Aq. Amygdal. amar. abgegeben werden, wenn Aq. Laurocerasi verordnet wird[1]). Umgekehrt darf nach Austr. und Helv. bei Verordnung von Bittermandelwasser Kirschlorbeerwasser dispensiert werden.

Therapeut. Dosen: 2—8 ccm (Brit.).

Größte Einzelgabe: 2,0[1]) (ebenso Belg., Gall., Hev., Nederl. und Internat. Vorschl.), dagegen Austr. **1,5.**

Größte Tagesgabe: 6,0[1]) (ebenso Helv.), dagegen Austr. **5,0,** Belg., Gall., Nederl., Internat. Vorschl. **10,0.**

Anwendung innerlich und äußerlich in denselben Dosen wie Aq. Amygdalarum amararum.

---

[1]) Die Maximaldosen sind für Aq. Lauroc. in D. A. B. nicht ausdrücklich vermerkt.

Benzaldehydcyanhydrin. Germ. Mandelsäurenitril. $\langle C_6H_5 \rangle$ CH(OH)
· CN. Mol.-Gew. 133,06. Gehalt mindestens 89,4%. Gelbe, ölige, nach Benzaldehyd riechende Flüssigkeit, in Wa. fast unl., in Alk., Ae. oder Chl. leichtl. Dichte 1,115—1,120. Rein, insbesondere bis auf Spuren frei von freiem Cyanwasserstoff. Sehr vorsichtig aufzubewahren.

Dient zur Herstellung von Aqua Amygdalarum amararum.

Acidum hydrofluoricum. Fluorwasserstoffsäure, Flußsäure. Farblose oder fast farblose, stechend riechende, stark sauer reagierende Flüssigkeit, welche in Flaschen aus Guttapercha oder Hartgummi oder aus festem Paraffin aufzubewahren ist.

Äußerlich in Lösungen 1—2°/₀₀ zur Behandlung eiternder Wunden. Trotz der stark ätzenden Wirkung ist versucht worden, mit Inhalationen von verdünntem Acidum hydrofluoricum die Diphtherie, Malaria und Tuberkulose (1:25000) zu beeinflussen. Die Flußsäure wird mit 2 T. Wasser verdünnt und dann durch die Mischung ein Luftstrom hindurchgeleitet, den die Kranken einatmen. Noch bei einer Verdünnung von 1:15000 traten oft Nebenwirkungen auf: leichter Tränenfluß, Nies- und Hustenreiz. Während der Behandlung Augen schützen! Inhalationen von Acidum hydrofluoricum sind auch bei Keuchhusten mit angeblich sehr gutem Erfolg angewendet worden. — Der Handel unterliegt in Deutschland den Giftvorschriften.

Acidum hydrojodicum dilut. 10proz. Acidum hydriojodicum. (Am., Brit.). Jodwasserstoffsäure. HJ. Mol.-Gew. 128. Klare, farblose oder höchstens schwach gelbe, sauer schmeckende Flüssigkeit, welche bei 25° ein spez. Gew. von 1,100 besitzt.

Therapeut. Dosen: 0,3—0,6 ccm (Brit.). Durchschnittl. Dosis: 0,5 ccm (Am.).

Innerlich als mildes Jodpräparat, doch wegen seiner leichten Zersetzlichkeit wenig angewendet. Bei visceraler Syphilis. Einzeldosis 0,5—2,0 g in großer Verdünnung.

Äußerlich vereinzelt zur Hautdesinfektion, Wundbehandlung und zur Injektion in (tuberkulöse) Absceßhöhlen nach vorhergegangener Punktion verwendet. Konzentration 2proz., die bei Absceßbehandlung allmählich auf 0,5proz. herabzusetzen ist. In alter Jodtinktur soll sich der stark antiseptische Jodwasserstoff bilden.

Sirupus Acidi hydriojodici. Am. Sirupös, süßsäuerlich schmeckend, farblos oder schwach gelblich. Gehalt: 1% Jodwasserstoffsäure.

Innerlich wie Acid. hydrojod.

Acidum jodicum. Jodsäure. HJO₃. Weiße Krystalle, leichtl. in Wa. — 1,0 0,45 RM.
Innerlich in Pillen zu 0,05—0,1 tägl., früher bei Magenblutungen, auch gegen Erbrechen empfohlen.

Äußerlich in Form von Stäbchen, die unter Verwendung von Gummi arabicum und Wasser hergestellt werden, zur Trachombehandlung. Nach Anästhesierung mit Cocain wird die Bindehaut mit Jodsäure geätzt und mit Acidum boricum solutum nachbehandelt; angeblich mit gutem Erfolg.

Acidum kresotinicum. Para-Kresotinsäure, Homosalicylsäure. Farblose Krystallnadeln, schwerl. in Wa, ll. in Alk., Ae. und Chl., mit Wasserdämpfen flüchtig. Wie Salicylsäure sich in Lösungen mit Eisenchlorid violett färbend, Schmp. 151°.

HOOC $\langle C_6H_3 \rangle$ CH₃ / OH

Innerlich in Gaben von 0,05 bis 0,25 mehrmals täglich, mit viel Flüssigkeit, wie Salicylsäure. Zeigt angeblich geringere Nebenwirkungen. Ausscheidung vorwiegend mit Glykuronsäure gepaart im Harn.

Acidum lacticum. Germ., Am., Austr., Belg., Brit., Dan., Helv., Jap., Nederl., Norv., Ross., Suec. **Acide lactique officinal.** Gall. **Acido lattico.** Ital. Milchsäure. Gärungsmilchsäure, inaktive Äthylidenmilchsäure, Oxypropionsäure. Gehalt annähernd 90% Gesamtsäure (Milchsäure und Anhydrid). Klare, farblose oder schwach gelbliche, fast geruchlose, sirupdicke, weinsauer schmeckende, hygroskopische Flüssigkeit, l. in Wa., Alk. oder Ae. in jedem Verhältnis. Dichte 1,206—1,216. Rein, insbesondere frei von anderen organischen Stoffen. 34 Tr. = 1 g. — 10,0 0,20 RM.

$$CH_3$$
$$|$$
$$CH(OH), \quad Mol.\text{-}Gew. \ 90.$$
$$|$$
$$COOH$$

Innerlich 0,3—1,5 (5—20 Tr.) in wäßriger Lösung, Pastillen früher vielfach zur Anregung der Verdauung verordnet, jetzt durch Salzsäure verdrängt; in fieberhaften Zuständen als Milchsäure - Limonade (Milchsäure 2,5, Sir. Rubi Idaei 60,0, davon 10 bis 15 bis 20 Tr. in 1 Glas Wasser). In 2proz. Lösung teelöffelweise gegen die grünen Durchfälle der Säuglinge verordnet.

Äußerlich als Reinigungsmittel für die Zähne, ferner, wegen seiner Eigenschaft, Pseudomembranen zu lösen, früher gegen Croup und Diphtherie teils in Form der Injektionen, teils zur Inhalation der vernebelten Lösung (15—20 Tr. ad 15,0 Aq, anfangs ½stündl., später 1—2stündl.) empfohlen, aber wenig bewährt. Auch zu Mund- und Gurgelwässern 1:100—150 Wasser, Bepinselungen 1:5—10 Wasser, sowie in 50—80proz. Lösung zu Ätzungen tuberkulöser Pharynx- und Larynxgeschwüre benutzt und hier bei konsequenter Behandlung mit allmählich konzentrierteren Lösungen oft von gutem Erfolg. Gegen die Schmerzhaftigkeit Cocainbepinselungen. Auch bei Herpes corneae, Chorditis tuberosa, Sängerknötchen, sowie bei Otitis media empfohlen. In 1—2proz. Lösung ist die Milchsäure auch zu Verbandwässern und Einspritzungen in die Blase (bei ammoniakalischer Harngärung mit reichlicher Phosphatausscheidung) in Anwendung gezogen. Vaginalspülungen mit 0,5proz. Lösung zur Umstimmung der Bakterienflora.

Zur Behandlung der verschiedensten Formen von chirurgischer Tuberkulose, zu welchem Zwecke Stäbchen aus gleichen Teilen Gelatine, Milchsäure und Wasser mit 15—20% Mentholzusatz formiert und nach dem Trocknen über Chlorcalcium mit Kollodium überzogen werden. Die in die tuberkulöse Fistel eingeführten Stäbchen lösen sich in einigen Tagen bis auf die Kollodiumhülle auf.

Intravenöse Injektion von 0,5—1,2 ccm 1proz. Milchsäure, zur Behandlung von Strepto- und Staphylokokkensepsis empfohlen, hat sich nicht bewährt.

56. Rp. Acidi lactici 10,0
　　　Sacchari pulv. 50,0
　　　Elaeosacch. Menthae pip. 2,0
　　　Pulv. Gummi Tragacanthi 1,0
　　　M. f. pastill. pond. 2,0.
D. S. ¼ Stunde nach dem Essen 1 bis
3 Stück (bei Verdauungsbeschwerden).

57. Rp. Acidi lactici 1,0 (—3,0)
　　　Collodii ad 10,0.
M. D. S. Hühneraugenkollodium.

Acidum nitricum. Germ., Am., Belg., Brit., Dan., Helv., Jap., Nederl., Norv., Suec. **Acidum nitricum purum.** Ross. **Acide azotique officinal.** Gall. **Acido nitrico concentrato.** Ital. Salpetersäure. Gehalt etwa 25% Salpetersäure. HNO_3. Mol.-Gew. 63. Klare, farblose, beim Erhitzen vollständig flüchtige Flüssigkeit. Dichte 1,145—1,148. Rein, insbesondere frei von Schwermetallsalzen. Mit anderem Säuregehalt: Suec. 27%, Dan. 29%, Ross. 32,4%, Nederl. 50% (10,4 Normal), Belg. 63%, Gall. 63,6%, Ital. 65,3%, Am. 67—69%. 21 Tr. = 1 g. — 100,0 0,15 RM.

Äußerlich unverdünnt als Ätzmittel mit Holz- oder Glasstäbchen aufgetupft, zur Zerstörung kleiner Tumoren (Acid. nitr. fumans ist vorzuziehen), auch zum Bepinseln hypertrophischer und chronisch entzündeter Tonsillen empfohlen, darauf Mundspülen mit alkalischen Lösungen; verdünnt in Pinsel-säften 0,5—1,0 auf 25,0, Gurgelwässern, Einspritzungen 0,05—0,1 auf 30,0 bei Nachtripper, 1,0—2,0 auf 100,0 Wasser bei Fluor albus, Waschungen, Bädern 50,0—120,0 auf das Vollbad; billiger ist Acidum nitricum crudum, Verbandwässern 3,0—7,5 auf 200,0 Wasser, in Linimenten mit Aq. Cinnamomi simpl. ana, zum Aufstreichen auf torpide Frostbeulen (Rust-sches Frostwasser), mit Öl (Oleum oxygenatum) oder in Salben, ganz unzweckmäßig, da die Säure das Fett zersetzt.

Die Salpetersäure ist als energisches Kauterisationsmittel eine Zeitlang besonders gegen Krebsgeschwüre verwendet und warm empfohlen worden. Man benutzte die sog. solidifizierte Salpetersäure, d. h. eine stark konzentrierte Säure von 1,36 spez. Gew., welche mit Watte zusammengegeben, eine gallertige Masse bildet und als solche unter dem nötigen Schutz der Umgebung auf die ulcerierende Stelle aufgetragen wurde.

Ferner ist die Ätzung mit Salpetersäure empfohlen zur Zerstörung polypöser Wu-cherung, flacher, plexiformer Angiome, von Bißwunden toller Hunde und giftiger Schlangen. — Der Handel unterliegt in Deutschland den Giftvorschriften.

58. Rp. Acidi nitrici 13,5
       Aq. ad 100,0.
M. D. S. Zum Umschlage.
       Bei Frostbeulen.

59. Rp. Acidi nitrici gtt. X(-XX)
       Aq. dest. ad 15.
M. D. S. Pinselwasser bei Mundgeschwüren,
       2—3mal tägl. aufzupinseln.

60. Rp. Acidi nitrici 10,0
       Spiritus Aetheris nitrosi 2,5.
M. D. S. Zum Bepinseln von weichen Kon-
       dylomen. Darauf Bestreuung mit fein
       gepulvertem Alaun oder mit dem unter
       Cuprum sulfur. aufgeführten Streupulver.

Die gleichzeitige Verordnung organischer Substanzen, die durch Salpetersäure auch in starker Verdünnung zersetzt und oxydiert werden, ist zu vermeiden.

Spiritus Aetheris nitrosi und die Nitrite s. unter Amylium nitrosum S. 151.

Acidum nitricum dilutum. Germ. I., Belg., Brit., Helv., Jap., Nederl. **Acidum nitricum purum dilutum.** Ross. **Acide azotique dilué.** Gall. Verdünnte Salpetersäure. Klare, farblose Flüssigkeit mit etwa 10% HNO_3. Mit anderem Gehalt: Belg. 12,5%, Ross. 16,2%, Nederl. 22%.

Therapeut. Dosen: 0,3—1,2 (Brit.).

Größte Einzelgabe: 1,0 Ross.   **Größte Tagesgabe: 3,0** Ross.

Innerlich 0,2—1,0 in Tropfen, Mixturen bei Ikterus; in Deutschland ungebräuchlich.

Acidum nitricum fumans. Germ., Am., Helv., Jap., Ross. **Acidum nitrico-nitrosum.** Dan., Norv. Acidum nitroso-nitricum. Rauchende Salpeter-säure. Gehalt mindestens 86% Salpeters. Konzentrierte, Stickstoffoxyde enthaltende Salpeters.; klar, gelb bis rotbraun, beim Erhitzen flüchtig, ent-wickelt erstickende, gelbrote Dämpfe. Dichte mindestens 1,476. Vorsichtig aufzubewahren. 30 Tr. = 1 g. — 100,0 0,50 RM.

Äußerlich als Ätzmittel mit Glas- oder Holzstäbchen aufgetupft zur Zerstörung von Warzen und kleinen Tumoren (Kondylomen) mit nachfolgendem Betupfen mit Phenolum liquefactum, auch zur Behandlung von Teleangiektasien.

Acidum nitricum crudum. Germ., Helv., Jap., Suec. **Acide azotique ordi-naire.** Gall. Aqua fortis. Rohe Salpetersäure. Scheidewasser. Gehalt 61—65% Salpeters. Klare, farblose oder schwach gelblich gefärbte, an der Luft rauchende, beim Erhitzen flüchtige Flüssigkeit. Dichte 1,372—1,392. Vorsichtig aufzubewahren. Angeführt nur wegen ihrer Verwendung im pharmazeutischen Betrieb. — 100,0 0,15 RM.

Äußerlich als Ätzmittel durch rauchende Salpetersäure zu ersetzen.

Acidum nucleinicum. Nucleinsäure. $C_{29}H_{42}N_{13}P_3O_{23}$. P-Gehalt: 9—10%. Feines, gelblichweißes Pulver, leicht nach Hefe riechend, schwerl. in Wa. mit saurer Reaktion, unl. in Alk. und Ae., klarl. in Alkalilauge und Ammoniaklösung. Lösungen stark rechtsdrehend.

Wurde als Eiweißabkömmling zu Zwecken der unspezifischen Reiztherapie (Proteinkörpertherapie) bei verschiedenen akuten und chronischen Infektionskrankheiten ohne besonderen Erfolg angewandt, ist aber jetzt verlassen. Von historischer Bedeutung ist die Anwendung als fiebererregendes Mittel bei Nervenkrankheiten, insbesondere bei progressiver Paralyse; es wurden in einzelnen Fällen Remissionen erzielt. Diese „Fiebertherapie" ist der unmittelbare Vorläufer der Wagner-Jaureggschen Malariaübertragung, die sich in frischen Fällen von progressiver Paralyse und zum Teil auch bei inzipienter Tabes als heilwirksam erwiesen hat. — Ac. nucleinicum fand ferner in der Chirurgie als leukocytenanlockendes Mittel Anwendung, in 2 proz. Lösung vor Bauchoperationen intraperitoneal injiziert, zur Erhöhung der Widerstandsfähigkeit des Bauchfells gegen Infektionen.

Natrium nucleinicum. Aus Hefennucleinsäure hergestellt. Grau- oder gelblichweißen Pulver, l. in Wa., unl. in Alk. Aus der wäßrigen Lösung läßt sich Nucleinsäure durch Salzsäure ausfällen. — 0,1 0,10 RM.

Außerdem **Argentum** und **Ferrum nucleinicum.**

Acidum oleinicum. Ergb., Jap., Ross. **Acidum oleicum.** Am. Ölsäure. $C_{17}H_{33}\cdot COOH$. Farblose oder kaum gelblich gefärbte, nahezu geruch- und geschmacklose ölige Flüssigkeit, die bei Luftzutritt bald dunkle Farbe, ranzigen Geruch und saure Reaktion annimmt. Spez. Gew. 0,89—0,91 (Brit., Ergb.). Unl. in Wa., l. in Alk., Ae., Chl. und fetten Ölen. Dient zur Herstellung der Vasolimenta (s. d.). — 100,0 0,55 RM.

Innerlich in Pillen zu 0,25 mehrmals täglich zu Gallensteinkuren gebraucht. Zur Erzielung einer stärkeren Gallensekretion sind große Dosen nötig; ein wirklicher Erfolg bei Gallensteinkrankheit ist zweifelhaft.

Natrium oleinicum. Ergb. **Eunatrol siccum.** Ölsaures Natrium. $C_{17}H_{33}\cdot COONa$. Weißes, trockenes Pulver, in Wa. mit alkalischer Reaktion l., l. in Alk., unl. in Ae. — Natrium oleinicum 1,0 0,05 RM.

Innerlich als Cholagogum wie Eunatrol in massa in Oblaten oder als 10%ige Mixtur (wegen des schlechten Geschmacks eventuell mit dem Magenschlauch eingegossen).

Hauptbestandteil vieler sog. „Gallensteinmittel": Cholelysin (mit Eiweiß und Ol. Menthae), Probilin (mit Salicylsäure, Phenolphthalein und Menthol). Keines dieser Mittel hat sich in größeren Versuchsreihen bewährt.

Eunatrol. (E. W.) **Eunatrol in massa.** Eunatrol mit 30% freier Ölsäure. Gelblichweiße, weiche, schwach alkalisch reagierende Masse. Schwerl. in Wa., leichtl. aber trübe in heißem Wa., leichtl. in Alk., teilweise l. in Ae.

Innerlich (1908) in Pillen zu 0,1 oder 0,25 g, 3—15 Stück, auf 3mal tägl. verteilt, als Cholagogum ohne sicheren Erfolg.

61. Rp. Natrii oleinici (Eunatrol) 10,0
       Tinct. Valerianae 5,0
       Aq. Menthae piperitae ad 200,0.
M. D. S. 3mal tägl. 1 Eßlöffel.

Acidum osmicum. Ergb. Acidum perosmicum. Osmiumsäure. Osmiumtetroxyd. OsO_4. Farblose bis gelbliche oder grünlichgraue, nadelförmige Krystalle von stechendem, die Schleimhäute reizendem Geruch, welche aus der Luft Wasser anziehen, bei gelindem Erhitzen schmelzen und bei höherer Temperatur ohne Rückstand flüchtig sind. In Wasser langsam, aber reichlich l. Die Lösung reagiert nicht sauer, wird aber durch Licht und reduzierende Stoffe unter Abscheidung von Osmium geschwärzt. Auch in zugeschmolzenen Ampullen (0,1—1,0 g) im Handel. — 0,01 1,00 RM.

Äußerlich in Lösungen von 50% zu Einspritzungen bei Ischias im Verlauf des Nerven empfohlen, aber teuer und nutzlos. In Italien hat man 1proz. Osmiumsäure zur schnellen Heilung von Knochenbrüchen zwischen die Bruchstücke eingespritzt (je 5 ccm 3—6mal in Zwischenräumen von 6 Tagen). Das Verfahren hat keine Nachahmung gefunden.

Acidum phosphoricum. Germ., Am., Austr., Belg., Jap., Nederl., Ross. **Acidum phosphoricum concentratum.** Brit. **Acide phosphorique officinal.** Gall. **Acido fosforico.** Ital. Phosphorsäure. (Orthophosphorsäure.) Gehalt etwa 25% Phosphors., $\overline{H_3PO_4}$. Mol.-Gew. 98. Klare, farb- und geruchlose Flüssigkeit. Dichte 1,150—1,153. Rein, insbes. frei von phosphoriger Säure, Schwermetallsalzen und Arsenverbindungen. Mit anderm Säuregehalt: Austr. und Jap. 20%, Gall. und Ital. 50%, Brit. 66,3%, Am. 85—88%. 19 Tr. = 1 g. — 100,0 0,25 RM.

Innerlich zu 0,5—1,5 und mehr, öfters täglich; in Tropfen 10—30 Tr. in Zuckerwasser oder mit Sirup, Mixturen 2,0—5,0 auf 200,0, zum Getränk 4,0—10,0 auf 100,0 (1 Kaffeelöffel auf $^1/_4$ l Wasser). Viel angewandte kühlende Fiebermedizin. Außerdem angewendet zur Ansäuerung des Harns bei Cystitis, besonders gleichzeitig mit Urotropin, sowie bei Alkalinurie, insbesondere bei Calcariurie (Phosphaturie).

Äußerlich verdünnt zu Mundwässern 1,0—4,0 auf 100,0, Einspritzungen, Verbandwässern.

62. Rp. Acid. phosphoric. 3,0
    Aq. dest. 170,0
    Sir. Rub. Idaei ad 200,0.
M. D. S. 2stdl. 1 Eßlöffel
    (Phosphorsäurelimonade.)

63. Rp. Acid. phosphoric. 20,0
DS. 3mal tgl. 20 Tr. in $^1/_2$ Glas Zuckerwasser.

Acidum phosphoricum dilutum. Am., Brit., Helv., Jap., Ross., Suec. **Acidum phosphoricum.** Belg., Norv. **Acide phosphorique dilué.** Gall. Verdünnte Phosphorsäure mit einem Gehalt von 10% H_3PO_4. Mit anderm Gehalt: Suec. 9,3%, Ross. 12,5%.

Therapeut. Dosen: 0,3—1,2 ccm (Brit.). Durchschnittl. Dosis: 1,0 (Am.).

Innerlich wie Acidum phosphoricum.

Acidum phosphoricum glaciale. Ergb. Metaphosphorsäure. PO_3H. Farblose, durchsichtige, glasartige, an der Luft zerfließliche Stücke oder Stäbchen, beim Erwärmen zu einer klaren zähen Flüssigkeit schmelzend, in Wa. langsam aber vollständig l. Die wässerige Lösung fällt Eiweiß aus seinen Lösungen.

Äußerlich als Ätzmittel (selten).

Natrium biphosphoricum. Sodii Biphosphas. Am. **Sodii Phosphas acidus.** Brit. Mononatriumphosphat. Dihydronatriumphosphat. Saures phosphorsaures Natrium. $NaH_2PO_4 + H_2O$. Am. höchstens 15% H_2O; bei 100° getrocknet, mindestens enthaltend 98% NaH_2PO_4. Brit. 70% NaH_2PO_4. Farblose, durchscheinende Krystalle, oder weißes Krystallpulver ohne Geruch und von salzig-saurem Geschmack, in Wa. mit saurer Rea. l., in Alk., Chl. und Ae. unl. —

Therapeut. Dosen: 2,0—4,0 (Brit.). Durchschnittl. Dosis: 0,6 (Am.).

Innerlich in 2proz. Lösung eßlöffelweise mehrmals täglich als allgemeines Tonicum anwendbar, doch ohne sichere Wirkung.

Recresal. Natrium biphosphoricum. Mononatriumphosphat. Sauer reagierend, in Wa. l. und haltbar. — 100,0, 60 Tabl. oder 50 saure Bonbons, je 2,50 RM.

Auf Grund der medizinischen Feststellungen von der Wichtigkeit der Phosphorsäure beim Zuckerabbau (Hexosephosphorsäure) als allgemeines Tonicum eingeführt. Die stärkende Wirkung kann nicht als erwiesen gelten. (Vgl. auch das voraufgehende Natrium biphosphoricum.)

Natrium phosphoricum. Germ., Austr., Belg., Helv., Jap., Ross. **Phosphas natricus.** Norv. **Sodii Phosphas.** Am., Brit. **Sodium (Phosphate monacide de).** Gall. **Fosfato bisodico.** Ital. Natriumphosphat. Dinatriumorthophosphat. Phosphorsaures Natrium. $Na_2HPO_4 + 12 H_2O$. Mol.-Gew. 358 (sämtliche Pharm.). Farblose, durchscheinende, etwa 60% Krystallwasser enthaltende, daher an trockener Luft verwitternde, schwach salzig schmeckende, bei etwa 40° in ihrem Krystallwasser schmelzende Krystalle, in Wa. (6) mit alkal. Rea. l. Rein, insbesondere frei von phosphoriger Säure, Schwermetallsalzen und Arsenverb. — 100,0 0,20 RM.

Therapeut. Dosen: 2,8—8,0 mehrmalig; 10,0—16,0 einmalig (Brit.).

Durchschnittl. Dosis: 4,0 (Am.).

Innerlich zu 0,5—2,0 und darüber mehrmals täglich als Abführmittel in Solution von 25,0—50,0 in mehreren Portionen, in kleinen Dosen dagegen gegen Diarrhoea infantum empfohlen; bei Uratsteinen und Gicht, bei Rachitis und Osteomalacie angewandt; die Wirkung bei den letztgenannten Prozessen ist sehr zweifelhaft. Auch bei Basedow mit unsicherem Erfolg angewandt.

64. Rp. Natrii phosphorici 30,0
    Aq. Aurantii florum 150,0
    Sir. Rubi Idaei 20,0.
D. S.   ¹/₂—1stündl. 1 Eßlöffel. (Teures
    Abführmittel).

65. Rp. Natrii phosphorici 8,0
    Acidi benzoici 1,2
    Aq. dest. 120,0
    Sir. simpl. 30,0.
M. D. S. Im Laufe des Tages in 4 Portionen
    zu verbrauchen. (Bei Lithiasis mit harnsauren Konkrementen.)

Cave: Metall- und Erdsalze, Alkaloidsalze, Chloralhydrat, Extract. Chinae.

Natrium phosphoricum siccum. Helv., Ross. **Phosphas natricus.** Nederl. **Sodii Phosphas exsiccatus.** Am. $Na_2HPO_4 + H_2O$. Entwässertes Natriumphosphat. Bei gewöhnlicher Temperatur verwittertes Natriumphosphat wird gepulvert und auf dem Dampfbade (bei 100° Am.) bis zur Gewichtskonstanz erwärmt. Feines, weißes Pulver. — 10,0 0,05 RM.

Wenn Natriumphosphat zu Pulvermischungen verordnet wird, so ist das entwässerte Präparat zu verwenden (Helv.).

Durchschnittl. Dosis: 2,0 (Am.).

Innerlich in der halben Dosis wie das wasserhaltige Salz zu Pulvern.

Natrium phosphoricum effervescens. **Sodii Phosphas effervescens.** Am. Brit. 100 T. Natr. phosphor. cryst. werden bis zu 40 T. Rückstand ausgetrocknet, zerrieben, mit 100 T. Natr. bicarbon., 54 T. Acid. tartaric. und 36 T. Acid. citric. gemischt, auf 90—105° bis zum beginnenden Zusammensintern erwärmt und durch Absieben granuliert (Brit.). Die Vorschrift der Am. lautet ähnlich.

Therap. Dosen: 4,0—8,0 mehrmalig, 10,0—16,0 einmalig (Brit.). Durchschn. Dosis: 10,0 (Am.).

Innerlich 7,5—15,0 als elegantes Laxans.

Natrium pyrophosphoricum. Germ. I., Ergb., Helv. **Pyrophosphas natricus.** Nederl. Natriumpyrophosphat. Salz der Pyrophosphorsäure. $Na_4P_2O_7 + 10 H_2O$. Farblose, durchsichtige, glänzende, an der Luft nicht verwitternde, in 7 (10—12 Ergb.) T. Wa. l. Krystalle. — 10,0 0,05 RM. — Hauptsächlich zur Darstellung des Ferrum pyrophosphoricum (S. 383) und des Natrium pyrophosphoricum ferratum (S. 383).

Das **Trinatriumphosphat** ($Na_3PO_4 + 12\ H_2O$) und die Salze der **Metaphosphorsäure** (HPO_3) werden therapeutisch nicht verwendet.

Kalium hypophosphorosum. Ergb. **Hypophosphis kalicus.** Norv. **Kalii hypophosphis.** Suec. Kaliumhypophosphit. KH_2PO_2. Undurchsichtige, krystallinische Massen oder tafelförmige, farblose Krystalle, an der Luft zerfließlich, leichtl. in Wa. und Alk. — 1,0 0,05 RM.

Innerlich täglich 0,5—2,0 in Lösung früher bei Knochenerkrankungen sowie als allgemeines Tonicum besonders bei Phthisis pulmonum.

Natrium hypophosphorosum. Ergb., Belg. **Hypophosphis natricus.** Nederl. **Sodii Hypophosphis.** Brit. **Sodium (Hypophosphite de).** Gall. **Ipofosfito di Sodio.** Ital. Natriumhypophosphit. Unterphosphorigsaures Natrium. $NaH_2PO_2 + H_2O$. Farb- und geruchlose, hygroskopische Krystalle von salzig-laugenhaftem Geschmack, in 1 T. Wa. und in 9,2 T. Alk. l. — 1,0 0,05 RM.

Therapeut. Dosen: 0,2—0,6 (Brit.).

Innerlich 0,5—2,0 pro die, in Solution (bei der leichten Zersetzlichkeit des Mittels am besten ohne weiteren Zusatz) z. B. als Tonicum besonders bei Phthisis pulmon. früher angewandt.

Tonophosphan (E. W.). Saures Natriumsalz einer Dimethylamino-phenylmethylphosphinigen Säure. Feine, weiße Blättchen, leichtl. in Wa. Gehalt an (organisch gebundenem) Phosphor etwa 11 %. — 1 proz. Lösung 20 Amp.

$$(CH_3)_2N\!\!\left\langle C_6H_3\right\rangle\!\!P\!\!\begin{matrix}CH_3\\OH\\ONa\end{matrix} + 3\,H_2O$$

(1,1 ccm) 3,55 RM „Ton. fortius" 2 proz. 10 Amp. (1,1 ccm) 2,20 RM.

Seit 1920 subcutan oder intramuskulär, täglich oder in Zwischenräumen von mehreren Tagen (20—40 Injektionen) als allgemeines Tonicum.

Acidum picronitricum. Ergb. **Acidum picricum.** Brit. **Acidum picrinicum.** Jap. **Acide picrique.** Gall. Pikrinsäure, Trinitrophenol $\left\langle C_6H_2\right\rangle (NO_2)_3 \cdot OH$.

Mol.-Gew. 229. Gelbe, geruchlose Krystalle von intensiv bitterem Geschmack, beim Erhitzen verpuffend (Sprengstoff). Schmp. 122,5°. In 86 T. Wa., 9 T. Alk. und 44 T. Ae. l. Lösungen färben Haut, Seide, Wolle gelb. Vorsichtig (an einem kühlen, feuersicheren Ort) aufzubewahren. — 10,0 0,35 RM.

Möglichst nicht überschreiten 0,5 pro dosi und 1,0 pro die! (Ergb.).

Innerlich wurde Pikrinsäure in Dosen von je 2 g 3—4 stdl. angeblich mit Erfolg gegen Pellagra angewandt. Als Nebenwirkungen sind Darmstörungen und Erregungszustände berichtet. Versuche bei Malaria blieben erfolglos, bei Filariakrankheit war 0,25 g wirksam.

Äußerliche Anwendung einer 1—4 proz. Lösung als desinfizierendes, schmerzstillendes, verhornendes Mittel. Die desinfizierende Wirkung einer 1,2 proz. Lösung ist wesentlich stärker als die einer 1 proz. Phenollösung. 5 proz. alkoholische Lösung wird als Ersatz der Jodtinktur als Hautdesinficiens empfohlen. Gleichzeitig wird die anästhesierende Wirkung gerühmt. Nachteile gegenüber der Jodtinktur sind: die Bildung fester Haut auf den Wunden, unter denen sich Eiter ansammeln kann, die Neigung der Haut zu Blasenbildung bei öfterer Anwendung, die Feuergefährlichkeit der Lösungen, auch die starke Gelbfärbung der Haut. Besonders empfohlen wird Pikrinsäurelösung bei Verbrennungen; oberflächliche Verbrennungen an den Extremitäten, wenn nicht zu große Hautflächen betroffen sind, werden einige Minuten in 1,2 proz. Lösung gebadet und dann wasserdicht verbunden. Hervorgehoben wird die sehr gute Wirkung bei Verbrennungen und Verätzungen der Cornea, sogar bei ausgedehnten oberflächlichen Ulcerationen (Kalkätzung, Schwefelsäure, Laugen, flüssiges Metall, Gasexplosionen), diese Verletzungen heilen nach Instillation und Verband in 3—4 Tagen angeblich ohne Trübung der Cornea. Gerühmt wird die gute Wirkung 4proz. Lösung bei entzündlichen Impfpusteln; die Bestreichung der Impfstelle findet prophylaktisch 48 Stunden nach der Impfung statt. Das Impfresultat leidet nicht darunter. Bei 16 500 Impfungen, die prophylaktisch mit einer Lösung Acid. picron. 4,0, Jod 1,0, Alkohol (95proz.) 100,0 behandelt wurden, trat keine einzige der sonst gelegentlich vorkommenden Komplikationen auf. Mit der Lösung wird der Arm 48 Stunden nach der Impfung und danach täglich mindestens einmal angepinselt. Auch zur Behandlung des Erysipel und des Herpes zoster wird alkohol. Pikrinsäurelösung empfohlen. Für letzteren Zweck wird eine Lösung von 5,0 Ac. picr. auf je 50 Teile Äther und Alkohol angewandt. Schließlich ist die 1proz. wässerige Lösung bei Hautmykosen mit Neigung zu Erweichung und Sekundärinfektion angewandt.

Die gelben Pikrinsäureflecken auf der Haut sind durch alkoholische Ammoniaklösung (Liquor Ammonii caustici spirituosus, S. 123) leicht zu entfernen.

Das Ammoniumpikrat hat sich als inneres Mittel bei der Behandlung der Malaria nicht bewährt, größere Dosen schädigen die Nieren.

Pikrinsäure untersteht dem Sprengstoffgesetz vom 9. Juli 1884[1]).

Acidum silicicum. Kieselsäure, in Pflanzen enthalten, welche von der Volksmedizin als Tee für Lungenkranke gebraucht werden. (Equisetum s. S. 368, Galeopsis s. S. 397, Polygonum s. S. 585.)

Acidum silicicum praecipitatum. Kieselsäure (gefällte). Leichtes, weißes, amorphes zum Teil entwässertes Pulver, l. in heißen Alkalien. — 10,0 0,10 RM.

Innerlich in Pulvern oder Tabletten, meist mit Calcium phosphoricum, zu 0,6 g mehrmals täglich, bei Tuberkulose empfohlen.

Acidum silicicum (naturale) praeparatum. Quarzpulver s. unter Terra silicea.

Acidum silicicum colloidale. Kolloide Kieselsäure. Vaselinartiges Präparat.

Innerlich in Tabletten (Silicoltabletten) bei Lungentuberkulose und Carcinom ohne Erfolg angewandt. Auch zu intravenösen Injektionen bei Tuberkulösen empfohlen, angeblich danach Allgemein- und Herdreaktionen wirkend. Heilwirkung zweifelhaft und sehr bestritten. Auch bei Alterskrankheiten (Pruritus) intravenös injiziert. Als

Siliquid (25proz. kolloidale Lösung von Kieselsäureanhydrid; 20 g 1,80 RM.; 5 Amp. zu je 5 ccm 3,00 RM.).

---

[1]) Das Vorrätighalten der Pikrinsäure und ihrer Salze — abgesehen von konzentrierten wässerigen Lösungen — unterliegt einer besonderen polizeilichen Erlaubnis.

Innerlich 5—10 Tr. in 1 Eßlöffel Wasser, mehrmals täglich, intravenös 1—5 ccm in mehrtägigen Abständen, gegen Tuberkulose, auch bei akuten Infektionskrankheiten, ohne sichtlichen Erfolg.

Äußerlich als Salbengrundlage mit Zinkoxyd (20%), Resorcin (5%), zur Überhäutung von Decubitus und bei Ulcus cruris angewandt.

Kalium silicicum. Kaliumsilicat. Kaliwasserglas. Amorphe, durchsichtige, luftbeständige Masse, bei mehrstündigem Kochen in Wa. l. und bei langsamem Verdunsten eine glasartige, an der Luft unveränderliche Substanz bildend. — Kal. silic. siccat. 1,0 0,05 RM.

Äußerlich auf die Haut aufgetragen gegen Bienen- und Mosquitostiche, Filzläuse, bei Zoster; auch gegen Erysipelas empfohlen. Wasserglas mit Pappe ist auch als Verbandmittel in der Chirurgie — anstatt des Kleisters und Gipses — bei Frakturen, Luxationen, überhaupt zur Fixierung von Gliedmaßen benutzt worden.

Liquor Kalii silicici. Ergb. **Kalium silicicum solutum.** Helv. **Silicate de Potasse dissous.** Gall. **Soluzione di Silicato di Potassio.** Ital. Kaliwasserglaslösung. Klare, farblose oder schwachgelbliche Flüssigkeit von alkalischer Reaktion; spez. Gew. 1,25—130. — 100,0 0,15 RM.

Innerlich verlassen.

Äußerlich zu Verbandzwecken, zum Fixieren der Binden.

Natrium silicicum. Natriumsilicat. Na_2SiO_3. Harte, glasartige, in Wa. langsam l. Masse. — Natr. silic. siccatum 1,0 0,05 RM.

66. Rp. Natr. silicic. siccat. 10,0
Adipis Lanae anhydric. 10,0.
M. f. pil. C. Consp. terr. silic. S. tägl. 10 bis 20 Pillen.

Innerlich gegen Tuberkulose und Carcinom ohne Erfolg angewandt. Die Zusammenstellung Kalii silicic. Natr. silicic. āā 20,0, Sacch. Lactis 60,0 D. S. 3mal tgl. 0,25 z. n. wurde als Nacasilicium bezeichnet und zugleich mit der sog. Krebspaste (Cinnabarsana, Acid. arsenicos. 2,0, Hydrarg. sulfurat. rubr. 6,0, Carb. medicin. 2,0) als Zellersches Krebsmittel empfohlen. Auch bei chron. Pemphigus angewandt.

Liquor Natrii silicici. Germ. **Natrium silicicum solutum.** Austr. Natronwasserglaslösung. Klare, farblose oder schwach gelblich gefärbte, sirupartige, alkalisch reagierende Flüssigkeit. Gehalt etwa 35 proz. wechselnder Mengen Natriumtri- und -tetrasilicat. Dichte 1,296—1,396. Auf Zusatz von Säuren findet eine Ausscheidung von gallertartiger Kieselsäure statt. — 100,0 0,10 RM.

Innerlich verlassen.

Äußerlich zu Verbänden, besonders bei Gelenkleiden, an Stelle des Kaliwasserglases empfohlen.

Terra silicea. Terra silicea purificata. Am. Gereinigte Kieselgur. Diatomeenerde, mit verd. Salzs. gekocht, gewaschen und getrocknet, höchstens 10% Feuchtigkeit. Weißes, sehr feines, schweres Pulver, unl. in Wa., verdünnten Säuren und Alkalien, geschmack- und geruchlos, absorbiert leicht Feuchtigkeit und kann das Vierfache seines Gewichts an Wasser zurückhalten. — Terra silicea usta praeparata 10,0 0,05 RM.

Innerlich teelöffelweis als Adsorbens bei Vergiftungen und Magendarminfektionen angewandt, jedoch an adsorbierender Kraft der Tonerde (Bolus alba) und der Tierkohle (Carbo medicinalis) unterlegen.

Silistren. Orthokieselsäure-tetraglykolester[1]). Hellgelbe, dickliche Flüssigkeit mit 18—20% Kieselsäure und 10% Alkohol, von süßem Geschmack und angenehmem Geruch. Spez. Gew. etwa 1,2. — 30,0 3,65 RM.

$$\begin{matrix} OH \cdot CH_2 \cdot CH_2O \\ OH \cdot CH_2 \cdot CH_2O \end{matrix} Si \begin{matrix} O \cdot CH_2 \cdot CH_2 \cdot OH \\ O \cdot CH_2 \cdot CH_2 \cdot OH \end{matrix}$$

Innerlich (seit 1921) 3mal tägl. 25—30 Tr. (Kindern 10 bis 15 Tr.) mit $^1/_2$ Glas Zuckerwasser, bei Lungentuberkulose vielfach empfohlen, besonders bei den produktiven Formen. (Schluckweise während der Mahlzeiten trinken.) Erfolg bestritten.

Acidum sozojodolicum. Ross. Acidum dijodparaphenolsulfonicum. Sozojodolsäure. Sozojodol. $\langle C_6H_2 \rangle J_2 (OH) (SO_3H) \cdot 1^1/_2 H_2O$. Mol.-Gew. 480. Weiße, nadelförmige Krystalle, die jodoformähnlich riechen und scharf adstringierend schmecken. In Wa., Alk. und Glycerin leichtl. Die wässerige Lösung reagiert sauer.

Äußerlich vorzugsweise zur antiseptischen Wundbehandlung, am besten das Natriumsalz in 2,5proz. Lösung, bei eitrigen Wunden, Höhlenwunden, Schnitt-, Quetsch- und Brandwunden in Form von Streupulver (5—10—20% mit Talc.) mit Collodium, zum Imprägnieren der Verbandstoffe usw.

An Stelle der Säure werden jetzt die Salze: Natrium, Kalium (Ergb.), Hydrargyrum (Ergb.) und Zincum sozojodolicum (Ergb.) angewendet.

Zincum sozojodolicum zu Schnupfpulver (7%), Kalium sozojodolicum zu Streupulver und Salben (10%), das Mercurosalz (Anogon), mit 50% Hg, in öliger Suspension (1:10) 1 ccm intramuskulär bei Syphilis. Hat sich nicht eingebürgert.

Acidum stearinicum. Ergb., Jap. **Acidum stearicum.** Am., Norv., Suec. Stearinsäure. Weißes, geruch- und geschmackloses Krystallpulver oder krystallinische Massen, fettig anzufühlen, unlösl. in Wa., lösl. in siedendem Alk. und in Ae. Schmp. der reinen Stearinsäure 69,3°, der Handelsware nicht unter 56°. — 10,0 0,75 RM.

Dient wie weißes Wachs zur Herstellung von Salben und Ceraten.

Zincum stearinicum. Zinci stearas. Am. Sehr feines, weißes, geschmackloses, charakteristisch riechendes Pulver, unl. in Wa., Alk. und Ae. Schwach antiseptisch, nicht reizend.

Acidum succinicum. Germ. I., Ergb., Norv., Suec. Bernsteinsäure. Gelbliche Krystalle oder Krystallkrusten von empyreumatischem Geruch und scharfem Geschmack. Schmp. 182—185°. L. in Wa. (20), in Alk. (10) und Ae. (80). — 1,0 0,10 RM.

$$\begin{matrix} CH_2 \cdot COOH \\ | \\ CH_2 \cdot COOH \end{matrix}$$

Bernsteinsäure wird kaum mehr therapeutisch verwertet, da die der unreinen Säure als Expektorans und Diaphoreticum zugeschriebene Wirkung im wesentlichen der bei gemischtem Oleum Succini zukommen dürfte.

Oleum Succini rectificatum. Rektifiziertes Bernsteinöl. Ergb. Aus dem rohen Bernsteinöl, dem Produkt der trockenen Destillation des Bernsteins (Preis 10,0 0,05 RM.) gewonnen — 10,0 0,10 RM.

Innerlich verlassen. Äußerlich höchstens auf den cariösen Zahn angewendet.

Liquor Ammonii succinici. Germ. I., **Liquor Succinatis ammonici pyroleosus.** Suec. Ammoniumsuccinatlösung. Spiritus s. Liquor Cornu Cervi succinatus. Nach Ergb. Bernsteinsäure (1), brenzliches Ammoniumcarbonat (1) in Wa. (8). Klare, neutrale, bräunliche Flüssigkeit. — 10,0 0,10 RM.

Innerlich früher in 10—30 Tr., als krampfstillendes Mittel gegeben. (Ellersche Tropfen und Bauersche Tinktur.)

Succinimidum. Bernsteinsäureimid. Die wässerige Lösung löst gelbes Quecksilberoxyd, s. Hydrarg. succinimidatum S. 439.

---

[1]) Glykol, 2wertiger Alkohol, $OH \cdot CH_2 : CH_2 \cdot OH$.

Acidum sulfanilicum. Ergb. Helv. Anilinsulfo(n)säure. Sulfanilsäure.

$NH_2\!\!<\!\!C_6H_4\!\!>\!\!SO_3H + 2H_2O$. Farblose, leicht verwitternde Krystalle, l. in
Wa. (150), unl. in Alk., Ae. und Ben-

67. Rp. Acid. sulfanil. 6,0
    Natrii carbonici 4,0
    Aq. dest. ad 200,0.
M. D. S. Dreistündlich 1 Eßlöffel (gegen
drohenden Jodismus). Nach Ausbruch
der Erscheinungen stündl.

zol. — 10,0 0,55 RM.

Innerlich in Lösungen gegen Jodismus, bei Katarrhen der Nase und des Kehlkopfs.

Natrium sulfanilicum. Verwendung wie die Säure.

Zincum sulfanilicum. In England als Antisepticum und gegen Gonorrhöe gebraucht.

<u>Acidum sulfuricum</u>. Germ., Am., Belg., Brit., Dan., Helv., Jap., Nederl., Norv.
Acidum sulfuricum concentratum. Austr., Suec. **Acidum sulfuricum purum.**
Ross. **Acide sulfurique officinal.** Gall. **Acido solforico concentrato.** Ital.
Schwefelsäure. H_2SO_4. Mol.-Gew. 98. Gehalt 94—98%. Farb- und geruch-
lose, bei starkem Erhitzen flüchtige, sirupdicke Flüssigkeit. Dichte 1,829—1,834.
Rein, insbesondere frei von schwefliger Säure, Schwermetallsalzen, Arsen- und
Selenverbindungen. Vorsichtig aufzubewahren. Die meisten Pharmakopöen
schreiben ein spezifisches Gewicht von etwa 1,84 vor. 26 Tr. = 1 g. — 100,0
0,15 RM.

Nur äußerlich als Ätzmittel unverdünnt oder mit Kohle oder mit einem
Pflanzenpulver 1:7 zur Paste angerührt. Stark verdünnt (0,04 auf 10,0) als
Augentropfwasser.

Im Deutschen Reich unterliegt der Handel mit Schwefelsäure mit mehr als 15%
Gehalt den Giftvorschriften.

Acidum sulfuricum dilutum. Germ., Am., Austr., Belg., Brit., Dan., Helv.,
Jap., Nederl., Norv., Suec. **Acidum sulfuricum purum dilutum.** Ross. **Acide sulfurique dilué.** Gall. **Acido solforico diluito.** Ital. Verdünnte Schwefelsäure.
Gehalt etwa 16% H_2SO_4. Dichte 1,106—1,111. Mit anderem Gehalt: Svec.
9,2%, Am., Brit., Belg., Gall., Helv., Jap., Norv. etwa 10%, Dan. 12%, Ross.
15,7%, Nederl. 17,5%, Ital. 18,3%. 19 Tr. = 1 g. — 100,0 0,10 RM.
Therapeut. Dosen: 0,3—1,2 ccm (Brit.). Durchschnittl. Dosis: 1,0 (Am.).

Größte Einzel- und Tagesgabe: 1,0—3,0. Ross.

Innerlich zu 0,25—1,0—1,5 mehrmals täglich in Tropfen 5—30 mit
Sirup oder in Zuckerwasser, Mixturen mit starken Zusätzen von mucilaginösen
Substanzen, Sirup oder Zucker, zum Getränk 2,0—4,0 auf 500,0 Wasser mit
25,0—40,0 Sirup, zu Molken. Bei pyogenen Infektionen, Bronchiektasen,
auch Mischinfektionen Tuberkulöser, angeblich mit Erfolg angewandt (4 stdl.
20—30 Tr. in 6 ccm Wasser); als mildes, aber durchaus unsicheres Blutstillungsmittel bei allen inneren Blutungen, in der Form des Hallerschen Sauer
(1 T. Ac. sulfur. u. 3 T. Weingeist) mehrmals täglich 5—20 Tr. in Zuckerwasser;
auch bei leichten nervösen Störungen (Herzpalpitationen, Pruritus); als Limonade zur Verhütung chron. Bleivergiftung empfohlen, doch nicht bewährt.

Äußerlich zu Mund- und Gurgelwässern 1,0—4,0 auf 100,0, Pinselsäften 1,5—3,0 auf 25,0, Waschungen, Fomentationen; selten in Salben
1,5—3,0 auf 25,0.

68. Rp. Acid. sulfuric. dil. 10,0
    Aq. dest.
    Sir. Rubi Idaei ana q. s. ad 100,0.
M. D. S. Stdl. 1 kleinen Teelöffel voll. Zugleich 1—2 Teelöffel zu einem Glase
Zuckerwasser als Getränk. (Bei Haemo-
ptysis.)

70. Rp. Acid. sulfuric. dil. 10,0
    Tinct. Opii simplicis 3,5
    Sir. Rubi Idaei q. s. ad 100,0.
M. D. S. 2mal tgl., besonders abends vor
dem Schlafengehen, einen halben Eßlöffel
in einer Tasse Haferschleim zu nehmen.
(Gegen hektische Schweiße.)

72. Rp. Acid. sulfuric. dil. 25,0
    Ol. Terebinthinae
    Spiritus ana 10,0.
M. l. a. d. in vitro bene obturato. S. Stdl.
40 Tr. in Zuckerwasser. (Bei Hae-
morrhagia pulmonum, Haematemesis.)
Warrens blutstillender Balsam.

69. Rp. Decoct. Radicis Althaeae (10,0)
    150,0
    Acid. sulfuric. dil. 5,0
    Sir. Aurantii florum 25,0
M. D. S. 2stdl. 1 Eßlöffel.

71. Rp. Acid. sulfuric. dil. 3,0(—4,0)
    Spiritus 60,0
    Ol. Citri aetherei 0,25
    Aq. dest. q. s. ad 1000,0.
M. D. S. Tgl. 3mal 1 Weinglas voll. (Bei
Bleikolik und als Prophylacticum gegen
Bleivergiftung.)
Schwefelsaure Limonade Gendrins.

73. Rp. Acid. sulfuric. dil. 4,0
    Sir. Rubi Idaei 36,0
    Aq. dest. 160,0.
Mixt. Acidi sulfurici.   Dan.

Acidum sulfuricum crudum. Germ., Helv., Jap. **Acide sulfurique ordinaire.**
Gall. Rohe Schwefelsäure. Vitriol. Gehalt mindestens 94%. Klare, farblose bis bräunliche, ölige Flüssigkeit. Dichte mindestens 1,829. Frei von
Arsen- und Selenverbindungen. Vorsichtig aufzubewahren. Dient nur zur Verwendung im pharmazeutischen Betriebe. — 100,0 0,10 RM.

Acidum sulfurium fumans. Germ. I., Ergb. Rauchende Schwefelsäure. Nord-
häuser Vitriolöl. Klare bräunliche ölige Flüssigkeit, die an der Luft weiße Dämpfe
ausstößt. Spez. Gew. 1,850—1,880.

Äußerlich als starkes Ätzmittel, doch wegen der unangenehmen Dämpfe unzweckmäßig. Bestandteil des obsoleten Liquor antarthriticus Pottii: Kochsalz 2, Terpentin
1¹/₄, Acidum sulfuricum fumans 1.

Acidum sulphuricum aromaticum. Am., Brit. Aromatische Schwefelsäure: Brit. 70 R.T. Acid. sulf., 250 R. T. Tct. Zingib., 15 R. T. Spirit. Cinnamomi, Weingeist (90proz.) ad 1000 R.T. Spez. Gew. 0,917—0,923. Am.
109 R. T. Acidum sulfur., 50 R. T. Tct. Zingib., 1 R. T. Oleum Cinnamomi,
Spiritus (96proz.) ad 1000 R. T. Spez. Gew. 0,933 (bei 25°).

Therap. Dosen: 0,3—1,2 ccm (Brit.). Durchschn. Dosis: 0,5 ccm (Am.).

Innerlich zu 5—10 Tropfen bei fieberhaften Zuständen.

Mixtura sulfurica acida. Germ. V., Ergb., Helv. **Liquor acidus Hallerii.** Austr.
Acido solforico alcoolizzato. Ital. Acidum sulfuricum cum spiritu.
Schwefelsäure-Alkohol, Acidum Halleri. Farblose Flüssigkeit aus
1 T. Schwefelsäure und 3 T. 90proz. Weingeist. — 10,0 0,10 RM.

Innerlich 5—20 Tropfen in Zuckerwasser, früher viel angewendet bei
Nasen-, Lungen-, Genital-, Blasenblutungen, bei Verdauungsstörungen verlassen.

Äußerlich zu Waschungen (0,5—1,0 auf 100,0; als Linderungsmittel
gegen das lästige Jucken bei Urticaria), zu skorbutischem Zahnfleisch; auch
bei Pruritus. Wenig mehr im Gebrauch.

7*

Aqua vulneraria Thedeni. Thedensches Schuß- oder Wundwasser. Thedens Arquebusade (Acid. sulf. dilut. 1, Spir. dilut. 3, Mel depur. 2, Acetum 6.) Klar, gelbbraun.

Äußerlich zu Umschlägen bei Kontusionen, obsolet.

Acidum sulfurosum. Ergb., Brit. Wässerige schweflige Säure. Schwefeldioxyd-lösung. Klare, farblose Flüssigkeit von stechendem Geruch und saurem Ge-schmack, etwa 6% SO_2 (Brit. 5%) enthaltend; haltbarer mit zugesetztem Glycerin.

Innerlich 20—60 Tr., mit Aq. dest. verdünnt, gegen Pyrosis und chroni-sches Erbrechen vereinzelt empfohlen.

Äußerlich: gegen Frostbeulen (10proz. Säure 40 T., Glycerin 20 T.). Neuerdings wird verflüssigte schweflige Säure zur Begasung und Abtötung von Läusen, Krätze und Ungeziefer verwendet. Begasung des verlausten Kopfes unter einer dicht anliegenden Kappe mit verflüssigter schwefliger Säure, sehr wirksam und billig, wobei die unbehaarten Kopfteile verschont bleiben müssen und der Gehörgang mit Watte zu schließen ist. Spezialmittel, welche SO_2 ent-wickeln, sind Sulfoliquid (Sulfodiol), Sulfargil, Sulfofix, Thioderma. Sulfofix wird auch zur Behandlung von Wunden, Fußgeschwüren und Ekzemen emp-fohlen.

Ein schwaches Antisepticum; für Lebensmittelkonservierung (Bildung komplexer Verbindungen: im geschwefelten Wein acetaldehydschweflige Säure, im Dörrobst glucose-schweflige Säure) in den hierzu erforderlichen Konzentrationen überall da zulässig, wo eine verdorbene Beschaffenheit der Ware nicht verdeckt wird. Wird im Darm, in den Geweben und im Blut rasch zu Schwefelsäure oxydiert.

Zur Tötung von Ratten und Mäusen auf Schiffen als Pictolin verwendet; wichtiges Entwesungsmittel.

Natrium sulfurosum. Ergb. **Sodii Sulphis.** Brit. $Na_2SO_3 \cdot 7 H_2O$. Na-triumsulfit. Schwefligsaures Natrium. Farblose, durchsichtige, geruchlose Krystalle, in Wa. leicht, in Weingeist wenig l. — 10,0 0,05 RM.

Therapeut. Dosen: 0,3—1,2 g (Brit.).

Innerlich zu 10,0—20,0 pro die in Lösung, z. B. in einer Süßholz-abkochung gegen Erbrechen vereinzelt angewendet, auch bei Infektionskrank-heiten, Typhus, Diphtherie, Puerperalfieber, Septicämie usw., ohne nachweis-bare Wirkung.

Lignosulfit. Eine bei der Sulfit-Celluloseherstellung gewonnene, Sulfate und Holzbestandteile enthaltende Flüssigkeit. Vorübergehend zu Inhalationen bei Diphtherie und Tuberkulose verwendet.

Acidum tannicum und Gerbsäure-Präparate.

Acidum tannicum. Germ., Am., Austr., Belg., Brit., Helv., Jap. **Acidum gallotannicum.** Dan., Norv. **Tanninum.** Nederl., Ross., Svec. **Tanin officinal.** Gall. **Acido tannico.** Ital. Gerbsäure, Tannin. Wassergehalt höchstens 12%. Weißes oder schwach gelbliches, leichtes Pulver oder glänzende, kaum gefärbte, lockere Massen. L. in Wa. (1), Alk. (2), leichtl. in Glycerin, fast unl. in Ae. Rein, insbesondere frei von Gummi. Wahrscheinlich vorwiegend aus Penta-digalloylglykose[1]) bestehend. — 10,0 0,20 RM.

---

[1]) d. h. einer Glykose, deren 5 Hydroxylgruppen je durch Digallussäure verestert sind.

Therapeut. Dosen: 0,3—0,6 (Brit.). Durchschnittl. Dosis: 0,5 (Am.).

Innerlich verabreichte Gerbsäure gelangt nicht bis in die tieferen Abschnitte des Darms; sie ist weder im Blut noch im Harn nachweisbar. Sie wandelt sich rasch in Gallussäure (s. S. 82) um und verliert damit ihre adstringierenden Eigenschaften (E. Rost).

Alkaloidlösungen, Brechweinstein- und Bleisalzlösungen sowie Eiweiß und Leim werden durch Gerbsäure gefällt. Eisensalze geben mit Gerbsäure blauschwarze Färbung oder Niederschläge.

Innerlich zu 0,03—0,15—0,4 mehrmals täglich in Pulvern, Pillen, Trochisken, Tropfen in wässeriger, spirituöser oder glycerinhaltiger Lösung, Mixturen mit schleimigen Dekokten, Hühnereiweiß, Alkalien, aromatischen Wässern, Wein oder in wässeriger Lösung mit Sirup. Wirksam als Darmadstringens, sofern es bis an den Ort der Entzündung unverändert gelangt, sowie bei akuten und chronischen Dünndarmdiarrhöen (doch kommt Tannin erst in Frage, nachdem die entleerende und adsorbierende Therapie angewandt ist, zur Unterstützung der diätetischen Behandlung), bei Dickdarmdiarrhöen ist die innerliche Medikation unwirksam, hier besser Tanninspülungen, oder die schwerlöslichen Verbindungen, besonders Tannalbin, unsicher bei den Nachtschweißen der Phthisiker, als Gegengift bei Alkaloid- und Metallvergiftungen zwar verwendet, aber weder chemisch noch klinisch gestützt. (In den üblichen Verdünnungen bilden sich überhaupt keine Niederschläge.) Früher auch bei inneren Blutungen und bei Nephritis gegeben; mit Recht verlassen. Auf den Tanningehalt ist die stopfende Wirkung des Rotweins bei Diarrhöen zu beziehen; seine Beliebtheit bei Nierenkrankheiten läßt sich damit aber nicht begründen.

Äußerlich in Substanz zur Stillung von Blutungen das Tanninpulver auf die blutende Fläche aufgestreut oder auf einem Tampon in die blutende Höhle eingebracht; als Schnupfpulver unvermischt bei Epistaxis; ferner sehr zu empfehlen in Verbindung mit 1—2 Borax bei Ozaena ; als Schlund- und Kehlkopfpulver bei Pharyngitis und Laryngitis 1 T. mit 1—10 T. Zucker, zuweilen unvermischt; in Lösungen 1,0—5,0 auf 200,0 Wasser oder Wein: zu Verbandwässern, zu Umschlägen bei Ekzemen, Injektionen in die Harnröhre, Scheiden- (1 Eßlöffel auf 1 l Wasser) und Nasenduschen, Inhalationen in zerstäubter Form; in 5 proz. Lösung als gutes Wundmittel, sekretbeschränkend, epithelisierend, granulationsbefördernd empfohlen, auch bei stinkigen Wunden; in 10 proz. Lösung (mit 5% Anästhesin zum Bepinseln wunder Brustwarzen); zu Pinselungen des Pharynx und Larynx 2,5—5,0 auf 25,0 Wasser; zu Bädern 10,0—50,0; zu Darmeinläufen 5,0—20,0 in 1,5—2 l lauwarmem Wasser bei allen Formen von Colitis und Proktitis, ohne Wert bei Dünndarmdiarrhöen, doch auch bei Cholera empfohlen; in Salben 2,0—6,0 auf 25,0 Fett; in Seifenverbindung, Sapo tannini (ca. 1 auf 8), bei schweißiger Haut, bei Intertrigo, Pruritus pudendor.; in Glycerin gelöst als Tanninglycerolat; mit Kollodium (Acid. tannici, Spirit. ana 1, Collod. ad 10) bei übermäßig sezernierenden und leicht blutenden Geschwüren, Frostbeulen, impetiginösen Hauterkrankungen; zu Suppositorien usw. Bei Blutungen aus der angeschnittenen Zahnpulpa, bei aphthösen Mundgeschwüren sowie in Verbindung mit Kreosot oder mit Mastix und Äther in die cariöse Zahnhöhle eingebracht. Neuerdings auch in frisch bereiteten wässerigen Lösungen (2,5%) zum feuchten Verband bei Brandwunden.

74. Rp. Acid. tannic. 10,0
    Acid. boric. 30,0
F. Pulv. Zur Einstäubung. (Bei chron. Conjunctivitis.)

75. Rp. Acid. tannic. 3,0
    (Opii pulv. 0,3)
    Succ. Liqu. 9,5.
ut f. pil. Nr. XXX. D. S. 3 mal tägl. 2 Pillen bei Diarrhöen.

76. Rp. Acid. tannic. 10,0
    Gummi arabici pulv. 0,5
    Glycerini
    Aq. dest. ana q. s.
ut f. bacilli tenues. Styli acidi tannici.
    Crayons de Tanin.   Gall.

77. Rp. Acid. tannic. 0,3(—0,6—1,0)
    Tinct. Jodi 1,0(—2,0)
    Aq. dest. 150,0
M. D. S. Äußerlich.
    Sehr intensiv wirkendes Adstringens, zur Einspritzung in die Harnröhre, 3 mal tägl., nachdem vorher der Urin entleert und reines Wasser in die Harnröhre eingespritzt war. (Bei hartnäckiger Gonorrhöe.)

78. Rp. Acidi tannici 5,0
    Glycerini 25,0
M. D .S. Äußerlich (Frostbeulen).

79. Rp. Acid. tannic. 5,0
    Aq. dest. 25,0
    Glycerini 20,0
D. S. (Solutio Tannini.) Äußerlich zum Pinseln.

80. Rp. Acid. tannic. 5,0
    Spirit. camphorat. ad 100,0.
M. D. S. Zum Aufpinseln. (Gegen Frostleiden.)

81. Rp. Acid. tannic. 25,0
    Aq. dest. ad 200,0
D. S. Äußerlich. 2 Eßlöffel auf $^1/_2$ l Wasser. (Zu Darmspülungen.)

82. Rp. Acid. tannic. 10,0
    Aq. dest.
    Glycerini ana 20,0
    Jodi Tinct. 10,0—20,0.
D. S. Zum Touchieren des Rachens.
    (Bei inveterierter Pharyngitis catarrhalis oder follicularis.)

83. Rp. Acid. tannic. 2,4
    Ol. Cacao 12,0
M. f. suppos. Nr. XII.
Tannic Acid suppositories.   Brit.

84. Rp. Acid. tannic. 5,0
    Glycerini ad ccm 25,0.
M. D. S. Zur Tamponade.
    (Bei akuter und chronischer Vaginitis.)
Glyceritum acidi tannici (Am.) mit 0,25 Natrium citricum.   (Früher Brit.)

85. Rp. Acid. tannic. 1,0
    Anaesthesin 0,5
    Glycerini 10,0.
M. D. S. Äußerlich. (Für Rhagaden und wunde Brüste.)

86. Rp. Acid. tannic. 3,0
    Gelatinae albae 10,0
    Aq. dest. 15,0
    Glycerini 60,0
M. f. globuli Nr. VI. Ovules au Tanin.
                       Gall.

87. Rp. Acid. tannic. 10,0
    Ungt. Glycerini 50,0.
M. D. S. Glycéré de Tanin.   Gall.

88. Rp. Acid. tannic.
    Glycerini ana 10,0
    Cerae albae 12,0
    Adipis benzoati 48,0.
M. f. ungt. D. S. Ointment of Tannic Acid.   Am.

89. Rp. Acid. tannic. 1,0
    Sulfuris praecipitati 2,0
    Vaselini albi ad 20,0.
M. D. S. Abends den Lidrand einzufetten. (Bei Lidrandekzem, Sykosis.)

90. Rp. Acid. tannic. 20,0
    Spiritus 5,0
    Aetheris 25,0
    Collodii ad 100.
M. D. S. Styptisches Kollodium. (Für starke Blutungen aus den Alveolen.)
                (Früher Am.)

91. Rp. Acid. tannic. 5,0
    Kreosoti 2,0
    Spiritus 13,0.
M. D. S. Zum Aufpinseln. (Bei sensiblem Dentin.)

93. Rp. Acid. tannic. 1,0
92. R.   Acid. tannic. 0,5   Glycerini 25,0
        Ungt. Glycerini 25,0.   Chloroformii 0,3
F. ungt. D. S. Zur Einreibung. (Bei   Cerati simpl. 6,0.
    Perniones.)   M. f. ungt. D. S. Äußerlich.
                                         (Gegen Ekzem des Gesichts bei Kindern.)

Bacilli Acidi tannici elastici: Gelat. alb. 10,0, Glycerini, Aq. dest. ana 20,0 und Acid. tann. 0,5 werden geschmolzen und 6 cm lange Stäbchen gegossen (zur Applikation des zugesetzten Arzneistoffs).

Tannalbin (E. W.). Germ. **Tannalbinum.** Austr., Rom., Ross., Svec. **Tannalbuminum.** Nederl. **Tannas Albumini.** Belg. **Albumini tannas.** Am. **Albuminum tannicum.** Jap. **Tannato di Albumina.** Ital. Tannalbin. Ein durch Erhitzen einer Eiweiß-Gerbsäureverbindung auf 110—120° gewonnenes, etwa 50% Gerbsäure enthaltendes, bräunliches, amorphes, geruch- und geschmackloses Pulver, in kaltem Wa. oder Alk. nur sehr wenig l., höchstens 0,8% Asche enthaltend. — 10,0 1,35 RM. **O. P.** Schachtel mit 10 Tabletten zu 0,5 0,65 RM., mit 40 Tabletten 2,30 RM. Beutel mit 10,0 0,90 RM.

Nederl. gibt als Herstellungsvorschrift: Eine Eiweißlösung (10 proz. Trockeneiweißlösung) ist mit Gerbsäure zu fällen, auf etwa 60° zu erwärmen, auf einem Tuch mit Wasser auszuwaschen, bei 40° vorzutrocknen, zu pulverisieren und 8 Stunden auf 110—115° zu erhitzen.

Durchschnittl. Dosis: 2 g (Am.).

Innerlich seit 1896 bei subakuten und chronischen Dünn- und Dickdarmkatarrhen, ulcerativen Enteritiden als unschädliches, höchst wirksames Darmadstringens in Pulver oder in Tabletten, 4 mal tägl. Erwachsenen 0,5—1,0, bei ungenügender Wirkung bis 2,5, bzw. 2 stündl. eine gehäufte Messerspitze, Kindern 0,20—0,30—0,5.

Das im Magensaft unlösliche, also im Magen nicht adstringierende und nicht belästigende Tannalbin hat die bei den einzelnen Arzneimitteln zu besprechenden Drogen (Lign. Campech., Catechu, Fol. Hamamel., Fruct. Myrt., Cort. Querc., Rad. Ratanh. usw.), die nicht selten die Magenschleimhaut reizen, als innerlich anzuwendende Arzneimittel fast ganz verdrängt und macht vielfach die Opiumtinktur überflüssig.

Die im Dünndarm abgespaltene Gerbsäure kann hier adstringierend wirken; die hier gleichfalls entstehende Gallussäure ist ohne pharmakologische Wirkung. Die Ausscheidung durch die Nieren erfolgt als Gallussäure (s. Acid. tannicum S. 101).

Tannigen (E. W.). Germ., Rom., **Acidum acetyltannicum.** Am. **Tanninum acetylicum.** Jap. **Tanninum diacetylatum.** Helv. **Acétyltanin.** Gall. Tannigen. Im wesentlichen ein Gemisch von Diacetyl- und Triacetyltannin, grauweißes oder gelblichweißes, fast geruch- und geschmackloses Pulver, schwer in Wa., leichter in Alk., leicht in Natronlauge oder Natriumcarbonatlösung l. Rein, insbesondere frei von Gerbs., nach dem Verbrennen von 0,2 g keinen wägbaren Rückstand hinterlassend- — 10,0 2,40 RM. **O. P.** Schachtel mit 10 Tabletten zu 0,5 1,10 RM.

Durchschnittl. Dosis: 0,6 (Am.).

Innerlich (seit 1894) bei diarrhoischen Zuständen aus Darmkatarrh und geschwürigen Prozessen sowohl des Dünndarms wie des Kolon als Pulver 0,25—0,75 3 mal tägl., in schweren Fällen bis zu 1,0 3 mal tägl.; Kinder über 2 Jahre die halbe Dosis, Kinder unter 1 Jahr 0,1—0,25 3 mal tägl. —$^1/_2$—1 Stunde nach dem Essen. Wird erst im Darm verseift. Um das Zusammenballen zu vermeiden, soll das Tannigen mit Milchzucker vermischt werden. Verordnung in warmen Flüssigkeiten mit Alkalien oder Eisen- oder anderen Metallsalzen ist zu vermeiden.

Tannoform (E. W.). Germ., Rom. **Tannoformium**. Suec. **Tanninum methylena-tum**. Helv. Tannoform. Methylenditannin. Durch Einwirkung von Formaldehyd auf Gerbs. gewonnen. Leichtes, schwach rötlichbraunes, geruch- und geschmackloses Pulver, unl. in Wa., l. in absol. Alk., schmilzt bei 230° unter Zersetzung. — 10,0 0,75 RM. O. P. 25,0 1,15 RM.

Innerlich zu 0,25—1,0 als Darmadstringens bei chronischem Darm- katarrh. Obwohl neben der adstringierenden Wirkung der Gerbsäure auch die antiseptische Wirkung des Formaldehyds im Darme auftritt, hat das Mittel doch praktisch keine Vorzüge vor dem Tannalbin.

Äußerlich als stark sekretionsbeschränkendes, austrocknendes Streu- pulver bei Balanitis, Ulcera mollia, stark nässenden Ulcera cruris, Intertrigo, Cervical- und Vaginalkatarrhen, bei den Nachtschweißen der Phthisiker (1 : 2 T. Talc.), von guter Wirkung bei Hyperidrosis und Bromidrosis. Nicht zu empfehlen bei frischen Hautwunden, da diese gereizt werden. Auch als 10 proz. Salbe nach vorheriger Reinigung mit 2—3 proz. Borsäurelösung bei Intertrigo kleiner Kinder.

Tannyl (E. W.). Oxychlorcaseintannat. Bräunlichgelbes oder graues, geruchloses Pulver von indifferentem Geschmack. Unl. in kaltem Wa., Alk. Ae. und verdünnten Säuren. Durch verdünnte Alkalien in Oxychlorcasein und Tannin gespalten. — 1,0 0,10 RM. O. P. Beutel (25,0) 1,50 RM.

Innerlich. Als Antidiarrhoicum empfohlen. Schwache Adstringierwirkung. 1—3 g tägl. 3mal, in Kakao, Haferschleim oder in zu zerkleinernden Tabletten (je 0,3).

Eldoform. Hefeverbindung der Gerbsäure. Graubräunliches, fast geschmackfreies, geruchloses Pulver, in Wa., org. Lösungsmitteln und verd. Säuren kaum, in verd. Alkal. teilweise l. Unl. im Magensaft. — 20 Tabl. (0,5) 1,45 RM.

Innerlich in Tabletten, mehrmals täglich, bei Diarrhöen besonders in der Kinder- praxis.

Acidum tartaricum. Germ., Am., Austr., Belg., Brit., Dan., Helv., Jap., Nederl., Norv., Ross., Suec. **Acide tartrique**. Gall. **Acido tartarico**. Ital. Weinsäure (rechts),

$$\begin{array}{l} \text{CH(OH)} \cdot \text{COOH} \\ | \qquad\qquad\qquad\quad , \ \text{Mol. - Gew.} \\ \text{CH(OH)} \cdot \text{COOH} \quad\ \ 150. \end{array}$$

Weinsteinsäure. Farblose, durchscheinende, säulenförmige Krystalle, oft in Krusten zu- sammenhängend oder weißes, krystallinisches Pulver. L. in Wa. (1), Alk. (4). Rechtsdrehend. Rein, insbesondere frei von Blei- und Kupfer- salzen (bis auf 0,002%). — 10,0 0,10 RM.

Innerlich zu 0,3—1,0 öfters täglich als erfrischendes Pulver, Limo- nadenpulver mit Zucker und geringen Mengen ätherischem Öl zu Brause- pulvern vgl. Pulveres aerophori; zu Mixturen 4,0 mit 30,0—50,0 Sirup auf 200,0 Wasser, stündlich 1—2 Eßlöffel; zum Getränk 5,0—10,0 mit 50,0—100,0 Sir. Rub. Idaei auf 1 l Wasser.

94. Rp. Acid. tartar. 5,0
    Elaeosacchari Citri 1,0
    Sacchari albi 150,0.
M. D. in vitro. S. Limonadenpulver.
  Obiges Pulver kann auch leg. art. leicht zu
  Pastillen verarbeitet werden. Ähnlich das
  Pulvis refrigerans älterer Pharmakopöen.

95. Rp. Acid. tartar. pulv.
    Magnesiae carbonicae
    Sacchari ana 0,3.
M. f. pulv. dent. tal. dos. Nr. VI. S. Brause- pulver.
Pulvis Magnesiae effervescens.

Sirupus Acidi tartarici. Sirop d'Acide tartrique. Gall. Enthält 1% Weinsäure. Innerlich zur Limonadenbereitung.

Pulvis aerophorus. Germ., Austr., Jap., Ross. **Pulvis effervescens.** Belg., Dan., Norv. **Pulvis effervescens anglicus.** Helv. Brausepulver. Natriumbicarbonat 2,0 g in farbiger, Weins. 1,5 g in weißer Papierkapsel gegeben. — 1 Gabe 0,10 RM.

Innerlich: Man löst zuerst das in der farbigen Kapsel enthaltene Pulver in einem Glase Zuckerwasser auf, schüttet dann die in der weißen Kapsel enthaltene Weinsäure hinein und trinkt die Mischung während des Aufbrausens aus.

Pulvis aerophorus mixtus. Germ. **Pulvis aerophorus.** Nederl. **Pulvis effervescens.** Helv. Gemischtes Brausepulver. Mittelfein gepulvertes Natriumbicarbonat 13 (Helv., Nederl. 30) T., Weins. 12 (Helv. 27, Nederl. 30) T., Zucker 25 (Helv. 43, Nederl. 40) T. — Es löst sich in Wa. unter starker Kohlensäureentwicklung. Pulvis aeroph. c. Magnesia Ergb. 1 T. Weins., 2 T. Citronenölzucker, 4 T. basisches Magnesiumcarbonat, 3 T. Zucker. Pulvis Magnesiae tartaricus. Suec. Weins., bas. Magnesiumcarbonat (ana 17), Pfefferminzölzucker (0,3), Zucker (ad 100). — 10,0 0,05 RM.

Innerlich teelöffelweise mehrmals täglich. In Wasser gelöst oder trocken mit Nachtrinken von etwas Wasser. Bei dyspeptischen Zuständen und wegen seiner kühlenden und leicht abführenden Wirkung auch als angenehm schmeckendes und erfrischendes Getränk gegeben.

Das Brausepulver ist oft ein sehr zweckmäßiges Vehikel für kleine Dosen stark schmeckender Medikamente; so lassen sich z. B. die Alkaloide, wie Chinin, Morphin, ferner Opium, Ipecacuanha, Salicylsäure, Bromkalium, Ferrumpräparate, besonders Ferr. lactic. und viele andere, in Pulvis aerophorus viel besser nehmen als mit anderen Zusätzen. Doch kommt man einfacher und billiger zum Zweck, wenn man sich der Mineralwässer bedient.

Kalium tartaricum. Germ., Jap. **Tartras kalicus.** Dan., Norv. **Kalii tartras.** Suec. **Potassii Tartras.** Brit. **Tartrato di Potassio neutro.** Ital. Tartarus tartarisatus, Kaliumtartrat. Weinsaures Kalium[1]), ebenso Jap., Ital., Suec., dagegen 1 H_2O Brit., Dan., Norv. Farblose, durchscheinende, luftbeständige Krystalle oder weißes Pulver (von salzigem, bitterem Geschmack). Leicht l. in Wa. (0,7), wenig l. in Alk. — 10,0 0,15 RM.

$$\begin{array}{l} CH(OH) \cdot COOK \\ | \\ CH(OH) \cdot COOK \end{array} + \frac{1}{2} H_2O$$

Therapeut. Dosen: 2,0—16,0 (Brit.).

Innerlich wegen seines nicht angenehmen Geschmackes selten in Gebrauch und meist durch Natrium tartaricum ersetzt, als Diureticum zu 1,0—2,0, als Laxans in stärkeren Dosen, in Pulvern, als Pillenzusatz, in Solutionen.

Äußerlich selten zu Klistieren.

Cave: Säuren und Metallsalze.

---

[1]) Chemisch: Das neutrale Salz der Weinsäure. Es darf nicht feucht erscheinen, muß ungefärbte klare Kristalle darstellen und mit Wa. eine klare Lösung geben. Aufbewahrung in gläsernen Flaschen, gegen Luftfeuchtigkeit geschützt. Die Lösungen halten sich nicht lange und zersetzen sich unter Schimmelpilzbildung (Kommentar).

Natrium tartaricum. Ergb. **Natriumtartrat.** Weinsaures Natrium. $C_4H_4O_6Na_2 \cdot 2 H_2O$. Farblose, durchsichtige, salzig schmeckende Krystalle, in 2 T. Wa., nicht in Alk. l. — 1,0 0,05 RM.

Innerlich wie Tartarus natronatus.

Pulvis aerophorus laxans. Germ. **Pulvis effervescens laxans.** Helv., Belg. (P. l. efferv.). **Pulvis effervescens compositus.** Am. Dan. **Pulvis aerophorus Seidlitzensis, Pulvis Sodae tartaratae effervescens.** Brit. **Polvere di Seidlitz.** Ital. Seidlitz - Pulver. Abführendes Brausepulver. Kaliumnatriumtartrat 7,5, Natriumbicarbonat 2,5 in einer farbigen Papierkapsel und Weins. 2,0 in einer weißen Kapsel. — Austr. in der blauen Kapsel Tart. natron. 10,0, Natr. bicarb. 3,0, in der weißen Acid. tartar. 3,0. Am. Natr. bicarb. 2,5, Tartar. natr. 7,5 in blauer, Acid. tartar. 2,166 in weißer Kapsel. Brit. in der einen Kapsel 7,5 Tart. natron. und 2,5 Natr. bicarb., in der anderen 2,5 Acid. tartar. Belg., Dan., Tart. natr. 8,0, Natr. bicarb. 2,0 in blauer, Acid. tartar. 1,5 in weißer Kapsel. Ital. Tartar. natr. 6,0, Natr. bicarb. in farbiger, Acid. tartar. 2,0 in weißer Kapsel. — 1 Gabe 0,15 RM.

Innerlich eine Dosis als angenehmes, leichtes Laxans.

Tartarus depuratus. Germ., Helv. **Kalium tartaricum.** Jap. **Kalium hydrotartaricum.** Austr. **Kalium bitartaricum.** Belg. **Kalium bitartaricum depuratum et purum.** Ross. (verschieden reine Präparate). **Kalii bitartras.** Suec. **Potassii tartras.** Brit. **Potassii bitartras.** Am. **Bitartras kalicus.** Dan., Norv. **Tartras kalicus acidus.** Nederl. **Tartrate acide de Potassium.** Gall. **Tartrato di Potassio acido.** Ital. Weinstein, Saures weinsaures Kalium.

$$\begin{array}{l} CH(OH) \cdot COOH \\ | \\ CH(OH) \cdot COOK \end{array}, \begin{array}{c} \text{Mol.-Gew.} \\ 188. \end{array}$$

Cremor Tartari. Mindestgehalt 99%. Weißes, krystallinisches, zwischen den Zähnen knirschendes, säuerlich schmeckendes Pulver, in Wa. (200), siedendem Wa. (20), leicht in Natronlauge sowie unter Aufbrausen in Natriumcarbonatlösung l., in Alk. unl., beim Erhitzen verkohlend. Rein, insbesondere frei von Salzs., Schwefels., Schwermetallsalzen und Arsenverb (möglichst kalkfrei). — 10,0 0,10 RM.

Therapeut. Dosis: 2—16 g (Brit.). Durchschnittl. Dosis: 2 g (Am.).

Innerlich zu 0,5—2,0 mehrmals täglich in Pulvern, Mixturen als Diureticum, zu 4,0—8,0 in Pulvern als Laxans.

96. Rp. Tartar. depur. 25,0
    Elaeosacchari Citri 10,0.
D. in scatula.
    S. 2mal tägl. 1 Teelöffel voll mit einem
Glase Zuckerwasser. (Leichtes Diureticum
mit Abführwirkung).

97. Rp. Tartar. depur. 20,0
    Boracis 10,0
    Ol. Cinnamomi gtt. I
    Sacchari 20,0.
M. f. pulv.
    D. S. 3mal tägl. 1 Teelöffel in Zuckerwasser oder in Melissentee zu nehmen.

98. Rp. Kalii nitrici 10,0
    Tartar. depur. 30,0
    Sacchari 60,0.
M. f. pulv.
    D. S. $^1/_2$—1 Teelöffel in Wasser gelöst mehrmals täglich.
        Pulvis temperans.   Ergb.
Cave: alkalische Substanzen und Metallsalze.

Tartarus natronatus. Germ., Helv. **Kalio-Natrium tartaricum.** Jap. **Kalium natrio-tartaricum.** Austr. **Kalium-Natrium tartaricum.** Belg. **Natrio-Kalium tartaricum.** Ross. **Kalii-Natrii tartras.** Svec. **Sodii et Potassii tartras.** Brit. **Potassii et Sodii tartras.** Am. **Tartras natrico-kalicus.** Dan., Norv. **Tartras kalico-natricus.** Nederl. **Tartrate droit de Sodium et de Potassium.** Gall. **Tartrato sodico-potassico.** Ital. **Kaliumnatriumtartrat.** **Rochellesalz,**

$$\begin{array}{l} CH(OH) \cdot COONa \\ | \\ CH(OH) \cdot COOK \end{array} + 4\,H_2O,\ \text{Mol.-Gew.}\ 282.$$

Seignettesalz. Farblose, durchsichtige Säulen oder weißes, krystallinisches Pulver, etwa 25 % Krystallwasser enthaltend, geruchlos, mild salzig schmeckend, in Wa. (1,4) l. Rein, insbesondere fast frei von Calciumtartrat, frei von Salzs., Schwefels., Schwermetallsalzen und Arsenverb. Bestandteil des Pulvis aerophorus laxans und des Infusum Sennae compos. (s. S. 656). — 100,0 0,65 RM.

Therapeut. Dosen: 8—16 g (Brit.). **Durchschnittl. Dosis:** 10 g (Am.).

Innerlich 5—10 g als Abführmittel, 0,5—2,0 g als leichtes Diureticum, teils rein in Pulvern oder Lösung, teils als Zusatz zu diuretischen Mixturen.

99. Rp. Tartar. natron. 50,0
    Natrii bicarbonici
    Sulfuris praecipitati ana 10,0
    Sacchari 25,0
    Ol. Citri 0,1.
M. f. pulv. D. ad scatulam.
S. 3—4mal tägl. 1 Teelöffel.

100. Rp. Tartar. natron. 15,0
     Inf. Foliorum Sennae (5,0) 100,0
     Sir. Rhei 25,0.
D. S. 1—2 stündlich 1 Eßlöffel.

Unverträgliche Mischungen: Säuren, selbst Fruchtsirupe. Metall- und Erdsalze.

Acidum trichloraceticum. Germ., Am., Helv., Jap., Nederl., Ross. **Trichloressigsäure.** $CCl_3 \cdot COOH$. Mol.-Gew. 163,39. Farblose, leicht zerfließliche, schwach stechend riechende Krystalle. L. in Wa., Alk., Ae. Schmp. annähernd 55°. Siedep. annähernd 195°. Rein, insbesondere frei von Salzs. In gut verschlossenen Gefäßen und vorsichtig aufzubewahren. — 10,0 0,90 RM.

Äußerlich (in Gefäßen mit Glasstopfen zu verordnen) als Ätzmittel zum Entfernen widerstandsfähiger, derber Wucherungen. Mit einem Glasstab aufzutragen bei Verruca, Kondylom, Papillom, Clavus, Teleangiektasie usw., auch zur Behandlung tuberkulöser Ulcera sowie des Lupus, hier mit einem Wattebausch immer neu auf einen Teil der Knoten aufzutragen. Die Wirkung bleibt auf die Applikationsstelle beschränkt. Gegen Epistaxis lokale Anwendung von 3proz. Lösung mittels Tampons; Blutungen verschwinden meist sofort; bei Heuschnupfen und Rhinitis nervosa zu Ätzungen der mittleren Muschel; ebenso bei Rachenhusten aus Pharyngitis zur Rachenätzung. Auch bei chronisch-eitrigen Entzündungen des Mittelohres empfohlen. In starker Verdünnung gegen Nachtschweiße.

101. Rp. Acid. trichloracet. 0,3
     Jodi 0,15
     Kal. jodat. 0,2
     Glycerin. ad 30,0
M. D. S. Äußerlich Zum Pinseln. (Pharyngitis.)

Acoin. Ergb. A c o i n. Dianisyl - Phenetylguanidinhydrochlorid. Weißes oder schwach rosarotes geruchloses Pulver von intensiv bitterem Geschmack. Schmp. etwa 176°. L. in 17 T. Wa., leichtl. in Alk., unl. in Ae. — 1,0 1,10 RM. O. P. 5,0 3,45 RM.

$$C \begin{cases} NH \langle C_6H_4 \rangle OCH_3 \\ N \langle C_6H_4 \rangle OC_2H_5 \cdot HCl, \text{ Mol.-Gew.} \\ NH \langle C_6H_4 \rangle OCH_3 \end{cases}$$

427,7.

Äußerlich zur Infiltrationsanästhesie in 0,5—1proz. Lösung, auch zur Anästhesie der Schleimhäute. Für Zahnoperationen empfohlen. Auch in der Augenheilkunde an Stelle des Cocains, vor dem es eine stärkere Wirkung voraushat. Angeblich ohne Nachschmerz. Die Lösungen sind weniger giftig als die des Cocains, wirken schneller und länger, sterilisierbar, aber in konzentrierter Lösung stark ätzend.

Acoin-Öl, enthält 1% Acoinbase, als Anaestheticum bei Hornhautverletzungen, Iritis usw. empfohlen. O. P. 5 g. 0,80 RM.

Innerlich, als Guanidinpräparat von antidiabetischer Wirkung, in Pillen (0,01 bis 0,02 täglich) vom Magen gut vertragen, doch weniger wirksam als Synthalin (s. S. 697).

102. Rp. Acoin 0,1(—0,2)
Solut. Natrii chlorati phys.
ad 100,0.
M. D. ad vitr. fusc. S. Äußerlich.
Zur Infiltrationsanästhesie.

103. Rp. Hydrargyri cyanati 0,01
Natrii chlorati 1,0
Aq. dest. 50,0
Solut. Acoini (1 : 100) gutt. I.
M. D. ad vitr. fusc. S. Zur subconjunctivalen Injektion.
Bei Chorioiditis disseminata ¹/₄ ccm.

104. Rp. Acoin 0,1
Solut. Natrii chlorati phys. ad 10,0.

M. D. S. In ampulla sterilisata.
Zur subconjunctivalen Injektion.

Zur Bereitung der Lösungen ist warmes destilliertes Wasser zu vermeiden, zur Aufbewahrung diene Jenaer Hartglas, sonst mit verdünnter Salzsäure ausgespülte, mit dest. Wasser nachgespülte Gläser! Im Dunkeln aufzubewahren!

Aconitum und Aconit-Präparate.

Tubera Aconiti. Germ. V, Ergb., Nederl. **Tubera Aconiti napelli.** Jap. **Tuber Aconiti.** Belg. (A. T.), Helv., Ross., Suec. **Aconiti radix.** Brit. **Aconitum.** Am. **Racine d'Aconit Napel.** Gall. **Aconito.** Ital. **Aconiti tuber.** Int. Vorschl. Eisenhutknollen. Sturmhutknollen. **Pulvis Aconiti.** Internat. Vorschl. Die zu Ende der Blütezeit gesammelten von den Wurzeln befreiten, rasch getrockneten Tochterknollen (P. I.) wildwachsender Pflanzen der Ranunculacee Aconitum napellus L, rübenförmig, braun, geruchlos und anfangs süßlich, dann kratzend und würgend scharf schmeckend. Enthalten außer Stärkemehl, Zucker, Harz usw. das krystallinische Alkaloid Aconitin (s. d.) und amorphe Basen. Die getrockneten Knollen von Aconitum napellus L. (Internat. Vorschl.). Belg. und Helv. verlangen einen Mindestgehalt von 0,8%, Ross. 0,65%, Brit. 0,4% Gesamtalkaloidem. Pulvis Aconiti 0,5% (eventuell mit Reisstärke eingestellt. Internat. Vorschl.) — Tubera: 10,0 0,10 RM.

Durchschnittl. Dosis: 0,06 (Am.).

Größte Einzelgabe: 0,1 (Germ. V, Belg., Gall., Helv., Ital., Ross. Pulvis Ac. Internat. Vorschl.).

Größte Tagesgabe: 0,3 (Germ. V, Belg., Gall., Helv., Ross., Pulvis Ac. Internat. Vorschl.), dagegen Ital. **0,4.**

Innerlich. Veraltet. Präparate mit bekanntem Alkaloidgehalt können verwendet werden (s. die nachfolgenden Zubereitungen).

Extractum Aconiti Tuberum. Germ. II., Ergb. **Extrait d'Aconit.** Gall. **Estratto di Aconito idroalcoolico.** Ital. **Eisenhutextrakt** durch Maceration (Ergb.) oder Perkolation (Gall., Ital.) von Aconitknollen mit verd. Weingeist hergestelltes dickes (Ital. trockenes), braunes in Wa. trübe l. Extrakt. Nach Internat. Vorschl. **Extr.** Aconiti mit 1% Gesamtalkaloiden. — 1,0 0,15 RM.

Größte Einzelgabe: 0,03 (Gall., Ergb. und Internat. Vorschl.).

Größte Tagesgabe: 0,1 (Gall., Ergb. und Internat. Vorschl.).

Innerlich zu 0,006—0,025 mehrmals täglich in Pillen und Tropfen, gelöst in Liq. Ammon. acet., Aq. Laurocerasi u. ä. Bei Rheumatismus, Gicht, meist in Verbindung mit Colchicum, Tartarus stibiatus, Guajac, besonders in England und Amerika verwendet, aber wegen der hohen Giftigkeit nur mit Vorsicht zu gebrauchen! (Pupillenerweiterung, Aussetzen der Herztätigkeit, Krämpfe s. Aconitin.)

Äußerlich zu Pflastern, Einreibungen.

Extractum Aconiti fluidum. Fluidextractum Aconiti, Fluidextract of Aconite Am. **Eisenhutfluidextrakt.** Durch Perkolation von Aconitknollen mit verdünntem Weingeist erhalten und auf einen Alkaloidgehalt von 0,4 in 100 ccm eingestellt.

Innerlich und äußerlich wie Extractum Aconiti.

Tinctura Aconiti. Germ. V., Ergb., Am., Belg. (A.T.), Brit., Helv., Nederl., Ross., Suec., Int. Vorschl. **Tinctura Ac. nigelli.** Jap. **Teinture d'Aconit.** Gall. **Tintura di Aconito.** Ital. **Eisenhuttinktur.** Nach P. I. und Int. Vorschl. soll die Tinktur mit 70% Alk. bereitet werden und 0,05% Gesamtalkaloide enthalten; alle Pharm. mit Ausnahme von Am. und Jap. lassen Eisenhuttinktur nach P. I. bereiten, jedoch fordert Brit. nur 0,04% Alkaloide. Am. und Jap. bereiten die Tinktur aus 1 T. feingepulverten Eisenhutknollen und 10 bzw. 9 T. verdünntem Weingeist. Germ. V 1:10. Braungelbe, schwach bitter, später nachhaltig brennend und kratzend schmeckende Tinktur. 54 Tr. = 1 g. — 10,0 0,25 RM.

Therap. Dosen: 0,12—0,3 ccm (Brit.). Durchschn. Dosis: 0,6 ccm (Am.).

Größte Einzelgabe: 0,5 (Germ. V, Gall., Helv., Jap., Ital., Ross., Svec. und Internat. Vorschl.), dagegen Belg. **0,4,** Nederl. **0,25.**

Größte Tagesgabe: 1,5 (Germ. V, Gall., Helv., Jap., Ital., Ross. und Internat. Vorschl.), dagegen Belg. **1,0,** Nederl. **0,75.**

Innerlich 3mal tägl. 0,25—0,5—1,0 g oder 5—8 Tr., bei Neuralgien.

Äußerlich mit Jodtinktur zum Bepinseln des Zahnfleisches.

105. Rp. Tct. Aconiti
    Tct. Aurant. ana 2,5
    Aq. dest. ad 50,0.
M. D. S. 3mal tägl. 1 Teelöffel in Zuckerwasser.

106. Rp. Tct. Aconiti
    Tct. Jodi ana 5,0
M. D. S. Äußerlich zum Bepinseln des Zahnfleisches.

Sirupus Aconiti. Belg. (A. S.), Internat. Vorschl. **Sirop d'Aconit.** Gall. Gemisch aus 50 (Gall. 25) T. Aconittinktur und 950 (Gall. 975) T. Sirupus simplex. — Nach dem Internat. Vorschl. mit 5% Tinktur zu bereiten: Gesamtalkaloidgehalt 0,0025%.

Aconit-Dispert. Aus Tubera Aconiti hergestelltes Dispert (s. S. 11), geprüft am Meerschweinchen im Vergleich mit Aconitinum. 1 Tablette entspricht im Wirkungsgrad 0,05 mg Alkaloid.

Innerlich. 1—3mal tägl. 1 Tablette, vorsichtig steigend auf 5mal 2 Tabletten, dann abnehmend, auch bei Neuralgien und Gicht empfohlen.

Herba Aconiti. Feuille fraîche d'Aconit Napel. Gall. Eisenhut, Sturmhut. Die überirdischen, vor dem Aufbrechen der Blüten gesammelten Pflanzenteile des Aconitum napellus mit rund 0,2% Gesamtalkaloiden.

Innerlich zu 0,03—0,01—0,2 in Pulvern und Pillen. Gegen Rheumatismus und Neuralgien in Frankreich gebraucht.

Tinctura Aconiti ex Herba recente. Ergb. 5 T. zerquetschter frischer Eisenhut samt den Knollen und 6 T. Weingeist. — **Alcoolature d'Aconit.** Gall. Frisches, blühendes Kraut wird mit gleichen Teilen (95proz.) Weingeist extrahiert. — 50 Tr. = 1 g. — 10,0 0,25 RM.

Größte Einzelgabe: 1,0 (Gall.), dagegen Ergb. **0,5.**

Größte Tagesgabe: 5,0 (Gall.), dagegen Ergb. **1,5.**

Folium Aconiti. Gall. Das Blatt von Aconitum napellus L. Enthält etwa 0,3% Aconitin.

Aconitinum crystallisatum. Germ. I., Ergb. **Aconitine.** Gall. **Aconitina.** Am., Brit., Ital. Krystallisiertes Aconitin. $C_{34}H_{45}O_{11}N.$[1]) Mol.-Gew. 643,37. Alkaloid aus den Wurzelknollen von Aconitum napellus. Farblose, tafelförmige oder prismatische Krystalle, fast unl. in Wa. und Petroläther, leichtl. in Alk. und Ae. Schmp. 194° Ergb., Gall., 197—198° Ital., 198° Brit. Die wässerige Lösung reagiert alkalisch, schmeckt scharf brennend und kratzend, aber nicht bitter.— 0,01 0,10 RM.

Durchschnittl. Dosis: 0,00015 g (Am.).

Höchste Einzelgabe: 0,0002 Gall., Ital., dagegen Ergb. **0,0005.**

Höchste Tagesgabe: 0,0005 Gall.; **0,0006** Ital.; dagegen Ergb. **0,0015.**

Innerlich wegen der enormen Giftigkeit nur mit großer Vorsicht zu verwenden bei Neuralgie und Gicht, früher auch bei nervösem Herzklopfen, Erbrechen, in fieberhaften Krankheiten.

Äußerlich 0,1—0,2 : 10,0 Lanolin, Fett, Spiritus oder Chloroform zur Schmerzstillung. Keinesfalls an Stellen, die der Epidermis beraubt sind, anzuwenden. Auch zu subcutanen Injektionen zu 0,0001 früher verwendet (schmerzhaft), besser zu meiden!

Vor der Anwendung amorpher Aconitinpräparate muß gewarnt werden, da sie nicht einheitlich sind und ungleiche Wirksamkeit zeigen.

Vergiftungserscheinungen und Antidot: Das Aconitin ist schon in sehr kleinen Dosen stark toxischwirkend: Speichelfluß, Aufstoßen und Kollern im Leibe, Erbrechen, Durchfall, Kribbeln und Prickeln auf der Haut, allgemeine Schwäche, Mydriasis, heftige Dyspnöe, Pulsverlangsamung, kleiner unregelmäßiger Puls, Verlust der Sensibilität, Tod durch Respirationslähmung oder Herzstillstand, wobei das Bewußtsein meist bis kurz vor dem Tode erhalten bleibt. Als Gegenmittel innerlich Brechmittel, Stimulantien, Digitalispräparate (innerlich oder intravenös), wiederholte Injektionen von 1 T. Coffein auf 2 T. Äther, Campher, Ammon. carbonic., künstliche Atmung.

107. Rp. Aconitini crystallisati 0,003.
Mass. pil. q. s. f. pil. Nr. XXX. C. Lycop.
D. sub signo veneni et sub sigillo. S. 2—3
Pillen tägl. Jede Pille enthält 0,001
Aconitin.

108. Rp. Aconitini crystallisati 0,25
Acidi oleinici 2,0
Solve len. calor., adde
Adipis suilli ad 10,0.
M. f. ungt. D. S. Äußerlich. Unguentum
Aconitinae.   Brit.

[1]) Am.: $C_{34}H_{47}O_{11}N.$ Subcutan Meerschweinchen eingespritzt: kleinste tödliche Dosis 0,000 000 055—0,000 000 065 g je Gramm Tier.

109. Rp. Aconitini crystallisati 0,1
    Sacchari Lactis 9,65
    Carmini 0,25.
M. f. pulv. Pulv. Aconitini dilutus.
Poudre d'Aconitine au centième.
Größte Gaben der Mischung: 0,02, 0,05.
Gall.

110. Rp. Pulv. Aconitini dil. 1,0
    Sacchari Lactis 3,0
    Gummi arabici 1,0
    Mellis depurati q. s.
M. f. granula Nr. C. 1 Stück = 0,0001 Aconitin. Granules d'Aconitine. Gall.

Aconitinum nitricum. Azotate d'Aconitine. Gall. Aconitinnitrat.
$C_{34}H_{47}O_{11}N \cdot NHO_3$. Farblose prismatische Krystalle, l. in 10 T. siedendem Wa., weniger leicht in kaltem Wa. — 0,01 0,15 RM.

Größte Einzel- und Tagesgabe: Gall. 0,0002, 0,0005.

Äußerlich wie Aconitinum crystallisatum; zu subcutanen Injektionen 0,001 : 10, davon $^1/_2$ bis 1 ccm.

Acridinpräparate.

Chemische Farbstoffgruppe, aus der die moderne chemotherapeutische Forschung Desinfizientien mit möglichster Tiefenwirkung herauszufinden bestrebt ist.

Rivanol. Ergb. Äthoxy-diamino-acridinlactat. Gelbes, feines, krystallinisches Pulver, allmählich l. in Wa. (15 T. kalt, 9 T. heiß). Lösungen reagieren neutral gegen Lackmus, sterilisierbar. — Pulver u. Tabletten zu 0,004 und 0,1 g. 20 Stück 0,90 und 2,10 RM.

111. Rp. Rivanol 5,0
    Zinc. oxyd.
    Talci
    Glycerini ana 20,0
    Aq. dest. ad 100,0.
M. D. S. Zur Trockenpinselung.

Äußerlich: Stark bactericid wirkendes Antisepticum, in die Tiefe wirkend, zur Wundbehandlung, zu Ausspülungen eitriger Entzündungen, besonders bei Empyem (1921). Auch mit Novocainzusatz ($^1/_4$ bis $^1/_2$%). Insbesondere zur intravenösen Injektion $1^0/_{00}$ — ohne Novocain — bei Sepsis. Trotz mancher Einzelerfolge nicht durchgehend bewährt.

Trypaflavin. Ergb. Diamino-methylacridiniumchlorid. Gelbes, geruchloses Pulver, sehr leichtl. in Wa. Die Lösungen sind sterilisierbar, verdünnte Lösungen sind lichtempfindlich. — 0,1 0,15 RM. Tryp. pro injectione 0,1 0,15 RM. Lösungen in 5-ccm-Ampullen 5 Stck. 3,75 RM.

Zur Lösung wird die fein verteilte Substanz in das siedende dest. Wasser allmählich eingetragen; die erkaltete Lösung wird durch ein gutes Papierfilter filtriert und in braunen Flaschen aufbewahrt.

112. Rp. Trypaflavin 0,5
    Bismut, carbon. 25,0
    Paraffin. 75,0.
M. D. S. Paste.

Stark bactericid wirkendes Antisepticum (1919). Intravenös 200 ccm 1 prom. Lösung oder 20 ccm 2 proz. Lösung gegen Streptokokkensepsis, Coliinfektion, schwere Influenza. Vereinzelten Erfolgen stehen viel Mißerfolge gegenüber. Auch bei Gonorrhöe Spülungen der Harnröhre 1 : 5000.

Bei parasitären Hautkrankheiten Betupfung mit 0,1—1 proz. alkohol. Lösung, auch in Form von Paste angewandt, als Salbe (2%) und Puder (5%).

Zu Mundpastillen (Panflavin). Zur Mundhygiene empfehlenswert, doch ist die starke Gelbfärbung störend. Zur Verhütung von Infektionskrankheiten ungeeignet.

Bei intensiver Sonnenbestrahlung ist nach Trypaflavinbehandlung Hautschädigung beobachtet.

Adalin (E. W.). Germ. **Carbromalum**. Am. **Diaethylbromoacetylureum**. Nederl. **Bromdiaethyl acetylcarbamidum**. Suec. Urea bromdiaethylacetylica. Adalin, Bromdiäthylacetylcarbamid[1]).

$$CO \big\langle \begin{matrix} NH_2 \\ NH \cdot CO \cdot CBr(C_2H_5)_2 \end{matrix} \text{, Mol.-Gew.} = 237.$$

Weißes, fast geruch- und geschmackloses, krystallinisches Pulver. Sehr wenig l. in Wa., Petroläther, leichter l. in heißem Wa., leichtl. in Ae., Aceton, Benzol. Schmp. 116—118°. Rein. — 1,0 0,60 RM. O. P. 10 Tabl. (0,5) 2,00 RM. Durchschn. Dosis: 0,5 (Am).

Größte Einzel- und Tagesgabe: 1,5 und **3,0** (Nederl.).

Innerlich (seit 1910) in Dosen von 0,75—2,0, als Pulver, am besten in warmem Tee gelöst, ausgezeichnetes, relativ harmloses Schlafmittel; bei großer Erregung und starken Schmerzen unwirksam. In mehrfachen Dosen von 0,25—0,5 g, tagsüber, 3—4 stündl., als Sedativum, bei allgemeiner Unruhe und Gereiztheit, bei nervösem Schwindel, Tachykardie, Magen- und Darmreizungen, auch bei erhöhtem Blutdruck, bei Kindern krampfstillend; auch bei Geisteskranken in Tagesdosen von 1—2 g als Beruhigungsmittel wirksam. Nebenwirkungen (Schwindel, Benommenheit ohne Schlaf, Juckreiz, Exantheme) relativ selten; keine Gewöhnung selbst nach sehr langem Gebrauch. Vergiftungserscheinungen (30 stündiger Schlaf, Temperatursteigerung bis 40°, mäßige Herzschwäche) erst nach sehr hohen Dosen (9—15 g). Todesfall bisher nicht beobachtet; einmal nach längerem Gebrauch von täglich 3—5 g Abnahme der Sehschärfe.

Abasin (E. W.). Acetyliertes Adalin. Weißes, krystallinisches Pulver von schwach bitterem Geschmack, geruchlos. Schmp. 109. Leichtlösl. in Alk. und Aceton, schwerl. in Wa. — Abasin-Tabletten zu 0,25 (10 Stück O. P.) 1,10 RM.

Innerlich (1924) als Sedativum tägl. 2—3 mal 0,25 für Erwachsene bei leichten und mittelschweren Erregungszuständen; bei schweren Erregungen unwirksam. Auch bei Hustenreiz, Herzneurosen, paroxysmaler Tachykardie, Magen- und Darmneurosen mit Erfolg angewendet. In Dosen zu 0,5—0,1 g auch als leichtes Hypnoticum. Auch in der Kinderpraxis in $^1/_4$—$^1/_2$ Tabl. als Beruhigungsmittel empfohlen.

Adamon. Dibrom-dihydrozimtsäure-borneolester. Weißes, fast geruch- und geschmackloses krystallinisches Pulver von neutraler Reaktion, unl. in Wa., l. in heißem Alk.,

$$\big\langle C_6H_5 \big\rangle \begin{matrix} H \ H \\ C{-}C \cdot COO \cdot C_{10}H_{17} \\ Br \ Br \end{matrix}$$

Ae., Chlor. Schmp. bei etwa 75°. Rund 35% Borneol und rund 35% Brom enthaltend. — 20 Tabl. (0,5) 2,65 RM.

Innerlich (1911) 0,5 bzw. 1,0 in Tabletten mehrmals täglich als Sedativum von baldrian- und bromartiger Wirkung, in allen Zuständen nervöser Unruhe, insbesondere auch bei sexualen Reizzuständen (z. B. Pollutionen), auch bei

---

[1]) Carbamid = Harnstoff = Urea, $CO \big\langle \begin{matrix} NH_2 \\ NH_2 \end{matrix}$.

Zwangsvorstellung von Psychopathen. Vom Magen und Darm gut vertragen, kein Hypnoticum. Anscheinend auch nach großen Dosen keine Nebenwirkungen. Sehr selten ist leichte Bromacne beobachtet.

Adeps benzoatus. Germ., Brit., Dan., Jap., Suec. **Adeps benzoinatus.** Am., Helv. **Adeps suillus benzoatus.** Nederl., Ross. **Axungia benzoata.** Norv. **Grasso suino con benzoino.** Ital. Benzoeschmalz. Gelblichweißes, streichbares, nach Benzoe riechendes Fett aus Benzoe (1 T.) bei Gegenwart von getrocknetem Natriumsulfat (3 T.) und Adeps suillus (Schweineschmalz, 50 T.) hergestellt. Darf nicht ranzig riechen. Am., Ross. 1 T., Brit. 3 T., Helv. 4 T., alle übrigen 2 T. Benzoe auf 100 T. Schmalz; Suec. mit 5 T. Natriumsulfat. — 100,0 1,00 RM.

Äußerlich als Salbengrundlage. Riecht angenehmer und soll haltbarer sein als das gewöhnliche Schweinefett; wegen seiner reizenden Eigenschaften nicht zu Augensalben zu verwenden!

Adeps Lanae anhydricus. Germ., Am., Helv., Jap. **Adeps Lanae.** Am., Brit., Dan., Nederl., Norv., Svec. **Lanolinum.** Belg. **Lanolinum anhydricum.** Ross. **Graisse de Laine.** Gall. **Lanolina.** Ital. Wollfett. Das gereinigte, wasserfreie Fett der Schafwolle, gelb, salbenartig, schwach riechend, in Ae., Petroleumbenzin, Chl. oder siedendem abs. Alk. l., in Alk. schwer, in Wa. nicht l, schmilzt bei etwa 40°. Mischbar, ohne seine salbenartige Beschaffenheit zu verlieren, mit der doppelten Gewichtsmenge Wa. Rein, insbesondere frei von freiem Alkali, freier Säure, Glycerin. — 100,0 0,60 RM.

Wollfett besteht aus einem Gemisch von Estern verschiedener Fettsäuren mit Cholesterin, Isocholesterin, Ceryl-, Carnaubyl- u. a. Alkoholen. Zur direkten Verwendung als Salbenconstituens ist es seiner Zähigkeit wegen nicht geeignet und wird meist mit anderen Fetten oder Vaselin gemischt. Es hat viel geringere Neigung zum Ranzigwerden als die Glycerinfette (s. Unguenta S. 57).

Äußerlich: als Salbengrundlage, besonders bei solchen Arzneimitteln, welche durch Fett zersetzt werden, ganz besonders aber zur Herstellung des wasserhaltigen Wollfetts (s. folgenden Artikel) und des Lanolins (s. S...). Bei den verschiedensten Dermatosen mit oder ohne Zusatz von Anästhesin oder Eucain, Borsäure, Zinkoxyd, Salicylsäure, Chrysarobin, Schwefel, β-Naphthol, Kalium jodatum und Ichthyol. Besonders beliebt das 2proz. Borsäure-Lanolin in Tuben.

113. Rp. Liq. Aluminii acetici 40,0
    Adipis Lanae anhydrici 20,0
    Ungt. cerei 10,0.
M. f. ungt. D. S. Zum Verband.
Ungt. Aluminii acetici.

114. Rp. Adipis benzoati 10,0
    Adipis Lanae anhydrici 20,0
    Aq. Rosarum 30,0.
M. D. S. Kühlsalbe. Cold-Cream.

115. Rp. Camphorae tritae 1,5
    Balsami peruviani 0,5
    Olei Amygdalarum 8,0
    Adipis Lanae anhydrici
    Aq. Rosarum ana 10,0.
M. D. S. Frostsalbe.

116. Rp. Zinci oxydati crudi
    Sulfuris praecipitati
    Terrae siliceae
    Adipis Lanae anhydrici ana 50,0
    Olei Rapae 100,0
    Aq. dest. 200,0.
D. M. S. Zink-Schwefel-Pasta.

117. Rp. Adipis benzoati 10,0
    Adipis Lanae anhydrici 20,0
    Aq. Calcariae 30,0—50,0.
M. D. S. Kühlsalbe. (Bei Verbrennungen.)

Adeps Lanae cum aqua. Germ. IV., Dan., Jap., Nederl., Norv., Suec. Adeps Lanae hydrosus. Austr., Am., Brit. Lanolinum cum aqua. Belg. Lanolinum hydricum. Ross. Lanoléine. Gall. Lanolina idrata. Ital. Wasserhaltiges Wollfett. Lanolin. Gemisch aus Wollfett mit 25—30% Wasser. Gelblichweiße, fast geruchlose, salbenartige Masse von etwas zäher Beschaffenheit, die erst durch Vermischen mit fettem Öl (s. u.) oder Paraffin. liquidum (s. u.) oder Vaselin. (s. Unguentum molle) die nötige Geschmeidigkeit erhält. Ital. gibt 15% Paraffin. liqu. zu, entspricht im wesentlichen dem Lanolin Germ. Das Lanolinum D. A. B. ist mit diesem Präparat nicht identisch.

Lanolinum (E. W.). Germ. Lanolin. Wasserhaltiges Wollfett. Gemisch aus Wollfett mit Wasser (20%) und Paraffin. liquid. (15%). Gelblichweiße, fast geruchlose, salbenartige Masse. — 100,0 0,70 RM.

Äußerlich: unvermischt zur Massage, auch mit Zusatz von 10 bis 20% Fett oder Vaseline, reizmildernd bei entzündlichen und schmerzhaften Hautaffektionen, auch bei Hämorrhoidalbeschwerden; als Salbengrundlage.

118. Rp. Hydrargyri 33,0
    Adipis suilli 20,0
    Lanolin 47,0.
M. f. ungt. S. Quecksilbersalbe.

120. Rp. Acidi salicyli 2,0
    Sulfuris praecipitati 10,0
    Lanolin ad 100,0.
M. f. ungt. S. Schwefel-Lanolin.
(Gegen Pityriasis versicolor.)

122. Rp. Chrysarobini 25,0
    Lanolin ad 100,0.
M. f. ungt. (Gegen Psoriasis.)

124. Rp. Lanolin 50,0
    Aq. dest. 20,0
    Olei florum Aurantii gutt. I
    Olei Bergamottae
    Olei Citri ana gutt. IV.
M. f. ungt. D. S. Toiletten-Creme.

119. Rp. Acidi salicyli 2,0
    Lanolin 50,0
    Zinci oxydati
    Amyli trit. ana 24,0.
M. D. S. Salicyl-Lanolin-Paste.
(Gegen Impetigo contagiosa.)

121. Rp. Resorcini 2,5 (—5,0)
    Lanolin ad 50,0.
M. f. ungt. (Gegen Herpes tonsurans barbae.)

123. Rp. Phenoli 1,0
    Ungt. Plumbi
    Lanolin ana 30,0
    Olei Amygdalarum 10,0
    Olei odorantis q. s.
M. f. ungt. (Frostsalbe.)

125. Rp. Adipis Lanae c. aqua 50,0
    Olei Olivarum 10,0.
M. f. ungt. D. S. Unguentum Adipis Lanae. Lanolinum cum oleo.
Helv.

Adeps suillus. Germ., Belg., Helv., Jap., Nederl., Svec. Adeps. Am. Adeps praeparatus. Brit. Adeps lotus. Dan. Adeps suillus depuratus. Ross. Axungia. Norv. Axungia porci. Austr. Axonge. Gall. Grasso suino. Ital. Schweineschmalz. Lard (engl.). Das aus dem frischen, ungesalzenen, gewaschenen Zellgewebe des Netzes und der Nierenumhüllung gesunder Schweine ausgeschmolzene und vom Wa. befreite Fett, weiß, streichbar weich, gleichmäßig, schwach eigenartig riechend, mild schmeckend[1]). Schmp. 36—42°, Jodzahl 46 bis 66, Säuregrad nicht über 2. Darf nicht ranzig riechen. — 100,0 0,60 RM.

Schweineschmalz besteht aus einem Gemisch der Triglyceride der Ölsäure, Palmitin- und Stearinsäure. Durch Einwirkung von Luft und Licht wird es

---

[1]) Die Untersuchung richtet sich nach dem Gesetz, betr. die Schlachtvieh- und Fleischbeschau, vom 3. Juni 1900 (Allgemeine Bestimmungen).

ranzig, wobei sich die Haut reizende freie Fettsäuren bilden. Daher durch andere Salbenkonstituentien, die dem Ranzigwerden wenig oder gar nicht unterworfen sind, wie Vaselin, Ung. Paraffini, Lanolin, mehr und mehr verdrängt (s. Unguenta S. 57).

Äußerlich als Salbengrundlage.

Adiantum.

Folium Adianti. Helv. HerbaCapilli Veneris. **Capillaire du Canada.** Gall. Venushaar, Frauenhaar. Steinraute. Die getrockneten Wedel der Polypodiacee Adiantum Capillus Veneris L. (Helv.) und Adiantum peltatum (Gall.). Gerbstoffhaltig, Gehalt an Bitterstoff und ätherischen Ölen fraglich. Bestandteil des Brusttees (Helv.) — Herba Capilli Veneris. 10,0 0,10 RM.

Innerlich 1 bis 5 : 100 im Aufguß als reizlinderndes Mittel bei Luftröhrenkatarrhen.

Herba Adianti. Belg. Das ganze Kraut. Capillaire.

Extractum fluidum Adianti. Belg.

Sirupus Adianti. Belg., Gall., Helv., Germ. II. ließ ihn durch Pomeranzenblütensirup (s. S. 193) ersetzen.

Adonis vernalis.

Herba Adonidis vernalis. Ergb., Austr., Helv., Nederl., Ross.[1] **Adonide.** Ital. Adoniskraut. Das getrocknete blühende Kraut der Ranunculacee Adonis vernalis L., enthaltend das krystallinische Glucosid Adonidin (s. d.). — 10,0 0,05 RM.

Größte Einzelgabe: 1,0 (Ergb., Ital.), dagegen Ross. 0,8, Nederl. 0,5.

Größte Tagesgabe: 10,0 (Ross.), dagegen Ital. 8,0, Ergb. 3,0, Nederl. 1,5.

Innerlich im Infus 4—8 : 180 mit Sir. Aurant. Cort., 2—3stündl. 1 Eßlöffel, auch als Tee (1 Eßlöffel auf 1 Tasse), 1—2mal tägl. Wirkt schwach diuretisch und in geringem Maße herzkräftigend, macht weniger Magenreizwirkungen als Digitalis. Hauptsächlich bei nervösen Herzstörungen angewendet, doch auch gelegentlich als Ersatzmittel der Digitalis erfolgreich.

Extractum Adonidis fluidum. Ergb. Adonisfluidextrakt. Durch Perkolation von Adoniskraut (3) mit Weingeist und Wasser (7) gewonnen. Braune Flüssigkeit. — 10,0 0,25 RM.

Möglichst nicht überschreiten: 1,0 pro dosi, 3,0 pro die! (Ergb.)

Innerlich 6—10—15 Tr., 2—3mal tägl. als schwaches Diureticum bei Herzkrankheiten und Hydrops. Auch in Pillen.

Tinctura Adonidis. Helv. Adonistinktur. Perkolat aus Adoniskraut mit verd. Weingeist (20 : 100).

Innerlich 3mal tägl. 10—20 Tr. als schwaches Cardiotonicum.

Adonidinum. Ergb. Adonidin. Glucosid. Gelblichbraunes, bitterschmeckendes, stark hygroskopisches amorphes Pulver, leicht in Wa. und Alk., wenig in Ae. und Chl. l. — 0,1 1,20 RM.

Innerlich 0,01—0,06 als Pulver oder als Pillen 2—4mal tägl. Schwaches Herztonicum, angeblich ohne Kumulation, und schwaches Diureticum; schon nach Dosen von 0,03 Erbrechen und Durchfall beobachtet. Wenig angewendet.

---

[1] Ross. Nach der für Fol. Digit. festgelegten Methode wird das Adonis-Extrakt am Frosch auf seinen pharmakologischen Wert geprüft und mit einem Standard-Adonisextrakt verglichen. 0,45 ccm (= 1,0 Kraut) sollen nicht weniger als 40 F. D. entsprechen.

Adonigen. Pharmakologisch im Froschversuch eingestellte Lösung aus Adonis vernalis; wurde als schwaches, der Digitalis ähnlich wirkendes Herztonicum, angeblich ohne kumulative Wirkung, und bei nervösen Herzaffektionen, insbesondere Tachykardien empfohlen. Hat sich nicht einbürgern können, da es vor den älteren Adonispräparaten, übrigens auch Baldrian und Convallaria keine Vorzüge hat.

Aesculus hippocastanum. Marron d'Inde. Gall. die frischen Kastanien der Hippocastanacee Aesculus hippocastanum L.

Alcoolature stabilisée de marron d'Inde. Gleiche Teile nicht geschälte frische Kastanien und 75%iger Alkohol.

Aesculin. Glykosid aus der Rinde der Hippocastanacee Aesculus Hippocastanum. Schwerl. in Wa. und Alk., unl. in Ae. Wässerige Lösungen 1:1 Million fluorescieren blau. — 0,1 0,30 RM.

Äußerlich in 1 proz. wässeriger Lösung gegen Sonnen- und Gletscherbrand empfohlen, da es schon in 0,2 mm Schichtendicke ultraviolettes Licht absorbiert; auch als Unterstützungsmittel der Finsenbestrahlung subcutan injiziert. Als Nebenwirkung sind berichtet Lähmung und Agglutination von Spermatozoen, daher Azoospermie. Zur Carcinombehandlung in Kombination mit Röntgenstrahlen ohne Erfolg verwendet.

Aether. Germ., Am., Austr., Belg., Brit., Dan., Helv., Jap., Nederl., Norv. Ross., Svec. **Éther officinal.** Gall. **Etere etilico.** Ital. Äther, $C_2H_5 \cdot O \cdot C_2H_5$. Mol.-Gew. 74. Äthyläther (fälschlich Schwefeläther). Klare, farblose, leicht bewegliche, eigenartig riechende und schmeckende, leicht flüchtige und sehr leicht entzündbare Flüssigkeit. In Wa. wenig, in Alk., in fetten oder ätherischen Ölen in jedem Verhältnis l. Dichte 0,713, Siedep. 34,5°. Rein, insbesondere frei von freien Säuren, schwefliger Säure, Aldehyd und Vinylalkohol. 84 Tr. = 1 g. — 100,0 0,35 RM. Amphiolen (1 ccm) 5 Stück 0,75 RM.

Äther und Ätherdämpfe sind leicht entzündlich und können Explosionen veranlassen. Daher Vorsicht in der Nähe offen brennender Flammen!

Therapeut. Dosen: einmalig 3—4, mehrmalig 1—2 ccm (Brit.). Durchschnittl. Dosis: 1 ccm (Am.).

Größte Einzelgabe: 1,0 (Ross.).

Innerlich 5—10—20 Tr. 1—2 stündl., am besten rein auf Zucker getropft oder in Tee, Zuckerwasser usw. oder in Kapseln (Perles d'Éther), deren jede etwa 5 Tropfen enthält; man vermeidet bei dieser Darreichungsform den manchen Kranken sehr unangenehmen Geruch, die Dosierung ist genauer, das Mittel auf längere Zeit haltbar; Stärkungsmittel in Schwächezuständen, auch zur Beruhigung von krampfartigen Schmerzen, insbesondere Magen- und Darmkrämpfen. Mischung von Äther (1) mit Alkohol (3) Hoffmanns Tropfen s. S. 130.

Äußerlich zur Auswaschung der peritonitisch erkrankten Bauchhöhle; nach Entfernung des Eiters werden 50—200 ccm reinen Äthers in die Bauchhöhle eingegossen, z. T. danach ausgetupft, ein kleiner Rest bleibt darin, die Bauchhöhle wird geschlossen, die Wunde drainiert. Die Ätherbehandlung der Peritonitis ist vielfach empfohlen worden, hat aber auch Widerspruch gefunden wegen der Schaffung von Adhäsionen; in ganz schweren Fällen hat die Methode nicht zur Heilung geführt. Als gute Nebenwirkung wird Besserung der Herztätigkeit und des Allgemeinbefindens, schnelle Regelung der Darmfunktion genannt. Die Abkühlung des Bauchfells durch den Äther führt nicht zum Schock.

Intramuskuläre Injektion von Äther wurde zur Behandlung des Keuchhustens empfohlen; man injiziert bis zum Alter von 7 Monaten 1 ccm, bei älteren Kindern 2 ccm, alle 2 Tage 1 Injektion, schon mit 3 Injektionen soll

Heilung erzielt sein. Vielen Empfehlungen stehen ebensoviel Ablehnungen gegenüber. Ich (K.) habe keine wesentlichen Einwirkungen gesehen.

Neuerdings in Anlehnung an die homöopathische Lehre (similia similibus curantur; Ätherinhalation macht Bronchitis) gegen Bronchitis und Bronchopneumonie, besonders nach Operationen, empfohlen, die Heilwirkung wird von vielen bestritten.

Zu subcutanen Injektionen in Kollapszuständen zu $^1/_2$—1 ccm zwecks Anregung der Herztätigkeit (auch in Verbindung mit Campher, als Aether camphoratus, s. S. 253) früher viel angewendet, wegen der Schmerzhaftigkeit verlassen. Auch vereinzelt zur Rectalnarkose.

Zu Zahntropfen (unvermischt oder mit Kreosot u. a. — Blaces Zahntropfen enthalten 1 Alumen pulv. in 50 Äther); zu Pinselungen bei Aphthen, Soor, Stomatitis, Pharyngitis, Hautgeschwüren gerühmt.

126. Rp. Aetheris 20,0
　　　　Olei Terebinthinae 5,0.
M. D. S.　Mehrmals täglich 15—30 Tr. Sog. Durandesche Tropfen (früher gegen Gallensteine angewendet).
Eine vielfach gebrauchte Modifikation der Durandeschen Tropfen schreibt statt des Äthers Spir. Aether. und zwar: 16 T. auf 1 T. Olei Terebinthinae vor.

128. Rp. Aetheris 30,0
　　　　Camphorae 22,5.
M. D. S. (Örtliches Betäubungsmittel bei Zahnextraktion.)

127. Rp. Aetheris 10,0
　　　　Spiritus
　　　　Tinct. Benzoes ana 2,0(—5,0).
M. D. S.　Zu Waschungen mit einem Schwämmchen bei Seborrhöe.

129. Rp. Aetheris 10,0
　　　　Phenoli 0,5
　　　　Jodoformii 1,0
　　　　Camphorae 0,1.
M. D. S. (Zum Betupfen blutender Zahnpulpen.)

Aether pro narcosi. Austr., Belg., Helv., Jap., Norv. **Aether purissimus pro narcosi.** Ross. **Aether ad narcosin.** Nederl., Svec. **Aether purificatus.** Brit. **Narkoseäther.** Besonders rein, muß nicht nur den an Äther gestellten Anforderungen unter z. T. verschärften Bedingungen genügen, sondern auch frei sein von Wasserstoffsuperoxyd, Äthylperoxyd und Aceton. Narkoseäther ist in braunen, trockenen, fast ganz gefüllten und gut verschlossenen Flaschen von höchstens 150 ccm Inhalt aufzubewahren. Beim Verschließen der Flaschen sind die vorher mit absolutem Alkohol gereinigten Korke mit Zinnfolie zu unterlegen. In diesem Zustand wird Narkoseäther im allgemeinen vom Apotheker abgegeben werden. Sehr feuergefährlich! Äther und Narkoseäther sind kühl und vor Licht geschützt aufzubewahren. — 100,0 0,45 RM. Aether „Hoechst" unter Stickstoff abgefüllt, 50 g, 100 g usw.

Inhalationsanaestheticum, das das Chloroform fast vollständig verdrängt hat. Mehrfach wird intravenöse Äthernarkose empfohlen, welche ohne ungünstige Nebenwirkungen einen schnell eintretenden ruhigen Schlaf verschafft; besonders bei großen Operationen sehr abgemagerter, elender, anämischer Patienten und bei Krankheiten der Respirationsorgane; man verwendet 5 und 10% Äther (pro narcosi) in Kochsalzlösung, der Ätherverbrauch ist gering, Höchstverbrauch in 1 Stunde 100 g. Als Kontraindikation gilt Myokarditis und schwere Arteriosklerose. Gelegentlich ist Thrombenbildung bei intravaskulärer Injektion beobachtet. Um diese Gefahr zu vermeiden, ist rectale Äthernarkose vorgeschlagen worden. 1 Stunde vor der Operation bekommt Patient eine Injektion von 0,5 mg Scopolamin — + 0,02 g Morph. und $^1/_2$ Stunde vorher eine solche von 0,02—0,04 g Pantopon, danach wird durch Einlauf von

1 1 5proz. Äther-Kochsalzlösung sofortiger Schlaf erzeugt. Auch durch rectalen Einlauf einer Mischung von 90 g Äther und 120 g Olivenöl wurde Dämmerzustand für Geburten erzeugt. Auch durch intramuskuläre Ätherinjektionen wurde Narkose erzielt; doch hat dieses Verfahren wenig Nachahmung gefunden.

Sirupus Aetheris. Belg. (Ae. S.), Helv. **Sirop d'Éther.** Gall. Gemisch aus 2 T. Äther, 3 (Belg., Gall. 5) T. Alk., 30 (Belg., Gall. 23) T. Wa., 65 (Belg., Gall. 70) T. Zuckersirup.

Innerlich tee- bis eßlöffelweise rein als Excitans.

Aether aceticus. Germ., Austr., Belg., Brit., Helv., Jap., Norv., Ross. **Acetas aethylicus.** Dan., Nederl. **Acétate d'Ethyle.** Gall. Essigäther. Essigsäureäthylester. $CH_3 \cdot COO \cdot C_2H_5$. Mol.-Gew. 88. Klare, farblose, flüchtige, eigenartig erfrischend riechende, leicht entzündbare Flüssigkeit. In Alk., Ae. in jedem Verhältnis, in Wa. wenig l. Dichte 0,896—0,900, Siedep. 74—77°. Rein, insbesondere frei von Amylacetat (Essigsäureamylester). 35 Tr. = 1 g. — 10,0 0,20 RM.

Innerlich wie Äther, den meisten Patienten aber wegen seines erfrischenden Geruches angenehmer.

Äußerlich als Riechmittel, zu Einreibungen, Zahntropfen.

Als vorzügliches Mittel gegen Kopfläuse empfohlen. Schon nach $^3/_4$stündigem Gebrauch einer mit Essigäther durchtränkten Kopfkappe sind Läuse und Nissen abgetötet. Eventuell Wiederholung. Besonders bequem ist diese Behandlung für Polikliniken und Schulen.

Aether bromatus. Germ., Belg., Helv. **Aethylum bromatum.** Ross. **Aethylium bromatum.** Jap. **Bromatum aethylicum.** Nederl. **Bromure d'Ethyle.** Gall. **Bromuro di Etile.** Ital. Äthylbromid, C_2H_5Br. Mol.-Gew. 109. Bromäthyl, Monobromäthan. Klare, farblose, flüchtige, stark lichtbrechende, ätherisch riechende Flüssigkeit. In Wa. unl., in Alk., Ae. l. Dichte durch abs. Alk. auf 1,440—1,444 gebracht. Siedep. 36—38,5°. Nach vorgeschriebener Bereitungsvorschrift aus Kaliumbromid und Äthylschwefelsäure herzustellen. Rein, insbesondere frei von freiem Brom, Phosphorverbindungen und fremden organischen Stoffen. Ist — weil leicht zersetzlich — in braunen, trockenen, fast ganz gefüllten, gut verschlossenen Flaschen von höchstens 100 ccm Inhalt kühl, vor Licht geschützt und vorsichtig, Reste in entsprechend kleineren Flaschen in derselben Weise aufzubewahren. 63 Tr. = 1 g. — 10,0 0,25 RM.

Größte Einzelgabe: 0,6. Ross.

Innerlich in wässeriger Lösung 1:200 früher bei Koliken und Angiospasmen, insbesondere bei Angina pectoris empfohlen, jetzt durch Papaverin, Atropin, Diuretin usw. verdrängt.

Äußerlich (etwa seit 1858, erneut empfohlen 1887) zur Narkose besonders in der zahnärztlichen Praxis angewandt; als Vorzüge gegen das Chloroform werden angegeben: 1. rascher Eintritt der Narkose, 2. Fehlen des Exzitationsstadiums, 3. Wohlbefinden des Patienten nach der Narkose, 4. soll sich bei Anwendung des Thermokauters nicht entzünden. Zuerst tritt Analgesie ein, dann erst schwindet Bewußtsein und Tastgefühl. Vorsicht bei der Narkose (5,0—30,0; durchschnittlich 10—15,0 genügend), da das Mittel keineswegs ungefährlich ist (Respirationslähmung)! Auch Intoxikationszustände nach

Ablauf der Narkose sowie eine starke Muskelsteifigkeit während derselben sind beobachtet und mehrere Todesfälle mitgeteilt.

Nicht zu verwechseln mit dem nicht mehr therapeutisch verwendeten giftigen Aethylenum bromatum (Äthylenbromid, BrH_2C-CH_2Br)!

Aether chloratus. Germ., Belg., Helv. **Aethylum chloratum.** Austr., Ross. **Aethylium chloratum.** Jap. **Aethyli chloridum.** Svec. **Aethylis chloridum.** Am. **Chloratum aethylicum.** Nederl. **Ethyl chloridum.** Brit. **Chlorure d'Ethile.** Gall. **Cloruro di Etile.** Ital. Äthylchlorid. C_2H_5Cl. Mol.-Gew. 64,5. Chloräthyl. Monochloräthan. Klare, farblose, leicht flüchtige, eigenartig riechende Flüssigkeit. In Wa. wenig, in Alk. oder Ae. in jedem Verhältnis l. Siedep. 12—12,5°. Rein, insbesondere frei von Salzs. und Phosphatverbindungen. In zugeschmolzenen oder mit geeignetem Verschluß versehenen Glasröhren kühl, vor Licht geschützt und vorsichtig aufzubewahren.

Äußerlich als lokales Anaestheticum, Vereisung der Haut durch Ansprayen, bei kleineren chirurgischen Operationen, Öffnung von Abscessen, Extraktion von Fremdkörpern, bei Nagelgeschwüren, Lupus, Furunkel, oder als schmerzstillendes, bisweilen heilendes Mittel bei Neuralgien (Supraorbitalneuralgie und Neuralgie der Brustdrüsen), Lumbago, Migräne, lokalem Pruritus und gegen den Entzündungsschmerz bei Gichtanfällen. Als äußerliches Mittel auch bei Hautkrankheiten, besonders Herpes tonsurans und Favus angewandt; die erkrankten Hautpartien werden nach sorgfältiger Reinigung mit Natriumbicarbonatlösung und Jodtinktur durch Ansprayen völlig vereist. Nach 3—4maliger Behandlung kommt es angeblich zur Heilung. Auch Plaut-Vincentsche Angina soll durch Vereisung der Mandeln schnell geheilt werden. Hautepitheliome lassen sich durch Vereisen mit Chloräthyl beseitigen.

Vorzugsweise verwendet in der Zahnheilkunde als Spray auf das Zahnfleisch gegen den Anfang der Wurzel. Zahn und Zahnhals müssen hierbei durch ein Tuch geschützt sein. Vor dem Spray hat man früher $1/3-1/2$ ccm 2proz. Cocainlösung submukös injiziert; jetzt nicht mehr wünschenswert. — Kontraindiziert ist die Anwendung bei Pulpitis acuta traumatica und totalis, bei Gangrän, Atrophie, Abscessus apicalis, Periodontitis chronica. In neuerer Zeit wird der Äthylchloridspray meist durch Novocaininjektionen ersetzt.

Zur allgemeinen Inhalationsnarkose bei kurzdauernden Operationen (Panaritium, Phlegmone, Mandeloperationen, Mastitis usw.); besonders in der Zahnheilkunde. Der angenehme Geruch, das Fehlen von Erstickungsgefühl, die Erhaltung von Schluck- und Hustenreflex, die Verkürzung und Verminderung der Exzitation, die außerordentliche Seltenheit von Nachwirkungen empfehlen den Chloräthylrausch. Besonders zur Einleitung bei schweren langen Narkosen geeignet. Die Chloräthylnarkose ist langsam zu dosieren; man verwende pro Minute nicht mehr wie 90 Tr., nach 15—25 Sekunden tritt Anästhesie ein, die 1—3 Minuten anhält. Bei sehr erregbaren Personen und bei Potatoren tut man gut, 1 Stunde vor der Narkose $1/2$ mg Atropin oder auch 1 Tablette Bromural od. dgl. zu geben; 0,02 Laudanon subcutan zu geben ist durchaus entbehrlich. Trotz der behaupteten Ungefährlichkeit sind doch mehrfach Kollapszustände und auch einzelne Todesfälle durch Chloräthylinhalation bei anscheinend gesunden Menschen vorgekommen. Man sucht den üblen Nebenwirkungen durch gleichzeitige O-Inhalation vorzubeugen.

Aether jodatus. Ergb. Äthyljodid. C_2H_5J. Mol.-Gew. 156. Gehalt: etwa 99% Äthyljodid und 1% zugesetzter abs. Alk. Klare, farblose, neutrale, ätherisch riechende Flüssigkeit, schwerl. in Wa., leichtl. in Alk. und Ae. Spez. Gew. 1,930—1,940. Siedep. 70—72°. Vor Licht geschützt in kleinen, völlig gefüllten Fläschchen aufzubewahren. — 1,0 0,20 RM.

Innerlich tropfenweise in Kapseln bei chronischem Rheumatismus, Skrofulose und Lues vereinzelt versucht.

Äußerlich in Form von Inhalationen bei Bronchialkatarrhen vorübergehend empfohlen.

Aethylenum chloratum. Germ. I. Ergb. Äthylenchlorid. β-Dichloräthan. Liquor Hollandicus. Elaylum chloratum. Klare, farblose, chloroformähnlich riechende, süßlich schmeckende Flüssigkeit, schwerl. in Wa., leichtl. in Alk. und Ae.

$$\begin{matrix} CH_2Cl \\ | \\ CH_2Cl \end{matrix}, \text{ Mol.-Gew 99.}$$

Brennt mit grüngesäumter rußender Flamme unter Entwicklung von Chlorwasserstoff. Spez. Gew. 1,254—1,264, Sp. 84 bis 86°. — 10,0 0,25 RM.

Möglichst nicht überschreiten: 1,0 pro dosi, 3,0 pro die! (Ergb.)

Innerlich selten angewandt, 5—20 Tropfen in Spiritus oder fetten Ölen, zur Anästhesierung der Magenschleimhaut bei Schmerz und Brechreiz.

Äußerlich zu schmerzlindernden Einreibungen bei Neuralgien und Rheumatismus, mit 5 Teilen Fett oder Lanolin als Salbe. Zur Inhalationsnarkose, am besten in einer Mischung von 80% Äthylenchlorid mit 20% Sauerstoff; dabei sehr geringe Nebenwirkungen, rasche Einleitung der Narkose und schnelles Wiederkehren des Bewußtseins gerühmt; demgegenüber steht die geringe Zuverlässigkeit.

Chlorylen. Trichloräthylen. Klare, farblose, chloroformartig riechende Flüssigkeit. — O. P. 25 ccm und 25 Perlen (0,25) 2,00 RM.

$$\begin{matrix} CHCl \\ \| \\ CCl_2 \end{matrix}$$

Dreimal täglich 2 Perlen einnehmen oder 20—30 Tr., auf Watte getropft — durch die Nase einatmen lassen bei Trigeminusneuralgien.

Aethylidenum chloratum. Ergb. Äthylidenchlorid. Klare, farblose, chloroformähnlich riechende Flüssigkeit; spez. Gew. 1,181—1,182, Sp. 58—59°. Schwerl. in Wa. — 10,0 1,25 RM.

$$\begin{matrix} CH_3 \\ | \\ CHCl_2 \end{matrix}$$

Äußerlich von O. Liebreich als Inhalations-Anaestheticum empfohlen. Soll vor dem Chloroform den Vorzug der geringeren Wirkung auf das Herz haben, mit dem Aufhören der Inhalation soll die Narkose sofort aufhören, und es sollen keine üblen Nachwirkungen hinterbleiben. Die Verbrauchsmenge ist aber größer als bei Chloroform; dazu hoher Preis. Hauptsächlich für kurzdauernde Operationen, namentlich Zahnoperationen; wird wenig angewendet.

Agar Agar. Germ., Gall., Jap., Ross. **Agar.** Am., Svec. Agar Agar. Die in Ostasien nach besonderem Verfahren aus Meeresalgen (Gelidium Amansii Lamouroux und wahrscheinlich auch anderen Florideen) hergestellte und getrocknete Gallerte. Geruch- und geschmacklose, aus 20—50 cm langen, etwa 5 mm dicken, der Seele eines Federkieles ähnlichen Strängen oder etwa 20—30 cm langen, 3—4 cm breiten, ebenso dicken, leichten, vierkantigen Stäben von häutig-blätterigem Gefüge und sehr schwach gelber Farbe. Quillt in kaltem Wa. auf, l. in siedendem Wa. (200) zu einer nach dem Erkalten gallertig erstarrenden Flüssigkeit. Bestandteil von Quellmitteln (Regulin). — 10,0 0,45 RM.

Durchschnittl. Dosis: 10,0 (Am.).

Innerlich 2—3 Teelöffel in Suppen oder Breien (z. B. Apfelmus) 2mal tägl. als Anregungsmittel der Darmperistaltik; wirkt durch sein großes Volumen in gequollenem Zustand als „Schiebemittel". Meist in Verbindung mit leichten Abführmitteln, besonders Cascara.

Äußerlich in Mengen von 100 g und mehr, gelöst als Zusatz zu Bädern bei Hautkrankheiten und Verbrennungen (Ersatz von Kleiebädern).

Regulin. Ein Gemisch von Agar-Agar mit 25% Extr. Cascarae Sagradae. — 50,0 4,40 RM. 20 Tabl. (0,6 Regulin) 1,95 RM.

Innerlich 1 Teelöffel bis mehrere Eßlöffel (oder die entsprechende Menge Tabletten) der Suppe, Breien usw. beim Essen beigemischt, nach Bedarf auf einmal oder verteilt zu nehmen. Wirkt hauptsächlich mechanisch, die Darmwand durch das vergrößerte Volumen reizend, als sog. Schiebemittel. Oft wirksames und angenehmes Hilfsmittel bei chronischer Obstipation.

Agrimonia. Herba Agrimoniae. Kraut der Rosacee Agrimonia Eupatoria L. Ackermennig. Heil aller Welt. Beim Reiben aromatisch riechend, zusammenziehend und bitter schmeckend (fast 5% Tannin enthaltend). — 10,0 0,05 RM.

Innerlich gegen Blutungen in Nordamerika im Gebrauch; bei uns verlassen.

Äußerlich als Infus zum Gurgeln.

Akineton. Das Natrium- und Calciumsalz des Phthalsäuremonobenzyl-amids (1921). Weiße krystallinische Massen, schwach salzig und süßbitter schmeckend, die Zunge leicht anästhesie-rend. L. in Wa. und Alk.

$$\langle C_6H_4 \rangle \begin{array}{l} CO \cdot NH \cdot CH_2 \cdot \langle C_6H_5 \rangle \\ COOH \end{array}$$

Krampflösend bei Spasmen im ganzen Gebiet der glatten Muskulatur, analog dem Papaverin, doch schwächer wirksam, aber auch weniger toxisch.

Innerlich 0,5—3,0 g pro dosi, subcutan 0,5—2,0 g, intravenös 0,25—1,5 g bei Magengeschwür, Bronchialasthma, Magen- und Darmspasmen, Nieren- und Gallensteinkolik, auch bei dysenterischem Tenesmus. Hat keine Vorzüge vor dem Papaverin.

Albumen Ovi siccum. Germ. IV., Ergb., Dan., Nederl., Norv. **Albumina d'Uovo secca.** Ital. **Trockenes Hühnereiweiß.** Durchscheinende, hornartige Massen oder gelbliches Pulver, geruch- und geschmacklos, mit Wa. eine trübe, neutral reagierende Flüssigkeit gebend, in Alk. und Ae. unl. — 10,0 0,40 RM.

Aqua albuminosa. Eau albumineuse. Gall. Mischung aus 4 Hühnereiweiß, 1000 T. destilliertem Wasser und 10 T. Orangeblütenwasser.

Alcalia. Ammoniak, Hydroxyde, Carbonate und Bicarbonate der Alkalien[1]) und Erdalkalien.

Man vermeide bei ihrer Verordnung: Alkaloide, leicht oxydierbare Stoffe, Suprarenin, Resorcin usw., Ammoniaksalze, Salze der alkalischen Erden, saure Salze, Fette, Ester wie Salol, Sirupe!

Liquor Ammonii caustici. Germ. **Ammonia.** Austr. **Ammonia liquida.** Nederl. **Ammonium hydricum solutum.** Belg., Helv. **Ammonium causticum solutum.** Ross. **Solutio Ammoniaci.** Dan. **Aqua Ammoniae.** Am., Jap. **Liquor Ammoniae.** Brit. **Solutio Ammoniae.** Suec. **Ammoniaque diluée.** Gall. **Ammoniaca.** Ital. **Ammoniakflüssigkeit.** Salmiakgeist. Gehalt etwa 10%[2]) Ammoniak, $\overline{NH_3}$. Klar, farblos, flüchtig, alkalisch reagierend, durch-dringend stechend riechend. Dichte 0,957—0,958. Rein, insbesondere frei von Teerbestandteilen (Herstellung), Schwermetallsalzen und Arsenverb. Den gleichen NH_3-Gehalt weisen die meisten ausländischen Pharm. auf; Belg. ver-langt 17%, Ital. 18% NH_3, Suec. dagegen 8,8%. — 100,0 0,10 RM. — Aqua

---

[1]) Ammoniumcarbonat s. bei Ammoniumsalze S. 145.
[2]) 9,94—10%.

Ammoniae fortior Am. mit 28%; Liquor Ammoniae fortis Brit. 32,5%; Ammoniaque officinale Gall. 20% NH_3.

Durchschnittl. Dosis: 1 ccm (Am.).

Innerlich zu 0,15—0,5 mehrmals täglich, in Tropfen (3—10 in starker Verdünnung und mit schleimigem Vehikel), in Mixturen (1,0—3,0 auf 100,0), als Analepticum und Excitans (besser Liq. Ammonii anisatus).

Äußerlich als Riechmittel, energisch, aber unangenehm wirkend und nicht ohne Vorsicht anzuwenden, da es nicht selten Entzündung der Nasen- und Schlundschleimhaut erzeugt; in Fällen, wo nicht unmittelbar Lebensgefahr droht, wie bei Asphyxie, schwerer Ohnmacht usw., mache man lieber von milderen Riechmitteln wie Acid. acetic., Äther usw. Gebrauch. In Verbindung mit Phenol gegen Schnupfen und andere Katarrhe der Respirationsschleimhaut (Olfactorium anticatarrhale).

Gegen Insektenstiche, zum Betupfen der betreffenden Stelle, zu hautreizenden Waschungen und Einreibungen mit aromatischen und spirituösen Flüssigkeiten 2,0—6,0 auf 25,0—50,0).

Zu subcutanen und intravenösen Injektionen (mit 2 T. Wasser verdünnt, bis zu 7,5 angewendet) bei Schlangenbiß, Chloroformvergiftung und komatösen Zuständen versucht, aber gefährlich und von zweifelhaftem Nutzen. Zu Desinfektionszwecken 25% Ammoniaklösung.

130. Rp. Liq. Ammonii caustici 9,0
    Ammonii carbonici 3,4
    Olei Citri 1,0
    Olei Lavandulae
    Olei Myristicae ana 0,1
    Spiritus 70,0
    Aq. dest. q. s. ad 100,0.
M. D. S. $^1/_2$ Teelöffel pro dosi. Spiritus Ammoniae aromaticus.   Am.

131. Rp. Liq. Ammonii caustici 10,0
    Spir. Formicarum
    Mixt. oleoso-balsamicae ana 20,0.
M. D. S. Zum Einreiben. (Bei Lähmungen.)

132. Rp. Liq. Ammonii caustici 5,0
    Phenoli 5,0
    Spiritus 15,0
    Aq. dest. 10,0.
M. D. ad vitr. nigr. cum epistom. vitr. S. Riechmittel. 2—3stündl. an der Flasche tief zu riechen oder einige Tropfen der Flüssigkeit auf dickes Löschpapier gegossen vor die Nase zu halten. — Die Flüssigkeit wird sehr bald blau durch Bildung von Indophenin. Olfactorium anticatarrhale seu coryzarium.

133. Rp. Liq. Ammonii caustici 3,0
    Unguent. basilici 25,0
    Camphorae 1,0
    Olei Rosmarini 2,0.
M. f. ungt. D. S. Zum Einreiben. (Bei Neuralgien und Muskelschmerzen.)

Linimentum ammoniatum. Germ., Austr., Helv., Jap., Ross. **Linimentum ammoniacale.** Belg. **Linimentum Ammoniae.** Brit., Nederl. **Liniment ammoniacal.** Gall. **Linimento ammoniacale.** Ital. Flüchtiges Liniment. Ammoniak-Liniment. Aus Ol. Arach. (60), Ol. Ricini (18), Liq. Ammon. caust. (22) und Sapo med. (0,1) vorschriftsmäßig bereitet. Weiß, dickflüssig, stark nach Ammoniak riechend; es darf sich beim Aufbewahren nicht in Schichten sondern. Die anderen Pharm. nehmen zum Teil weniger Ammoniakflüssigkeit und andere fette Öle. — 10,0 0,05 RM., 100,0 0,40 RM.

Austr., Helv., Jap. verwenden Ol. Sesami; Gall., Ital. Ol. Olivar.; Brit. Gemisch von Ol. Olivar. mit Ol. amygdal., Ross. Ol. Helianthi; Belg. Ol. officinale.

Nederl.: Acid. oleinic. crud. (1), Ol. Sesami (79), Liqu. Ammon. caust. (20); frisch zu bereiten.

Äußerlich zu Einreibungen, entweder rein oder verbunden mit Salben 1 T. auf 15 T. Liniment, fetten Ölen oder Tinkturen 1—2 T. auf 15 T. Liniment. Sehr populäres Einreibemittel bei rheumatischen und vielen anderen Schmerzen.

Cave: Metall- und Alkaloidsalze, Formaldehyd! Beim Vermischen mit Jodtinktur kann explosibler Jodstickstoff entstehen.

Liquor Ammonii caustici spirituosus. Germ. I., Ergb. **Solutio ammoniae spirituosa.** Nederl. **Ammonium causticum spirituosum.** Ross. Spiritus Ammonii caustici Dzondii. Weingeistige Ammoniakflüssigkeit, etwa 10% NH$_3$ enthaltend. Spez. Gew. 0,808 bis 0,810. — 10,0 0,30 RM.

Innerlich zu 0,1—0,4 mehrmals täglich, in Tropfen (3—8 in starker Verdünnung und schleimigem Vehikel), in Mixturen (1,0—2,5 ad 100,0), wie Liquor Ammonii caustici.

Äußerlich wie Liquor Ammonii caustici, aber stärker wirkend, namentlich zu Waschungen bei Kontusionen, Distorsionen usw. vielfach in Gebrauch.

Kali causticum fusum. Germ. **Kalium hydrooxydatum.** Austr. **Kalium hydricum.** Belg., Helv. **Hydras Kalicus.** Dan., Nederl. **Kalii hydroxidum.** Suec. **Potassii Hydroxidum.** Am. **Potassa caustica.** Brit. **Kali causticum.** Jap. **Kalium hydrooxydatum fusum.** Ross. **Hydroxyde de Potassium officinal.** Gall. **Idrato potassico.** Ital. **Kaliumhydroxyd, Ätzkali.** Lapis causticus Chirurgorum. KOH, Mol.-Gew. 56. Mindestgehalt 85% Kaliumhydroxyd (Helv. 80%). Weiße, trockene, harte Stücke oder Stäbchen, aus der Luft Kohlendioxyd aufnehmend, an der Luft zerfließend, in Wa. (1) mit alkalischer Reaktion, leichtl. in Alk. Rein, insbesondere frei von fremden Salzen, Kiesels., Kohlens. und Tonerde. Vorsichtig aufzubewahren. — 10,0 0,10 RM.

Äußerlich in Substanz als Ätzmittel, wenn man eine in die Tiefe reichende Wirkung beabsichtigt, so namentlich bei Bißwunden tollwütiger (Lyssa) oder giftiger Tiere; zum allmählichen Öffnen tiefliegender Abscesse, zur Zerstörung von Kondylomen, Muttermälern, Knoten, Warzen u. dgl. m. Ferner mit gleichen Teilen Calcaria usta als Wiener Ätzpulver, Pulvis causticus (Viennensis). Zu Bädern 30,0—100,0 auf ein Vollbad, 2,0—4,0 auf den Liter bei örtlichen Bädern.

134. Rp. Kali caustici fusi 0,03—0,1
    (Tinct. Opii simpl. 0,25)
    Aq. Chamomillare ad 15,0.
M. D. S. Zur Injektion ins Ohr. (Bei Otorrhoea purulenta.)

Cave: Säuren, Metallsalze.

135. Rp. Kali caustici fusi 1,0
    Saponis domestici 15,0
    Olei Lavandulae 4,0
    Aq. dest. ad 1000,0.
M. D. S. Umgeschüttelt zum Waschen.

Im Deutschen Reich unterliegt der Handel mit Ätzkali, Ätznatron (Seifenstein), Kali- und Natronlauge mit mehr als 5% Kalium- oder Natriumhydroxyd den Giftvorschriften.

Pulvis causticus. Belg. **Caustique de Potasse et de Chaux.** Gall. **Idrato potassico con Calce.** Ital. Pulvis escharoticus Viennensis. Ätzpulver. Pulverförmige Mischung von Kaliumhydroxyd (5) und Ätzkalk (5, Gall. und Ital. 6). Zur Verwendung wird das Pulver mit etwas Alk. zu einem dicken Brei (Wiener Ätzpaste) angerührt.

Äußerlich früher zum Ätzen von Drüsengeschwülsten.

Liquor Kali caustici. Germ., Jap. **Kalium hydrooxydatum solutum.** Austr., Ross. **Kalium hydricum solutum.** Helv. **Liquor Potassii Hydroxidi.** Am. **Liquor Potassae.** Brit. **Solutio Kalii hydroxidi.** Suec. **Hydroxyde de Potassium dissous.** Gall. **Kalilauge.** Gehalt etwa 15%[1] Kaliumhydroxyd (KOH).

---

[1] 14,8—15%.

Klar, farblos, stark alkalisch reagierend. Dichte 1,135—1,137. Rein, insbesondere frei von Schwermetallsalzen, höchstens Spuren Kohlens. enthaltend. Vorsichtig aufzubewahren. Annähernd 15% KOH auch Ross. und Jap.; Am. 4,5—5,5, Brit. 5, Gall. 10, Suec. 23, Austr., Helv. 33,3%. — 100,0 0,25 RM.

Therap. Dosen: 0,6–1,8 ccm (Brit.).

136. Rp. Liq. Kali caustici
     Olei Lini ana 15,0.
M. f. liniment. (Bei Ekzema und anderen chronischen Hautleiden.)

Durchschn. Dosis: 1 ccm (Am.).

Äußerlich (wie Kali causticum fusum, nur in 6—7fach größeren Gaben) als Ätzmittel, zu Bädern (150,0 bis 300,0 auf 1 Bad), Injektionen usw. Unverdünnt zum Abwaschen ekzematöser Stellen bis zum Wundwerden in den tieferen Stellen, dann Verband mit 1 proz. Argent. nitr.-Salbe. Zu Inhalationen (1,0—5,0 auf 100,0 Wasser), besonders als Zusatz zu Aqua Calcariae.

Kalium carbonicum. Germ., Belg., Jap. **Kalium carbonicum purum.** Austr., Helv., Ross. **Carbonas kalicus.** Dan., Nederl., Norv. **Potassii carbonas.** Am., Brit. **Kalii carbonas.** Suec. **Potassium (Carbonate neutre de).** Gall. **Carbonato di Potassio.** Ital. Kaliumcarbonat. Kohlensaures Kalium. K_2CO_3, Mol.-Gew. 138. Gehalt etwa 95%. Weißes, körniges, trockenes, an der Luft feucht werdendes Pulver, in Wa. (1) mit alkal. Reaktion l., in abs. Alk. unl., mit Säuren übergossen aufbrausend. Rein, insbesondere frei von Chlors. (Chloraten), Cyanwasserstoffs., Schwermetallsalzen und Arsenverb. Gehalt: Am. (das getrocknete Salz) 99, Gall. 90 und Brit. 81,5%. — 100,0 0,35 RM.

Therapeut. Dosen: 0,3—1,2 (Brit.). Durchschnittl. Dosis: 0,25 (Am.).

Innerlich zu 0,1—1,0 2—4mal täglich, bei Gicht, bei Steinbeschwerden 4,0—1 2,0 in 300,0—1000,0 Wasser gelöst, pro die zu verbrauchen. In schleimigen Abkochungen, aromatischen Wässern, Bier, Selterwasser, in Brausemischungen und Saturationen. Meist durch Natrium carbonicum ersetzt.

Äußerlich zu Augenwässern (0,05—1,0 auf 100,0 zum Augenwaschwasser, 0,1—0,5 auf 25,0 zum Augentropfwasser); zu Inhalationen in zerstäubter Lösung 1,0—2,0—5,0 auf 500,0 Aqua.

Bei Verordnungen von Kal. carbon. zu flüssigen Arzneien empfiehlt sich die Verwendung von Liquor Kalii carbonici; 3 T. Liq. enthalten 1 T. Carbonat.

Cave: Salze der Metalle und alkalischen Erden, Alkaloide.

Kalium carbonicum crudum. Germ., Austr., Jap. **Kalium carbonicum depuratum.** Helv., Ross. **Carbonas kalicus depuratus.** Dan. **Carbonato di Potassio (grezzo).** Ital. Pottasche. Rohes kohlensaures Kalium. Gehalt etwa 90%[1] Kaliumcarbonat. Weißes, körniges, trockenes, an der Luft feucht werdendes Pulver, in Wa. (2) mit alkal. Reaktion fast klar l. Mit Säuren übergossen, aufbrausend (Kohlens.). Frei von Arsenverb. — 100,0 0,25 RM.

Äußerlich zu Bädern (100,0—500,0 für ein allgemeines, 5,0—50,0 auf 1 l Wasser zum örtlichen Bade), Umschlägen, Waschungen 10,0—50,0 auf 500,0, zum Waschen der Kopfhaut 2,0—4,0 ad 100,0, davon 2—3 Eßlöffel voll 3—5 Minuten lang anfangs täglich, später seltener in die Kopfhaut eingerieben, zu Linimenten (1 T. mit 2 T. Wa. und 3 T. Öl), Salben (5—20%).

137. Rp. Kalii carbonici crudi 12,0
     Natrii chlorati 8,0
        solve in
     Aq. Rosarum 250,0
     Aq. Florum Aurantii 60,0.
D. S. Waschwasser. (Gegen Epheliden.)

138. Rp. Kalii carbonici crudi 3,0
     Adipis suilli 25,0.
M. f. ungt. D. Zum Einreiben. (Bei Tinea (Favus) capitis nach Abweichung der Borken.)

139. Rp. Kalii carbonici crudi 10,0
     Aq. dest. 20,0
     Olei Amygdalarum 30,0.
M. f. Liniment. D. S. Umgeschüttelt, zur Einreibung.

---

[1] Mindestens 89,8%.

Liquor Kalii carbonici. Germ. V. **Solutio Carbonatis kalici.** Dan. Kaliumcarbonatlösung. Klare, farblose, alkalisch reagierende Flüssigkeit mit 33,3 (Dan. 20)% Kaliumcarbonat. Früher viel zu Saturationen verwendet. 1,0 des Liquor sättigen 4,83 Essig oder 0,31 Citronensäure oder 0,36 Weinsäure. — 10,0 0,05 RM.

Innerlich zu 0,5—1,5 mehrmals täglich, in Tropfen (10—30 Tr.), Mixturen mit schleimigen Vehikeln, aromatischen Wässern usw., als Antacidum bei Gicht, harnsaurer Diathese, Steinbildung, akutem und chronischem Rheumatismus gegeben; auch bei Bronchialkatarrhen zur Verflüssigung des Sekretes.

Äußerlich zu Waschungen bei Pityriasis, als Kosmeticum.

140. Rp. Liq. Kalii carbonici 20,0
    Aceti 105,0
    Sir. simpl. 15,0
    Aq. dest. ad 200,0.
M. D. S. 2stündl. 1 Eßlöffel. (Als Diureticum.) Saturatio simplex. F. M. G.

141. Rp. Liq. Kalii carbonici 25,0
    Tinct. Benzoes 10,0
    Aq. Rosarum
    Aq. Flor. Aurant. ana 100,0.
D. S. Hautwaschmittel. (Bei Pityriasis.)

Kalium bicarbonicum. Germ., Belg., Helv., Jap., Ross. **Kalii Bicarbonas.** Suec. **Potassi Bicarbonas.** Am., Brit. **Potassium (Carbonate acide de.).** Gall. Kaliumbicarbonat. Doppeltkohlensaures Kalium. $KHCO_3$, Mol.-Gew. 100. Farblose, durchscheinende, trockene Krystalle, langsam in Wa. (4) mit alkal. Reaktion l., in abs. Alk. unl., mit Säuren übergossen aufbrausend. Rein, insbesondere frei von Schwermetallsalzen mit Arsenverb. (Am. = 99% $KHCO_3$). — 10,0 0,05 RM.

Therapeut. Dosen: 0,3—2,0 (Brit.). Durchschnittl. Dosis: 1,0 (Am.).

Innerlich zu 0,5—1,5, in Pulvern, Solutionen (Brausemischungen) nach folgenden Rezepten. Jetzt meist durch Natrium bicarbonicum ersetzt.

142. Rp. Kalii bicarbonici 0,6
    Pericarpii Aurantii 0,3.
M. f. pulv. D. tal. dos. Nr. X. S. Tägl. 3mal 1 Pulver in Zuckerwasser zu nehmen. (Als Antacidum.)

143. Rp. Kalii bicarbonici 10,0
    Aq. Menthae piperitae 150,0
    Sir. Aurantii Corticis 25,0.
M. D. S. Stündlich 1 Eßlöffel.

Natrum causticum fusum. Ergb. **Natrium hydrooxydatum.** Austr. **Natrium hydricum.** Helv. **Natrum causticum.** Jap. **Hydras natricus.** Dan., Nederl. **Sodii Hydroxidum.** Am. **Natrii hydroxidum.** Suec. **Idrato sodico.** Ital. Natriumhydroxyd. NaOH. Trockene, weiße Stücke oder Stäbchen l. in 2 T. Wa. Mindestgehalt 90% NaOH. — 10,0 0,10 RM.

Äußerlich zu Ätzpasten statt des Kali caustic. zuweilen verwendet (Calcaria usta mit Natrum causticum ana, mit absolutem Alkohol zur Paste geformt: London pasta). Im übrigen ist das Mittel nur in Form des Liq. Natr. caustici in Gebrauch.

Liquor Natri caustici. Germ. **Natrium hydrooxydatum solutum.** Austr. **Natrium hydricum solutum.** Helv. **Liquor Sodii Hydroxidi.** Am. **Solutio natrii hydroxidi.** Suec. **Soude caustique liquide.** Gall. Natronlauge. Gehalt etwa 15%[1]) Natriumhydroxyd (NaOH, Mol.-Gew. 40). Klar, farblos, stark alkalisch reagierend. Dichte 1,165—1,169. Rein, insbesondere frei von Schwermetallsalzen, höchstens Spuren Kohlensäure enthaltend. Vorsichtig aufzubewahren. 15% NaOH verlangt Austr. Die Präparate der übrigen Pharm. sind teils schwächer. Am. mit 4,5—5,5% NaOH, teils stärker: Gall., Helv. 30, Suec. 16,6—17,1% NaOH. — 100,0 0,25 RM.

Durchschnittl. Dosis: 1 ccm (Am.).

Äußerlich wie Liquor Kali caustici (S. 123).

Natrium carbonicum. Germ., Austr., Belg., Helv., Jap. **Natrium carbonicum crystallisatum depuratum.** Ross. **Carbonas natricus.** Dan., Nederl., Norv. **Sodii carbonas.** Brit. **Sodii carbonas monohydratus.** Am. **Natrii carbonas depuratus.** Suec. **Sodium (Carbonate neutre de) cristallisé officinal.** Gall. Carbonato

---

[1]) 14,8—15%.

di Sodio. Ital. Natriumcarbonat. (Reine Soda.) $Na_2CO_3 + 10 H_2O$, Mol.-Gew. 286. Mindestgehalt 37% wasserfreies Natriumcarbonat. Farblose, durchscheinende, etwa 63% Krystallwasser enthaltende und daher an der Luft verwitternde, laugenhaft schmeckende Krystalle, langsam in Wa. (1,5), sied. Wa. (0,3), mit stark alkal. Reaktion l., in Alk. sehr schwerl., beim Übergießen mit Säuren aufbrausend. Rein, insbesondere frei von Ammoniumverb., Schwermetallsalzen und Arsenverb. Wird vom Arzt Natriumcarbonat zu Pulvermischungen verordnet, so ist Natr. carbon. siccatum zu verwenden. — 10,0 0,10 RM.

Therapeut. Dosen: 0,3—2,0 (Brit.). Durchschnittl. Dosis: 0,25 (Am.).

Innerlich wegen seiner starken Laugenwirkung kaum angewendet. Statt dessen Natrium bicarbonicum.

Äußerlich zu Mund- und Gurgelwässern (bei Parulis, Angina tonsillaris: etwa 1,0—2,0 zu 100,0), Injektionen (z. B. in den äußeren Gehörgang: etwa 1,0:100,0 zur Lösung von verhärteten Cerumenpfröpfen); zur Nasendusche (1,0:100,0, bei Coryza mit geringer Absonderung, Verstopfung der Nase durch Krusten), desgleichen zur Inhalation in zerstäubter Lösung (zumal bei Pharyngitis granulosa mit verhärteten Schleimkrusten an der Pharynxwand, auch bei trockenen Kehlkopf- und Bronchialkatarrhen oft zu empfehlen), zu Waschungen (wie Kalium carb.), Bädern. 2proz. Lösungen zum Auskochen von Instrumenten usw.

Cave: Säuren, Ammon. chlorat., Aqua Calcis, Alkaloide, Salze der Schwermetalle und der alkalischen Erden.

Natrium carbonicum crudum. Germ. V., Ergb., Jap. **Carbonas natricus venalis.** Dan. **Natrii Carbonas.** Suec. **Sodium (Carbonate neutre de) cristallisé ordinaire.** Gall. Soda. Krystallinische, an der Luft verwitternde Massen, die mindestens 35,8% (34,5 Jap., rund 37 Suec.) wasserfreies Natriumcarbonat enthalten. — 100,0 0,05 RM.

Äußerlich zu Waschungen (2,0—5,0 zu 100,0) und Bädern ($^1/_4$—1 kg zum allgemeinen, 100,0—200,0 zum Fußbade).

Natrium carbonicum siccatum. Germ. **Natrium carbonicum siccum.** Austr., Helv., Jap., Ross. **Carbonas natricus siccatus.** Dan. **Natrii carbonas siccatus.** Suec. **Sodii carbonas exsiccatus.** Brit. **Sodium (Carbonate neutre de) sec.** Gall. Getrocknetes Natriumcarbonat, Natrium carbonicum siccum. Mindestgehalt 74% wasserfreies Natriumcarbonat. Weißes, mittelfeines, lockeres, beim Drücken nicht zusammenballendes Pulver. Aus Natriumcarbonat durch Trocknen zunächst bei einer 25° nicht übersteigenden Temperatur, dann bei 40—50° gewonnen, noch etwa 25% Krystallwasser enthaltend. Bez. der Reinheit den an Natriumcarbonat zu stellenden Anforderungen entsprechend. Wenn Natriumcarbonat zu Pulvermischungen verordnet wird, so ist das entwässerte zu nehmen: Germ., Dan., Helv., Ross., Suec. — 100,0 0,20 RM.

Therapeut. Dosen: 0,2—0,6 (Brit.).

Natrium bicarbonicum. Germ., Belg., Helv., Jap., Ross. **Natrium hydrocarbonicum.** Austr. **Bicarbonas natricus.** Dan., Nederl., Norv. **(B. n. depuratus).** **Sodii bicarbonas.** · Am., Brit. **Natrii bicarbonas** und **N. b. depuratus.** Suec. **Sodium (Carbonate acide de).** Gall. **Bicarbonato di Sodio.** Ital. Natriumbicarbonat. (Doppeltkohlensaures Natron.) $NaHCO_3$, Mol.-Gew. 84. Mindestgehalt 98%. Weiße, luftbeständige Krystallkrusten oder weißes, krystallinisches Pulver von salzigem, nur schwach laugenhaftem Geschmack, in Wa. (12) l., in Alk. sehr schwerl. Rein, insbesondere frei von Natriumcarbonat, Ammoniumsalzen, Thioschwefels., Rhodanwasserstoffs. (infolge der Herstellungsweise), Schwermetallsalzen und Arsenverb. 98% $NaHCO_3$ fordern Austr., Gall., Helv., Ital., Jap., 99% Am. — 100,0 0,10 RM.

Therapeut. Dosen: 0,3—2,0 (Brit.). Durchschnittl. Dosis: 1,0 (Am.).

Innerlich zu 0,5—1,5 und darüber mehrmals täglich, in Pulvern als Antacidum bei Pyrosis; schleimlösend und die Sekretion befördernd bei Dyspepsien, akutem und chronischem Magenkatarrh (zweckmäßig mit Kochsalz, 10:1 Natr. chlorat., gemischt); bei chronischen Katarrhen der Bronchien; bei Cholelithiasis; bei Diabetes mellitus in großen Dosen (bis zu 20,0—30,0 pro die) bei Acidosis. In Trochisci (Pillen schlecht, weil die Pillenmasse sich leicht aufbläht) Lösungen, zu längerem Gebrauch in Form der alkalischen Säuerlinge.

Äußerlich zu Mund- und Gurgelwässern bei saurem Geschmack im Munde und leichter Stomatitis z. B. nach Obstgenuß, Inhalationen (1,0—5,0 auf 500,0), zu Waschungen (Waschungen der Kopfhaut mit Solut. Natr. bicarb. 2,5—8,0 ad 100,0 bei Alopecie).

144. Rp. Sacchari pulv. 10,0
  Tinct. Zingiberis 2,5
  leni calore exsicca et adde
  Natrii bicarbonici 10,0.
M. f. pulv. D. ad vitrum. S. Messerspitzenweise zu nehmen. (Gutes und angenehm schmeckendes Digestivpulver bei träger Verdauung.)

146. Rp. Natrii bicarbonici 1,0
  Natr. chlorat. 0,1
  Elaeosacch. Citri 0,5.
M. f. pulv. D. tal dos. Nr. VI ad chartam cer. S. 3mal tägl. 1 Pulver zu nehmen.

148. Rp. Natrii bicarbonici 1,0
  Mucilag. Gummi arabici 100,0
  Tinct. Rhei aquosae 2,0
  Sir. Aurantii corticis 25,0.
M. D. S. 1—2stündl. 1 Teelöffel. (Bei Brechdurchfällen kleiner Kinder, durch abnorme Säurebildung bedingt.)

145. Rp. Inf. Radicis Rhei (e 4,0) 150,0
  Natrii bicarbonici 10,0
  Sir. Aurantii 25,0.
M. D. S. 2stündl. 1 Eßlöffel. (Gegen Dyspepsie.)

147. Rp. Natrii bicarbonici 10,0
  Tinct. Aurantii 6,0
  Glycerini 15,0
  Aq. dest. ad 200,0.
M. D. S. 3mal tägl. 1 Eßlöffel (Stomachicum.) Mixtura Natrii bicarbonici.   F. M. G.

149. Rp. Natrii phosphorici 2,0
  Kalii sulfurici 5,0
  Natrii chlorati 8,0
  Natrii bicarbonici 85,0.
M. f. pulv. Sal Vichy factitium. (Sal Thermarum alcalinum.)   Nederl.

Cave: Metallsalze, Säuren und saure Salze, Gerbstoffe, Aspirin, Salipyrin, Alkaloidsalze!

Die entsprechenden Verbindungen des Lithiums und der Erdalkalien s. bei Lithium, Calcium und Magnesium.

Alkohol (Äthylalkohol) und andere Alkohole.

Alcohol absolutus. Germ., Austr., Dan., Helv., Jap., Nederl., Svec. Alcohol absolutum. Brit. Alcohol dehydratum. Am. Alcool éthylique. Gall. Alcool etilico assoluto. Ital. Absoluter Alkohol. C_2H_5OH. Mol.-Gew. 46,05. Aethylalkohol. Äthanol. Gehalt etwa 99,5% (Volum). Klare, farblose, flüchtige, eigenartig riechende, brennend schmeckende, leicht entzündbare Flüssigkeit. Dichte 0,791—0,792, Siedep. 78—79°. Mit Wasser klar mischbar, Lackmuspapier nicht verändernd. Rein, insbesondere frei von Fuselöl, Methylalkohol, Aldehyd, Aceton und Schwermetallsalzen. — 100,0 1,60 RM. — 96proz. 100,0 1,35 RM.

Spiritus. Germ., Belg., Dan., Helv., Jap., Nederl., Norv. Spiritus Vini. Austr. Spiritus Vini 95°. Ross. Spiritus concentratus. Dan., Norv., Suec.

Spiritus rectificatus. Brit. **Alcohol.** Am. **Alcool éthylique à 95 degrés centési-maux.** Gall. **Alcool etilico.** Ital. **Weingeist.** Genau eingestellter Gehalt: 91,29—90,09 Vol.-Proz. oder 87,35—85,80 Gew.-Proz. Alkohol. Dichte 0,824 bis 0,828. Germ. entsprechen: Austr., Brit., Dan. (Spiritus), Helv., Jap., Nederl., Norv. (Spiritus), Svec.; etwa 95° Vol. fordern: Am., Belg., Dan. (Spirit. concentratus), Gall., Ital., Norv. (Spiritus concentratus), Ross. Brit. läßt aus dem Spiritus rectificatus Verdünnungen zu 70°, 60°, 45° und 20° herstellen, Ross. läßt Spiritus-Vini 95° verdünnen und führt namentlich auf **Spiritus-Vini 90°**, **Spiritu Vinis 70°** und **Spiritus Vini dilutus 40°**. Klar farblos. 61 Tr. = 1 g. — 100 g 1,20 RM.

Spiritus dilutus. Germ., Dan., Helv., Jap., Nederl., Norv., Suec. **Spiritus Vini dilutus.** Austr. **Spiritus Vini dilutus 40°.** Ross. **Verdünnter Weingeist.** Aus Spiritus durch Verdünnen (7 + 3) hergestellt. Gehalt 68—69 Vol.-Proz. oder 60—61 Gew.-Proz. Alk. Dichte 0,887—0,891. Die anderen Pharm. haben teilweise noch schwächere Präparate. Spir. dil. Suec. hat etwa 70%, Spiritus tenuis Suec. etwa 50%. Klar, farblos. 55 Tr. = 1 g. — 100,0 0,90 RM.

D. A. B. VI führt unter den Reagenzien neben absolutem Alkohol 96 proz. (Dichte 0,808), 90 proz. (Dichte 0,829) und 70 proz. (Dichte 0,886) Alkohol an[1].

150. Rp. Alcohol. absol.
   Glycerin. ana 10,0.
M. D. S. Zu Einträufelungen in den
  äußeren Gehörgang.

Innerlich in alkoholischen Getränken als Erregungsmittel für Herz und Atmung bei Kollapsen, in fieberhaften Krankheiten, akuten Erkrankungen alter und herzschwacher Patienten. Zu vermeiden bei Nephritis, Arteriosklerose, Apoplexie, Gicht, Magenkatarrh. Wird fast vollständig zu Kohlensäure und Wasser im Organismus verbrannt.

Äußerlich: Als **Einreibung** zur Anregung der Hautzirkulation, Verminderung der Schweißabsonderung (Hyperhidrosis pedum, mit Formaldehyd, Sublimat oder Borsäure); gegen Hautjucken. — Zu **Umschlägen** bei oberflächlichen und tiefen Hautentzündungen (Furunkel, Lymphangitis, Erysipel) sowie bei Ekzemen, mit Ausnahme der nässenden und erodierenden, die mit Spiritus dilutus getränkten Watte- oder Gazekompressen mit wasserdichtem Stoff bedeckt, alle 3—4 Stunden gewechselt, wirken bactericid und hyperämisierend. — Zur **Händedesinfektion** hat 70 proz. Alkohol die höchste Desinfektionskraft gezeigt. Doch wird von manchen Autoren speziell zur Händedesinfektion absoluter Alkohol vorgezogen; insbesondere soll 95 proz. Alkohol mit 5% Tannin in 2 Minuten die Hände und in 1 Minute das Operationsfeld desinfizieren. (Zur Händedesinfektion durch vergällten [Brenn-]Spiritus ersetzbar.) Der Alkoholwaschung soll die Seifenreinigung vorhergehen, oder aber Seifenspiritus angewandt werden. Empfohlen eine Mischung von Paraffin. liq. 1, Glycerin 3, Spir. dilut. 6, vor dem Gebrauch gut durchzuschütteln; für diesen Zweck auch 80 proz. Alkoholseife unter dem Namen „Festalkol" empfohlen. — Zu **intravasculären Injektionen,** in große Hämorrhoidalknoten nach **Boas.** 2—5 ccm 96 proz. Alkohol werden nach Lokalanästhesie zur Hälfte in den oberen Pol, zur Hälfte in den unteren Pol gespritzt. Meist genügt einmalige Injektion, um die Knoten zur Verödung zu bringen. Zur Verödung

---

[1] Das Reichsmonopolamt für Branntwein versteht unter hochgrädigem Branntwein (Sprit) reinen Spiritus von etwa 94—95 Gew.-Proz. (etwa 96—97 Vol.-Proz.) Weingeist (C_2H_5OH).

von Varicen auch Einspritzung von 2—3 ccm etwa 35 proz. Alkohols empfohlen. — Zur Verödung von Hämangiomen 1—3 ccm 70—90 proz. Alkohol nach mechanischer Blutauspressung; 3—4 Injektionen in Abständen
von 1—2 Wochen führen zur chronisch entzündlichen Narbenbildung. — Zu
endoneuralen Injektionen bei sehr hartnäckigen schweren Neuralgien, die
jeder inneren Behandlung trotzen. 1—3 ccm 85 bis 95 proz. Alkohols werden
in den betroffenen Trigeminusast, in schwersten Fällen ins Ganglion Gasseri
gespritzt. Auch bei Occipital-, Ischiadicusneuralgien angewandt, sowie in den
Laryngeus bei Dysphagie. Die Alkoholinjektion ist wie ein ernster chirurgischer
Eingriff zu werten und nur von sehr geübter Hand auszuführen. Gelegentlich
sind schwere Nekrosen in der Umgegend der Injektion beobachtet (Augen-
muskellähmungen, Hornhautentzündungen). Die in einzelnen Fällen sehr guten
Erfolge sind in manchen Fällen nur von mehrmonatiger Dauer; die Injektion
muß dann wiederholt werden. Mehrfach war trotz Alkoholinjektion doch noch
Neurektomie notwendig. — Zur Rückbildung von Mastdarmprolaps mehrfache
Injektionen in das pararectale Gewebe. — Als blutstillendes Mittel bei Uterusblutungen durch Ätzwirkung auf die Gefäßstümpfe und durch Kontraktion der
Gefäße wirkend. — Alcohol abs. mit Glycerin ana zu Einträuflungen ins Ohr
bei Ohrfurunkeln. — Die Einatmung von Alkoholdämpfen (zugleich mit
Sauerstoff) wird zur Beseitigung von Herzkollaps, insbesondere bei Chloro-
formnarkose, empfohlen; soll auch bei Herzkollaps in akuten Infektionskrankheiten und bei Herzkrankheiten wirksam sein. — Alcohol absol. auch als
Reagens und Härtungsmittel in der mikroskopischen Technik gebraucht.

Spiritus und Spiritus dilutus:

151. Rp. Spiritus 40,0
    Tinct. Chinae compositae 3,0
    Sirupi simplicis 20,0
    Aq. dest ad 200,0.
M. D. S. Zweistündl. 1 Eßlöffel voll. Mix-
    tura alcoholica s. Aqua Vitae.
    (F. M B. 1,12 RM. o. G.)

152. Rp. Tinct. aromaticae 0,4
    Spir. Aetheris nitrosi 0,5
    Tinct. Ratanhiae gtt. VI
    Spiritus 100,0
    Aq. dest. ad 200,0.
M. D. S. Äußerlich. Spiritus Vini gal-
    lici (Franzbranntwein).

153. Rp. Spiritus diluti 40,0
    Sir. simpl. 30,0
    Tinct. Cinnamomi 5,0
    Aq. destill. 75,0.
M. D. S. Viertelstündl. 1 Eßlöffel voll.
    (Stimulans bei Pneumonie.) Potion
    de Todd. Gall., ähnlich Belg. (Potio
    alcoholisata) und Rom.

Cave: Leim, Eiweiß (Fällungen), Kal. chloric., Kal. permang., Acid. chrom., Acid.
picronitr. (Explosion!)

Spiritus e Vino. Germ., Helv., Suec. **Spiritus Vini Cognac.** Austr. **Spiritus
Vini vitis.** Am. Cognac. Jap. Weinbrand. Aus Wein gewonnener und nach
Art des Kognaks hergestellter Trinkbranntwein, der dem Weingesetz und
seinen Ausführungsbestimmungen entspricht. Gehalt mindestens 38 (Austr.
44—48, Am., Helv. 44—55) Vol.-Proz. Alkohol. — 10,0 0,20 RM. — Helv.
hat außerdem Spiritus e Saccharo. Rum. Aus vergorenen Rückständen
des Rohrzuckers gewonnener, bräunlicher Branntwein von eigenartigem Geruch
mit 50—60 Vol.-Proz. Alkohol.

9

Innerlich kommt Weinbrand in der Dosis von $^1/_2$—2 Teelöffel mehrmals täglich, auf Zucker oder mit Wasser verdünnt, als Analepticum und Tonicum bei fieberhaften Krankheiten, Schwächezuständen, Kollaps usw. in Anwendung.

154. Rp. Vitelli ovorum Nr. II
    Spiritus e Vino 10,0
    Sir. simpl. 30,0
    Vini Xerensis 110,0.
M. D. S. Zweistündl. 1 Eßlöffel voll.

155. Rp. Spiritus e Vino
    Aq. Cinnamomi ana 115,0
    Vitelli ovorum Nr. II
    Sacchari albi.
M. D. S. 2—4 Eßlöffel auf einmal.
Mistura Spiritus Vini gallici.
Mixture of Brandy.   Brit.

Spiritus frumenti. Am. Whisky. Mindestens 4 Jahre alt. Gehalt 47 bis 53 Vol.-Proz. Alkohol.

Spiritus aethereus. Germ., Helv., Jap., Ross. **Spiritus Aetheris.** Austr., Brit. **Aether alcoholicus.** Belg. **Aether spirituosus.** Dan., Norv., Suec. **Aether cum Spiritu.** Nederl. **Éther alcoolisé.** Gall. **Etere etilico con alcool.** Ital. Liquor anodynus mineralis Hoffmanni. **Ätherweingeist.** Hoffmanns Tropfen. Klares, farbloses, völlig flüchtiges, Lackmuspapier nicht veränderndes Gemisch von 1 T. Äther und 3 T. Weingeist. Dichte 0,800—0,804. Ebenso Austr., Dan., Jap., Norv., Suec., die anderen Pharmakopöen etwas abweichend. — 10,0 0,15 RM.

156. Rp. Camphorae 15,0
    Spiritus aetherei 85,0.
M. D. S. 5—10—15 Tr. innerlich auf Zucker, subcutan $^1/_2$—1 Spritze voll.
Aether spirituosus camphoratus.
    Dan.

Therapeut. Dosen: 1,2—2,5 ccm (mehrmals); 4—6 ccm (einmal) Brit.

Innerlich zu 0,3—1,0 mehrmals täglich, in Tropfen 10—30 Tr., auf Zucker geträufelt oder in Tee oder Zuckerwasser, als Zusatz von Tropfen, Mixturen 1,0—6,0 auf 100,0. Als Analepticum und Excitans; auch zur Beruhigung von schmerzhaften Zuständen im Magendarmkanal.

Äußerlich als Riechmittel bei Ohnmachten, heftigen Anfällen von Dyspnöe usw. wie Äther, Einreibungen, Klistieren 2,0—5,0 zum Klysma, in einem schleimigen Vehikel.

Spiritus Aetheris nitrosi. Germ., Brit., Helv., Jap. **Aether nitricus alcoholicus** Belg. **Nitris aethylicus cum spiritu.** Nederl. **Spiritus aethylis nitritis.** Am. **Etere nitroso officinale.** Ital. Versüßter Salpetergeist. Klare, farblose oder gelbliche Flüssigkeit, von ätherischem Geruch, süßlichbrennendem Geschmack, völlig flüchtig, in Wa. in jedem Verhältnis l. Dichte 0,835—0,845. Das z. T. durch Destillation aus Salpetersäure (3) und Weingeist (12) hergestellte Präparat ist im wesentlichen eine alkoholische Lösung von Äthylnitrit ($C_2H_5O \cdot NO$). Der Äthylnitritgehalt hängt von der Darstellung ab, die in den verschiedenen Pharmakopöen abweicht. Am. verlangt $3^1/_2$—$4^1/_2$, Brit. 1,52—2,66%, Nederl. 2—2,5% Äthylnitrat. 59 Tr. = 1 g. — 10,0 0,25 RM.

Therapeut. Dosen: 1—4 ccm (Brit.). Durchschnittl. Dosis: 2 ccm (Am.).

Innerlich 10—40 Tr. mehrmals täglich auf Zucker als Excitans, besonders bei anginösen Herzbeschwerden (als gefäßerweiterndes Mittel).

Unverträglich mit Antipyrin, Bromiden, Jodiden, Kalomel.

Spiritus denaturatus. Denaturierter Spiritus, Brennspiritus, mindestens 92,4 Gew.-Proz. Alkohol mit Zusatz von methylalkoholhaltigem Holzgeist und Pyridinbasen enthaltend.

Äußerlich: Als billiges Desinfektionsmittel (mit Wasser auf 70% gebracht) zur Händedesinfektion[1]). Den preußischen Hebammen (4 T. + 1 T. Wa.) empfohlen, bei der Desinfektion des Impffelds zugelassen, als Heilmittel verboten.

Alcohol benzylicus. Benzylalkohol. $\langle C_6H_5 \rangle CH_2OH$. Mol.-Gew. 108.

Phenmethylol. Farblose, ölige Flüssigkeit, angenehm, würzig riechend. Spez. Gew. 1,046—1,050. Siedep. 205—206°. L. in Wa. (35), leichtl. in verd. Alk. und organischen Lösungsmitteln. An der Luft allmählich sich oxydierend (Benzaldehydgeruch).

Äußerlich teils unvermischt, teils in einer Mischung zu gleichen Teilen mit Chloroform als Anaestheticum, besonders bei Zahnschmerzen angewandt. Auf den cariösen Zahn oder freiliegenden Nerv gebracht, beruhigt er oft fast momentan den Schmerz. Fast ungiftig.

Benzylium benzoicum. Benzoesäurebenzylester $\langle C_6H_5 \rangle COO \cdot CH_2 \langle C_6H_5 \rangle$ z. B. im Perubalsamöl enthalten. Auch als Livonal (20proz. alkoholische Lösung). Farblose Flüssigkeit, schwach angenehm riechend. L. in Alk. (1,5—2).

Äußerlich gegen Krätze wie Perubalsam.

Innerlich, mehrmals täglich, 20 Tr. (20proz.) als Antispasmodicum bei Koliken und Krampfzuständen, auch Dysmenorrhöe.

Spasmyl. Der Valeriansäureester des Benzylalkohols (75%) und Campher (25%). Dünndarml. Perlen. — O. P. 30 Perlen 3,20 RM. 6 Suppos. 2,65 RM.

Innerlich in Perlen (0,25) mehrmals täglich krampfstillend bei Koliken und Angiospasmen, auch Dysmenorrhöe.

Der Dimethoxybenzylalkohol des Dimethoxyisochinolins = **Papaverin** s. S. 545.

Alcohol isobutylicus. Isobutylalkohol. Klar, farblos, in Wa. zu etwa 12% l., in Essigäther leichtl. Siedezone 106,5—108. Mit Wa. ein bei 90,5° siedendes Gemisch gebend. Spez. Gew. 0,800 (22°).

$\begin{array}{l} CH_3 \\ CH_3 \end{array} C \begin{array}{l} H \\ CH_2OH \end{array}$

Frei von Furfurol und nur Spuren sonstiger organischer Stoffe enthaltend. (Goldgelbe Lösung mit konz. Schwefelsäure.) Therapeutisch nicht gebraucht.

Alcohol isopropylicus. Isopropylalkohol. Isopropanol. Mit Wasser in jedem Verhältnis mischbar, physikalisch-chemisch und auch hinsichtlich Geruch usw. große Ähnlichkeit mit dem Äthylalkohol zeigend.

$\begin{array}{l} CH_3 \\ CH_3 \end{array} C \begin{array}{l} H \\ OH \end{array}$

Spez. Gew. 0,784 (bei 19°). Siedep. 81—82°. Neutral gegen Lackmus; so gut wie indifferent gegen Permanganat und Natriumbisulfit. So gut wie frei von Aceton.

Äußerlich (50—80proz.) als Alkoholersatz zur Händedesinfektion vereinzelt verwendet, auch bei Hautkrankheiten zu Umschlägen und Pinselungen empfohlen.

Im Laboratoriumsversuch nach innerlicher Einnahme z. T. als Aceton mit dem Harn und in der Ausatmungsluft des Menschen ausgeschieden.

Alcohol methylicus: Methylalkohol, Methanol. HCH_2OH. Bestandteil des Brennspiritus neben Pyridinbasen. Nach dem British Pharmaceutical Codex (1907) enthält Alcohol methylicum, wood spirit, wood naphtha, roher Holzgeist 60—90% Methylalkohol.

Methylated spirit ist eine Mischung von 95 T. Alkohol (85proz.) und 5 T. wood naphtha.

---

[1]) Zu Umschlägen darf denat. Spiritus nach dem Branntweinmonopolgesetz nicht verwendet werden, wohl aber zu Wasch- und Desinfektionszwecken. — Preuß. Erlaß vom 10. 11. 23.

Vorübergehend im Ausland vereinzelt als Narkoticum und Sedativum angewendet worden (1,8 bis 3,6 ccm).

Schwere Vergiftungsgefahr auch bei Einatmung: Erblindung, Herzlähmung. Zahlreiche Todesfälle. Wird langsam, z. T. unter Bildung von Ameisensäure, im Organismus verbrannt. Neuerdings in Neuseeland beschränkt (als Einreibemittel) zugelassen.

In Deutschland dürfen u. a. Heil-, Vorbeugungs-, Kräftigungs- und Riechmittel nicht so hergestellt werden, daß sie Methylalkohol enthalten (ausgenommen Formaldehyd solutus s. S. 392). Die in der Apotheke zur Abgabe kommenden Tinkturen sind nach dem D. A. B. auf Methylalkoholfreiheit zu prüfen desgl. Alcohol absol.

Alkanna.

Radix Alkannae. Germ. I., Ergb. Alkannawurzel. Der getrocknete Wurzelstock der Borraginacee Alkanna tinctoria Tausch. Gehalt: 5—6% des Farbstoffs Alkannin (Alkannarot).

Alkanninum. Ergb. Alkannin. Mit tiefroter Farbein Ae., Benzol, Fetten, fetten und ätherischen Ölen l., in Ammoniakflüssigkeit tiefblau. — 1,0 0,10 RM.

Allium.

Bulbus (Radix) Allii Cepae. Speisezwiebel. Die rundlichen, etwas glatt gedrückten frischen Zwiebeln der Liliacee Allium cepa L. Enthalten etwa 0,015% ätherisches Öl.

Innerlich als Diureticum und Antidiarrhoicum gebraucht. Diuretisch wirkt insbesondere ein dünner alkoholischer Auszug (200 g Zwiebeln mit 1 l Weißwein 10 Tage lang maceriert und 100 g Honig zugesetzt. Davon früh und abends je 3 Eßlöffel).

Zur Behandlung von Darmkatarrhen, insbesondere von Ruhr nach dem Aufhören der blutigen Stühle feingehackte Zwiebel mit Kartoffelbrei.

Bulbus (Radix) Allii sativi. Die frischen Zwiebeln des Knoblauchs. Das schwefelhaltige Alliumöl enthaltend. Verdünnter Auszug aus Knoblauch (eine klein-geschnittene Zwiebel mit 200 ccm Wasser 12 Std. ziehen lassen) als Klysma gegen Oxyuren, am besten Abends verabreicht und bis zum Morgen gehalten.

157. Rp. Bulb. Allii sat. 6(—12,0)
infunde Aq. ferv. q. s. ad colat. 250,0.
S. Äußerlich! In zwei Klistieren. (Clysma contra oxyures.) F. M. G.

Extractum Allii sativi. Alkoholisches Extrakt, 1 T. auf 5 T. Alkohol (96 proz.).

Innerlich mehrmals tägl. 30 Tr. bei chronischer, namentlich putrider Bronchitis und Lungengangrän. Wirkt angeblich auch blutdruckerniedrigend, verlangsamt den Puls. Es besteht zuweilen Idiosynkrasie gegen Knoblauch, die sich in Ohnmachten und Urticaria äußert.

Allisatin. Die Bestandteile des Knoblauchs, die Geruchsstoffe an Kohle gebunden. Dragierte Tabletten (0,55 g) entsprechen 1 g frischem Knoblauch. — 30 drag. Tabl. 2,25 RM.

Innerlich in Dragees (2 Stück), 1—6 mal tägl. (bei Verdauungsstörungen, diarrhoischen Zuständen).

Aloe und Aloepräparate.

Aloe. Germ., Am., Austr., Belg., Brit., Dan., Helv., Jap., Ital., Nederl., Norv., Ross., Suec. **Aloës.** Gall. Aloe. Nach D. A. B. VI der eingekochte Saft der Blätter von in Afrika wachsenden Arten der Gattung Aloe (besonders von Aloe ferox Miller, sogen. Kap-Aloe). Glänzende, dunkelbraune, eigenartig riechende, bitter schmeckende Massen oder glasglänzende Stücke mit muscheligen Bruchflächen oder scharfkantige, rötliche bis hellbraune Splitter. Rein, insbesondere frei von anderen Aloesorten, höchstens 1% Harz und 1,5% Asche enthaltend. Bestandteile: Harz, Capaloin, Aloe-Emodin. Ausschließlich Aloe capensis schreiben vor Austr., Dan. und Helv., Aloe vera L. (Curaçao-A.) Nederl. — 100,0 0,45 RM.

Durchschnittl. Dosis: 0,25 (Am.).

Innerlich zweckmäßig nur in Pillen. (Die Pulverform wegen des schlechten Geschmackes und die flüssige Form wegen der teilweisen Unlöslichkeit gänzlich vermeiden!) — Die Aloe läßt sich mit einer sehr geringen Quantität Spiritus oder mit Extrakten und Seife leicht zu Pillen formen, die zur Vermeidung des nauseosen Geruchs am besten gelatiniert werden. Die Dosis ist nach dem Heilzwecke verschieden; als Stomachicum 0,02—0,05, als gelind eröffnendes Mittel 0,05—0,1—0,3, als stärkeres Laxans 0,3—1,0. Wirkt wesentlich auf den Dickdarm und führt bei länger fortgesetztem Gebrauch leicht zu katarrhalischen Zuständen (Schleimabsonderung, Tenesmus).

158. Rp. Aloës pulv. 1,2
    Radicis Rhei pulv.
    Saponis medicati ana 3,6
    Extr. Taraxaci q. s.
ut f. pil. Nr. LX. Consp. pulv. Rhiz. Irid. flor.
D. S. Morgens und abends 3—8 Stück.
    (Gelind abführendes Mittel.)

159. Rp. Aloës 4,0
    Myrrhae 20,0
    Mastichis 10,0
    Croci 5,0
    Radicis Rhei
    Fructus Cubebarum
    Radicis Caryophyllatae ana 2,5
    Aceti q. s.
ut f. pil. pondere 0,2.
    Diese und ähnliche Vorschriften bilden die unter dem Namen Lebenspillen, Grains de vie, früher vielfach bekannten Zubereitungen.

160. Rp. Aloës pulv. 2,0(—4,0)
    Ferri pulv. 8,0
    Radicis Rhei pulv. 4,0
    Glycerini q. s.
ut f. pil. Nr. CXX. Consp. Pulv. Cinnam.
D. S. Tägl. 2mal 2—3 Stück. (Zum Abführen bei Anämischen.)

161. Rp. Aloës 3,0
    Saponis jalapini 1,8
    Spiritus 0,4.
M. f. pil. Nr. XXX. D. S. Tägl. 3—6 Pillen.
Pilul. aloëticae F. M. B. (50 Stck. 0,68 RM. o. G.)

162. Rp. Aloës pulv.
    Extr. Hyoscyami ana 1,2
    Chinini sulfur. 0,6
    Ferri sulfur. 0,4.
M. f. pil. Nr. CXX. Consp. Lycopod.
D. S. 1 oder 2 mal tägl. 1 Pille zu nehmen.
(Gegen chronische Stuhlverstopfung, bei Neigung zu Leibschmerzen.)

163. Rp. Aloës
    Sapon. medic. ana 3,0
    Extr. Bellad. 0,2.
M. f. pil. Nr. LX. D. S. 3 mal tägl. 2 Pillen.
(Wie 162.)

164. Rp. Aloës 10,0
    Resinae Scammonii
    Resinae Jalapae ana 3,0
    Pulv. Zingiberis 4,0
    Saponis medicati 10,0.
M. f. pil. Nr. C. Pilul. Aloës compositae. Pilules de De Haen. Belg.

165. Rp. Aloës 10,0
    Extr. Chinae (succirubrae) 5,0
    Corticis Cinnamomi 2,0
    Mellis depurati 3,0.
M. f. pil. Nr. C. Pilules d'Aloës et d'Extrait de Quinquina. Pilulae ante cibum. Gall.

166. Rp. Aloës
    Asae foetidae
    Saponis oleac. ana 3,0
    Sirup. 3,0.
M. f. pil. Nr. C. Pilula Aloës et Asae fetidae. 2—5 Pillen. Brit.

167. Rp. Aloës pulveratae 10,0
    Saponis medicati 10,0.
M. f. pil. Nr. C. Pilules d'Aloës et de Savon. Gall.

168. Rp. Aloës Barbadensis
    Gummi Gutti ana 2,0
    Olei Anisi aetherei 0,2
    Mellis depurati q. s.
ut f. pil. Nr. XXV. Pilules Ecossaises. Pilules d'Anderson. Gall.

169. Rp. Aloës 5,0
    Fruct. Colocynth. 5,0
    Resinae Scammon. 5,0
    Resinae Jalap. 3,75
    Extr. Veratri 2,5
    Mucil. Gummi q. s.
f. pil. Nr. CLXXX. (Münchner Apoth.-Ver.)

170. Rp. Pilulae contra obstructionem (Strahlsche Hauspillen) Stärke 0—IV.

Stärke	O	I	II	III	IV
Extr.Colocynth.	—	—	—	0,3	2,5
„ Aloës	—	4,0	2,0	5,0	2,5
„ Rhei	6,0	2,5	4,0	—	—
„ „ compos. . . .	—	6,0	8,0	10,0	5,0
Res. Scammon.	—	—	—	—	2,0
Sap. medicatus	6,0	—	—	—	—
Rhiz. Rhei	6,0	6,0	—	5,0	2,0
Fol. Sennae pulvis . . .	—	—	4,0	—	—
Bismut. subnitr..	0,3	0,3	0,3	0,3	0,3
Radix Ipecac. pulv. . . .	0,3	0,3	0,3	0,3	0,3

171. Rp. Aloës 4,4
    Myrrhae 2,2
    Sirup. 3,4.
M. f. pil. Nr. C. D. S. 2¹/₂—5 Pillen.
Pilul. Aloës et Myrrhae. Brit.

172. Rp. Aloës 7,0
    Gutti
    Gum. arab. ana 3,0
    Galban. 4,0
    Ol. Carci 1,5.
    Rad. Liquir. q. s.
ut f. pil. Nr. C. Pilul. gutti aloëticae.
          Suec.

173. Rp. Aloës
    Sap. jalap.
    Rad. Liqu. ana 3,0.
M. f. pil. Nr. LX. Pilul. Aloës et
Jalapae. Jap.

174. Rp. Aloës pulveratae 2,5
    Olei Cacao 12,5.
M. f. suppos. Nr. V. Suppositoria Aloës.
Suppositoires d'Aloës. Gall.

Pilúlae Aloës. Am., Brit., Jap. **Pilulae aloëticae.** Helv. **Pillole di Aloe composte.** Ital. Aloepillen. Am., Jap. Aloës, Sap. medic. ana 13 g, Aqu. dest. q. s. ut f. pil. Nr. C. Brit. Aloë pulv. 58 g, Sap. oleacei 29 g, Ol. Carvi 3 ccm, Sirup. 10 g. m. f. mass. pil. (Pillen vom Gewicht 0,1 g). Helv. Aloës 10, Sap. med. 1, Glycer. gtts. VIII, Spir. q. s. ut f. pil. Nr. C. Ital. Aloës, Resin. Jalap., Sap. med. ana 3,0, f. pil. Nr. C.

Therap. Dosen: 2—5 Pillen (Brit.). Durchschnittl. Dosis: 2 Pillen (Am.).

Pilulae aloëticae ferratae. Germ., Helv. **Pilulae Aloës et Ferri.** Brit., Jap. Eisenhaltige Aloepillen. Italienische Pillen. Aus je 5,0 Aloe und getrocknetem Ferrosulfat werden mit Hilfe von Seifenspiritus und ohne Anwendung von Streupulver 100 Pillen hergestellt und nach dem Trocknen durch Rollen in Aloetinktur schwarzglänzend gemacht. — Brit.: Ferr. sulfuric. sicc. 10,0, Aloës 20,0, Pulv. linnam. comp. 35,0, Sirup. 35,0 m. f. mass. pil. für 1000 Pillen. — 100 Pillen 0,70 RM.

Therapeut. Dosen: 2¹/₂—5 Pillen (Brit.).

Bei Obstipation Anämischer; oft schlecht vertragen.

Decoctum Aloës compositum. Brit. Extr. Aloës 1,0, Extr. Myrrh. 0,5, Kalii carbon. 0,5, Extr. Liquirit. 4,0 mit 40,0 Aq. 5 Minuten lang gekocht und erkalten gelassen; dann werden Tinct. Cardamom. comp. 30,0 zugesetzt, 2 Stunden lang im geschlossenen Gefäße digeriert, koliert und mit Wasser auf 100,0 verdünnt.

Therapeut. Dosen: 15—60 ccm (1—4 Eßlöffel) (Brit.).

Innerlich 1—4 Eßlöffel voll als Abführungsmittel.

Extractum Aloës. Germ., Austr., Dan., Helv., Jap., Nederl., Norv., Ross., Suec. **Estratto di Aloe acquoso.** Ital. Aloeextrakt. Trockenes, gelbbraunes, bitter schmeckendes wässeriges Extrakt, 10proz. im Vakuum eingedampft, vom ausgeschiedenen Harze abgegossen und filtriert, in Wa. (5) zu einer fast klaren, nach weiterem Zusatz von Wa. sich trübenden Flüssigkeit l. — Die Vorschriften der anderen Pharmakopöen bieten keine wesentlichen Abweichungen. — 10,0 0,30 RM.

Therapeut. Dosen: 0,06—0,25 (Brit.).

Innerlich zu 0,02—0,05 mehrmals täglich als Stomachicum, zu 0,1—0,25 als gelindes Purgans, zu 0,25—0,6 als Drasticum, in Pillen; selten in Pulvern oder Mixturen.

Äußerlich zum Klysma 0,15—0,3.

175. Rp. Extr. Aloës
Saponis medicati ana 3,0
Spiritus q. s.
M. f. pil. Nr. L. Consp. Lycop. D. S. Abends 1—2 Pillen zu nehmen. (Gelind wirkendes Abführmittel.)

176. Rp. Extr. Aloës
Extr. Rhei compositi ana 3,0
[Extr. Strychni spirituosi 0,3]
Pulv. et Succ. Liquiritiae q. s.
ut f. pil. Nr. XXX. Consp. Lycop. D. S. Morgens und abends 2 Pillen. (Abführmittel.)

177. Rp. Extr. Aloës 6,0
Extr. Rhei compositi 3,0
Ferri pulverati
Radicis Althaeae ana 2,0
Spiritus diluti
Sirup. simpl. q. s.
ut f. pil. Nr. C. Pilul. aperientes Stahlii. Suec.

178. Rp. Extr. Aloës 2,0
Natrii carbonici siccati 4,0
Extr. Taraxaci q. s.
ut f. pil. Nr. LX. Consp. Lycop. D. S. Morgens und abends 2 Pillen. (Besonders bei Icterus simplex empfohlen.)

Elixir Proprietatis Paracelsi. Germ. I. Elixir Proprietatis acidum. Saures Aloë-Elixir. Aloë, Myrrh. ana 2, Croc. 1, Spirit. 24, Acid. sulfur. dil. 2. — 10,0 0,50 RM. — Eine kompliziertere Komposition enthält Gall. unter dem Namen Elixir de Garus: Myrrh. 2, Aloë 5, Nuc. moschat. 10, Caryophyll. 5, Cort. Cinnamom. 20, Croc. 5, Spiritus ad 5000 Colat. Von dieser Tinktur 1000 mit Vanille 1, Crocus 0,5, Infus. Capilli Veneris 20:500, Aqua Naphac (s. Aurant. flor.) 200, Sacch. alb. 1000.

Innerlich 1 Teelöffel einige Male tägl., unvermischt oder in Mixturen, als Zusatz zu Senna-Latwerge. Als Stomachicum und Purgans gerühmt.

Tinctura Aloës. Germ., Belg. (A. T.), Helv., Nederl., Ross. **Teinture d'Aloès.** Gall. **Tintura di Aloe.** Ital. Aloetinktur. Dunkelgrünlich braune, sehr bitter schmeckende Tinktur, bereitet aus 1 T. Aloe mit 5 T. Weingeist (Belg., Ital., Nederl., Ross. verdünntem Weingeist, Gall. 60proz. Weingeist). Alkoholzahl nicht unter 9,5. 60 Tr. = 1 g. — 10,0 0,25 RM.

Innerlich zu 5—30 Tr.; nur als Stomachicum, da zur Abführgabe eine zu große Quantität Alkohol dem Organismus mitzugeführt werden müßte.

Als Zusatz zu stark abführenden Klistieren (2,0—6,0 zum Klistier).

Tinctura Aloës composita. Germ., Austr., Helv., Jap., Ross. **Teinture d'Aloès composée.** Gall. Elixir ad longam vitam. Zusammengesetzte Aloetinktur. Lebenselixir. Bereitet aus 6 T. Aloe, je 1 T. Rhabarber, Enzianwurzel, Zitwerwurzel, Safran und 200 T. verdünntem Weingeist. Sehr ähnlich

Ross. Rotbraun, nach Safran riechend und würzig bitter schmeckend. Alkohol-zahl nicht unter 7,7. Helv. enthält noch je 1 T. Agaric. alb. und Myrrh., Gall. noch Agaric. alb. 54 Tr. = 1 g. — 10,0 0,25 RM.

Innerlich zu $\frac{1}{2}$—1 Teelöffel mehrmals tägl. als Stomachicum.

Aloinum. Am., Brit. Aloin (Cap-, Barb-, Natal-, Soc-Aloin). Aus Aloe gewonnenes gelbes mikrokrystallinisches, geruchloses Pulver von intensiv bitterem Geschmack. L. in 130 T. Wa., 18 T. Alk. (90proz.) und 50 T. Aceton, sehr wenig l. in Ae., Benzol und Formamid. — 1,0 0,10 RM.

Durchschnittl. Dosis: 0,015 (Am.).

Innerlich als Pulver zu 0,03—0,12 g.

Äußerlich zur subcutanen Einspritzung, in Formamid gelöst, als Ab-führmittel in Dosen von 0,05 g, nicht bewährt. Im Laboratorium zum Nach-weis okkulter Blutungen.

Alstonia.

Cortex Alstoniae. Alstonia. Brit. Die Rinde der Apocynacee A. scholaris und A. constricta (Indien, Australien). Enthält Alstonin und andere Alkaloide (Ditain).

Innerlich als tonisches Adstringens und Stimulans bei chronischer Diarrhöe, Typhus und Puerperalfieber empfohlen. In Pulver zu 0,3 pro dosi oder Tinktur (1:10), 1,0—4,0 pro die; als Infusum (15:300) dreimal täglich 2—4 Eßlöffel voll.

Infusum Alstoniae. Brit. Infus 50:1000.

Therapeut. Dosen: 15—30 ccm (Brit.).

Tinctura Alstoniae. Brit. Durch Maceration von 125 g Cortex Alstoniae mit 60% Alk. gewonnen.

Therapeut. Dosen: 2—4 ccm (Brit.).

Althaea.

Radix Althaeae. Germ., Austr., Dan., Helv., Jap., Nederl., Norv., Ross., Suec. **Althaeae radix.** Belg. **Althaea.** Am. **Guimauve**[Fleur, Racine]. Gall. **Altea.** Ital. Eibischwurzel. Die durch Schälen von der Korkschicht und einem Teile der Rinde befreiten, getrockneten gelblichweißen Hauptwurzelzweige und Nebenwurzeln der Malvacee Althaea officinalis L. Schwach, eigenartig riechend und schleimig schmeckend, darf nicht mißfarbig sein, nicht dumpfig riechen und nicht gekalkt[1]) sein. Das Pulver ist gelblichweiß. Altheeschleim darf nur schwach gelblich sein und Lackmuspapier kaum verändern. Enthält etwa 36% Pflanzenschleim, 37% Stärke, Zucker und 2% Asparagin. Höchster zulässiger Aschegehalt 7%. — 100,0 1,25 RM.

Innerlich in Species (Brusttee), in Trochiscen. Die Maceration (kalter Aufguß) (5,0—10,0 auf 100,0) ist sehr zweckmäßig, billiger, klarer und ebenso schleimig als das in der eben angegebenen Stärke verordnete Infus. Soll die Flüssigkeit zum Getränk dienen, so nimmt man sowohl für den kalten Aufguß wie für das Infus geringere Quantitäten (etwa 30,0 auf 1 l). Infolge des großen Gehalts an Schleim sind die flüssigen Formen leicht zersetzlich. — Bei Katarrhen verschiedenster Lokalisation als reizmilderndes Mittel, hauptsäch-lich als Menstruum für andere Medikamente; auch als Pillenkonstituens.

Äußerlich zu Kataplasmen (etwas Rad. Alth. gross. pulv. mit Fol. Hyoscyami ana, ohne Vorzüge vor der billigeren Placenta Seminis Lini s. S. 488); in Maceration oder Dekokt (4,0—15,0 auf 100,0), zu Umschlägen, Augen-

---

[1]) Die Puderung mißfarbiger oder fleckiger Ware mit Kalk zur „Schönung".

wässern (mit Plumbum aceticum, aber nicht mit Liq. Plumbi subacetici, der eine Ausscheidung bedingt), zu Mund- und Gurgelwässern, Injektionen (3,0 auf 100,0), Klistieren.

179. Rp. Radicis Althaeae 25,0
     Seminis Foeniculi 10,0
     Seminis Anisi 5,0
     Radicis Liquiritiae 25,0.
M. f. species. D. S. 2—4 Teelöffel voll zum Teeaufguß (Brusttee).

180. Rp. Inf. Radicis Althaeae 10,0:150,0
     Ammonii chlorati 5,0
     Extr. Hyoscyami 0,5
     Succ. Liquiritiae dep. 2,0.
M. D. S. 2stündl. 1 Eßlöffel (bei Husten).

181. Rp. Macerat. Radicis Althaeae
     15,0:180,0
     Acid. hydrochlor. dil. 2,0
     Sirupi simplicis ad 200,0.
M. D. S. 2stündl. 1 Eßlöffel.   (F. M. B.)

182. Rp. Macerat.Rad.Althaeae10,0:180,0
     Liqu. Ammon. anisat. 5,0
     (event. Tinct. Opii benz.) 3,0)
     Sirupi simpl. ad 200,0.
M. D. S. 4mal tägl. 1 Eßlöffel (Katarrhe der Luftwege).

Sirupus Althaeae. Germ., Austr., Dan., Helv., Jap., Nederl., Norv., Ross., Suec. **Sciroppo di Altea.** Ital. Eibischsirup. Gelblich, schleimig aus 63 T. Zucker mit 37 T. eines Auszugs von 2 T. Radix Althaeae mit 1 T. Alk. und 45 T. Wa. bereitet. Ist noch heiß in die zum Verbrauch bestimmten Gefäße zu füllen und luftdicht verschlossen aufzubewahren. Die Vorschriften der andern Pharmakopöen weichen wenig ab. — 100,0 0,70 RM.

183. Rp. Sir. Althacae 50,0
     Oxymellis Scillae 5,0
     Aq. Foeniculi 50,0
M. D. S. 2stündl. 1 Teelöffel. „Brustsaft" für Kinder (Bronchitis).

Innerlich unvermischt teelöffelweise als Expektorans, namentlich für Kinder, als Zusatz zu reizmildernden und expektorierenden Arzneien.

Der bei höherer Außentemperatur leicht sauer werdende Sirupus Althaeae wirkt zersetzend auf viele Substanzen; cave: eine Mischung von Stibium sulfuratum aurantiacum mit Sir. Alth. auf längere Zeit zu verordnen.

Unguentum Althaeae Nederl. (S. 721) ist keine Zubereitung von Althaea, sondern Ungu. resinosum flavum.

Folia Althaeae. Germ., Austr., Nederl. **Folium Althaeae.** Helv. **Althaeae folium.** Belg. Eibischblätter. Die getrockneten, geruchlosen und fade, schleimig schmeckenden Laubblätter von Althaea officinalis. Dürfen insbesondere von Pilzen nicht befallen sein und höchstens 16% Asche enthalten. Das Pulver ist grün. Bestandteil der Species emollientes. — 100,0 0,50 RM.

Innerlich und äußerlich im Aufguß oder in Abkochung wie Radix Althaeae.

Species Althaeae. Austr. Fol. Alth. (11), Rad. Alth. (5), Rad. Liquir. (30), Flor. Malv. vulg. (1).

Innerlich 1 Tee- bis 1 Eßlöffel voll auf 1 Tassenkopf Wasser aufgebrüht, morgens und abends zu trinken bei Laryngitis, Bronchitis.

Flores Althaeae. Althaeae flos. Belg. **Fleur de Guimauve.** Gall. Eibischblüten. Die getrockneten Blüten von Althaea officinalis. — 10,0 0,10 RM.

Innerlich zu Species (Dekokt von 5,0—10,0 auf 100,0) als reizmilderndes Mittel bei Luftröhrenkatarrhen; auch bei entzündlichen Zuständen der Harnwege. Zusammen mit Zucker auch zur Anfertigung von Pillen verwendet.

Flores Malvae arboreae. Germ. I. Die Blüten der dunkelbraun bis schwärzlichviolett blühenden Varietät der Althaea rosea Cav. Früher Bestandteil der Spec. ad gargarisma (s. S. 668).

Aluminium und Aluminiumverbindungen.

Aluminium. Aluminium. Weißes, stark glänzendes, äußerst dehnbares Metall; spez. Gew. 2,56. Zu Legierungen, Zahnfüllungen empfohlen.

Innerlich als feinst verteiltes Pulver mit Glycerin angerührt (zur Verhütung des Stäubens), 1 Teelöffel auf 1 Glas Wasser, nüchtern genommen, bei Magenblutung zur Blutstillung und zur Heilung des Magengeschwürs. Auch als Adsorbens bei enteraler Vergiftung und Infektion, hierin aber der gepulverten Kohle und der kieselsauren Tonerde (Bolus alba) unterlegen.

Escalin, eine Verreibung von 2 T. feinstgepulvertem Aluminium (Al. subtilissime pulveratum) und 1 T. Glycerin (in Form von Pastillen zu je 2,5 Al.). 2—3 Pastillen in einem Glas Wasser, in dem sie leicht zerfallen, verrührt; nüchtern bei Magenulcus, besonders bei Blutungen.

Äußerlich. Feinstverteiltes Aluminiumpulver als Streupulver, vor Anlegung des Verbandes, legt sich wie ein künstlicher Schorf auf die Wunde und befördert die Heilung. Keine schädliche Wirkung des metallischen Aluminiums. In Suppositorien bei Rhagaden und Fissuren des Afters und bei Hämorrhoidalblutungen (Escalinsuppositorien).

Alumen. Germ., Austr., Am., Belg., Helv., Jap., Ross. **Alumen purificatum.** Brit. **Aluminii Kalii sulfas.** Suec. **Sulfas aluminico-kalicus.** Dan., Norv. **Sulfas kalico-aluminicus.** Nederl. **Alun de Potassium.** Gall. **Solfato di Alluminio e di Potassio.** Ital. Alaun. $K Al(SO_4)_2 + 12 H_2O$, Mol.-Gew. 474. Kalialaun, Aluminium-Kaliumsulfat. Farblose, durchscheinende harte Krystalle oder weißes, krystallinisches Pulver, 45,5% Krystallwasser enthaltend. In Wa. (9) l., mit saurer Reaktion; Geschmack stark zusammenziehend, in Alk. fast unl. Rein, insbesondere frei von Schwermetallsalzen und Arsenverbindungen. Am. und Brit. lassen neben Kalialaun auch Ammoniakalaun zu. — 100,0 0,15 RM.

Therap. Dosen: 0,3—2,0 (Brit.). Durchschnittl. Dosis: 0,5 (Am.).

Innerlich 0,1—0,3—1,0 mehrmals tägl., in Pulvern (mit Zucker ana: Alumen saccharatum), Pillen bei Diarrhöen, Dysenterie, früher bei Magen-, Darm- und Nierenblutungen, auch bei Haemoptoë gegeben. Auch in Lösungen mit Zusatz von aromatischen Wässern oder sauren Sirupen, z. B. Sir. succ. Citri, in Molken (10:1000 Milch) bei katarrhalischen usw. Erkrankungen der Respirationsorgane, auch bei Keuchhusten früher viel verwendet.

Äußerlich als Adstringens in Pulvern (subt. pulv.) zum Betupfen des Zahnfleisches, zum Einblasen in den Schlund und Kehlkopf, als Streupulver, Zahnpulver, Augenpulver (1:4,5 Zucker), Schnupfpulver (1:2,5); in Auflösungen: als Pinselsaft (2,0—5,0 zu 25,0 Saft), Mund- und Gurgelwasser (1,0—5,0 auf 100,0), zu Inhalationen in zerstäubter Form (1%), Klistieren, Vaginalkugeln und Injektionen (1,0—2,5 auf 100,0), Augenwässern (0,2—0,3 auf 25,0), Umschlägen und Waschungen (5,0—10,0 zu 100,0); in Salben (1,0—2,0 auf 25,0 Ungt. cer.), Augensalben (0,1—0,2 auf 10,0).

GlycerinumAluminis. GlycerinofAlum. (Brit.)Alumen 20,0, Aq. dest. 7,5, Glycerin ad 150 g. Zu äußerlicher Anwendung wie wässerige Alaunlösung.

184. Rp. Aluminis
     Pulv. Gallarum ana 10,0
     Gummi arab. 5,0.
M. f. pulvis. D. S. Streupulver.

185. Rp. Aluminis 2,2
     Aq. dest. 50,0
     Liquoris Plumbi subacetici 10,0
     Aq. dest. q. s. ad 100,0.
M. D. S. Äußerlich. Solutio Acetatis
     aluminici Burowii.   Nederl.

Alaunlösungen geben mit Eiweiß- und Leimstoffen Niederschläge, nicht mit Gummilösungen. Aus Blei- und Quecksilbersalzlösungen fällt Alaun die betreffenden Sulfate. Unverträglich mit Alaun sind die Tannin enthaltenden Flüssigkeiten, z. B. Decoctum Chinae, ferner Alkalien.

Alumen ustum. Germ., Belg., Helv., Jap., Ross. **Alumen exsiccatum.** Am., Brit. **Sulfas aluminico-kalicus ustus.** Norv. **Sulfas aluminico-kalicus siccatus.** Dan. **Sulfas kalico-aluminicus exsiccatus.** Nederl. **Alun desséché.** Gall. **Solfato di Alluminio e di Potassio usto.** Ital. Gebrannter Alaun. $KAl(SO_4)_2$.

186. Rp. Aluminis usti
    Gummi arab.
    Colophonii ana 20,0.
M. f. pulvis subtilis. D. ad scatulam.
    S. Äußerlich. Auf blutende Stellen
    (Pulvis stypticus).

Mol.-Gew. 258. Wassergehalt höchstens 10%. Durch Erhitzen aus dem Alaun hergestellte weiße Krusten oder weißes Pulver. L. in Wa. (30) innerhalb 48 Stunden zu einer nur schwach getrübten Flüssigkeit. In gut verschlossenen Gefäßen aufbewahren. — 100,0 0,25 RM.

Äußerlich stärker zusammenziehend als das vorige. Als Streupulver zum Einstreuen bei wuchernden Granulationen, Blutungen (in Verbindung mit — Gummi arabicum), Augenpulver, Schlund- und Kehlkopfpulver.

Aqua haemostatica. Belg. **Acqua emostatica.** Ital. Pagliarisches Wasser. 80 T. Alaun, 900 T. Wasser, 10 T. Tct. Benzoes, worin 2 T. Benzoesäure gelöst sind, filtriert und auf 1000 T. aufgefüllt. — Mit einem Zusatz von 10% Natriumchlorid **Acqua del Pollacci** (Ital.).

Äußerlich als Blutstillungsmittel, kaum mehr gebraucht.

Alumina hydrata. Germ. I., Ergb., Helv. **Aluminium hydroxydatum.** Ross. Tonerdehydrat. $Al_2(OH)_6$. Weißes, leichtes, geruch- und geschmackloses, an der Zunge klebendes luftbeständiges Pulver, unl. in Wa. und Alk. — 10,0 0,05 RM.

187. Rp. Aluminae hydratae 5,0
    Opii pulverati 0,3
    Elaeosacch. Menthae piperitae 4,0
M. f. pulv. Div. in part. aequal. Nr. X.
2stündl. 1 Pulver. (Bei Diarrhöen.)

Innerlich 0,15—0,3—0,6 pro dosi in Pulvern; die Darreichung in Emulsionen, Schüttelmixturen usw. ist unzweckmäßig. Als Adstringens bei Diarrhöen, jetzt durch die Tanninpräparate verdrängt.

Äußerlich als Streupulver bei Intertrigo, nässenden Ausschlägen u. dgl.

Aluminium aceticum. Basisches Aluminiumacetat. Als dreisäurige Base bildet das Aluminiumhydroxyd mit Essigsäure z. B. das in Wa. unl. Aluminium-$1/3$-Acetat und das in Wa. l. Aluminium-$2/3$-Acetat oder $1/2$-basisches Aluminiumacetat $[(CH_3 \cdot COO)_2AlOH]$, das im Liquor Al. acet. enthalten ist. — Alumin. acet. siccat. 10,0 0,10 RM.

Liquor Aluminii acetici. Germ., Jap., Ross. **Aluminium aceticum solutum** Austr., **Solutio Aluminii subacetatis.** Suec. **Solutio subacetatis aluminici.** Dan., Norv. **Solutio acetatis aluminici.** Nederl. Aluminiumacetatlösung. Gelöste essigsaure Tonerde. Liquor Burowii. Gehalt mindestens 7,5% (die meisten andern Pharmakopöen etwa 8%) bas. Aluminiumacetat $[Al(CH_3CO_2)_2OH]$ Mol.-Gew. 162. Nach Vorschrift herzustellen. Dichte mindestens 1,044. — 100,0 0,10 RM.

Äußerlich sehr viel gebraucht, entzündungswidrig, adstringierend und schwach antiseptisch in Verdünnungen mit 8—16 T. Wasser zu Waschungen und als Verbandwasser, besonders bei oberflächlichen und tiefen Hautentzündungen, Eiterungen, Erysipel. Stärker konzentrierte Lösungen sind als hautreizend zu vermeiden. Als Gurgelwasser $1/4—1/2$%. Bei Oxyuren und bei

Colitis bzw. Proctitis Darmspülungen mit einer 1 proz. Lösung. In Salbenform bei Adenoidwucherungen des Nasenrachenraums und bei nässendem Gesichtsekzem der Säuglinge. Um das Präparat haltbar zu machen, wird ein Zusatz von Weinsäure (s. u.) oder von Borsäure gemacht.

In 3—4 facher Verdünnung als Blutstillungsmittel bei gynäkologischen Blutungen empfohlen.

188. Rp. Acidi borici 0,25—3,5
    Liq. Aluminii acetici ad 100,0.
M. D. S. Äußerlich. Mit der 10 fachen Menge Wasser verdünnt zu Umschlägen.

189. Rp. Sol. Aluminis 22,0/522,0
    Liq. Plumbi subacetic. 100,0
    Aq. dest. ad 1000,0.
M. D. S. Solutio acetatis aluminici Burowii.
                    Nederl.

190. Rp. Liq. Alum. acetici 33,0
    Acidi boric. solut. (3%) 5,0
    Aq. dest. ad 100,0.
M. D. S. Solutio Aluminii subacetatis diluta.   Suec.

191. Rp. Liquor. Alumin. acetici 2,0
    Adipis Lanae 10,0
    Paraffin. liquid. ad 20,0.
M. f. ungt. S. 3 mal tägl. in die Nasenlöcher emporstreichen. (Bei Adenoidwucherungen.)

192. Rp. Liq. Alumin. acetic. 5,0
    Adipis Lanae 20,0
    Vaselin. flavi ad 50,0.
M. f. ungt. (Bei Gesichtsekzem.)

Zum Ersatz der essigsauren Tonerde ist eine große Anzahl anderer Salze des Aluminiums empfohlen worden, von denen sich nur wenige eingeführt haben.

Lenicet. Weißes, voluminöses, schwach nach Essigsäure riechendes, in Wa. nur unvollkommen l. Pulver. Ein Gemisch verschiedener basischer Aluminiumacetate. — 1,0 0,10 RM. O. P. Dose (50 g) 2,00 RM.

Äußerlich als Puder (10—15 proz.) rein oder mit Talk vermischt bei Hyperhidrosis pedum et manuum, in Salbenform (10 proz. in Tuben) bei Rhagaden, Intertrigo, Pruritus, Ekzem, Ulcus cruris, bei Brandwunden, bei Blepharitis ulcerosa empfohlen und von angenehm kühlender Wirkung.

Lenicet - Bolus (20% und 5%), L. - Bolus mit Argentum (0,5%), mit Phenol (1%), mit Ichthyol (5%), mit Jod (1%), mit Milchsäure (3%), mit Peroxyd (5%), und Perubalsam; alle auch als L. - Bolus - Vaginal - Tabletten. L. - Brandbinde, L. - Brandsalbe, L. - Formalinpuder, L. - Kinderpuder, L. - Salbe (5%), L. - Schnupfpulver, L. - Suppositoria usw.

Lenirenin. Lenicet, mit Zusatz von Nebennierenpräparat, Cocainhydrochlorid (0,09%). Novocain und Psicain. Wegen des Cocainzusatzes abzulehnen!

Aluminium acetico-lacticum (Alacetan oder Alucetol) enthält 40% Milchsäure. Als Ersatz für essigsaure Tonerde, wenig gebraucht.

Aluminium acetico - tannicum (Altannol). Innerlich als Adstringens, hat sich nicht eingebürgert.

Aluminium acetico-tartaricum. Ergb. Aluminii acetotartras. Suec. **Acetotartras aluminicus.** Nederl. Essigweinsaure Tonerde, Alsol. Farblose, amorphe, durchscheinende, schwach nach Essigsäure riechende Blättchen, l. in gleichen T. Wa., unl. in Weingeist und Ae. Geschmack säuerlich adstringierend. — 10,0 0,20 RM. — Alsol 10,0 0,20 RM. — Alsol solutum (50%) 10,0 0,10 RM. Vgl. Liquor Aluminii acetico-tartarici.

Äußerlich wegen seiner adstringierenden und schwach antiseptischen Eigenschaften zur Wundbehandlung in 1—3 proz. Lösung, als Mund- und

Gurgelwasser, zu Ausspülungen der Nase bei Ozaena in 1—2proz. Lösung verwendet. Auch zu Einblasungen in die Nase, gemischt mit 1 oder 2 T. Borsäure, empfohlen. Bei Frostbeulen Aufschläge mit konzentrierter (1:1) Lösung. Unverdünnt zur Blutstillung, besonders bei Zahnfleischblutungen, in Lösung als Adstringens und Desinficiens besonders bei Mundentzündung.

Liquor Aluminii acetico-tartarici. Germ. **Aluminium acetico-tartaricum solutum.** Belg., Helv. Aluminiumacetotartratlösung. Alsol (E. W.) Klare, farblose oder schwach gelblich gefärbte sirupöse Flüssigkeit. ⎰Sie riecht nach Essigsäure und schmeckt süßlich zusammenziehend. Dichte 1,258—1,262. Nach bestimmterVorschrift zu bereiten[1]). Gehalt annähernd 45% (Helv. 10%) Aluminiumacetotartrat. — 100,0 0,60 RM.

Äußerlich wie Liquor Alumin. acet., aber in 5fach so starker Verdünnung. ½ Eßlöffel auf ½ l Wasser. Zum Durchziehen durch die Nase bei Rhinopharyngitis mit Neigung zur Krustenbildung. Keine wesentlichen Vorzüge vor dem Liqu. Alum. subacet.

Peracetol. (Aluminium acetico-tartaricum 13 T.+ Natriumperborat 87 T.)

Aluminium borico-tartaricum. Borweinsaure Tonerde. Boral. Weiße, geruchlose, säuerlich schmeckende, in Wa. klar l. Krystalle.

Äußerlich als Adstringens bei Mittelohreiterungen zu Ausspülungen und Einblasungen in 0,5—1proz. Lösung empfohlen, ebenso für Pinselungen im Kehlkopf. Als Creme, Salbe (10proz. z. B. bei Ekzemen des Gehörgangs) und Puder.

Aluminium chloratum. Chloraluminium. Tonerdechlorid. Farblose, leicht zerfließliche Krystalle. — 10,0 0,10 RM.

Dient zur Herstellung des Liquor Aluminii chlorati.

Aluminium chloricum. Aluminiumchlorat. (ClO₃)₃Al. Farblose, leicht zerfließliche Krystalle. 25proz. unter dem Namen **Prophylacticum Mallebrein.**

Äußerlich in verdünnter Lösung (25—30 Tr. auf 3 Eßlöffel Wasser zum Gurgeln und Inhalieren bei Angina, Bronchitis und Tuberkulose angewandt. (Bei der Berührung mit der Schleimhaut entsteht freies Cl.) Hat sich nicht bewährt.

Alumnol. Aluminium naphtholodisulfonicum. Ergb. β-Naphtholdisulfosaures Aluminium. [C₁₀H₅(OH)(SO₃)₂]₃Al₂. Feines, fast weißes Pulver, leichtl. in kaltem Wa. mit schwach saurer Reaktion und in Glycerin, schwerl. in Alk., unl. in Ae. — 1,0 0,15 RM.

Äußerlich als Adstringens und Antisepticum von verhältnismäßig großer Tiefenwirkung in der Chirurgie, Gynäkologie und bei Gonorrhöe. 0,5—3proz. Lösungen, Salben und Streupulver. 10—20proz. Lösungen zum Ätzen. Alumnolstäbchen (5—20proz.).

193. Rp. Alumnol 10,0
　　　Lanolini anhydrici 50,0   194. Rp. Alumnol 18,0
　　　Paraffini liquidi 35,0　　　　　　Olei Ricini 20,0
　　　Ceresini 5,0.　　　　　　　　　　Collodii 160,0.
M. f. ungt. D. S. Alumnol-Lanolin-Salbe.　　M. D. S. Äußerlich. (Bei derb infiltrierten
　(Bei Ekzem, Seborrhoea capitis, Psoria-　　Hautentzündungen.)
sis, Favus.)

---

[1]) Es bildet sich durch den Zusatz von Weinsäure ein beständiges komplexes Salz, die Lösung gelatiniert nicht und trübt sich nicht wie das Liqu. Alum. subacet.

Aluminium-Formaldehydhydrosulfit. Basisches formaldehydschwefligsaures Aluminium (Moronal). Weißes, geruchloses, sehr leicht in Wa. l. Krystallpulver. — 1,0 0,05 RM.

Äußerlich Ersatz für Alum. acetic. (1—2% angeblich stärker wirksam. Auch in Streupulvern und Salben.

Lacalut (E. W.). Aluminium lacticum. Milchsaure Tonerde. $(CH_2 \cdot CHOH \cdot COO)_3 Al.$ Weißes, geruchloses, in Wa. l. Pulver, mit einem Konservierungsmittel zur Haltbarmachung der Lösungen versetzt. — O. P. 10,0 0,35 RM. 20 Tabl. (0,5) 0,45 RM.

Äußerlich: 1—2proz. zu Umschlägen, Gurgelwässern usw.

Ormicet. Aluminium formicicum + Alkalisulfat.

Äußerlich Ersatz für Alumin. acetic. zu Umschlägen, Spülungen und Gurgelwässern 1 Eßlöffel auf $^1/_4$ l Wasser. Besser haltbar. — 100,0 0,05 RM.

Aluminium formicicum + Natrium boratum (Liquatsalz). Wie das vorige.

Aluminium oleinicum (Olminal). 20proz. Lösung in Öl. Salbe.

Äußerlich. Als Ersatz für Alumin. acetic., besonders in Salben und als Streupulver in der Dermatologie empfohlen, auch als Earst$_z$ für Ung. diachylon Hebrae.

Aluminium oxydatum hydratum (Alformin, Vagintus). $Al(OH)_3$

Äußerlich. Ersatz für Alumin. acetic., insbesondere in der Gynäkologie, auch als Wundstreupulver und bei Ekzemen empfohlen.

Aluminium oxyd. hydratum colloidale (Alutan).

Innerlich in Pulvern und Tabletten (1 g) als Adstringens bei Diarrhöen, wird im Magen nicht zersetzt.

Neutralon (E. W.). Aluminium silicicum. $Al_2Si_6O_{15}$. Aluminiumsilicat. Staubfeines Pulver, neutral (Lackmus), schwach alkalisch gegen Phenolphthalein, stark alkalisch gegen Methylorange. — 10,0 0,40 RM. 20 Tabletten (0,5) 1,20 RM.

Wasserunlöslich, spaltet sich im Magen in Kieselsäure und Aluminiumchlorid, säurebindend und adstringierend, zugleich mechanisch deckend.

Innerlich $^1/_2$—1 Teelöffel oder 2 Tabletten 3mal tägl. in Wasser, $^1/_2$ Stunde vor dem Essen, bei Magengeschwür und Hyperacidität.

Belladonna-Neutralon. Tabletten (0,5). Neutralon + 0,6% Belladonna. — 20 Tabletten 1,25 RM.

Wird wegen des relativ hohen Belladonnagehalts besser gemieden, zumal längerer Gebrauch Vergiftungsgefahr bringt.

Bolus alba. Germ., Austr., Belg., Helv., Jap., Nederl., Ross. **Kaolinum.** Brit., Norv., Suec. **Caolino.** Ital. Weißer Ton. Argilla (nicht zu verwechseln mit Argilla pura, Aluminiumhydroxyd). Im wesentlichen aus wasserhaltigem Aluminiumsilicat von wechselnder Zusammensetzung bestehende, weißliche, zerreibliche, leicht abfärbende, erdige Masse oder weißliches Pulver, mit wenig Wa. eine bildsame, eigenartig riechende, in viel Wa. und in verdünnten Säuren unl. Masse liefernd. Rein, insbesondere frei von Kohlens. und Sand. 7 g weißer Ton müssen 0,1 g in 100 ccm Wa. gelöstes Methylenblau[1]) adsorbieren; die über dem blaugefärbten Ton stehende, klare Flüssigkeit muß farblos sein. — 100,0 0,10 RM.

Infolge der feinen Verteilung ist das Boluspulver ein vorzügliches Adsorbens, welches beim Schütteln mit chemischen Lösungen und physikalischen Suspensionen sich mit den gelösten und suspendierten Substanzen belädt und dieselben für 12—24 Stunden festhält. Eine Bolusaufschwemmung vermag

---

[1]) Konzentration wie bei der Adsorptionsprüfung der Carbo medicinalis 0,15%.

Farblösungen zu entfärben, Giftlösungen zu entgiften, Bakterienaufschwemmungen zu sterilisieren. Sie wird in dieser adsorbierenden Fähigkeit nur von der Carbo medicinalis übertroffen. Bolus alba hat den Vorzug großer Billigkeit, wird aber weniger angewendet, weil es durch Klumpenbildung leicht Darmbeschwerden macht.

Innerlich 25—50 g in 100—200 ccm Wasser (nicht Tee, weil tanninhaltig) aufgeschüttelt, bei allen innerlichen Vergiftungen (z. B. Sublimat, Lysol, Phosphor) am besten nach vorheriger Magenausspülung. Zugleich mit der Bolusaufschwemmung gibt man 25 g Magnesium sulfuricum, um durch Abführen das eventuelle Freiwerden des adsorbierten Giftes im Darm zu verhüten; bei akuter Gastroenteritis, Fleisch- und Fischvergiftung, Pilzvergiftung, Paratyphus und bei asiatischer Cholera, gegen welche es von Stumpf zuerst 1886 empfohlen worden ist; hier wird die Bolusaufschwemmung 2—3mal am Tage gegeben; es werden gute Erfolge berichtet; bei Ruhr in den ersten Tagen nach vorheriger Ricinus- oder Kalomelgabe, nicht nach dem 3. Tage, wenn die Bacillen oder Amöben bereits in die Schleimhaut eingedrungen und der Adsorption im Darm nicht mehr zugänglich sind; man hat die Bolusaufschwemmung auch zur Prophylaxe von Infektionen bei Laparatomien empfohlen; ferner bei perniziöser Anämie, bei welcher die hypothetischen Darmgifte bzw. die toxinliefernden Bakterien im Darm unschädlich gemacht werden sollen; das gleiche gilt von chronischer Urticaria, die ebenfalls auf Darmgifte zurückgeführt wird; eine adsorbierende Wirkung wird auch bei schweren Racheninfektionen (Diphtherie und Scharlachdiphtherie) erwartet, wenn man mehrmals hintereinander je 1 Kaffeelöffel einer Bolusaufschwemmung 100:200 aq) schlucken läßt. In allen Darminfektionen, besonders bei der Ruhr, kann die günstige Wirkung der inneren Bolusmedikation durch Bolusklysmen unterstützt werden. Der Einlauf besteht aus 200 g Bolus auf 1 l Wasser mit 30 Tr. Opiumtinktur und soll etwa $1/_2$ Stunde gehalten werden. Als mechanisches Deckmittel (ähnlich der Wismutaufschwemmung) wird Bolus bei Magengeschwür und Magenblutung empfohlen.

Äußerlich zur Wundbedeckung, zur Austrocknung und zur Adsorption von Bakterien und Bakteriengiften, als Streupulver und zu Verbänden bei frischen blutigen und eitrigen Wunden, Brandwunden, aber auch bei Ekzemen, bei Knocheneiterungen, tuberkulösen und syphilitischen Geschwüren angewandt; die antiseptische Wirkung ist davon abhängig, daß der Bolus in alle Teile der Wunde eindringt. Besonders empfohlen wurde die Bolusbehandlung bei Pyocyaneus-Infektion, wo sie fast spezifisch abtötend gewirkt haben soll. Zur Wundbehandlung wurde eine besondere „Boluswundpaste" mit Azodermin, Alkohol und Glycerin hergestellt, empfohlen, die bei der Händedesinfektion angeblich die einfache Alkoholdesinfektion übertrifft. Zur Behandlung von ausgedehnten Hautkrankheiten wurde Bolus mit Glycerin und Wasser gemischt und insbesondere bei Scabies mit Erfolg verwendet; als Hautreinigungsmittel namentlich bei Kindern in Mischung mit kalzinierter Soda. — In der Gynäkologie wurde Bolus zur ausschließlichen Trockenbehandlung des Fluor verwendet; der Bolus wird mit einem Pulverbläser in die Vagina geblasen, Spülungen werden dabei vermieden und nur tägliche Waschungen oder Sitzbäder angewandt.

Schließlich findet Bolus als Zahnpulver, als Streupulver gegen Intertrigo der Kinder, als Ingrediens zu Bädern (500 g auf 1 Bad), zur Stillung von Juckreiz bei ikterischem, diabetischem, senilem und nervösem Pruritus, auch bei Urticaria mit Nutzen Anwendung. Man kann den Bolusbädern aromatische

144

Extrakte (Fichtennadelextrakt, Fluinol, Fluidosan, Pinofluol und ähnl. 10 bis 20 ccm) hinzusetzen.

195. Rp. Boli albae 100,0
    Bals. Peruvian. 40,0
    Talci 80,0
    Liq., Alumin. acetic. 20,0
    Aq. dest. 200,0
M. D. S. Zur Einreibung. (Gegen Krätze.)

196. Rp. Natr. bicarb. 20,0
    Acid. tartaric. 15,0
    Carb. medicinal.
    Boli albae sterilis ana 10,0.
M. D. S. Äußerlich. (Zur Fluorbehandlung.)

Boluphen (E. W.). **Phenol und Formaldehyd** auf Bolus niedergeschlagen. Geruch- und geschmackloses Pulver von großem Adsorptionsvermögen. — 25 g in Streudose 0,90 RM.

Äußerlich als Wundantisepticum austrocknend, adsorbierend und desinfizierend, als Trockenpulver (Boluphen 1,0, Zinc. oxyd. und Bol. alb. ana 4,5) und Schüttelmixtur, bei eiternden und schmierigen Wunden, alten Ulcerationen, intertriginösen und andern schlecht heilenden Ekzemen.

197. Rp. Boluphen 10,0
    Zinc. oxydati
    Boli albae
    Calc. carb. praecipit. ana 25,0
    Magnes. carbon. 15,0.
M. D. S. Wundstreupulver. (Kinderpuder.)

198. Rp. Boluphen 10,0
    Zinc. oxydat.
    Talci ana 20,0
    Glycerin.
    Spirit. 30% ana ad 100,0.
M. D. S. Schüttelmixtur. (Zur Wundbehandlung.)

Bolus rubra. Roter Bolus. Durch einen starken Gehalt an Eisenoxyd rot gefärbter Ton. — 100,0 0,10 RM.

Aluminium sulfuricum. Germ., Austr., Belg., Helv., Jap., Ross. **Sulfas aluminicus.** Dan., Nederl., Norv. **Aluminii sulfas.** Svec. **Sulfate d'Aluminium.** Gall. **Solfato di Alluminio.** Ital. **Aluminiumsulfat.** $Al_2(SO_4)_3 + 18 H_2O$. Schwefelsaure Tonerde. Mol.-Gew. 666,44. Weiße, krystallinische, etwa 49% Krystallwasser enthaltende Stücke. In Wa. (1,2) mit saurer Reaktion l., in Alk. fast unl. Rein, insbesondere frei von Schwermetallsalzen und Arsenverbindungen. — 100,0 0,30 RM.

199. Rp. Aluminii sulfurici 5,0
    Chlorali hydrati 3,0
    Aq. dest. ad 100,0.
M. D. S. 5mal tägl. in das Ohr einzuträufeln.

Äußerlich wie Alaun.

Eine Mischung von Aluminiumsulfat und Aluminiumbenzoat ist als Oxymors im Handel, von guter Wirkung bei Oxyuriasis; innerlich 4mal tägl. 2 Tabletten in kalten Getränken, 6 Tage lang.

Eine Kurpackung besteht aus den Oxymors-Tabletten (8 Stück zu je 0,5 Aluminium acetobenzoicum), den Analtabletten (5 g), bestehend aus rund je 46% Natriumsulfat und Alaun, rund je 2% Aluminiumlactat und Calciumcarbonat und 3% Benzoesäure, und aus der Analsalbe (10 g), von der Zusammensetzung Paraaminobenzoesäureäthylester (0,45 g), Paradichlorbenzol (0,3 g), Naphthalin und Salicylsäure (je 0,2 g) und Lanolin (ad 30 g).

Albertan. Aluminiumverbindung des Dimethyldioxy-diphenylmethans. Graubraunes, feinkörniges, geruch- und geschmackloses, in Wa. und den üblichen Lösungsmitteln unl. Pulver. O. P. 50,0 2,10 RM.

Äußerlich. Geruchloser Jodoformersatz, als Streupulver zur Behandlung sezernierender Wunden, desodorierend, adstringierend und Granulation anregend.

Alyxia. Cortex Alyxiae. Nederl. Stamm- und Astrinde der Apocynacee Alyxia stellata Roem. et Schult (Indien, Java). Enthält u. a. Cumarin. Aromaticum und schwaches Antipyreticum.

Innerlich im Dekokt als Antipyreticum.

Ambra. Ergb. Ambra. Amber. Walfischdreck. Fast geschmacklose, angenehm riechende Massen, wenig l. in Alk. Bestehen vorwiegend aus dem cholesterinähnlichen Ambrain. — 0,1 2,00 RM.

Als Stimulans und Aphrodisiacum obsolet. Lediglich vereinzelt als Riechstoff.

Tinctura Ambrae. Ergb. Ambratinktur. 2proz. Mit Ätherweingeist bereitet. Gelblich, nach Äther und Ambra riechend. — 1,0 0,55 RM.

Tinctura Ambrae cum Moscho. Ergb. Moschusambratinktur. Aus 2proz. Ambra und $^2/_3$proz. Moschus mit Ätherweingeist hergestellt. Bräunlichgelb, stark und anhaltend nach Moschus riechend. 63 Tr. = 1 g. — 1,0 0,75 RM.

<u>Ammoniacum.</u> Germ., Brit., Helv., Jap., Nederl., Suec. **Ammoniacum Gummi.** Belg. **Gummi-Resina Ammoniacum.** Austr., Dan., Norv. **Gomme ammoniaque.** Gall. **Gomma ammoniaco.** Ital. Ammoniakgummi. Ammoniacum. Das Gummiharz der Umbellifere Dorema ammoniacum Don und anderer Arten der Gattung Dorema (Persien, Turkestan). Bräunliche, auf frischem Bruche weißliche Körner von eigenartigem Geruch und bitterem, scharfem und würzigem Geschmack. In der Kälte spröde, erweichen sie in der Wärme, ohne klar zu schmelzen. Rein, insbesondere frei von Galbanum und afrikanischem Ammoniakgummi: höchstens 40% in siedendem Alk. unl. Bestandteile und höchstens 7,5% Asche enthaltend. Bestandteile: Ätherisches Öl, Salicylsäure, ein Harz, das Salicylsäureester enthält, und Gummi. Verwendet zu Emplastr. Lithargyri comp. — 10,0 0,15 RM.

Innerlich früher zu 0,3—1,0 mehrmals tägl. als Expektorans und Emmenagogum. Verlassen.

Äußerlich zu hautreizenden Pflastern mit Essig, namentlich mit Acetum Scillae (2 T. Ammoniacum mit 1 T. Acet. Scill.), eine beliebte Pflasterform, Eversche Pflastermasse.

Ammoniumsalze.

Ammonium carbonicum. Germ., Austr., Belg., Helv., Jap. **Supercarbonas ammonicus.** Dan., Norv. **Carbonas ammonicus.** Nederl. **Ammonii carbonas.** Am., Belg. **Sesquicarbonate d'Ammonium.** Gall. **Carbonato di Ammonio.** Ital. Ammoniumcarbonat, Hirschhornsalz. Gehalt etwa 21—33% Ammoniak. Besteht aus Ammoniumbicarbonat oder aus diesem und Ammoniumcarbaminat[1]) in wechselnden Mengen. Farblose, dichte, harte, durchscheinende, krystallinische Stücke oder weißes, krystallinisches Pulver von ammoniakalischem Geruche. In Wa. langsam aber vollständig l., verflüchtigt sich beim Erhitzen. Rein, insbesondere frei von Rhodanwasserstoffs., Schwermetallsalzen und Arsenverb. In gut verschlossenen Gefäßen aufzubewahren. — 100,0 0,25 RM.

Durchschnittl. Dosis: 0,3 g (Am.).

Innerlich früher in Pulvern (0,2—0,6 in Capsul. opercul. oder amylac.), Lösungen, Mixturen oder Saturationen als Stimulans bei Kollaps, namentlich bei Pneumonie; jetzt meist durch die neueren Exzitantien (vgl. Camphora), Expektorantien, eventuell Antipyretica ersetzt. Früher auch gegen Schlangenbisse gerühmt. Auch als gefäßverengerndes Mittel, gegen Hyperämie,

---

[1]) Ammoniumsalz der Carbaminsäure $NH_2 \cdot CO \cdot ONH_4$.

146

(**Ammoniumsalze**) Ammon. carbon. — Ammon. chlorat. Rp. 200—205.

Erysipel, Urticaria, Erythema nodosum empfohlen; angeblich danach Fieber-abfall und Schwinden der Schmerzen. Nicht bestätigt.

Äußerlich als Mittel zur Atmungsanregung von der Nasenschleimhaut aus durch Riechenlassen, früher als Riechpulver, in Salben 1—3 T. auf 10 T., Linimenten, wozu sich Liq. Ammon. caust. besser eignet, zu Waschwässern 2—4 auf 25; wenn man Hautreiz hervorrufen will, in konzentrierter Lösung. Zu Inhalationen (0,5%).

200. Rp. Ammonii carbonici 0,5
    Camphorae tritae 0,12
    Sacchari albi 1,2.
M. f. pulv. D. tal. dos. Nr. XII. D. ad chart. creat. S. ¹/₂stündl. 1 Pulver. (Analepticum.)

201. Rp. Ammonii carbonici
    Calc. carbon. usti ana 10,0
    Mixt. oleosae balsamicae 5,0.
D. ad vitrum epistom. vitr. clausum. S. Riechpulver.

202. Rp. Ammon. carbon 10,0
    Aq. dest. ad 200,0.
2stündl. 1 Kaffeelöffel in ¹/₄ Glas Wasser. (Bei Erythema nodosum; Nutzen fraglich)

203. Rp. Ammonii carbonici 15,0
    Olei Menthae piperitae
    Olei Cajeputi ana 0,5.
M. f. pulv. D. S. Mit Weingeist zu befeuchten, als Riechmittel.

204. Rp. Ammon. carbon. 5,0
    Liq. Ammon. anisat. 5,0
    Sir. simpl. 20,0
    Aq. Menth. pip. ad 200,0.
Stündl. 1 Kinderlöffel. (Bei Urticaria, Erysipel; Nutzen fraglich.)

205. Rp. Ammonii carbon. 4,0
    Boracis 6,0
    Solve in Aq. Ros. 160,0
    Filtra. Adde Glycer. 10,0
    Ol. Berg. gtt. II
    Spiritus ad 200,0.
M. D. (Eine Art Shampoon.)

Liquor Ammonii carbonici. Germ. I. Ammoniumcarbonatlösung. Klar, farblos, etwa 16 proz. Spez. Gew. 1,070 —1,074. — 10,0 0,05 RM.
Innerlich obsolet.

Ammonium carbonicum pyro-oleosum. Germ. I., Ergb. Brenzliches Ammoniumcarbonat. Mischung aus Ol. animale aether. (1) und Ammoniumcarbonat (32). Mit der Zeit gelblich werdendes Pulver, mit Wa. sich trübe mischend. Vor Licht geschützt aufzubewahren. — 10,0 0,05 RM.

Liquor Ammonii carbonici pyro-oleosi. Ergb. Brenzliche Ammonium-carbonatlösung. Spiritus Cornu cervi rectificatus. Rektifizierter Hirschhorn-geist. Klar, gelblich, später bräunlich werdend, bereitet aus brenzlichem Ammoniumcarbonat (1) und Wa. (5). Spez. Gew. 1,070—1,074.

Innerlich zu 0,75—2,5 mehrmals tägl. (15—20 Tr. in aromatischem Tee), in Mixturen (3,0—10,0 auf 100,0), als Analepticum. Verlassen.

Liquor Ammonii acetatis. Am. Aus Ammoniumcarbonat und verdünnter Essigs. nach Vorschrift hergestellt. Gehalt: 6,5—7,5% Ammoniumacetat mit kleinen Mengen Essig- und Kohlens.

Durchschnittl. Dosis: 15 ccm (Am.) als Analepticum. In Deutschland nicht angewendet.

Ammonium chloratum. Germ., Austr., Belg., Helv., Jap., Ross. **Chloratum ammonicum.** Dan., Nederl., Norv. **Ammonii chloridum.** Am., Belg., Brit., Suec. **Chlorure d'Ammonium.** Gall. **Cloruro di Ammonio.** Ital. Ammoniumchlorid. NH_4Cl. Salmiak. Weißes, krystallinisches, schwach sauer reagierendes Pulver. L. in Wa. (3), siedendem Wa. (1,3), Alk. (50). Rein, insbesondere frei von Rhodanwasserstoffs., Schwermetallsalzen und Arsenverb. — 100,0 0,25 RM.

Therap. Dosen: 0,3—1,2 (Brit.). Durchschnittl. Dosis: 0,3 (Am.).

Innerlich zu 0,3—1,0 mehrmals tägl. als schleimlösendes, Auswurf beförderndes Mittel in Pulvern, Pillen, Elektuarien, Auflösungen. Als bequeme portative Form: Tabletten von 1 Salmiak mit 9 Succ. Liquiritiae (Tabulae Liquiritiae cum Ammonio chlorato Ergb., Salmiaktabletten), Mixtura solvens-Kompretten (50 Stück 0,60 RM.) oder Bacilli von Succ. Liquiritiae mit Salmiak zu empfehlen.

Neuerdings bei Krankheiten, die mit Vermehrung der Blutalkalescenz einhergehen, zur Verminderung der Alkalose gegeben, insbesondere bei Kindertetanie und Rachitis. Bei Tetanie der Säuglinge etwa 3 g pro die, von etwa 1 Jahr 6 g in 10 proz. Lösung in Milch oder Brei zu geben; nur im Anfallstadium indiziert, nicht zur Zeit der Latenz. Bei rachitischen Knochenverkrümmungen (unter Stauung des verkrümmten Gliedes) 0,2 g pro Kilo Körpergewicht in 10 proz. Lösung.

Äußerlich zu Inhalationen (1%), zu Riechmitteln (Salmiak mit gebranntem Kalk ana gemischt und mit Mixt. oleoso-balsam. befeuchtet, im Stöpselglas), zu Streupulvern, zu Pinselsäften 3,0—5,0 auf 25,0, Mund- und Gurgelwässern 1,0—3,0 auf 100,0, Injektionen, Klistieren, Augenwässern 0,25—0,5 auf 25,0, Waschungen und Bähungen; in 2—12 proz. Lösung zum Baden der Augen (3 mal tägl. 10—20 Minuten) bei Kalktrübungen der Hornhaut.

206. Rp. Ammonii chlorati 5,0
    Elaeosacch. Anisi
    Succ. Liquiritiae pulv. ana 10,0.
M. f. pulv. D. S. Nach Bedürfnis messer-spitzenweise zu nehmen (auch mit Sodawasser). Abgeändertes Krukenbergsches Pulver. (Bei Bronchitis.)

207. Rp. Ammon. chlorat. 5,0
    Succi Liquiritiae depurati 2,0
    Aq. q. s. ad 200,0.
Mixtura solvens. F. M. B. (0,65 RM o. G.) Ergb. Succ. Liqu. 5,0. Helv. Succ. Liqu. solut. 15,0.

208. Rp. Ammon. chlorat. 5,0
    Pulv. radicis Althaeae
    Pulv. radicis Liquiritiae ana 15,0
    Stibii sulfurati aurantiaci 0,6.
D. S. 3—4 mal tägl. einen Teelöffel in einer kleinen Tasse Tee zu nehmen. (Bei Bronchialkatarrh.)

209. Rp. Ammon. chlorat. 5,0
    Tartari stibiati 0,05
    Succ. Liquiritiae depur. 2,0
    Aq. q. s. ad 200,0.
D. S. 2 stündl. 1 Eßlöffel. Mixtura solvens stibiata. F. M. B. (0,75 RM o. G.)

210. Rp. Decoct. radicis Althaeae (7,5) 150,0
    Ammon. chlorat. 1,2
    (Tinct. Opii simpl. 0,5)
    Sir. Senegae 15,0.
M. D. S. 2 stündl. 2 Eßlöffel. (Bei akutem Bronchialkatarrh.)

211. Rp. Ammon. chlorat. 4,0
    Boracis 1,0
    Tinct. Rhei aquosae 40,0
    Aq. Menthae pip. ad 200,0.
M. D. Mixtura Rhei salina. Dan.

212. Rp. Macerat. rad. Althaeae 10/180
    Ammon. chlorat. 3,0
    Tinct. Opii benzoic. 3,0
    Sirup. Liquir. ad 200,3.
M. D. S. 4 mal tägl. 1 Eßlöffel. (Bei akuter Bronchitis.)

213. Rp. Ammon. chlor. 3,0
    Rad. Liqu. pulv.
    Succ. Liqu. depur.
    q. s. ut f. pilulae LX.
Consperge Elaeosacch. Foeniculi.
D. ad vitrum. Mehrmals täglich 2 Pillen.

214. Rp. Ammon. chlorat. 5,0
    Aq. dest. 250,0
    Oxymellis 50,0.
M. D. S. Gurgelwasser.

Auch zu Kältemischungen.

10*

Ammonium nitricum. Ergb. Ammoniumnitrat. NH_4NO_3. Weiße, krystallinische, an der Luft feucht werdende, kühlend-salzig schmeckende Massen, l. in 0,5 T. Wa. und in 20 T. Alk. — 10,0 0,10 RM.

Innerlich. 0,5—1,5 als Diaphoreticum und Diureticum. Wenig geprüft. Große Gaben sind gefährlich.

Ammonium phosphoricum. Germ. I., Ergb. Sekundäres (zwei-basisches) Ammoniumphosphat. $(NH_4)_2PO_4H$. Farblose säulenförmige Krystalle oder weißes Krystallpulver von kühlend-salzigem Geschmack, l. in 4 T. kaltem und 0,5 T. siedendem Wa. (Reaktion neutral oder schwach sauer), unl. in Alk. Geht an der Luft durch NH_3-Verlust in das einbasische Salz über. — 10,0 0,10 RM.

Innerlich bei Gicht verlassen. Neuerdings das einbasische Phosphat, $NH_4PO_4H_2$ (das dreibasische Salz ist unwirksam), in Tagesgaben von 30—50 g, zur Behandlung der Tetanie wie Ammon. chlorat. empfohlen. Schmeckt besser und wird besser vertragen. Die Wirkung hält 1—2 Tage nach Aussetzen des Mittels an. Auch bei postoperativer Tetanie mit 12 g pro die Anfallsfreiheit erzielt. Nebenwirkung Durchfälle. Zur Vermeidung verwendet man blutisoto-nische Lösung (18 g Monoammoniumphosphat auf 1 l Wasser). Als Geschmacks-korrigens Zucker oder Himbeersaft.

Amygdalae

Amygdalae amarae. Germ. V., Ergb. Belg. (Amygdala amara), Brit., Helv., Jap. **Semina Amygdali amara.** Austr., Dan., Suec. **Semen amygdali amarum.** Ross. **Amande amère.** Gall. **Mandorle amare.** Ital. Bittere Mandeln. Die Samen der Rosacee Prunus Amygdalus Stokes var. amara. Sie enthalten außer großen Mengen fettes Öl, Zucker und Emulsin das Glykosid Amygdalin. — Geschält (decorticatae) 10,0 0,20 RM.

215. Rp. Amygdalarum amarar. decort. 250 subtilissime tritis adde Benzoës pulv. Gummi arabici Boracis ana 5,0 Rhizomatis Iridis 50,0. M. f. pulv. D. S. Kosmetisches Wasch-pulver (NB.! Luxuszubereitung).

Innerlich selten anders an-gewendet, als um der Süßmandel-emulsion einen angenehmen Ge-schmack zu erteilen, etwa 1 Amygdal. amar. zu 10—25 Amygdal. dulc.

Äußerlich zu kosmetischen Pulvern und Pasten, die beim Gebrauche mit dem Waschwasser eine Emulsion bilden.

Aq. Amygd. amarar. s. unter Acid. hydrocyan. S. 86.

Amygdalae dulces. Germ., Belg. (Amygdala dulcis), Brit., Helv., Jap., Nederl. **Semina Amygdali dulcia.** Austr., Dan., Suec. **Semen Amygdali dulce.** Norv., Ross. **Amande douce.** Gall. **Mandorle dolci.** Ital. Süße Mandeln. Die Samen der süßsamigen Kulturform der Rosacee Prunus amygdalus Stokes, sie müssen geruchlos sein, angenehm mild (nicht aber ranzig oder bitter) schmecken. Sie enthalten 50—56% fettes Mandelöl, Zucker, Emulsin, Gummi, aber kein Amygdalin. — Geschält (decorticatae) 10,0 0,20 RM.

Innerlich in Emulsion (Emulsio amygdalina, Almonds milk, Orgeat). Die Emulsion wird entweder als selbständiges Arzneimittel oder als Vehikel anderer Arzneistoffe gegeben; in letzterer Beziehung beachte man, daß die Emulsion nur neutrale Zusätze verträgt. — In der Regel nimmt man 1,0—2,0 bitterer Mandeln auf 100,0 Emulsion (statt der bitteren Mandeln ist es oft zweckmäßiger, der Emulsion Aq. Amygdalarum amararum, etwa 2,0 auf 100,0, zuzusetzen, deren arzneiliche Wirkung bei der geringen Quantität nicht in Betracht kommen kann). Zur Versüßung der Emulsion: Zucker (5,0—10,0 auf 100,0) oder einfachen Sirup (Sir. simpl., Sir. Alth.; Cave Fruchtsirup!). Um die Emulsion noch schleimiger zu machen, kann man etwas Gummi arab. (2,0 auf 100,0) zusetzen. Wenn für die Emulsion kein besonderes Zahlenverhältnis angegeben wird, so sollen nach Germ., Helv. und Ross. aus 1 T. Amygdal. 10 T. Kolatur (Nederl. 15,0:100,0) bereitet werden.

Zur schnellen Bereitung einer Mandelemulsion kann man sich allenfalls des Sir. Amygdal. bedienen, den man mit Wasser (1 Sir. zu 5—6 Aq. destill. oder Aq. Amygdal. amar. dilut.) verdünnt; doch schmeckt dieses Surrogat der Emulsion so süß, daß es namentlich erwachsene Kranke leicht anwidert.

216. Rp. Amygdalarum dulcium decort. 50,0
    f. l. a. Emulsio Colat. 445,0
    adde Sir. Althaeae 50,0
    Aq. Amygdalarum amarar. 5,0.
M. D. S. Stündlich eine halbe Tasse.

217. Rp. Amygdalarum dulcium decort.
    20,0
    Gummi arabici 5,0
    f. emuls. 180,0
    Aq. Amygdalarum amarar. 5,0
    Natrii nitrici 5,0
    Sir. simpl. 10,0.
M. D. S. 2 stündl. 1 Eßlöffel voll zu nehmen.

218. Rp. Amygdalarum dulcium 8,0
    Seminis Hyoscyami 2,0
    Aq. Amygdalarum amararum
    128,0
    f. emulsio
    Colaturae adde
    Sacchari albi 12,0
    Magnesiae ustae 2,0
Emulsio Amygdalarum composita.
    (Germ. II.)

219. Rp. Amygdalarum dulcium decort.
    20,0
    Sacchari albi 110,0
    Gummi arabici pulv. 2,5.
M. f. pulv. gross.
S. Compound powder of Almonds.
    Brit.
20,0 mit 160,0 Wasser verrieben und koliert gibt die Mixtura Amygdalae, Almond Mixture.   Brit.

220. Rp. Amygd. dulcium decort. 20,0
    f. emulsio 180,0
    Sirupi simpl. 20,0.
Emulsio Amygdalae.   Dan., Suec.
Emulsio Amygdalar. saccharat. Ergb.

Emulsio Amygdalae. Dan., Norv., Suec. **Emulsio amygdalina.** Austr. **Emulsion d'Amande.** Gall. **Emulsione di Mandorle dolci.** Ital. Mandelemulsion. Mit 10 (Gall. 5) T. Mandeln und 5 T. Zucker bzw. 10 T. Zuckersirup auf 100 T. Emulsion bereitet. — Ital. führt außerdem noch auf **Emulsione di Mandorle dolci oleosa.** Mit Mandelöl 8, Mandelemulsion 82, Orangenblütenwasser 2 und Gummi arab. 8 bereitet.

Oleum Amygdalarum. Germ., Austr., Jap., Nederl., Ross. **Oleum Amygdalae.** Brit., Dan., Helv., Norv., Suec. **Oleum Amygdalae expressum.** Am. **Amygdalarum oleum.** Belg. **Huile d'Amande.** Gall. **Olio di Mandorle dolci.** Ital. Mandelöl. Das fette, hellgelbe, geruchlose, mildschmeckende Öl der bitteren und süßen Mandeln, bei —10° noch keine festen Bestandteile ausscheidend. Dichte 0,911—0,916. Jodzahl 95—100. Säuregrad nicht über 8. Verseifungszahl 190—195°. Unverseifbare Anteile höchstens 1,5%. Rein, insbesondere frei von trocknenden Ölen, Pfirsichkern-, Erdnuß-, Baumwollsamen-, Mohn- oder Sesamöl sowie flüssigem Paraffin (Verfälschungen). — 10,0 0,35 RM.

Innerlich tee- bis eßlöffelweise rein oder in Emulsion 10,0—20,0 auf 100,0 oder mit Sirup. Für den innerlichen Gebrauch bei gebotener Sparsamkeit stets durch Ol. Sesami zu ersetzen. Als einhüllendes und reizmilderndes Mittel bei entzündlichen Zuständen des Magens und Darms für sich oder als Träger anderer Arzneisubstanzen; bei Angina oder anderen mit starker Reizung verbundenen Halsaffektionen; bei Vergiftungen mit Säuren oder Alkalien.

Äußerlich unvermischt zu Einreibungen, Linimenten, Salben. Auch hier ersetzbar durch ein billigeres Öl.

221. Rp. Olei Amygdalarum 20,0
  Gummi arabici 10,0
  F. emuls. c.
  Aq. florum Aurantii ad 150,0
  cui adde
  Sir. Amygdalarum 50,0.
D. S. Stündl. 1 Eßlöffel.

222. Rp. Olei Amygdalarum 20,0
  Olei Cacao 10,0
  Leni calor. liquefact. et
   semi-refrig. adde
  Olei Rosarum
  Olei Amygdalarum amararum
   aetherei ana 0,05.
D. S. Pomade. (Bei aufgesprungenen Händen und Lippen.)

Gall. führt noch **Huile d'Amande décolorée** auf, das auf 250° bis zur Entfärbung erhitzt wurde.

Furfur Amygdalarum. Farina Amygdalarum. Mandelkleie. Der Rückstand der Mandeln nach der Auspressung des fetten Öles; am besten eignen sich, des angenehmen Geruches halber, die bitteren Mandeln.

Äußerlich als Waschpulver, meist in Verbindung mit anderen Stoffen, z. B. Farin. Amygd. sine oleo, Farin. Tritic. ana 1250, Rhiz. Irid. 150, Talc. 100, Sapo pulv. 100, Borax pulv. 50, Natr. carbon. sicc. 50, Ol. Citri 5, Ol. Bergamott. 5, Ol. Lavandul. 1, Ol. Caryophyllor. 1, Ol. Amygd. aeth. gtt. XII, Ol. Olivar. 200.

223. Rp. Furfuris Amygdalarum 10,0
  tere cum
  Aq. Rosarum
  Aq. Florum Aurantii ana 300,0
  Tinct. Benzoes
  Boracis ana 5,0.
D. S. Waschwasser. (Bei Acne.)

224. Rp. Magnesii carbonici
  Furfuris Amygdalarum ana 5,0
  Amyli Oryzae 60,0
  Olei Rosarum gtt. II.
M. f. pulv. D. S. Streupulver. (Bei Achselschweißen mit mäßig gereizter Haut.)

Oleum Amygdalarum aethereum. Aetheroleum Amygdalae amarae. Norv. **Oleum Amygdalae amarae.** Am. **Essence d'Amand amère.** Gall. Bittermandelöl. Das durch Destillation mit Wasser aus den bitteren Mandeln erhaltene blausäurehaltige, ätherische Öl, zum größten Teil aus Benzaldehyd (s. S. 219) bestehend, klar, farblos oder gelblich, von eigenartigem kräftigen Geruch, l. in 300 (200 Ergb.) T. Wa. und in gleichen T. Alk. Am. verlangt einen Mindestgehalt von 85% Benzaldehyd und einen Gehalt von 2—4% Blausäure. Spez. Gew. 1,04—1,05. — 1,0 0,15 RM.

Durchschnittl. Dosis: 0,03 ccm (Am.).

Innerlich zu 0,01—0,03—0,05 als Ölzucker oder in alkoholischen oder ätherischen Lösungen, oder mit fetten Ölen gemischt und zuweilen mit diesen zur Emulsion verwendet.

Nicht ungefährlich wegen seines wechselnden Blausäuregehaltes und besser durch Aq. Amygdal. amarar. (s. S. 86) oder Benzaldehyd (s. S. 219) zu ersetzen!

Sirupus Amygdalarum. Germ. V. **Sirupus Amygdalae.** Helv. **Sirupus amygdalinus.** Austr. **Amygdalarum Sirupus.** Belg. **Sirop d'Amandes.** Gall. **Sciroppo di Mandorle dolci.** Ital. Mandelsirup.

225. Rp. Sir. Amygdalarum 50,0
  Mucil. Gummi arabici
  Aq. Amygdalarum amararum dil.
  Aq. dest. ana 25,0.
M. D. S. 1—2 Eßlöffel zu 1 Weinglas Wasser (als Getränk für Fiebernde und zur Anregung des Appetits bei Dyspepsie).

Nach Germ. V: 15 T. süße, 3 T. bittere Mandeln mit 40 T. Wa. zu 40 T. Kolatur emulgiert, darin 60 T. Zucker aufgelöst. Weißliche, trübe Flüssigkeit, die beim Mischen mit Wasser eine weiße Emulsion gibt. Die übrigen Pharmakopöen geben ähnliche Vorschriften. — 10,0 0,10 RM.

Innerlich unvermischt oder mit Wasser verdünnt als Ersatzmittel für Mandelemulsion.

Amylenum hydratum. Germ., Helv. **Hydras amylenicus.** Dan., Norv. Amylenhydrat. Tertiärer Amylalkohol. Klare, farblose, flüchtige, eigenartig riechende
und brennend schmeckende Flüssigkeit. In Wa. (8),
in Alk., Ae:, Chl., Glycerin oder fetten Ölen in
$$CH_3 > C < {C_2H_5 \atop OH}, \text{ Mol.-Gew.}$$
jedem Verhältnis l. Dichte 0,810—0,815, Siedep.
97—103°. Rein, insbesondere frei von Aldehyden.
Vor Licht geschützt und vorsichtig aufzubewahren. 63 Tr. = 1 g. — 10,0 1,45 RM.

Höchste Einzelgabe: 4,0 (ebenso Dan., Helv., Norv.).

Höchste Tagesgabe: 8,0 (ebenso Dan., Helv., Norv.).

Innerlich von v. Mering (1887) als sicheres Schlafmittel empfohlen, doch
mehr und mehr durch andere Mittel, namentlich Veronal und die anderen
Barbitursäuren, verdrängt. 2,0—3,0 entsprechen 1,0 Chloralhydrat oder 0,5
Veronal; die Tätigkeit des Herzens und die Atmung wird während der Schlaf-
wirkung nicht beeinflußt; nach größeren Gaben sind Unregelmäßigkeiten
der Herztätigkeit, aber keinerlei gefährliche Zustände beobachtet worden.
Am besten innerlich in wäßriger Lösung; die abendliche Dosis kann auch mit
Bier vor dem Schlafengehen genommen werden.

227. Rp. Amyleni hydrati 2,0(—4,0)
Vini rubri 30(—40)
226. Rp. Amyleni hydrati 20,0.   Sir. simplicis 10,0.
D. S. Abends 1 Teelöffel voll mit Wein   M. D. S. Abends vor dem Schlafengehen
oder Bier zu nehmen.   auf einmal zu nehmen.

229. Rp. Amyleni hydrati 6,0(—7,0)
Aq. dest. 60,0
228. Rp. Amyleni hydrati 5,0   Succi Liquiritiae dep. 10,0.
Aq. dest. 50,0   M. D. S. Abends die Hälfte zu nehmen.
Mucil. Gummi arabici 20,0.   (Bei Schlaflosigkeit infolge peripheri-
M. D. S. Zum Klistier.   scher neuralgischer Schmerzen.)

Amylnitrit und andere Nitrite.

Amylium nitrosum. Germ., Austr., Belg., Helv., Jap., Ross. **Amylis nitris.**
Am. **Amyl nitris.** Brit. **Amylii nitris.** Suec., Int. Vorschl. **Nitris amylicus.** Norv.
Nitras amylicus. Nederl. **Azotite d'Amyle.** Gall. **Nitrito d'Amile.** Ital. Amylnitrit. Salpetrigsäure - isoamylester. Klare, gelb-
liche, flüchtige, fruchtartig riechende und bren-
$$CH_3 > C < {H \atop CH_2 \cdot CH_2(ONO)}$$
nend - würzig schmeckende Flüssigkeit. In Wa.
kaum, in Alk. oder Ae. in jedem Verhältnis l.
Dichte 0,872—0,882. Siedep. 95—97°. Rein, höch-
stens Spuren freier Säure enthaltend. Vor Licht geschützt und vorsichtig aufzubewahren. 67 Tr. = 1 g. — 10,0 0,35 RM.

Therap. Dosen: 0,12—0,3 ccm (Brit.). Durchschn. Dosis: (Einatmen)
0,2 ccm (Am.).

Höchste Einzelgabe: 0,2 (ebenso Belg., Gall., Ross. und Internat. Vorschl.).

Höchste Tagesgabe: 0,5 (ebenso Belg. und Internat. Vorschl.), dagegen Gall. **0,4.**

Zur Inhalation (aus einem Riechfläschchen oder besser 2—5 Tr. auf ein
Taschentuch oder Watte getropft oder auf heißes Wasser gegossen, oder in
zugeschmolzenen Glasampullen, die vor dem Gebrauch zu öffnen), erweitert die
Gefäße, insbesondere bei angioneurotischen Spasmen, und senkt den Blutdruck.

Wirksam in vielen Krampfzuständen nervösen Ursprungs, also bei den nervösen
Formen der Angina pectoris, manchmal bei Herzschmerzen, Asthma, Spasmus
glottidis, bei angiospastischer Migräne (bei der die Gesichtshaut blaß erscheint);
bei Neuralgien, besonders des Trigeminus; bei Bleikolik, bei neurasthenischem
Ohrensausen (während des Einatmens wird das Sausen stärker, um hinterher
zu verschwinden); zur Vermeidung der Exzitationsperiode bei der Äthernarkose
Zusatz von 0,6% zum Äther, angeblich dadurch auch Vermeidung der In-
halationspneumonie und anderer Komplikationen; empfohlen, doch nicht anerkannt als Antidot gegen Chloroformasphyxie, Opium- und Strychninvergiftung,
gegen Cocainintoxikationen und gegen Cocainidiosynkrasie. In Einzelbeobachtungen auch mit Erfolg angewandt bei Seekrankheit, auch bei Anosmie,
sowie bei Priapismus.

Bei Vergiftungen durch Amylnitriteinatmungen sind subcutane Einspritzungen von Strychnin, Coffein oder Campher zu versuchen.

230. Rp. Amylii nitros. gtts. III.
D. 3 Glasröhrchen. S. Im Taschentuch
zerdrücken und einatmen.

231. Rp. Amylii nitros.
        Spir. aeth. nitros. ana 3,0
M. D. S. Im Anfall 5 Tr. auf das Taschentuch gießen und einatmen.

Kalium nitrosum. Ergb. Kaliumnitrit. Salpetrigsaures Kalium KNO$_2$. Weiße,
krystallinische Masse oder weiße Stäbchen, an der Luft zerfließlich und in Wa. leicht l. —
10,0 0,20 RM.

Innerlich wie Natrium nitrosum.

Natrium nitrosum. Germ., Helv. **Natrii nitris.** Suec. **Sodii nitris.** Am.,
Brit. Natriumnitrit. NaNO$_2$. Mol.-Gew. 69. Mindestgehalt 96,3%. Weiße
oder schwach gelblich gefärbte, an der
Luft feucht werdende Krystallmassen
oder Stäbchen, in Wa. (1,5) mit schwach
alkal. Rea., in Alk. schwerl. Rein,
insbes. frei von Schwermetallsalzen,
Antimon- und Arsenverb. In gut verschlossenen Gefäßen und vorsichtig

232. Rp. Natrii nitrosi 5,0
        Aq. dest. 150,0
M. D. S. 1—2 Teelöffel voll beim Nahen
des Asthmaanfalles. Zur Herabsetzung
arteriellen Hochdrucks bei Angiospasmen besonders Angina pectoris.

aufzubewahren. Gehalt der Pharm. an NaNO$_2$: Am., Brit., Helv. 95%,
Suec. 97%. — 10,0 0,05 RM.

Therap. Dosen: 0,03—0,12 (Brit.). Durchschn. Dosis: 0,06 (Am.)
Größte Einzelgabe: 0,3, dagegen Helv., Suec. **0,1. Größte Tagesgabe 1,0,**
dagegen Helv. **0,3.**

Innerlich zu 0,1—0,3 in Lösung mehrmals täglich. Senkt durch Erweiterung der verengten Arteriolae den Blutdruck bei essentieller Hypertonie,
die Wirkung hält mehrere Stunden an. Verringert die Anfälle bei Angina
pectoris.

Äußerlich zur subcutanen Injektion, täglich 1 ccm 1proz. Lösung wie
innerlich, aber ohne Vorzüge vor dem innerlichen Gebrauch.

Auch mit Natriumjodid zusammen verordnet. (Aortalgin: 0,02 Natr. nitros.
und 0,21 Natr. jodat. in darmlöslichen Kapseln.)

Das im Blut Nitrit abspaltende **Nitroglycerinum** s. S. 518, Spir. Aetheris.
nitrosi s. S. 130.

Amylum. Am., Belg., Brit., Jap. **Amido.** Ital. Stärke. Das Stärkemehl (Starch)
von Am. Zea Mays. L. Maisstärke, Brit.: Triticum sativum, Zea Mays und

Oryza sativa L., Jap.: Erythronium Dens canis L., Pueraria Thunbergiana Benth. und Solanum tuberosum, Ital.: Triticum vulgare und turpidum sowie Oryza sativa. Belg: Trit. vulg., Or. sat., Zea Maïdis, Maranta arundinacea, Sol. tub. — Siehe die folgenden Stärkesorten!

Wenn der Arzt keine besondere Sorte vorschreibt, wird unter Amylum Weizenstärke zu verstehen sein.

Amylum Manihot. Nederl. Cassave-Mehl der Wurzelknollen der Euphorbiacee Manihot utilissima Pohl und verwandter Arten.

Amylum Marantae. Germ., I., Ergb., Dan., Nederl. Marantastärke, aus den Wurzelstöcken der Marantacee Maranta arundinacea L. und anderer Arten (Westindien). **Arrow-root.** Pfeilwurzstärke. Weiß, glanzlos, zwischen den Fingern knirschend, geruch- und geschmacklos. — 10,0 0,10 RM.

Amylum Oryzae. Germ., Austr., Helv., Nederl. **Amylum.** Brit. **Amido.** Ital. Reisstärke, aus dem Endosperm der Graminee Oryza sativa L. Weiß, matt aussehend, sehr fein, geruch- und geschmacklos, Kleiebestandteile nicht und höchstens 1% Asche enthaltend. Wassergehalt höchstens 15%. Über gebranntem Kalk getrocknet, in gut verschlossenen Gefäßen aufzubewahren. — 100,0 0,35 RM.

Als Abkochungen zu stopfenden Klistieren, als Pulverkonstituens und als Hautpuder.

Amylum Solani. Ergb., Nederl. Kartoffelstärke, aus den Knollen der Solanacee Solanum tuberosum L. Weiß, glänzend, zwischen den Fingern fühlbar, fast geruch- und geschmacklos. — 100,0 0,20 RM.

Amylum Tritici. Germ., Austr., Dan., Helv., Nederl., Norv., Ross., Suec. **Amidon de Blé.** Gall. Weizenstärke. Aus dem Endosperm der Graminee Triticum sativum Lamarck. Weiß, fein, beim Reiben zwischen den Fingern knirschend, geruch- und geschmacklos, Kleiebestandteile, Roggen-, Kartoffel-, Reis- oder Maisstärke nicht und höchstens 1% Asche enthaltend. Wassergehalt höchstens 15%. — 100,0 0,30 RM.

Innerlich als Konstituens für Pulver, als Mucilago (1,0 gibt mit etwas kaltem Wasser zu einem Brei angerührt, mit 150,0 heißem Wasser eine stark schleimige Flüssigkeit; bei größerer Quantität des Amylum erhält man steife Gallerte) und als Konspergens für Pillen.

Äußerlich zu Klistieren (1—2 Teelöffel Stärke zum Klysma, mit etwas kaltem Wasser angerührt, dann mit etwa $^{1}/_{2}$—1 Tasse voll kochenden Wassers aufgequollen). Als Streupulver bei Intertrigo, wegen der folgenden Kleister- und Säurebildung unzweckmäßig.

Mucilago Amyli. Ross. **Decoctum Amyli.** Nederl. Aus 2 T. Weizenstärke und 98 T. Wasser, nur auf Verordnung zu bereiten.

Innerlich kaum im Gebrauch.

Äußerlich zum Klysma (auch mit Zusatz anderer Arzneistoffe).

Anetholum. Germ. IV, Ergb., Belg., Nederl. Anethol. Parapropenylanisol $CH_3O\langle C_6H_4 \rangle CH$ $= CH — CH_3$. Hauptbestandteil der ätherischen Öle von Anis, Sternanis, Esdragon und Fenchel. Weiße, krystallinische, bei 21—22° schmelzende Masse, l. in 2 T. Alk. Spez. Gew. 0,984—0,986.

Verwendung wie Oleum Anisi. Erstarrt leicht und eignet sich deshalb wenig für Arzneizubereitungen.

Anethum.

Fructus Anethi. Ergb., Brit. Dill. Die reifen Spaltfrüchte der Umbellifere Anethum graveolens L. mit 3—4% ätherischem Öl. — 10,0 0,15 RM.

Aqua Anethi. Brit. Durch Destillation aus Fructus Anethi gewonnen. (In den englischen Kolonien mit Ol. Anethi hergestellt.)

Oleum Anethi. Brit. Das ätherische Dillöl. Aus den Früchten von Anethum graveolens, blaßgelb, leichtl. in Alk. Spez. Gew. 0,905—0,915. Besteht aus einem Terpen, Limonen und Phellandren. — 1,0 0,15 RM.

Therapeut. Dosen: 0,03—0,18 ccm (Brit.).

Innerlich zu 0,05—0,15 (1—3 Tropfen) mehrmals täglich. Stomachicum.

Angelica.

Radix Angelicae. Germ., Austr., Helv. **Angélique (Racine d').** Gall. An- gelikawurzel. Engel-, Heiligegeistwurzel. Die getrockneten, gewöhnlich der Länge nach durchschnittenen Wurzelstöcke und die bisweilen zu einem Zopfe verflochtenen Wurzeln der Umbellifere Archangelica officinalis Hoffmann. Das Pulver ist braun. Riecht und schmeckt scharf würzig und bitter. Höchster zulässiger Aschegehalt 14%. Etwa 1% äther. Angelikaöl und Angelikasäure, Harz, Hydrocarotin enthaltend. — 10,0 0,10 RM.

Innerlich: Wurde früher als Diureticum, Hydroticum und Tonicum, auch als appetitanregendes Mittel verwendet.

Äußerlich zu Kräuterkissen (selten), zu Bädern (100—200 g auf 1 Bad).

Kühe geben nach dem Fressen der Pflanze eine aromatisch riechende Milch. Die jungen Triebe der Pflanze werden in Norwegen als Küchenkraut verwendet.

Oleum Angelicae. Germ. Angelikaöl. Das gelbliche bis bräunliche, optisch aktive ($\alpha_D^{20°} = 16°$ bis $+41°$), aromatisch und pfefferartig riechende und würzig schmeckende ätherische Öl der Radix Angelicae. Dichte 0,848—0,913. Rein. Dient nur zur Herstellung des Spir. Angel. compos.

Spiritus Angelicae compositus. Germ. Zusammengesetzter Angelika- spiritus. Klare, farblose mit 250 T. Wa. versetzte Lösung von 3,2 T. Angelika- öl, 0,8 T. Baldrianöl, 1 T. Wacholderöl und 20 T. Campher in 725 T. Weingeist. Dichte 0,879—0,882. — 100,0 1,30 RM.

Innerlich: Früher 10—30 Tr. auf Zucker oder in Kamillentee als An- alepticum.

Äußerlich vereinzelt zu Einreibungen, auch als Zusatz zu Gurgelwässern und als Riechmittel.

Tinctura Angelicae. Ergb. Angelikatinktur. Hellbraun, bitterlich schmeckend. (1 T. Angelikawurzel, 5 T. verdünnter Weingeist.) 60 Tr. = 1 g.

Innerlich in Tropfen, 10—20 mehrmals täglich als Stomachicum.

Angostura. Cortex Angosturae. Ergb. Angosturarinde. Rinde der Rutacee Cusparia trifoliata H. B. (Venezuela). Enthält $1^1/_2\%$ ätherisches Öl, den Bitterstoff Angosturin und einige krystallinische Alkaloide (Cusparin, Cusparidin, Galipin und Galipidin). — Cortex Angosturae verus ist nicht mit Cortex Angosturae spurius zu verwechseln, die von Strychnos nux vomica stammt und Brucin neben wenig Strychnin enthält. — 10,0 0,10 RM.

Innerlich zu 0,3—0,75 mehrmals täglich, in Pulvern, im Dekokt 10,0 auf 100,0 bis 150,0 als Stomachicum, bei Dysenterie auch als fieberwidriges Mittel empfohlen. In Deutschland wenig gebräuchlich. Nach großen Dosen tritt leicht Übelkeit, Erbrechen und Durchfall ein.

Tinctura Angosturae. Ergb. Angosturatinktur. Dunkelbraun, gewürzig bitter schmeckend. Aus Angosturarinde mit verd. Weingeist bereitet (1 : 5). — 10,0 0,20 RM. Stomachicum, kaum mehr gebraucht.

Anhalonium.

Anhalonium Lewinii. Peyote. Mex. Peyotl. Die von der Cactacee Echinocactus Lewinii und E. Williamsii (Mexiko und Südrandstaaten) stammenden Muscale, Mezcal, Mescal-Buttons, Pellote. Widerlich und sehr bitter schmeckend, quellen beim Kauen und hinterlassen ein stechendes Gefühl im Mund. Enthalten 1,1 (bis 5%) Alkaloide, u. a. Mezcalin, Anhalonin, Lophophorin. Erzeugen Farbenhalluzinationen, Rausch, Erregung mit Koordinationsstörungen, Perzeptionsverlangsamung, fehlerhafter Zeitbestimmung, Schlaflosigkeit (Mydriasis). Pharmakologisch ähnlich Morphin und Strychnin wirkend. Der habituelle Gebrauch ist wie der von Cannabis indica (s. S. 256) zu beurteilen.

Tinctura Anhalonii. Mex. Auch diese in Deutschland nicht im Gebrauch.

Pellotinum hydrochloricum aus Anhalonium Williamsii. Als Schlafmittel (0,04—0,06) im Ausland vereinzelt empfohlen. Als entbehrlich und nicht ungefährlich abzulehnen.

Lophophorinum hydrochloricum. Wirkt im pharmakologischen Versuch pulsverlangsamend und blutdrucksteigernd. Nicht erprobt.

Anilinum. Ergb. Anilin, Aminobenzol. $\langle C_6H_5 \rangle NH_2$. Farblose, ölige Flüssigkeit, an der Luft gelb, rot, braun werdend, von eigentümlichem Geruch und brennendem Geschmack. Mit Alk., Ae., Schwefelkohlenstoff und äth. Ölen in allen Verhältnissen mischbar, l. in Wa. (35) zu einer alkalisch reagierenden Flüssigkeit. Spez. Gew. 1,026—1,027. Siedep. 182 bis 183°. Vor Licht geschützt aufzubewahren. — 10,0 0,10 RM.

Möglichst nicht überschreiten 0,1 g pro dosi und 0,4 g pro die! (Ergb.)

Innerlich gegen Epilepsie und Schmerzen der Tabiker — ohne Erfolg — versucht. Zu vermeiden!

Anilinum sulfuricum. Ergb. Anilinsulfat. $(\langle C_6H_5 \rangle NH)_2 H_2SO_4$. Farb- und geruchlose, brennend salzig schmeckende, glänzende, an der Luft leicht rötlich werdende Blättchen oder Nadeln, leichtl. in Wa., verd. Alk., unl. in Ae. Vor Licht geschützt aufzubewahren. — 10,0 0,20 RM.

Möglichst nicht überschreiten 0,15 g pro dosi und 0,4 g pro die! (Ergb.)

Innerlich zu 0,05—0,1—0,12, 2—3mal tägl. in Pulvern, Pillen oder Solution (Cave: Licht). Gegen Chorea und Epilepsie ohne Erfolg verwendet. Zu vermeiden!

Acetanilidum s. S. 65; Acet-parabromanilid-Antisepsin (Asepsin); Benzanilid (früher als Antipyreticum bei Kindern vereinzelt verwendet); Formanilid (nicht mehr im Gebrauch); Methylacetanilid s. unter Exalgin S. 66.

Anilinfarbstoffe.

Eine Reihe von Azofarbstoffen, vom $\langle C_6H_5 \rangle N = N \langle C_6H_5 \rangle$ sich ableitend, das Aminoazobenzolchlorhydrat. $\langle C_6H_5 \rangle N = N \langle C_6H_4 \rangle NH_2$, Anilingelb, das Diaminoazobenzolchlorhydrat, $\langle C_6H_5 \rangle N = N \langle C_6H_3 \rangle {}^{NH_2}_{NH_2}$, Chrysoidin, das Anilinazo-β-Naphthol Sudan, ferner ein Carbinolfarbstoff (Tetraäthyldiparaaminotriphenylcarbinolsulfat), das Brillantgrün, haben in verdünnten Lösungen teils als Antiseptica teils als Anregungsmittel der Granulationsbildung Verwendung gefunden. Während die bisher angeführten Mittel wegen nicht völlig befriedigender Wirkung verlassen sind, haben sich die Azotoluole, besonders das Pellidol als gute Epithelisierungs- und Vernarbungsmittel und die Rosanilinverbindungen Auramin und Methylviolett unter dem Namen Pyoktanin als Desinfektionsmittel einigermaßen bewährt. Ebenso findet das Tetramethylthioninchlorid, genannt Methylenblau, als Antisepticum und z. T. als Antineuralgicum Anwendung.

Pellidol (E. W.). Germ. Pellidol, Diacetylamino-azotoluol. Blaß ziegelrotes, schwach säuerlich riechendes Pulver, in Wa. unl., in Alk., Ae., Chl., in Ölen, Fetten sowie in Vaselin l.

$$\langle C_6H_4 \rangle N = N \langle C_6H_3 \rangle N \Big\langle {}^{CO \cdot CH_3}_{CO \cdot CH_3}$$

Schmp. 74°—76°. Rein, insbes. frei von Essigs. sowie der Monoacetylverb. 0,2 g P. nach dem Verbrennen keinen wägbaren Rückstand hinterlassend. Vor Licht und Feuchtigkeit geschützt aufzubewahren. — 1,0 0,55 RM. O. P. 50 g Pellidolsalbe (2%) 1,40 RM., 10 Pellidolstäbchen (4 mm stark, 8 cm lang) 4,95 RM.

Äußerlich in Salbenform (2—3%) auch mit Zusätzen von Anästhesin u. a. als reizloses Mittel zur schnellen Epithelisierung größerer Substanzverluste, besonders bei Ulcus cruris, bei Keratitis und Cornealgeschwüren, in 1proz. Salben bei Ekzemen der Säuglinge. Durch die Acetylierung reizloser als Scharlachrot[1]); Reizungen bei sensibilisierten Personen.

Pyoktaninum aureum und **coeruleum**. Ergb. Pyoktanin, gelbes und blaues, Derivate des Di- und Triphenylmethan. Auramin (Pyoktaninum aureum), Apyonin. Ein goldgelbes, in Wa. wenig l., in Alk. und Ae. leichtl. Pulver, und **Methylviolett** (Pyoktaninum coeruleum), Ge-

$$HN : C \Big\langle {}^{C_6H_4 - N(CH_3)_2}_{C_6H_4 - N(CH_3)_2}$$

Auramin.

misch der Chlorhydrate des Penta- und Hexa-methylpararosanilins. Dunkelgrünes, krystallinisches Pulver, in Wa. mit violetter Farbe und in Chl. und Glycerin leichtl. — P. aureum 1,0 0,25 RM. P. coeruleum 1,0 0,20 RM.

Äußerlich bei größeren eiternden Wunden und Geschwürsflächen direkt aufzustreuen bis zur Bildung eines Schorfes, welcher spontan abgestoßen wird; als größere oder kleinere Stifte zur Sterilisation von frischen Wunden oder kleineren eiternden Geschwüren (mit dem in Wasser getauchten Stifte die Wundfläche zu bestreichen, bis sich eine feste gefärbte Decke gebildet hat); als 2proz. Streupulver auf durchgeriebene Hautstellen, nässende Ekzeme, bei heftig eiternden Conjunctivalentzündungen der Augen; als 1 prom. Streupulver bei leichten Conjunctivalentzündungen und leichten Nasenschleimhautentzündungen; als 2—10proz. Salbe bei chronischen Lidrandentzündungen, Ekzemen usw.; in Lösungen 1:1000, zur Wundbehandlung bei Conjunctival- und Hornhautaffektionen, zu Blasenspülungen. Auch als Gurgelwasser in 1prom. Lösung bei Soor und verschiedenartigen Stomatitiden.

Methylenum caeruleum. Germ., Belg., Helv. **Methylthioninae Chloridum.** **Bleu de Méthylène officinal.** Gall. Methylenblau. Tetramethylthioninchlorid. $(CH_3)_2N \langle C_6H_3 \rangle (NS) \langle C_6H_3 \rangle N(CH_3)_2 \cdot Cl$. Mol. - Gew. 320. Dunkelgrüne, bronzeglänzende Krystalle oder dunkelgrünes Pulver mit wechselndem Wasser gehalte. In Wa. leicht mit blauer Farbe, schwerer in Alk. l. Rein, insbes. frei von Arsen- und Zinkverb. Mindestens 18% und höchstens 22% Wa. sowie höchstens 1% Asche enthaltend. Vor Licht geschützt aufzubewahren. — 1,0 0,15 RM.

---

[1]) Das Aminoazotoluol = Scharlachrot wurde früher als granulationenanregendes Mittel angewandt, ist aber durch die reizlose Diacetylverbindung (Pellidol) verdrängt und nicht mehr im Handel.

Durchschnittl. Dosis: 0,15 g (Am.).

Innerlich in Oblaten oder Kapseln zu 0,1—0,2 (bei Kindern 0,03—0,05) 4—6 mal tägl., als inneres Antisepticum bei septicämischen Erkrankungen, infektiösem Ikterus, bei Abdominaltyphus und Paratyphus (8 Tage je 1 g tägl.) ohne sichere Erfolge versucht. Oft wirk-

233. Rp. Methyleni caerulei 0,1
      Seminis Myristicae pulv. 0,2.
D. tal. dos. ad capsul. amylac. Nr. XV.
   D. S. 5 mal tägl. 1 Kapsel. (Bei Neur-
      algien, besonders Ischias.)

sam bei solchen Fällen von Malaria, in welchen Chinin und Arsen versagt haben; kommt namentlich bei schweren Nebenwirkungen des Chinin, insbesondere Schwarzwasserfieber, in Frage. Auch bei infektiöser Nephritis und Cystitis als Ersatzmittel für Urotropin empfohlen, sowie als wurmtötendes Mittel bei Trichomonas; hierbei 3 mal tägl. 0,1 innerlich und außerdem morgens und abends 0,1 in $^1/_4$ l Wasser als Klysma gegeben. Ferner als Analgeticum bei neuritischen Prozessen und rheumatischen Affektionen der Muskeln, Gelenke und Sehnenscheiden, bei nervösen Schmerzen, Migräne, besonders bei Ischias, gelegentlich die modernen Analgetica an Wirksamkeit übertreffend und manchmal für die Dauer heilsam. Zu diagnostischen Zwecken bei der Funktionsprüfung der Nieren.

Äußerlich zum Pinseln bei Kehlkopfphthise und schweren Affektionen des Rachens in 10 proz. Lösung oder mit 98 Zucker gemischt 2 stündlich als Pulver eingeblasen; bei Endometritis, parametralen Exsudaten als 10 proz. Antrophor. In 0,2 proz. Lösung als antiseptische Wundspülung. In 0,1—0,3 proz. Lösung zur Instillation bei Hornhautinfiltraten und Geschwüren, Trachom, auch zur Gonorrhöebehandlung. Subcutan 0,02—0,08 in 2 proz. Lösung. Intravenös 0,1 : 10 bei schwerer Malaria.

Der Harn färbt sich bald nach dem Einnehmen anfangs gelblichgrün, später grünblau bis dunkelblau. (Die Schnelligkeit der Blaufärbung ist ein Maß der Nierenfunktion.) Der nach Anwendung des Mittels häufig eintretende Blasenreiz und Harndrang wird durch Einnehmen von gepulverter Muskatnuß (Vorsicht) behoben oder doch wenigstens gemildert (s. S. 511).

Anisum.

Fructus Anisi. Germ., Dan., Helv., Jap., Nederl., Norv., Suec. **Anisi fructus.** Belg., Brit. **Fructus Anisi vulgaris.** Austr., Ross. **Anis vert.** Gall. **Anice.** Ital. **Anis.** Mindestgehalt 1,5% ätherisches Öl. Die reifen, kräftig würzig riechenden und stark würzig und zugleich süß schmeckenden Spaltfrüchte der Umbellifere Pimpinella anisum L., meist in ganzem Zustand, seltener in die beiden Teilfrüchte zerfallen. Nederl. läßt auf Freisein von Früchten von Conium maculatum prüfen. Das Pulver ist grau- bis grünlichbraun, darf höchstens 10% Asche enthalten. Bestandteil der Species laxantes (s. S. 669) und pectorales (s. S. 671) sowie des **Decoctum Sarsaparillae compos.** (s. S. 640) und **Zittmanni** (s. S. 640). — 100,0 0,55 RM.

Innerlich besonders gegen Verdauungsstörungen mit Flatulenz. Pulvis carminativus und P. carm. infantum (Windpulver für Erwachsene und für Kinder) enthalten Anis, Fenchel und Zucker, ersteres neben Kümmel, Coriander und Natriumbicarbonat, letzteres neben gebrannter Magnesia. Anis soll die Verdaulichkeit von Brot und Gemüse steigern und gilt beim Volk als die Milchsekretion fördernd.

Oleum Anisi. Germ., Am., Brit., Helv., Nederl., Ross. **Aetheroleum Anisi.** Dan., Norv., Suec. **Essence d'Anis.** Gall. **Essenza di Anice.** Ital. Anisöl. Das farblose oder blaßgelbe, stark lichtbrechende, optisch aktive, würzig riechende und süßlich schmeckende ätherische Öl (oder weiße Krystallmasse) der Fructus Anisi oder der reifen Früchte von Illicium verum Hooker fil. (Sternanis.) Dichte 0,979—0,989. Erstarrungspunkt 15°—19°. Enthält etwa 90% Anethol. Rein, insbesondere frei auch von Phenolen und Alkohol (Verfälschungen) sowie von Blei oder Kupfer (infolge der Aufbewahrung in Kanistern). Bestandteil des Elix. e Succ. Liqu. (s. S. 491), des Liquor Ammonii anisatus (s. u.) und der Tinct. Op. benz. (s. S. 531). — 1,0 0,05 RM.

Therap. Dosen: 0,03—0,18 ccm (Brit.).

Durchschn. Dosis: 0,1 ccm (Am.).

Innerlich zu 0,05—0,3 (1—6 Tr.) als Expektorans und Carminativum, als Elaeosaccharum, im schleimigen Vehikel oder in der Form des Liq. Ammonii anisatus.

Äußerlich zu Einreibungen unvermischt oder in fettem Öle oder Spiritus gelöst, in Salben 1 mit 5—10 Fett gegen Kopfläuse. Für kleine Insekten, Läuse, Krätzmilben ein heftiges Gift. Wirkt hautreizend und macht leicht Dermatitis.

Aqua Anisi. Ergb., Am., Belg (A. a.), Brit. **Acqua distillata di Anice** Ital. Aniswasser. Aus Fructus oder Oleum Anisi hergestellt, nach Anis riechend und schmeckend. Am. läßt 2 ccm Ol. Anisi mit 0,15 Talcum verreiben und mit 1000 ccm Wasser ausziehen. Belg. mischt ex temp. 30 Spiritus Anisi mit 970 Wasser.

Innerlich als Zusatz zu expektorierenden Mixturen.

Sirupus Anisi. Anisi Sirupus Belg. Anissirup. 3 T. Anisspiritus und 97 T. Zuckersirup.

Innerlich als Zusatz zu expektorierenden Arzneien.

Spiritus Anisi. Am., Austr., Brit. **Anisi Spiritus** Belg. Anisspiritus. Durch Destillation von 25 T. Anis mit Weingeist ad 100 T. Colat. (Austr.), oder Lösen von 1 T. Anethol ad 100 T. Weingeist (Belg.), oder Lösen von 10 ccm Anisöl ad 100 ccm Weingeist (Am., Brit.) hergestellt.

Therapeut. Dosen: 0,3—1,2 ccm (Brit.). Durchschnittl. Dosis: 1,0 ccm (Am.).

Innerlich teelöffelweise in Wasser als Carminativum.

Tinctura Anisi. Tintura di Anice. Ital. Anistinktur. Aus Anis (1) und verd. Weingeist (5) hergestellt, gelblichgrün, nach Anis riechend und schmeckend. — 10,0 0,20 RM.

Liquor Ammonii anisatus. Germ., Ross. **Liquor ammoniae anisatus.** Austr. **Spiritus Ammonii anisatus.** Helv. **Ammoniae spiritus anisatus.** Belg. **Spiritus ammoniacatus anisatus.** Dan. **Spiritus ammoniae anisatus.** Suec. **Solutio Ammoniae spirituosa anisata.** Nederl. **Soluzione alcoolica di Ammoniaca con Anice.** Ital. Anisölhaltige Ammoniakflüssigkeit. Anisölhaltiger Salmiakgeist. Klare, farblose bis blaßgelbe, stark nach Anis und Ammoniak riechende Mischung von Anisöl (1), Weingeist (24), Ammoniakflüssigkeit (5). Dichte 0,861—0,865. Beim Verdampfen auf dem Wasserbade keinen Rückstand hinterlassend. Die Vorschriften der anderen Pharm. haben wenig abweichende Mengenverhältnisse. — 10,0 0,15 RM.

Innerlich zu 0,25—0,75 3—4 mal täglich, in Tropfen (5—15 Tropfen in schleimigem Vehikel), in Mixturen 1,5—5,0 auf 100,0 als Expektorans bzw. Zusatz zu ähnlichen Arzneien.

159

Rp. 234—239   (Anisum) Liqu. Ammon. anis. — **Antidota**

234. Rp. Inf. Radicis Ipecacuanhae
    (e 0,5) 150,0
    Ammonii chlorati 5,0
    Liq. Ammonii anisati 5,0
    Sir. Senegae 25,0,
M. D. S. 2 stündl. 1 Eßlöffel. (Als Expektorans bei Bronchialkatarrhen.)

235. Rp. Liq. Ammonii anisati 1,0
    Inf. radicis Senegae
    (e 5,0) 100,0
    Sir. Foeniculi 25,0.
D. S. Stündl. 1 Kinderlöffel. (Als Expektorans bei Bronchitis infantum. — Bei Erwachsenen die 3—5 fache Dosis des Liq. Ammon. anis.)

236. Rp. Liq. Ammonii anisati 5,0
    Aq. Amygdalarum
    amararum 10,0
    Aq. Aurantii florum 50,0.
M. D. S. 2—3 mal täglich 1 Teelöffel voll in einer Tasse Brusttee zu nehmen.

237. Rp. Liq. Ammonii anisati 5,0
    Sir. Althaeae 30,0
    Aq. dest. ad 200,0.
M. D. S. 3 mal tägl. 1 Eßlöffel. **Liquor pectoralis.** F. M. B. (0,74 RM. o. G.)

Anisum stellatum.

Fructus Anisi stellati. Germ. I., Ergb., Austr., Helv., Ross., Suec. **Badiane de Chine.** Gall. **Anice stellato.** Ital. Sternanis. Die Sammelfrüchte der Magnoliacee Illicium verum Hooker fil. — 10,0 0,15 RM.

Innerlich zu 0,3—1,0 in Pulver, Latwergen, im Aufguß, in Spezies, als Zusatz zu diaphoretischen und diuretischen Tees und Tisanen, zu expektorierenden Species, als Konspergens von Pillen.

Oleum Anisi stellati. Ergb. **Essence de Badiane.** Gall. Sternanisöl. Blaßgelbliche. dem Anisöl sehr ähnliche Flüssigkeit. Spez. Gew. 0,980—0,990. — 1,0 0,05 RM.

Innerlich zu 0,05—0,15 1—3 Tr., wie Ol. Anisi.

Anthemis s. Flores Chamomillae romanae S. 279.

Anthrachinon. Anthracenverbindung. 1,2-Dioxyanthrachinon = **Alizarin**, **Anthrarobin** (s. u.), **Chrysarobin** (s. S. 307), **Istizin** (s. S. 457).

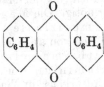
Anthrachinon

Anthrarobinum. Ergb. **Anthrarobin.** Reduktionsprodukt des käuflichen Alizarins. Gelbbraunes bis hellschokoladefarbenes, geruch- und nahezu geschmackloses Pulver, fast unl. in kaltem, leichter in heißem Wa., l. in 10 T. kaltem und 5 T. heißem Alk. — 1,0 0,20 RM.

Äußerlich wie Chrysarobin gegen Psoriasis, Herpes tonsurans und Pityriasis versicolor, mit Lanolin oder Adeps suillus in 10proz. Salbe oder in 10—20proz. alkoholischer oder 10proz. Glycerinlösung, auch im Gesicht, auf dem Kopf und an den Genitalien angewandt.

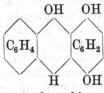
Anthrarobin

238. Rp. Anthrarobini 10,0
    Olei Olivarum 30,0
    Adipis Lanae c. aq.
    60,0.
M. f. ungt.

239. Rp. Anthrarobini 20,0
    Boracis 35,0
    Glycerini
    Spiritus ana 90,0.
M. D. S. Anthrarobin-Boraxlösung.

Antidota. Die Behandlung der medizinalen Vergiftungen.

Schwere Vergiftungszustände werden seltenerweise durch kleine, selbst kleinste Gaben von Arzneimitteln, wenn sie das erstemal genommen werden, hervorgerufen; hierbei handelt es sich meist um gleichzeitiges plötzliches Auftreten von Hauterscheinungen (Exanthemen oder Urticaria) mit Herzschwäche, Dyspnoe, auch Zungenschwellung und Temperatursteigerung als Ausdruck einer besondern Empfindlichkeit des autonomen Nervensystems, wahrscheinlich durch pathologisch abgebautes Körpereiweiß hervorgerufen (Idiosynkrasie bezw. allergischer oder anaphylaktischer Shock) z.B. nach dem erstmaligen Einnehmen einer kleinen Gabe Arsen, von Quecksilber, Phenacetin, Veronal, relativ oft nach der Resorption von Jodoform, besonders häufig durch das Jod-Ion, nach dem ersten Gebrauch vieler jodhaltiger Medikamente. Hierin liegt eine Analogie mit der Serumkrankheit und gewissen alimentären Idiosynkrasien, z. B. nach dem Genuß von Erdbeeren, Krebsen usw. In manchen Fällen treten Vergiftungserscheinungen im Sinne der Anaphylaxie erst nach längerem Gebrauch medizinaler Dosen ein, so besonders nach Barbitursäuren und aromatischen Verbindungen. Die Behandlung besteht analog wie bei der Serumkrankheit, neben dem sofortigen Aussetzen des schuldigen Medikaments in subcutanen Injektionen von Adrenalin, bezw. Ephedrin oder intravenösen Injektionen von Kalklösungen.

Weit häufiger kommen medizinale Vergiftungen durch übergroße Dosen von Medikamenten zustande, sei es, daß diese durch Mißverständnisse oder Verwechslung, sei es, daß sie suicidii causa genommen werden. Hierher gehört die Vergiftung mit großen Dosen von Schlafmitteln (Barbitursäuren), mit Phenol, Lysol, arseniger Säure, Phosphor, auch mit Oxalsäure (Kleesalz), konzentrierter Schwefelsäure („Oleum") u. a. Die Behandlung besteht in erster Linie in der Entleerung des Magens. Früher erzwang man dieselbe durch künstlichen Brechreiz, den man durch Kitzeln des Schlundes nach reichlichem Getränk oder nach Senfwasser oder durch ein Brechmittel hervorrief (vgl. Ipecacuanha S. 454 und Apomorphin S. 166). Heute wird nach jeder Vergiftung so schnell wie möglich der Magenschlauch eingeführt und der Magen ausgiebig ausgewaschen; es soll so lange Wasser eingegossen und ausgehebert werden, bis der Mageninhalt klar zurückläuft; dazu sind meist 15—20 l Wasser nötig. Die Magenspülung ist die Behandlung der Wahl für jede medizinale Vergiftung per os. Als gleichwertig darf man die Einführung von adsorbierenden Substanzen in den Magen bezeichnen Carbo medicinalis (vgl. S. 264), daneben Bolus alba (vgl. S. 142), auch Aluminium pulveratum (S. 138). Man bringt 2 gehäufte Teelöffel des Adsorbens, in Wasser aufgerührt, in den Magen. Da es sich meist um bewußtlose Patienten handelt, so muß das Adsorbens vielfach durch den Magenschlauch eingeführt werden. Um einen zu langen Aufenthalt des adsorbierten Giftes im Darm zu verhindern, wobei eine Lösung der physikalischen Verbindung statthaben könnte, gibt man gleichzeitig ein Abführmittel, am besten 25 g Magnes. sulf. (vgl. S. 617). Wir (Kl.) pflegen die Behandlung medizinaler Vergiftungen stets mit der Magenspülung zu beginnen und als letzten Akt derselben Carbo medicinalis mit Magnes sulf. einzugießen. Es ist durch vielfältige Erfahrung sichergestellt, daß durch Adsorptionstherapie allein, wenn sie rechtzeitig angewandt wird, die schwersten Vergiftungen unschädlich gemacht werden können. Auf allen Rettungsstellen sowie in den Aufnahmestuben von Krankenhäusern sollte stets Carbo medicinalis vorrätig sein, um in Vergiftungsfällen sofort angewandt werden zu können.

Neben dieser mechanischen bzw. physikalischen Behandlung der medicinalen Vergiftung steht die chemische, welche das Gift durch Bindung unschädlich zu machen sucht, an Bedeutung sehr zurück. Man führt bei Säurevergiftung Natr. bicarbonicum, Kreide oder Magnesia oder bei Laugevergiftung

Essig zu, aber man kann meist nicht die erforderliche Menge und Konzentration der neutralisierenden Substanz reichen.

Gegen Arsenvergiftung kann man Antidotum Arsenici (vgl. S. 388) anwenden, doch wird man kaum kostbare Zeit damit verbringen, auf die Bereitung dieses Antidotum zu warten.

Die ganze Lehre von den chemischen Gegengiften, welche in früheren Zeiten von größter Bedeutung war, hat heute fast nur noch historischen Wert.

Als parenterale medicinale Vergiftung kommt nur die Vergiftung mit übergroßen Dosen von Morphin in Lösungen oder Spezialitäten in Frage; man wendet hiergegen sehr große Dosen von Atropin (5 mg und mehr, vgl. S. 216) sowie zur Behebung drohender Atemlähmung Lobelin (vgl. S. 494) an.

Antipyrin und die Antipyrinderivate (Salipyrin, Pyramidon, Melubrin, Novalgin usw.**).** Ant., von Knorr 1883 dargestellt, seit 1884 im Gebrauch. Wirkt als Narkoticum auf die durch Fiebergift überreizten wärmeregulierenden Hirnzentren und setzt dadurch die erhöhte Temperatur herab (Antipyreticum); es wirkt gleichzeitig narkotisierend auf die zentrale Sensibilität und bewirkt dadurch allgemeine Beruhigung und Schmerzstillung (Sedativum, Analgeticum). An der Temperaturherabsetzung beteiligt sich auch periphere Gefäßerweiterung (wie bei den Salicylaten); eine Herabsetzung des Stoffwechsels wie beim Chinin findet nicht statt. Antipyrin wirkt in besonderer Weise analog den Salicylaten auf die Erscheinungen des akuten Gelenkrheumatismus, indem es die entzündlichen Gelenkschwellungen rückgängig macht (Antirheumaticum). Die Wirkungen des Antipyrin werden in ebenso starkem Maße, doch von kleineren Dosen und mit geringeren Nebenwirkungen, ausgelöst von der Dimethylaminoverbindung genannt Pyramidon, deren Kondensationsprodukt mit Formaldehydbisulfit = Melubrin und der Methylverbindung des Melubrins = Novalgin; sehr wirksam ist auch die Salicylsäureverbindung, genannt Salipyrin; schließlich werden Mischungen des Antipyrin mit Coffein (Migränin) und des Pyramidon mit Butylchloral (Trigemin) viel angewendet. Die Mischungen der Antipyrinderivate mit Barbitursäuren wie Veramon u. a. (s. S. 208) sind als sehr wirksame Analgetica zu empfehlen.

Antipyrin (E. W.). **Phenyldimethylpyrazolonum.** Germ., Suec. **Antipyrinum.** Austr., Belg., Dan., Helv., Jap., Nederl., Norv., Ross. **Antipyrina.** Am. **Phenazonum.** Brit. **Antipyrine.** Gall. **Fenildimetilisopirazolone.** Ital. (Phenazon.) Phenyldimethylpyrazolon. Antipyrin. Bisher Pyrazolonum phenyldimethylicum. Tafelförmige, farblose Krystalle[1]) von kaum wahrnehmbarem Geruch und schwach bitterem Geschmacke, in Wa. (1),

$$H \cdot C - C \overset{O}{\underset{N}{<}} \quad N < C_6H_5 > ; \quad C_{11}H_{12}ON_2. \quad \text{Mol.-Gew.}$$
$$CH_3 \cdot C - N \underset{CH_3}{<} \qquad 188.$$

Alk. (1), Chl. (1,5) oder Ae. (80) l. Schmp. 110°—112°. Rein, insbesondere frei von Schwermetallsalzen. Kein wägbarer Rückstand. Vorsichtig aufzubewahren. — 10,0 0,55 RM. Phenyldimethylpyrazolonum 10,0 0,50 RM. — 20 Antipyrintabletten (0,5) 0,70 RM. 10 Phen.-Tabl. (1,0) 0,55, (0,5) 0,30 RM.

[1]) Im Handel als beinahe geruchloses weißes Krystallmehl. Als Base vereinigt sich Ant. mit Säuren zu Salzen und gibt mit den Alkaloidreagenzien Fällungen. Wässerige Lösungen reagieren infolge der negativen Phenolgruppe gegen Lackmus neutral.

Therapeut. Dosen: 0,3—1,0 (Brit.). Durchschn. Dosis: 0,3 (Am.).

Größe Einzelgabe: 1,0 (Dan., Helv., Ital., Jap., Nederl.); dagegen Austr., Norv., Ross. 4,0, Gall. 2,0.

Größte Tagesgabe: 3,0 (Helv., Jap., Nederl.); dagegen Dan. 4,0; Ital., Norv. 5,0; Austr., Ross. 6,0; Gall. 8,0.

Innerlich (1884) als Antipyreticum zu 1,0, sobald die Temperatur eine gewisse Höhe, etwa 39°, überschritten hat, wenn nötig, mehrmals täglich in Pulver mit Wasser, Wein, Oblaten; auch als Klysma. Bei Kindern so viel Dezigramme, als das Kind Jahre hat. Bei großen Dosen nicht frei von unangenehmen Nebenwirkungen, besonders Frost und Kollaps, Übelkeit, Erbrechen, Sinken des Blutdrucks. Setzt in allen Infektionskrankheiten die Temperatur um 1—2° herab, ohne indes den Krankheitsverlauf abzukürzen. Auch in kleineren Gaben zu 0,15—0,25 3—4mal tägl. gegeben gegen das Fieber der Phthisiker; oft von gutem Erfolg. Ein spezifischer, den Salicylpräparaten gleichender Einfluß besteht bei Gelenkrheumatismus. Gegen Keuchhusten werden so viel Zentigramme, als das Kind Monate, so viel Dezigramme, als es Jahre hat, 3 mal täglich nach dem Essen und eine vierte Dosis nachts gegeben. Als Analgeticum bei jeder Art von Kopfschmerz, auch bei typischer Migräne, bei Muskelrheumatismus, Brustschmerzen der Phthisiker, Neuralgien oberflächlich gelegener Nerven, Ischias, Schmerzen der Tabiker, auch gastrischen Krisen, bei asthmatischen Anfällen, Angina pectoris, bei Neurosen des Harnapparates, Dysmenorrhöe und schmerzhaften Nachwehen, kurzum als Antineuralgicum und Analgeticum sehr bewährt. Auch bei Chorea minor wird über Milderung und Abkürzung des Verlaufes berichtet. Bei Migräne wird die Verbindung mit Coffein gerühmt; in besonders schweren Fällen kann Zugabe einer kleinen Dosis Morphin erwünscht sein. Gegen Pruritus, in abendlichen Dosen zu 1,0, oft erfolgreich.

Äußerlich in subcutanen Injektionen sehr schmerzhaft. Um die lokale Schmerzhaftigkeit zu vermindern, hat man zu der Lösung ad 10 noch 0,15 Cocain. hydrochloric. zugesetzt, so daß jeder Kubikzentimeter 0,015 Cocain enthielt. Die subcutanen Antipyrininjektionen werden aber kaum noch angewandt; an ihre Stelle macht man die endoneuralen Eucaininjektionen. In Suppositorien nach den obigen Indikationen zu 0,5 auf 1,5 Ol. Cacao pro dosi (2—3 Stück in 24 Stunden) empfohlen.

Gegen die bei Antipyringebrauch bisweilen auftretenden Schweiße gleichzeitig oder kurz vor der erneuten Darreichung Atropin- oder Agaricinpillen. Die nicht selten beobachteten Hautaffektionen (Erythem, Urticaria, Erbrechen, Exantheme, auch der Mundhöhle u. a.) verschwinden nach dem Aussetzen des Mittels schnell. Gelegentlich wurden danach lokalisierte ödematöse Schwellungen, auch des Präputiums, beobachtet.

240. Rp. Antipyrin oder Phenyldimethylpyrazolon. 10,0
Aq. dest. ad 200,0.
M. D. S. Im Bedarfsfall 1 Eßlöffel zu nehmen

241. Rp. Phenyldimethylpyrazolon. 1,0
Vini Tokayensis
Aq. dest. ana 25,0
Sir. Aurantii florum ad 100,0.
M. D. S. 2stündl. 1 Eßlöffel. (Bei Keuchhusten.)

242. Rp. Phenyldimethylpyrazolon. 5,0
(evtl. Anaesthesin 1,0)
Aq. dest. q. s. ad 10,0 ccm.
M. D. S. Zu tiefen Injektionen auf den Nerv bei Ischias.

Phenyldimethylpyrazolonum cum Coffeino citrico. Ergb. III. **Antipyrinum coffeino-citricum.** Austr. **Antipyrino-Coffeinum citricum.** Helv. **Antipyrinum cum coffeino et acido citrico,** Migraenine. Nederl. Phenyldimethylpyrazolon mit Coffeincitrat. 90 (Ergb. 100) T. Phenyldimethylpyrazolon, 9 T. Coffein, 1 T. Citronens. werden mit der zur Lösung genügenden Menge Wa. (Ergb. ohne Wa.) erwärmt. Migränin (E. W.) ist das durch Vereinigung von citronensaurem Coffein und Antipyrin entstandene citronensaure Coffein-Antipyrin. Weißes, bitter schmeckendes Pulver, leicht in Wa. und Alk. l. — 10,0 0,60 RM. 10 Tabl. (0.5; 1,0) 0,35; 0,65 RM. Migränin 10,0 0,65 RM. 5 Tabl. (1,1) 0,65 RM.

Größte Einzel- und Tagesgabe: Austr. **1,5, 3,0,** Helv., Nederl. **1,0, 3,0.**

Innerlich zu 0,5—1,0 seit 1893 als Analgeticum und Antineuralgicum, besonders bei Migräne.

Salipyrin (E.W.). Phenyldimethylpyrazolonum salicylicum. Germ. **Antipyrinum salicylicum.** Austr., Belg., Helv., Jap., Ross. **Salicylas Antipyrini.** Nederl. **Salipyrinum.** Dan., Suec. **Salicylate d'Antipyrine.** Gall. Phenyldimethylpyrazolonsalicylat. Salipyrin. Bisher Pyrazolonum phenyldimethylicum salicylicum. $(C_{11}H_{12}ON_2)C_6H_4OHCOOH$. Mol.-Gew. 326,2. Weißes, grob krystallinisches Pulver oder sechsseitige Tafeln von schwach süßlichem Geschmacke, in Wa. (250), siedendem Wa. (40), leicht, in Alk., weniger leicht in Ae. l. Schmp. 91—92°. Rein, insbesondere frei von Schwermetallsalzen. Vor Licht geschützt und vorsichtig aufzubewahren. — 10,0 0,35 RM. Salipyrin 10,0 0,65 RM. 10 Tabl. Salipyr. 0,55 RM. 10 Tabl. Phen. sal. (1,0) 0,40 RM.

Größte Einzelgabe: 2,0 (Austr., Dan., Helv., Nederl.); dagegen Jap., Ross. **1,0.**

Größte Tagesgabe: 6,0 (Austr., Helv., Nederl.); dagegen Jap. **3,0;** Ross. **4,0;** Dan. **8,0.**

Innerlich seit 1890 als zuverlässiges und bekömmliches Antipyreticum. Zu 1,0, wenn die Temperatur eine gewisse Höhe erreicht, evtl. mehrmals am Tage; gegen akuten Gelenkrheumatismus 5—6 mal tägl. 1,0; auch gegen chronischen Gelenkrheumatismus und rheumatische Ischias; bei Influenza; bei Kindern und schwachen Personen 0,15—0,25—0,5; gegen Erkältung und Schnupfen; sehr gutes Analgeticum bei jeder Art von Schmerz, auch bei Menstruationsbeschwerden 3 mal tgl. 1,0. Außer leichten Exanthemen, Schweißausbruch wenig und geringe unangenehme Nebenwirkungen.

Jodopyrin (E.W.). **Jodantipyrin.** Antipyrin, in dem der noch substituierbare Wasserstoff durch Jod ersetzt ist. Gehalt an festgebundenem J 40%. Farblose, in Wa. unl. Krystalle, bei 160° schmelzend. — **O. P.** 20 Tabl. (0,3) 2,15 RM.

Innerlich: 3mal tägl. 1—2 Tabl., als Antipyreticum.

Pyramidon (E. W.). Dimethylamino-phenyldimethylpyrazolonum. Germ. **Dimethylamidoantipyrinum.** Belg., Jap., Nederl. **Amidopyrinum.** Suec. **Amidopyrina.** Am. **Pyramidonum.** Ross. **Dimethylamino - Antipyrine.** Gall. **Fenil - Dimetil-Dimetilamino - Isopirazolone.** Ital. Dimethylamino-phenyldimethylpyrazolon, Pyramidon. Bisher Pyrazolonum dimethylaminophenyldimethylicum. (Aminophenazon). Kleine, farblose, schwach bitter schmeckende Krystalle, sehr leicht in Alk., weniger leicht in Ae., in Wa. (20)

11*

mit schwach alkal. Reaktion l.[1]) Schmp. 108°. Rein, insbesondere frei von Phenyldimethylpyrazolon und Schwermetallsalzen. 0,2 g dürfen nach dem Verbrennen keinen wägbaren Rückstand hinterlassen. Vor Licht geschützt und

$$(CH_3)_2N \cdot C-C \underset{\underset{CH_3}{\overset{|}{N}}}{\overset{O}{\diagup}} N \langle C_6H_5 \rangle \; ; \; (C_{11}H_{11}ON_2)N(CH_3)_2, \text{ Mol.-Gew. } 231,2.$$

vorsichtig aufzubewahren. Pyramidon 1,0 0,50 RM. 20 Tabl. (0,1) 1,0 RM. 20 Tabl. (0,3) 2,10 RM. Dimethylamino - Ph. 1,0 0,10 RM. 10 Tabl. (0,1) 0,10 RM. 10 Tabl. (0,3) 0,35 RM.

Durchschnittl. Dosis: 0,3 (Am.).

Größte Einzelgabe: 0,3 (Jap., Nederl.), dagegen Ital., Ross. **0,5,** Gall. **1,0.**

Größte Tagesgabe: 1,0 (Jap., Nederl.), dagegen Ross. **1,5,** Gall., Ital. **3,0.**

Innerlich seit 1896 zu 0,1—0,5 als Antipyreticum, Antineuralgicum, Antirheumaticum, Sedativum. Beste Darreichung in Tabletten. Zuverlässiges und unschädliches Antipyreticum, dem Antipyrin analog wirkend, beim hektischen Fieber der Tuberkulösen, bei Influenza, Typhus abdominalis und anderen fieberhaften Erkrankungen, bei akutem und chronischem Gelenkrheumatismus von analoger Wirkung wie die Salicylate. Bei Kopfschmerzen, Zahnschmerzen, Migräne, Trigeminus-, Intercostal- und anderen Neuralgien, bei den lanzinierenden Schmerzen der Tabiker, dysmenorrhoischen Beschwerden als wirksames Analgeticum auch bei Koliken von Gallen- oder Nierensteinen. Auch bei den subjektiven Parästhesien der Herzkranken sowie bei Bronchialasthma nützlich und zur Beseitigung von neurasthenischer Unruhe und Angst empfehlenswert. Auch als Schlafmittel insbesondere bei Erregungszuständen wirksam. In der Zahnheilkunde gegen den Schmerz nach Zahnextraktionen usw. benutzt. Beliebtes Fiebermittel bei Kindern.

Die Nebenwirkungen (Schweißsekretion, Abgeschlagenheit, Beklemmungsgefühl und urticariaähnliche Exantheme) sind geringer als beim Antipyrin.

Pyramidon bicamphoricum. Saures camphersaures Pyramidon. $C_{13}H_{17}ON_3 \cdot C_{10}H_{16}O_4$. Weißes, krystallinisches Pulver, in 20 T. Wa. und in 4 T. Alk. l. Die Lösungen reagieren sauer. — 1,0 0,45 RM. Hat sich nicht eingeführt.

Pyramidon salicylicum. Salicylsaures Pyramidon. $C_{13}H_{17} \cdot ON_3 \cdot C_7H_6O_3$. Weißes, krystallinisches Pulver, in 16 T. Wa. oder in 5—6 T. Alk. l. — 1,0 0,35 RM. Wird wenig angewendet.

Trigemin. Dimethylamino-phenyldimethylpyrazolonum cum Butylchloralo. Besteht aus Pyramidon und Butylchloralhydrat (s. S. 298). Weiße, bei 82—84° schmelzende Krystalle von eigenartigem Geruch und mildem Geschmack, l. in 65 T. Wa. und in 10 T. Ae., leichtl. in Alk. — 1,0 0,50 RM. **O. P.** 20 Kapseln (0,25) 1,75 RM, 20 Tabl. (0,25) 1,55 RM.

Innerlich in 0,3—0,7 in Gelatinekapseln, Tabl. oder Oblaten (nicht in den leeren Magen!) als Antineuralgicum bei Neuralgien, besonders Trigeminusneuralgien, dysmenorrhoischen Beschwerden, bei den lanzinierenden Schmerzen der Tabiker empfohlen. Auch in der Augenheilkunde bei schmerzhaften Affektionen, akutem Glaukomanfall, Ciliarschmerzen sowie in der Zahnheilkunde

---

[1]) In heißem Wasser weniger l. Zeigt wie Antipyrin einige der allgemeinen Alkaloidreaktionen. — Bisweilen Rotfärbung des Harns beim Ansäuern.

verwandt. Wirkt gelegentlich sehr gut, ist aber im allgemeinen weniger wirksam als Pyramidon.

Als Nebenwirkungen werden dyspeptische Erscheinungen bis zum Erbrechen, Schläfrigkeit und Urticaria angegeben.

Melubrin. Phenyldimethylpyrazolon-amino-methansulfonsaures Natrium. Unter Verwendung von Formaldehydbisulfit hergestellt.

$$NaOO_2S \cdot CH_2 \overset{H}{\underset{CH_3 \cdot C-N}{\diagup}} N \cdot \overset{C-C}{\underset{\diagdown CH_3}{\diagdown}} \overset{O}{\diagup} N \diagup C_6H_5 \diagdown \; ; \; C_{11}H_{14}N_2ONH \cdot CH_2SO_3Na. \quad \text{Mol.-Gew.}$$
319,2.

Weißes, krystallinisches, nahezu geschmackloses Pulver, sehr leichtl. in Wa. mit gelblicher Farbe und neutraler Reaktion, schwerl. in Alk. — 1,0 0,25 RM.

Innerlich seit 1912 im Gebrauch. Wirkt im allgemeinen wie Antipyrin, ohne besondere Vorzüge vor demselben, steht jedoch hinter dem Pyramidon an Verträglichkeit und Wirksamkeit häufig zurück.

Novalgin (E. W.). Ergb. Phenyldimethylpyrazolon-methylamino-methan-sulfonsaures Natrium. Fast weißes, geruchloses krystallinisches

$$NaOO_2S \cdot CH_2 \overset{CH_3}{\underset{CH_3 \cdot C-N}{\diagup}} N \cdot \overset{C-C}{\underset{\diagdown CH_3}{\diagdown}} \overset{O}{\diagup} N \cdot \diagup C_6H_5 \diagdown + H_2O. \quad \text{Mol.-Gew. 351.}$$

Pulver, leichtl. in Wa. und Methylalk., schwerl. in Alk., unl. in Ae. Die wässerige Lösung reagiert neutral und färbt sich beim Stehen gelblich. — **O. P.** 10 Tabl. (0,5) 1,45 RM.

Innerlich seit 1922. Wie das vorige. Oft von guter Wirkung, insbesondere als Analgeticum und Sedativum, doch nicht so allgemein empfehlenswert wie Pyramidon. In Tabletten zu 0,5.

Gardan. Mischung von Novalgin (60%) mit Pyramidon (40%). — 10 Tabl. (0,5) 1,20 RM.

Innerlich in Tabletten zu 0,5 neuerdings für alle Indikationen des Pyramidon empfohlen, wirksames Antipyreticum und Antineuralgicum, ohne besondere Vorzüge vor dem Pyramidon.

Anusol (E.W.)- Hämorrhoidal-Zäpfchen. Enthalten nach Angabe des Herstellers Jod-resorcinsulfonsaures Wismut, Zinkoxyd und Perubalsam. Gegen Schmerz und Entzündung bei Hämorrhoiden nützlich.

Apiolum. Apiol. Gall. Apiol. Petersiliencampher. Methylentrimethyläther des Tetraoxypropenylbenzols. Gewonnen aus dem Oleum Petroselini, dem ätherischen Öl von Petroselinum sativum Hoffm. Farblose, nach Petersilie riechende Krystallnadeln, fast unl. in Wa., l. in Alk., Ae. und fetten Ölen. Schmp. 30°. — A. album 1,0 1,60 RM., A. viride 0,15 RM.

Innerlich zu 0,25—0,5—1,0 pro die, in Gallertkapseln zu 0,25. Gegen Wechselfieber unberechtigterweise als Chininersatz und gegen Nachtschweiße der Phthisiker zwar gerühmt, aber wirkungslos. Neuerdings dem Publikum gegen Dysmenorrhöe angeboten. Macht oft Übelkeit, Schwindel, Kopfschmerzen. **Gefahr des Abortus!**

Apiolum viride, grünfarbige (französische) Apiolsorten, sind ätherische Auszüge der Früchte von Petroselinum sativum.

Apocynum. Radix Apocyni cannabini. Die getrockneten Wurzelstöcke der Apocynacee Apocynum cannabinum L. (Amerikanischer Hanf) oder naher verwandter Spezies. Enthält Apocynin (digitalisartiges Herzgift) und Apocynein, chemisch nicht einheitliche Stoffe.

Innerlich zu 0,05—0,2 mehrmals täglich (0,5—2,0 pro dosi als Abführmittel), in Pulver, Pillen, im Fluidextrakt, im Dekokt (1,0—2,5 auf 100,0), 3—4mal tägl. 1 Eßlöffel. Als Diureticum bei Hydrops. (Wenig im Gebrauch.)

Apomorphinum hydrochloricum. Germ., Austr., Belg., Helv., Jap., Ross. **Apomorphinae hydrochloridum.** Am., Brit. **Apomorphini hydrochloridum.** Suec. **Hydrochloras Apomorphini.** Nederl. **Chloratum apomorphicum.** Dan., Norv., **Chlorhydrate d'Apomorphine.** Gall. **Cloridrato di Apomorfina.** Ital. Apomorphinhydrochlorid. $(C_{17}H_{17}O_2N)$ HCl $+ \, ^3/_4 \, H_2O$ [1]) (s. S. 523). Aus Morphin durch Erhitzen mit konz. Salzs. auf 140—150° erhalten. Weiße oder grauweiße, an feuchter Luft, besonders unter Mitwirkung des Lichtes sich bald grün färbende Krystalle. L.[2]) in Wa. (50), in Alk. (40), fast unl. in Ae. oder Chl. Die Lösungen nehmen an der Luft und am Licht infolge Zersetzung allmählich eine grüne Färbung an; unter Zusatz von wenig Salzs. bereitet, bleiben sie längere Zeit unverändert. Apomorphinhydrochloridlösungen für den inneren Gebrauch ist vom Apotheker eine der angewendeten Menge Apomorphinhydrochlorid gleiche Gewichtsmenge Acid. hydrochl. zuzusetzen. Rein, insbesondere frei von Oxydationsprodukten des Apomorphins und fremden Alkaloiden (einschl. Chloromorphid). Krystallwassergehalt höchstens 4,5%. Es dürfen nur farblose oder doch nur sehr wenig gefärbte Lösungen abgegeben werden. Vor Licht geschützt und vorsichtig aufzubewahren! — 0,1 1,10 RM.

Therap. Dosen: innerlich 0,006—0,016; subcutan 0,003—0,006 (Brit.). Durchschnittl. Dosis: Expektorans 0,001 g, subcutanes Emeticum 0,005 g (Am.).

Größte Einzelgabe: 0,02 (ebenso Belg., Dan., Helv., Jap., Norv., Suec. und Internat. Vorschl. Apomorphini hydrochloridum), dagegen Austr., Ital., Nederl., Ross. **0,01,** Gall. **0,015.**

Größte Tagesgabe: 0,06 (ebenso Belg., Helv.), dagegen Austr., Dan, Ital., Nederl., Norv., Ross. und Internat. Vorschl. **0,05,** Gall. **0,015.**

Innerlich (früher in Dosen von 0,01 als Emeticum gebraucht), jetzt nur noch in Milligramm-Dosen als Expektorans (bei heftigen Bronchialkatarrhen, Asthma, Pneumonie, Phthise, Diphtherie) und zwar zu 0,001—0,005 pro dosi. In Pulvern, Pillen, am besten in Lösungen. (Bei angesäuerten Lösungen vitr. nigr. zwar nicht nötig, aber, da nicht teurer, braune Gläser gleichwohl empfehlenswert.)

Äußerlich als Emeticum (im Fall, daß die Anwendung des Magenschlauchs aus äußeren Gründen unmöglich ist) subcutan in 1proz. Lösung 0,005—0,01 zu injizieren, besonders bei Vergiftungen, zumal mit narkotischen oder stark ätzenden Substanzen. Unwirksam, wenn es bereits zur beginnenden Lähmung des Zentrums gekommen ist. Der Applikation größerer Dosen (0,01—0,02) folgt

---

[1]) Entsprechend **4,3%** Wasser.
[2]) Neutral reagierend.

nicht selten eine vollkommene Erschlaffung sämtlicher Körpermuskeln, mit Ausnahme der Respirations- und Herzmuskulatur, die erst nach geraumer Zeit vorüberging. Apomorphin subcutan wurde früher auch zur momentanen Beruhigung aufgeregter bzw. tobender Geisteskranker benutzt.

243. Rp. Apomorphini hydrochlorici 0,06
    Succi Liquiritiae dep. 2,5
    Radicis Liquiritae pulv. q. s.
ut f. pil. Nr. LX. Consp. Lycopod. D. S. 1 bis 2 stündl. 1—3 Pillen (und mehr) zu nehmen. Als Expectorans.

244. Rp. Apomorphini hydrochlor. 0,01
    Aq. dest. 15,0
    Sir. Althaeae 10,0.
M. D. S. Stündl. 20 Tr. (Expektorans bei Kindern. Teelöffelweise als Brechmittel bei Kindern).

245. Rp. Apomorphin. hydrochlor. 0,04
    Acid. citric. 0,5
    Sir. simpl. 20,0
    Aq. dest. ad 200,0.
M. D. S. 2 stündl. 1 Eßlöffel (Expektorans).

246. Rp. Apomorphini hydrochlor. 0,1
    (für Kinder 0,02)
    Aq. dest. ad 10,0
M. D. ad vitr. nigr. S. $^1/_2$—1 ccm zur subcutanen Injektion als Emeticum.

247. Rp. Codeini phosph. 0,1
    Apomorphini hydrochlor. 0,03
    (bis 0,06)
    Acid. hydrochlor. dilut. 0,5
    (bis 1,0)
    Aq. dest. 150,0.
M. D. S. 2—4 stündl. 1 Eßlöffel (Expektorans).

248. Rp. Apomorphini hydrochlor. 0,1
    Acid. hydrochlor. dilut. 0,1
    Aq. coctae et refrigerat. q. s.
    ad vol. 10 ccm.
M. D. S. $^1/_2$—1 ccm zur subcutanen Injektion. Brechmittel. (Hypodermic Injection of Apomorphine. Brit.)

Aqua. Am. Aqua communis. Jap., Nederl. **Eau potable.** Gall. Aqua fontana. Trinkwasser. Wasser. (Aqua pluvialis, Regenwasser.) — Aqua communis bis zu 1000 0,05 RM.

Aqua destillata. Germ., Am., Austr., Brit., Dan., Helv., Jap., Norv., Ross., Suec. Aqua. Belg., Nederl. **Eau distillée.** Gall. **Acqua distillata.** Ital. Destilliertes Wasser. H_2O. Klar, farb-, geruch- und geschmacklos. Rein, insbesondere frei von Salz-, Kohlen-, Schwefels., salpetriger Säure, organischen Stoffen, Ammoniak und Ammoniumsalzen, Calcium- und Schwermetallsalzen. Lackmuspapier nicht verändernd, höchstens 0,001% Rückstand hinterlassend[1]. — 1000,0 0,30 RM.

    Aqua recentissime destillata. — Bis zu 100,0 0,20 RM.

    Aqua redestillata in Ampullen zu 2—250 ccm. In Jenaer Fiola-Glas. Zur Herstellung von Lösungen für intravenöse Injektionen bzw. Infusionen, insbesondere zur Auflösung von Salvarsanpräparaten.

Aquae destillatae s. Aquae aromaticae Teil I, S. 4.

Aqua aromatica Germ. I., Ergb. **Aqua aromatica spirituosa.** Austr. Aqua cephalica. Aromatisches Wasser. Schlagwasser. Mutter-, Kinderbalsam, Bals. Embryonum. Alk.-wässeriges Destillat von verschiedenen aromatischen Drogen. Fol. Salv., Rosmar. [Austr. Meliss.], Menth. pip., Flor. Lavand., Fruct. Foenic., Cort. Cinnam. Trübe, stark gewürzhaft riechend. — 10,0 0,10 RM.

---

[1] Aufbewahrung nach Kommentar: In gut und dicht verschlossenen Flaschen (Staubteile der Luft können Pilzsporen, Algen usw. enthalten) nicht unter 0°. Korke zum Verschließen der Vorratsflaschen müssen vorher durch Maceration in warmem destilliertem Wasser gereinigt werden.

Aqua carminativa. Austr. W i n d w a s s e r. Wässeriges Destillat aus Fol. Menth. pip., Flor. Cham. Roman., Kümmel, Fenchel und Coriander, Pericarp. Aurant. — 10,0 0,10 RM.

Aqua carminativa regia. Austr. Elench. Fenchelwasser (60), aromatischer Spiritus (20), Sir. Coccionell. (5), Sirup (15).

Aqua coloniensis. Belg. **Spiritus coloniensis.** Ergb. **Eau de Cologne.** Kölnisches Wasser. Wird in Apotheken wie auch in Parfümeriefabriken nach eigenen Vorschriften bereitet; alle Formeln pflegen Ol. Neroli und Bergamottae mit mehr oder weniger Zusatz anderer ätherischer Öle in Spiritus auflösen zu lassen, etwa im Verhältnis von ätherischem Öl 1 T. zu 50 T. (etwa 90 proz.) Spiritus. Nach Ergb. Lavendelöl 0,5 T., Orangenblütenöl 0,7 T., Bergamottöl 1 T., Citronenöl 1 T. Weingeist ad 100 T. Belg.: Gemisch aus 8 T. Ol. Bergamott., 5 T. Ol. Citri, 2 T. Ol. Flor. Aurantii, 4 T. Ol. Lavand., 1 T. Ol. Rosmarin., 10 T. Ol. Cort. Aurant., 5 T. Tct. Benzoes, 965 T. Weing. Ähnlich die **Teinture d'essence de citron composée.** Gall.: Ol. Bergamott., Ol. Aurant. Cort., Ol. Citri ana 10 T., Ol. Flor. Aurant., Ol. Rosmar. ana 2 T., Spirit. ad 1000 T. — Spir. col. 10,0 0,50 RM.

Ä u ß e r l i c h : Riech- und kosmetisches Mittel.

Aqua sedativa. Belg., Helv., Norv. S e d a t i v w a s s e r. Raspails beruhigendes Wasser. Mischung aus 6 (Helv. 10) T. Liq. Ammon. caust., 1 T. Spiritus camphorat., 6 T. Natr. chlorat., Aqua dest. ad 100 T. Filtriert (Gall. nicht filtriert). Nur zu ä u ß e r - l i c h e n Zwecken; damit angefeuchtete Kompressen aufzulegen.

Aqua vulneraria spirituosa. Germ. I., Ergb. W e i ß e A r q u e b u s a d e. Herba Absinthii, Fol. Menth. pip., Fol. Rosmar., Fol. Rutae, Fol. Salv., Flor. Lavand. ana 1, verd. Alk. 20 werden 48 Stunden stehen gelassen. Durch Destillation mit Wasserdampf werden 40 Teile trübe, stark gewürzhaft riechende w. Arqu. hergestellt. — 100,0 0,70 RM.

Ä u ß e r l i c h früher beliebtes Verbandmittel bei Schußwunden, Quetschungen usw.

Arachis. Oleum Arachidis. Germ., Helv., Jap. **Oleum Arachis.** Brit. E r d n u ß ö l. Arachisöl. Hellgelb, fast geruchlos, mild schmeckend, aus den geschälten Samen der Leguminose Arachis hypogaea L. ohne Anwendung von Wärme gepreßt. Dichte 0,912—0,917. Jodzahl 83—100. Säuregrad nicht über 8. Verseifungszahl 188—197. Unverseifbare Anteile höchstens 1,5%.[1] Rein, insbes. frei von Sesam- und Baumwollsamenöl (Verfälschungen). Enthält neben Triolein die Glyceride der Arachin-, Linol- und Lignocerinsäure. — 100,0 0,40 RM.

Billiges, nicht ranzig werdendes fettes Öl wie Olivenöl. Dient zur Bereitung von Ungu. basilicum und cereum.

Areca.

Semen Arecae. Germ., Helv. Nuces Arecae. A r e k a s a m e n. Betelnuß. Die reifen, ganz oder zum größten Teil von den Resten der Fruchtwand befreiten, geruchlosen Samen der Palme Areca catechu L. M i n d e s t g e h a l t 0,4% A l k a l o i d (Arekolin). Geschmack schwach zusammenziehend. Das Pulver ist hellrotbraun. Enthalten neben Gerbsäure, Fett und Farbstoffen als wirksamen Bestandteil Arekolin, ferner unwirksame Alkaloide (Arekaidin, Arekain und Guvacin). — 10,0 0,10 RM.

I n n e r l i c h 4,0—6,0 des gepulverten Samens als P u l v e r oder E l e c t u a r i u m gegen Bandwürmer. Hauptsächlich in der Veterinärmedizin in Verwendung.

---

[1] Gutes Öl erstarrt erst bei — 3 bis — 7°.

Arecolinum hydrobromicum. Germ., Helv., Ross. **Arecolini hydrobromidum** Suec. **Bromhydrate d'Arécoline.** Gall. Arekolinhydrobromid. ($C_8H_{13}O_2N$)

HBr. N - Methyl - Tetrahydronicotinsäuremethylester. Feine, weiße, luftbeständige Nadeln. Leichtl. in Wa.[1]) oder Alk., schwerl. in Ae. oder Chl. Schmp. 170—171°. Rein. Sehr vorsichtig aufzubewahren. —0,1 0,45 RM.

Größte Einzelgabe: 0,0005. Größte Tagesgabe: 0,0015 (Gall., Ross.).

Innerlich in Dosen von 0,004—0,006 bei Erwachsenen gegen Bandwurm angewendet, aber nicht zu empfehlen.

Äußerlich in 1proz. Lösung (1—2 Tr.) als Ersatz von Physostigmin als miotisches Mittel zum Einträufeln in den Augenbindesack. Wirkt sehr schnell, für 30—70 Minuten ohne üble Nachwirkung.

Argentumpräparate.

Die wasserl. Silbersalze wirken in starken Konzentrationen als Ätzmittel, indem sie durch Eiweißfällung das Protoplasma zum Absterben bringen, in schwächeren Konzentrationen adstringierend, indem sie die Gefäße zusammenziehen und Exsudation wie Sekretion beschränken, in starker Verdünnung als Antiseptica durch Bactericidie. In letzterer Beziehung sind die organischen Silberverbindungen überlegen, da sie durch Kochsalz und Eiweiß nicht gefällt werden und dadurch besser in die Bakteriensubstanz eindringen können; deswegen werden die organischen Silberverbindungen vielfach gegen Sepsis und mit besonderem Erfolg bei Gonorrhöe angewendet, wo sie gleichzeitig adstringierend und in die Schleimhaut eindringend bactericid wirken[2]).

Kollargol (E. W.). Argentum colloidale. Germ., Jap., Ross., Suec. **Argent colloïdal par voie chimique.** Gall. Kolloides Silber, Kollargol. Gehalt mindestens 70% Ag. Grün- oder blauschwarze, metallisch glänzende Blättchen, in Wa. kolloid l. (25% Eiweißstoffe als Schutzkolloid[3]), von bestimmter Beständigkeit der Lösungen[4]), sie sind ohne Erwärmen und zur Abgabe in der Apotheke frisch zu bereiten. Vor Licht geschützt aufzubewahren. — 1,0 0,50 RM. Kollargol 1,0 1,30 RM.

Innerlich (1897) 0,1—0,5 : 100, 2—3mal tägl. 1 Tee- bis 1 Eßlöffel nach dem Essen, bei entzündlichen und geschwürigen Prozessen des Magendarmkanals. Wenig verwendet, da ohne Vorzüge vor dem billigeren Argentum nitricum. Längerer innerer Gebrauch jedenfalls zu vermeiden wegen Argyrosisgefahr.

Äußerlich als reizloses und vorzüglich bactericides Antisepticum in Lösungen 1 : 100 bis 1 : 1000 zu Ausspülungen von Wunden, der Harnblase

---

[1]) Lackmuspapier kaum rötend.

[2]) Die oligodynamische Wirkung des Silbers wird neuerdings der Wasserkeimfreimachung nutzbar gemacht.

[3]) In Alk. und Ae. unl. Die wässerigen Lösungen erscheinen im auffallenden Licht dunkelgrünbraun und trüb, im durchfallenden rotbraun. Sehr verd. Lösungen sind zwar durchsichtig, im auffallenden Licht aber auch trüb. — Zur Lösung wird in gut gereinigte Flasche das koll. Silber mit dem dest. Wasser angeweicht und durch kräftiges Schütteln in Lösung gebracht.

[4]) Bei der Probe auf Elektrolytempfindlichkeit sind eine bestimmte Konzentration und Menge der Kochsalzlösung vorgeschrieben, durch die die kolloide Silberlösung nicht geflockt werden darf.

Als Adsorbens bei Magen-Darminfektionen und -Gärungen.

auch bei Gonorrhöe (1proz. Lösung), empfohlen. In 5proz. Lösung zu Pinselungen bei Angina, bei Blennorrhoea neonatorum, bei eiternden Augenverletzungen und Hornhautschäden. (Hat den Vorzug vor Silbernitratlösungen, keine Schmerzen zu machen.) Als Klysma (2—5,0 auf 50—100 g warmes abgekochtes Wasser) bei septischen und infektiösen Prozessen von zweifelhafter Wirkung. Nach vorausgegangenem Reinigungsklistier tägl. 1—2 Klysmen. In der Augenheilkunde 5proz. Kollargollösung (oder Salbe) bei Conjunctivitis, Hornhauterkrankungen, perforierenden Verletzungen, nach Operationen, auch bei Blenorrhoea neonatorum, doch kein Vorzug vor Argent. nitricum. Besonders empfohlen bei Schnupfen; man gibt 1—2 Tr. der 2proz. wässerigen Lösung auf die Conjunctiven und 4—5 Tr. in jedes Nasenloch.

In intravenöser (auch intramuskulärer) Injektion zu 0,1—0,5 zu 10,0—20,0 pro dosi bei allen Strepto- und Staphylokokkeninfektionen, besonders bei Septicämie und septischer Endokarditis, aber auch in fast allen Infektionskrankheiten mit wechselndem Erfolg versucht. Man kann je nach der Schwere des Falls und der Wirkung bis zu 10 ccm einer 5proz. Lösung an mehreren — bis zu 8 — Tagen wiederholt einspritzen. Auch gegen Arthritis gonorrhoica und Endocarditis gonorrhoica und Lepra empfohlen. Bei Skorbut subcutane Injektion von je 5 ccm 1proz. Lösung empfohlen; nach 6maliger Injektion Heilung berichtet, bei gleichzeitiger antiskorbutischer Diät.

Vesicale Injektion 20proz. Lösung bei Blasenpapillom, zum Zweck der Nekrotisierung der Zotten.

Kollargollösung wirkt als Kontrastmittel bei der Röntgenphotographie und wurde besonders vor Nierenaufnahmen durch Ureterenkatheterismus ins Nierenbecken injiziert (Pyelographie). Jetzt durch Jodlithium (Umbrenal) ersetzt.

Als Bacilli, in Suppositorien und Vaginalkugeln teils gegen ausgebrochene Erkrankung, teils als Prophylacticum gegen Puerperalfieber angewendet. In Salbenform als Unguentum Argenti colloidalis.

Besondere Darstellungen kolloidalen Silbers sind Elektrokollargol, Fulmargin, Dispargen, Argaldin, Argoproton, Argol, Argentocoll, Argyrol. All diese Präparate haben sich nicht behaupten können.

249. Rp. Argenti colloidalis 0,5(—1,0)
  Talci 1,0
  Olei Cacao 19,0.
M. f. globul. Nr. X. Vaginalkugeln.
    Credé.

250. Rp. Argenti colloid. 3,0
  Sacchari Lactis
  Tragacanthae
  Ossium Sepiae ana 1,0.
  Mucilag. gummi acac, gtt. III.
  Aq. dest.
  Glycerini q. s. f. bacilli.
D. S. Zum Tuschieren der Conjunctiva.

Unguentum Argenti colloidalis. Germ., Jap. Silbersalbe. Unguentum Credé, Credésche Silbersalbe. Schwarze Salbe, bereitet aus kolloidem Silber (15), das in Wa. (5) gelöst wird, und aus einer Mischung von Benzoeschmalz (73) und gelbem Wachs (7). — 10,0 0,85 RM. Ungt. Credé 1,0 0,30 RM.

Vielfach bei infektiösen Drüsenschwellungen, tiefliegenden Entzündungen und Eiterungen, auch bei Meningitis sowie bei allgemeiner Sepsis zu örtlichen Einreibungen und allgemeiner Schmierkur empfohlen, doch ohne sicheren Erfolg.

Pommade d'Argent colloïdal. Gall. Mit 15% kolloidem Silber. (Jap. 10%.)

Argentum foliatum. Germ., Austr., Belg., Dan., Helv., Nederl. **Argent en Feuilles.** Gall. **Argento in Fogli.** Ital. Blattsilber. Zarte Blättchen von reinem Silberglanz. Rein, insbesondere frei von Blei, Wismut und Kupfer. Dient zum Überziehen von Pillen (0,15 RM. für 30 Pillen).

Argentum fluoratum. Argentum hydrofluoricum. Fluoruro di Argento. Ital. AgF. Gelbbraune, leicht zerfließliche krystallinische Masse, leichtl. in Wa. Eine 10proz. Lösung (Tachiol). (Flußsäure s. S. 88.)

Innerlich, in Lösung von 0,02—0,03 : 100, gegen Milzbrand empfohlen, doch nicht sicher wirksam.

Argentum nitricum. Germ., Belg., Helv., Jap., Ross. **Argentum nitricum crystallisatum.** Austr. **Argenti nitras.** Am., Brit., Suec. **Nitras argenticus.** Dan., Nederl., Norv. **Azotate d'Argent.** Gall. **Nitrato d'Argento cristallizzato.** Ital. Silbernitrat. Höllenstein[1]). $AgNO_3$. Gehalt mindestens 99,7% Silbernitrat. Farblose, durchscheinende, tafelförmige Krystalle oder weiße, durchscheinende Stäbchen von krystallinisch strahligem Bruche. L. in Wa. (0,5), Alk. (14) und Glycerin. Geschmack herb metallisch. Schmp. etwa 200°. Rein, insbesondere frei von Kupfer-, Blei- und Wismutsalzen sowie von Silberoxyd und freier Salpeters. Vor Licht geschützt und vorsichtig aufzubewahren. Einzelne Pharmakopöen geben auch ein geschmolzenes $AgNO_3$ an: **Argentum nitricum fusum.** Austr., Jap. **Argenti nitras fusus.** Am. (mit Zusatz von 5% AgCl). **Argenti nitras induratus.** Brit. (mit Zusatz von 5% Kal. nitr.). **Nitras argenticus in bacillis.** Nederl. — 1,0 0,25 RM.

Therapeut. Dosen: 0,016—0,030 (Brit.). Durchschn. Dosis: 0,01 (Am.).

Größte Einzelgabe: 0,03 (ebenso die übrigen Pharmakopöen und Internat.

Vorschl. Argenti nitras), dagegen Dan. **0,01,** Nederl. **0,02.**

Größte Tagesgabe 0,1 (ebenso Belg., Helv., Jap., Nederl., Norv., Ross. und Internat. Vorschl.), dagegen Dan. **0,04,** Gall., Ital. **0,15,** Austr. **0,2.**

Innerlich 0,005—0,01—0,03 1—3mal tägl., in Pillen am besten in Verbindung mit Bolus alba, nicht mit organischen Stoffen, weil das vorher aufgelöste salpetersaure Silber durch die organische Substanz reduziert würde, Auflösungen am besten in destilliertem Wasser, ohne jeden weiteren Zusatz (ad vitrum nigrum), da fast alle Substanzen zersetzend auf dieses Silbersalz wirken, 0,25 auf 25,0 Aq. dest. zu 10—60 Tr. (= 0,005—0,03) oder 0,25 auf 100,0 Aq. dest., etwa $^1/_3$—1—2 Teelöffel voll; Lippen und Zähne erleiden bei dieser Medikation bald eine Schwarzfärbung. Der längere Gebrauch der Silbersalze ist wegen der dadurch hervorgerufenen Argyrie zu vermeiden. Bei Hyperacidität und Hypersekretion des Magensaftes, Ulcus ventriculi, bei chronischen und akuten Entzündungs- und ulcerativen Prozessen im Darm, bei chronischer Dysenterie, bei Diarrhöen der Phthisiker gebraucht. Als Antidot bei akuter Vergiftung ist Kochsalz zu geben.

Äußerlich als Ätzmittel (der sehr stark geschmolzene, grau aussehende Höllenstein ist dem weißen vorzuziehen, da er härter ist), rein oder in verschiedenen Mischungsverhältnissen mit Salpeter zusammengeschmolzen, wodurch die ätzende Wirkung mitigiert und die Konsistenz des Ätzstiftes erhöht wird: Lapis mitigatus (s. d. Folgende). Die Ätzstifte werden für den praktischen Gebrauch in verschiedener Weise umhüllt; am zweckmäßigsten bedient man

---

[1]) Lapis infernalis.

sich hierzu des Collodiums oder einer mit Collodium umzogenen Seidengaze oder hölzerner Röhren, in welche die Ätzstifte nach Art der Bleistifte eingelegt sind. Zur direkten Reizung der Schleimhaut des Rachens, Kehlkopfes, Uterus, der Nase, Urethra, Vagina dienen besonders konstruierte Ätzmittelträger, Sonden oder Bougies, an denen der gepulverte Silbersalpeter mit Gummischleim angebacken oder der feste angeschmolzen wird; zu Schlund- und Kehlkopfpulvern 0,1—1,0 : 5,0 Saccharum, besser Alumen ust. (vgl. den allgemeinen Teil), Inhalationen, Pinselungen im Mund, Rachen und Kehlkopf 1,0 auf 50,0 Aq. dest. bei Keuchhusten empfohlen, Hautpinselungen mit 10—20proz. Lösung bei Erysipelas faciei, Injektionen (die adstringierenden Injektionen) bei Tripper von 0,1—0,5 auf 50,0, die kaustischen Injektionen 1,0 auf 25,0, Injektionen in die Scheide 0,1—0,3 auf 25,0, auch in Substanz auf Wattebäuschen (bei Vulgovaginitis gonorrhoica und V. non gonorrhoica des Kindes 0,5—1⁰/₀₀ und später ansteigend). Tampons ins Ohr bei Otorrhoea purulenta 0,005—0,03 auf 25,0, in die Harnblase bei Katarrh derselben 0,05 auf 100,0; bei chronischer Cystitis werden ausgezeichnete Erfolge mit 2proz. Lösung erzielt; die Prozedur beginnt mit einer Durchspülung mit Aq. destill., danach werden 100 ccm 2proz. Lösung eingespritzt und etwa 5 Minuten in der Blase gelassen, danach entleert und mit 0,8proz Kochsalzlösung nachgespült, bis das Spülwasser klar läuft. Die Anwendung ist verhältnismäßig wenig schmerzhaft; sie kann nach 8 Tagen wiederholt werden. In Fistelgänge 0,05—0,25 auf 25,0; Magenspülungen 0,1 : 100 bei Hyperacidität, Darmspülungen 0,1 : 10,0 bei Ruhr und chronischer Colitis. Zu Augenwässern (Augentropfwässer 0,025—0,1 auf 25,0, bei Blenorrhoea neonatorum Augenpinselwässer 0,1—0,3—0,5 auf 25,0); die Anwendung geschieht zweckmäßig mittels Hellendalscher Ampullen, durch welche Überdosierung und Verunreinigung ausgeschlossen werden. Salben 1—5 auf 25 Fett, Augensalben etwas schwächer, Verbandwässern 1,0 auf 50,0 bei schlecht heilenden Wunden, auch in alkoholischer Lösung, Verbrennungen, wuchernden Geschwüren. Zur Anregung von Granulationen bei schlaffen chronischen Geschwüren, insbesondere Ulcus cruris, nach vorheriger Reinigung und desinfizierender Spülung, in Salbenform 0,75, am besten mit Perubalsam (2,5 mit Vaselin alb. ad 50,0).

Intravenöse Injektion einer Lösung 0,1 : 1000 bei Sepsis angewandt. In Salbenform (s. u.) auf Brandwunden, nicht direkt auf die Wundfläche aufzutragen, sondern auf ein mit vielen kleinen Einschnitten versehenes Guttaperchapapier, wodurch die Einwirkung schonender, das Ankleben des Verbandstoffes vermieden und das junge Gewebe nicht verletzt wird; auch zur Unterstützung der Tripperbehandlung mit einer Salbensonde in die Harnröhre einmassiert.

251. Rp. Argenti nitrici 1,0
       Boli albae 10,0.
F. c. Aq. dest. q. s. Pil. C. Consp. Bol.
   alb. D. S. 3mal tägl. 1—3 Stück. (Bei
   Magengeschwür.)

253. Rp. Argenti nitrici 0,1
       solve in Aq. dest. 50,0
       Glycerini 10,0.
D. S. 2stündl. 1 Teelöffel. (Bei Diarrhoea
   infantum.) Glycerin soll nicht zersetzend
   wirken und den herben metallischen Geschmack mildern.

252. Rp. Argenti nitrici 1,0
       Glycerini aliquot guttas
       Balsami peruviani 3,0
       Vaselini flavi 30,0.
M. f. ungt. D. S. Frostsalbe. Eiternde
   Frostbeulen täglich damit zu verbinden.

254. Rp. Argenti nitrici 0,1(—0,5)
       Aluminis usti 5,0.
M. f. pulv. D. S. Zum Einblasen in den
   Pharynx oder Larynx.(Bei Ulcerationen.)
   Diese Mischung verdirbt nicht, während
   eine solche mit Zucker bald schwarz wird.

255. Rp. Argenti nitrici 0,5
    solve in Glycerin. ad 25,0.
D. S. Zum äußerlichen Gebrauch. Läßt
  sich mit Vorteil als Augenpinselung, zur
  Bepinselung von Geschwüren usw. verwenden.

257. Rp. Argenti nitrici 0,05
    Spiritus aetherei 25,0.
D. S. Pinselwasser. Diese Solution trocknet
  schnell und erzeugt bei der Applikation
  ein angenehm kühlendes Gefühl.

259. Rp. Argent. nitric. 0,1
    Spirit. 20% ad 200,0.
M. D. S. Äußerlich (für feuchte Verbände).

261. Rp. Argent. nitric. 1,0
    solve in Aq. dest. 1,0
    Rad. Curcumae 5,0
    Bals. peruvian. 2,0
    Cerae flavae 5,0
    Butyr. Cacao 100,0.
M. f. ung. D. S. Äußerlich (zur Anregung
  von Granulation und zur Einführung in
  die Urethra bei chron. Gonorrhöe).

256. Rp. Argenti nitrici 1,0
    Aq. dest. ad 10,0.
M. D. S. (Zum Bepinseln des Zahnfleisches
  bei leichteren Graden merkurieller Stomatitis.)

258. Rp. Argenti nitrici 1,0
    Olei Olivarum 0,5—1,0
    Adip. Lanae anhydrici 5,0—20,0.
M. f. ungt. D. S. Äußerlich. (Bei Fissura ani.)

260. Rp. Argenti nitrici 0,05
    Lenicet 1,0
    Vaselini albi ad 10,0.
M. D. S. 2—3mal tägl. in das erkrankte
  Auge einzustreichen. (Trachom.)

262. Rp. Argenti nitrici
    Kalii nitrici ana 2,0.
M. lege artis arduo calore. F. bacillus.
  D. ad vitr. fusc. S. Schwächer miti-
  gierter Silberstift.

Silberflecken können mit Cyankalium beseitigt werden.

Argentum nitricum cum Kalio nitrico. Germ., Austr., Helv., Jap. **Argenti
nitras mitigatus.** Brit. **Argenti nitrici styli.** Belg. **Nitras argenticus mitigatus.**
Norv. **Nitras argenticus bismitigatus.** Dan. **Crayons d'Azotate d'Argent.** Gall.
Nitrato d'Argento fuso con Nitrato di Potassio. Ital. Salpeterhaltiges
Silbernitrat. Gehalt etwa 33% Silbernitrat. Aus Silbernitrat und Kaliumnitrat (1 : 2; Belg., Gall., Ital 9 : 1) durch Schmelzen gewonnene weiße oder
grauweiße, harte Stäbchen von porzellanartigem Bruche. Rein wie Argent.
nitricum. Vor Licht geschützt und vorsichtig aufzubewahren. — 1,0 0,20 RM.

    Äußerlich wie das Vorhergehende.

    Protargol (E. W.). Argentum proteinicum. Germ., Belg., Jap., Ross. **Argento-
proteinum.** Am. **Argentum proteinatum.** Suec. **Proteinum argenticum.** Norv. **Pro-
téinate argentique.** Gall. **Argento proteinico.** Ital. Albumosesilber, Protargol.
Gehalt mindestens 8% Ag, organisch gebunden. Feines, gelbes bis braunes,
schwach metallisch schmeckendes, in Wa. (1) l. Pulver. Rein, insbesondere
frei von Silbersalzen, höchstens 3% Wa. enthaltend. Lösungen sind ohne
Erwärmen zur Abgabe frisch zu bereiten. Am. unterscheidet Argento-
proteinum **forte** mit 7,5—8,5% Ag und **mite** mit 19—25% Ag. Vor Licht
geschützt aufzubewahren. — Arg. prot. 1,0 0,10 RM.; Protargol 1,0 0,35 RM.

    Äußerlich als Antigonorrhoicum 0,25 — 1 proz., Lösung, zu Instillationen in
die Urethra posterior bei chronischer Gonorrhöe 2—5 proz. anzuwenden. Als vor-
vorzügliches Trippermittel allgemein angewandt. Als Prophylacticum in 20 proz.
Lösung, oder in Stäbchen 3 cm lang mit 5%, für weibliche Urethra 5 cm lang
10% nach vollzogenem Coitus benutzt. Wegen seiner antiseptischen Kraft
1 proz. zu Pinselungen bei Rachenkatarrh und Angina, 5—10 proz. Salbe oder
als Streupulver (ana mit Acid. boricum) zur Wundbehandlung besonders bei

Panaritien, Riß- und Quetschwunden, bei Unterschenkelgeschwüren, bei Verbrennungen, bei chronischem Ekzem, Skrophuloderma. In der Augenheilkunde
10—20proz. Lösung für die Behandlung der Blenorrhöe der Neugeborenen, bei
Conjunctivitis catarrhal. usw. 10proz. Lösung von Protargol entspricht etwa
2proz. Silbernitratlösung. Bei Schmerzhaftigkeit kann man den Protargol-
lösungen 1% Eucain. hydrochlor. oder 2% Antipyrin zusetzen. Protargol-
wundsalbe 10proz. mit 3% Cycloform fertig käuflich. Delegonstäbchen,
ebenso Gonostyli enthalten 10% Protargol als Prophylacticum gegen venerische Infektion.

263. Rp. Argenti proteinici 1,0 (—2,0)
     Aq. dest. ad 10,0.
M. S. 1—2mal tägl. 1 Tr. in das erkrankte
    Auge einzuträufeln. (Zur Blennorrhöe-
    prophylaxe.)

264. Rp. Argenti proteinici 1,5
     Zinci oxydati
     Amyli Tritici ana 0,5
     Vaselini albi 10,0.
M. S. Lidrandsalbe. (Bei ulcerierendem
    Lidrandekzem.)

265. Rp. Protargol 0,5
     Glycerin. 5,0
     Aq. dest. ad 200,0.
    Recenter et frig'de parandum! D. S. Mit
    kaltem Wasser zu Brei anreiben, dann
    weiter Wasser zusetzen! (Zu Injektionen
    bei Gonorrhöe.)

Hegonon (E. W.). Silberalbumose. Gehalt: 7% Ag, leichtl. in Wa.
Lösungen koagulieren Eiweiß nicht. — 1,0 0,50 RM.

    Äußerlich, 0,25:100,0, als Antigonorrhoicum; zu Spülungen 0,015
bis 0,5proz. Lösungen. In Urethralstäbchen zu 0,7g, Cervicalstäbchen zu 0,3 g,
Vaginaltabletten zu 0,5 g.

Targesin (E. W.). Diacetyltannin-Silbereiweißverbindung mit
6% Ag. Dunkelmetallisch glänzende Lamellen. Leichtl. in Wa., schwachsaure
Reakt. (Diacetyltannin s. S. 103.) — 1,0 0,50 RM.

    Äußerlich, als wirksames Antigonorrhoicum, in 1—5proz. Lösung zu
Injektionen und Instillationen, in 0,2—1proz. Lösung zu Blasenspülungen;
in 5—10proz. Lösung gegen weibliche Gonorrhöe, auch 15—20proz. für Vaginaltampons. Außerdem in der Ophthalmologie gegen Conjunctivitis und Keratitis,
sowie zur Spülung der Nase, des Rachens und der Nebenhöhlen.

Acykal (Wz). Argentum kalium-cyanatum. Komplexe Silbercyanverbin-
dung mit 54% Ag. Weißes, krystallinisches Pulver, l. in Wa. in jedem Verhältnis. — 0,1 0,10 RM.

    Äußerlich, wirksames Antigonorrhoicum zu Injektionen und Spülungen
der Harnröhre in Verdünnung von 1:10000, nach 8—14 Tagen 1:5000, nach
3 Wochen 1:3000 von je 15 Minuten Dauer, wirkt bactericid, ohne die Schleimhaut zu reizen, macht keine Flecke. Bei subakuten und chronischen Fällen ist
mit der Konzentration rascher zu steigen.

Albargin (E. W.). Germ. **Argentum gelatosatum**. Suec. Albargin, Gela-
tosesilber. Gehalt rund 15% Ag. Gelbliches, grobes, glänzendes Pulver, in
Wa. mit neutraler oder schwach saurer Reaktion leichtl., unl. in Alk. und Ae.
Rein, nur Spuren von Silbersalzen enthaltend. Vor Licht geschützt aufzubewahren. — 1,0 0,50 RM.

Äußerlich als wirksames Antigonorrhoicum in 0,1—0,5proz. Lösung, bei chronischer Gonorrhöe bis zu 2%, in der Ophthalmologie 10—20%. Zu Darmspülungen bei Colitis in 0,1—0,2proz. Lösung; bei Kieferhöhleneiterung in 0,2 bis 0,5proz. Lösung. Ohne Vorzüge vor Protargol.

Argentamin (E. W.). Äthylendiaminsilbernitratlösung. 100 T. der Lösung entsprechen 10 T. Silbernitrat. Mindestgehalt 6% Ag. Klare, farblose, alkalisch reagierende Flüssigkeit, die weder mit Eiweiß- oder Kochsalzlösungen Niederschläge gibt. Am Licht zersetzlich. — 1,0 0,15 RM.

Äußerlich zu Injektionen bei Gonorrhöe; für die Urethra anterior 1:4000 bis 5000, für die Urethra posterior 1:1000; zu Augentropfen 1—5%. Bei Vaginal-, Cervical-, Uteruskatarrhen mit schleimiger und eitriger Sekretion in Lösungen von 1:1000—3000. Ohne Vorteil gegenüber Collargol oder Argent. nitr.

Argocarbon (E. W.). Silberkohle. Vegetabilische Kohle von hoher Adsorptionskraft mit 0,5% Ag. Leichtes, schwarzes Pulver, das sich leicht mit Wa. netzt. — **O. P.** 10,0 0,80 RM. 25,0 1,75 RM.

Innerlich, 1 Teelöffel in 1 Glas Wasser aufgeschwemmt, bei Vergiftungen und Magendarminfektionen, als Adsorbens, jedoch ohne Vorzug gegenüber Carbo medicinalis.

Äußerlich als geruchsbeseitigendes Wundstreupulver.

Adsorgan (E. W.). Chlorsilberkieselsäure-Gel (40%), Argocarbon (10%) und Kakaomasse, gezuckert und aromatisiert (50%). Grauschwarz, annähernd geruchlos, schwach, nicht unangenehm schmeckend. — O. P. (25,0 und 50,0) 1,25 und 2,00 RM.

Als Adsorbens bei Magen-Darminfektionen und Gärungen.

Argochrom (E. W.). Ergb. Methylenblausilber. Braunes, grünlich schimmerndes Pulver. Gehalt 25% Ag, l. in Wa. mit tiefblauer Farbe. — 0,1 0,15 RM. 3 Amp. (0,1:10 ccm Wasser) 2,65 RM.

Vereinigt die antiseptische, bactericide Wirkung des Methylenblaus (s. S. 156) und die der Silbersalze.

Intravenös 0,1—0,2 g in 20 physiol. Kochsalzlösung gelöst, täglich injiziert, bei Septicämie jeglicher Ätiologie; trotz mehrfach berichteter guter Erfolge hat sich die Behandlung endgültig nicht bewährt. Bei Malaria von guter Wirkung, kurz nach dem Anfall 0,2—0,3 g in 8tägigen Intervallen 3mal zu wiederholen. Empfohlen fast bei allen akuten Infektionskrankheiten; auch als Prophylakticum gegen septische Infektion bei Abortus und Entbindung. Allseitig wird die Reizlosigkeit und das Fehlen von Nebenwirkungen hervorgehoben. Auch bei Gonorrhöe, insbesondere der weiblichen, angewandt. Schließlich zur Behandlung der Bubonen empfohlen, wo es nach vorheriger Punktion der vereiterten Drüse in 2—5proz. Lösung in die entstandene Höhle injiziert wird.

Argyrol (E. W). Argentum nucleinicum. Schwarze, metallisch glänzende Blättchen, in Wa. kolloid l.

Verwendung wie Silbernitrat bzw. Kollargol, doch ohne besondere Vorzüge.

Choleval (E. W.). Ergb. Kolloidales Silberpräparat mit 10% Ag und gallensaurem Natrium als Schutzkolloid. Braunschwarzes, aus glänzenden Schuppen bestehendes, leichtl. Pulver. — 1,0 0,45 RM.

Innerlich in Tabletten (0,25) bei infektiösen Erkrankungen der Gallenwege zur Desinfektion derselben empfohlen, aber nicht bewährt; die Tabletten werden auch zur Herstellung von Lösungen für die Tripperbehandlung benutzt.

Äußerlich als reizloses und sehr wirksames Antigonorrhoicum, 0,25 bis 1,0 : 100,0, besonders bei Gon. posterior und bei der weiblichen Gonorrhöe, sowie zur Verhütung der Blenorrhoea neonatorum angewandt. Auch zu intrauterinen Spülungen nach gynäkologischen Eingriffen, desgleichen bei Erkrankungen der Nase, des Rachens und des Kehlkopfes, auch bei Dickdarmentzündungen. In 1—10proz. Lösungen bei Ulcus cruris und Ekzemen.

Intravenös, in $^1/_2$—1proz. Lösung gegen entzündliche Erkrankungen der Gallenwege zur Desinfektion der infizierten Galle und als Prophylakticum vor Operationen an den Gallenwegen angewandt, doch nicht zu empfehlen. Auch bei Sepsis ohne durchgreifenden Erfolg angewandt. Cholevalschutzstäbchen zur Prophylaxe gegen venerische Infektion empfohlen.

Ichthargan (E. W.). Braunes, amorphes, geruchloses Pulver. Gehalt: 30% Ag, das an organische, aus der Ichthyolsulfosäure gewonnene Schwefelverbindungen gebunden ist, 15% S. Leichtl. in Wa., Glycerin und in verdünntem Alk. — 0,1 0,10 RM.

Äußerlich in Lösungen von 0,02—0,2% bei akuter Gonorrhöe zu prolongierten Einspritzungen 2—3mal tägl., bei chronischen Formen 0,1—0,3proz. Lösung, bei Urethritis posterior Einträufelungen mit 1—5proz. Lösung oder Salbensonden mit 5proz. Salbe, bei Cystitis Spülungen mit schwachen Lösungen. Als Streupulver Talc. mit 1—5% Ichthalbin versetzt; als Pinselung auf die nach Abtragung der Blasen bei Pemphigus geschaffenen Wundflächen in 10proz. wässeriger Lösung.

Novargan. Argentum albuminatum. Die schwach fluorescierende Lösung reagiert leicht sauer; sie kann bis 40° erwärmt werden, ohne sich zu zersetzen. Feines, braungelbes, in Wa. l. Pulver. Silberproteinat mit etwa 10% Ag. — **O. P.** 5,0 1,10 RM.

Äußerlich als Desinficiens und Antigonorrhoicum (0,2—0,75proz. Lösungen zu Injektionen in die Harnröhre). Kaum mehr angewandt.

Aristolochia. Rhizoma Aristolochiae. Port. Der Wurzelstock und Stamm der Aristolochiacee Aristolochia longa L. Enthält den Bitterstoff Aristolochin.

Armoracia.

Radix Armoraciae. Radix Armoraciae recens. Nederl. **Armoraciae Radix.** Brit. Racine de raifort. Gall. Meerrettich. (Horse-radish.) Die frische Wurzel der Crucifere Cochlearia armoracia L., 0,05% scharfes, ätherisches Öl (Senföl) enthaltend.

Innerlich als Volksmittel bei Wassersucht früher gebraucht, auch bei Skorbut empfohlen. Obsolet.

Spiritus Armoraciae compositus. Brit. Destillat aus Meerrettich, Pomeranzenschale und Muskatnuß.

Arnica.

Flores Arnicae. Germ., Austr., Dan., Nederl. **Arnicae flores.** Brit. **Flos Arnicae.** Helv., Ross., Suec. **Arnicae flos.** Belg. **Fleur d'Arnica.** Gall. **Fiori di Arnica.** Ital. Arnikablüten. Wohlverleihblüten. Die getrockneten sattgelben Zungen- und Röhrenblüten der Composite Arnica montana L., von schwach würzigem Geruch und schwach bitterem Geschmack. Bestandteile: 0,04—0,07% ätherisches Öl, ein sogenannter Bitterstoff Arnicin, Gerbstoff und Harz. — 10,0 0,70 RM.

Innerlich zu 0,3—1,0 in Pulvern, Pillen, Infusum 2,0—10,0 auf 100,0 2 stündl. 1 Eßlöffel, in Spezies früher ohne klare Indikation als tonisierendes Mittel im Kollaps, bei Fiebern, Durchfällen, chronischen Schwächezuständen viel angewendet. Jetzt kaum noch im Gebrauch.

Äußerlich als Niespulver, infundiert zu Klistieren und Fomenten 5,0—20,0 auf 100,0, in Kataplasmen, Pflastern und Salben. Im Volksgebrauch bei Quetschungen, Verwundungen, Neuralgien, traumatischen Lähmungen.

266. Rp. Florum Arnicae 2,5
    Camphorae tritae 0,5
    Ammonii chlorati 10,0
    Sacchari albi 30,0.
M. f. pulv. D. in vitro. S. 3—4mal tägl. 1 Eßlöffel. (Expectorans und Emmenagogum.)

267. Rp. Pulv. florum Arnicae
    Pulv. radicis Valerianae
    Asae foetidae
    Extr. Pulsatillae ana 3,0.
M. f. pil. Nr. C. Consp. Cinn. D. S. 5mal tägl. 5 Stück. (Bei Schwächezuständen.)

268. Rp. Liq. Ammonii anisati 3,0(—5,0)
    Sir. simpl. 20,0
    Inf. florum Arnicae (e 5,0—15,0)
    ad 200,0.
M. D. S. 2stündl. 1 Eßlöffel voll zu nehmen. (Bei soporösen und komatösen Zuständen.)

269. Rp. Inf. florum Arnicae (e 7,5) 150,0
    Liq. Ammonii anisati 2,5
    Sir. Aurantii corticis 15,0.
M. D. S. Stündlich 1 Eßlöffel. (Gegen Bronchitis capillaris bei stockendem Auswurf und drohenden Hirnerscheinungen, auch bei Oedema pulmonum.)

270. Rp. Aceti aromatici 5,0
    Inf. florum Arnicae ad 200,0.
D. S. Zum Umschlag. (Bei Kontusionen.)

Tinctura Arnicae. Germ., Austr., Dan., Helv., Nederl., Norv., Ross., Suec. **Arnicae tinctura.** Belg. **Tinctura Arnicae florum.** Brit. **Teinture d'Arnica.** Gall. **Tintura di Arnica.** Ital. Arnikatinktur. Gelbbraun, nach Arnikablüten riechend und schwach bitter schmeckend, aus 1 T. Flores Arnicae und 10 T. verd. Alk. bereitet. Alkoholzahl nicht unter 7,7. Gall. läßt im Verhältnis 1:5 herstellen, Ital. aus Arnikawurzel 1:10, Austr. 16 T. Wurzel und 4 T. Blüten auf 100 T. 54 Tr. = 1 g — 0,30 RM. 100,0 2,30 RM.

Innerlich zu 10—30 Tr. als Analepticum, wenig gebraucht 60—80 g der 20%igen französischen Tinktur machten tödliche Vergiftungen.

Äußerlich, unvermischt oder mit Wasser verdünnt, eines der beliebtesten Hausmittel bei leichten Wunden oder Quetschungen, Neuralgien usw.

Tinctura Arnicae e Planta tota recenti. — 10,0 0,25 RM.

Rhizoma Arnicae. Germ. I., Ergb. **Radix Arnicae.** Austr. **Rizoma di Arnica.** Ital. Wohlverleih- oder Arnikawurzel. Der getrocknete Wurzelstock von Arnica montana L. Bestandteile: 0,4—1,1% ätherisches Öl und Arnicin. — Radix Arnicae 10,0 0,20 RM.

Innerlich zu 0,3—1,2 mehrmals täglich, in Pulvern, Infus, Dekokt (3,0—8,0 auf 100,0). Wie Flores Arnicae. Obsolet.

Äußerlich im Infus (5,0—20,0 auf 100,0) zu Umschlägen bei Wunden, außerdem zu Kräuterkissen.

Arsenpräparate (ausgenommen Salvarsane).
Die Darreichung der therapeutischen Dosen der arsenigen Säure und ihrer Salze (0,5—5 mg pro die) regt Wachstum und Gewebsansatz an, vermehrt

durch Reizung des Knochenmarks die Zahl der roten Blutkörperchen und wirkt in besonderer Weise auf die Hauttätigkeit, so daß viele Hautkrankheiten günstig beeinflußt werden. Auch eine Einwirkung auf manche Infektionserreger kommt der arsenigen Säure zu; hierher gehört die Heilwirkung bei Lymphogranulomatose; eine spirillocide Wirksamkeit, insbesondere bei Lues, Recurrens, Frambösie, haben nur die aromatischen Arsenverbindungen, wie Salvarsan. Organische Verbindungen der Fettreihe (Elarson, Solarson) werden leicht resorbiert und spalten das As_2O_3-Ion im Organismus ab; die Kakodylate sind weit weniger spaltbar und deswegen fast unwirksam. Als Indikationsgebiet der Arsenpräparate haben danach zu gelten: Zustände von Anämie, Kachexie und Erschöpfung, alle Blutkrankheiten, viele Nervenkrankheiten (Neurasthenie), Drüsenschwellungen, Hautkrankheiten.

Da Arsenpräparate, insbesondere bei innere Darreichung, oft Reizwirkungen zeigen, empfiehlt es sich zur langsamen Gewöhnung mit kleinsten Dosen zu beginnen und allmählich zur Maximaldosis aufzusteigen. Die früher ebenso übliche Gewohnheit der langsamen Verminderung der Dosen am Schluß ist ungerechtfertigt, da die im Organismus aufgespeicherten Arsenmengen sowieso allmählich in abnehmenden Mengen ausgeschieden werden.

Acidum arsenicosum. Germ., Austr., Brit., Dan., Helv., Jap., Nederl., Norv. **Acidum arsenicosum anhydricum.** Ross. **Anhydridum arsenicosum.** Belg. **Arseni trioxidum.** Am., Suec., Internationaler Vorschlag. **Anhydride arsénieux.** Gall. **Anidride arseniosa.** Ital. Arsenige Säure. As_4O_6[1]). Mol.-Gew. 396. Arsenigsäureanhydrid, Arsentrioxyd. Weißer Arsenik. Arsenious acid. Geffium. Gehalt mindestens 99%. Farblose, glasartige, amorphe oder weiße, porzellanartige, krystallinische Stücke oder weißes Pulver. Löslichkeit und Lösungsgeschwindigkeit sind bei der amorphen Säure größer als bei der krystallinischen. Letztere löst sich sehr langsam in Wa. (55), etwas schneller in siedendem Wa. (15), leichtl. in Salzs., Alkalien und Alkalicarbonaten. Auf Kohle erhitzt, verflüssigt sie sich mit Knoblauchgeruch. Rein, insbesondere frei von Arsentrisulfid. Sehr vorsichtig aufzubewahren. — Bis 10,0 0,15 RM.

Arsenige Säuren usw. können zu akuten oder zu chronischen Vergiftungen führen. Das Arsen wird bei langdauerndem Gebrauch auch in den Haaren und Nägeln fixiert.

Therapeut. Dosen: 0,001—0,004 (Brit.). Durchschnittl. Dosis: 0,002 (Am.)

Größte Einzelgabe: 0,005 (ebenso Austr., Belg., Dan., Gall., Helv., Ital., Jap., Nederl., Norv., Suec. und Internat. Vorschl.), dagegen Ross. **0,003.**

Größte Tagesgabe: 0,015 (ebenso Belg., Gall., Helv., Ital., Jap., Nederl. und Internat. Vorschl.), dagegen Ross. **0,01,** Austr., Dan., Norv. **0,02.**

Innerlich zur Anregung des Stoffwechsels, in Schwächezuständen besonders der Rekonvaleszenz; zur Anregung der Blutbildung, speziell zur Vermehrung der roten Blutkörperchen in allen Blutkrankheiten, namentlich den Oligocythämien, aber auch bei der Leukämie und den hämorrhagischen Diathesen; anscheinend spezifisch wirkend in den Anfangsstadien der perniziösen Anämie, bei der es fast regelmäßig zu mehr oder weniger langdauernden Remissionen führt; bei Chlorose in Verbindung mit Eisen; in vielen Nervenkrankheiten, insbesondere Neurasthenien, aber auch bei Neuralgien (des Trigeminus, Occipitalis, Ischiadicus), Neuritiden, sowie bei Chorea; bei chronischen

---

[1]) Molekelgewicht der arsenigen Säure in Dampfform. Sonst As_2O_3. — Geschmacklos.

Infektionen, z. B. bei Tuberkulose und Malaria, hier meist nach guter Chininwirkung zur Kräftigung des fiebergeschwächten Patienten; bei gewissen besonders chronisch verlaufenden Geschwulstformen, wie Lymphomen und Lymphogranulomen, aber auch bei Carcinom und Sarkom, schließlich bei chronischen Hautkrankheiten, wie Psoriasis, Lichen und hartnäckiger Acne. Die Anwendung geschieht in Einzeldosen von $^1/_2$—3 mg tägl. 3—5mal, bei Kindern 0,1—1 mg, immer in den gefüllten Magen, in Pillenform (die asiatischen Pillen, 1 mg enthaltend, sind offizinell [s. u.] auch in Kompretten) oder in Lösung. Um den Magen möglichst wenig zu belästigen, muß die Lösung genau neutralisiert sein. Sehr oft wird die sog. Ziemssensche Lösung angewandt, in der Ac. arsenicos. mit $^1/_{10}$ n-Natronlauge neutralisiert ist; sie enthält 10 mg in 1 ccm (oder Rosinsche Lösung durch Neutralisation von Natrium arsenicos. (s. S. 182) mit HCl). Am meisten wird zur inneren Anwendung Liquor Kalii arsenicosi (Fowlersche Lösung, s. S. 181) verwandt.

Ungewöhnlich hohe Dosen werden von Neisser zur Erzielung spezifischer Heilwirkung bei perniziöser Anämie empfohlen. Man gibt täglich 4 Pillen zu 5 mg (s. u.) und steigt täglich um je 4 Pillen eventuell bis zu 30 Pillen täglich, bis die Hämoglobinmenge ansteigt (sog. Arsenstoß). Danach wird die Medikation abgebrochen und erst beim neuerlichen Sinken des Hämoglobingehalts wieder aufgenommen. In einzelnen Fällen werden diese enormen As-Dosen gut vertragen (augenscheinlich infolge geringer Resorption vom Darm her, der durch die arsenige Säure gewissermaßen gegerbt wird), und die Heilwirkung erklärt sich vielleicht durch die Einwirkung auf pathogene Darmbakterien, welche mutmaßlich die Vergiftung bei der perniziösen Anämie verursachen. Die Neissersche Methode bewährt sich nur in Einzelfällen, oft muß die Kur wegen Eintretens von Erbrechen und Durchfall abgebrochen werden. Wenn Ac. arsenicos. auch in guter Neutralisation den Magen reizt, versucht man es mit den organischen As-Präparaten, dem nicht ungefährlichen Arsacetin (s. S. 184) oder dem lipoidl. Elarson (s. S. 185), oder man geht zur subcutanen Anwendung über; man kann hierzu Ziemssensche oder Rosinsche oder Fowlersche Lösung verwenden, oder, wenn diese Schmerzen bereiten, die organischen Präparate, besonders Solarson und Optarson. In neuester Zeit ist die Arsenmedikation bei der perniziösen Anämie durch die Lebertherapie (s. S. 485) in den Hintergrund gedrängt.

Äußerlich (auch der längere äußerliche Gebrauch kann Intoxikation hervorrufen!) zu Augenwässern 0,01—0,03 auf 10,0, Pinselungen, Waschungen (bei Hautkrankheiten, Ekzem, Psoriasis 0,05—0,1 auf 100), Verbandwässern 0,015—0,2 auf 50,0, zu ätzenden Streupulvern, Pasten und Salben (meist nach den bestimmten unten angeführten Formeln). Zur Ätzung von Hautcarcinomen werden die Geschwürsflächen 8 Tage lang mit einer Lösung von 1 g As_2O_3 in 75 Wasser und 75 Alkohol verbunden und danach mit einer Lösung 1 g As_2O_3 in 25 g Wasser und 25 g Alkohol gepinselt. Nach Rückbildung der Geschwüre findet Nachbehandlung mit Zinksalbe statt. Bei Krebskranken wurde zur örtlichen Behandlung die sog. Zellersche Krebspaste angewandt (Acid. arsenicos. 2,0, Hydrarg. sulfurat. rubr. 6,0, Carb. med. 2,0. Mit Wasser anzurühren). Hierdurch werden örtliche Nekrosen erzeugt, aber der Krebs wuchert weiter. Das Verfahren ist verlassen. Zu Pulpapasten (zur Abtötung des Zahnnerven, meist in Verbindung mit Kreosot q. s. ad massam pultaceam).

Intoxikationserscheinungen: Leibschmerzen, Erbrechen, Durchfälle, Hautaffektionen. Die chronische Vergiftung zeigen an Magendarmstörungen, Schleimhautkatarrhe, Pigmentbildungen und Störungen im Nervensystem.

Als Antidot bei Vergiftungen mit arseniger Säure diente früher ausschließlich das Antidotum Arsenici (s. S. 388), jetzt entleert man den Magen möglichst schnell und ausgiebig mit dem Magenschlauch und gibt 2 Teelöffel Carbo medicinalis mit 25 g Magnes. sulf.

271. Rp. Acid. arsenicosi 0,1
  Solut. Natr. caust. volum 5 ccm
  Solut. acid. hydrochlor. volum
  5 ccm.
D. S. Zur subcutanen Injektion. Von 1
  bis 10 Teilstrichen (1—10 mg) steigend
  und wieder fallend. Ziemssensche
  Lösung.

272. Rp. Acid. arsenicos. 0,10
  Opii puri 0,50
  Saponis medicatae q. s.
ut f. pil. Nr. XXX. Consp. Lycopodio.
  D. S. Tägl. 1 Pille. Bei Psoriasis.
                                  Hebra.

273. Rp. Acid. arsenicos. 0,05
  Chinin. ferro-citric. 10,0
  Mass. pil. q. s. ut fiant pilul.
  Nr. C.
D. S. 3mal tägl. 1 Pille nach dem Essen.
  (Tonicum und Stomachicum).

274. Rp. Acidi arsenicos. 0,1
  Radicis Liquiritiae 4,0
  Mellis q. s.
ut f. pil. Nr. C. Consp. Saccharo lactis.
  D. S. 5—10 Stück tägl. Granules de
  Dioscoride. (Bei Phthisis pulmonum).

275. Rp. Acid. arsenicos. 0,01
  Natr. salicyl. 9,0
  Mass. pilul. q. s.
ut f. pil. Nr. XC. D. S. 3—4mal tägl.
  2—5 Pillen jeden zweiten Tag um 1 Pille
  steigend. Antifebrile und Tonicum bei
  chron. Lungentuberkulose.

276. Rp. Acid. arsenicos. 0,1
  Gummi arabici pulv. 0,2
  Sacchari Lactis 3,7
  Sir. simpl. q. s.
M. f. granula Nr. C. Granula Dioscuridis.
                                  Dan.

278. Rp. Acid. arsenicos. 0,5
  Ol. Caryophyll. 0,5
  Acid. tann. 0,5
  Kreosoti q. s.
ut f. pasta. D. S. Arsenikpaste zur Zahn-
  nervabtötung.

277. Rp. Acid. arsenicos. 0,3
  Hydrargyri sulfurati rubri 1,0
  Ungt. lenientis 8,0.
M. f. pasta.   Hebra.

279. Rp. Acid. arsenicos. 1,0
  Acid. hydrochlor. ccm 1,25
  Aq. dest. ccm 50,0
  coq. ut f. solut. c. adde
  Aq. dest. ad 100,0.
D. S. 3mal tägl. 2—5 Tr. in Zuckerwasser
  zu nehmen. (1,0 ccm der Lösung enthält 0,01 Acid. arsenicos.) Liquor Arsenici hydrochloricus. Hydrochloric
  solution of arsenic.   Brit.

280. Rp. Acid. arsenicos. 0,5
  (!) (Decigrammata quinque)
  Mass. pil. q. s.
ut f. pil. Nr. C. D. S. tägl. 4 (!) mal 1—5
  Stück (je 5 mg). Neissersche Pillen.

Die innerliche Darreichung der Arsenpräparate erfolge immer in den gefüllten Magen.

Man vermeide die gleichzeitige Anwendung von Kupfersalzen und Silbernitrat (Bildung von Niederschlägen), Chlorwasser, Salpetersäure! Für Pillen wurde Bolus alba als zweckmäßigstes Constituens empfohlen, da bei längerer Aufbewahrung der asiatischen Pillen (s. u.) der Geruch nach Arsenwasserstoff auftrat; jetzt dafür Hefeextrakt.

Im Deutschen Reich unterliegt der Handel mit Arsen, dessen Verbindungen und Zubereitungen, auch Arsenfarben (Schweinfurter Grün usw.) den Giftvorschriften.

Pilulae asiaticae. Germ. **Pilulae Acidi arsenicosi.** Jap., Norv. **Pilulae Arseni trioxidi.** Suec. **Pilulae Acidi arsenicosi compositae.** Austr. Arsenik-pillen. Die zur Abgabe frisch zu bereitenden Pillen sind (100 Stück) herzustellen aus: Acid. arsenicos. (0,1), Extractum Faecis (4,0), Piper nigrum

181

Rp. 281—285   (Arsen) Pilulae asiaticae — Liqu. Kal. arsenicosi

(3,0), Glycerin (3,0) und Aq. dest. (1,0) und enthalten je Pille 1 mg arsenige Säure. Die anderen Pharmakopöen schreiben hauptsächlich nur andere Konstituentien vor; der Arsenikgehalt ist durchweg 1 mg. — 100 Pillen 1,45 RM.

Größte Einzelgabe: 5 Pillen, ebenso Norv. und Suec.

Größte Tagesgabe: 15 Pillen, dagegen Norv. 20 Pillen.

Liquor Kalii arsenicosi. Germ., Jap., Ross. **Liquor arsenicalis.** Brit. **Liquor arsenicalis Fowleri.** Nederl. **Arsenicalis liquor Fowleri.** Belg. **Solutio arsenicalis Fowleri.** Austr. **Liquor Arsenitis kalici.** Dan., Norv. **Liquor Kalii arsenitis.** Suec. **Liquor Potassii arsenitis.** Am. **Kalium arsenicosum solutum.** Helv. **Soluté d'Arsenite de Potasse.** Gall. **Soluzione alcalina di Arsenito di Potassio.** Ital. **Liquor arsenicalis Fowleri P. J.** Solutio arsenicalis seu Fowleri. Internat. Vorschl. Fowlersche Lösung. Fowlersche Arsenlösung. Kaliumarsenitlösung. Gehalt: 1% arsenige Säure (As$_4$O$_6$)[1]). Klare, farblose, alkal. reagierende, mit Hilfe von 1 T. Kaliumbicarbonat hergestellte Lösung von 1 T. arseniger Säure in 100 T. Wa., die außerdem 3 T. Lavendelspiritus (andere Pharmakopöen nehmen Angelika- oder Melissenspiritus) und 12 T. Alk. enthalten. Frei von Arsens. und Arsentrisulfid. Sehr vorsichtig aufzubewahren. Int. Vorschl.: Neutrale Lösung mit 1% Arsenigsäureanhydrid. 32 Tr. = 1 g. — 10,0 0,20 RM.

Therap. Dosen: 0,12—0,5 ccm (Brit.). Durchschn. Dosis: 0,2 ccm (Am.).

Größte Einzelgabe: 0,5 (ebenso Austr., Dan., Gall., Helv., Ital., Jap., Nederl., Norv., Suec. und Internat. Vorschl.), dagegen Belg. 0,6, Ross. 0,2.

Größte Tagesgabe: 1,5 (ebenso Belg., Gall., Helv., Ital., Jap., Nederl. und Internat. Vorschl.), dagegen Austr., Dan., Norv. 2,0, Ross. 0,6.

Innerlich zu 0,1—0,2—0,4 vorsichtig steigend, 2—3mal tägl.: rein (2—4—6—8 Tr.; 1 Tr. Fowlersche Lösung der gewöhnlichen Tropfflaschen wird gerechnet 0,5 mg As$_2$O$_3$) oder besser mit Aq. dest. oder mit Aq. Menthae zu 3—5 T. verdünnt, ^{1}/$_2$—^{1}/$_4$ Stunde nach dem Essen zu nehmen. Bei Intoxikationserscheinungen stehe man vom Weitergebrauche des Mittels ab. Es empfiehlt sich überhaupt, bei längerem Arsenikgebrauch kürzere Pausen von 10—14 Tagen nach 4—5wöchiger Darreichung einzuschieben.

Äußerlich zur subcutanen Injektion (1 mit 2 Aq. dest., hiervon 0,3—0,5 ccm pro dosi, d. h. etwa 3—5 mg As$_2$O$_3$), wegen der meist großen Schmerzhaftigkeit besser durch Solarson usw. (s. S. 185) ersetzt.

281. Rp. Liq. Kalii arsenicosi 5,0
       Aq. Menth. pip. 15,0.
M. D. S. 3mal tägl. 8 Tr. zu nehmen und
   allmählich die Dosis auf das Doppelte
   zu vermehren. (Bei Psoriasis.)

282. Rp. Liq. Kalii arsenicosi 5,0
       Tinct. Ferri pomati 15,0.
M. D. S. Innerlich. Tinctura Ferri
   arsenicalis. F. M. B. (0,63 RM. o. G.)
   (Bei Anämie.)

283. Rp. Liq. Kalii arsenicosi 4,0
       Spiritus diluti
       Aq. dest. ana 6,0.
M. D. S. 3mal tägl. 12 Tr. (Bei Neuralgie.)

284. Rp. Liq. Kalii arsenicosi
       Aq. Menth. pip.
       Tinct. Strychn. ana 10,0.
D. S. 3mal tägl. 6—12 Tr. (Tonicum.)

285. Rp. Liq. Kalii arsenicosi 5,0
       Aq. dest. 10,0.
D. S. Zur subcutanen und intramuskulären Injektion. ^{1}/$_2$—1 ccm tägl.

___
[1]) As$_2$O$_3$.

Natrium arsenicosum. Natriumarsenit, Arsenigsaures Natrium. Acid. arsenicos. und Natriumhydroxyd in bestimmtem Verhältnis in Wasser gelöst. In Amphiolen (je 2,5 und 10 mg). 10 Stück je 1,25 RM. O. P. mit 20 Amphiolen für Arsenkuren mit steigendem und fallendem[1]) Gehalt (1—10—1 mg) 2,70 RM. — Bis 1,0 0,15 RM.

Natrium arsenicicum. Belg., Helv., Ross. **Arsenas natricus.** Nederl. **Sodii Arsenas anhydrosus.** Brit. **Arséniate de Sodium.** Gall. **Arseniato bisodico.** Ital. **Natrii arsenas.** P. I. und Int. Vorschl. Natriumarseniat. Arsensaures Natrium. $Na_2HAsO + 7 H_2O$. Mol.-Gew. 312. Gehalt 37% Arsensäure (24% As). Farblose Krystalle, l. in 5 T. Wa. und 55 T. Alk., leichtl. in kochendem Wa., in Lösung gegen Lackmus schwach alkalisch. (Int. Vorschl.: krystallis. Salz mit 36,85% Arsensäureanhydrid). — Bis 1,0 0,15 RM.

Therapeut. Dosen: 0,0015—0,006 (Brit.).

Größte Einzelgaben: 0,01 (Belg., Gall., Nederl. und Internat. Vorschl.), dagegen Helv., Ital. **0,005,** Ross. **0,003.**

Größte Tagesgabe: 0,03 (Belg., Nederl. und Internat. Vorschl.), dagegen Helv., Ital. **0,015,** Gall. **0,02,** Ross. **0,01.**

Liquor Natrii arsenicici. Natrium arsenicicum solutum. Helv. **Solutio Arseniatis natrici.** Dan. **Liquor Sodii arsenatis.** Brit. **Soluzione di Arseniato sodico.** Ital. Natriumarseniatlösung. Unter der Bezeichnung Pearsons Arsenlösung versteht man meistens 2 prom. Lösungen des Natriumarseniats, z. B. Dan. und Helv., während Ital. 1 auf 600 lösen läßt. Nach Brit. eine Lösung von 1 proz. wasserfreiem (d. h. 98 proz.) Natriumarseniat.

Therapeut. Dosen: 0,12—0,5 ccm (Brit.).

Größte Einzelgabe: 2,5 (Helv., Ital.), **5,0** (Dan.).

Größte Tagesgabe: 7,5 (Helv., Ital.), **20,0** (Dan.).

Innerlich in Deutschland nicht gebräuchlich, da die Wirkung der Arsensäure weniger sicher ist als die der arsenigen Säure.

Arsenium jodatum. Ergb. **Arseni jodidum.** Am., Brit. Arsenjodid AsJ_3. Orangerotes, krystallinisches Pulver, l. in 3,5 T. Wa. und 10 T. Alk., auch in Ae. Beim längeren Stehen, rascher beim Erhitzen zersetzt sich die wässerige Lösung unter Bildung von arseniger und Jodwasserstoffsäure. — 1,0 0,35 RM.

Therap. Dosen.: 0,003—0,012 (Brit.). Durchschn. Dosis: 0,005 (Am.). Möglichst nicht überschreiten: 0,025 pro dosi und 0,04 pro die! (Ergb.)

286. Rp. Arsenii jodati 0,1
Hydrargyri bijodati 0,1
Aq. dest. q. s. ad 10,0.

Innerlich zu 0,005—0,015 1—2 mal tägl. in Pillen gegen chronische Hautkrankheiten, Stoffwechselstörungen, Anämie und Geschwulstkrankheiten versucht. Jetzt wenig gebraucht, da besondere Erfolge nicht erzielt wurden. **Donovan**sche Lösung Liquor Arseni et Hydrargyri jodidi, je 1% proz. **Am., Brit.** s. Rezept 286.

0,3—1,2 ccm (Brit.), 0,1 ccm (Am.).

Innerlich in England und Amerika bei Lupus usw. versucht.

Arsenium sulfuratum flavum. Ergb. **Sulfure jaune d'Arsénic officinal.** Gall. Gelbes Schwefelarsen. Auripigmentum. Arsentrisulfid. Operment,

---

[1]) S. Fußnote auf S. 178.

Rauschgelb. As_2S_3. Zartes, gelbes, amorphes Pulver, unl. in Wa., l. in ätzenden und kohlensauren Alkalien.

Nur **äußerlich** als Ätzmittel bei Krebs, schwächer und unsicherer als Acid. arsenic.; als **Depilatorium** bei Hautkrankheiten.

287. Rp. Calcariae ustae 40,0
   Auripigmenti 5,0.
M. f. pulv. subtiliss. D. S. Rhusma Tur-
carum. Mit Eiweiß und Seifensieder-
lauge gemischt auf die zu enthaarenden
Stellen aufzutragen. Nach dem Eintrocknen mit warmem Wasser abzubaden.

288. Rp. Auripigmenti 4,0
   Calcariae ustae 48,0
   Amlyi tritic. 40,0
   Aq. fervid. q. s.
ut f. pasta. **Pasta depilatoria.**

Arsan. (E. W.) As_2O_3 mit Kleber (Gliadin). Bräunliches, in Wa. unl. Pulver. Gehalt: etwa 4% As.

Innerlich 3mal tägl. 1—2 Tabletten, enthaltend 1 mg As bei den Indikationen der Arsentherapie.

Natrium monomethylarsinicum. Ergb., **Natrium methylarsinicum.** Belg. **Méthylarsinate de Sodium.** Gall. **Methylarsinsaures Natrium. Arrhénal.** Gehalt 27% As. Farblose Krystalle, leichtl. in Wa. mit alkalischer Reakt., schwerl. in Alk. —1,0 0,15 RM.

$$CH_3 \cdot As \underset{(ONa)_2}{\overset{O}{\diagdown}} + 5\ H_2O.\quad \text{Mol.-Gew. 274.}$$

10 Amphiolen mit je 0,01—0,1 1,30 RM.

Größte Einzel- und Tagesgabe: Gall. **0,2, 0,2.**

Französisches Präparat, identisch mit dem folgenden.

Arsamon (E. W.). Natr. methylarsinicum in Ampullen, 0,05 im Kubikzentimeter. — 10 Amp. (1 ccm) 3,00 RM.

Äußerlich zur subcutanen Injektion, in Ampullen. Bei Anämie, Kachexie und Nervenkrankheiten.

Arsenohyrgol. Sterile Lösung von methylarsinsaurem Natrium und mercurisalicylsaurem Natrium (0,8% As und 0,5% Hg). — 10 Amp. (2 ccm) 4,70 RM. Als Antiluetikum wenig angewendet.

Astonin (E. W.). Amphiolen mit Natr. glycerinophosphor. (0,1), Natr. monomethylarsenicicum (0,05 bzw. 0,075), Strychn. nitric. (0,5 bzw. 0,75 mg). — Strychno-Phosphor-Arsen-Injektion, 10 Amphiolen schwach 1,85 RM., stark 2,10 RM.

Zur Injektion in Schwächezuständen besonders der Rekonvaleszenz, bei Nervosität.

$$CH_3 \diagdown \underset{CH_3 \diagup}{As} \underset{\diagdown OH}{\overset{\diagup O}{}}$$

Acidum kakodylicum. Dimethylarsinsäure. 1,00 0,25 RM. Kaum angewendet.

Magnesium kakodylicum. — 1,0 0,25 RM.

Natrium kakodylicum. Germ., Helv., Ross. **Sodii cacodylas.** Am. **Cacodylate de Sodium.** Gall. **Cacodilato di Sodio.** Ital. **Natriumkakodylat. Dimethylarsinsaures Natrium.**

$$CH_3 \diagdown \underset{CH_3 \diagup}{As} \underset{\diagdown ONa}{\overset{\diagup O}{}} + 3\ H_2O.\quad \text{Mol.-Gew. 214.}$$

Weißes, krystallinisches, hygroskopisches, etwa 25% Krystallwasser enthaltendes Pulver, in Wa. sehr leicht mit alkal. Reaktion, in Alk. schwerer l. Rein, insbesondere frei von freier Säure, monomethylarsins. Natrium, anorganischen Arsenverb.

und Schwermetallsalzen. In gut verschlossenen Gefäßen sehr vorsichtig aufzubewahren. — 1,0 0,20 RM. In Amphiolen (je 1, 3, 5 und 10 cg) 10 Stück
je 1,30 RM. O. P. mit 20 Amphiolen für Arsenkuren 2,75 RM., für starke
Arsenkuren (1—15 cg) 2,75 RM.

Durchschn. Dosis: 0,06 (Am).

Größte Einzelgabe: 0,2 (Gall.), dagegen Ital. **0,1,** Ross. **0,06,** Helv. **0,05.**
Größte Tagesgabe: 0,2 (Gall., Ital., Ross.), dagegen Helv. **0,15.**

Innerlich kaum verwendet, da nach dem Gebrauch starker Knoblauchgeruch der Atmung eintritt.

Äußerlich als subcutane Injektion in Ampullen oder Amphiolen zenti-
grammweise. Früher bei chronischen Haut-, Stoffwechsel-, Blut- und Nervenkrankheiten gegeben, jetzt wegen der häufigen Magendarmstörungen sowie
des widerwärtigen knoblauchartigen Geruchs aus dem Munde, der nach kurzem
Gebrauch fast regelmäßig auftritt, verlassen. Überdies ist bewiesen, daß nur
ein geringer Teil des Kakodylats im Körper zersetzt wird und das As_2O_3-Ion
frei macht, so daß nur eine sehr geringe As-Wirkung erwartet werden kann.

Atoxyl (E. W.). **Natrium arsanilicum.** Germ. V. Belg. **Sodium (Anilarsinate de)**
Gall. **p-Aminophenylarsinsaures Natrium.** $NH_2 \left\langle C_6H_4 \right\rangle AsO_3HNa$
$+ 4 H_2O$. Weißes, krystallinisches, geruchloses, in 6 T. Wa. l. Pulver mit einem
Gehalt von etwa 24,5% Arsen (31,84% As_2O_3, Gall.) und etwa 22% (23,15%)
Krystallwasser. — 0,1 0,15 RM., 1,0 0,75 RM.

Größte Einzel- und Tagesgabe: 0,5 Gall.

Möglichst nicht überschreiten: 0,2 pro dosi! (Ergb. und Natrii
arsanilas. Int. Vorschl.)

Früher innerlich in Tabletten zu 0,05 mehrmals täglich, vorwiegend aber
äußerlich zur subcutanen und intramuskulären auch intravenösen Injektion bei
allen Indikationen der Arsentherapie angewandt, besonders auch zur Beeinflussung maligner Geschwülste bei Syphilis und bei Schlafkrankheit; jetzt
ganz verlassen, wegen erheblicher Nebenwirkungen (Schwindel, Kopfschmerz,
Magenbeschwerden), besonders aber wegen vielfacher Beobachtungen von nachfolgender Erblindung durch Opticusatrophie (schon nach Gaben von 0,35).
Atoxyl hat historisches Interesse, weil die Aufklärung der Konstitution durch
P. Ehrlich den Ausgang für die Darstellung des Salvarsan bildete.

Arsacetin (E. W.). **Natrium acetylarsanilicum.** Acetyl-p-aminophenyl-
arsinsaures Natrium. Arsacetin. Acetyliertes Atoxyl. Gehalt etwa 21,5%
Arsen. Weißes, krystallinisches, etwa 20% Krystallwasser enthaltendes Pulver,
in Wa. (10), in Wa. von 50° (3) mit schwach saurer Reaktion l. Rein, insbesondere
frei von Arsens. und ar-
seniger Säure. Sehr vor-
sichtig aufzubewahren.
— 0,1 0,15 RM., 1,0
0,55 RM.

$$\begin{array}{l} H \\ CH_3CO \end{array} \rangle N \left\langle C_6H_4 \right\rangle AsO_3HNa + 4 H_2O. \text{ Mol.-Gew. } 353.$$

Größte Einzelgabe: 0,2.

Von Arsacetin gilt ceteris paribus dasselbe wie vom Atoxyl. Es ist viel
angewandt worden bei Anämie und Hautkrankheiten, auch bei Syphilis und
Geschwulstkrankheiten und hat eine bemerkenswerte Arsenwirkung gezeigt, ist
aber mit Recht verlassen, weil es mehrfach zu Erblindung geführt hat.

Salvarsanpräparate s. S. 630. **Spirocid** s. S. 633.

Elarson. Monochlorbehenolarsinsaures Strontium. Strontiumsalz der Chlorarsenobehenolsäure. Unl. in Wa., sehr schwerl. in Alk. und Ae. Gehalt etwa 13% As, etwa 6% Cl. — **O. P.** 60 Tabletten (0,5 mg As) 1,90 RM.; Kurpackung 240 Tabletten 6,00 RM.

Als Repräsentant lipoider Arsenverbindungen von Emil Fischer 1912 dargestellt. Nur in Tabletten, enthaltend 0,5 mg As, innerlich 3mal tägl. 1—3 Tabletten, bei allen Indikationen der Arsentherapie, insbesondere Anämie, Chorea, Basedowscher Krankheit, Hautkrankheiten (Lichen ruber, Psoriasis), auch Tuberkulose. Macht relativ selten Magenstörungen, da es erst im Darm gespalten wird und As abgibt; weniger Nebenwirkungen als bei Sol. Fowleri. Die Verordnung in allmählich steigenden und am Schluß allmählich fallenden Dosen ist beim Elarson wegen der fehlenden Magenreizung überflüssig (s. S. 178).

Eisen-Elarson (in 1 Tabl. 0,5 mg As + 0,03 g Ferrum reductum) besonders wirksam bei Anämie der Jugendlichen und Chlorose. — Preise wie bei Elarson.

Jod-Elarson (in 1 Tabl. 0,5 mg As + 0,05 Jod) bei kindlichen Entwicklungsstörungen, Skrofulose, exsudativer Diathese, Bronchialasthma, Hypertonie, Arteriosklerose. — **O. P.** 60 Tabletten 2,75 RM.; 240 Tabletten 8,75 RM.

Solarson. Heptinchlorarsinsaures Ammonium. 1proz. durch NaCl isotonisch gemachte, sterile Lösung. $CH_3(CH_2)_4CCl = CH \cdot AsO \cdot (OH)(ONH_4)$. Wasserlösliches lipoides Arsenpräparat. — 12 Ampullen (1,2 ccm) 2,55 RM.

Zur subcutanen und intramuskulären, auch intravenösen Injektion besonders geeignet. In Ampullen zu 1,2 und 2,2 ccm (3 und 6 mg As enthaltend), bei allen Indikationen der Arsentherapie, in Erschöpfungszuständen, bei Rekonvaleszenten, bei beginnender Tuberkulose, Malaria, zur Unterstützung der Chininkur, besonders bei schweren Anämien. Gewöhnlich werden 24—36 Injektionen, täglich je eine, angewandt (seit 1916).

Optarson = Solarson + Strychnin. Zur subcutanen Injektion. 1 ccm enthält 3 mg As + 1 mg Strychnin. nitric. in isotonischer Kochsalzlösung. — 12 Ampullen (1,2 ccm) 2,85 RM.

Angewandt bei allen Indikationen der Arsentherapie, insbesondere zur allgemeinen Kräftigung bei nervösen Erschöpfungszuständen und in der Rekonvaleszenz, auch bei Herzkranken. Man gibt jeden zweiten Tag 1 Injektion, im ganzen 24—36 (seit 1921).

Arsen-Elektroferrol. Elektrokolloide Eisenlösung (s. S. 376) mit Zusatz von kolloidem Arsen (0,25 mg As, 0,5 mg Fe in 1 ccm). — 3 Amp. (1 ccm) 1,50 RM.

Injizierbares Präparat, besonders zur Behandlung von Anämien. Wenig angewendet.

Arseno - Protoferrol. Arsen-Kolloideisen-Tabletten. — 50 Tabl. (0,01 Fe und 0,4 mg As) 1,10 RM.

Arsenferratin. Ferratin (s. S. 387) mit 0,56% organisch gebundenem As. Rotbraunes, fast geschmackloses Pulver, l. in schwach alkalischem Wa. — 50 Tabl. (0,25) 1,75 RM.

Innerlich in Tabletten zu 0,25 g (je 0,015 g Fe und 1,5 mg As) als Roborans und bei Anämien; meist gut vertragen.

Arsenferratose. Liquor Ferratini arseniati. Lösung des Vorigen, wohlschmeckend und haltbar, mit 0,3% Fe, 0,003% As. — Kl. Flasche (250) 3,05, gr. Flasche (500) 5,40 RM.

186

(Arsen) Arsenferratose — Tinct. Asae foetidae   Rp. 289—290

Zur inneren Arsentherapie besonders bei Kindern. 1 Teelöffel entspricht 1 Tablette Arsenferratin (seit 1905).

Arsentriferrin. Eisennucleinsäure-Arsenpräparat. Rötlichgelbes Pulver. Gehalt: 0,1% As, 16% Fe und 2,5% P. — 30 Tabletten (0,3) 1,40 RM.

Arsen-Triferrol. Aromatisierte Lösung des vorigen, 1 Eßlöffel enthält 0,05 g Fe, 0,3 mg As. — Flasche (250) 3,10 RM.

Arsan. Arsen-Glidine. — O. P. 30 Tabl. (0,001 As).

Artemisia.

Herba Artemisiae. Helv., Ergb. **Feuille et Sommité fleurie d'Armoise.** Gall. **Beifußkraut.** Die getrockneten Blätter und Blütenstände der Composite Artemisia vulgaris L. Gehalt: 0,2% ätherisches Öl, außerdem Harz und Bitterstoff. — 10,0 0,05 RM.

Innerlich als Gewürz und Aromaticum. Als Volksmittel bei Epilepsie und Veitstanz angewendet.

Radix Artemisiae. Germ. I., Ergb. **Beifußwurzel.** — 10,0 0,10 RM.

Asa foetida.

Asa foetida. Germ., Am., Belg., Brit., Gall., Helv., Jap., Nederl. **Gummi resina Asa foetida.** Austr., Dan., Norv. **Assa fetida.** Ital. Asant, Stinkasant, Teufelsdreck.

Das Gummiharz asiatischer Ferula-Arten, namentlich F. assa foetida L., F. narthex Boissier und F. foetida (Bunge) Regel. Lose oder verklebte Körner oder größere Klumpen mit gelbbrauner Oberfläche und weißer, am Rande mitunter brauner Bruchfläche, die bald rot anläuft und allmählich braun wird.

Riecht durchdringend knoblauchartig und schmeckt bitter und scharf. Rein, insbesondere frei von Galbanum, höchstens 50% in siedendem Alk. unl. Anteile und höchstens 15% Asche enthaltend. — 10,0 0,25 RM.

Innerlich zu 0,2—1,0 und darüber mehrmals täglich, in Pillen (s. u.); zur Beseitigung des üblen Geruchs Überzug der Pillen mit Gelatine oder Drageemasse. Bei Hysterie tägl. 0,2—1,0 in Pillenform früher oft angewendet.

Äußerlich als Riechmittel. (Bei kapriziösen Hysterischen oft ein beliebtes Parfüm in kleinen Stückchen oder in Form der Tinktur.)

289. Rp. Asae foetidae 20,0
   Saponis medicati 6,0
   Aq. dest. q. s.
ut fiant pilul. Nr. C. D. S. 2 Pillen.
   Pilulae Asafoetidae.   Am.

290. Rp. Asae foetidae 9,0
   Ferri pulv.
   Castorei Canadensis pulv. ana 3,0
   Extr. Quassiae q. s.
ut f. pil. Nr. LX. Consp. Lycop. D. in vitro.
   S. 2stündl. 3—4 Stück. (Pil. antihyst. Heim.)

Emulsum Asafoetidae. Am. Enthält in 100 T. 4 T. Asant.

Durchschnittl. Dosis: 15 ccm. (Am.)

Tinctura Asae foetidae. Belg. (A. f. t.), Dan., Helv., Nederl., Ergb. **Tinctura Asafetidae.** Am., Brit., Jap. **Teinture d'Asa foetida.** Gall. **Tintura di Assa fetida.** Ital. Asanttinktur. (1 auf 5 T. Alk.; Belg. 2:9.) Gelblich braunrot. 60 Tr. = 1 g. — 10,0 0,30 RM.

Therapeut. Dosen: 2—4 ccm (Brit.).

Innerlich zu 20—60 Tr. mehrmals täglich rein oder in Verbindung mit anderen Nervinis, als Zusatz zu Mixturen (1,0—3,0 auf 100,0) bei Neurosen und hysterischen Zuständen. Früher oft, jetzt gelegentlich in suggestiver Absicht angewendet.

291. Rp. Tinct. Asae foetidae 20,0
    Aetheris 10,0
M. D. S. 4mal tägl. 20 Tr.

292. Rp. Tinct. Asae foetidae
Tinct. Valerianae ana 10,0
Spiritus aetherei 5,0
M. D. S. 3stündl. 20—30 Tr.

Aqua Asae foetidae composita. Aqua foetida antihysterica. Germ. I. Zusammen-gesetztes Asantwasser. Weingeistig-wässeriges Destillat aus Asa foetida, Castor. Canad., Galbanum, Myrrhe, Rad. Valerian., Röm. Kamillen u. a. aromatischen Drogen. Trüb und nach Asant und eigenartig würzig riechend. — 10,0 0,15 RM.

Innerlich 1—2stündl. 1 Teelöffel, rein oder in Mixturen 10,0—50,0 auf 100,0. Als Nervinum.

Asarum. Rhizoma Asari. Germ. I., Ergb., Helv. H a s e l w u r z. Das getrocknete Rhizom und die Wurzeln nebst den nierenförmigen Grundblättern der Aristo-lochiacee Asarum europaeum L. Bestandteil: je 1% ätherisches Öl und krystal-linisches Asarin (Asarumcampher) neben Gerbstoff und Harz. — Radix Asari 10,0 0,05 RM.

Innerlich zu 0,05—0,15 mehrmals täglich, als P u l v e r, im A u f g u ß (0,5—1,5 auf 100,0); das Dekokt ist unzweckmäßig, weil der wirksame Stoff flüchtiger Natur ist. Erzeugt Erbrechen und Durchfall. Nicht mehr im Gebrauch.

Ä u ß e r l i c h als N i e s e p u l v e r. Pulv. sternutatorius Schneebergensis (20, Maiblumenblüten 5, Nieswurz 2, Veilchenwurzel 50, Bergamottöl 15 Tr.) Nieswurz kann durch Seifenpulver ersetzt werden.

Asparagus. Rhizoma Asparagi. Gall. Spargelwurzel. Der Wurzelstock der Liliacee Asparagus officinalis L. Enthält Asparagin. Als Sirup.

Aspidium, Aspidinolfilicinum s. Filix S. 390.

Atophane.

Atophan (E. W.). **Acidum phenylchinolincarbonicum.** Germ. **Acidum phenylcinchonicum.** Suec. **Acidum phenylcinchoninicum.** Nederl. **Acidum phenylcinchoninicum.** Ross. **Cinchophenum.** Am. Phenylchinolincarbon-säure, Atophan. Phenylcinchoninsäure, Artamin (E. W.). Gelblichweißes, bitter schmeckendes Pulver. In Wa. unl., l. in siedendem Alk. (30), Aceton, Essigs., schwerer l. in Benzol, Chl., Ae. Schmp. zwischen 208 und 213°. Rein, insbesondere frei von Schwefels. — Atophan 1,0

COOH

C_6H_5, Mol.-Gew. 249.

je 0,55 RM. Acid. phenylchin. 1,0 0,15 RM. 10 und 20 Tabl. (0,5) 1,70 und 3,70 RM. 100 Keratinierte At.-Dragees (0,1) 3,55 RM. 10 At.-Suppos (1,0) 4 RM. Tube At.-Salbe (50,0) 2,30 RM.

Wirkt als Antiphlogisticum und Analgeticum besonders bei Gicht, Ge-lenk- und Muskelrheumatismus, aber auch bei Neuralgien, und als Sedativum in vielen Zuständen von Unruhe und Schmerz, erhöht die Harnsäureausschei-dung augenscheinlich durch eine besondere Nierenwirkung und bewirkt durch Wirkung auf die Leberzellen (Cholerese) eine vermehrte Gallenabscheidung.

D u r c h s c h n. D o s i s: 0,5 (Am.).

Innerlich (1908) in Tabletten (0,5) 4—6 mal tägl. im akuten Gichtanfall; der Anfall wird oft abgekürzt, verläuft oft mit geringeren, auch wohl ohne

Schmerzen. Doch gibt es auch refraktäre Fälle. Bei chronischem Verlauf kann man Atophan 2—3 Wochen lang, täglich 4—5 Tabletten, geben. Atophan soll bei längerer Darreichung möglichst mit Pausen gegeben werden; auch ist immer wieder zu versuchen, mit niedrigeren Dosen auszukommen. Bei akutem Gelenkrheumatismus 2—3 stündl. 1 Tablette, 3—5 Tage lang. Die Wirkung ist nicht so häufig offensichtlich heilend wie bei den Salicylsäurepräparaten, doch wird in den meisten Fällen Schmerzlinderung erzielt. Gelegentlich ist antirheumatische Heilwirkung in salicylsäurerefraktären Fällen, besonders auch bei gonorrhoischer Arthritis, beobachtet worden; schmerzstillende Wirkung analog den Antipyrinpräparaten und Salicylaten bei vielen Neuralgien, insbesondere Trigeminusneuralgien und Ischias, auch bei neuropathischen Sensationen und bei Prurigo, 2—3 stündl. 1 Tablette. Die gallentreibende Wirkung tritt bei intravenöser Injektion auf, wozu lösliche Verbindungen (Atophanyl) gebraucht werden. — Um unangenehme Folgen der starken Harnsäureausscheidung (Nierensteinbildung) zu verhüten, setzt man die saure Reaktion des Harns durch gleichzeitige Gaben von Natriumbicarbonat oder alkalische Mineralwässer herab. — Als Nebenwirkungen werden relativ häufig Magenstörungen, Appetitlosigkeit, Druckgefühl, Schmerz, Brechreiz beobachtet, selten Ikterus sowie Exantheme verschiedener Art und andere anaphylaktische Erscheinungen. — Im Fall stärkerer Nebenwirkungen wird Novatophan versucht, welches meist vom Magen gut vertragen wird.

Äußerlich in Suppositorien zu 1 g, wenn die innere Medikation nicht vertragen wird; die Wirkung meist gut. Zur intravenösen Injektion, um schnelle und kräftige Wirkung zu erzielen, namentlich bei akuten Gelenkentzündungen und sehr heftigen Schmerzanfällen verschiedener Art, wendet man intravenöse Injektion von wasserlöslichem Atophannatrium (sog. Icterosan) oder einer Mischung von Atophannatrium und Natrium salicylicum (sog. Atophanyl) an.

Als Atophansalbe. (Atophanamylester [10%], Phenylsalicylat [10%], Campher [5%] in einer Fettseifengrundlage).

Zur Einreibung bei rheumatischen und neuralgischen Erkrankungen, täglich etwa 10 g, schmerzstillend und schwach entzündungswidrig. Die Resorption durch die Haut ist durch den Nachweis des Atophans und seiner Umwandlungsprodukte im Urin sichergestellt.

Der Harn kann nach At.-Gebrauch rötliche bis bräunliche Färbung annehmen. Nachweis im Harn durch Ehrlichs Diazoreaktion oder durch konz. Salzsäure (zeisiggelbe Färbung).

Weitere wortgeschützte Bezeichnungen für Acid. phenylchinolincarbonicum sind: Artamin, Finarthrin und Polyphlogin.

Arcanol. Mischung von Novatophan und Acetylsalicylsäure ana. In Wa. unl. — 10 Tabl. (1,0) 1,50 RM.

Innerlich in Tabletten zu 1 g, mehrmals täglich, bei den Indikationen des Atophans und der Salicylate, besonders bei Erkältungskrankheiten, Angina, Otitis media, Influenza empfohlen. Hat in der Bekämpfung der Infektion keine besonderen Vorzüge vor der reinen Acetylsalicylsäure und entbehrt jeder spezifischen Wirkung.

Atophanyl (Atophannatrium + Natr. salicylicum). — 5 Amp. (5 oder 10 ccm) 5,30 RM.

Äußerlich zur intravenösen Injektion, in Ampullen zu 10 ccm, enthalten 0,5 g Atophannatrium + 0,5 g Natrium salicylicum; zur intramuskulären Injektion in Ampullen zu 5 ccm, enthaltend 0,5 g Atophannatrium, 0,5 g Natrium salicylicum und 0,04 g Novocain. Außerordentlich wirksames Antiphlogisticum und schnell schmerzstillend bei akuten Gelenkentzündungen und im Gichtanfall, aber auch bei Lumbago, Ischias sowie bei Schmerzanfällen im autonomen Nervensystem (Gallensteinkolik, Nierenkolik); auch bei Influenza, Pneumonie und anderen Infektionskrankheiten angewandt, doch ist ein spezifischer Einfluß auf den Krankheitsverlauf nicht vorhanden. Bei chronischen Entzündungen, insbesondere der Gelenke, sehr schmerzstillend; gelegentlich auch günstige Einwirkung auf die Entzündung beobachtet. Auch bei Ekzemen als wirksam empfohlen. Die Injektionen (1—2 Ampullen tägl.) können längere Zeit angewandt werden. Doch sollte man die intravenöse Methode und das Atophanyl erst anwenden, wenn die übliche Atophantherapie versagt oder nicht genügend befriedigt. Als Nebenwirkung sind Herzbeklemmung, Ohnmachten, selbst schwere Kollapse beobachtet.

Icterosan (Atophannatrium in 10proz. Lösung mit Zusatz von 0,16% B-Eucain). — 5 Amp. (5 ccm) 5,30 RM.

Wirkt im Tierversuch gallentreibend durch Anregung der Leberzellfunktion (choleretisch) und wird deshalb zur intravenösen oder intramuskulären Injektion in Dosen von 5 oder 10 ccm (1 bzw. 2 Ampullen) zur Behandlung von katarrhalischem Ikterus, auch Gallensteinerkrankung und anderen Leberkrankungen empfohlen. Die klinischen Ergebnisse sind unsicher, die anscheinende zeitliche Abkürzung kann bei katarrhalischem Ikterus nicht als Beweis der Heilwirkung gelten.

Novatophan (E. W.). **Methylium phenylchinolincarbonium.** Phenylchinolincarbonsäure-Methylester. Novatophan. Kleine, gelblichweiße, geschmacklose Krystalle, in Wa. unl., in Al. (5), Essigae. (5) oder Benzol (5), in Alk. schwer, in sied. Alk. sehr leichtl. Schmp. 58—60°. Rein, insbes. frei von Salzs. und Schwefels. 0,29 Ph. nach dem Verbrennen keinen wägbaren Rückstand hinterlassend. — 1,0 0,55 RM. 10 und 20 Tabl. (0,5) 1,70 und 3,10 RM.

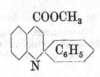

Innerlich wie Atophan. Wird von vielen Patienten besser und länger vertragen als dieses; die vom Magen ausgehenden Nebenwirkungen sind verhältnismäßig selten.

Hexophan. Oxyphenylchinolindicarbonsäure. Gelbes Pulver, in Wa. unl. — 1,0 0,55 RM. 10 Tabl. (1,0) 3,10 RM. 5 Amp. (10 ccm, 10%) 4,70 RM.

Innerlich in Tabletten (1 g) mehrmals täglich. Indikationen des Atophan.

Hexophan-Natrium in Wa. l. — 1,0 0,55 RM.

Äußerlich, 0,5 g zur subcutanen, intramuskulären bzw. 0,1—0,2 g zur intravenösen Injektion, bei Rheumatismus und Gicht, wenig erprobt.

Atochinol. Phenylchinolincarbonsäureallylester. Blaßgelbes Pulver, unl. in Wa., Ae. usw.

Innerlich in Tabletten (1 g) wie Atophan.

Äußerlich in 20proz. Salbe bei rheumatischen, gichtischen und neuralgischen Erkrankungen zur Einreibung.

Iriphan. Phenylchinolincarbonsaures Strontium. 14% Strontiumgehalt. Gelbliches Pulver, in Wa. schwerl.

Innerlich in Tabletten (0,5 g) wie Atophan. Angeblich ohne Magen-belästigung. Wenig angewandt.

Acitrin - compos.-Tabletten. Phenylchinolincarbonsäure-Äthyl-ester (0,5) und Colchicin (0,3 mg). — 20 Rotgefärbte Tabl. (0,5) 3,10 RM.

Zur Gichtbehandlung besonders empfohlen, angeblich ohne Reizwirkungen. Abschließende Urteile liegen nicht vor.

Aurantium.

Fructus Aurantii immaturi. Germ., Jap., Ross. **Fructus Aurantii immaturus** Norv., Suec. Unreife Pomeranzen. Die getrockneten, unreifen Früchte der Rutacee Citrus aurantium L., subsp. amara L. Sie riechen stark würzig und schmecken würzig und bitter. Das Pulver ist hellbraun, höchstens $6^1/_2\%$ Asche enthaltend. Bestandteile: Ätherisches Öl, Hesperidin und ein Bitterstoff Aurantiamarin. Verwendet zur Tinctura amara. — 10,0 0,05 RM.

Innerlich zu 1,0—2,5 mehrmals täglich, in Pulvern, Latwergen, Aufguß (in der Regel spirituöse Maceration von 10,0—25,0 auf 100,0—200,0) als angenehmes Bittermittel.

Tinctura Aurantii Fructus immaturi. Ergb. Pomeranzentinktur aus grob-gepulverten Pomeranzen (1) und verd. Alk. (5).

Innerlich wie Tinctura Aurantii (s. S. 192).

Pericarpium Aurantii. Germ., Austr., Dan., Suec. **Cortex Aurantii fructus.** Helv., Jap., Ross. **Cortex fructus Aurantii.** Nederl., Norv. **Aurantii amari cortex.** Am. **Aurantiorum cortex.** Belg. **Aurantii cortex siccatus.** Brit. **Ecorce d'Orange.** Gall. **Arancio amaro** (Cortex et Flores). Ital.

Pomeranzenschale. Bisher Cortex Aurantii Fructus. Die getrocknete, äußere Schicht der in Längsvierteln abgezogenen Fruchtwand der reifen Pomeranzen. Besteht aus beiderseits bogig begrenzten, gewölbten oder unregelmäßig gebogenen Stücken mit grobhöckeriger, gelblich- bis rötlichbrauner Außen- und weißlicher, durch die durchschim-mernden Ölräume stellenweise gefleckter Innenseite.

Riecht kräftig aromatisch und schmeckt würzig bitter. Das Pulver ist weißlichgelb bis gelblichgrau. Keine Curaçao- und andere grünschaligen Sorten und höchstens 6% Asche enthaltend. Bestandteile: 1—2% ätherisches Öl und bitterer Extraktivstoff. — 10,0 0,10 RM.

Durchschnittl. Dosis: 1 g (Am.).

Innerlich zu 1,0—2,0 mehrmals täglich, in Pulver, Spezies, Elektu-arien, Infusum, weinigen Auszügen 25,0—50,0 mit 300,0 Wein maceriert, als Stomachicum meist in Verbindung mit anderen bitteren und aromatischen Mitteln.

293. Rp. Pericarpii Aurantii 1,0
     Corticis Cinnamomi
     Rhizomatis Galangae ana 0,25.
M. f. pulv. D. tal dos. Nr. X. S. Tägl.
     2 Pulver in Wasser zu nehmen.

294. Rp. Pericarpii Aurantii 10,0
     Sir. Zingiberis q. s.
ut f. elect. D. S. 3stündl. 1 Eßlöffel

295. Rp. Pericarpii Aurantii 50,0
     Radicis Valerianae
     Foliorum Melissae ana 25,0.
M. f. spec. D. S. Als Tee. 1 kleinen Tee-löffel voll mit kochendem Wasser (für 2 Tassen) aufgießen.

191

Rp. 296 (Aurantium) Pericarp. Aurant. — Ol. Aurant. cortic.

Am. führt noch **Aurantii dulcis cortex,** die frische Schale der reifen Frucht von Citrus Aurantiorum var. sinensis L. Brit. führt als **Aurantii cortex recens** die gleiche wie oben im frischen Zustand.

Elixir Aurantii compositum. Germ., Ross. Pomeranzenelixir. Elixir viscerale Hoffmanni. Klare, braune, würzig und bitter schmeckende Flüssigkeit, in 100 T. je 2 T. Enzian-, Wermut- und Bitterklee-Extrakt sowie 94 T. eines Auszuges von 20 T. fein zerschnittenen Pomeranzenschalen, 4 T. fein zerschnittenen Ceylonzimt und 1 T. Kaliumcarbonat mit 100 T. Xereswein enthaltend. Ross. etwas abweichende Vorschrift. Elixir aromaticum. Am.: Spirit. Aurant. comp. 12 ccm, Spirit. vini ad 250 ccm, Sirup. simpl. 375 ccm, Aq. des. 375 ccm, mit Hilfe von 30 g Talcum filtrieren und mit einer Mischung von 1 T. Spirit. vini und 3 T. Aq. dest. auswaschen bis zu einer Gesamtmenge von 1000 ccm Filtrat. Vinum Aurantiorum corticum compositum. Belg.

296. Rp. Elixir Aurantii compositi 10,0
Tinct. Valerianae aethereae
Tinct. aromaticae ana 5,0
Aetheris acetici 2,5.
M. D. S. 3—4mal tägl. 15—20—30 Tr.
Bei Magendarmkatarrhen und -koliken.

Extr. Aur. cort. fl. 50, Extr. Card. bened. fl., Extr. Centaur. min. fl. ana 20, Extr. Gent. 10, Vin. fort. 900. Vinum Aurantii compositum Helv. Cort. Aurant. 12, Cort. Cinnam. 4, Extr. Absinth., Extr. Card. bened., Extr. Cascarill., Extr. Gent., Natr. bicarb. ana 2, Vin. merid. dulc. 100. Vinum amarum Nederl. Cort. Cascarill. 8, Herb. Centaur. min., Herb. Card. bened. ana 4, Rad. Gent. 2, Cort. Aurant. 1, Spir. dil. 5, Vin. Malac. 95. — 10,0 0,25 RM.

Innerlich zu 1—2 Teelöffel 1—3mal tägl. als Stomachicum.

Extractum Aurantii Corticis. Ergb. Pomeranzenschalenextrakt. Durch Maceration der Pomeranzenschalen mit verdünntem Alk. bereitetes dickes, rotbraunes Extrakt, in Wa. nahezu klar l. — 1,0 0,15 RM.

Innerlich zu 1,0—2,5 mehrmals täglich, als Stomachicum in Mixturen, Elixiren usw.

Extractum Aurantii fluidum. Germ. **Aurantiorum corticum extractum fluidum.** Belg. Pomeranzenfluidextrakt. Dunkelbraunes, nach Pomeranzenschalen riechendes, bitter schmeckendes, nach besonderer Vorschrift aus grob gepulverten Pomeranzenschalen (100) mit verd. Alk. bereitetes Fluidextrakt. Belg. maceriert Pomeranzenschalen (100) mit Wa. (600) und unterwirft den ausgepreßten Rückstand der Destillation mit Wa. 40 T. des Destillats werden mit der auf 30 T. eingedampften Kolatur des Macerats und 30 T. Alk. gemischt. — Extr. Aurant. 10,0 0,35 RM. Dient zur Bereitung des Aurantiorum corticum vinum compos. (Belg.).

Innerlich zu 20—30 Tr. oder in Mixturen als Stomachicum.

Oleum Aurantii corticis. Ergb., Jap. **Oleum Aurantii pericarpii.** Austr. **Oleum Aurantii.** Am. **Oleum Aurantiorum.** Nederl. **Aurantiorum corticum essentia.** Belg. **Essence d'Orange.** Gall. Pomeranzen-(Orangen-)Schalenöl. Ätherisches, durch Auspressen der Pomeranzenschalen gewonnenes Öl, gelblich, würzig riechend bitter schmeckend. Spez. Gew. 0,852—0,857. — Oleum Aurantii 1,0 0,10 RM.

Durchschnittl. Dosis: 0,1 ccm (Am.).

Innerlich zu 0,05—0,15 (1—3 Tr.) als Geschmackskorrigens.

Sirupus Aurantii. Germ., Am., Austr., Brit., Dan., Norv., Suec. Sirupus Aurantiorum. Nederl. Sirupus Aurantii corticis. Helv., Jap., Ross. Aurantiorum corticum sirupus. Belg. Sirop d'écorce d'Orange amère. Gall. Sciroppo di Arancio amaro. Ital. Pomeranzensirup, Sirupus Aurantii Corticis. Gelblichbraun, aus 12 T. Zucker und 8 T. eines Auszugs von 1 T. fein zerschnittenen Pomeranzenschalen und 9 T. Weißwein bereitet. Ähnlich verfahren die übrigen Pharmakopöen, nur Am. (2—5% Alkohol), Brit. und Jap. lassen Orangenschalentinktur, Belg. das Fluidextrakt mit Sirup mischen. — 10,0 0,10 RM.

Therapeut. Dosen: 2—4 ccm (Brit.).

Innerlich als beliebter Zusatz zu bitteren und aromatischen Mixturen (Chloralhydrat), als Zusatz zu Getränken (z. B. Sodawasser). Als Farbcorrigens.

Tinctura Aurantii. Germ., Austr., Brit., Dan., Helv., Norv., Ross., Suec. Tinctura Aurantii corticis. Jap. Tinctura Aurantii amari. Am. Tinctura Aurantiorum. Nederl. Aurantiorum corticum tinctura. Belg. Teinture d'Orange amère (écorce). Gall. Tintura di Arancio amaro. Ital. Pomeranzentinktur. Rötlichbraun, nach Pomeranzenschalen riechend und schmeckend, aus 1 T. grob gepulverten Pomeranzenschalen und 5 T. verdünntem Alkohol bereitet. Alkoholzahl nicht unter 7,4. (Brit. 1:4, Ital. 1:2.) Am. läßt 1 T. Pomeranzenschale mit einem Gemisch von 6 T. Spiritus und 4 T. Wasser zu 5 T. perkolieren (53—56% Alkohol). Verwendet zu Vinum Chinae. 54 Tr. = 1 g. — 10,0 0,25 RM.

Therapeut. Dosen: 2—4 ccm (Brit.). Durchschnittl. Dosis: 4 ccm (Am.).

Innerlich zu 1,0—4,0 in Tropfen (20—80 Tr.) und beliebter Zusatz zu stomachischen Tinkturen. Geschmackskorrigens.

Am. führt noch Tinctura Aurantii dulcis auf, durch Maceration von 5 T. frischen Schalen mit 10 Raumteilen Spiritus (73—76proz. Alkohol).

Durchschnittl. Dosis: 4 ccm (Am.).

Sirupus aromaticus. Brit. Je 25 T. Pomeranzentinktur und Zimtwasser, 50 T. Zuckersirup.

Therapeut. Dosen: 2—4 ccm (Brit.).

Innerlich als Stomachicum und Tonicum. Teelöffelweise.

Vinum Aurantii. Brit. Pomeranzenwein. Durch Gärenlassen einer mit den frischen Schalen von bitteren Pomeranzen versetzten Zuckerlösung erhaltene weinartige, goldgelbe Flüssigkeit, von 12—14 Vol.-% Alkoholgehalt und schwach saurer Reaktion.

Zur Herstellung pharmazeutischer Präparate.

Flores Aurantii. Germ. I., Ergb. Aurantii citri flos. Belg. Fleur de Bigaradier. Gall. Fiori di Arancio amaro. Ital. Pomeranzenblüten. Die getrockneten Blütenknospen der Pomeranze mit etwa 0,1% Orangenblütenöl. — 10,0 0,30RM.

Innerlich im Aufguß zu 5,0—15,0 auf 100,0 und in Spezies. Wenig verwendet.

Aqua Aurantii florum. Ergb., Am., Austr., Brit., Helv., Jap. Aqua florum Aurantii. Nederl. Aqua Aurantii. Suec. Aurantii Citri florum aqua. Belg. Eau de Fleur d'Oranger. Gall. Acqua distillata di Arancio. Ital. Orangen-(Pomeranzen-) Blütenwasser, klar, farblos, von reinem Orangenblütengeruch. Die meisten Pharmakopöen schreiben die unverdünnte Handelsware (triplex) vor. Am. bezeichnet die Handelsware als Stronger Orange-Flower

Water, das 1 + 1 verdünnte wie oben. Das Präparat der Brit. ist 1 + 2 Wasser verdünnt. Belg. und Jap. lassen es aus Spiritus Aurantii bzw. Ol. flor. Aur. darstellen. — 100,0 0,30 RM.

Innerlich eßlöffelweise, öfter als Konstituens oder Korrigens von Mixturen, welche aber sonst keine riechenden Bestandteile enthalten dürfen.

Äußerlich als Zusatz von Waschwässern.

Oleum Aurantii florum. Ergb., Austr., Helv., Jap. **Aetheroleum floris Aurantii.** Suec. **Aurantii Citri florum essentia.** Belg. **Essence de fleur d'Oranger.** Gall. **Essenza di fiori d'Arancio amaro.** Ital. Orangen- (Pomeranzen-) Blütenöl. Neroliöl. Farblos bis bräunlich, lieblich riechend, erst süßlich, dann bitter schmeckend, in 1—2 T. Wa. l. Spez. Gew. 0,870—0,880. — 1 Tr. 0,25 RM., 0,1 0,45 RM.

Innerlich zu 0,05—0,15 (1—3 Tr.) mehrmals täglich, unvermischt oder als Korrigens.

Sirupus Aurantii florum. Ergb., Am., Austr., Helv. **Sirupus Aurantii floris.** Brit. **Aurantii Citri florum sirupus.** Belg. **Sirop de fleur d'Oranger.** Gall. Orangenblütensirup. Sirup. Naphae. Aus Orangenblütenwasser und Zuckersirup bereitet. Klar, farblos, von sehr angenehmem Geruch und Geschmack. — 10,0 0,05 RM.

Therapeut. Dosen: 2—4 ccm (Brit.).

Innerlich: Oft gebrauchtes Korrigens; als Zusatz zu Getränken.

Folia Aurantii. Germ. I., Austr. **Folium Aurantii.** Helv. **Bigaradier.** Gall. **Arancio amaro.** Ital. Pomeranzenblätter. Die getrockneten Blätter. Gehalt: $^1/_2$ % ätherisches Öl. — 10,0 0,10 RM.

Innerlich noch vereinzelt zu 1,0—4,0 mehrmals täglich in Pulvern, Elektuarien, im Aufguß (5,0—15,0 auf 100,0), in Spezies.

Aurumpräparate.

In neuester Zeit als Mittel gegen Tuberkulose vielfach angewendet, nachdem Robert Koch 1890 festgestellt hat, daß Aurum-Kalium cyanatum $KAu(CN)_2$ in einer Verdünnung von 1:2 Millionen das Wachstum der Tuberkelbacillen hemmt. Als sich das Kalium-Goldcyanid bei menschlicher Tuberkulose nicht bewährte, wurde eine Verbindung dieser Substanz mit Kantharidin (Aurokantan) vorübergehend empfohlen. Neuerdings werden mehrere organische Goldverbindungen bei Tuberkulose angewandt, von denen im Tierversuch festgestellt scheint, daß sie die Reaktionsfähigkeit der Gewebe gegen die Tuberkelbacillen erhöhen und die Bindegewebsbildung im Sinn der Induration und Abkapselung anregen. Bei der klinischen Anwendung ist wegen der möglichen Giftwirkung größte Vorsicht geboten. Nierenkrankheiten und Darmtuberkulose bilden Kontraindikationen. Auch zur Bekämpfung anderer subakuter und chronischer Infektionen, insbesondere der Sepsis, wurden die organischen Goldverbindungen empfohlen, ohne bisher entscheidende Erfolge erzielt zu haben.

Aurum colloidale. Collaurin. Goldkolloid. Kleine Lamellen mit etwa 75% Au. — Goldlösung, elektrokolloidale, etwa 0,03% Au enthaltend.

Aurokollargol. Elektrokolloide Au-Ag-Lösung (Gehalt: 0,006% Au und 0,06% Ag). — 3 Amp. (5 ccm) 3,55 RM. 5 Amp. (10 ccm) 10,65 RM.

Zur parenteralen Einspritzung.

Auro-Natrium chloratum. Germ. III., Ergb. **Chlorure d'Or et de Sodium.** Gall. Natrium-Aurichlorid. Natrium-Goldchlorid. Goldgelbes Pulver, in Wa. (2), ganz in Alk. nur teilweise l. Mindestens 30% Au-Gehalt. Mischungen der Verbindung $AuCl_3NaCl \cdot 2 H_2O$ mit Natriumchlorid. Gall. verlangt das reine Doppelsalz, 49,5% Au. — 0,1 0,50 RM.

Möglichst nicht überschreiten: 0,05 pro dosi, 0,2 pro die! (Ergb.) Früher bei Syphilis u. a. versucht, jetzt ganz verlassen.

Aurophos. Natrium - Golddoppelsalz einer aminoarylphosphinigen Säure und der unterschwefligen Säure (Gehalt: etwa 25% Au). — 1 Ampulle (je 1,1 ccm) 1—25 mg 1,05—1,75 RM. 1 Amp. (2 ccm) 50 mg 2,10 RM. 1 Amp. (4 ccm) 100 mg 3,25 RM.

Zur subcutanen Injektion (1925); man beginnt mit 1 mg, steigt um 1—2 mg bis 1 cg, danach um je 2,5 cg bis 0,1 bzw. 0,3 g.

Krysolgan. Natriumsalz der Aminoaurothiophenolcarbonsäure. — Amp. 0,1 bis 100 mg 1,25—4,50 RM.

$$H_2N \overset{SAu}{\underset{}{\langle C_6H_3 \rangle}} COONa$$

Zur intravenösen Injektion, vor jedesmaliger Anwendung in 1—2 ccm sterilen Wassers zu lösen bzw. in fertigen Ampullen zu 0,0001—0,05—0,1 g. Wegen der starken Reizwirkung mit 0,1 mg beginnend, in 8—14 tägigen Zwischenräumen bis 0,1 g steigend. Gute Erfolge bei Lupus erythematodes und Lepra berichtet, bei Lungentuberkulose sehr bestritten. Nebenwirkungen: Stomatitis, Dermatiden, Herpes zoster. (Seit 1917.)

Triphal. Auro - thiobenzimidazolcarbonsaures Natrium. (Gehalt: etwa 44% Au). — Trockenampullen 1—100 mg 1 Stck. 1,10—3,55 RM.

$$NaOOC \overset{}{\underset{}{C_6H_3}} \overset{N-H}{\underset{N}{\diagdown}} C-S-Au + 2 H_2O$$

Zur intravenösen Injektion (1924), vor jedesmaliger Anwendung in 1—2 ccm sterilen Wassers zu lösen. In 14 tägigen Zwischenräumen (von 15 mg) langsam bis zu 0,50 g steigend. Erfolge unsicher.

Sanocrysin. Natriumaurithiosulfat $S_2O_3Au \overset{Na}{\underset{Na_2S_2O_3}{\diagdown}}$, weißes krystallinisches Pulver, l. in Wa. Im Tierversuch anscheinend den Verlauf der Tuberkulose mildernd und häufig Induration und Verkalkung herbeiführend. Keine Abtötung der Bacillen.

Zur subcutanen Injektion, 0,05 g in langsamer Steigerung bis 1 g, macht fieberhafte Allgemein- und entzündliche Lokalreaktionen, auch öfter Nebenwirkungen. Die Heilwirkungen bestritten, Unterstützung natürlicher Abwehrreaktion bei vorsichtigster Dosierung möglich.

Solganal. Das Dinatriumsalz der Sulfomethylamino - auromercaptobenzolsulfosäure. Farbloses Pulver, leichtl. in Wa., unl. in organischen Lösungsmitteln. Die gesättigten Lösungen gelb, braun, reagieren neutral. Gehalt 36, 5% Au. — 1 Amp. mit 0,01 (1%) bis 1,0 (10%) 1,25 bis 16,75 RM.

$$NaO_3S \overset{SAu}{\underset{}{\langle C_6H_3 \rangle}} N \overset{H}{\underset{CH_2SO_3Na}{\diagup}}$$

Zur intravenösen Injektion. Besonders bei schweren Streptokokkeninfektionen empfohlen. (Seit 1927.)

Avena.

Fructus Avenae excorticatus. Port. Hafer. Mit 55% Stärkemehl. Reizlinderndes Mittel.

Elixir Stramenti Avenae. Haferstrohelixir. Stramentum Avenae (200), Spir. (15), Sir. Liqu. (25), Aq. q. s. ad 100,0 (Hamburger Vorschrift).

Avertin. Tribromäthylalkohol. CBr_3CH_2OH. Weiße kristalline Substanz. Schmp. 79—80°. L. in Wa von 40° bis zu 3,5%. Bei stärkerer Erhitzung sowie bei längerem Stehen der wässerigen Lösung am Licht Bildung des darmanätzenden Dibromacetaldehyds, $CBr_2H.CHO$, sowie von Bromwasserstoffsäure, HBr. Vor Licht und Luftzutritt geschützt aufzubewahren. Klinikpackungen 50,0 und 100,0, 21,20 und 41,60 RM. Flüssig (100 und 300 ccm) 41,60 RM. und 124,00 RM.

Äußerlich (1927) zum Klysma in 3proz, Lösung 20—30 Minuten vor der Operation, wird von der Dickdarmschleimhaut gut aufgesaugt und erzeugt tiefe, oft mehrere Stunden anhaltende Narkose. Verwendete Dosis (auch für Kinder) 0,08—0,10 pro kg Körpergewicht unter Berücksichtigung des Allgemeinzustandes (Kachexie, Wasserarmut), also im Durchschnitt 5—7 g für den Erwachsenen in Wasser von höchstens 40°, häufig nach vorheriger Morphininjektion oder Veronalgabe, per clysma gegeben. Die Lösung muß unmittelbar vor der Anwendung frisch bereitet und auf Unzersetzheit geprüft (s. u.) werden. Ist die Narkose nicht ausreichend, so wird sie durch Ätherinhalation vervollständigt, deswegen Avertin als Basisnarkoticum bezeichnet. Mit wenigen Ausnahmen von den Chirurgen als zuverlässiges Narkoticum von genügender therapeutischer Breite mit verhältnismäßig geringen Neben- und Nachwirkungen anerkannt; auch bei der Morphinentziehung sowie in der Psychiatrie zur Einschläferung tobender Geisteskranker versucht. Die beobachteten Darmschädigungen sowie die mehrfach konstatierten Kollapse, die in Einzelfällen zum Tode geführt haben, sind anscheinend durch vorsichtige Anwendung zu vermeiden. Das endgültige Urteil steht noch aus.

Die für eine 3proz. Lösung erforderliche Menge dest. Wasser wird in einem 1-Literkolben auf 35—40° erwärmt und nach dem Zusatz der abgewogenen Menge Avertin etwa 5 Min. lang geschüttelt. Die klare Lösung wird auf 35—40° gehalten und darf erst nach folgender Prüfung: 5 ccm Avertin-Lösung müssen nach dem Zusatz von 1—2 Tropfen 1 promill. Kongorotlösung rein orangerote Färbung zeigen. Blaugefärbte (saure) Lösungen sind zu verwerfen — zum Einlauf verwendet werden.

Bacilli. Germ. Arzneistäbchen. **Cercoli.** Wundstäbchen. **Styli caustici.** Ätzstifte. Anthrophore s. Teil I, S. 4.

Bacillosan. Reinkultur von Milchsäurebacillen, in Tabletten von 1 g. — 10 Tabl. mit Milchzucker 2,05 RM.

Äußerlich. 2 Stück 2mal wöchentlich in die Scheide einzuführen; zur Behandlung nicht gonorrhoischer Formen des Fluor albus, durch Überwucherung der vaginalen Bakterienflora und Ansäuerung des Inhalts. Auch gepulvert in die Scheide einzustäuben. Angeblich von günstiger Wirkung.

Baldrianpräparate. Die Baldrianwurzel sowie die daraus bereiteten Infuse, Dialysate und Tinkturen sind als schwache Beruhigungsmittel des erregten Nervensystems, besonders bei Neurasthenie und Hysterie, auch im Klimakterium, sowie als leichteste Schlafmittel in Gebrauch. Auch in speziellen Organneurosen, namentlich des Herzens, des Verdauungsapparates und der Genitalsphäre sind sie

13*

nützlich; in depressiven Verstimmungszuständen wirken sie leicht anregend. In neuerer Zeit hat man die wirksamen Bestandteile der Baldrianwurzel, die Isovaleriansäure und den Alkohol Borneol zu nervenberuhigenden bzw. leicht anregenden Medikamenten vereinigt.

Radix Valerianae. Germ., Austr., Belg. (V. R.), Nederl. **Rhizoma Valerianae** Dan., Helv., Jap., Ross., Suec. **Valeriana.** Am. **Valerianae Rhizoma.** Brit. **Valériane officinale** (Rhiz.). Gall. **Valeriana.** Ital. Baldrian. Die mit Wurzelstöcken und Ausläufern gesammelten und getrockneten Wurzeln der Valerianacee Valeriana officinalis L., stark und eigenartig riechend, süßlich würzig und etwas bitter schmeckend. Höchstzulässiger Aschengehalt 15%. Enthält 0,8—1,2% ätherisches Öl und Valeriansäure. — Das Pulver ist graubräunlich. — 100,0 0,85 RM.

Innerlich zu 0,5—4,0 mehrmals täglich, in Pulvern, Pillen, im Infus (5,0—15,0:150,0), in Spezies. Als Tonicum und leicht beruhigendes Mittel bei nervösen Erregungen und Schmerzen. Als leichtes Excitans in nervösen Schwächezuständen, bei leichten, besonders nervösen Herzstörungen, auch in der Rekonvaleszenz nach fieberhaften Krankheiten.

Äußerlich im Infus als Klistier (10,0:100,0).

297. Rp. Radicis Valerianae 1,0
    Castorei Canadensis 0,2.
M. f. pulv. D. tal. dos. Nr. X ad chart.
    cerat. S. 3mal tägl. 1 Pulver.

299. Rp. Radicis Valerianae 28,0
    Rhizomatis Iridis 24,0
    Radicis Liquiritiae 36,0
    Fructus Anisi 8,0
    Magnesii carbonici 16,0
    Croci pulv. 1,0.
M. f. pulv. D. S. Kinderpulver. Pulvis
Hufelandi pro infantibus. Ross.

301. Rp. Infusi Valerianae 15,0:14,0
    Natrii bromati 10,0.
M. D. S. Nach Verordnung. Infusum
Valerianae bromatum. F. M. B.
(0,97RM. o. G.)

298. Rp. Radicis Valerianae
    Foliorum Aurantii
    Herbae Trifolii fibrini
    Foliorum Melissae ana 12,5.
M. f. spec. D. S. 1 Eßlöffel voll zu
3 Tassen Tee aufzubrühen.

300. Rp. Inf. rad. Valerian. 15,0:180,3
    Spirit. aether. 5,0
    Sir. simpl. ad 200,0.
M. D. S. 2—3stündl. 1 Eßlöffel.

302. Rp. Radicis Valerianae 15,0
    Radicis Gentianae 5,0
    Corticis Cinnamomi 2,5
    Corticis Citri 1,0.
M. f. spec. D. S. Mit 1 Flasche Rotwein zu
übergießen und 24 Stunden stehen zu
lassen. Von dem abgegossenen Wein
morgens und abends 1 Weinglas voll
zu trinken.

Aqua Valerianae. Germ. I. **Eau distillée de Valériane.** Gall. Baldrianwasser. — 100,0 0,25 RM.

Äußerlich zu Umschlägen, Bähungen und dergleichen.

Extractum Valerianae. Germ. I., Ergb., Belg. (V. E.), Helv., Nederl., Ross. **Extrait de Valériane.** Gall. **Estratto di Valeriana idroalcoolico.** Ital. Baldrianextrakt. Durch Ausziehen von Baldrianwurzel mit Alk. von verschiedener Stärke[1]) bereitetes, dickes, braunes, in Wasser trübe l. Extrakt. Nederl. extrahiert außerdem noch mit Wasser. Dagegen ist das Präparat der Belg. ein ätherisches Extrakt. Extractum Valerianae aromaticum. — 1,0 20 Pf.

Innerlich zu 1,0—2,5 mehrmals täglich, in Pillen und Solutionen als leichtes Antispasmodicum, Sedativum und Anodynum.

---

[1]) Am besten 90%.

Extractum Valerianae fluidum. Ergb., Dan. (E. fl. V.). **Fluidextractum Valerianae.** Am. Baldrianfluidextrakt. Durch Perkolation von Baldrianwurzel mit verdünntem Weingeist bereitet. Dan. maceriert 1000 Wurzel mit 5000 Wasser und läßt davon 200 T. abdestillieren. Dieses Destillat wird mit dem wässerigen eingedampften Extrakt und 200 Weingeist gemischt, so daß 1000 T. entstehen. — 10,0 0,45 RM.

Innerlich zu $^1/_2$—2 Teelöffel wie Extractum Valerianae.

Sirupus Valerianae. Sirop de Valériane. Gall. Extr. Val. 35, Aq. Valer. 1000, Sacch. 1800. 20 g enthalten etwa 0,25 g Extr. Val.

Oleum Valerianae. Germ., Austr. Baldrianöl. Das gelbliche bis bräunliche ziemlich bewegliche ätherische Öl der Baldrianwurzel vom Geruch der Droge und bitterem Geschmack. Dichte 0,955—0,999. Säurezahl nicht über 19,6, Esterzahl 92,6—137,5. Optisch aktiv. Besteht aus l-Campher, l-Pinen und den Ameisensäure-, Essigsäure- und Valeriansäureestern des Borneols (s. S. 199); — 1,0 0,25 RM.

Innerlich zu 0,05—0,2 (1—4 Tropfen) mehrmals täglich (bei Epilepsie wurden größere Dosen, bis zu 20 Tropfen verordnet), al Ölzucker, in Pillen, in ätherischen und spirituösen Lösungen. Als leichtes Excitans, als Zusatz zu Mixturen.

Tinctura Valerianae. Germ., Am.. Austr., Belg. (V. T.), Dan., Helv., Nederl., Ross., Jap. **Teinture de Valériane.** Gall. **Tintura di Valeriana.** Ital. Baldriantinktur. Braune Tinktur vom Geruch und Geschmack des Baldrian, bereitet aus 1 T. Baldrian und 5 (Jap. 10) T. verdünntem Weingeist (Belg., Gall. 60proz.). Alkoholzahl nicht unter 7,5. Perkolation 1:5 schreiben vor Am., Helv. 54 Tr. = 1 g. — 100,0 1,85 RM.

Durchschnittl. Dosis: 4 ccm (Am.).

Innerlich zu 1,0—3,0 (20—60 Tr.) mehrmals täglich auf Zucker, rein oder in Verbindung mit anderen Nervinis, viel angewandt als leichtes Analepticum und Nervinum, besonders bei leichten Herzstörungen und mäßigen Schmerzzuständen, auch zur Schlafbeförderung.

303. Rp. Tinct. Valerianae 24,0
     Camphorae 1,0.
M. D. S. Mehrmals tägl. 30—40 Tr. (Bei Erschöpfungszuständen, Magenschmerzen, und leichten Koliken.)

304. Rp. Tinct. Valerianae.
     Spirit. Menth. piperit. (1:50)
     Spirit. aetherei ana 10,0.
D. S. mehrmals tägl. 15 Tr. Tinctura Valerianae composita. (Leichtes Excitans in Schwächezuständen.) F. M. B.

305. Rp. Tinct. Valerianae 15,0
     Tinct. Convallar. majal. 5,0.
D. S. 3mal tägl. 20 Tr.
(Bei leichten, besonders nervösen Herzstörungen.)

306. Rp. Tincturae Valerianae 10,0
     Tincturae Castorei 5,0.
M. D. S. 2 stündl. 10 Tr. Tinctura sedativa. F. M. B. (0,95 RM. o. G.)

307. Rp. Tinct. Valerianae
     Tinct. As. foet. ana 10,0.
M. D. S. 2 stündl. 10 Tr. (Bei hysterischen Beschwerden.)

308. Rp. Tinct. Valerianae
     Elixiris Aurantii compositi ana 15,0
     Olei Menthae piperitae 0,2.
M. D. S. 3mal tägl. 1 kleinen Teelöffel voll.

Tinctura Valerianae ammoniata. Am., Brit. Perkolat mit Spirit. Ammon. aromatic. 1:5. Brit. 200,0 Baldrian, 3 ccm Muskatnußöl, 2 ccm Citronenöl, 100 ccm Ammoniakflüssigkeit, 900 ccm 60proz. Weingeist. Ergb. Baldrian (1), Ammoniakflüssigkeit (2), verd. Weingeist (4).

Therapeut. Dosen: 2—4 ccm (Brit.). Durchschnittl. Dosis: 2 ccm (Am.).

Innerlich zu 0,5—1,5 (10—30 Tr.) mehrmals täglich, wie die vorige.

Tinctura Valerianae indicae ammoniata. Brit. Wie die vorige, nur aus Valeriana Wallichii D. C. hergestellt.

Tinctura Valerianae aetherea. Germ., Austr., Belg. (V. T. aeth.), Dan., Helv., Jap., Nederl., Ross., Suec. Tintura eterea di Valeriana. Ital. Ätherische Baldriantinktur. Gelbe, mit der Zeit nachdunkelnde, nach Äther und Baldrian riechende Tinktur, bereitet aus 1 T. Baldrian und 5 T. Ätherweingeist (Ross. 4 T. Weingeist, 2 T. Äther). Helv. läßt mit Ätherweingeist 1:5 perkolieren. — 100,0 2,00 RM.

Innerlich wie Tinct. Valer., bei denselben Indikationen kräftiger wirkend als die gewöhnliche Tinktur.

Tinctura Valerianae composita. Badrian (12), Virgin. Schlangenwurzel (12), Campher (1,5), verd. Weing. (100). Spir. aether., Spir. Menth. pip. (2%), Tinct. Valer. ana. — D. A. T. 100,0 1,50 RM.

Recvalysat (Radicis recentis Valerianae dialysatum). Dialysat aus frischer Baldrianwurzel.

Innerlich als Sedativum und Tonicum 1—3mal tägl. 10—30 Tr., zur Schlafbeförderung 30—50 Tr.

Species nervinae. Germ. Beruhigender Tee. Baldrian (3), Pfefferminzblätter (3), Bitterklee (4). — 10,0 0,10 RM.

Innerlich als Aufguß (1 Eßlöffel auf 1 Tasse Tee) wie Baldrian.

Acidum valerianicum. Germ. I., Ergb., Helv. Valérianique (acide) officinal. Gall. Baldriansäure, (Iso-) Valeriansäure $C_4H_9 \cdot COOH$. Mol-Gew. 102,8. Klare, farblose, ölige Flüssigkeit, die hauptsächlich Isovaleriansäure $\begin{smallmatrix}CH_3\\CH_3\end{smallmatrix}>CH \cdot CH_2 \cdot COOH$ enthält. Von starkem Baldriangeruch und brennend scharfem Geschmack. Nicht völlig einheitlich. L. in Wa. (30), in Alk., Ae., Chl. in jedem Verhältnis. Siedep. 175°. Spez. Gew. 0,936—0,938. — 10,0 0,40 RM.

Innerlich zu 0,1—0,5 in alkoholischen oder schleimigen Solutionen. Nicht rein angewandt, häufiger in den Salzverbindungen mit Ammoniak, Wismut, Zink, Eisen, Atropin, Chinin; oder als Ester des Amylenhydrats (Valamin), des Menthols (Validol), des Borneols (Bornyval, Valisan).

Ammonium valerianicum. Ammonium (Valérianate d'). Gall. Ammoniumvalerianat. $C_4H_9COONH_4$. Farblose, zerfließliche, nach Baldriansäure riechende, scharf süßlich schmeckende Krystallblättchen, leichtl in Wa. und Alk. — 10,0 0,40 RM.

Innerlich zu 0,1—0,3 pro dosi, 1,0—4,0 pro die in Lösung, von der älteren Klinik zugleich mit Extractum Belladonnae gegen Neuralgie und Koliken gereicht, nicht mehr im Gebrauch.

Ammonium valerianicum solutum. Liquor Ammonii Pierlot. Helv. Soluté de Valérianate d'Ammoniaque composé. Gall. Besteht aus Acid. valerian. 3 T., Extr. Valerian. 2 T., Aqua 95 T., Ammon. carbon. q. s. ad neutral.

Neo-Bornyval (E. W.). Isovalerylglykolsäureester des Borneols. $(CH_3)_2CH \cdot CH_2CO_2 \cdot CH_2CO_2 \cdot C_{10}H_{17}$. Farblose, fast geruch- und geschmacklose ölige Flüssigkeit. Siedep. 283—285° unter Zersetzung. Spez. Gew. 1,025 bis 1,030. Unl. in Wa., leichtl. in Alk. (neutral gegen Lackmus) und Ae. — O. P. 25 Gelatinekapseln (Perlen) zu etwa 0,25 2,85 RM.

Innerlich in roten Gelatineperlen (0,25) 1—2 Stück 3—5mal tägl. mit Nachtrinken von etwas Milch bei den verschiedensten nervösen Beschwerden. Den alten Valerianapräparaten nicht überlegen.

Valamin (E. W.). Isovaleriansäureester des Amylenhydrats. Wasserhelle, neutrale, nach Baldrian riechende Flüssigkeit. — 10 Perlen (0,25) 0,90 RM.

Innerlich in Perlen, je 1 als Sedativum, 2—4 als leichtes Schlafmittel.

Validol (E. W.). Valeriansäureester des Menthols ($C_{10}H_{19}O \cdot COC_4H_9$) mit 30% freiem Menthol. Farblose, dickliche, erfrischend riechende und schwach bitter schmeckende Flüssigkeit, unl. in Wa., l. in Alk., Ae. und fetten Ölen. — Menthol. valerian. 1,0 0,20 RM. Validol 1,0 0,75 RM. 25 Validol-Perlen (0,2) 3,50 RM. 20 Tabl. (4 Tr.) 1,90 RM.

Innerlich 5—10—15 Tr. Validol in Wein oder auf Zucker; auch in Pasten oder Kapseln. Als Analepticum und Nervinum bei nervösen Schwächezuständen (besonders bei nervösen Herzstörungen). Auch bei Seekrankheit und Hyperemesis gravidarum empfohlen. Zuweilen von üblem und für die Patienten unüberwindlichem Nachgeschmack begleitet.

1% Validol-Brausesalz, Validol-Pralinen und -Tabletten. Validolum camphoratum.

Valisan(E.W.). Bromisovalerianylborneol. $\dfrac{CH_3}{CH_3}{>}CH \cdot CH \cdot Br \cdot COO \cdot C_{10}H_{17}$.

Helles, fast geschmack- und geruchloses Öl, mit 48,3% Borneol, 26,5% Isovaleriansäure und 25,2% Brom. — 10 Perlen (0,25) 1,05 RM.

Innerlich in Gelatineperlen (0,25) 1—3 tägl., $^1/_2$ Stunde nach dem Essen, als leichtes Sedativum in nervösen Erregungszuständen und Depressionen.

Valyl (E. W.). Valeriansäurediäthylamid, $\dfrac{CH_3}{CH_3}{>}CH \cdot CH_2CO \cdot N{<}\dfrac{C_2H_5}{C_2H_5}$, wasserhelle Flüssigkeit. — 25 Perlen (0,125) 2,40 RM.

Innerlich in Perlen (0,125) als Sedativum bei allen Indikationen der Baldriantherapie, besonders Menstruationsbeschwerden.

Borneol. Borneocampher. Bornylalkohol. Rechtsdrehend. In Dryobalanops Camphora und im Rosmarinöl. Der Alkohol selbst wird in reiner Form nicht als Medikament verwendet; er ist in der Baldrianwurzel enthalten. Derivate sind Bornyval und Valisan.

Adamon. Dibrom-dihydro-zimtsäure-borneolester s. S. 112.

Bromural. Bromisovalerianylharnstoff s. S. 237.

Balsame, arzneiliche.

Balsamum canadense. Ergb. Terebinthina canadensis. Brit. Canada Turpentine. Canadabalsam. Harzsaft von Abies balsamea Miller und verwandten Pinaceen gesammelt. Blaß- oder grünlich gelber, klarer Balsam von Honigkonsistenz und angenehmem balsamischem, nicht terpentinartigem Geruch, leichtl. in Ae., Chl. und Benzol, teilweise l. in Alk., an der Luft zu einem klaren, durchsichtigen Firnis eintrocknend, daher seine Verwendung in der mikroskopischen Technik. Gehalt: 23—24% ätherische Öle, ein Harzkörper und mehrere Harzsäuren. — 1,0 0,10 RM.

Innerlich zu 0,5—2,0, am besten in Pillen mit Pulv. Cubebarum q. s. und etwas Wachs, früher bei Blennorrhöe der Bronchien angewandt.

Balsamum Copaivae. Germ., Austr., Belg., Dan., Helv., Jap., Nederl., Norv. (B. Copaiva), Ross., Suec. **Copaiba.** Am., Brit. **Copahu.** Gall. **Balsamo di Copaive.** Ital. Copaivabalsam. Aus den Stämmen verschiedener Copaifera-Arten(Leguminosen)[1]. Klar, gelblich bis gelbbraun, nicht oder nur schwach fluorescierend, je nach der Herkunft ziemlich beweglich oder dicklich, würzig riechend und scharf bitter schmeckend. In Chl., Essigs. oder abs. Alk. klar oder opalisierend trübe bis auf Spuren l. Dichte 0,920—0,995. Rein, insbesondere frei von Gurjunbalsam, fetten Ölen oder Paraffin. 38 Tr. = 1 g. — 10,0 0,25 RM. 10 Caps. gelat. cum B. C. (0,3) 0,35 RM.; (0,5) 0,40 RM.; (0,06) 0,45 RM., cum B. C. et Extract. Cubeb. ana 0,3 0,65 RM.

[1] Besonders von Copaifera Jacquinii Desfontaines, C. Langsdorffii Desfontaines, C. guyanensis Desfontaines und C. coriacea Martius.

Innerlich 0,5—1,0—2,0 pro dosi, 4,0—8,0 pro die; in Kapseln, wovon 6—12 pro die verbraucht werden können; auch z. B. mit Extr. Cubeb. in Kapseln in den Apotheken vorrätig. Durch Zusatz von Mineralsäure soll der Bals. Copaiv. der Verdauung weniger lästig werden. Durch Vermischung von 6 T. Bals. Copaiv. mit 1 T. Cetac. wird eine gallertartige Masse gewonnen (Bals. Copaiv. solidificatum, Gelatina Bals. Copaiv.), von welcher eine Messerspitze bis ein halber Teelöffel in Oblate gehüllt, ohne Belästigung des Geschmacks genommen wird.

Vornehmlich bei Gonorrhöe, Cystitis, auch bei Bronchiektasien angewandt.

Vereinzelt schon am 4. Tage nach innerlichem Gebrauche Ausschlag, am 6. Tage Erythema morbilliforme und Urticaria beobachtet.

309. Rp. Massae Balsami Copaivae c.
       Magn. ust. (2 Bals., 1 Magn.)
       Pulv. Cubebarum ana 10,0.
F. pil. Nr. C. Consp. Cassia Cinnamomi.
       D. S. 4mal tägl. 5—10 Stück.

310. Rp, Balsami Copaivac
       Tincturae aromaticae ana 7,5.
M. D. S. 3 mal tägl. 15 Tr. Tinctura Copaivac. F. M. B. (0,70 RM o. G.)

311. Rp. Balsami Copaivae
       Terebinthinac ana 2,0
       Magnesiae ust. q. s.
ut f. pil. Nr. XXX. Consp. Cinnamomi.
D. S. 3mal tägl. 3—5 Stück. Bei Blasenkatarrh.   Gall.

312. Rp. Olei Menthae piperitae 1,0
       Tinct. aromaticae 20,0
       Spiritus Aetheris nitrosi 29,0
       Balsami Copaivae 50,0.
Tinct. Bals. Copaiv.
       (Hamburger Vorschr.)

Electuarium Copaivae compositum. Électuaire de Copahu composé. Gall. Bals. Copaiv. (100), Cubeb. (150), Pulv. Catechu (50), Ol. Menth. pip. (3).

Innerlich 2—4 mal täglich 1 Teelöffel bei Gonorrhöe.

Balsamum Gurjun. Balsamum Dipterocarpi. Gurjunbalsam. Harzsaft aus verschiedenen Dipterocarpusarten Südasiens. Rotbrauner, dünnflüssiger, fluorescierender Balsam von ähnlichem Geruch wie Copaivabalsam und bitterem, aber nicht kratzendem Geschmack, mischbar mit Ae., Chl. und Benzol, mit Alk. sich trübend. Spez. Gew. 0,950 bis 0,970. Bestandteile: Harz, Harzsäure und ätherisches Öl.

Innerlich von ähnlicher Wirkung wie Bals. Copaivae.

Äußerlich gegen rheumatische Affektionen.

Balsamum peruvianum. Germ., Am., Austr., Belg., Brit., Dan., Helv., Jap., Nederl., Norv., Ross., Suec. **Baume de Pérou.** Gall. **Balsamo del Perù.** Ital. Perubalsam. Gehalt mindestens 56% Cinnamein. Aus der Rinde der Leguminose Myroxylon balsamum[1]). Dunkelbraune, in dünner Schicht klare, bräunlichgelbe, nicht klebende oder Fäden ziehende, an der Luft nicht eintrocknende, dickliche, aromatische, vanilleartig riechende und kratzende, schwach bitter schmeckende Flüssigkeit. L. in Alk. (1) (und Chl.), nur teilweise in Ae. oder Petrolae. Dichte 1,145—1,158. Esterzahl des Cinnameins 235—255. Rein, insbesondere frei von künstlichen Balsamen, Gurjunbalsam, Kolophonium und fetten Ölen. Die von den fremden Pharmakopöen geforderten spezifischen Gewichte weichen nach oben und unten ab. Der Balsam enthält kein ätherisches Öl, sondern Harz und einen flüssigen Anteil, Cinnamein, der vorwiegend aus Benzoesäurebenzylester, zum kleineren Teile aus Zimtsäurebenzylester besteht. Daneben findet sich etwas freie Zimtsäure und Vanillin. 32 Tr. = 1 g. — 10,0 0,75 RM.

---

[1]) Myroxylon balsamum (Linné) Harms, var. Pereiral (Royle) Baillon.

Innerlich zu 0,2—1,2 mehrmals täglich, in Kapseln 0,3 mit 0,2 Guajacol., 3mal tägl. 3 Kapseln steigend bis 20 Kapseln pro die; in Pillen mit Wachs oder auch mit Magn. ust. wie Bals. Copaiv., Electuarium, Emulsion (5,0 bis 10,0 Balsam mit der Hälfte Gummi zu 150,0 Emulsion) bei chronischen Katarrhen der Respirationsorgane mit profuser Sekretion (auch gegen Tuberkulose empfohlen) und des Urogenitalapparates.

Äußerlich zu Mundwässern, Zahntinkturen, in Emulsionsform (aber noch verdünnt) zum Bestreichen wunder Brustwarzen sowie von Leukoplakie der Zunge und Backen, auch zur Behandlung des Ulcus serpens corneae und anderer septischer Hornhautgeschwüre (1:10 Öl), als Zusatz zu Salben (z. B. Ung. Argent. nitric.), Ceraten, Pomaden, zum Badespiritus, zu Einreibungen (Verbindung mit ätherischen Ölen) usw. Nur sehr geringe Zusätze von Perubalsam geben einen angenehmen Geruch, z. B. 2,5 auf 30,0 bis 50,0 Medull. oss. bov. als Haarpomade. Besonders verwendet als Krätzmittel von rascher, sicherer und wenig belästigender Wirkung. Das Verfahren besteht darin, daß der Kranke 10,0—15,0 Perubalsam über den ganzen Körper, mit Ausnahme des Kopfes, einreibt, einige Stunden später ein laues Seifenbad nimmt und 1—2 Tage nachher die Einreibung mit der gleichen Menge Balsam wiederholt. Bei Kindern und bei erwachsenen Kranken mit ausgedehnten Krätzaffekten und Ulcerationen, sowie an den Geschlechtsteilen wird 30proz. Perubalsamresorcinsalbe empfohlen, 4mal binnen 2—3 Tagen. Auch in Salbenform bei Pediculis, bei wunden Brustwarzen (vor dem Anlegen des Kindes ist die Salbe sorgfältig abzuwischen) angewandt. Örtlich wenig reizend, Nierenreizungen sind mit Sicherheit nicht beobachtet.

313. Rp. Balsami peruviani 0,4
       Myrrhae 10,0
       Codein. phosph. 0,75.
F. pil. XC. Consp. Rhiz. Irid. S. 2stündl. 2—4 Pillen. Bei chronischem Bronchialkatarrh.

314. Rp. Balsami peruviani 15,0
       Spirit. 35,0.
M. D. S. Zum Einreiben. Spiritus peruvianus. F. M. B. (1,86 RM. o. G.)

315. Rp. Olei Amygdalarum 6,0
       Gummi arabici 3,0
       Aq. Rosarum 50,0
       Balsami peruviani 1,5.
F. emulsio. D. S. Umgeschüttelt zum Bestreichen der Brustwarzen.

316. Rp. Balsami peruviani
       Sulfuris depurati ana 3,0
       Ungt. simpl. 50,0.
M. f. ungt. Gegen Scabies bei Kindern.

318. Rp. Medullae ossium 50,0
       Olei Jasmini 10,0
       Olei Neroli 0,15
       Olei Rosarum 0,25
       Benzaldehyd 0,1
       Balsami peruviani
       Tinct. Cantharidum ana 10,0.
M. D. S. Haarpomade.

317. Rp. Balsam. peruv. 1,0
       Adip. Lanae c. aq. 9,0.
M. f. ung. D. S. Braune Salbe. (Kann bis zu 50% Perubalsam aufnehmen.) (Gegen Pediculi, auch bei wunden Brustwarzen.)

319. Rp. Balsami peruviani 10,0
       Spiritus 30,0
       Aq. dest. 200,0.
M. D. S. Zu Inhalationen.

320. Rp. Balsam. peruv. 2,0
       Ol. Ricin. 4,0
       Ol. Olivar. ad 30,0.
M. D. S. Zum Einpinseln. (Bei Hornhautgeschwüren.)

Perugen, künstlicher, sogen. synthetischer Perubalsam. Aus gereinigtem Storax hergestellter Balsam, unter Zusatz von Zimtsäure oder Benzoesäureester. Cinnameingehalt 60%. Mit gleichen Teilen Alk. klar mischbar. — 10,0 0,25 RM. O.P. 100,0 1,55 RM.

Billiger Ersatz für Perubalsam, wirksam bei Krätze, auch bei bestehendem Ekzem anzuwenden.

Peruol. 25 proz. Lösung des Benzoesäurebenzylesters (Peruscabin) in neutralem Öl. — 10,0 Peruol 0,50 RM. O.P. 50,0 2,05 RM. 50 g Peruol-Creme 2,65 RM. 3 Stück Peruolseife (40%) 1,35 RM. Siehe im übrigen Benzylium benzoicum (s. S. 131).

Äußerlich gegen Krätze (30—50,0, oder noch mit Öl verdünnt), auch bei bestehendem Ekzem oder bei Furunculosis. Vorher warmes Bad und Schmier-seifewaschung. 2—3 malige Wiederholung, am Schluß Reinigungsbad. Als besonders wirksam wird Peruolcreme (25% Peruscabin, 75% Kaliseifencreme) und Peruolseife (mit 10% Peruscabin) empfohlen.

Sirupus Balsami peruviani. Germ. I, Ergb. Sirupus balsamicus. Peru-balsamsirup. 1 T. Bals. peruv. mit 10 T. heißem Wa. digeriert und in 8 T. der abgegossenen und filtrierten Flüssigkeit 12 T. Zucker aufgelöst. Klar, blaß-gelblich. — 10,0 0,10 RM.

Innerlich als Zusatz zu expektorierenden Arzneimitteln, als Konstituens von Latwergen.

Linimentum contra Scabiem. Germ. Krätzeliniment[1]). Perubalsam (2), Ricinusöl (1), Weingeist (1). Klar und rotbraun. — 10,0 0,45 RM.

Mixtura oleoso-balsamica. Germ., Austr., Helv., Ross. **Balsamum vitae Hoffmanni**[2]). Nederl. Hoffmannscher Lebensbalsam. Klare, bräunlich-gelbe Mischung von Perubalsam (4), Lavendelöl, Nelkenöl, Zimtöl, Thymianöl, Citronenöl, äther. Muskatöl (je 1) und Alk. (240). Die Präparate der anderen Pharm. sind ähnlich zusammengesetzt. — 10,0 0,25 RM.

321. Rp. Mixt. oleoso-balsamicae
      Spiritus Formicarum ana 25,0.   Innerlich zu 10—20 Tropfen
M. D. S. Zur Einreibung. (Bei rheuma-   mehrmals täglich, auch auf Zucker oder
    tischen Leiden.)   in Wein, als belebendes Mittel und Anti-
                          spasmodicum bei Koliken, Flatulenz.

Äußerlich als Riechmittel, zu Zahntinkturen, Gurgelungen, zu Einreibungen und Waschungen bei rheumatischen Schmerzen, Kon-tusionen, Neuralgien.

Balsamum tolutanum. Germ., Austr., Belg. (T. B.), Brit., Dan., Helv., Jap., Nederl., Norv., Suec. Tolu. Am. **Baume de Tolu.** Gall. **Balsamo del Tolu.** Ital. Tolubalsam. Der aus Einschnitten in die Rinde der Leguminose Myroxylon balsamum[3]) ausfließende Balsam. Bräunlichgelbe bis braune, angenehm aro-matisch, vanilleartig riechende und schwach säuerlich, kratzend schmeckende, sauer reagierende, mit Krystallen durchsetzte, allmählich fest und zerreiblich werdende Masse. In Chl., Kalilauge oder siedendem Alk. klar oder nur schwach trübe, in Schwefelkohlenstoff nur teilweise l. Säurezahl 112—168, Verseifungs-zahl 154—210. Rein, insbesondere frei von Kolophonium, höchsten 1% Asche

---

[1]) Kein Liniment im engeren Wortsinn.
[2]) Der Arzt Prof. Friedr. Hoffmann-Halle, gestorben 1742.
[3]) Myroxylon balsamum (Linné) Harms, var. genuinum Baillon. — Tschirch hält den Perubalsambaum für eine physiologische Varietät des Tolubalsambaums.

enthaltend. Einige Pharmakopöen erlauben nur völlig erhärteten Tolubalsam. Enthält neben dem Harz (80%) bis zu $7^1/_2$% eines Öls, das aus Benzoesäure-Benzylester und aus Zimtsäure-Benzylester besteht. — 10,0 0,45 RM.

322. Rp. Balsami tolutani 6,0
     Styracis 5,0
     Magnesii carbonici q. s.
ut f. pil Nr. LX. Consp. Lycopod. S. 6 Pillen tägl. zu nehmen. (Bei profuser Bronchialeiterung.)

Innerlich zu 0,15—1,0 mehrmals täglich, in Kapseln oder Pillen meist mit Kreosot in verschiedenen Verhältnissen vorrätig, in Pastillen 0,01 auf eine Pastille, in Pulver mit Zucker verrieben: bei chronischem Bronchialkatarrh, Bronchiektasien; auch bei Lungentuberkulose empfohlen. (Als Geruchscorrigens besonders in Frankreich vielfach verwendet.)

Äußerlich als Zusatz zu schmerzstillenden Salben.

Sirupus Balsami tolutani. Ergb. Belg. (T. B. S.), Helv. **Sirupus tolutanus.** Dan., Suec. **Syrupus Tolu.** Am. **Sirop de Baume de Tolu.** Gall. **Sciroppo di Balsamo del Tolù.** Ital. **Tolubalsamsirup.** Ähnlich dem Sirup. Balsam. peruv. mit Magnesiumcarbonat, Alkohol und Zucker bereitet. Gelblicher, aromatisch riechender und schmeckender Sirup. — 10,0 0,10 RM.

Innerlich rein oder als Zusatz zu expektorierenden Medizinen. Teelöffelweise.

Banisterinum. $C_{13}H_{12}N_2O$. Alkaloid aus der Malpighiacee Banisteria Caapi Spr., aus der die Orinoco-Indianer das Rauschgetränk Yage bereiten. Chemisch identisch mit Harmin, dem Alkaloid aus der Steppenraute Peganum Harmala.

Innerlich in Dosen von 0,02 in Tabletten täglich einmal, zur Milderung einiger extrapyramidaler Reizsymptome bei postencephalitischen Zuständen versucht. Größte Vorsicht notwendig, da sehr giftig.

Äußerlich zur subcutanen Injektion und als Suppositorien, in derselben Dosis.

Barbitursäurepräparate. Die Einführung der Barbitursäureverbindungen als Schlafmittel verdanken wir den zielbewußten gemeinsamen Forschungen des großen Chemikers Emil Fischer und des Klinikers Mering. Sie fanden, daß die schlafmachende Wirkung solchen Substanzen zukomme, welche ein mit mehreren Äthylgruppen beladenes und tertiär oder quaternär gebundenes C-Atom enthalten und daß unter diesen diejenigen am meisten wirksam sind, welche wir als Abkömmlinge der Diäthylmalonsäure mit cyclischer Struktur des N-haltigen Teils betrachten können. Als bestes Schlafmittel erwies sich die ringförmig geschlossene Verbindung der Diäthylmalonsäure mit Harnstoff (Diäthylbarbitursäure oder Diäthylmalonylharnstoff), welche von Fischer und Mering als Veronal bezeichnet wurde. Nur der Dipropylmalonylharnstoff erwies sich als stärker schlafmachend; er wurde als Proponal ärztlich verwendet, hatte aber zu starke Nebenwirkungen und wurde bald verlassen; dagegen hat sich der bromierte Diäthylacetylharnstoff Adalin als schwächeres Schlafmittel erhalten; die schwächere Wirkung beruht darauf, daß der N-haltige Anteil als offene Kette, nicht in ringförmiger Bindung angegliedert ist.

Das Veronal ist durch seine sichere und von Nebenwirkungen fast freie Schlafwirkung unbestritten eins der besten Schlafmittel geworden; auch die Natriumverbindung (Medinal) hat sich bewährt; in der Folgezeit wurde ein Äthylradikal (niederes Alkylradikal) durch das Phenylradikal (eines der Arylradikale) ersetzt; es entstand das Luminal (Phenyläthylbarbitursäure), welches in schwächerer Dose wirksam ist und sich besonders durch krampfberuhigende Eigenschaften auszeichnet. Es lag nahe, die niederen Alkylradikale durch kompliziertere Radikale zu ersetzen, und so entstand eine große, wohl noch nicht abgeschlossene Reihe von Barbitursäureverbindungen, die sämtlich als wirksame Schlafmittel zu bezeichnen sind, ohne daß sie vor dem Veronal besondere Vorzüge haben: die Diallylbarbitursäure (Dial oder Curral); die Dibrompropyldiäthylbarbitursäure (Diogenal); die Isopropyl-brompropenylbarbitursäure (Noctal); die Cyclohexenyläthylbarbitursäure = Tetrahydroluminal (Phanodorm) usw.; eine Mischung von Diäthylbarbitursäure mit Allylisopropylbarbitursäure (Somnifen) usw. Die toxischen Dosen liegen in ziemlichem Abstand von den therapeutischen.

Der Barbitursäure chemisch sehr nahestehend ist das Hydantoin, der Glykolsäureharnstoff, dessen Phenylverbindung unter dem Namen Nirvanol als starkes Schlafmittel gebraucht wurde, aber wegen seiner starken Nebenwirkungen verlassen ist. Während die Barbitursäurepräparate bei starker Nervenerregung und bei Schmerz nicht wirksam sind, werden sie durch Verbindung mit den Pyrazolonen zu stark schmerzstillenden Mitteln, während die schlafmachende Wirkung sehr zurücktritt. So entsteht durch die Kombination von Dimethylaminophenyldimethylpyrazolon[1]) mit Diäthylbarbitursäure[2]) das starke Analgeticum Veramon, mit Allylisopropylbarbitursäure das Allional, mit Dial das Cibalgin, mit Butylbrompropenylbarbitursäure das Dormalgin; Natr. diaethylbarbit. + Phenacetin + Codein heißt Somnacetin. Es würde ein leichtes sein, diese Kombinationen von Barbitursäuren mit Pyrazolonpräparaten um neue Glieder zu vermehren, aber das Bedürfnis ist durch die vorhandenen Präparate reichlich befriedigt.

Veronal (E. W.). **Acidum diaethylbarbituricum.** Germ., Belg., Helv., Jap., Norv., Ross. **Acidum diaethylobarbituricum.** Nederl. **Barbitalum.** Am. **Barbitonum.** Brit. **Diaethylmalonylcarbamidum.** Suec. **Diéthylmalonylurée.** Gall. **Dietilmalonilurea.** Ital. Diäthylbarbitursäure, Veronal, Diäthylmalonylharnstoff. Urea diaethylmalonylica. Farblose, durchscheinende, geruchlose, schwach bitter schmeckende Krystallblättchen. L. in Wa. (170), siedendem

$$C_2H_5 \diagdown C \diagup CO \cdot NH \diagdown CO, \text{Mol.-Gew. 184.}$$
$$C_2H_5 \diagup \diagdown CO \cdot NH \diagup$$

Wa. (17), leichtl. in Alk., Ae., Natronlauge, schwerl. in Chl. Schmp. 190—191°. Rein, insbesondere frei von Diäthylacetylharnstoff. — Veronal 1,0 0,45 RM. O.P. 10 Tabl. m. Schok. (braun) oder Amylum (weiß) (0,5) 1,40 RM. Acid. diaethyl. 1,0 0,10 RM. 10 Tabulettae 0,40 RM.

Therapeut. Dosen: 0,3—0,6 (Brit.). Durchschn. Dosis: 0,5 (Am.).

Größte Einzelgabe: 0,75 (ebenso Ross.), dagegen Gall., Jap., Nederl. und Internat. Vorschl.[3]) **0,5;** Helv., Ital., Norv., Suec. **1,0.**

Größte Tagesgabe: 1,5 (ebenso Ross.), dagegen Gall., Jap., Nederl. und Internat. Vorschl[3]). **1,0;** Helv., Ital., Norv. **2,0.**

Innerlich (1903) zu 0,3—1,5 (höhere Gaben in refracta dosi) in Pulvern oder Amylumtabletten (nicht braune [Schokoladen-]Tabletten, die sich zu schwer lösen) in heißer Milch, Tee, warmem Wasser oder Wasser mit Wein

---

[1]) Wissenschaftlicher Name für Pyramidon.
[2]) Wissenschaftlicher Name für Veronal.
[3]) Acidum diaethylbarbituricum.

zu geben. Im allgemeinen ist als Tagesdosis 2,0! nicht zu überschreiten! Wenn auch 3 bis 5, ja selbst 8,0 ohne Schaden gegeben worden sind, können 3 g bereits als lebensgefährdend angesehen werden.

Das Veronal ist eins der zuverlässigsten und dabei fast ohne Nebenerscheinungen wirkenden Schlafmittel. Es versagt meist nur da, wo die Schlaflosigkeit durch Schmerzen hervorgerufen ist, kann aber selbst unter diesen Umständen durch die Kombination mit analgetischen und narkotischen Mitteln von Erfolg sein. Abgesehen hiervon gibt es keinen Zustand, bei dem die Herbeiführung künstlichen Schlafes erwünscht wäre, in dem die Verabfolgung von Veronal nicht mit Nutzen geschehen könnte. In kleineren Dosen wirkt es als Sedativum bei leichteren Erregungszuständen des cerebralen wie des vegetativen Nervensystems, auch bei Schwindel, Nausea und in leichter Form von Seekrankheit. Als Sedativum wird es auch bei den leichteren psychischen Erregungszuständen Geistesgestörter gegeben; ebenso bei den Delirien fieberhaft Kranker wie der Alkoholisten. Besondere Anwendung findet es bei Morphinentziehungskuren, indem es die Unruhezustände der Abstinenz beseitigt und namentlich bei brüsker Entziehung die Patienten die gefährliche Zeit des unüberwindlichen Gifthungers verschlafen läßt; man gibt in solchen Fällen stündlich 0,5—1 g, bis Schlaf eintritt. Als Hypnoticum und Sedativum in der Kinderpraxis, besonders bei Pertussis verwendet. Gegen die Nachtschweiße der Phthisiker; ferner bei Schwangerschaftserbrechen (per os 1,0 oder 2,0 im Verweilklysma) mit Erfolg angewandt. Herzfehler bilden, da das Präparat die Herztätigkeit nicht beeinflußt, keine Kontraindikation. Sehr wichtig ist die Art des Darreichung, die stets in Lösung mit größeren Mengen warmer Flüssigkeit oder mit unmittelbarem Nachtrinken nach Einnehmen der Tabletten geschehen muß.

Als Nebenwirkungen wurden Eingenommenheit des Kopfes, Gliederschwere, taumelnder Gang, Schwindelgefühl, Übelkeit und Erbrechen nach einmaligem oder wiederholtem Veronalgebrauch beobachtet. Auch Arzneiexantheme (Erythema, Urticaria, pemphigusartige Vesikeln) mit und ohne Abschuppung kommen vor. Veronal ist eins der meist gebrauchten Selbstmordmittel geworden; die letale Dosis ist individuell verschieden; die kleinste liegt etwa bei 5 g. Die Vergiftung äußert sich in schwachem und aussetzendem Puls, Jaktationen, tiefem Koma und Delirien. Mehrfach wurde Temperatursteigerung bis 40° beobachtet. In einzelnen Fällen Harnretention, Erbrechen, Lichtstarre der bald erweiterten, bald verengten Pupillen, Hippus, fehlende Reflexe. Cheyne-Stokesscher Atemtypus. Fälle chronischer Veronalvergiftung äußern sich durch starke Gewichtsverluste, zunehmende Anämie und Auftreten reichlicher Mengen von Hämatoporphyrin und Urobilin in dem burgunderrot gefärbten Urin. Selten kommt es zu suchtartiger Gewöhnung (Veronalismus).

Als Gegenmittel: Magen- und Darmausspülungen, Darreichung feingepulverter Tierkohle (Carbo medicinalis), Coffeininjektionen, Darreichung von schwarzem Kaffee und anderen Analepticis.

Diagnose der Veronalvergiftung durch Nachweis des Veronals im Urin gesichert; das Ätherextrakt gibt charakteristische Krystalle vom Schmp. 190—191°.

Medinal (E. W.). **Natrium diaethylbarbituricum.** Germ. Diäthylbarbitursaures Natrium. Medinal. Veronal-Natrium. Weißes, krystallinisches, bitter laugenhaft schmeckendes Pulver, l. in 4 T. Wa. mit alkal. Reag. — Medinal 1,0 0,55 RM. O. P. 10 Tabl. (0,5) 1,75 RM. Natr. diaeth. 1,0 0,05 RM. 10 Tabulettae (0,5) 0,40 RM.

Größte Einzelgabe: 0,75. Größte Tagesgabe: 1,5.

Innerlich in denselben Dosen wie Veronal (Acidum diaethylbarbituricum) und nach den gleichen Indikationen wie dieses anzuwenden; es hat den Vorzug der leichteren Löslichkeit; doch wird durch die Magensalzsäure alsbald das weniger lösliche Veronal gebildet.

Äußerlich im Klysma (0,5—1,0 in 20 T. Wasser) und subcutan (in 10 proz. Lösung, davon 5 ccm einzuspritzen) verwendbar.

Codeonal = Codein. diaethylbarbituricum 11,76% + Natr. diaethylbarbituricum 88,24%. Das Codein. diaethylbarbituricum bildet bitter schmeckende Krystalle vom Schmp. 85°, l. in Wa. (30), Alk., Chl. und Ae. Die Codeonaltabl. enthalten 0,02 Codein. diaethylbarb. + 0,15 Natr. diaethylbarb. — O. P. 10 Tabl. (0,17) mit Zucker überzogen 2,05 RM.

Innerlich in Tabletten (0,17) als Sedativum 2—3 mal tägl. 1 Tabl., als Schlafmittel 2—3 Tabl. Von milder Wirkung.

Acidum dipropylbarbituricum. Ergb. Dipropylbarbitursäure. Urea dipropylmalonylica. Dipropylmalonylharnstoff. (**Proponal.**) Weißes, schwach bitter schmekkendes Krystallpulver, schwerl. in kaltem Wa. (1:1650), l. in 70 T. siedendem Wa., leichtl. in Alk., Chl. und Ae. Schmp. 146°.

Innerlich zu 0,25—0,4—0,5 und mehr in Pulvern oder Tabletten nach denselben Indikationen wie Veronal zu verwenden. Obwohl es sehr stark und sehr schnell wirkt, hat es sich doch nicht eingebürgert, weil es oft zu Eingenommenheit des Kopfes, Schwindel und Übelkeit führt und bei längerem Gebrauch fast immer schlecht vertragen wird. Es soll die doppelt so starke Wirkung wie Veronal besitzen, schneller als dieses resorbiert werden, aber auch schneller zur Gewöhnung führen. Proponal wird nicht mehr hergestellt.

Dial (E. W.).. Curral (E. W.) Diallylbarbitursäure. Farb-, geruchlose, leicht bitter schmeckende Krystallblättchen, schwerl. in kaltem, leichtl. in warmem Wa., Aceton und Essigäther, weniger leichtl. in Alk. und Ae. Schmp. 170 bis 171°. — O. P. 4 Tabl. Curral (0,1) 0,30 RM. 10 Tabl (0,1) 0,90 RM. — O. P. 5 Dial-Ampullen (2,3 ccm) 5,00 RM.

Innerlich zu 0,1 g, gebrauchtes Hypnoticum, etwa 0,5 g Veronal an Wirksamkeit gleich. Öfters Nebenwirkungen (Schwindel, Herzbeschwerden, Brechreiz). Nach längerem Gebrauch Muskelschwäche, Händezittern, Übelkeit und Erbrechen, Sprachstörungen beobachtet. Auch als Sedativum in viertel und halben Tabl. mit Erfolg verwendet, besonders in Kombination mit kleinen Dosen Codein. Gegen Epilepsie empfohlen, doch dem Luminal nicht gleichwertig.

Dialacetin (0,1 Dial + 0,25 p-Acetaminophenolallyläther).

Innerlich zu 0,3—0,5—1 g als Hypnoticum und kräftiges Sedativum, insbesondere bei Schmerzen, auch in Kombination mit Bromsalzen bei Epileptikern empfohlen.

Noctal (E. W.). Ergb. Isopropyl-brompropenyl-barbitursäure[1]). Farb-, geruchlose, schwach bitter schmeckende Krystalle, schwerl. in Wa., Chl., Benzol, leichtl. in Alk., Aceton und Eisessig, weniger leichtl. in Ae. Schmp. 178°. — O.P.10 Tabl. (0,1) 1,00 RM.

$$\begin{array}{c} CH_3 \\ CH_3 \end{array}\!\!\!>\!\!CH \!\!\!\begin{array}{c} \\ \end{array}\!\!\!>\!\!C\!\!<\!\!\begin{array}{c} CO \cdot NH \\ CO \cdot NH \end{array}\!\!\!>\!\!CO$$
$$CH_2 : CBr \cdot CH_2$$

Innerlich in Tabletten zu 0,1 g als hinreichend zuverlässiges Schlafmittel (etwa 0,5 g Veronal entsprechend), auch als Sedativum empfohlen (seit 1924); angeblich von seltenen Nebenwirkungen und relativ ungiftig.

Pernocton (E. W.). Butylbrompropenylbarbitursaures Natrium. 10% Lösung. — 6 Ampullen (2,2 ccm) 3,55 RM.

$$\begin{array}{c} CH_3 \\ CH_2 \cdot CH_3 \end{array}\!\!\!>\!\!CH \!\!\!\begin{array}{c} \\ \end{array}\!\!\!>\!\!C\!\!<\!\!\begin{array}{c} CO \cdot NH \\ CO \cdot NH \end{array}\!\!\!>\!\!CO$$
$$CH_2 : CBr \cdot CH_2$$

Intravenös injizierbares Hypnoticum. Zur Einleitung der Narkose (seit 1927) und zur Erzielung von Dämmerschlaf in der Geburtshilfe angewendet.

Sandoptal (E. W.). Isobutyl-allyl-barbitursäure. — 10 drag. Tabl. (0,2) 2,00 RM. Innerlich in Tabletten zu 0,2 als Hypnoticum empfohlen, bisher wenig erprobt.

Soneryl. Butyl-aethyl-barbitursäure. Französ. Präparat. Schmp. 167° — 20 Tabl. (0,1) 1,25 RM.

Innerlich in Tabletten zu 0,1 als Hypnoticum empfohlen, in Deutschland bisher wenig angewendet.

Somnifen (Schweizer Präparat). Klare, hellgelbe, wässerige, Glycerin und Alkohol enthaltende Lösung der Diäthylaminsalze der Diäthylbarbitursäure (0,1) und Isopropylallylbarbitursäure (0,1) in Ampullen. Spez. Gew. 1,070—1,075. Mit Wa. klar mischbar, durch verd. Säuren werden die Barbitursäuren abgeschieden. Mit ätherischen Ölen als Geschmackskorrigentien versetzt in 12 ccm Tropfenflaschen. Spez. Gew. 1,015—1,020. Beim Eintropfen in Wa. tritt eine geringe milchige Trübung ein. Beim Verdünnen mit Wa. und Zugabe von verd. Salzs. scheiden sich die Barbitursäuren ab. — 6 Amp. (2,2) 4,15 RM. Tropfenflasche (12 ccm) 3,35 RM.

Innerlich (1924) 25—30 Tropfen wirksames, meist gut verträgliches Hypnoticum. Nach größeren Mengen oft unangenehme Nebenwirkungen. Intravenös und intramuskulär injizierbares Hypnoticum. Die Einspritzungen mit Nutzen bei den Morphin-Entziehungkuren angewendet.

Luminal. **Acidum phenylaethylbarbituricum.** Germ. **Acidum phenylaethylobarbituricum.** Nederl. **Phenylaethylmalonylcarbamidum.** Svec. Phenyläthylbarbitursäure, Luminal (E. W.). Phenyläthylmalonylharnstoff, Phenylveronal. Weißes, krystallinisches, schwach bitter schmeckendes Pulver, l. in Wa. (1100), siedendem Wa. (40), Alk. (10), Ae. (15), Schmp. 173—174°. Rein, insbesondere frei von Phenyläthylacetylharnstoff. Vorsichtig aufzubewahren. Luminal 1,0 1,20 RM. O. P. 10 Tabl. (0,1) 1,10 RM.

Größte Einzelgabe: 0,4, dagegen Nederl. 0,25, Suec. 0,5.

Größte Tagesgabe: 0,8, dagegen Nederl. 0,5.

---

[1]) Propenyl = Allyl.

Innerlich (1912) in Tabletten zu 0,1 und 0,3 g als starkes, sehr zuverlässiges Hypnoticum. 0,1 g entsprechen etwa 0,5 Veronal. Bei empfindlichen Personen gelegentlich Nebenwirkungen (Kopfdruck, Schwindel, Taumligkeit, Übelkeit) am nächsten Tag. Nach längerem Gebrauch Muskelschwäche und Sprachstörung beobachtet. In Dosen von 0,02—0,05 als Sedativum bei cerebralen und vegetativen Erregungszuständen (Schwindel, Übelkeit, Erbrechen der Schwangeren), auch bei Seekrankheit. Sehr wirksam bei Morphinentziehungskuren. Von hervorragend guter Wirkung bei Epilepsie, wobei es in Einzelgaben von 0,05—0,15, im ganzen 0,2 täglich, die Anfälle vollkommen zum Schwinden bringen kann, in jedem Fall Häufigkeit und Intensität vermindert. Die „Luminalkur" hat bei Epilepsie vielfach die früher üblichen Brom- und Opiumkuren ganz verdrängt, wird auch abwechselnd mit denselben angewandt. Auch Aufregung und Gewöhnung — eine Art Luminalismus — sind beobachtet.

Luminaletten, Tabletten mit je 0,015 g Luminal. — 30 Stück 1,10 RM.

Zu 1—3 Stück mehrmals täglich als Sedativum in allen Erregungszuständen des cerebralen und autonomen Nervengebietes mit Erfolg angewendet, insbesondere bei Asthma bronchiale, Magenkrampf, Darmspasmen, spastischer Obstipation, Gefäßspasmen, Tenesmus; auch bei Angina pectoris.

Luminal-Natrium. Natrium phenyläthylbarbituricum. Phenyläthylbarbitursaures Natrium, Luminal-Natrium. Weißes, bitter schmeckendes, krystallinisches Pulver von alkalischer Reaktion[1]), leichtl. in Wa. (1,2) mit alkal. Rea., schwerl. in siedendem Alk. Bei längerer Aufbewahrung oder beim Erwärmen der wässerigen Lösung tritt teilweise Zersetzung unter Abscheidung von Phenyläthylacetylharnstoff ein. Vorsichtig und vor Feuchtigkeit geschützt aufzubewahren. — 5 Trocken-Ampullen (0,22) 3,30 RM.

Größte Einzelgabe: 0,4. Größte Tagesgabe: 0,8.

Indikationen wie bei Luminal. Injizierbares Hypnoticum, besonders mit Vorteil bei Morphinentziehungskuren angewendet.

Phanodorm. Ergb. Cyclohexenyl-äthylbarbitursäure. Farb-, geruchlos, bitter schmeckendes Pulver, sehr schwerl. in Wa. und Benzol, leichtl. in Alk. und Ae. Schmp. bei 171°. — O.P. 10 Tabl. (0,2) 1,35 RM.

Innerlich in Tabletten zu 0,2 g als mildes Schlafmittel zu empfehlen; in reichlichen Mengen heißen Wassers zu nehmen. In Tabletten zu 0,1 g als Sedativum in leichten Erregungszuständen, melancholischen Verstimmungen.

Veramon = Diäthylbarbitursäure + Dimethylamino-Phenyldimethylpyrazolon[2]), d. h. 1 Molekel Additionsprodukt beider Substanzen + 1 Molekel der letzteren. — O. P. 10 und 20 Tabl. (0,4) 1,10 und 2,10 RM.

Vereinzelt Veramonvergiftungen nach Einnehmen sehr großer Dosen.

---

[1]) Die Phenyläthylbarbitursäure ist wie die Diäthylbarbitursäure eine s c h w a c h e einbasische Säure.

[2]) Wissenschaftlicher Name für Pyramidon.

Allional = Isopropyl-allyl-barbitursäure (0,06) + Dimethylamino-Phenyl-dimethylpyrazolon[1]) (0,10), von der herstellenden Firma als Verbindung angesehen. — 12 Tabl. (0,18) 2,30 RM. (seit 1924).

Dormalgin = Butyl-brompropenyl-barbitursäure (25%) + Dimethylamino-Phenyldimethylpyrazolon[1]) (75%). Seit 1926. — O. P. 10 Tabl. (0,2) 1,25 RM.

Cibalgin = Dial (0,05) + Dimethylamino-Phenyldimethylpyrazolon[1]) (0,15).

Diese Mischung verschiedener Barbitursäuren mit Pyramidon haben einen schwach hypnotischen, wesentlich sedativen Effekt, wirken besonders als Analgetica gegen jede Art von Schmerz (Zahnschmerz, Neuralgien, schmerzhafte viscerale Krämpfe, Dysmenorrhöe) und dienen in gewisser Weise als Morphinersatz.

Den Barbitursäurepräparaten chemisch nahe verwandt:

Nirvanol (E. W.). Phenyläthyl-hydantoin (von der Glykolsäure abgeleitet). Farb-, geruch- und geschmacklose Nädelchen, schwerl. in Wa., l. in Alk. (20). Schmp. 199—200°. — O. P. 15 Tabl. (0,3) 1,65 RM.

Nirvanol-Natrium-Lösung. O.P. 5 Amp. (4 ccm) 2,20 RM.

Indikationen wie bei Veronal. Wegen der häufigen Nebenwirkungen fast verlassen. Neuerdings besonders bei Chorea in Dosen von 0,15—0,3 2 mal täglich angewendet, wo es 6—8 Tage bis zum Eintritt von Fieber und morbillösem Exanthem gegeben wird.

Bardana. Radix Bardanae. Germ. I., Ergb., Port. Klettenwurzel. Wurzel der Composite Lappa vulgaris. Enthält insbesondere Zucker, Insulin, Schleim und Tannin. — 10,0 0,10 RM.

Innerlich als Diureticum und Diaphoreticum.

Bariumsalze.

Barium chloratum. Germ., Helv. Bariumchlorid. $BaCl_2 + 2 H_2O$. Farblose, tafelförmige, etwa 15% Krystallwasser enthaltende, an der Luft beständige Krystalle. L. in Wa. (2,5), in siedendem Wa. (1,5), in Alk. fast unl. Rein, insbesondere frei von Schwermetallsalzen. Vorsichtig aufzubewahren. — Bis 10,0 0,10 RM.

Innerlich zu 0,02—0,03—0,1—0,12 einige Male täglich, in Pillen, in Auflösung etwa 2,0 in 25,0 Aq. Amygd. amar., 5—20 Tr. pro dosi zu nehmen. In nicht zu weit vorgeschrittenen Fällen von Herzinsuffizienz, besonders infolge von Myodegeneratio cordis vereinzelt versucht, aber nicht zuverlässig. Auch als Wehenmittel in Dosen von 0,1 g intracervical injiziert. Lösliche Bariumsalze sind stark giftig, deshalb Vorsicht geboten!

Vergiftungssymptome sind: Übelkeit, Erbrechen, Angstzustände, Schmerzen im Epigastrium, Kolikschmerzen, Diarrhöen, Kälte und Blässe der Haut, Ohrensausen, Muskelschwäche, Krämpfe, beschleunigter, unregelmäßiger Puls. Mehrfach tödliche Vergiftungen. Als besondere Gegenmittel: Magnesium- oder Natriumsulfat, künstliche Respiration, Analeptica.

Barium sulfuricum. Germ., Ross. Barii sulphas. Am. Barii sulfas purus. Suec. **Baryum (Sulfate de) gélatineux.** Gall. Bariumsulfat. $BaSO_4$. Mol.-

---

[1]) Wissenschaftlicher Name für Pyramidon.

Gew. 233,5. Weißes, durch Fällung[1]) gewonnenes, lockeres Pulver, in Wa. oder verdünnten Säuren unl. Von besonderer Schwebefähigkeit. Besonders rein, insbesondere frei von löslichen und lösbaren Bariumverbindungen (Chlorid, Carbonat), Schwefelwasserstoff, Schwermetallsalzen und Arsenverbindungen. Wenn aus der ärztlichen Verordnung nicht zweifelsfrei hervorgeht, daß ein weniger reines oder weniger fein präpariertes Barium sulfuricum gemeint ist, so ist stets Barium sulfuricum der vorstehend beschriebenen Beschaffenheit abzugeben; ist das Wort sulfuricum abgekürzt, so ist stets Barium sulfuricum vom Apotheker zu verabfolgen. — 100,0 0,35 RM.

Dient als Kontrastmittel zur Röntgenuntersuchung des Magendarmkanals. Therapeutische Wirkung als Deckmittel bei Magengeschwüren und chronischen Darmkatarrhen.

Besondere Präparate von chemisch reinem Bariumsulfat mit Zusatz von spezifisch sehr leichten Stoffen zur Erzielung haltbarer Aufschwemmungen und von Geschmackstoffen (für orale Anwendung):

Citobarium. — 150,0 (innerlich) 1,60 RM. 200,0 (rectal) 1,75 RM. Mit warmem Wasser angerührt.

Eubaryt (150,0 1,45 RM.), Idrabarium (120,0 1,60 RM.), Röntyum (200,0 1,20 RM.).

Die vorgenannten Spezialpräparate sind frei von löslichen und lösbaren Bariumverbindungen.

Basilicum. Herba Basilici. Basilic (Grand) (Blütenstände). Gall. Von der Labiate Ocimum basilicum. Etwa 1,5 % ätherisches Öl (Basilicumöl) enthaltend.

Innerlich in Pulvern oder im Aufguß (15,0—30,0:100,0), zu Spezies bei katarrhalischen Entzündungen.

Äußerlich zu aromatischen Bädern.

Bdellium. Hisp. Bdellium d'Afrique. Gall. Gummiharz der Burseracee Balsamodendron (Commiphora) africanum.

Verwendet für Emplastrum Hydrargyri.

Bela indica.

Fructus Belae indicae. Ergb. **Belae Fructus.** Brit. Belafrüchte. Modjaoder Marmelosbeere. Die halbreifen Früchte der Rutacee Crataeva Marmelos L.

Extractum Belae liquidum. Brit. Durch Perkolation mit Chloroformwasser gewonnenes Fluidextrakt, das nach Abtreiben des Chloroformwasser bis auf 0,75 mit Weingeist auf 1 T. aufgefüllt ist.

Therapeut. Dosen: 4—8 ccm (Brit.). — Innerlich gegen Dysenterie.

Belladonna, Belladonnapräparate und -alkaloide. Die Belladonnapräparate wirken krampfstillend, sekretionsbeschränkend und schmerzstillend, werden jetzt vielfach durch Atropin bzw. die modernen Analgetica oder unter Umständen Morphinderivate ersetzt.

Die Arzneibücher geben entweder den Gehalt an Gesamtalkaloiden, an Atropin (s. S. 215) oder an Hyoscyamin an; letzteres (l-Hyoscyamin) geht bei der Extraktion der Pflanzen in das optisch inaktive Gemisch von l- und d-Hyoscyamin (= Atropin) über. Die Germ. gibt den Gesamtalkaloidgehalt, berechnet auf Hyoscyamin ($C_{17}H_{23}O_3N$), an.

---

[1]) z. B. aus der wässerigen Lösung eines Bariumsalzes.

Folia Belladonnae. Germ., Austr., Dan., Helv. (Folium Belladonnae), Norv., Nederl., Ross., Suec. **Belladonnae Folium.** Belg. **Belladonnae Folia.** Am., Brit. **Belladone (Feuille).** Gall. **Belladonna.** Ital. **Folium Belladonnae. P. I.** (die getrockneten Blätter; Internat. Vorschl.). Tollkirschenblätter. **Folium Belladonnae. P. I.** Mindestgehalt 0,3% Hyoscyamin ($C_{17}H_{23}O_3N$, Mol.-Gew. 289,2). Die zur Blütezeit gesammelten und getrockneten Laubblätter der Solanacee Atropa belladonna L., schwach betäubend riechend, etwas bitter schmeckend. Darf insbesondere andere Blätter sowie Stengel und Blüten der Tollkirsche nicht und höchstens 15% Asche enthalten. Vorsichtig aufzubewahren. Mindestgehalt an Alkaloiden: 0,3, Am., Helv., Ross.; dagegen 0,3—0,5 Nederl.

Internat. Vorschl. Pulvis Belladonn., mit mindestens 0,3% Gesamtalkaloiden (eventuell mit Reismehl eingestellt).

— 10,0 0,15 RM.

Durchschnittl. Dosis: 0,06 (Am.).

Größte Einzelgabe: 0,2, ebenso Austr., Helv , Norv., Ross., Suec., dagegen Belg., Nederl. und Internat. Vorschl. **0,1,** Gall., Ital. **0,15.**

Größte Tagesgabe: 0,6, ebenso Austr., Helv., Norv., Ross., dagegen Belg. und Internat. Vorschl. **0,2,** Ital. **0,4,** Gall. **0,5.**

Innerlich zu 0,05—0,1—0,2 1—2mal tägl. in Pulvern, Pillen, Infus (0,5—1,25 auf 100,0). Bei Asthma, Tussis convulsiva, Neuralgien, Hustenreiz, Kardialgien als Sedativum und schmerzlinderndes Mittel angewendet, in der Regel aber durch das Extrakt ersetzt.

Äußerlich in Substanz als Rauchmittel mit Stramonium in Zigarettenform, s. Folia Stramonii (s. S. 677). Gall. erlaubt zu Cigarettes de Belladonna nur 1,0 getrocknete Belladonnablätter je Stück zu nehmen. Zu Kataplasmen (z. B. Pulv. fol. Belladonnae 1 T. mit 5—10 T. Sem. Lini), im Infus (0,5—5,0 auf 100,0) zu Verbandwässern, Injektionen (z. B. in die Vagina bei spastischer Rigidität des Mutterhalses), zu Inhalationen, zur Zerstäubung (hier etwa 0,5—1,0 zu 500,0 Aq.), zu Klistieren (0,1—0,5—1,0 zu 100,0).

323. Rp. Inf. Foliorum Belladonnae (0,3)
    100,0
    Sir. balsamici 25,0.
M. D. S. 1—2stündl. 1 Kinderlöffel. Bei Keuchhusten (eines etwa 5 jährigen Kindes).

324. Rp. Extr. Belladonn.
    Fol. Belladonn. pulv. ana 0,6
    Mass. pil. q. s.
t. pil. LX. D. S. 3mal tägl. 1—2 Pillen. Trousseausche Pillen. (Bei spast. Obstipation.)

325. Rp. Pulv. Foliorum Belladonn. 40,0
    Pulv. Foliorum Stramonii 25,0
    Opii pulv. 5,0
    Kalii nitrici 30,0.
Pulvis antasthmaticus.   Belg.

Extractum Belladonnae liquidum. Brit. Aus der Radix Belladonnae mit 0,75% Gesamtalkaloide.

326. Rp. Extr. Belladonnae liquid.
    1,7 ccm
    Ol. Cacao q. s.
ut f. suppos. Nr. XII. (1 mg Atropin).
Suppositoria Belladonnae. Brit.

327. Rp. Extr. Belladonn. liquid 500 ccm
    Camphorae 50 g
    Aq. dest. 100 ccm
    Spiritus (90%) ad 1000 ccm.
Linimentum Belladonnae. Brit.

Cigarettae Belladonnae. Cigarettes de Belladone. Gall. Aus den getrockneten Blättern hergestellt.

Belladonna-Dialysat. 1 g enthält 1,0 mg Atropin und Hyoscyamin. Innerlich: 5—10 Tr. 1—2mal tägl.

Bellafolin. Die Gesamtalkaloide enthaltend. Bellafolin pulv. = Bellafolin purum (1,5% Alkaloide) cum Saccharo, wie Extr. Belladonn. — Tabletten (0,25 mg) 20 Stück 1,95 RM. B.-Ampullen (1 ccm mit 0,5 mg) 6 Stück 1,95 RM.

Emplastrum Belladonnae. Ergb., Brit., Helv., **Emplâtre d'Extrait de Belladone.** Gall. Tollkirschenpflaster enthält nach Ergb. 25% T.-Blätter, nach Helv. 10%, nach Gall. 25% T.-Extrakt, nach Brit. etwa 25% T.-Wurzelfluidextrakt. Cera 50, Terebinth., Ol. Arachidis ana 12,5, Fol. Bellad. pulv. 25, weingeist. Ammoniakflüssigkeit 0,5, Weingeist 12,5. — 10,0 0,20 RM.
Äußerlich als schmerzstillendes Pflaster.

Extractum Belladonnae. Germ., Am., Austr., Belg. (B. E.), Dan., Helv., Nederl., Norv., Ross., Suec., Internat. Vorschl **Extractum Belladonnae siccum.** Brit. **Extrait de Belladonne.** Gall. **Estratto di Belladonna idroalcoolico.** Ital. Tollkirschenextrakt. Gehalt etwa 1,5%[1]) Hyoscyamin. Braunes, in Wa. nicht klar l. Trockenextrakt, durch im Vakuum erfolgtes Eindampfen[2]) eines mit der 8fachen Menge verd. Alk. hergestellten Auszugs grob gepulverter Tollkirschenblätter gewonnen, das, nachdem es vom Alk. befreit, mit der gleichen Menge Wa. verdünnt und filtriert worden ist, einen Zusatz von 0,03 T. Dextrin erhalten hat. Mit Dextrin auf den vorgeschriebenen Gehalt an Hyoscyamin einzustellen! Vorsichtig aufzubewahren. Tollkirschenextrakt enthält nach Germ. 1,48—1,52% Hyoscyamin, nach Belg., Helv. und Ross. 1,5%, nach Austr. 2%, Suec. 1,3 bis 1,6%, Nederl. 1,15—1,3%, Am. 1,18—1,32%, Norv. 1,01—1,2%, Brit. 1%, Ital. 0,5%, Alkaloide, nach Internat. Vorschl. mit mindestens 1,3% Gesamtalkaloiden, mit 70proz. Spiritus hergestellt, ohne Chlorophyll. — 1,0 0,40 RM.

Therapeut. Dosen: 0,016—0,06 (Brit.). Durchschnittl. Dosis: 0,015 (Am.), **Größte Einzelgabe: 0,05,** ebenso Austr., Belg., Dan., Helv., Ital., Norv., Ross.. Suec. und Internat. Vorschl., dagegen Gall. **0,03,** Nederl. **0,02.**

Größte Tagesgabe: 0,15, ebenso Helv., Ital., Norv., Ross. und Internat. Vorschl., dagegen Austr., Dan. **0,2;** Belg., Gall. **0,1;** Nederl. **0,08.**

Innerlich 0,01—0,05—0,1 2—3mal tägl., in Pulvern, Pillen und Tropfen mit Aqua Amygd. amar. als beruhigendes, schmerzstillendes und die Reflexerregbarkeit herabsetzendes Mittel. Bei nervöser Dyspepsie zu 0,01—0,03 pro dosi eine Stunde vor dem Frühstück und vor dem Mittagessen. Bei allen Krampfzuständen der Bauchorgane (Gallenkolik, Nierenkolik, Magenkrämpfe), bei Reizhusten, Ptyalismus, Neuralgien, sowie bei spastischer Obstipation. Auch bei drohendem Ileus, besser statt dessen subcutane Atropininjektionen, sofern nicht sofortiger chirurgischer Eingriff notwendig ist.

Äußerlich zu Bougies bei krampfhaften Strikturen (Kerzen mit Extract. Belladonnae bestrichen einzubringen), Injektionen und Klistieren 0,05—0,1 auf 25,0, Inhalationen 0,05—0,1—0,25 auf 500,0, als Augentropfwasser bei

---

[1]) 1,48—1,52%, d. h. der gleiche Gehalt wie das frühere dicke und der doppelte Gehalt wie das frühere trockne Extrakt.
[2]) Der Alk. muß möglichst vollständig verjagt werden, sonst geben die verbleibenden harzigen Bestandteile kein Produkt, das sich in ein leicht pulverisierbares, gut l. Trockenextrakt überführen läßt (Kommentar).

Ophthalmie: 0,1—0,5 auf 25,0, Pflastern 5,0 auf 20,0—25,0, Suppositorien, Salben 3,0—6,0 auf 25,0, bei Rigidität des Muttermundes, Blasen- und Mastdarmkrampf, Hämorrhoiden und Analfissuren, Augensalben 0,3—0,6 auf 10,0, bei skrofulöser Lichtscheu.

Nebenwirkungen oft Übelkeit und Erbrechen.

328. Rp. Extr. Belladonnae 1,2
     Opii 0,6
     Myrrhae
     Radicis Ipecacuanhae pulv.
        ana 2,5
     Glycerini q. s.
M. f. pil. Nr. LX. D. S. 3 mal tägl.
1 Pille; auf 2, später 3 Pillen zu steigen.
(Bei Asthma.)

329. Rp. Extr. Belladonn. 0,3
        Mass. pil. 3,0.
f. pil. XXX. D. S. Abends 2 Pillen.
(Reizhusten, Keuchhusten, Krampfzustände der Bauchorgane.)

330. Rp. Extr. Belladonnae 0,6
     Radicis Liquiritiae et Extr.
        Gentianae q. s.
ut f. pil. Nr. LX. Consp. Lycopod. D. S.
3 mal tägl. 1—4 Pillen zu nehmen. (Bei
spastischer Stuhlverstopfung.)

331. Rp. Extr. Belladonn. 0,25
        Aq. Amygdal. amar. dilut. ad
           15,0.
D. S. 3 mal tägl. 20 Tr. (Hustenreiz, Gastralgie.)

333. Rp. Extr. Belladonn. 0,4
        Bismut. subnitr. 5,0
        Magnes. carb.
        Natr. bicarb. ana 25,0.
M. f. pulv. D. S. 3 mal tägl. 1 Teelöffel
in warmem Wasser verrührt $1/2$ Stunde
vor der Mahlzeit. (Hyperacid., Gastralgie.)

332. Rp. Extr. Belladonn.
     Extr. Opii ana 0,3
     Extr. Strychni 0,15
     Mass. pilul. q. s.
ut f. pil. XXX. D. S. 2—3 mal tägl.
1 Pille. (Koliken.)

334. Rp. Extr. Belladonnae
     Pulv. Seminis Strychni ana 0,1
     Ferri oxydati fusci 0,75
     Sacchari albi 2,5.
M. f. pulv. div. in part. aequal. Nr. X.
D. S. Tägl. 1 Pulver. (Gegen Enuresis
nocturna der Kinder.)

335. Rp. Extr. Belladonnae 0,1
        Aq. Amygd. amar. 5,0
        Aq. dest. ad 100,0.
M. D. S. Zur Injektion. (Bei Tripper mit
starker Schmerzhaftigkeit und Ischurie.)

336. Rp. Extr. Belladonnae
     Bismuti subnitrici 2,0
     Elaeosacch. Chamomillae 5,0.
M. f. pulv. div. in part. aeq. Nr. X. S. 4 Pulver am Tage zu nehmen. (Bei Kardialgien.)

337. Rp. Extr. Belladonnae 0,25
        Olei Cacao 15,0.
F. suppos. Nr. X. D. (Bei Tenesmus.)

338. Rp. Extr. Belladonnae 0,3
        Aq. dest. 100,0
        Sir. Ipecacuanhae 25,0
        Vini stibiati 10,0.
M. D. S. 3 mal tägl. 1—2 Teelöffel. (Bei
Keuchhusten.)

339. Rp. Extr. Belladonn.
        Opii puri ana 0,03
        Ol. Cacao 2,0.
M. f. suppos. D. t. Dos. XII. S. 3 mal tägl.
1 Zäpfchen einzuführen. (Tenesmus, Gastralgie, Dysmenorrhöe.)

340. Rp. Extr. Belladonnac 0,15—0,3
        Glycerini ad 100,0.
M. D. S. 3 mal tägl. 1 Kinder- bis 1 Eßlöffel. (Bei Cholelithiasis und Gallensteinkoliken.)

341. Rp. Extr. Belladonn. 2,0
        Lanolini ad 20,0.
M. f. ungt. D. S. Äußerlich. (Schmerzlindernd, besonders bei Hämorrhoiden.)

342. Rp. Extr. Belladonnae 6,0
        Tinct. Opii crocatae 3,0
        Chloroformii 4,0.
M. D. S. Auf schmerzhafte Teile 3—4 mal
tägl. einzureiben.

343. Rp. Extr. Belladonnae 3,0
        Plumbi acetici 5,0
        Adipis suilli 30,0.
M. f. ungt. D. S. Zum Bestreichen des
Anus. (Bei Fistula ani.)

214

(Belladonna) Extr. Belladonn. — Unguent. Belladonn.   Rp. 344—345

344. Rp. Extr. Belladonnae 1,0   345. Rp. Extr. Belladonnae 0,5
    Aq. dest. 1,0   Magnes. ust.
    Adip. Lanae anhydr. 8,0.   Bismut. subnitr.
M. f. ungt. S. D. Belladonnasalbe.   Natr. bicarb. ana 15,0
                         M. D. S. Leubesches Pulver.

Thalassan, bestehend aus Acid. diaethylbarb., Extr. Bellad. und Extr. Strychni. — 50 Tabl. 6.— RM.

Gegen Seekrankheit empfohlen. $^1/_2$ Stunde vor Abgang des Schiffes 1—2 Tabletten unzerkaut mit etwas Wasser zu nehmen, eventuell alle 2—3 Stunden zu wiederholen. Noch nicht genügend erprobt.

Belladonna-Neutralon s. S. 142.

Fluidextractum Belladonnae Foliorum. Am. Tollkirschenfluidextrakt, hergestellt durch Perkolation der Blätter mit verdünntem Alkohol. Gehalt von 0,27—0,33 g Alkaloiden in 100 ccm

Durchschnittl. Dosis: 0,06 ccm (Am.).

Sirupus Belladonnae. Belladonnae sirupus. Belg. **Sirop de Belladone.** Gall. Tollkirschensirup. Internat. Vorschl. enthält 5% Tinctura Bell.

Innerlich teelöffelweise als Zusatz zu krampfstillenden Mixturen, z. B. bei Asthma.

Tinctura Belladonnae ex herba recente. Ergb. **Tollkirschentinktur aus frischer Pflanze.** Aus zerquetschten frischen Tollkirschenblättern (5) und Weingeist (6) bereitet, braungrün und schwach bitter.

Möglichst nicht überschreiten 1,0 pro dosi, 3,0 pro die!

Tinctura Belladonnae. Germ. I., Ergb., Am., Austr., Belg. (B. T.), Brit., Helv., Nederl., Ross., Suec., Int. Vorschl. **Teinture de Belladone.** Gall. **Tintura di Belladonna.** Ital. **Tollkirschentinktur.** Nach P. J. soll die Tinktur aus getrockneten Blättern mit 70 Vol.-Proz. Alk. bereitet werden. Nach Internat. Vorschl. mindestens 0,03% Gesamtalkaloide. Die genannten Pharmakopöen verwenden verd. Alk. Bräunlichgrüne Tinktur von eigenartigem Geruch und Geschmack. Alkaloidgehalt soll betragen nach Austr. und Nederl. 0,03%, Helv. und Ross. 0,035%, Am. 0,027—0,033 g, Brit. 0,035 g in 100 ccm. — 10,0 0,20 RM.

Therapeut. Dosen: 0,3—1,0 ccm (Brit.). Durchschn. Dosis: 0,6 ccm (Am.).

Größte Einzelgabe: 1,0 Austr., Gall., Helv., Ital., Nederl. und Internat. Vorschl., dagegen Ergb., Ross. **0,5;** Belg. **0,4.**

Größte Tagesgabe: 3,0, Helv., Ital., Nederl. und Internat. Vorschl., dagegen Austr., Gall. **4,0,** Ergb., Ross. **1,5,** Belg. **1,0.**

Innerlich zu 0,25—0,5—1,0 in Tropfen (5—10—20 Tr.), in Pulver mit Milchzucker angerieben. Als beruhigendes, schmerz- und krampfstillendes Mittel, auch als Zusatz zu Mixturen (s. Folia Belladonnae und Atropin).

Äußerlich zu Klistieren (1,0—3,0 auf 100,0—150,0).

Unguentum Belladonnae. Germ. I., Ergb., Am.; Belg. (B. U.), Brit., Int. Vorschl. **Pommade belladonée.** Gall. **Unguento di Belladonna.** Ital. **Tollkirschensalbe.** 1 T. Tollkirschenextrakt auf 10 T. Salbe (Brit. 80 ccm Tollkirschenwurzelfluidextrakt, die auf 20 ccm eingeengt werden, und 80 g Salbe). Salbengrundlage in den Pharmakopöen verschieden, Ergb. 1 T. Extrakt, 6 T. Wollfett und 3 T. Paraffinsalbe; zur Abgabe frisch zu bereiten! Internat. Vorschl.: enthält 10% Extr. Belladonn.

Radix Belladonnae. Germ. I., Ergb., Austr., Helv. **Belladonnae Radix.** Am., Brit. **Belladonna-**, Tollkirschenwurzel. Die getrocknete Wurzel und Wurzeläste. Bestandteile: Hyoscyamin, Atropin, Scopolamin. Mindest-alkaloidgehalt Ergb. 0,3%, Helv. 0,4%, Am. 0,45%.

Fluidextractum Belladonnae Radicis. Am. **Extractum Belladonnae liqui-dum.** Brit. Tollkirschenwurzelfluidextrakt. Durch Perkolation mit ver-dünntem Alkohol aus Tollkirschenwurzel hergestellt. Gehalt von 0,75 g (Brit.), 0,405—0,495 g (Am.) Alkaloiden in 100 ccm.

Durchschnittl. Dosis: 0,05 ccm (Am.).

Charta antasthmatica. Nederl. Fol. Belladonn., Stramon., Digit., Salviae ana 2 T. mit heißem Wa. zu 85 T. Kolatur übergossen, in derselben 15 T. Kalium nitr. gelöst. Filtrierpapier wird hiermit und nach dem Trocknen überdies mit einer Mischung von 1 T. Tinct. Benzoës und 14 T. Spirit. getränkt. 1 Stück 15 × 10 cm groß.

Äußerlich statt der Charta nitrata.

Atropinum. Germ. I., Ergb. **Atropina.** Am., Brit. **Atropine.** Gall. Atropin.

Alkaloid aus Atropa Belladonna (s. S. 210) und anderen Solanaceen. Ist razemisches Hyos-cyamin und entspricht, da der rechtsdrehende Anteil nur schwach wirkt, etwa der l - Hyoscyamin - Hälfte.

Das von der Pflanze gebildete l-Hyoscyamin geht in den Pflanzen-zellen und bei der Ex-traktion leicht in Atropin über.

$$\overline{N \cdot CH_3} \diagdown \diagup^H_{O \cdot OC \cdot \overset{*}{C} \diagup^{CH_2OH}_{\diagdown H} \diagdown\!\!\diagup_{C_6H_5}} \quad ; \quad C_{17}H_{23}O_3N.$$

Tropin   Tropasäure

Tropasäure-Tropin. Farblose, durchschei-nende, geruchlose, bitterschmeckende Krystalle, wenig l. in kaltem Wa. (500 Gall.), leichter in siedendem Wa. (60), leichtl. in Alk. (8), Ae. (25) und Chl. (3—4). Schmp. 115,5°. — 0,1 0,20 RM.

Therapeut. Dos.: 0,0003—0,0006 (Brit.). — Durchschn. Dos.: 0,0006 (Am.).

Größte Einzel- und Tagesgabe: Gall. **0,0005, 0,001** (Ergb. **0,0015**).

Da es zur Auflösung des Atropins stets einiger Tropfen Säure bedarf, so tut man besser, zu Lösungen statt der Atropinbase das Atropinum sulfuricum zu verordnen.

Dosis und Gebrauch wie bei Atropinum sulfuricum.

Atropin (l- + r-Hyoscyamin), ebenso Hyoscyamin, wird von allen Applikations-stellen rasch resorbiert, die Ausscheidung geht langsam vor sich. Die Wirkung thera-peutischer Dosen ist nach 6—10 Stunden abgeklungen; bei wiederholter Zufuhr An-häufung und Gefahr der Kumulation.

Die Empfindlichkeit des Menschen Atropin gegenüber ist individuell sehr ver-schieden. Therapeutische kleine Dosen erweisen sich im allgemeinen als frei von störenden Nebenwirkungen. Kinder sind verhältnismäßig wenig empfindlich gegen Atropin.

Atropinum sulfuricum. Germ., Austr., Belg., Helv., Jap., Ross. **Atropinae sulfas.** Am., Brit. **Atropini sulfas.** Suec. **Sulfas Atropini.** Nederl. **Sulfas atropicus.** Dan., Norv. **Sulfate d'Atropine.** Gall. **Solfato di Atropina.** Ital. Atropinsulfat. $(C_{17}H_{23}O_3N)_2H_2SO_4 + H_2O$. Weißes, krystallinisches Pulver, l. in Wa. (1), Alk. (3), fast unl. in Ae. oder Chl. Lösungen schmecken bitter, nachhaltig kratzend[1]. Frei von Apoatropin und anderen Alkaloiden. Höchst-

---

[1] Die nach bestimmter Vorschrift aus der wässerigen Lösung gewonnene Atropinbase muß bei 115,5° schmelzen. — Die wässerigen Lösungen verändern Lackmuspapier nicht, da Atropin als starke Base mit Säuren neutral reagierende Salze bildet.

(Belladonna) Atropin. sulfur.

zulässiger Wassergehalt 5%. Sehr vorsichtig aufzubewahren. — Bis 0,1 0,15 RM·

Größte Einzelgabe: 0,001 (ebenso die übrigen Pharmakopöen und Internat. Vorschl. Atropini sulfas).

Größte Tagesgabe: 0,003 (ebenso Austr., Helv., Jap., Ital., Nederl., Ross., Suec. und Internat. Vorschl.), dagegen Belg., Dan., Gall., Norv. **0,002.**

Innerlich zu 0,00003—0,001 in Pillen (mit Succ. und Pulv. Rad. Liquir., Bolus alba; in Körnchen zu 1 mg meist in den Apotheken vorrätig), in Pulvern, Solution bei Keuchhusten, bei Krämpfen und Koliken; gegen hektische Nachtschweiße der Phthisiker, sowie gegen die Schweiße bei Rheumatismus acutus, bei Urticaria oft erfolgreich; bei Hyperacidität und Hypersekretion des Magens, schmerzhaften Magenkrämpfen; als Unterstützungsmittel diätetischer Kuren bei Magengeschwür. Bei Pylorospasmus der Säuglinge (dabei in größeren Dosen als sonst: tgl. 1—2,5—4 mg oder 8 Tr. einer 1 proz. Lösung wochenlang zu geben); gegen Tympanitis, besonders der Hysterischen; bei Ruhr sowohl zur Linderung der Tenesmen als auch gegen die Leibschmerzen und zur Hebung des gesamten Allgemeinbefindens. Bei Obstipation kann Atropin auch rectal gegeben werden. Gegen manche Irregularität des Herzens und nervöse Bradykardie. Bei Phosphaturie (Alkalinurie), soweit diese auf HCl-Retention im atonischen Magen beruht. Gegen dysmenorrhoische Erscheinungen, soweit örtliche Veränderungen fehlen, auch in Suppositorien, sowie in intracervicalen Injektionen und zur Tränkung von intravaginal einzuführenden Tampons. Auch gegen Seekrankheit häufig empfohlen. In neuerer Zeit 1—3 mg, jeden 4. Tag pausieren, bei Paralysis agitans, sowohl gegen das Zittern als gegen die Muskelstarre und die psychischen Symptome, besonders auch gegen den Parkinsonismus nach Encephalitis lethargica. Bei innerer Anwendung oft mit Papaverin 0,03 pro dosi kombiniert; zur gleichzeitigen Beruhigung zentraler Erregung auch mit Adalin 0,2—0,5 oder Luminal 0,05—0,1 zusammen gegeben.

Äußerlich zu subcutanen Injektionen bei Krämpfen, Neuralgien (Tic douloureux, Ischias, Occipitalneuralgien) und verschiedenen anderen Neurosen. Auch gegen das Erbrechen bei der Seekrankheit zu 0,002—0,003 subcutan sowie gegen Myalgie und rheumatische Schmerzen empfohlen. Mit besonderem Nutzen bei den spastischen Formen der Obstipation, aber auch bei ätiologisch unklaren Fällen von Verstopfung angewandt; in höheren Dosen (bis 5 mg) bei Ileus spasticus; selbstverständlich wirkungslos, wenn es sich um Darmverschluß durch Neubildungen, Strangulation, innere und äußere Hernien und dergleichen handelt. Zur Beseitigung des Hustenreizes bei endothorakalen Operationen und bei der Anlegung des künstlichen Pneumothorax; im Anfall von Bronchialasthma zur Unterdrückung des Anfalls und in mehrfach wiederholten Injektionen zur Bekämpfung der asthmatischen Diathese; gegen Singultus; bei Gallen- und Nierensteinkolik, kombiniert mit Morphin, besonders auch gegen nervösen Pruritus, sowie Pruritus senilis. Als Antidot bei Vergiftungen mit Fliegenpilz, Opium und Morphin, auch bei Pilocarpin- und Physostigminintoxikation. Zur Beschränkung der Sekretionen und Erzielung einer ruhigeren Narkose vor Ätherinhalationen. In Kombination mit Morphin, um dessen evtl. Brechwirkung zu bekämpfen, sehr empfehlenswert und besonders bei Koliken viel angewendet. Als Augentropfen 0,03—0,08 auf 10,0 — bestes Erweiterungsmittel der Pupille, bei Iritis, Hornhautgeschwüren und Irisvorfällen zentralen Sitzes (leichtes, vorübergehendes Gefühl der Blendung); dagegen bei bestehender intraokularer Drucksteigerung oder bei Neigung zu einer solchen kontraindiziert. In Salben 0,02—0,05 auf 10,0 Fett. Hierbei treten nicht selten Lidekzeme, auch entzündliche Reaktionen auf Grund lokaler Idiosynkrasie auf. Atropin-Gelatine, je Blättchen 0,0025 Atropin, wird mit einem feuchten Pinsel aufgenommen und in den Conjunctivalsack gebracht.

Bei schwerer Atropinvergiftung: Morphin subcutan, bei starker Erregung bis zu 0,05 und darüber (Vorsicht wegen Lähmung des Atemzentrums!).

Einzelne Individuen haben eine besondere Empfindlichkeit gegen Atropin und reagieren schon gegen kleine Dosen mit Intoxikationserscheinungen, Trockenheit des Schlundes, Durst, trockene, heiße Haut, Erytheme, Benommenheit; Pulsbeschleunigung, Verminderung der Sensibilität, selbst Halluzinationen und Delirien.

346. Rp. Atropini sulfurici 0,03
　　　Mass. pilul.
ut f. pil. Nr. LX. Consp. Pulv. Rhiz.
　　Irid. flor. D. S. Abends 1 Pille.

347. Rp. Atropini sulfurici 0,01
　　　Morphini hydrochlorici 0,4
　　　Aq. dest. 20,0.
　　D. S. Zur subcutanen Injektion. (1 ccm
　　　enthält 1 mg Atropin und 2 cg Morphin.)
　　　Zu Händen des Arztes!

348. Rp. Atropini sulfurici 0,01
　　　Aq. dest. ad 10,0.
M. D. S. 2mal tägl. 10 Tr. innerlich oder
　　1/2—1 ccm subcut.

349. Rp. Atropini sulfurici 0,03
　　　Boli albae 3,0
　　　Glycerini q. s.
ut f. pil. Nr. XXX. Consp. Lycop.
　　D. S. Abends und, wenn nötig, auch
　　　nachts 1 Pille zu nehmen. (Gegen profuse Schweiße.)

350. Rp. Atropini sulfurici 0,05
　　　Aq. dest. ad 25,0.
D. S. 2mal tägl., um 4 und 7 Uhr nachmittags, 4—10 Tr. (NB. so viel Tr. als das Kind Jahre zählt). (Incontinentia urinae.)

351. Rp. Atropini sulfurici 0,01
　　　　　solve in
　　　Aq. Amygd. amar. ad 10,0.
D. S. Abends und nach Bedürfnis auch nachts 10 Tr. (0,5 mg Atrop.) zu nehmen. (Bei hektischen Schweißen der Phthisiker.)

352. Rp. Atropini sulfurici 0,05
　　　Strychnini hydrochlorici 0,0025
　　　Aq. dest. 5,0
　　　Tinct. Aurantium 2,5
　　　Sir. simpl. ad 30,0.
M. D. S. Abends 9 Uhr mit 2—5 Tr. (je nach dem Alter des Kindes) zu beginnen, alle 3 Tage mit der Dosis um 2—5 Tr. bis auf 15—30 Tr. zu steigen und dann wieder zu fallen.

353. Rp. Atropini sulfurici
　　　Cocaini hydrochlorici ana 0,1
　　　Aq. dest. (recenter coct.) ad 10,0.
M. D. S. Zum Einträufeln in den Conjunctivalsack. Mit Tropfglas.

354. Rp. Atropini sulfurici 0,05—0,1
　　　Vaselini albi ad 10,0.
M. D. S. 2mal tägl. halberbsengroß in das erkrankte Auge einzureiben.

355. Rp. Atropini 0,5
　　　Acidi oleinici 2,0
　　　Adip. suill. 22,5.
M. f. ungt. **Unguentum Atropinae.**
　　　　　　　　　　　　　　　　Brit.

356. Rp. Atropini sulfurici 0,05
　　　Camphorae 0,3
　　　Spir. dilut. q. s. ad solut.
　　　Ungt. cerei 5,0.
D. S. Bohnengroß in die Stirn- und Augenbrauengegend einzureiben. (Gegen Neuralgien bei Iritis und Glaukom.)

357. Rp. Atropini sulfurici 0,1
　　　Sacchari lactis 4,0
　　　Gummi arabici 1,0
　　　Mellis depurati q. s.
M. f. granula Nr. C. **Granules de Sulfate d'Atropine** (je 1 mg Atropinsulfat).
　　　　　　　　　　　　　　　　Gall.

Atropinum hydrochloricum, nitrosum, salicylicum, valerianicum (Ergb. 0,0015; 0,004), sämtlich 0,1 0,30 RM.

Dosen für den inneren Gebrauch wie die des Atropinum sulfuricum, ohne Vorzug vor diesem.

Homatropinum hydrobromicum. Germ., Belg.. Helv., Jap., Ross. **Homatropinae Hydrobromidum.** Am., Brit. **Homatropini hydrobromidum.** Suec. **Hydrobromas Homatropini.** Nederl. **Bromidrato di Omatropina.** Ital. Schmp.: Ross. 209—212°, Ital. 210—212°, Am., Suec. etwa 212°, Nederl. 213—215°. Homatropinhydrobromid. Mandelsäuretropinester, Oxytoluyltropein. $(C_{16}H_{21}O_3N)HBr$. Mol.-Gew. 356. Weißes, krystallinisches, geruchloses Pulver, leichtl. in Wa.[1]), schwerer l. in Alk. Schmp. etwa 214°. Rein, inbes. frei von fremden Alkaloiden. Sehr vors. aufzubewahren. — H. hydrobr. oder sulf. 0,1 0,45 RM.[2]) (Am.).

Therap. Dosen: 0,001—0,002 (Brit.). Durchschn. Dosis: 0,0005. (Am.).

Größte Einzelgabe: 0,001 (ebenso Belg., Helv., Ital., Jap., Ross., Suec.).

Größte Tagesgabe: 0,003 (ebenso Belg., Helv., Ital., Jap., Ross.)

Innerlich kaum verwendet, in der Wirkung ähnlich wie Atropin, aber schwächer.

Äußerlich als Mydriaticum in Lösungen von 0,05 auf 5,0 Wasser vielfach wegen seiner schnell eintretenden (5—10 Minuten) und schnell wieder schwindenden (5—6 Stunden) Wirkung angewendet.

Die beiden folgenden sind quartäre Basen.

Atropinium methylobromatum. Methylatropiniumbromatum. Atropiniummethylbromid. Quartäre Verbindung. Weiße in 1 T. Wa. l. Krystallblättchen. Schmp. 222—223°. — 0,1 0,30 RM. 25 Kompr. (0,001) 1,00 RM.

In subcutaner Injektion zu 0,0001 bis 0,0002 g bei allen Arten von Krampfzuständen, bei exsudativer Diathese und Ekzemen, sowie Eklampsie der Kinder verwandt. Auch bei Intercostalneuralgien, Bronchialasthma und Emphysem in Dosen von 0,0015—0,003 und selbst 0,004 innerlich bei Erwachsenen gegeben.

358. Rp. Atropinii methylobrom. 0,005
Aq. dest. ad 100,0.
S. 2—3mal tägl. ¹/₂ Eßlöffel. (Bei Hyperacidität und Magenschmerzen.)

Eumydrin (E. W.). **Atropinium methylonitricum.** Atropiniummethylnitrat. $C_{18}H_{26}O_3N \cdot NO_3$. Quartäre Verbindung. Weißes, mikrokrystallinisches Pulver, leichtl. in Wa. und Alk., kaum in Ae. und Chl. Schmp. 163° (nach Trocknen. bei 100°). — Eumydrin 0,01 0,20 RM. — O. P. 10 Tabl. (1 mg) 1,35 RM.

---

[1]) Homatropin bildet als starke Base, wie Atropin, mit Säuren neutralreagierende Salze In Chl. fast unl.

[2]) Der Apotheker darf mindestens 0,05 berechnen.

Innerlich zu 0,001—0,004 mehrmals täglich in Pulvern oder Pillen, in Lösung oder Suppositorien gegen die Nachtschweiße der Phthisiker wegen seiner geringeren Giftwirkung vor dem Atropin bevorzugt. Bei funktionellen, sekretorischen und sensiblen Neurosen des Magens, bei Gallen- und Nierenkolik, bei spastischer Obstipation und dynamischem Ileus empfohlen.

Die Nebenwirkungen sind die gleichen wie bei Atropinum sulfuricum, aber viel weniger ausgesprochen, da die Giftwirkung auf das Zentralnervensystem etwa 50mal geringer ist.

Äußerlich als Augentropfenwasser in 1—2proz. Lösung bei Reizzuständen des Auges, Iritis, Synechien und Hornhautgeschwüren. Für die Sprechstundenpraxis wegen der langanhaltenden Wirkung auf die Pupillen und Akkommodation nicht geeignet.

Benzaldehyd. Germ. **Benzaldehydum.** Am., Jap. Benzaldehyd, $\langle C_6H_5\rangle CHO$.

Künstliches Bittermandelöl. Farblose oder etwas gelbliche, stark lichtbrechende, eigenartig riechende Flüssigkeit[1]), l. in Wa. (300), in Alk. oder Ae. in jedem Verhältnis. Dichte, 1,046—1,050. Siedep. 178°—182°. Rein, insbesondere frei von Nitrobenzol und Blausäure. In gut verschlossenen Gefäßen aufzubewahren. In der Emulsio Jec. asell. comp. (S. 463). — 10,0 0,15 RM.

Innerlich als Geschmackskorrigens.

Die Verbindung mit Blausäure s. unter Benzaldehydcyanhydrin S. 88.

Benzinum Petrolei. Germ., Jap., Suec.[2]) **Aether Petrolei.** Austr., Helv., Nederl. **Benzinum purificatum.** Am., **Benzinum Petrolei purificatum.** Ross. **Petroleinum.** Belg. **Ether de Pétrole.** Gall. **Etere di Petrolio.** Ital. Petroleumbenzin, Petroläther. Benzin[3]). Niedrig siedende Anteile des Petroleums. Farblose, nicht fluorescierende, eigenartig riechende, leicht entzündbare, flüchtige Flüssigkeit, in Ae. oder abs. Alk. in jedem Verhältnis l., in Wa. unl. Dichte 0,661—0,681. Rein, insbesondere frei von Schwefelverb. Zwischen 50—75° müssen mindestens 80% übergehen. Abweichende Siedegrenzen: Helv. Nederl. nicht über 60°, Am. 35—80°, Suec. 60—100°, Gall. unter 85°. 71 Tr. = 1 g. — 100,0 0,25 RM.

Äußerlich früher als Mittel gegen Hautparasiten und bei Krätze empfohlen; jetzt außer Gebrauch. Bei Benzingebrauch Nierenentzündung (Hämaturie, Zylinder im Harn beobachtet). Benzinklistiere gegen Oxyuris vermicularis werden jetzt durch andere Mittel ersetzt. Als Reinigungs- und Entfettungsmittel der Haut, besonders auch beim Ablösen von Pflastern. Als Jodbenzin (s. unter Jod, S. 467).

Benzoe. Germ., Belg., Helv., Jap., Nederl., Suec. **Resina Benzoe.** Austr., Dan., Norv. **Benzoinum.** Am., Brit. **Benjoin.** Gall. **Benzoino.** Ital. Benzoe. Das

---

[1]) Riecht nach bitteren Mandeln, oxydiert sich leicht zu Benzoesäure. Praktisch ungiftig.

[2]) Benzinum Rom.: Die zwischen 50 und 70° übergehenden Anteile. — Unter Benzin im Handel versteht man etwa bis 150° siedende Kohlenwasserstoffe der Paraffinreihe aus Stein- oder Braunkohlenteer. Vorsichtig in höchstens $^3/_4$ gefüllten Flaschen, wie Aether, kühl aufzubewahren.

[3]) Neuerdings sog. synthetisches Benzin als Motorenbetriebsstoff.

Harz mehrerer Styraxarten[1]) aus Siam. Gelblichweiße, braunrote oder gelbbraune, innen weißliche Stücke, beim Erwärmen angenehm riechend und sauer reagierend. Rein, insbesondere frei von zimtsäurehaltiger Benzoe, höchstens 2% in siedendem Alk. unl. Anteile und höchstens 1% Asche enthaltend. Die meisten anderen Pharm. fordern auch Siam-Benzoe, aus dem Benzoesäureester zweier Harzalkohole, freier Benzoesäure (über 20%), kleinen Mengen von Vanillin und ätherischem Öl bestehend. Die Sumatra-Benzoe (Brit., Nederl., beide Sorten Am., Belg., Jap.) enthält Zimtsäureester zweier Harzalkohole, Zimtsäurephenylpropylester, freie Zimt- und Benzoesäure, kleine Mengen von Styrol, Stryacin, Vanillin und Benzaldehyd. — 10,0 0,60 RM.

Innerlich (höchst selten) zu 0,3—1,0 mehrmals täglich, in Pillen oder Emulsion als Expektorans bei chronischen Katarrhen.

Äußerlich zu Zahnpulvern (1 T. auf 10—20 T.) und anderen Zahnmitteln, sowie zu ·kosmetischen Waschmitteln, Räucherspezies, Räucherpulvern.

359. Rp. Benzoës 5,0
    Tartari depurati 10,0
    Rhizomatis Iridis florent. pulv.
        50,0
    Conchae praeparatae 10,0
    Olei Menthae piperitae 0,2.
M. f. pulv. D. S. Zahnpulver.

361. Rp. Benzoës
    Balsami tolutani ana 1,0
    Olei Amygdalarum 100,0
        Digere, filtra et adde
    Olei Citri
    Olei Cajeputi ana 0,1.
D. S. Zu Einreibungen bei Erysipelas, zum Bestreichen spröder Haut, zu Eintröpfelungen ins Ohr usw. Huile balsamique.

360. Rp. Benzoës 5,0
    Saponis Cocos pulv. 10,0
    Furfuris Amygdalarum subt.
        pulv.
    Rhizomatis Iridis florent.
        ana 15,0
    Olei florum Aurantii 0,2.
M. f. pulv. D. S. Waschpulver.

362. Rp. Benzoës
    Opobalsami ana 15,0
    Succini 5,0
    Olibani 30,0.
M. f. species. D. S. Räucherpulver.

Adeps benzoatus s. unter Adeps S. 113.

Tinctura Benzoes. Germ., Austr., Belg. (B. T.), Dan., Helv., Jap., Nederl., Norv., Suec. **Tinctura Benzoini.** Am. **Teinture de Benjoin.** Gall. **Tintura di Benzoino.** Ital. Benzoetinktur. Rötlichbraun, nach Benzoe riechend und schmeckend, bereitet durch Auflösen von 1 T. Benzoe in 5 (Belg. 4) T. Alk. Gibt mit Wasser eine milchige, Lackmuspapier rötende Flüssigkeit. Alkoholzahl nicht unter 9,0. 60 Tr. = 1 g. — 10,0 0,35 RM.

Nur äußerlich zu kosmetischen Waschwässern (so viel Tinktur dem Waschwasser zugesetzt, daß dasselbe ein milchartiges Aussehen erhält), zum Aufstreichen auf exkoriierte Hautstellen, wunde Brustwarzen usw., zu Räucherspiritus, als Zusatz zu Salben.

363. Rp. Tinct. Benzoës 10,0
    Aq. Rosarum 150,0.
M. D. S. 1 Eßlöffel voll dem Waschwasser zugesetzt. Lac virginis.

364. Rp. Amygdalarum dulcium 30,0
    Aq. Aurantii florum 60,0
    Aq. Rosae 250,0
    F. emulsio, cui adde
    Ammonii chlorati 4,0
    Tinct. Benzoës 8,0.
M. D. S. Zu Waschungen.

---

[1]) Besonders von Styrax tonkinense (Pierre) Craib und St. benzoides Craib.

Tinctura Benzoës composita. Ergb. **T. Benzoini comp.** Am., Brit., Suec. Balsamum Commendatoris. Zusammengesetzte Benzoetinktur. Jerusalemer Balsam. Benzoe (10), Aloe (1), Balsam. peruvian. (2), Spiritus (75). — Tinctura Benzoini composita, Friar's Balsam, Am., Brit. mit Storax und Bals. tolut. anstatt des Bals. peruv. Teinture balsamique, Baume de Commandeur de Permes. Gall. Unter Zusatz von Summit. Hyperici, Rad. Angelic., Myrrh., Oliban., Bals. peruv. u. tolut. 60 Tr. = 1 g. — 10,0 0,35 RM.

Durchschnittl. Dosis: 2 ccm Am.

Innerlich zu 5—20 Tr. mehrmals täglich als Expektorans.

Äußerlich vorzugsweise mit Wasser vermischt als kühlendes Wundwasser, bei atonischen Geschwüren, Brandverletzungen, Erfrierungen, Quetschungen. Zu Einreibungen unvermischt, auf exkoriierte Stellen als Umschlag, mit 4 T. Wasser verdünnt.

Benzolum. Ergb., Belg., Jap., Nederl., Suec. **Benzenum.** Brit. **Benzine, Benzène.** Gall. Benzol. Steinkohlenbenzin (nicht zu verwechseln mit Petroleumbenzin!). $\langle C_6H_6 \rangle$. Klare, farblose, stark lichtbrechende Flüssigkeit von eigentümlichem Geruch, die bei 80—82° siedet und bei 0° zu großen, bei 5° wieder schmelzenden Prismen erstarrt. Unl. in Wa., l. in 1 T. Alk., mischbar in allen Verhältnissen mit Ae., Chl. und fetten Ölen. Spez. Gew. 0,880—0,890 (Brit. 0,880—0,887). 50 Tr. = 1 g. — 100,0 0,30 RM.

Innerlich in früherer Zeit 2mal tägl. zu 20 Tr., bei Digestionsstörungen infolge von längerem Verweilen des Mageninhaltes und Bildung von Hefepilzen als gärungswidriges Mittel, auch bei chronischem Erbrechen angewandt, jetzt durch Magenspülung ersetzt.

In neuerer Zeit besonders in Blutkrankheiten angewandt. In großen Dosen (3mal tägl. 10—30 Tr. in Milch oder Olivenöl oder in Capsulis geloduratis zu 0,5 g) zur Zerstörung pathologisch vermehrter roter und weißer Blutkörperchen bei Polyglobulie und Leukämie. Bei Polyglobulie (Polycythämie) 8—14 Tage lang 3mal tägl. 20 Tr. unter sorgfältiger Kontrolle des Blutbefundes; bei Verminderung unter 5 Millionen Erythrocyten ist Benzol auszusetzen; in den meisten Fällen sehr gute Erfolge, die monatelang bestehen bleiben; gelegentlich keine Einwirkung. Dann führt Röntgenbestrahlung der Röhren- und platten Knochen zur erwünschten Verminderung der Erythrocyten. — Auch bei perniziöser Anämie in Reizdosen von 5 Tr. 3mal tägl., früher öfters mit Erfolg angewendet, wenn die Arsenmedikation versagte; jetzt durch die Lebertherapie (S. 461) verdrängt. Bei Leukämie, sowohl der myeloischen wie der lymphatischen, nach 3mal tägl. 20—30 Tr. bzw. 4—6mal tägl. 1 Geloduratkapsel zu 0,5 g, allmähliche Abnahme der pathologisch vermehrten Blutzellen bis zur Norm, gleichzeitig Verkleinerung der geschwollenen Milz, Besserung des Allgemeinbefindens. Man kann die Benzolgaben bis zu 10 Geloduratkapseln je 0,5 steigern; es sind in einzelnen Fällen bis 150 g in 10—12 Wochen verbraucht worden. Die Benzoltherapie ist der gebräuchlichen Röntgenbehandlung der Leukämie insofern vorzuziehen, als sie in der Privatpraxis leicht anwendbar ist und des großen Apparates nicht bedarf. Anderseits ist die Benzolwirkung keineswegs so zuverlässig wie das Röntgenverfahren (namentlich bei lymphatischer Leukämie versagt das Benzol in einzelnen Fällen vollkommen) und schließlich nötigen üble Nebenwirkungen (Übelkeit und Erbrechen) öfters zu vorzeitigem Abbrechen der Benzolkur. In jedem Fall muß das Blutbild unter Benzoldarreichung dauernd kontrolliert werden, um zu weit gehende Anämie oder Leukocytenschwund zu verhüten; auch der Urin ist öfter auf Eiweiß und Gallenfarbstoffe, auch Urobilin, zu untersuchen, weil gelegentlich Nieren- und Leberschädigungen beobachtet sind. Tödliche Benzolvergiftung ist bisher nur einmal bei myeloischer Leukämie nach 36 tägiger Darreichung beobachtet worden, indem ein Leukocytensturz auf 200, Fieber, Durchfälle, Stomatitis haemorrhagica, Nasenbluten und nach 3 Tagen Exitus letalis eintrat. — Auf Grund der Ähnlichkeit der Benzolwirkung auf den hämatopoetischen Apparat mit der Röntgenstrahlenwirkung hat man auch die Behandlung des Carcinoms mit intratumoralen Benzolinjektionen versucht und dabei örtliche Nekrosen, aber keine heilenden Einwirkungen erzielt.

Nach intensiver Benzoleinatmung in Betrieben sind vorübergehende Vergiftungssymptome insbesondere Verwirrheit usw. beobachtet.

Benzylium benzoicum. Benzylbenzoat. Benzoesäurebenzylester. **Peruscabin.** Bestandteil des Perubalsams. Ölige, farblose Flüssigkeit oder farblose Krystalle, schwach obstartig riechend, erst süßlich, dann etwas bitter schmeckend. Siedep.

$$C_6H_5 {>} CO \cdot O \cdot H_2C {<} C_6H_5$$

bei 325°. Unl. in Wa., leichtl. in Alk., Ae., Fetten und Mineralölen (s. auch Bals. peruv. S. 200).

Innerlich in Dosen von 0,2—0,3 (Kinder 0,05—0,15) oder 20 Tr. der 20 proz. alkohol. Lösung mehrmals täglich als Spasmolyticum in der Wirkung ähnlich wie Papaverin, Ersatz für Atropin bei allen Krampfzuständen (Asthma bronchiale, Angina pectoris, Pyloruskrampf, Singultus), auch bei Keuchhusten, besonders bei Dysmenorrhöe empfohlen; bei letzterer besonders, wenn der anatomische Befund normal ist, und bei Infantilismus; in Einzelfällen genügte einmalige Darreichung von 20 Tr. der 20 proz. Lösung, um langdauernde Schmerzlosigkeit zu erzielen. Mehrfach auch als Antidiarrhoicum empfohlen und ebenso bei Colitiden wie bei Dysenterie mit Erfolg angewandt; angeblich bei Amöbendysenterie spezifisch wirkend, da Benzylbenzoat gegenüber Protozoen giftig wirkt.

Zu intramuskulären Injektionen, mit Olivenöl (0,3 : 0,5) gemischt, bei Asthma bronchiale angeblich mit gutem Erfolg angewandt.

Benzylmorphinum hydrochloricum s. unter Morphin S. 541.

Berberis.

Berberis. Brit. Die getrockneten Zweige der Berberidee Berberis aristata.

Fructus Berberidis. Berbéris. Gall. Von Berberis vulgaris. Berberitze.

Radix Berberidis. Von Berberis aquifolium Pursh. Früher in Am. offizinell.

Electuarium diascordium. Gall. Fructus Berberidis, Herba Teucrii, Flos Rosae gall., Rhiz. Polygoni, Rad. Gentianae, Rhiz. Tormentillae, Rhiz. Zingiberis, Piper longum, Cortex Cinnamomi, Benzoe, Galbanum, Gummi arab., Ferr. carb. oxyd., Extr. Opii, Mellitum Ros. gall., Vin. Malac.

Extractum Berberidis fluidum. Aus Radix Berb. mit verd. Alkohol bereitet. Früher bei Syphilis, Psoriasis.

Tinctura Berberidis. Brit. 1 T. Berberis mit Weingeist (60%) zu 10 T. perkoliert.

Berberinum. Berberin. Alkaloid der Berberisarten. Auch in der Wurzel von Hydrastis canadensis, Jatrorrhiza Columba und anderen Pflanzen. Gelbe, in Wa. und Alk. schwerl. Nadeln. Zur Anwendung geeignet ist B. sulfuricum solubile, neutrales Berberinsulfat, $(C_{20}H_{17}NO_4)_2H_2SO_4 \cdot 3 H_2O$, hellgelbes, in Wa. leichtl., krystallinisches Pulver. — 0,1 0,10 RM.; desgl. B. hydrochlor.

Innerlich zu 0,05—0,25 mehrmals täglich in Pillen oder Pulvern als Tonicum und Stomachicum sowie bei inneren Blutungen. Verlassen.

Bergamotta. Ol. Bergamottae. Germ. I., Ergb., Helv., Ross., Jap. **Bergamottae essentia** Belg. **Essence de Bergamotte** Gall. Bergamottöl. Das durch Auspressen der frischen Fruchtschalen von Citrus Bergamium Risso gewonnene ätherische Öl. Grüne bis grüngelbliche, angenehm riechende und bitterlich gewürzhaft schmekende Flüssigkeit vom spez. Gew. 0,881—0,886. Gehalt mindestens 36% Linalylacetat. — 1,0 0,30 RM.

Innerlich selten zu 0,05—0,2 1—4 Tropfen als Geruchs- und Geschmackskorrigens.

Äußerlich sehr oft als wohlriechender Zusatz zu Haaröl, Pomaden, spirituösen Einreibungen usw., auch gegen Kopfläuse empfohlen.

Betonica. Folium Betonicae. Bétoine. Gall. Blätter der Labiate Betonica officinalis.

Betula. Birke.

Oleum Betulae. Ätherisches, durch Destillation aus der Rinde von Betula lenta erhaltenes Öl. Besteht fast nur aus Methylsalicylat und ist dem Ol. Gaultheriae sehr ähnlich.

Innerlich und äußerlich gegen Rheumatismus wie das Ol. Gaulther. (s.d.).

Oleum Rusci, Birkenteer, Pix betulina s. S. 576.

Bismutumpräparate.

Die Wismut(Bi)-Salze sind ausgezeichnete und unschädliche Adstringentien bei entzündlichen und geschwürigen Prozessen besonders des Magendarmkanals; in kleinen Dosen sind sie fast unlöslich und unresorbierbar; Vergiftungserscheinungen kommen nur bei sehr großen Gaben vor. Als Decksubstanzen wirkend, befördern sie wie künstliche Schorfe die Heilung von Substanzverlusten. In Berührung mit granulierenden oder eiternden Wundflächen wirken sie durch langsame Löslichkeit in den Wundsäften zugleich antispetisch und werden deswegen als Ersatz für Jodoform verwertet. In neuerer Zeit wurde ihre spirillozide Wirksamkeit erkannt, und es wurden eine Reihe organischer Bi-Verbindungen dargestellt, die sich den Quecksilbersalzen ähnlich als wertvolle Mittel gegen Syphilis bewährt haben. Als Schwermetalle sind sie für Röntgenstrahlen undurchgängig und dienten früher als Kontrastsubstanz zur Sichtbarmachung von Körperhöhlen, besonders des Verdauungskanals, gaben zu Vergiftungen (Bi- und Nitrit-Vergiftung) Anlaß und sind als Kontrastmittel durch das unschädliche Bariumsulfat verdrängt.

Tannismut (E. W.). **Bismutum bitannicum.** Germ. Wismutbitannat, Tannismut. Gehalt mindestens 17,9% Wismut (Bi). Leichtes, bräunliches sehr schwach säuerlich schmeckendes, sauer reagierendes, in Wa. fast unl.

Pulver[1]). Rein, insbesondere frei von Barium-, Blei-, Kupfersalzen und Arsen-verbindungen. — Tannismut 1,0 0,15 RM.

Innerlich zu 0,3—0,6 g, in Schokoladetabletten zu 0,5 g mehrmals täglich, bei subakuten und chronischen Katarrhen des Dünndarms wie des Kolon, sowie bei Diarrhöen nervösen Ursprungs, ohne üble Nebenwirkungen. Auch in der Kinderpraxis (2—4mal tägl. 0,5 g) bewährtes Antidiarrhoicum.

Vereint die adstringierenden Wirkungen der Wismutsalze und des Tannins.

Bismutum jodoresorcinsulfonicum. Das Anusol des Handels ist angeblich jodresor-cinsulfosaures Wismut.

Äußerlich in Form von Stuhlzäpfchen gegen Hämorrhoiden, auch bei Mastdarm-geschwüren vielfach angewandt.

Bismuthum chininumque jodata. Quinine (Jodobismuthate de). Gall. Mit 23,66% Bi., 57,79% J und [18,42% Chinin. Zur Suspension d'Jodobismuthate de Quininè.

Bismuthum hydroxydatum suspensum. Suspension d'Oxyde de Bismuth hydraté. Gall. Wismutoxydhydrat (9,3), Adeps Lanae anhydr. (6), Olivenöl (neutralisiert, 9,0).

Bismutum nitricum. Germ. **Azotate neutre de Bismuth.** Gall. Wismutnitrat. $Bi(NO_3)_3 + 5 H_2O$. Gehalt mindestens 42,1% Bi. Rein, insbesondere frei von Barium-, Blei-, Kupfersalzen und Arsenverbindungen. Dient zur Herstellung des Bismutum subnitricum (S. 227) usw.

Bismutum oxychloratum. Ergb. Wismutoxychlorid. BiOCl. Feines, weißes, in Wa. unl. Pulver. — 1,0 0,15 RM.

Äußerlich zu Gleitsalben (z. B. Bismolan).

Bismutum oxyjodatum. Ergb. Wismutoxyjodid. BiOJ. Ziegelrotes, in Wa. und Alk. unl., geruch- und geschmackloses Pulver. — 1,0 0,15 RM.

Innerlich bei Magengeschwüren, zu 0,1—0,2 in Pulverform.

Äußerlich als Antisepticum bei eiternden Wunden, ähnlich dem Jodo-form und als Ersatz desselben.

365. Rp. Bismuti oxyjodati 1,0—2,0
   Sacchari 5,0.
M. f. pulv. div. in part. aequal. Nr. X.
S. 3mal tägl. 1 Pulver. Bei Magen-geschwüren.

366. Rp. Bismuti oxyjodati
   Bismuti subgallici
   Zinci oxydati crudi ana 1,0
   Resorcini 0,1
   Balsami Peruviani 0,5
   Olei Cacao q. s. ad 30,0.
M. div. in part. aequal. Nr. X. Fiant suppositoria. Suppositoria haemor-rhoidalia. Ergb.

Airol (E. W.). **Bismutum oxyjodogallicum.** Germ. **Bismutum oxyjodatum subgallicum.** Belg. **Bismutum subgallicum oxyjodatum.** Helv., Ross. **Bis-mutum jodatum subgallicum.** Jap. Wismutoxyjodidgallat, Airol.

Gehalt mindestens 20% Jod. Dunkelgraugrünes, geruchloses, in Wa. oder Ae. fast unl., in warmer verdünnter Salzs. l. Pulver[2]). Rein, insbesondere frei von Barium-, Blei-, Kupfersalzen und Arsenverb. Vor Licht geschützt und vorsichtig aufzubewahren. — 1,0 0,15 RM. Airol 0,35 RM.

Äußerlich als geruchloser, die Wunden nicht reizender, vorzüglich aus-trocknend wirkender Ersatz des Jodoforms, bei frischen Wunden, Damm-rissen, Quetschungen, Brandwunden, auch bei alten Unterschenkelgeschwüren

---

[1]) Tannismut wird gewonnen durch Fällung einer Lösung von Gerbsäure in Soda-lösung mittels Wismutnitrat.

[2]) An feuchter Luft sich allmählich rot färbend, ebenso im Wundsekret.

mit Erfolg angewendet. Am einfachsten dünnes Aufstreuen des Pulvers oder auch Anwendung von 5—10% mit wasserfreiem (da sonst Zersetzung eintritt) Adeps oder Vaselin bereiteter Salbe; so bei Rhagades nasi und syphilitischen Primär-

367. Rp. Camphor. trit. 0,5
　　　　Airol 2,5
　　　　Vaselin. flav. ad 50.
M. f. unguent. (Bei Ulcus cruris.)

affekten; auch in Bougies mit Cacaoöl. Bei tuberkulösen Prozessen in 10proz. Emulsion (mit Aq. dest. oder Ol. Olivar. und Glycerin ana). Auch bei Gonorrhöe und Ulcus molle empfohlen, sowie in der Augenheilkunde (Trachom, gonorrhoische Augenblennorrhöe, besonders der Neugeborenen, Hornhautgeschwüre) verwendet. Hier wird es teilweise sogar den Silberpräparaten vorgezogen. Vorsicht bei gleichzeitiger Anwendung von Airol und Sublimat, da es dabei zur Ausscheidung von metallischem Wismut in der Hornhaut kommt (schwarzbraune Verfärbung). Auch Airolcollodium und Airolgaze.

Bismutum subcarbonicum. Germ., Jap. **Bismuthi subcarbonas.** Am., Suec. **Bismuthi carbonas.** Brit. **Carbonas bismuthicus basicus.** Nederl. **Bismuth (Carbonate de)** Gall. Basisches Wismutcarbonat. $(BiO_2)CO_3$. Gehalt etwa 81,6% (89,7% Bi_2O_3, Gall.) Wismut. Weißes oder gelblichweißes, geruch- und geschmackloses, in Wa. oder Alk. unl. Pulver. Besonders rein, insbesondere frei von Barium-, Blei-, Kupfer-, Silbersalzen und Arsenverb., sowie Salzs. und Salpeters. — 1,0 0,10 RM.

368. Rp. Bismuti subcarbonici
　　　　Magnesi carbonici ponderosi
　　　　　　ana 15,0
　　　　Calcii carbonici praecipitati 30,0
　　　　Sacchari albi 100,0
　　　　Gummi arabici
　　　　Mucil. gummosae ana 4,0
　　　　Aq. Rosae q. s.
ut fiant pastilli Nr. C. Pastilli Bismut. comp. Compound Bismuth Lozenge.　　　　　　　　Brit.

Innerlich zu 0,5—1,5—5,0 (für Kinder 0,1—0,3—0,6) 2—3mal tägl. in Pulvern oder Pastillen, analog dem Bismut. subnitr., vor dem es keine Vorzüge hat. Die Meinung, daß es im Magensafte löslicher sei und keine Stuhlverstopfung erzeuge, ist irrig. Gegen Magenschmerzen, krampfhaftes Erbrechen, Erbrechen und Diarrhöe bei Kindern. Eine Zeitlang wurde es zur Herstellung des Wismutbreies für Röntgenuntersuchungen an Stelle des Bismutum subnitricum verwendet, wird aber jetzt allgemein durch Bariumsulfat ersetzt, da auch nach Bism. carbon. Vergiftungen vorgekommen sind.

Äußerlich bisher nicht verwendet.

Dermatol (E. W.). Bismutum subgallicum. Germ., Austr., Belg., Helv., Jap., Ross. **Bismuthi subgallas.** Am., Suec. **Subgallas bismuthicus.** Dan., Norv. **Gallas bismuthicus basicus.** Nederl. **Bismuth (Gallate de).** Gall. **Gallato basico di Bismuto.** Ital. Basisches Wismutgallat, Dermatol. Gehalt mindestens 46,6% Bi. Citronengelbes, amorphes, geruch- und geschmackloses, in Wa., Alk. oder Ae. unl. Pulver. Rein, insbesondere frei von Barium-, Blei-, Kupfersalzen nnd Arsenverb. und freier Galluss. (höchstens 0,1%) Herstellungsvorschrift vorgeschrieben. — 10,0 0,60 RM. Dermatol 10,0 1,35 RM.

$$OH\langle \overset{OH\quad OH}{\underset{COO\cdot Bi}{C_6H_2}}\rangle \overset{OH}{\underset{OH}{}}$$

Dermatol vereinigt die adstringierenden Wirkungen der Wismut- und der Gerbsäureverbindungen und wird dadurch zu einem ausgezeichneten Antidiarrhoicum und ist gleichzeitig durch die Wismutentwicklung in Berührung mit Wundflächen ein vorzügliches Pulverantisepticum wie Jodoform.

Innerlich als Pulver 0,25—0,5 pro dosi bis zu 2,0—6,0 pro die als Antidiarrhoicum bei subakuten und chronischen Diarrhöen infolge endzündlicher und geschwüriger Prozesse des Dünn- und Dickdarms, eventuell in Kombination mit Opium. Ebenso wie Bismutum subnitricum bei Magengeschwür, doch ohne Vorzug vor ersterem.

Äußerlich als Streupulver, rein oder mit Amylum vermischt. Mit Collodium oder Glycerin in 10—20proz. Emulsion, zu Salben, Pasten und Bacilli 5—10—20proz. Als austrocknendes, antiseptisch wirkendes, örtlich nicht reizendes Wundheilmittel in Anwendung.

In der chirurgischen Praxis am besten rein als Streupulver, bei frischen Wunden (Operationswunden oder frischen aseptischen Verletzungen), bei nicht eiternden älteren Wunden und Wunden mit Substanzverlust durch die Begünstigung der Granulationsbildung und Beschleunigung der Überhäutung, bei Verbrennungen zweiten Grades auch selbst auf große Flächen und in großen Mengen bis zu 20,0—30,0 (doch sind hierbei Vergiftungserscheinungen beobachtet). Bei eiternden Wunden ist das Dermatol eventuell in dicker Schicht aufzutragen; bei jauchenden Wunden und Wundhöhlen mit profuser Eiterung genügt Dermatol nicht.

In der Gynäkologie bei Laparotomie, Höhlenwunden, Cervixrissen, plastischen Operationen.

Bei Nasen- und Ohreiterungen, bei penetrierenden Quetsch- und Schnittwunden der Hornhaut und Lederhaut, bei phlyktänulärer Bindehautentzündung skrofulöser Kinder (gleichzeitig mit innerer Verabreichung von Jodkalium) mit Erfolg angewandt.

Infolge seiner Unlöslichkeit kann das Dermatol in der Dermatologie bei trocknen Hautaffektionen, bei chronisch-torpiden Prozessen sowie bei in den tiefen Schichten der Haut sich abspielenden Entzündungsvorgängen nicht zur Anwendung kommen, dagegen leistet es gute Dienste bei frischen, oberflächlichen Entzündungen der Haut, Ekzema acutum, Intertrigo ani und mammae, Balanitis, Phimosenoperation, bei nicht torpiden Fuß- und Unterschenkelgeschwüren und besonders bei Schweißen der Hände und Füße. Als 20proz. Streupulver übertrifft es viele andere Fußschweißmittel.

370. Rp. Bismut. subgall. 0,1
Zinci oxydat. crudi 0,15
Bals. peruv. 0,05

369. Rp. Bismuti subgallici 5,0 (10,0)
Vaselini q. s. ad 50,0.
M. f. ungt. D. S. Äußerlich.

Solut. Suprar. (1 : 1000) 0,05
Eucain. B. 0,05
Ad. Lan. anhydr. 0,3
Ol. Cac. 1,7.
M. f. suppos. D. tal. dos. Nr. VI. Suppositoria haemorrhoidalia. F. M. B. (1,56 o. G.)

371. Rp. Bismuti subgallici
Zinci oxydati ana 5,0
Gelatini
Glycerini
Aq. dest. ana 30,0.
M. f. gelatina. D. S. Äußerlich. (Wismutgallat-Zinkleim.)

372. Rp. Bismuti subgallici 20,0
Talci 70,0
Amyli tritici 10,0.
M. f. pulv. subt. D. S. Äußerlich. Pulv. inspersorius c. Bismuto subgallico. Ergb.

Bismutum subnitricum. Germ., Austr., Belg., Helv., Jap. **Bismuthi subnitras.** Am., Brit., Suec. **Subnitras bismuthicus.** Dan., Norv. **Bismutum
nitricum basicum.** Ross. **Nitras bismuthicus basicus.** Nederl. **Bismuth (Azotate
basique de) officinal.** Gall. **Nitrato basico di Bismuto.** Ital. Basisches Wismutnitrat. Magisterium Bismuthi. Gehalt 70,9—73,6% Bi. Weißes, mikrokrystallinisches, sauer reagierendes Pulver. Aus Wismutnitrat hergestellt. Rein,
insbesondere frei von Barium-, Blei-, Kupfersalzen und Arsenverb. Alle Pharmakopöen fordern einen Gehalt von 79—82% Wismutoxyd. — 10,0 0,70 RM.

Größte Einzelgabe: 1,0. Größte Tagesgabe: 3,0 (Ross.).

Innerlich zu 0,5—5,0 mehrmals täglich; kleine Dosen unter 0,5 sind
kaum wirksam. Bei Magenschmerzen (hierbei ist die gleichzeitige Verabreichung
von Morphium dringend zu widerraten), Magenkatarrh, besonders Magengeschwür. Hiergegen mit guten Erfolgen in einmaligen großen Dosen, 15 g
in 200 Wasser aufgeschwemmt nüchtern getrunken oder durch den Magenschlauch eingegossen (Kussmaul). Diese Medikation wird an drei aufeinander
folgenden Tagen wiederholt. In der Röntgentechnik wurden 30 g mit Kartoffelbrei vermischt als Kontrastbrei genossen. Obwohl die Darreichung der großen
Gaben im allgemeinen gut vertragen wird, sind doch einige Vergiftungen teils
durch abgespaltenes resorbiertes Bi, teils durch Bildung giftigen Nitrites bekannt geworden, so daß man neuerdings für die Kussmaulsche Decktherapie
lieber Bolus alba oder Aluminium subtilissime pulveratum (Escalin) und für
die Röntgentechnik ausschließlich schwefelsaures Barium anwendet. — Gegen
subakute und chronische diarrhoische Zustände, wie Dermatol (s. o.), in
Pulvern oder in Schüttelmixtur analog den Tanninpräparaten; auch bei Brechdurchfall der Kinder (0,2—0,4 pro dosi) empfohlen.

Äußerlich zu Nasen-, Schlund- und Kehlkopfpulvern rein oder
mit 1—5 Zucker, zu Injektionen bei Gonorrhöe 2,0—4,0 auf 100,0 umgeschüttelt zu injizieren, zur Bepuderung bei Balanitis und Fußschweißen, bei
Verbrennungen in Form der sog. Brandbinden oder als Pulver von 1 T. Bismut.
subnitr. und 2 T. Kaolin, bei Unterschenkelgeschwüren, Ekzem in Salben
1,0—3,0 auf 25,0. Wismutsalbe wird auch als Schutz der Haut gegen Röntgen-
verbrennung empfohlen. Bei Eiterungen und Fisteln in Pastenform (10—30%)
beeinflußt es günstig die Schmerzen, Sekretion und das entstandene Ekzem
und führt gelegentlich zur schnellen Schließung der Fisteln. Besonders bei
Mastdarmfisteln tuberkulösen Ursprungs und bei anderen tuberkulösen Fisteln
mit Erfolg angewandt. Seitdem B. subnitr. als Röntgenkontrastmittel bei
abnorm starken Gärungsvorgängen im Verdauungskanal schwere Nitrit-
vergiftungen hervorgerufen hat, ist sein Gebrauch für Durchleuchtungen aufgegeben und durch Ba. sulfuric. ersetzt.

Die Vergiftungsgefahr ist bei äußerer Anwendung namentlich bei großen
Wundflächen nicht gering. Man hat Erbrechen, Schwindel, kurzdauernde
Bewußtlosigkeit beobachtet. Daher der Vorschlag, statt des B. subnitr. zur
äußerlichen Anwendung Bismutum carbonicum zu verordnen.

373. Rp. Bismuti subnitrici 0,5
         Elaeosacchari Citri 0,1
         Sacchari 0,5.
M. f. pulv. D. tal. dos. Nr. X. D. ad chart.
      cerat. S. Stündl. 1 Pulver. (Magen-
      geschwür.)

374. Rp. Bismuti subnitrici
         Bismuti subsalicylici ana 10,0
         Sacchari albi 15,0.
M. f. pulv. D. S. 2stündl. 1 Messerspitzen
      (Bei chronischen Fermentationsprozesse.
      des Magen- und Darmkanals.)

375. Rp. Bismuti subnitrici 10,0
Sacchari 30,0
Tinct. Opii simplicis 1,0.
M. f. pulv. Div. in part. aeq. Nr. X.
D. S. Eine Stunde vor der Mahlzeit
1 Pulver zu nehmen. (Bei Diarrhöe durch
chronische Darmgeschwüre.)

376. Rp. Bismut. subnitrici 15,0
Magnes. ust. 15,0
Bismut. subsalicyl. 10,0
Rad. Rhei pulv. 10,0.
D. S. 3 mal tägl. $^{1}/_{2}$—1 Kaffeelöffel in
Wasser nach dem Essen. (Bei Magen-
und Darmkatarrh.)

377. Rp. Bismuti subnitrici
Bismuti β-naphtolici ana 8,0
Calcii phosphorici
Calcii carbonici ana 5,0
Resorcini 0,5.
M. f. pulv. S. 3 stündl. 1 Messerspitze voll.
(Bei chron. Darmkatarrh.)

378. Rp. Bismuti subnitrici
Rhizom. Rhei ana 5,0
Natrii bicarbonici 20,0.
M. f. pulv. D. S. 3 mal tägl. 1 Messerspitze
voll. Pulvis stomachicus. Ergb.

380. Rp. Amyli 5,0
Acidi borici 3,0
Bismuti subnitrici 2,0
Mentholi 1,0
Acidi tannici 0,2
Anästhesin 1,0
Aristol 0,5.
M. f. pulv. D. S. Schnupfpulver. (Gegen
akute oder chronische Rhinitis.)

379. Rp. Bismuti subnitrici 5,0
Pulv. Radicis Liquiritiae 10,0
Sulfuris jodati 2,0.
M. f. pulv. D. S. 10—12 Prisen tägl. zu
nehmen. (Bei Choryza chronica.)

381. Rp. Bismuti subnitrici 5,0
Aq. dest. ad 200,0.
D. S. Umgeschüttelt 3 mal tägl. eine Einspritzung. (Bei hartnäckigem Nachtripper.) Injectio Bismuti. F. M. B.
(1,00 RM. o. G.)

382. Rp. Bismuti subnitrici
Hydrargyri praecipitati albi ana
5,0
Ungt. Glycerini 20,0.
M. f. ungt. D. S. Mehrmals tägl. einzureiben. Nach 2—3 Tagen auszusetzen,
dann zu wiederholen. (Gegen Sommersprossen.)

383. Rp. Bismut. subnitric. 30,0
Vaselin 60,0
Cerae albae 5,0
Paraffin. solid. 5,0.
D. S. Wismutpaste.

384. Rp. Bismuti subnitrici 8,0
Acidi borici 4,0
Lanolini 65,0
Olei Olivarum 18,0.
M. f. ungt. D. S. Brandsalbe.

385. Rp. Chloroformii 1,0
Bismuti subnitrici 15,0
Aq. dest. ad 150,0.
D. S. Gut umgeschüttelt in 3 Portionen
morgens, mittags und abends vor der
Mahlzeit zu nehmen.

386. Rp. Bismuti subnitrici 30,0
Vaselin. albi 60,0
Paraffin. mollis
Cerae ana 5,0.
Zur Injektion in Fistelgänge.

Bismutum subsalicylicum. Germ., Austr., Belg. Helv., Jap. **Bismuthi subsalicylas.** Am., Suec. **Subsalicylas bismuthicus.** Dan., Norv. **Bismutum salicylicum
basicum.** Ross. **Bismuthi salicylas.** Brit. **Salicylas bismuthicus basicus.** Nederl. **Bismuth (Salicylate basique de).** Gall. **Salicilato basico di Bis-
muto.** Ital. B a s i s c h e s W i s m u t s a l i c y l a t. Gehalt
etwa 57,5% Bi. Weißes, geruch- und geschmackloses, in
Wa. oder Alk. unl. Pulver. Rein, insbesondere frei von freier
Salicyls., Barium-, Blei-, Kupfersalzen und Arsenverb.
Vor Licht geschützt aufzubewahren. Die Pharmakopöen verlangen einen
Wismutoxydgehalt zwischen 60 und 66%. — 1,0 0,10 RM.

$$\langle C_6H_4 \rangle OH$$
$$COO \cdot BiO$$

Innerlich wie Dermatol bei Magengeschwür, sowie bei allen diarrhoischen Zuständen empfohlen. Tagesdosen bis 10,0—12,0 ohne Unzuträglichkeiten vertragen.

Äußerlich zum Trockenverband. Als Schnupfpulver, jedoch ohne Cocain!

387. Rp. Bismuti subsalicylici 10,0
  Amyli tritici 90,0.
M. f. pulv. D. S. Bei Jucken erfrorener Körperteile abends aufzupudern.

388. Rp. Bismut. subsalicyl. 4,5
  Menthol 0,1
  (Cocain. hydrochl. 0,05)[1]
  Acid. boric. plv. 0,05.
S. Schnupfpulver. Poudre contre le coryza.   Gall.

Bismutum tannicum. Ergb., Ross. Wismuttannat. Gelbes oder schwach bräunlich-gelbes, in Wa. und Alk. unl. Pulver. — 1,0 0,10 RM.

Äußerlich wie Bismutum subgallicum.

Noviform (E. W.). Tetrabrombrenzcatechinwismut. $Bi(C_6Br_4O_2)OH$. Gelbes geruchloses Pulver, in Wa. Alk. und Ae. unl. Gehalt etwa 30% Wismut-oxyd. — 1,0 0,30 RM.

Äußerlich als desinfizierendes Streupulver, unvermischt oder mit Talkum, als Wundantisepticum wie Jodoform. Als Wundsalbe 5—20proz. An Stelle von Jodoformgaze wird in der Chirurgie 10proz. Noviformgaze als gelber geruch-loser Verbandmull verwendet.

Xeroform (E. W.). **Bismutum tribromphenylicum.** Germ., Helv., Jap. **Bismutum tribromphenylicum basicum.** Ross. **Bismuthi tribromphenolas.** Suec. **Tribromphenolas bismuthicus.** Norv. **Tribromofenato di Bismuto.** Ital. **Tribromphenolwismut, Xeroform.** Zusammensetzung annähernd $(C_6H_2Br_3O)_2Bi(OH) \cdot Bi_2O_3$. Gehalt mindestens 44,9% Wismut. Gelbes, in Wa., Alk. oder Ae. fast unl. Pulver. Rein, insbesondere frei von freiem Tribromphenol und Arsenverb. Die Pharmakopöen schreiben einen Gehalt von 48—58% Wismutoxyd vor. — 1,0 0,10 RM. Xeroform 0,25 RM.

Innerlich bei Erwachsenen pro die 5,0—7,0, bei akutem und chronischem Darmkatarrh, Brechdurchfall der Kinder, Darmtuberkulose.

Äußerlich als Wundantisepticum auf frische Wunden, Brandwunden, Ulcus cruris, Intertrigo, infizierte Wunden. Nach Abwaschen derselben mit Sublimat mittels eines Pinsels oder Pulverbläsers aufgestäubt und darüber ein Verband angelegt. Die Xeroformgaze kann bei 110° sterilisiert werden. Bei Brandwunden und in Augenkrankheiten in Form von 5—10proz. Salbe.

Bismutum valerianicum. Germ. I., Ergb. Wismutvalerianat. Weißes, nach Baldriansäure riechendes, in Wa. und Weingeist unl. Pulver. — 1,0 0,15 RM.

Innerlich zu 0,3—0,25 3—4mal tägl. bei schmerzhaften Magenaffek-tionen in Pulvern, Pillen (besonders gelatinierten).

389. Rp. Bismuti valerianici 2,5
  Bismuti subnitrici 5,0
  Extr. Belladonnae 0,5
  Extr. Valerianae q. s.
ut f. pil. Nr. C. Obduc. Argento. D. S. 3stündl. 2—3 Pillen. (Bei Kardialgie.)

390. Rp. Bismuti valerianici 7,5
  Acidi salicylici
  Sacchari lactis 5,0.
M. f. pulv. div. in part. aequal. Nr. X. D. S. 3mal tägl. 1 Pulver. (Bei Magen-geschwür mit Atonie der Magenmusku-latur; niemals mit Morphin!)

---

[1] Der Cocain-Zusatz kann nicht mehr als ärztlich begründet bezeichnet werden.

Bismutose (E. W.). Wismuteiweißverbindung mit 22% Bi. Weißes, am Lichte grau werdendes, geruch- und geschmackloses Pulver, unl. in Wa. und Alk., l. in Alkalien. — 1,0 0,30 RM.

Innerlich (1901) teelöffel- bis eßlöffelweise (Kinder 1,0—4,0) mehrmals täglich in Suppe, Milch oder Brei verrührt, auch als Schüttelmixtur bei Magen-Darmerkrankungen, Brechdurchfall der Kinder, bei Ulcus ventriculi, Hyperchlorhydrie, geschwürigen Prozessen des Darms, nervöser Diarrhöe.

Äußerlich im Klysma (1 Eßlöffel mit 200 ccm Öl oder Paraffin. liquid. verrührt) als Bleibeklistier bei Colitis membranacea. Auch als Streupulver bei Verbrennung und Intertrigo.

Bismutpräparate zur Luestherapie. Seit im Jahre 1921 von französischen Autoren gezeigt wurde, daß organische Bismutverbindungen ähnlich den Quecksilbersalzen die sekundären und zum Teil auch die tertiären Erscheinungen der Lues zum Verschwinden bringen, sind eine große Anzahl komplexer Wismutverbindungen dargestellt worden, welche sämtlich bei intramuskulärer Injektion sich als zuverlässige Antiluetica erwiesen haben. Die Wirkung ist noch nicht geklärt, doch scheint es sich wie beim Quecksilber um Erhöhung der Abwehrkraft der Körperzellen und nicht um direkte Abtötung der Spirochäten zu handeln. Die Wassermannsche Blutreaktion kann durch genügend lange Wismutkuren zum Verschwinden gebracht werden. Für eine Kur werden 1—1,5 g Bi gebraucht, wozu 12—20 Injektionen notwendig sind. Die Injektionen sind meist schmerzlos, fast ohne Nebenwirkungen. Vergiftungserscheinungen sind relativ selten, doch sind Stomatitis, Magen-Darmerscheinungen, Nierenentzündungen beobachtet, aber fast immer gutartig verlaufen. Gewöhnlich wird ein Wismutpräparat gleichzeitig oder abwechselnd mit einem Salvarsanpräparat angewendet.

Bismogenol. 10proz. ölige Emulsion von oxybenzoesaurem Wismut. 1 ccm enthält 0,05—0,06 Bi. 6 Ampullen (1 ccm) 1,65 RM.

Bismophanol (E. W.), Emulsion von phenylcinchoninsaurem Wismut in Paraffin. liquidum mit 26% Bi. In 1 ccm 0,02 Bi. — 11 ccm 2,85 RM.

Bisuspen (E. W.). Ölige Emulsion von Bismutum subsalicylicum. 1 ccm enthält 0,06 Bi (eine besondere Emulsion für Kinder enthält in ccm 0,012 g Bi). — 15 ccm 3,40 RM. — Für Kinder 12 ccm 2,75 RM.

Casbis (E. W.). Ölige Emulsion von Wismuthydrat; in 1 ccm 0,1 Bi. — 10 Amp. (1,5 ccm) 5,65 RM.

Embial (E. W.). Ölige, gelbliche, klare Lösung einer organischen Bi-Verbindung, in 1 ccm 0,07 Bi enthaltend. — O. P. 15,0 3,45 RM. 10 Amp. (1 ccm) 3,60 RM.

Mesurol (E. W.). 20proz. ölige Emulsion von Dioxybenzoesäuremethyläther; in 1 ccm 0,11 g Bi. — 10 Amp. (1,2 ccm) 4,65 RM.

Spirobismol (E. W.). Ölige Suspension einer Mischung von Wismutsalzen mit Jod und Chinin. In 1 ccm 0,03 Bi, 0,0375 Jod, 0,0225 Chinin. — 25 ccm 7,00 RM.

Bistorta.

Rhizoma Bistortae. Belg. (B. Rh.)., **Bistorte.** Gall. Radix colubrina, Schlangenknöterich, Natternwurz. Wurzelstock, gerbstoffhaltig. Auch bei uns kaum als Volksmittel noch verwendet.

Extractum Bistortae fluidum. Ross.

Blatta orientalis. Tarakane. Schabe. Das getrocknete, überall verbreitete Insekt Periplaneta orientalis, aus dem eine krystallinische Substanz Antihydropin isoliert worden ist.

Innerlich zu 0,06—0,3—0,6 mehrmals täglich, in Pulver, im Infusum (frigide paratum 10,0 ad 120,0, eßlöffelweise), als Tinktur (20—40 Tropfen). Als Diureticum bei Hydrops infolge von Herz- und Nierenkrankheiten. In Rußland als Volksmittel in Anwendung.

Blumea. Folia Blumeae. Nederl. Von der Composite Blumea balsamifera. Enthält den Blumea-Campher.

Boldo.

Folia Boldo. Ergb. Boldo Gall. Die Laubblätter der chilenischen Monimiacee Peumus Boldus. Enthält ätherisches Öl.

Innerlich in Form der Tinktur oder des Fluidextrakts als Analepticum empfohlen.

Extractum Boldo fluidum. Ergb. **Extrait de Boldo fluide.** Gall. Boldofluidextrakt. Durch Perkolation mit Alk. (3) und Wa. (1) gewonnenes, dunkelgrünbraunes, brennend, campherartig schmeckendes Fluidextrakt.

Tinctura Boldi. Teinture de Boldo. Gall. (20%.)

Bolus alba s. unter Aluminium S. 142.

Brachycladus. Herba und Radix Brachycladi. Kraut und Wurzelstock der südamerikanischen Composite Brachycladus Stuckerti Spegazz. (Trichocline argentea Griseb.). Bestandteil einiger Asthmamittel.

Bromalum hydratum. Bromalhydrat. $CBr_3CH(OH)_2$. Weiße, bei 53,5° schmelzende, in Wa. leichtl. Krystalle von scharfem, stechendem Geruch. — 1,0 0,30 RM.

Innerlich zu 0,05—0,1—0,5 und selbst mehr pro dosi, mehrere Male täglich als Sedativum; am besten in Pillen mit Succ. Liquir. dep. oder in Capsul. opercul., weniger gut in Lösung wegen des sehr üblen, kratzenden Geschmacks. Ähnlich dem Chloralum hydratum (s. S. 296), ohne Vorzug vor diesem. Nicht mehr angewendet.

Brom, Bromide und die organischen Bromverbindungen.

Bromum. Germ., Belg., Helv., Jap. **Brome.** Gall. Brom. Brit. Br. At.-Gew. 79,9. Dunkelrotbraune, vollkommen flüchtige, bei etwa 63° siedende Flüssigkeit, bei Zimmertemperatur gelbrote, stechend riechende, die Schleimhäute stark reizende Dämpfe entwickelnd. L. in Wa. (30), leichtl. in Alk., Ae., Schwefelkohlenstoff oder Chl mit rotbrauner Farbe. Dichte etwa 3,1. Rein, insbesondere frei von organischen Bromverb. und Jod. Vorsichtig aufzubewahren. — 10,0 0,25 RM.

Innerlich kaum mehr gebraucht, statt dessen die Bromsalze.

Äußerlich als Antisepticum zu Fomentationen, in Salben, in Linimenten, zu Inhalationen obsolet. Ein Schwamm mit dieser Flüssigkeit getränkt wurde dem Kranken stündlich 5—10 Minuten lang in einer Tüte von starkem Kartonpapier unter die Nase gehalten. Da aber die Bromdämpfe die Atemwege auf das heftigste irritieren und wegen ihrer alle Gegenstände verderbenden Wirkung wird das Brom hierzu und zu Desinfektionszwecken nicht mehr angewandt, auch Aq. bromata (1:200) nicht.

Nach unvorsichtigem Einatmen von Brom entstehen Leibschmerzen, Diarrhöe, Erbrechen und quaddelartiges Exanthem am Rumpf und an den Extremitäten.

Bromide und organische Bromverbindungen.

Die Wirkung der Bromide beruht auf dem Freiwerden der Bromionen, welche die Erregbarkeit des Nervensystems vermindern und besonders die Krampfbereitschaft der motorischen Hirnzentren des Epileptikers herabsetzen; dadurch werden die epileptischen Krämpfe zum zeitweiligen Verschwinden gebracht. Die Bromionen werden sehr lange im Körper zurückgehalten, um so länger, je chlorärmer der Organismus ist; es empfiehlt sich deswegen, bei Brommedikation kochsalzarme Nahrung zu reichen. Neben der körperlichen Wirkung ist die seelisch entspannende Wirkung bei Unlustgefühlen, Hemmung und Melancholie hervorzuheben.

Ammonium bromatum. Germ., Austr., Belg., Helv., Jap., Ross. **Brometum ammonicum.** Dan., Nederl., Norv. **Ammonii bromidum.** Am., Brit., Suec. **Ammonium (Bromure de).** Gall. **Bromuro di Ammonio.** Ital. Ammonium-bromid. NH_4Br. Gehalt des bei 100° getrockneten Salzes mindestens 98,8% = 80,6% Br. Weißes, krystallinisches, schwach sauer reagierendes, beim Erhitzen sich verflüchtigendes Pulver. L. in Wa. (1,5). Rein, insbesondere frei von Schwermetallsalzen, Arsenverbindungen und Jodwasserstoff. — 10,0 0,15 RM.

Innerlich zu 0,3—0,5—1,5 pro dosi. Ist für die gleichen Indikationen wie Bromkalium empfohlen, zumal gegen Epilepsie und Delirium tremens, auch in Verbindung mit Bromkalium (Erlenmeyersches Bromwasser).

391. Rp. Kalii bromati
    Natrii bromati ana 4,0
    Ammonii bromati 2,0
    Kohlensaures Wasser ad 750,0.

392. Rp. Ammonii bromati
    Kalii bromati ana 0,5
    Sacchari 0,3.
M. f. pulv. D. tal. dos. Nr. XV. 2mal tägl.
1 Pulver in Selterwasser zu nehmen.

Größere Mengen Ammonium bromatum sind wegen der besonderen Giftwirkung des Ammon-Ions zu meiden.

Kalium bromatum. Germ, Austr., Belg., Helv., Jap., Ross. **Brometum kalicum.** Dan., Nederl., Norv. **Potassii bromidum.** Am., Brit. **Kalii bromidum.** Suec. **Potassium (Bromure de).** Gall. **Bromuro di Potassio.** Ital. Kalium-bromid, Bromkalium. KBr. Mol.-Gew. 119. Mindestgehalt des bei 100° getrockneten Salzes 98$^1/_2$% = etwa 66,1% Brom. Farblose, würfelförmige, glänzende, luftbeständige Krystalle oder weißes, krystallinisches Pulver, in Wa. (1,5), Alk. (200) l. Rein, insbesondere frei von Broms., Jodwasserstoffs., Alkalicarbonaten, Schwermetallsalzen und Arsenverb. — 100,0 1,00 RM.

Therapeut. Dosen: 0,3—2,0 (Brit.). Durchschn. Dosis: 1,0 (Am.).

Innerlich zu 0,3—0,5—1,0—2,0 3—4mal tägl. in Pulvern, Pillen oder Solutionen. Das Bromkalium ist eins der vorzüglichsten Nervina bei neurasthenischen Zuständen mannigfachster Art; besonders als ausgezeichnetes Antispasmodicum und gegen Chorea, auch bei Eclampsia parturientium sowie bei Erbrechen, besonders der Schwangeren, bei Keuchhusten, nervösen Herzpalpitationen, Hemikranie (Migräne) empfohlen. Ferner zur Milderung der Kontraktion der Arteriolen und Herabsetzung des Blutdrucks bei Hypertonie. Gegen Epilepsie werden große Dosen unter NaCl-Beschränkung monatelang angewendet. Man beginnt mit 2—3 g täglich und steigt von Woche zu Woche um je 1 g täglich, eventuell bis zu 10 g, bis Krampffreiheit erzielt ist. Die tägliche Menge ist je nach der Schwere des Falles bzw. der Häufigkeit der Anfälle verschieden. Bei Krampffreiheit wird die Dosis verkleinert und zeitweise ausgesetzt. In schweren Fällen ist die Kombination mit kleinen Gaben Opium sehr nützlich. Das Mittel wirkt ferner bei nervöser Schlaflosigkeit; hier sind oft schon kleine Dosen (0,3—0,5 3mal täglich) von Erfolg; andernfalls sind größere Dosen zu reichen. Der Schlaf wird durch Verminderung der nervösen Erregbarkeit bewirkt. Auch als Antiaphrodisiacum ist das Bromkalium bewährt, indem es den Geschlechtstrieb, namentlich beim Manne, herabsetzt; deshalb angewandt bei Chorda venerea, Satyriasis, bei reichlichen Pollutionen usw. Gegen Seekrankheit läßt man große Dosen schon einige Tage vor der Einschiffung nehmen, doch mit unsicherem Erfolg. In Nierenkrankheiten wegen der Notwendigkeit kochsalzarmer Nahrung als NaCl-Ersatz gegeben.

Äußerlich zu Klistieren (vereinzelt bei Tenesmus empfohlen etwa 5,0 auf 100,0), zu Inhalationen in zerstäubter Lösung, zu Salben 1,0—2,0 auf 10,0 Fett bei Pruritus.

Intoxikationen durch Bromide. (Bei kleinen Kindern Aufhören des Würgreflexes und auffallende Schläfrigkeit.) Bei länger dauernder Anwendung des Bromkaliums sind wiederholt Intoxikationen beobachtet worden: Blässe der Haut, allgemeine Schwächezustände, Apathie und Gedächtnisschwäche, Bronchial- und Magendarmkatarrh, Exantheme (Bromacne); gegen letztere Bedeckung derselben mit Kompressen, die in gesättigte wässerige Salicylsäurelösung getränkt sind. Nach Aussetzen des Mittels verschwinden auch die Symptome.

Kompretten Mixt. nervin. je 0,4 g Kal. bromat., 0,4 g Natr. bromat., 0,2 g Ammon. bromat., 0,005 g Ammon. valerianic., 0,005 g Ol. Menth. piperit.

Cave: Liqu. Amm. acet., Chloralhydr., Blei-, Silber- und Quecksilberverb.

Lithium bromatum. Ergb., Ross. Lithiumbromid. LiBr. Weißes, geruchloses, an der Luft zerfließliches Krystallpulver, sehr leichtl. in Wa. und Alk. Gehalt 97,7 LiBr. = 89,8% Br. — 1,0 0,05 RM.

Innerlich zu 0,2—0,5—1,0 früher mehrmals täglich, in Lösung. Bei Neurosen, Hysterie, Schlaflosigkeit 0,2 pro dosi; bei Epilepsie 0,5, allmählich steigend bis auf 2,5—3,0 pro dosi. Nicht angewandt, da ohne Vorzug vor Kal. bromat.

Natrium bromatum. Germ., Austr., Belg., Helv., Jap., Ross. **Brometum natricum.** Dan., Nederl. **Natrii bromidum.** Suec. **Sodii bromidum.** Am., Brit. **Sodium (Bromure de).** Gall. **Bromuro di Sodio.** Ital. Natriumbromid. Bromnatrium. NaBr. Mol.-Gew. 103. Mindestgehalt des bei etwa 100° getrockneten Salzes 98,7% = 76,6% Brom. Weißes, krystallinisches Pulver, in Wa. (1,2), Alk. (12) l. Rein, insbesondere frei von Broms., Jodwasserstoffs., Alkalicarbonaten, Schwermetallsalzen und Arsenverb. Höchstens 5% Wa. enthaltend. — 100,0 1,00 RM.

Therapeut. Dosen: 0,3—2,0 (Brit.). Durchschnittl. Dosis: 1,0 (Am.).

Innerlich in gleichen Dosen wie Bromkalium gegen Epilepsie, Chorea, Neurasthenie, Hysterie; dem Bromkalium vorgezogen, wenn die Kaliwirkung bei Herzkranken vermieden werden soll. Bei Delirium tremens mittels intralumbaler Punktion mit sofortigem Erfolg injiziert.

Intravenös täglich bis zu 10 ccm 10 proz. Lösung, auch in Caloroselösung, zur Behandlung akuter, nässender, auch gewerblicher Ekzeme.

393 Rp. Solut. Kal. bromat. 3,0 : 100,0.
D. S. 3 stündl. 1 Kinderlöffel in Zuckerwasser.

394. Rp. Kalii bromati 8,0
  Natrii bromati
  Ammonii bromati ana 4,0
  Aq. destill. ad 200,0.
M. D. S. 3 mal tägl. 1 Eßlöffel. Mixtura
  nervina. F. M. B. (0,95 RM. o. G.)

395. Rp. Kalii bromati 0,25
  Natrii bicarbonici 3,75
  Glycerini 7,5
  Aq. Foeniculi ad 45,0.
M. D. S. Teelöffelweise zur Beruhigung
  erregter Kinder.

396. Rp. Kalii bromati 0,25
  Castorei canadensis 0,06—0,12
  Sacchari albi 0,3.
M. f. pulv. D. tal. dos. Nr. X. D. ad chart.
  cerat. S. 3 mal tägl. 1 Pulver. (Bei ner-
  vöser Schlaflosigkeit.)

397. Rp. Natrii bicarbonici 50,0
  Sacchari albi pulv. 8,75
  Kalii bromati
  Natrii bromati ana 20,0
  Ammonii bromati 10,0
  Acidi citrici pulv. 19,0
  Acidi tartarici pulv. 22,25.
M. l. a. ut f. pulv. granulat. D. S. Brau-
  sendes Bromsalz. Ergb.

398. Rp. Kalii bromati 2,0
  Acidi salicylici 0,5
  Ungt. Glycerini 20,0.
M. f. ungt. D. S. Salbe. (Gegen Pruritus
  vaginalis; über diese Salbe Zinkstreu-
  pulver aufstreuen.)

399. Rp. Kalii bromati 2,0
  Glandularum Lupuli 4,0
  Extr. Gentianae 2,0.
ut f. pil. Nr. LX. S. Abends 1—2 Pillen
zu nehmen. (Bei Chorda venerea.)

400. Rp. Kalii bromati 1,2
  Ammonii bromati 2,5
  Extr. Belladonnae 0,3—0,6
  Aq. dest. 60,0.
D. S. Zur Inhalation. (Bei Keuchhusten.)

Sedobrol, Mischung von Natrium bromatum (55%) mit Spuren von
NaCl und mit pflanzlichen Extraktivstoffen (Maggiwürze), Eiweiß und Fett.—
10 Tabl. 1,70 RM.; 100 Tabl. 13,95 RM.

Innerlich in Tabletten (Würfeln zu 2 g, enthaltend 1,1 g NaBr). 1 Tabl.
in etwa 100 ccm heißen Wassers gelöst gibt ein fleischbrühartiges Getränk, welches gern genommen wird und sehr gute Bromwirkung bei nervöser Unruhe
und Schlaflosigkeit gibt. Auch bei Epilepsie bis zu 5 Tabl. tägl.

Calcium bromatum. Calcii Bromidum. Am., Suec. **Calcium (Bromure de)**
officinal. Gall. Calciumbromid $CaBr_2$. Weißes, körniges, geruchloses Salz
von scharf salzigem, bitterem Ge-
schmack, leicht zerfließlich an der
Luft, leichtl. in Wa. (0,7) und Alk. (1).
Nicht weniger als 84% $CaBr_2$ Am. —
10,0 0,25 RM.

401. Rp. Calcii bromati 5,0
  Aq. dest. 3,0
  Sirup. Aurant. flor. 20,0
  Sirup. simpl. ad 200,0.
M. D. S. Eßlöffelweise. (20,0 enthalten
  0,25 $CaBr_2$.) Sirop de bromure de cal-
  cium.   Gall.

Durchschnittl. Dosis: 1,0 (Am.).

Vereinigt die sedative Bromwirkung
mit der antiphlogistischen, antispasmo-
dischen, sympathicotropen Wirkung des Calcium-Ions; besonders bei Kindern
gegen Laryngospasmus und Tetanie, 2 g tägl., mit Erfolg angewendet.

Strontium bromatum. Ergb. **Strontii Bromidum.** Brit. **Strontium (Bromure**
de). Gall. **Bromuro di Stronzio.** Ital. Strontiumbromid. $SrBr_2 \cdot 6 H_2O$.
Gehalt: 32—45% Br. Farblose, durchsichtige, geruchlose, leicht zerfließliche
Krystalle von bitterlich salzigem Geschmack; sehr leicht l. in Wa. und Alk.,
unl. in Ae. — 1,0 0,05 RM.

Therapeut. Dosen: 0,3—2,0 (Brit.).

Innerlich bei den gemeinsamen Indikationen der Brom- und Calicum-
therapie, analog dem Calcium bromatum, wobei das Strontium milder als
das Calcium wirken soll; empfohlen bei schmerzhaften Magenaffektionen, bei
Hyperacidität, nervösem Erbrechen, auch bei Brightscher Krankheit tägl.
2,0—4,0 in dosi refracta vor den 3 Mahlzeiten am besten als Pulver oder
auch in Lösung; bei Epilepsie erheblich größere Dosen, bis zu 10,0 tägl.

403. Rp. Strontii bromati 10,0

402. Rp. Strontii bromati 1,0.   Aq. dest. 170,0
Dent. dos. Nr. XII ad chart. cerat.   Olei Menthae piperitae gutt. II
S. Tägl. vor jeder Mahlzeit 1 Pulver.   Sir. Menthae piperitae ad 200,0.
                                             M. D. S. 5stündl. 1 Eßlöffel voll.

Bromipin (E. W.). Bromadditionsprodukt des Sesamöls. Gelbe, ölige
Flüssigkeit, die mit 10 und 33,3% Br im Handel ist. Letzteres auch in Kapseln
(je 2,0). — 10proz. 10,0 0,70 RM., 33,3proz. 10,0 1,15 RM.

Innerlich (1897) bei Neurasthenikern mit nervösen Herzstörungen, Angst-
affekten, Tic convulsiv, Schlaflosigkeit, Kopfschmerzen, sowie bei Kindern mit
ausgezeichnetem Erfolg gegen Epilepsie, Chorea minor 3—4mal tägl. 1 Teelöffel
voll, nach und nach steigend bis zu 8 Teelöffeln voll tägl. 1 Teelöffel 10proz.
Bromipin = 3,5, enthält 0,35 Brom, entsprechend 0,52 Bromkalium. Auch
von Kindern 2—4 Teelöffel tägl. gut vertragen. Das Fehlen von Bromismus
hängt wohl mit den kleinen Dosen zusammen. Als Prophylacticum gegen
Seekrankheit 12 Stunden vor der Abfahrt 3stündl. 2—3 Kapseln (je 2,0) des
33$^1/_3$proz. Bromipins. Bei Colitis mucosa innerlich, zur Bekämpfung der
Obstipation, eventuell auch zu Ölklistieren 20—25 g zu 100 g Öl.

Äußerlich: Auch im Klysma zu geben. Man beginnt mit 15,0 und steigt
allmählich anf 30,0 und 40,0 des 33$^1/_3$ proz. Bromipins.

Bromocoll (E. W.). Bromocoll, Tannobromin. Bromtanninverbindung,
20% organisch gebundenes Br enthaltend. Schwach gelbliches bis bräunliches
geruch- und geschmackloses Pulver,
unl. in Wa., l. in alkalischen Flüssigkeiten. — 1,0 0,30 RM. 50 Tabl. (0,5)

404. Rp. Bromocolli 5,0 (—20,0)   4,40 RM., 10 Suppos. 4,40 RM.
    Zinci oxydati 10,0
    Amyli 30,0   Innerlich (1901) in Dosen von
    Glycerini   1,0—5,0 steigend bis zu 30,0 pro die
    Aq. dest. ana 100,0.   bei Epilepsie, zu 0,5 3mal tägl. bei
M. D. S. Äußerlich. Schüttelmixtur zur   Herzneurosen, Neurasthenie, nervösem
    Bepinselung.   Kopfschmerz, Schlaflosigkeit; in großen
                                       Dosen bei Epilepsie.

Äußerlich in 20proz. Salbe bei Pruritus cutaneus, Lichen ruber, Prurigo
und Urticaria empfohlen. Auch in Suppositorien.

Bromalin (E.W). Hexamethylentetraminum bromaethylatum. Hexa-
methylentetraminbromäthylat (CH$_2$)$_6$N$_4$ · C$_2$H$_5$Br. Farblose Blättchen oder weißes,
krystallinisches Pulver von süß-salzigem Geschmack, leichtlösl. in Wasser. Gehalt 32% Br.
— 1,0 0,15 RM. O. P. 50 Tabl. (1,0) 5,00 RM.

Innerlich (1894) 1—4mal tägl. 2,0 in Pulvern oder Tabletten bei Epilepsie,
Hysterie und Neurasthenie. Soll nicht oder nur selten Bromismus erzeugen. In Deutschland nicht mehr angewendet.

Ureabromin. Bromcalciumharnstoff. $CaBr_4CO(NH_2)_2$. Farblose, glänzende Krystalle oder weißes Pulver, geruchlos, schwach bitter, etwas hygroskopisch. Sehr leichtl. in Wa., l. in Alk., unl.

405. Rp. Ureabromin 40,0
    Aq. dest. ad 300,0.
M. D. S. 2—3 Eßlöffel tägl. Für Kinder
2—3 Teelöffel.

in Ae. Schmelzp. 186°. — 1,0 0,20, 25,0 3,25 RM; 20 Tabl. (1,0) 2,35 RM. 3—5 g pro Tag in Lösung oder in Tabl. als Antiepilepticum, aber auch als Antispasmodicum besonders in der Kinderpraxis empfohlen; auch rectal und intravenös angewendet.

Bromoformium. Germ., Belg., Norv. **Bromoformum.** Nederl. **Bromoforme.** Gall. **Bromoformio.** Ital. Bromoform. Tribrommethan. $CHBr_3$. Gehalt etwa 99%; zur Haltbarmachung ist etwa 1% abs. Alk. zugesetzt. Farblose, chloroformähnlich riechende, süßlich schmeckende, in Wa. sehr wenig, in Alk. oder Ae. leichtl. Flüssigkeit. Dichte 2,814—2,818. Erstarrungsp. 5—6°. 90 Vol.-Proz. müssen bei 148—150° überdestillieren. Rein, insbesondere frei von Bromwasserstoffs., Brom und fremden organischen Stoffen. Bromoform ist in kleinen, trockenen, gut verschlossenen Flaschen vor Licht geschützt und vorsichtig aufzubewahren. — 10,0 0,70 RM.

Größte Einzelgabe 0,5 (ebenso Gall., Helv., Ital., Nederl., Norv.).

Größte Tagesgabe: 1,5 (ebenso Gall., Helv., Ital., Nederl., Norv.).

406. Rp. Bromoformii 5,0
    Glycerini 15,0
    Spiritus 30,0.
M. D. S. 60 Tr. = 0,1 Bromoform. Soluté
officinal de Bromoforme. Gall.

Innerlich gegen Keuchhusten bei Kindern angewendet; 3—4mal tägl. 2 bis 5 Tr. in einem Teelöffel Wasser. Vorsicht! Niemals in den ganz leeren Magen! Günstige Wirkung zeigt sich öfters am zweiten, bzw. erst am dritten Tage. Als Sedativum bei Delirium und Erregungszuständen von Geisteskranken 20—50 Tr. pro die. Auch gegen Emphysem, Asthma und Bronchitis chronica bei Erwachsenen bis zu 2,0 pro dosi intern oder subcutan. Nach einer Einzeldosis von 20—30 Tr. sind schwere Vergiftungserscheinungen, die mit einer Chloroformnarkose Ähnlichkeit hatten, sonst auch hartnäckiges Exanthem mit bösartigen Eruptionen beobachtet.

Bromoform-Amylnitrit-Äther (Gemisch von 3 g Bromoform, 5 g Amylnitrit, 7 g Äther).

Zur Inhalation 5—10—15 Tropfen in eine Tasse Wasser, bei Epilepsie, zur Coupierung des epileptischen Anfalls. Als ungefährlich und wirksam empfohlen, auch bei epileptischen Dämmerzuständen, da es angeblich die kontrahierten Gehirngefäße erweitert.

Sirupus Bromoformii. Sirop de bromoforme. Gall. Bromoform (5), 90% Alk. (45), Glycerin (150), Sir simpl. (800).

Sirupus Bromoformii compositus. Ergb., Gall. Bromoformsirup. Klar rötlichbraun, fruchtartig schmeckend und nach Bromoform riechend. Spez. Gew. 1,245 bis 1,265. Bromoform (1), Codein (0,3), Alk. (50), Tinct. Acon. (10). Aq. Amygd. amar. (10), Glycerin (50), Sir. Bals. tolut. (100), Sir. Ipecac. (125), Aq. Aurant. (3), Sir. Ceras. (125), Sir. simpl. ad 1000. Gall. offizinelle Bromoformlösung (10), Codein (0,5), 90% Alk (35), Tinct.-Aconiti (5), Aq. Laurocerasi (50), Sir. Bals. tolut. (300), Sir. Ipec. comp. (600). — 100,0 0,85 RM.

Innerlich: Kaffeelöffelweise mehrmals täglich bei Keuchhusten.

Bromural (E. W.). Germ. **Bromoisovalerianylureum.** Nederl. **Bromvalerylcarbamidum.** Suec. Bromural, α-Bromisovalerianylharnstoff. Gehalt etwa 34,5% Br. Weißes, schwach bitter schmeckendes, krystallinisches, in Alk. oder Ae. leicht, in Wa. nur wenig, in siedendem Wa. unter Zersetzung l. Pulver. Schmp. unscharf bei 147—149°. Rein, insbesondere frei von fremden organischen Stoffen. — 1,0 0,65 RM.; 10 Tabl.(0,3) 1,10 RM.

$$CO\Big\langle{}^{NH_2}_{NH}\ (CO\cdot CHBr\cdot CH\Big\langle{}^{CH_3\,1)}_{CH_3}\Big)$$

Größte Einzel- und Tagesgabe: 0,6 und 1,6 g (Nederl.).

Innerlich (1907) in Tabletten (0,3), als leichtes Hypnoticum 1—3 Stück bei Schlafstörungen nervösen Ursprungs, besonders bei schwachen und alten Patienten. Als Sedativum mehrmals tägl. 1 Tabl., in allen Erregungszuständen, insbesondere bei Kopfschmerzen, klimakterischen Beschwerden, Erbrechen, Tachykardien, auch in leichteren psychiatrischen Fällen, sowie in der zahnärztlichen Praxis. Viel angewandt bei Kindern ($^{1}/_{2}$—1 Tabl.) bei nächtlicher Unruhe und Angstanfällen, bei Keuchhusten, Chorea und Tetanie, hysterischer Anorexie und Erbrechen. Bei Keuchhusten mit Chinin kombiniert. Viel gebraucht bei Seekrankheit; auch als schweißhemmendes Mittel. Selbst nach großen Dosen (bis 20 Tabl.) keine Giftwirkung, erst nach 30 Tabl. Sehstörungen, Opticusabblassung und zentrales Skotom, beobachtet. Nach längerem Gebrauch großer Dosen chronische Intoxikationserscheinungen, nach Entziehung Abstinenzerscheinungen berichtet. Bromausschlag selten. Todesfall nach selbstmörderischer Einnahme großer Dosen nicht beobachtet.

Brucinum. Ergb. Brucin. $C_{23}H_{26}O_4N_2\cdot 4H_2O$. Alkaloid, das neben Strychnin in verschiedenen Loganiaceen-Arten vorkommt. Farblose, durchsichtige, sehr bitter schmeckende, schwer in Wa. (1:320), leicht in Alk. und Chl. l. Krystalle. — 1,0 0,20 RM., desgl. Br. nitricum. Möglichst nicht überschreiten 0,1 pro dosi und 0,3 pro die! (Ergb.).

Innerlich zu 0,005—0,03—0,06 bis zu 0,3 gegeben, nach denselben Indikationen wie Strychnin, in Pillen und Tropfen.

Bryonia. Radix Bryoniae. Port. Zaun- oder Gichtrübe. Die Wurzel der Cucurbitacee Bryonia alba (s. dioica). Enthält das dem Colocynthin verwandte Bryonin.

Abführende und angeblich hämostyptische Wirkungen. Volksmittel.

Bucco.

Folia Bucco. Ergb. **Buchu folia.** Brit. **Buchu.** Am. **Buccoblätter.** Die getrockneten Laubblätter der Rutaceen Barosma crenatum Kze., B. betulina Bartl. et Wendl. und B. crenulatum Hooker. Hauptbestandteile: Salicylsäure, Harz, 1—2% ätherisches Öl. — 10,0 0,20 RM.

Durchschnittl. Dosis: 2 g (Am.).

Innerlich zu 1,0—2,0 mehrmals täglich, in Pulvern, im Aufguß (5,0—15,0 auf 100,0). Als Diureticum. Bei katarrhalischen Erkrankungen der Harnorgane.

Extractum Bucco fluidum. Ergb. **Fluidextractum Buchu.** Am. **Bukkofluidextrakt.** — 10,0 0,50 RM.

Durchschn. Dosis: 2 ccm (Am.).

---

[1] Siehe Acidum valerianicum S. 198.

Infusum Buchu. Brit. 5proz. 30—60 ccm.

Tinctura Bucco. Brit. 2 T. mit Weingeist (60%) zu 10 T. perkoliert. Therapeut. Dosen: 2—4 ccm (Brit.).

Innerlich zu 20—60 Tr. als Diureticum.

Buccosperin. Mischung aus Extr. fol. Bucco, Extr. fol. Uvae Ursi, Acid. acetylosalicylicum, Salol, Hexamethylentetramin, Balsam. Copaivae, Ol. Menth. pip., Camphor. monobrom. und Papaverin. benzoic. (Angabe des Herstellers.) 80 drag. Tabl. 3,00 RM.

Innerlich in Tabl. täglich 4 Stück bei Gonorrhöe.

Bulbocapnin. Aus Corydalisarten (C. cava) gewonnenes Alkaloid. Farbloses Pulver, unl. in Wa., schwerl. in Alk. und Ae., leichtl. in Chloroform und Kalilauge.

Schmilzt bei 200°. Optisch aktiv. Das B. hydrochloricum ist ein farbloses krystallinisches Pulver, in Wa. und Alk. l., das B. phosphoricum eine farblose bis schwach gelb gefärbte Flüssigkeit, die durch Licht und Luft allmählich sich grün färbt. — 5 Amp. (0,1 in 1 ccm) 6,90 RM.; 10 Tabl. (0,1) 7,95 RM. Seit 1926. Das phosphorsaure Salz subcutan oder intramuskulär 0,1 g tägl. oder innerlich als Tabletten 2mal tägl. 0,1 g gegen Tremor und Hyperkinesie, besonders bei Paralysis agitans und Chorea empfohlen; die Wirkung ist unsicher.

$O \cdot CH_3$

OH

H_2

H

CH_3N O

CH_2 ; $C_{19}H_{19}NO_4$.

H_2 O

H_2

Bulbocapnin (nach Gadamer).

Butolan. Carbaminsäureester des p - Oxydiphenylmethans. Farb- und geruchlose, fast geschmackfreie, in Wa. schwerl. Krystalle. Schmp. bei 142 bis 144°. — 1,0 0,35 RM. 20 Tabl. (0,5) 2,55 RM.

C_6H_5 CH_2 C_6H_4 $O \cdot CONH_2$

Innerlich gegen Oxyuren 3mal tägl. 0,5 g (für Kinder unter 10 Jahren 0,2—0,3, für Säuglinge 0,125 g) 8 Tage lang, am dritten Tag Klistier, am achten Tage Ricinusöl. Nach je 8tägiger Pause 2malige Wiederholung der Kur. Verschiedentlich als zuverlässig und unschädlich, auch für Kinder empfohlen.

Cacao.

Semen Cacao. Hisp. Fabae Cacao. Kakaobohne. Die Samen der Sterculiacee Theobroma Cacao L. Zur Entwicklung des Aromas werden sie einem Gärungsprozeß unterworfen („gerottet") und dann getrocknet. Geruch schwach gewürzhaft, Geschmack herbe und bitterlich. Bestandteile 40—50% Fett (Oleum Cacao), etwa 1,6% Theobromin, wenig Coffein, Kohlehydrate, Eiweiß. **Semen cacao tostum expressum.** Suec. Kakaopulver.

Innerlich als Konstituens für Tabletten.

Pasta Cacao. Ergb., Dan., Nederl. **Massa cacaotina.** Helv. Kakaomasse. Ungesüßte Schokolade. Die meist in dicken Tafeln in den Handel kommenden gerösteten, entschälten und zerriebenen Samen. Braune, eigenartig riechende und bitter schmeckende Masse mit etwa 50—56% Fett. — Chocolata. Belg., Pasta Cacao saccharata, besteht aus gleichen T. Kakaomasse und Zucker.

Innerlich: Konstituens für Pulver und Pastillen.

Oleum Cacao. Germ., Austr., Belg. (C. O.), Dan., Helv., Jap., Nederl., Ross., Suec. **Oleum Theobromatis.** Am., Brit. **Beurre de Cacao.** Gall. **Burro di Cacao.** Ital. Kakaobutter. Butyrum Cacao. Kakaoöl. Das aus den enthülsten und geschälten Kakaobohnen gepreßte Fett, von blaßgelblicher Farbe, an Kakao erinnerndem, nicht ranzigem Geruche und mildem Geschmack, bei Zimmertemperatur spröde, bei 30—35° (29—32° Helv.) klar schmelzend. Jodzahl 34—38. Säuregrad nicht über 4. In trocknen, gut verschlossenen Gefäßen kühl und vor Licht geschützt aufzubewahren. — 10,0 0,20 RM.

Äußerlich zu Salben mit 1—2 T. eines fetten Öls — früher vorzugsweise wegen seiner geringen Neigung zum Ranzigwerden als Vehikel für leicht zersetzbare Substanzen, wie z. B. Kalium jodatum verwendet, zu Stuhlzäpfchen, Vaginalsuppositorien und Bougies.

407. Rp. Zinci sulfurici 0,5
     Olei Cacao 5,0.
M. f. globul. vagin. D. tal. dos. Nr. VI.
S. Zum Einlegen in die Vagina.

408. Rp. Extracti Opii
     Extr. Bellad. ana 0,03
     Olei Cacao 2,5.
M. f. suppositor. D. tal. suppositor. Nr. VI.
S. Stuhlzäpfchen.

409. Rp. Olei Cacao 8,0
     Gummi arabici pulv. 4,0
       bene mixtis sensim adde
     Glycerini 2,0
     Aq. dest. 4,0
       antea mixta.
M. D. S.   Elastische Bougiemasse.
(Zur Herstellung von Bougies, Stäbchen, Vaginalkugeln usw.)

Theobrominum s. S. 706.

Cactus grandiflorus.

Flores Cacti. Ergb. Blüten der Königin der Nacht (Cereus grandiflorus Miller).

Extractum Cacti grandiflori fluidum. Aus Cereus grandiflorus, der Spuren eines digitalisartig wirkenden Herzgiftes enthält. — 10,0 1,05 RM.

Innerlich früher als schwaches Herzmittel, besonders in nervösen Störungen der Herztätigkeit angewandt; jetzt kaum mehr im Gebrauch.

Cadmiumpräparate.

Da die chemischen und pharmakologischen Wirkungen der Cadmiumsalze den Quecksilberwirkungen einigermaßen ähnlich sind, hat man ihre antisyphilitische Wirkung geprüft und eine mäßige Beeinflussung aller Stadien der Lues sowie der Wassermannreaktion festgestellt. Doch blieben die therapeutischen Effekte bedeutend hinter der Hg- bzw. Bi-Therapie zurück, so daß die Einführung von Cadmiumverbindungen in die praktische Therapie vorläufig nicht in Frage kommt. Besonders ausprobiert wurde hierfür das Cadmiol in intraglutäalen Injektionen von 0,5—1 ccm.

Cadmium sulfuricum. Germ. I., Ergb. **Solfato di Cadmio.** Ital. Cadmiumsulfat. $3 CdSO_4 \cdot 8 H_2O$. Farblose, durchsichtige, an der Luft verwitternde Krystalle, l. in 2 T. Wa., unl. in Alk. — 1,0 0,05 RM.

Möglichst nicht überschreiten 0,1 pro dosi, 0,2 pro die! (Ergb.)

Äußerlich in Augensalben, in Augenwässern, als Injektion bei Gonorrhöe und Otorrhöe vereinzelt empfohlen, kaum mehr angewendet. Cadmium bromatum (1,0 0,05 RM.), jodatum (1,0 0,20 RM.), salicylicum (1,0 0,05 RM.).

Cadmiol. Suspension von Cadmium subsalicylicum in Öl mit 0,5% Acoin als Anaestheticum, in 1 ccm 0,05 g Cadmium enthaltend. Als Antilueticum empfohlen, bisher nicht anerkannt.

Cajeput.

Oleum Cajeputi rectificatum. Germ. I., Ergb. **Ol. Cajeputi.** Austr., Helv., Jap., Ross. **Oleum Cajuputi.** Am., Brit., Nederl. Rektifiziertes Kajeputöl. Das rektifizierte ätherische Öl der frischen Blätter und Zweigspitzen verschiedener Arten der zur Familie der Myrtaceen gehörigen Gattung Melaleuca. Farblos bis gelblich, optisch aktiv, eigenartig riechend, mit Alk. mischbar, überwiegend aus Cineol bestehend. Spez. Gew. 0,915—0,930. Ein nichtrektifiziertes (grünes oder bläulichgrünes, infolge Kupfergehalts von der Destillation her) Öl (O. C. viride) führen Austr., Brit. und Nederl. — 1,0 0,05 RM. Therap. Dosen: 0,03—0,18 ccm (Brit.). Durchschnittl. Dosis: 0,5 ccm (Am.).

Innerlich zu 0,05—0,15 1—3 Tr. mehrmals täglich, auf Zucker getröpfelt, in alkoholischen Lösungen, in Pillen und Pulvern mit Zucker oder vegetabilischen Vehikeln verrieben. Wurde früher bei Dyspepsie, Kardialgie, Koliken, Flatulenz und katarrhalischen Zuständen sowie als Anthelminthicum empfohlen. Kaum mehr im Gebrauch.

Äußerlich in Zahntropfen gegen Zahnschmerzen; als Riechmittel, zu Einreibungen mit fettem Öl oder Spiritus oder Salben 1 auf 5—10 Fett bei Rheumatismus oder neuralgischen Beschwerden.

410. Rp. Olei Cajeputi
Olei Caryophylli ana 1,0
Chloroformii 2,0.
M. D. S. Zahntropfen. 1—2 Tr. in den cariösen Zahn zu applizieren.

411. Rp. Olei Cajeputi 2,0
Ungt. Rosmarini 10,0.
M. f. ungt. D. S. Zum Einreiben. (Bei chronischem Rheumatismus.)

Spiritus Cajeputi. Brit. Kajeputspiritus. Oleum C. (10) auf 90 proz. Spiritus (100).

Tinctura Cajeputi composita. Austr. Ol. Caj., Ol. Junip., Anethol ana 8 T., Mixt. sulfur. acida 2 T. Spir. aether. 34 T., Tinct. Cinnamomi 40 T.

Calabar s. Physostigma, S. 567.

Calamus.

Rhizoma Calami. Germ., Helv., Nederl., Norv., Ross., Suec. **Radix Calami aromatici.** Austr. **Calamo aromatico.** Ital. Kalmus. Der geschälte[1]) (Helv. ungeschälte; andere Pharm. beides), getrocknete Wurzelstock von Acorus calamus L., von stark würzigem Geruch und würzig bitterem Geschmack. Gehalt mindestens 2,5% ätherisches Kalmusöl. (Außerdem ein wenig bekannter Bitterstoff Acorin.) Kalmuspulver ist gelblichweiß. — 100,0 0,40 RM.

Innerlich zu 0,5—2,0 mehrmals täglich in Pulver, im Infus, in spirituöser oder weiniger Maceration 5,0—15,0 auf 100,0, als Confectio Calami; als Homachicum und Tonicum.

Äußerlich als Zahnpulver, zu Bädern (ein Aufguß von 250,0—500,0 auf 2 l Wasser dem Bade zugesetzt).

Extractum Calami. Germ. **Extractum Calami aromatici.** Austr. Kalmusextrakt. Durch Maceration (Perkolation Austr.) von Kalmus mit wässerigem Weingeist bereitetes, dickes, rotbraunes, in Wa. trübe l. Extrakt. — 1,0 0,20 RM.

Innerlich zu 0,5—2,0 mehrmals tägl. in Pillen, als Stomachicum, Tonicum.

---

[1]) Zur Verwendung für Bäder darf ungeschälter Kalmus abgegeben werden.

Oleum Calami. Germ. **Kalmusöl.** Dickliches, gelbes bis braungelbes, optisch aktives, würzig riechendes und bitterlich brennend, gewürzhaft schmekkendes ätherisches Öl aus Kalmus. Dichte 0,954—0,965. 1 ccm in 0,5 ccm Alk. (90proz.) l. Es besteht aus einem Terpen, einem Sesquiterpen und Asaron. — 1,0 0,10 RM.

412. Rp. Olei Calami 0,75
    Spiritus dil. ad 100,0.
M. D. S. Äußerlich. **Spiritus anti-rheumaticus seu Calami.** F. M. B.

Innerlich zu 0,025—0,1 ($^1/_2$ bis 2 Tr.) mehrmals tägl., im Elaeosaccharum, als Stomachicum und Carminativum.

Äußerlich zu Badespiritus (5—20,0 Ol. Calami auf $^1/_2$ l Spirit. dil. und davon ein Weinglas voll dem Bade zugesetzt. Sehr teuer.

Spiritus Calami. Ergb. **Kalmusspiritus.** Durch Destillation von Kalmus mit verdünntem Alk. bereitet oder Mischung von Kalmusöl und Spiritus. — 100,0 1,10 RM.

Äußerlich vorzugsweise als Zusatz zu **Bädern** (60,0—120,0 auf ein Bad).

Tinctura Calami. Germ., Helv. **Tinctura Calami aromatici.** Austr. **Tintura di Calamo aromatico.** Ital. **Kalmustinktur.** Bereitet aus 1 T. Kalmus mit 5 T. verd. Alk. Gelbbraun. nach Kalmus riechend und bitter und brennend schmeckend. Alkoholzahl nicht unter 7,7. — Helv. 1 T. mit Spir. dilut. zu 5 T. perkoliert, dsgl. Ital. — 10,0 0,20 RM.

Innerlich zu 2,0,—4,0 mehrmals täglich ($^1/_2$-l Teelöffel) und namentlich als Zusatz zu magenstärkenden, nervinen und anderen Mixturen und Elixieren.

Äußerlich als Zusatz zu **Mund-** und **Gurgelwässern,** zu **Zahntinkturen** usw.

Tinctura Calami composita. Zusammengesetzte Kalmustinktur. Bereitet aus 3 T. Kalmus, 1 T. Zitwerwurzel, 1 T. Ingwerwurzel, 2 T. unreifen Pomeranzenfrüchten, mit 35 T. verd. Alk. (Münchner Vorschrift). — 10,0 0,20 RM.

Calciumpräparate.

Die **wasserlöslichen** resorbierbaren Calciumsalze dürfen im allgemeinen als Tonica bezeichnet werden, indem sie den Körperzellen einen unentbehrlichen Bestandteil zuführen; in Zehrkrankheiten, die mit Kalkschwund einhergehen, wie Tuberkulose und Diabetes, vermindern sie die „Demineralisation". Im besonderen wirken sie 1. lokal adstringierend und nach der Resorption entzündungswidrig, indem sie die Gefäßwände zusammenziehen und dichten und entzündliche Ausschwitzungen vermindern, angeblich auch zur Resorption von Exsudaten beitragen; 2. erhöhen sie die Reizbarkeit des sympathischen Nervensystems und vermindern die Erregbarkeit im Vagusgebiet; dadurch wirken sie beruhigend auf viele Erregungs- und Krampfzustände, insbesondere auf allergische Anfälle; 3. kann ihre Zufuhr anscheinend die Gerinnungsfähigkeit des Blutes vermehren und gelegentlich blutstillend wirken; 4. tragen sie zur Knochenbildung im Wachstum und zur Neubildung der Knochen in Entwicklungsstörungen und Skeletterkrankungen bei. 5. Sofern sie in der Blutbahn Säurewirkung üben, wie $CaCl_2$, vermögen sie pathologische Alkalose zu vermindern. — Es liegt in der Natur der Calciumwirkung begründet, sofern sie neurotrop-cellulär ist, daß der Grad der Wirksamkeit individuell bedingt ist und daß es meist längerer Zeiträume bedarf, ehe die Wirkung sich deutlich geltend macht.

Die wasserunlöslichen und unresorbierbaren Verbindungen wirken nur im Magen und Darm, teils als Säuretilger, teils als Adsorbentien; sie stumpfen den hyperaciden Magensaft ab, binden Fettsäuren im Darm und wirken stopfend.

Die Calciumverbindungen werden in folgender Reihenfolge besprochen: „Calcaria" usw., die auch die neueren Calciumpräparate umfassenden Calciumverbindungen, außer denen mit Schwefel, und schließlich Calc. sulfuratum und Calc. sulfuricum.

Calcaria extincta. Calcii Hydras. Brit. **Hydroxyde de Calcium.** Gall. Gelöschter Kalk. Calciumhydrat $Ca(OH)_2$. Frisch gebrannter Kalk (32) mit dest. Wa. (20) gelöscht und gesiebt. Weißes, stark alkalisches, in 750 T. Wa. l. Pulver.

Äußerlich mit Wasser aufgeschwemmt, 20proz. Kalkmilch, zu gleichen Teilen Stuhl zugemischt, wirksames Desinfektionsmittel, bei Typhus, Ruhr und Cholera. Die Stühle müssen nach guter Durchmischung mit Kalkmilch $1/2$ Stunde stehenbleiben, ehe sie in die Aborte geschüttet werden.

Calcaria saccharata. Ergb. Zuckerkalk. Farblose Blättchen oder ein weißes Pulver, süß und zugleich laugenhaft schmeckend, langsam in 10 T. Wa. sich lösend, leichtl. in Zuckersirup. Enthält Mono- und Tricalciumsaccharose. — Ein ähnliches Präparat in flüssiger Form stellt der Liquor Calcis saccharatus (Brit.) dar, er wird erhalten durch mehrstündiges Digerieren von 1 T. Ätzkalk, 2 T. Zucker mit 20 T. dest. Wa.

Innerlich zu 0,5—1,0 und mehr in Zuckerwasser bei Rachitis und Diarrhöen der Kinder vielfach gegeben. Wichtiges Antidot bei Vergiftungen mit Phenol (Carbolsäure), Kresolen und Oxalsäure bzw. Mineralsäuren, wobei keine Kohlensäure entsteht, wie bei Kreideanwendung.

Calcaria usta. Germ., Belg., Helv., Jap. **Calcium oxydatum.** Austr., Ross. **Calcii oxydum.** Suec. **Oxydum calcium.** Dan., Norv. **Calx.** Am., Brit. **Calcium (Oxyde de).** Gall. **Ossido di Calcio.** Ital. Calcaria caustica. Gebrannter Kalk. Ätzkalk, CaO, Calciumoxyd. Dichte, weißliche, durch Brennen von weißem Marmor erhaltene alkalisch reagierende Massen. In gut verschlossenen Gefäßen trocken aufzubewahren. Nur im Apothekenbetrieb verwendet. — 100,00 0,30 RM.

413. Rp. Calcariae ust. 12,0
Kali caust. pulv. 10,0.
M. terendo ut f. pulv. D. in olla. S. Zum Bestreuen. Wiener Ätzpulver. Mit Spiritus angerührt: Wiener Ätzpaste.

Kalkmilch (20%). Zur Desinfektion: Frisch gebrannter Kalk (Fettkalk) wird unzerkleinert mit etwa der halben Menge Wa. gleichmäßig besprengt, das entstehende Kalkpulver wird, je Liter, allmählich unter stetem Umrühren, mit 4 l Wa. versetzt. Oder Anrühren von gelöschtem Kalk (aus einer Kalkgrube) mit der 3 fachen Menge Wa. Muß frisch verwendet werden.

Aqua Calcariae. Germ., Austr., Jap. **Liquor Calcii hydroxidi.** Am. **Liquor Calcis.** Brit. **Solutio Calcii hydroxidi.** Suec. **Calcium hydroxydatum solutum.** Ross. **Calcium hydricum solutum.** Belg., Helv. **Solutio Hydratis calcici.** Dan., Norv. **Soluté de Chaux.** Gall. **Acqua di Calce.** Ital. Kalkwasser. Gehalt etwa 0,16%[1]) Calciumhydroxyd. $Ca(OH)_2$. Aus gebranntem Kalk (1) durch Löschen mit Wa. (4, später 100) gewonnen, klar, farblos, stark alkalisch reagierend. — 100,0 0,10 RM. Therapeut. Dosen: 30—120 ccm (Brit.). Durchschnittl. Dosis: 15 (Am.).

Innerlich zu 50,0—150,0 einige Male täglich, allmählich ansteigend bis zu 300,0—600,0 pro die, am besten des Morgens nach Art der Mineralbrunnen

---

[1]) 0,15—0,17%. — Zum Gebrauche wird Kalkwasser filtriert.

243

Rp. 414—418   (Calciumpräp.) Aq. Calcariae — Calcium carbon. praec.

zu trinken, unvermischt oder als Zusatz zur Milch, um ihre Verdaulichkeit zu erhöhen, mit süßer Molke, Fleischbrühe, Kräutersaft usw. (Cystitis, Pyelitis, chronische Diarrhöe).

Äußerlich als schleimlösendes Adstringens zu Mund- und Gurgel-wässern unvermischt bei Diphtherie der Mund- und Schlundhöhle, auch bei Mundgeschwüren, mit Milch ana gegen Brennen im Munde; Einspritzungen in den Kehlkopf, Pinselungen unvermischt oder mit Sir. simpl. ana, Klistie-ren unvermischt oder mit Zusatz von Haferschleim, bei Dysenterie, bei Dick-darmkatarrhen; gegen Ascariden. Früher zu Injektionen bei Tripper. Als Verbandwasser unvermischt, als Liniment mit Ol. Lini ana, öfters mit einem Zusatz von Anästhesin bei Verbrennungen.

Linimentum Calcariae. Germ., Jap. **Linimentum Calcis.** Am., Austr., Belg., Brit., Helv., Nederl., Ross. **Linimentum calcicum.** Dan., Suec. **Lini-ment calcaire.** Gall. **Linimento di Calce.**

414. Rp. Phenoli liquef. 0,5
　　Ol. Lini
　　Aq. Calcar. ana q. s. ad. 100,0.
M. f. Liniment. D. S. Äußerlich (gegen ent-zündete Frostschäden).

Ital. Kalkliniment. Kalkwasser (1) und Leinöl (1) (ebenso andere Pharm.; einige weitere Pharm. Oliven- oder Sesamöl) werden durch kräftiges Schüt-teln gemischt. Das gelbe, dickflüssige, homogene Liniment ist zur Abgabe frisch zu bereiten (ebenso Brit., Helv., Dan., Suec.)!

Äußerlich zum Umschlag bei Verbrennungen.

Calcium carbonicum praecipitatum. Germ., Austr., Belg., Jap., Ross. **Calcium carbonicum.** Helv. **Calcii carbonas praecipitatus.** Am., Brit. **Calcii carbonas.** Suec. **Carbonas calcicus praecipitatus.** Dan., Norv. **Carbonas cal-cicus.** Nederl. **Calcium (Carbonate de).** Gall. **Carbonato di Calcio precipitato.** Ital. Gefälltes Calciumcarbonat. $CaCO_3$. Weißes, mikrokrystallinisches, in Wa. (bis auf etwa 0,3%) unl. Pulver. Rein, insbesondere frei von Alkali-carbonaten, Calciumhydroxyd, Salz- und Schwefels. — 100,0 0,40 RM.
Therapeut. Dosen: 1,0—4,0 (Brit.). Durchschnittl. Dosis: 1,0 (Am.).

Innerlich zu 2,0—5,0 und mehr, öfters täglich in Pulvern, auch teelöffel-weise, Pastillen und Schüttelmixturen als säuretilgendes Mittel bei Hyperacidität und Ulcus ventriculi; teelöffelweise bei Diarrhöen verschiedener Ursache (Achylia gastrica, Gärungsdyspepsie, chronische Darmkatarrhe). Gegen-mittel bei Vergiftung mit Säuren (sog. Oleum, Kleesalz).

415. Rp. Calcii carbonici praecipitati 100,0
　　Elaeosacch. Calami 5,0.
M. D. S. Kaffeelöffelweise zu nehmen bei Pyrosis.

416. Rp. Calcii carbonici 10,0
　　Sir. simpl. 5,0
　　Mucil. Gummi arabici 10,0
　　Aq. dest. 73,0
　　Aqu. cinnamom. spirit. 2,0.
M. f. emuls. Mixtura calcii carbonatis.
　　　　　　　　　　　　　　　Suec.

417. Rp. Calc. carbon. praec.
　　Natrii bicarb. ana 20,0.
M. f. pulv. D. S. Teelöffelweise zu neh-men (Hyperacidität, Acidosis bei Dia-betes).

418. Rp. Calcii carbonici 65,0
　　Magnesii carbonici 35,0.
M. f. pulv. D. S. Pulvis antacidus.
　　　　　　　　　　　　　　Nederl.

16*

244

419. Rp. Calcii carbonici 30,0
    Gummi arabici pulv. 20,0
    Sacchari albi 50,0.
M. f. pulv. D. S. 2 g-weise. Pulvis Cre-
tae compos. (Compound Chalk
Powder.)

420. Rp. Calcii carbonici praecipitati 10,0
    Rhizomatis Iridis florent. 60,0
    Ossium Sepiae pulv. 30,0
    Natrii bicarbonici 15,0
    Olei Rosae gutt. XV.
Am. M. f. pulv. S. Zahnpulver.

421. Rp. Calcii carbonici 55,0
    Saponis alb. 10,0
    Glycerini qu. s.
    Olei Menthae piperitae 2,0.
    Natr. bicarbon. 5,0.
    Ol. Anisi 0,25
    Thymol 0,1.
M. f. pasta. Pasta dentifricia. Suec.

Calcium carbonicum praecipitatum pro usu externo. Germ. Gefälltes Calciumcarbonat für den äußeren Gebrauch. Weißes, krystallinisches, in Wa. unl. Pulver, im wesentlichen denselben Reinheitsgrad wie das vorige besitzend, jedoch wegen seiner Verwendung zu Zahnpulvern (feine Verteilung) erheblich voluminöser. Das Raumeinnahmevermögen muß einer bestimmten Forderung entsprechen. — 100,0 0,20 RM.

422. Rp. Calcii carbonici 10,0
    Zinci oxydati 5,0
    Amyli
    Olei Zinci oxydati (1:1)
    Aq. Calcar. ana 10,0
    Ammonii sulfoichthyolici 2,0.
M. D. S. Äußerlich. (Bei Verbrennungen der Lider.)

Äußerlich als Streupulver, rein oder mit passenden Zusätzen: Kohle, Alaun, Chinarinde, Campher, bei nässenden Exanthemen, Geschwüren usw.: als Zahnpulver z. B. das Pulvis dentrifricius anglicus aus 25,0 Calc. carb. mit 1,5—3,0 Campher.

Pulvis dentifricius. Germ. Zahnputzpulver. Calc. carb. praec. pro usu ext. (100), Pfefferminzöl (1,25). Weiß, nach Pfefferminzöl riechend.—100,0 0,45 RM.

Pulvis dentifricius albus. Ergb. Weißes Zahnpulver. Calc. carbon. praecip. 74,5, Magn. carbon. 25,0, Ol. Menth. pip. 0,5. Austr.[1]) Rhizom. Irid., Magnes. carbon. ana 10,0, Calc. carbon. praecip. 79,0, Ol. Menth. pip. 1,0. **Poudre dentifrice alcaline.** Gall. ähnlich dem Ergb. Äußerlich zum Zähneputzen.

Pulvis dentifricius cum Camphora. Ergb. Campherhaltiges Zahnpulver. Calc. carbon. praecip. 32,0, Camph. pulv. 6, Rhiz. Irid. 3, Magn. carb. 9, mit Rosenöl parfümiert.

Pulvis dentifricius cum Sapone. Germ. **Pulvis dentifricius.** Suec. Seifen-Zahnputzpulver. Wie P. dentifr., nur 90 T. Calc. carb. und 10 T. medizin. Seife. Suec.: Vorschrift ähnlich Germ., aber mit Zusatz von Borax (8%).—100,0 0,50 RM.

Creta praeparata. Ergb., Am., Brit., Jap. Schlämmkreide. Zartes, weißes, amorphes Pulver, bestehend aus Calciumcarbonat (mindestens 97% Am.) mit kleinen Mengen Tonerde, Magnesiumcarbonat und Eisenoxyd. — Creta alba praeparata 100,0 0,10 RM.

423. Rp. Cretae praeparatae 3,0
    Sacchari albi 6,0
    Tragacanthi 0,5
    Aq. Cinnamomi 100 ccm.
M. D. S. Bei Sodbrennen, Diarrhöe usw. Mistura Cretae. Brit.

Therap. Dosen: 1,0—4,0 (Brit.). Durchschn. Dosis: 1,0 (Am.).

Innerlich zu 0,5—2,5 und mehr, als vielfach zur Hand liegendes Mittel bei Vergiftungen mit Mineralsäuren in Pulvern, Mixturen. Äußerlich zu Zahnpulvern.

Conchae praeparatae. Germ. I. Testae ostreae laevigatae. Geschlämmte Austernschalen. Weißliches, zartes Pulver, bestehend aus Calciumcarbonat mit wenig Calciumphosphat und organischer Substanz. — 100,0 0,15 RM.

---

[1]) Pulvis dentifricius niger. Austr. Schwarzes Zahnpulver. Cort. Chinae, Fol. Salv. und Carbo Ligni ana.

Innerlich früher zu 0,5—1,5, mehrmals täglich, in Pulvern und Schüttelmixturen. Aufgegeben, besser Calcium carbonicum praecipitatum zu verordnen.

Äußerlich als Streupulver, als Zahnpulver.

Calcium chloratum fusum. Calcii chloridum. Am., Brit. **Calcium (Chlorure de) fondu.** Gall. Wasserfreies Calciumchlorid. $CaCl_2$. Harte, weiße, durchscheinende zerfließliche, in Wa. (etwa 1,5) und Alk. (3; Am. etwa 8) l. Stücke. Calciumchlorid bildet verschiedene Hydrate: **Calcium chloratum siccum.** Ergb. Getrocknetes Calciumchlorid. $CaCl_2 \cdot 2\,H_2O$. Weißes, bitter-salzig schmeckendes, an der Luft zerfließliches, geruchloses, in Wasser und Weingeist leichtl. körniges Pulver oder Stücke. — **Calcium chloratum cristallisatum.** Ergb., Belg., Ross. **Calcium chloratum.** Jap. **Calcii chloridum.** Suec. **Calcium (Chlorure de) cristallisé.** Gall. Krystallisiertes Calciumchlorid. $CaCl_2 \cdot 6\,H_2O$. Farblose, leicht zerfließliche Krystalle, leichtl. in Wa. und Alk. Ca-Gehalt etwa 18%. — cryst. 100,0 0,15 RM.; siccat. 100,0 0,25 RM.

Man hüte sich vor Verwechselungen mit Calcaria chlorata, Chlorkalk und kürze auf dem Rezept nicht Calc. chlor. ab!

Therapeut. Dosen: 0,3—1,0 (Brit.). Durchschnittl. Dosis: 1,0 (Am.).

Innerlich in Lösung 5,0—20,0:200,0, mehrmals tägl. 1 Eßlöffel in Wasser oder Milch, oder 40:200 je 1 Teelöffel in 1 Weinglas voll Zuckerwasser oder Milch; oder in Kompretten zu 0,1. Bei schwächlichen, in der Ernährung zurückgebliebenen nervösen Kindern, besonders bei Drüsentuberkulose und exsudativer Diathese, tägl. 1—3 g. Bei Bronchialasthma, wochenlang zu gebrauchen; es vermindert die Zahl der Anfälle und hilft zur Milderung der Diathese. Gegen Heuschnupfen und Heufieber; auch hier muß das Medikament sehr lange genommen werden; sehr häufig wird Linderung, selten Heilung erzielt. Gegen angioneurotische (Quinckesche) Ödeme, Urticaria, Pruritus universalis, Schweißausbrüche, auch Nachtschweiße der Phthisiker. Gegen alle Erscheinungen der Allergie, Anaphylaxie und Idiosynkrasie, insbesondere Arzneiexantheme, Heufieber, Serumkrankheit, Salvarsanschädigungen. Bei inneren Blutungen, insbesondere Hämoptoe und Hämatemesis, bei hämorrhagischen Diathesen aller Art (Hämophilie, Thrombopenie), auch zur Erhöhung der Blutgerinnbarkeit vor Entbindungen und Operationen. Bei Spasmophilie und Tetanie, im Kindesalter und bei Erwachsenen. Bei Kindern gibt man zuerst alle 2, dann alle 3 Stunden 1,5—2 g, so daß in den ersten 24 Stunden 8—14 g gegeben werden. Am 4. Tage gibt man die großen Dosen nur noch 5mal und geht dann allmählich zurück. Auf diese Weise wird der gefahrdrohende Zustand in 6—12 Stunden beseitigt. Von einigen Autoren wird gegen die Spasmophilie der Kinder Kombination von Calciumchlorid mit Magnesiumsulfat empfohlen. Bei vielen inneren Entzündungen, insbesondere bei Pleuritis, Colitis, chron. Peritonitis; auch bei Nephritis, wobei es auf die Diurese, aber nicht auf den Grad der Albuminurie einwirkt; längere Ca-Darreichung kann freilich die Ausscheidung der Chloride hemmen und dadurch Ödeme verursachen; bei Herzkrankheiten, in denen es die Digitaliswirkung unterstützt und den Herzmuskel für Digitalis sensibilisiert; gelegentlich steigert es den Blutdruck und verlangsamt den frequenten Puls. In vielen Nervenkrankheiten, bei Epilepsie, auch bei Lähmungszuständen, als tonisierendes Medikament mit unsicherem Erfolg angewandt; hierher gehört auch die Empfehlung bei Mb. Basedow. In der Ophthalmologie zur Herabsetzung des intraokulären Drucks bei Glaukom empfohlen. Gute Erfolge werden von längerer Anwendung bei Ostitis fibrosa und anderen Knochenerkrankungen berichtet, pro Tag werden 10 g gebraucht; bei Osteomalacie und Rachitis ist reichliche Ca-Zufuhr notwendig, aber nur mit den spezifischen Heilfaktoren wirksam.

Äußerlich zu intravenöser Injektion (niemals subcutan wegen Nekrosengefahr!) von 10—20 ccm einer 10proz. Lösung zur schnellen Erzielung der Kalkwirkung; in erster Linie zur Blutstillung bei inneren Blutungen, wie Hämoptoe und Hämatemesis; hierbei kommt wesentlich die endosmotische Wirkung der hypertonischen Salzlösung zur Geltung. Um die Lösung länger in der Gefäßbahn zu erhalten, setzt man ihr 3% Gummi arabicum zu. Ebenso zur schnellen Beseitigung anaphylaktischer Schäden, bei der Serumkrankheit, Urticaria, Salvarsanvergiftung, akuten angioneurotischen Ödemen, im Anfall von Bronchialasthma; intravenöse $CaCl_2$-Injektion erwies sich auch heilsam in einem Fall schwerer Cocainvergiftung, in welchem nach 7 ccm der 10proz. Lösung Herzschwäche und Krämpfe zurückgingen. Zu Bleibeklistieren (10,0—20,0 einer 10proz. Lösung in 100 Wa) bei Magenblutungen. Zu Verbandwässern 1:24, Augentropfwässern 0,05—0,1 auf 10,0, Salben 3,0 auf 25,0. Waschungen 3,0—5,0 auf 250,0, Bädern 30,0—100,0 pro balneo. Für die genannte äußerliche Anwendung in großen Dosen das billigere Calcium chloratum crudum. Als Austrocknungsmittel der Luft im Zimmer in offenen Schalen ausgesetzt.

424. Rp. Calcii chlorati 20,0
　　　Aq. dest. ad 100,0.
M. D. S. 3mal tägl. bis 2stündl. 1 Teelöffel in 1 Weinglas voll Zuckerwasser oder Milch. (Alle Indikationen der Kalktherapie.)

425. Rp. Calcii chlorati 30,0
　　　Liq. Ammon. anis. 2,0
　　　Gummi arabic. 3,0
　　　Sir. Rub. Idaei 45,0
　　　Aq. dest. ad 300,0
D. S. 2stündl. 1 Eßlöffel. (Spasmophilie der Kinder.)

426. Rp. Calcii chlorati 3,0
　　　Aq. dest. ad 100,0.
M. D. S. Stündl. 1 Kinderlöffel in Wasser oder Milch. (Exsudative Diathese der Kinder.)

427. Rp. Calcii chlorati 10,0
　　　Gummi arabic. 3,0
　　　Aq. dest. ad 100,0.
D. S. Zur intravenösen Injektion 10—20 ccm. (Hämoptoe, Hämatemesis, Anaphylaxie.)

Liquor Calcii chlorati. Calciumchloridlösung. Gehalt etwa 50% kristallisiertes Calciumchlorid ($CaCl_2 + 6H_2O$) oder etwa 25% wasserfreies Calciumchlorid ($CaCl_2$). Klar, farb- und geruchlos, neutral reagierend. Dichte 1,226—1,233. Rein, insbesondere frei von Ammonium- und Bariumsalzen, fremden Schwermetallsalzen, Schwefels. und Arsenverb. — Haltbar. — 100,0 0,20 RM.

Sirupus Calcii chlorhydrophosphorici. Ergb. (Calc. carb. 10,0, Acid. hydrochl. 15,0, Acid. phosphor. 39,2, Aq. 35,0, Elaeosacchar. Citri 4,0, Sirup. spl. ad 1000,0), Belg. **Sirop de Chlorhydrophosphate de Chaux.** Gall. Calc. biphosphor. 15,5, Acid. hydrochl. q. s. ad solut. (8,0 ccm), Aq. dest. 340,0, Sacch. alb. 630,0, Spirit. Citri 7,0. Gall. sehr ähnlich. — 100,0 0,65 RM.

Innerlich bei rachitischen Zuständen, Phthisis usw. tee- bis eßlöffelweise.

Calcium citricum. Citronensaures Calcium. — 10,0 0,30 RM.

Calcium glycerino-phosphoricum. Germ., Belg., Helv., Ross. Calcii glycerophosphas. Am. **Calcii glycerinophosphas.** Suec. **Glycerophosphate de Calcium.** Gall. **Glicerofosfato di Calcio.** Ital. Glycerinphosphsoraures Calcium. $CH_2(OH) \cdot CH(OH) \cdot CH_2(OPO_3Ca) + 2H_2O$. Mol.-Gew. 246. Gehalt mindestens 84% wasserfreies glycerinphosphorsaures Calcium. Weißes geruchloses, schwach bitter schmeckendes, alkalisch reagierendes Pulver, in Wa. (40) l. Rein, insbesondere frei von Phosphors. und Schwermetallsalzen. — 10,0 0,35 RM.

247

Rp. 428—431   (Calciumpräp.) Calc. glycerin.-phosphoric. — Calc. lactic.

Durchschnittl. Dosis: 0,3 (Am.).

Innerlich zu 0,1—0,3 verschiedentlich empfohlen, weil es neben den Calciumwirkungen besonders dem Nervenaufbau und der Knochenbildung dienen sollte. Hat sich nicht bewährt und ist unverhältnismäßig teuer.

428. Rp. Calcii glycerinophosphorici
0,15—0,3
Mass. Cacao 1,0.
M. f. l. a. trochisci. D. tal. dos. Nr. LX.
S. 4mal tägl. 1 Stück zu nehmen.

429. Rp. Calcii glycerinophosphorici 10,0
Acidi citrici 0,5
Sacchari albi 640,0
Aq. dest. frigid. q. s. ad 1000,0.
M. D. S. 3mal tägl. 1 Dessert- bis 1 Eßlöffel voll zu nehmen. Sirupus Calcii glycerinophosphor.   Hisp.

Calcium hypophosphorosum. Germ., Belg., Helv., Jap. **Hypophosphis calcicus.** Nederl., Norv. **Calcii Hypophosphis.** Belg., Suec. **Calcium (Hypophosphite de).** Gall. **Ipofosfito di Calcio.** Ital. Calciumhypophosphit.

$Ca(H_2PO_2)_2$. Mol.-Gew. 170. Farblose, glänzende Krystalle oder weißes, krystallinisches Pulver, luftbeständig, geruchlos, schwach laügenartig schmeckend, in Wa. (8) l. Rein, insbesondere frei von Phosphors., phosphoriger Säure, Schwermetallsalzen und Arsenverb. — 10,0 0,25 RM.

Zu subcutanen, angeblich gut vertragenen Injektionen in 10proz. wäss. Lösung (1 ccm pro injectione) bei Tuberkulose, Skrofulose, Rachitis, Neurasthenie und Katarrhen der oberen Luftwege; verdient keine Anwendung.

Sirupus Calcii hypophosphorosi. Ergb. **Sirupus Hypophosphitis calcici.** Norv. **Sciroppo di Ipofosfito di Calcio.** Ital. Calciumhypophosphitsirup. Ergb. und Ital. 1 T. Calciumhypophosphit. 64 T. Zucker, 30 T. Wasser, 6 T. Kalkwasser bei 40—50° zum Sirup gelöst, Norv. 15,0 Calciumhipophosphit mit 630,0 Sacchar. zu 1000,0 Sirup. — 100,0 0,45 RM. — Sirupus Calcii hypophoshporosi ferratus (Ergb.) besteht aus 2 T. Calciumhypophosphitsirup und 1 T. Eisenhypophosphitsirup. — 100,0 0,55 RM.

Innerlich tee- bis eßlöffelweise, früher innerlich als bequem zu nehmendes Kalkpräparat in der Kinderpraxis angewandt, hat viel zu geringen Kalkgehalt, um wirksam zu sein.

Calcium lacticum. Germ., Jap. **Calcii lactas.** Am., Brit., Suec. **Lactas calcicus.** Nederl. **Lattato di Calcio.** Ital. Calciumlactat. Milchsaures Calcium. $[CH_3 \cdot CH(OH) \cdot COO]_2Ca + 5 H_2O$. Mol.-Gew. 308. Gehalt etwa 72%, etwa 18% Ca enthaltendes, wasserfreies Calciumlactat. Weißes, fast geruch- und geschmackloses Pulver, in Wa. (20) langsam, in heißem Wa. leichter l. Rein, insbesondere frei von freier Milchs., Salzs., Schwermetallsalzen und Arsenverb. Ca-Gehalt etwa 13%. — 10,0 0,10 RM.

Therapeut. Dosen: 0,6—2,0 (Brit.). Durchschnittl. Dosis: 1,0 (Am.).

Wird wegen seiner geringeren Zerfließlichkeit und seines weniger bitterlichen Geschmacks dem Calcium chloratum trotz dessen größeren Ca-Gehalts und geringeren Preises vorgezogen.

Innerlich in Pulvern, Tabletten oder Kompretten zu 0,5 tägl. 3—8mal oder in Lösung 10,0:150 mehrmals tägl. 1 Eßlöffel. Wird in allen Krankheiten ebenso wie Calc. chloratum angewendet, und wegen des besseren Geschmackes besonders in der Kinderpraxis empfohlen.

430. Rp. Calc. lactic. 20,0
Mucilag. gumm. 30,0
Aq. dest. ad 200,0.
D. S. 3mal tägl. 2—5 Eßlöffel. (Bei Hautkrankheiten und exsudat. Diathese.)

431. Rp. Calc. lactic. 0,2
Pulv. fol. Digital. 0,05
F. pulv. D. t. dos. XX. S. 4—6 Pulver tägl. zu nehmen. (Bei chronischen Herzkrankheiten, insbesondere Arrhythmia perpetua.)

Calcium phospho-lacticum solubile. Ergb. **Calcium (Lactophosphate de) dissous.** Gall. Calciumphospholactat, lösliches. Weiße, krystallinische Massen oder weißes Pulver von saurer Reaktion. Rein, insbesondere von Arsenverb. — 10,0 0,15 RM.

Sirupus Calcii phospho-lactici. Ergb., Belg. (C. Ph. S.). **Sirupus Calcii lactophosphorici.** Helv. **Syrupus Calcii lactophosphatis.** Brit. Calcium-phospholactatsirup. Ergb.: zu bereiten aus lösl. Calciumphospholactat 20,0, Sirup. (2 + 1) 800,0, Wasser 180,0 (Ol. Rosae 1 gtt., Vanillin 0,05, Spirit. 1,0 auf je 1000 g). Helv.: Calc. carb. 10, Acid. lact. 24, Acid. phosphor. dil. 20, Sirup. 800, Aq. qu. s. u. f. 1000 g. Belg.: Vorschrift ähnlich Helv. Brit.: Calc. lact. 75, Acid. phosphor. 45 ccm, Aq. flor. Aurant. 25 ccm, Sacchar. 700, Aq. qu. s. ad 1000 ccm. — 100,0 0,15 RM.

Therapeut. Dosen: 2—4 ccm (Brit.).

Innerlich teelöffelweise, besonders bei Ernährungskrankheiten im Kindes-alter (bei Rachitis, Skrofulose, phthisischem Habitus).

Sirupus Calcii lactophosphorici c. Ferro et Mangano. Ergb. Enthält in 1000 T. 5 T. Ferrolactat und 1 T. Manganolactat.

Innerlich wie der vorhergehende Sirup.

Calcium phosphoricum. Germ., Austr., Helv., Ross. **Calcium phosphoricum praecipitatum.** Jap. **Calcii phosphas.** Brit., Suec. **Phosphas calcicus.** Nederl. **Phosphas calcicus praecipitatus.** Dan. **Calcium (Phosphate monoacide de).** Gall. **Fosfato bicalcico.** Ital. Calciumphosphat. Im wesentlichen sekundäres Calciumphosphat. $CaHPO_4 + 2 H_2O$. Mol.-Gew. 172. Leichtes, weißes, krystallinisches, etwa 21% Krystallwasser enthaltendes Pulver, in Wa. sehr wenig, in verd. Essigs. schwer, in Salz- oder Salpeters. leicht und ohne Auf-brausen l. Rein, insbesondere frei von Schwermetallsalzen und Arsenverb. Aus reinen Stoffen nach bestimmter Vorschrift hergestellt. Gall. hat außerdem noch **Calcium (Phosphate neutre de),** neutrales oder Tri-Calciumphosphat, Calc. phosph. tribasicum, $Ca_3(PO_4)_2$, und **Calcium (Phosphate diacide de),** Cal-ciumdihydrophosphat, Calc. phosph. acidum, $Ca(H_2PO_4)_2 \cdot H_2O$; ersteres findet sich auch in Suec. als **Calcii phosphas crudus.** — C. ph. 100,0 0,55 RM.; C. ph. acidum 10,0 0,10 RM.; C. ph. tribasicum siccat. 10,0 0,15 RM.

Therapeut. Dosen: 0,3—1,0 (Brit.).

Steht als schwerlösliches Salz pharmakologisch in der Mitte zwischen lös-lichen und unlöslichen Ca-Präparaten und wird wie Calc. carbonicum als säure-bindendes und stopfendes Mittel, aber auch wie chloratum und lacticum als Tonicum, Nervinum und zur Knochenbildung angewandt. In diesen letzteren Beziehungen hat es durch seinen Phosphorsäuregehalt besondere Vorzüge.

Innerlich zu 1,0—2,0—5,0 mehrmals tägl., in Pulvern, Pastillen als säuretilgendes Mittel. Als Unterstützungsmittel für den Zellneubildungs-prozeß und bei Atrophie, Rachitis, skrofulösen Geschwüren vielfach gegeben. Die Dosis muß aber sehr hoch gegriffen werden, wenn Wirkung erzielt werden soll; am besten tut man, jede Nahrung des Kindes mit mehreren Prisen phos-phorsaurem Kalk zu vermischen. In großen Dosen (2,0—5,0 tägl.) mit Erfolg zur Beschleunigung der Callusbildung bei Frakturen, auch gegen verschiedene Knochenaffektionen gerühmt, in Pulvern von 5,0—10,0, die morgens und abends zu einer Reis- oder anderen Suppe zugesetzt werden. 2,0—6,0 pro die gegen die Schweiße bei Phthisikern. Bei Blutungen in großen Dosen (5,0—7,0) pro die.

249

Rp. 432—434   (Calciumpräp.) Calc. phosphoric. — Calc. sulfurat. solut.

432. Rp. Calcii phosphorici 0,2   433. Rp. Calcii phosphorici 10,0
       Calcii carbonici praecipitati 0,1   Calcii carbonici 20,0
       Ferri reducti 0,03.   (Ferri lactici 1,5—3,0)
F. c. pasta Cacao Trochisc. D. tal. dos.   Sacch. Lactis 30,0.
Nr. XX. S. 3mal tägl. 1 Pastille. Tro-   M. f. pulv. D. S. 3mal tägl. teelöffelweise
chisci antatrophici.   im Essen.

434. Rp. Calc. phosphor.
        Calc. carbon. ana 25,0.
M. f. pulv. D. S. teelöffelweise. (Bei chron.
Diarrhöen.)

Die im vorstehenden aufgeführten Salze genügen jeder Indikation der Kalktherapie und reichen für den praktischen Gebrauch völlig aus. Bei der großen Breite und Mannigfaltigkeit der in Betracht kommenden Indikationen war die Industrie bemüht, zahlreiche Ersatzpräparate herzustellen, die leichte Löslichkeit und gute Verträglichkeit verbinden. Im folgenden werden die gebräuchlichsten genannt; fast allen haftet der Nachteil an, daß sie zu geringe Kalkmengen zuführen.

1. Zu innerem Gebrauch: Kalzan, angeblich Doppelsalz des Calcium lacticum und Natrium lacticum. — 90 Tabl. 2,50 RM. In Tabletten zu 0,04 Ca. Wird gern genommen und gut vertragen; um einigermaßen zu wirken, müßten 25—50 Tabl. pro Tag genommen werden. Camagol enthält Calcium-lactat, Magnesiumcitrat, Menthol. — 50 Tabl. (2 g) 1,60 RM. In Tabletten zu 0,1 Ca und 0,01 Mg. Das Verhältnis von Ca:Mg entspricht etwa der Zusammensetzung der Knochensalze bzw. der Körperflüssigkeiten. Auch hiervon müßten 10—20 Tabl. tägl. genommen werden. Candiolin, Calciumsalz des Hexosephosphorsäureesters. $C_6H_{10}O_4(PO_4Ca)_2 \cdot 2 H_2O$. — 24 Täfelchen (1 g) 3,50 RM. Obwohl die Bedeutung des Präparats (seit 1916) in der Hexosephosphorsäureverbindung und deren vermutlichem Einfluß auf den Stoffwechsel gesehen wird, mag doch auch der 16proz. Gehalt an Ca (neben 13% P) als tonisierend in Frage kommen.

2. Zu intravenöser Injektion. Afenil, Calciumchlorid-Harnstoff, Lösung mit 10% Ca. — 5 Amp. (10 ccm) 4,20 RM. Mit Erfolg angewandt besonders bei Bronchialasthma, Tetanie, Anaphylaxie, Salvarsanschäden. Das Afenil wird 24 Stunden vor dem Salvarsan injiziert, kann aber auch gleichzeitig gegeben werden, ja man kann das Salvarsan, in der Afenillösung aufgelöst, injizieren. Nebenwirkungen: 3—6 Stunden nach der Injektion starke Kreuz- und Gliederschmerzen, vergehen nach etwa 12 Stunden.

Calcium-Sandoz. Sterile Lösung von gluconsaurem Calcium (Gluconsäure = Oxydationsprodukt des Traubenzuckers). Gehalt: 9,3% Ca.

Innerlich als Pulver. Außerdem subcutan, intramuskulär und intravenös.

Calcium sulfuratum. Ergb. Calx sulphurata. Brit. Calciumsulfid. Graugelbliches oder schwach rötliches Pulver von alkalisch schwefligem Geschmack, in Wa. wenig l. Ergb. verlangt mindestens 60 (Brit. 50)% Calciumsulfid. Ähnliche Präparate sind: Calcium oxysulfuratum. Austr. (Gemisch aus 1 T. Calc. usta, 1 T. Aqua und 2 T. Sulfur depuratum). Solutio Calcii oxysulfurati, Solutio Vlemingkx. Austr. (2,5 T. des obigen Gemisches mit 20 T. Wasser zu 10 T. Filtrat eingekocht.) Calcium sulfuratum solutum. Belg. (10 T. Calc. usta, 25 T. Sulf. depurat. mit 100 T. Aqua unter Ersetzen des verdampften Wassers zu 1,116 spez. Gew. gekocht.)

Calcium sulfuratum solutum. Helv. Liquor Calcii sulfurati. Ergb., Vlemingkxsche Lösung (1 T. Calc. usta, 2 T. Sulf. depurat. mit 20 T. Aqua zu

250

(Calciumpräp.) Calc. sulfurat. solut. — (Campher) Camphora   **Rp. 435—436**

12 T. Filtrat eingekocht). — Calc. sulfurat. 100,0 0,45 RM.; Liquor Calc. sulfurat. 100,0 0,30 RM.

Äußerlich in Salben 1,5—3,0 auf 25,0 gegen Acne, Furunkel, Karbunkel, skrofulöse Geschwüre, als Depilationsmittel empfohlen, zu Waschungen 5,0 auf 100,0, Bädern 60,0—120,0 pro balneo; die Wirkung wird erhöht durch Zusatz von Salzsäure (zu gleichen Teilen).

435/436.

Rp. 1. Solut. Calcii oxysulfurati 200,0.
D. in vitro.

Rp. 2. Acidi hydrochlorici 15,0
Acidi sulfurici diluti 30,0.
M. D. in vitro. D. S. Nach dem Eingießen von Nr. 1 ins Bad vor dem Einsteigen Nr. 2 zuzusetzen. Liquor hydrosul-furatus pro balneo.

Calcium sulfuricum ustum. Germ., Austr., Belg., Helv., Jap., Ross. **Calcii sulfas ustus.** Suec. **Sulfas calcicus ustus.** Dan., Nederl., Norv. **Calcium (Sulfate de).** Gall. Gebrannter Gips. Zusammensetzung annähernd $CaSO_4 + 1/2 H_2O$. Weißes, durch Erhitzen von natürlich vorkommendem Gips ($CaSO_4 + 2 H_2O$) durch Erhitzen teilweise (bis auf etwa 5 %) entwässertes Pulver, das nach dem Mischen mit der Hälfte seines Gewichtes Wa. innerhalb 10 Minuten erhärten muß. In gut verschlossenen Gefäßen aufzubewahren. — 100,0 0,05 RM.

Äußerlich zum Bestreuen der Variolapusteln, besonders bei Variola confluens, zu Trockenverbänden, auch als Reinigungs- und Desinfektionsmittel für die Hände empfohlen (Alabastergips). Nach dem Abwaschen werden die Hände mit dem Gipspulver abgerieben, danach abgespült.

Calendula.

Flores Calendulae, Ringelblumen, Totenblumen. Enthalten wenig ätherisches Öl und Bitterstoff. — 10,0 0,30 RM.

Innerlich früher in Pulvern oder im Aufguß als Fiebermittel. Nicht mehr im Gebrauch.

Tinctura Calendulae. Bereitet aus 1:5 Alk.

Innerlich: Verlassen.

Campher (Kampfer) und Campherpräparate.

Camphora. Germ., Am., Austr., Belg., Brit., Dan., Helv., Nederl., Norv., Ross., Suec. **Camphora depurata.** Jap. **Camphre du Japon.** Gall. **Canfora.** Ital. Kampfer. Laurineen-campher, Japancampher. Die durch Zentrifugieren und durch Sublimation gereinigten Destilla-tionsprodukte des Holzes der Lauracee Cinnamomum camphora (Linné) Nees et Ebermaier. Farb-lose oder weiße, krystallinische, mürbe Stücke oder weißes, kry-stallinisches Pulver, eigenartig durchdringend riechend, bren-nend scharf, etwas bitter, hinterher kühlend schmeckend, in offener Schale erwärmt, sich in kurzer

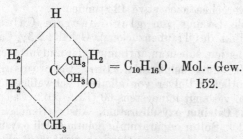

Die Ketoverbindung des cyclischen Kohlen-wasserstoffs Pinen = Campher.

$= C_{10}H_{16}O$. Mol.-Gew. 152.

Zeit vollkommen verflüchtigend, und angezündet, mit rußender Flamme bren-nend. In Wa. sehr wenig, in Alk., Ae., Chl. oder Ölen reichlich l. Schmp.

175—179°. Optisch aktiv (+44,22°). Rein, insbesondere frei von Chlorverbindungen. Für Campher darf vom Apotheker auch synthetischer Campher (d. h. im Apothekenbetrieb und für ärztliche Verordnungen) verwendet werden[1]).

Camphora synthetica. Germ. Synthetischer Kampfer. $C_{10}H_{16}O$. Mol.-Gew. 152. Die durch Sublimation oder Krystallisation gereinigte, auf synthetischem Wege aus dem Pinen des Terpentinöls gewonnene razemische Form des Camph. Eigenschaften des natürl. Camph. Schmp. nicht unter 170°. Optisch inaktiv (—2° bis +5°). Rein, nur Spuren von Chlorverb. enthaltend.

Mit einigen Tropfen Äther oder Weingeist befeuchtet, lassen beide Camphersorten sich pulvern (Camphora trita). Mit Chloralhydrat, Naphthol, Salol usw. verrieben, verflüssigt er sich und gibt, mit Gummiharzen zusammen, weiche Gemenge. Mit Hilfe von Gummischleim oder Eidotter läßt er sich leicht in Wasser emulgieren. Therapeutisch können beide Camphersorten als gleichwertig bezeichnet werden. — Camphora (auch trita) 10,0 0,20 RM.

Innerlich als Excitans nicht empfehlenswert, da es den Magen angreift und den Appetit herabsetzt; auch ist die Resorption unsicher; die Exzitation wird besser durch parenterale Anwendung erzielt, oder man verwendet die gut resorbierbaren Gallensäureverbindungen Cadechol oder Camphochol (s. u.). Zur beruhigenden Wirkung (insbesondere auf die Genitalsphäre) braucht man am besten Spiritus camphoratus oder Camphora monobromata, während Expektoration besser durch andere Medikamente (Ipecacuanha, Senega) erzielt wird. Vgl. auch Campher-Gelatinetten.

Äußerlich zu subcutanen oder intramuskulären Injektionen in öliger Lösung (Oleum camphoratum oder O. c. forte). Ausgezeichnetes Excitans des erschlafften Herzens, der Blutgefäße und des Atemzentrums, starkes Anregungsmittel der ermüdeten Zellfunktionen des ganzen Organismus in allen Infektionskrankheiten. Von besonderer Wirkung bei der Pneumonie, bei der man einen spezifischen Einfluß auf die Krankheitserreger angenommen hat, doch ist diese Annahme nicht sicher. Auch bei Lungentuberkulose hat man von regelmäßig wiederholten Campherinjektionen weitgehende Heilwirkungen angegeben, doch sind die beobachteten klinischen Besserungen durch die allgemein anregende Campherwirkung genügend zu erklären. Man injiziert 2—5 ccm Campheröl, je nach dem Schwächezustand des Herzens in entsprechenden Intervallen; zur Herzkräftigung in mittelschweren Fällen mögen 2—3 Injektionen genügen; in schwersten Fällen macht man stündliche, ja halbstündliche Einspritzungen (eventuell mit Coffein, Adrenalin, Lobelin wechselnd). Man kann auch auf einmal 10 ccm Campheröl injizieren und damit ein sogenanntes Campherdepot anlegen, aus dem sich das Medikament langsam resorbiert[2]). — Eine besondere Anwendung findet 10proz. Campheröl bei der chirurgischen Behandlung der subakuten Peritonitis, indem nach Austupfung des Eiters bis 300 ccm Campheröl in die freie Bauchhöhle eingegossen werden; hierdurch wird neben der Desinfektion die Heilung angeregt und Verwachsung verhindert.

Bei zu hohen Dosen besteht Vergiftungsgefahr (Herz- und Atemlähmung, epileptiforme Krämpfe), doch wird 1 g Campher (= 5 ccm Oleum forte) pro 10 kg Körpergewicht pro die sicher gut vertragen. Die Mißlichkeit wiederholter Camphereinspritzungen liegt in den großen Ölmengen, welche lange unter

---

[1]) Aufbewahrung kühl in dicht verschlossenen Gläsern oder Porzellangefäßen.
[2]) Die Herzwirkung des C. wird neuerdings angezweifelt.

der Haut liegen und trotz aller Asepsis nicht ganz selten zur Abszedierung führen
(Campherabsceß). Man hat deswegen intravenöse Injektionen empfohlen, doch
ist die Gefahr von Fettembolien niemals ganz auszuschalten. Auch die intravenöse Injektion wässeriger 2 prom. Lösungen hat sich nicht eingebürgert. In
neuerer Zeit wurden Lösungen von synthetischem Campher in Diäthylen
(10 proz. und 20 proz. Campherlösung Höchst) und von natürlichem
Campher in Acetdiäthylamid + Natriumsalicylat (Camphogen Ingelheim
2 und 4 proz. in 1-ccm-Ampullen) als Ersatz für Campheröl angeboten und
mehrfach verwendet. Besonders wirksam haben sich die dem Campher chemisch
nahestehenden Präparate Hexeton (s. S. 420), Cardiazol (s. S. 266), Coramin (s. S. 341) erwiesen. — Neuerdings wurde bei akutem Herzkollaps vereinzelt auch intrakardiale Campherinjektion angewendet. — Neben der allgemeinen Exzitation auch zur Blutstillung insbesondere bei Hämoptoe
empfohlen, am besten auf einmal 10 ccm der 10 proz. öligen Lösung, angeblich
am meisten bei profusen Blutungen wirksam.

Inhalationen (durch gläserne Zylinder, in denen der Campher durch Watte-
pfröpfe gehalten wird: Cigarettes camphrées), Räucherungen (man läßt
den Campher von heißen Metallplatten, nicht von glühenden Kohlen, auf denen
er verbrennt, verdampfen und die Dämpfe an den leidenden Teil selbst gehen,
oder man fängt sie mit Watte oder Wollenzeug auf, Lana camphorata —
zweckmäßiger durch Besprengen der Watte mit Spiritus camphoratus, und umhüllt den leidenden Teil damit), in Pulvern, als Schnupfpulver, Augenpulver, Streupulver bei gangränösen Geschwüren mit Myrrha, Chinarinde,
Kohle, in Mund- und Gurgelwassern, Pinselsäften und Pinselungen,
Augenwässern, Klistieren 0,3—1,2 oder 3,0—10,0 Ol. camphor. emulgiert,
Bädern 5,0—10,0 zum Fußbade, Linimenten, Seifen, Salben 1,5—3,0
auf 25,0, Pflastern, die meist sehr weich, oft schmierig werden, Seifen,
Sapo camphoratus (etwa 3,0 auf 25,0).

437. Rp. Camphorae 5,0
    Olei Terebinthinae 20,0.
D. S. Zum Einreiben. (Bei Frostbeulen.)

439. Rp. Camphorae tritae
    Balsami peruviani ana 2,0
    Vaselini 25,0.
M. f. ungt. D. S. Äußerlich. (Gegen Frostbeulen.)

441. Rp. Camphorae tritae 0,3
    Anaesthesin 0,25
    Balsami tolutani 0,6
    Zinci oxydati 2,0
    Vaselini flavi 20,0
    Cerae flavae 2,5.
M. f. ungt. S. Decubitussalbe.

438. Rp. Camphorae
    Spiritus ana 0,8
    Mucil. Gummi arabici 3,2
    Sir. Cerasorum 12,0
    Aq. dest. q. s. ad 100,0.
M. Mixtura camphorata.   Dan.

440. Rp. Camphorae 12,5
    Olei Lavandulae 0,5 ccm
    Liq. Ammonii caustici tripl. 25,0
    Spiritus (90%) q. s. ad 100 ccm.
M. D. S. Äußerlich. Linimentum Camphorae ammoniatum.   Brit.

442. Rp. Camphorae 1,5
    Spiritus aetherei 8,5.
M. D. S. Aether spirituos. camphorat.
                           Dan.

443. Rp. Camphorae tritae 5,0
    Vaselini flavi ad 50,0.
M. D. S. Äußerlich. Unguentum cam-
phoratum seu contra perniones.
F. M. B.

Cave: Chloralhydrat, Naphthol, Phenol, Resorzin, Salol (es bilden sich flüssige Massen).

Acetum camphoratum. Kampferessig. K. (1), Alk. (9), verd. Essigs. (18),
Aq. dest. (72). — 100,0 0,30 RM.

Äußerlich als Riechmittel, zu Waschungen und Umschlägen.

Aether camphoratus. Helv. . 1 T. C. in 9 T. Ae. gelöst. Nur bei Bedarf zu bereiten. Campheräther. **Aether spirituosus camphoratus** (15 + 85 Spir. aether.). Dan., Norv., Suec.

Äußerlich subcutan zu $1/_2$—1 ccm bei Kollaps und Herzschwäche im Bedarfsfalle einstündlich und selbst in kürzeren Pausen zu wiederholen.

Aqua camphorata. Aqua Camphorae. Am., Belg. (C. A.), Brit. Campherwasser. Am. 2:1000 Aq. dest., Belg. 2 + 994 Aq. dest. + 4 Spiritus, Brit. 1:1000 + 2 Spir. Klare, nach C. riechende Flüssigkeit. — 100,0 0,10 RM.

Durchschnittl. Dosis: 10 ccm (Am.).

Äußerlich zu Hautwaschungen.

Emulsio Camphorae. Norv., Suec. Nach Norv. 1 T. Kampfer in 200 T. Emulsion, Nach Suec. 1 T. in 300 T. Mandelemulsion.

Innerlich 1—2stündl. 1 Eßlöffel, als Analeptikum, bei Diarrhöe.

Gelatinettae Camphorae. Gelatinetabletten mit 0,1 g Campher, in Glycerin-Gelatinemischung kolloidal verteilt.

Innerlich, hauptsächlich zur Exzitation. Angeblich entspricht die exzitierende Wirkung von 3 Gelatinetten 1 ccm Ol. camphor. forte.

Linimentum ammoniato - camphoratum. Germ. **L. ammoniacale c.** Belg. **L. ammoniacatum c.** Dan., Norv. **L. ammoniatum c.** Helv. **L. ammoniae c.** Suec. **Liniment ammoniacal camphré.** Gall. **Linimento ammoniacale canforato.** Ital. Flüchtiges Kampferliniment. 5 T. Campher, 55 T. Erdnußöl und 18 T. Ricinusöl werden in einer verschlossenen Flasche unter wiederholtem Umschütteln erwärmt, bis der Campher gelöst ist. Die erkaltete Lösung wird dann mit 22 T. Ammoniakflüssigkeit kräftig geschüttelt, bis Linimentbildung eingetreten ist; nach 1—2stündigem Stehen wird 0,1 g medizinische Seife zugesetzt und nochmals kräftig durchgeschüttelt. Weiß, dickflüssig, stark nach Ammoniak und Campher riechend, beim Aufbewahren sich nicht in Schichten sondernd. Die Präparate der andern Pharmakopöen sind fast sämtlich nur ein Gemisch von Ol. camphorat. und Liqu. Ammon. caust. — 100,0 0,70 RM.

Äußerlich zu Einreibungen, vereinzelt auch mit Salben.

Linimentum Camphorae ammoniatum. Brit. Ist kein Liniment, sondern eine opodeldokähnliche spirituöse Zubereitung. Camph. 125,0, Ol. Lavand. 5 ccm, Liqu. Ammon. caust. tripl. 250 ccm, Spir. q. s. ad 1000 ccm.

Oleum camphoratum. Germ., Austr., Dan., Helv., Norv., Ross. **Camphorae oleum.** Belg. **Solutio Camphorae oleosa.** Nederl. **Huile camphrée.** Gall. **Olio canforato.** Ital. Kampferöl. Gehalt 10% (Austr. 25%) Campher. Filtrierte, gelbe, nach C. riechende Lösung von C. in Olivenöl (Austr. und Ross. Sesamöl). Norv. schreibt zur Lösung des C. Spiritus q. s. vor, der durch Erwärmen des Ölgemisches auf 60° alsdann verjagt wird. — 100,0 1,20 RM.

Innerlich zu 0,5—2,5 in Emulsion (schlecht schmeckend!).

Äußerlich zu Einreibungen, Linimenten, Salben (1 T. auf 3—5 T. Fett), bei rheumatischen Leiden, Neuralgien usf.; subcutan als Excitans in großen Dosen (eventuell halbstündlich 1 ccm). Besser das folgende Präparat. Gall.: **Huile camphrée stérilisée pour injection hypodermique.**

444. Rp. Olei camphorati 25,0
    Aq. Calcariae 5,0.
M. f. liniment. D. **Linimentum resol-**
vens.

445. Rp. Olei camphorati
    Chloroformii ana 12,5.
M. D. S. Zum Einreiben. (Bei Frostbeulen, rheumatischen Affektionen u. ä.)

254

(Campher) Oleum camphoratum forte — Tinct. Camphorae comp. Rp. 446—449

Oleum camphoratum forte. Germ. **Oleum camphoratum.** Jap., Suec. **Oleum camphoratum sterilisatum.** Ross. **Linimentum Camphorae.** Brit. S̲t̲a̲r̲-̲ k̲e̲s̲ K̲a̲m̲p̲f̲e̲r̲ö̲l̲. Gehalt 20% Campher. Filtrierte, gelbe, stark nach C. riechende Lösung von C. in Olivenöl. — 100,0 1,30 RM.

Zu äußerlichen Zwecken wie das vorige; zur subcutanen oder intramuskulären Injektion als zuverlässiges Excitans (s. unter Camphora).

Das **Linimentum Camphorae** genannte Campheröl des Am. enthält 19—21% Campher in Baumwollsamenöl, darf nicht zu Injektionszwecken benutzt werden.

Spiritus camphoratus. Germ., Austr., Dan., Helv., Jap., Norv., Ross., Suec. **Camphorae Spiritus.** Belg. **Spiritus Camphorae.** Am., Brit. **Solutio Camphorae spirituosa.** Nederl. **Teinture de Camphre concentrée und faible.** Gall. **Soluzione alcoolica di Canfora.** Ital. K̲a̲m̲p̲f̲e̲r̲s̲p̲i̲r̲i̲t̲u̲s̲. Klare, farblose, stark nach C. riechende und schmeckende, mit 2 T. Wasser verdünnte Lösung von 1 T. Campher in 7 T. Weingeist. Dichte 0,879—0,883. Die meisten Pharmakopöen schreiben verd. Spir. vor, einzelne (Am., Brit.) Spiritus, die Teinture faible (Gall.) enthält 60% Alk. Nederl. schreibt 90proz., mit Aceton (0,5%) versetzten Alk. vor. — 100,0 1,15 RM.

T̲h̲e̲r̲a̲p̲. Dosen: 0,3—1,2 ccm (Brit.). D̲u̲r̲c̲h̲s̲c̲h̲n̲. Dosis: 1 ccm (Am.).

I̲n̲n̲e̲r̲l̲i̲c̲h̲ zu 0,5—1,5 mehrmals täglich, am besten in T̲r̲o̲p̲f̲e̲n̲ (10—30), seltener in M̲i̲x̲t̲u̲r̲e̲n̲ (mit Sirup oder Mucilag. Gummi arab.; Verdünnungen mit Wasser würden den Campher ausscheiden). Als Beruhigungsmittel bei spastischen Zuständen in Magen und Darm, auch bei Bleikolik 10—25 Tr. Als Analepticum, auch zur Behandlung chronischer Myokarditis empfohlen. 2—3mal tägl. 10—15 Tr. auf Zucker, am besten nach vorheriger Digitaliskur,

Ä̲u̲ß̲e̲r̲l̲i̲c̲h̲: Zur allgemeinen Exzitation intravenöse Injektion von verdünntem Campherspiritus (3,5 zu 2 Spiritus und 15 steriles Wasser) empfohlen, sonst als Zusatz zu M̲u̲n̲d̲-̲ und G̲u̲r̲g̲e̲l̲w̲ä̲s̲s̲e̲r̲n̲, als V̲e̲r̲b̲a̲n̲d̲m̲i̲t̲t̲e̲l̲ (bei Geschwüren, bei Decubitus), zu W̲a̲s̲c̲h̲u̲n̲g̲e̲n̲ und E̲i̲n̲r̲e̲i̲b̲u̲n̲g̲e̲n̲ (auch mit anderem aromatischen Spiritus vermischt, bei Frostbeulen, rheumatischen Neuralgien, Lähmungen usw.).

446. Rp. Spiritus camphorati 50,0
    in quo solve
    Acidi tannici 5,0.
S. Zum Einreiben. (Bei Frostbeulen.)

447. Rp. Liq. Ammonii caustici
    Olei Terebinthinae
    Spiritus camphorati ana q. s.
    ad 100,0.
M. D. S. Zum Einreiben. (Gegen Rheumatismus.)

448. Rp. Chloroformii 20,0
    Spiritus camphorati 80,0.
M. D. S. Äußerlich. (Gegen Rheumatismus.) S̲p̲i̲r̲i̲t̲u̲s̲ C̲h̲l̲o̲r̲o̲f̲o̲r̲m̲i̲i̲.

449. Rp. Spiritus camphorati
    Tinct. Myrrhae ana 15,0
    Balsami peruviani 5,0.
M. D. S. Auf die wunden Hautstellen aufzustreichen. (Bei Decubitus.)

Spiritus camphoratus crocatus. Gemisch aus Spir. camphor. (12) mit Tinct. Croci (1).

Ä̲u̲ß̲e̲r̲l̲i̲c̲h̲ zu Einreibungen.

Tinctura Camphorae composita. Brit. Paregoric. **Tinctura Opii camphorata.** Am. Z̲u̲s̲a̲m̲m̲e̲n̲g̲e̲s̲e̲t̲z̲t̲e̲ (̲o̲p̲i̲u̲m̲h̲a̲l̲t̲i̲g̲e̲)̲ C̲a̲m̲p̲h̲e̲r̲t̲i̲n̲k̲t̲u̲r̲. Am. 4,0 Opium, 4,0 Acid benzoic., 4,0 Camphora, 4 ccm Ol. Anisi, 40 ccm Glycerin, 950 ccm 49proz. Spiritus. Hinsichtlich des Morphingehalts unserer Tinct. Opii benzoica (s. S. 531) ähnlich. Brit.: Enthält 0,55% Morphin.

Therap. Dosen: 2—4 ccm (Brit). Durchschn. Dosis: 4 ccm (Am.).

Innerlich zu 1,0—4,0 rein (20 Tropfen bis 1 Teelöffel, oder als Zusatz zu Mixturen). Als Analepticum und Nervinum. Von unsicherer Wirkung, besser durch die modernen Mittel (Coffein, Pyramidon usw.) ersetzt.

Unguentum camphoratum. Ergb., Belg., Helv., Jap., Norv., Suec., Ross. **Pommade camphrée.** Gall. Camphersalbe. Weiße Salbe mit 20% C. und Adeps Lanae und Ungu. Paraffini. Nach Camphergehalt und Salbengrundlage verschieden. Helv., Norv., Suec. 10% C. Mit Lanol. und Vasel. (Belg., Suec.), mit Paraff. sol. und Vasel. alb. (Helv.), mit Paraff. sol. und Axung. Spir. (Norv.), mit Ad. benz. und Cer. alb. (Gall.), mit Ol. Ses. und Seb. bov. (Jap.). — 10,0 0,20 RM.

Äußerlich zum Verbande bei Pernionen u. dgl.

Unguentum camphoratum vaselinatum. Ergb. Camphervaselin. Gehalt 10% Campher. Bereitet mit Vaselin. flav.

Vinum camphoratum. Germ., Helv. Kampferwein. Weißlich, trüb, stark nach C. riechend und schmeckend, bereitet aus Campher (1), Weingeist (1), Gummischleim (3), Weißwein (45). Helv. mit geringen Abweichungen. Campherwein ist vor der Abgabe in den Apotheken umzuschütteln. — 100,0 0,65 RM.

Äußerlich als Umschlag auf torpide und Decubitusgeschwüre.

Camphogen. Wasserlösliche Campherzubereitung. 1 ccm enthält 0,02 Campher, 0,25 Acetdiäthylamid, 0,15 Natr. salicylicum. Zu intramuskulären und intravenösen Injektionen als Excitans, 1—2 Ampullen zu 1 ccm. — 6 Amp. (1 ccm) 1,60 RM.

Camphochol, Additionsverbindung von natürlichem Campher mit Apocholsäure. Mit 28% Campher. — 10 Kapseln (0,1) 1,60 RM.

Innerlich in Kapseln (0,1 g), 3—5 mal tägl. zur Exzitation bei infektiös bedingter Kreislaufschwäche. Die zugeführten Mengen sind relativ klein.

Cadechol, Additionsverbindung von Campher mit Desoxycholsäure. Wasserunlösliches Pulver mit 28% Campher. Greift den Magen angeblich nicht an, da es erst im Darm gelöst wird. Tägl. 4—10 halbe Tabletten. Hauptsächlich als Herzexcitans auch in chronischen Herzkrankheiten. Es ist fraglich, ob die zugeführte Camphermenge ausreicht. 0,1 Cadechol + 0,03 Papaverin = Perichol, zugleich herzstärkend und krampfstillend, bei Stenokardie. — Cadechol und Perichol je 1,0 1,75 RM. — 20 Tabl. Cad. (0,1) 2,50 RM. — 20 Tabl. Perich. 2,65 RM.

Camphora monobromata. Ergb., Helv., Jap., Nederl., Ross., Suec. **Camphre monobromé.** Gall. **Canfora monobromata.** Ital. Monobromcampher. $C_{10}H_{15}BrO$. Farblose, nadelförmige Krystalle oder Schuppen, campherartig riechend und schmeckend. Fast unl. in Wa., leichtl. in Alk. (Helv. 15 T.), Chl. und fetten Ölen. Schmp. 76°. Spez. Gew. 1,440. — 10,0 0,50 RM.

Größte Einzel- und Tagesgabe: 0,25 und 1,0 (Nederl.).

Innerlich in Pulvern, Pillen, Kapseln, Trochisci (0,1) zu etwa 0,1—0,5 pro dosi, zu 0,5—3,0 pro die. Gegen Strychninvergiftung wurden selbst 4,0—6,0 in refracta dosi empfohlen. Als Sedativum bei Hysterie, Migräne, Chorea, nervösem Herzklopfen, nächtlichen Pollutionen und Tenesmus vesicae et recti. Gegen Enuresis nocturna 2 mal tägl. 0,1 mit 1,0 Calc. lacticum empfohlen. Zur Hemmung der Milchsekretion, 3 mal tägl. 0,1—0,3 erzeugt angeblich völliges Versiegen der Sekretion.

Äußerlich zu subcutanen Injektionen in öliger Lösung.

Candiolin. Kohlehydrat-diphosphorsaures Calcium. $C_6H_{10}O_4(PO_4Ca)_2 + 2\,H_2O$ (nach C. Neuberg). Entsteht bei der Hefegärung von Glucose in Gegenwart von NaH_2PO_4. Lockeres, weißes, fast geschmackfreies Pulver, 7—10 Wa. enthaltend, in Alk. und Wa. schwer l., schwach alkalisch reagierend. Die wasserfreie Substanz enthält 12—14% P (0,5—1% anorganisch) und 16—17% Ca. — 24 Schokoladetäfelchen (1 g Candiolin) 3,50 RM.

Innerlich als Pulver oder in Täfelchen, 0,5—1,0 (Säuglinge), 2,0—3,0 Kinder, 3,0—4,0 Erwachsene vor oder nach den Mahlzeiten (nicht mit Milch kochen!) bei Rachitis, exsudativer Diathese, aber auch als allgemeines Anregungsmittel des Stoffwechsels in Schwächezuständen. Ist jedenfalls als Calcium- und Phosphorsäurepräparat seinem quantitativen Gehalt entsprechend wirksam; zweifelhaft ist, ob ihm darüber hinaus als einer Zwischenstufe im inneren Atmungsprozeß eine besondere tonisierende Wirkung zukommt.

Cannabis indica.

Herba Cannabis indicae. Germ. II., Ergb., Austr., Helv., Jap., Nederl., Ross. **Cannabis indica.** Brit. **Cannabis.** Am. **Chanvre indien.** Gall. **Cannabis indicae herba.** Int. Vorschl. **Indischer Hanf.** Die getrockneten, blühenden, zum Teil schon mit Früchten besetzten Spitzen des Blütenstandes der weiblichen Pflanze der Moracee Cannabis indica sativa L. var. indica Lamarck, in Indien gewachsen (in Indien angebaut, nicht von Harz befreit. Internat. Vorschl.)[1]. Am. fordert Prüfung der Cannabis in Form des Fluidextraktes an Hunden (ausgewachsen, unter 15 kg, 12 Stunden ohne Futter gelassen) und Vergleich mit der Wirkung eines Standard-Fluidextrakts (s. u.): Dosen von höchstens 0,1 ccm pro Kilogramm in Gelatinekapseln müssen Inkoordination hervorrufen. In den Produktionsländern werden aus der Droge bzw. deren Harz verschiedene Extrakte hergestellt, die mit dem Sammelnamen Haschisch (Churrus, Charas, Bhang, Gunjah) bezeichnet und als Berauschungsmittel geraucht und gegessen werden. Der die narkotischen Erscheinungen (Euphorie, Halluzinationen) bedingende Bestandteil ist das halbflüssige Cannabinol $C_{21}H_{30}O_2$, ein sehr leicht veränderliches Phenolaldehyd (S. Fränkel). — 10,0 0,45 RM.

Größte Einzel- und **Tagesgabe: 0,2 und 0,6** (Ross.). Möglichst nicht überschreiten: 0,5 pro dosi und 2,0 pro die! (Ergb.)

Innerlich besser das Extrakt oder die Tinktur.

Äußerlich zu Räucherungen: Bei Asthma in Zigarettenform; 15,0 Haschischkuchen (aus Zucker und Tragant geformt, ca. 0,5—3,0 der Blätter enthaltend) wird auf heißes Blech gebracht und der Kranke den so entwickelten Dämpfen auf $^1/_2$—1 Stunde ausgesetzt; Wirkung unsicher und gelegentlich von Erbrechen, Kopfschmerz und schweren Aufregungszuständen begleitet. (Zur Rauscherzeugung, wobei Lustgefühle besonders erotischer Natur auftreten, und um Schlaf zu machen, werden die Herb. Cannabis und deren Präparate in mohammedanischen Ländern viel benutzt, besonders geraucht: Haschischrausch.)

Da der Indische Hanf und Haschisch therapeutisch entbehrlich sind, sollte der Arzt bei seinen Verordnungen stets im Auge haben, daß kein Mißbrauch mit dieser Droge entsteht.

---

[1] Neuerdings in Deutschland mit bestem Erfolg angebaut. Ebenso in den Ver. Staaten von Amerika. Am. läßt die blühenden oberirdischen Teile der weiblichen Pflanze zu.

257

Rp. 450—451   (Cannabis indica) Extr. Cannabis indicae — Tinct. Cannabis indicae

Extractum Cannabis indicae. Germ. II., Ergb., Austr., Belg. (C.i.E.), Brit., Helv., Jap., Nederl., Ross., Int. Vorschl. **Extractum Cannabis.** Am. **Extrait de Chanvre indien.** Gall. **Estratto di Canape indiana idroalcoolico.** Ital. **Indisch-hanfextrakt.** Schwarzgrünes, dickes weingeistiges Extrakt, unl. in Wa., l. in Alk. — Am. fordert ein biologisch gegen ein Standardpräparat eingestelltes Extrakt. Mit Alkohol (90%) herzustellen (Internat. Vorschl.). — 1,0 0,85 RM. Therap. Dos.: 0,016—0,06 (Brit.). Durchschn. Dos.: 0,015 (Am.).

Größte Einzelgabe: 0,1 (Ergb., Austr., Helv., Jap., Ital., Ross.), dagegen Belg., Gall., Nederl. und Internat. Vorschl. **0,05.**

Größte Tagesgabe: 0,4 (Ergb.), dagegen Austr., Helv., Jap., Ital., Ross. **0,3;** Belg., Nederl. und Internat. Vorschl. **0,15;** Gall. **0,1.**

Innerlich zu 0,03—0,1 2—3 mal tägl. in Pulvern und Pillen früher als Sedativum und leichtes Schlafmittel viel gebraucht, jetzt durch Baldrian- und Brompräparate und besonders die Analgetica, Narcotica und Barbitur-säurepräparate fast ganz verdrängt und nur noch gelegentlich bei schmerz-haften Magen- und Darmstörungen angewandt.

Äußerlich in Salben oder Linimenten zur Beschwichtigung lokaler, entzündlicher, neuralgischer oder rheumatischer Schmerzen; in Verbindung mit Collodium als Hühneraugenmittel.

450. Rp. Extr. Cannabis indicae
    Extr. Hyoscyami ana 0,03.
M.f.pulv. D. tal. dos. Nr. VIII. D.S. 3 stündl.
    1 Pulver. (Bei Gonorrhöe mit heftigen
    Schmerzen.)

451. Rp. Extr. Cannabis indicae 0,2
    Linim. ammon.-camphorati 25,0.
D. S. Zur Einreibung. (Bei schmerzhaf-tem chronischem Rheumatismus.)

Fluidextractum Cannabis. Am. Durch Perkolation mit Weingeist. Pharma-kologisch eingestellt. Das Standard-Fluidextrakt, gewonnen aus 10 ver-schiedenen Cannabisproben, muß in Dosen von 0,03 pro Kilogramm Hund Inkoordination erzeugen.

Durchschnittl. Dosis: 0,1 ccm (Am.).

Innerlich zu 0,05 als Einzeldose (1 Tr.) angegeben.

Tinctura Cannabis indicae (ex Extracto parata). Germ. II., Ergb., Brit., Jap. **Indischhanftinktur.** 1,0 Extrakt in 19,0 Spir. gelöst. Dunkelgrün. 60 Tr. = 1 g. — 1,0 0,05 RM.

Therapeut. Dosen: 0,3—1,0 ccm (Brit.).

Möglichst nicht überschreiten: 1,0 pro dosi, 4,0 pro die (Ergb.).

Tinctura Cannabis indicae (ex Herba parata). Helv., Ross., Internat. Vorschl. **Teinture de Chanvre indien.** Gall. **Tintura di Canape Indiana.** Ital. **Indischhanftinktur.** Dunkelbraungrün, schwach bitter schmeckend, durch Perkolation mit Alk. (Helv. verd. Alk.) 1:10 bereitet. 1:10 Alk. Internat. Vorschl.

Größte Einzelgabe: 1,0 Helv., Ital., Int. Vorschl. **1,25** Ross. **0,5** Gall.

Größte Tagesgabe: 3,0 Helv., Ital., Int. Vorschl. **3,75** Ross. **1,0** Gall.

Innerlich 6—30 Tr. Indikationen des Extraktes.

Die Tinkturen und die Extrakte sollten für den innerlichen Gebrauch möglichst nicht verwendet werden; sie sind meist wenig wirksam. Die hypno-tische Wirkung kann sicher und ungefährlicher durch die modernen Schlafmittel erzielt werden. Die nachfolgenden Präparate des Handels (z. B. Cannabinon) haben schon mehrfach zu Vergiftungen geführt.

Indonal. Mischpräparat von Cannabis indica und Acid. diaethylbarbituricum. Tabletten.

Innerlich als Schlafmittel empfohlen, hat sich nicht eingebürgert.

Cannabinonum. Schwarzbraune Masse aus Haschisch nach Ausfällung des sogenannten Tetanins durch Gerbsäure. Auch in 10proz. Verreibung im Handel.

Innerlich bei Hysterie und Psychosen in Dosen bis zu 0,2 (0,4 pro die). Vorsicht! Vergiftungen (Seh- und Akkommodationsstörungen, maniakalische Erregungszustände, Kollaps beobachtet.)

Cannabinum tannicum. Ergb. Cannabintannat. Gelblich- oder bräunlichgraues amorphes Pulver, von sehr schwachem Hanfgeruch und etwas bitterem stark zusammenziehendem Geschmack, wenig l. in Wa., (l. in angesäuertem Wa.), Alk. und Ae. Höchstens 0,1% Aschegehalt. Handelspräparat, das den wirksamen Bestandteil des Indischen Hanfes als Tannat ohne das betäubend riechende giftige ätherische Öl enthalten soll. — 1,0 1,45 RM.

Möglichst nicht überschreiten 1,0 pro dosi, 2,0 pro die! (Ergb.)

Innerlich zu 0,2—0,5 in Pulvern zur beruhigenden und schlafmachenden Wirkung bei Exaltationszuständen, Geisteskranken, Stenokardie, früher vereinzelt auch bei leichteren Formen der Schlaflosigkeit gerühmt. Kaum noch angewendet.

Fructus Cannabis. Germ. I., Ergb., Helv., Norv., Ross. Hanffrüchte. Die Nüßchen 32—58 % fettes Öl enthaltend. — 10,0 0,05 RM.

Innerlich als Emulsion 50,0 auf 200,0—300,0, halbtassenweise, im Dekokt, zu Species. Vereinzelt bei Gonorrhöe gegeben.

Cantharides.

<u>Cantharides.</u> Germ., Austr., Belg., Dan., Helv., Jap., Nederl., Norv., Ross., Suec. **Cantharis.** Am. **Cantharide.** Gall. **Cantaride.** Ital. Spanische Fliegen. Mindestgehalt: 0,7% Cantharidin. Der bei einer 40° nicht übersteigenden Temperatur getrocknete, möglichst wenig beschädigte, glänzend grüne, besonders in der Wärme blau schillernde, stark und eigenartig, aber nicht nach Ammoniak riechende Käfer Lytta vesicatoria Fabricius. Das Pulver ist graubraun. Höchstens 8% Asche enthaltend. Gut getrocknet in gut verschlossenen Gefäßen und vorsichtig aufzubewahren. — Die übrigen Pharmakopöen fordern meist 0,6% Cantharidin, Nederl. läßt auf 0,55% mit Spanischfliegenpulver einstellen. **Pulvis Cantharidis.** Internat. Vorschl.: Lytta vesicatoria Fabr., Epicauta Gorhami Mars, und andere blasenziehende Käfer; mit mindestens 0,6% Cantharidin. — 10,0 0,25 RM.

Größte Einzelgabe: 0,05, ebenso Austr., Belg., Gall., Helv., Ital. und Internat. Vorschl., dagegen Jap., Ross. **0,03,** Nederl. **0,025.**

Größte Tagesgabe: 0,15, ebenso Gall., Helv., Ital. und Internat. Vorschl., dagegen Austr. **2,0,** Belg., Jap., Nederl., Ross. **0,1.**

Innerlich zu 0,01—0,05 vereinzelt als Aphrodisiacum angewendet. Wegen der starken Reizung, auch der Nieren besser zu vermeiden.

Äußerlich als starkes Hautreizmittel, das unter Brennen und Rötung eine exsudative Entzündung des Papillarkörpers (Blasenbildung der Oberhaut) erzeugt (bei längerer Einwirkung Gefahr der tiefgehenden Entzündung und Eiterung). In Salben entweder durch Zusatz der gepulverten Cantharide (1) zu Salbenmasse (8): Unguentum epispasticum, oder durch Digestion der Canthariden mit fettem Öl, so das Ungt. Cantharid., zu Pflastern (zu deren Zusammensetzung man sich des Pulvers oder der öligen und der ätherischen Auszüge bedient). — Als Empl. Cantharid., Canthariden-Collodium usw.

Bei innerlicher Darreichung ist zum mindesten bei Überschreitung der Maximaldosen mit Schleimhautentzündung zu rechnen.

Resorption auch von der Hàut aus; Gefahr der Reizung der ausscheidenden Organe, der Niere (Glomerulonephritis, in Einzelbeobachtungen Polyurie) und der unteren Harnwege.

453. Rp. Cantharidum pulv.
       Picis Burgund.
       Cerae flavae ana 25,0

452. Rp. Cantharidum pulv. 10,0
    Olei Olivarum q. s.
ut f. pasta mollis. (Vesicator.)

       Terebinthinae 5,0
       Olei Lavandulae
       Olei Thymi ana 0,5.
F. empl. Extende supra taffet. Emplâtre de Cantharide mitigé. Mouches de Milan.   Gall.

Acetum Cantharidini. Brit. Spanischfliegenessig. Cantharidin (1) mit Essigsäure (Eisessig 200 und Wasser ad 2000) perkoliert. Ein ähnliches Präparat ist das früher in Nederl. offizinelle, in Niederl.-Indien an Stelle der Tinct. Cantharidis gebrauchte **Acetum mylabridum** (1 Mylabris Cichorii Fabr. und M. pustulata Billb. zu 1000).

Äußerlich als Hautreizmittel.

Ceratum Cantharidis. Am. Spanischfliegencerat. Fein pulverisierte Canthariden (350) mit Eisessig (25 ccm) und Terpentin (150) 48 Stunden lang digeriert, mit einer noch warmen Schmelze aus gelbem Wachs (175), Fichtenharz (175) und Benzoeschmalz (200) gemischt, nach dem Kolieren auf dem Wasserbad auf 1000 g eingeengt. Zur Bereitung des Emplastrum Canth.

Äußerlich als ableitendes Mittel bei inneren Entzündungen und Krampfschmerzen (Epispaticum).

Charta rubefaciens. Jap. Hautreizendes Papier. Cantharidenpulver (1), gelbes Wachs (8), Walrat (3), Olivenöl (4), Terpentinöl (1), Wasser (10) während 2 Stunden im Wasserbad digeriert. Mit der kolierten Masse wird Papier überzogen.

Collodium cantharidatum. Germ., Dan., Helv., Jap., Ross. **Collodium vesicans.** Brit. (Blistering collodion.) **Collodio cantaridato.** Ital. Spanischfliegen-Kollodium. Gelbgrüne, nach längerem Aufbewahren bräunliche, schwach sauer reagierende Mischung von 15 T. eines bei gelinder Wärme eingedampften klaren ätherischen Auszugs von Cantchariden (100) mit Kollodium (85); in dünner Schicht beim Verdunsten des Ätherweingeistes ein grünes, fest zusammenhängendes Häutchen hinterlassend. Vorsichtig aufzubewahren. Ebenso Dan., Ital., Jap., Ross. — Helv.: Lösung von Cantharidin (1) in Collodium elasticum (250); farblos oder schwach gelblich. — Brit.: 25 g Collodiumwolle, 10 g Cochenille und 1000 ccm Liquor epispasticus Brit. (Cantharidin 4 g, Ricinusöl 25 g, Colophonium 12 g, Aceton ad 1000 ccm). — 10,0 0,35 RM.

Äußerlich als blasenziehendes Mittel, leicht in der Anwendung und sicher in der Wirkung. Das Collodium cantharidatum haftet nicht, sondern wird mit der Epidermis abgehoben.

Emplastrum Cantharidum ordinarium. Germ. **Emplastrum Cantharidum.** Austr., Jap., Nederl. **Emplastrum Cantharidis.** Belg., Dan., Helv., Norv., Ross. **Emplâtre vesicatoire.** Gall. **Empiastro di Cantaridi.** Ital. Spanischfliegenpflaster. Grünlichschwarzes, weiches, in Stangen ausgerolltes, 2 T. mittelfein gepulverte Spanische Fliegen, je 1 T. Erdnußöl und Terpentin und 4 T. gelbes

Wachs enthaltendes Pflaster. — Die anderen Pharmakopöen haben ähnliche Zusammensetzung, aber teils anderen Gehalt an Canthariden: Gall. und Nederl. etwa 34%, Belg. 36%, Ital. etwa 40%. Ähnlich ist auch **Emplastrum Cantharidini** Brit.: Cantharidin 2 g, Chloroform 100 ccm, gelbes Wachs 450 g, Wollfett ad 1000 g. Am. bezeichnet als **Emplastrum Cantharidis** auf Emplastrum adhaesivum aufgestrichenes Ceratum Cantharidis. — 10,0 0,20 RM.

Äußerlich am besten mit einem Rande von Heftpflaster versehen, in der Regel derart, daß man das Cantharidenpflaster auf Heftpflaster streicht und den Rand frei läßt, oder durch Heftpflasterstreifen befestigt.

Im allgemeinen bedarf es, um Hautröte hervorzurufen, 2—4, zum Blasenziehen 6—8 Stunden. Diese Zeiträume variieren sehr nach der größeren oder geringeren Empfindlichkeit der Haut. Zur Beschleunigung und Erhöhung der Wirkung bestreicht man das Pflaster mit einem Tropfen Öl. Soll nach der Entstehung der Blase keine weitere Eiterung unterhalten werden, so schneidet man die Blase an ihrem unteren Teile an, fängt das ausfließende Serum mit reiner Watte auf und verbindet dann mit Bor- oder Zinksalbe. Oft verträgt eine derartige Hautstelle gar keine Salbe, und selbst das mildeste Fett bewirkt eine immer mehr sich ausbreitende Ulceration; dann verbindet man mit sterilem Mull, unter welchem sich die Granulationen gut und schnell bilden. Will man Eiterung unterhalten, so verbindet man, nachdem die Epidermis abgetragen, die exkoriierte Stelle mit Ungt. Cantharidum oder mit minder reizenden Salben (Ungt. basilicum).

Bei Ischias legt man Streifen an das kranke Glied, am besten in langen schmalen Streifen dem Verlaufe des Ischiadicus folgend, und wechselt öfter deren Stelle: Vesicatoria volantia. — Jedenfalls berücksichtige man bei großen Pflastern die Resorption des Cantharidins und daraus hervorgehende Nieren- und Blasenentzündung.

Emplastrum Cantharidum perpetuum. Germ., Austr. **Emplastrum Cantharidis perpetuum.** Helv. **Emplastrum Cantharidis cum Euphorbio.** Dan., Norv. **Empiastro di Cantaridi mite.** Ital. Immerwährendes Spanischfliegen- pflaster. Grünlichschwarzes, hartes, je 4 T. mittelfein gepulverte Spanische Fliegen und Hammeltalg, 14 T. Kolophonium, 7 T. Terpentin, 10 T. gelbes Wachs sowie 1 T. mittelfein gepulvertes Euphorbium enthaltendes Pflaster. Ähnlich die Vorschriften der anderen Pharmakopöen. Austr. 10% Canth., 6% Euphorb., Dan. 15% Canth., 7,5% Euphorb.; Helv. 30% Canth., ohne Euphorb., aber ¹/₂% Campher; Ital. 7% Canth., 7% Euphorb.; Norv. 15% Canth., 5% Euphorb. Ähnlich ist auch **Emplastrum calefaciens** Brit.: Cantharidin 0,2 g, Chloroform 20,0 ccm, Olivenöl 40,0 ccm, Heftpflastermasse 940,0 g. — 10,0 0,15 RM.

Äußerlich: Milder als das vorige. Bei Zahnschmerzen, Augenentzündungen u. dgl. hinter das Ohr gelegt.

Oleum cantharidatum. Germ. V., Ergb., Jap. **Olio cantaridato.** Ital. Spanischfliegenöl. 3 T. (Ital. 1 T.) grobgepulverte Span. Fliegen werden mit 10 T. Erdnußöl (Ital. 9 T., Jap. 10 T. Olivenöl) digeriert. Grünlichgelbes Öl. Ähnlich Cantharidis oleum compositum Belg. (6 T. Span. Fliegen, 3 T. Euphorb., 100 T. fettes Öl). 44 Tr. = 1 g. — 10,0 0,20 RM.

Äußerlich zu Einreibungen (als Rubefaciens) und Salben.

Tinctura Cantharidum. Germ., Austr., Jap., Nederl. **Tinctura Cantharidis.** Am., Belg. (C. T.), Helv., Ross., Suec., Internat. Vorschl. **Teinture de Cantharide.** Gall. **Tintura di Cantaridi.** Ital. Spanischfliegentinktur. Mindestgehalt 0,07% Cantharidin. 1:10 (Aceton und 0,1 Weinsäure) bereitet. Grünlichgelb, nach Aceton riechend. Vorsichtig aufzubewahren. Die übrigen Pharmakopöen durchweg 1:10 verd. Alk. (nur Am. und Jap. Alk.). Internat. Vorschl.: mit 70% Alk. bereitet, 0,06% Cantharidingehalt. 60 Tr. = 1 g. — 10,0 0,20 RM. Durchschnittl. Dosis: 0,1 ccm (Am.).

Größte Einzelgabe: 0,5 (ebenso Austr., Belg., Gall., Helv., Ital., Internat. Vorschl.), dagegen 0,2 (Jap., Nederl., Ross.).

Größte Tagesgabe: 1,5 (ebenso Austr., Helv., Ital., Internat. Vorschl.), dagegen 0,6 (Jap., Nederl., Ross.), 1,0 (Belg.), 1,25 (Gall.).

Innerlich. Überflüssiges und unter Umständen gefährliches Präparat.

Äußerlich zu Einreibungen, Linimenten, Salben, Pomaden (zu Haarpomaden, Haarwasser und Haarölen gegen Alopecie, Calvities praematura und überhaupt gegen das Ausfallen der Haare besonders viel und nach zahlreichen verschiedenen Vorschriften angewendet).

454. Rp. Tinct. Cantharidum 5,0
    Ungt. Rosmarini compositi
        ad 100,0.
F. ungt. D. S. Zur Einreibung.

455. Rp. Tinct. Cantharidum 5,0
    Olei Ricini 50,0
    Olei Jasmini 5,0
    Olei Neroli 0,5.
M. D. S. Haaröl.

456. Rp. Tinct. Cantharidum 6,0
    Aq. Coloniensis 50,0
    Olei Rosmarini
    Olei Lavandulae ana 10,0.
M. D. S. Haarwasser. Mit einem kleinen befeuchteten Flanellappen die behaarte Kopfhaut sanft anreiben. (Gegen Alopecie.)

457. Rp. Balsami peruviani
    Succ. Citri
    Tinct. Cantharidum
    Extr. Chinae ana 3,0
    Olei Rosae
    Olei Amygd. aeth. ana 0,25
    Medullae bovinae ad 50,0.
M. D. S. Haarpomade. (Gegen Alopecie.)

Unguentum Cantharidum. Germ. V., Ergb., Jap. Unguentum Cantharidis. Helv. Suec. Unguentum Cantharidini. Brit., Belg. (C. U.). Ceratum Cantharidis. Am. Pommade epispastique jaune und verte. Gall. Unguento di Cantaridi. Ital. Spanischfliegensalbe. Unguentum irritans. Gelb bis schwarzbraun. Die Zusammensetzung ist verschieden. Aus Ol. cantharid. Germ. und Jap.: Ol. cantharid. (3), Cer. flav. (2) Jap. mit Zusatz von Benzoe (0,15). Aus Canthariden Am. (2,5% Essigs. enthaltend), Suec., Gall. und Ital. Aus Cantharidin: Belg., Brit. (0,033%), Helv. — 10,0 0,25 RM.

Unguentum Cantharidum cum Euphorbio. Ergb. Cantharidis unguentum cum Euphorbio. Belg. Euphorbiumhaltige Spanischfliegensalbe. Mit 5% Euphorbium. Nach Belg. aus: Euphorb. (6), Ungt. Picis (74), Cantharid. (20). Gelbe bzw. schwarzbraune Salbe.

Cantharidinum. Ergb., Belg., Brit., Helv. Cantharidine. Gall. Cantaridina. Ital. Cantharidin. $C_{10}H_{12}O_4$. Das Anhydrid der Cantharidinsäure. In den Canthariden und anderen Käfern (Mylabris). Farblose, glänzende, sublimierbare Blättchen, sehr schwer l. in Wa. und Alk., leichter in Ae. und Chl., reichlich in fetten Ölen. Schmp. 210—211° (Belg., Gall., Ital. 218°). — 0,01 0,15 RM.

Größte Einzelgabe: 0,0002 Helv., 0,0005 Belg., dagegen Internat. Vorschl. 0,0003, Ergb. 0,0001.

Größte Tagesgabe: 0,0002 Helv., dagegen Belg. und Internat. Vorschl. 0,001, Ergb. 0,0004.

Innerlich vorübergehend gegen tuberkulöse und lepröse Prozesse empfohlen. In Deutschland verlassen.

Kalium cantharidinicum. Kalium cantharidicum. Potassium (Cantharidate de). Gall. Kaliumcantharidat. Cantharidinsaures Kalium. $C_{10}H_{12}O_5K_2 \cdot H_2O$. Farblose in 25 T. Wa. l. Nadeln. Vorsicht, sehr giftig!

Innerlich wie Cantharidin.

Tinctura Cantharidini. Brit. Cantharidin (0,1), Chlorof. (10 ccm), Spir. (ad 1000 ccm). Cantharidingehalt ungefähr $^1/_7$ der Tinct. Cantharidum P. I. Therapeut. Dosen: 0,12—0,30 ccm (Brit.).

Capillus Veneris.

Herba Capilli Veneris. Ergb., Belg. Folium Adianti. Helv. Frauenhaar. Venushaar. Die getrockneten Wedel des Farns Adiantum capillus Veneris L., bitteren Extraktivstoff und Schleim enthaltend. — Gall. statt dessen Capillaire de Canada, Blätter von Adiantum pedatum L. — 10,0 0,10 RM.

Innerlich im Infus 5,0—10,0 auf 150,0 als schleimlösendes und reizmilderndes Mittel zu Spec. pectoral.

Extractum Capilli Veneris fluidum. Capilli Veneris extractum fluidum. Belg. Frauenhaarextrakt. Wässeriges Dekokt (100:1500) auf 70 T. eingedampft, mit 5 T. Spiritus Aurant. flor. und 25 T. Weingeist gemischt und filtriert.

Innerlich als Korrigens.

Sirupus Capilli Veneris. Belg. Sirupus Adianti. Helv. Sirop de Capillaire. Gall. Frauenhaarsirup. Capillärsirup. Aus einem Infus der Herba Capilli Veneris oder dem Fluidextrakt bereitet.

Innerlich als Corrigens.

Capsella Bursa pastoris.

Herba Bursae pastoris. Ergb. Hirtentäschelkraut. Die oberirdischen Teile der Crucifere Capsella bursa pastoris (L.) Mönch. Enthält Allylsenföl. — 10,0 0,05 RM.

Als Volksmittel zur Blutstillung und gegen Diarrhöen viel angewendet, etwa 15 g des frischen Krautes oder 5 g getrocknetes auf eine Tasse Tee.

Neuerdings sind von verschiedener Seite Extrakte bzw. Dialysate aus Capsella Bursa hergestellt worden, welche als Ersatzmittel für Secale und Hydrastis bei Metrorrhagien empfohlen werden. So Styptural, ein Extrakt + Acetylcholin, Thyramin und Histamin (mehrmals täglich 25—30 Tr., oder intramuskulär 2 ccm), Styptysat mit Zusatz von 5% Oxymethylhydrastinin (3mal tägl. 10—15 Tr.), Thlaspan (2—3mal tgl. 20—30 Tr.), Viscibursin (Tabletten aus Capsella und Viscum album; mehrmals tägl. 1 Tabl.). Keins dieser Präparate hat weitere Anwendung gefunden.

Extractum Bursae pastoris fluidum. Ergb. Hirtentäschelkrautfluidextrakt wird mit wässerigem Weingeist (3 Weingeist + 7 Wa.) bereitet, braun, mit Wa. klar mischbar. — 10,0 0,25 RM.

Innerlich. Einzeldosis bis zu 15,0, Tagesdosis bis zu 30,0 mit süßem Likör empfohlen. Erzeugt keine Wehen.

Tinctura Bursae pastoris Rademacheri. Ergb. Aus frischem Hirtentäschelkraut (5) und Weingeist (6) bereitet. Braungrün, ohne besonderen Geruch und Geschmack. 50 Tr. = 1 g. — 10,0 0,25 RM.

Capsicum.

Fructus Capsici. Germ., Austr., Belg. (C. F.), Brit. (C. F.), Dan., Helv., Jap., Nederl., Norv., Ross., Suec. Capsicum. Am. Spanischer Pfeffer.[1]

Die getrockneten, reifen, brennend scharf schmeckenden und nur schwach

---

[1] Für den Bedarf Deutschlands kommt die Droge aus den Kulturen Ungarn (Szegedin) in Betracht. — Paprika ist das Pulver verschiedener Capsicum-Arten.

263

Rp. 458—460   (Capsicum) Fruct. Capsici — Tinct. Capsici

würzig riechenden Früchte der Solanacee Capsicum annuum L. (Am. Caps. frutescens L., Brit. Caps. minimum, Cayennepfeffer). Sie enthalten Capsaicin $C_{18}H_{27}O_3N$. Das ölige Capsicol und das harzartige Capsicin sind nicht als chemisch definierte Stoffe zu betrachten. Das Pulver ist (matt) gelbrot, frei von Teerfarbstoffen; sein zulässiger Aschegehalt 8%. — 10,0 0,15 RM.

Durchschnittl. Dosis: 0,06 (Am.).

Innerlich zu 0,05—0,2 in Pulvern, im Aufguß 0,5—1,5 auf 100,0. Früher als Stomachicum gebraucht.

Äußerlich als Verschärfungsmittel reizender Kataplasmen, als Rubefaciens zu Empl. Capsici.

Spiritus russicus. Germ. Russischer Spiritus. Spirituös-ammoniakalischer Auszug[1]) von Span. Pfeffer (2), Ammoniakflüssigkeit (5) und Weingeist (75), der nach dem Durchseihen mit Campher (2), Terpentinöl (3), Äther (3), Glycerin (2) und Wasser (10) versetzt und nach dem Absetzen der Flüssigkeit filtriert wird. — 100,0 1,20 RM.

Viel gebrauchtes Einreibemittel.

Emplastrum Capsici. Am. Capsicumpflaster. Gestrichenes Heftpflaster, wird mit Oleoresina Capsici bestrichen, das vom Fett befreit ist. 15 qcm sollen mindestens 0,25 Capsicumextrakt enthalten.

Äußerlich als ableitendes Mittel bei inneren Entzündungen und Schmerzen verwendet.

Linimentum Capsici compositum. Ergb. Pain-Expeller s. unter Tinct. Capsici. Dunkelrötlichbraunes Liniment. Spez. Gew. 0,875—0,890.

Oleoresina Capsici. Am. Capsicum 500 mit Äther (q. s.) perkoliert. Den vorgeschriebenen brennenden Geschmack läßt Am. am Menschen (Mund) prüfen.

Durchschnittl. Dosis: 0,015 (Am.).

Tinctura Capsici. Germ., Am., Belg., Brit., Dan., Jap., Nederl., Ross., Suec. Spanischpfeffertinktur. Rötlichbraun, stark brennend schmeckend, 1:10 (Alk.) bereitet (Brit. 1:20). Als Lösungsmittel wird sonst 60—95proz. Alk. benutzt. Alkoholzahl nicht unter 10,8. 60 Tr. = 1 g. — 10,0 0,25 RM.

Therap. Dosen: 0,3—1 ccm (Brit.). Durchschn. Dosis: 0,5 ccm (Am.).

Innerlich zu 0,5—1,5 (10—30 Tr.) mehrmals täglich in stark einhüllendem Vehikel, als Zusatz zu exzitierenden Mixturen (3,0—10,0 auf 100,0).

Äußerlich zu Mund- und Gurgelwässern 1,0—10,0 auf 100,0, zu Einreibungen meist mit anderen scharfen Tinkturen, reizenden Linimenten usw. verbunden.

458. Rp. Tinct. Capsici 10,0
    Spiritus camphorati 100,0
    Mixturae oleoso-balsamicae 25,0.
M. D. S. (Gegen Frostbeulen.)

459. Rp. Tinct. Capsici
    Liq. Ammonii caustici ana 25,0
    Spiritus saponati
      camphorati 50,0.
M. D. S. Zum Einreiben. (Bei Rheumatismus.)

460. Rp. Tinct. Capsici 52,5
    Saponis medicati 0,3
    Camphorae 3,0
    Olei Rosmarini
    Olei Lavandulae
    Olei Thymi
    Olei Caryophyllorum ana 1,0
    Olei Cinnamomi 0,2
    Liq. Ammonii caustici 10,0.
M. D. S. Äußerlich. Linim. Capsici compos. (Pain-Expeller des Ergb.)

[1]) Eigentlich eine Tinct. Capsici compos.

Unguentum Capsici. Brit. Fruct. Caps. (12), Cetaceum (6), Ol. Oliv. (44). Äußerlich als hautreizendes Mittel bei Rheumatismus.

Carbamidum s. Harnstoff, Urea S. 722.

Carbo.

Carbo Ligni pulveratus. Germ., Helv., Ross. **Carbo Ligni.** Am., Brit., Nederl. **Carbo Ligni depuratus.** Austr. **Carbonis Ligni pulvis.** Belg. **Poudre de Charbon végétal lavé.** Gall. **Carbone vegetale.** Ital. Gepulverte Holzkohle. Schwarzes, ohne Flamme verbrennendes Pulver, ohne harzige (Teer-) Bestandteile und höchstens 10% (Brit. 7,5) Asche enthaltend. Gewonnen aus käuflicher Holzkohle durch Erhitzen in genügend geschlossenen Gefäßen, bis keine Dämpfe mehr entweichen, und nach dem Erkalten sogleich fein gepulvert[1]). — 100,0 0,20 RM.

Durchschnittl. Dosis: 1 (Am.).

461. Rp. Corticis Chinae 9,0
Myrrhae 2,0
Carbonis Ligni pulv. ad 30,0.
M. f. pulv. D. S. Zahnpulver. Pulv. dentrific. niger.

Innerlich wegen seines durchaus unzureichenden Adsorptionsvermögens durch Carbo medicinalis ersetzt.

Äußerlich zu Mundwässern 3,0 bis 5,0 auf 100,0, stark umgeschüttelt, gegen übelriechende Stomakake, zu Zahnpulvern, Zahnlatwergen, Kataplasmen, Streupulvern mit China, Myrrha, Calmus, Chamomilla usw., Salben 10,0 auf 25,0 Fett: Aliberts Grindsalbe.

Carbo animalis. Germ. I., Ergb., Ross. **Carbo animalis purus.** Suec. **Carbo ossium pulveratus.** Jap. **Charbon animal purifié.** Gall. Tierkohle, Blutkohle, Knochenkohle[2]). Schwärzliches, sehr wenig glänzendes Pulver, frei von Säuren und Metallsalzen. — 10,0 0,20 RM.

Innerlich seit 1909 (Wiechowski) als höchst wirksames Adsorbens bei Vergiftungen und abnormen Gärungsprozessen im Verdauungskanal angewendet, neuerdings durch Carbo medicinalis ersetzt. (Eine Mischung von Carbo mit Natrium sulfuricum [2:1] wurde als Toxodesmin in den Handel gebracht.) — Auch als Konstituens von schwer zu verarbeitenden Medikamenten, z. B. Kreosot, Crotonöl u. dgl. empfohlen.

Carbo medicinalis. Germ. **Carbo adsorbens.** Nederl. Medizinische Kohle. Schwarzes, geruch- und geschmackloses Pulver. Rein, insbesondere frei von Salpeters., Schwefelwasserstoff, Kupfersalzen und Cyanverb. Von hohem Adsorptionswert. 0,1 g muß mindestens 35 ccm Methylenblaulösung (0,15%) bei einer Schütteldauer von 5 Minuten entfärben und mindestens 0,08 g Sublimat adsorbieren. Höchstens 12% Wa. und 4% Asche enthaltend. (Aus tierischen oder pflanzlichen Stoffen hergestellt. In gut verschlossenen Gefäßen trocken aufzubewahren.) — 10,0 0,35 RM. 50 Tabletten (0,25) 1,15 RM. 100 g Kohle - Granulat 2,75 RM. 50 Compr. (0,25) 1,25 RM.

Innerlich (seit 1924) 5—10 g (1 Eßlöffel voll) in 1 Glas Wasser aufgerührt, als Adsorbens. Alles, was von den adsorbierenden Wirkungen der Bolus alba (S. 142) gesagt ist, gilt im erhöhten Maße von Carbo medicinalis. Zur Unschädlichmachung verschluckter Gifte, bei Vergiftung mit Sublimat, Arsenik, Lysol, Phosphor u. a. Wenn möglich, nach vorheriger Magenausspülung zu

---

[1]) Carbo Tiliae, Lindenholzkohle, leichtes, zartes Pulver. Carbo Populi, Pappelholzkohle, Charbon Belloc.

[2]) Je nach dem Ausgangsmaterial (tierische Stoffe, Knochen, Blut) als Carb. animalis, ossium oder sanguinis bezeichnet, Enthält fast immer N-Verbindungen.

geben. Da die adsorbierende Wirkung nach mehreren Stunden nachläßt und das gebundene Gift wieder abgegeben wird, empfiehlt es sich, alsbald nach der Kohlesuspension ein Abführmittel zu reichen, am besten etwa 25 g Magnesium sulfuricum. — Auch bei Nahrungsmittelvergiftung (Fleisch-, Fisch-, Konserven-vergiftung). Ebenso bei bakteriellen Infektionen, akuter Gastroenteritis, Cholera, Ruhr, Typhus abdominalis; doch kommt eine Heilwirkung nur bei frischer Infektion in Frage, solange die Erreger noch im Innern des Darms und nicht in die Gewebe bzw. ins Blut übergetreten sind. Schließlich bei Magen- und Darmerkrankungen, insbesondere Hyperacidität und Geschwürs-bildung, wobei neben der adsorbierenden auch die mechanische Deckwirkung in Frage kommt.

Carbo Spongiae. Spongiae ustae. **Schwammkohle.** Feines schwarzes oder braun-schwarzes Pulver, geruchlos oder schwach brenzlig riechend und salzig schmeckend. Einige Prozent Natriumjodid enthaltend. — 10,0 0,15 RM.

Carboneum sulfuratum. Ergb. **Carboneum sulfuratum depuratum.** Belg. **Carbon disul-phidum.** Brit. **Sulfure de Carbone.** Gall. **Schwefelkohlenstoff.** CS_2. Wasserhelle Flüssigkeit von starkem, eigentümlichem Geruch, scharfem, brennendem Geschmack, sehr leicht entzündlich, mit Luft gemischt, explosibel (größte Vorsicht!), unl. in Wa., leichtl. in Ae., Alk., fetten und ätherischen Ölen. Löst Phosphor, Schwefel, Campher, Gutta-percha. Siedep. 46°. Spez. Gew. 1,268—1,270. Kühl und vor Licht geschützt in nicht vollständig gefüllten Flaschen aufbewahren. — 100,0 0,25 RM.

Verdient keine Anwendung. (S. Pil. Phosphori S. 567).

Salforkose. Enthält Carb. sulf., Formaldehyd und zwei die Feuergefährlichkeit des ersteren herabsetzende Stoffe.

Gegen Wanzen. Salforkose-Ersatz: Carb. sulf. (90 RT) wird mit Brennspiritus und Wa. (je 5 RT.) versetzt.

Carboneum tetrachloratum. Germ. I., Ergb. **Carbonei tetrachloridum.** Am. **Tetra-chloretum carbonicum.** Nederl. **Tetrachlorkohlenstoff. Tetrachlormethan.** CCl_4. Mol.-Gew. 153,8. Klare, farblose, schwere Flüssigkeit, in Wa. fast unl., mit abs. Alk., Ae., fetten und äther. Ölen in jedem Verhältnis mischbar. Nicht brennbar. Siedep. 76—78°. Spez. Gew. 1,599—1,604. Vorsichtig, vor Licht geschützt aufbewahren. — 100,0 0,30 RM.

Durchschn. Dosis: 2,5 ccm (einmalig, für Erwachsene als Anthel-minthicum). (Am.).

Größte Einzel- und Tagesgabe: 4,0 (Nederl.).

Als Anaestheticum nicht bewährt. Als Anthelminthicum, besonders in Amerika, versucht. Viel gebraucht als Lösungsmittel für Fette.

Carboneum trichloratum. Hexachloräthan. Perchloräthan. $Cl_3C - CCl_3$. Farblose Krystalle, von campherartigem Geruch, unl. in Wa., leichtl. in Alk. Gegen Alkalien sehr beständig. — 10,0 0,50 RM.

Innerlich nicht mehr im Gebrauch.

Äußerlich als lokales Anaestheticum (Carb. trichlor. 5,0, Äther 10,0, Ad. suill. 25,0).

Cardamomum.

Fructus Cardamomi. Germ., Austr., Dan., Helv., Jap., Nederl., Norv., Suec. **Fructus Cardamomi minoris s. Malabarici.** Ross. **Cardamomi semen.** Am. **Cardamomi semina.** Brit. **Cardamomo.** Ital. Cardamomum malabaricum. **Malabar-Kardamomen.** Die kurz vor der Reife gesammelten und ge-trockneten, stark würzig riechenden und würzig und brennend schmeckenden

266

(Cardamomum) Fruct. Cardamomi — (Carduus benedictus) Herba Cardui benedicti

Früchte der Zingiberacee Elettaria cardamomum (Roxburgh) Maton, 4—5%
eines aus Cineol und Terpineolacetat bestehenden ätherischen Öls enthaltend.
Das rötlich- bis bräunlichgraue Pulver darf nur aus den Samen hergestellt
werden. Höchstgehalt an Asche: 10% (manganhaltig). Andere Pharmakopöen
lassen die Fruchtschalen entfernen. Am. und Brit. schreiben die Samen
vor. — 1,0 0,05 RM.

Durchschnittl. Dosis: 1,0 (Am.).

Tinctura Cardamomi. Ergb., Am., Helv. Malabar-Kardamomen-
tinktur. 1:5 (verd. Weing.) maceriert; Am. und Helv. perkoliert. Gelb,
würzig reichend und brennend würzig schmeckend. — 10,0 0,35 RM.

Durchschnittl. Dosis: 2 ccm (Am.).

Innerlich zu 20—30 Tr. mehrmals tägl. Als Stomachicum.

Tinctura Cardamomi composita. Am., Brit. Cardamom. sem. cont., Fruct. Carvi
ana 14,0, Coccionell. 7,0, Cort. Cinnam. Cass. 28,0, Glycerin 100 ccm., Spirit. (45%) q. s.
ad percolat. 1000 ccm. Am. sehr ähnlich, aber Mazeration.

Therap. Dosen: 2—4 ccm (Brit.). Durchschnittl. Dosis: 4 ccm (Am.).

Cardiazol. Pentamethylentetrazol. Weißes, krystallinisches Pulver. Schmp.
56—58°, leichtl. in Wa. und organ. Lösungsmitteln. Die Lösungen sind sterilisierbar. — 10 Tabl. (0,1 g) 2,20 RM. 10,0 10% Card. liquidum (z. Einnehmen)
2,20 RM. 6 Amp. (0,1 in 1,1 ccm) 2,60 RM.

Innerlich 3mal täglich 0,1 in Tabletten bzw. 3mal täglich 20 Tropfen,
bei Säuglingen 0,05, bei älteren Kindern 0,1.

Äußerlich zur subcutanen oder intravenösen Injektion 2 mal täglich 1 ccm,
bei Säuglingen 0,5 ccm, bei älteren Kindern 1 ccm.

Bei den Indikationen der Camphertherapie bewährtes Herzkräftigungs-
mittel, welches den Vorzug besitzt, auch innerlich eingenommen wirksam zu
sein und bei parenteraler Anwendung schnell und reizlos resorbiert zu werden,
auch bei chronischen Herzinsuffizienzen, insbesondere bei chronischer Myokarditis, sowie bei toxischen und infektiösen Herzkrankheiten. Vgl. Camphora
S. 252.

Cardiazol-Dicodid-Tropfen s. unter Dicodid S. 543.

Cardolum. Kardol. Cardolum vesicans wird aus den Früchten von Anacardium occiden-
tale L. (Westindien), Cardolum pruriens aus den Früchten von Semecarpus Anacardium
L. fil. hergestellt, vielleicht ätherische Extrakte. C. vesicans ist eine hellbraune, teerartige,
in Wa. unl. Flüssigkeit, C. pruriens von ähnlicher Konsistenz, aber dunklerer Färbung. In
beiden findet sich als wirksamer Bestandteil das reine Kardol $C_{21}H_{30}O_2$, eine farblose
Flüssigkeit. — C. pruriens wirkt schwächer als C. vesicans. — 10,0 0,40 RM.

Äußerlich: Als Vesicans in früherer Zeit empfohlen und den Canthariden in vielen
Fällen vorgezogen. Nicht mehr im Gebrauch.

Carduus benedictus.

Herba Cardui benedicti. Germ., Belg. (C. b. H.), Helv., Nederl., Ross.,
Suec. Kardobenediktenkraut. Die getrockneten, bitter schmeckenden
Blätter und krautigen Zweigspitzen mit den gelben Blüten der Composite
Cnicus benedictus L. (Nederl.: Carbenia benedicta). Enthält das scharfreizende
Cnicin. Das Pulver ist grün. Höchstens 20% Asche enthaltend. —10,0 0,05 RM.

Innerlich zu 1,0—2,5 mehrmals täglich, in Pulver, im Infus oder Dekokt. 5,0—10,0 auf 150,0 als Tonicum amarum (Vorsicht bei Gravidität! Bestandteil zahlreicher sog. „Blutstockungsmittel").

Extractum Cardui benedicti. Germ., Helv. Kardobenediktenextrakt. Braunes, in Wa. fast klar l., bitter schmeckendes, 1:9 (wässerig. Alk.) bereitetes dickes Extrakt. Belg. hat statt dessen Cardui benedicti extractum fluidum; ein wässeriger, bis zum spez. Gew. 1,25 eingedampfter, mit dem gleichen Volumen 50proz. Weingeist versetzter Auszug. — 1,0 0,10 RM.

Innerlich zu 0,5—1,5 mehrmals täglich, in Pillen, Solutionen mit Aqua Laurocerasi, mit aromatischen Tinkturen usw., bei Appetitlosigkeit und Dyspepsien als Amarum.

462. Rp. Extr. Cardui benedicti 5,0
Aq. Laurocerasi 25,0.
M. D. 3mal tägl. 20—40 Tr. (Bei Dyspepsie.)

463. Rp. Extr. Cardui benedicti 6,0
Vini Xerensis ad 200,0.
M. D. S. Mehrmals tägl. 1 Eßlöffel. (Appetitanregendes Bittermittel.)

Carduus Mariae. Fructus Cardui Mariae. Ergb. Marienkörner. Stechkörner. Frauendistelsamen. Die schleimhaltigen Früchte der Composite Silybum marianum Gaertner.

Innerlich zu 2,0—4,0 mehrmals täglich als Dekokt 5,0—15,0 auf 100,0. Stomachicum und Carminativum. Nicht mehr im Gebrauch.

Carex. Rhizoma Caricis. Ergb. Sandriedgraswurzel. Rote Quecke. Deutsche Sarsaparille. Der getrocknete Wurzelstock der Cyperacee Carex arenaria L. Von süßlich-bitterlichem, nachher etwas kratzendem Geschmack. — 10,0 0,05 RM.

Innerlich zu 30,0—60,0 pro die, in Abkochung, in Species. Als Diureticum und Diaphoreticum als Volksmittel im Gebrauch.

Carica.

Caricae. Germ. I., Ergb. Feigen. Die reifen, halbgetrockneten Sammelfrüchte der Caricacee Ficus carica L. Schleimig, angenehm honigsüß schmeckend. — 100,0 0,50 RM.

Innerlich im Dekokt 10,0—15,0 auf 100,0 als Korrigens zu Species, so z. B. in den Species pectorales cum Fructibus; zu Species pectorales (16) kommen Siliqua dulcis (6), Sem. Hordei excortic. (4), Caric. conc. (3). Unter dem Namen Califig, kalifornischer Feigensirup, wird ein mit Extr. Sennae fluid. (20proz.) versetztes Präparat als Laxans bei chronischer Obstipation auch in der Kinderpraxis (tee- bis eßlöffelvoll zu nehmen) in den Handel gebracht. Entbehrlich.

Äußerlich in Substanz; die Feige, in Milch aufgeweicht oder aufgekocht, wird auf entzündete Stellen im Munde aufgelegt, Volksmittel.

Sirupus Caricae. Feigensirup. Zerschnittene Feigen (40) werden mit kochendem Wasser (100) 1 Stunde stehen gelassen. Die kolierte und abgepreßte Flüssigkeit wird auf die Hälfte des Volums eingedampft, mit Zucker (50) versetzt und auf 100 aufgefüllt. Mildes Abführmittel besonders für Kinder.

Sirupus Caricae compositus. Ergb. Feigensirup. Caricae (120), Follicul. Sennae (60), Sacchar. (450), Aq. Aur. flor. (10), Spirit. (60), Aq. (ad 850 g) dazu 2 gtt. Ol. caryophyll. und 1 gtt. Ol. Menth. pip. Klar, dunkelbraun, angenehm fruchtartig schmeckend. Spez. Gew. 1,255—1,270.

Innerlich als mildes Laxans.

Papayotinum, Ergb., und **Papainum,** aus dem frischen Milchsaft der Cucurbitacee Carica papaya hergestellte eiweißpeptonisierende Enzympräparate. Die frische Pflanze macht Fleisch, damit zusammengekocht, mürbe. Papain: der eingetrocknete Milchsaft, Papayotin: durch Alkoholfällung usw. weiter gereinigter Milchsaft. — Papainum (1 T. 80 T. Blutfibrin peptonisierend) 1,0 0,15 RM.

Innerlich in Tabletten oder Pulvern je 0,1 mehrmals täglich, bei Subacidität des Magensafts, sowohl als Ersatz für Pepsin mit Salzsäure, als auch bei fehlender Salzsäure zur Verbesserung der Darmverdauung als Ersatz für Trypsin. Ohne Vorzug vor Pepsin. Hat sich praktisch nicht bewährt und wird kaum noch angewandt.

Carlina. Radix Carlinae. Germ. I., Ergb. Eberwurzel. Die Wurzel der Composite Carlina acaulis L. Enthält ätherisches Öl, Inulin und Gerbstoff. — 10,0 0,10 RM.

Früher als Diureticum und Febrifugum, in größeren Gaben als Abführmittel. Ungebräuchlich.

Carota. Ein aus Daucus carota (Mohrrübe) hergestelltes Präparat (Rubio), reich an akzessorischen Nährstoffen für Säuglinge. Anämische Säuglinge erholten sich bei ausreichender Milch-, Zucker-, Mehl- und Mohrrübenextraktzufuhr gut; der Hämoglobingehalt nahm zu.

Carrageen. Germ., Belg., Dan., Helv., Nederl. **Alya Carragen.** Austr. **Carragaheen.** Gall. Irländisches Moos. Der von seiner Haftscheibe abgerissene, an der Sonne gebleichte und getrocknete Thallus von Chondrus crispus (Linné) Stackhouse und Gigartina mamillosa (Goodenough et Woodward) J. Agardh, der höchstens handgroß, gelblich, knorpelig, durchscheinend, wiederholt gabelig verzweigt ist. Keine freie Säure (insbesondere schweflige Säure) und höchstens 16% Asche enthaltend. Mit der 30fachen Menge Wa. übergossen wird das Moos schlüpfrig weich und liefert beim Kochen einen nach dem Erkalten ziemlich dicken Schleim. — 10,0 0,05 RM.

Innerlich als Dekokt und zwar als Schleim (minder konzentrierte Abkochung 2,0 auf 200,0—300,0) oder besser als Gallerte 3,0—5,0 auf 100,0 (mit Milch erhält man bei geringerer Quantität Carrageen eine Gallerte); als Zusatz: Fruchtsirup. Bei Katarrhen der Respirationsorgane und des Darmkanals früher viel gebraucht. (Gelatina Carrageen. (Germ. II.)

464. Rp. Carrageen 10,0
    coq. c. Aq. q. s.
    ad Colat. 150,0
    Sir. Cerasorum 40,0
    Acidi tartarici 0,3
    Aq. Laurocerasi 5,0.
Repone in loco frigido. D. in vitro. S. Teelöffelweise. (Bei Phthise.)

465. Rp. Carrageen 6,0
    coq. c. Lacte q. s.
    ad Colat. 270,0
    Sacchari 25,0
    Aq. Amygdalarum amarar. 3,0.
Repone in loco frigido. D. S. Täglich zu verbrauchen.   Hufeland.

Carvum.

Fructus Carvi. Germ., Austr., Helv., Norv., Suec. **Carum.** Am. **Carui Fructus.** Brit. Caraway (Semen Carvi). Kümmel. Die meist in ihre Teilfrüchte zerfallenen, reifen Spaltfrüchte der Umbellifere Carum carvi L. Mindestens 4% ätherisches Öl enthaltend. Stark würzig riechend und schmeckend. Das Pulver ist gelblichbraun. — 10,0 0,05 RM.

Durchschnittl. Dosis: 1,0 (Am.).

466. Rp. Fructus Carvi 50,0
    Florum Chamomillae 30,0
    Radicis Valerianae 20,0.
M. f. species. D. S. 1 Eßlöffel voll mit 2 Tassen Wasser aufzubrühen.

Innerlich zu 0,5—2,0 mehrmals täglich, in Pulver, im Aufguß (5,0 bis 20,0 auf 100,0), als Species, z. B. mit Fol. Sennae ana oder mit Fol. Menth. piper., Fol. Melissae usw., bei Blähungen und Koliken.

Äußerlich im Aufguß zu Klistieren.

Aqua Carvi. Brit., Suec. Kümmelwasser. Wässerige Lösung von 0,1% Kümmelöl, bzw. Brit. Wasserdampfdestillat 1 : 10 aus Kümmel, klar, nach K. riechend.

Innerlich als Zusatz zu karminativen Mixturen.

Carvonum. Ergb., Austr. Carvon, Carvol. $C_{10}H_{14}O$. Bestandteil des ätherischen Kümmelöls. Klare, farblose oder gelbliche Flüssigkeit. Spiedep. 229—230°. Spez. Gew. 0,960 bis 0,964.

Oleum Carvi. Germ., Helv. **Oleum Cari.** Am. **Oleum Carui.** Brit. **Aether-oleum Carvi.** Suec. Kümmelöl. Mindestgehalt 50 Vol.-% Carvon. Farblos, mit der Zeit gelb werdend, optisch aktiv ($\alpha_D^{20°} = +70°$ bis $+81°$), mild, würzig riechend und schmeckend, ätherisches Öl des Kümmels. Dichte 0,903 bis 0,915. 1 ccm in 1 ccm Alk. l. — 1,0 0,10 RM.

Therap. Dosen: 0,03—0,18 ccm (Brit.). Durchschnittl. Dosis: 0,1 (Am.).

467. Rp. Olei Carvi 1,5
  Tinct. Valerianae aethereae ad
  15,0.
M. D. S. 20—40 Tr. auf Zucker oder in Kamillentee zu nehmen.

Innerlich zu 0,05—0,15 (1—3 Tr.) mehrmals tägl. Als Carminativum und Stomachicum bei Kardialgien, Kolik, Flatulenz.

Äußerlich zu Zahntropfen, als Zusatz zu Einreibungen, zu Klistieren.

Spiritus Carvi. Austr. Kümmelgeist. Durch Destillation von maceriertem Kümmel mit Weingeist bereitet. Farblos. Geruch und Geschmack nach K. Spez. Gew. 0,895 bis 0,905.

Tinctura carminativa. Ergb. Tinct. Wedelii. Blähungtreibende Tinktur. Rhiz. Zedoariae (16), Rhiz. Calami, Galangae (ana 8), Flor. Chamom. Roman., Fruct. Carvi, Fruct. Anisi vulg. (ana 4), Caryophyll., Fruct. Laur. (ana 3), Macis (2), Pericarp. Aurant. (1), Spiritus und Aq. Menth. piper. (ana 100). Bei der Dispensation wird auf 9 T. dieser Tinktur stets 1 T. Spirit. Aether. nitrosi zugesetzt. Farbe braun, Geruch und Geschmack gewürzhaft. — 10,0 0,20 RM.

Innerlich zu 20—60 Tropfen mehrmals täglich als Carminativum.

Caryophyllata. Rhizoma Caryophyllatae, Rhizoma Gei urbani. Dan. Nelkenwurz. Wurzelstock der Rosacee Caryophyllata (Geum) urbana (urbanum L.). Bestandteile: 0,02—0,1% äther. Öl, Gerbstoff, Bitterstoff, Stärkemehl. Das Öl entsteht erst bei der Destillation, hauptsächlich Eugenol enthaltend.

Innerlich zu 1,0—2,5 mehrmals täglich in Pulver, Infus, in weiniger oder spirituöser Maceration (5,0—15,0 auf 100,0) als Carminativum.

Äußerlich früher als Adstringens.

Caryophylli.

Flores Caryophylli. Germ., Austr., Dan. **Flos Caryophylli.** Norv., Ross., Suec. **Caryophylli flos.** Belg. **Caryophylli.** Helv., Jap., Nederl. **Caryophyllus.** Am. **Caryophyllum.** Brit. **Girofle.** Gall. **Garofani.** Ital. Cloves. Gewürznelken, Caryophylli. Mindestgehalt: 16% ätherisches Öl. Die getrockneten, stark eigenartig riechenden und brennend würzig schmeckenden Blütenknospen der Myrtacee Jambosa caryophyllus (Sprengel) Niedenzu. Beim Drücken des Fruchtknotens mit dem Fingernagel tritt reichlich ätherisches Öl aus. Keine Nelkenstiele und Mutternelken (Anthophylli) und höchstens 8% Asche enthaltend. Das Pulver ist dunkelbraun. Dient zur Bereitung der Species aromat., Tinct. aromat. und Tinct. Op. crocat. — 10,0 0,15 RM.

Durchschnittliche Dosis: 0,25 g (Am.).

Innerlich zu 0,3—0,6 in Pulvern, Aufguß 3,0—6,0 auf 100,0; als appetitanregendes und verdauungsförderndes Mittel; oft als Korrigens und zur Konservierung leicht der Verderbnis ausgesetzter Mischungen, z. B. Elektuarien.

Äußerlich als Kaumittel, zu Zahnpulvern und Zahnlatwergen, als Konspergens von (Zahn-) Pillen, zu Kräuterkissen, im Aufguß zu Mundwässern.

270

(Caryophylli) Ol. Caryophylli — (Cascara) Extr. Cascar. sagrad. fluid.   Rp. 468—469

Oleum Caryophylli. Germ., Am., Brit., Helv. **Oleum Caryophyllorum.** Jap., Nederl., Ross. **Aetheroleum Caryophylli.** Dan. **Essence de Girofle.** Gall. **Essenza di Garofani.** Ital. Nelkenöl. Oleum Caryophyllorum. Gehalt 80—96 Vol.-% Eugenol, einschließlich Aceteugenol (andere Pharmakopöen 70—85%). Das fast farblose oder gelbliche, an der Luft sich bräunende, stark lichtbrechende, optisch aktive ($\alpha_D^{20°}$ = bis — 1,6°), würzig riechende und brennend schmeckende ätherische Öl der Gewürznelken. Dichte 1,039—1,065. 1 ccm in 2 ccm verd. Alk. l. — 1,0 0,10 RM.

Therap. Dosen: 0,03—0,18 ccm (Brit.). Durchschn. Dosis: 0,1 ccm (Am.).

Innerlich zu 0,025—0,1 ($^1/_2$—2 Tr.) mehrmals tägl. im schleimigen Vehikel. Als Stomachicum, nicht mehr im Gebrauch.

Äußerlich zu Zahnmitteln in allen Formen, zu Einreibungen, als Schutzmittel gegen Mückenstiche.

468. Rp. Olei Caryophylli 10,0
    Olei Cajeputi 7,5
    Olei Menthae piperitae 2,5
    Chloroformii 10,0
    Aetheris acetici 5,0
    Camphorae 1,0.
    Rosanilini q. s. ad color. rubr.
M. D. S. Schwedische Zahntropfen.
Für cariöse Zähne.

469. Rp. Olei Nucistae
    Olei Caryophylli ana 5,0
    Olei Juniperi
    Olei Ricini ana 2,0
    Spiritus (95%) 86,0.
M. f. linimentum. Liniment de Rosen.
                 Gall.

Tinctura Caryophylli. Ergb. **Teinture de Girofle.** Gall. Gewürznelkentinktur. Braun, nach Nelken riechend und schmeckend, 1:5 Alk. (verd.) bereitet. — 10,0 0,25 RM.

Äußerlich als Zusatz zu Zahntropfen.

Eugenolum. Ergb., Austr., Belg., Norv., Suec. E u g e n o l. $(OH)C_6H_3(OCH_3)$ · CH_2 · CH : CH_2. Hauptbestandteil des ätherischen Nelkenöls. Klare, farblose, an der Luft sich bräunende Flüssigkeit von durchdringendem Geruch und brennendem Geschmack. Spez. Gew. 1,072—1,074. Sp. 251—253°. — 1,0 0,10 RM.

Durchschn. Dosis: 0,1 ccm (Am.).

Cascara (Rhamnus).

Cortex Rhamni Purshianae. Germ. V., Ergb., Austr., Dan., Helv., Jap., Nederl., Norv., Ross., Suec. **Cascarae sagradae cortex.** Belg. **Cascara sagrada.** Am., Brit., Gall., Ital. Cascara sagrada. AmerikanischeFaulbaumrinde. Die getrocknete Stamm- und Zweigrinde der Rhamnacee Rhamnus Purshiana De Candolle, die vor dem Gebrauch mindestens 1 Jahr gelagert haben muß. 0,6—1,75% Oxymethylanthrachinon enthaltend. Botanisch und chemisch wohl nicht wesentlich unterschieden von der europäischen Cortex Frangulae (s. S. 394). — Cortex Cascar. sagrad. 10,0 0,10 RM.

Durchschnittl. Dosis: 1,0 (Am.).

Innerlich im Dekokt 10,0—20,0:200,0 als mildes Abführmittel. Vorzugsweise im Fluidextrakt gegeben.

Extractum Cascarae sagradae fluidum. Germ. V., Ergb., Jap., Ross. **Extr. Cascarae sagradae.** Brit., Nederl. **Cascarae sagradae extractum fluidum.** Belg. **Fluidextractum Cascarae sagradae.** Am. **Extractum Rhamni Purshianae fluidum.** Austr., Helv., Norv. **Extractum fluidum Rhamni Purshianae.** Dan.,

271

Rp. 470—471   (Cascara) Extr. Cascar. sagrad. fluid. — (Cascarilla) Cort. Cascarillae

Suec. **Extrait de Cascara sagrada (Fluide).** Gall. **Estratto di Cascara sagrada fluido.** Ital. Sagradafluidextrakt. Dunkelrotbraun, stark bitter schmeckend. Austr., Helv. und Gall. fügen der Rinde Magnesia usta zur Entbitterung zu. Ebenso läßt Ergb. sein Extractum Cascarae sagradae examaratum bereiten. Am. führt als Fluidextractum Cascarae sagradae aromaticum (durchschn. Dos. 2 ccm) ein ebenso entbittertes Fluidextrakt auf, dem Süßholzextrakt, Saccharin, ätherische Öle und Methylsalicylat zugesetzt sind. — 40 Tr. = 1 g. 10,0 0,30 (examaratum 0,35) RM.

470. Rp. Extr. Cascarae fluidi
Aq. dest.
Sir. Zingiberis ana 10,0.
M. D. S. 2mal tägl. 1 Teelöffel voll. (Bei habitueller Verstopfung und Darmbeschwerden.)

Therap. Dosen: 2—4 ccm (Brit.). Durchschn. Dosis: 1 ccm (Am.).

Innerlich in kleineren Dosen (6—10—15 Tr. 4—3mal tägl.) als Stomachicum, in größeren Dosen ($^1/_2$—2 Teelöffel) als Abführmittel; Wirkung tritt nach etwa 12 Stunden ein.

Extractum Cascarae sagradae siccum. Ergb., Brit. **Cascarae sagradae extractum siccum.** Belg. **Extractum Cascarae sagradae.** Am. **Extrait de Cascara sagrada.** Gall. **Estratto di Cascara sagrada idroalcoolico.** Ital. Sagradaextrakt. Trocken (dick Gall., Ital.), dunkelbraun in Wa. trübe l., mit verd. Weingeist (Wasser Brit.) hergestellt. Am. läßt soviel Stärke zusetzen, daß aus 900 Droge 300 Extrakt erhalten werden. — 1,0 0,20 RM.

471. Rp. Extr. Cascarae sagradae sicc. 5,0
Pulv. Radicis Liquiritiae 2,5
Magnes. ust. 0,25
Mucilag. Gumm. arab. q. s.
ut f. pil. Nr. L. Mit Bals. tolut. überziehen!
Pilulae Cascarae sagradae. Ergb.

Therapeut. Dosen: 0,12—0,5 g (Brit.). Durchschn. Dosis: 0,3 g (Am.).

Innerlich zu 0,1—0,25 in Pillen, besonders in Verbindung mit Extr. Rhei, Aloe und Resin. Jalappae ein angenehm wirkendes Abführmittel.

Cascarine Leprince. Angeblich ohne die Nebenwirkungen der Droge. — O. P. 3,15 RM.

Tinctura Cascarae sagradae. Teinture de Cascara Sagrada. Gall. **Tintura di Cascara Sagrada.** Ital. **Sagradatinktur.** Bräunlich, bitter schmeckend, 1 : 5 Weingeist (verd.) bereitet.

Innerlich eßlöffelweise als mildes Aperiens.

Vinum Cascarae Sagradae. Ergb. **Vinum Rhamni Purshianae.** Nederl. Sagradawein. Extr. fluid. Cascar. sagrad. examarat. 50 T. auf 20 T. eingedampft, Vin. meridion. dulce 80 T. Nederl. durch Maceration 1 : 10 (Vin. Xerense). Dunkelrotbraun, bitter gewürzhaft schmeckend. — 100,0 2,05 RM.

Innerlich als gelindes Aperiens 20,0—30,0—45,0.

Cortex Cascarae amargae. Ergb. Hondurasrinde. Die getrocknete Zweigrinde der Simarubacee Picramnia antidesma Swartz. Stark bitter schmekkend. Bis 3% des Alkaloids Picramnin enthaltend.

Innerlich in Form des Extrakts als Diureticum; wenig gebräuchlich.

Cascarilla.

Cortex Cascarillae. Germ. V., Ergb., Austr., Dan., Helv., Jap., Nederl., Norv., Ross., Suec. **Cascarilla.** Brit., Ital. Cascarille. Graue Fieberrinde. Die getrocknete Zweigrinde der Euphorbiacee Croton eluteria (L.) Bennet (West-

272

(Cascarilla) Cort. Cascarillae — (Casein) Caseinum   Rp. 472—476

indien). Riecht würzig und schmeckt würzig und bitter. Bestandteile: 1,5—3% ätherisches Öl, 15% Harz und ein krystallinischer Bitterstoff Cascarillin. — 10,0 0,50 RM.

Innerlich zu 1,0—2,0 mehrmals täglich als tonisches, leicht adstringierendes Mittel, vorzugsweise gegen chronische Magen- und Darmkatarrhe empfohlen. In Pulvern selten, im Infusum 10,0—15,0 auf 100,0 Dekokt (zweckmäßiger), Electuarium, Species.

Äußerlich zu Zahnfleisch-Latwergen[1]), Schnupfpulvern, Räucherspecies.

472. Rp. Corticis Cascarillae 1,0
     Pulv. Doveri 0,2
     Gummi arabici
     Elaeosacch. Calami ana 0,25.
M. f. pulv. Dent. tal. dos. Nr. X ad chart. cerat. D. S. 3stündl. 1 Pulv. (Bei Diarrhöe.)

473. Rp. Corticis Cascarillae 15,0
     Pericarpii Aurantii 30,0
     Corticis Cinnamomi 10,0.
M. f. spec.
D. S. Mit $^3/_4$ l Südwein 24 Stunden zu digerieren. 4mal tägl. $^1/_2$ Weinglas.

474. Rp. Corticis Cascarillae 5,0
     infunde
     Aq. fervid. q. s.
     digere per $^1/_2$ horam
     Colaturae 80,0
     adde
     Sir. Cinnamomi 20,0.
D. S. Stündl. 1 Teelöffel. (Bei Diarrhoea infantum.)

Extractum Cascarillae. Germ. V., Helv., Ross. **Estratto di Cascarilla idroalcoolico.** Ital. Cascarillextrakt. Dick, dunkelbraun, in Wa. trübe l., von gewürzhaft bitterem Geschmack, mit verd. Weingeist bereitet. — 1,0 0,35 RM.

Innerlich zu 0,5—1,5 mehrmals täglich, in Pillen und Mixturen als bitteres, tonisierendes Mittel und als Pillenkonstituens.

Äußerlich zu Zahnfleisch-Latwergen[1]).

475. Rp. Extr. Cascarillae
     Extr. Colombo ana 5,0
     Aq. Menthae piperitae 150,0
     Tinct. Cinnamomi 7,5
     Sir. Aurantii 30,0.
M. D. S. 2stündl., umgeschüttelt, 1 Eßlöffel. (Bei Diarrhöe.)

476. Rp. Extr. Cascarillae 0,08
     Pulv. Radicis Rhei 0,5
     Sacchari albi 3,5.
M. f. pulv. div. in part. aequal. Nr. VIII.
D. S. 3mal tägl. 1 Pulver. (Bei Diarrhöen kleiner Kinder.)

Tinctura Cascarillae. Germ. I., Ergb., Austr., Brit., Dan., Helv., Jap., Norv., Suec. **Tintura di Cascarilla.** Ital. Cascarilltinktur. Gelbbraun, würzig riechend und würzig bitter schmeckend, 1:5 (verd. Weingeist) bereitet. 54 Tr. = 1 g. — 10,0 0,30 RM.

Therapeut. Dosen: 2—4 ccm (Brit.).

Innerlich zu 1,5—3,0 mehrmals täglich 30—60 Tr. und als Zusatz zu verdauungsbefördernden und adstringierenden Mixturen.

Casein und Casein-Präparate.

Caseinum. Ergb. Casein der Kuhmilch. Farbloses bis schwach gelbliches Pulver, fast ohne Geruch und Geschmack. Vgl. Reizkörper S. 595.
Dient als Ausgangsmaterial zahlreicher Nährmittel.

---

[1]) Früher viel gebraucht bei Auflockerung und Bluten des Zahnfleisches, z. B. Extr. Chin., Extr. Cascarill., Pulv. cort. Chin., Pulv. cort. Cascarill. ana 10,0, Aq. Cinnam. spir. q. s. ut f. electuarium spissius.

Casein-Natrium wird durch Auflösen von C. in sehr verdünnter Natronlauge unter Vermeidung eines Überschusses erhalten.

Caseosan, sterilisierte, etwa 5% C. enthaltende Lösung. Siehe unter Reizkörper S. 596.

Unguentum Caseïni. Caseinsalbe. Ein aus Alkalicaseinat, Glycerin, Vaselin und Wasser bestehender Firnis, der auf der Haut verrieben schnell eintrocknet, und der sich als Grundlage für viele Arzneistoffe, ausgenommen stärkere Säuren, eignet.

Äußerlich als Salbengrundlage, als Deckfirnis angewandt.

477. Rp. Acidi borici
Vaselini ana 5,0
Ungt. Caseïni 80,0.
M. f. ungt. D. S. Bor-Caseinsalbe.

478. Rp. Zinci oxydati crudi
Vaselini ana 10,0
Ungt. Caseïni 80,0.
M. f. ungt. D. S. Zink-Caseinsalbe.

Cassia fistula.

Pulpa Cassiae fistulae. Austr. **Cassiae Pulpa.** Brit. **Polpa di Cassia depurata.** Ital. Cassienmus. Aus den Früchten der Leguminose Cassia fistula L. (Purging Cassia), auf 3 T. eingedampftes Mus 1 T. Zucker zugesetzt. Brit. und Ital. ohne Zuckerzusatz.

Innerlich tee- bis eßlöffelweise wie Tamarindenmus, oder als Zusatz zu purgierenden Mixturen und Latwergen.

Conserva Cassiae. Conserva di Cassia. Ital. Cassienfrüchte (3) und Zucker (2).

Cassiazimt und dessen Zubereitungen s. unter Cinnamomum S. 313.

Castanea.

Folia Castaneae. Ergb. Chestnut. Chanteignier. Kastanienblätter. Von der eßbaren Kastanie, der Fagacee Castanea vulgaris Lamarck (C. vesca). Gerbstoffhaltig.

Innerlich im Infusum oder konzentrierten Decoctum. Eßlöffelweise, gegen Keuchhusten. Kaum noch im Gebrauch.

Extractum Castaneae fluidum. Ergb. Braunes Kastanienfluidextrakt. — 10,0 0,50 RM.

Innerlich zu $^1/_2$—1 Teelöffel für Kinder, entsprechend mehr für Erwachsene, gegen Keuchhusten empfohlen. Mit gleichen T. Sirup als Sirupus Castaneae vescae. Mit gleichen T. Fenchelwasser und Glycerin. 2 T. Honig und 5 T. Sirup als Sir. Cast. vescae compos.

Castoreum, canadense und sibiricum.

Castoreum. Germ. I., Ergb., Austr., Helv., Ross. **Castoréum.** Gall. **Castoreo.** Ital. Bibergeil. Aus den mit dem Geschlechtsapparat des Bibers in Verbindung stehenden Beuteln gewonnene harte, glänzende, dunkelbraune Masse, die ein hellbraunes, eigenartig riechendes, scharf und bitter schmeckendes Pulver geben. Im Handel sind Beutel mit Inhalt. Enthält ein ätherisches Öl, eine harzartige Masse und einen zur aromatischen Reihe gehörenden krystallinischen Körper, Castorin, ferner Fett, Cholesterin, Phenol und Kalksalze. — 1,0 0,50 RM.

Innerlich zu 0,0—0,5—1,0. 1—2stündl. in Pulvern oder Pillen. Als Antispasmodicum bei hysterischen Zuständen früher beliebt.

Äußerlich als Zusatz zu Pflastern, Salben, krampfstillenden Klistieren, Suppositorien. Zu 5,0—10,0 auf 100 Menstruum.

479. Rp. Castorei 5,0
Corticis Cinnamomi 1,0
Sacchari 10,0.
M. f. pulv. Div. in part. aeq. Nr. XX.
D. S. Stündl. 1 Pulver. (Pulvis antispasmodicus.)

480. Rp. Castorei 2,0
Olei Cacao 10,0
M. f. suppos. D. tal. dos. Nr. V. (Suppositorium antispasmodicum.)

481. Rp. Castorei 0,05—0,1
Kalii bromati 0,25
Sacchari 0,5.
M. f. pulv. D. tal. dos. Nr. X. ad ch. cerat.
3mal tägl. 1 Pulver (Krämpfe, Hysterie).

18

274

(Castoreum) Tinct. Castorei — (Catechu) Tinct. Catechu   Rp. 482—486

Tinctura Castorei. Germ. II., Ergb., Austr., Helv., Ross. **Teinture de Castoréum.** Gall. **Tintura di Castoreo.** Ital. Bibergeiltinktur. Dunkelbraun, eigenartig würzig riechend, 1 (Austr. 2):10 (Weingeist) bereitet. 56 Tr. = 1 g. — 1,0 0,10 RM.

Innerlich zu 1,0—3,0 (20—60 Tr.) auf Zucker oder mit anderen Nervinis als Nervinum und Antispasmodicum.

Äußerlich als Riechmittel, zu Klistieren (1,0—4,0).

482. Rp. Tinct. Castorei
    Tinct. Valer. aeth. ana 10,0.
M. D. S. 3mal tägl. 15—30 Tr. (Bei Neurasthenie und Hysterie.)

483. Rp. Tinct. Castorei 5,0
    Tinct. Valerianae 10,0.
M. D. S. 2stündl. 10 Tr. Tinctura sedativa. F. M. B. (0,95 o. G.)

Tinctura Castorei aetherea. Ergb. Ätherische Bibergeiltinktur. 1 T. Bibergeil, 2,5 T. Äther, 7,5 T. Weingeist. 63 Tr. = 1 g. — 1,0 0,10 RM.

Tinctura Castorei sibirici. Germ. I., Ergb. und **Tinctura Castorei sibirici aetherea** Ergb. werden nach den gleichen Verhältniszahlen aus Cast. sibir. bereitet.

Cataplasmata s. Teil I S. 8.

Catechu.

Catechu. Germ., Austr., Belg., Brit., Helv., Jap., Nederl. **Gambir.** Am. **Cachou de Pégu.** Gall. **Catecù.** Ital. Katechu. Pegu-Katechu. Cachou. Extrakt aus dem Kernholz von Acacia catechu (Linné fil.) Willdenow und Acacia suma Kurz. Großmuschelig brechende, auf der ganzen Bruchfläche gleichmäßig dunkelbraune, bisweilen löcherige, geruchlose, zusammenziehend bitter, zuletzt süßlich schmeckende Stücke. Höchstens 30% in siedendem Alk. unl. Anteile und höchstens 6% Asche enthaltend. — Am., Brit., Nederl. schreiben Uncaria Gambier als Stammpflanze vor, Jap. erlaubt beide. — 10,0 0,10 RM.

Therapeut. Dosen: 0,3—1,0 (Brit.). Durchschn. Dosis: 1 g (Am.).

Innerlich zu 0,5—2,0 mehrmals täglich, in Pulvern, Trochisci, Pillen mit gleichen Teilen Extrakt, Auflösungen in heißem Wasser, etwa 3,0—5,0 auf 100,0 Wasser; etwa 5,0—10,0 auf 100,0 Wein: als Adstringens bei chronischen Pharynxkatarrhen, chronischen Diarrhöen, Dysenterie.

Äußerlich zu Zahnpulvern, Zahnpillen, Zahnlatwergen und Zahntinkturen, als Streupulver mit Alaun ana bei parenchymatösen Blutungen, in Auflösung 10,0 auf 100,0, zur Injektion und zum Klysma.

484. Rp. Catechu 0,5
    Opii puri 0,01.
D. tal. dos. Nr. VI. D. S. 3stündl. 1 Pulv.
(Bei chronischem Durchfall.)

485. Rp. Catechu 10,0
    solve in
    Aq. ebullient. 200,0
    Solut. adhuc calidam cola,
    Colat. refrigerat. adde
    Aq. Cinnamomi 50,0.
M. D. S. 2stündl., umgeschüttelt, 1 Eßlöffel. (Bei Darmkatarrh.)

486. Rp. Catechu
    Myrrhae ana 15,0
    Balsami peruviani 2,5
    Spiritus Cochleariae
    Spiritus diluti ana 50,0.
Digere et filtra. D. S. Zum Bestreichen des Zahnfleisches. (Bei skorbutischer Beschaffenheit des Zahnfleisches.)

Extractum Catechu. Ergb. Katechuextrakt. Trocken, durch Maceration mit Wasser bereitet, dunkelbraun, in Wa. klar l.

Innerlich wie Catechu.

Tinctura Catechu. Germ., Belg., Brit., Jap., Helv., Nederl. **Tinctura Gambir composita.** Am. **Teinture de Cachou.** Gall. **Tintura di Catecu.** Ital. Katechu-

275

Rp. 487—488   (Catechu) Tinct. Catechu — (Centaurium) Herba Centaurii

tinktur. Dunkelbraun, nur in dünner Schicht durchsichtig, zusammenziehend schmeckend, sauer reagierend, 1:5 (Alk.) bereitet. Alkoholzahl nicht
unter 7,3. — 10,0 0,20 RM. Am. und Brit. lassen Cort. Cinnamom. mit-
verwenden. Als Lösungsmittel in einzelnen Pharm. Spiritus von 44—70%. —
54 Tr. = 1 g. — 10,0 0,20 RM.

Therapeut. Dosen: 2—4 ccm (Brit.). Durchschn. Dosis: 4 ccm (Am.).

Innerlich zu 1,0—3,0 (20—60 Tr.) oder als Zusatz zu adstringierenden
Arzneien 5,0—20,0 auf 100,0.

Äußerlich rein zur Bepinselung des Zahnfleisches bei skorbutischer
Affektion desselben, bei Mundgeschwüren; verdünnt zu Mund- und Gurgelwässern, Injektionen 2,0—8,0 auf 100,0, Klistieren.

487. Rp. Tinct. Catechu 10,0
      Aq. Menthae piperitae 150,0.
M. D. S. Mundwasser. 1 Eßlöffel voll in
1 Glas Wasser zum Ausspülen des Mundes.

488. Rp. Tinct. Catechu 4,0
      Olei Caryophylli 1,0.
M. D. Hofmannscher Zahnbalsam
(für cariöse Zähne).

Catgut. Catgut stérilisé. Gall. Sterilisiertes Catgut. Durch Äther entfettetes
und bei 85° getrocknetes und in Glasröhren mit abs. Alk. auf 120° während
45 Minuten sterilisiertes Catgut. — Vgl. die Bestimmungen des Erlasses des
Preuß. Ministers für Volkswohlfahrt vom 17. Juni 1926 („Volkswohlfahrt" 1926,
S. 709, und Reichsgesundheitsblatt 1926, S. 826).

Cautschuc. Germ., Helv., Jap. **Resina elastica.** Dan. **Resina elastica depurata.** Austr.
Gummi elasticum. Nederl. **Caoutchouc.** Gall. **Caucciù.** Ital. Kautschuk, gereinigter Parakautschuk. Der zum Gerinnen gebrachte und gereinigte Milchsaft von im
tropischen Südamerika heimischen, aber jetzt fast ausschließlich auf der malaiischen Halb-
insel und den Inseln des malaiischen Archipels kultivierten Heveaarten, besonders von
Hevea brasiliensis (Humboldt, Bonpland, Kunth) Mueller Argoviensis. Dünne, braune,
durchscheinende, elastische, in heißem Wa. weder stark erweichende noch knetbar werdende
Platten, die Bleicarbonat und Schwerspat (als Beschwerungsmittel) sowie Schwefel oder
Goldschwefel (vulkanisierter Kautschuk) nicht enthalten dürfen. In Wa. und Alk. unl.,
in Benzol, Petroleumbenzin, Schwefelkohlenstoff und Chl. l. Besteht aus verschiedenen
Kohlenwasserstoffen.

Äußerlich in ätherischen Ölen oder Petroleumbenzin gelöst und auf Zeug gestrichen als Kautschukpflaster (Collemplastra s. S. 9).

Collemplastrum adhaesivum. Germ., Austr., Dan. **Sparadrap cum caoutchouc.** Belg. **Emplastrum adhaesivum.** Am., Nederl. **Emplâtre caoutchouté
simple.** Gall. Kautschukheftpflaster. Etwa 20% Kautschuk und 10%
rohes Zinkoxyd neben Dammar, Kolophonium, Veilchenwurzelpulver und Wollfett enthaltendes, gelbbraunes, stark klebendes, kartenblattdick auf ungesteiften
Schirting aufgetragenes Pflaster, das seine Klebekraft längere Zeit bewahren
muß und, aufgerollt, nicht mit der Rückseite verkleben darf. Die Vorschriften
der Austr., Belg., Dan. und Gall. sind z. T. noch komplizierter. Am. und
Nederl. lassen Kautschuk und Wollfett oder Vaselin mit Bleipflaster zusammenschmelzen. — 100 qcm 0,20 RM.

Centaurium.

Herba Centaurii. Germ., Helv., Nederl., Ross. **Herba Centaurii minoris.**
Austr., Belg. (C. m. h.). **Centaurée (petite).** Gall. Tausendgüldenkraut.
Die während der Blütezeit gesammelten, getrockneten, oberirdischen, kräftig

18*

bitter schmeckenden Teile der Gentianacee Erythraea centaurium (Linné) Persoon. Höchstens 8% Asche enthaltend. Das Pulver ist grün. Sie enthalten einen noch nicht rein dargestellten glucosidischen Bitterstoff. — 100,0 0,70 RM.

Innerlich zu 1,0—2,5 in Pulvern, Species, Aufguß oder Abkochung 5,0—15,0 auf 100,0, als Succus recens bei dyspeptischen Zuständen.

Extractum Centaurii. Germ. I., Ergb. **Extractum Centaurii minoris.** Austr. Tausendgüldenkrautextrakt. Dickes, mit Wa. bereitetes Extrakt, braun, in Wa. trübe l., von sehr bitterem Geschmack. — Belg. hat statt dessen Centaurii minoris extractum fluidum. — 1,0 0,10 RM.

Innerlich zu 0,5—2,0 mehrmals täglich, in Pillen, Tropfen, als Amarum.

Cerae (Bienen- und Pflanzenwachs).

Cera alba. Germ., Am., Austr., Belg., Brit., Dan., Jap., Nederl., Norv., Ross., Suec. **Cire blanche.** Gall. **Cera bianca.** Ital. Weißes Wachs. Aus dem gelben (Bienen-) Wachs durch Bleichen an der Sonne gewonnen. Weiß oder gelblichweiß. Dichte 0,956—0,961, Schmp. 62—66,5°, Säurezahl 16,8—22,1, Esterzahl 65,9—82,1. Reinheit die des gelben Wachses. Bestandteile: Ester verschiedener höherer Fettsäuren, wesentlich Myricin (Palmitinsäure-Melissylester) und freie Cerotinsäure. — 10,0 0,20 RM. — Wie Cera flava.

Cera flava. Germ., Am., Austr., Belg., Brit., Dan., Helv., Jap., Nederl., Norv., Ross., Suec. **Cire jaune.** Gall. **Cera.** Ital. Gelbes Wachs. Durch sorgfältiges Ausschmelzen der entleerten Waben gewonnen, die von Honigbienen und deren Rassen und Spielarten hergestellt werden. Aus Ceresin bestehende Kunstwaben sowie Teile von ihnen dürfen nicht verwendet werden. Gelbe bis graugelbe, körnig brechende, in geschmolzenem Zustand schwach nach Honig riechende Stücke. Dichte 0,948—0,958, Schmp. 62—66,5°, Säurezahl 16,8—22,1, Esterzahl 65,9—82,1. Das Verhältnis von Säurezahl zu Esterzahl muß 1:3 bis 1:4,3 sein. Rein, insbesondere frei von Stearinsäure, Harzen, Talg und Ceresin (Verfälschungen). — 10,0 0,15 RM.

Innerlich als Konstituens für Pillen (Cera rasa, nicht liquefacta, für Pillen aus Balsam, Kreosot, ätherischen Ölen, ätherischen Extrakten).

Äußerlich zu Salben 1 T. W. und 3 T. Öl oder Fett, Pflastern, Bougies (s. Cereoli), auf Papier oder Seidengaze gestrichen (Charta cerata, Taffetas cerat.) als inperspirable Decke bei Rheumatismen, Drüsengeschwülsten usw.

Unguentum cereum. Germ., Helv., Ross. **Unguentum Cerae.** Norv. **Unguentum simplex.** Austr., Jap., Nederl. Wachssalbe. Gelb, aus gelbem Wachs (3) und Erdnußöl (7) bereitet. Helv. Olivenöl und weißes W. unter Zusatz von 1 T. ätherischer Benzoetinktur. Die Vorschriften der anderen Pharm. sind ähnlich: Cer. flav. bzw. Cer. alb. mit Ol. Oliv. bzw. Ol. Sesami (Austr. mit Adeps suill.). — 10,0 0,15 RM.

Äußerlich als Salbengrundlage.

Charta cerata. Wachspapier. Mit gelbem oder weißem Wachs getränktes Schreibpapier; zum Einhüllen stark riechender oder hygroskopischer Pulver, zur Tektur von Salben, zu Pflasterkonvoluten (bei gestrichenen oder sehr klebenden Pflastern noch mit Seife zu bestreichen).

Cera Palmarum. Cera Foliorum. C a r n a u b a - W a c h s. Von den Blättern der brasilianischen Palme Copernicia cerifera Martius. Harte, gelbliche oder gelbgrüne Kuchen. Schmp. 75—85°. Spez. Gew. 0,95—0,98. Besteht wesentlich aus Cerotinsäure-Melissylester. Äußerlich wie Cera flava.

Ceresin, Erdwachs, Mineralwachs, s. Paraff. solid. S. 551.

Cerasus.

Sirupus Cerasi. Germ. Dan., Ross. **Sirop de Cerise.** Gall. Kirschsirup, Sirupus Cerasorum. Dunkelpurpurrot, aus 7 T. durch Vergären von frischen, sauren, schwarzen Kirschen, die mit den Kernen zuvor zerstoßen wurden, gewonnenem Kirschsaft und 13 T. Zucker hergestellt. Rein, insbesondere frei von Salicyls. (als Konservierungsmittel), Stärkesirup und Teerfarbstoffen. Dickflüssig und klar. — 100,0 0,55 RM.

I n n e r l i c h als Zusatz zu säuerlichen und abführenden Arzneien; zum Getränk mit Wasser.

Stipites (Pedunculi) Cerasorum. Kirschenstiele. Gerbstoffhaltig. Früher im Aufguß als Volksmittel.

Cerata s. Teil I S. 9.

Ceratum Galeni. Cérat de Galien. Gall. Weißes Wachs (10) mit Mandelöl (40) zusammengeschmolzen, bis zum Erkalten gerührt und Rosenwasser (25) zugemischt. Vgl. auch Ungt. leniens s. S. 721.

Äußerlich als Kühlsalbe.

Ceratonia, Fructus Ceratoniae. Germ., Ergb. Johannisbrot. Die Hülsen (Siliqua dulcis) der Caesalpiniacee Ceratonia Siliqua L. Sie enthalten 30—40% Zucker und andere Kohlehydrate, sowie Buttersäure. — 100,0 0,35 RM.

I n n e r l i c h als Zusatz zu vielen Spec. pectorales (vgl. Spec. pectorales c. Fructibus S. 453).

Ceriumsalze.

Cerium nitricum. Ceronitrat. $Ce(NO_3)_3 \cdot 6 H_2O$. Farblose Salzmassen, in Wa. leichtl., sauer reagierend, süßlich adstringierend schmeckend.

Cerium oxalicum. Ergb., Jap. Ceroxyduloxalat. $Ce_2(C_2O_4)_3 \cdot 9 H_2O$. Weißes, körniges, geruch- und geschmackloses, in Wa. und Weingeist unlösl. Pulver. — 10,0 0,20 RM.

Größte Einzelgabe: 0,3 (Jap.), **0,2** (Ergb.);

Größte Tagesgabe: 1,0 (Jap.). **0,6** (Ergb.).

I n n e r l i c h zu 0,05—0,12 2—3mal tägl. in Pulverform gegen Magen- und Darmkatarrhe, besonders gegen Erbrechen, auch bei Tabes dorsalis früher oft angewandt; die Wirkung ist ganz unsicher und eine Begründung nicht möglich.

Cerium jodatum im Introcid (s. S. 453).

Cesol (Neu-). Brommethylat des Methylhexahydropyridin-β-carbonsäure-methylesters. Dem Arecolin nahestehend[1]). Farblose Krystalle, Wa. l., wenig l. in Alk., 20 drag. Tabl. (0,05) 1,85 RM., 5 Amp. (0,05 in 1 ccm) 1,95 RM.

I n n e r l i c h 2—3mal tägl. 1 Tablette zu 0,05—0,1 g, subcutan in Ampullen zu 0,025 und 0,05 g, zur Durststillung bei nicht fieberhaften Krankheiten, so bei suburämischen Nierenkranken, bei Arteriolosklerose, nach schweren Magenblutungen, Diabetes insipidus und nach schweren Operationen; ferner bei Bronchoblenorrhöe, wenn Wasserentziehung

---

[1]

Arecolin — Cesol — Neu-Cesol

notwendig wird. Wirkt auch schweißtreibend, doch schwächer als Pilocarpin. Auch zur Beschleunigung der Resorption von Ödemen und Exsudaten und zur Anregung der Speichel- und Magensaftsekretion; schließlich bei Hyperacidität des Magensafts und bei Ulcus ventriculi empfohlen. Nebenwirkung Erbrechen und gelegentlich Parotitis beobachtet.

Cetaceum.

Cetaceum. Germ., Am., Austr., Brit., Dan., Helv., Jap., Nederl., Norv., Ross., Suec. **Blanc de Baleine.** Gall. **Cetina.** Ital. Spermaceti. Walrat. Der gereinigte, feste Anteil des Inhalts besonderer Höhlen im Körper der Potwale, hauptsächlich des Physeter macrocephalus Lacepède. Weiße, glänzende, im Bruche großblättrig-krystallinische, fettig anzufühlende, mild und fade schmeckende Stücke, die zu einer farblosen, klaren, schwach, aber nicht ranzig riechenden, auf Papier einen Fettfleck hinterlassenden Flüssigkeit schmilzt. In Ae., Chl., Schwefelkohlenstoff oder siedendem Alk. l. Schmp. 45—54°, Jodzahl bis 8, Säurezahl bis 2,3, Esterzahl 116—132,8. Rein, insbesondere frei von Paraffinen, Stearins. (Verfälschungen) und Alkalien (von der Reinigung her). Hauptbestandteil: Cetin (Palmitinsäure-Cetylester). — 10,0 0,15 RM. C. sacch. 0,10 RM.

Innerlich zu 1,0—1,5, mehrmals täglich, in Pulver mit Zucker (3; Ergb. Cetaceum saccharatum) oder Gummi verrieben. Volksmittel bei Husten, Heiserkeit, Durchfällen.

Äußerlich zu Pflastern und Ceraten, zu Salben (1 T. mit 2 T. Öl), Wachspasten.

Ceratum Cetacei. Germ. I., Ergb., Austr. Walratcerat, weiße Lippenpomade. Je 1 T. weißes Wachs und Walrat werden mit 2 T. Mandelöl (Austr. 1 T. Sesamöl) zusammengeschmolzen und auf 100,0 des Cerats 1 Tropfen Rosenöl zugefügt. Ähnliche Gemische sind Unguentum Cetacei Brit., Helv., Unguentum leniens Ross. — 10,0 0,35 RM.

Äußerlich zum Bestreichen aufgesprungener Lippen.

Ceratum Cetacei rubrum. Germ. I., Ergb. Rote Wachssalbe. Rote Lippenpomade. Walrat (1), gelbes Wachs (7), Mandelöl (12), rot gefärbt durch Alkannin und versetzt mit etwas Ol. Citri und Ol. Bergamottae. — Ceratum labiale. Belg. 30 Paraffin. solid., 69,4 Vaselin, rot gefärbt mit Alkannin, parfümiert mit Ol. Rosae und Ol. Bergamottae. Cérat à la Rose. Gall. Cera alba, Vaselin. ana 10,0, Paraff. liquid. 0,4, Carmin 0,1, Ol. Rosae gutt. II. Ceratum labiale. Helv. Cera alba 30, Cetaceum 10, Ol. Amygdal. 60, Ol. Rosae 0,1. — 10,0 0,35 RM.

Äußerlich wie das vorige.

Chamomilla.

Flores Chamomillae. Germ., Dan., Jap. **Flos Chamomillae.** Helv., Norv., Ross., Suec. **Flores Chamomillae vulgaris.** Austr., Nederl. **Camomilla comune.** Ital. Kamillen. Mindestgehalt 0,4% ätherisches Öl. Die getrockneten, kräftig würzig riechenden und etwas bitter schmeckenden Blütenköpfchen der Composite Matricaria chamomilla L. (Gemeine Kamille.) Kamillen haben einen kräftig aromatischen Geruch und etwas bitteren Geschmack. — 100,0 1,55 RM.

Innerlich zu 1,0—5,0 mehrmals täglich, im Aufguß 5,0—15,0 auf 100,0, zu Spezies. Als Diaphoreticum bei Erkältungen, rheumatischen Erkrankungen. Als blähungtreibendes Mittel, bei Koliken und Diarrhöen, auch kleiner Kinder.

Äußerlich zu Kataplasmen; das Infusum zu Gurgelwässern, Klistieren, Injektionen, Inhalationen, Bähungen, Augenwässern, auch zu allgemeinen und örtlichen Bädern ($^1/_2$—1 kg zum allgemeinen, 50,0—150,0 zum Fußbade).

Aqua Chamomillae. Germ. I., Ergb., Austr., Belg. (Ch. A.). **Acqua destillata di Camomilla.** Ital. Kamillenwasser. 10 T. Destillat aus 1 T. Flor. Cham. vulg. sicc. Ital. 100 T. Destillat aus 50 T. frischen Blüten. Belg. nach der allgem. Vorschrift. — 100,0 0,30 RM.

Innerlich tee- bis eßlöffelweise oder als Zusatz zu Mixturen. 5,0—25,0 auf 100,0. Äußerlich zu Umschlägen und Klistieren.

Extractum Chamomillae. Germ. I., Ergb., Dan., Suec. **Estratto di Camomilla idroalcoolico.** Ital. Kamillenextrakt. Grünlich-braunes, dickes in Wa. trübes l. Extrakt, aus Kamillen mit verd. Weingeist (Ergb., Ital.) bzw. Wasser (Dan.. Suec.) bereitet. Das ätherische Öl verflüchtigt sich dabei zum größten Teil. Brit. ließ deshalb früher dem aus 1000 T. Droge erhaltenen Extrakt 2 RT. ätherisches Kamillenöl zusetzen.

Innerlich zu 0,5—2,0 mehrmals täglich in Pillen, Mixturen, als krampfstillendes, schweißtreibendes Mittel.

Oleum Chamomillae aethereum. Germ. I., Ergb. **Oleum Chamomillae** Helv. **Essenza di Camomilla comune.** Ital. Ätherisches Kamillenöl der Kamillen. Tiefdunkelblaue, dickliche Flüssigkeit von charakteristischem Geruch. Spez. Gew. 0,930 bis 0,940. — In Belgien und England wird Ol. Anthemidis, als Kamillenöl bezeichnet. — 0,1 0,10 RM.

Innerlich wie Ol. Anthemidis (sehr teuer), s, u.. —

Chamomillae oleum camphoratum. Belg. Ol. Anthem. (1), Ol. camphor. (999). Ähnlich **Huile de Camomille camphrée** Gall. Camph. (10), Ol. Cham. roman. infus. (90).

Äußerlich zu Einreibungen.

Oleum Chamomillae citratum. Ergb. Citronenölhaltiges Kamillenöl. Eine Mischung aus gleichen Teilen Ol. Cham. aeth. und Ol. Citri. Blaue Flüssigkeit.

489. Rp. Olei Chamomillae citrati 2,5
    Aetheris 5,0
    Tinct. Chamomillae ad 25,0.
M. D. S. 3stündl. 20 Tr. (Als Carminativum bei Darmkoliken.)

Innerlich (als Surrogat des Ol. Chamomill. aeth.) zu 0,05—0,15.
Äußerlich zu Einreibungen (in fettem Öle gelöst).

Oleum Chamomillae infusum. Germ. I., Ergb. **Huile de Camomille.** Gall. **Olio di Camomilla.** Ital. Fettes Kamillenöl. Ergb. Aus Flor. Cham. vulg. (10), Spirit. (7,5), Ol. Arach. (100) im Dampfbade bereitet. Ital. Flor. Cham. vulg. rec. (10), Ol. Olivar. (40). Gall. Flor. Cham. roman. (10), Ol. Papav. (100). — 10,0 0,15 RM.

Äußerlich zu Klistieren (10,0—50,0 zum Klysma), Linimenten, Salben, Pflastern.

Flores Chamomillae romanae. Germ. I., Ergb., Austr., Nederl. **Flos Chamomillae romanae.** Helv. **Chamomillae flos.** Belg. **Anthemidis flores.** Brit. **Fleur de Camomille romaine.** Gall. **Camomilla romana.** Ital. Römische Kamillen. Die getrockneten Blütenköpfchen der Composite Anthemis nobilis L. mit 0,6—1% ätherischem Römisch-Kamillenöl. — 10,0 0,10 RM.

Innerlich im Aufguß 5,0—15,0 auf 100,0, zu Spezies. Viel als sogen. „Blutstockungsmittel" vom Volk verwendet. Wirkung auf die Genitalorgane durchaus zweifelhaft.

Äußerlich zu trockenen und feuchten Umschlägen, im Aufguß zu Bähungen.

Oleum Anthemidis. Brit. **Chamomillae essentia.** Belg. Oleum Chamomillae romanae aethereum. Römisch Kamillenöl. Das ätherische Öl aus den Römischen Kamillen. Blaugrüne Flüssigkeit vom spez. Gew. 0,905—0,015, die aus Estern der Isobutter- und Angelicasäure und Anthemol $C_{10}H_{16}O$ besteht. — 0,1 0,20 RM.

Therap. Dosen: 0,03—0,18 ccm (Brit.).

Innerlich auf Zucker oder in weingeistiger Lösung zu $^1/_2$—1 Tr. mehrmals täglich bei Leibschmerzen und Magenkrämpfen, als Stomachicum und Carminativum.

Chartae s. Teil I S. 9.

Chelidonium.

Herba Chelidonii. Germ. I., Ergb. Schöllkraut. Das frische, zu Beginn der Blüte-
zeit mit der Wurzel gesammelte Kraut des Papaveracee Chelidonium majus L., beim Zer-
reiben widrig riechend und brennend scharf und bitter schmeckend. Enthält die Alkaloide
Chelidonin, Chelerythrin, Sanguinarin, α und β-Homochelidonin und das in allen
Papaveraceen (besonders in den Dicentra- und Fumaria-Arten) vorkommende Protopin.
Chelidonin ist auch das Hauptalkaloid von Stylophoron diphyllum. — 10,0 0,10 RM.

Extractum Chelidonii. Germ. I., Ergb. Schöllkrautextrakt. Aus
frischem Schöllkraut, mit verd. Alk. bereitetes dickes, dunkelbraunes, in Wa.
trübes l. Extrakt.

Innerlich zu 0,3—1,5 mehrmals täglich in Pillen, Tropfen, als Bittermittel, früher auch bei Leberaffektionen, Ikterus und Wechselfieber gebraucht.
In größeren Dosen Übelkeit, Erbrechen, Schwindel erzeugend.

Tinctura Chelidonii Rademacheri. Rademachersche Schöllkrauttinktur. Grünlichbraun, aus frischem Schöllkraut (5) mit Alk. (6) bereitet. 50 Tr. = 1 g. — 10,0 0,25 RM.

Chelidoninum. Krystallinisches, in Wa. unl., in Alk. l. Pulver. Schmp. 130°. Kommt
auch in der Papaveracee Stylophoron diphyllum vor. Verwendet in Form der Salze (hydrochl., sulfur. usw.).

Die Wirkung ist der des Morphins sehr ähnlich; nur schwächer, auch fehlt im Tierversuch das tetanische Stadium, lähmt die glatten Muskeln wie Papaverin.

Innerlich vereinzelt als schwaches Narkoticum in der Kinderpraxis und als Spasmolyticum angewendet.

Chenopodium.

Herba Chenopodii ambrosioidis. Germ. I., Ergb. **Herba Chenopodii.** Austr. Mexi-
kanisches Traubenkraut. Gänsefußkraut, Jesuitentee. Das zur Blütezeit gesammelte, getrocknete Kraut der Chenopodiacee Chenopodium ambrosioides L., var.
anthelminthicum Gray. Es enthält etwa 0,25—0,5% nach Trimethylamin riechendes
ätherisches Öl. — 10,0 0,10 RM.

Innerlich in Pulvern und im Aufguß als Stomachicum, Nervinum und Emmenagogum vereinzelt gebraucht gewesen. Obsolet.

Oleum Chenopodii anthelminthici. Germ. **Oleum Chenopodii.** Am., Nederl.
Wurmsamenöl. Das ätherische Öl der Samen von Chenopodium ambrosioides

CH₃ ... L., var. anthelminthicum Gray. Gehalt annähernd 60%
Askaridol. (Am. Mindestgehalt an Askaridol $C_{10}H_{16}O_2$ 65%.)
Farblos oder gelblich, optisch aktiv (linksdrehend), widerlich, stark durchdringend riechend und bitterlich brennend
schmeckend. Dichte 0,958—0,985. L. sich in 1 T. einer Mischung
von Alk. abs. (4) und Wa. (1). Vorsichtig aufzubewahren.
51 Tr. = 1 g. — 1,0 0,20 RM. O. P. 6 Geloduratkapseln (6 Tr.)
0,90 RM.

Askaridol. Durchschnittl. Dosis: 1 ccm (Am.).

Größte Einzelgabe: **0,5** (Nederl. 0,75). **Größte Tagesgabe: 1,0** (Nederl. 1,5).

Innerlich in Tropfen (in Kapseln) oder in Gummischleim, Erwachsenen
bis zu 16 Tr., Kindern so viel Tropfen als sie Jahre zählen (im Maximum 10),
unter Umständen zweimal im Abstand von ½ Stunde früh nüchtern, zur Abtreibung insbesondere von Askariden, Anchylostomum duodenale, auch der
Oxyuren, nicht aber der Taenien. Stets ist 1 Stunde nach der Einnahme
Ricinusöl oder Magnesiumsulfat in abführender Dosis zu geben. Wiederholung
der Kur nicht vor Ablauf von 14 Tagen.

281

Rp. 490—492   (Chenopodium) Ol. Chenopod. anthelminth. — (Chinarinde) Cort. Chinae

Die früher zahlreich beobachteten, selbst tödlichen Vergiftungen (komatöser Zustand, Krämpfe, bisweilen auch Hörstörungen und starke Magendarmreizung) lassen sich vermeiden, wenn man sich streng an die vorstehenden Empfehlungen hält, nie die Maximaldosis überschreitet und bei Wiederholung berücksichtigt, daß das Askaridol infolge seiner langsamen Ausscheidung zur Kumulation und damit bei zu rascher Wiederholung der Kur zur Vergiftung führt.

Äußerlich auch als Zusatz zu Klistieren bei Oxyuriasis der Kinder (2 bis 10 Tropfen).

490. Rp. Ol. Chenop. anthelm. gtts. V
Ol. Olivar. 2,0.
M. D. dos. II. Für ein 5jähr. Kind.

491. Rp. Ol. Chenop. anthelm. gtts. V
(bis XVI).
D. in caps. gelat. Dos. II.

492. Rp. Ol. Chenop. anthelm. 5,0.
D. Tropfglas S. Streng nach ärztl. Verordnung z. n. Einschließen! (oder Zu Händen des Arztes!).

Es sind zahlreiche Ol. Chenopod. enthaltende Spezialitäten (meist Emulsionen) im Handel; sie unterliegen sämtlich dem Rezeptzwang. Sedimentierende Erzeugnisse sind auf jeden Fall abzulehnen.

Chinarinde, Chinarindenpräparate, Chinaalkaloide usw.

Die Alkaloide der Chinarinde (Chininsalze) setzen die Reizbarkeit des Protoplasmas herab; sie erniedrigen die erhöhte Körpertemperatur, vernichten die Erreger der Malaria und schwächen die Pneumokokken; sie vermindern die Erregbarkeit der Herznerven und des Herzmuskels; sie vermögen Wehen zu erregen; sie wirken analgetisch und anästhesierend. Wässerige und alkoholische Auszüge der Chinarinde wirken roborierend.

Zunächst werden Cortex Chinae und ihre Zubereitungen besprochen.

Cortex Chinae. Germ., Austr., Dan., Jap., Nederl., Norv. **Cortex Cinchonae.** Helv., Ross., Suec. **Chinae Cortex.** Belg. **Cinchonae rubrae Cortex.** Brit. **Cinchona.** Am. **Écorce de Quinquina jaune et rouge.** Gall. **China.** Ital. Chinarinde. Mindestgehalt 6,5% Alkaloide, berechnet auf Chinin ($C_{20}H_{24}O_2N_2$) und Cinchonin ($C_{19}H_{22}ON_2$) (Mol.-Gew. 309,2). Die getrocknete Stamm- und Zweigrinde der angebauten Rubiacee Cinchona succirubra Pavon. Außen graubräunliche, grobe Längswurzeln und feinere Querrisse aufweisende, innen rotbraune und fein längsstreifige Röhren oder Halbröhren von 1—4 cm Durchmesser und 2—5 mm Dicke, oder rötlich- bis rotbraunes Pulver schwach, eigenartig riechend, stark bitter und zusammenziehend schmeckend. Rein, insbesondere Rinden anderer Cinchona-Arten nicht und höchstens 5% Asche enthaltend. Außer Germ. fordern Brit., Helv. und Nederl. ausschließlich die Rinde von C. rubra, während die andern Pharm. auch C. Calisaya Weddell (Königschinarinde), C. Ledgeriana Moens und C. officinalis L. zulassen. Außer Germ. schreiben Helv., Nederl. und Ross. mindestens 6,5%, Dan. 4%, die übrigen Pharm. einen Mindestgehalt von 5% Alkaloiden vor. — Hauptbestandteile: 1. Alkaloide (zum Teil an Gerbsäure gebunden): Chinin und das stereoisomere Chinidin, Cinchonin und das stereoisomere Cinchonidin; in geringen Mengen Chinamin, Hydrochinin, Hydrochinidin, Diconchinin u. a. 2. die glucosidischen Verbindungen, Chinovin, viel Chinagerbsäure; 3. Chinasäure. — 10,0 0,20 RM. 10,0 Cort. Chin. Calisayae (Ergb.) 0,25 RM.

Durchschnittl. Dosis: 1,0 (Am.).

282

(Chinarinde) Cort. Chinae — Elixir Chinae   Rp. 493—500

Innerlich[1]) zu 0,5—1,0 als Roborans und Stomachicum. Als P u l v e r
mit aromatischen Zusätzen, oder einige Tropfen Spir. aether. nachzunehmen,
oder in Rotwein, P i l l e n mit bitterem Extrakt, z. B. Extr. Trifolii fibrini,
in A u f g ü s s e n und besonders in A b k o c h u n g e n 10,0—25,0 auf 200,0 (früher
auch in Electuarien, Schütteltränken etwa 15,0 auf 250,0).

Äußerlich, infundiert oder abgekocht: zu Mund- und Gurgelwässern,
Klistieren, Injektionen.

493. Rp. Corticis Chinae 10,0
      coq. c. Aq. ad 150,0
      et Col. ferv. dein. adde
      Vini rubri gall. 50,0
      Sacchari amylac. 30,0.
D. S. 2stündl. 1 Eßlöffel. (Bei Schwäche-
zuständen, in der Rekonvaleszenz von
Fiebern.)

494. Rp. Corticis Chinae 8,0 (—10,0—25,0)
      Acid. hydrochlor. dil. 1,0
      Coq. c.
      Aq. dest. ad colat. 140,0
      adde
      Sirup. Zingiber. 150,0.
M. D. S. 2stündl. 1 Eßlöffel. Decoctum
Chinae.   Form. mag. Germ.

495. Rp. Decoct. Corticis Chinae
      (e 25,0) 200,0
      Acidi phosphorici 10,0
      Olei Menthae piperitae
      Sirup. simpl. 15,0.
M. D. S. 2stündl. 1 Eßlöffel.

496. Rp. Corticis Chinae 24,0
      Acidi sulfurici diluti 3,0
      Aq. q. s.
      F. decoct. colaturae 180,0.
Decoctum Cinchonae acidum. Ross.

497. Rp. Decocti Cort. Chin. 10,0 : 170,0
      Acid. hydrochl. dil. 2,0
      Sir. simpl. ad 200,0.
M. D. S. 2stündl. 1 Eßlöffel. Decoctum
Chinae. F. M. B. (1,08 o. G.)

498. Rp. Corticis Chinae 25,0
      Acidi hydrochlorici diluti 3,0
      Aq. q. s. ut f. decoct.
      colatur. 200,0.
Decoctum Chinae acidum.   Dan.

499. Rp. Corticis Chinae 20,0
      Radicis Senegae 10,0
      Aq. dest. q. s. ut f. decoct.
      colaturae 180,0
      Sir. simpl. 20,0.
Decoctum Chinae cum Senega. Dan.

500. Rp. Decoct. Corticis Chinae 200,0
      Tinct. Myrrhae 50,0
      Acidi sulfurici diluti 2,0
      Mellis rosati 60,0.
M. D. S. Gurgelwasser. (Bei Skorbut.)

Chinae decoctum. Belg. Extr. Chinae fluidum (10), Wasser (90). **Decotto di china.**
Ital. Cort. chinae (10), Acid. hydrochl. dil. (10 gtt.) ad colat. 100.

Decoctum chinae acidum. Norv. **Decoctum Cinchonae acidum.** Ross., Suec. —
Norv. 20 T. Chinarinde, 3 T. verd. Salzsäure auf 200 T. Decoct., Ross. 8 T. Chinarinde,
1 T. Schwefelsäure auf 60 T. Decoct., Suec. 20 T. Chinarinde, 5 T. verd. Salzsäure auf 200 T.
Decoct.

Decoctum Chinae cum Senega. Dan., Norv. 7 T. Chinarinde, 3 T. Senegaewurzel auf
100 T. Dekokt (Norv.).

Elixir Chinae. Ergb. China-Elixir. Cort. Chinae Calisayae 360, Pericarp. Aurant.
150, Cardamom. 9, Fruct. Anis. stellat., Cort. Cinnam, ana 15, Caryoph. 20, Lign. Santal. 24,
Spirit. dilut. 3300, Aq. dest. 3900 14 Tage digeriert, abgepreßt, Sacch. alb. 1500, Aq. dest.
1000 zugesetzt, filtriert und auf 1000 T. Filtrat 1 T. Citronensäure zugesetzt. Spez. Gew.
1042—1050. — 100,0 1,20 RM.

Innerlich als Tonicum und Stomachicum 2—3mal tägl. 1—2 Eßlöffel voll.

---

[1]) Über die früheste therapeutische Anwendung der Chinarinde scheint folgendes sicher
zu sein: 1630 wurde der spanische Corregidor von Loxa (Südamerika) durch Chinarinde von
der Malaria geheilt, 1638 die Vicekönigin von Peru, Ana, Gräfin von Chinchon, der die
Rinde von dem vorgenannten Corregidor zugesandt worden war (Polvo de la Condesa;
Cinchona Linné). Das Pulver wurde 1639 in Spanien verwandt, 1640 vom Leibarzt der
Gräfin Chinchon in Sevilla verkauft und durch die Jesuiten vertrieben (Polvo de los
Jesuitos, pulvis patrum), 1655 in England, 1664 in Frankreich, 1669 als China Chinae in
den Apothekentaxen von Leipzig und Frankfurt. — Die Alkaloide Chinin und Cinchonin
wurden 1820 von Pelletier und Caventou isoliert. Die heute noch geltende (Brutto-) Formel
stammt von Strecker.

283

Rp. 501—503   (Chinarinde) Extr. Chinae aquos. — Extr. Chinae spirituos.

Extractum Chinae aquosum. Germ. V., Ergb. **Extr. Chinae.** Austr. **Extrait de Quinquina rouge.** Gall. Wässeriges Chinaextrakt. Dünnes, rotbraunes, herbe und bitter schmeckendes, in Wa. trübe l., mit Wasser bereitetes Extrakt mit mindestens 6% Alkaloiden (Gall.); Austr. hygroskopisches Pulver mit mindestens 7,5% Alkaloiden. — 1,0 0,20 RM.

501. Rp. Medullae Bovis 25,0
     Olei Jasmini 5,0
     Extr. Chinae aquosi 3,0
     Succi Citri
     Tinct. Cantharidum ana 1,5.
M. f. ungt. D. S. Haarpomade.

Innerlich kaum noch verwendet, dafür das spirituöse Extrakt.

Äußerlich als Zusatz zu Pomaden.

Extractum Chinae fluidum. Germ., Austr., Jap., Norv. **Extractum Chinae liquidum.** Nederl. **Extractum fluidum Chinae.** Dan. **Chinae extractum fluidum.** Belg. **Extractum Cinchonae fluidum.** Helv. **Extractum Cinchonae liquidum** Brit. **Extractum fluidum Cinchonae.** Suec. **Fluidextractum Cinchonae.** Am. **Extrait de Quinquina rouge fluide.** Gall. **Estratto di China fluido.** Ital. Chinafluidextrakt. Mindestgehalt 3,5% Alkaloide (berechnet auf Chinin und Cinchonin). Klar, rotbraun, kräftig nach Chinarinde riechend und schmekkend, in Wa. trübe, in Alk. fast klar l., nach besonderer Vorschrift aus Chinarinde (100), verd. Salzs. (17), Glycerin und Alk. (je 10), sowie Wa. bereitet[1]. —

502. Rp. Extr. Chinae fluidi 10,0
     Sir. Aurantii 30,0
     Aq. dest. ad 200,0.
M. D. S. 3mal tägl. 1 Eßlöffel.

Die Mischung der Extraktionsflüssigkeit bei den andern Pharm. ist verschieden, Helv. und Jap. perkolieren ohne Salzsäure. Außer Germ. schreiben noch einen

Mindestgehalt an Alkaloiden vor: Jap. und Gall. etwa $3^1/_2$, Austr. 4, Suec. 4,5—6, Belg., Brit., Ital. 5, Nederl. 5—6, Helv. 6%. — Am. läßt auf 4,5% einstellen. — 10,0 0,35 RM.

Therapeut. Dosen: 0,3—1 ccm (Brit.). Durchschn. Dosis: 1 ccm (Am.).

Innerlich zu 10—20 Tr. in Wasser oder Wein.

Chinae extractum fluidum cum Kalio jodato. Belg., aus Kal. jod. 3,0, Extr. Chinae fluid. 25,0, Extr. Aurant. fluid. 5,0, Extr. Iugland. fluid. 50,0, Spirit. vini (30%) 16,7, Anethol. 0,3 bereitet.

Extractum Chinae spirituosum. Germ. **Extractum Chinae.** Jap., Nederl. **Chinae extractum.** Belg. **Extractum Cinchonae.** Helv. **Extrait de Quinquina jaune.** Gall. **Estratto di China idroalcoolica.** Ital. Weingeistiges Chinaextrakt. Mindestgehalt 12% Alkaloide (berechnet auf Chinin und Cinchonin). Rotbraunes, in Wa. trübe l., bitter schmeckendes Trockenextrakt, 1:10 (verd. Alk.) bereitet[2]. — Den gleichen Alkaloidgehalt fordern Gall., Helv., Jap.; dagegen Belg. und Ital. 10°, Nederl. 14—18%. — 1,0 0,60 RM.

503. Rp. Extr. Chinae spirituosi 5,0
     Tinct. Cinnamomi 10,0
     Sir. Aurantii 30,0
     Vin. rubr. ad 200,0.
M. D. S. 2stündl. 1 Kinderlöffel. (Tonicum.)

Innerlich zu 0,5—1,0—2,0 in Pillen, Mixturen oder Wein.

Äußerlich zu Mundwässern und Haarpomaden.

---

[1] Dem China-Fluidextrakt Nanning nahe kommend und an Alkaloidgehalt dieses wohl noch übertreffend (Kommentar).

[2] Wie alle Extrakte im Vakuum zu bereiten. Der Alkaloidgehalt kann bis über 20% steigen; außerdem Ch.-Gerbsäure und Chinasäure im Extr. enthalten.

Sirupus Chinae. Ergb., Belg. (Ch. S.). **Sirop de Quinquina.** Gall. **Sciroppo di China.** Ital. Chinasirup. Bereitet aus Chinaextrakt bzw. Fluidextrakt oder einem ad hoc hergestellten weingeistigen Auszug der Chinarinde. Gelbbraun, bitter aromatisch schmeckend. Alkaloidgehalt 0,5%, davon 0,1% Chinin (Belg.). — 10,0 0,10 RM.

Innerlich als Stomachicum und Tonicum teelöffelweise. Auch als Zusatz zu derartigen Arzneien.

Tinctura Chinae. Germ., Belg., Dan., Jap., Nederl., Ross. **Tinctura Cinchonae.** Am., Brit., Helv. **Teinture de Quinquina.** Gall. **Tintura di China.** Ital. Chinatinktur. Mindestgehalt 0,74% Alkaloide (berechnet auf Chinin und Cinchonin). Rotbraun, stark bitter schmeckend, 1:5 (verd. Alk.) bereitet. Alkoholzahl nicht unter 7,3. Durch Perkolation bereitet 1:5 nach Am., Belg., Brit., Gall., Helv. Belg. läßt auf den Gehalt von 1% einstellen, Am. und Brit. auf den Gehalt von 0,8 g resp. 1,0 g in 100 ccm. 54 Tr. = 1 g. — 10,0 0,25 RM.

Therapeut. Dosen: 2—4 ccm (Brit.). Durchschn. Dosis: 4 ccm (Am.).

Innerlich zu 1,0—4,0 (20 Tr. bis zu einem Teelöffel). Als Bittermittel in Wein oder als Zusatz zu Mixturen.

Die vielfach verwendete Kombination mit Eisenpräparaten ist zu vermeiden, da die Mischung infolge Bildung von Eisentannat ein tintenartiges und trübes Aussehen erhält.

Tinctura Chinae composita. Germ., Belg., Dan., Jap., Nederl., Ross. **Tinctura Cinchonae composita.** Am., Brit., Helv., Suec. Zusammengesetzte Chinatinktur. Mindestgehalt 0,37% Alkaloide (wie vorher). Rotbraun, würzig riechend, würzig und bitter schmeckend, aus Chinarinde (6), Pomeranzenschalen (2), Enzianwurzel (2), Ceylonzimt (1) und verd. Alk. (50) bereitet. Alkoholzahl nicht unter 7,3. Vorschriften in anderen Pharm. (Elixir roborans Whytii) nur gering abweichend. 54 Tr. = 1 g. — 10,0 0,25 RM.

Therapeut. Dosen: 2—4 ccm (Brit.). Durchschn. Dosis: 4 ccm (Am.).

Innerlich zu 1,0—5,0 mehrmals täglich; am besten in Tropfen (20—100 Tropfen rein oder mit Wein) zu nehmen oder als Zusatz zu roborierenden Mixturen 5,0—30,0 ad 100,0.

Cave wie beim vorigen.

Vinum Chinae. Germ., Austr., Belg. (Ch. V.), Dan., Jap., Nederl., Norv. **Vinum Cinchonae.** Helv. **Vin de Quinquina officinal.** Gall. **Vino Chinato.** Ital. Chinawein. In der nach 1 Woche filtrierten Mischung von Chinafluidextrakt (5), Xereswein (80), Pomeranzentinktur (1) werden Zucker (15) und Citronensäure (0,1) unter Schütteln gelöst. Rotbraun, bitter schmeckend. (Nach D. A. B. V durch Maceration von Chinarinde mit mit Salzsäure versetztem verd. Alk. und dann mit Xereswein und Zucker bereitet.) Gemische von Fluidextrakt (2—10%) mit einem Südwein sind außer Germ. die Präparate der Austr., Belg., Dan., Helv. Durch Maceration der Rinde (2—5%) mit einem Südwein werden bereitet die Weine der Gall. (Vin. rubr.), Ital., Jap., Nederl., Norv. Zusatz von Acid. citric. schreiben vor: Germ., Helv., Norv., von 10% Mel. depurat. Austr. Belg. fordert einen Mindestgehalt von 0,02% Chinin. Brit. führt ein Vinum Quininae: Chinin. hydrochl. (2), Vin. Aurant. (875 ccm). 30 Tr. = 1 g. — 100,0 0,80 RM.

Therapeut. Dosen: 16—30 ccm (Brit.).

Innerlich mehrere Male täglich ein kleines Weinglas voll als Stomachicum und Tonicum.

Vinum Chinae ferratum. Austr., Dan., Nederl., Norv. **Vinum chinini ferratum.** Suec. China-Eisenwein. Klar dunkelbraun, bitter und herb schmeckend. Ferr. citric. ammon. (7,5) werden in Wa. (10) gelöst und mit Vin. Chinac. (950) gemischt. — 100,0 0,95 RM. Austr. 5 Chini. ferro-citr.: 1000, Dan. u. Norv. 1 Chinin ferro-citr.: 100 Vin. Chinae, Suec. 1 Chinin. ferro-citr., 20 Sacch., 79 Vin. Marsal. Nederl. darf nicht vorrätig gehalten werden.

Innerlich mehrmals täglich ein kleines Weinglas voll.

Vinum tonicum Vial. Vials tonischer Wein. Aus Fleischsaft, Calisayachinarinde und Calciumlactophosphat. — 1 Flasche ($^1/_2$ l) 4,50 RM.

Innerlich eßlöffelweise (1 Eßlöffel soll das Extrakt aus 2 g Rinde enthalten).

Chinaalkaloide usw.

Von den China-Alkaloiden und ihren Zubereitungen werden zuerst die Chininbase, sodann die offizinellen Salze C. hydrochlor. und C. sulfur., darauf die übrigen Alkaloidsalze, Alkaloide und Derivate besprochen.

Chinin, dessen Salze von den Schleimhäuten rasch und vollständig resorbiert werden, wird etwa zur Hälfte im Harn, aber langsam (2—3 Tage lang; Gefahr der Kumulation) ausgeschieden. Keine Gewöhnung.

Chininum. Germ. I., Nederl., Suec. **Quinina.** Am. **Hydrate de Quinine cristallisê.** Gall. Chinin. $C_{20}H_{24}O_2N_2 + 3 H_2O$.

Cuprein (s. S. 294)

Chinin (Methyläther des Cupreins). Mit 4 asymmetrischen
C-Atomen im Molekül.

Weißes, geruchloses, an der Luft leicht verwitterndes, bitterschmeckendes Pulver, das bei 57° schmilzt. L. in 1670 T. Wa., 1 T. Alk., 18 T. Ae. Das wasserfreie Präparat (Am., Nederl.) ist ein amorphes, weißes, lockeres Pulver. Schmp. 175°, in 1670 T. Wa., in Glyc. (200) l. Die Lösungen sind linksdrehend.

Durchschn. Dosis: 0,1 (1,0 gegen Malaria)[1]. (Am.)

Innerlich: Die Base Chinin galt therapeutisch als vollkommen entbehrlich; neuerdings im Solvochin und Transpulmin enthalten.

---

[1] Hier und bei den folgenden Chininverbindungen bedeutet die in Klammern angeführte Dosis die „anti-malarial" dose der Am.

Solvochin. Klare, farblose, haltbare, schwach alkalische Lösung mit 25% Chinin. (1 ccm enthält 0,25 basisches Chinin, 0,25 Antipyrin in sehr verdünntem Glycerin). — 3 Amp. (2,2 ccm) 3,50 RM.

Zu intramuskulären oder intravenösen Injektionen von je 2 ccm, bei allen Indikationen der Chinintherapie, besonders als anscheinend spezifisch wirkendes Mittel bei der croupösen Pneumonie. Die Injektion ist fast schmerzlos und meist ohne beträchtliche Lokalreaktion. Vor dem dritten Krankheitstag angewandt und an 2—3 Tagen wiederholt, wirkt Solvochin sicher antipyretisch, oft euphorisierend und in vielen Fällen wirklich heilend durch Abtötung der Pneumokokken, indem teils kritische, teils lytische Beendigung der Krankheit eintritt.

Transpulmin. Klare, ölige Lösung mit 3% Chinin. (1 ccm enthält 0,03 basisches Chinin, 0,125 Campher in ätherischen Ölen.) — 6 Amp. (1,2 ccm) 4,40 RM.

Zu intramuskulären Injektionen von je 1—2 ccm, bei allen bronchopneumonischen Prozessen, nicht bei Pneumokokkenpneumonie. Die Injektionen sind täglich, bis zu 10mal und öfter, zu wiederholen. Es sind viele Fälle günstiger Erfolge beobachtet, auch ist Chininausscheidung durch die Lunge nach Transpulmin-Injektion nachgewiesen; doch ist ein endgültiges Urteil über den Heilwert nicht möglich, weil die Bronchopneumonie oft auch nach langem Verlauf ohne Medikament heilt, weil die Transpulmin-Injektionen häufig sehr lange angewandt werden müssen und manchmal doch erfolglos bleiben, und schließlich weil die zur Anwendung gelangende Chininmenge im Vergleich zu den sonst wirksamen Dosen allzu klein ist. Auffallend ist auch, daß das Transpulmin bei der eigentlichen Domäne der Chinintherapie der genuinen fibrinösen Pneumonie ohne Wirkung bleibt.

Chininum hydrochloricum. Germ., Austr., Belg., Helv., Jap., Ross. **Chloretum chinicum.** Dan., Norv. **Hydrochloras Chinini.** Nederl. **Chinini hydrochloridum.** Suec. **Quininae hydrochloridum.** Am., Brit. **Chlorhydrate basique de Quinine.** Gall. **Cloridrato di Chinina.** Ital. Chininhydrochlorid $(C_{20}H_{24}O_2N_2)HCl + 2 H_2O$. Mol.-Gew. 396,7. Mindestgehalt 81,7% Chinin, 9% Krystallwasser enthaltend. Weiße, nadelförmige, bitter schmeckende Krystalle, in Alk. (3), Wa. (32) farblos, nicht fluorescierend, mit höchstens schwach alkalischer Reaktion l. Rein, insbesondere frei von fremden Alkaloiden, höchstens Spuren fremder Chinaalkaloide enthaltend[1]). Vor Licht geschützt aufzubewahren. Löslichkeit durch Antipyrin, Harnstoff oder Urethan gesteigert. — 1,0 0,35 RM. 25 Kompretten (0,1; 0,25; 0,3; 0,5, saccharo obductae) 0,85 bis 2,90 RM. 25 Perlen (0,05; 0,1 oder 0,2) 1,10; 1,35 oder 2,10 RM.

Am. gibt noch zur subcutanen Injektion an: **Quininae et Ureae hydrochloridum** mit einem Gehalt von mindestens 58% Chinin. L. in 0,9 T. Wa. und in 2,4 T. Alk. Gall. **Soluté de Quinine-Uréthane.** Chin. hydrochl. (4), Urethan (2), Aq.-dest. (gekocht und abgekühlt (ad 10 ccm).
Therap. Dosen: 0,06—0,6 (Brit.). Durchschn. Dosis: 0,1 (1,0) (Am.).

Innerlich (etwa seit 1861) gegen Malaria, in Einzelgaben von 0,3 g, 4mal täglich. Die Tagesmenge von 1,2 g wird Tag für Tag gegeben, solange Fieber be-

---

[1]) Die Identitätsreaktion (die dem p-Oxychinolinrest zukommende Thalleiochin-Rea.): 5 ccm der wässerigen, 5proz. Lösung werden nach Zusatz von 1 ccm (mit 4 Tl. Wa.) verd. Bromwasser durch Liqu. Ammon. caust. im Überschuß grün gefärbt, beim Schütteln mit Chl. geht die grüne Farbe in dieses über. — In einer 0,5proz. wäss. Lösung ruft verd. Schwefels. eine starke blaue Fluorescenz hervor.

steht, und noch 8 Tage nach dem letzten Fiebertag. (Früher gab man 3 halbstündliche Gaben von 0,5 g 6 Stunden vor dem erwarteten Fieberanfall, doch haben
die ausgedehnten Erfahrungen der Kriegszeit gelehrt, daß es besser ist, nicht auf
die fieberfreie Zeit zu warten.) Nach dem Abbrechen der eigentlichen Chininkur
folgt die Nachkur, welche nach 2 tägiger Pause 3 Chinintage (je 0,2) folgen
läßt, danach 3 freie Tage, wieder 3 Chinintage, 4 Tage Pause, 2 Chinintage,
5 Tage Pause und so noch 6 Wochen lang. Bei sehr schwerer und hartnäckiger
Malaria sind die täglichen Chinindosen am 4.—6. Tage auf 1,5 g und vom
7.—10. Tage auf 1,8 g zu erhöhen. Bei besonders schweren Anfällen ist intramuskuläre oder (langsame!) intravenöse Injektion einer Chinin-Urethanlösung geboten (0,5 Chinin. hydrochloricum + 0,25 Urethan ad
1,5 ccm Aq. dest.). Nicht subcutan (Nekrosegefahr!). Über die neuerdings
eingeführte Chinin-Antipyrin-Lösung (Solvochin) liegen bei Malaria noch
keine Erfahrungen vor. Zur Vorbeugung von Malaria in verseuchten Gegenden
nimmt man täglich abends 0,3 g Chinin und nach je 3 Tagen 3mal 0,3 g.
Dieser Chininschutz kann ohne Schädigung der Gesundheit 6 Monate
lang ununterbrochen durchgeführt werden. Auch die bei Paralyse zu therapeutischen Zwecken erzeugte Malariainfektion wird durch Chinin glatt coupiert.
Außerdem als Antipyreticum bei allen fieberhaften Infektionskrankheiten, bei
denen 0,5 g die Temperatur für mehrere Stunden um 0,5—2° herabsetzt.
Wegen der oft unangenehmen Nebenwirkungen ist Chinin als bloßes Antipyreticum jetzt meist durch Antipyrin, Pyramidon u. ä. verdrängt. Nur bei
Sepsis, auch bei Abdominaltyphus und bei Dysenterie wird es noch oft
angewandt und scheint manchmal deren Verlauf günstig zu beeinflussen.
Eine sichere, wenn auch nicht immer weitgehende oder entscheidende spezifische Einwirkung hat das Chinin auf Pneumokokkeninfektion, die genuine
Pneumonie der Erwachsenen und Bronchopneumonien der Kinder. Man gibt
täglich je 1 Injektion von 1,5 ccm der Chinin-Urethanlösung (s. o.) oder Sol-
vochin (s. o.) oder Transpulmin (s. o.). Zu den Infektionen, gegen welche
Chinin oft mit Nutzen angewandt wird, ist der Keuchhusten zu rechnen; man
gibt täglich so viel Dezigramm, als das Kind Jahre zählt, am besten in wässeriger
Lösung, so daß sich die Tagesdosis auf 3—4 Kinderlöffel verteilt. Kleine Kinder
nehmen die bittere Arznei öfter ohne Widerstreben; sonst kann man es per
Klysma geben. — Im übrigen ist Chinin in Dosen zu 0,5 ein sehr wirksames
Anaestheticum und Analgeticum, bei Neuralgien, Ischias, Supraorbitalneuralgie
usw.; in kleineren Dosen zu 0,1 mehrmals täglich ein Nervinum und Roborans,
insbesondere in Verbindung mit Arsen und Eisen, bei Neurasthenie, Erschöpfung und Körperschwäche in der Rekonvaleszenz, bei Angio-
neurosen besonders Urticaria und fliegenden Ödemen, auch bei Basedowscher
Krankheit (stoffwechselherabsetzend). Empfohlen auch in Hautkrankheiten,
besonders Pemphigus und Psoriasis. — In Herzkrankheiten als rhythmus-
regulierendes Mittel; täglich 2—5mal 0,25 g beseitigen Tachykardien bei
hohem Blutdruck, sowie Extrasystolen in vielen Fällen von Arrhythmie, insbesondere in Verbindung mit Digitalis, oder im Anschluß an eine Digitaliskur, oft
heilsam bei Arrhythmia perpetua irregularis (Vorhofsflimmern). — Schließlich
wirkt Chinin als wehenanregendes Mittel bei Abort und regelrechter Geburt;
zur Unterstützung der Wehentätigkeit gibt man 2mal 0,3 g innerhalb 2 Stunden.
Formen der Darreichung: in Pulvern mit Ölzucker oder aromatischen
Pflanzenpulvern, z. B. Pulvis Florum Chamomillae, besser die Darreichung in
Oblaten, in Capsulis operculatis oder Capsulis amylaceis, wo man keines

weiteren Zusatzes, auch bei kleinen Chinindosen bedarf, in Pralinen zu 0,1 Gehalt mit Schokolade, in Trochisci und Tabletten mit Schokolade, eine in der Kinderpraxis sehr zweckmäßige Form, in Pillen (die aber schnell sehr hart werden), in Gelatineperlen (d. h. 0,1 komprimiertes Chininsulfat mit einer dünnen Gelatineschicht überzogen), in weingeistigen Solutionen (deshalb nicht immer zu empfehlen, weil man bei größeren Dosen Chinin zu große Gaben des Vehikels mit verabreichen muß; häufig aber auch gerade wegen dieser Verbindung mit Alkohol zweckmäßig), wässerigen Solutionen mit Hilfe von Säuren (Acid. sulfuric. oder Acid. hydrochlor.) bereitet (vgl. oben). Ein vortreffliches Vehikel für Chininsalze ist die Milch. 30 ccm Milch auf 0,05 Chinin geben eine fast geschmacklose Mischung. Auch Fleischextrakt wird als zweckmäßiges Korrigens empfohlen, ebenso schwarzer Kaffee oder Weinbrand oder auch Citronen- oder Orangensaft.

Äußerlich: Zu intramuskulären oder intravenösen Injektionen wird jetzt meist Urethan- oder Antipyrinlösung (s. o.) verwendet. Zu Inhalationen in zerstäubter Form hat man das Chinin gegen intermittierende Respirationskrankheiten gleichfalls versucht, desgleichen in Pulverform zu Insufflationen in den Kehlkopf und in die Trachea (Chinin. hydrochlor. 0,01 bis 0,015, Natr. bicarb. 0,015, Gummi arab. 0,25 pro dosi gegen Keuchhusten). Ebenso ist es als Schnupfpulver und in Pillen bei beginnenden Nasenrachenkatarrhen mit Erfolg verwendet worden. Im Klysma (0,3—1,0—2,0) bei Keuchhusten, wenn die Kinder die Anwendung per os verweigern, oder in Fällen, wo Chinin innerlich nicht vertragen wird. Zu Suppositorien in Salben; als Zusatz von Haarpomaden 0,5—1,0 auf 25,0.

Chininrausch schon nach einmaligen großen Dosen besonders bei Chininempfindlichen (Schwindel, Benommenheit, Ohrensausen, Schwerhörigkeit, nicht selten Durchfälle). Unter Umständen Taubheit, Sehstörungen, Koma. Meist Erholung. Nach Genuß von 20,0 tiefe 24stündige Bewußtlosigkeit mit kaffeesatzartigem Erbrechen, 8tägige Taubheit, Amaurose, erst nach 6 Wochen wieder Unterscheidung von Farben. Auch erythematöse Efflorescenzen nach längerem Chiningebrauch, welche nach Aussetzen des Mittels verschwanden, an den Lippen Herpes. Äußerst selten verlaufen Chininvergiftungen tödlich z. B.: 6 Stunden nach Einnehmen von 15,0 Chinin; wiederholte klonische Krämpfe, kleiner Puls, Herzarrhythmie; der Respirationsapparat bot nichts Auffälliges). Neuerdings Tod zweier 2jähriger Kinder nach dem Naschen zweier überzuckerter Chininplätzchen (je 0,8 Chininsalz).

504. Rp. Chinini hydrochlorici 1,0
    Aq. dest. ad 100,0.
D. S. Für kleine Kinder 6—8mal tgl. 1 Teelöffel, größeren Kindern zu $^1/_2$ Eßlöffel. (Zusatz von einhüllenden Stoffen, wie Zucker, Schleim usw., soll absichtlich vermieden werden.) (Gegen Keuchhusten.)

505. Rp. Chinini hydrochl. 3,0
    Urethani 1,5
    Aq. dest. ad 9,0 ccm.
D. S. Sterilisa! Zur intramuskulären (nicht subcutanen!) Injekt. (1,5 ccm = 0,5 Chin. hydrochl.), eventuell Erwärmen der Lösung vor dem Einspritzen.

506. Rp. Chinini hydrochlorici 0,1
    Extr. Belladonnae 0,005
    Sacchari 1,0.
M. f. pulv. D. tal. dos. Nr. X ad ch. cerat. S. 3mal tägl. 1 Pulver. (Bei Keuchhusten empfohlen, als die Gesamtdauer abkürzend.)

507. Rp. Chinini hydrochlorici. 0,3 (—0,5)
    Pulveris aërophori 1,0
    Ol. Macidis gtt. I.
M. f. pulv. D. tal. dos. Nr. VI ad chart. cerat. S. Nach Vorschrift. (Bei Fieber.) Pulv. Chinini aërophorus.
        Form. mag. Germ.

508. Rp. Chinini hydrochlorici 3,0
    Phenyldimethylpyraz. 2,0
    Aquae coct. et refrigeratae q. s.
      ad vol. 10 ccm.
M. filtra et sterilisa.
    1 ccm = 0,3 Chinin. hydrochl.
    Soluté de Quinine.   Gall.

509. Rp. Chinini hydrochlorici. 0,2 (—0,5
      bis 0,75)
    Ol. Cacao 2,0.
M. f. suppos. Nr. IV. S. Einige Stunden
    vor dem Malariaanfall in den ausgespül-
    ten Darm. Suppos. Chinini.
           Form. mag. Germ.

510. Rp. Chinini hydrochlorici 4,0
    Acidi arsenicosi 0,06
    Atropini sulfurici 0,03
    Extr. Gentianae 4,0
    Pulv. Radicis Liquiritiae q. s.
M. f. pil. Nr. LX. Consp. Pulv. Irid. flor.
D. S. Täglich 1 Pille allmählich bis
auf 4 Pillen ansteigend. (Gegen Asthma
nervosum.)

511. Rp. Chinini hydrochlorici. 3,0
    Pulv. Sem. Colchici 1,0
    Extr. Digit. 0,4.
M. f. pil. Nr. XX. D. S. 1—3 Pillen tägl.
   (Gegen Gicht.) Pilulae antiarthriticae.
           Form. mag. Germ.

Chininum sulfuricum. Germ., Austr., Belg., Helv., Jap., Ross. **Sulfas chinicus.** Dan., Norv. **Sulfas Chinini.** Nederl. **Chinini sulfas.** Suec. **Quininae sulphas.** Am., Brit. **Sulfate basique de Quinine.** Gall. **Solfato di Chinina.** Ital. Chininsulfat. $(C_{20}H_{24}O_2N_2)_2H_2SO_4 + 8 H_2O$. Mol.-Gew. 890,6. Mindestgehalt 72,1% Chinin, 16% Krystallwasser enthaltend. Weiße, feine, bitter schmeckende leicht verwitternde und dabei bis zu 6 Mol. Wa. verlierende Krystallnadeln, in siedendem Alk. (6), Wa. (800), siedendem Wa. (25) farblos, nicht fluorescierend, mit höchstens schwach alkalischer Reaktion l.[1]) Rein, insbesondere frei von Salzs. und fremden Alkaloiden, höchstens Spuren fremder Chinaalkaloide enthaltend. In gut verschlossenen Gefäßen vor Licht geschützt aufzubewahren. — 1,0 0,30 RM. 25 Chininsulfatperlen (0,05; 0,1 oder 0,2) 1,10; 1,35 oder 2,00 RM.

Therap. Dosen: 0,06—0,6 (Brit.). Durchschn. Dosis: 0,1 (1,0) (Am.).

Innerlich und äußerlich wie Chininum hydrochloricum. Man läßt etwas HCl-haltiges Wasser nachtrinken.

512. Rp. Chinini sulfurici 0,1
    Extr. Belladonnae 0,02
    Pulv. Florum Chamomillarum 0,5
M. f. pulv. d. tal. dos. Nr. X i. caps. amyl.
    D. S. 2stündl. 1 Kapsel. Der Zusatz
von Extr. Belladonnae macht bei vielen
Personen das Chinin für den Magen
erträglicher.

513. Rp. Chinini sulfurici 3,0
    Acidi tartarici 0,1
    Glycerini 0,4
    Tragacanthae 0,1.
M. f. pil. Nr. XXX. D. S. Mehrmals tägl.
    1—3 Stück zunehmen. Pilula Quininae
    sulphatis.   Brit.

514. Rp. Chinini sulfurici 3,0
    Extr. Trifolii fibrini q. s.
ut. f. pil. Nr. XXX. Consp. Cass. Cinnam.
    D. S. In der fieberfreien Zeit zu ver-
brauchen.

515. Rp. Chinini sulfurici 3,0
    Pulv. gummosi 1,15
    Sir. simpl. q. s.
M. f. pil. Nr. L. Consperg. Talco et ob-
ducentur fol. argent. Pil. Sulfatis
Chinini.   Nederl.

516. Rp. Chinini sulfurici 0,3
    Mass pil. Valetti
    Pulv. aromat. q. s.
ut. f. pil. Nr. XXX. Consp. Cass. Cinnam.
    D. S. 3mal tägl. 4 Stück zu nehmen.
(Als Tonicum.)

517. Rp. Chinini sulfurici 0,3
    Vin. hispan. ad 500,0.
D. S. Stündl. 1 Eßlöffel. Chinin-Wein.

---

[1]) In der kaltgesättigten wäss. Lösung ruft 1 Tr. verd. Schwefels. starke b l a u e Fluorescenz hervor (Empfindlichkeit der Rea. 1:100 000).

518. Rp. Chinini sulfurici 3,0
    Seminis Colchici pulv. 1,0
    Extr. Digitalis 0,4
    Glycerini q. s.
M. f. pil. Nr. XXX. D. S. 1—3 Pillen täglich. (Gegen Gicht.)

520. Rp. Chinini sulfurici 1,5
    Ferri reducti 5,0
    Radicis Gentianae pulv. 0,5
    Extr. Gentianae 2,0.
M. f. pil. Nr. L. D. S. 3mal tägl. 2 Pillen. (Bei Trigeminusneuralgie.) Pilulae Chinini cum Ferro.
        Form. mag. Germ.

519. Rp. Chinini sulfurici 1,0
    Olei Cacao 6,0.
M. f. suppos. Nr. VI. An Stelle der innerlichen Darreichung.

521. Rp. Chinini sulfurici
    Acidi tannici ana 2,5
    Balsami peruviani 1,0
    Contere et succ. affunde
    Aq. Coloniensis 5,0
    Admisce Ungt. rosati ad 50,0.
D. S. Haarpomade. Unguentum contra alopeciam et contra fissuram capillorum.

Chininum tannicum. Germ., Austr., Helv., Jap., Ross. **Gallotannas chinicus.** Dan., Norv. **Tannas Chinini.** Nederl. **Chinini tannas.** Suec. **Quininae tannas.** Am. **Tannato di Chinina.** Ital. Chinintannat. Gehalt 30—32% Chinin. Gelblichweißes, amorphes, geruch- und geschmackloses Pulver, in Wa. nur wenig l., in heißem Wa. sich zu einer gelben, zähen Masse zusammenballend, in heißem Alk. klar oder schwach trübe l. Nach bestimmter Vorschrift zu bereiten. Rein, insbesondere frei von Schwermetallsalzen (infolge der Herstellung), nur Spuren von Salzs. oder Schwefels. und höchstens 10% Wa. enthaltend. Vor Licht geschützt aufzubewahren. — Austr., Dan., Jap., Nederl., Norv., Ross. haben ungefähr den gleichen Chiningehalt wie Germ., Am., Helv. und Suec. verlangen 30—35%, Ital. 33—38% Chinin. — 1,0 0,25 RM.

Therapeut. Dosis: 0.2 (Am.).

Innerlich zu 0,1—1,0—2,5 und mehr pro dosi, in der Regel das Zweifache bis zum Vierfachen von Chininum sulfuricum. In denjenigen Fällen, in denen wegen Diarrhöe andere Chininsalze nicht gereicht werden können, sowie bei Nachtschweißen empfohlen. Auch bei Keuchhusten angewendet. In einem Eßlöffel mit Zuckerwasser angerührt, besonders für die Kinderpraxis geeignet, und zwar so viel Dezigramme, als das Kind Jahre zählt.

522. Rp. Chinini tannici 0,02 (—0,05)
    Gummi arab. 0,25.
M. f. pulv. D. tal. dos. Nr. X. S. Äußerlich. 3mal tägl. 1 Pulv. in den Kehlkopf blasen. Pulvis Chinini tannici insufflatorius. Form. mag. Germ.

523. Rp. Chinini tannici 2,5
    Natr. bicarbon.
    Sacchari pulv. ana 15,0.
M. f. pulv. D. ad scatulam. Messerspitzenweise. (Bei Keuchhusten.) Pulv. Chinini tannici comp.
        Form. mag. Germ.

Chininum arsenicicum. Chininarsenat. $(C_{20}H_{24}O_2N_2)_2 \cdot H_3AsO_4 + 8 H_2O$. Farblose, glänzende, an der Luft verwitternde Krystalle, l. in 700 T. Wa. Enthält 12,3% As_2O_5. — 1,0 0,60 RM.

Innerlich zu 0,003—0,015, am besten in Pillenform bei Malaria, als Tonicum. Entbehrlich.

Chininum arsenicosum. Chininarsenit. $3 (C_{20}H_{24}O_2N_2) \cdot H_3AsO_3 \cdot 4 H_2O$. Im Handel häufig ein Gemenge von Chinin und Arsentrioxyd. — 1,0 0,60 RM.
Anwendung unterbleibt besser.

Chininum bisulfuricum. Germ. II., Ergb., Austr. **Bisulfas Chinini.** Nederl. **Quininae bisulphas.** Am. **Sulfate neutre de Quinine.** Gall. **Bisolfato di Chinina.** Ital. Chininbisulfat. Monochininsulfat. Saures Chininsulfat. $C_{20}H_{24}O_2N_2 \cdot H_2SO_4 + 7 H_2O$ mit 59,1% Chinin. Farblose, glänzende, an der Luft verwitternde Krystalle, l. in Wa. (10) und in Alk. (32). Die wässerige Lösung zeigt blaue Fluorescenz. — 1,0 0,25 RM.

Durchschnittl. Dosis: 0,1 (1,0). (Am.)

Innerlich: Dosis etwas höher als Chininum sulfuricum.

Äußerlich in Salbenform (1:10) gegen Eczema solare. Wegen der Schmerzhaftigkeit subcutan nicht zu verwenden.

Zersetzt sich bei der Sterilisierung unter Bildung stark toxischer Körper (Chinotoxin). Schon nach verhältnismäßig geringen Dosen können Vergiftungserscheinungen beobachtet werden, die auf die erwähnte Zersetzung zurückzuführen sind.

Chininum dihydrochloricum. Ergb. **Chininum bihydrochloricum.** Ross. **Quininae dihydroloridum.** Am. **Quininae Hydrochloridum acidum.** Brit. **Chlorhydrate neutre de Quinine.** Gall. **Bicloridrato di Chinina.** Ital. Chinindihydrochlorid. $C_{20}H_{24}O_2N_2 \cdot 2\,HCl + 3\,H_2O$ mit 73,3% Chinin. Farblose, durchscheinende Krystalle, l. in 0,7 T. Wa., leichtl. in Alk. — 1,0 0,35 RM.

Therap. Dosen: 0,06—0,6 (Brit.). Durchschn. Dosis: 0,1 (1,0) (Am.).

Innerlich: Dosis wie Chin. hydrochl.

Äußerlich wegen seiner leichten Löslichkeit bei pertussiskranken Kindern, welche Chinin per os nicht einnehmen oder wieder erbrechen, zu subcutanen Injektionen empfohlen. Täglich 2mal 1 ccm langsam unter die Rückenhaut, mit nachherigem Massieren der Stelle. So viel Dezigramme wie das Kind Jahre zählt; bei schwächlichen Kindern etwas weniger. Kaum mehr angewandt.

Chininum dihydrochloricum carbamidatum. Quininae et Ureae hydrochloridum. Am. Chininharnstoffchlorhydrat. $C_{20}H_{24}O_2N_2 \cdot HCl + CO(NH_2)_2HCl \cdot 5\,H_2O$ mit 57% Chinin. Farblose Prismen in 1 T. Wa. l.— 1,0 0,35 RM. 10 Amphiolen (0,1; 0,3; 0,75 Ch.) 1,45; 1,95; 3,45 RM.

Durchschn. Dosis: 1,0 einmal täglich subcutan (Am.)

Wegen der Leichtlöslichkeit zur intramuskulären Anwendung zu empfehlen, bei allen Indikationen der Chinintherapie, wenn die perorale Anwendung versagt. Auch zur Behandlung der croupösen Pneumonie wie Solvochin.

Chininum ferro-citricum. Germ., Jap. **Ferrum citricum chiniatum.** Austr. **Chinino-Ferrum citricum.** Helv. **Citras ferricus cum Chinino.** Dan., Norv. **Chinini ferricitras.** Suec. **Ferri et Quininae citras.** Brit. Eisenchinincitrat.

Gehalt 9—10% Chinin und 21% Eisen. Glänzende, durchscheinende, dunkelolivgrüne bis braune, eisenartig und bitter schmeckende Blättchen[1]). In Wa. langsam in jedem Verhältnis, in Alk. wenig l. Höchstens 10% Wa. enthaltend. Rein. Nach bestimmter Vorschrift zu bereiten. Vor Licht geschützt aufzubewahren. Die Angaben der übrigen Pharm. betr. Chinin- und Eisengehalt weichen nur unwesentlich ab. Gemische von Chinincitrat und Ferro- und Ferricitrat. — 1,0 0,10 RM.

Therapeut. Dosen: 0,3—0,6 (Brit.).

Innerlich 0,1—0,5—1,0 in Pulvern, Pillen, Lösung. Besonders bei Anämien, Chlorose, Schwächezuständen, wobei das Chinin mehr als Bittermittel und Tonicum dient.

Chininum monoformicum. Quinine (Formiate basique de). Gall. $C_{21}H_{26}N_2O_4 + H_2O$ mit 83,5% wasserfreiem Chinin und 11,85% Ameisensäure.

Chininum glycerinophosphoricum. Glycerophosphate basique de Quinine. Gall. Chininglycerinophosphat. Glycerinphosphorsaures Chinin $(C_{20}H_{24}O_2N_2)_2 \cdot C_3H_7PO_6 + 5\,H_2O$ mit 71,2% Chinin. Farb- und geruchlose Krystalle, l. in 300 T. Wa. und 40 T. Alk. — 1,0 0,55 RM.

---

[1]) Keine Verbindung, sondern ein Gemisch.

Innerlich zu 0,1—0,2 mehrmals täglich kurz vor den Mahlzeiten als Tonicum, zu 0,3—0,6 als Antineuralgicum in Pulvern, Pillen. Entbehrlich.

Chininum hydrobromicum. Ergb., Belg., Helv., Ross. **Chinini hydrobromidum.** Suec. **Quininae hydrobromidum.** Am. **Bromhydrate basique de Quinine.** Gall. Chininhydrobromid $C_{20}H_{24}O_2N_2 \cdot HBr + H_2O$. Gehalt: 76,6% Chinin. Weiße glänzende Krystalle, l. in etwa 50 T. Wa. und 5 T. Alk. — 1,0 0,35 RM.

Durchschn. Dosis: 0,1 (1,0). (Am.)

Innerlich zu 0,1—0,5—1,0 pro die, in Pulver, Pillen oder Lösung empfohlen, um die Wirkung des Chinins angeblich mit der des Broms zu kombinieren. Bei unstillbarem Erbrechen Hysterischer und anderen Magenneurosen, ferner gegen periodische Neuralgien, Kopfschmerz, Intermittens und Fiebern mit gleichzeitiger Exzitation des Nervensystems.

Äußerlich zur subcutanen Injektion (1:10 alkoholisiertem Wasser), wenig angewandt.

Chininum salicylicum. Ergb. Chininsalicylat $C_{20}H_{24}O_2N_2 \cdot C_7H_6O_3 + \frac{1}{2} H_2O$. Mol.-Gew. 471. Gehalt: rund 68% Chinin. Weiße bitterschmeckende Nadeln in 230 T. Wa. und in 20 T. Alk. — 1,0 0,35 RM.

Innerlich. Soll die Wirkung beider Konstituenten vereinigen. Entbehrlich.

Apochin. Das acetylsalicylsaure Salz des Acetylsalicylsäure-Chinin-esters. Chiningehalt 50%, Acetylsalicylsäuregehalt 50%. Schmp. 162°. — 10 Tabl. (0,5) 1,60 RM.

Innerlich als Antineuralgicum und Antipyreticum, nicht eingebürgert. Wie das vorige.

Quinisal (E. W.). Chininum bisalicylosalicylicum. Das Chininsalz des Diplosals (S. 627). Leicht bitter schmeckend. — 25 Tabl. (0,25) 2,95 RM.

Chininum valerianicum. Germ. I., Ergb. **Valérianate basique de Quinine.** Gall. **Valerianato di Chinina.** Ital. Chininvalerianat. $C_{20}H_{24}O_2N_2 \cdot C_5H_{10}O_2 + H_2O$. Gehalt 76% Chinin, frei von Cinchonidin. Schuppige, weiße Krystalle oder weißes, krystallinisches Pulver von sehr bitterem Geschmack, schwach nach Baldriansäure riechend, l. in 100 T. Wa., in 5 T. Alk. — 1,0 0,55 RM. Chininvalerianat-Perlen (0,1) 1,60 RM.

Innerlich zu 0,05—0,5 in Pulvern oder Pillen, nicht in Mixturen, da das Präparat leicht zersetzlich ist. Wenig im Gebrauch.

Chinetum. Quinetum. Gemisch der Alkaloide der Chinarinde, angeblich im natürlichen Mengenverhältnis. Graubraunes Pulver, schwerl. in Wa., leichtl. in Säuren. Chiningehalt unbekannt.

Innerlich, 0,3—0,5, gegen Malaria. Nicht empfehlenswert.

Lygosin-Chinin. Eine Chininverbindung des Diorthokumarketons (Lygosin). Chiningehalt: 70,8%. Orangegelbes Pulver, in Wa. schwerl., in Alk. (7), in fetten Ölen und in Chl. leichtl.

Äußerlich als Antisepticum zur Wundbehandlung in Streupulvern, Salben, Glycerinaufschwemmungen (10%), Pflastern und Verbandstoffen (30%).

Euchinin (E. W.). **Chininum aethylcarbonicum.** Jap., Ross. **Chininum aethylocarbonicum.** Helv. **Quininae aethylcarbonas.** Am. **Quinine (Ethylcarbonate de).** Gall. **Etilcarbonato di Chinina.** Ital. Äthylkohlensäurechininester. Euchinin. (Veresterung an der Alkoholgruppe eines Chininmoleküls.) Gehalt 82% Chinin. Weiße, verfilzte, bei 91—92° schmelzende, fast geruchlose, kaum bitterschmeckende Krystalle, schwerl. in Wa., leicht in Alk. und Ae. — 0,1 0,10 RM. 20 Tabl. (0,5) 5,75 RM.

$$CO \begin{cases} O \cdot C_2H_5 \\ O \cdot C_{20}H_{23}N_2O \end{cases}$$

Durchschn. Dosis: 0,1 (1,0) (Am.).

Im Verdauungskanal wird Chinin frei.

Innerlich (1896) zu 0,05—0,1 und mehr pro dosi mehrmals täglich. Als relativ wohlschmeckender Ersatz der bitteren Chininsalze empfohlen, besonders in der Kinderpraxis, doch an Wirksamkeit hinter denselben wesentlich zurückstehend und fast ganz verlassen.

Aristochin (E. W.). Chininum carbonylatum. Dichininkohlensäureester. (Veresterung an der Alkoholgruppe zweier Chininmoleküle.) Gehalt 96% Chinin. Weißes, geschmack- und geruchloses Pulver, unl. in Wa., schwerl. in Alk. Schmp. 186,5°. —

$$CO \big\langle {}^{O \cdot C_{20}H_{23}N_2O}_{O \cdot C_{20}H_{23}N_2O}$$

0,1 0,20 RM. 20 Tabl. (0,5) 13,90 RM.

Im Verdauungskanal wird Chinin frei.

Innerlich (1901) als geschmackloser Chininersatz, doch sehr teuer und weniger wirksam. Als Sedativum bei Asthma bronchiale und bei Neuralgien, besonders Supraorbitalneuralgien und Cephalalgien empfohlen. Wird wenig angewandt.

Chineonal (E. W.). Diäthylbarbitursaures Chinin. Gehalt: 63,8% Chinin, 36,2% Veronal. Weißes bitterschmeckendes Pulver. — 0,1 0,15 RM. 20 Tabl., dragiert (0,1 oder 0,2) 2,20 oder 3,55 RM.

Innerlich (seit 1912) mehrmals täglich 0,6—0,75, Kindern 0,1 als allgemeines Sedativum, besonders bei fieberhaften und delirierenden Kranken. Vielfältig empfohlen bei Keuchhusten, wo es die Zahl der Anfälle angeblich vermindert (pro Lebensjahr 0,05 g 4—5mal tägl.).

Hydrochininum hydrochloricum. Ergb. Salzsaures Dihydrochinin. Hydriertes Chinin. $C_{20}H_{26}O_2N_2 \cdot HCl + 2 H_2O$. Weißes, bitter schmeckendes Pulver, leichtl. in Wa., Alk. und Chl., unl. in Ae. — 1,0 0,95 RM. 10 Ampullen (0,02) 3,55 RM.

Innerlich (seit 1917) parenteral anwendbares Präparat. Wenig erprobt.

Chinidinum. Chinidin. Conchinin. $C_{20}H_{24}O_2N_2$. Dem Chinin isomeres Alkaloid der Chinarinde. Farblose, glänzende, harte, in Wa. wenig, in Alk. und in Ae. leichter l. Krystalle. Geschmack stark bitter. — 1,0 0,40 RM.

Chinidinum sulfuricum. Ergb. Sulfas Chinidini. Nederl. **Quinidinae sulphas.** Am. Chinidinsulfat. $(C_{20}H_{24}O_2N_2)_2H_2SO_4 \cdot 2 H_2O$. Lange seidenglänzende, geruchlose, in 100 T. Wa. l. Nadeln von sehr bitterem Geschmack. — 1,0 0,30 RM. 25 Tabl. (0,1; 0,2 oder 0,3) 0,90; 1,25 oder 1,55 RM. 25 Perlen (0,1) 1,25 RM.

Innerlich zu 0,25 g in Caps. amylac., 2—4mal tägl., bei unregelmäßiger Herztätigkeit, insbesondere bei Arhythmia perpetua irregularis (Herzflimmern), am besten nach vorhergegangener Digitaliskur. Mit den Chinidingaben vorsichtig ansteigen. Größte Tagesdosis 2,5 g, nur bei einigermaßen kräftiger Herztätigkeit und gutem Blutdruck erlaubt, jedoch mit Vorsicht; bei nachlassender Herzkraft und sinkendem Blutdruck die Medikation unbedingt auszusetzen. (Anfälle von Tachykardie.) — Bei Malaria nicht verwendet.

Ebenso anzuwenden Chinidinum tannicum. — 1,0 0,25 RM.

Auch beim Chinidin wie beim Chinin wegen langsamer Ausscheidung Kumulationsgefahr.

Chinioidinum. Germ. II., Ergb. Chinioidin. Basengemisch. Nebenprodukt bei der Darstellung des Chinins. Braune oder schwarzbraune, harzähnliche Masse. Fast unl. in Wa., l. in angesäuertem Wa., Alk. und Chl. — 10,0 0,30 RM.

Nicht mehr gebraucht.

Chinioidinum citricum und tannicum (10,0 0,30 bzw. 0,50 RM.).

Cinchoninum sulfuricum. Germ. I., Ergb. Cinchoninsulfat. (Chinin ohne Oxymethylgruppe, rechtsdrehend.) $[(C_{19}H_{22}ON_2)_2] H_2OS_4 \cdot 2 H_2O$. Weiße, glänzende, bitterschmeckende, geruchlose Krystalle, schwerl. in kaltem, leichtl. in heißem Wa. und Alk. — 1,0 0,15. C. hydrochl. 0,20. Cinch. (Base) 0,25 RM.

Innerlich in Pulver oder Pillen, in $1^1/_2$ fach größerer Dosis als Chinin.

524. Rp. Cinchonini 0,75
Ferri reducti 0,5.
M. f. pulv. Disp. tal. dos. Nr. XXX. S. Zu Anfang der Mittagsmahlzeit 1 Pulver zu nehmen. (Bei Rekonvaleszenz von Intermittens.)

Nach englischen und italienischen Autoren kann C. noch bei schweren Malariafällen wirken, wenn Chinin versagt oder nicht vertragen wird.

Cinchonidinum sulfuricum. Ergb. **Cinchonidinae sulphas.** Am. **Sulfate basique de Cinchonidine.** Gall. Cinchonidinsulfat. $[(C_{19}H_{22}ON_2)_2]H_2SO_4 \cdot 3\,H_2O$. DemCinchonin isomer, linksdrehend. Weiße, glänzende Krystalle, l. in 100 T. Wa. und in 70 T. Alk. Gall. hat das mit 6 Mol. Wasser krystallisierte, sehr rasch verwitterte Salz aufgenommen. — 1,0 0,30 RM. (C. salicylicum 0,45 RM.)

Durchschn. Dosis: 0,15 (Am.).

Innerlich in $1^1/_2$facher und doppelt so großer Dosis wie Chin. hydrochloric. vereinzelt empfohlen.

Acidum chinicum. Ergb. Chinasäure. Tetraoxyhexahydrobenzoesäure. Aus der Chinarinde, in der sie, an die Alkaloide oder an Ca gebunden, sich findet (5—8%), s. S. 77.

Cupreinderivate, Derivate des Chinin, gewonnen durch Aufhebung der Doppelbindung in der Vinylseitenkette (Hydroverbindungen) und Einführung von höheren Alkylen in den Benzolkern des Chinolinrestes an Stelle der Methoxygruppe ($^+$ der Formel). Das in der China cuprea enthaltene Alkaloid Cuprein ist entmethyliertes Chinin. Wirken stark bactericid noch in sehr verdünnten Lösungen und werden deshalb zur Chemotherapie verschiedener Infektionskrankheiten (Morgenroth) sowie als chirurgische Tiefenantiseptica verwendet.

= Cuprein (s. S. 285).

Optochin (E.W.). Ergb. Äthylhydrocuprein. Weißes, krystallinisches, geruchloses, bitter schmeckendes, in Wa. (2) l. Pulver. — Opt. basicum 0,1 0,25 RM. O. P. 25 Geloduratkapseln (0,2) 9,00 RM. 25 Perlen (0,05 und 0,1) 2,50 und 4,45 RM.

Innerlich (1912) in Pulvern 0,2 bis 0,3 g, in Oblaten, 4stündl., bis zu 3 g, am besten unter Milchdiät. Anscheinendes Specificum gegen genuine (Pneumokokken) Pneumonie, am ersten bis dritten Krankheitstage am wirksamsten; sicherlich mit antipyretischem und euphorisierendem Effekt. Die Sehfähigkeit sorgfältig zu kontrollieren; bei der geringsten Sehstörung (Flimmern vor den Augen) Optochin abzusetzen, da Gefahr von Schädigung des Opticus bis zur Erblindung vorhanden. Auch sonst Chininnebenwirkungen. Auch gegen Streptokokkenerkrankungen und andere Infektionen empfohlen.

Optochin (E.W.) **hydrochloricum.** Ergb. **Hydrochloras Aethylhydrocupreini.** Nederl. Salzsaures Äthylhydrocuprein. Weißes, in Wa. l., bitter schmeckendes Pulver. Nederl.: Nur für den äußeren Gebrauch. — Opt. hydrochl. 0,1 0,25 RM. O. P. 10 Tabl. (0,1) 1,65 RM.

525. Rp. Optochin hydrochlor. 0,15
     Novocain. 0,1
     Amyl. tritic. 2,0
     Vaselin alb. ad 10,0.
M. f. ung. D. S. Mehrmals täglich einzustreichen. (Diese Augensalbe ist nur wenige Tage haltbar.)

Innerlich wie das vorige, doch wegen der schnelleren Resorbierbarkeit weniger zu empfehlen.

Äußerlich in 1proz. Lösung oder in 1—2proz. Salbe gegen Ulcus corneae serpens, wegen der lokalen Schmerzhaftigkeit nach vorheriger Cocainanwendung oder unter Novocainzusatz.

Optochin tannicum. — 0,1 0,10 RM.

Eucupin (E. W.). Isoamylhydrocuprein. **Eucupin basicum.** Ergb. Weißes in Wa. unl., in fetten Ölen l. Pulver. — 0,1 0,20 RM. O. P. 25 Perlen (0,1) 4,00 RM.

Innerlich in Pulvern (Oblaten) zu 0,25 g 4stündl. bis 3 g, als bactericides Mittel bei Streptokokkeninfektionen, besonders Sepsis, Endokarditis, Erysipel, auch Influenza, Pneumonie, akutem Gelenkrheumatismus und vielen anderen Infektionen. Vielen Erfolgen stehen zahlreiche Mißerfolge gegenüber. Bei Sepsis mit Streptokokkenserum gemeinsam empfohlen. Vorsicht und dauernde Überwachung des Sehvermögens wegen möglicher Opticusschädigung. (Seit 1917.)

Eucupin bihydrochloricum. Ergb. Weißes Wa. l. Pulver. — 0,1 0,20 RM. O. P. 10 Tabl. (0,1) 1,60 RM.

Äußerlich in 1—3proz. Lösung als Schleimhaut-Anaestheticum mit stark desinfizierenden Eigenschaften, besonders bei Blasenerkrankungen; auch zur Rachenpinselung bei Diphtherie sowie Angina Plaut-Vincenti empfohlen. In 0,5proz. Lösung als reizloses, tief wirkendes Antisepticum zur Ausspülung der Pleurahöhle bei Empyem, auch zur Einspritzung in Absceßhöhlen. In 2proz. Salben bei infektiösen Hauterkrankungen, Pyodermien, sowie bei Ozaena.

526. Rp. Eucupin bihydrochl. 0,5(—1,0)
    Aq. dest. q. s. ad solvendum
    Ol. Olivar. 2,0
    Lanolin ad 10,0.
M. f. ung. D. S. Zum Einpinseln.

Vuzin (E.W.) **bihydrochloricum.** Ergb. Isooktylhydrocuprein. Weiße, in warmem Wa. l. Krystalle. — 0,1 0,15 RM. O. P. 10 Tabl. (0,1) 1,10 RM.

Äußerlich in 0,1—0,2prom. Lösung zum Ausspülen infizierter Wunden, Absceßhöhlen, Pleuraempyeme, auch gegen Pyodermien und Bartflechte. Intravenös in Lösung von 1:2000 bei Sepsis. Erfolge bestritten; wegen der teilsweis sehr unangenehmen Nebenwirkungen (Kopfschmerz, Benommenheit, Exantheme, Nierenreizung) kaum noch angewandt. (Seit 1917.) Überholt.

China. Rhizoma Chinae. Hisp. Rad. Chinae. Chinawurzel. Die knollenförmigen Seitensprossen des Wurzelstockes der Liliacee Smilax China L. und verwandter Arten. Bestandteil: harziger Extraktivstoff.

Innerlich im Dekokt 5,0—15,0 auf 100,0, zu Spezies. Verlassen.

Chinolin.

Chinolinum. Ergb. Chinolin. ⬡ ; C_9H_7N. Farblose oder gelbliche, eigenartig riechende, brennend bitterschmeckende, stark lichtbrechende, alkalische Flüssigkeit, wenigl. in Wa., mit Alk., Ae., Chl. und fetten Ölen mischbar. — 1,0 0,15 RM.

Möglichst nicht überschreiten: 0,75 pro dosi, 1,5 pro die! (Ergb.)

Hat antiseptische, antizymotische und antipyretische Eigenschaften. Vereinzelt zur Pinselung des Rachens in 5proz. Lösung, in konzentriertem Zustande zur Desinfektion der Zahnwurzelkanäle empfohlen.

Chinolinum tartaricum. Ergb. Chinolintartrat. $(C_9H_7N)_3 \cdot (C_4H_6O_6)_4$. Farblose, glänzende Krystalle, in 70—80 T. Wa. und in 150 T. Weingeist l. — 1,0 0,10 RM., 10,0 0,50 RM.

Möglichst nicht überschreiten: 1,5 pro dosi, 3,0 pro die! (Ergb.)

Innerlich in 5proz. Lösung beim Keuchhusten empfohlen, reizt den Magen heftig.

Chinosolum. Chinosol. Äquimolekulare Teile von o-Oxychinolinsulfat $(C_9H_6[OH]N)_2 \cdot H_2SO_4$ und Kaliumbisulfat. Krystallinisches, schwefelgelbes, in Wa. leichtl. Pulver, das safranartig riecht und brennend schmeckt. Die gebräuchlichen Lösungen sind fast geruchlos. Schmp. 175—177,5°. — 1,0 0,30 RM.

Innerlich 0,5 g in 200 Wasser, eßlöffelweise bis 6 mal tägl., in verschiedenen Infektionskrankheiten und bei Furunculosis ohne sichtlichen Erfolg.

Äußerlich: In wässerigen Lösun-

527. Rp. Chinosoli 1,0
     Mentholi 2,0
     Acidi borici pulv. 20,0
     Sacchari albi 17,0
     Sacchari Lactis 60,0.
M. D. S. Chinosol-Schnupfpulver.
    Weitgehend ungiftig.

gen zur Desinfektion der Hände und des Operationsfeldes (1:1000), aber nicht zur Desinfektion der Instrumente. Als Salbe (1,0 mit 0,5 Ichthyol, 0,5 Salicylsäure und 20,0 Lanolin), gegen Sycosis. auch Erysipel, oder als Pasta (0,1—0,2 bis 0,5 mit 5,0 Amyl. trit., 5,0 Zinc. oxyd. und 10,0 Lanol. oder Vasel.), bei Acne, Ekzem, Herpes, Lupus, Psoriasis; als Gurgelwasser (0,5 mit 0,1 Tinct. Eucalypt., 15,0 Spirit. und Aq. dest. zu 200,0) mehrmals täglich bei Angina catarrhalis und Laryngitis, als Mundwasser (Chinosol, Ol. Menth. ana 0,1, Spirit. 3,0, Aq. dest. ad 100,0) zum täglichen Gebrauch, sowie bei skorbutischem Zahnfleisch; als Streupulver (2,0 mit 18,0 Amyl. und 80,0 Talcum), gegen Hyperidrosis; auch als Klysma 1,0:1000, zur Behandlung des Abdominaltyphus vereinzelt empfohlen. — Die imprägnierten Verbandstoffe sind sterilisierbar. — Weitgehend ungiftig.

Chinolinabkömmlinge sind z. B. Kairin, Plasmochin (s. S. 577), Thallin, Atophan (s. S. 187).

Chirata.

Herba Chiratae. Chirata. Brit. Herba Swertiae. Jap. Chiratakraut. Das getrocknete blühende schwach riechende und außerordentlich bitter schmeckende Kraut der Gentianacee Swertia Chirata Buch.-Ham. (Ostindien) und Sw. japonica Makino und Sw. chinensis Hemsl.; soll das amorphe Glykosid Chiratin und den amorphen Bitterstoff Opheliasäure enthalten.

Innerlich als Stomachicum wie Radix Gentianae.

Extractum Chiratae fluidum.

Infusum Chiratae. Brit. (5:100).

Therap. Dosen: 15—30 ccm (Brit.).

Tinctura Chiratae. Brit. (10,0:100 ccm Spirit. 60%).

Therap. Dosen: 2—4 ccm (Brit.).

Chionanthus. Chionanthus virginica (Oleacee). Schneeflockenbaum. In Nordamerika als Fluidextrakt oder als Glykosid Chionanthin als Fiebermittel, Tonicum und mildes Abführmittel verwendet, besonders bei tropischen parasitären Lebererkrankungen.

Chloralhydrat, Chloralformamid, Butylchloralhydrat.

Chloralum hydratum. Germ., Austr., Belg., Helv., Jap., Ross. **Hydras chloralicus.** Dan., Norv. **Chloral Hydras.** Brit. **Chlorali Hydras.** Suec. **Chloralis Hydras.** Am. **Hydras Chlorali.** Nederl. **Chloral (Hydrate de).** Gall. **Cloralio idrato.** Ital. Chloralhydrat. $CCl_3 \cdot CH(OH)_2$[1]). Mol.-Gew. 165,4. Farblose, durchsichtige, trockene, stechend riechende, schwach bitter und brennend schmeckende Krystalle, leicht in Wa., Alk., Ae., weniger leicht in Chl., Schwefelkohlenstoff oder fetten Ölen l. Sintert bei 49°, ist bei 53° völlig geschmolzen. Rein, insbesondere frei von Salzs., Chloralalkoholat und anderen fremden

---

[1]) Chloralhydrat, $CCl_3 \cdot CHO \cdot H_2O$, ist das Hydrat des Chlorals $CCl_3 \cdot CHO$.

organ. Stoffen sowie von Zersetzungsprodukten. Zulässiger Verbrennungsrückstand 0,2%. Vor Licht geschützt und vorsichtig aufzubewahren. Beim
Erwärmen mit Natronlauge gibt Chloralhydrat eine trübe, unter Abscheidung
von Chloroform sich klärende Lösung. — 10,0 0,15 RM.

Chloralhydrat hat starke örtliche Reizwirkungen, die eine subcutane Anwendung ausschließen und Verabreichung in verdünnten Lösungen oder schleimigen Vehikeln für Magen und Mastdarm notwendig machen. Infolge rascher
Resorption schneller Eintritt des Schlafes. Wirkungsmaximum nach der
ersten Stunde. Wirkung klingt schnell ab. Größtenteils Umwandlung in Tri-
chloräthylalkohol und Ausscheidung als Urochloralsäure. Bei längerem Gebrauch wird eine geringe Toleranzsteigerung berichtet.

Therap. Dosen: 0,3—1,2 (Brit.). Durchschn. Dosis: 0,5 (Am.).

Größte Einzelgabe: 3,0 (ebenso Austr., Belg., Dan., Helv., Nederl., Norv., Suec.
und Int. Vorschl. Chlorali hydras), dagegen Ital., Jap., Ross. **2,0**, Gall. **4,0**.

Größte Tagesgabe: 6,0 (ebenso Austr., Belg., Helv., Ital., Jap., Nederl., Norv.,
Ross. und Internat. Vorschl.), dagegen Dan. **5,0**, Gall. **12,0**.

Das Chloralhydrat, von Liebig im Jahre 1834 dargestellt und (auf Grund
der später als unrichtig erwiesenen Theorie, daß es im alkalischen Blut Chloroform bilde) von Liebreich 1869 in die Medizin eingeführt, war fast drei Jahr-
zehnte das führende Schlaf- und Beruhigungsmittel und wurde in allen Unruhe-,
Schmerz- und Reizzuständen angewandt. Seit der Entdeckung des Sulfonals
und Trionals und besonders seit der Einführung der Barbitursäure- und Harn-
stoffverbindungen ist das Chloral sehr zurückgetreten und wird jetzt hauptsächlich beim Delirium potatorum und in der Psychiatrie bei schweren Erregungszuständen, in der inneren Medizin am meisten nur noch im Klysma gebraucht. Die verringerte Anwendung des Chloralhydrats ist auf den schlechten
Geschmack, die namentlich bei größeren Dosen auftretende Reizung der
Rachen- und Magenschleimhaut, schließlich auf gelegentliche Schwächung der
Herztätigkeit zurückzuführen.

Innerlich als Hypnoticum zu 1,0—2,5—3,0 als Tagesgabe (6,0—8,0!
und mehr bei Delirium potatorum); wenn notwendig, die kleineren Dosen in
kurzen Pausen wiederholen. Die Maximaldosen des Chloralhydrats, namentlich
die Tagesgabe, müssen vielfach überschritten werden; selbst Dosen von 3,0
bis 5,0 (!) wurden mehrere Male kurz hintereinander gereicht, ohne Gefahr,
während allerdings 7,0—8,0 (!) auf einmal genommen, einen drohenden asphyktischen Zustand hervorrufen und eventuell tödlich sein können. Kinder vertragen
(z. B. bei Chorea) Chloralhydrat in verhältnismäßig großen Dosen: 6 monatiger
Säugling bei Krämpfen 0,2—0,5, Kinder im Spiel- und Schulalter zur Beruhigung
die gleiche Menge. Als Sedativum zu 0,2—0,5—1,0—2,5 pro dosi 1—2 stündl.
In manchen Fällen wirken schon Dosen von etwa 1,0 an schlafbringend.

Äußerlich im Klysma 3—5 g auf 200 g, bei Kindern 0,1—0,6 auf 60 g,
in schleimiger Abkochung, bei Säuglingen 0,25—0,5 g (bis 3 oder 4 mal tägl.)
als Schlafmittel sehr empfehlenswert, namentlich bei Tetanus in sehr großen
Dosen zur Krampfstillung angewandt.

Nebenwirkungen außer örtlicher Schleimhautreizung durch Bedrohung
des Atemzentrums und des Zirkulationssystems (besonders bei Hochfiebernden
und schweren Herzkranken). Gesichtsrötung, Hautexantheme. Bei ständigem
Gebrauch Blutarmut, Marasmus, ja sogar Psychosen; Ähnlichkeit mit dem

chronischen Alkoholismus. Vereinzelt suchtartiges Verlangen nach Chloralhydrat (Chloralismus).

528. Rp. Chlorali hydrati 2,5
    Aq. dest.
    Mucil. Gummi arabici
    (oder Sir. Aurant.) ana 15,0.
M. D. S. (Auf einmal zu nehmen als ge-
wöhnliches Hypnoticum, oder 1 Tee- bis
Eßlöffel voll als Sedativum.)

529. Rp. Chlorali hydrati 3,0
    Kalii bromati 5,0
    Aq. dest. 100,0
    Tinct. Aurantii 5,0
    Sir. simpl. 45,0.
M. D. S. Den dritten Teil abends auf einmal zu nehmen. (Hypnoticum.)

530. Rp. Chloral. hydrat. 4,0
    Aq. dest.
    Sir. Aurant. ana 15,0.
M. D. S. 1 Eßlöffel vor dem Schlafengehen

531. Rp. Chlorali hydrati 2,5
    Aq. dest.
    Mucilag. Gummi arab. ana q. s.
    ad 100.
M. D. S. Zum Klistier.

532. Rp. Chlorali hydrati 5,0
    Aq. dest. 10,0.
D. S. 1 Teelöffel voll in einem Glase Wein,
Bier oder Limonade, am besten Milch
zu nehmen. (Hypnoticum.)

533. Rp. Chloral. hydrat. 0,25 (— 1,0)
    Mucil. Salep ad 60,0.
M. D. S. (Zum Klistier für Kinder.)

534. Rp. Camphorae tritae
    Chlorali hydrati ana 1,0,
    Vaselini (vel Lanolini) ad 30,0.
M. f. ungt.   D.S. Zur Einreibung. (Bei
heftigem Jucken von chronischem
Ekzem.)

Sirupus Chlorali. Belg. **Syrupus Chloral.** Brit. **Sirop de Chloral.** Gall. Chloral-
hydratsirup. Gemisch aus Chloralhydrat (5%) mit Pfefferminzsirup. Brit. mit Zuckersirup
(10 ccm enthalten 2,0 Chloralhydrat). **Sirupus Chlorali hydrati.** Internat. Vorschl. 5 proz.
Therap. Dosen: 2—8 ccm (Brit.).

Innerlich als Schlafmittel, 1—2 Eßlöffel zu nehmen.

Butylchloralum hydratum. Ergb. **Butylchloral hydras.** Brit. Butylchloralhydrat.
$CH_3 \cdot CHCl \cdot CCl_2 \cdot CH(OH)_2$. Weiße, dünne, seidenglänzende, süßlich riechende und
brennend bitterlich schmeckende Blättchen, l. in Wa. (30), leichter l. in siedendem Wa.,
reichlich l. in Alk. und Ae. Schmp. 78°. — 10,0 0,60 RM.

Möglichst nicht überschreiten 2,0 pro dosi und 4,0 pro die! (Ergb.)

Innerlich früher in kleinen Dosen (0,1—0,3) als schmerzstillendes Mittel, in größeren
Dosen (0,6—1,2) als Schlafmittel gebraucht, wird jetzt durch die modernen Analgetica der
Pyrazolonreihe (Antipyrin usw. s. S. 161) verdrängt.

Die früher vielfach gebrauchten Chloralverbindungen:

Chloralimidum. Chloralimid. $CCl_3 \cdot CHNH$.

Chloralose. Chloralose. Anhydrochloralglucose. $C_8H_{11}Cl_3O_6$, Kondensationsprodukt
aus Glucose und Chloral. Gefährlich! (In Frankreich als Anaestheticum für Tiere im
Laboratoriums versuch viel im Gebrauch.)

Chloralum formamidatum. Germ. V. Chloralformamid. Chloralamid. CCl_3
$\cdot CH(OH) \cdot NH \cdot CHO$.

haben nur noch historischen Wert. Auch das Folgende wird in Deutschland kaum mehr
verordnet.

Chloreton. Acetonchloroformium. Trichlorpseudobutylalokhol $\begin{matrix} CH_3 \\ CH_3 \end{matrix} > C < \begin{matrix} OH \\ CCl_3 \end{matrix} \cdot {}^1/_2 H_2O$.

Farblose, campherartig riechende Krystalle. Schmp. 80—81°. Schwerl. in Wa., leichtl. in
Alk, Ae. und Ölen.

Innerlich (seit 1901) dem Chloralhydrat sehr ähnlich, nur weniger magenreizend. Als
Hypnoticum zu 0,5—1,0 als Pulver in Oblaten oder Tabletten mit Nachtrinken von
warmer Milch, Tee oder Wa. Auch bei Seekrankheit (0,3 g mehrmals täglich) empfohlen.
Nebenwirkungen: Kopfschmerz, Übelkeit, Schwindel, Blutdrucksenkung, Hautexantheme
mannigfacher Art.

Äußerlich als Lokalanaestheticum ist es wegen Schmerzen, Schwellung und Infiltrationen, die beobachtet wurden, wenig empfehlenswert.

Dient zur Konservierung z. B. des Suprarenin Hoechst.

Bromidia', aus Amerika kommendes Geheimmittel, besteht aus Chloralhydrat, Kal. bromat. ana 1,0, Extr. Cannabis indicae und Extr. Hyoscyami ana 0,008. Farblose, brennend schmeckende Flüssigkeit. Früher als Schlafmittel viel gebraucht, jetzt verlassen.

Chloroform.

Chloroformium. Germ., Austr., Belg., Dan., Helv., Jap., Norv., Ross., Suec. **Chloroformum.** Am., Brit., Nederl. **Chloroforme officinal.** Gall. **Cloroformio.** Ital. Chloroform (Trichlormethan). $CHCl_3$. Mol.-Gew. 119,4. 99—99,4 % Chloroform und (zur Erhöhung der Haltbarkeit) 1—0,6 % (Brit. 2 %) abs. Alk. enthaltende, klare, farblose, flüchtige, eigenartig riechende, süßlich schmeckende Flüssigkeit, in Wa. sehr wenig, in jedem Verhältnis in abs. Alk., Ae., fetten oder äther. Ölen l.[1]) Dichte 1,474—1,478, Siedep. 60—62°. Rein, insbesondere frei von Salzs., Chlor, Phosgen und anderen fremden organischen Stoffen. Diesen Anforderungen entsprechen auch die meisten anderen Pharm. Größere Abweichungen im spez. Gew. zeigen: Brit. 1,483—1,487, Ital., Suec. 1,485—1,489, Austr., Belg. 1,485—1,490, Jap. 1,485—1,495, Nederl. 1,487—1,494. Als besonders reine Chloroformsorten, die aber wohl das Chlorof. pro narcosi nicht zu übertreffen vermögen und bei u n s a c h g e m ä ß e r A u f b e w a h r u n g sich ebenso zersetzen (P h o s g e n b i l d u n g!), sind zu nennen: Chl. e Chloralo hydrato (Ergb.), Chl. Anschütz[2]) und Chl. Pictet, das durch Auskrystallisieren bei sehr niedriger Temperatur gereinigt wird. — **Chl. rectifié du commerce** Gall. ist ein weniger reines Chlorof. zum äußeren Gebrauch. Vor Licht geschützt und vorsichtig aufzubewahren. 53 Tr. = 1 g. — 100,0 0,80 RM. Chl. EH. 0,95, Chl. e Chl. hydr. 1,10. Chl. Liebreich 4,10.

Therap. Dosen: 0,06—0,3 ccm (Brit.). Durchschn. Dosis: 0,3 ccm (Am.).

Größte Einzelgabe: 0,5 Germ. zum Einnehmen (0,5 auch Austr., Gall., Norv.).

Größte Tagesgabe: 1,5 Germ. zum Einnehmen (1,5 auch Austr., Norv.), dagegen Gall. **3,0.**

Innerlich zu 0,15—1,0—1,5 mehrmals täglich in T r o p f e n (2—10 bis 20 Tr.) auf Zucker; bei hartnäckigem Erbrechen, Kardialgien, Ulcus, Neurosen des Magens sind häufig 5—6 Tr. Chloroform auf Eispillen, alle 10—15 Minuten genommen, von vortrefflicher Wirkung. Früher in Haferschleim (3 mal tägl. 10—15 Tr.) gegen Darminfektionen, besonders Typhus, angewandt, neuerdings besonders zur Desinfektion der Galle bei Bacillenausscheidern empfohlen, doch ohne sicheren Erfolg. Ebensowenig wirksam gegen Bandwürmer. Die innerliche Darreichung als Desinfiziens kommt kaum mehr in Frage.

Äußerlich zu Inhalationen (1847) als anästhesierendes Mittel bei Operationen, nur als Chloroformium pro narcosi (S. 301) zu verwenden, wird jetzt wegen der Gefahr von Herzlähmung und Organschädigung immer mehr durch Äther ersetzt. Auch die früher viel angewendeten Mischungen von Chloroform, Äther und Alkohol (100 + 30 + 30) oder das S c h l e i c h sche Gemisch (Chloro-

---

[1]) Nicht mischbar mit Glyc. Chl. ist ein Lösungsmittel für Jod, Schwefel, Phosphor, Paraffine, Fette, Harze, Alkaloide.

[2]) Aus Salicylid-Chloroform, das 33 % Chloroform enthält.

form, Äther, Äthylchlorid bzw. Petroläther) werden kaum noch gebraucht. Chlorof. pro narcosi wird hauptsächlich in kleinen Dosen zu kurzen Narkosen besonders in der Geburtshilfe verwendet, von den Chirurgen meist nur bei sehr erregten, kräftigen Patienten, die schlecht einschlafen, z. B. Potatoren. Im übrigen kann kurze Chl.-Inhalation im Notfall zur Stillung heftigster Schmerzen und zur Aufhebung von Krampfanfällen verwendet werden, also bei schwersten Neuralgien, bei starken Konvulsionen, epileptischen Anfällen, Eclampsia infantum, Eclampsia parturientium, Strychninvergiftung, Lyssa: $1/_2$ stündl. mehrere Minuten lang Inhalation von etwa 30 Tr.; tropfenweise auch zwecks Entspannung der Bauchmuskulatur zur Palpation der Baucheingeweide in schwierigen Fällen. Die Anwendung wird am besten in Tropfnarkose eingeleitet (40 Tr. pro Minute); gleichzeitig mit dem Chloroform wird Sauerstoff zugeleitet (Drägerscher Misch - Inhalationsapparat). Die Narkose kann durch 1 Stunde vor der Operation gemachte Injektion von Morphin (0,02, Frauen 0,01) + Atropin (0,0005—0,001) vorbereitet werden; auch durch Darreichung von Schlafmitteln (z. B. bis 1,0 Veronal) am Abend vorher kann man die Neben- und Nachwirkungen der Chloroformnarkose vermindern.

Bei drohender Chloroformasphyxie ist Herzexzitation durch Coffein bzw. Adrenalin, Atemerregung durch Lobelin geboten, auch künstliche Respiration einzuleiten, am besten nach Hervorziehen des Unterkiefers. Die späte Chloroformvergiftung (etwa 12—24 Stunden nach der Operation mit Erbrechen, Pulsbeschleunigung, Apathie bzw. Unruhe, Albuminurie, Acetonurie und nach wenigen Tagen Koma und Exitus) wird als akute Hepatitis aufgefaßt und läßt dringend von Chloroform bei Leberkranken abraten.

Von amerikanischen Autoren wird Chl.-Inhalation zur Wiederbelebung nach Sonnenstich empfohlen; es soll in Fällen von Stupor mit hohem Fieber, Herzschwäche und stertorösem Atmen lebensrettend gewirkt haben. Dagegen haben die Inhalationen bei Vergiftungen mit nitrosen Gasen eher schädigend gewirkt.

Bei Gaslicht sind Narkosen möglichst zu vermeiden wegen Bildung giftiger Verbindungen (Kohlenoxychlorid = Phosgen u. a.).

Zur örtlichen Applikation bei schmerzhaften Affektionen, so bei Zahnschmerz (einige Tropfen Chloroform auf Baumwolle in den cariösen Zahn oder ins Ohr gebracht), Neuralgie, Gallenstein- und Bleikoliken (Kompressen, mit Chl. getränkt, werden aufs Abdomen gelegt), arthritischen Entzündungen, Orchitis (Einreibungen der leidenden Teile mit Chloroform oder Umwicklung des Gliedes mit Watte, auf welche Chloroform getropft wird; mit Wasser vermengt als Augenwasser (0,3—0,5 auf 25,0), als Einträpfelung ins Ohr. zu Verbänden bei schmerzhaften, brandigen, krebsigen Geschwüren, zu Einreibungen (Chloroform 1 T. mit 2—10 T. Öl auch mit gleichen Teilen Ol. Hyoscyami oder Glycerin oder auch mit Spirit. dilut., Spirit. Melissae comp., Aqua Coloniensis), in Salben (1:5—10 Salbengrundlage: bei Zoster, Neuralgien, Pruritus pudendorum, schmerzhaften Geschwüren des Mastdarms), in Liniment zu Klistieren (5—10 Tr. ad clysma bei Bleikolik). — Zur lokalen Anästhesierung des Pharynx und Larynx seit der Einführung des Cocain und seiner Ersatzmittel kaum mehr im Gebrauch. — Früher auch in subcutaner Injektion, und zwar 0,5—1,0 in der Nähe des Foramen infraorbitale bei Tic douloureux angewendet; jetzt durch Eucain- oder Novocain-, eventuell Kochsalzinjektion ersetzt. — Eine besondere Anwendung findet die antifermentative Wirkung des Chloroforms, welche dasselbe als Zusatz zu allen leicht in Zersetzung geratenden Flüssigkeiten (Harn) außerordentlich geeignet macht.

535. Rp. Chloroformii 3,0
    Spiritus 12,0
    Tinct. aromaticae 15,0.
M. D. S.   20—60 Tr. auf Zucker. (Bei Kolik, Seekrankheit, Migräne.)

537. Rp. Chloroformii 1,0
    Bismuti subnitrici 15,0(—20,0)
    Aq. Menthae piperitae 25,0
    Aq. ad 200,0.
M. D. S. Je $^1/_3$ Flasche vor den Mahlzeiten 3mal am Tage zu nehmen. (Gegen Magenschmerzen bei Hyperacidität.)

539. Rp. Chloroformii
    Acidi acetici ana 25,0.
M. D. S. In die Haut einzureiben oder mittels Kompresse aufzulegen. (Soll auch auf tiefere Teile stark anästhesierend wirken.) Chloroform-Essig.

541. Rp. Chloroformii 10,0
    Tinct. Aconiti 40,0
    Aq. Coloniens. 20,0.
M. D. S.   Zur Einreibung. Mixtura anaesthetica.

543. Rp. Chloroformii
    Olei Hyoscyami ana 25,0.
M. D. S. Zur Einreibung.

536. Rp. Chloroformii 7,5
    Spiritus camphorati
    Tinct. Opii simpl. ana 1,0
    Olei Cinnamomi aetherei 0,3
    Spiritus diluti 15,0.
M. D. S.   Halbstündl. 20—50 Tr. (Beruhigungsmittel bei kolikartigen Zuständen, Gastralgien u. a.)

538. Rp. Chloroformii 1,5
    Tinct. Valerianae aethereae 10,0.
D. S. Stündl. 10—20 Tr. (Bei Schmerzen der Neurasthenischen und Hysterischen.)

540. Rp. Chloroformii 3,0
    Phenoli 1,0.
D. S. Auf Baumwolle getröpfelt in den hohlen Zahn.

542. Rp. Chloroformii 5,0
    Vaselini 25,0.
M. D. S. Auf Leinwand gestrichen aufzulegen.

544. Rp. Chloroformii
    Tinct. Croci ana 1,0
    Glycerini ad 50,0.
M. D. S.   Einige Tropfen einzureiben. S.   Glycérolé chloroformé. Bei Pruritus.

545. Rp. Camphorae
    Chloroformii ana 7,5
    Spiritus 22,0
    Spirit. sap. kalin. 5,0
    Tinct. Opii simpl. 7,5
    Ol. Rosmarin. 0,5.
M. f. Liniment. D. S. Äußerlich. Linimentum Chloroformii compositum. Suec.

Chloroformium pro narcosi. Germ., Austr., Helv., Jap., Norv., Ross. **Chloroformium ad narcosin.** Suec. **Chloroformum ad narcosin.** Nederl., **Chloroforme anesthésique.** Gall. Narkosechloroform. Dichte und Siedep. wie bei Chloroform. Besonders rein; muß nicht nur den an Chloroform gestellten Anforderungen unter zum Teil wesentlich verschärften Bedingungen genügen, sondern darf auch kein Aldehyd enthalten. Narkosechloroform ist in der Apotheke sofort nach der Prüfung in braunen, trockenen, fast ganz gefüllten und gut verschlossenen Flaschen von höchstens 60 (bis 100 andere Pharm.) ccm[1]) Inhalt aufzubewahren. Die Flaschen müssen entweder mit Glasstöpseln oder mit Korken, die eine Unterlage von mit absolutem Alkohol

---

[1]) 90 g.

gereinigter Zinnfolie[1]) haben, verschlossen werden. Vor Licht geschützt und vorsichtig aufzubewahren. Nicht länger als 1 Jahr aufbewahren (Austr.). — 100,0 0,95 RM.

Äußerlich zur Inhalationsanästhesie (S. 299). Es ist die Zersetzungsmöglichkeit bei der Aufbewahrung (angebrochene Flaschen) streng zu vermeiden.

Aqua Chloroformii. Ergb., Am., Austr., Belg., Brit., Dan., Helv., Jap., Norv. **Solutio Chloroformii aquosa.** Nederl. **Eau chloroformée.** Gall. **Acqua chloroformizzata.** Ital. Chloroformwasser mit einem Gehalt von etwa 0,5% Chloroform (Ergb., Belg., Dan., Helv., Gall., Ital.), von 0,25% (Brit., Jap.), von 1% (Am.). Am. läßt es durch Aufbewahren von destilliertem Wasser über Chloroform darstellen.

Innerlich teelöffelweise bei Brechreiz, Magenschmerzen; auch bei Vergiftung mit nitrosen Gasen empfohlen.

Äußerlich als keimtötendes Mittel bei Wundbehandlung und als Gurgelwasser bei Diphtherie benutzt und angeblich bewährt.

Linimentum Chloroformii. Jap. **Linimentum Chloroformi.** Am., Brit. Aus Chloroform (1) und Campherliniment (1) (Am. 3 + 7 Seifenliniment) bereitet.

Äußerlich zu schmerzstillenden Einreibungen.

Oleum Chloroformii. Germ. Chloroformöl. Chloroform und Erdnußöl zu gleichen Teilen. Klar, hellgelb, nach Chl. riechend. Helv. 1 T. Chloroform, 3 T. Ol. Olivar. Linimentum Chloroformi. Am. 3 T. Chloroform, 7 T. Liniment. Sapon. Linimentum Chloroformi. Brit. Chloroform., Lin. camphorat. (1 + 4 Ol.) ana. Liniment au Chloroforme. Gall. Chloroform. 1, Ol. Amygd. 9. — 100,0 0,65 RM.

Äußerlich zu Einreibungen gegen Rheumatismus und Neuralgien.

Spiritus Chloroformii. Ergb., Jap. **Spiritus Chloroformi.** Am., Brit. Chloroformspiritus. Chloroform. (20), Spirit. camphor. (80). Jap. und Brit. 5%, Am. 6% weingeistige Chloroformlösung.

Therapeut. Dosen: 0,3—1,2 ccm öfters; 2—2,5 ccm einmal (Brit.). Durchschnittl. Dosis: 2 ccm (Am.).

Äußerlich zu schmerzstillenden Einreibungen und Umschlägen.

Tinctura Chloroformii et Morphini composita. Jap. **Tinctura Chloroformi et Morphinae composita.** Brit. Aus Morphin. hydrochl. (10), Acid. hydrocyan. dil. (50), Chloroform (112), Tinct. Cannab. Ind. (84), Tinct. Capsici (10,5), Ol. Menth. pip. (1,4), Glycerin (311), Spiritus (425) bereitete grünlich braune Flüssigkeit. Brit. ähnlich.

Therap. Dosen: 0,3—1,0 ccm. (Brit.)

Innerlich 20—60 Tr. mit Wasser gegen Seekrankheit empfohlen, aber nutzlos.

Chlorophyll.

Chlorosan. Chlorophyllpräparat, von der Anschauung aus dargestellt, daß das Chlorophyllderivat infolge chemischer Verwandtschaft des Chlorophylls mit dem Hämoglobin sich in Blutfarbstoff umwandelt, und wohl auch in der Meinung, daß der Pflanzenfarbstoff eisenhaltig sei, und deswegen zur Behandlung der Chlorose empfohlen. Nach der Entdeckung Willstätters, daß das Chlorophyll Magnesium enthält, wurde dem Chlorosan Eisen hinzugesetzt (0,005 g auf 0,03 Chlorophyll je Tablette, dazu Calciumsalze). Auch mit Arsen. — O. P. Dragierte grüne Tabl. 2,00 RM.

Innerlich bei Chlorose und Anämien. Die Erfolge sind trotz vereinzelter warmer Empfehlungen unsicher.

---

[1]) Stanniol, von einer etwaigen Fettschicht gereinigt.

Chlorsäure, chlorsaure Salze (Chlorate).

Neben den Peroxyden (s. S. 555) und Permanganaten (s. S. 554) durch Entwicklung von Sauerstoff wirkende Verbindungen.

Kalium chloricum. Germ., Austr., Belg., Helv., Jap., Ross. **Chloras kalicus.** Dan., Nederl., Norv. **Potassii Chloras.** Am., Brit.. **Kalii Chloras.** Suec. **Potassium (Chlorate de).** Gall. **Clorato di Potassio.** Ital. Kaliumchlorat. (Chlorsaures Kali, Kali chloricum.) $KClO_3$. Mol.-Gew. 123. Farblose, glänzende, blätterige oder tafelförmige, luftbeständige Krystalle oder Krystallmehl, in Wa. (15), sied. Wa. (2), Alk. (130) klarl. Rein, insbesondere frei von Salzs., Calcium- und Schwermetallsalzen. In Fol. Stram. nitrata S. 677. — 100,0 0,35 RM.

Man kürze im Rezepte nicht Kal. chlor. ab, sondern schreibe sowohl Kalium chloricum als auch Kalium chloratum voll aus!

Therap. Dosen: 0,3—1,0 (Brit.). Durchschn. Dosis 0,25 (Am.).

Größte Einzel- und Tagesgabe: Dan. 0,4, 2,0, Gall. 1,0, 4,0, Helv. 1,0, 3,0.

Verordnung in Pulver- oder Pillenform mit Zusätzen von Schwefel oder organischen Substanzen (Zucker, Amylum u. dgl.) ist wegen Explosionsgefahr (beim Reiben, Schlagen oder Stoßen) zu vermeiden. Auch bei flüssigen Formen wegen der Zersetzlichkeit am besten nur in einfacher wässeriger Lösung zu verordnen.

Gibt bei Berührung mit Gewebssäften nascierenden O ab und wurde früher vielfach als äußeres und inneres Desinfektionsmittel, namentlich als Mund-spül- und Rachengurgelwasser verwendet, ist aber weit weniger wirksam als Hydrogenium peroxydatum und Kal. permanganicum und sollte stets durch diese ersetzt werden, zumal es sehr giftig ist und schon beim Verschlucken ver-hältnismäßig kleiner Gaben durch Methämoglobinbildung und Nephritis zum Tode führen kann. Früher auch zu Mundspülungen bei Soor und Aphthen ver-wendet, jetzt durch Boraxglycerinlösung ersetzt. (Die Tabletten der D. A. T. sollten nicht innerlich verordnet werden!)

Natrium chloricum. Sodium (Chlorate de). Gall. Natriumchlorat. Chlorsaures Natrium. Farblose, durchsichtige, geruchlose, luftbeständige Krystalle von kühlend-sal-zigem Geschmack, l. in 1 T. Wa. und in 33 T. Alk. — 10,0 0,10 RM. Nicht abgekürzt Natr. chlor. zu verschreiben!

Innerlich als Alterans und Antiphlogisticum zu 0,5—1,0 3—4mal tägl., in Solution 3,0—5,0 auf 100,0. Abzulehnen!

Äußerlich früher in Solution als Mund- und Gurgelwasser, Verbandwasser bei Noma, Aphthen, brandigen Geschwüren. Nicht empfehlenswert.

Cave wie bei Kalium chloricum.

Aluminium chloricum (Mallebreïn) ist unter Aluminium S. 141 abgehandelt.

Chlorum.

Chlor, als Gas, äußerlich, in starker Verdünnung, zu Inhalationen bei chronischer Bronchitis und Keuchhusten, ohne Erfolg, oft den Reizzustand ver-schlimmernd.

Aqua Chlori. Austr. **Chlorum solutum.** Helv. **Solutio Chlori.** Nederl. **Aqua chlorata.** Germ. V., Ergb. Chlorwasser. Durch Einleiten von Chlor in dest. Wasser erhaltene klare, gelbgrüne, in der Wärme flüchtige Flüssigkeit von erstickendem Geruche, blaues Lackmuspapier sofort bleichend. Gehalt: 4—5°/$_{00}$ Cl. Zersetzt sich rasch, besonders am Licht und in der Wärme. Zusätze anderer Arzneistoffe, namentlich organischer, sind zu vermeiden.—100,0 0,20 RM.

Innerlich zu 2,0—3,0 pro dosi, 15,0—50,0 pro die, mit Aq. dest. verdünnt, am besten ohne jeden weiteren Zusatz. Früher auch bei Typhus, gegen Gärungsvorgänge im Magen empfohlen; nicht mehr angewendet.

Äußerlich zu Mund- und Gurgelwässern 1 T. mit 2—5 T. Wasser verdünnt, zu Pinselsäften mit Sir. simpl. ana, zu Inhalationen in sehr verdünnter Mischung, etwa 5,0—50,0 zu Aqua 500,0, da sonst die aus konzentrierten Mischungen sich entwickelnden Gase vollkommen irrespirabel sind, bei Bronchitis putrida zu versuchen, zu Verbandwässern und Waschungen mit Wasser ana zur Zerstörung kontagiöser Stoffe (seinerzeit von Semmelweiss zur Verhütung des Puerperalfiebers empfohlen), zu Bädern 1 l aufs Bad, zu Klistieren (gegen Oxyuren früher Eingießen größerer Quantitäten Wassers in den Darm mit Zusatz von 1 Eßlöffel Aqua chlori). Linimente und Salben sind höchst unzweckmäßig, da die Zersetzung sehr schnell vor sich geht.

Calcaria chlorata. Germ., Helv., Jap., Ross. **Calcium hypochlorosum.** Austr. **Calx chlorata.** Dan., Norv., Suec. **Calx chlorinata.** Am., Brit. **Chlorine de Chaux.** Gall. **Cloruro di Calce.** Ital. Chlorkalk. Gehalt mindestens 25% wirksames Chlor (Cl). Weißes oder weißliches, eigenartig riechendes, bei längerem Liegen an der Luft feucht werdendes und das wirksame Chlor allmählich, durch Wärme und Licht schneller verlierendes Pulver, in Wa. nur teilweise l. Die Lösung bläut Lackmuspapier zunächst und bleicht es dann[1]). Wässerige Lösungen von Chlorkalk sind zur Abgabe frisch zu bereiten und filtriert abzugeben. Kühl und trocken aufzubewahren[2]). Am. und Brit. verlangen mindestens 30, Ital. mindestens 28,6% Chlor. — **Chlorkalk** wird neuerdings als gemeinsames Calciumsalz der unterchlorigen und der Salzsäure $\left(Ca\begin{array}{l}OCl\\Cl\end{array}\right)$ aufgefaßt. Er enthält stets von seiner technischen Gewinnung herrührendes Calciumhydrat $Ca(OH)_2$. — 100,0 0,10 RM.

Äußerlich zu Zahnpulvern unzweckmäßig, da selbst bei der sorgfältigsten Aufbewahrung Zerstörung stattfindet, zu Mund- und Gurgelwässern 5,0 auf 150,0 gegen üblen Mundgeruch, 15,0—30,0 auf 250,0 bei Aphthen, Mundgeschwüren usw., Pinselsäften 0,5—1,0 auf 25,0 Schleim bei Stomacace, zu Einspritzungen 0,02—0,6 auf 100,0 für Injektionen in die Harnröhre bei chron. Tripper, 2,0 auf 100,0 zu Injektionen bei fistulösen Geschwüren, bei Cystitis, Augenwässern (0,02—0,5 auf 25,0 als Augentropfwasser, 1,0—2,0 auf 150,0 als Augenwaschwasser bei Ophthalmia neonatorum, 2,0—6,0 auf 50,0 bei Augenblennorrhöe Erwachsener). Zu Bädern 5,0—10,0 auf 500,0 Wasser zu lokalen, 250,0—500,0, zu allgemeinen Bädern. Zu desodorierenden Waschungen, z. B. Waschung der Hände nach Sektionen, Umschlägen und Verbandwässern 8,0—15,0 auf 500,0; zu Salben 1:10.

Zur Desinfektion mit Chlorkalk werden 0,25 kg Chlorkalk mit 0,35 kg roher Salzsäure pro Kubikmeter Raum verwendet. — Zur Beseitigung des Gestankes von Exkrementen: Überschütten derselben mit Chlorkalkpulver. Chlorkalkmilch wird bereitet, indem zu je 1 l Chlorkalk allmählich unter ständigem Umrühren 5 l Wasser zugesetzt werden.

---

[1]) Bläuung wegen des Gehalts an Calciumhydroxyd, Bleichung infolge des Gehalts an Chlor.

[2]) Auch bei sachgemäßer Aufbewahrung geht der Gehalt an Chlor zurück. Bisweilen sind festgeschlossene Flaschen explodiert.

Fumigatio Chlori. Germ. I. Suffimigatio Guytonianae. Chlorräucherung. F. mitior: Chlorkalk wird mit Wa. angerieben und mit Essig vermischt. Außerdem F. fortior: Kochsalz, Manganperoxyd ana werden mit einem Gemisch von Wa. (1) und roher Schwefelsäure übergossen.

Äußerlich früher zur Desinfektion geschlossener, unbewohnter Räume (ohne Metallteile, Spiegel, gefärbte Stoffe). Jetzt verlassen.

Liquor Sodae chlorinatae. Am. Brit. Labarraquesche Lösung. Am. Nach Am. aus 70 T. $Na_2CO_3 + 10\ H_2O$, 100 T. Chlorkalk, dest. W. ad 1000 T., nach Brit. aus 150 T. Na_2CO_3, 100 T. Chlorkalk, 1000 T. dest. Wa.

Farblose (Am.: schwach grünliche, klare) Flüssigkeit von schwachem Chlorgeruch und zusammenziehendem (Am.: unangenehmen, alkalischen) Geschmack.

Liquor Sodae chlorinatae chirurgicalis. Am. Modifizierte Dakinsche Lösung, neutral reagierende Lösung, bereitet aus Calcar. chlorat., Natriophosph. siccat. und Wasser. Gehalt an Natriumhypochlorit 0,45—0,5% entsprechend 0,43—0,48% wirksamem Chlor. Farblose oder schwach gelbliche Flüssigkeit von unbedeutendem Chlorgeruch. In gut gefüllten Gläsern, kühl, lichtgeschützt und möglichst nicht über eine Woche aufzubewahren.

Frisch bereitet, starkes Desinfiziens bei der Wundbehandlung, angeblich für die Gewebe nicht ätzend. Die Unschädlichkeit wird bestritten. Wenig haltbar. Angeblich ist die Lösung durch Eau de Javelle (1,5%) vollwertig zu ersetzen.

Nach anderer Vorschrift: Aus Chlorkalk (200), Natriumcarbonat (140), Borsäure (25—40) und 10 l Wasser bereitet. Gehalt, etwa 50% Natriumhypochlorit.

Dakin läßt 100 T. Chlorkalk mit 70 T. getrocknetem Natriumcarbonat in 5 l Wasser umsetzen und fügt 12,5—20,0 Borsäure hinzu. Aktives Chlor etwa 0,5—0,7%.

Dafür neuerdings Halogenderivate aromatischer Sulfosäuren, die das Cl am N (wie Chloramin) tragen und mit Wasser Sauerstoff oder unterchlorige Säure entwickeln.

Liquor Natrii hypochlorosi. Germ. I., Ergb. **Natrium hypochlorosum solutum.** Helv. **L. Sodae chlorinatae.** Am., Brit. **Soude (Chlorure de) dissous,** Gall. Natriumhypochloritlösung. Labarraquesches Bleichwasser. Klare, farblose oder hellgrünliche, schwach nach Chlor riechende Flüssigkeit, die gleiche Moleküle Natriumchlorid und Natriumhypochlorit (NaClO) enthält. Mindestgehalt an wirksamem Chlor (vgl. Calcaria chlorata), Helv., Ergb. 0,5%, Gall. 0,634%, Am., Brit. 2,5%. Brit.: Lösung ist frisch zu bereiten! — 10,0 0,05 RM. — Die Lösung der entsprechenden Kaliumsalze wird als Javellesche Lauge, Eau de Javelle bezeichnet.

Therapeut. Dosen: 0,6—1,2 ccm (Brit.).

Innerlich zu 0,25—0,75 in Tropfen 5—15 Tropfen in Wasser, ohne Zusatz von schleimigen Substanzen, früher mehrmals täglich bei Typhus, Intermittens, Scrophulosis empfohlen, ferner bei Aphthen und Entzündungen der Respirationsorgane. Verlassen.

Äußerlich zu Mund- und Gurgelwässern 5—8 auf 1000,0; zu Injektionen, ferner bei Fluor albus gonorrhoicus, ungefähr 2,0—5,0 auf 100,0; zum Verbinden schlecht heilender Wunden 2,0 auf 100,0, namentlich von weichen Schankern 4,0 auf 100,0 (s. s. Calcaria chlorata).

Chloramin (E.W). Germ. **Chloramina.** Am. Chloramin, p-Toluolsulfonchloramidnatrium, Mianin (E. W.). Mindestgehalt 25% (bei Salzsäurezusatz entwickelbares, sogenanntes) wirksames Chlor[1]), 19% Krystallwasser enthaltend.

$$H_3C\langle C_6H_4\rangle SO_2N\langle{}^{Cl}_{Na} + 3\ H_2O. \quad \text{Mol.-Gew. } 281,6.$$

Weißes oder höchstens schwach gelbliches, krystallinisches, schwach chlorartig riechendes Pulver, leicht in Wa., Alk. oder Glycerin l., in Chlorof., Ae. oder Benzol unl. Durch die wässerige Lösung

---

[1]) Oxydationswert mindestens einer 25 Gew.-% betragenden Menge Cl gleichwertig.

wird Lackmuspapier zunächst gebläut, dann gebleicht. Rein, insbesondere frei von Chloralformamid. In gut verschlossenen Gefäßen (gegen den Zutritt der Luftkohlensäure) kühl und vor Licht geschützt aufzubewahren. (3 proz. Lösung entspricht im Desinfektionswerte 0,1% $HgCl_2$.) — 10,0 0,40 RM. O. P. 50,0 1,40 RM. 10 Tabl. (0,5) 0,45 RM. 20 Mianin-Tabl. (0,5) 0,25 RM.

546. Rp. Chloramin 0,25
     Glycerini 5,0
     Spiritus ad 50,0.
M. D, S. 5 Tropfen in den Gehörgang.
(Bei Mittelohreiterung.)

Äußerlich in 0,5 proz. kalter wässeriger Lösung zur Händedesinfektion, zum Gurgeln und Inhalieren; in 0,25 proz. Lösung zur Wunddesinfektion, auch als Antigonorrhoicum und zur Spülung von Körperhöhlen (besonders Empyem) und des Genitalfluors; in 0,1 proz. Lösung zur Blasenspülung. In 5 proz. Lösung zur Desinfektion tuberkulöser Sputa und infektiöser (Typhus-) Stühle. — Chloraminsalbe (4—10 proz. mit Vaselin oder Paraffin), zur Desinfektion. Chloraminstreupulver (10% mit Talcum) zur Wundtrockenbehandlung. Chloraminpräparate verursachen gelegentlich Dermatitis und können unter Umständen zu Glomerulonephritis führen.

Rohchloramin enthält 80% Reinchloramin, desgl. das gelbe Pulver Sputamin. Rohchloramin: 6% zur Desinfektion von tuberk. Sputum, 2% zur Desinfektion der weißen Wäsche und von Stuhlgang; sonst 1%.

Chrysanthemum. Flores Chrysanthemi dalmatini. Ergb. Dalmatiner Insektenblüten, die getrockneten, vor der Entfaltung gesammelten Blütenköpfchen der Composite Chrysanthemum cinerariae folium Bentham u. Hooker, ätherisches Öl und ein Gas enthaltend. Als Insektenpulver.

Chlorylen. Trichloräthylen. $ClHC = CCl_2$. Wasserklare, farblose, leicht chloroformähnlich riechende Flüssigkeit. — O. P. 25 ccm, auch als Perlen 25 Stück (0,25) 2,00 RM.

Innerlich in Perlen 0,25 3mal tägl. 2 Stück als Antineuralgicum.

Äußerlich 20—30 Tr. auf Watte zum Inhalieren. Gegen schwere Neuralgien. Von unsicherer Wirkung.

Cholesterin. Ein zu den tierischen Sterinen gehörender cyclischer, ungesättigter, einwertiger, sekundärer Alkohol. $C_{27}H_{45}OH + H_2O$. Perlmutterglänzende Blättchen oder Tafeln unl. in Wa., l. in Alk., Ae. und anderen organischen Lösungsmitteln. Schmp. (Wa. frei) 148°.

Aus theoretischen Erwägungen innerlich gegen perniziöse Anämie empfohlen, ohne Wirkung. Intramuskulär je 0,5 g in Öl (5 Injekt. in 10 Tagen) gegen paroxysmale Hämoglobinurie, mehrmals erfolgreich.

Über das Ergosterin s. S. 731.

Cholesterinformel nach Windaus.

Cholinum. Trimethyloxäthylammoniumhydroxyd. Farblose, zerfließliche Krystalle. Normaler Bestandteil der Darmschleimhaut, erregt den Auerbachschen Plexus und kann als eine der Ursachen der automatischen Darmbewegungen angesprochen werden. Therapeutisch 0,01—0,05 zur Beseitigung von Darmlähmung. Verlangsamt die Herzbewegungen durch Vagusreizung, deshalb bei paroxysmaler Tachykardie nützlich. Die Wirkung auf den Blutdruck ist nicht sicher. Wegen angeblicher Radioaktivität gegen maligne Geschwülste und Tuberkulose versucht; schließlich gegen Narbenschmerzen und zur Erweichung von Narben empfohlen.

$$(CH_3)_3 \equiv N \underset{CH_2 \cdot CH_2OH}{\overset{OH}{<}}$$

Pacyl. Cholinderivat in Tablettenform mit je 0,05 Cholin. — 50 Tabl. 1,90 RM.

Cholinum chloratum. Synthetisches salzsaures Cholin. Farblose, zerfließliche Nadeln. Leicht zersetzlich, riecht dann nach Trimethylamin.

Äußerlich, zur intramuskulären oder intravenösen Injektion 2—10 ccm einer 2—5proz. Lösung bei Darmlähmung nach Bauchoperationen und Peritonitis sowie bei atonischer Obstipation. Zur Erweichung von Narben und bei Narbenschmerzen. Zur Herstellung normaler Pulsschlagzahl bei paroxysmaler Tachykardie 0,5 ccm 5proz. Lösung, auch zur Herabsetzung des erhöhten Blutdrucks bei essentieller Hypertonie. Auch zur schnelleren Entwöhnung in Morphinentziehungskuren empfohlen. — 3 Ampullen (0,6 g in 12 ccm) 6,45 RM.

Cholinum boricum, Borcholin, Enzytol. Eine lockere Borsäure-Cholinverbindung. In 1proz. physiol. Kochsalzlösung, intravenös, 1 ccm bis 10 ccm ansteigend, zur Behandlung von Carcinom und Sarkom. Auch in 10proz. Lösung in den Tumor eingespritzt. Nur vorübergehende geringe Wirkung, wird nicht mehr angewandt. Auch bei Lungentuberkulose und chirurgischer Tuberkulose empfohlen, da es angeblich Tuberkelbacillen abtötet; klinisch nicht bewährt.

Chrysarobin.

Chrysarobinum. Germ., Am., Belg., Brit., Dan., Helv., Jap., Nederl., Norv., Ross., Suec. **Araroba depurata.** Austr. **Araroba purifié.** Gall. **Crisarobina.** Ital. Chrysarobin. Die durch Umkrystallisieren aus Benzol gereinigten Ausscheidungen aus Höhlungen der Stämme der Leguminose Andira araroba Aguiar (Brasilien)[1]. Gelbes, leichtes, krystallinisches Pulver, in siedendem Alk. (300), in Chl. von 40° (45) bis auf einen geringen Rückstand l. Die Droge enthält 40—60%, zuweilen bis 70% der chemischen Verbindung Chrysarobin (Methyldioxyanthranol, $C_{30}H_{26}O_7$), daneben nach Hesse: Chrysophanolmethyläther, $C_{15}H_{11}(OCH_3)O_2$, Emodinol, $C_{15}H_{12}O_4$ und dessen Methyläther sowie Chrysarobol, $C_{15}H_{12}O_4$. Chrysarobin wirkt, indem es zu Chrysophansäure oxydiert wird, stark reduzierend, worauf seine physiologischen Wirkungen beruhen sollen[2]. Die durch Alkalien entstehende gelbe Lösung wird schon bei längerem Stehen, schneller beim Einleiten von Luft oder Sauerstoff rot (Chrysophansäurebildung). — 1,0 0,10 RM.

Wird von der Haut leicht resorbiert und bewirkt nicht selten Nierenreizung.

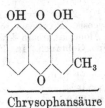

OH O OH

CH₃

O

Chrysophansäure

Äußerlich entweder in Pulverform (unzweckmäßig) oder als Pasta, oder am besten als Salbe: 1—2 T. zu 24 Konstituens mit einigen Tropfen Essig, mit Collodium (1:10), mit Traumaticin (3:30) und gewärmter flüssiger Gelatine (zu 5—10—15%). Besonders wirksam bei Herpes circinatus und tonsurans, Psoriasis vulgaris, Pityriasis versicolor, Chloasma, Favus.

[1] Goapulver, Araroba, Bahiapulver.
[2] Vorsicht beim Umgehen mit dem örtlich reizenden Chrysarobin!

547. Rp. Chrysarobini 2,0(—5,0)
 Adipis suilli 2,0
 Adipis Lanae c. aq. 16,0.
M. f. Lanolimentum. D. S. Chrysarobin-
salbe.

548. Rp. Chrysarobini 5,0
 Collodii elastici 25,0.
M. D. S. Aufzupinseln. (Bei Psoriasis
circumscripta.)

549. Rp. Chrysarobini
 Gelatinae ana 10,0
 Glycerini 80,0.
M. D. S. Erwärmt aufzupinseln. (Bei
Psoriasis universalis.)

550. Rp. Chrysarobini 1,0
 Chloroformii
 Olei Lini ana 7,0.
M. D. S. Mit Borstenpinsel auf die er-
krankten Stellen aufzutragen.

551. Rp. Chrysarobini 15,0
 Colophonii 2,5
 Cerae flavae 17,5
 Olei Olivarum 15,0
 Leni calore liquat. effund. in
 chart. cylind.
D. S. Chrysarobinstift. (Zum Aufstrei-
chen gegen Haarflechte.)

Die auf der Haut entstehenden braunvioletten Flecken lassen sich durch
Abreiben mit Benzin entfernen. Vorsicht bei Applikation im Gesicht wegen
eventueller Conjunctivitis!

Chrysarobin wird fälschlicherweise auch Acid. chrysophanicum crudum genannt.

Chrysarobin-Dermasan. Eine überfettete Salicylsäure und 5% Chrysarobin enthaltende Seife. Gegen Frostbeulen und Furunkel. In Salbenform.

Chrysarobin-Teer-Dermasan. Seifensalbenpräparat mit Teer, Salicylsäure und 5%
Chrysarobin. Bei chronischen· Ekzemen und Psoriasis.

Cicer. Cicer arietinum. Die in Italien einheimische Kichererbse (Papilionacee). Mit dem De-
kokt(Dekokt von 1 kg Erbsen auf 1 l eingedampft) will man die Schiffsberiberi geheilt haben.

Cichorium.

 Radix Cichorii. Chicorée sauvage. Gall. Cicoria. Ital. Außerdem Hisp., Port.
Cichorienwurzel. Wegwartwurzel. Die getrocknete Wurzel der Composite Cichorium
Intybus L. Enthält bitteren Extraktivstoff, Stärke, Salze.

 Innerlich im Dekokt (5,0—15,0 auf 100,0) zu Species. Obsolet. Geröstet ein
bekanntes Ersatzmittel des Kaffees.

 **Sirupus Cichorii cum Rheo. Sirop de Rhabarbe composé.Gall. Sciroppo di
Cicoria con Rabarbaro. Ital.** Ital.: Preßsaft (24) aus frischen Cichorienblättern (1),
Cichorienwurzel (1), Rhabarber (2) und Zucker (32). Gall.: Rhiz. Rhei., Rad. Cichor. (ana 20),
Fol. Cichor. (20), Herb. Fumar., Fol. Scolopendri (ana 10), Fruct. Alkekengi (5), Cort.
Cinnam. ceyl., Liqu. Santal. (ana 2), Sacchar. (300), Aqu. (q. s. ad 500).

 Innerlich früher als Abführmittel und Resolvens teelöffelweise oder als Zusatz
zu derartigen Mixturen.

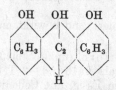

Cignolin. Dioxyanthranol. Gelbes, in Wa. unl., in Chl., Benzol
leichtl. in Alk., Äther und Aceton l. Pulver. Schmilzt
bei 173—175°. — 1,0 0,90 RM.

 Äußerlich, in Salben, ¼—2proz., .wie Chrysarobin bei Psoriasis, daneben bei Sycosis, Pityriasis rosea,
seborrhoischem Ekzem, Lichen ruber, Alopecia areata kräftig
wirksam. Auch gegen Frostbeulen im Gebrauch. In Fir-
nissen. Auch in Benzollösung.

552. Rp. Cignolin 1,0
 Cycloform 10,0
 Acid. salicyl. 10,0
 Collod. ad 100,0.
M. D. S. Äußerlich. (Schälkollodium bei
Psoriasis.)

553. Rp. Acid. salicyl 10,0.
 Cignolin 5,0
 Ol. Rusci 20,0
 Lanolin 40,0
 Vaselin ad 100,0.
M. f. ung. D. S. Äußerlich. (Bei Sycosis
parasitaria.)

309

Rp. 554—556 (Cimicifuga) Rhiz. Cimicifugae — (Cina) Oleum Cinae

Cimicifuga.

Rhizoma Cimicifugae. Ergb. **Cimicifuga.** Am. Nordamerikanische Schlangen-wurzel. Die getrockneten, nach der Fruchtreife gesammelten, kräftig riechenden und scharf-bitter schmeckenden Wurzeln und Wurzelstöcke der Ranunculacee Cimicifuga racemosa (L.) Nuttal. Enthalten das Harz Cimicifugin und Gerbstoff.

Durchschn. Dosis: 1,0 (Am.).

Innerlich als Pulver (0,5—3,0), im Dekokt (10,0—200,0), Extrakt oder Tinktur als Tonicum und Ersatz des Secale, nicht bewährt.

Extractum Cimicifugae racemosae fluidum. Ergb. **Fluidextractum Cimicifugae.** Am. Aus Rad. Cimicifugae mit verd. Alk. 1 ccm = 1 g Droge. — 10,0 0,45 RM.

Durchschn. Dosis: 1 ccm (Am.).

Innerlich zu 20—40 Tr. gegen Asthma empfohlen, nicht bewährt.

Cimicifuginum. Resina Cimicifugae. Harzartiges Extrakt. Mit Bromiden (36%), Phosphorsäure (13,5%) zusammen wird Cimicifugin (6,6%) als Otosclerol gegen Ohr-geräusche, auch bei Amenorrhöe und Dysmenorrhöe vereinzelt angewendet.

Cina.

Flores Cinae. Germ., Austr., Dan., Jap., Nederl. **Flos Cinae.** Helv., Norv., Ross., Suec. **Cinae flos.** Belg. **Semen-contra d'Alep.** Gall. **Seme Santo.** Ital. Zitwerblüten. Zitwersamen, Wurmsamen. Mindestgehalt 2% Santonin.

Die getrockneten, noch geschlossenen, eigenartig würzig riechenden und wider-lich bitter und kühlend schmeckenden Blütenköpfchen der Composite Artemisia cina Berg (Artemisia maritima var. pauciflora Led. Gall.), in Turkestan wach-send. Stengelteile nicht und höchstens 10% Asche enthaltend. Das Pulver ist gelblichgrün. Bestandteile: außer Santonin 2—3% ätherisches Wurm-samenöl. — 10,0 1,45 RM.

Innerlich zu 0,5—5,0 (0,01—0,1 Santonin) als spulwurmaustreibendes Mittel bei Kindern. Je nach dem Alter des Kindes mehrmals täglich in Pulvern, Latwerge, im Infus 5,0—20,0 auf 100,0, in Schokolade, in Honigkuchenteig. Schlecht schmeckend und riechend, daher zweckmäßiger Santonin zu verordnen. Starkes Gift für Ascariden.

In Klistieren (Infusum von 10,0—20,0 auf 100,0).

554. Rp. Florum Cinae 2,0
Tuberum Jalapae pulv. 1,0.
M. f. pulv. D. in part. aequal. Nr. III.
D. S. Morgens 1 Pulver zu nehmen.
(Gegen Ascaris lumbricoides.)

555. Rp. Flor. Cinae 10,0
Tub. Jalap. 1,5
Mellis depur. q. s.
M. f. electuarium. D. S. Abends 1 Kinder-löffel voll. Electuarium Cinae.
Form. mag. Germ.

556. Rp. Florum Cinae
Rhizomatis Filicis
Radicis Valerianae
Kalii sulfurici ana 2,0
Aq. dest. 8,0
Mellis 16,0.
M. f. electuarium. D. S. Teelöffelweise zu nehmen. Electuarium anthelmin-thicum (Ascariden).

Oleum Cinae. Zitwersamenöl. Wurmsamenöl. Das ätherische Öl der Zitwer-samen. Blaßgelb, dünnflüssig. Spez. Gew. 0,915—0,940. Es besteht fast ausschließlich aus Cineol (Eucalyptol). $C_{10}H_{18}O$. — 1,0 0,55 RM.

Kaum mehr angewendet, obwohl es bei Ascaridenkuren die Wirkung des Santonins zu unterstützen scheint, das reine Cineol ist wesentlich billiger. — 10,0 0,30 RM. (Eucalyptol 10,0 0,30 RM.)

Santoninum. Germ., Am., Austr., Belg., Brit., Dan., Helv., Jap., Nederl., Norv., Ross., Suec. **Santonine.** Gall. **Santonina.** Ital. Santonin. $C_{15}H_{18}O_3$. (Das aus den Zitwerblüten gewonnene[1]) Lacton der Santoninsäure). Mol.-Gew. 246. Farblose, glänzende, bitter schmeckende, am Lichte sich gelb färbende Krystallblättchen, in Wa. sehr schwer, in Alk. (44), Chl. (4) sowie in fetten Ölen l. Schmp. 170°. Rein, insbesondere frei von Artemisin, Alkaloiden, anderen fremden organischen Stoffen. Kein wägbarer Rückstand. Vor Licht geschützt und vorsichtig aufzubewahren. Am. das innere Anhydrid der Santoninsäure. — 0,1 0,55 RM.

Therap. Dosen: 0,06—0,2 (Brit.). Durchschn. Dosis: 0,06 (Am.).

Größte Einzelgabe: 0,1 (ebenso Austr., Belg., Dan., Gall., Helv., Ital., Jap., Nederl., Norv., Ross., Suec.).

Größte Tagesgabe: 0,3 (ebenso Austr., Belg., Dan., Gall., Helv., Ital., Jap., Nederl., Norv., Ross.).

Innerlich zu 0,03—0,05—0,1 2—3mal tägl.; größere Dosen sind nicht ungefährlich, in Pulver, in Pastilli zu 0,05 und 0,025, gegen durch Ascariden hervorgebrachte Wurmbeschwerden der Kinder, bei größeren (10 Jahre und darüber) drei Tage hindurch morgens und abends 1—2 Santoninpastillen, bei kleineren entsprechend weniger, am vierten Tage ein Abführmittel. Das am Licht gelb gewordene Santonin, in Gaben von 0,3 auf 8,0 Olivenöl 3mal in 24 Stunden zu nehmen, ist gegen Tropendysenterie empfohlen worden.

Gelegentlich tritt beim Gebrauch des Santonins Gelbsehen (Xanthopsie) auf. Gelangen größere Mengen zur Resorption, so können Übelkeit, Erbrechen, Muskelzittern und Konvulsionen eintreten. Als Antidota gegen Santoninvergiftung, namentlich gegen die dabei auftretenden Krämpfe Chloroform- oder Ätherinhalationen und, wo nötig, auch Einleitung der künstlichen Atmung.

Pastilli Santonini. Germ., Austr., Helv., Jap. **Tabulettae Santonini.** Ross. **Trochisci Santonini.** Dan., Nederl., Suec. **Trochiscus Santonini.** Brit. **Santonini tabellae.** Belg. **Tablettes de Santonine.** Gall. **Pastiglie di Santonina.** Ital. Santoninpastillen. Aus Zucker oder Schokolade hergestellte Pastillen (oder Zeltchen) mit einem Santoningehalt von je etwa 0,025 (ebenso Austr., Belg., Helv., Ital., Nederl., Suec.). Hiervon abweichenden Santoningehalt haben: Gall. (0,01), Jap. (0,02), Dan., Ross., Suec. (0,03), Brit. (0,06). — 10 Stück (0,025) 1,80 RM. 10 Stück (0,05) 3,45 RM.

Innerlich, nach dem Santoningehalt zu dosieren.

Cinnamomum.

Cortex Cinnamomi. Germ., Nederl. **Cortex Cinnamomi Ceylanici.** Austr., Dan., Norv., Suec. **Cortex Cinnamomi zeylanicus.** Helv. **Cinnamomi Cortex.** Belg., Brit. **Écorce de Cannelle de Ceylon.** Gall. **Cannella.** Ital. Ceylonzimt. Mindestgehalt 1% Zimtöl. Die von der Außenrinde befreite, getrocknete

---

[1]) Santoninfabriken in Turkestan. Neuerdings wird Santonin in Deutschland aus hier kultivierter Artemisia maritima fabrikmäßig gewonnen (Kommentar).

311

Rp. 557—559   **(Cinnamomum)** Cort. Cinnamomi — Oleum Cinnamomi

Stamm- oder Zweigrinde junger Triebe der Lauracee Cinnamomum ceylanicum Nees. Hellbraune zu Röhren oder Doppelröhren eingerollte und zu mehreren ineinandergeschobene Rindenstücke oder braunes Pulver, kräftig eigenartig riechend, würzig und süßlich brennend schmeckend. Das Pulver ist braun. Rein, insbesondere Holz oder chinesischen Zimt nicht und höchstens 5% Asche enthaltend. — Belg. erlaubt auch Cassiazimt. — 10,0 0,30 RM.

Innerlich zu 0,3—1,5 mehrmals täglich in Pulvern, Boli, Electuarien, Aufguß und Maceration mit Wein, Wasser oder Milch (5,0—15,0 auf 150,0), als Tee (2,0—5,0 auf eine Tasse, oft als Korrigens), als Konspergens von Pillen. Bei Dyspepsien, chronischem Magen- und Darmkatarrh, auch bei Menstruationsbeschwerden.

Äußerlich als Zusatz zu Zahnarzneien, Schnupfpulvern, Klistieren.

558. Rp. Corticis Cinnamomi 10,0
Sem. Myrist. 8,0
Caryophyll. 4,0
Cardamomi 3,0

557. Rp. Corticis Cinnamomi pulv. 5,0
Radicis Gentianae pulv.
Radicis Angelicae ana 1,0
Sir. Zingiberis 5,0
Sir. Aurantii 25,0.

Saccari albi 50,0
Conch. praeparat. 25,0.

M. f. pulv. D. S. Pulvis Cretae aromaticus. Brit. (39 T. dieses Pulvers, mit 1 T. Opium verrieben, liefert Pulvis Cretae aromaticus cum opio. Brit.)

M. f. electuar. D. S. Tägl. 2 mal 1 Teelöffel.

Aqua Cinnamomi. Germ., Am., Belg., Brit., Helv., Jap., Nederl. **Aqua Cinnamomi spirituosa.** Austr., Dan., Norv., Ross., Svec. **Eau de Cannelle.** Gall. **Acqua distillata di Cannella.** Ital. Zimtwasser. Fast klare, 0,05—0,2% (Germ. 0,1%) alkoholisch wässerige Zimtöllösung. — 100,0 0,35 RM.

Innerlich teelöffel- bis eßlöffelweise mehrmals täglich oder als Zusatz zu bitteren und aromatischen Mixturen.

Oleum Cinnamomi. Germ., Am., Brit., Helv., Jap., Nederl. **Cinnamomi essentia.** Belg. **Aetheroleum cinnamomi ceylanici.** Suec. **Essence de Cannelle de Ceylan.** Gall. **Essenza di Cannella.** Ital. Zimtöl. Gehalt 66—76 Vol.-% Zimtaldehyd. Das hellgelbe, würzig riechende und würzig süß und zugleich brennend schmeckende ätherische Öl des Ceylonzimts. Dichte 1,018—1,035. 1 ccm Z. in 3 ccm 70 proz. Alk. l., schwach linksdrehend. Blei oder Kupfer nicht enthaltend (Versand in Blei-, Kupfergefäßen). 34 Tr. = 1 g. — 1,0 0,85 RM.

Ceylonzimtöl Brit., Gall., Nederl., Suec. Spez. Gew. 1,023—1,040. — 1,0 0,85 RM.

559. Rp. Olei Cinnamomi 1,0
Tinct. Croci
Spiritus aetherei ana 5,0.
D. S. ¹/₄—¹/₂ stündl. 5—15 Tr. in Zuckerwasser oder Tee. (Bei Metrorrhagie.)

Cassiazimtöl Am., Belg., Helv., Jap. Spez. Gew. 1,053—1,065. Ital. läßt beide Zimtöle zu. — 1,0 0,10 RM.

Therap. Dosen: 0,03—0,18 ccm (Brit.). Durchschn. Dosis: 0,1 ccm (Am.).

Innerlich zu 0,025—0,1 (¹/₂—2 Tr.) mehrmals täglich, als Ölzucker oder in alkoholischer oder ätherischer Lösung, bei Menstruationsbeschwerden und als Carminativum, auch als Geschmackskorrigens.

Äußerlich als Zusatz zu Zahnmitteln, Cosmeticis.

Pulvis aromaticus. Germ. I., Ergb., Jap. Aromatisches Pulver. Braunes, angenehm riechendes, würzig schmeckendes Pulver, bereitet aus 5 T. Ceylon (chines.) Zimt, 3 T. Malabar - Kardamomen. 2 T. Ingwer. — 1,0 0,05 RM. — **Pulvis Cinnamomi compositus.** Brit. P. aromaticus Nederl. enthalten dieselben Bestandteile wie das Gemisch des Ergb., nur von jeder Substanz gleiche Gewichtsteile. P. aromaticus Helv. Cort. Cinnam., Fruct. Cardamomi, Rhiz. Zingib. ana 1, Sacch. 7.

Therapeut. Dosen: 0,6—4,0 (Brit.).

Innerlich zu 0,3—1,0 mehrmals täglich, im Pulver, als Geschmackskorrigens, als Konspergens von Pillen.

Sirupus Cinnamomi. Austr., Belg. (C. S.), Helv., Jap., Nederl. **Sciroppo di Cannella.** Ital. Zimtsirup. Rötlichbraun, aus 12 T. Zucker und 8 T. eines filtrierten Auszugs von 2 T. Ceylonzimt mit 1 T. Alk. und 10 T. Wasser hergestellt. (Belg. Spirit. Cinnam. [3], Sirup. spl. [97].) — 10,0 0,10 RM.

Innerlich als Zusatz zu bitteren und aromatischen Mixturen.

Spiritus Cinnamomi. Am., Belg. (C. Sp.), Brit., Jap., Nederl. **Alcoolato di Cannella.** Ital. Zimtspiritus. Durch Destillation von Zimtrinde mit Weingeist (Ital., Nederl.) oder Lösen von Zimtöl in Weingeist.

Therap. Dosen: 0,3—1,2 ccm (Brit.). Durchschn. Dosis: 1 ccm (Am.).

Innerlich tropfenweise auf Zucker als Carminativum.

Tinctura Cinnamomi. Germ., Austr., Belg., Brit., Dan., Helv., Jap., Nederl., Ross., Suec. **Teinture de Cannelle.** Gall. **Tintura di Cannella.** Ital. Zimttinktur. Rotbraun, nach Zimt riechend und schmeckend, 1:5 (verd. Alk.) bereitet. Einzelne Pharm. benutzen 80proz. Spiritus zur Bereitung. Alkoholzahl nicht unter 7,5. 54 Tr. = 1 g. — 10,0 0,25 RM.

Therap. Dosen: 2—4 ccm (Brit.).

Innerlich zu 1,0—3,0 (20—60 Tr.) mehrmals täglich als Stomachicum, auch als Stypticum bei Metrorrhagie ¹/₂—1 stündl.

Äußerlich als Zusatz zu Mundwässern, Zahntinkturen und Zahnwässern.

Tinctura aromatica. Germ., Austr., Dan., Helv., Jap., Ross., Suec. Aromatic Tincture. Aromatische Tinktur. Rotbraun, würzig riechend und schmeckend, aus Ceylonzimt (5), Ingwer (2), Galgant (1), Gewürznelken (1), Malabar-Kardamomen (1) und Alk. (50) bereitet. Alkoholzahl nicht unter 7,7. — 10,0 0,25 RM. — Mit kleineren unwesentlichen Änderungen Dan., Jap., Suec.

560. Rp. Tinct. amarae
      Tinct. aromaticae ana 25,0.
M. D. S. Tinctura aromatica amara.
                                    Ergb.

Innerlich zu 20—60 Tr. mehrmals täglich. Ein sehr beliebtes Stomachicum und Carminativum.

Tinctura aromatica acida. Ergb., Jap., Nederl. (T. ac. ar.), Norv. Elixir Vitrioli Mynsichti s. anglicanum. Saure aromatische Tinktur. Wie die Tinct. arom. bereitet, nur daß dem Spiritus vor der Maceration 2 T. Salzsäure zugesetzt werden. — 10,0 0,25 RM. — Tinctura ar. ac. Jap. und Tinct. acid. arom. Nederl. 90 T. verd. Spirit., 10 T. Acid. sulf. mit Cort. Cinnam. und Rhiz. Zingib. ana 5 T. digeriert. Das Präparat der Norv. ist ein einfaches Gemisch von 15 T. Acid. hydrochl. und 85 T. Tinct. arom.

Innerlich zu 0,5—1,5 mehrmals täglich; in Tropfen (10—30 Tr. stets in schleimigem Vehikel zu nehmen), als Zusatz zu Mixturen, zum Getränk (10—30 Tr. in einem Glase Zuckerwasser). Als Stomachicum und Carminativum.

Cinnamalum. Austr. Zimtaldehyd. $\langle C_6H_5 \rangle CH:CH \cdot CHO$. Der wichtigste Bestandteil des Zimtöls, auch synthetisch. Gelbliche, zimtartig riechende, brennendsüß schmeckende Flüssigkeit. Siedep. 252°. Spez. Gew. 1,054—1,056.

Innerlich und äußerlich wie Oleum Cinnamomi.

Cortex Cinnamomi chinensis. Ergb., Belg., Helv. **Cortex Cinnamomi Cassiae.** Ross. **Cortex Cinnamomi.** Jap. Chinesischer Zimt. Cassiazimt. Rinde von in Südchina kultiviertem Cinnamomum Cassia (Nees) Blume. Geschmack in hohem Grade aromatisch, ohne schleimigen oder herben Beigeschmack. Bestandteile: bis 2,2% ätherisches Zimtkassienöl, Gerbstoff und Schleim.

Innerlich wie Cort. Cinnamomi.

Oleum Cinnamomi Cassiae. — S. unter Ol. Cinnam, S. 311) 1,0 0,10 RM.

Cortex Cinnamomi Loureirii. Jap. **Cinnamomum.** Am. Japanischer oder Anamzimt. Rinde von Stamm und Wurzeln von Cinnamomum Loureirii Nees. Enthält nach Am. mindestens 2% ätherlösliche flüchtige Extraktivstoffe.

Durchschnittl. Dosis: 0,25 (Am.).

Citrus.

Fructus Citri. Citron. Gall. **Limone.** Ital. Citronen. Die frischen Früchte der Rutacee Citrus Limonum Risso. Germ. versteht unter Citronen die Früchte von C. medica L.

Pericarpium Citri. Germ., Suec. **Cortex Citri Fructus.** Helv., Jap. **Limonis Cortex.** Am., Brit. **Cedro.** Ital. Citronenschale, Cortex Citri Fructus. Die getrocknete, in Spiralbändern abgeschälte, äußere, kräftig, eigenartig riechende und schwach bitter und würzig schmeckende Schicht der Fruchtwand von ausgewachsenen, jedoch nicht völlig reifen Früchten der Rutacee Citrus medica L.[1]) Enthält ätherisches Öl und Bitterstoff. — 10,0 0,05 RM.

Alle Pharm. außer Germ.: reife Früchte. Nederl. hat Cortex fructus Citri recens von Citrus Limonum Risso aufgenommen. Auch Am. und Brit. verlangen die frische Schale (ausgenommen die tropischen und subtropischen Gebiete Großbritanniens). Dient zur Bereitung des Decoct. Sarsapar. compos. mitius.

Selten zum medizinischen Gebrauch.

Aqua Citri. Acqua distillata di Cedro. Ital. Citronenschalenwasser. Destillat aus frischen Citronenschalen 25:100.

Sirupus Citri. Ergb., Helv. **Sirupus Acidi Citri.** Am. Belg. (A. c. s.), Suec. **Syrup. Limonis.** Brit. **Sirop d'Acide citrique.** Gall. **Sciroppo di Cedro.** Ital. Citronensirup. Farbloser (Ergb. gelblich), säuerlich schmeckender Sirup, aus Citronensaft (Ergb., Succus 4, Zucker 6; Brit.) oder Citronensäure (1—5:100) und Citronenspiritus bereitet. — — 10,0 0,10 RM.

Innerlich als Korrigens vieler Arzneimittel; zum Getränk mit Wasser oder Selterwasser.

Spiritus Citri. Helv., Jap., Nederl. **Spirit of Citron.** Jap. Citronengeist. Durch Destillation von frischer Citronenschale mit Alk. oder Lösen des Citronenöls in Alk. (Jap. 10 + 90).

Innerlich als Geschmackskorrigens.

Succus Citri. Ergb. **Succus Limonis (Lemon juice).** Brit. **Suc de Citron.** Gall. Der ausgepreßte Saft der Citronen. Klar, gelblich, 6—8% Citronensäure enthaltend. Reich an den Vitaminen B und C. — Succus Citri factitius Helv. Acid. citric. 10, Aq. dest. 89, Spirit. Citri 1 T.

Innerlich tee- bis eßlöffelweise. Schon Frerichs empfahl bei Katarrh der Gallenwege täglich 50,0—100,0 Citronensaft. Seitdem sind Citronenkuren (bis zu 20 frischen Citronen am Tage resp. die entsprechende Menge Saft) bei Gallensteinleiden, Lebercirrhose

---

[1]) Am. Citrus medica var. Limonum (Risso) Hooker filius. — Synonym: Cortex Limonis, Limonenschale.

und bei Gicht, sowie bei Hydrops oft empfohlen worden. Von zweifelhaftem Nutzen und eventuell zu Magenkatarrhen führend. — Als Antidot bei Laugenvergiftungen. Der Saft frischer Citronen bei skorbutischen Erkrankungen.

Äußerlich zu Einreibungen als Präservativmittel gegen Decubitus, als Waschmittel.

Oleum Citri. Germ., Austr., Helv., Jap., Nederl., Ross. **Citri essentia.** Belg. **Aetheroleum Citri.** Dan., Suec. **Oleum Limonis.** Am. **Essence de citron.** Gall. **Essenza di Cedro.** Ital. Citronenöl (Limonenöl). Das hellgelbe, optisch aktive (rechtsdrehende), reinen Citronengeruch aufweisende, mild, würzig, hinterher etwas bitter schmeckende, aus den frischen Schalen der Früchte von Citrus medica L. gepreßte Öl. Dichte 0,852—0,856. 1 ccm C. in 12 ccm 90 proz. Alk. klar oder bis auf wenige Flocken l. Frei von fettem Öl, Paraffin, Alk. (Verfälschungen) und Blei, Kupfer (Versand in Blei- oder Kupfergefäßen)[1]. Aus einem Gemisch von Terpenen $C_{10}H_{16}$ mit den Aldehyden Citral und Citronellal bestehend. 53 Tr. = 1 g. — 1,0 0,10 RM.

Innerlich zu 0,05—0,15 (1—3 Tr.) mehrmals täglich; als Korrigens.

Oleum Citronellae. Germ. **Melissae essentia.** Belg. Citronellöl. Oleum Melissae indicum (Java). Mindestgehalt: 80% Gesamtgeraniol. ($C_{10}H_{18}O$, Mol.-Gew. 154.) Das gelbliche, optisch aktive, an Melissen- und Citronenöl erinnernd riechende und aromatisch, brennend schmeckende ätherische Öl des Krautes der Graminee Cymbopogon Winterianus Jowitt. Dichte 0,880—0,896. 1 ccm C. in 2 ccm einer Mischung von 4 T. abs. Alk. und 1 T. Wa. klarl. Frei von Kupfer (Versand in Kupfergefäßen). Gesamtgeraniol umfaßt Geraniol und Citronellol. — 1,0 0,05 RM.

Innerlich zu 0,05—0,15 (1—3 Tr.) — als angenehmes Korrigens.

Äußerlich als Zusatz zu krampfstillenden Einreibungen.

Clauden. Aus tierischem Lungengewebe extrahierte Substanz, graubraunes Pulver. Wirkt blutstillend, angeblich durch Thrombokinase. — O. P. Röhrchen (0,5) 1,25 RM., 5 Amp. (2,5 ccm) 2,75 RM. 10 Tabl. (0,25) 2,10 RM.

Innerlich als Pulver (0,5 g) oder in Tabletten zu 0,25 g in 100 ccm Wasser aufgeschwemmt, zur Blutstillung insbesondere bei Magen- und Darmblutung.

Äußerlich in Ampullen mit 2,5 und 10 ccm steriler 5 proz. Lösung, zur subcutanen, intramuskulären, intravenösen Injektion, auch per clysma injiziert. Zur Blutstillung bei inneren Blutungen. Auch bei chirurgischen Blutungen auf blutende Wunden aufgestreut oder -gerieselt.

Coagulen. Aus tierischem Blut oder blutbildenden Organen hergestelltes Extrakt. Gelbbräunliches Pulver, l. in Wa. — O. P. 2,5, 4,05 RM. 5 Tabl. 3,85 RM. 1 Amp. (20 ccm) 3,40 RM.

Innerlich: Als Pulver, 0,5 g auf $^1/_2$ Glas Wasser oder in Tabletten, zur Blutstillung besonders bei Magen- und Darmblutung.

Äußerlich zum Einpulvern bei Nasenblutung und Nasenoperationen, auch nach Zahnextraktionen sowie zum Aufpulvern auf Wunden und blutende Gewebe. Zur subcutanen oder intravenösen Injektion von 5—20 ccm der 3 proz. Lösung, bei allen innern Blutungen.

---

[1] Verdirbt sehr schnell unter dem Einfluß von Licht und Luft. Aufbewahrung in kleinen, ganz gefüllten Flaschen im dunklen Keller (Kommentar).

Coca. Cocablätter, Cocaalkaloide und die die Benzoylgruppe aufweisenden Cocainersatzmittel.

Folia Coca. Germ. V., Ergb. **Folium Coca.** Helv. **Cocae Folium.** Belg. **Feuille de Coca.** Gall. **Foglie di Coca.** Ital. Cocablätter[1]). Die getrockneten schwach teeartig riechenden und schmeckenden Blätter der Erythroxylacee Erythroxylon Coca Lamarck (Südamerika). Die Droge ist alljährlich zu erneuern. Helv. fordert mindestens 0,7 % ätherlösliche Alkaloide. Am. hatte früher neben dieser als Bolivia- oder Huanocoblätter bezeichneten Sorte noch die Truxilloblätter, von Erythroxylon Truxillense Rusby (Peru) aufgenommen. Außer dem Hauptbestandteil Cocainenthält die Droge Cinnamylcocain, α-Truxillin, β-Truxillin, Benzoylekgonin, ferner Cocagerbsäure. — 10,0 0,15 RM.

Innerlich als Wein (s. Vinum Cocae).

Extractum Cocae fluidum. Ergb., Belg. (C. E. fl.), Helv., Rom. **Fluide Extrait de Coca.** Gall. Cocafluidextrakt. Grünlichbraune teeartig schmeckende Flüssigkeit, mit verd. Alk. perkoliert. Mindestgehalt an Alkaloiden: Helv. 0,7%. Belg. 0,5 % (eingestellt). Rom.: Aus Fol. Cocae und Fol. Adianti. 1 ccm = 1 g Droge. — 10,0 0,50 RM.

Innerlich als Tonicum, Nervinum, Stomachicum, ¹/₂—1 Teelöffel voll 1—2mal tägl.

Extractum Cocae spirituosum spissum. Estratto di Coca idroalcoolico. Ital. Cocaextrakt. Dickes, durch Perkolation mit verd. Alk. bereitetes Extrakt. — 1,0 0,30 RM.

Innerlich in Pillen (0,1—0,2) mehrmals täglich 2—3, wie das vorherige.

Tinctura Cocae. Ergb. Helv. **Teinture de Coca.** Gall. **Tintura di Coca.** Ital. Cocatinktur. Dunkelgrünlich braun 1:5 (verd. Alk.) bereitet. Helv. läßt perkolieren. — Tinct. Coca 10,0 0,25 RM.

Innerlich zu 10,0—30,0 mehrmals täglich zu den Mahlzeiten als Stomachicum und Sedativum.

Vinum Cocae. Ergb., Helv. Cocawein. Extr. Coca fluid. 50, Vin. Xerens. 850, Sir. simpl. 100, gemischt und nach längerem Absetzen filtriert und geklärt. Klar und dunkelbraun. Sehr ähnlich Helv. — Durch Macerieren ist bereitet: Vin de Coca Gall. Fol. Coca 60, Südwein 1000. — Vinum Coca 100,0 0,80 RM.

Innerlich mehrmals täglich 1 Tee- bis Eßlöffel voll zu nehmen; als Analepticum, als Nervinum bei Nervösen und Hysterischen empfohlen. Entbehrlich.

Die Cocaalkaloide.

Cocain ist das krystallinische Alkaloid aus den Cocablättern, welche von den Eingeborenen Südamerikas als Genußmittel gekaut werden. 1860 wurde das Cocain in Wöhlers Laboratorium rein dargestellt und von Wöhler die Anästhesierung der Zunge nach Betupfen mit Cocainlösung beschrieben. 1884 führte der Wiener Augenarzt Koller das Cocain als unempfindlichmachendes Medikament für Cornea, Bindehaut und sämtliche Schleimhäute in die ophthalmologische und chirurgische Praxis ein, 1889 lehrte Schleich die örtliche Betäubung durch Einspritzung verdünnter Cocainlösung. Cocain wird von allen Schleimhäuten und aus dem Unterhautzellgewebe rasch aufgesaugt; es dringt in Form seiner lipoidlöslichen Base, nicht als Salz, in die Nervengebilde ein. Cocain ist ein allgemeines Nervengift, es wird im Organismus anscheinend leicht umgewandelt, so daß mittelschwere akute Vergiftungen (im Gegensatz zur chronischen!) schnell überwunden werden und meist keine Nachwirkungen zurücklassen.

Die physiologische Grundlage der außerordentlichen medizinischen Bedeutung des Cocains liegt in seiner Eigenschaft, die Erregbarkeit der sensiblen Nervenendigung — ohne voraufgehende Reizung — elektiv vorübergehend zu

---

[1]) Coca = Pflanze, indeklinabel. — Es ist beabsichtigt, Cocablätter dem Opiumgesetz zu unterstellen.

lähmen und die Leitfähigkeit der sensiblen Nerven auszuschalten, so daß am Applikationsort bis zur vollendeten Resorption, also etwa 15—30 Minuten lang, Gefühllosigkeit besteht und während dieser Zeit alle von den cocainisierten Stellen ausgehenden Sinnesempfindungen und Reflexe unterdrückt sind; Cocainlösung verursacht gleichzeitig lokale Anämie, welche durch Suprarenin (Adrenalin) noch erhöht wird. Auf diese Weise wird die Dauer der lokalen Anästhesie gesteigert. Zu der lokalen Wirkung tritt nach der Resorption eine Allgemeinwirkung, welche nach kleineren Dosen sich vorübergehend als eine wohltätig empfundene Anregung des Zentralnervensystems mit erhöhter Leistungsfähigkeit und Euphorie auswirkt. (Mydriasis und Pulsbeschleunigung die ersten Zeichen der beginnenden Euphorie für die Cocainschnupfer.) Nach der Resorption größerer Dosen treten schwere Vergiftungserscheinungen auf durch hochgradige Erregung und schließliche Lähmung der Atmungs- und Gefäßnervenzentren, so daß bei rascher Resorption großer Dosen Tod durch Atem- und Herzlähmung im Koma erfolgen kann und früher vereinzelt auch erfolgt ist.

Dieser Überblick über die Eigenschaften des Cocains läßt verständlich erscheinen, daß dies Mittel nach einer Zeit ausgedehntester Anwendung in den Hintergrund gedrängt und in Mißkredit geraten ist. Einesteils häuften sich die Fälle von schwerer Vergiftung nach medizinaler Verwendung, insbesondere auch nach Lumbalanästhesie, andererseits wurden die euphorisierenden Eigenschaften zur Ursache weitverbreiteten Mißbrauchs, so daß das Cocain heut als eins der am meisten gefürchteten und gefährlichsten sogenannten Rauschgifte („Opium und die anderen Betäubungsmittel", „dangerous drugs", „narcotics", „stupéfiants", „verdoovende" oder „Verslaveringsvergiften") erscheint und der Cocainismus zu einer ähnlichen Gefahr wie der Morphinismus geworden ist. Mit der Erkenntnis dieser Gefahr setzen zugleich die Bemühungen der chemischen Forschung ein, Ersatzmittel des Cocains darzustellen, welche anästhesieren, ohne zu euphorisieren oder zu lähmen. Der chemische Aufbau ergibt sich aus den folgenden Formeln:

1. Tropin.

2. Tropincarbonsäure = Ekgonin.

3. Benzoyl—Ekgonin—Methylester = Cocain (l.-drehend).

4. Tropacocain (optisch inaktiv, 1891).

Die Gesamtwirkung ist an das Gesamtmolekül geknüpft, welches sich als ein Benzoyl-Ekgonin-Methylester darstellt. Lokal-anästhetische Wirkung ist in allen Estern aromatischer Säuren enthalten. Es ließ sich zeigen, daß die anästhesierende Wirkung weitgehend an den Benzoesäureester geknüpft ist; demzufolge wurde eine Reihe anderer, mehr oder weniger einfach gebauter Benzoesäureester dargestellt, welche sich als anästhesierend, aber weniger giftig und nicht euphorisierend erwiesen.

Zuerst wurden die einfachen Ester der Aminobenzoesäure dargestellt, nämlich der Methylester der p-Amino-m-oxybenzoesäure $NH_2\big\langle C_6H_3 \big\rangle^{OH}_{COO\cdot CH_3}$, genannt O r t h o f o r m , und der Äthylester der Aminobenzoesäure $NH_2\big\langle C_6H_4 \big\rangle COO\cdot C_2H_5$, genannt A n ä s t h e s i n . Diese beiden sind wenig wasserlöslich und deswegen nur als Pulver und in Salben verwendbar.

Danach wurden die Benzoesäure bzw. ihre Aminoverbindung mit komplizierteren Alkoholverbindungen verestert, sowohl mit ringfreien Aminoalkoholen, als auch mit Alkoholen, in denen der N ringförmig mit den C-Atomen verbunden ist. Der Diäthylaminoäthylester der Aminobenzoesäure $NH_2\big\langle C_6H_4 \big\rangle COO[CH_2CH_2\cdot N(C_2H_5)_2]HCl$ ist das N o v o c a i n ; die Dimethylaminomethyloxybutanverbindung der Aminobenzoesäure ist das T u t o c a i n $NH_2\big\langle C_6H_4 \big\rangle COO\cdot (CH\cdot CH_3)_2\cdot CH_2\cdot N(CH_3)_2\cdot HCl$. Die Veresterung der Benzoësäure mit einem Piperidinring (Trimethyloxypiperidin) bildet das E u c a i n B

$\big\langle C_6H_5 \big\rangle COO\big\langle^{H_2\ (CH_3)_2}_{H'\ H_2}\ ^{NH\cdot HCl.}_{H\ CH_3}$

E u c a i n B

Die letzteren sind wasserlöslich und erzeugen, wie das Cocain, bei Pinselung und Injektion örtliche Anästhesie, bei weit geringerer Giftigkeit und ohne erhebliche Rauschwirkung. Weitere Ersatzmittel sind das Dimethylaminobenzoylpentanol

Stovain,
$\begin{array}{l} H_2{-}C{-}H \\ \ \ \ | \\ C_2H_5{-}CO\cdot CO\big\langle C_6H_5 \big\rangle \\ \ \ \ | \\ H_2{-}C{-}N\big\langle^{CH_3}_{CH_3}\cdot HCl. \end{array}$

S t o v a i n

und das Tetramethyldiaminobenzoylpentanol, das A l y p i n

$\begin{array}{l} H_2{-}C{-}N\big\langle^{CH_3}_{CH_3} \\ \ \ \ | \\ C_2H_5{-}CO\cdot CO\big\langle C_6H_5 \big\rangle \\ \ \ \ | \\ H_2{-}C{-}N\big\langle^{CH_3}_{CH_3}\cdot HCl\ [od.\ HNO_3]. \end{array}$

A l y p i n

In neuester Zeit hat W i l l s t ä t t e r auf das Gesamtmolekül des (linksdrehenden) Benzoyl-Ekgoninmethylesters zurückgegriffen und hat aus demselben das rechtsdrehende Pseudococain dargestellt, P s i c a i n genannt, welches ebenfalls als relativ ungiftiges Ersatzmittel des Cocains benutzt werden kann.

Außer den Stoffen der Cocaingruppe wirken auch andere, die Benzoylgruppen nicht enthaltende Verbindungen lokalanästhetisch, so das A c o i n (s. S. 108) und H o l o c a i n (s. S. 420).

Cocaïnum. Cocaina. Am., Brit. **Cocaïne.** Gall. Cocain. $C_{17}H_{21}O_4N$. Hauptalkaloid der Cocablätter. (Am. und andere Erythroxylon-Arten.) Farblose, bitterschmeckende Krystalle, l. in Wa. (700), Alk. (10) und Ae. (4). Schmp. 96—98°.

Durchschnittl. Dosis: 0,015 (Am.).

Cocaïnum hydrochloricum. Germ., Austr., Belg., Helv., Jap., Ross., P. I. **Cocaïnae hydrochloridum.** Am., Brit. **Cocaïni hydrochloridum.** Suec., Internat. Vorschl. **Hydrochloras Cocaini.** Nederl. **Chloretum cocaicum.** Dan., Norv. **Chlorhydrate de Cocaïne.** Gall. **Cloridrato di Cocaina.** Ital. Cocainhydrochlorid[1]). $(C_{17}H_{21}O_4N)HCl$, Mol.-Gew. 339,6. Farblose, durchscheinende, geruchlose, bitter schmeckende Krystalle, auf der Zunge vorübergehende Unempfindlichkeit hervorrufend, wasserfrei. In Wa. (0,75 Belg., 0,4 ccm Am.), Alk. leichtl. (l. in Glycerin, unl. in Ae.)[2]). Lackmuspapier nicht verändernd. Schmp. nicht unter 182°[3]) (nicht unter 183° Am., 183° Rom., 182—186° Brit., 183—186° Suec., 186° Gall., 187° Ross.). Rein, insbesondere frei von fremden Cocabasen, Zinnamylverb. und anderen organischen Stoffen. Vorsichtig aufzubewahren. P. I. und Internat. Vorschl.: das wasserfreie Salz. Cocainhydrochlorid krystallisiert aus Weingeist ohne Krystallwasser, aus Wasser mit 2 Mol. H_2O. Wässerige Lösungen des Salzes werden beim Kochen, ebenso bei längerer Aufbewahrung leicht unwirksam durch Zersetzung des Cocains. — 0,1 0,25 RM., 1,0 2,05 RM. 20 Kompretten (0,01, 0,015, 0,02). 1,05, 1,45 und 1,85 RM. 20 Augenkompretten (0,003) 0,90 RM.

Therap. Dosen: 0,006—0,016 (Brit.). Durchschn. Dosis: 0,015 (Am.).

Größte Einzelgabe: 0,05 (ebenso Austr., Belg., Dan., Gall., Ital., Jap., Norv., Suec.), dagegen Helv., Ross. und Internat. Vorschl. **0,03**; Nederl. **0,02.**

Größte Tagesgabe: 0,15 (ebenso Austr., Belg., Dan., Gall., Ital., Jap., Norv.), dagegen Ross. **0,12**, Helv., Nederl. und Internat. Vorschl. **0,06.**

Cocain und seine Salze dürfen, wie alle rezeptpflichtigen stark wirkenden Stoffe, nur als Heilmittel abgegeben und damit auch verschrieben werden (s. Teil III).

Zu beachten, daß die Maximaleinzeldosis (0,05) schon in 10 Tr. einer 10proz. und in 5 Tr. einer 20proz. Cocainlösung enthalten ist!

Innerlich niemals in Substanz zu verschreiben, weil die Gefahr des Mißbrauchs zu Rauschzwecken (Aufschnupfen) naheliegt. Auch mit der Verschreibung von Lösungen sei man zurückhaltend, da genügend ungiftige und nicht zu Sucht führende Ersatzpräparate zur Verfügung stehen. Für innere Anwendung entbehrlich. Früher 0,1:10, 15—20 Tr. gegen Erbrechen und Magenschmerz. In keinem Fall zulässig ist die Verordnung als Schnupfpulver bei Entzündungen der Nasenschleimhaut, da das Schnupfen die gewöhnliche Form des Cocaingenusses bei der Cocainsucht darstellt.

Äußerlich, niemals in Substanz zu verordnen; in wässerigen Lösungen 5 bis höchstens 10% zur Einträufelung zwecks Unempfindlichmachung der Bindehaut und Hornhaut vor augenärztlichen Eingriffen (nicht bei Glaukom!); ebenso zur Aufpinselung zwecks Anästhesierung der Schleimhaut des Mundes, der Nase, des Rachens (früher bis 20%), des Kehlkopfs und — durchaus entbehrlich — des Genitalapparats (wenn nötig, s. u., nicht über 5%); hierbei meist mit Adrenalin verbunden. — Stets ist der Vergiftungsgefahr zu gedenken, die individuell verschieden hoch ist, Vergiftungserscheinungen sind schon nach der Einzelmaximaldosis beobachtet (10 Tr. einer 10proz. Lösung!). Die Allgemeinvergiftung äußert sich in psychischer Erregung, Rede- und Bewegungsdrang (Cocainrausch), danach hochgradige Unruhe, Halluzinationen, Delirien, Krämpfe, Blässe, frequenter, unregelmäßiger Puls, Kollaps, Lähmung der anfänglich gesteigerten Atmung. Frühsymptome: Pulsbeschleunigung und Mydriasis.

Die Verwendung dünner Cocainlösungen zu intracutanen und endoneuralen Injektionen zur Erzielung örtlicher Unempfindlichkeit, wie sie durch Schleich

---

[1]) Enthält theoretisch 89,2% Basen (praktisch 90%).
[2]) l. in 0,48 Wa., 3,5 Alk. und 2800 Ae.
[3]) Schmelzp. 183° nur bei langsamem Erhitzen.

eingeführt wurde, ist jetzt vollkommen durch die Anwendung von Ersatz-präparaten, insbesondere Eucain B und Novocain, verdrängt. Auch zur Lumbal-anästhesie wird Cocain nicht mehr verwendet. Besondere Vorsicht bei Anästhe-sierung der Tonsillen und der Urogenitalorgane!

In Salbenform kommt Cocain nur zur Anästhesierung von Wundflächen, insbesondere nach Verbrennungen in Frage, da es von der unverletzten Haut nicht resorbiert wird. Auch für Hämorrhoidalsalbe entbehrlich.

561. Rp. Cocaini hydrochlorici 0,4
  Sol. Suprarenin hydrochlor.
  (1:1000) 0,2[1])
M. D. ad vitr. patent. nigr. S. 1 Tr. ins Auge. (Zur Anästhesie der Hornhaut.)

562. Rp. Cocain. hydrochlor. 1,0
  Eugenoli ad 10,0.
M. D. S. Äußerlich. (Bei sensiblem Dentin nach Austrocknen desselben einige Tropfen mit Watte einzubringen).

563. Rp. Cocaini hydrochlorici 1,0
  Aq. dest. ad 10,0
  Sol. Suprarenin hydrochlor.
  (1:1000) 0,2[1]).
M. D. S. Zur Bepinselung des Rachens oder der Nase. Zu Händen des Arztes!

564. Rp. Cocain. hydrochlor. 0,5
  Vaselini albi ad 10,0.
M. D. S. 2—5mal tägl. in das erkrankte Auge halberbsengroß einzustreichen.

565. Rp. Cocain. hydrochlor. 0,2
  Phenol. liquefact. gtt. I
  Sol. Natrii chlor. phys. ad 10,0.
M. D. S. Zur Bepinselüng der Schleim-haut des Rachens vor operativen usw. Eingriffen.

566. Rp. Cocain. hydrochlor. 1,0
  Lanolini ad 25,0.
M. f. ungt. D. S. Kühlsalbe. (Bei Ver-brennungen.)

Mixtura Bonain. Mélange anesthésique de Bonain. Gall. Cocain. hydrochl., Menthol, Phénol officinal ana.

Das englische Geheimmittel Asthmamittel (Specific) Tuckers enthält 1% Cocainsalz.

Eusemin. Lösung von 0,75% Cocainhydrochlor. und 5% Suprarenin (1:1000) in physiol. Kochsalzlösung. — O. P. 4, 10 und 20 Amp. (1 ccm) 1,05, 2,55 und 5,25 RM.

Cocaïnum nitricum. Germ. Cocainnitrat. $(C_{17}H_{21}O_4N)HNO_3 + 2H_2O$. Farb- und geruchlose, bitter schmeckende Krystalle, auf der Zunge vorübergehende Unempfindlich-keit hervorrufend. In Wa., Alk. leichtl. Schmp. 58—63°. Rein, insbesondere frei von frem-den Cocabasen, Zinnamylverb. und anderen organ. Stoffen. 9% Krystallwa. enthaltend. Vorsichtig aufzubewahren. — 0,1 0,25 RM.

Größte Einzelgabe: 0,05. Größte Tagesgabe: 0,15.

Zu Verordnungen mit Silbernitrat usw. an Stelle des salzsauren Salzes.

Tropacocainum hydrochloricum. Germ., Jap. Tropacocainhydro-chlorid. Benzoylpseudotropeinhydrochlorid. (Das Alkaloid des javanischen Cocastrauches, auch synthetisch aus Benzoesäure und Pseudotropin erhalten). $(C_{15}H_{19}O_2N)HCl$, Mol.-Gew. 282. (Formel s. S. 316.) Farblose Krystalle oder weißes, krystallinisches Pulver, bitter

567. Rp. Tropacocaini hydrochlorici 0,3
  Sol. Natrii chlorati phys. ad 10,0.
M. D. S. Zum Einträufeln in das Auge.

schmeckend, auf der Zunge vor-übergehend Unempfindlichkeit hervor-rufend, sehr leicht in Wa. mit neutraler Reaktion l. Rein, insbesondere frei von anderen Cocabasen. Keinen wägbaren Rückstand hinterlassend. Vorsichtig aufzubewahren. Früher als Schmp. angegeben: 271°. — 0,1 0,40 RM.

---

[1]) Man unterlasse nie, bei Suprarenin (Adrenalin) die Verdünnung 1:1000 beizufügen! Unglücksfälle durch zu große Mengen sind schon vorgekommen.

Größte Einzelgabe: 0,1 (Jap.). **Größte Tagesgabe: 0,3** (Jap.).

Äußerlich als lokales Anaestheticum zum Ersatz des Cocains gelegentlich angewandt, da die Anästhesie früher eintritt und länger dauert als beim Cocain. Die wässerigen Lösungen sind beständiger, einer Zersetzung weniger ausgesetzt als die des Cocains und lassen sich sterilisieren. Zu ophthalmologischen und otologischen Zwecken wird eine 3—5proz. unter Zusatz von 0,6 Kochsalz bereitete Lösung eingeträufelt, während für rhinologische und laryngologische Behandlung 10—20proz. Lösungen empfohlen sind. Eignet sich nicht zur Kombination mit Suprarenin, dessen gefäßkontrahierende Wirkung es aufhebt.

Psicain (E. W.). Saures weinsaures Salz des rechtsdrehenden Isomeren aus der Pseudococainreihe (d-ψ-Cocain). L. in Wa. (4), weniger l. in Alk. — 0,1 0,45 RM. 1,0 3,75 RM.

1922 von Willstätter synthetisch dargestellt. Bedeutend weniger giftig und weniger euphorisierend als Cocain, von stark anästhesierender Wirkung auf Schleimhautoberflächen; die Lösungen werden durch Sterilisieren nicht zersetzt. Zur Leitungs- und Infiltrationsanästhesie weniger wirksam als Novocain und Eucain, deswegen im ganzen weniger angewandt.

Äußerlich in 2—5proz. Lösung für Anästhesierung von Nase und Kehlkopf, unter Zusatz von Suprarenin 6 Tr. (1 : 1000) auf 1 ccm, in 0,25—0,5proz. Lösung zur Anästhesierung von Harnröhre und Blase zwecks cystoskopischer Untersuchung (auf 10 ccm 8 Tr. Suprarenin 1:1000) und vor kleineren Blasenoperationen. In 2,5proz. Lösung in der Augenheilkunde zur schmerzlosen Ausführung kleiner operativer Eingriffe, vor größeren Operationen am Bulbus Einträufelung von 5proz. Lösung. Es erweitert die Pupille nicht und erhöht nicht den intraokulären Druck. Als Spray 1proz. Lösung zur Anästhesierung des Kehlkopfs vor Ätzungen.

In der Zahnheilkunde als Psiconal angewendet (Lösung von Psicain [0,75%] in physiologischer Kochsalzlösung mit Suprarenin [0,05%]).

Alypin (E. W.). **Alypin hydrochloricum** und **Alypin nitricum.** Germ. Alypinhydrochlorid und Alypinnitrat, Benzoyläthyl-tetramethyldiaminoisopropanolhydrochlorid (nitrat). (Formel s. S. 317.) Weiße, krystallinische, geruchlose, bitterschmeckende Pulver, auf der Zunge vorübergehende Unempfindlichkeit hervorrufend. Leichtl. in Wa. (Hydrochlorid sehr leichtl.), Alk. oder Chl., schwerl. in Ä. Schmp. Hydrochlorid 169°, Nitrat 163°. Rein. Vorsichtig aufzubewahren. Die Lösungen reagieren neutral. — 0,1 0,20 RM. — Das Nitrat dient nur zur gleichzeitigen Verwendung mit Silbernitrat, um eine Ausfällung von Chlorsilber zu vermeiden.

Innerlich (1905) in 2proz. Lösung 3mal tägl. 15—20 Tr. bei Gastralgien verschiedener Ursache, bei nervösem Erbrechen, auch bei Erbrechen der Schwangeren; von unsicherer Wirkung.

Äußerlich in 2—10proz. Lösung zur Anästhesierung der Schleimhäute durch Pinselung oder Einträufelung in der Rhino-Laryngologie und Urologie sowie der Augenheilkunde. Ein zur Anästhesierung der Harnröhre dienendes besonderes Gleitmittel enthält Alypin (Tragant 13, Glycerin 36, Quecksilberoxycyanid 1, Aq. dest. 370, Alypin 21, wird mit einer Salbenspritze eingeführt).

— Zur Infiltrations- und Leitungsanästhesie weniger wirksam als Novocain und Eucain. Alypin ist erwiesenermaßen giftiger als diese Ersatzpräparate. (Bei Rückenmarksanästhesie sind sie alle nicht ungefährlich.)

568. Rp. Alypin hydrochlor. 0,2 (—0,4)
      Aq. dest. ad 10,0.
D. S. 3 mal tägl. 1—2 Tr. in den Conjuncti-
    valsack einzuträufeln.

569. Rp. Alypin hydrochlor. 0,3
      Glycerini 7,0
      Aq. dest. 25,0
      Olei pini pumilionis gtt. I.
M. D. S. Zur Inhalation.

Anaesthesin (E. W.). Germ. **Aethylis aminobenzoas.** Am. Anästhesin[1]). Para-Aminobenzoesäure-äthylester. (Formel s. S. 317.) Mol.-Gew. 165.

Weißes, feines, krystallinisches, schwach bitter schmeckendes Pulver, auf der Zunge vorübergehende Unempfindlichkeit hervorrufend. Schwer in Wa.[2]), leichter in siedendem Wa., leicht in Alk., Ae., Cl oder Benzol sowie in Olivenöl (50) l. Schmp. 90—91°. Rein, insbesondere frei von Salzs. und Schwermetallsalzen. Vor Licht geschützt und vorsichtig aufzubewahren. — 1,0 0,30 RM.

Durchschnittl. Dosis: 0,3 (Am.).

Innerlich (seit 1902) zu 0,3—0,5 mehrmals täglich in Pulver (Oblaten oder Capsul. amylac.), auch in 2—3 proz. gummöser Mixtur, kaffeelöffelweise, bei Gastralgien infolge von Ulcus ventriculi, akutem oder chronischem Magenkatarrh, Carcinom des Magens, Erbrechen der Kinder und Schwangeren vielfach angewendet; als Prophylacticum gegen die Seekrankheit 1,0—2,0 in den ersten Stunden der Fahrt zu nehmen, meist ohne Nutzen. — An Stelle des bisher innerlich angewendeten Cocains besonders zu empfehlen.

Äußerlich als lokales Anaestheticum, als Wundpuder oder in 5 proz. Salben bei schmerzenden Wunden, Pruritus, Ekzem usw. Auch als Zusatz zu Ätzmitteln. Zum Einblasen bei Larynxgeschwüren. Bei Stomatitis und Glossitis die Zunge mit einer Mischung von 0,5 g Anästhesin auf 1 Eßlöffel Olivenöl einzupinseln. In der Oto-Rhino-Laryngologie vor schmerzhaften Eingriffen auch bei Heufieber aufzupudern oder in Lösung aufzupinseln. Bei Otitis media, schmerzhafter furunkulöser Entzündung des Gehörgangs, bei Neuralgien.

570. Rp. Anaesthesin 10,0.
D. S. Mehrmals täglich in die Nase ein-
    zublasen. (Heufieber, Conjunctivitis.)

571. Rp. Anaesthesin
      Gummi arabici ana 5,0
      Aq. dest. 20,0.
M. D. S. Mittels Wattebausch aufzutragen.
    (Bei Nebenhöhlenempyem.)

572. Rp. Anaesthesin 1,0
      Acid. boric. 0,5
      Vaselin. ad 20,0.
f. ung. (Bei Schnupfen.)

573. Rp. Anaesthesin 1,0
      Alkohol absol. 10,0
      Liq. alumin. acetic. 2,0
      Glycerin 30,0.
M. D. ad vitr. nigr. Mit dieser Lösung getränkte Gazestreifen ins Ohr eingeführt, mehrmals täglich gewechselt. (Bei Otitis media und Furunculose des Gehörganges.)

---

[1]) Aethylum amidobenzoicum. Rom.
[2]) An. ist eine schwache Base; seine Salze sind in wässeriger Lösung weitgehend gespalten und reagieren sauer.

574. Rp. Anaesthesin 20,0
  Mentholi 10—20,0
  Olei Olivarum 100,0.
D. S. Mittels Dampfinhalators in den Kehlkopf zu bringen. Augen und Nase sind
gegen die Mentholwirkung durch Bedecken zu schützen.

575. Rp. Anaesthesin 0,3
  Bismut subnitr. 0,5
  M. f. pulv. D. t. dos. VI.
S. 3mal tägl. 1 Pulver. (Gegen Magen-
schmerzen bei Ulcus, Magenkatarrh und
Neurose.)

576. Rp. Anaesthesin 0,2(—0,5)
  Extr. Belladonn. 0,03
  Butyr. Cacao 2,5
  M. f. supp. D. t. dos. XII.
S. 1—2mal tägl. einzuführen. (Bei
schmerzhaften und entzündeten Hämor-
rhoiden, Analfissuren.)

Subcutin. **Aethylium p-aminobenzoicum p-phenolsulfonicum.** Anaesthesi-
num solubile. Para-phenolsulfosaures Anästhesin. Lösliches Anästhesin.
$C_6H_4(NH_2)CO \cdot OC_2H_5 \cdot SO_3H \cdot C_6H_4 \cdot OH$. Weißes, krystallinisches Pulver,
l. in 100 T. kaltem Wa. und in 40 T. Wa. von 35°. Schmp. 195°. Die Lösungen
sind haltbar und können durch Kochen sterilisiert werden. — 1,0 0,40 RM.

Innerlich ebenso wie Anästhesin.

Äußerlich für die Schleichsche Anästhesie und schmerzlos vorzuneh-
mende Cystoskopie folgende Lösung angegeben: Subcutin 0,8(—1,0), Solut.
Natr. chlorat. physiol. ad 100,0. Zur subcutanen Einspritzung zur örtlichen
Schmerzstillung als Cocainersatz, wirkt erst nach lokal schmerzhafter Reizung;
nicht zu empfehlen.

Butynum. p-Aminobenzoyl-di-n-butylaminopropanol, ähnlich dem Novocain konstituiert und wirkend. Neueres Präparat, in Amerika gebraucht.

Cycloform. Isobutylester der p-Aminobenzoesäure. Schmp. 65°.
Weißes, kristallinisches Pulver, in Wa. schwerl. 10proz. Paste mit Hama-
melisdestillat als Cycloformpasta. — 1,0 0,55 RM. Cycloformpasta (30)
2,75 RM.

Innerlich zu 0,1—0,2 bei unstillbarem Erbrechen.

Äußerlich als Streupulver, Salbe und Suppositorien bei schmerzhaften
Wunden, Geschwüren, Fissuren und Hämorrhoiden.

Eucainum (E. W.) **hydrochloricum.** Germ. V. **Eucainae hydrochloridum.**
Am. **Trimethylbenzoxypiperidinum hydrochloricum.** Helv. **Chloretum eucaicum.**
Dan. Eucain B. Eucain-Beta. Trimethylbenzoxypiperidinhydro-
chlorid. (Formel s. S. 317.) Weißes, geruchloses, krystallinisches Pulver von
schwachbitterem Geschmack, l. in 30 T. Wa., leichtl. in Alk. und Chl., unl. in Ä.
Die wäss. Lösungen reagieren neutral und lassen sich kochen. — 0,1 0,10 RM.
Euc. lacticum desgl.

An geringer Giftwirkung dem Novocain gleichstehend, übertrifft dasselbe
an anästhesierender Wirksamkeit bezüglich der Oberflächenwirkung und kommt
ihm gleich in der Infiltrations-, Leitungs- und Medullaranästhesie. Wird deswegen in der Chirurgie vorzugsweise angewandt und ist von Schleich als wirksamstes Cocainersatzmittel zum Bestandteil seiner örtlich anästhesierenden
Lösungen gewählt worden.

Äußerlich (1897) in 20proz. Lösung bei Augenoperationen und zu Zahnextraktionen, 1—2proz. in der Urologie, 5—10proz für Schleimhäute, 0,1proz.

für Infiltrationsanästhesie und zur endoneuralen Injektion bei Neuralgien, besonders Ischias.

Modifizierte Schleichsche Lösungen:

	I	II	III
Eucain B. (oder Novocain)	0,04	0,025	0,005
Morphin. hydrochlor. . .	0,005	0,005	0,0025
Natr. chlorat.	0,05	0,04	0,1
Aq. dest. sterilis . .	ad 20,0	ad 20,0	ad 50,0

Nr. I zur starken, Nr. II zur normalen, Nr. III zur schwachen Infiltrationsanästhesie. Der Zusatz des Morphinsalzes kann unterbleiben.

Novocain (E. W.) **hydrochloricum.** Germ. **Novocainum.** Norv., Ross. **Aethocaini hydrochloridum.** Suec. **Procainae hydrochloridum.** Am. **Paraaminobenzoyldiaethylaminoaethanolum hydrochloricum.** Belg., Jap. **Hydrochloras para-Aminobenzoyldiaethylaminoaethanoli.** Nederl. **Para-aminobenzoyl-diéthylaminoéthanol (chlorhydrate de).** Gall. **Cloridrato di P.-aminobenzoildietil-aminoetanolo.** Ital. Novocainhydrochlorid, p-Aminobenzoyl - diäthylamino - äthanolhydrochlorid. (Formel s. S. 317.) Mol.-Gew. 273. Farb- und geruchlose, schwach bitter schmeckende, auf der Zunge vorübergehende Unempfindlichkeit hervorrufende Nädelchen, in Wa. (1), Alk. (8) l. Schmp. 156°. Rein, insbesondere frei von fremden organischen Stoffen. 0,2 N. nach dem Verbrennen keinen wägbaren Rückstand hinterlassend. Vorsichtig aufzubewahren. Die wässerige Lösung reagiert neutral. — 1,0 0,80 RM. 10 Novocaintabletten mit verschiedenem N.-Gehalt (0,05—0,125) und verschiedenem Suprareningehalt auch zur Lokal- und Medullaranästhesie 0,90 RM., solche (mit 0,2 N.) 1,20 RM., solche (mit 0,5 N.) 2,75 RM. — Zahlreiche Lösungen im Handel.

Größte Einzelgabe: Gall., Ross., Internat. Vorschl.[1]) **0,1,** Norv. **0,3,** Suec. **0,5.** Nederl. **0,15** (Lumbalanästhesie), **1,0** (Infiltrationsanästhesie, zusammen mit Suprarenin), **0,25** (subcutan)

Größte Tagesgabe: Gall. **0,25,** Ross., Internat. Vorschl.[1]) **0,3,** Norv. **0,9.**

Novocain, 1905 als salzsaures Salz der Diäthylaminoäthanolverbindung der Amino-Benzoesäure dargestellt, ist fast ungiftig im Verhältnis zum Cocain, wird beim Kochen nicht zersetzt, von sehr starker Wirksamkeit als Leitungs- und Infiltrationsanaestheticum, führt nicht zur Gefäßerweiterung, ist gut mit Suprarenin anwendbar und hat (neben Eucain B) das Cocain fast gänzlich aus der chirurgischen Praxis der örtlichen Betäubung und der Lumbalanästhesie verdrängt. In der Anästhesierung der Schleimhautoberflächen wirkt es nicht so gut wie Cocain und wird hier durch Psicain und Tutocain übertroffen.

Innerlich in Lösungen 0,5:10, 3mal tägl. 10—20 Tr. gegen Magenschmerz und Erbrechen. Ungiftig, doch wenig wirksam.

Äußerlich, in 0,5—10proz. Lösung, meist in gebrauchsfertigen sterilen Lösungen, welche zugleich die notwendigen minimalen Mengen von Suprarenin enthalten, in Ampullen zu 1—5 ccm. Zur Infiltrationsanästhesie mittels intracutaner Injektion 25—50—100 ccm der 0,5proz. Lösung (mit je 0,0005% Suprarenin und 0,9% NaCl), zur Anästhesierung von Nervenstämmen und Leitungsbahnen in der kleinen Chirurgie, zahnärztlichen Praxis und bei operativen Eingriffen in der Augenheilkunde (in 1 ccm 0,02 g Novocain, 0,05 mg Suprarenin, 0,006 NaCl). Zur lumbalen Anästhesie, welche freilich wegen wiederholt

---

[1]) Unter der Bezeichnung Paraaminobenzoyldiaethylaminoaethanoli hydrochloridum.

eingetretener Schädigung nicht mehr viel angewandt wird, eventuell 3 ccm einer 5proz. Lösung, in welcher insgesamt 0,15 g Novocain und $^1/_4$ mg Suprarenin enthalten ist. Zur Schleimhautanästhesierung in der Rhino-Laryngologie und der Urologie braucht man, sofern man nicht die anderen Cocainersatzmittel vorzieht, 5—10proz. Lösungen, denen man tropfenweise Suprareninlösung (1:1000) zusetzt. In der Zahnheilkunde werden zur schmerzlosen Zahnextraktion von der 2proz. Novocain- (+ 0,5⁰/₀₀ Suprarenin-) Lösung 0,75 ccm in die Schleimhaut an der Außenseite der Alveole und 0,25 ccm an die Innenseite der Alveole injiziert; nach 5 Minuten ist die Anästhesie vollkommen. Zusatz von 0,1—0,2% Novocain zu Lösungen von reizenden Substanzen, welche zur subcutanen oder intramuskulären Injektion bestimmt sind, macht dieselbe schmerzlos, z. B. bei Antipyrin, Atophanyl usw.

Novocain nitricum. Germ. Novocainnitrat, p-Aminobenzoyl-diäthylaminoäthanolnitrat. Mol.-Gew. 299. Kleine, farb- und geruchlose Krystalle, auf der Zunge vorübergehende Unempfindlichkeit hervorrufend, in Wa. oder Alk. leichtl. Schmp. 100—102°. Rein, insbesondere frei von fremden organischen Stoffen. 0,2 g N. nach dem Verbrennen keinen wägbaren Rückstand hinterlassend. Vorsichtig aufzubewahren. — 1,0 0,95 RM.

Orthoform. Ergb. **Orthoformium.** Ross. **Methylium aminooxybenzoicum.** Helv. Orthoform (neu). m-Amino-p-oxybenzoesäuremethylester.

Farbloses oder schwach gelbliches, geruchloses, in Wa. kaum, in Alk. (5—6) l. Krystallpulver. Schmp. 141—143°. — Orthoform hydrochlor. (neu)1,0 0,50RM.

$$OH \Big\langle {}^{NH_2}_{C_6H_3} \Big\rangle COO \cdot CH_3$$

Größte Einzel- und Tagesgabe: Helv. **1,0, 3,0,** ebenso Ross.

Innerlich (1897) in Dosen von 0,5—1,0 bei Magenschmerz und Ulcus ventriculi.

Äußerlich zur Schmerzstillung bei Wunden, Geschwüren als Streupulver rein (—1,0) oder 20proz. mit Talkum oder 10proz. mit Vaseline oder in Gaze. Rein zum Einblasen in den Larynx (Tuberkulose). Wirkt öfters örtlich reizend und deswegen weniger zu empfehlen als Anästhesin.

Stovaine. Germ. V[1]). Diméthylamino — Diméthyléthyl — Benzoylcarbinol (Chlorhydrate de). Gall. **Cloridrato di Benzoil-Etildimetilamino-Propenolo.** Ital. Benzoylaethyldimethylaminopropanolhydrochlorid. (Formel s. S. 317.) Weißes, krystallinisches, bei 175° schmelzendes Pulver, leichtl. in Wa. (1:2) und Weingeist, fast unl. in Ae. Die wässerige Lösung zeigt schwachsaure Reaktion, bitteren Geschmack und ruft vorübergehende Unempfindlichkeit auf der Zunge hervor. Die wäss. Lösungen lassen sich nicht kochen.

Größte Einzel- una Tagesgabe: 0,08, 0,15 (Gall.).

Äußerlich (1904) hauptsächlich zur Medullaranästhesie durch lumbale bzw. epidurale Injektion angewandt. In Deutschland wenig angewendet.

Stovain darf nicht mit Sublimat, Quecksilberjodid, Jod, Alkaloidreagenzien und Alkalien zusammengebracht werden, da z. B. schon Spuren von Alkali das Präparat verändern. Macht lokale Hyperämie.

Als Nachwirkungen sind langanhaltender Kopfschmerz, Nackenstarre, Steifigkeitsgefühl in den Gliedmaßen, Atembeschwerden, Sensibilitäts- und Motilitätsstörungen, Harnverhaltungen (auch Zylinder im Harn), Abducenslähmung, Schmerzen und Nekrosen an der Einstichstelle beobachtet worden. Nebenwirkungen äußern sich im Auftreten von Erbrechen, Übelkeit, Blässe des Gesichts, Kleinerwerden des Pulses, oberflächlicher Atmung, Ohnmachts- und Kollapsanfällen. Kinder sind für die Medullaranästhesie nicht geeignet, septische Erkrankungen jeder Art bilden wegen der Gefahr der Entwicklung einer eitrigen Meningitis eine Kontraindikation.

---

[1]) Stovainum Rom.

325

Rp. 577   (Cocainersatzmittel) Tutocain — (Cochlearia) Sirup. Cochleariae compos.

Tutocain. Ergb. **Salzsaures p-aminobenzoyldimethylamino-methylbutanol.** (Formel s. S. 317.) Fast geruchloses Krystallpulver. Schmp. 213 bis 215°. Leichtl. in Wa. (neutral gegen Lackmus, 10% Lösungen farblos), schwerl. in Alk., nicht auf der Zunge vorübergehende Unempfindlichkeit. — 0,1 0,20 RM. 10 Tabl. (0,05—0,5; auch mit Suprarenin) 0,90 bis 4,45 RM. 10 Amp. (2,2 ccm; 0,2—1,0%) 2,00—2,65 RM.

Als Oberflächenanaestheticum dem Novocain und Eucain überlegen, aber bei der Infiltrationsanästhesie nicht so wirksam, auch etwas giftiger.

Äußerlich (1925) in 2—10proz. Lösung, welche am besten aus den im Handel befindlichen Tabletten zum Gebrauch hergestellt wird, auch in Ampullen mit 0,2proz. und 5proz. Lösung mit Suprarenin kombiniert. In der Rhino-Laryngologie und Urologie, auch Zahnheilkunde bewährt (doch nicht über 0,2 g anzuwenden!), in der Chirurgie anscheinend ohne Vorzug vor Novocain und Eucain.

Coccionella.

Coccionella. Germ. I., Ergb., Helv., Jap. **Coccus.** Am., Brit. **Cochenille.** Gall. Cochenille. Das getrocknete, befruchtete Weibchen von Coccus cacti L. (Mexiko). Bestandteil: die amorphe, glucosidische Carminsäure (etwa 10%), die Muttersubstanz des Carmins. — 10,0 0,40 RM.

577. Rp. Coccionellae pulv.
Aluminis ana 0,5
Tartari depurati 50,0
Rhizomatis Iridis florentinae 10,0
Magnesii carbonici 5,0
Olei Bergamottae 0,25.
M. f. pulv. dentifricius. Ein weißes Zahnpulver, das beim Gebrauch rot wird.

Äußerlich als Färbungsmittel zu Zahnpulvern, Zahntinkturen, anatomischen Präparaten, aber besser durch Carmin zu ersetzen.

Tinctura Coccionellae. Ergb., Dan. **Tinctura Cocci.** Brit. **Tincture de Cochenille.** Gall. Cochenilletinktur. Gelblich rot 1:10 (Dan. 5) (verd. Weingeist) bereitet. — Tinct. Cocc. Rademacheri 10,0 0.25 RM.

Therap. Dosen: 0,3—1 ccm (Brit.).

Äußerlich zum Färben von Haarwässern u. dgl.

Carminum. Ergb., Suec. **Carmine.** Gall. Carminrot. Hochrote, zerreibliche Stücke eines aus der Cochenille durch Auskochen mit Wa. unter Alaun- und Weinsteinzusatz und Eindampfen der Lösung hergestellten Farbstoffes. In ammoniakhaltigem Wa. mit feurigroter Farbe l. — 1,0 0,25 RM.

Als Färbungsmittel für Zahnpulver, Elektuarien und kosmetische Pasten. (Zu Injektionsflüssigkeiten für anatomische Zwecke.)

Cochlearia.

Herba Cochleariae. Germ. IV. **Herba Cochleariae recens.** Nederl. **Cochléaria.** Gall. Raifort. **Coclearia fresca.** Ital. Löffelkraut. Das zur Blütezeit gesammelte Kraut der Crucifere Cochlearia officinalis L. riecht beim Zerquetschen scharf, senfartig und schmeckt scharf salzig; beim Trocknen verliert es Geruch und Geschmack. Das frische Kraut enthält ein Glucosid, aus dem das Ferment Myrosin rechtsdrehendes Butylsenföl C_4H_9CSN abspaltet. Beim Trocknen des Krautes bleibt das Glucosid zwar erhalten, aber das Ferment verliert seine Wirksamkeit. Wird es durch einen wässerigen Auszug von weißem Senf ersetzt, so entsteht ebenfalls Butylsenföl. — 10,0 0,10 RM.

Innerlich in wässerigen oder weinigen Infusen aus 15,0—30,0 des frischen Krautes auf 100,0, in Spezies als Volksmittel bei Wassersuchten, als „Blutreinigungsmittel" und bei Skorbut gebraucht.

Äußerlich: der Preßsaft des frischen Krautes als Mundwasser. Besser Spiritus Cochleariae.

Sirupus Cochleariae compositus. Helv. Sirupus antiscorbuticus. Löffelkrautsirup. Frisches Löffelkraut, frische Brunnenkresse, frischer Meerrettich, je 100 T., Bitterklee 20 T., Pomeranzenschalen 25 T., Zimt 10 T., geschnitten, gestoßen, 5 Tage mit Weißwein 400 T., Spiritus 40 T. digeriert, im Wasserbad 50 T. abdestilliert, Rückstand ausgepreßt, dekantiert, koliert, auf 50 T. eingedampft. Nach dem Erkalten werden die 40 T. Destillat zugemischt. 10 T. dieses Extraktes mit 90 T. Zuckersirup gemischt, geben den orangegelben, aromatisch riechenden und schmeckenden Löffelkrautsirup. Ähnlich Sirop de Raifort composé Gall. Sirop de Raifort jodé Gall. enthält 0,1 % Jod.

Innerlich tee- bis eßlöffelweise mehrmals täglich bei skorbutischen Erkrankungen.

Spiritus Cochleariae. Germ. IV., Helv., Nederl. **Alcoolat de Cochléaria composé.** Gall. **Spirito di Coclearia.** Ital. Löffelkrautspiritus. Durch Destillation von frischem Löffelkraut (Gall., Nederl. und Meerrettich) mit Wasser und Weingeist hergestellt. Farblos, klar, eigentümlich riechend und brennend scharf schmeckend. Spez. Gew. 0,908—0,918. — 10,0 0,15 RM.

Äußerlich zu Zahnfleisch-Tinkturen, rein oder in Verbindung mit Wasser (oder vermischt mit balsamischen, harzigen, aromatischen Substanzen), als Zusatz zu (antiskorbutischen) Mund- und Gurgelwässern.

578. Rp. Spiritus Cochleariae 25,0
    Olei Menthae piperitae 0,1
    Tinct. Myrrhae 5,0.
M. D. S. Zahnfleisch-Tinktur.

579. Rp. Spiritus Cochleariae 50,0
    Inf. foliorum Salviae (e 25,0)
    200,0.
D. S. Gurgelwasser.

Cocos. Oleum Cocos. Germ. II., Ergb., Nederl. Kokosbutter. Das Fett der Samenkerne der Palme Cocos nucifera. Weiß, bei gewöhnlicher Temperatur von butterähnlicher Konsistenz bei 23—30° zu einer klaren Flüssigkeit schmelzend. — 10,0 0,05 RM.

Äußerlich als mildes Hautmittel, zu Haarpomaden, Seifen.

Coffea. Semen Coffeae. Hisp., Port. Die Samen der Rubiacee Coffea arabica L. Gehalt ungeröstet etwa 2 %, geröstet 1,0—1,5 % Coffein, fettes Öl usw. — Semen Coffeae tostum 10,0 0,30 RM.

Der Kaffeeaufguß (15—25,0 auf 1 Tasse) als leicht im Haushalt herzustellendes Analepticum, insbesondere bei Herzschwäche und Kollaps.

Die Purinkörper (Coffein, Theobromin, Theophyllin-Theocin) sind in Form ihrer Salze oder Doppelverbindungen leichtl. Sie werden im Stoffwechsel entmethyliert und teilweise weiter abgebaut; Kumulation tritt nicht ein.

Coffein und Coffeinpräparate.

Die Xanthinbasen werden zur Kräftigung des Nervensystems, des Herzens und der Blutgefäße, zur kräftigen Anregung der Diurese, auch zur Lösung von Gefäßspasmen verwendet.

Coffeinum. Germ., Austr., Belg., Helv., Nederl., Norv., Ross., Suec. **Coffeina.** Dan. **Caffeinum.** Jap. **Caffeina.** Am., Brit. **Caféine.** Gall. **Caffeina.** Ital. Coffein. Thein, Guaranin, Trimethylxanthin (1,3,7-Trimethyl-2,6-Dioxypurin). Weiße, glänzende, biegsame, schwach bitter schmeckende Nadeln, in Wa. (80), Alk. (50), Chlorof. (9), in Ae. wenig l. Schmp. 234—235°. Rein, insbesondere frei von fremden Alkaloiden. Etwa 9 % Krystallwasser enthaltend. Vorsichtig aufzubewahren. Vorkommen: in den Kaffeebohnen (1—1,5 %)[1] sowie in den Blättern von Coffea arabica, in den Blättern des Teestrauches, Camellia Thea (2—4 %), in den Samen der Paullinia sorbilis, aus denen die

$$
\begin{array}{l}
CH_3-N-C=O \\
\quad | \qquad | \qquad \diagdown CH_3 \\
O=C \quad C-N \\
\quad | \qquad \| \qquad \diagup CH, \; + H_2O. \; \text{Mol.-Gew.} \\
CH_3-N-C-N \qquad\qquad 212,1.
\end{array}
$$

---

[1] Coffeinarmer Kaffee nicht mehr als 0,2, sog. coffeinfreier Kaffee nicht mehr als 0,08% Coffein enthaltend. — Coffein wird aus Teeabfällen, aus Kaffee beim Coffeinfreimachen und künstlich (aus Harnsäure) gewonnen. — Coffein bildet als sehr schwache Base nur mit stärkeren Säuren gut charakterisierte, sauer reagierende Salze.

Guaranapaste bereitet wird (bis 5%), im Paraguaytee oder Mate, den Blättern von Ilex paraguaiensis (= 0,5—0,9%) und den Colanüssen von Cola acuminata C. vera (2,7—3,7%). Die Krystalle verwittern an der Luft und verlieren bei 100° das Krystallwasser. In geringem Grad flüchtig bei wenig über 100°, bei 180° sublimierend. — 1,0 0,10 RM. 50 Kompr. (0,1 oder 0,2) 1,00 oder 1,75 RM.

Therap. Dosen: 0,06—0,3 (Brit.). Durchschn. Dosis: 0,15 (Am.).

Größte Einzelgabe: 0,5 Belg., Gall., Helv., Ital., Jap., Nederl., Ross. und (Coffeinum) Internat. Vorschl., dagegen Austr. **0,2.**

Größte Tagesgabe: 1,5 Belg., Helv., Ital., Jap., Nederl., Ross. und Internat. Vorschl., dagegen Austr. **0,6,** Gall. **2,0.**

Innerlich zu 0,1—0,3—0,5 in Pulvern, Pillen, Pastillen als aufmunterndes Nervinum und kardiales Analepticum in Erschöpfungs- und Schwächezuständen sowie bei Migräne, als Anregungsmittel des Atemzentrums, der nachlassenden Herztätigkeit und der Gefäßschwäche sowie als leichtes Diureticum, auch zur Lösung von Gefäßspasmen, in diesem Fall besser ersetzt durch die leicht löslichen Doppelsalze, besonders Coffeinum-Natrium salicylicum.

Äußerlich nur in Form der Doppelsalze Coffeinum-Natrium benzoicum und salicylicum.

580. Rp. Coffeini 0,2
     Pulv. Fol. Digital. 0,1
     Sacch. alb. 0,5.
M. f. pulv. D. tal. dos. XII. S. 3mal tägl.
1 Pulver. (Herzinsuffizienz, Hydrops.)

581. Rp. Coffeini 0,06 (—0,2)
     Natrii bicarbonici 1,5—3,0
     Aq. Foeniculi 60,0.
M. D. S. $^1/_2$—1stündl. $^1/_2$—1 Teelöffel.
(Als Analepticum bei Kindern.)

582. Rp. Coffeini 0,1
     Acid. acetylosalicyl.
     Phenacetin ana 0,25.
M. f. pulv. D. t. dos. XII. S. nach Vor-
     schrift 1 Pulver. (Kopfschmerz, Mi-
     gräne.)

Coffeinum citricum. Helv., Ergb. **Caffeina citrata.** Am. **Caffeinae citras.** Brit. Coffeincitrat. Weißes, krystallinisches Pulver von bitterlichem Geschmack, leichtl. in 4 T. heißem Wa. Aus der wässerigen Lösung scheidet sich beim Verdünnen mit 5 T. Wa. C. krystallinisch ab. Enthält mindestens 50% wasserfreies Coff. — 1,0 0,05 RM.

Größte Einzelgabe: Helv. **1,0. Größte Tagesgabe:** Helv. **3,0.**

Innerlich und äußerlich wie die Coffeindoppelsalze 1—3mal tägl. 0,2 in Pillen, Solution.

583. Rp. Coffeini citrici 2,0
     Extr. Graminis 4,5
     Pulv. rad. Liquiritiae q. s.
F. pil. Nr. XXX. Consp. Lycopod. D. S.
2stündl. 1 Pille. (Bei Hemikranie.)

584. Rp. Coffeini citrici 0,2
     Phenacetini 0,3.
D. tal. dos. Nr. V. S. 1—2 Pulver zu neh-
     men. (Auch bei Flimmerskotom.)

Coffeinum citricum effervescens. Caffeinae citras effervescens. Brit. Brausendes Coffeincitrat. Zusammensetzung 510 T. Natriumbicarbonat, 270 T. Weins., 180 T. Citronens., 140 T. Zucker, 40 T. Coffeincitrat. Die Mischung wird unter Erwärmen auf 100° granuliert, gesiebt und bei höchstens 55° getrocknet. Gehalt etwa 4% C.

Innerlich als schwaches Coffeinpräparat.

Coffeinum-Natrium benzoicum. Germ., Austr., Helv. **Coffeinum natrio- benzoicum.** Ross. **Coffeinum cum natrii benzoate.** Suec. **Caffeino-Natrium benzoicum.** Jap. **Caffeinae sodio-benzoas.** Am. **Benzoas natrico-coffeicus.**

Dan. **Benzoas natricus cum Coffeino.** Nederl. **Benzoato di Sodio e Caffeina.** Ital. Coffein-Natriumbenzoat. Mindestgehalt 38% Coffein. (Ital. 43—46%, Am., Helv., Nederl. etwa 50%.) Weißes, amorphes Pulver oder weiße, körnige Masse[1]), geruchlos, süßlich-bitter schmeckend, in Wa. (2) mit höchstens schwach alkalischer Reaktion, in Alk. (50) l. Rein, insbesondere frei von fremden organischen Stoffen und Schwermetallsalzen. Höchstens 5% Wasser enthaltend. Vorsichtig aufzubewahren! — 1,0 0,05 RM. 5 Amphiolen (0,1 oder 0,25) 0,80 RM.

Durchschn. Dosis: oral 0,3, subcutan 0,2 (Am.).

Größte Einzelgabe: 1,0 Helv., Ital., Jap., Nederl. Ross., dagegen Austr., **0,5.**

Größte Tagesgabe: 3,0 Helv., Ital, Jap., Nederl., Ross., dagegen Austr. **1,5.** Innerlich zu 0,3—0,5—1,0 mehrmals täglich wie das folgende.

Äußerlich: Besonders bei Schwächezuständen zu subcutanen Injektionen wie das folgende.

Coffeinum-Natrium salicylicum. Germ. **Coffeino-Natrium salicylicum.** Belg., Helv., Jap. **Coffeinum natriosalicylicum.** Ross. **Coffeinum cum natrii salicylate.** Suec. **Salicylas natrico-coffeicus.** Dan., Norv. **Salicylas natricus cum Coffeino.** Nederl. Coffein-Natriumsalicylat. Mindestgehalt 40% Coffein. (Ross. 44%, Nederl. 50%.) Weißes, amorphes Pulver oder weiße, körnige Masse[2]), geruchlos, süßlich-bitter schmeckend, in Wa. (2) mit höchstens schwach saurer Reaktion, in Alk. (50) l. Rein, insbesondere frei von fremden organischen Stoffen und Schwermetallsalzen. Höchstens 5% Wasser enthaltend. Vorsichtig aufzubewahren. — 1,0 0,05 RM. 5 Amphiolen (0,1 oder 0,25) 0,80 RM.

Größte Einzelgabe: 1,0 Belg., Helv., Jap., Nederl., Ross. und Internat. Vorschl. (Coffeinum cum natrii salicylate).

Größte Tagesgabe: 3,0 Belg., Helv., Jap., Nederl., Ross. und Internat. Vorschl.

Innerlich zu 0,1—0,3—0,4 mehrmals täglich in Pulvern, Pillen, Tabletten und Kompretten sowie in Lösungen 2,0:200,0, mehrmals täglich 1 Eßlöffel, als Belebungs- und Anregungsmittel des gesamten Nervensystems in Ermüdungs-, Erschöpfungs- und Schwächezuständen, insbesondere bei Nervösen und Neurasthenikern; auch gegen Kopfschmerz und Migräne am besten in Verbindung mit Antineuralgicis. Hierbei soll das Medikament nicht am Spätnachmittag gegeben werden, da es den Schlaf hindert. Als Herztonicum, bei nachlassender Herztätigkeit, besonders bei Herzmuskelschwäche aus chronischer Myocarditis, an Intensität der Wirkung nicht mit Digitalis vergleichbar, aber oft noch mäßig wirksam, wenn Digitalis versagt. Anregungsmittel des Atemzentrums bei vorschreitender Dyspnoe und drohender Atemlähmung. Sehr wirksam zur Behebung der Gefäßwanderschlaffung, sowohl zentral als peripherisch angreifend, und deshalb kräftiges Belebungsmittel gegen den Kollaps kardiovasculären Ursprungs in akuten Infektionskrankheiten, nachgewiesenermaßen besonders bei der Pneumonie, wenn es zur terminalen Erweiterung der Splanchnicusgefäße kommt. Mäßig kräftiges Diureticum bei gesunden und kranken Nieren, in dieser Beziehung jedoch vom Theobromin (Diuretin s. S. 706) übertroffen. Auch gefäßkrampflösend bei Angina

---

[1]) Nach bestimmter Vorschrift herzustellen. — Ein Gemisch (Kommentar).
[2]) Nach bestimmter Vorschrift herzustellen. — Ein Gemisch, im Gegensatz zu Theobromino-Natrium salicylicum (Kommentar).

pectoris und anderen Kardiospasmen nervösen und arteriosklerotischen Ursprungs, auch hierbei nicht so kräftig wirkend wie die Theobromin- und Theophyllinpräparate.

Äußerlich in Lösung 2:10, auch in Ampullen zu 2 ccm zu 0,2 g in 2stündigen Pausen mehrmals täglich zur subcutanen Injektion als vorzügliches Mittel gegen drohenden kardiosvaskulären Kollaps, insbesondere in akuten Infektionskrankheiten, hierbei abwechselnd mit Campherpräparaten, sowie bei drohender Atemlähmung in Narkose, Morphinvergiftung usw. (auch bei Kindern). Als atmunganregendes Mittel nur vom Lobelin (s. S. 493) übertroffen.

585. Rp. Coffein.-Natr. salicyl. 2,0
  Aq. dest. ad 200,0.
M. D. S. 4mal tägl. 1 Eßlöffel. (Bei Herz-
und Nierenleiden.)

586. Rp. Coffein.-Natr. salicyl. 3,0
  Liq. Kal. acet. 20,0
  Aq. dest. ad 200,0.
D. S. 4stündl. 1 Eßlöffel. (Bei Nieren-
leiden und Hydrops.)

Zahlreiche Arzneimischungen mit Coffein sind in den Verkehr gebracht worden. Phenyldimethylpyrazolonum cum Coffeino citrico (Migränin) (s. unter Antipyrin S. 163.).

Asparol. Coffeinacetylsalicylat (0,1) + Calciumacetylsalicylat (0,4) + Calciumcarbonat in Tabletten.

Cafaspin. Coffein (0,05) + Aspirin (0,5).

Coffeocitrin. Coffeincitrat (0,05) + Acid. acetylosalicyl. (0,5) in Tabletten.

Coffeocitrin comp. Coffein (0,01), Acid. acetylosalicyl. (0,42), Morphin. hydrochl. (0,005) in Tabletten. Wegen des Morphingehalts abzulehnen.

Coffetylin. Coffein (0,05) + Acetylin (Acetylsalicylsäure 0,45).

Myocardol. Coffein (0,15) und Ergotin (0,85) in 1 Ampulle. — Tabl. mit je einem Viertel der für Ampullen angegebenen Mengen.

Cola.

Semen Colae. Ergb., Austr., Belg. (C. S.), Helv. **Cola.** Gall. Colanuß. Die von der Samenschale befreiten und getrockneten Samenkerne von Colaarten des tropischen Westafrikas[1], vorwiegend der Sterculiacee Cola vera K. Schumann. Bestandteile: Coffein (2,7—3,7%), Spuren Theobromin, Gerbstoff, Fett, Kohlehydrate. Der Coffein- (und Theobromin-) Gehalt soll mindestens betragen nach Gall. 1,25, nach Austr., Helv. und Ergb. 1,5%. — 10,0 0,10 RM.

Innerlich in den mannigfachsten Präparaten als Colapastillen, Colawein, Colaelixir usw. in den Handel gebracht und als Tonicum und Analepticum verwendet.

Extractum Colae fluidum. Ergb., Austr., Helv., Ross. **Extractum Colae liquidum.** Nederl. **Colae extractum fluidum.** Belg. **Fluide Extrait de Cola.** Gall. Colafluidextrakt. Rotbraune, mit Wasser unter Trübung mischbare Flüssigkeit von bitterem und zusammenziehendem Geschmack, durch Perkolation mit verd. Alk. (Austr. mit Glycerinzusatz) bereitet. Mindestgehalt

587. Rp. Extract. Colae fluid. 40,0
  Coffein.-Natr. benzoic. 2,0.
M. D. S. 3mal täglich 1 Teelöffel in Wasser
oder Wein. (Cardiotonicum.)

an Coffein und Theobromin: Austr. 1,0, Gall., Nederl. 1,2, Ergb. 1,25, Helv., Ross. 1,5%. — 10,0 0,40 RM.

Innerlich $\frac{1}{2}$—1 Teelöffel voll 3–4mal tägl. als leichtes Analepticum und gegen Migräne, auch gegen chronische Diarrhöe angewandt.

---

[1] Auch Westindiens.

Extractum Colae spirituosum spissum. Extrait de Cola. Gall. Colaextrakt. Rotbrauner, dicker Extrakt, durch Perkolation mit Alk. bereitet, trübe l. in Wa., mindestens 5% Coffein enthaltend.

Innerlich in Pillen wie das vorherige zu 0,1—0,2 pro Pille.

Tinctura Colae. Belg. (C. T.). **Teinture de Cola.** Gall. Colatinktur. Aus 1 T Colanüssen und 5 T. verd. Alk. (Belg. durch Perkolation) bereitete rötlich braune Tinktur. — 10,0 0,20 RM.

Innerlich tee- bis eßlöffelweise (2,0—8,0—10,0) in Wein als mäßig wirkendes Stimulans und Tonicum, auch als leichtes Diureticum gegeben.

Vinum Colae. Belg. (C. V.), Helv., Ergb. Colawein, rotbraun, kräftig bitterlich schmeckend, bereitet aus Colafluidextrakt (50) und Südwein (950) (Ergb. 850 + 100 T. weißer Sirup). — Vin de Cola. Gall.: 60 T. Colanuß mit 1000 T. Südwein maceriert. — 100,0 0,80 RM.

Innerlich als schwach nervenanregendes Tonicum. Weinglasweise.

Colchicum. In der Volksmedizin seit langem angewendet, sind die Colchicum-Präparate in der klinischen Beobachtung als schmerzstillende Gichtmittel bewährt. Der Mechanismus der Heilwirkung ist nicht aufgeklärt. Die galenischen Präparate wegen des unsicheren Gehalts an wirksamer Substanz von zweifelhafter Wirkung. Am wirksamsten das Reinalkoloid Colchicin.

<u>Semen Colchici.</u> Germ., Am. (C. S.), Austr., Belg., Dan., Helv., Jap., Nederl., Norv., Suec., P. I. **Colchici semen.** Internat. Vorschl. **Colchici semina.** Brit. **Colchique.** Gall. **Colchico.** Ital. Zeitlosensamen. Die reifen (getrockneten, Int. Vorschl.) sehr bitter und kratzend schmeckenden Samen der Liliacee Colchicum autumnale L. (Int. Vorschl.), mindestens 0,4% Colchicin[1]) enthaltend. Vorsichtig aufzubewahren. — 10,0 0,05 RM.

Durchschnittl. Dosis: 0,2 (Am.).

Pulvis Colchici (Colchicumpulver) mit 0,4% C., mit Reismehl eingestellt. (Int. Vorschl.).

Größte Einzel- und **Tagesgabe 0,2** und **0,6** (Internat. Vorschl.).

Innerlich zu 0,008—0,15 bis 0,25 in Pulver, Pillen, Infus. Die Wirksamkeit des Semen ist wegen der konstanteren Beschaffenheit und größeren Haltbarkeit desselben sicherer und stärker als die des Bulbus. Bei Gicht, auch bei chronischem Rheumatismus altbewährtes Mittel und als solches Bestandteil vieler Geheimmittel, z. B. des Liqueur Laville und des Remedy Alberts. Bei entzündlichen Zuständen der Magendarmschleimhaut und bei allgemeiner Körperschwäche zu vermeiden. Fast nur als Tinktur angewendet.

Acetum Colchici. Germ. I., Ergb. Zeitlosenessig, durch Maceration aus Zeitlosensamen (10) mit Weingeist (10), verdünnter Essigs. (18), Wasser (72) gewonnen. 31 Tr. = 1 g. — 10,0 0,10 RM.

Möglichst nicht überschreiten: 2,0 pro dosi, 4,0 pro die! (Ergb.)

Innerlich zu 1,0—2,0 mehrmals täglich in Mixturen und Saturationen bei Rheumatismus und Gicht früher viel angewendet, jetzt meist durch das rein dargestellte Alkaloid ersetzt.

Colchicum-Dispert. Kaltgewonnenes Trockenpräparat von Semen Colchici, enthält die gesamte Substanz der Droge. — 60 Dragées 4,35 RM.

Innerlich in Dragées (0,5 mg), wie Colchicin zu gebrauchen.

Extractum Colchici seminum. Ergb. **Extractum Colchici.** Internat. Vorschl. **Colchici extractum.** Belg. **Extrait de Colchique.** Gall. **Estratto di Colchico idroalcoolico.** Ital. Zeitlosensamenextrakt. Dickes, braunes, bitteres, in Wa. trübe l. Extrakt, durch Ausziehen der Samen mit verd. Alk. Gehalt 2% Colchicin (Internat. Vorschl.).

---

[1]) In allen Teilen der Pflanze.

Größte Einzelgabe: 0,03 (Belg., Ital. und Internat. Vorschl.), dagegen Ergb., Gall. **0,05.**

Größte Tagesgabe: 0,1 (Belg., Ital. und Internat. Vorschl.), dagegen Ergb. **0,15,** Gall. **0,2.**

Innerlich zu 0,02—0,05 mehrmals täglich im Gichtanfall.

Fluidextractum Colchici. Am. Zeitlosensamenfluidextrakt, ist auf einen Gehalt von 0,4% Colchicin eingestellt.

Durchschn. Dosis: 0,2 ccm (Am.).

Innerlich bei Gicht am besten in Tropfen, 1—2 Tr. mit Tinct. Aurant.

Tinctura Colchici. Germ., Am., Austr., Belg., Brit., Dan., Helv., Jap., Nederl., Internat. Vorschl. **Teinture de Colchique.** Gall. **Tintura di Colchico.** Ital. Zeitlosentinktur, Tinctura Colchici P. I. Mindestgehalt: 0,04% Colchicin (desgl. Internat. Vorschl.). Gelb, bitter schmeckend, 1:10 (verd. Alk.; desgl. Internat. Vorschl.) bereitet. Alkoholgehalt nicht unter 7,7. Vorsichtig aufzubewahren. 54 Tr. = 1 g. — 10,0 0,20 RM.

Therap. Dosen: 0,3—1 ccm (Brit.). Durchschn. Dosis: 2 ccm (Am.).

Größte Einzelgabe: 2,0 (ebenso Belg., Dan., Jap.), dagegen Helv., Nederl. **1,0,** Gall., Ital., Suec. und Internat. Vorschl. **1,5.**

Größte Tagesgabe: 6,0 (ebenso Belg., Dan., Gall., Jap.), dagegen Helv., Nederl. **3,0,** Ital. und Internat. Vorschl. **5,0.**

588. Rp. Tinct. Colchici 10,0
     Tinct. Aconiti 3,0
     Tinct. Opii crocatae 2,0.
M. D. S. 3—4mal tägl. 15—30 Tr. Unter Verschluß halten!

Innerlich zu 0,5—1,0—2,0 mehrmals täglich in Tropfen (10—20—40 Tropfen) im akuten Gichtanfall, nicht so zuverlässig wie das Reinalkaloid. Nicht zu verwenden bei entzündlichen Zuständen der Magen- und Darmschleimhaut und Schwächezuständen.

Vinum Colchici. Germ. IV., Jap., Nederl. Colchicumwein, bereitet durch Maceration von Sem. Colch. 10 : 100 (Nederl. zusätzlich 10% Spirit. dil.). Nach P. I. und Int. Vorschl. sollen stark wirkende Drogen nicht in Form von medizinischen Weinen gebraucht werden. 30 Tr. = 1 g.

Therap. Dosen: 0,6—1,8 ccm (Brit.).

Größte Einzel- und Tagesgabe: Jap. **2,0, 6,0,** Nederl. **1,0, 3,0.**

Innerlich zu 0,5—1,0—2,0 (10—20—40[!] Tr.) mehrmals täglich bei Gicht, chronischem Rheumatismus und Neuralgien gegeben. Bei entzündlichen Zuständen des Magen-Darmkanals zu vermeiden (ebenso wie Semen und Tinctura Colchici).

Bulbus Colchici. Colchici Cormus. Am., Brit. Radix Colchici. Zeitlosen- oder Colchicumwurzel. Die getrocknete Zwiebel der Herbstzeitlose, enthält Colchicin (mindestens 0,35% Am.), ferner Stärke, Zucker, Fett usw.

Innerlich zu 0,1—0,2—0,3 mehrmals täglich, in Pulver, Pillen, im Aufguß. In Deutschland nicht gebräuchlich.

Extractum Colchici (e Bulbo). Am., Brit. Zeitlosen-Knollenextrakt. Am. läßt zu einem dicken Extrakt eindampfen, das durch Stärkezusatz getrocknet und auf einen Gehalt von 1,25—1,55 % Colchicin eingestellt wird. — Brit. läßt den ausgepreßten Saft frischer Knollen zu einem dicken Extrakt eindampfen.

Therap. Dosen: 0,016—0,06 (Brit.); Durchschn. Dosis: 0,06 (Am.).

Vinum Colchici (e Bulbo). Brit. Bulb. Colchic. (1) mit Vin. Xerens (5) maceriert.

Therapeut. Dosen: 0,6—1,8 ccm (Brit.).

Innerlich zu 0,5—1,5 (10—30 Tr.) mehrmals täglich, wie Tinctura Colchici.

Colchicinum. Germ., Suec. **Colchicina.** Am. **Colchicine.** Gall. Colchicin. $C_{22}H_{25}O_6N + \frac{1}{2}CHCl_3$, Mol.-Gew. 458,9. Gehalt 87% Colchicin und 13% Chloroform[1]). Weißes bis gelblichweißes, eigenartig riechendes, stark bitter schmekkendes Krystallpulver, in Wa. (20) mit gelber Färbung, in Alk. (2), Chlorof. (1), in Ä. sehr schwer l. Schmp. unscharf; erweicht bei etwa 120°, sintert bei etwa 135° und ist bei etwa 150° geschmolzen. Rein, insbesondere frei von fremden Alkaloiden. Vor Licht geschützt und sehr vorsichtig aufzubewahren. — 0,01 0,10 RM. 50 Kompretten (0,001) 1,30 RM. 50 Colchicinum compositum-Kompr. (mit Extr. Coloc. und Chin. sulf. ana 0,005) 1,60 RM.

; Colchicin-Formel nach Windaus.

Durchschn. Dosis: 0,0005 (Am.).

Größte Einzelgabe: 0,002 (ebenso Gall., Suec.).

Größte Tagesgabe: 0,005, dagegen Gall. 0,004.

Innerlich zu 0,0005—0,003 1—3mal tägl., in Pulver, Pillen, Kompretten (Granula zu 0,001) oder Lösungen gegen akuten Gichtanfall vielfach bewährt. Man gibt bei ausgebrochenem Gichtanfall in Zwischenräumen von 1—2 Stunden je 1 Pille mit 0,001 Colchicin, bis Durchfall oder Übelkeiten eintreten. Gegen den Durchfall Opiumtinktur. Nach 1—2tägiger Unterbrechung kann Colchicin weiter gegeben werden, doch nicht länger als 2—3 Tage im ganzen. In der anfallfreien Zeit ohne Nutzen gegen die Diathese. Als Prophylakticum nicht bewährt.

589. Rp. Colchicini 0,06
    Sacchari lactis 4,0
    Gummi arabici
    Sacchari ana 1,0.
M. f. pil. Nr. LX.

590. Rp. Colchicini 0,1
    Extr. Opii 1,0
    Pulv. radicis Liquiritiae 4,0
    Mucil. Gummi arabici 2,0.
M. f. pil. Nr. C. Obduc. fol. argent.

Coleus. Folia Colei. Nederl. Die angenehm aromatisch riechenden und schmeckenden Blätter der Labiate Coleus amboinicus Lour (Niederl.-Indien).

Colla Piscium. Germ. I., Jap., Norv., Ross. **Ichthyocolla.** Austr., Belg., Ergb. **Ichtyocolle.** Gall. **Colla di Pesce.** Ital. Hausenblase. Fischleim. Die von der äußeren Haut befreite und getrocknete Schwimmblase verschiedener Accipenserarten, vorwiegend Accipenser Huso L. Farblose, durchscheinende Häute oder Blätter. In siedendem Wa. zumindest 90% l., beim Erkalten eine dicke Gallerte gebend. — 1,0 0,15 RM.

Innerlich im Dekokt als Getränk 1,0—2,0 auf 100,0, in Gallerte 10,0—15,0 auf 100,0 mit Zucker und milden Aromen. Obsolet.

Äußerlich zur Bereitung des Emplastrum adhaesivum anglicum.

Collemplastra s. I, S. 9.

---

[1]) Colchicin kann mit 2, 1 oder $\frac{1}{2}$ Molekül Chloroform krystallisieren.

Collemplastrum adhaesivum. Germ., Austr., Dan. **Sparadrap cum caoutchouc** Belg. **Emplastrum adhaesivum.** Am., Nederl. **Emplâtre caoutchouté simpl.** Gall. **Empiastro di Caucciù.** Ital. Kautschukheftpflaster. Aus Kautschuk (20), Dammar (11), Kolophonium (8), rohem Zinkoxyd (10), Veilchenwurzel (20), Wollfett (30), Petroleumbenzin (148) bereitet und mit Hilfe einer Pflasterstreichmaschine kartenblattdick auf ungesteiften Schirting aufgetragen. Gelbbraun, stark klebend und darf, aufgerollt, nicht mit der Rückseite verkleben. Die Vorschriften der Austr., Belg., Dan., Gall. und Jap. sind zum Teil noch komplizierter. Am. und Nederl. lassen Kautschuk und Wollfett oder Vaselin mit Bleipflaster zusammenschmelzen. — 100 qcm 0,20 RM.

Collemplastrum Zinci. 20%. (s. S. 741). — 100 qcm 0,20 RM.

Collodium.

Collodium. Germ., Am., Austr., Brit., Dan., Helv., Jap., Nederl., Norv., Ross., Suec. **Collodion.** Gall. **Collodio.** Ital. Collodium. Farblose oder nur schwach gelblich gefärbte, neutral reagierende, sirupdicke, 4 proz. Lösung von nach bestimmter Vorschrift gewonnener Collodiumwolle in einer Mischung von 12 T. Alk. und 84 T. Ae., in dünner Schicht nach dem Verdunsten des Ätherweingeistes ein farbloses, fest zusammenhängendes Häutchen hinterlassend. Austr., Helv. und Suec. machen über Lösungsverhältnisse keine Angaben. Die übrigen Pharm. haben verschiedenen Gehalt an Äther und Weingeist. (Am. verwendet Pyroxylin, eine durch Einwirkung einer Mischung von Salpeterund Schwefelsäure auf Baumwolle entstehende, hauptsächlich aus Cellulosetetranitrat bestehende gelblichweiße Masse.)[1] — Am. läßt vor Feuer geschützt aufbewahren. — 100,0 0,40 RM.

Äußerlich als Verbandmittel von Wunden, Excoriationen, Verbrennungen; nachdem die wunden Stellen mit Verbandmull bedeckt sind, auf diesen zur Befestigung aufgetragen. Als Behandlungsmittel bei Furunculose empfohlen; (ein Collodiumring wird mit dem Pinsel um den Furunkel gezogen und mehrmals täglich erneuert; durch den Druck des Ringes wird die Spitze des Furunkels herausgeschnürt; dadurch wird die Reifung angeblich beschleunigt). Auch zur Behandlung des Hautangioms bei Neugeborenen (durch den Druck des Collodiums wird das Angiom blutleer gemacht und zum Schwinden gebracht). Früher oft zur Behandlung des Erysipels angewandt, indem durch einen jenseits der Infektionsgrenze gezogenen Collodiumstrich das Fortschreiten der Infektion verhütet werden sollte; neuerdings wird eine Mischung von 10 T. Collodium mit je 5 T. Äther und Ichthyol zur Bestreichung der erysipelatös infiltrierten Haut empfohlen. Besonders nützlich zur Behandlung von Frostbeulen, hierbei am besten 5 T. Collodium mit 1 T. Seife gemischt, Seifencollodium, oder als Schälcollodium (Collodium 80, Acid. salicyl. und Anästhesin āā 10) bei Hautkrankheiten mit Neigung zur Verhornung (Psoriasis, Ekzem, Lichen). Wo es nur darauf ankommt, die deckende Kraft des Collodiums zu benutzen, versetzt man dasselbe mit etwas Ricinusöl (4—5 Tr. auf 25,0 — vgl. unter Collodium elasticum), wodurch es allerdings geschmeidig wird, aber seine Kontraktionskraft vollkommen einbüßt.

---

[1] Sehr leicht entzündbar. Collodium wird in mit guten Korken verschlossenen Glasflaschen kühl aufbewahrt. — Celloidin ist Kollodiumwolle in Tafeln, woraus Collodium hergestellt werden kann.

Die Entfernung des aufgetragenen und eingetrockneten Collodiums gelingt nicht durch gewöhnlichen Äther, wohl aber durch Aether. aceticus oder, weniger gut, durch eine Mischung von 6 T. Ae. mit 1 T. Alk.

591. Rp. Zinci sulfocarbolici pulv. 1,0
    Collodii 45,0
    Olei Citri 1,0
    Spiritus 5,0.
M. D. S. Äußerlich. Gegen Sommerspros-sen. Collodium antephelidicum.

592. Rp. Hydrargyri bichlorati 0,15
    Acidi salicylici 2,0
    Collodii 15,0.
M. D. S. Äußerlich! 1mal tägl. aufzupin-seln, nach jedesmaliger Entfernung des Häutchens vom vorhergehenden Tage. Collodium ad clavos pedum.

Collodium elasticum. Germ., Austr., Dan., Jap., Norv., Ross., Suec. **Collodium cum Oleo Ricini.** Nederl. **Collodium flexile.** Am., Brit., Helv. **Pyroxilinum solutum.** Belg. **Collodion élastique.** Gall. **Collodio elastico.** Ital. Elastisches Collodium. Farblose oder schwach gelbliche Mischung von 3 T. Ricinusöl und 97 T. Collodium. Ebenso Helv., Ital., Jap., Ross. Andere Verhältnisse haben Dan. (99 + 1), Austr., Nederl., Norv., Suec. (98 + 2), Gall. (95 + 5), Belg. (94 + 6), Am. (95 + 3 + 2 T. Campher), Brit. (94 + 2 + 4 T. Canadabalsam). — 10,0 0,05 RM.

Äußerlich als Deckmittel bei Narben, Excoriationen, Geschwüren, na-mentlich nach Verbrennungen.

Pyroxilinum. Am., Belg., Brit. **Fulmicoton.** Gall. **Cotone Collodio.** Ital. Kol-lodiumwolle. Gelblichweiße Masse vom Aussehen der Baumwolle, unl. in Wa., Ae. und Alk., leichtl. in Ae., Alk. Methylalkohol und Essigäther. Sie wird erhalten durch Einwirkung von Schwefel- und Salpetersäure auf gereinigte Baumwolle und besteht wesentlich aus Dinitrocellulose $C_6H_8(NO_2)_2O_5$ mit kleinen Mengen von Trinitrocellulose.

C. cantharidatum (s. S. 259), C. jodoformiatum (s. S. 474) und C. sali-cylatum (s. S. 629).

Collyrium adstringens luteum. Austr., Ergb. Aus Salmiak (2), Zinksulfat (5), Campher (2), Safran (1) mit 100 T. Spir. dil. und 890 T. Wasser. Ergb. ähnlich. — 10,0 0,05 RM.

Äußerlich als Augenwasser.

Colocynthis.

Fructus Colocynthidis. Germ., Austr., Belg. (C. F.), Dan., Jap., Nederl., Suec. **Colocynthis.** Am., Helv. **Colocynthidis pulpa.** Brit. **Coloquinte.** Gall. **Coloquintide.** Ital. Koloquinthen. Die von der äußeren harten Schicht der Fruchtwand befreiten reifen, sehr leichten, geruchlosen, sehr bitter schmecken-den Früchte der Cucurbitacee Citrullus colocynthis (L.) Schrader, deren Samen vor der Verwendung der Früchte zu entfernen sind. Das Pulver ist weiß oder gelblichweiß. Vorsichtig aufzubewahren. (Internat. Vorschl.: Cucumis Colo-cynthis L.) Enthalten das gelbe, amorphe Glucosid Colocynthin. — Fructus Colocynthidis praeparati Germ. I., Ergb. 5 T. Koloquinthen werden mit 1 T. Gummi arab. und Wasser zu einem Teig angestoßen, getrocknet und fein pulverisiert. Gelbliches, sehr bitteres Pulver. — 10,0 0,15 RM.

Durchschn. Dosis: 0,1 (Am.).

335

Rp. 593—594   (Colocynthis) Fruct. Colocynthid. — Extr. Colocynthid. comp.

Größte Einzelgabe: 0,3 (ebenso Austr., Belg., Helv., Ital., Internat. Vorschl.), dagegen Dan. 0,4.

Größte Tagesgabe: 1,0 (ebenso die genannten Pharm. und Internat. Vorschl.).

593. Rp. Fructus Colocynthidis pulv. 2,0
    Aloes pulv.
    Scammonii pulv. ana 3,5
    Kalii sulfurici pulv. 0,5
    Olei Caryophylli ana 0,5 ccm
    Aq. dest. q. s.
●M. f. pil. Nr. C. Consp. Lycop. D. S. 3 bis
    6 Pillen tägl. Pilula Colocynthidis
    comp.   Brit.
    Von obiger Pillenmasse 2 T. geben mit
    1 T. Extr. Hyoscyami die Pilula Co-
    locynthidis et Hyoscyami Brit.

Innerlich zu 0,01—0,1 in Pulvern, Pillen oder im Dekokt. Als drastisch wirkendes Abführmittel, welches in größeren Dosen leicht heftige Leibschmerzen, nicht zu stillende, oft blutige Entleerungen, eventuell mit tödlichem Ausgang hervorrufen kann. Daher nur mit Vorsicht und jedenfalls nicht bei entzündlichen Zuständen des Magens oder Darms, bei großer Schwäche, Schwangerschaft u. dgl. zu gebrauchen.

Extractum Colocynthidis. Germ., Am., Austr., Dan., Helv., Jap., Nederl. **Colocynthidis extractum siccum.** Belg. **Estratto di Coloquintide idroalcoolico.** Ital. Koloquinthenextrakt. Gelbbraunes, in Wa. trübe l., sehr bitter schmeckendes, aus K. mit verd. Alk. bereitetes Trockenextrakt (Ital. dickes). Vorsichtig aufzubewahren. — 1,0 0,85 RM.

Am. läßt mit Hilfe von Stärke so einstellen, daß 1000 g Droge 250 g Extrakt ergeben.

Durchschn. Dosis: 0,03 g (Am.).

594. Rp. Extr. Colocynthidis 0,24
    Extr. Aloes 2,4
    Resinae Jalapae
    Saponis medicati ana 1,2
    Spir. 0,2.
ut f. pil. Nr. XXX. D. S. Morgens 1—3
    Stück. (Max.-Dos. = 6 Pill.) Pilulae
    laxantes fortes.F.M.B,(1,09 RM.o.G.)

Größte Einzelgabe: 0,05 (ebenso die anderen Pharm. und der Internat. Vorschl.).

Größte Tagesgabe: 0,15 (ebenso Belg., Helv., Jap., Nederl. und Internat. Vorschl.); dagegen Austr., Dan.,Ital.**0,2.**

Innerlich zu 0,005—0,01 als kräftiges Stomachicum, zu 0,01—0,05 als vorsichtig anzuwendendes Drasticum.

Extractum Colocynthidis compositum. Germ. I., Ergb., Am., Brit., Suec. Zusammengesetztes Koloquinthenextrakt. Bereitet aus Extr.Colocynth. (3) Extr. Rhei (5), Aloe (10) und Res. Scammonii (8). Schwärzlich braunes, in Wa. nur teilweise l., trocknes Extrakt von sehr bitterem Geschmack. — 1,0 0,75 RM. — Extr. Colocynthidis comp. Suec.: 5 Colocynth., 10 Aloe, 3 Res. Jalap., 1 Cardamom., 2 Sapo med. werden mit Weingeist maceriert. Trockenes Extrakt. Brit. hat zwar andere Bereitungsvorschrift, die Pillen sind aber von etwa gleicher Zusammensetzung wie Suec. — Am. 16 Extr. Colocynth., 50 Aloe, 14 Res. Ipomoeae, 5 Cardamom., 15 Sapo med.

Möglichst nicht überschreiten: 0,1 pro dosi, 0,3 pro die! (Ergb.).

Innerlich zu 0,01—0,05—0,1 in Pillen wie Extr. Colocynthidis (Am. Pil. Hydrarg. chloridi mitis compositae), als drastisches Abführmittel mit Vorsicht anzuwenden.

336

(Colocynthis) Extr. Colocynthid. comp. — (Colombo) Radix Colombo   Rp. 595—599

595. Rp. Extr. Colocynthidis compositi
    Saponis medicati ana 2,0
    Olei Chamomillae citrat. 0,5.
M. f. pil. Nr. XXX. Consp. Lycopod.
D. S. 1—2 Pillen.

596. Rp. Extr. Colocynthidis compos. 3,5
    Caryophyllorum 0,5
    Resinae Jalapae 1,0
    Extr. Absinthii q. s.
M. f. pil. Nr. L. D. S. Pilul. Colocynthidis compos.   Suec.

597. Rp. Extr. Colocynthidis compos. 8,0
    Hydrargyri chlorati 6,0
    Resinae Jalapae 2,0
    Gutti 1,5
    Spiritus diluti q. s.
M. f. pil. Nr. C. D. S. 1—3 Pillen. Compound Pills of mild mercurous
chloride. Pil. Hydrarg. chloridi mitis
compos. Am.

Tinctura Colocynthidis. Germ., Belg., Helv., Jap. **Tintura di Coloquintide.**
Ital. Koloquinthentinktur. Gelb, sehr bitter schmeckend, 1:10 (Alk.)
bereitet. Alkoholzahl nicht unter 11,5. Vorsichtig aufzubewahren. 60 Tr. = 1 g.
Tinctura Colocynthidis composita Suec. wird mit Zusatz von Sternanis
bereitet. — 10,0 0,25 RM.

Größte Einzelgabe: 1,0 (ebenso Belg., Helv., Ital., Jap., Internat. Vorschl.).
Größte Tagesgabe: 3,0 (ebenso Belg., Helv., Ital., Jap., Internat. Vorschl.).

Innerlich zu 0,25—0,5—1,0 in Tropfen (5—10—20 Tr. in Verdünnung
oder schleimigem Vehikel), als Zusatz zu diuretischen und drastischen Mixturen, zweckmäßiger das Extrakt zu benutzen.

Colombo.

Radix Colombo. Germ., Jap., Ross. **Radix Calumbae.** Austr., Dan., Helv.,
Suec. **Radix Calumba.** Nederl. **Columbo Radix.** Belg. **Calumba.** Am. **Calumbae**
Radix. Brit., Jap. **Colombo (Racine).** Gall. **Colombo.** Ital. Colombowurzel[1] (Ruhrwurzel). Die in frischem Zustande in Querscheiben zerschnittenen, verdickten Teile der Wurzeln der Menispermacee Jatrorrhiza palmata
(Lamarck) Miers, schwach riechend und bitter und etwas schleimig schmeckend.
Höchstens 9% Asche hinterlassend. Außer reichlichen Mengen Stärke enthält
die Wurzel Columbin, einen indifferenten krystallinischen Bitterstoff und
mehrere Alkaloide (Columbamin, Jatrorrhizin, Palmatin). Das Pulver ist
gelb. — 10,0 0,05 RM.

Innerlich zu 0,5—1,0—2,0 mehrmals täglich, im Pulver, im Aufguß
(selten) oder im Dekokt von 5,0—15,0 auf 150,0. Das Infus ist rein bitter,
das Dekokt zugleich schleimig. Als Stomachicum bei Dyspepsien, besonders
aber als adstringierendes Mittel bei Diarrhöen (vornehmlich der Phthisiker),
bei Dysenterie, Cholera infantum, auch beim Erbrechen Schwangerer angewendet.

598. Rp. Radicis Colombo 15,0
    fiat Infus. 150,0
    Elix. Aurantii comp. 5,0
    Sir. simpl. 25,0.
M. D. S. 2stündl. 1 Eßlöffel.

599. Rp. Decoct. Colombo (e 8,0) 150,0
    Mucil. Salep 8,0
    Extr. Opii 0,05—0,12
    Sir. Aurantii 30,0.
M. D. S. 2stündl. 1 Eßlöffel. (Bei Diarrhöe der Phthisiker.)

---

[1] Name der Pflanze bei den Eingeborenen Ostafrikas Kalumb.

Extractum Colombo. Germ. I., Ergb., Jap. Colombo extractum. Belg. Extractum Calumbae. Austr. Extractum Calumba. Nederl. Estratto di Colombo idroalcoolico. Ital. Colomboextrakt. Aus der Colombowurzel bereitetes, trockenes (dickes, Ital.), gelbbraunes, in Wa. trübe l. bitteres Extrakt, durch Maceration oder Perkolation (Austr., Ital., Nederl.) mit verd. Alk. bereitet. — 1,0 0,45 RM.

Innerlich zu 0,5—1,0 mehrmals täglich als Amarum, Adstringens.

600. Rp. Extr. Colombo
Fellis Tauri
Pulv. Radicis Rhei ana 4,0.
F. pil. Nr. C. Consp. Cinnam. D. S. Tägl.
6—10 Stück zu verbrauchen. (Bei Dyspepsie).

601. Rp. Extr. Colombo 4,0
Mucilag. Salep 100,0
Elaeosacch. Foeniculi 15,0.
M. D. S. Stündl., umgeschüttelt, 1 Kinderlöffel. (Bei Diarrh. chron. infantum.)

Extractum Colombo fluidum. Ergb. Columbo extractum fluidum. Belg. Extractum fluidum Calumbae. Suec. Colombofluidextrakt. Gelbbraune Flüssigkeit. 1 ccm = 1 g. — 10,0 0,35 RM.

Innerlich zu 20—40 Tr. wie Extr. Colombo.

Tinctura Colombo. Ergb., Jap. Colombo Tinctura. Belg. Tinctura Calumbae. Helv., Suec. Tinctura Calumbae. Am., Brit., Teinture de Colombo. Gall. Tintura di Colombo. Ital. Colombotinktur. Aus 1 T. Colombowurzel mit 5 (Brit., Ital., Jap. 10) T. verd. Alk. bereitete gelbbraune, bitter schmeckende Tinktur. 54 Tr. = 1 g. — 10,0 0,20 RM.

Innerlich zu 1,5—3,0 (30—60 Tr.) als Adstringens oder als Zusatz zu adstringierenden Mixturen.

Vinum Colombo. Ergb. Vin de Colombe. Gall. Colombowein. Colombowurzel (10; Gall. 3) mit Xereswein (100, Gall. Südwein) maceriert. Gelbbrauner, sehr bitterer Wein. — 100,0 1,40 RM.

Innerlich tee- bis eßlöffelweise als Stomachicum.

Colophonium.

Colophonium. Germ., Helv., Jap., Nederl., Ross., Suec. Resina Colophonium. Austr., Dan., Norv. Terebinthinae resina. Belg. Resina. Am., Brit. Colophane. Gall. Colofonia. Ital. Rosin. Colophonium (Geigenharz). Von Terpentinöl befreites Harz verschiedener Pinusarten. Glasartige, durchsichtige, gelbliche oder hellbräunliche Stücke. Säurezahl 151,5—179,6. Langsam in der gleichen Menge Alk. mit saurer Reaktion, in der gleichen Menge Essigs., völlig in Ä. oder Chl., völlig oder fast völlig in Schwefelkohlenstoff oder Benzol, in Petroleumbenzin nur teilweise l. — 100,0 0,30 RM.

Nur äußerlich als Streupulver früher bei schlecht heilenden Geschwüren, Prolapsus ani (mit Gummi vermischt aufzustreuen und dann etwas Alk. aufzutröpfeln), als blutstillendes Mittel, aufgestreut und dann mit Alk. befeuchtet, als Paste, als Konstituens von Pflastern.

Oleum Resinae empyreumaticum. Austr. Pyroleum Colophonii. Dan. Harzöl. Die höher siedenden, dickflüssigen Produkte der trockenen Destillation des Colophoniums, wahrscheinlich ein Gemenge hochsiedender Terpene. Dickliche, gelbe oder gelbbraune, fluorescierende Flüssigkeit von mäßig brenzlichem Geruch. Spez. Gew. 0,960—0,990.

Dient zur Bereitung der Collempl. (Austr.).

Combretum. Folia Combreti. Folia Kinkélibah. Blätter einer westafrikanischen Combretacee, Combretum glutinosum Raimbaultii Heckel. Sie enthalten 22—23% Gerbstoff. — Von ähnlicher Wirkung sollen sein die Blätter von Combretum altum Quill. et Poir. (Ostafrika).

Innerlich frisch oder getrocknet im Dekokte 4,0:250,0 gegen das in den afrikanischen Tropen herrschende sog. Gallenfieber. Nach den Berichten von Tropenärzten beim ersten Anfalle 250,0 Dekokt, nach 10 Minuten 125,0, nach weiteren 10 Minuten 125,0 Dekokt. Das hierauf eintretende Erbrechen hört bald ganz auf. Bis zur vollständigen Heilung, jedenfalls 4 Tage lang, täglich $1^1/_2$ l zu trinken. Als Präventivmittel jeden Morgen nüchtern ein Glas voll.

Combretum sundaicum. Ebenfalls tanninhaltig. Früher als Morphinentziehungs-mittel (Antiopiummittel) verwendet, aber ganz unwirksam.

Condurango.

Cortex Condurango. Germ., Austr., Dan., Helv., Jap., Nederl., Norv., Ross., Suec. **Condurango Cortex.** Belg. **Ecorce de Condurango.** Gall. **Condurango.** Ital. Condurangorinde. Die getrocknete Rinde oberirdischer Achsen der Asclepia-dacee Marsdenia cundurango Reichenbach fil. (Ecuador). Schwach würzig riechend, etwas bitter und schwach kratzend schmeckend. Rein, insbesondere Teile des Holzkörpers, Stengel von Aristolochiaarten nicht und höchstens 12% Asche enthaltend. Pulver gelblichgrau. Der kalt bereitete, klare, wässerige Auszug[1]) trübt sich stark beim Erhitzen und wird beim Erkalten wieder klar. Das Pulver ist gelblichgrau. Bestandteile: Das Glucosid Condurangin, ein mehrwertiger, cyclischer Alkohol Condurit, Kohlehydrate, ätherisches Öl (0,3%). — 10,0 0,10 RM.

Innnerlich im Macerationsinfus 10,0—15,0—20,0 auf 200,0 2—3stündl. 1 Eßlöffel. Beim Abkochen der Rinde wird das Condurangin ausgefällt, daher im Infusum frigid. parat. oder im Macerationsinfus zu geben. Stomachicum, bei mannigfachen dyspeptischen Zuständen, besonders auch in Verbindung mit Salzsäure und Pepsin mit Nutzen verwendet. (Früher als angeblich wirk-sam bei Magenkrebs verordnet.)

602. Rp. Corticis Condurango 30,0
Macer. c. aq. p. hor. XII.
Digere len. calor. ad Colat. 150,0
adde
Acidi hydrochlorici diluti 10,0
Pepsini 5,0
Sir. Zingiberis ad 200,0.
M. D. S. 3stündl. 1 Eßlöffel zu nehmen.

603. Rp. Corticis Condurango 10,0
Vini Madeirens. 100,0
Diger. p. dies octo. Expr. et filtr.
adde
Ferri citrici 2,0.
M. D. S. Condurango - Eisen - Wein. Mehrmals täglich 1 Likörgläschen voll zu nehmen.

Elixir Condurango cum Peptono. Ergb. Condurangoelixir mit Pepton. 125 T. wässeriges Condurangoextrakt wird in 375 T. Wasser gelöst und mit 430 T. Malagawein, in dem 20 T. Pepton gelöst sind, gemischt. Hinzugesetzt wird eine Lösung von 0,5 T. Vanillin in 5 T. Ingwertinktur und je 12,5 T. Pomeranzen- und Zimttinktur. Nach längerem Kühlstehen filtrieren und zu je 1000 g 0,6 g Essigäther zusetzen. — 100,0 2,35 RM.

Innerlich als Stomachicum und Nutriens. Teelöffelweise.

Extractum Condurango (spirituosum siccum). Ergb. **Condurango extractum siccum.** Belg. **Condurangoextrakt.** Mit verd. Alk. bereitetes, trockenes, braunes in Wa. trübe l. Extrakt (10—12% Ausbeute).— 1,0 0,70 RM.

Innerlich wie Extr. C. fluid.

Extractum Condurango aquosum. Ergb. Wässeriges Condurangoextrakt. Dünnes, dunkelbraunes Extrakt, in Wa. klar l.

Extractum Condurango fluidum. Germ., Austr., Helv., Jap., Ross. **Extrac-tum fluidum Condurango.** Dan., Suec. **Extractum Condurango liquidum.** Nederl. **Condurango extractum fluidum.** Belg. **Fluide Extrait de Condurango.**

---

[1]) Schäumt stark beim Schütteln.

339

Rp. 604—605   (Condurango) Extr. Condurango fluidum — (Conium) Extr. Conii

Gall. **Estratto di Condurango fluido.** Ital. Condurangofluidextrakt.
Braunes, kräftig nach Condurangorinde riechendes und schmeckendes, aus
Condurangorinde mit wässerigem Al-
kohol bereitetes Fluidextrakt. An Ein-
dampfrückstand verlangen mindestens
Austr. 17,5, Belg. 12,0, Nederl. 16%.
40 Tr. = 1 g. 1 ccm = 1 g Droge. —
10,0 0,25 RM.

604. Rp. Peptoni 2,0
    Extr. Condurango fluidi
    Vini Malacensis ana 49,0.
M. D. S. Tee- bis eßlöffelweise nach der
    Mahlzeit. (Bei Magenkrankheiten und
    gastrischen Störungen.) Pepton-Con-
    durango-Elixir.

Innerlich 20—30 Tr. mehrmals
täglich als Stomachicum.

Tinctura Condurango. Belg. (C. T.), Ergb. Condurangotinktur. Bereitet
aus 1 T. Condurangorinde und 5 T. verd. Alk. 54 Tr. = 1 g. — 10,0 0,25 RM.
Innerlich 2,0—4,0 tägl., ähnlich wie E. Condur. fluid.

Vinum Condurango. Germ., Austr., Helv., Jap., Nederl. Condurango-
wein. In der nach 1 Woche filtrierten Mischung von Condurangofluidextrakt
(10), Xereswein (80), aromatischer Tinktur (1) wird Zucker (9) unter Schütteln
gelöst. Braungelb, nach Condurangorinde riechend und schmeckend. (Nach
dem D. A. B. 5 durch Maceration ohne Zusatz von aromatischer Tinktur und
Zucker bereitet.) Auch Austr. und Helv. mischen Fluidextrakt (10%) mit
einem Südwein; dagegen macerieren Jap. und Nederl. Condurangorinde (10)
mit Xereswein (100). 30 Tr. = 1 g. — 100,0 0,80 RM.

Innerlich bei Indikationen der Cort. Condurango 2—3mal tägl. 1 Likörglas voll. Vielfach auch im Haushalt durch Ansetzen der zerkleinerten Rinde
mit Wein bereitet.

Conium.

Herba Conii. Germ. IV., Ergb., Austr. **Ciguë officinale.** Gall. Hemlock. Schierling.
Fleckschierling. Die getrockneten Blätter und blühenden Spitzen der Umbellifere C.
maculatum L. Schierling schmeckt widerlich salzig, scharf und bitter und zeigt nach
dem Befeuchten mit Kalilauge den an Mäuseharn erinnernden Geruch des Coniins.
Von diesem und anderen Alkaloiden (Konhydrin, Methylconiin) enthält das getrocknete Kraut wechselnde Mengen, in der Regel sehr wenig. Ist mit Recht aus der Mehrzahl
der Pharmakopöen entfernt worden. — 10,0 0,05 RM.

Größte Einzel- und Tagesgabe: Austr. **0,3, 2,0 (0,3, 1,5** Ergb.).

Innerlich zu 0,05—0,1—0,2—0,3 mehrmals täglich in Pulvern, Pillen, Aufguß.
Wurde als Antispasmodicum gebraucht. Wirkung sehr unsicher. — An Stelle der Herba
besser das Extrakt zu verwenden.

Äußerlich zu schmerzstillenden Kataplasmen mit Fol. Hyoscyami ana.

Extractum Conii. Germ. I., Ergb. **Extrait de Ciguë.** Gall. Schierlingsextrakt.
Braunes, in Wa. trübe l., dickes Extrakt mit verd. Alk. aus frischem, in Blüte stehendem
Schierlingskraut (Gall. aus Schierlings-
früchten) hergestellt. — 1,0 03,0 RM.

605. Rp. Extr. Conii 5,0
    Ichthyol. 15,0
    Chloroform.
    Methyl. salicyl.
    Vaseline
    Lanolin ana 20,0
    Aq. dest. q. s.
ut f. ung. D. S. Äußerlich. Mit Watte
    überdecken! (Bei Gelenkentzündung.)

Größte Einzel- und Tagesgabe: Gall.
0,05 0,2 (desgl. Ergb.).

Innerlich 0,03—0,18 in Pillen und
Solutionen, früher bei Neuralgien, krampfartigen Schmerzen angewendet, nicht mehr
im Gebrauch.

Äußerlich zu Pinselsäften, Inhalationen 0,25—0,5—0,75 auf 500,0,
Augenwässern (zu Fomentationen 2—3 auf

100; zu Augentropfwässern 1 auf 25), Augensalben 1—3 auf 10—15 Fett, Verband-
salben, Pflastern. Verlassen.

22*

Emplastrum Conii. Germ. I., Ergb., Austr. **Emplâtre d'extrait de Ciguë.** Gall. Schierlingspflaster. Ergb. und Gall. je dem Belladonnapflaster entsprechend bereitet. — Austr.: Herb. Conii pulv. 10, Terebinth. comm. 2,5, Cera flav. 25, Axung. Porci 12,5. — 10,0 0,20 RM. ,

Äußerlich als schmerzlinderndes und zerteilendes Pflaster, besonders bei Drüsenschwellungen.

Unguentum Conii. Germ. I. Schierlingssalbe. Coniumextrakt (1), Wollfett (6), Paraffinsalbe (3). Zur Abgabe frisch zu bereiten.

Fructus Conii. Ciguë officinale. Gall. Die nicht völlig reifen, getrockneten Früchte des Schierlings. Am. verlangte mindestens 0,5% Alkaloide.

Größte Einzel- und Tagesgabe: Gall. **0,25 0,75.**

Innerlich selten in Substanz, zur Herstellung des Extrakts (Gall.).

Coniinum. Germ. I., Ergb. Coniin. $C_8H_{17}N$. Alkaloid, enthalten in allen Teilen des Schierlings, vorzugsweise in den Früchten. Farblose oder schwach gelblich gefärbte, ölige Flüssigkeit von betäubendem Geruch, brennendem Geschmack, in 100 T. Wa., leicht in Alk., Ae. und fetten Ölen l., durch die Einwirkung der Luft, besonders bei Lichtzutritt, verharzend, mit Säuren krystallinische Verbindungen eingehend. Rechtsdrehend, Siedep. 165—170°. — 1 Tr. 1,20 RM. 0,1 2,35 RM.

Möglichst nicht überschreiten: 0,002 pro dosi, 0,005 pro die! (Ergb.).

Innerlich zu 0,0001—0,0005—0,001 mehrmals täglich. Früher als schmerz- und krampfstillendes Mittel empfohlen; wegen der hohen Giftigkeit und der relativ geringen Wirkung kaum mehr verwendet; durch die modernen Antipyretica und Hypnotica ersetzt.

Äußerlich. Zur subcutanen Injektion nicht mehr angewandt; auch zu Einreibungen 0,1 ad 5,0—15,0 Spiritus, Glycerin oder Öl nicht mehr gebräuchlich. Zu Umschlägen, Klistieren ebenfalls in einfacher alkoholisch-wässeriger Solution mit doppelt so starker Dosis wie beim innerlichen Gebrauch, zu schmerzstillenden Salben 0,01—0,05 ad 10,0.

Bei Vergiftungen mit Schierling bzw. Coniin sind Magenspülung, Adsorptionstherapie, Coffein und künstliche Respiration anzuwenden.

Coniinum hydrobromicum. Ergb. **Bromhydrate de Conine droite.** Gall. Coniinhydrobromid. $C_8H_{17}N \cdot HBr$. Nadelförmige, farblose, glänzende Krystalle oder krystallinisches Pulver, in Wa. (2) und Alk. (3), schwer in Ä. und Chl. l., enthält 61% reines Coniin. — 0,1 1,00 RM.

606. Rp. Coniini hydrobromici 0,02
    Sir. simpl. ad 100,0.
M. D. S. 3 mal tägl. 1 Teelöffel voll. (1 Teelöffel voll enthält 0,0015 Coniin.) (Früher gegen Keuchhusten.)

Größte Einzelgabe: 0,03 (Gall.), dagegen Ergb. **0,02.**

Größte Tagesgabe: 0,15 (Gall.), dagegen Ergb. **0,1.**

Innerlich zu 0,002—0,005 3 bis 5mal tägl. in Lösungen oder Granulis.

Früher oft gegen Hyperästhesie, Neuralgien und Krämpfe gebraucht und auch in neuerer Zeit von französischen Autoren wieder empfohlen, besser durch die modernen Analgetica und Hypnotica ersetzt.

Äußerlich in Dosen von 0,002—0,005 subcutan nicht mehr angewandt.

Consolida.

Radix Consolidae. Radix Symphyti. Schwarzwurzel. Comfrey. Die getrocknete Wurzel der Borraginacee Symphytum officinale L. Enthält ein Alkaloid, ein Glykosid, Allantoin, Asparigin, Gerbstoffe, Schleim usw. — 10,0 0,05 RM.

Innerlich als Pulver in Honiglatwerge oder als Aufguß Volksmittel bei Erkrankungen der Atmungsorgane wie Eibischwurzel.

Semen Consolidae regalis. Semen Calcatrippae. Ritterspornblüten. Von Delphinium Consolida L. In den Species marienbad. u. gasteinenses.

Convallaria.

607. Rp. Florum Convallariae 10,0
Infund. aq. fervid. q. s. ad Colat.
170,0
Mucilag. Gummi arabici 30,0.
M. D. S. 2stündl. 1 Eßlöffel. (Bei leichten
Herzstörungen.)

Flores Convallariae. Ergb. Lily of the valley. Muguet. Maiblumen. Maiglöckchen. Die getrockneten Blüten der Liliacee Convallaria majalis L.

Herba Convallariae. Austr., Helv., Ergb. **Herba Convallariae majalis.** Ross. **Muguet.** Gall. **Convallaria.** Ital. Maiblumenkraut. Maiglöckchenkraut. Das getrocknete blühende Kraut. Es enthält die digitalisartig wirkenden Glucoside Convallarin und Convallamarin.

Innerlich im Infus 3,0—5,0 auf 150,0 ähnlich der Digitalis, aber weit weniger wirksam. Besonders in Rußland viel angewandtes Herzmittel.

Extractum convallariae majalis. Extrait de Muguet. Gall. Aus frischen blühenden Pflanzen durch Ausziehen mit siedendem Wasser bereitetes bitteres, dickes Extrakt. Auch aus getrocknetem Kraut hergestellt. Bestimmte Vorschriften bestehen nicht.

Innerlich täglich 1,0—1,5 gelöst in Mixturen oder Tropfen als schwaches Cardiacum bei leichten Kompensationsstörungen, besonders bei nervösen Herzerkrankungen, und leichtes Diureticum.

Tinctura Convallariae. Helv. Maiblumentinktur. Grünlich braun, bitter schmeckend, durch Perkolation aus Maiblumenkraut mit verd. Alk. (1:5) bereitet. — Tinctura Convallariae

608. Rp. Tinct. Convallar. 5,0
Tinct. Valerian. aether. 10,0.
D. S. 3mal tägl. 15 Tr. (Bei nervösen
Herzerkrankungen.)

majalis Ross., Ergb. wird aus frischem Kraut wie Tinct. Belladonnae ex Herba rec. hergestellt. — T. C. ex herba recenti 10,0 0,25 RM.

Innerlich 5—10—15 Tr. als schwach wirkendes Cardiotonicum besonders in nervösen Herzerkrankungen.

Cardiotonin. Lösung der kardiotonisch wirkenden Stoffe der Convallaria majalis und 5,5% Coffeinum-Natrium benzoicum (entsprechend 2,5% Coffein). — 15 ccm 2,70 RM. 10 Suppos. 4,25 RM.

Coramin (E. W.). Pyridin-β-Carbonsäurediäthylamid in 25proz. wässeriger Lösung. Gelbliche, fast geruchlose, ölige Flüssigkeit, mit Wa. in jedem Verhältnis mischbar. Die 25proz. Lösung ist wasserhell und klar. —

$$\text{CO} \cdot \text{N} {\small \begin{matrix} C_2H_5 \\ C_2H_5 \end{matrix}}$$

10 ccm 2,35 RM. 5 Amp. (1,1 ccm) 4,00 RM.

Innerlich zu 25—50 Tr., äußerlich zur Injektion (subcutan, intramuskulär oder intravenös) 1—2 ccm pro dosi, mehrmals täglich als wirksames Analepticum wie Campher, reiz- und schmerzlos, bei Herzschwäche und Kollaps, besonders in akuten Infektionskrankheiten.

Coriandrum.

Fructus Coriandri. Germ. I., Ergb., Austr., Belg. (C. F.), Brit. (C. F.), Dan., Nederl., Norv. **Coriandre.** Gall. Coriander. Die reifen, getrockneten Spaltfrüchte der Umbellifere Coriander sativum L. Sie enthalten 0,5—0,85% ätherisches Corianderöl. — 10,0 0,05 RM.

Innerlich zu 0,5—1,5 in Pulver, in Konfektion, im Aufguß, in weiniger Maceration (10,0 auf 100,0), oft als Zusatz zu Abführmitteln, deren Leibschmerzen machende Wirkung dadurch beschränkt werden soll (so z. B. früher im Electuarium e Senna, im Decoct. Rhamni frangul. usw.).

Oleum Coriandri. Am., Brit. Corianderöl. Das ätherische Öl des Coriander. Farblose oder schwach gelbliche Flüssigkeit vom Geruch und Geschmack der Droge. Sie besteht hauptsächlich aus Rechts-Linalool $C_{10}H_{18}O$ und enthält außerdem verschiedene Terpene. Spez. Gew. 0,870—0,880. — 1,0 0,45 RM.

Durchschnittl. Dosis: 0,1 ccm (Am.).

Innerlich zu 0,05—0,15 1—3 Tr. als Stomachicum.

Cornu Cervi.

Cornu Cervi raspatum. Hisp., Port. Hirschhorn. Drehspäne aus dem Geweih des Edelhirsches, 25% Glutin und 50—60% Calciumphosphat und -carbonat enthaltend.

Innerlich zu teeartigen Dekokten 5,0—10,0 zu 100,0 Colatur mit Zusatz von Gewürzen; zu Gallerten (konzentrierte Abkochung von 10,0 zu 20,0 Colatur). Obsolet, ersetzt durch Gelatina.

Cornu Cervi ustum. Hisp. An der Luft erhitztes Hirschhorn, 88—90% Tricalciumphosphat und 12—10% Calciumcarbonat enthaltend. Ersetzt durch Conchae praeparatae.

Coronillinum. Aus den Samen der Papilionacee Coronilla scorpioides Hoch und anderen Coronillaarten dargestelltes Glucosid. Gelbes, lockeres, in Wa. und Alk. l. Pulver, sehr bitter.

Innerlich zu 0,05—0,1 pro dosi bis zu 0,6 pro die in Tropfen oder Pillen. Als schwaches Cardiotonicum früher empfohlen, jetzt außer Gebrauch.

Coto.

Cortex Coto. Ergb. Cotorinde. Rinde einer noch unbekannten Lauracee, aus Bolivia stammend, wahrscheinlich von der Gattung Cryptocarya; von verschiedener Dicke, rötlicher oder zimtbrauner Farbe, scharf gewürzigem Geschmack. Bestandteile: Neben ätherischem Öl und Gerbstoff 1,5% Cotoin, Dicotoin, Phenylcumalin. — 10,0 0,25 RM. — Eine ähnliche Rinde, ebenfalls unbekannter Abstammung, ist als Paracotorinde im Handel, wahrscheinlich von der Rubiacee Baticurea densiflora. Sie enthält neben ätherischem Öl das Paracotoin.

Innerlich als Antidiarrhoicum als Pulver (0,5 pro dosi) oder als Tinktur (1 + 9 Spiritus) zu 10 Tropfen zweistündlich empfohlen. Cotorinde reizt leicht die Magenschleimhaut, jetzt durch Tanninpräparate ersetzt.

Extractum Coto fluidum. Ergb. Cotofluidextrakt. Aus Cotorinde durch Perkolation mit verd. Alk. bereitet.

Innerlich zu 10—15 Tropfen mehrmals täglich, Stomachicum; kaum mehr gebraucht.

Tinctura Coto. Ergb. Cototinktur. Rotbraun, brennend schmeckend, aus Cotorinde (1:5 verd. Alk.). — 10,0 0,25 RM.

Innerlich zu 20—50 Tropfen mehrmals täglich bei diarrhöischen Zuständen, kaum mehr angewandt.

Die Cotopräparate werden neuerdings wieder bei Diarrhöen der Phthisiker vereinzelt warm empfohlen.

609. Rp. Extr. Coto fluid.
      Tinct. Cardam. ana 6,0
      Sir. simpl. 18,0
      Mucil. Gummi arab. 25,0
      Aq. dest. ad 100,0.
M. D. S. Eßlöffelweise.

610. Rp. Tinct. Coto
      Tinct. Cardam. ana gtts. 6,0
      Mucil. Gummi arab. 12,0
      Sir. simpl. 8,0
      Aq. dest. ad 200,0.
M. D. S. 2—3 Eßlöffel mehrmals.

Cotoinum. Ergb. C o t o i n. Benzophloroglucinmonomethyläther. Gelbe, scharf schmeckende Krystalle, wenig l. in Wa., leicht in Alk., Ae. und Chl. Schmp. 130—131°. — Cotoinum verum 1,0 0,40 RM.

$$\langle C_6H_5 \rangle CO \langle C_6H_2 \rangle (OH)_2OCH_3$$

Möglichst nicht überschreiten: 0,3 pro dosi, 1,0 pro die! (Ergb.).

Innerlich als angeblich reizloses Antidiarrhoicum empfohlen, und zwar zu 0,005—0,008 pro dosi, in Mixtur (Cotoin 0,05—0,08, Aq. dest. 120,0, Sir. simpl. 30,0, Spirit. dil. 10,0. D. S. Stündlich 1 Eßlöffel). Trotz gelegentlicher guter Wirkungen nicht eingebürgert, da weniger wirksam als Tanninpräparate. Auch gegen die Nachtschweiße der Phthisiker empfohlen, 1—2mal 0,04 in Pulver oder Lösung abends.

Paracotoinum. Gelbliche Krystallnadeln. Schmp. 149—152°. — 0,1 0,05 RM.

Möglichst nicht überschreiten: 0,3 pro dosi, 1,0 pro die! (Ergb.)

Innerlich wie Cotoin.

Crataegus.

Flores Crataegi, — Aubépine (fleur d'). Gall. Weißdornblüten. Von der Rosacee Crataegus oxyacantha L.

Tinctura Crataegi, Teinture d'aubépine. Gall.

Innerlich, 5—15 Tr., als Herztonicum empfohlen. In Deutschland nicht verwendet.

Cresolum (Kresolum).

Cresolum crudum. Germ., Belg., Helv., Jap. **Kresolum crudum.** Dan., Nederl., Norv., Suec. **Crésylol officinal.** Gall. **Cresolo grezzo.** Ital. RohesKresol.

$$CH_3$$
$$\langle C_6H_4 \rangle OH. \text{ Mol. - Gew. } 108,1.$$

Meta-Kresol

Mindestgehalt 50% m - Kresol. Klare, gelbliche oder gelblichbraune, bei der Aufbewahrung dunkler werdende, brenzlich riechende, in viel Wa. bis auf wenige Flocken, in Alk. oder Ae. völlig l. Flüssigkeit, 92% zwischen 199° und 204° überdestillierende Anteile enthaltend. Frei von Naphthalin. Vorsichtig aufzubewahren. — Ital. verlangt mindestens 90% Phenole. — Enthält außerdem p-Kresol (Schmp. 36°) neben kleinen Mengen anderer Phenole und neben Kohlenwasserstoffen[1]). — 100,0 0,35 RM.

Äußerlich als Desinfektionsmittel (Liqu. Cres. sap. usw.).

Cresolum purum. Cresol. Am., Brit. T r i k r e s o l. Gemisch der reinen isomeren drei Kresole (ortho-, meta- und para-Methylphenol). Farblose oder schwach gelbliche Flüssigkeit von teerähnlichem Geruch. Spez. Gew. 1,030 bis 1,038. Siedep. 195—205°. In Wa. (etwa 2%), in Alk., Ae. und fetten Ölen leichtl.

Äußerlich in ¹/₂—1proz. Lösung zur Desinfektion der Hände, Instrumente, Wunden, zu Überschlägen bei Verbrennungen zweiten Grades sowie bei Unterschenkelgeschwüren, zu Ausspülungen, in der Gynäkologie, Otologie, Dermatologie. In 2proz. Lösung bei entzündlichen Affektionen der Mundschleimhaut, bei Aphthen als wirksames Mundwasser.

---

[1]) Aus dem Schweröl des Steinkohlenteers.

Tricresolum. Ein Gemisch der drei Kresole, aus der rohen Carbolsäure mittels Destillation (185—205°) gewonnen. Farblose, sich allmählich gelb färbende Flüssigkeit, von phenol- und kreosotähnlichem Geruch. Spez. Gew. 1042—1049. L. in Wa. (50). Nicht identisch mit Cresolum crudum. — 10,0 0,20 RM.

o-Cresolum. Kresolum. Austr. Ortho-Kresol. Farblose, krystallinische, mit der Zeit gelblich bis bräunlich werdende Masse, an der Luft zerfließend. Schmp. 32°. Siedep. 187—189°. L. in Wa. (38). — Kresolum liquefactum Austr. 100 T. o-Kresol und 10 T. Wa., ein dem verflüssigten Phenol ähnliches Präparat.

Äußerlich wie das Cresolum purum.

m-Cresolum. In ziemlich reiner Form als **Acidum cresylicum.** Flüssig. Siedep. 201°.

Aqua cresolica. Germ., Austr., Belg., Jap. Kresolwasser. (Gehalt 5% rohes Kresol.) Aus Kresolseifenlösung hergestellte Flüssigkeit. Für Heilzwecke ist destilliertes, für Desinfektionszwecke gewöhnliches Wasser zu nehmen. Im ersteren Falle ist Kresolwasser hellgelb und klar, im letzteren Falle darf es etwas trübe sein, ölartige Tropfen jedoch nicht abscheiden[1]). Mit anderem Kresolgehalt: Austr. etwa 2, Jap. etwa 3%. — Mit destill. Wasser bereitet: 100,0 0,15 RM., mit gew. Wasser 500,0 0,40 RM.

Äußerlich zu Verbandwässern, Desinfektionszwecken usw.

Verdünntes Kresolwasser durch Verdünnen mit gleichen Teilen gewöhnlichen Wassers oder 50 ccm Kresolseifenlösung mit gewöhnlichem Wasser auf 1 l aufgefüllt, zur Desinfektion von Wäsche usw.

Liquor Cresoli (Kresoli) saponatus. Germ., Jap., Nederl., Suec. **Cresolum saponatum.** Belg., Helv. **Liquor Cresolis compositus.** Am. Crésol savonneux. Kresolseifenlösung. Gehalt etwa 50% rohes Kresol und eine etwa 25% Fettsäuren entsprechende Menge (Kali-) Seife. Klar, rotbraun, ölartig, alkalisch reagierend, nach Kresol riechend, in Wa., Glyg., Alk. oder Petroleumbenzin klarl., in der Weise gewonnen, daß Leinöl (120) unter Umschütteln mit der Lösung von Kaliumhydroxyd (27) in Wa. (41) und dann mit Alk. (12) versetzt und diese Mischung unter wiederholtem Umschütteln bei Zimmertemperatur bis zur vollständigen Verseifung stehengelassen wird. Die Seife wird durch Umschütteln in rohem Kresol (200) gelöst. Vorsichtig aufzubewahren. Die anderen Pharm. mischen 50 T. Rokresol mit 50 T. Kaliseife. — 100,0 0,50 RM. — Lysolum. Ross. Lysol (E. W.), das dem Liqu. Cres. sap. als Vorbild gedient hat, stimmt in Zusammensetzung und Eigenschaften ziemlich mit dem offizinellen Präparat überein; daß es ihm an desinfizierender Kraft überlegen ist, ist nicht erwiesen. — Lysol 100,0 0,90 RM. — Außerdem zahlreiche ähnliche Kresolpräparate im Handel, z. B. das den preußischen Hebammen vorgeschriebene Bacillol, ölige, braune Flüssigkeit, in Wa., Alk. und Ae. klarl. — 100,0 0,80 RM.

Äußerlich wegen seiner baktericiden Eigenschaften mit Wasser (1.0 bis 2,0:100,0) verdünnt in ausgedehntestem Maße zu chirurgischen Zwecken (Berieseln des Operationsfeldes, Desinfizieren der Instrumente, Waschen der Hände, Herstellung von Verbandstoffen) in Verwendung und wegen seiner relativen Ungiftigkeit von vielen dem Sublimat vorgezogen, um so mehr, als Instrumente und Hände nicht angegriffen werden.

Alkalysol (E.W.). Kresolseifenlösung 65% Kresole mit 5% freiem Alkali. Braune, ölige Flüssigkeit. Zur Desinfektion 5%.

---

[1]) Alkalisch reagierend und stark schäumend.

Zur Desinfektion tuberkulösen Sputums. 5 proz. Lösung zerstört in 4 stündiger Einwirkung die Bacillen in der doppelten Sputummenge, 2 proz. zur Desinfektion der Wäsche.

Parachlormetakresol. $Cl\langle C_6H_3\rangle OH$ wird in verschiedenen Lösungsmitteln als hochwertiges Antisepticum verwendet, und zwar in:

Eusapil, 50 proz. Lösung von Chlorkresol in ricinolsaurem Kalium, ebenso in 1 proz. Lösung (1 g auf 100 g Acetonalkohol oder 10 g auf 900 Alkohol, 90 Wasser) zur Hände-desinfektion (in 5 Minuten), auch zu Scheiden- und Uterusspülungen; zur Desinfektion von Wäsche und tuberkulösem Sputum. Desodoierende Wirkung bei ulcerierenden Geschwülsten.

Phobrol (E. W.), schwach riechende hellbraune Flüssigkeit (Ricinolsaures Kali). Wa., Alk. l.

Grotan (E. W.). Komplexe p-Chlor-m-Kresol-Alkaliverbindung. Schwach und angenehm riechende, rosa gefärbte Tabletten, Wa. l.

Starkes Desinfiziens, weit weniger giftig als Sublimat, in 0,5 proz. Lösung gegen Staphylokokken gleich bactericid wie 2 proz. Lysollösung, greift Gewebe und Leder nicht an, von Metallen nur Eisen und Messing, in 1 proz. Lösung zur Händedesinfektion, in 0,1 proz. Lösung zu desinfizierenden Spülungen.

Sagrotan (E. W.). Lösung von Grotan + Chlorxylenol in fetter Seife. Hell-braune ölige Flüssigkeit von angenehmem Geruch. Wa., Alk. l. Angeblich ungiftig und reizlos.

Äußerlich in 5 proz. Lösung zur Desinfektion der Haut und der Hände. Greift Metalle nicht an. In 5—10 proz. Lösung in der Dermatologie, bei jucken-den Dermatosen, Ekzemen, Impetigo, Urticaria. Die kranken Stellen werden 2 mal tägl. gut eingepinselt, bei tieferen Hautaffektionen kombiniert mit Ichthyol. Bei Scabies wenig wirksam.

611. Rp. Liq. Ammon. caust. 1,0
　　　　Calc. carbon.
　　　　Zinc. oxydat.
　　　　Sagrotan ana 10,0
　　　　Aq. dest. ad 100,0.
M. D. S. Äußerlich, zum Einpinseln. (Bei urticariellen Erkrankungen.)

612. Rp. Sagrotan 20,0
　　　　Ichthyol 2,0
　　　　Aq. dest. ad 200,0.
D. S. Äußerlich zum Einpinseln bei Im-petigo.

Creolin (E. W.). **Creolinum.** Ross. Kreolin. Lösung von wenig Kresole enthaltenden Steinkohlenteerölen in Harzseifen, beim Mischen mit Wasser eine Emulsion liefernd. Dunkelbraune, sirupöse Flüssigkeit von teerartigem Geruch, l. in Alk. und Ae. — 100,0 0,90 RM.

Äußerlich in 1,0—2,0 proz. Emulsion als Antisepticum zur Desinfektion der Finger, von Instrumenten, Abspülen des Operationsfeldes, Imprägnieren der Verbandstoffe früher benutzt, aber durch zuverlässigere Mittel und Ver-fahren verdrängt. Vaginalkugeln zu 0,1—0,2 : 3,0—5,0 Ol. Cacao. Als Inhalation (10 proz. Lösung zugleich mit heißem Wasserdampf).

Solveol (E. W.). Eine neutrale durch Zusatz von kresotinsaurem Natrium bereitete wässerige Lösung von Rohkresol, etwa 25% Kresol enthaltend, braun, dickflüssig, neutral reagierend, mäßig nach Teer riechend, mit Wasser in allen Verhältnissen mischbar. — 10,0 0,15 RM.

Innerlich zu 0,5—1,0 in Tropfen (Solveol 40,0, Ol. Menth. pip. gtts. VI, 1—25 Tr.) oder in Kapseln bei Skrofulose und Tuberkulose ein- bis mehrere-mal täglich, vereinzelt angewendet.

Äußerlich in 2 proz. Lösung als billiges, zuverlässiges Desinfektions-mittel, empfohlen.

Kresival (E. W.). 6% kresolsulfosaures Calcium in sirupöser Lösung (60% Zucker). Hellbraun, klar, aromatisiert, in jedem Verhältnis mit Wa. mischbar. — O. P. (125 g) 2,00 RM.

Innerlich, tee- bis eßlöffelweise bei Bronchitiden und Tuberkulose. Hustenreizmildernd, ohne Einfluß auf den Krankheitsprozeß.

Crocus.

Crocus. Germ., Austr., Belg., Helv., Jap., Ross. **Stigma Croci.** Norv., Suec. **Stigmata Croci.** Dan., Nederl. **Safran.** Gall. **Zafferano.** Ital. **Safran.** Die getrockneten dunkelorangeroten bis braunroten Narbenschenkel der Iridacee Crocus sativus L. Das dunkelorangerote bis braunrote Pulver riecht kräftig, schmeckt würzig und bitterlich, fühlt sich, zwischen den Fingern gerieben, etwas fettig an. Rein, insbesondere frei von Zucker, Salzen, Fetten, Ölen, Glycerin und flüssigem Paraffin (Verfälschungsmittel) und künstlichem Farbstoff. Höchstens 12% Wa. und höchstens 6,5% Asche enthaltend. Enthalten ätherisches Öl und Carotin. In gut verschlossenen Gefäßen vor Licht geschützt aufzubewahren. Bestandteil von Tinct. Aloes comp. und Tinct. Opii croc. — 0,1 0,10 RM.

Verlassen. Größere Gaben (10 g) sollen Abortus bewirken.

Emplastrum oxycroceum. Germ. I., Ergb. Safranpflaster. Res. pini, Cera flav., Colophon. ana 6, Ammoniac., Galban., Mastix, Myrrha, Oliban., Terebinth. ana 2, Safran pulv. 1. Rötlichbraunes, zähes Pflaster. — 10,0 0,20 RM. — Ähnlich Helv. 1 Croc. pulv., 2 Etxr. Ratanh., 97 Pflastermasse. Austr. Cer. flav. 20, Colophon. 40, Terebinth., Ammoniac., Galban. ana 15, Weihrauch, Mastix ana 10, mit Spiritus angefeuchtetes Safranpulver 5.

Äußerlich als zerteilendes und reifendes Pflaster beim Volke unter dem Namen „Excrucius- oder Ochsenkreuzpflaster" sehr beliebt.

Sirupus Croci. Germ. I., Ergb. Safransirup, aus Safrantinktur (15) und Zuckersirup (85). Lebhaft gelbrot. — 10,0 0,25 RM.

Tinctura Croci. Germ. II., Belg., Helv. **Teinture de Safran.** Gall. **Tintura di Zafferano.** Ital. Safrantinktur. Rötlich gelbe Tinktur aus Crocus und verd. Alk. 1:10 bereitet. 54 Tr. = 1 g. — 1,0 0,15 RM.

Innerlich: Verlassen.

Crotalin. Getrocknetes Sekret der Drüsen der Klapperschlange (Crotalus adamanteus), in Amerika als Heilmittel gegen Epilepsie angewandt, vereinzelt auch in Deutschland empfohlen. Kommt in Ampullen in den Handel. — Ampullen je 3,00 RM. Kur mit 12 Amp. (steigende Konzentrationen) 36,00 RM.

Zur subcutanen oder intramuskulären Injektion von je 1 ccm langsam steigender Konzentration von 0,3 mg bis 2 mg, bei Epilepsie. Erfolge nicht sichergestellt.

Croton.

Semen Crotonis. Croton. Gall. Crotonsamen. Purgierkörner. Die getrockneten Samen der ostindischen Euphorbiacee Croton tiglium L. 50—60% fettes Öl und das nach Art der Bakterientoxine wirkende Crotin von unbekannter chemischer Konstitution enthaltend.

Oleum Crotonis. Austr., Belg. (Cr. O.), Brit., Dan., Helv., Jap., Ross. **Oleum Tiglii. Am. Huile de Croton.** Gall. **Oleo di Crotontiglio.** Ital. Oleum Tiglii. Crotonöl. Granatillöl. Das aus den geschälten Crotonsamen gepreßte (Gall. Extraktion mit Äther und Spirit.), fette Öl, braungelb, dickflüssig, sauer reagierend. Dichte 0,936—0,956 (Austr., Helv. 0,950). Enthält neben den Triglyceriden der Stearin-, Palmitin-, Laurin-, Myristin- und Ölsäure geringe Mengen freier Ameisensäure, Essigsäure, Valeriansäure usw. Als wirksamer Bestandteil gilt ein scharfer Stoff (Crotonol, Crotonolsäure), bisher aber nicht in reinem Zustand isoliert. Scharf, kratzend und brennend schmeckend. Vorsichtig aufzubewahren. — 1,0 0,05 RM.

Therap. Dosen: 0,03—0,06 ccm (Brit.). Durchschn. Dosis: 0,06 ccm (Am.).

Größte Einzelgabe: 0,05 = 1 Tr. (ebenso alle übrigen Pharm. und Internat. Vorschl.).

Größte Tagesgabe: 0,15 = 3 Tr. (ebenso Helv., Jap.), dagegen Austr., Belg., Dan., Gall., Ital., Ross., Internat. Vorschl. **0,1.**

Innerlich zu 0,01—0,03—0,05 1—2mal tägl. (in sehr hartnäckigen Fällen zuweilen bis zu 0,1—0,15) in Pulvern, Pillen, Gallertkapseln, welche das Ol. Crotonis in verschiedenen Verhältnissen in Ol. Ricini gelöst enthalten, in öligen Lösungen (0,05 auf 30,0 Ol. Ricini), in Emulsion. Wegen der entzündungserregenden Eigenschaften nur in ganz besonderen Fällen anzuwenden, als stärkst wirkendes Drasticum, welches schon in Gaben von $^1/_2$—1 Tr. bereits nach 1—2 Stunden unter Kolikschmerzen mehrere dünnflüssige Entleerungen hervorruft. Größere Dosen machen Erbrechen, heftige blutige Gastroenteritis und können selbst den Tod herbeiführen. Nur bei sehr hartnäckigen atonischen Obstipationen oder bei chronischer, langsam sich entwickelnder Verengerung des Darmrohres ausnahmsweise anzuwenden, niemals bei akutem Darmverschluß, auch nicht bei spastischer Obstipation.

Äußerlich als Revulsivum zu Einreibungen rein (5—20 Tr.) oder mit ätherischem oder fettem Öl verdünnt bei Rheumatismus und Neuralgien, hierbei Hautreizung bis zur Pustelbildung. Zu Klistieren (0,05—0,1 zu einer Emulsion von 100,0—150,0). Die Mischung von Ol. Croton. (2,0) mit Ol. Amygd. (12,0) wird als Kneipps Malefizöl bezeichnet.

613. Rp. Olei Crotonis 2,0
    Glycerini 5,0.
M. D. S. Zum Einreiben. (Zur Hervorrufung einer Hautreizung.)

614. Rp. Olei Crotonis 12 ccm
    Olei Cajeputi
    Spiritus ana 44 ccm.
M. D. S. Linimentum Crotonis. (Zur Einreibung.)   Brit.

Cubebae.

Fructus Cubebae. Germ., Austr., Belg. (C. Fr.), Brit. (C. Fr.), Dan., Helv., Jap., Nederl., Norv., Suec. **Cubeba.** Am. **Cubèbe.** Gall. **Pepe Cubebe.** Ital. **Kubeben. Cubebae.** Die getrockneten, meist noch nicht völlig reifen, würzig riechenden und würzig, etwas scharf und bitter schmeckenden Früchte[1]) der Piperacee Piper cubeba L. fil. (Ost- und Westindien). Höchstens 8% Asche enthaltend. Das Pulver ist braun. Bestandteile: Cubebensäure (1,7%), ferner Cubebin $C_{10}H_{10}O_3$ (2,5%) und ätherisches Cubebenöl (8—10%). Bestandteil der Spec. aromat. — 10,0 0,25 RM.

Therap. Dosen: 2,0—4,0 (Brit.). Durchschn. Dosis: 2,0 (Am.).

Innerlich zu 1,0—2,0—5,0 mehrmals täglich, in Pulvern, besser als Extrakt, gegen Gonorrhöe.

Äußerlich früher zu Injektionen bei Gonorrhöe (im Infusum von 10,0 bis 15,0 auf 100,0); im Klysma 5,0—15,0 fein gepulvert, mit Eigelb zur Emulsion. Nicht mehr in Verwendung.

615. Rp. Camphorae tritae 0,5
    Pulv. Cubebarum
    Extr. Cubebarum spirituosi
    ana 6,0.
M. f. pil. Nr. LX. Consp. Lycop. D. S. 3mal tägl. 3 Stück zu nehmen, allmählich zu steigen. (Bei Tripper mit häufigem Harndrang und mit Pollutionen.)

616. Rp. Pulv. Cubebarum 20,0
    Balsami Copaivae 10,0
    Magnesiae ustae q. s.
ut f. boli Nr. XXX. D. S. 4—6 Stück tägl. zu nehmen. (Bei chronischer Gonorrhöe.)

---

[1]) 4—5 mm Durchmesser, kugelig, in einen 6—8 mm langen, kaum 1 mm dicken, stielartigen Fortsatz ausgezogen.

Extractum Cubebarum. Germ. V., Jap. **Extractum Cubebae.** Austr., Helv. **Extrait de Cubèbe.** Gall. **Estratto di Pepe Cubebe etereo.** Ital. Kubeben-extrakt. Dünnes, braunes oder olivengrünes, bitter und aromatisch schmek-kendes, in Wa. unl. Extrakt, bereitet durch Maceration oder Perkolation (Austr., Gall., Helv., Ital.) der Kubeben mit Ätherweingeist (Helv. und Ital. reinem Äther). — 1,0 0,25 RM.

Innerlich 0,5—2,0 mehrmals täglich, in Pillen und am besten in Kapseln. Gegen Gonorrhöe. In Kapseln cum Balsamo Copaivae et Extracto Cubebarum ana 0,3 (10 Stück 0,65 RM.).

Tinctura Cubebarum. Tinctura Cubebae. Brit. Kubebentinktur. Ku-beben perkoliert.

Innerlich zu 1,0—3,0 (20—60 Tr.) wohl nur als carminatives oder Ver-dauung anregendes Mittel. Gegen Tripper nicht in Anwendung zu bringen, da die Tinktur in viel zu großer Dosis gegeben werden müßte.

Oleum Cubebarum. Oleum Cubebae. Brit. Kubebenöl. Das ätherische Öl der Kubeben. Farblose oder grünlichgelbe Flüssigkeit von gewürzhaftem Geruch und campherartigem Geschmack. Spez. Gew. 0,910—0,930. Es besteht aus Dipenten $C_{10}H_{16}$ und Cadinen $C_{15}H_{24}$. — 1,0 0,20 RM.

Therap. Dosen: 0,3—1,2 ccm (Brit.).

Innerlich zu 0,25—0,75 (5—15 Tropfen) und darüber, mehrmals täglich, in Gallertkapseln gegen Gonorrhöe.

Cucurbita. Semen Cucurbitae. Ergb. **Cucurbitae semina praeparata.** Brit. **Pepo.** Am. **Courge.** Gall. Kürbissamen. Die reifen, möglichst frischen Samen der Cu-curbitacee Cucurbita Pepo L. und Cucurbita maxima Duchesne. Sie enthalten etwa 40% fettes Öl, ferner Stärke, Zucker, Leucin, Tyrosin. Über den wurm-treibenden Bestandteil ist nichts Näheres bekannt. — Sem. Cucurb. decorti-catum 10,0 0,10 RM.

Innerlich in Dosen von 30,0—60,0 (Kinder die Hälfte) als Bandwurm-mittel verwendet. Die entschälten Samen werden entweder mit Zucker zu einer Paste angestoßen oder mit Wasser oder Milch zerrieben genommen. Nach einigen Stunden ein Abführmittel (Ricinusöl). Diese Darreichungsweise empfiehlt sich besonders für die Kinderpraxis. Kur kann bei ausbleibendem Erfolg wiederholt werden. Frische Samen notwendig. Wirksam ist das kalt gepreßte Öl und der Rückstand nach der Pressung (Bandwurmmittel Jungclaussens).

Cumarinum. Ergb. Cumarin. Ortho-Oxyzimtsäureanhydrid. Tonkabohnen-campher. $C_9H_6O_2$. Wirksamer Bestandteil der Tonkabohnen und zahlreicher duftender Kräuter (Waldmeister, Asperula odorata). Farblose, glänzende, bei etwa 70° schmelzende Krystalle, in 400 kaltem, 50 kochendem Wa. l. — 0,1 0,05 RM.

Äußerlich als Odorificum (z. B. als Zusatz zu Jodoform).

Cuminum.

Fructus Cumini. Ergb., Belg. (C. F.). Mutter- oder Römischer Kümmel. Die Spaltfrüchte der Umbellifere Cuminum cyminum L., 2,5—4% ätherisches Öl enthaltend.

Innerlich zu 0,5—2,0 in Pulver, im Aufguß, zu Spezies. Als Carminativum.

Oleum Cumini. Römisches Kümmelöl.

Als Digestivum und Carminativum (2—6 Tr. in Weingeist gelöst, mehrmals täglich).

Cupressus. Oleum Cupressi. Zypressenöl. Gelblich, angenehm riechend, aus den Blättern und jüngeren Zweigen von Cupressus sempervirens L. durch Destillation gewonnen. — 1,0 0,15 RM.

Äußerlich bei Keuchhusten in alkoholischer Lösung (1:5) auf Kopfkissen und Leibwäsche des erkrankten Kindes träufeln. Kaum noch im Gebrauch.

Cuprumpräparate.

Die Kupferpräparate wirken äußerlich in konzentrierter Lösung ätzend, in verdünnter Lösung adstringierend und sekretionsbeschränkend und werden demgemäß bei schlecht heilenden Geschwüren und Wucherungen wie zur Behandlung von Schleimhautentzündungen verwendet. Neuerdings in intravenöser Anwendung zur Bekämpfung von Infektionen, insbesondere von Tuberkulose versucht. Innerlich genommen wirken sie als Brechmittel, in kleinen Gaben als Wurmmittel und Gegengift gegen Phosphorvergiftung.

Kupfer ist ein regelmäßiger minimaler Bestandteil im menschlichen, tierischen und pflanzlichen Organismus (Maximum: 119 mg Cu in 1 kg Rinderleber) und ein ständiger Begleiter des ebenfalls regelmäßig in kleinsten Mengen vorkommenden Zinks.

Electrocuprol. Kolloide Kupferlösung, 0,15 Cu im Liter enthaltend. In Ampullen.

Intravenös und intramuskulär (2,5—10 ccm, mit Kochsalzlösung jeweils isotonisch gemacht), bei Sepsis angewendet.

Cuprase. Kolloidales Cuprihydroxyd. In Ampullen.

Intramuskulär gegen Krebs ohne Erfolg angewendet.

Cuprocollargol (E. W.). Elektrokolloide Kupfer-Silberlösung. Gehalt je 0,05% Cu und Ag. — 3 Amp. (5 ccm) 3,55 RM.

Intravenös (5—20 ccm) jeden oder jeden zweiten Tag bei Sepsis empfohlen.

Cuprum aceticum. Germ. I., Ergb. **Cuivre (Acétate neutre de).** Gall. Aerugo crystallisata. Kupferacetat, krystallisierter Grünspan. $Cu(CH_3CO_2)_2 \cdot H_2O$. Dunkelgrüne, an der Luft oberflächlich verwitternde, in 14 T. Wa. und 15 T. Alk. l. Krystalle. — 1,0 0,05 RM.

Möglichst nicht überschreiten: 0,1 pro dosi, 0,3 pro die! (Ergb.)

Innerlich in Pillen zu 0,01 tägl. 1mal, bei Tuberkulose angewandt, ohne sicheren Erfolg.

Äußerlich zu Injektionen bei Tripper 0,4—1,0 auf 100,0, Augenwaschungen und Bähungen 0,2—0,5 auf 100,0, Mund- und Gurgelwässern 0,1 auf 100,0, zu Salben 0,5—1,0 auf 25,0—50,0 Fett, als Augensalbe 0,1—0,2 auf 10,0, als Ätzmittel (Streupulver) bei schlecht heilenden Geschwüren. Subcutan (0,01 in 1,0 Wasser) bei chirurg. Tuberkulose, Lupus, skrofulösen Geschwüren, ohne entscheidende Erfolge angewandt.

Tinctura Cupri acetici Rademacheri. Nach dem früheren Ergb. durch Umsetzung von Kupfersulfat und Bleiacetat nach bestimmter Vorschrift gewonnen und mit Alk. versetzt. Klar, hellblaugrün. Jetzt durch Auflösen von Kupferacetat (1) in verd. Essigs. (1) und Wa. (55) und Versetzen mit Alk. (23). — 10,0 0,10 RM.

Früher viel gebraucht bei Chlorose und Hautkrankheiten, jetzt verlassen.

Cuprum subaceticum. Belg. **Aerugo.** Germ. I., Ergb. Grünspan. Im wesentlichen basisches Kupferacetat wechselnder Zusammensetzung. Nur teilweise l. in Wa. — 10,0 0,10 RM.

Äußerlich als ätzendes Streupulver bei eiterigen, fortschreitenden Geschwüren noch teilweise angewendet, als Liniment, in Salben (1:8—10 Fett), in Pflastern. Zu Augenwässern zu verwerfen, hier durch Cupr. aceticum zu ersetzen.

Ceratum Aeruginis. Germ. I. Grünspancerat. Grünes Wachs. Aus gelbem Wachs (10), Fichtenharz (5), Terpentin (4), Grünspan (1).

Äußerlich als Hühneraugenpflaster und früher zum Tränken von Papier, das zum Offenhalten von Fontanellen benutzt wurde (Fontanellpapier, Sparadrap).

Spiritus caeruleus. Ergb. Blauer Spiritus. Liqu. Ammon. caust. (50), Spir. Lavand. (70), Spir. Rosmar. (70), Aerugo (1). — Klar, dunkelblau. — 100,0 0,95 RM.

Äußerlich zu Umschlägen und Waschungen. Verlassen.

Cuprum aluminatum. Germ., Helv., Jap., Ross. **Pierre divine.** Gall. Kupferalaun. Lapis divinus[1]), Götterstein, Augenstein. Durch mäßiges Erhitzen zusammengeschmolzene, grünblaue, 34% Alaun, 32% Kupfersulfat, 32% Kaliumnitrat und 2% Campher enthaltende, nach C. riechende Stücke oder Stäbchen, in Wa. (16) bis auf einen geringen Rückstand von Cu l. Lösungen sind filtriert abzugeben. Vorsichtig aufzubewahren. Gall. und Jap. haben etwas andere Zusammensetzung. — 10,0 0,10 RM.

Äußerlich als Ätzmittel (Bacillus Cupri aluminati), in Lösungen zu Augenwässern (0,2—0,4:100,0), Injektionen usw.

Cupronat. Kupfereiweißverbindung. — 20 Tabl. (1,0 = 0,0015 Cuprum) 1,00 RM.

Gegen Oxyuren und Askariden erfolgreich angewendet. Kinder 3mal tägl. $^{1}/_{2}$—1 Tabl., Erwachsene 4—5 Tabl. täglich.

Cuprum citricum. Ross. Kupfercitrat. $(Cu_2C_6H_4O_7)_2 \cdot 5 H_2O$. Cuprocitrol. Grünes in Wa. schwerl. Pulver mit 34—36% Cu. Cupr. citric. solubile = Cusylol (durch Zusatz von Acid. boric. 3% haltbar gemachte Lösung. — 1,0 0,05 RM. Cusylol 1,0 0,25 RM.

Äußerlich in 5—10proz. Salben oder als Cusylol (0,5—2,0%) zur Behandlung des Trachoms und von Conjunctivitiden empfohlen.

Cuprum oxydatum. Germ. II., Ergb. **Oxyde noir de Cuivre.** Gall. Kupferoxyd. CuO. Schwarzes, schweres, in Wa. unl. Pulver. — 1,0 0,05 RM.

Möglichst nicht überschreiten: 0,3 pro dosi, 0,8 pro die! (Ergb.)

Innerlich (0,01—0,06 4mal tägl. in Pulvern) als Bandwurmmittel. Verlassen.

Äußerlich in Salben (10%) als Zerteilungsmittel bei Drüsengeschwüren.

Cuprum sulfuricum. Germ., Austr., Belg., Helv., Jap., Ross. **Cupri sulfas.** Am., Brit., Suec. **Sulfas cupricus.** Dan., Nederl., Norv. **Sulfate de Cuivre.** Gall. **Solfato di Rame.** Ital. (Kupfersulfat. Kupfervitriol, schwefelsaures Kupfer.) $CuSO_4 + 5 H_2O$, Mol.-Gew. 249,7. Blaue, durchscheinende, etwa 36% Krystallwasser enthaltende, wenig verwitternde Krystalle, in Wa. (3), sied. Wa. (0,8) mit saurer Reaktion l., in Alk. fast unl. Rein, insbesondere frei von Eisen- und Zinksalzen. Vorsichtig aufzubewahren. — 100,0 0,45 RM.

Therap. Dos.: 0,016—0,12, 0,3—0,6 (emetisch, Brit.). Durchschn. Dosis: 0,25 (Am.).

Größte Einzelgabe: 0,5 (Austr., Norv., Ross.), dagegen Jap. **1,0.**

Größte Tagesgabe: 0,75 (Gall.), dagegen Helv. **1,0.**

Innerlich; früher als Brechmittel (jetzt ziemlich verlassen) in größeren Dosen 0,05—0,1—0,5—1,0; bei Kindern 0,03—0,15 mehrmals wiederholt; in Pulvern, in Pillen, in Lösung bei Vergiftungen, bei Croup zur Herausbeförderung von Membranen. In kleinen Dosen zu 0,01—0,1 als Anthelminthicum (Trichocephalen, Askariden, Oxyuren), auch zur Behandlung der Tuberkulose ohne deutliche Erfolge angewandt.

Äußerlich als Ätzstift, Bacillus Cupri sulfurici, bei chronischen Blennorrhöen der Augenlider, zum Wegätzen von fungoiden Zahnfleischwucherungen bei Stomatitis ulcerosa, bei Vaginal- und Uterusaffektionen; als Ätzpaste bei Granulation der Conjunctiva, Kondylomen; zu Kehlkopfpulvern

---

[1]) Lapis divinus St. Yves (St. Yves, französischer Augenarzt, Anfang des 18. Jahrh.).

(1 auf 20—30 Zucker); in Solution: zum Bepinseln der Haut und Schleimhaut (1:5 Aqua) bei Ulcus molle; 1:50—100 Aqua bei Eichel- und Vorhautaffektion als gelindes Ätzmittel; als Pinselsaft (0,1—0,2 auf 10,0 Glycerin oder Honig), gegen Geschwüre im Munde; als Mund- oder Gurgel- wasser (0,3—1,0 auf 100,0), zu Injektionen in die Harnröhre (0,2—1,0 auf 100,0; bei callösen Fistelgeschwüren (4,0—12,0 auf 100,0); zu Injek- tionen in die Vagina (0,5—2,0 auf 100,0); ebenso zwischen Vorhaut und Eichel (0,25—0,5 ad 100,0 Aqua); Augentropfwässern (0,1—0,2 auf 100,0), Augen- waschwässern (0,2—0,5 auf 100,0), Verbandwässern (1—3%) bei Schankergeschwüren mit schlaffer Vegetation, Salben (1,0—3,0 auf 25,0 Fett), Augensalben (0,1—0,6 auf 100,0). Auch vereinzelt zu Streupulvern.

617. Rp. Cupri sulfurici 0,1
Sacchari
Amyli ana 0,5.
M. f. pulv. D. tal. Dos. Nr. IV. S. Alle
10 Minuten 1 Pulver bis zum Erbrechen.
(Bei Croup, frischen Vergiftungsfällen.)

619. Rp. Cupri sulfurici 0,5
solve in
Aq. dest. 50,0
Oxymellis Scillae 25,0.
M. D. S. Alle 10 Minuten, bis Erbrechen
erfolgt ist. (Bei Croup.)

621. Rp. Cupri sulfurici 0,5
solve in
Inf. Foliorum Salviae 100,0
Mellis 50,0.
D. S. Mundwasser. (Bei Merkurial-
geschwüren, Salivation.)

624. Rp. Cupr. sulf. 1,0
Zinc. sulfur. 4,0
Tinct. Croci 1,0
Tinct. Camph. conc. 10,0
Aq. dest. q. s. ad 1000,0.
Aqua cuprozincica (Eau d' Alibour)
Gall.

618. Rp. Cupri sulfurici 0,1
Ungt. Glycerini 5,0.
M. f. ungt. D. S. Zwischen die Augenlider
zu streichen. (Bei Conjunctivitis.)

620. Rp. Cupri sulf. 0,2
Ungt. Glycer. ad 20,0.
M. S. ungt. D. S. Äußerlich. Augensalbe.
(Bei Trachom.)

622. Rp. Cupri sulfurici 0,2
Camphorae tritae
Opii ana 0,15
Adipis suilli 5,0.
M. f. ungt. D. S. Augensalbe.

623. Rp. Cupri sulfurici 2,5
Adipis suilli 25,0.
M. f. ungt. D. S. Äußerlich. (Gegen Ek-
zema.)

625. Rp. Cupr. sulfur. 10,0
Zinc. sulfur. 35,0
Tinct. Croci 1,0
Tinkt. Camph. conc. 10,0
Aq. dest. q. s. ad 1000,0.
Aqua cuprozincica fortis (Eau d'
Alibour forte) Gall.

Cuprum sulfuricum crudum. Germ., Helv. Rohes Kupfersulfat. (Rohes Kupfer- vitriol.) Blaue, durchscheinende, wenig verwitternde Krystalle oder krystallinische Krusten. Vorsichtig aufzubewahren. — 100,0 0,20 RM.
Für die Humanmedizin nicht geeignet. Als Desinfektionsmittel für Aborte usw.

Cuprum sulfuricum ammoniatum. Germ. I., Ergb. **Solfato di Rame ammoniacale.** Ital. Ammonium cuprico-sulfuricum. Kupferammoniumsulfat. Kupferammonium. $[Cu(NH_3)_4]SO_4 \cdot H_2O$. Dunkelblaues, schwach nach Ammoniak riechendes Krystall- pulver. L. in 1,5 T. Wa. Die Lösung zersetzt sich beim Stehen und beim Verdünnen mit viel Wa. unter Abscheidung basischer Kupfersulfate.
Möglichst nicht überschreiten: 0,1 pro dosi, 0,4 pro die! (Ergb.)
Zu Gurgelwässern, Injektionen 0,1—0,4 auf 50,0 Wasser, auch intravenös bei Puerperalinfektion versucht.

Liquor corrosivus. Germ. II. Ätzflüssigkeit. Cupr. sulf., Zinc. sulf. ana 5,0, Acet. 80,0, Liqu. Plumb. subacet. 10,0. Nur auf Verordnung zu bereiten.
Früher zu Injektionen in Fistelgänge, besonders bei Caries. Wegen der Gefährlich- keit (freie Essigsäure!) verlassen.

Cuprex. Lösung von Kupferverbindungen in organischen Lösungsmitteln. Klare, blaugrüne (neuerdings auch farblose) Flüssigkeit. — O. P. 200 und 500 ccm 2,45 und 4,70 RM.

Wirkt schnell und sicher gegen Läuse und anderes Ungeziefer; tötet auch die Nissen ab; 25—50 ccm einzureiben, keine Reizwirkung auf die unverletzte Haut, jedoch auf Schleimhäute, daher bei Kopfgebrauch Augen schützen!

Curare. Urari. Woorara. Am. (als Hilfsmittel bei der pharmakologischen Suprareninprüfung). **Amerikanisches Pfeilgift.** Ticunasgift. Braune bis schwarzbraune, trockene oder etwas zähe, nur teilweise etwa 75% in Wa., aber vollständig in verd. Alk. l. Massen, von den südamerikanischen Indianern aus verschiedenen Strychnosarten (Str. toxifera usw. -Loganiacee) geheim durch Extraktion hergestellt. Je nach der Verpackung unterscheidet man Calebassencurare (in Flaschenkürbissen), Topfcurare (in kleinen Tontöpfen) und Tubocurare (in Bambusröhren). Von diesen ist das Calebassencurare das beste, weil es außer dem sehr stark wirkenden Curarin kein anderes Alkaloid in wesentlicher Menge enthält (R. Boehm). Reines Curarin ist im Handel nicht zu haben. — 0,01 0,15 RM.

Möglichst nicht überschreiten: 0,02 pro dosi, 0,06 pro die! (Ergb.)

Curare lähmt die motorischen Nervenenden in der Peripherie, so daß der Willens-impuls oder ein künstlicher Reiz des Nerven keine Muskelkontraktion auslöst. Für die therapeutische Anwendung ist es daher empfehlenswert, die Wirkungsstärke des be-treffenden Curarepräparats durch den Froschversuch zu ermitteln. Ausgewertetes Präparat Curaril.

Innerlich früher gegen Tetanus und Strychninvergiftung, pharmakologisch irratio-nell; wegen der großen Giftigkeit nicht mehr angewandt.

Äußerlich zur subcutanen Injektion, früher gegen Lyssa, Tetanus und Strychnin-vergiftung angewandt, jetzt durch Hypnotica, Magnesium sulfuricum und Tetanusserum ganz verdrängt.

Curaril. Ein an Mäusen eingestelltes Curarepräparat (1 ccm = 50 Maus-Einh.). — O. P. 10 ccm 9,40 RM.

Gegen Tetanus Anfangsdosis 120 Einheiten.

Curcuma. Rhizoma Curcumae. Germ. I., Ergb., Belg. (C. Rh.). **Rhizoma Curcumae Javanicae** Nederl. **Curcuma.** Gall. Gelbwurzel. Der getrocknete Wurzelstock der Zingiberacee Curcuma longa L. (domestica, Nederl.). Die schwach nach Ingwer riechende Droge enthält etwa 5% ätherisches Öl und Curcumin, einen krystallinischen, gelben, sich mit Alkalien braun färbenden Farbstoff.

Äußerlich zum Färben von Salben.

Cyanus. Flores Cyani. Blue bottles, bluets. Kornblume. Blaue Flockenblume. Die getrockneten Blütenköpfe der Composite Centaurea Cyanus L. Geruchlos, schwach salzig schmeckend. — 10,0 0,35 RM.

Zu Spezies, Räucherpulvern u. dgl.

Cyclamen. Rhizoma Cyclaminis (Radix Arthanitae). Hisp. Wurzelstock der Primulacee Cyclamen europaeum L. Enthält den Primulacampher Cyclamin (Arthantin).

Innerlich als Drasticum und Vermifugum. Wirkung ganz inkonstant. Neuerdings in Mitteln gegen Dysmenorrhöe und klimakterische Beschwerden.

Cydonia. Semen Cydoniae. Germ. I., Ergb., Belg., Helv. Quittenkerne. Die an Schleimstoff reichen Samen der Rosacee Cydonia vulgaris Persoon. — 10,0 0,20 RM.

Zur Bereitung des Mucilago Cydoniae (Germ. I.), welcher aus den unzerstoßenen Samen durch mehrstündige Maceration gewonnen wird. Als Mucilaginosum.

Innerlich siehe Extractum Cypripedii fluidum.

Cynoglossum. Radix Cynoglossi. Dan. **Cynoglosse (Écorce de la Racine).** Gall. Hundszungen-wurzel. Von der Borraginacee Cynoglossum officinale L. Diente früher zur Bereitung der Massa pilularum e Cynoglosso.

Pulvis ad pilulas Cynoglossi (Dan.). (Maximaldosen 1,0 und 4,0.) Flor. Caryoph. Cort. Cinn. Ceyl. Rad. Alth. ana 70,0. Opii pulv. Rad. Cynogloss. Sem. Hyoscyami ana 150,0. Gummi res. Olibani. Gummi res. Myrrh. ana 170,0. Misceantur. — Pulvis Cynoglossi compositus (Norv.). (Maximaldosen 1,0 und 4,0.) Rad. Cynoglossi 20,0. Op. pulv. 15,0. Gummi res. Olib. 15,0. Gummi res. Myrrh. 20,0. Fol. Hyoscyami 10,0. Croc. 8,0. Flor. Caryoph. 6,0. Cort. Cinn. Ceyl. 6,0.

Innerlich früher als leichtes Nervinum.

Cynosbata.

Fructus Cynosbati. Port. Hagebutten. Die Früchte der Rosacee Rosa canina L. Fruchtsäuren, Zucker, Gerbstoff enthaltend. — Fructus Cynosbati 10,0, 0,15 RM.

Semen Cynosbati. — 10,0 0,10 RM.

Innerlich früher als mildes Tonicum und als Antidiarrhoecum.

Cypripedilum.

Radix Cypripedii. Die Wurzel der Orchidacee Cypripedilum hirsutum Miller und C. parviflorum Salisbury von baldrianähnlichem Geruch und süßlich bitterem Geschmack.

Extractum Cypripedii fluidum. Durch Perkolation der Wurzel mit verd. Alk. bereitet. 1 ccm = 1,0.

Innerlich zu 1,0—3,0 als leicht krampfstillendes Mittel, wie Valeriana, vereinzelt gebraucht.

Cytisinum. Cytisin. $C_{11}H_{14}ON_2$.
Alkaloid, in den Samen verschiedener Cytisusarten und anderer Papilionaceen (Genista, Ulex, Baptisia, Euchresta) vorkommend. Das Hydrochlorid (C. hydrochloricum) und Nitrat (C. nitricum) krystallisieren gut und sind in Wa. leichtl. — Cytisinum nitricum 0,1 0,85 RM.

Äußerlich subcutan 0,003—0,005 pro die früher vereinzelt bei Migräne empfohlen. Hat sich nicht bewährt.

Vergiftungen mit Cytisin — durch Genuß der Blätter und Blüten des Goldregens — charakterisieren sich durch intensiven Brechdurchfall mit Abstoßung des Epithels des unteren Kolons und des Rectums, Temperatursteigerung, klonische, den größten Teil der Körpermuskeln in Mitleidenschaft ziehende Krämpfe, Pupillenerweiterung, auffallenden Schwund der Muskeln der Extremitäten und Harnverhaltung. Behandlung: Magenspülung und Adsorptionstherapie.

Dammar. Germ. Resina Dammar. Austr., Ross. Dammar Kauri. Gall. Dammar[1]).
Das gelblich- oder rötlichweiße, durchsichtige Harz von Bäumen aus der Familie der Dipterocarpaceae, leicht und vollständig in Chl., Schwefelkohlenstoff, zum Teil in Alk. und in Ae. l., in (70proz.) Chloralhydratlösung, ohne sich zu lösen, aufquellend, beim Zerreiben ein weißes, geruchloses, bei 90° nicht erweichendes Pulver liefernd. Rein, insbesondere frei von Kolophonium (Verfälschungsmittel). Besteht größtenteils aus Dammarolsäure und zwei Dammaroresenen. Gall. schreibt Coniferenharz vor, und zwar den Kauri-Copal von Dammara australis Don. Wird zur Herstellung von Pflastern (Empl. adhaesivum) pharmazeutisch verwendet. — 10,0 0,20 RM.

Datura.

Daturae folia. Brit. Folia Daturae albae. Daturablätter. Die getrockneten Blätter der Solanacee Datura fastuosa L., Var. alba, Nees und von D. Metel. L. von bräunlich- bis gelblichgrüner Farbe, charakteristischem Geruch und bitterem Geschmack.

Daturae semina. Brit. Die getrockneten geruchlosen und schwach bitter schmeckenden Samen.

Tinctura Daturae seminum. Brit. 1:4 durch Perkolation mit Alk.

Therap. Dosen: 0,3—1 ccm (Brit.). Beruhigungsmittel bei Asthma usw.

---

[1]) Dammar = Träne (Harzträne). Z. B. von Shorea Wiesneri Schiffner und anderen Arten der Gattungen Shorea, sowie Hopea usw.

Decocta s. Teil I, S. 10.

Dextrinum. Germ., Helv. **Dextrine.** Gall. Dextrin. Weißes oder gelblichweißes, trockenes, amorphes, fast geruchloses, süßlich schmeckendes Pulver, iu heißem Wa. leicht, in verd. Alk. wenig l., in abs. Alk. oder Ae. fast unl. Rein, insbesondere frei von Röstdextrin, Oxalsäure[1]) und Schwermetallsalzen, höchstens 10% Wa. und 0,5% Asche enthaltend. — 10,0 0,10 RM.

Zur Herstellung trockener Extrakte verwendet (z. B. Extr. Bellad. S. 202), außerdem zur Anlegung von Trockenverbänden.

Delphinium.

Semen Staphisagriae. Ergb., Belg., Nederl., Staphisagriae semina. Brit. **Staphisaigre (Semence).** Gall. Stephanskörner, Läusekörner. Die reifen Samen der Ranunculacee Delphinium Staphisagria L. Geschmack stark bitter und brennend. Enthalten außer Fett (etwa 1%) Alkaloide, darunter das krystallinische Delphinin. $C_{39}H_{49}O_7N$.

Äußerlich: Gegen Ungeziefer. Verlassen.

Extractum Staphisagriae fluidum. Auch in Am. nicht mehr offizinell. Aus den Stephanskörnern mit wässerigem Alk. bereitet.

Äußerlich zur Einreibung bei Krätze. Verlassen.

Unguentum Staphisagriae. Brit. Stavesacre Ointment. Semen Staphisagriae (20), gelbes Wachs (10), Adeps benzoatus (85).

In Deutschland nicht gebräuchlich.

Depilatoria.

Äußerlich. Zur Entfernung der Haare vor Behandlung z. B. des erkrankten Barthaares. Das mit Wasser zu einem dicken Brei angerührte Pulver wird mit Holzspatel aufgetragen und eingerieben, 1—4 Minuten auf der Haut gelassen und dann mit Wasser abgespült.

Depilatorium nach P. G. Unna. Mischung aus Bariumsulfid, Amylum und Zinkoxyd.

Sonstige Präparate aus Calcium- und Strontiumpolysulfiden (vielfach alkalisch reagierend), früher und auch noch jetzt im Orient zusammen mit Arsentrisulfid (Auripigment, S. 182, Thallium aceticum innerlich s. S. 705).

626. Rp. Natr. sulfurat. 3,0
  Calcar. ustae
  Amyl. Tritic. ana 10,0.
M. f. p. D. S. Mit Wasser angerührt auf die Haut streichen. Pulvis depilatorius. F. M. G.

627. Rp. Barii sulfurat. 10,0(—20,0)
  Zinc. oxyd.
  Amyl. Tritic. ana 5,0.
M. D. S. Mit Wasser verrieben auftragen und 10 Minuten wirken lassen. Depilat. sicc. cum Bario sulfurato. F. M. G.

628. Rp. Strontii sulfurat. 12,0
  Zinc. oxyd.
  Amyl. ana 4,0.
M. D. S. Mit Wasser zu einer dicken Paste anrühren, auftragen.

Bei allen Depilatorien ist die Haut hinterher abzuwaschen. Bei Rötungen Coldcream und Reispuder.

Diastasa. Jap. **Diastase de l'orge germé.** Gall. Malzdiastase. Aus wässerigem Malzauszug durch Alk. ausgefälltes und auf Glasplatten rasch im (nicht über 45° warmen) Luftstrom getrocknetes, weißlich-gelbes Pulver oder durchscheinende Lamellen leichtl. in Wa., etwas

---

[1]) Dextrin aus Kartoffelstärke, die mit Oxalsäurelösung im Dampfbad bis zur erfolgten Dextrinisierung erhitzt wird.

l. in verd. Alk., unl. in Alk. 1 T. D. soll 50 T. Stärkemehl in reduzierenden Zucker umwandeln. Ähnliche Eigenschaften besitzt die Taka-Diastase, ein aus Aspergillus Oryzae hergestelltes Enzym, dessen Wirkung auf Stärke energischer sein und weniger durch Salzsäure gehemmt werden soll, als die der Malzdiastase.

Innerlich messerspitzen- bis teelöffelweise bei mit Gärung einhergehenden Magenkrankheiten und Gärungsdiarrhöen.

Dictamnus. Radix (Cortex Radicis) Dictamni. Ascher- oder Eschwurzrinde. Hirschpoley. Die von der Außenrinde durch Abschälen befreite Wurzel ohne die inneren Holzteile von Dictamnus albus L. (Rutacee).

Früher als Diureticum und Emmenagogum volkstümlich.

Didymium.

Dymal. Didymium salicylicum. Sehr feines, in Wa. und Alk. sehr schwerl. Pulver. — Dymal 1,0 0,15 RM.

Äußerlich als Streupulver bei Verbrennungen, Wunden, Ekzemen, auch als 10proz. Lanolinsalbe.

Ebenso wie das Salicylat, sind das Chlorid und das Sulfat Salze des Neodyms und Praseodyms, meist nicht völlig frei von Salzen des Cers und anderer seltener Erden.

Digitalis.

Zu der pharmakologischen Gruppe der **Digitaliskörper** gehören **Folia Digitalis, Semen Strophanthi** (S. 679) und **Apocynum cannabinum** (S. 166); Digitaliskörper sind auch in Bulbus Scillae (S. 642), Adonis vernalis (S. 115) und Convallaria majalis (S. 341) enthalten.

Die Digitalisstoffe haben eine elektive Wirkung auf den erkrankten Herzmuskel und sein Nervensystem, indem sie das durch Mehrarbeit ermüdete, insuffizient gewordene hypertrophisch-dilatierte Herz zu verstärkter Tätigkeit und größerer Leistung antreiben. Unter Digitaliswirkung wird der beschleunigte (und irreguläre) Herzschlag verlangsamt (und regelmäßig), der gesunkene arterielle Blutdruck gehoben, die verminderte Diurese vermehrt, die Stauung behoben. Die Hauptindikation der Digitaliskörper ist die Kompensationsstörung bei überangestrengtem Herzen mit und ohne Klappenfehler, bei Arteriosklerose und teilweise bei Granularatrophie der Niere, sowie bei chronischer Myokarditis mäßigen Grades, umfaßt also die Zustände von Dyspnöe, Cyanose und Hydrops mit frequentem kleinem Puls. Weitgehende Bindegewebsbildung sowie fettige Metamorphose im Herzmuskel verhindern die Digitaliswirkung. Herzschwäche aus toxischen Einflüssen kann durch Digitaliskörper nicht beeinflußt werden, weswegen die Erfolge in akuten Infektionskrankheiten wie in thyreotoxischen Zuständen meist gering sind: Auch in rein nervösen Störungen des Herzens pflegt die Wirkung auszubleiben. Auf das gesunde Herz wirken medizinale D.-Dosen nicht; die prophylaktische Darreichung vor Operationen ist illusorisch.

Digitalisstoffe wirken auch auf das Gefäßsystem, und zwar verengernd auf die Coronararterien, die Lungen- und die Splanchnicusgefäße, erweiternd auf die Nierengefäße. Durch letztere Wirkung wird die diuretische Wirkung erhöht, während bei Angina pectoris zweckmäßig Kombination mit kranzgefäßerweiternden Purinsubstanzen (Diuretin u. a.) gewählt wird. Auf der gefäßverengenden Wirkung beruht die Anwendung bei inneren Blutungen, insbesondere Hämoptoë und Metrorrhagie.

Die Digitalisstoffe, mögen sie durch Magen, Mastdarm, Subcutis, Muskulatur einverleibt sein, entfalten leicht örtliche Reizwirkungen. Nur die intravenöse Injektion ist ganz reizlos.

23*

Die Resorption der Digitalisstoffe erfolgt langsam, besonders langsam bei Stauung im Pfortadersystem. Die Wirkung ist in der Regel nicht vor 16—24 Stunden zu erwarten. Wenn schnelle Wirkung erwünscht ist, ist intravenöse Injektion einer wasserlöslichen Zubereitung notwendig. Am schnellsten wirkt die intravenöse Strophanthineinspritzung. Wirkung langdauernd infolge Haftung der Glykoside an den Herzzellen; die gespeicherten Digitalisstoffe werden langsam zersetzt und ausgeschieden. Nach pharmakologischer Anschauung ist die Kumulierungsmöglichkeit und Kumulationsgefahr am größten bei Digitoxin, weniger bei Digitalein, am geringsten bei Gitalin; die Fertigpräparate sind ebensowenig frei von Kumulation wie die Droge; die Kumulation kann zu schwerer Vergiftung führen (exzessive Pulsbeschleunigung, Kollaps, Herzstillstand in Systole).

Die trockenen Digitalisblätter enthalten: etwa 0,5 bis höchstens 1,0% Aktivglykoside, die aus einem spezifischen, in Wa. schwerl. Genin (Digitoxigenin usw.) und einem Zucker bestehen: Digitoxin (sehr schwerl. in Wa., l. in Alk. und besonders in Chl., krystallisierbar, verhältnismäßig beständig, wahrscheinlich identisch mit dem krystallisierten Digitalinum Nativelle) und die beiden wasserl., noch nicht chemisch rein erhaltenen, wenig beständigen Digitalein (vermutlich ein Lacton) und Gitalin, von denen letzteres l. in Chl. ist. Die drei Glykoside sind etwa zu gleichen Teilen in den Blättern enthalten. Außerdem vorhanden Saponinglykoside (Digitsaponin) und Gerbstoff.

Gehalt der Digitalissamen: Digitalinum verum, Digitalein und das Saponinglykosid Digitonin.

Digitalinum crystallisatum ist Digitoxin, Digitalinum verum Kiliani ist fast unwirksam. Digitalinum Germanicum (aus den Samen) besteht aus Dig. ver. Kiliani und dem krystallisierenden, die Cholesterinreaktion zeigenden Saponin Digitonin (Digitsaponin). Die Digitaline werden vorwiegend aus den Samen gewonnen.

Folia Digitalis. Germ., Austr., Dan., Jap., Nederl. **Digitalis folia.** Brit. **Folium Digitalis.** Helv., Norv., Ross.[1]), Suec. **Digitalis folium.** Belg., Internat. Vorschl. **Digitalis.** Am. **Feuille de Digitale.** Gall. **Digitale.** Ital. Foxglove. Fingerhutblätter. Die (55—60° Nederl., Internat. Vorschl.) getrockneten und grob[2]) gepulverten, rein- bis mattgrünen, schwach eigenartig riechenden und widerlich bitter schmeckenden, höchstens 3% Wasser enthaltenden und nicht mehr als 13% Verbrennungsrückstand aufweisenden Laubblätter der Scrophulariacee Digitalis purpurea L. (Die von der P. I. aufgestellte Forderung, daß Digitalis folium die zu Beginn der Blütezeit gesammelten Blätter wildwachsender zweijähriger Pflanzen von Dig. purp. L. sein müssen, ist aufgegeben. Internat. Vorschl.: bei 55—60° getrocknete Blätter. Blätterpulver: Pulvis digitalis). Fingerhutblätter müssen den amtlich vorgeschriebenen pharmakologisch ermittelten Wirkungswert aufweisen. — 1,0 0,15 RM. (mindestens 0,25). 2,0 in Amp. 0,55 RM.

Eine biologische Auswertung am Frosch schreiben vor Germ., Am., Ross., an der Katze Nederl., ohne Angabe an welchem Tier Suec.

Therapeut. Dosen: 0,03—0,12 (Brit.). Durchschn. Dosis: 0,1 (Am.). **Größte Einzelgabe: 0,2** (ebenso die übrigen Pharm. und Internat. Vorschl.). **Größte Tagesgabe: 1,0** (ebenso die übrigen Pharm. und Internat. Vorschl. mit Ausnahme von Austr., Belg. beide 0,6).

Fingerhutblätter kommen in Deutschland nur noch in zwei Packungen in den Handel, in braunen, fast ganz gefüllten und gut verschlossenen Flaschen von über 2 g bis höchstens 100 g Inhalt und in zugeschmolzenen, aufstellbaren Ampullen aus braunem Glas mit 2 g Inhalt. Die Flaschen sind nach jedesmaligem Gebrauch durch Paraffinieren zu verschließen, der Rest angebrochener Ampullen darf nicht weiter verwendet werden. Die Aufschrift der Flaschen

---

[1]) Ross.: D. ambigua Murray oder D. purpurea L. Die Blätter müssen rasch (Endtemperatur höchstens 90°) getrocknet und über Ätzkalk gut verschlossen aufbewahrt werden.
[2]) Das grobe Pulver gestattet noch sicher die pharmakognostische Identifizierung.

und Ampullen enthält Angaben über den Inhalt, die Herstellungsstätte, Jahreszahl der Prüfung (erstmalig 1927) und die Kontrollnummer. Die Flaschen sind staatlich plombiert, die Ampullen staatlich gestempelt. Plombe und Stempel müssen das Zeichen der amtlichen Prüfungsstelle (Pharmakologische Institute der Universitäten Berlin, Leipzig oder München) tragen[1]).

Der pharmakologisch zu ermittelnde Wirkungswert wird im Versuch am Frosch (Rana temporaria) festgestellt. Es muß 2000 F. D. betragen, d. h. 1 g Fol. Dig. muß frische Herbstfrösche im Gesamtgewicht von 2000 g (1500—2500) innerhalb 4 Stunden (sog. zeitlose Methode, unter den Erscheinungen der Digitalisvergiftung mit dem systolischen Herzstillstand als Abschluß) töten. Ein internationales Standardpräparat[2]) (im Versuch an der Katze ausgewertet), auf ein nationales Standardpräparat (z. B. Deutschland) übertragen, gestattet, Frösche fast zu jeder Jahreszeit zur Auswertung zu verwenden. Zur Einstellung auf den vorgeschriebenen Froschtiter sind stärker wirkende oder schwächer wirkende (unter Umständen ausgelaugte und vorschriftsmäßig getrocknete) Fol. Dig. zu verwenden. Eine jährliche Erneuerung der Vorräte in den Apotheken ist überflüssig geworden.

Werden vom Arzt Folia Digitalis mit einem Zusatz (wie titrata oder normata) verordnet, so sind stets die „Folia Digitalis" des Arzneibuchs abzugeben; in Deutschland gibt es seit dem 1. Januar 1928 nur noch die amtlich geprüften Folia Digitalis von gleichbleibendem Wirkungswert (Frosch). Es wird sich zeigen, ob die ärztlichen Klagen bezüglich Ungleichheit der therapeutischen Wirkung der Fol. Dig. in Zukunft schwinden werden.

Das ärztlich häufig verordnete Infusum Digitalis ist der Apotheker verpflichtet, stets frisch bereitet abzugeben.

Am Frosch lassen außerdem prüfen Am., Jap., Ross. und Suec.

Am. schreibt vor, daß Digitalis, in Form der verdünnten Tinktur geprüft, bei Einspritzung in den Bauchlymphsack von Fröschen, diese innerhalb 1 Stunde zum systolischen Herzstillstand bringt, wenn nicht mehr als 0,006 ccm Tinktur (entsprechend 0,00000005 g Ouabain[3]) für je 1 g Frosch eingespritzt werden.

Jap. läßt ein mit Alc. absol. hergestelltes Extrakt nach Verdampfen des Alk. und Aufnahme in Wa. nach Fockes kurzfristiger Methode an der Esculenta Rana nigromaculata Hall. (1 g Fol. = 4—6 Einheiten) prüfen.

Ross. Gut bei 70—80° getrocknete Fol. Dig. werden mit Alk. abs. 8 Stunden im Soxhletapparat extrahiert, Einstundenmethode an aufgebundenen männlichen Temporarien. 1 Wirkungseinheit (E. D.) ist diejenige kleinste Menge, die bei einem Frosch von 30 g Gewicht Herzstillstand in Systole erzeugt. Minimalforderung 66—50 E. D., entsprechend 1500—2000 F. D. Vergleich mit einem Standardpräparat, das von einer durch das Kollegium des Obersten Gesundheitskommissariats ermächtigten Institution zu beziehen ist. Blätter von geringerem Wert dürfen nicht verwendet, stärker wirkende müssen mit geringer wirksamen verschnitten werden. Der Froschwirkungswert ist jährlich zu kontrollieren.

Suec. bestimmt: Die Digitalisblätter sollen derjenigen pharmakologischen Prüfung und Standardisierung unterworfen werden, die etwa von der Medizinalverwaltung vorgeschrieben werden sollte. Wird eine standardisierte Droge eingekauft, so soll sie in versiegelten Gefäßen aufbewahrt werden, auf denen der Wirkungswert der Droge, Jahr und Tag der ausgeführten Standardisierung sowie der Name des Untersuchenden angegeben sind. Von den standardisierten Digitalisblättern brauchen nicht gröbere Zerkleinerungsformen als Pulver Nummer 10 vorrätig gehalten zu werden. Wird eine standardisierte Droge weiter zerkleinert, so muß die Droge daraufhin sofort bei 80° getrocknet und in die Aufbewahrungsgefäße gefüllt werden. Digitalisblätter, die nicht mehr als 15% Asche enthalten dürfen, sind in gut verschlossenen Gefäßen aufzubewahren. Das Pulver selbst ist in kleinen Gefäßen aufzubewahren. Der Vorrat an (ganzen) Digitalisblättern ist jährlich, die standardisierten Präparate nach 5 Jahren zu erneuern.

Die Schwed. Pharm.-Kommission findet es wünschenswert, daß physiologische Prüfungsvorschriften für gewisse Arzneimittel im Arzneibuch Aufnahme finden. Das gilt besonders für die drei Herztonica Folium Digitalis, Semen Strophanthi und Bulbus Scillae sowie für die aus diesen Drogen hergestellten Präparate und auch für Solutio Adrenalini

---

[1]) Alles Nähere bestimmen besondere Verordnungen der Regierungen der Länder des Deutschen Reichs. (Reichs-Gesundheitsblatt 1927, Nr. 36, und Volkswohlfahrt 1927, Nr. 13.)

[2]) Entsprechend 2200 F. D.

[3]) Ouabain. Am. $C_{30}H_{46}O_{12} + xH_2O$, aus Alk.-Ae. krystallisierend. Nederl. Strophanthinum crystallisatum aus Strophanthus gratus und aus dem Holz von Acokantheraarten.

hydrochlorici. Doch sind die Ansichten über die beste Methode für solche Prüfungen noch so verschieden, daß man nicht ein bestimmtes Verfahren als so einfach und in wissenschaftlicher Hinsicht so wertvoll zu bezeichnen imstande wäre, daß es während der Geltungsdauer einer Pharmakopöe-Auflage als befriedigend betrachtet werden kann. Die vorliegende Suec.-Pharmakopöe enthält daher in bezug auf solche Prüfungen nur die Mitteilung über eine solche physiologische Prüfung und Standardisierung, die von der Medizinalbehörde betr. Folia Digitalis vorgeschrieben werden kann. Durch Bekanntmachung der Königl. Medizinalverwaltung vom 27. Mai 1926 wird bastimmt, daß die Digitalis im wesentlichen nach dem Verfahren der Germ. zu standardisieren ist (Extrakt aus 1,0 Fol. Dig. und 25 ccm Alk. absol.; 24-Stundenmethode). 1 g Blätter müssen bei frischgefangenen Herbstfröschen (männlichen Temporarien) 1400—2000 F. D. entsprechen.

An der Katze läßt prüfen Nederl. durch intravenöse Injektionen (Femoralvene) eines durch Kochsalzzusatz blutisotonisch (0,9 %) gemachten 0,5 proz. Infuses an ätherisierten Katzen (1,7—2,7 kg Gewicht) mit solcher Geschwindigkeit des kontinuierlichen Einlaufens, daß das Tier zwischen 35 und 60 Minuten infolge Herzventrikelstillstandes verendet. Der Mittelwert Kubikzentimeter der eingeströmten Flüssigkeit aus den bei mindestens drei Versuchen erhaltenen Einzelwerten, pro Kilogramm Tier berechnet, gibt die Stärke der Fol. Dig. an. Vorgeschrieben ist eine Stärke von 17,5—20,0 ccm (wobei nicht ein Versuch um mehr als 20 und nicht zwei je um mehr als 10% vom Mittelwert abweichen dürfen). Verdünnt werden darf auch mit dem Pulver von Blattstielen und Blattnerven. Durch Division der Zahl 75 durch den erhaltenen Wert erhält man den Wirkungswert als Valor Fockes. Sache des Apothekers ist es in den Niederlanden, sich vorschriftsmäßige Fol. Dig. zu beschaffen. Die Fol. Dig., für die ein Wassergehalt nicht vorgeschrieben ist, sind über gelöschtem Kalk und vor Licht geschützt aufzubewahren.

In die Heilkunde eingeführt 1785 von dem englischen Arzt Withering, der die Fingerhutblätter in einem harntreibenden Geheimmittel entdeckte.

Innerlich zu 0,05—0,1 am besten in Pulvern[1]), 2—5mal tägl., weniger wirksam in Pillen, am wenigsten ratsam im Infus[2]) (1,0:200, mehrfach täglich 1 Eßlöffel) bei gestörter Kompensation von Herzfehlern und Herzmuskelerkrankungen (S. 355). Man setzt die Medikation 3—6 Tage fort, bis die Pulsbeschleunigung zur Norm gekommen ist, und pausiert danach, solange die Kompensation leidlich erhalten bleibt. Kleinere Digitalisgaben, bis 0,2 täglich, kann man unter sorgfältiger Kontrolle des Pulses und des Allgemeinbefindens, wochen- und monatelang geben. In akuten Infektionskrankheiten, besonders Pneumonie und Typhus, ist die Wirkung zweifelhaft; kontraindiziert bei Mb. Basedow und in Herzneurosen. Bei Vorhofflimmern oft gute Wirkung, hierbei Chinin bzw. Chinidin meist wirksamer; oft Kombination von Digitalis und Chinidin erwünscht. — Kombination mit kleinen Gaben Codein wegen der beruhigenden Wirkung auf Dyspnöe und Husten oft nützlich; Kombination mit Purinkörpern (wie Diuretin) führt zur gleichzeitigen Erweiterung der Coronargefäße (bei Angina pectoris) und der Nierengefäße, wodurch die Diurese verstärkt wird.

Äußerlich zum Klysma, 2 Eßlöffel des Infuses 1,5:200 auf 50 Wasser verdünnt; auch in Suppositorien (0,2 g auf 2,5 Butyr. Cacao). Empfehlenswerte fertige Präparate sind sogenannte Digitalisexkludzäpfchen und Digitalisdispertsuppositorien.

---

[1]) Wenn der Arzt die Verwendung von feingepulverten Blättern wünscht, verordnet er Fol. Dig. subt. pulv.; der Apotheker nimmt dann die Pulverisierung an dem groben Pulver der Flaschen oder der Ampullen — ohne Berechnung einer Sondervergütung — vor.

[2]) Die Haltbarkeit des Digitalisinfuses ist namentlich in der warmen Jahreszeit sehr begrenzt (Schimmelpilzwucherung). Als Konservierungsmittel, das den Geschmack nicht beeinträchtigt, empfiehlt sich ein Zusatz von 5% Weingeist oder von Salzsäure, nicht aber Soda oder Natriumbicarbonat. Der Zusatz anderer Arzneistoffe, namentlich von Gerbstoffen, die die Glucoside ausfällen, oder von Metallsalzen, die die Wirkung rasch vermindern, ist zu unterlassen.

Nebenwirkungen besonders Reizungen der Magen- und Darmschleimhaut (Übelkeit, Erbrechen und Durchfall) oft zu verhüten durch Verordnung in capsulis geloduratis oder von Fertigpräparaten s. u.; selten Kopfschmerz, Schwindel, Hautausschläge.

Zeichen der Vergiftung durch zu große Dosen oder Kumulation, die sofortiges Aussetzen verlangen, sind starke Verlangsamung oder exzessive Beschleunigung des Pulses, Delirien, Kollaps, Pupillenerweiterung. Mit Digitalis behandelte Kranke sind dauernd ärztlich zu überwachen.

629. Rp. Fol. Digitalis 0,1
Sacch. alb. 0,5.
F. pulv. D. t. dos. XII. S. 3mal tägl.
1 Pulver zu nehmen.

630. Rp. Foliorum Digitalis
Bulbi Scillae pulv. ana 2,0
Extr. Gentianae 1,2
Olei Juniperi 0,4.
M. f. ope Glycerini q. s. pil. Nr. XXX.
Consp. Lycop. D. S. 3—4stündl. 1 Pille.
(Bei Hydrops.)

631. Rp. Fol. Digital. 2,0.
Mass. pil. q. s. ut fiant pil. Nr. XX. D. S. 3mal tägl. 1 Pille zu nehmen.

632. Rp. Fol. Digital. 1,5
Ergotin. 2,5
Bulb. Scillae 3,0
Calomel. 0,5.
Mass. pil. q. s. ut f. pil. Nr. XX. Bei kardialem Hydrops. (Huchardsche Pillen.)

633. Rp. Infus. fol. Digital. 1,0/170,0
Liq. Kal. acet. ad 200,0.
D. S. 3mal tägl. 1 Eßl. zu nehmen.

634. Rp. Inf. foliorum Digitalis (0,75—1,0)
150,0
Spiritus 15,0.
M. D. S. 3stündl. 1 Eßlöffel voll.

635. Rp. Fol. Digitalis
Chinini hydrochlor. ana 1,0.
Mass. pil. q. s. ut f. pil. XX. D. S. tägl. 2—3 zu nehmen. (Bei Rhythmusstörungen des Herzens, Vorhofflimmern.)

636. Rp. Foliorum Digitalis 5,0
Bulbi Scillae 10,0
Baccae Juniperi cont. 15,0
Corticis Aurantii 2,5.
Cont. M. f. spec. D. S. Mit ½ l Wein 3 bis 4 Tage macerieren und auspressen, 3 bis 5mal täglich 1 Eßlöffel voll zu nehmen.

637. Rp. Foliorum Digitalis 0,05
Hydrargyri chlorati 0,2
Sacchari albi 0,3.
M. f. pulv. Dent. dos. Nr. X. S. 3mal tägl.
1 Pulver. (Bei kardialem Hydrops.)

638. Rp. Foliorum Digitalis 1,5
Theobromino-natrii salicyl. 5,0.
M. f. pulv. Div. in part. aeq. Nr. X. d. ad caps. amyl. D. S. 2—3mal täglich 1 Pulver.

639. Rp. Extr. Helenii 3,0
Radicis Ipecacuanhae pulv.
Foliorum Digitalis ana 0,6
Opii pulv. 0,36
Radicis Liquiritiae pulv. 1,8.
M. f. pil. Nr. XXX. D. S. 3mal tägl.
1 Pille. Pilulae bechicae Heimii.
F. M. B. (1,57 RM. o. G.) (Nicht empfehlenswert.)

640. Rp. Foliorum Digitalis
Bulbi Scillae pulv. ana 1,5
Extr. Hyoscyami 2,5.
M. f. pil. Nr. XXX. Consp. Lycop.
D. S. 2—3mal tägl. 1 Pille.

641. Rp. Foliorum Digitalis 3,0
Fiat. inf. colat. 150,0
Spiritus 20,0
Aq. Cinnamomi 30,0.
M. D. S. 2stündl. 1 Dessertlöffel. Infusum Digitalis. Am.

Bei Verordnung „Fol. Digit. ex ampulla" hat der Arzt die Sicherheit, daß die verwendeten Fol. Dig. aus einem bisher nicht eröffneten Gefäß stammen. Der Preis des Rezepts erhöht sich dadurch um 0,30 RM.

Acetum Digitalis. Germ. II. Fingerhutessig. Durch 8tägige Maceration von Fingerhutbl., Alk. ana 10, verd. Essigsäure 18, Wa. 72.

Innerlich wie Digitalistinktur, aber schwächer und unzuverlässiger wegen der Spaltung der Digitalisglucoside durch Essigsäure. Besser durch die Tinktur zu ersetzen.

Extractum Digitalis. Germ. II., Belg. (D. E.). **Extrait de Digitale.** Gall. **Fingerhutextrakt.** Dickes, braunes oder grünlichbraunes, bitteres, in Wa. trübe l. Extrakt durch Perkolation (Ergb. Maceration) mit verd. Alk. bereitet. **Größte Einzelgabe: 0,05** (Belg., Gall. und Internat. Vorschl.), dagegen Ergb. **0,2. Größte Tagesgabe: 0,15** (Belg. und Internat. Vorschl.), dagegen Gall. **0,2,** Ergb. **0,5.**

Innerlich zu 0,03—0,1 mehrmals täglich, in Pillen, Solutionen. In Deutschland nicht angewendet.

Extractum fluidum Digitalis. Dan. Fingerhutfluidextrakt. Mit verd. Alk. und Glyc. bereitet.

Größte Einzel- und Tagesgabe: 0,2, 1,0 (Dan.)

Innerlich zu 0,1—0,2.

Infusum Digitalis. Am., Belg. (D. I.). Nach folgender Vorschrift Am. zu bereiten: Feingepulverte Fol. Dig. 15,0 werden mit 700 ccm kochendem Wa. übergossen und gut bedeckt 1 Stunde macerieren gelassen. Das Filtrat wird mit 100 ccm Alkohol und 150 ccm Zimtwasser versetzt und durch Aufgießen von kaltem Wa. auf 1000 ccm gebracht. Von dem gut durchgemischten Produkt (100 ccm entsprechen 1,5 g F. D.) werden verabreicht als

Durchschnittl. Dosis: 6 ccm.

Belg. Übergießen der Blätter mit Aq. von 70°, Stehenlassen bei 70° während 30 Min. und Filtrieren nach dem Erkalten.

Liquor Digitalis ad injectionem. Nederl. Digisol ad injectionem. Fol. Digital (1) werden mit Wasser (8) unter wiederholtem Schütteln während 48 Stunden bei höchstens 15° maceriert, dann ausgepreßt und filtriert. Chloroformausschüttelung des Filtrats. Dann wird der wäßrige Teil auf dem Wasserbad bis fast zu trocken eingedampft, weiter mit Na_2SO_4 getrocknet. Der Trockenrückstand wird mit so viel des Chloroformextraktes ausgezogen, als das Volum des wäßrigen Teiles betrug, dann filtriert, das Filrat eingedampft bis trocken und mit Wasser aufgenommen. Zusatz von 0,8% Kochsalz zum fertigen Präparat. Sterilisation an drei aufeinanderfolgenden Tagen je 1 Stunde lang bei 70—80°. Schwach, grünlichgelbe Flüssigkeit, frisch nach Digitalisblättern riechend und sehr bitter schmeckend. Schäumt stark beim Schütteln. Wertbestimmung pharmakologisch an der Katze. (Die tödliche Dosis pro 1 kg Katze soll 2 ccm betragen.)

Größte Einzel- und Tagesgabe: 5,0 (Nederl.).

Liquor Digitalis ad usum internum. Nederl. **Digisol.** Wie das vorhergehende Präparat, aber mit 12% Spirituszusatz.

Größte Einzelgabe: 3,0. Größte Tagesgabe: 10,0 (Nederl.).

Pilulae hydragogae Heimii. Ergb. Heims harntreibende Pillen. Fol. Digital., Bulb. Scillae, Stib. sulfurat aurant., Gutti, Extr. Pimpinell. ana 2,5 auf 100 Pillen mit Gummischleim. Helv. läßt auf 100 Pillen nur je 2,0 der vorstehenden Arzneistoffe nehmen. — F. M. B. 1,20 RM.

Innerlich 3stündl. 1—2 Pillen. Ein altes, oft vorzüglich wirkendes Diureticum.

Sirupus Digitalis. Internat. Vorschl. **Digitalis Sirupus.** Belg. **Sirop de Digitale.** Gall. Sirup. simpl. mit 5% Tinct. Digit. (auch Internat. Vorschl.).

Tinctura Digitalis. Germ., Austr., Am., Belg., (D. T.), Brit., Dan., Helv., Jap., Nederl., Norv., Ross., Suec., Int. Vorschl. **Teinture de Digitale.** Gall. **Tintura di Digitale.** Ital. **Fingerhuttinktur.** Nach P. I. und Int. Vorschl. ist sie aus den getrockneten Digitalisblättern (P. I. durch Perkolation) mit 70proz. Alk. 1:10 zu bereiten. Germ. Dunkelgrün[1]), nach Fingerhutblättern riechend und bitter schmeckend, aus 1 T. aus den in der Apotheke vorrätigen Fingerhut-blättern und 10 T. abs. Alk. bereitet. Einer erneuten Prüfung dieser Tinct. Dig. im Froschversuch bedarf es nicht. Der Gehalt der Tinktur an abs. Alk. stört therapeutisch nicht. In braunen, gut verschlossenen Flaschen und vorsichtig aufzubewahren. Wird vom Arzt Tinctura Digitalis mit einem Zusatz (wie titrata oder normata) verordnet, so ist die „Tinctura Digitalis" des Arznei-buches abzugeben; in Deutschland darf seit dem 1. Januar 1928 Tinct. Dig. nur noch in Apotheken, und zwar für den eigenen Bedarf, aus den Beständen der Apotheke hergestellt werden. Am. läßt pharmakologisch am Frosch prüfen. Die Nederl. und die Suec., die die Tinct. Dig. mit verd. Alk. (Suec. 62 Gew.-%) aus titrierten Blättern herstellen lassen, schreiben ebensowenig wie die Germ. eine erneute pharmakologische Prüfung vor. Nur Ross. läßt entsprechend am Frosch prüfen (1,0 darf nicht weniger als 4 E. D. aufweisen). Spez. Gew. Nederl. 0,895—0,905, Suec. 0,90—0,91. Trockenrückstand wenigstens 2,4 (2,5)%. Die anderen Pharm. verfahren nach P. I. — 10,0 0,35 RM.

Therap. Dosen: 0,3—1 ccm (Brit.). Durchschn. Dosis: 1 ccm (Am.).

Größte Einzelgabe: 1,5 (ebenso Austr., Gall., Ital., Jap., Suec. und Internat. Vorschl.), dagegen Belg., Dan., Nederl. **2,0,** Helv., Norv., Ross. **1,0.**

Größte Tagesgabe: 5,0 (ebenso Austr., Gall., Helv., Ital., Jap. und Internat. Vorschl.), dagegen Belg. **6,0,** Dan., Nederl. **10,0,** Norv., Ross. **3,0.**

Innerlich zu 0,5—1,0 mehrmals täglich, 10—20 Tr. auch in Verbindung mit anderen, namentlich harntreibenden Mitteln.

Tinctura Digitalis aetherea. Germ. I., Dan., **Ätherische Fingerhut-tinktur.** 1:10 (Spir. aethereus) maceriert.

In Deutschland nicht mehr im Gebrauch. Würde zu ersetzen sein durch die Tinctura Digitalis, der kleine Mengen Äther zugesetzt sind (2,0 : 30,0).

642. Rp. Fol. Digitalis 5,0
    Bulb. Scill.
    Fruct. Junip. ana 7,5.
    Macera cum
    Vino Marsala 900,0
    Spiritu (60%) 100,0
    per X dies
    Colaturae adde
    Kalii acetici 50,0
    Filtra.
D. S. Mehrmals täglich 1 Eßlöffel. Vino di Digitale composto. Vino di Trousseau.

Vinum Digitalis compositum. Belg. **Vin de Digitale composé, Vin de Trousseau.** Gall. **Vino di Digitale composto.** Ital. Fol. Digital. (5), Bulb. Scillae (7,5), Fruct. Juniperi (7,5) werden mit Alk. (100) und Weißwein (900) maceriert und in der Kolatur Kalium aceticum (50) aufgelöst. Ähnlich mit ab-weichenden Mengenverhältnissen Vinum diureticum. Ergb. — Vinum diureti-cum Helv. und Vin de Scille composé Gall. sind dagegen Macerate von Scilla und anderen harntreibenden und bitteren Drogen, aber ohne Digitallis.

Innerlich mehrmals täglich 1 Eßlöffel voll als Diureticum.

Digitoxinum. Helv. **Digitoxinum crystallisatum.** Ergb. **Digitaline cristallisée,** **Digitoxine.** Gall. Digitoxin. $C_{34}H_{54}O_{11}$. Farblose Krystallnadeln oder weißes krystalli-

---

[1]) Im auffallenden (besonders im Sonnen-) Licht wegen des hohen Chlorophyllgehalts. purpurrot fluorescierend. — Die frühere Digitalistinktur war dunkelgrünbraun.

nisches Pulver von sehr bitterem Geschmack, fast unl. in Wa., leichtl. in Alk. und Chl. Auch in Tabletten (0,00025) im Handel. — 0,001 0,30 RM., 0,01 2,40 RM.

Größte Einzelgabe: 0,0003 (Gall., Helv.), dagegen Ergb. **0,002.**

Größte Tagesgabe: 0,001 (Gall., Helv.), dagegen Ergb. **0,004.**

Innerlich 3 mal tägl. 0,0005—0,0015! in Lösung als sicher und schnell wirkendes Cardiacum bei Herzklappenfehlern und Myokarditiden, sowie Diureticum bei Nephritis empfohlen und besonders in Frankreich viel angewendet. Bei uns nicht eingebürgert.

Subcutan wegen starker Schmerzhaftigkeit nicht anzuraten, dagegen kann es rectal in Form von Klysmen angewendet werden. Das bei letzterer Anwendung beobachtete Erbrechen und die Diarrhöen schwanden nach Einstellung der Medikation sofort. In einzelnen Fällen ist ausgesprochene kumulative Wirkung beobachtet worden.

643. Rp. Digitox. crystallis. 0,01
      Spiritus 4,6
      Glycerini 4,0
      Aq. dest. q. s. ad 10,0.
M. D. S. 50 Tr. = 1 mg Digitoxin. Soluté de Digitaline cristallisée au millième.   Gall.
Größte Einzel- und Tagesgabe **0,3, 1,0.**

644. Rp. Pulv. Digitalini crystall. dilut. 1,0
      Sacchari lactis 3,0
      Gummi arabici 1,0
      Mellis depurati q. s.
M. f. granula Nr. C. Granules de Digitaline cristallisée. 1 Stück = 1 mg Digitoxin.   Gall.

645. Rp. Digitalini crystallis. 0,1
      Sacchari lactis 9,65
      Carmini 0,25.
M. exactissime. D. S. Poudre de Digitaline cristallisée au centième.
                    Gall.
Größte Einzel- und Tagesgabe **0,03, 0,1.**

Digitalisfertigpräparate. Um die störenden Nebenwirkungen der Folia Digitalis, namentlich die Reizungen des Magendarmkanals durch Ausschaltung der Ballaststoffe zu beseitigen und die wirksamen Substanzen in möglichster Reinheit darzubieten, hat die chemische Industrie, zum Teil mit Unterstützung namhafter Pharmakologen, eine große Anzahl von Fertigpräparaten dargestellt, welche sich klinisch zum Teil als sehr wirksam erwiesen haben. Ein besonderer Vorzug dieser Präparate ist, daß sie, mit Umgehung des Magens, intramuskulär oder intravenös eingespritzt werden können; zudem sind sie tatsächlich oder nach Angabe der Hersteller von gleichbleibendem Wirkungswert. Die Auswahl unter den zahlreichen Präparaten unterliegt subjektivem Ermessen; über alle liegen mehr oder weniger günstige Berichte vor. Wünschenswert wäre eine amtliche Prüfung zur Feststellung des Wirkungswertes der einzelnen Präparate entsprechend der jetzigen amtlichen Prüfung der Folia Digitalis.

Digalenum (E. W.). Weißes, amorphes, in Wa. leicht l. Pulver, wahrscheinlich Gitalin + Digitalein; die Angabe „Digitoxinum solubile" erscheint unberechtigt. Im Handel nur in wässeriger Lösung mit 25% Glyc. 1 ccm enthält 0,3 mg, deren Wirkung der von 0,15 g Fol. Digitalis entsprechen soll. — 15 ccm mit Tropfstäbchen 3,35 RM. 6 Ampullen (1,1 ccm) 2,80 RM., 12 Stück 4,90 RM. 25 Tabl. (0,5 ccm entsprechend) 2,80 RM.

Innerlich zu 10—15—20 Tr. der Lösung bei allen Indikationen der Digitalistherapie von meist guter Wirkung und meist, doch keineswegs immer gut vertragen. Zur intramuskulären, auch zur intravenösen Injektion 1—2 ccm; die spezifische Wirkung auf die Herzleistung tritt in geeigneten Fällen 10—15 Minuten nach der Injektion ein. Auch in Suppositorien wirksam, sowie im Klysma.

Digifolin. Gereinigtes Digitalispräparat, die Aktivglykoside enthaltend, von guter Wirkung, gut vertragen. 1 ccm oder 1 Tablette = 0,1 g Fol. Digitalis. — 15 ccm 3,40 RM. 25 Tabl. 3,85 RM.

Wie Digipurat.

Digipuratum (E. W.). Nach nicht bekannt gegebenem Verfahren hergestellt, enthält die in einen Heißwasseraufguß übergehenden Aktivglykoside (verh. wenig Gitalin und verh. mehr Digitoxin) und soll frei von Digitonin sein. Mit Milchzucker auf einen bestimmten Wirkungswert im Froschversuch eingestellt. — 0,1 0,15 RM. 12 Tabl. (= 0,1 Fol. Dig.) 1,45 RM. Dig. liquidum zum Einnehmen und D.-Glycerinlösung (zum Einnehmen und Einspritzen) 10,0 1,50 RM. 3 Amp. (1,1 ccm) 1,20 RM. 6 Suppos. (0,1) 1,95 RM.

Innerlich in Form von Tabletten oder in Lösung (Digipuratum liquid.), von der je 1 Stück bzw. 1 ccm je 0,1 g Pulvis Fol. Digitalis entspricht. 3 Tabl. oder 3mal 15 Tr. tägl. Wird meist sehr gut vertragen und erzielt sehr gute Digitaliswirkung.

Zur intravenösen oder intramuskulären Injektion von je 1 ccm mehrmals täglich, zur schnellen Herzkräftigung. Auch in Suppositorien und Klysmen.

Digimorval, Tabletten mit je 0,05 Fol. Digitalis, 0,005 Morph. hydrochlor., 0,1 Menthol. valerian. Verdient wegen des festen Verhältnisses von Morphin und Digitalis keine Anwendung.

Diginorm. — 15 ccm 2,70 RM.

Wirksames Digitalispräparat, innerlich 25—30 Tr. oder 1 Tabl., außerdem zur intravenösen und intramuskulären Injektion, je 1 ccm.

Digipan. Nach Angabe des Herstellers auch Digitoxin enthaltend. 1 ccm (24 Tr.) = 0,15, 1 Tabl. = 0,075 Fol. Dig. titrata. — 3 Amp. 1,00 RM. 25 Tabl. 1,25 RM. In Tabletten oder zu intravenöser oder intramuskulärer Injektion.

Digital. Aus frischen titrierten Digitalisblättern bereitetes Dialysat (s. S. 11). — 15 ccm 2,00 RM.

Digitalysat (Bürger). Desgleichen. — 15 ccm 1,15 RM.

Beide Präparate sind wirksam und gut verträglich; 1 ccm entspricht etwa 0,12 g Fol. Digitalis.

Innerlich 15—20 Tr. mehrmals täglich.

1 ccm zur intravenösen oder intramuskulären Injektion.

Valeriana-Digitalysatum. Kombination mit Baldriandialysat. Überflüssige Mischung.

Digitalis-Dispert, nach dem Krause-Verfahren bei gelinder Temperatur getrocknetes Pulver. — 25 Tabl. 2,05 RM. 12 Suppos. 3,20 RM.

Wirksam und meist sehr gut vertragen. In Tabletten (tägl. 3—4mal 1 Stück) und in Suppositorien.

Digitalis-Exkludzäpfchen. Mit 0,075 Fol. Dig. titrat., nach Angabe des Herstellers zwecks leichterer Resorption durch besonderes Verfahren aufgeschlossen. O. P. 6 Suppos. 1,50 RM.

Digititrat, alkoholisches Extrakt aus Folia Digitalis. — 15 g 1,40 RM. 6 Amp. 1,70 RM.

Innerlich 5—25 Tr. oder zur intramuskulären oder intravenösen Injektion, je 1—2 ccm.

Digotin. Als Lösung von Digitoxin crystallis. bezeichnet, 1 ccm 0,1 g Fol. Dig. entsprechend. — 15 ccm 3,10 RM. 12 Tabl. (0,1) 1,75 RM.

Gitapurin. Wird als vorwiegend die Gitalin- und Digitaleinfraktionen enthaltendes, nur wenig Digitoxin führendes und von Digitonin freies Präparat bezeichnet. — 12 Tabl. 1,40 RM. 6 Amp. (1,1 ccm) und 6 Suppos., je 0,1 g Fol. Dig. entsprechend, je 1,75 RM.

Besonders zur intravenösen Injektion empfohlen.

Liquitalis, gereinigtes Digitalispräparat, 1 ccm = 0,15 Folia. — 15 ccm 1,85 RM.

Wirksam und gut verträglich.

Innerlich 20—30 Tr. mehrmals täglich, außerdem zur intramuskulären oder intravenösen Injektion.

Pandigal. Wird als Präparat bezeichnet, das die gesamten wirksamen Glykoside in nahezu reiner Form, frei von Saponinen und anderen Ballaststoffen enthält. Pharmakologisch eingestellt, 1 mg in 2 Tabl. oder in 1 ccm = 200 F. D. (= 0,1 Folia Digitalis). — 12 Tabl. 1,20 RM. 15 ccm 2,10 RM.

Wirksames Präparat, mit seltenen Nebenwirkungen. Nur zur oralen Anwendung. Auch zur Verordnung von Suppositorien geeignet (0,25:2,0).

Verodigen. Der Gitalinanteil der Fol. Dig. Weißes Pulver, in Wa. (600) l. Die wässerige Lösung darf nicht erwärmt werden. — 25 Tabl. (0,0008, entspr. 0,1 Fol. Dig. mit einem Wirkungswert von 100 Froschdosen, Straub) 3,20 RM.

Wirksames Präparat, besonders gut resorbiert, üble Nebenwirkungen sehr selten. Innerlich in Tabletten, mehrmals täglich.

Digistrophan und **Disotrin.** Mischungen von Digitalis mit Strophanthus siehe Strophanthin. Die Mischpräparate verdienen in keinem Fall empfohlen zu werden. Sollten in der klinischen Wirkung der Glykoside von Digitalis und Strophanthus Unterschiede bestehen — was sehr unwahrscheinlich ist —, so dürfte die gemeinsame Verordnung beider Substanzen nicht in einem für allemal feststehenden Verhältnis geschehen, sondern die Mengen wären je nach der Indikation des Einzelfalls zu variieren. Wirken aber Digitalis und Strophanthus gleichartig, so ist die Kombination überflüssig. Die klinische Beobachtung läßt keine Unterschiede der Mischpräparate vor einfachen Digitalissubstanzen erkennen.

Djambu (Djamboe).

Folia Djambu. Ergb. **Folia Psidii.** Nederl. Djambublätter. Die getrockneten Blätter der Myrtacee Psidium guajava L. (Indien, Südamerika), sie enthalten ätherisches Öl, Harz und etwa 9% Gerbstoff (Psiditannsäure). — 10,0 0,25 RM.

Innerlich im Infusum (5,0:100,0, 1—2stündl. 1 Teelöffel für Kinder, 1 Eßlöffel für Erwachsene), bei Diarrhöen, akuterGastroenteritis der Kinder und Erwachsenen; kaum mehr angewendet. Auch in Pulvern (0,5—1,0, 1—2stündl. 1 Pulver) oder als Fluidextrakt.

Extractum Djambu fluidum. Ergb. Extractum Djamboe fluidum. Djambufluidextrakt. Aus den Blättern durch Perkolation mit einem Gemisch von Alk., Wa. und Glyc. bereitet, 1 ccm = 1 g. — 10,0 0,60 RM.

Innerlich. Für Kinder 10—20 Tr. 2stündl. in etwas Wasser, Erwachsenen 20—30 bis 60 Tr. in etwas Wasser, Wein oder Weinbrand als Antidiarrhoicum empfohlen.

Drimys. Cortex Winteri. Écorce de Winter. Gall. Winterrinde.
Die Rinde der Magnoliacee Drimys Winteri Forst. var. granatensis (von Mexiko bis Feuerland, liefert den Magelhanischen Zimt). Terpentinähnlich riechend und scharf brennend schmeckend.

Innerlich ein Pulver (0,5—1,5 mehrmals täglich) und ein Aufguß (5,0—15,0:200,0). Gegen Skorbut vereinzelt angewendet.

Drosera. Herba Droserae. Rom. Von den Droseraceen Dros. rotundifolia L., Dros. intermedia Hayne und Drosera anglica Huds. Sonnentau.

Innerlich im Dekokt (10,0—20,0 : 100,0) bei Bronchitiden, Asthma und Lungenschwindsucht vereinzelt gebraucht, neuerdings auch als Stomachicum.

Duboisinum sulfuricum. Ergb. **Duboisinsulfat.** Das von der australischen Solanacee Duboisia myoporoides R. Br. gewonnene Duboisin ist ein inkonstantes Gemenge von Hyoscyamin, Scopolamin u. a. Alkaloiden. Je nach der Sorte der verarbeiteten Blätter ist Duboisinsulfat im wesentlichen identisch mit Hyoscyaminsulfat (s. S. 448) oder Scopolaminsulfat (s. S. 646). Gelblichweißes, hygroskopisches, krystallinisches Pulver in Wa. leichtl. — 0,01 0,25 RM., 0,1 2,20 RM.

Möglichst nicht überschreiten: 0,0015 pro dosi, 0,003 pro die! (Ergb.)

Innerlich zu 0,001—0,0015 gegen Schweiße der Phthisiker, aber weniger wirksam als Atropin. Besser durch letzteres und Scopolamin zu ersetzen.

Äußerlich zu Augentropfwasser, nicht zu empfehlen.

Dulcamara.

Stipites Dulcamarae. Germ. I., Ergb. **Caules Dulcamarae.** Austr. **Douce-amère.** Gall. **Bittersüßstengel.** Die 2—3jährigen im Frühling oder Herbst gesammelten und getrockneten Stengel der Solanacee Solanum Dulcamara L. Geschmack erst bitter, dann nachhaltig süß. Bestandteile: Das auch in den Kartoffeln vorkommende Solanin, Dulcarin und Dulcamarin. — 10,0 0,05 RM.

Innerlich zu 0,5—2,0 und darüber mehrmals täglich im Pulver, Infusum oder Dekokt (5,0—20,0 auf 100,0), als Species.. Bei Asthma und chronischen Katarrhen der Respirationsorgane im Volk verwendet. Die frühere Anwendung bei Hautkrankheiten (Psoriasis, Pityriasis) und bei Rheumatismus chronicus ist verlassen.

Extractum Dulcamarae. Germ. I, Austr. **Extrait de Douce-amère.** Gall. **Bittersüßextrakt.** Aus Bittersüßstengeln mit Wa. bereitetes (dünnes, Gall.; mit gleichen Teilen Gummi arab. getrocknetes, Austr.), braunrotes, in Wa. trübe l. Extrakt. — 1,0 0,10 RM.

Innerlich zu 0,5—1,5 mehrmals täglich, in Pillen oder Solutionen bei Erkrankungen der Respirationsorgane früher verwendet.

Draco. Resina Draconis. Germ. I, Ergb. Sanguis Draconis. Ostindisches Drachenblut. Das in fingerdicken Stangen in den Handel kommende rote Harz der Früchte von Daemonorops-Arten (Palme) oder (Hisp.) der Palme Calamus Draco Willdenow.

Äußerlich als färbender Zusatz zu Zahnpulvern.

Dulcin (E. W.). Germ. **Dulcin, p-Phenetylcarbamid.** Farbloses, glänzendes, luftbeständiges, krystallinisches, von Wa. schwer benetzbares Pulver. In Wa. (800), sied. Wa. (50), Alk. (25) l., die Lösung von 0,1 g in 300 ccm Wa. schmeckt noch deutlich süß. Schmp. 172—173°. Rein, insbesondere frei von p-Phenetidin und Di-p-phenetylcarbamid. 0,2 g

$$C_2H_5O\diagup C_6H_4 \diagdown N \diagup^H_{CONH_2}$$ Mol.-Gew. 180.

Harnstoff

Paraphenetolcarbamid

dürfen nach dem Verbrennen keinen wägbaren Rückstand hinterlassen. Vorsichtig aufzubewahren. — 0,1 0,05 RM.

Als Ersatz von Rohrzucker und Saccharin empfohlen und wegen seiner, wenn auch geringen Löslichkeit in verschiedenen fetten Ölen (1:237 Ol. Ricini) als Geschmackskorrigens für Ricinusöl, Lebertran angewendet.

Innerlich für Diabetiker und bei Fettleibigen als Ersatz des Zuckers (1 g Dulcin entspricht in seiner Süßkraft etwa 250 g Zucker)[1]. Geschmack

---

[1] Der Süßungsgrad der künstlichen Süßstoffe ist eine mit der Konzentration veränderliche Größe (Dulcin 1 : 70 — 1 : 350; Saccharin 1 : 200 — 1 : 700). Dulcin vermag den Süßungsgrad des Saccharins zu potenzieren (Th. Paul). Dulcinlösungen vertragen Erhitzen.

angenehmer süß als der des Saccharins. In den gebräuchlichen Mengen (0,3 bis höchstens 0,5 pro Tag) auch bei dauerndem Genuß unschädlich. Mengen bis zu 1 g ohne ärztliches Rezept erhältlich.

Echinacea.

Radix Echinaceae. Echinaceawurzel. Von der Composite Echinacea (Brauneria) angustifolia DC. Enthält eine scharf schmeckende Säure.

Innerlich als blutreinigendes Volksmittel. Macht Speichelfluß.

Extractum Echinaceae fluidum. Bei Hämorrhoiden, gemischt mit Extr. Hamamelidis.

Elaeosacchara s. Teil I, S. 12.

Elaterium.

Elaterium. Elaterium album s. anglicum. Durch Auspressen der Spring- oder Eselsgurke, Momordica Elaterium L. (Cucurbitacee), und Absetzenlassen des Saftes gewonnener und getrockneter Bodensatz. Grünliche oder grünlichgraue zerbrechliche Kuchen, 20—25% Elaterin enthaltend.

Innerlich als scharf wirkendes Drasticum und Diureticum. Verlassen.

Elaterinum. Am. Elaterin. Momordicin. $C_{20}H_{28}O_5$. Wirksamer Bestandteil des Elaterium. Kleine, farblose, luftbeständige Krystalle, stark bitter und scharf schmeckend, unl. in Wa., schwerl. in Ae. und Alk.

Durchschnittl. Dosis: 0,003 (Am.).

Innerlich 0,0015—0,005 2—3mal tägl. Als Drasticum und Diureticum. In Deutschland nicht mehr im Gebrauch.

Electuaria s. Teil I, S. 12.

Elemi.

Elemi. Germ. I., Ergb., Belg., Helv., Nederl. **Resina Elemi.** Austr. **Élémi.** Gall. Elemi. Manila-Elemi. Harzbalsam der Burseracee Canarium lugonicum A. Gray. Weiße, salbenartige weiche Masse von starkem Geruch und bitterlich-gewürzhaftem Geschmack, l. in Ae., Chl. usw. Bestandteile: Gegen 10% ätherisches Öl, zwei krystallinische Amyrine (Harzalkohole), Harzsäure und Harz. — 10,0 0,10 RM.

Äußerlich zu Salben und Pflastern.

Unguentum Elemi. Germ. I., Ergb., Helv., Nederl. Elemisalbe. Elemi, Terebinth. venet., Seb. ovile und Adeps suillus ana. — 10,0 0,15 RM. — Ähnlich Nederl. mit Cer. flav. statt Seb., sowie kleinen Gewichtsänderungen.

Äußerlich als Verbandsalbe bei eiternden Wunden.

Elixiere.
Allgemeines s. in Teil I, S. 12. Die einzelnen Elixiere sind jeweils bei den ihnen den Namen gebenden Drogen oder bei deren hauptsächlichstem Bestandteil abgehandelt.

Elix. amarum bei Gentiana, Elix. proprietatis Paracelsi bei Aloe.

Embelia.

Fructus Embeliae. Embelia. Brit. Die getrockneten Früchte der Myrtacee Embelia Ribes Burm. (Ostindien), neben reichlichem Fett Embeliasäure enthaltend.

Therapeut. Dosen: 4,0—16,0 (Brit.).

Innerlich 1,0—5,0 gepulvert des Morgens nüchtern mit etwas Milch als Taenifugum empfohlen, doch nicht bewährt.

Acidum embelicum. Embeliasäure. $C_{18}H_{28}O_4$. Orangefarbene, in Alk. und Ae. l. Krystalle. Schmp. 140°.

Innerlich als Pulver (1,0—5,0) nüchtern gegen Bandwürmer empfohlen.

Ammonium embelicum. Ammoniumembeliat. $C_{18}H_{26}O_4(NH_4)_2$. Ammoniumsalz des vorigen. Grauviolettes Pulver, l. in verdünntem Alk.

Innerlich als geschmackloses Taenifugum (0,3—0,5 bei Erwachsenen) empfohlen, hat sich ebenfalls nicht eingebürgert.

Emplastra, Allgemeines s. in Teil I, S. 12, soweit nicht bei einzelnen Stoffen, wie Plumbum, Salicylsäure usw. aufgeführt.

Emplastrum adhaesivum. Germ., Am., Austr., Belg., Dan., Helv., Norv., Suec. **Emplastrum adhaesivum extensum.** Ross. **Emplastrum Resinae.** Brit., Jap. **Empiastro adesivo.** Ital. Heftpflaster. Braungelbes, nach dem Erwärmen stark klebendes, aus Bleipflaster (100), gelbem Wachs, Dammar, Kolophonium (je 10) und Terpentin (1) gewonnenes Pflaster. — Die anderen Pharm. geben ähnliche Vorschriften, Brit. läßt 5% Sapo domestic., Belg. und Helv. Elemi zusetzen. — 10,0 0,20 RM.

Äußerlich als Heftpflaster.

Emplastrum adhaesivum anglicum. Germ. I., Jap. **Tela sericea adhaesiva.** Austr. **Sparadrap Ichthyocollae.** Belg. **Sericum adhaesivum.** Ross. **Tela adhaesiva.** Suec. **Sparadrap d'Ichthyocolle.** Gall. **Taffeta adesivo.** Ital. Englisches Pflaster. Nach Ergb. wird nach bestimmter Vorschrift aus Hausenblase und Seidentaffet ein Pflaster bereitet, dessen Rückseite mit einer Mischung aus gleichen Teilen Benzoetinktur und Weingeist bestrichen wird.

Emplastrum aromaticum. Germ. I., Ergb. Empl. stomachicum. Aromatisches Pflaster. Magenpflaster. Cer. flav. (35), Sebum ovil. (25), Terebinth., Resina Pini, Ol. Nucist. (ana 5), Oliban. (15), Benzoe (8), Ol. Menth. pip. und Caryophyll. (ana 1). — 10,0 0,25 RM.

Äußerlich bei Magenschmerzen auf Leinewand oder Leder gestrichen auf die Magengegend gelegt. Beliebtes Volksmittel.

Guttaplaste (E. W.). Medikamentöse Pflaster auf luftundurchlässigem Guttaperchamull. Mit Chrysarobin, Ichthyol, Quecksilber usw.

Pflaster an Stelle von Pinselungen, Salben. Zeichnen sich aus durch Tiefenwirkung und Sauberkeit und machen Verbände überflüssig.

Emulsiones s. Teil I, S. 14.

Eosin. Tetrabromfluorescein-Natrium. In Lösung fluorescierender gelblicher Farbstoff. Ungiftig. Vorübergehend zur Eosin-Lichtbehandlung des Carcinoms usw. verwendet.

Ephedra. Die Gnetacee Ephedra vulgaris wird in Asien gegen Durchfälle und Gicht als Herba uvae marinae und in Persien gegen Asthma seit langem angewendet. Herba Eph. conc. (Kuzmitsch-Kraut) gilt in Rußland als peristaltikfördernd und harntreibend.

Ephedrin. Ergb. Phenylmethylaminopropanol. Das salzsaure Salz eines Alkaloids aus der Gnetacee Ephedra vulgaris var. helvetica, im chemischen Aufbau dem Suprarenin (s. S. 694) ähnlich. Weiße, nadelförmige Krystalle, in Wa. und Alk. l. Auch in Lösungen beständig, sterilisierbar. —

$$\langle C_6H_3\rangle CH(OH)\cdot CH(CH_3)\cdot N\!\!\begin{array}{c}H\\ CH_3\end{array}\cdot HCl$$

20 Tabl. (0,05) oder 10 Amp. (0,05 in 1 ccm) 3,00 RM. — 10 Amp. (0,025 Eph.; 1,0 mg Scop.) 3,10 RM.

Innerlich zu 0,05 in Tabletten, 3—4 mal tägl., bei Bronchialasthma. Lindert den asthmatischen Anfall, ohne ihn meist zu unterdrücken, vermindert aber Zahl und Heftigkeit der Einzelfälle und scheint bei längerem Gebrauch die

Diathese sehr günstig zu beeinflussen. Nüchtern oder mehrere Stunden nach der Mahlzeit zu nehmen. Auch zur Hebung des herabgesetzten Blutdrucks bei Vasomotorenschwäche in Infektionskrankheiten, sowie bei Morphinentziehung mit Erfolg angewendet.

Äußerlich zur subcutanen Injektion zu 0,05 in 1 ccm, im Asthmaanfall, schwächer wirkend als Suprarenin; zur Belebung bei Kollaps in akuten Infektionskrankheiten. Zur Erregung des Atemzentrums in Narkose und Dämmerschlaf, zugleich mit Scopolamin (s. S. 646). Als Mydriaticum in 10proz. Lösung zur Augenuntersuchung, von kurzer, aber guter Wirkung, ohne Akkommodationsstörung. In 1 prom. Lösung als Augenwasser, mehrmals täglich 2—3 Tr. einzuträufeln. Zur stärkeren mydriatischen Wirksamkeit werden Ephetonin (10) mit Homatropin (1) (s. S. 218) gemischt.

Nebenwirkungen wie beim Suprarenin (Herzklopfen, Unruhe, Zittern, Kopfschmerzen), doch schwächer und seltener.

Ephetonin. Ergb. Das synthetisch dargestellte **Ephedrin hydrochloricum**, in Wa. (2) und Alk. (40) l. Die wässerige Lösung reagiert gegen Lackmus neutral. Schmp. 186—188°. — 20 Tabl. (0,05) oder 10 Amp. (0,05 in 1 ccm) 3,00 RM.

Seit 1927. Von gleichen Eigenschaften und Indikationen wie das vorige.

Equisetum. Herba Equiseti. Austr. S c h a c h t e l h a l m, Zinn- oder Tannenkraut. Das getrocknete Kraut der Equisetacee Equisetum arvense L. — 100,0 0,35 RM.

646. Rp. Herb. Equiseti 75
     Herba Polygoni 150
     Herba Galeopsidis 50,0.
M. D. S. 1 Eßlöffel auf ¹/₄ l Wasser, 3mal tägl. 1 Tasse voll.

I n n e r l i c h als Tee (1 Eßlöffel auf ¹/₄ l Wasser), Volksmittel bei Lungenkrankheiten, auch Tuberkulose. Im Pfarrer K n e i p p schen Wassersuchtstee.

Ergosterin, bestrahltes, siehe unter Vigantol, S. 732.

Eriodictyon.

Folia Eriodictyonis Ergb. **Eriodictyon.** Am. Eriodictyonblätter. Santakraut. Die getrockneten Laubblätter der Hydrophyllaceen Eriodictyon glutinosum Bentham, Er. tomentosum B., Er. angustifolium B.; nach Am. Er. californicum (Hooker et Arnott) Bentham et Torrey.

D u r c h s c h n i t t l. D o s i s: 1,0 (Am.).

Ä u ß e r l i c h gegen Asthma als Tabak geraucht oder als Rauch inhaliert.

Extractum Eriodictyi fluidum. Fluidextractum Eriodictyi. Am. Durch Perkolation mit verd. Alk. aus Fol. Eriodictyonis bereitet. 1,0 = 1 ccm.

I n n e r l i c h bei Asthma und Bronchitis als Expectorans und Stimulans. Verlassen.

D u r c h s c h n i t t l. D o s i s: 1 ccm (Am.).

Tinctura Eriodictyonis. Ergb. 1:5 (verd. Alk.) bereitet.

Soll den bitteren Geschmack von Arzneien nicht zur Geltung kommen lassen, wenn der Zungenrand kurz vor dem Einnehmen damit benetzt oder der Mund mit Weinbrand gespült wird, dem 20—30 Tr. der Tinktur zugesetzt sind.

Eruca. Semen Erucae. Ergb. **S. Sinapis albae.** Germ. IV., Helv., Belg. (S. a. Semen.) **Moutarde blanche.** Gall. Weißer Senf. Die reifen Samen der Crucifere Sinapis alba L. Sie enthalten ein Glucosid S i n a l b i n, das durch ein ebenfalls in den Samen enthaltenes Ferment bei Gegenwart von Wasser gespalten wird in Glucose, Sinapinbisulfat und Sinalbinsenföl (p-Oxybenzylsenföl OH · C_6H_4 · CH_2NCS). Letzteres wirkt weniger stark reizend als das Allylsenföl. — 100,0 0,30 RM.

Erythrolum (Erythritum) tetranitricum. Erythroltetranitrat (Tetranitrol). $C_4H_6(ONO_2)_4$. Farblose, explosible, in Wa. unl., in Alk. leichtl. Krystalle. Schmp. 62°. 25 Kompretten (0,005 oder 0,03) 1,05 und 1,50 RM.

647. Rp. Erythroli tetranitrici 0,3
  Extr. et pulv. Gentian. q s. ut f.
  pil. XXX.
S. 2—3 Stück tägl.

Innerlich in Pillen und in Tabletten (1—2) zu 0,03 und 0,05; auch in alkoholischer Lösung 0,15 : 10,0, davon 30—50 Tr. in einem Weinglas Wasser. Bei Angina pectoris, sowohl zum Coupieren der Anfälle als zur Prophylaxe, sowie zur Herabsetzung des pathologisch erhöhten Blutdrucks, von analoger, vielleicht etwas schwächerer Wirkung als Nitroglycerin. Nebenwirkungen: Kopfschmerzen, Gleichgewichtsstörungen.

Eucalyptus.

Folia Eucalypti. Ergb., Jap., Nederl. **Folium Eucalypti.** Helv. **Eucalypti folium.** Belg. **Eucalyptus.** Am. **Feuille d'Eucalyptus.** Gall. **Foglie d'Eucalipto.** Ital. Eucalyptusblätter. Die getrockneten Laubblätter der Myrtacee Eucalyptus globulus Labillardière, eines australischen, im Mittelmeergebiete kultivierten Baumes, von stark balsamischem Geruch und bitterlich-gewürzigem Geschmack. Bestandteile: Ätherisches Eucalyptusöl[1]), Harz und Gerbstoff. — 10,0 0,05 RM.

Durchschnittl. Dosis: 2,0 (Am.).

Innerlich zu 4,0—10,0—16,0 pro die in abgeteilten Dosen 1—3stündl. als Pulver, Infusum und Dekokt 2,0—15,0—30,0 ad 100,0, als Tinktur. In Deutschland nicht mehr angewendet.

Äußerlich nur noch als Rauchmittel (Blätter in Zigarettenform geraucht) bei Krankheiten der Respirationsorgane, namentlich Asthma, vereinzelt empfohlen.

Oleum Eucalypti. Germ., Am., Brit., Jap. **Essence d'Eucalyptus.** Gall. **Essenza di Eucalipto.** Ital. Eucalyptusöl. Das farblose oder gelbliche, bisweilen auch blaßgrünliche, optisch aktive $\left(\alpha_D^{20°} = +0,1°\text{ bis}+15°\right)$, campherähnlich riechende und eigentümlich, kühlend schmeckende ätherische Öl der Eucalyptusblätter (Globulusöl). Dichte 0,905—0,925. Bei der Destillation mindestens 50% zwischen 170 und 185° übergehend. 1 ccm E. in 3 ccm 70proz. Alk. klarl., Phellandren (aus anderen Eucalyptusarten), Terpentinöl und fette Öle, sowie Alk. (Verfälschung) nicht enthaltend. Besteht zum größeren Teil aus Eucalyptol und enthält mehrere Terpene (Rechts-Pinen, Camphen usw.). — 1,0 0,05 RM.

Therap. Dosen: 0,03—0,18 ccm (Brit.). Durchschn. Dosis: 0,5 ccm (Am.).

Innerlich und äußerlich wie Eucalyptol; gleich diesem auch in Form des Elaeosaccharum verwendbar.

Eucalyptolum. Germ., Belg., Helv., Norv., Suec. **Eucalyptol.** Am., Gall. **Eucaliptolo.** Ital. Eucalyptol, Zineol. $C_{10}H_{18}O$, Mol.-Gew. 154,1. Der durch fraktionierte Destillation gewonnene Hauptbestandteil der flüchtigen Öle von Eucalyptus- und Melaleuca-Arten (Myrtaceen). Farblose, optisch inaktive, campherähnlich riechende, eigentümlich, kühlend schmeckende und, angezündet, mit rußender Flamme verbrennende Flüssigkeit. In Wa. fast unl., klar l. in Ae., Chlorof., Terpentinöl sowie in 70proz. Alk. (2). Dichte 0,923 bis 0,926. Erstarrungsp. 0° bis +1°, Siedep. 175—177°. Rein, insbesondere frei von Terpentinöl (Verfälschung). Vor Licht geschützt aufzubewahren. — 10,0 0,30 RM.

---

[1]) Frische Blätter: 0,7—0,9%, getrocknete Blätter 3%.

Durchschn. Dosis: 0,3 ccm (Am.).

Innerlich zu 0,2—1,0—2,0 in Tropfen oder Kapseln bei Katarrhen und Entzündungen des Respirationstraktus, insbesondere putrider Bronchitis und Lungengangrän, Erkrankungen der Harnwege, Gonorrhöe.

Äußerlich zu intramuskulären Injektionen, in 10—20proz. öliger Lösung, bei putrider Bronchitis, Bronchiektasie und Lungengangrän; ferner zu Inhalationen tropfenweise bei Bronchitis putrida und Gangraena pulmonum, zu Verbänden und zur Desinfektion von Wunden, bei Geschwüren, auch als schmerzstillendes Mittel einige Tropfen auf Flanell oder in Liniment (1:5 Ol. Olivar. oder 1:1$^1/_2$ Glycerin, 3 Seife und 6$^1/_2$ Spiritus).

648. Rp. Eucalyptoli 2,0
    Menthol 1,0
    Paraffin. liq. steril. 8,0
    (oder Ol. Olivar. steril. 8,0).
M. D. S. Zur intramuskulären Injektion, täglich 1 ccm, im ganzen 10—30 ccm. (Bronchiektasie, Bronchitis putrida, Gangraena pulmonum.)
(Ähnliche Mischung ist unter dem Namen Supersan im Handel.)

649. Rp. Eucalyptoli
    Ol. Pin. Pumilion. ana 15,0.
    Ol. Lavandul. gutt. X.
M. D. S. 12 Tr. in heißem Wasser zum Einatmen. (Bronchitis, Lungengangrän.)

Extractum Eucalypti fluidum. Fluidextractum Eucalypti. Am. Durch Perkolation von Fol. Eucalypti mit verd. Alk. bereitet. 1,0 = 1 ccm. — 10,0 0,45 RM.

Durchschnittl. Dosis: 2 ccm (Am.).

Innerlich zu 1,5—3,0 als leichtes Antipyreticum, bei uns nicht angewendet.

Unguentum Eucalypti. Brit. Ol. Eucalypt. (10), Paraffin. solid. (40), Paraffin. liquid. (50).

Äußerlich als Verbandsalbe für eiternde Geschwüre.

Eucerin (E. W.) anhydricum. Salbengrundlage aus 95% Kohlenwasserstoffen (Paraffine) und 5% metacholesterinhaltigen wasserunl. Alkoholen tierischer Fette (Woll-, Blut- usw. Fett), hellgelbe bis gelblichweiße, indifferente, geruchfreie, haltbare, infolge des Metacholesteringehalts über 200% Wa., auch viel Glyc. und verd. Alk. aufnehmend, sehr geschmeidig und sehr gleitfähig, auf feuchter Schleimhaut haftend. Viscosität (50°) 5—6. **Eucerinum** ist die Salbengrundlage + 100% Wa. — Eucerin. 10,0 0,10 RM. Eucerin. anhydr. 0,10 RM.

Äußerlich (1907) für Salben mit flüssigen Arzneistoffen (Liqu. Al. acet., Hydrog. peroxyd. usw.), insbesondere für Kühlsalben und für Schleimhautsalben (Augen-, Nasen-, Vaginalsalben usw.).

650. Rp. Hydrarg. oxyd. flav. 0,005
    Eucerini ad 10,0.
M. D. S. Augensalbe.

651. Rp. Menthol.
    Phenol. ana 0,5
    Eucerin. ad 50,0.
M. D. S. Äußerlich. (Bei Pruritus vulv. et vag.)

652. Rp. Ungu. praecip. alb. 1,0
    Eucer. anhydr. ad 10,0.
M. D. S. (Bei Lidrandekzem.)

653. Rp. Liqu. Ammon. caust.
    Eucer. anhydr. ana 10,0.
M. D. S. Äußerlich. (Bei Mückenstichen.)

654. Rp. Eucerini 5,0
    Ol. citri gtts. II
    Tct. Alcann. gtts. III.
    Cer. flav. q. s.
(Lippenpomade.)

655. Rp. Sulf. praec. 3,0
    Aceti 4,0
    Bol. alb. 6,0
    Eucer. ad. 25,0.
M. D. S. Äußerlich. (Zur Aufquellung von Comedonen.)

Eudoxin. Tetrajodphenolphthalein-Wismut. Rötlichbraunes, geruch- und geschmackloses Pulver, unl. in Wa.

Innerlich zu 0,3—0,5 mehrmals täglich wie Bismut. subnitr. gegen Magen- und Darmerkrankungen.

Eumenol (E. W.). Ein aus der chinesischen Tang-Kui-Wurzel hergestelltes bräunlichgrünes, bitter aromatisch schmeckendes Extrakt; als Trockenextrakt in Form überzuckerter Tabletten. Stammpflanze und wirksame Bestandteile unbekannt. — 10,0 1,35 RM. O. P. 25,0 2,65. 50 Tabl. (0,3 trocknes Extr. entsprechend 0,6 flüssigem Eumenol) 2,90 RM.

Innerlich bei Amenorrhöe und dysmenorrhoischen Beschwerden.

Eupatorium.

Herba Eupatorii. Amerikanisches Wasserdostenkraut. Das getrocknete blühende Kraut der Composite Eupatorium perfoliatum L. (Nordamerika), enthält Gerbstoff und geringe Menge ätherisches Öl. Wird als Diureticum gebraucht und dient vorwiegend zur Bereitung des folgenden.

Extractum Eupatorii fluidum.
Früher in Am. offizinell und bei Skorbut, Ikterus, in größeren Gaben als Emeticum und Purgans gebraucht.
Eupatorium Rebaudianum ist eine Pflanze von außerordentlicher Süßkraft.

Euphorbium. Germ., Belg., Dan., Helv., Norv., Suec. **Gummi-Resina Euphorbium.** Austr. **Euphorbe.** Gall. **Euforbio.** Ital. Euphorbium. Aus dem an der Luft eingetrockneten Milchsaft der Euphorbiacee Euphorbia resinifera Berg bestehende mattgelbliche bis gelbbraune geruchlose oder schwach riechende, andauernd brennend scharf schmeckende Stücke. Höchstens 50% in siedendem Alk. unl. Anteile und höchstens 10% Asche enthaltend. Vorsichtig aufzubewahren. Verwendet im Apothekenlabor. zur Herstellung von Empl. Canthar. perpet. und andern Pflastern. (Der Staub greift die Schleimhäute stark an!) — 10,0 0,15 RM.

Äußerlich früher als Zusatz (5%) zu reizenden Salben und zum Offenhalten von künstlichen Geschwüren.

Evonymus.

Cortex Evonymi. Am. **Euonymi Cortex.** Brit. **Fusain noir pourpré.** Gall. Die Rinde der Celastracee Euonymus atropurpureus Jaquin (Nordamerika), Spindelbaum, Pfaffenhütchen, süßlich-fade, dann kratzend bitter schmeckend. Enthält neben Evonsäure und Mannit das zur Gruppe der Herzgifte gehörende krystallinische Glucosid Evonymotoxin.

Innerlich zu 0,02—0,25 pro dosi 2—3mal tägl. oder im Fluidextrakt 1—2 Teelöffel voll täglich oder auch im trockenen Extrakt als Extractum Evonymi. Früher als Cholagogum, mildes Laxans und Tonicum.

Extractum Euonymi. Brit. **Extrait de Fusain noir pourpré.** Gall. Evonymusextrakt, Evonymin. Hellbraunes, trockenes Extrakt, das durch Perkolation mit Alk. aus Cortex Evonymi bereitet und unter Calciumphosphat- (Brit.) oder Milchzuckerzusatz (Gall.) eingedampft ist.

Therapeut. Dosen: 0,06—0,12 g (Brit.).

Größte Einzel- und Tagesgabe: 0,1, 0,2 (Gall.).

Innerlich 0,1—0,4 in Pillen bei Konstipation und Leberleiden; nicht erprobt.

656. Rp. Extr. Evonymi 0,75
      Extr. Hyoscyami 1,5
      Pulv. Radicis Liquiritiae q. s.
ut f. pil. Nr. XXX. S. Morgens und abends
   1 Pille.

657. Rp. Extr. Evonymi
      Saponis medicati ana 1,5
      Spirit. aliquot gutt.
ut f. pil. Nr. XXX. S. Abends 1—2 Pillen.

Evonyminum purum. Das Glucosid aus der Rinde. Gelblich braunes Pulver von bitterem Geschmack. — 0,1 0,10 RM.

Innerlich, zu 0,1—0,4 als Drasticum wenig verwendet (Evonymin ist im Tierversuch ein Herzgift.)

Fabiana.

Summitates Fabianae. Ergb. **Herba F. Pichi.** Die getrockneten beblätterten Zweigspitzen und Zweigchen der Solanacee Fabiana imbricata Ruiz und Pavon (Chile), schwach würzig riechend und gewürzhaft bitter schmeckend. Enthalten ein ätherisches Öl, Chrysatropasäure usw.

Innerlich als Tee bei Erkrankungen der Blase als Volksmittel.

Extractum Fabianae imbricatae fluidum. Ergb. **Extr. Pichi fluid.** Pichi-Fluidextrakt. Auch Pichi durch Perkolation mit Alk. bereitet.

Innerlich teelöffelweise bei Nierenleiden. Harnblasensteinen, chron. Blasenkatarrh, früher auch bei Gonorrhöe gegeben.

Faex medicinalis. Germ. Fermentum (Saccharomyces) Cerevisiae. Medizinische Hefe. Hellbraune, eigenartig riechende und schmeckende, schwach sauer reagierende, ausgewaschene, entbitterte, untergärige, bei höchstens 40° getrocknete (ohne Schädigung des Vitamin B) und mittelfein gepulverte[1]) Bierhefe, die nicht widerlich oder faulig riechen oder schmecken und Stärke, Zucker und inaktivierte, d. h. nichtgärfähige Hefezellen nicht enthalten darf (qualitative Gärprobe vorgeschrieben). Zur Pillenbereitung darf nur eine 2 Stunden lang im Trockenschrank bei etwa 100° erhitzte, lebende Hefezellen (aktives Ferment) daher nicht mehr enthaltende medizinische Hefe verwendet werden. — 10,0 0,10 RM.

Innerlich ein haselnußgroßes Stück Preßhefe mit Wasser gemischt, auch in Pillen. Gegen Hautkrankheiten, besonders Furunculose, Acne, Pruritus, Urticaria. Auch gegen Obstipation empfohlen. Bei Diabetes als nutzlos erkannt.

Äußerlich zu Scheidenspülungen bei Fluor.

Zur medizinischen Verwendung dient auch die halbflüssige untergärige Bierhefe oder Weinhefe; ferner die Preß-, Backhefe, Faex compressa Helv. Trockene Hefepräp. des Handels sind ferner Biozyme, Furunculin (1 Dose 2,00 RM.), Levurinose (1 Dose 1,25 RM.), Xerase. Zymin (Acetondauerhefe) ist ein steriles, pulverförmiges Präparat, dessen Zellen durch Aceton und Äther abgetötet sind, wobei die Enzyme erhalten bleiben.

Cerolin (E. W.). Ein aus Hefe durch Extraktion mit Alkohol gewonnenes Gemisch von Neutralfetten. Halb- bis zähflüssige Masse von gelblicher oder bräunlicher Farbe und schwachem Hefegeruch. — O. P. 100 Pillen (0,1) 3,40 RM.

Innerlich 3mal tägl. 1—3 Pillen $^1/_2$ Stunde vor den Mahlzeiten. bei Furunculose und Acne.

Die Spezialpräparate des Handels haben keinen Vorzug vor der Faex medicinalis.

Extractum Faecis. Germ. Hefeextrakt. Nach genauer Vorschrift aus 20 T. frischer untergäriger, mehrmals mit Wa. geschlämmter, durchgeseihter und entbitterter, dann vom Wa. möglichst befreiter, mit Hilfe von Salzs. 12 Stunden lang der Selbstverdauung überlassener Bierhefe bereitetes dünnes Extrakt, das nach Zusatz von 25% seines Gewichtes zuvor 2 Stunden lang bei 100° im Trockenschrank erhitzter medizinischer Hefe zu einem Trockenextrakt eingedampft ist. Braunes, würzig schmeckendes, in ·Wa. trübe l.

---

[1]) Aus den Einzelindividuen von Saccharomyces cerevisiale Meyen bestehend, 8—10 μ im Durchmesser.

Trockenextrakt, das nicht schwarzbraun aussehen und nicht bitter oder brenzlich schmecken darf. — 10,0 0,20 RM.

Dient zur Bereitung von Pillen, z. B. der Arsenik- und der Blaudschen Pillen.

Fango. Der in den heißen Quellen von Battaglia in Italien sich absetzende Schlamm. Bestandteile: 50% Wasser, 8% organische Substanz, 42% Mineralbestandteile (neben Sand Carbonate, Sulfate, Phosphate, Chloride von Calcium, Magnesium, Tonerde, Eisen, Kalium und Natrium).

Äußerlich in Form von Packungen und Schlammbädern bei Rheumatismus chronic., gonorrhoischen und rheumatischen Gelenkerkrankungen, Arthritis deformans, Gicht, Neuralgien, Neuritiden und bei exsudativen Prozessen.

Farfara.

Folia Farfarae. Germ., Dan. **Folium Farfarae.** Norv., Ross., Suec. Huflattichblätter. Die getrockneten, fast geruch- und geschmacklosen Laubblätter der Composite Tussilago farfara L., enthalten Spuren von ätherischem Öl, Schleim, Bitterstoff und Gallussäure. — 100,0 0,50 RM. — Gall. hat statt der Blätter die getrockneten Blütenköpfchen (Capitule floral de) Tussilage. Enthalten in den Species pectorales (s. S. 671).

Innerlich auch in Mischungen als Tee bei Katarrhen der Atmungsorgane (Kneipps Hustentee, Thea helvetica, Thea hispanica).

Species pulmonariae. Form. Mag. Germ.: Fol. Farf., Herb. Galeops., Rad. Liquir. ana 20,0, Fol. Rubi fruct., Flor. Malv. silv., Carrageen ana 10,0, Fruct. Foenic 5,0, Fol. Menth. pip. 2,5, Herb. Thymi gall. 2,0, Herb. Polygal. 0,5. 3 Eßlöffel voll für 2 Tassen Aufguß.

Fel Tauri.

Früher als Cholagogum bei Leberkrankheiten viel angewendet, jetzt meist durch Gallensäureverbindungen ersetzt.

Fel Tauri. Ergb. **Fel Bovis.** Am. Frische Rindergalle. Die frisch der Gallenblase entnommene und durchgeseihte bräunlichgrüne oder dunkelgrüne, schleimige Flüssigkeit von eigentümlichem Geruch und sehr bitterem Geschmack. Enthält etwa 8—10% Trockensubstanz: Salze der Glykochol- und Taurocholsäure, Farbstoffe (Bilirubin), Cholesterin, Lecithin, Seifen, Harnstoff usw. Neigt sehr zur Fäulnis.

Fel Tauri depuratum siccum. Germ. I., Ergb. **Fel bovinum purificatum.** Brit. Trockene gereinigte Ochsengalle. Frische Ochsengalle und Weingeist ana sorgfältig gemischt, einige Zeit lang stehen gelassen, filtriert, der Weingeist abdestilliert, der Rückstand mit feuchter, durch Salzsäure gereinigter Tierkohle behandelt, die Flüssigkeit filtriert und zum trockenen Extrakt abgedampft. — Gelblich-weißes, hygroskopisches, zuerst süßlich, dann bitter schmeckendes Pulver; leicht in Wa. und Alk. l., wesentlich aus glykochol- und taurocholsauren Salzen bestehend. — 1,0 0,05 RM. — Brit. und Gall. festes Extrakt, Am. Trockenextrakt mit Hilfe von Stärkezusatz.

Therap. Dosen: 0,3—1,0 (Brit.).

Innerlich: Ersatzmittel des Fel Tauri.

Fel Tauri inspissatum. Germ. I., Ergb., Jap. Eingedickte Ochsengalle. Kolierte Galle wird zur Konsistenz eines dicken Extraktes eingedampft. Grünlich-braune Masse, in Wa. leichtl. — 1,0 0,05 RM.

Extractum Fellis Tauri. Extractum Fellis Bovis. Am. **Extrait de Bile de Bœuf.** Gall. Rindergallenextrakt. Ähnlich den vorigen Präparaten.

Durchschnittl. Dosis: 0,4 (Am.).

Ferrumpräparate.

Eisen gilt nach alter ärztlicher Überlieferung als Kräftigungsmittel in Zuständen von Schwäche, Erschöpfung und Blutarmut. Experimentell ist sichergestellt, daß Eisenpräparate bei künstlich blutarm gemachten Tieren zur Beschleunigung der Blutregeneration beitragen. Die klinische Beobachtung der früheren Zeit lehrte bestimmt, daß die Hämoglobinverarmung bei Chlorose durch alle Eisenverbindungen zur Norm zurückgeführt wurde, so daß das Eisen als Heilmittel der Chlorose erschien; der Mechanismus der Heilwirkung ist ungeklärt geblieben. Heute wissen wir, daß die Eisenverbindungen in allen anämischen Zuständen, augenscheinlich durch Knochenmarksreizung, eine Vermehrung der Erythrocytenzahl bewirken; hierbei scheinen die anorganischen Verbindungen besser zu wirken als die organischen, die Ferrisalze (Oxyde) weit geringer als die Ferrosalze (Oxydule); doch sind ganz sichere Urteile klinisch schwer zu gewinnen und die Ergebnisse der Tierexperimente sind in dieser Beziehung vieldeutig und widerspruchsvoll. Es scheint fast sicher, daß die Eisenpräparate bei Anämie und Schwächezuständen am besten in Verbindung mit Arsen wirken.

Nach den neueren Untersuchungen Starkensteins gilt:

1. Die echten Ferrosalze (zweiwertiges Fe) organischer und anorganischer Säuren zeigen allein den pharmakodynamischen Wirkungseffekt des Eisenkations (Ferr. carbon. saccharat., Pil. Ferr. carbon., Ferr. sulfuric. praec., Sir. Ferri jod., Ferr. lact. sowie Ferr. pulv. und Extr. reduct., aus denen sich im Magen Ferr. chlor. bildet).

2. Die komplexen Eisenverbindungen vom Typus des citronen-, apfel- und weinsauren Eisens sind gleichfalls stark pharmakodynamisch wirksam, aber infolge eines eisenhaltigen Anions (Ferr. citr. chin., Extr. Pomi ferr., Tinct. Ferr. pom.).

3. Die Ferrisalze (dreiwertiges Fe) bestehen wesentlich aus Ferrihydraten und haben sich durchweg als pharmakodynamisch unwirksam erwiesen (Ferr. oxyd. sacch., Ferr. hydrooxyd. dialys. liqu.).

4. Die organischen Eisenverbindungen vom Typus des Hämoglobins und der Eisencyanwasserstoffsäuren haben ebenfalls keine pharmakodynamischen Eisenwirkungen (keine offizinellen Zubereitungen).

Resorbiert werden die unter 1—3 genannten Stoffe und Zubereitungen; das resorbierte Eisen wird in Magen und Darm ausgeschieden. Enteral und parenteral machen die unter 1 und 2 genannten Stoffe und Zubereitungen im Tierversuch eine tödliche Vergiftung.

Neuerdings ist festgestellt (O. Warburg), daß Fe als Katalysator der Zellatmung wirkt; ob die Zellumsetzungen durch therapeutische Eisengaben gefördert werden, ist noch nicht geprüft. — Bei der Aufnahme in den Magen verursachen fast alle Eisenverbindungen zuweilen Beschwerden; die bessere Verträglichkeit scheint den organischen, unter diesen den kolloiden Verbindungen zuzukommen; doch spielt hier die individuelle Empfindlichkeit eine sehr große Rolle. Das Problem der parenteralen Eisenzufuhr ist noch nicht gelöst, es gibt noch keine Eisenverbindung, die zur schmerzlosen Injektion geeignet wäre.

Die wasserlöslichen Eisenverbindungen wirken adstringierend, in stärkerer Konzentration bei äußerer Anwendung blutstillend.

Eisenverbindungen, welche mit Schwermetallen unlösliche Verbindungen eingehen, wurden in früherer Zeit als Gegengifte verordnet.

Alljährlich werden neue Eisenverbindungen, insbesondere organischer komplizierter Natur, in den Handel gebracht; diese Bemühung muß als überflüssig und abwegig bezeichnet werden, da die im Arzneibuch vorhandenen alten Präparate, von denen die Blaudschen Pillen für die Abgabe frisch herzustellen sind, den Ansprüchen der internen Anwendung in jeder Weise genügen. Ob die Schwierigkeiten der Darstellung eines zur reizlosen Injektion geeigneten Eisenpräparates zu überwinden sein werden, bleibt vorläufig dahingestellt.

Ferrum pulveratum. Germ., Austr., Dan., Helv., Jap., Nederl., Norv., Suec. **Ferri pulvis.** Belg. **Fer (Limaille porphyrisée de).** Gall. **Ferro porfirizzato.** Ital. Limatura Ferri. Gepulvertes Eisen. Eisenpulver, Eisenfeile. Fe, At.-Gew. 55,84. Mindestgehalt 97,6% (Belg. 95%). Feines, schweres, etwas metallisch glänzendes, graues Pulver, das vom Magneten angezogen wird und sich in verd. Schwefels. oder Salzs. unter Wasserstoffentwicklung löst. Rein, insbesondere frei von Kupfer und Arsenverb., höchstens Spuren anderer fremder Schwermetalle und Schwefeleisen und höchstens 1% Kiesels. oder Kohlenstoff enthaltend. — 10,0 0,10 RM.

Innerlich zu 0,05—2,0 mehrmals täglich, in Pulvern mit aromatischen Zusätzen, Pillen (auch Pil. Ferri Blancard s. S. 380), Trochisci und zur Bereitung von Eisenwein. Erfüllt alle Indikationen der Eisentherapie, macht aber leicht Magenstörungen.

658. Rp. Ferri pulverati
Pulv. radicis Calami
Pulv. corticis Cinnamom. 5,0.
M. f. pulv. Div. in part. aeq. Nr. XV.
S. 3mal tägl. 1 Pulver.

659. Rp. Ferri pulverati 4,0
Pulv. corticis Cinnamomi 2,0
Extr. Cardui benedicti q. s.
ut f. pil. Nr. LX. Consp. Cinnam. D. S.
3mal tägl. 3—4 Stück.

Ferrum reductum. Germ., Am., Austr., Belg., Dan., Helv., Jap., Nederl., Suec., Ross. **Ferrum redactum.** Brit. **Fer réduit par l'Hydrogène.** Gall. Ferrum Hydrogenio reductum. Reduziertes Eisen. Fe. (Belg., Brit. 80%, Nederl. 87,5%, Suec. 89%, Ross 89,8%.) Gesamteisengehalt mindestens 96,5%, davon mindestens 90% metallisches Eisen. Feines, schweres, glanzloses, grauschwarzes Pulver, sich in verd. Schwefels. oder Salzs. unter Wasserstoffentwicklung lösend. Rein, insbesondere frei von Kupfer und Arsenverb., höchstens Spuren anderer fremder Schwermetalle und höchstens 1% Kiesels. oder Kohlenstoff enthaltend. — 10,0 0,15 RM.

Therapeut. Dosen: 0,06—0,3 (Brit.).

Innerlich 0,05—0,2 mehrmals täglich in Pulvern, Pillen als wirksamstes Fe-Präparat.

660. Rp. Ferri reducti 3,0
Rad. Gentian. pulver. 0,6
Extr. Gentian. 1,8
M. f. pil. Nr. XXX. D. S. Tägl. 3mal
2 Pillen. (Pil. Ferri reducti F. M. B.,
0,78 RM. o. G.)

661. Rp. Ferr. reducti 3,0
Chinin. sulfur. 0,9
Rad. Gentian. pulv. 0,3
Extr. Gentian. 1,5.
M. f. pil. Nr. XXX. D. S. 3mal tägl.
2 Pillen. (Pilulae Chinini cum Ferro
F. M. B., 1,05 RM. o. G.)

662. Rp. Ferr. reducti 3,0
Acid. arsenicos. 0,05
Piperis nigr. pulv.
Rad. Liquir. pulv. ana 1,5
Mucil. Gummi arab. q. s.
M. f. pil. Nr. L. D. S. tägl. 2mal 2 Pillen
während des Essens. Nach 8 Tagen
3tägige Pause. (Pil. ferr. arsenicos.
F. M. G.)

Eisen-Elarson. Tabletten mit je 0,5 mg As und 0,03 g Ferr. reduct. — 60 Tabl. 1,90 RM., s. unter Arsen S. 185.

Ferrum arsenicicum. Fer (Arséniate de). Gall. Ferroarseniat. Arsensaures Eisenoxydul. Grünliches, amorphes, geschmackloses, in Wa. unl. Pulver, etwa 33,6% Fe und 30% As enthaltend.

Größte Einzel- und Tagesgabe: Gall. 0,05, 0,15.

Innerlich zu 0,01—0,05 1—2mal tägl., besonders bei Psoriasis und akuten Hautkrankheiten empfohlen.

Protoferrol (E. W.). **Ferrum colloidale.** Auf chemischem Wege hergestelltes kolloides Eisen. Rotbraunes Pulver mit etwa 11% Fe und rund 89% Eiweißderivaten als Schutzkolloid. In Wa. mit feinster Dispersion l. — 150 Tabl. (0,01 Fe) 2,55 RM.

Innerlich als sogenannte Eisentabletten, 3mal tägl. 2—5 Stück.

Elektroferrol. Elektrokolloide Eisenlösung mit 0,05% feinst verteiltem Fe und einem Schutzkolloid, stabilisiert und mit 0,4% Kresol versetzt. Braun, in durchfallendem Licht rotbraun. — 10 Amp. (1 ccm) 3,95 RM.

Zur intravenösen Injektion 0,25 steigend bis 2 ccm (2mal wöchentlich) bei den Indikationen der Eisentherapie (möglichst langsam injizieren!). Nicht bewährt, da der Eisengehalt zu gering ist. Intramuskuläre Injektionen größerer Dosen wegen leicht eintretender Reizerscheinungen zu vermeiden.

Liquor Ferri subacetici. Germ. III., Ergb. **Ferrum aceticum solutum.** Helv. Basisch-Ferriacetatlösung. (Eisenacetatlösung. Essigsaure Eisenoxydlösung.) Klar, rotbraun, nach Essigs. riechend, beim Erhitzen sich trübend. Spez. Gew. 1,087—1,097. Enthält etwa 5% Fe in Form von basischem Ferriacetat $(CH_3COO)_2Fe(OH)$. — 10,0 0,10 RM.

Innerlich zu 0,5—1,0 (10—20 Tr.) in wäss. oder alkoh. Lösung, zweckmäßiger die Tinctura Ferri acetici aetherea zu geben.

Äußerlich als Hæmostaticum, zu adstringierenden Umschlägen und Injektionen.

Cave: Alkalien und Erden (sogar deren essigsaure Salze), gerbstoffhaltige Aufgüsse und Tinkturen.

Tinctura Ferri acetici aetherea. Germ. III., Ergb., Helv. **Tinctura Acetatis ferrici aetherea.** Nederl. Ätherische Eisenacetattinktur. Dunkelbraunrot, nach Essigäther riechend, säuerlich, zusammenziehend schmeckend. Liq. Ferri subacet. (8), Spir. (1), Aether. acet. (1) zusammengemischt. Eisengehalt: Helv. 4, Nederl. 3,7—4,0%. — 10,0 0,10 RM.

Innerlich zu 1,0—3,0 (20—60 Tr.) mehrmals täglich; am besten rein oder mit einfachem Sirup.

Tinctura Ferri acetici Rademacheri. Ergb. Rademachersche Eisenacetattinktur. Durch Umsetzen von Ferrosulfat (23) mit Bleiacetat (24) in essigsaurer Lösung [Wasser (48), Essig (96) und Spirit. (80)] nach bestimmter Vorschrift unter Oxydation durch die Luft erhalten (durch den vorgeschriebenen Überschuß von Ferrosulfat ist alles Pb als Sulfat ausgefällt). Dunkelrotbraun, von weinartigem, fruchtätherähnlichem Geruch und zusammenziehendem Geschmack, Ferriacetat enthaltend. — 10,0 0,10 RM.

Innerlich zu 30—60 Tr. (in Wasser) mehrmals täglich.

Ferrum albuminatum. Ergb. Eisenalbuminat. Ockerfarbiges, geruch- und geschmackloses in Wa. unl. Pulver mit 13—14% Fe. — 1,0 0,10 RM.

Innerlich zu 0,3—0,5.

Liquor Ferri albuminati. Germ., Dan., Norv., Ross. **Ferrum albuminatum solutum.** Helv. **Solutio Ferri albuminata.** Nederl. **Liquor Oxidi ferrici albuminati.** Suec. Eisenalbuminatlösung. Gehalt etwa 0,4% (Nederl. 0,175%) Fe. Rotbraun, fast klar, im auffallenden Lichte wenig trüb, schwach alkal. reagierend, schwach nach Zimt riechend und schmeckend, kaum Eisengeschmack besitzend.

Nach bestimmter Vorschrift bereitet: Frisches Eiereiweiß (220) wird mit 50° warmem Wasser (2000) gemischt, das Gemisch durchgeseiht und unter Umrühren in dünnem Strahle einer mit Wasser (2000) verdünnten, auf etwa 50° erwärmten dialysierten Eisenoxychloridlösung (120) zugesetzt. Der entstandene Niederschlag, dessen Ausfällung, wenn erforderlich, durch Zusatz einer Lösung von Natriumchlorid (2) in Wasser (50) beschleunigt wird, wird nach dem Absetzen und Abgießen der überstehenden Flüssigkeit durch wiederholtes Übergießen mit Wasser und Absetzenlassen rasch ausgewaschen, der Niederschlag auf einem Seihtuch gesammelt und nach dem Abtropfen in verdünnter Natronlauge (3) gelöst und

Rp. 663—664 (Ferrum) Liquor Ferri albuminati — Pilulae Ferri carbonici Blaudii

mit Wasser (250) versetzt. Je 150 T. dieser Flüssigkeit werden mit aromatischer Tinktur (2), Zimtwasser (100) und Alk. (150) versetzt.

Dichte 0,982—0,992. Rein, insbesondere frei von Eiweiß und Salzs. 32 Tr. = 1 g. — 100,0 0,55 RM. — Liquor Ferri albuminati Drees, dessen Bereitungsweise unter Verwendung von Eiweiß und einer Eisenlösung nicht bekannt ist, ist stark opalescierend trüb rotbraun und entspricht im wesentlichen dem obigen Präparat (Fe-Gehalt 0,3%), soll aber weniger alkalisch und haltbarer sein. — 100,0 0,65 RM.

Innerlich, eins der mildesten Eisenpräparate, 5,0—10,0—15,0 oder in Wasser, Weißwein, 3mal tägl. vor den Mahlzeiten.

Ferrum carbonicum cum Saccharo. Germ. **Ferrum carbonicum saccharatum.** Belg., Helv., Jap., Ross. **Ferri Carbonas saccharatus.** Am. Brit. **Hydratocarbonas ferrosus saccharatus.** Norv. Zuckerhaltiges Ferrocarbonat., Ferrum carbonicum saccharatum. Gehalt 9,5—10% (Brit. 16%) Fe. Grünlichgraues, mittelfeines, süß und schwach nach Eisen schmeckendes, aus Ferrosulfat (10), Natriumbicarbonat (7), Milchzucker (2) sowie Zucker und Wa. (nach Bedarf) bereitetes Pulver, Spuren Schwefels. enthaltend. In gut verschlossenen Gefäßen aufzubewahren. Ferrocarbonat oxydiert sich an der Luft leicht und gibt Kohlensäure ab, so daß Eisenhydroxyd entsteht; der Zuckerzusatz macht das Präparat haltbarer. Enthält stets kleine Mengen des Hydroxyds. — 100,0 0,55 RM.

Therap. Dosen: 0,6—2,0 (Brit.). Durchschn. Dosis: 0,25 (Am.).

Innerlich zu 0,2—0,6 mehrmals täglich in Pulvern oder Pillen.

663. Rp. 1. Ferri carbonici cum Saccharo
    Natrii bicarbonici ana 5,0
    Div. in part. aequal. Nr. VIII
  2. Acidi tartarici 5,0
    Elaeosacchari Citri 2,5.
    Div. in part. aequal. Nr. VIII
Ein Pulver Nr. 1 wird in Wasser aufgelöst, ein Pulver Nr. 2 zugesetzt und während des Aufbrausens ausgetrunken. Pulvis aërophorus martiatus Frankii.

664. Rp. Ferri carbonici cum Sacch. 10,0
    Gummi arabici 1,25
    Glycerini gutt. Nr. VIII
    Aq. dest. q. s.
M. f. pil. Nr. C. Pilulae Valleti (1 Pille = 0,02 Eisen). Helv.

Pilulae Ferri carbonici Blaudii. Germ. **Pilul. Ferr. carbon.** Austr., Belg. (F.c.p.) **Pilulae ferratae Blaudii.** Helv., Suec. **Pilulae Blaudii.** Dan., Nederl., Norv. **Pilulae ferri carbonatis.** Am. **Pilulae ferri.** Brit. **Pilules de Carbonate de Fer composées.** Gall. **Pillole di Blaud.** Ital. Blaudsche Pillen[1]). Eisencarbonatpillen. Jede Pille enthält etwa 0,028 g Fe. Aus 9 g getrocknetem Ferrosulfat, 7 g Kaliumcarbonat, 3 g Zucker, 0,7 g gebrannter Magnesia, 1,3 g Hefeextrakt und 4 g Glycerin werden 100 Pillen hergestellt. Zur Abgabe frisch zu bereiten[2]). Diese beliebte und in den verschiedenen Pharm. vielfach modifizierte Pillenform ist durchweg eine Komposition von Ferrosulfat und Alkalicarbonat, wobei zunächst Ferrocarbonat, später allmählich Ferrihydrat entsteht. Der Eisengehalt der Blaudschen Pillen der übrigen Pharm., deren Vorschriften

---

[1] Blaud, Arzt in Beaucaire (Frankreich), 1774—1858.
[2] Nach dem Kommentar wird dieser Forderung aus den Kreisen der praktischen Apotheker lebhaft widersprochen. Vom ärztlichen Standpunkt muß unbedingt gefordert werden, daß diese Arzneibuchvorschrift innegehalten wird (s. S. 27), durch die weichbleibende, gut zerfallende, sich wenig zersetzende Pillen gewährleistet werden.

in bezug auf Mengenverhältnisse und Konstituentien abweichen, ist, soweit angegeben, folgender: Austr. (0,01), Dan. (Pilul. majores 0,03, P. minores 0,01), Gall. (0,03), Helv. (0,02), Ital. (0,03), Nederl. u. Norv. (0,025), Suec. (0,02). — 100 St. 1,45 RM.

Therap. Dosen: 0,3—1,0 (Brit.). Durchschn. Dosis: 2 Pillen (Am.).

Innerlich zu 3—6 Pillen tägl., sehr wirksames Präparat, wenn frisch bereitet; meist gut vertragen.

Pilulae Ferri carbonici Valleti. Pilules de Carbonate ferreux selon la Formule de Vallet. Gall. Pillole di carbonato ferroso, Pillole di Vallet. Ital. Valletsche Pillen. Der in Zuckerwasser aus 10 T. Ferr. sulf. crist. mit 12 T. Natr. carb. hergestellte Niederschlag wird nach dem Auswaschen und Auspressen mit 3 T. Honig und 3 T. Milchzucker zur Extraktkonsistenz eingedampft. 8 T. mit 1 T. Süßholzpulver werden zu 0,25 schweren Pillen verarbeitet. Jede Pille enthält annähernd 0,03 Fe. — Die Pilulae Ferri carbonici Helv. s. unter F. carb. c. Sacch. (S. 377).

Innerlich 1—5 Pillen mehrmals täglich.

Liquor Ferri chlorati. Germ. I., Ergb. Eisenchlorürlösung. Grün. klar. Spez. Gew. 1,226—1,230; enthält 10% Fe. — 10,0 0,05 RM.

Innerlich zu 0,3—1,25 (5—25 Tr.) 3—4mal tägl., in wässeriger oder alkoholischer Lösung.

Äußerlich zu Bädern (60,0—120,0 pro balneo).

Tinctura Ferri chlorati. Germ. I., Ergb. Eisenchlorürtinktur. Ferr. chlorat. rec. parat. (25), Spir. dilut. (225). Acid. hydrochlor. (1), filtriert. Klar, gelblichgrün. 54 Tr. = 1 g. — 10,0 0,15 RM.

Innerlich zu 0,5—1,5 (10—30 Tr.) mehrmals täglich. Überflüssig.

Ferrum citricum ammoniatum. Helv. **Ferri et Ammonii Citras, Ferrum citricum ammoniatum fuscum.** Germ. I., Ergb. Am., Brit. **Citras ferricus cum citrate ammonico.** Nederl. **Ferri-ammonicum citricum.** Jap. **Citras ferrico-ammonicus.** Norv. **Citrate de Fer ammoniacal.** Gall. **Citrato di Ferro ammoniacale.** Ital. Braunes Ferri-Ammoniumcitrat. Rotbraune, glänzende, hygroskopische, dünne Blättchen, süßlich-salzig, dann eisenartig schmeckend, leichtl. in Wa. und Alk. Gehalt an metallischem Eisen: 13,4—14,5% (Am. 16—18, Gall., Am., Nederl. 18, Helv. 16,2—16,7). — 10,0 0,05 RM.

Therap. Dosen: 0,3—0,6 (Brit.). Durchschnittl. Dosis: 0,25 (Am.).

Innerlich zu 0,1—1,0 in Pulvern, Pillen, Trochiscen oder Solutionen. Mildes Eisenmittel.

665. Rp. Ferri citrici ammoniati 0,3
    Chinini sulfurici 0,06
    Acidi citrici 0,6
    Aq. dest. 30,0.
M. D. S. Mit 0,6 Natriumbicarbonat zu nehmen. Mixtura Ferri et Chinini effervescens.

666. Rp. Ferri citrici ammoniati 10,0
    Tinct. Strychni 5,0
    Tinct. Corticis Aurantii 35,0
    Sir. simpl. q. s. ad 400,0.
M. D. S. Tonischer Eisensirup; täglich 2 Eßlöffel voll.

Ferrum citricum ammoniatum viride. Ergb. Grünes Ferri-Ammoniumcitrat. Frisch gefälltes Eisenhydroxyd wird in einem Überschuß von Citronensäure gelöst und mit Ammoniak übersättigt. Dünne, durchscheinende Blättchen von grüner Farbe und salzigem Geschmack. Leichtl. in Wa. Mindestgehalt 12,85% Fe.

Ferrum citricum effervescens. Erg. Eisenbrausepulver. Bereitet aus Ferrinatriumpyrophosphat (20), Citronensäure (35), Natriumbicarbonat (45), Zucker (100). Alk. absol. nach Bedarf. Weiße, angenehm säuerlich schmeckende Körner, die sich in Wa. unter Kohlensäureentwicklung lösen. — 10,0 0,20 RM.

Innerlich teelöffelweise in Zuckerwasser. Angenehm zu nehmen.

Ferrum citricum oxydatum. Germ. IV., Ergb., Jap. **Ferrum citricum.** Belg. Ferricitrat. Citronensaures Eisenoxyd. Dünne, durchscheinende, rubinrote Blättchen von schwachem Eisengeschmack, langsam, aber vollständig in Wa. l., mehr in Alk. und Ae. Enthält 19—20% Fe (Belg. 18%). — 1,0 0,05 RM.

Innerlich zu 0,1—0,6 in Pulvern, Pillen, Pastillen und Sirup.

667. Rp. Ferri citrici oxydati 5,0
Tinct. Aurantii corticis 20,0
Vini Xerensis ad 200,0.
M. D. S. Tägl. 3 mal 1 Eßlöffel voll zu nehmen. (Als Roborans bei Rekonvaleszenz.)

668. Rp. Ferri citrici oxydati 5,0
Extr. Gentianae 3,0
Radicis Gentianae pulv. 1,0.
M. f. pil. Nr. L. D. S. 3 mal tägl. 2 Pillen mit oder nach dem Essen. Pilulae Ferri citrici. F. M. G.

Vinum ferratum. Ergb. Stahlwein. 5 T. Ferr. citric. ammoniat. in 1000 Vin. Xerense gelöst. Klar, gelblichbraun. — 100,0 0,75 RM. — **Vinum Ferri citratis.** Brit. 18,0 Ferr. citric. Ammon. in 1000 ccm Vin. Aurant. gelöst. Vinum ferratum. Nederl. 7,5 Ferr. pyrophosp. mit Ammoniumcitrat, 15 Wa. und 77,5 Vinum. Soll mindestens 1% Fe enthalten.

Therap. Dosen: 4—16 ccm (Brit.).

Innerlich zu 1 Teelöffel bis 1 Weinglas 2 mal tägl. bei Chlorose.

Ferrum glycerinophosphoricum. Ergb. Ferriglycerophosphat. Gelbliche, in Wa. und verd. Alk. l. Lamellen. — 1,0 0,10 RM.

669. Rp. Ferri glycerinophosphorici 1,5
(—3,0)
Radicis Rhei pulv. 1,5 (—3,0)
Extr. Chinae aquosi 3,0 (—4,5)
M. f. pil. Nr. LX. Consp. Cinnamom.
D. S. 4—6 Pillen tägl. bei den Mahlzeiten.

Innerlich: 0,1—0,3 in Pulvern oder Pillen, ohne besondere Vorzüge.

Ferrum hypophosphorosum. Hypophosphis ferricus. Norv. Ferrihypophosphit $Fe(PO_2H_2)_3$. Weißes oder grauweißes, luftbeständiges, geruch- und nahezu geschmackloses Pulver, unl. in Wa. — 1,00,10 RM.

Innerlich in Pulvern (0,05—0,3) als Tonicum in der Kinderpraxis.

Sirupus Ferri hypophosphorosi. Ergb. Ferrohypophosphitsirup. Grünlich, säuerlich schmeckend, bereitet aus Ferrosulfat (3), Wasser (4,5), Phosphorsäure (3), Calciumhypophosphit (2,5). Auf 1 T. Filtrat 8 T. Sirup.

Innerlich eßlöffelweise, beliebt in der Kinderpraxis.

Jodeisen-Verbindungen, angezeigt bei Schwäche und Anämie solcher Patienten, die jodbedürftig sind, also bei Luetischen, bei exsudativer Diathese, Drüsenerkrankungen, insbesondere in der Kinderpraxis.

Ferrum jodatum saccharatum. Germ. I., Ergb., Jap. Zuckerhaltiges Eisenjodür. Gelblich-weißes, süßlich und eisenartig schmeckendes, in 7 T. Wa. l. Pulver. Gehalt 20% Eisenjodür (FeJ_2). — 1,0 0,10 RM.

Innerlich zu 0,25—1,5 in Pulvern, Pillen, Pastillen, Lösungen.

670. Rp. Ferri jodati saccharati 0,5.
D. tal. dos. Nr. XV ad chart. cerat. S.
3 mal tägl. 1 Pulver zu nehmen.

671. Rp. Ferri jodati saccharati
Sacchari Lactis ana 5,0
Glycerini q. s.
ut f. pil. Nr. C. Consp. Pulv. Rad. Liquir.
D. S. 3 mal tägl. 5 Pillen zu nehmen.

Liquor Ferri jodati. Germ. V. **Ferrum jodatum solutum** Belg., Helv. Eisenjodürlösung. Grünliche, bei Bedarf jedesmal frisch zu bereitende Flüssigkeit, die 50% Eisenjodür (FeJ_2) enthält. 19 Tr. = 1 g.

Innerlich 5—15 Tr., in Wasser verdünnt, mehrmals täglich leicht resorbierbar. Zweckmäßiger Sirupus Ferri jodati, der haltbarer ist.

Pilulae Ferri jodati. Belg. (F. j. p.), Helv. **Pilulae Jodeti ferrosi.** Dan., Nederl., Norv. **Pilulae ferrosi jodidi.** Suec. **Pilules d'Iodure ferreux.** Gall. **Pillole di Joduro ferroso.** Ital. **Pilulae Blancardi.** Jodeisen-, Blancardsche Pillen. Nach Helv. werden aus 2,0 Eisenpulver, 4,1 Jod, 4,0 Zucker, 2,1 Eibischwurzel, 3,0 Wasser und Süßholzpulver nach Bedarf 100 Pillen bereitet, deren jede 0,05 Ferrojodid (0,02 Fe) enthält. Die übrigen Pharm. stimmen mit dieser Vorschrift im wesentlichen überein.

Innerlich zu 4—5 Pillen pro die.

Sirupus Ferri jodati. Germ., Austr., Belg. (F. j. s.), Helv., Jap., Ross., P. J. **Sirupus Jodeti ferrosi.** Dan., Nederl. **Syrupus ferrosi jodidi.** Suec. **Sirupus Ferri Jodidi.** Am., Brit. **Sirop d'Iodure de Fer.** Gall. **Sciroppo di Joduro ferroso.** Ital. Jodeisensirup. Gehalt etwa 5% Eisenjodür (FeJ$_2$), entspr. etwa 4,1% Jod (auch P. J.). Farblos oder hellgrünlich, aus gepulvertem Eisen (12), Jod (41), Wasser (50), Citronensäure (1) und Zuckersirup (850) hergestellt. Rein, insbesondere frei von Salzs. und Bromwasserstoffs. Nach Internat. Vorschl. soll **Sir. ferrosi jodidi concentratus** 5%, **Sir. ferrosi jodidi dilutus** 0,5% Eisenjodür enthalten. 19 Tr. = 1 g. — 10,0 0,15 RM.

Therap. Dosen: 2—4 ccm (Brit.). Durchschn. Dosis: 1 ccm (Am.).

Innerlich zu 1,0—3,0—6,0 mehrmals täglich, mit der dreifachen Menge Sirupus simplex, besonders in der Kinderpraxis bei Drüsenschwellung und bei Zeichen exsudativer Diathese angewandt.

Ferrum kakodylicum. Ergb. Ferricodile. Ferrikakodylat. [(CH$_3$)$_2$AsO$_2$]$_3$Fe. Gelbliches bis braungelbes amorphes, wasserl. Pulver mit 45% Fe$_2$O$_3$ und 32% As$_2$O$_3$. — 1,0 0,20 RM.

Möglichst nicht überschreiten: 0,015 pro dosi, 0,025 pro die! (Ergb.)

Innerlich oder subcutan oder intravenös bei Chlorose, Anämie, Leukämie, aber wie alle Kakodylpräparate durch den widerlichen Foetor ex ore, der nach kurzem Gebrauch bei vielen Personen einzutreten pflegt, ungeeignet.

Ferrum lacticum. Germ., Austr., Belg., Helv., Jap., Ross. **Lactas ferrosus.** Dan., Nederl., Norv. **Ferrosi lactas.** Suec. **Fer (Lactate de).** Gall. **Lattato ferroso.** Ital. Ferrolactat. Milchsaures Eisenoxydul. [CH$_3$ · CH(OH) · CO$_2$]$_2$Fe · 3 H$_2$O. Mindestgehalt 97,3% wasserhaltiges Ferrolactat = etwa 19% Fe. Grünlich-weiße, aus kleinen nadelförmigen Krystallen bestehende Krusten oder krystallinisches Pulver von eigenartigem Geruche, etwa 19% Krystallwasser enthaltend, bei fortgesetztem Schütteln in einer verschlossenen Flasche langsam in ausgekochtem (kohlensäurefreiem) Wa. (40) und in siedendem Wa. (12) mit schwach saurer Reaktion, in Alk. sehr schwer l. Rein, insbesondere frei von Zucker, Gummi und fremden Schwermetallsalzen, höchstens Spuren von Wein-, Citronen- und Äpfels. enthaltend. Vor Licht geschützt aufzubewahren. — 10,0 0,15 RM.

Innerlich zu 0,1—0,75, in Pulvern, Pillen, Pastillen zu 0,06. Eins der mildesten und verträglichsten Eisenpräparate.

672. Rp. Ferri lactici 7,0
     Succi Liquiritiae
     Radicis Liquiritiae ana q. s.
ut f. pil. Nr. CXX. Consp. Cinnam. D. S.
   5 mal tägl. 2—5 Stück.

673. Rp. Calcii carbonici praecipitati 16,0
     Calcii phosphorici 7,5
     Ferri lactici 1,5
     Sacchari Lactis 25,0.
M. f. pulv. D. S. 1 Messerspitze voll auf
   $^1/_2$ l Milch. Pulvis antirhachiticus.
                    F. M. G.

674. Rp. Ferri lactici
    Calcii phosphorici ana 5,0
    Sachari Lactis 10,0
M. f. pulv. ad scatul. S. 2mal tägl.
1 Messerspitze voll zu nehmen. (Bei
Rachitis, Skrofulose.)

675. Rp. Ferri lactici 5,0
    Extr. Gentianae 3,0
    Radicis Gentianae pulv. 1,0.
M. f. pil. Nr. L. D. S. 3mal tägl. 2 Pillen,
bei oder nach der Mahlzeit. Pilulae
Ferri lactici.   F. M. G.

Extractum Ferri pomati. Germ., Belg. (F. p. E.), Jap., Ross. **Extractum Pomi ferratum.** Austr., Dan., Norv. **Eisenhaltiges Apfelextrakt.**
Mindestgehalt 5% Fe. Grünschwarzes, in Wa. klar l., süß, eisenartig, aber
nicht scharf schmeckendes, aus 50 T. reifen, sauren Äpfeln und 1 T. gepulvertem
Eisen bereitetes dickes Extrakt. — Alle Pharm. mit Ausnahme von Dan. fordern
einen Mindestgehalt von 5% Fe. — 1,0 0,10 RM.

Innerlich zu 0,3—0,6 mehrmals täglich.

676. Rp. Extr. Ferri pomati 6,0
    Pulv. Corticis Chinae q. s.
M. f. pil. Nr. CXX. Consp. Cinnam. D. S.
3mal tägl. 6 Stück.

677. Rp. Extr. Ferri pomati 5,0
    Vin. Xerensis ad 100,0.
M. D. S. 2mal tägl. 1 Eßlöffel voll zu
nehmen.

678. Rp. Extr. Ferri pomati 1,0
    Aq. Cinnamomi 4,0
    Sir. Aurantii cort. 20,0
    Sir. simpl. 24,0
    Sir. Rhei 50,0
    Tinct. Cinnamomi 1,0.
M. D. S. Sirupus Ferri pomati com-
    positus. (Sirupus magistralis.)
    Helv.

Tinctura Ferri pomati. Germ., Belg. (F. p. T.), Helv., Jap., Ross. **Tinctura Pomi ferrata.** Austr., Dan., Norv. **Solutio Ferri pomata.** Nederl. **Tintura di Malato di Ferro.** Ital. Apfelsaure Eisentinktur. Schwarzbraune, nach Zimt riechende,
mild nach Eisen schmeckende, mit Wa. in jedem Verhältnis ohne Trübung
mischbare, nach dem Absetzen filtrierte Lösung von 1 T. eisenhaltigem Apfelextrakt in 9 T. Zimtwasser. — Die anderen Pharm. ähnlich, Austr., Dan. lösen
1 : 5. Eisengehalt[1]) nach Austr. mindestens 0,78, Nederl. 0,5—0,63, Norv. 0,75 %.
29 Tr. = 1 g. — 10,0 0,15 RM.

Innerlich zu 1,0—3,0 (20—60 Tr.) mehrmals täglich. Mild wirkendes
Eisenpräparat.

Ferrum oxalicum oxydulatum. Fer (Oxalate de). Gall. Ferrooxalat. $Fe(CO_2)_2$.
Gelbliches, amorphes, in Wa. unl. Pulver 38,8% Fe. — 1,0 0,05 RM.

Innerlich in Pulver oder Pillen. Gänzlich überflüssiges und wegen des Oxalsäure-
gehalts abzulehnendes Präparat.

Liquor Ferri oxychlorati. Germ. IV., Ross. **Ferrum oxychloratum solutum.** Belg.,
Helv. **Solutio Subchloreti ferrici.** Dan., Norv. Eisenoxychloridlösung. Klar, braunrot, geruchlos von etwas herbem Geschmack mit 3,5% Fe, basisches Eisenoxychlorid von
der annähernden Formel $FeCl_3 \cdot 8 Fe(OH)_3$. Nach Helv. ist bei Verordnung von Liquor
Ferri dialysati der Liquor Ferri oxychlorati zu dispensieren. 20 Tr. = 1 g.

Innerlich und äußerlich wie das folgende.

---

[1]) Mindestgehalt 0,5% Fe. Die Tinktur ist eine Extraktlösung (Kommentar).

Liquor Ferri oxychlorati dialysati. Germ. **Ferrum hydrooxydatum dialysatum liquidum.** Austr. Liquor Ferri oxydati dialysati. Dialysierte Eisen oxychloridlösung. Gehalt 3,3—3,6% Fe. Klar, tiefrotbraun, schwach sauer reagierend, herb, aber kaum eisenartig schmeckend. Aus Eisenchloridlösung (50) mit Ammoniakflüssigkeit (33) durch Dialyse bereitet. Dichte 1,041 1,045. Rein, insbesondere frei von Eisen- und Ammoniumchlorid (infolge unvollständiger Dialyse). Vor Licht geschützt und kühl aufzubewahren. Für Liquor Ferri oxychlorati ist dialysierte Eisenoxychloridlösung abzugeben. Auf Zusatz von Säuren, Ätzkalalien, Salzen entsteht eine gallertige Fällung. — 100,0 0,30 RM.

Innerlich zu 0,3—1,5 mehrmals täglich, in Tropfen (5—20) oder wässeriger Solution als ein die Verdauung nicht beeinträchtigendes Eisenpräparat.

Ferrum oxydatum fuscum. Germ. I., Ergb. Braunes Eisenoxydhydrat. $Fe(OH)_3$. Der aus Ferrisalzlösungen durch Fällung mit Ammoniumhydroxyd erhaltene, braune Niederschlag wird gewaschen und unter Wasser aufbewahrt. — 10,0 0,10 RM. — Crocus Martis Nederl., Ferrum subcarbonicum Jap., Souscarbonate de Fer Gall., sämtlich aus Ferrosalzlösungen mit Natriumcarbonat gefällt und getrocknet, sind rostfarbene Pulver, die im wesentlichen Ferrihydroxyd und nur Spuren von Ferrocarbonat enthalten.

Innerlich zu 0,2—1,0 mehrmals täglich, in Pulvern, Pillen oder Pastillen. Mildes und geschmackloses Eisenpräparat.

Ferrum oxydatum cum Saccharo. Germ. **Ferrum oxydatum saccharatum.** Austr., Helv. **Saccharas ferricus.** Nederl. **Ferri Oxidum saccharatum.** Suec. **Oxydum ferricum saccharatum.** Norv. **Eisenzucker. Ferrum oxydatum saccharatum.** Gehalt 2,8—3% Fe. Rotbraunes, süßes, schwach nach Eisen schmeckendes, aus 30 T. Eisenchloridlösung, 26 T. Natriumcarbonat, 300 T. Wasser sowie Zucker und Natronlauge nach Bedarf bereitetes Pulver, in heißem Wa. (20) mit rotbrauner Färbung klar und mit schwach alkal. Reaktion l., höchstens Spuren von Salzs. enthaltend. — 100,0 0,40 RM.

Innerlich zu 0,5—3,0 und mehr in Pulvern, Pillen, Pastillen (0,06). Für Mixturen besser der Sirupus Ferri oxydati.

679. Rp. Ferri oxydati cum Saccharo 12,0
Extr. Gentianae 6,0
Pulv. rad. Gentianae q. s.
ut f. pil. Nr. CXX. S. 3 mal tägl. 3—5 Pillen.

680. Rp. Ferri oxydati c. Sacch. 7,0
Aq. dest. 65,5
Sir. simpl. 16,0
Spiritus diluti 10,0
Tinct. Aurantii 1,0
Tinct. Cinnamomi 0,5.
M. D. S. Teelöffelweise mehrmals täglich.
Tinctura Ferri aromatica. Solutio Saccharatis ferrici aromatica.
Nederl.

Sirupus Ferri oxydati. Germ. **Eisenzuckersirup.** Gehalt 0,9—1,0% Fe. Eisenchloridlösung (100) wird mit Wasser (2500) verdünnt und mit der Lösung von Natriumcarbonat (70) in Wasser (1500) versetzt; der entstandene Niederschlag wird mit Zucker (400) und Kaliumtartrat (5) versetzt und erwärmt, bis eine klare Lösung entstanden ist, die halb erkaltet, sodann mit einer Lösung von Vanillin (0,02) in Tinkturen (aromatische, Pomeranzen- und Zimttinktur, 2:8:2) und Essigäther (8 Tr.) versetzt und mit Wasser auf 1000 T. gebracht. Dunkelrotbraun. — 100,0 0,45 RM.

Innerlich zu 1,5—10,0 (½ bis zu 3 Teelöffel) und mehr 3—6mal tägl. (ohne Zusätze).

Tinctura Ferri aromatica. Ergb., Helv., Norv. **Solutio Saccharatis ferrici aromatica.** Nederl. Tinctura Ferri composita. Aromatische Eisentinktur. Lösung von Ferrisaccharat in Wasser mit Sirup und aromatischen Tinkturen. Als Beispiel diene die Vorschrift der Helv. 70 T. Ferri oxydat. sacchar., 580 T. Wasser, 3 T. Tinct. Aurant., je 1,5 T. Tinct. aromat. und Tinct. Vanillae, 164 T. Spiritus, 180 T. Sirup. simpl. Rotbraun, süß und würzig schmeckend mit etwa 0,2 % Fe. Ähnlich Nederl. Das Präparat des Ergb. wird aus Liquor Ferri dialys. und Sirup bereitet und enthält mindestens 0,2 % Fe. Ähnlich zusammengesetzt ist Tinctura Ferri composita Athenstaedt. — 100,0 0,70 RM.

Innerlich mehrmals täglich zu 10—20—30 Tr.

Ferrum peptonatum. Ergb. Eisenpeptonat. Glänzende, braune durchscheinende Blättchen oder Schüppchen, 24—25 % Fe enthaltend, in Wa. langsam zu einer schwach sauer reagierenden Flüssigkeit l. — 1,00,05 RM. Ferr. peptonat. dialysat. siccatum. desgl.

681. Rp. Ferri peptonati dialysati siccati 30
    Extr. Gentianae 1,8
    Radicis Gentianae 0,6
M. f. pil. Nr. XXX. D. S. 3 mal tägl. 2 Pillen.
Für Erwachsene. (Pilulae Ferri peptonati.) F. M. B. (0,78 RM. o. G.)

Innerlich mehrmals täglich 0,1—0,3 in Pillen. Gut verträglich auch bei empfindlichem Magen.

Liquor Ferri peptonati. Ergb. Eisenpeptonatessenz. Eine mit Aromaticis und Sirup versetzte Mixtur, die 0,6 % Fe enthält. — Liquor Ferri peptonati cum Chinino Ergb. mit 0,6—0,65 % Fe und 0,5 % Chininhydrochlorid. — Liquor Ferri peptonati cum Mangano Ergb., 0,6 % Fe und 0,1 % Mangan. — Liquor Ferri saccharati cum Mangano Ergb. mit ähnlichem Fe- und Mn-Gehalt. — Preise dieser 4 Präparate: 100,0 0,55, 0,70, 0,55 und 0,50 RM.

Innerlich 3 mal tägl. vor oder nach den Mahlzeiten 1 Teelöffel bis 1 Eßlöffel voll. Die beiden letzteren Präparate, besonders das letztgenannte, werden für die Eisen-Mangan-therapie wegen der leichten Assimilierung und Verdaulichkeit besonders empfohlen, doch ist kein Beweis für ihre besondere Wirksamkeit erbracht.

Ferrum phosphoricum oxydatum. Ergb. Ferriphosphat. PO_4Fe. Weißes oder gelblich weißes, fast geschmackloses, in Wa. unl. Pulver. — 1,0 0,05 RM.

Innerlich zu 0,1—0,5 mehrmals täglich, in Pulvern, Pillen, Pastillen, früher besonders bei Rachitis, in der Rekonvaleszenz nach schweren Krankheiten, Schwäche-zuständen der Kinder empfohlen.

Ferrum phosphoricum oxydulatum. Ergb. **Ferri Phosphas saccharatus** Brit. Ferrophosphat. $(PO_4)_2Fe_3$. Feines, graublaues, in Wa. unl. (Brit. teilweise l) Pulver (Brit. mit Glucose gesüßt). — 1,0 0,05 RM.

Therap. Dosen: 0,3—0,6 (Brit.).

Innerlich wie das vorige.

Ferrum phosphocitricum crystallisatum. Ferri Phosphas solubilis. Am. Blaugrünliche, in Wa. leichtl., in Alk. unl. Lamellen; nur wenig adstringierend schmeckend, mit 12 % Fe.

Durchschnittl. Dosis: 0,25 (Am.).

Ferrum pyrophosphoricum. Ergb. Eisenpyrophosphat. Weißes, fast geschmackloses, unl., luftbeständiges Pulver, l. in Salzs. und in Natriumpyrophosphatlösung. — 1,0 0,05 RM.

Innerlich zu 0,1—0,3—0,6 mehrmals täglich, in Pulver, Pillen oder in kohlensaurem Wasser gelöst, (0,06:200) als pyrophosphorsaures Eisenwasser gebräuchlich.

Ferrum pyrophosphoricum cum Ammonio citrico. Germ. I., Ergb., Helv. **Pyrophosphas ferricus cum Citrate ammonico.** Nederl. **Ferri pyrophosphas cum ammonii citrate.** Suec. Eisenpyrophosphat mit Ammoniumcitrat. Gelblich grüne, glänzende, in 2 T. Wa. l., schwach nach Eisen schmeckende Schuppen mit 13,5—14 (Helv. 18, Suec. 14—16)% Fe. — 1,0 0,05 RM.

Innerlich zu 0,3—1,0 mehrmals täglich in Pulvern oder Lösungen als milde wirkendes, leicht verdauliches Eisenpräparat.

Natrium pyrophosphoricum ferratum. Germ. I., Ergb. Natrium - Ferripyrophosphat. Weißes, geruchloses, schwach salzig und sehr wenig eisenartig schmeckendes Pulver. — 10,0 0,25 RM.

Innerlich zu 0,15—0,5 mehrmals täglich (¹/₂ Stunde vor jeder Mahlzeit), in Pulvern, besser in Pillen, auch in Lösung etwa 1,0—2,0 in 100,0 Aqua mit Sir. simpl. Verträgliches Eisenpräparat.

682. Rp. Natrii pyrophosphorici ferrati
Massae Cacao ab oleo liberatae
Sacchari albi ana 6,0
Mucilag. Gummi arabici q. s.
ut f. pil. Nr. LX. Consp. Sacch. D. S.
¹/₂ Stunde vor jeder Mahlzeit 1—3 Pillen
zu nehmen.

683. Rp. Natrii pyrophosphorici
ferrati 1,5
Sir. simpl. 100,0
Aq. dest. ad 500,0.
M. D. S. Morgens und abends 1 Weinglas
voll zu trinken.

Solutio Natrii ferro-pyrophosphorici. Solutio Pyrophosphatis natricoferrici.
Nederl. 8 T. Liq. Ferr. sesquichlorat. mit 500 T. Wa. verdünnt und mit einer Lösung von 18 T. Natr. pyrophosphoric. in 500 T. Wa. so lange geschüttelt, bis der anfänglich entstandene Niederschlag sich wieder löst. Enthält ungefähr 0,118% Fe.

Innerlich mildes, verträgliches Eisenpräparat, 10—30 Tropfen mehrmals täglich.

Ferrum sesquichloratum cristallisatum. Germ. IV., Ergb. **Ferrum sesquichloratum.** Helv., Jap., Ross. **Ferrum sesquichloratum cristallisatum.** Austr. **Chloretum ferricum.** Dan. Nederl., Norv. **Ferrum trichloratum.** Ross. **Ferri Chloridum.** Am., Suec. **Krystallisiertes Eisenchlorid. Eisensesquichlorid.** $Fe_2Cl_6 + 12 H_2O$. Gelbe krystallinische, trockene, an der Luft leicht zerfließliche Masse, leichtl. in Wa., Alk. und Ae. Enthält 2 (Am., Ross. 20)% Fe. — 100,0 0,20 RM.

Durchschnittl. Dosis: 0,60 (Am.).

Innerlich und äußerlich durch Liq. Ferri sesqu. zu ersetzen. Zur Bereitung eines blutstillenden Collodiums (Collodium stypticum) benutzt. Soll nicht ätzen (1,5 Ferri sesquichlorati, 15,0 Collodii).

Liquor Ferri sesquichlorati. Germ., Jap. **Ferrum sesquichloratum solutum.** Austr., Belg., Helv. **Solutio Chloreti ferrici.** Dan., Nederl., Norv. **Liquor Ferri chloridi.** Am. **Liquor Ferri perchloridi.** Brit. **Ferrum trichloratum solutum.** Ross. **Solutio ferri chloridi.** Suec. **Fer (perchlorure de) dissous.** Gall. **Cloruro ferrico liquido.** Ital. Eisenchloridlösung. Gehalt 9,8—10,3% Fe.[1]) Klar, gelbbraun, stark zusammenziehend schmeckend. Dichte 1,275—1,285. Rein, insbesondere frei von freiem Chlor, Salzs., anderen Schwermetallsalzen und Arsenverb. Vor Licht geschützt aufzubewahren. Ross. 10—10,33; Am. 10—11; Nederl. 15,4—15,6 Fe. **Liquor ferri perchloridi fortis.** Brit. Starke Eisenchloridlösung, 20 g Fe in 100 ccm enthaltend. 17 Tr. = 1 g. — 10,0 0,05 RM.

Therap. Dosen: 0,3—1 ccm (Brit.). Durchschn. Dosis: 0,1 ccm (Am.).

Innerlich zu 0,3—1,0 mehrmals täglich in stark verdünnter Lösung; in Tropfen 1—2 Tr. in 1 Eßlöffel Schleimsuppe, früher oft gegeben bei Magen- und Darmblutungen, jetzt verlassen.

Äußerlich als Stypticum. Die mit Eisenchloridlösung getränkte Watte, Gaze oder Kompresse muß, ehe man sie auf die blutenden Stellen bringt, erst vorher kräftig ausgepreßt werden, da sonst leicht schwere Verätzungen entstehen können. Zweckmäßig die mit L. F. sesqu. getränkte und dann getrocknete Baumwolle (Gossyp. haemostat. s. Gossyp. impraegnat.). Zum Touchieren von Frostbeulen, Warzen, Nagelgeschwüren, bei Rhinitis hypertrophica, anfänglich verdünnt (1:4) nach und nach bis zu unverdünntem Liquor steigend. Zu Injektionen in den Uterus 3,0:100,0, bei Nasenblutungen (1,0—5,0 auf 100,0), zu Klysmen (5:250) bei Darmblutungen, zur Inhalation (sehr verdünnt mit Wa., 1,0—5,0 auf 500,0).

---

[1]) Ohne Herstellungsvorschrift wie Germ. V. aus Eisen und Salzsäure.

684. Rp. Liq. Ferri sesquichlorati 2,0
    Mucil. Gummi arabici 50,0
    Tinct. Opii simplicis 0,2
    Aq. dest. 100,0.
M. D. S. $^1/_4$—2 stündl. 1 Eßlöffel oder Teelöffel. (Bei Magen- und Darmblutungen.)

686. Rp. Liq. Ferri sesquichlorati 3,0—5,0
    Aq. dest. ad 100,0.
M. D. S. Zur Einspritzung. (Bei Gebär-
mutterblutung.)

685. Rp. Liq. Ferri sesquichlorati 2,0
    Vaselini 16,0
M. f. ungt. Brandsalbe.

687. Rp. Natrii pyrophosphorici 2,0
    Glycerini 5,0
    Liq. Ferri sesquichlorati 3,0
    Aq. dest. q. s. ad 100,0.
M. D. S. Lac Ferri pyrophosphorici.
Eisenmilch.   Ergb.

Tinctura Ferri sesquichlorati. Solutio Chloreti ferrici spirituosa. Dan., Norv. **Tinctura Ferri Perchloridi.** Brit. **Tinctura Ferri Chloridi.** Am. **Solutio ferri chloridi spirituosa.** Suec. Eisenchloridtinktur. Mischungen von Eisenchloridlösung mit Alk. in verschiedenen Verhältnissen. Am. 4,48%, Dan. 4%, Norv. 2% Fe.

Therap. Dosen: 0,3—1 ccm (Brit.). Durchschn. Dosis: 0,6 ccm (Am.).

Innerlich 0,5—1,0 mehrmals täglich, wegen seiner stark adstringierenden Wirkung besser mit anderen Tinkturen, z. B. Tinct. Gentianae ana.

Ammonium chloratum ferratum. Ergb. **Chloretum ferricum et chloretum ammonicum.** Nederl. Ferrum chloratum ammoniatum. Eisensalmiak. Gemenge von Ferrichlorid und Ammoniumchlorid, meist aus Ferrochlorid mit 2,5 (Nederl. 2,8—2,9)% Fe.

688. Rp. Ammonii chlorati ferrati 2,0
    Chinini sulfurici 2,5
    Extr. Aloës 1,25
    Succi Liquiritiae depurati q. s.
ut f. pil. Nr. LX. Consp. Lycop. D. S.
3 mal täglich 4—6 Pillen zu nehmen.

Rotgelbes, an der Luft feucht werdendes, in Wa. leichtl. Pulver. Die Lösung schmeckt unangenehm und reagiert sauer. — 10,0 0,10 RM.

Innerlich 0,3—1,0 mehrmals täglich, in Pulvern unzweckmäßig, weil das Mittel leicht Feuchtigkeit aus der Luft anzieht, in Pillen, am besten in Auflösungen und

Mixturen 2,0—5,6 auf 100,0. Wie Ammonium chloratum unter gleichzeitiger Eisenwirkung, also besonders für chronische Zustände.

Tinctura Ferri chlorati aetherea. Germ. **Solutio Ferri chlorati spirituoso-aetherea.** Austr. **Solutio Chloreti ferrici spirituoso-aetherea.** Dan. **Spiritus aethereus ferratus.** Helv., Ross. **Tinctura nervina Bestucheffi.** Nederl. **Tinctura ferri aetherea.** Jap. **Soluzione alcoolico-eterea di Cloruro ferrico.** Ital. Bestucheff[1]-sche Nerventinktur. Ätherische Chloreisentinktur. Klar, gelb, ätherisch riechend und brennend, zugleich eisenartig schmeckend. Eisenchloridlösung (1), Äther (2) und Alkohol (7) werden gemischt; die Mischung wird in weißen, nicht ganz gefüllten, gut verkorkten Flaschen den Sonnenstrahlen ausgesetzt, bis sie völlig entfärbt ist. Alsdann läßt man die Flaschen unter bisweiligem Öffnen an einem vor unmittelbarem Sonnenlichte geschützten Orte stehen, bis der Inhalt wieder eine gelbe Farbe angenommen hat. (Ebenso Jap., Ital.). Die anderen Pharm. haben wenig abweichende Mengenverhältnisse. Eisengehalt: Austr., Helv., Ital., Jap. 1%, Dan. 2%, Nederl. 1,48—1,5%. 63 Tr. = 1 g. —10,0 0,10 RM.

Innerlich zu 0,5—1,5 mehrmals täglich, auch mit Zusatz aromatischer Wässer, einfachen Sirupen oder weißem Wein oder in anderen Mixturen.

689. Rp. Tinct. Ferri chlorati aethereae 7,5
    Aq. Menthae piperitae
    Sir. simpl. ana 20,0.
M. D. S. 2—3 stündl. 1 Teelöffel voll.

690. Rp. Tinct. Ferri chlorati aethereae
    Aq. Cinnamomi ana 25,0.
M. D. S. 3 mal tägl. 1 Teelöffel in einem Spitz-
glase Wasser oder Ungarwein zu nehmen.

---

[1] Im Jahre 1725 bereitete gelegentlich seines Aufenthalts in Kopenhagen der russische General Bestuchew ein ähnliches Präparat auf alchimistischem Wege (Kommentar).

Ferrum sulfuratum. Ergb. Ferrosulfid. Schwefeleisen. FeS. Dunkelgraue, metallglänzende Masse, durch Zusammenschmelzen von Eisen und Schwefel erhalten. — Ferrum sulfuratum via humida parat. Fer (Sulfure de) hydrate Gall. wird auf nassem Wege hergestellt und ist ein schwärzlicher, an der Luft leicht oxydabler Niederschlag) der in ausgekochtem dest. Wa. aufbewahrt wird.

Innerlich zu 0,05—0,2 in Pillen gegen Hautkrankheiten. — Nicht bewährt.

Nicht in Abkürzung zu verschreiben, zur Vermeidung von Verwechselungen mit Ferr. sulfuricum!

Ferrum sulfuricum. Germ., Belg., Helv., Jap. **Ferrum sulfuricum praecipitatum.** Austr. **Ferrum sulfuricum oxydulatum purum.** Ross. **Sulfas ferrosus.** Dan., Nederl., Norv.. **Ferrosi sulfas.** Suec. **Ferri Sulfas.** Am., Brit. **Fer (Sulfate de Protoxyde de) officinal.** Gall. **Solfato ferroso all' alcool.** Ital. Ferrosulfat. $FeSO_4 + 7 H_2O$. Krystallinisches, an trockener Luft verwitterndes, hellgrünes, etwa 45% Krystallwasser enthaltendes (aus 2 T. Eisen. 3 T. Schwefels., 10 T. Wa. und 6 T. Alk. bereitetes) Pulver, mit bläulichgrüner Färbung in Wa. (1,8) l., basisches Ferrisulfat, Kupfer-, Mangan- und Zinksalze nicht enthaltend. Gehalt an $FeSO_4 + 7 H_2O$: Am. 99,5%, Brit. 97,5%. — 100,0 0,20 RM.

Therap. Dosen: 0,06—0,3 (Brit.). Durchschn. Dosis: 0,1 (Am.).

Innerlich zu 0,05—0,5 mehrmals täglich, in Pillen (s. die frisch zu bereitenden Pil. Blaudii), Pastillen zu 0,06. Machen leicht Verdauungsstörungen, die bei den Blaudschen Pillen durch die Verbindung mit Kalium carbonicum nicht auftreten, wegen Bildung des nichtätzenden Ferrocarbonats.

Äußerlich ganz ungebräuchlich.

691. Rp. Ferri sulfurici
Asae foetidae ana 6,0
Extr. Gentianae sicci 6,0
(Radicis Gentianae pulv.).
M. f. pil. Nr. CXX. D. S. 2—3 mal tägl. 2—4
Pillen. Pilulae nervinae.

693. Rp. Ferri sulfurici 7,5 (9,0 Ergb.)
Magnesiae ustae 1,0
Glycerini q. s
ut f. pil. Nr. L. D. S. 2mal tägl. 3 Pillen
mit oder nach der Mahlzeit. Pilulae
Ferri cum Magnesia. Eisen-Magnesia-
pillen.   F. M. G.

692. Rp. Ferri sulfurici 2,5
Chinini sulfurici 1,5
Ungt. Glycerini q. s.
M. f. pil. Nr. L. D. S. 3 Stück nach dem
Essen. Pilulae ferratae cum Chinino
Suec.

694. Rp. Ferri sulfurici 0,6
Kalii carbonici 0,8
Myrrhae
Gummi arab. pulv.
Sacchari ana 1,5
Spiritus Myristicae 1 ccm
Aq. Rosarum ad 100 ccm.
M. D. S. Mehrmals täglich 1—2 Eßlöffel.
Mistura ferri comp. Compound
Mixture of Iron.   Brit.

695. Rp. Kalii carbonici 0,7
Myrrhae 1,5
Ferri sulfurici 1,0
Sir. simpl. 10,0
Aq. Rosarum q. s. ad 100,0.
M. D. S. Mixtura Ferri composita.
Mixtura Griffithii.   Dan.

Ferrum sulfuricum siccatum. Germ., Helv., Jap. **Ferrum sulfuricum oxydulatum purum siccum.** Ross. **Sulfas ferrosus exsiccatus.** Dan., Nederl. **Sulfas ferrosus siccatus.** Norv. **Ferri sulfas exsiccatus.** Am., Brit. Getrocknetes Ferrosulfat. Ferrum sulfuricum siccum. Entwässertes Ferrosulfat. Mindestgehalt 30,2% Fe (Helv. 29,9, Jap. 30). Weißliches, durch allmähliches

Erwärmen von Ferrosulfat auf dem Wasserbade bis zu einem Gewichtsverlust von 35—36% gewonnenes Pulver, in Wa. langsam meist trüb l. — 10,0 0,05 RM.

696. Rp. Myrrhae pulv. 10,0
Kalii carbonici 5,0
Ferri sulfurici sicc. 3,0
Glycerini q. s.
ut f. pil. Nr. C. D. S. 2—3mal tägl. 2—3
bis 4 Pillen. Pilulae Ferri compositae.   Dan.

Therap. Dosen: 0,03—0,2 (Brit.).
Durchschn. Dosis: 0,06 (Am.).
Innerlich zu 0,03—0,2 und mehr,
mehrmals täglich, in Pulvern und
Pillen. (Vgl. Pilul. aloëticae ferratae
und Pil. Blaud.)

Ferrum sulfuricum crudum. Germ., Helv., Jap. **Fer (Sulfate de Protoxyde de) ordinaire.** Gall. **Solfato ferroso venale.** Ital. **Eisenvitriol.** Grüne Krystalle oder krystallinische Bruchstücke, meist etwas feucht, an der Oberfläche bisweilen weißlich bestäubt oder braun gefleckt; gibt mit Wa. (2) eine etwas trübe, sauer reagierende und zusammenziehend schmeckende Lösung. — 100,0 0,10 RM.

Äußerlich wie Ferrum sulfuricum. Zur Desinfektion von Fäkalmassen, Latrinen usw. 1 Pfund Eisenvitriol, in ungefähr $1^{1}/_{2}$ l Wasser gelöst, reicht aus, um etwa 2—3 cbm Latrineninhalt zu desinfizieren. Die Lösung wird mehrere Stunden vor der Entleerung in die Latrine gegossen.

Liquor Ferri sulfurici oxydati. Germ. II, Ergb., Jap. **Ferrum sulfuricum oxydatum solutum.** Helv., Ross. **Liquor Ferri Tersulphatis.** Am. **Liquor ferri persulphatis.** Brit. **Ferrisulfatlösung.** Geruchlose, klare, bräunlichgelbe Flüssigkeit von 1,428—1,430 (Brit. 1,441) spez. Gew., welche 35,8% Ferrisulfat entsprechend 10% (Am. 9,5—10,5%) Eisen enthält — 100,0 0,15 RM.

Innerlich zu 0,5—1,0 mehrmals täglich in Tropfen (in schleimigem Vehikel), wie Liquor Ferri sesquichlorati.

Tartarus ferratus. Germ. I. **Ferri-Kalium tartaricum.** Jap. **Ferri et Potassii Tartras.** Brit. **Ferritartrate de Potassium.** Gall. **Eisenweinstein.** Durchscheinende, rote Blättchen von süßlich adstringierendem Geschmack, leichtl. in Wa. Gall. enthält 21,6% Fe. — 1,0 0,05 RM.

Therapeut. Dosen: 0,3—0,6 (Brit.).

Innerlich und äußerlich empfohlen: ohne Vorzüge. Etwa wie Ferrum citricum.

Tartarus ferratus crudus. Ergb. **Globuli martiales.** Austr. Roher Eisenweinstein. Aus Eisenfeile und Weinstein erhaltenes schwarzgrünliches, mit der Zeit braun werdendes Pulver, aus dem Austr. im noch feuchten Zustand Kugeln von 30,0 Gewicht formen läßt.

Äußerlich zu Bädern 30,0—120,0, in 1000 T. Wasser gelöst, früher dem Bad beigemischt.

Sirupus Ferri-Kalii tartarici. Belg. Enthält 2,5% Eisenkaliumtartrat. — Sciroppo jodoferrato, Sciroppo di Ruspini Ital. enthält je 2% Eisenkaliumtartrat und Kaliumjodid.

Innerlich teelöffelweise als Eisenmittel in der Kinderpraxis verwendet.

Eisen-Protylin. Das 81% Eiweiß und etwa 6% organ. gebundene Phosphorsäure enthaltende Protylin mit 2,3% Fe-Gehalt. Gelbrötlich. — O. P. 100 Tabl. (0,25) 4,45 RM.

Eisen-Somatose. Aus Fleisch gewonnenes über 90proz. Albumosepräparat mit 2% Fe-Gehalt. Flüssigkeit. — O. P. 175 ccm 4,40 RM.

Eisen-Tropon. 90proz. Eiweiß, animalischer und vegetabilischer Herkunft mit 2,6% Fe. Rotbraunes Pulver. — O. P. 250,0 4,50 RM.

Ferratin. Eiseneiweißpräparat (Ferrialbuminsäure-Natriumverbindung). Gehalt 6% Fe. — 100 Tabl. (0,25) 3,40 RM.

Innerlich 2—3 mal tgl. 0,1—0,5 (in Milch).

Ferratose. Liquor Ferratini. — 1 Flasche (250 g) 3,05 RM.

Innerlich 3 mal tgl. 1 Eßlöffel (= 0,05 Fe).

Triferrin. Triferrin. Das Eisensalz einer aus Kuhmilchcasein gewonnenen Paranucleinsäure. Rotbraunes, in Wa. unl. Pulver, das etwa 22% Eisen und 2,5% Phosphor enthält. — 1,0 0,20 RM. **O. P.** 30 Tabl. (0,3) 1,40 RM.

25*

Innerlich zu 0,25—0,3 in Pulvern oder besser Tabletten, als angenehmes und verträgliches Eisenmittel, welches die Zähne nicht angreift. Triferrol oder Liquor Triferrini compositus ist ein aromatischer Liquor, der $1^1/_2\%$ Triferrin enthält. — O. P. 250,0 3,10 RM. 3mal tägl. 1—2 Eßlöffel.

Antidotum Arsenici. Germ. II., Ergb., Dan., Helv., Jap., Norv., Ross. Ferri Hydroxidum cum Magnesii oxido. Am. Gegenmittel der arsenigen Säure. Vorschrift des Ergb.: 100 T. Liq. ferr. sulfur. oxydat. mit 250 T. Wa. vermischt und dieser Flüssigkeit alsdann unter Umschütteln und möglichster Vermeidung der Erwärmung eine Anreibung aus 15 T. gebrannter Magnesia und 250 T. Wa. hinzugefügt. Eine braune Schüttelmixtur, die zum Gebrauch jedesmal frisch zu bereiten ist. Die Präparate der Pharm. weichen nur in quantitativer Hinsicht etwas ab. Dan. läßt Liquor Ferri sesquichlorati und Magnesiamilch mischen. In ähnlicher Weise wirkt die gallertartige Magnesia (Magnesia usta — 75 in 500 heißem Wasser — in Schüttelmixtur, Austr.), deren Wirkung ebenfalls physikalisch (Adsorption) erklärt wird.

N e d e r l. unter „Erste Hilfe" bei plötzlich vorkommenden Vergiftungen: Eisenchloridlösung (60), Wasser (250) + Magnesia usta (14), Wasser (250). Zuerst alle 5 Minuten 2 Eßlöffel, später in größeren Zwischenräumen.

Durchschnittl. Dosis: 120 ccm (Am.).

Innerlich teelöffel- bis eßlöffelweise $^1/_4$—$^1/_2$stündl. Jetzt durch Magenspülung und Adsorptionstherapie besonders mit Carbo medic. ersetzt.

Filix und Filixpräparate.

Rhizoma Filicis. Germ., Belg. (F. Rh.), Dan., Helv., Jap., Nederl., Norv., Suec. **Rhizoma Filicis maris.** Austr., Ross. **Filix Mas.** Brit. (Male Fern). **Aspidium.** Am. **Fougère mâle.** Gall. **Felce maschio.** Ital. Farnwurzel. Mindestgehalt 8% (Am.: mindestens 6,5%) Extrakt mit einem Mindestgehalt an Rohfilicin von 25%. Der im Herbste gesammelte, von den Wurzeln befreite, ungeschälte und unzerschnittene, bei gelinder Wärme getrocknete, mit Spreuschuppen bekleidete, eigenartig riechende, süßlich, etwas herb und kratzend schmeckende, eine grüne, frische Bruchfläche zeigende Wurzelstock mit den daransitzenden Blattbasen der Polypodiacee Dryopteris filix mas (L.) Schott. Desgl. Am., Brit., Suec. Außerdem D. crassirhizoma Nakai Jap., Nephrodium Filix mas Presl (Asp. Fil. mas. Swartz) Ital. Das Pulver ist gelbgrün. Höchstzulässiger Aschegehalt 4%. F. und F.-Pulver dürfen nicht länger als 1 Jahr aufbewahrt werden. (Nicht gefordert von Am., Jap., Suec.) Über gebranntem Kalk in gut verschlossenen Gefäßen, vor Licht geschützt und vorsichtig aufzubewahren. Außer Stärke, Zucker, Fett, Filixgerbsäure und geringen Mengen ätherischen Öls enthält sie eine Anzahl von homologen Butyrylphloroglucinverbindungen (Filixsäure, Filicin, Filmaron, Flavaspidsäure, Albaspidin, Aspidinol, Phloraspin), die in Phloroglucin und Buttersäure zerfallen. (Die Chemie und Pharmakologie dieser Stoffe noch nicht durchweg endgültig geklärt.) — 10,0 0,05 RM.

Vollständig durch das Extractum Filicis verdrängt.

Extractum Filicis. Germ., Belg. (F. E.), Dan., Helv., Jap., Nederl., Norv., Suec. **Extractum Filicis liquidum.** Brit. **Extractum Filicis maris.** Austr. **Extractum Filicis maris aethereum.** Ross. **Oleoresina Aspidii.** Am. **Extrait de Fougère mâle.** Gall. **Estratto di Felce maschio etereo.** Ital. Farnextrakt. Mindestgehalt 25% Rohfilicin. Grünes bis braungrünes, in Wa. unl., widerlich und kratzend schmeckendes, aus 1 T. grob gepulverter Farnwurzel und Äther (etwa 1) bereitetes dünnes Extrakt. Dichte nicht unter 1,04. Ist vor der Abgabe bei 50° gut zu durchmischen. Völlig frei von Äther. Vorsichtig aufzubewahren. Brit. und Jap. fordern mindestens 20%, Am. mindestens 24%, Ital. 20—28%, Helv. und Ross. 26—28% Rohfilicin. — 1,0 0,10 RM. Resorption, Abbau und Ausscheidung langsam. Kumulationsgefahr!

Therap. Dosen: 3—6 ccm (Brit.). Durchschn. Dosis: 4,0 (Vorsicht! Einzeldosis, 1mal am Tage; Am.).

Größte Einzel- und Tagesgabe: 10,0 (ebenso Helv., Jap., Norv.), dagegen Nederl., Ross. 8,0; Dan. 15,0.

Innerlich in Substanz morgens nüchtern oder nach kleinem Frühstück, am besten in Kapseln zu 1,0, bei kräftigen Erwachsenen 10 g, bei Blutarmen und Geschwächten 8 g, einem 14 jährigen Kind 5 g, einem 8 jährigen Kind 3 g, einem 4 jährigen Kind 2 g. Noch jüngeren Kindern wird Filix nicht gegeben. Ohne Kapseln (in heißem Kaffee oder Tee, auch in Citronensaft) sehr schlecht zu nehmen, oft erbrochen. — Wirksamstes Mittel zur Abtreibung von Bandwürmern (Tänien und Bothriocephalus) und Ankylostomum. Darf nur angewendet werden, wenn das Vorhandensein des Wurms festgestellt ist; bei Tuberkulösen, bei Graviden durch weniger eingreifende Mittel z. B. durch Kürbiskerne (Jungclaussens Bandwurmmittel s. S. 348) ersetzt.

Wegen der Vergiftungsgefahr bei Resorption muß 1 Stunde nach Einnehmen von Extr. Filic. ein schnellwirkendes Abführmittel (Ol. Ricini, Calomel oder Natriumsulfat) in wirksamer Dosis gegeben werden. Zur Erzielung guter Wirksamkeit muß der Darm vorher entleert sein, indem am Tag vorher nach mäßiger Kost ein Abführmittel gegeben und eine den Bandwurm schwächende Abendmahlzeit genossen wird (Heringsalat). Die Kur darf, wenn der Wurm nicht oder nicht mit Kopf abgeht, erst nach Wochen wiederholt werden.

Vergiftungserscheinungen nach zu großen, die Max.-Dosis für den Erwachsenen überschreitenden Dosen am Verdauungskanal und am Zentralnervensystem (einschließlich N. opticus). Oft erst nach Stunden auftretend: Erbrechen, Diarrhöen, Ohnmacht, Bewußtlosigkeit, Krämpfe. Auch Exantheme, Ikterus sind beobachtet und (früher nicht selten festgestellt) Erblindung (Opticusatrophie).

697. Rp. Extr. Filicis 7,5 (—10,0).
Div. in part. aequal. Nr. VIII—X. Det. ad
capsul. gelatin. S. Binnen ½—1 Stunde
zu nehmen

699. Rp. Extr. Filicis
(recent. parati[1]) 8,0 (—10,0)
Tuberorum Jalapae 0,5
Sir. simpl. 30,0.
D. S. Umgeschüttelt in 2 Portionen innerhalb 30 Minuten zu nehmen.

698. Rp. Extr. Filicis 8,0
Pulp. Tamar. depur. 22,0
Sacch. albi q. s.
ut f. electuarium.
S. In 2 Malen in 1 Stunde morgens zu nehmen. Elect. contra Taeniam.
F. M. G.

700. Rp. Extr. Filicis
Rhiz. Filicis pulv. ana 5,0.
M. f. leg. art. boli Nr. XX. D. S. Täglich je 10 Stück in 1 Stunde zu nehmen.
Boli Filicis maris. F. M. G.

701. Rp. Extr. Filicis (recentis[1]) 8,0
Electuar. e Senna 30,0
Sir. simpl. 25,0
Glycerin. 5,0.
M. D. S. In 2 Malen innerhalb 1 Stunde
Mixt. extracti Filicis. F. M. G.

---

[1]) Die noch vielfach geübte Verschreibung „recenter paratum" oder „recens" ist für den Apotheker belanglos, da er ein Extrakt nicht in jedem Fall frisch bereiten kann; sie ist überflüssig, da ein Mindestgehalt des Farnextrakts an Rohfilicin vorgeschrieben ist.

Die Verordnung von Ol. Ricini als Abführmittel gibt keinen Anlaß zu einer Vergiftung.

Die guteDurchmischung des Extr. Filicis im Standgefäß vor der Abgabe in der Apotheke ist unerläßlich, da es sich in verschiedene Schichten absetzt und eine krystallinische Substanz abscheidet (Filixsäure ?).

Die Apotheker stellen vielfach ein sehr wirksames Extrakt her aus allerbestem, frisch gesammeltem, über Kalk getrocknetem, mittelfein gepulvertem Rhizom mittels rationellen Verdünnungsverfahrens (mit 4 T. Äther, der vollständig zu verjagen ist).

Das **Helfenberger Bandwurmmittel** (etwa 1882) ist ein aus frischen Rhizomen gleichbleibenden Ursprungs nach bestimmtem langbewährtem Verfahren bereitetes Extrakt, das in Kapseln zusammen mit Ol. Ricini in den Handel gebracht wird. Eine Schachtel enthält 8 schwarze Kapseln, jede enthaltend je 1,0 Extr. Filicis und je 2,0 Ol. Ricini, und außerdem 7 weiße Kapseln mit je 3,0 Ol. Ricini. Abends vor dem Schlafengehen, nachdem nur eine Suppe als Abendbrot genossen, werden 5 weiße Kapseln (12,5 Ol. Ricini) und am nächsten Morgen nüchtern 8 schwarze Kapseln genommen und dann noch 2 weiße Kapseln. Der Patient legt sich nieder und wartet die Wirkung ab, die meist nach 1—2 Stunden eintritt. Für Kinder von 8—12 Jahren: 8 schwarze Kapseln mit je 0,33 g Extrakt und je 0,67 Ricinusöl; außerdem 7 weiße Kapseln mit je 1 g Ricinusöl.

Ernstliche Vergiftungen beim Gebrauch des Helfenberger Bandwurmmittels bisher anscheinend nicht beobachtet.

Tritol-Helfenberg. Filixextrakt-Emulsion, 1:2 Oleum Ricini mit einem aromatischen Diastase-Malzextrakt als Arzneimittelträger hergestellt, verhältnismäßig wohlschmeckend. Man nimmt morgens den Inhalt einer Flasche nüchtern. Darauf Ruhe, bis die Wirkung eintritt. — O. P. Tritol I, stark für Erwachsene. (8 g Extr. Filic., 28 g Ricinusöl-Malzextraktmischung 4:3.) Tritol II, mittel, für schwächere Personen, Frauen, ältere Kinder. (6 g Extr. Filic., 21 g Ricinusöl-Malzextraktmischung 4:3.) Tritol III, schwach, für Kinder. (4 g Extr. Filic., 14 g Ricinusöl-Malzextraktmischung 4:3.) 1,70, 1,60 und 1,50 RM.

Filmaron (E. W.) öl. **Aspidinolfilicinum oleo solutum.** Germ. Aspidinolfilicinöl, Filmaronöl. 10proz. Lösung von Aspidinolfilicin, aus der Farnwurzel gewonnen, in neutralem Pflanzenöl. Rein, insbesondere frei von Filixsäure und Flavaspidsäure. Vorsichtig aufzubewahren. — Filmaron ist ein gelbes, amorphes Pulver, bei 60° schmelzend und nur in öliger Lösung haltbar. — Filmaronöl 1,0 0,35 RM. O. P. 10,0 2,20 RM. Filmaron-Bandwurmmittel mit Abführmittel für Erwachsene 3,35 RM., für Kinder 2,85 RM.

Größte Einzel- und Tagesgabe: 20,0.

Innerlich. Früh, nüchtern 10,0 (bis 15,0 oder 20,0) in schwarzem Kaffee, 1½—3 Stunden später ein kräftiges Abführmittel. Dosis für Kinder 3,0—8,0. An Stelle von Extractum Filicis empfohlen, besser als dieses ohne Kapseln zu nehmen. Wenig angewendet.

Fluoresceïn. Ergb. Resorcinphthalein. In Lösung gelbgrün fluoreszierender roter Farbstoff, in Alk., Ae. und Alkalien l. — Zur Diagnostierung von Hornhautdefekten verwendet. — 0,1 0,05 RM.

Foeniculum.

Fructus Foeniculi. Germ., Austr., Belg. (F. fr.), Brit. (F. fr.), Dan., Helv., Jap., Nederl., Nerv., Ross., Suec. **Fenouil doux.** Gall. **Finocchio.** Ital. Fenchel. Mindestgehalt 4,5% ätherisches Öl. Die bräunlichgrünen oder grünlichgelben, reifen, würzig riechenden und süßlich, schwach brennendschmeckenden Spaltfrüchte der Umbellifere Foeniculum vulgare Miller (Gall. F. dulce; auch von Ital. gestattet). Höchstens 10% Asche enthaltend. Das Pulver ist grüngelblich bis graubräunlich[1]). — 100,0 0,90 RM.

---

[1]) Bestandteil von Spec. laxant., Pulv. Liqu. compos. und Sir. Sennae.

Innerlich zu 0,5—2,0 mehrmals täglich, in Pulver, Latwergen, Aufguß (5,0—15,0 auf 100,0), Species (2—3 Teelöffel auf 2 Tassen, im Volke als Beförderungsmittel der Milchsekretion, als Expectorans, Carminativum

702. Rp. Fructus Foeniculi pulv.
     Corticis Fructus Aurantii ana 5,0
     Magnesii carbonici 40,0
     Sacchari 10,0.
M. D. S. Teelöffelweise zu nehmen

usw. sehr beliebt), als Geschmackskorrigens vieler Species, als Konspergens von Pillen.

Äußerlich im Infus, zu Gurgel-, Augen- und Waschwässern.

Oleum Foeniculi. Germ., Am., Austr., Helv., Jap., Nederl., Ross. **Foeniculi essentia.** Belg. **Aetheroleum Foeniculi.** Dan., Norv., Suec. Fenchelöl. Das farblose oder schwach gelbliche, optisch aktive ätherische Öl der Fenchelfrüchte, stark würzig riechend und anfangs süß, hinterher bitter, campherartig schmekkend. Dichte 0,960—0,970. Erstarrungspunkt nicht unter $+5°$. 1 ccm F. in 0,5 ccm 90proz. Alk. klarl. Frei von Weingeist (Verfälschung). Es besteht aus Rechts-Fenchon $C_{10}H_{16}O$, Rechts-Phellandren $C_{10}H_{16}$ und Anethol (s. S. 153), das sich beim Abkühlen des Öls auf $0°$ krystallinisch abscheidet. 44 Tr. $= 1$ g. — 1,0 0,05 RM.

Durchschnittl. Dosis: 0,1 ccm (Am.).

Innerlich zu 0,05—0,2 (1—4 Tr.), als Elaeosaccharum, in öliger Lösung. Carminativum.

Aqua Foeniculi. Germ., Am., Austr., Belg., Brit., Dan., Helv., Jap., Nederl., Ross., Suec. **Acqua distillata di Finocchio.** Ital. Fenchelwasser. Fast klare, 0,05—0,2% (Germ. 0,1%) wässerige Fenchelöllösung, mit oder ohne (Germ., unter Verreibung mit Talk) Zusatz von Spirit., oder wässerige Destillate von Fenchel. — 100,0 0,15 RM.

Innerlich tee- bis eßlöffelweise oder als Konstituens von Mixturen, namentlich in der Kinderpraxis.

Äußerlich als Augenwasser mit Aqua Rosarum ana oder als Konstituens eines solchen.

Aqua ophthalmica Romershauseni. Ergb. Romershausens Augenwasser. Tinct. Foenic. comp. (1) und Aq. dest. (5). Milchig getrübt, schwach grün.

Innerlich 20—60 Tr. als Carminativum.

Äußerlich mit 5 T. Wasser (Regenwasser, dest. Wasser) zu Umschlägen aufs Auge.

Aqua carminativa. Austr. Wässeriges Destillat aus Flor. Chamom. Roman., Cort. Aurant. Fruct., Fol. Menth. pip., Fruct. Coriandri, Foenicul., Carvi. — 10,0 0,10 RM.

Innerlich zu karminativen oder bitteren Mixturen.

Sirupus Foeniculi. Ergb. Fenchelsirup. Braungelb, nach Fenchel schmeckend. — 10,0 0,10 RM.

Innerlich als Zusatz zu expektorierenden und karminativen Arzneien.

Spiritus Foeniculi. Jap., Belg. (F. Sp.). Fenchelspiritus. Belg. Durch Auflösen von Fenchelöl 1:100 (Jap. 5:100) in Alk. bereitet.

Innerlich zu 20—60 Tropfen in Wasser oder auf Zucker als Carminativum.

Spiritus Ammoniae foeniculatus. Jap. Mit 3% Ol. Foenic., Alk. (80) und 10% Liquor Ammon. caust. (17). Gehalt etwa 1,7% NH_3.

Tinctura Foeniculi composita. Ergb. Essentia ophthalmica Romershausens. Fencheltinktur. 100 T. Fruct. Foenicul., 500 T. Spir. dilut. 3 Tage maceriert. Im Filtrat

1 T. Ol. Foenicul. gelöst. — 10,0 0,25 RM. — Tinctura Foeniculi Helv. Perkolat aus Fenchel mit verd. Alk. 1:5.

Innerlich zu 1,0—3,0 (20—60 Tr.) als Carminativum.

Äußerlich als Zusatz zu Augenwässern.

Foenum graecum.

Semen Foenugraeci. Germ., Belg. (F. S.), Helv. Semen Foeni Graeci. Austr. Bockshornsamen. Die reifen, hellbraunen oder gelblichgrauen bis graurötlichen, stark, eigenartig riechenden, beim Kauen rasch schleimig werdenden und bitter schmeckenden Samen der Papilionacee Trigonella foenum graecum L. Das Pulver ist hellgelb. Höchstens 5% Asche enthaltend. — 100,0 0,25 RM.

Innerlich zu 0,3—1,0 in Pulvern und zu Species bei Hämorrhoidalbeschwerden angewendet.

Foenugraeci unguentum compositum. Belg. Rhiz. Curcum., Fruct. Foenugraec. ana 25 T., Coloph. 90 T., Cer. flav. 180 T., Ol. officinal. 730 T.

Äußerlich wie das vorige bei Hämorrhoidalbeschwerden.

Formaldehyd.

Formalin (E. W.). Formaldehyd solutus. Germ. Formaldehydum. Belg. Formaldehydum solutum. Austr., Helv., Ross. Solutio Formaldehydi. Dan., Nederl., Norv., Suec. Liquor Formaldehydi. Am., Brit. Formalinum. Jap. Formaldéhyde (Soluté officinal de). Gall. Aldeide formica. Ital. Formaldehydlösung. Formalin. Klare, farblose, stechend riechende, höchstens nur sehr schwach sauer reagierende, wässerige Flüssigkeit, die wechselnde Mengen Methylalkohol von der Herstellung her enthält. Dichte 1,075—1,086; etwa 35 (Belg. 30, Brit. 36—38, Am. 37, Ross. 38, Ital. 35—40)% Formaldehyd HCHO enthaltend. Mit Wa. und Alk. in jedem Verhältnis mischbar; dagegen nicht mit Ae. Vor Licht geschützt und bei einer Temperatur nicht unter 9° vorsichtig aufzubewahren[1]). — 32 Tr. = 1 g. — 100,0 0,30 RM.

Formaldehyd wirkt wie auch seine Dämpfe stark reizend auf Schleimhäute, in größerer Menge kann es giftig wirken. Es ist durch seine eiweißfällende Eigenschaft ein kräftiges Antisepticum und Desodorans, auch vorzüglich zur Härtung und Konservierung tierischer und pflanzlicher Präparate geeignet. (Kaiserlingsche Flüssigkeiten s. Germ. S. 797.) Formaldehydlösungen mit stärkeren, flockigen Ausscheidungen sind unbrauchbar.

Innerlich, 10—20 Tr. in Milch, als inneres Antisepticum gegen verschiedene Infektionskrankheiten empfohlen, doch wirkungslos. Auch gegen Gicht und Uratsteine empfohlen, da es mit Harnsäure lösliche Verbindungen bildet, doch ganz wirkungslos.

Äußerlich zu Einträufelungen und Waschungen mit sehr verdünnten Lösungen (20–30 Tr. auf 1 l Wasser) bei Conjunctivalkatarrh und Blennorrhöe, bei Hornhautgeschwüren. — In der Gynäkologie (2–3 Eßlöffel voll auf 1 l Wasser) zu

---

[1]) Formaldehyd geht durch den Luftsauerstoff leicht in Ameisensäure über; das Licht beschleunigt aber diesen Oxydationsvorgang. Form. besitzt ziemlich starke Dampftension. Beim Verdunsten bilden sich weiße Krusten von Paraformaldehyd, bei starker Abkühlung weiße Flocken aus polymeren Modifikationen.

Scheidenspülungen. Bei Cystitis in 1proz. Lösungen (2 Eßlöffel auf 1 l Wasser), zum Ausspülen der Blase oder auch in 5proz. Lösung zur einmaligen, tropfenweisen Instillation. Zur Unterdrückung örtlicher Schweiße (besonders Fußschweiß) Waschung mit 10proz. spirituöser Lösung (1 Teil Formalin, 2 Spiritus); bei empfindlicher Haut entsteht leicht Wundsein, das durch Einpudern schnell heilt. Die Waschung kann nach einiger Zeit wiederholt werden. Zur Entfernung des üblen Geruches der Schweißfüße Waschen der Füße und der inneren Seite des Schuhwerkes mit 1proz. Lösung; auch sollen Strümpfe und Handschuhe (bei Hyperhidrosis manuum) mit einer 5—10proz. alkoholischen Formaldehydlösung, also 1 T. des offizinellen Präparates zu 2 T. Spiritus, getränkt, getrocknet und dann benutzt werden. Unverdünnt zum Ätzen von Warzen und Kondylomen, sowie in der Zahnheilkunde als Paste zur Füllung von Wurzelkanälen, meist in Verbindung mit Trikresol.

Zu Desinfektionszwecken wird eine 1,0—1,5proz. Lösung (2—3 Eßlöffel voll auf 1 l Wasser) mit dem Zerstäuber aufgestäubt; Wäsche wird in dieser Lösung eingeweicht, desgl. Schwämme, Instrumente usw. Letztere müssen gut abgetrocknet werden. Verbandstoffe, Binden, Gaze, Watte usw. werden durch Überleiten der Dämpfe von erwärmtem Formalin desinfiziert. Die Formalindämpfe kondensieren sich als Paraformaldehyd auf den Stoffen, das sich bei Verdunstung wieder in wirksames Formaldehyd umsetzt. Aufbewahrung in gut verschlossenen Gefäßen! Bakterienkulturen werden im Reagensglas oder in Schalen durch Formalinverdunstung sterilisiert. Zur Wohnungsdesinfektion wird Paraform verwendet. Das Formalin wird auch mit Permanganat kombiniert.

703. Rp. Formaldehydi soluti 15,0
     Acetoni 4,0
     Xyloli 5,0
     Balsami Canadensis 1,0
     Olei Anisi gtts. V.
M. D. S. Äußerlich. (Zum Bepinseln von Insektenstichen.)

704. Rp. Formaldehydi soluti 10,0
     Acidi acetici 5,0
     Aq. Coloniensis ad 100,0,(—200,0).
M. D. Äußerlich. (Zur Waschung der Haut bei Phthiriasis.)

705. Rp. Formaldehydi soluti
     Glycerini ana 5,0
     Spiritus ad 100,0.
M. D. S. Äußerlich. (Gegen Fußschweiße.)

706. Rp. Formaldehydi soluti 5,0
     Benzini 15,0
     Spir. sapon. kalin. ad 100,0.
Zur Händedesinfektion.

Aqua formalinata. Jap. Formalinwasser. Eine Mischung von 1 T. Formaldehyd solutus und 34 T. Wasser, die etwa 1% Formaldehyd enthält.

Äußerlich als desinfizierendes Waschwasser.

Forman. (E. W.) Menthyl-Chlormethyläther. $C_{10}H_{19}OCH_2Cl$. Ein durch Einwirkung von Formaldehyd auf Menthol in Gegenwart von Chlorwasserstoffgas erhaltenes farbloses, an der Luft rauchendes Öl, das unter dem Einfluß von Wasser oder Wasserdampf wieder in Menthol, Formaldehyd und Chlorwasserstoff zerfällt. Zur Anwendung gelangt es entweder in fetten oder ätherischen Ölen, gelöst oder in Salbenform als imprägnierte Watte. — O. P. 1 Dose Watte 0,60 RM.

Äußerlich: Mit Forman getränkte Watte wird locker in die Nasenlöcher eingeschoben oder Formanlösungen (4—6 Tropfen Forman auf 100 Wasser von 30—40° C) werden aus Schnupfgläsern inhaliert. Bei Schnupfen, Bronchitis, Laryngitis, von unsicherer Wirkung.

Formamint. (E. W.) Nach Angabe des Herstellers eine einheitliche Verbindung von Lactose mit Formaldehyd (Pentamethanollactosat), die mit Wa. sich angeblich unter Formaldehydabspaltung zersetzt. Die Formaminttabletten des Handels sollen pro Stück etwa 0,01 Formaldehyd liefern. — O. P. Glas mit 50 Tabletten 1,75 RM.

Innerlich zu 3—6 Tabl. pro die im Munde zergehen lassen bei infektiösen Halserkrankungen; die prophylaktische Wirkung ist illusorisch.

Fonabisit. Formaldehyd-Natriumbisulfit in 10proz. Lösung. — 10 Ampullen (5 ccm) 6,20 RM.

Intravenös bei Gicht empfohlen, ohne Wirkung.

Liquor Formaldehydi saponatus. Ergb., Brit., Norv., Suec. Formaldehyd-seifenlösung. Ergb.: 26 T. Kalilauge, 44 T. Formaldehydlösung, 20 T. Ölsäure, 10 T. Weingeist, 0,1 T. Lavendelöl. Brit. 20%, Suec. 35% (mit 5% Terpineol), Norv. 40% Formaldehyd sol. enthaltend. Klare, fast farblose, mit Wa. oder Alk. klar mischbare Flüssigkeit mit etwa 15% Formaldehyd. **Lyso-form** (E. W.) ist eine nach patentiertem Verfahren hergestellte formaldehyd-haltige flüssige Kaliseife. — 100,0 0,50 RM. 100,0 Lysoform 1,00 RM.

Äußerlich zur Desinfektion der Hände 2—3proz. Lösungen, zu Scheiden-ausspülungen 1proz. Die antiseptische Wirkung ist schwächer als die des Sublimats.

Paraformaldehyd. Ergb. **Paraformaldehydum.** Am. **Formaldehydum poly-merisatum.** Belg. **Trioxyméthylène.** Gall. **Triossimetilena.** Ital. Paraform. Tri-oxymethylen. Paraformaldehyd. Ein Polyoxymethylen. $(HCHO)_n$. Weiße, un-deutlich krystallinische Masse, bei gewöhnlicher Temperatur fast geruchlos, beim Erhitzen stechend riechend, indem sie in Formaldehyd zerfällt. Schmp. etwa 171°. In Wa. unl.; beim Erhitzen l. unter Bildung von Formaldehyd. — Paraformium 1,0 0,05 RM.

Äußerlich zu Desinfektionen abgeschlossener Räume durch Vergasung in be-sonders konstruierten Lampen verwendet. Auf 10 cbm Raum sind 25 Pastillen zu 1,0 Paraform zu benutzen, wobei gleichzeitig die erforderliche Menge Wasserdampf in dem Kochgefäß der Lampe erzeugt wird.

Autan. Paraformaldehyd mit Metallperoxyden (in getrennten Packungen). Mit Wasser Formaldehyd entwickelnd. — Ohne Ammoniakentwickler für 10 cbm Raum-wirkung 3,10 RM. Mit Ammoniakentwickler für 20 cbm 6,55 RM.

Zur Raumdesinfektion.

Formalin-Lenicet-Paste, -Puder, -Streudose (90,0) 0,75 RM.

Formamidum. Ameisensäureamid. $H \cdot CO \cdot NH_2$. Farblose, sirupöse, in Wa. und in Alk. leichtl., schwach sauer reagierende Flüssigkeit. Lösungsmittel für viele organische Stoffe, z. B. für Aloin. — 1,0 0,10 RM.

Frangula.

Cortex Frangulae. Germ., Belg. (F. C.), Austr., Dan., Jap., Norv., Ross., Suec. **Cortex Rhamni Frangulae.** Helv., Nederl. **Bourdaine.** Gall. Faulbaum-rinde. Die getrocknete außen graubraune Rinde oberirdischer Achsen der Rhamnacee Rhamnus frangula L., die vor dem Gebrauche mindestens 1 Jahr lang gelagert[1]) haben muß, da die frische Droge brechenerregend wirkt. Die Innenseite ist rotgelb bis bräunlich, beim Betupfen mit Ammoniakflüssigkeit sich rötend. Das Pulver ist gelbbraun. Schleimig, süßlich und etwas bitter schmeckend. Rein, insbesondere Rinden anderer Rhamnus-Arten nicht und höchstens 10% Asche enthaltend. Die Rinde enthält ein krystallinisches Glucosid Frangulin, das bei der Spaltung Emodin (Trioxymethylanthra-chinon) und Rhamnose liefert, ferner freies Emodin und wahrscheinlich noch ein oder zwei außerdem die Wirkung der Droge bedingende Glucoside (Anthra-chinonderivate). — 100,0 0,25 RM.

Innerlich in Abkochung 25,0 auf 150,0—200,0 als sicher wirkendes, billiges Abführmittel, auch bei Schwangeren und Wöchnerinnen; vielfach zu-sammen mit anderen pflanzlichen oder mit salinischen Abführmitteln, z. B. in den Spec. gynaecol. (s. Rezept). Für den längeren Fortgebrauch empfiehlt

---

[1]) Unter Umständen also 1 Jahr nach dem Einkauf durch den Apotheker (Kommentar),

sich als eine zweckmäßige Form das konzentrierte Dekokt, welchem man, um ihm eine größere Haltbarkeit zu verleihen, eine geringe Quantität Weinbrand zusetzen läßt. Von dieser Essentia Rhamni Frangulae, welche vierfach so stark ist als das obige Dekokt, läßt man täglich 2 Teelöffel mit einem Weinglase Wasser vermischt trinken.

Äußerlich als Klysma (Dekokt von 25,0 auf 150,0).

707. Rp. Corticis Frangulae 50,0
    coque c.
    Aq. dest. ad Colat. 400,0
    sub finem coct. adde
    Foliorum Millefolii
    (seu Corticis Fructus Aurantii,
    seu Fructus Carvi) 8,0.
Macera per hor. duas. Cola. D. S. 2mal täglich 1 Tasse voll.

708. Rp. Corticis Frangulae 25,0
    coque cum
    Aq. dest. q. s.
    ad Colat. 150,0
    inspiss. ad 25,0
    et adde
    Spiritus diluti 20,0.
D. S. Abends 1—2 Teelöffel voll zu nehmen. Angenehm wirkendes Abführmittel.
Tinctura Rhamni Frangulae.

709. Rp. Corticis Frangulae conc.
    Foliorum Sennae conc.
    Herbarum Millefolii conc.
    Rhizomatis Graminis conc.
    ana 25,0.
D. S. Einen Eßlöffel mit 1 Tasse Wasser aufzubrühen. Species gynaecologicae (Martin).   F. M. B.

Elixir Frangulae. Ergb. Frangulaelixier. Entbittertes Faulbaumfluidextrakt (300), Weingeist (100), Vanillin (0,1), Pomeranzentinktur (3), aromat. Tinktur (1), Zuckersirup (500), Wasser (96), nach 8tägigem Kühlstehen filtriert und auf je 1000 g mit 3 Tropfen Essigäther versetzt.

Innerlich teelöffelweise als Abführmittel.

Extractum Frangulae siccum. Ergb. **Extractum Frangulae.** Norv., Suec. **Extractum Rhamni Frangulae.** Nederl. **Faulbaumextrakt.** Trockenes, dunkelbraunes, in Wa. trübe l. Extrakt, durch Maceration mit Wa. (verd. Alk. Ergb.) aus Faulbaumrinde bereitet. — 1,0 0,20 RM.

Innerlich zu 0,1—15 in Pillen oder Solution als milde wirkendes Abführmittel.

710. Rp. Extr. Rhamni Frangulae
    Pulv. Fructus Carvi ana 10,0.
M. f. pil. Nr. C. Consp. Pulv. Rhiz. Irid. florent. D. S. 3mal tägl. 5 Pillen. (Bei Unterleibsbeschwerden m. Flatulenz.)

711. Rp. Aloës 2,0
    Extr. Frangulae sicc. 6,0
    Resinae Jalapae 1,0
    Radicis Gentianae pulv. q. s.
ut f. pil. Nr. C. D. S. Schweizer Pillen.
Pilulae Helveticae[1]).

Extractum Frangulae fluidum. Germ., Norv., Ross. **Extractum fluidum Frangulae.** Dan., Suec. **Extractum Rhamni Frangulae.** Helv. **Extrait de Bourdaine (Fluide).** Gall. **Faulbaumfluidextrakt.** Dunkelbraun, bitter schmeckend aus Faulbaumrinde mit wäss. Alk. bereitet. — 10,0 0,20 RM. Extractum Frangulae fluidum examaratum Ergb. ist mit Hilfe von Magnesia usta entbittert. 40 Tr. = 1 g. — 10,0 0,30 RM.

Innerlich zu 20—40 Tr. als Abführmittel.

---

[1]) R. Brandt's Schweizerpillen (50) werden deklariert als aus Extr. Selini palustris (1,5), Extr. Achilleae moschatae (1,0), Extr. Aloës (1,0), Extr. Absinthii (1,0), Extr. Trifolii (0,05), Extr. Gentianae (0,5) und Pillenmasse bereitet.

Sirupus Rhamni Frangulae. Nederl. **Sirupus Frangulae.** Suec. Aus Faulbaumrinde 10:100 (Suec. und Pomeranzenschale) bereiteter dunkelbrauner Sirup. — Sir. Frangulae 100,0 0,55 RM.

Innerlich teelöffelweise als Abführmittel.

Vinum Frangulae. Ergb. Faulbaumwein. Aus Extr. Frang. fluid. examaratum bereitet wie Vinum Cascarae Sagradae (s. S. 271). Dunkelrotbraune, bitterlich schmeckende Flüssigkeit. — 100,0 1,80 RM.

Innerlich likör- bis weinglasweise, als mildes Aperiens.

Vinum Frangulae compositum. Norv. Cort. Frang. (20), Pericarp. Aur. (2,5), Fruct. Carv. (1,5), Fruct. Cardamom. (1,0), Malaga (100).

Fucus. Fucus vesiculosus, Blasentang. Höckertang. Sea oak. Varech vésiculeux. Eine im nördlichen Atlantischen Ozean verbreitete und zur Jodbereitung benutzte Meeresalge, eine Fucus-Art (Fucacee). Sie enthält ein Kohlehydrat Fucose $C_6H_{12}O_5$ und etwa 0,03% Jod, das in organischer Bindung vorhanden sein soll.

Innerlich: Wurde gegen Adipositas als sehr erfolgreiches Heilmittel gepriesen. Die auf den Jodgehalt bezogene Wirkung ist wohl nur durch die geichzeitige Unterernährung bedingt. Die stark jodhaltige Asche wurde früher als Aethiops vegetabilis gegen Skrofeln gebraucht.

Fucol, grünlichgelbes Öl von kaffeeartigem Geschmack, durch Digerieren des Blasentangs mit Arachis- oder Sesamöl erhalten, mit sehr geringem Jodgehalt (0,0001%) oder jodfrei. Als Lebertranersatz, weil vitaminfrei, abzulehnen.

Fumaria.

712. Rp. Herbae Fumariae
Herbae Millefolii
Rhizomatis Graminis ana 50,0
Foliorum Sennae 25,0.
C. C. M. f. spec. D. S. 1 Eßlöffel mit 3 Tassen Wasser auf 2 abzukochen.

Herba Fumariae. Ergb. **Fumeterre.** Gall. Erdrauch. Die getrocknete blühende Pflanze der Papaveracee Fumaria officinalis L. — 10,0 0,10 RM.

Innerlich im Dekokt 10,0—30,0 auf 100,0 oder zu Species. Als „Blutreinigungsmittel" im Volksgebrauch.

Fungus.

Fungus Chirurgorum. Germ. IV., Ergb. **Fungus igniarius.** Austr. **Amadou.** Gall. Wundschwamm. Feuerschwamm. Die weichste, lockerste Gewebsschicht aus der Polyporacee Polyporus (Fomes) fomentarius Fries als zusammenhängender Lappen herausgeschnitten. Muß die doppelte Menge Wasser schnell aufsaugen. — 10,0 0,45 RM.

Äußerlich früher zur Blutstillung.

Fungus Laricis. Germ. I., Ergb., Austr., Helv. **Agaric blanc.** Gall. **Agarico bianco.** Ital. Agaricus albus, Boletus laricis. Lärchenschwamm. Der von dem Hymenium und den derben oberen Schichten befreite Fruchtträger der Hymenomycete Polyporus officinalis Fries. Unregelmäßige, große, grauc bis gelblichweiße Stücke, die als Hauptbestandteil 16—18% Agaricinsäure (s. S. 70) und abführend wirkendes Harz enthalten. — 10,0 0,20 RM.

Größte Einzel- und Tagesgabe: 0,3. 1,0. Gall.

Innerlich zu 0,5—1,5:150 im Infusum, zu 0,25—1,0 als schwaches Laxans und gegen hektische Nachtschweiße in Pulvern, Pillen. Besser Acidum agaricinicum (S. 70).

Galanga.

Rhizoma Galangae. Germ., Dan., Helv., Norv., Ross., Suec. **Galanga.** Gall. Galgant. Mindestgehalt 0,5% ätherisches Öl. Der zerschnittene, getrocknete, rotbraune, würzig riechende und brennend würzig schmeckende Wurzelstock der Zingiberacee Alpinia officinarum Hance. Das Pulver ist rotbraun. Höchstens 6% Asche enthaltend. — 10,0 0,10 RM.

Innerlich zu 0,5—1,2 mehrmals täglich, in Pulvern, Macerationen, im Infus 3,0—8,0 auf 100,0. Stomachicum.

Tinctura Galangae. Ergb. Galganttinktur aus Rhiz. Galang. 1:5 (Spir. dil.) bereitet. Braun, von gewürzhaft brennendem Geschmack. 54 Tr. = 1 g. — 10,0 0,25 RM.

Innerlich zu 1,5—2,0 (30—40 Tr.) mehrmals täglich als Stomachicum.

Galbanum.

Galbanum. Germ., Gall., Jap., Helv., Nederl., Suec. **Gummi-resina Galbanum.** Austr., Dan., Ross. **Galbano.** Ital. Galbanum. Das bräunliche oder gelbe, oft schwach grünliche, würzig, aber nicht scharf riechende und schmeckende Gummiharz nordpersischer Ferula-Arten, besonders der Umbellifere Ferula galbaniflua Boissier et Buhse. Höchstens 50% in siedenden Alk. unl. Anteile und höchstens 10% Asche enthaltend. (Nederl. Sehr dunkel gewordenes Harz darf nicht verwendet werden.) — 10,0 0,60 RM.

Äußerlich zu hyperämisierenden und entzündungbefördernden Pflastern z. B. zu Empl. Lithargyri compos. S. 583.

Emplastrum Galbani crocatum. Germ. I. Safranhaltiges Galbanumpflaster Galban. (72), Terebinth., Resina Pini (ana 10), Crocus (3), Wachs (25) und Empl. Lithargyri simpl. (80). Gelbbraun.

Äußerlich als reizendes, hyperämisierendes Pflaster, eventuell mit Zusätzen.

Galega. Herba Galegae officinalis. Herba Rutae caprariae. Geißklee. Das getrocknete blühende Kraut der in Europa wildwachsenden Leguminose Galega officinalis L.

Innerlich früher als Galactogogum angewendet, ebenso wie das **Extr. Galegae aquosum.**

Galegin. Alkaloid der Samen und Blätter. Guanido-isoamylen.

$$HN = C \underset{NH \cdot CH_2 \cdot CH : C}{\overset{NH_2}{\diagdown}} \overset{CH_3}{\underset{CH_3}{\diagup}}$$

Innerlich in Mengen von 0,025—0,15 pro die als zuckerherabsetzendes Mittel bei Diabetikern, analog dem Synthalin (s. S. 697). Noch nicht genug erprobt.

Galeopsis. Herba Galeopsidis. Germ. I., Ergb., Austr. Hohlzahnkraut. Liebersche Brustkräuter, Blankenheimer Tee. Das zur Blütezeit gesammelte und getrocknete, etwas bitterlich und salzig schmeckende Kraut der Labiate Galeopsis ochroleuca Lamarck. Bestandteile: Kieselsäure, Harz, Bitterstoff nachgewiesen. — 10,0 0,10 RM.

Innerlich im Aufguß oder Dekokt 15,0—30,0 auf 100,0 mit Zusatz von etwas Rad. Althaeae, Rad. Liquiritiae usw. (Volksmittel bei Phthise) oder zu Spezies.

Gallae.

Gallae. Germ., Austr., Jap., Nederl. **Galla.** Am., Brit., Dan., Helv. **Gallae turcicae.** Ross. **Galle d'Alep.** Gall. **Gallae Halepenses.** Aleppische Galläpfel. Galläpfel. Die durch den Stich der Gallwespe Cynips tinctoria Hartig auf den jungen Trieben der Fagacee Quercus infectoria Olivier hervorgerufenen kugeligen, seltener birnförmigen, graugrünen oder gelblichen, sehr harten und ziemlich schweren, stark und anhaltend herb schmeckenden Gallen, in der Mitte einen 5—7 mm weiten kugeligen Hohlraum, in dem man häufig Überreste der Gallwespe antrifft, oder an der unteren Hälfte ein kreisrundes, etwa 3 mm weites Flugloch aufweisend. (Gall. und Ross. Qu. lusitanica Lam. Var. infectoria.; Jap. Stiche der Schlechtendalia chinensis J. Bell auf Blättern von Rhus javanica L.) Enthalten bis zu 70% Gallusgerbsäure (s. S. 100), ferner Gallussäure, Ellagsäure, Zucker und Stärke. — 10,0 0,10 RM.

Durchschnittl. Dosis: 0,5 (Am.).

Innerlich. Veraltet.

Tinctura Gallarum. Germ., Austr., Jap., Nederl., Ross. **Tinctura Gallae.** Dan., Helv. Galläpfeltinktur. Braun, zusammenziehend schmeckend, sauer reagierend, mit Wa. ohne Trübung mischbar. Aus Galläpfeln 1:5 (verd. Alk.) bereitet. Alkoholzahl nicht unter 6,5. 54 Tr. = 1 g. — 10,0 0,25 RM.

713. Rp. Tinct. Gallarum
    Spiritus camph. ana 50,0.
M. D. S. Frostbeulenspiritus.

Äußerlich zu Mundwässern, zum Bepinseln leicht blutender, atonischer Geschwüre, zu Einreibungen bei Frostbeulen, verdünnt zu Klistieren.

Gargarismata s. Teil I, S. 16.

Gargarisma mitigatorium. Gargarisme calmant. Gall. 10,0 Species mitigatoriae werden 10 Minuten lang im Wasser gekocht, geseiht und auf 300 g gebracht.

Gargarisme astringent. Gall. Aus Flores Rosae, Alumell und Menitum Rosae.

Gargarisme au borate de sodium. Gall. Aus Flores Rosae, Borax und Mell. Ros.

Gargarisme au Chlorate de Potassium. Gall. Aus Kal. chloric. (10), Aq. dest. (250), Sir. Mori (50).

Gaultheria. Oleum Gaultheriae. Ergb., Brit. **Methylis salicylas.** Am. Wintergrünöl. Das ätherische Öl aus den Blättern der Ericacee Gaultheria procumbens L. oder der Rinde von Betula lenta L. Am. mindestens 98 % $C_6H_4(OH)CO_2CH_3$, Brit. 99 %. Farbloses, gelbliches oder rötliches Öl, von stark gewürzhaftem Geruch und süßlichem Geschmack. Spez. Gew. 1,180—1,187, leichtl. in Alk. Besteht zum größeren Teil aus Salicylsäure-Methylester (Methylium salicylicum, s. S. 627). — 1,0 0,10 RM.

Therap. Dosen: 0,3—1 ccm (Brit.). Durchschnittl. Dosis: 0,75 ccm (Am.).

Äußerlich zu Einreibungen, meist durch Methylium salicylicum ersetzt (s. S. 627).

Geum. Rhizoma Gei urbani. Dan. Nelkenwurz. Von der Rosacee Geum urbanum L. Bestandteile: 0,04 % ätherisches Öl, Gerbstoff, Stärkemehl, Bitterstoff.

Innerlich zu 1,0—2,5 mehrmals täglich, im Pulver, Infus, in weiniger oder spirituöser Maceration (5,0—15,0 auf 100,0) als Carminativum. In Deutschland nicht gebraucht.

Gelatina.

Gelatinelösungen werden als Blutstillungsmittel vielfältig verwendet, da im Tierversuch nach Gelatineinjektion das Blut außerhalb der Gefäße meßbar schneller gerinnt. Ein sicherer Beweis der praktischen Wirksamkeit ist nicht erbracht, da innere Blutungen meist von selbst zum Stehen kommen, anderseits nicht wenig Fälle von tatsächlicher Erfolglosigkeit der Gelatinetherapie beobachtet sind. Zur Begründung der hämostyptischen Wirksamkeit wird gewöhnlich auf den Kalkgehalt der Gelatine hingewiesen, welcher die Fibrinbildung befördern soll; doch enthält Gelatine nur 0,6 % Ca. Höheren Kalkgehalt hat die sog. Calcine (Merck): 5 % $CaCl_2$ auf 10 % Gelatine. Es könnte aber auch die kolloide Beschaffenheit der Gelatinelösung in Betracht kommen, welche eine Kontraktion bzw. Dichtung der Gefäße herbeiführt.

Gelatina alba. Germ., Jap., Norv., Ross., Suec. **Gelatina.** Belg., Nederl. **Gelatina animalis.** Austr., Helv. **Gelatinum.** Am., Brit. **Gelatine officinale.** Gall. **Gelatina officinale.** Ital. Weißer Leim. (Gelatine, gereinigter Leim.) Farblose oder nahezu farblose, durchsichtige, geruch- und geschmacklose, dünne, glasartig glänzende Tafeln, in kaltem Wa. aufquellend, ohne sich zu lösen, in heißem Wa. leicht zu einer klebrigen, klaren oder opalisierenden, beim Erkalten noch in einer 1proz. Verdünnung gallertartig erstarrenden Flüssigkeit l., in Alk. oder Ae. unl. Rein, insbesondere frei von Kupfersalzen, höchstens Spuren (bis 0,05 %) schweflige Säure und höchstens 2 % Asche enthaltend. (Am. G. für Capsulae darf nicht mehr als 0,15 % SO_2 enthalten.) — 10,0 0,25 RM. O. P. Gel. sterilis. Riedel pro injectione 1 Amp. (40 ccm) 3,35 RM. Gel. sterilis. 10 % Merck pro injectione 5 Amp. (10 ccm) 7,75 RM., 1 Amp. (40 ccm) 3,60 RM. — Austr. schreibt vor, daß Leimlösungen nur sterilisiert abgegeben werden dürfen. Gelatina soluta sterilisata Helv. ist eine 10proz. Gelatinelösung, die durch dreimaliges Erhitzen an drei aufeinander folgenden Tagen im Autoklaven während 15 Minuten auf 100° in

zugeschmolzenen Röhrchen sterilisiert und auf ihre Keimfreiheit vorschriftsmäßig auf Nährböden und im Versuch geprüft worden ist. — Gelatina Merck
ist aseptisch aus Knochen und Bindegewebe gesunder Tiere gewonnen und auf
Keimfreiheit geprüfte Gelatine, desgleichen Gelatina Riedel.

Innerlich, in Abkochung von 25 auf 500, mit Zusatz von Fruchtsäften
oder Milch, nach dem Erkalten, in kurzen Zwischenräumen eßlöffelweis zu
nehmen, zur Stillung aller inneren Blutungen, insbesondere Hämoptoë oder
Hämatemesis. Die Erfolge sind ganz unsicher.

Äußerlich, in 10proz. Lösung zur subcutanen oder intramuskulären
Injektion 40—100 ccm, in sterilisierter Lösung, zur Blutstillung bei allen
Blutungen aus innern Organen, sowie Haut- und Schleimhautblutungen. Die
Sterilisierung muß fraktioniert erfolgen, wegen der möglichen Verunreinigung
mit Sporen von Tetanusbacillen, welche von den zur Gelatinebereitung be-
nutzten Kalbsfüßen herrühren. Am besten wird die fabrikationsmäßig sterilisierte
Gelatine in fertigen Ampullen (Merck, Riedel u. a.) benutzt. Die Injektion
ist an mehreren der Blutung folgenden Tagen zu wiederholen. Vielfachen
Erfolgen stehen nicht wenig Mißerfolge gegenüber. Die prophylaktische Injektion vor Operationen, insbesondere bei Ikterischen, hat sich nicht bewährt.
Auch zu Klistieren, in 10proz. warmer Lösung, je 500 ccm, gegen Darmblutung,
insbesondere bei Typhus abdominalis; Erfolg unsicher. Auch gegen subakute
und chronische Dickdarmentzündung, besonders ulceröse Colitis, empfohlen,
doch nicht bewährt. — Als Badezusatz, 1—2 kg auf 1 Bad, bei Hautjucken
und Urticaria. Durch Erhitzen verflüssigte Gelatine (weißer Leim) wird zur
Schmerzlinderung auf Frostbeulen gestrichen. — Schließlich dient Gelatine
in der Arzneidarstellung zur Anfertigung von Kapseln, Stäbchen, sog. Bacilli
gelatinosi und Antrophore, sowie als Grundmasse zum Auftragen von Arzneimitteln auf die Haut in Druck- und Dauerverbänden (Leimverbände, insbesondere bei Ulcus cruris).

Liquor Gelatinae sterilisatus. Jap. Aus Gelatine (10,0), Kochsalz (0,5) und Wasser
(90) hergestellt und in Amp. von 10—40 ccm abgefüllt, 3mal in Zwischenräumen von 24
Stunden je 15 Min. im Wasserbad bei konstanter Temperatur von 100° sterilisiert. Die
Lösung darf sich beim 7tägigen Stehen im Brutschrank (37°) nicht verändern, muß (2 ccm)
frei von Aerobiern und Anaerobiern und (10 ccm) für Meerschweinchen bei subcutaner In-
jektion indifferent sein. Die versiegelten Ampullen müssen den Namen des Herstellers und
Tag und Kontrollnummer des Testversuchs tragen. Die Vorschrift lehnt sich eng an die
Vorschrift der Helv. (s. Gelatina S. 398) an.

Solutio gelatinae salita. Soluté de Gélatine injectable. Gall. Gelatine (10),
Natr. chlorat. (8). Aq. dest. (ad. 1000). Sterilisiert durch Erhitzen der Lösung und der
100 g-Ampullen während je 15 Min. bei 115°.

Gelatinum glycerinatum. Am. Gelatine (100), Glycerin (100), Wasser für 200 Glyceringelatine.

Die übrigen Gelatinen s. bei Carragen (S. 268) und Lichen island. (S. 487).

Glutoidkapseln aus Formaldehydgelatine bereitet, widerstehen dem Magensaft besser
als einfache Gelatine und werden deshalb zur Einhüllung von Medikamenten gebraucht,
die den Magen zu stark reizen oder im Magen zersetzt werden. Wenig mehr im Gebrauch,
da die schwach gehärteten Glutoidkapseln sich im Magen lösen, die zu stark gehärteten
aber auch den Darm ungelöst passieren.

Die in gleicher Weise hergestellten **Geloduratkapseln** sind anscheinend besser
bewährt und werden viel angewendet.

Gelonida. Tabletten aus Formaldehydgelatine, welche in wässeriger Lösung und im
Magensaft schnell zerfallen; zur Zeit viel gebrauchte Arzneimittelträger (Spezialitäten).
Z. B. Gelonida antineuralgica, enthaltend 0,25 Acid. acetylosalicyl., 0,25 Phenacetin,
0,01 Codein. phosphor.

Gelatinae s. Teil I, S. 16.

Gelsemium.

Radix Gelsemii. Ergb. Rhizoma Gelsemii. Helv. **Gelsemii Radix.** Brit. Gelsemiumwurzel. Das getrocknete Rhizom und die Wurzeln der Loganiacee Gelsemium
sempervirens Aiton (Brit.: G. nitidum, Michaux). Sie enthält das unwirksame Gelsemin
und das wie Coniin wirkende Alkaloidgemisch Gelseminin. — 10,0 0,10 RM.

Innerlich im Extrakt und Tinktur.

Extractum Gelsemii fluidum. Aus Gelsemiumwurzel mit Weingeist bereitetes Fluidextrakt. 1,0 = 1 ccm.

Innerlich früher von amerikanischen Ärzten als Fiebermittel gebraucht, auch gegen
Blasenreizung und darauf beruhende Harnbeschwerden. Etwa zu 1—3 Tr. mehrmals
täglich bei Neuralgie des Trigeminus und der Nervi dentales. Das Mittel wirkt stark toxisch:
2 Teelöffel des Fluidextrakts hatten bereits eine tödliche Vergiftung zur Folge, nach 0,5
des Extrakts wurden Kopfschmerz, Schwindel, Schweiß, Akkommodationsstörung, Pupillendilatation (auch bei lokaler Anwendung), Muskelschwäche, Dyspnœ, Polyurie,
zentrale Atemlähmung beobachtet.

Tinctura Gelsemii. Ergb., Brit., Helv. **Gelsemiumtinktur.** Durch Maceration
(Ergb.) oder Perkolation (Brit., Helv.) von Gelsemiumwurzel 1:10 (verd. Alk.) bereitet.
Hellbraun, bitter schmeckend. 54 Tr. = 1 g. — 10,0 0,20 RM.

Möglichst nicht überschreiten: 1,0 pro dosi, 3,0 pro die! (Ergb.)

Therapeut. Dosen: 0,3—1 ccm (Brit.).

Innnerlich zu 0,25—1,0 (5—20—30 Tr.) mehrmals täglich. Gegen Neuralgien, Zahn
εchmerzen usw. angewandt.

Genista. Herba Genistae. S. Scoparius (S. 645).

Gentiana.

Radix Gentianae. Germ., Austr., Brit. (G. R.), Belg⸝ (G. R.), Dan., Helv.,
Jap., Nederl., Norv., Ross., Suec. **Gentiana.** Am. **Gentiane.** Gall. **Radice
di Genziana.** Ital. Enzianwurzel. Die schnell getrockneten Wurzeln und
mehrköpfigen Wurzelstöcke von Gentiana-Arten, hauptsächlich von Gentiana
lutea L., daneben auch von Gentiana pannonica Scopoli, Gentiana purpurea L. und Gentiana punctata L. (Gentianaceen); sie riecht eigenartig,
schmeckt anfangs süß, dann stark und anhaltend bitter, die der erstgenannten
Art ist gelbbraun, die der anderen Arten von hellerer Farbe. Das Pulver ist
braungelb. Höchstens 5% Asche, Cocosschalen, Rumex- und fermentierte
Wurzeln (Verfälschungen) nicht enthaltend. (In Jap. zugelassen die japanische
G. scabra Bge. var. Buergeri Maxim. als Substitut der R. Gent.) Neben Spuren
ätherischen Öls enthält die Wurzel 0,1% eines glucosidischen Bitterstoffes
(Gentiopikrin, Enzianbitter) das nicht bitter schmeckende Gentisin, Zucker,
Pflanzenschleim und etwas Tannin. — 100,0 0,40 RM.

Innerlich zu 0,3—1,5, in Pulver, in Spezies, als Zusatz zu Pillen,
in Maceration mit Wein oder anderen alkoholischen Flüssigkeiten, im
Infus oder Dekokt (3,0—15,0 auf 100,0). In kleineren Dosen Stomachicum
und bei Verdauungsschwäche, Bestandteil zahlreicher „Magenschnäpse". Nach
größeren Gaben leicht Kopfschmerz, Übelkeit und Erbrechen.

714. Rp. Radicis Gentianae 10,0
    Rhizomatis Calami
    Corticis Cinnamomi ana 2,5
       fiat infus. colat. 200,0
    Spiritus aetherei 2,5
    Sir. Aurant. corticis 50,0.
D. S. 2stündl. 1 Eßlöffel (Stomachicum).

715. Rp. Radicis Gentianae 10,0
    Pericarp. Aurant. 25,0
    Vini Xerens. 500,0
    Macera per 24 horas. Coletur.
D. S. Bei jeder Mahlzeit 1 Likörgläschen
    voll zu trinken.

716. Rp. Radicis Gentianae
    Pericarp. Aurant. ana 12,5
    Pericarp. Citri rec. 25,0
    infunde
    Aq. ferv. 1000,0.
D. S. 1—2 Eßlöffel voll mehrmals täglich.
Infusum Gentianae compositum. Brit.

717. Rp. Rad. Gent.
    Pericarp. Aurant.
    Pericarp. Citri fruct. ana 2,0
    f. infus. colat. 200,0.
D. S. Infusum Gentianae comp. Suec.

718. Rp. Infus. rad. Gent. 5:95,0
    Natrii carbon. 3,5
    Spirit. aether. 1,5.
M. D. S. Mixtura amaro-alcalina. Dan.

Extractum Gentianae. Germ., Austr., Brit., Dan., Helv., Jap., Nederl., Norv., Ross., Suec. **Gentianae extractum.** Belg. **Extrait de Gentiane.** Gall. **Estratto di Genziana acquoso.** Ital. Enzianextrakt. Rotbraunes, in Wa. schwach trübe l., anfangs süß, dann bitter schmeckendes, aus 1 T. Enzianwurzel, 1 T. Alk. und 8 T. Chloroformwasser[1]) (0,5proz.) bereitetes dickes Extrakt. — Die meisten Pharm. lassen nur mit Wa. extrahieren. — Jap. erlaubt gegenseitig gegen **Extractum Gentianae scabrae** zu substituieren. — 1,0 0,10 RM.

Therapeut. Dosen: 0,12—0,5 g (Brit.).

Innerlich zu 0,5—2,0 mehrmals täglich, in Pillen, Mixturen. Bittermittel und als solches Bestandteil vieler „Magenschnäpse" u. dgl. Als Pillenkonstituens.

Extractum Gentianae fluidum. Ergb. **Extractum fluidum Gentianae.** Dan. Enzianfluidextrakt. Durch Perkolation mit verd. Alk. bereitetes Fluidextrakt.

Innerlich $^{1}/_{2}$—1 Teelöffel zu appetitanregenden Mixturen.

Extractum fluidum Gentianae compositum. Suec. Aus gleichen Teilen Rad. Gentianae, Pericarp. Aurant. und Pericarp. Citri mit wäss. Alk. bereitet.

Innerlich, mehrmals täglich 10—20 Tr. Stomachicum.

Gentianae Sirupus. Belg. **Sirop de Gentiane.** Gall. Enziansirup. Mit Enzianextrakt (Belg.) oder dem Infus (Gall.) bereiteter Sirup.

Innerlich teelöffelweise als Amarum und Zusatz zu anderen Stomachicis.

Tinctura Gentianae. Germ., Austr., Belg.(G.T.), Dan., Helv., Nederl., Norv., Ross. **Tinctura Gentianae scabrae.** Jap. **Teinture de Gentiane.** Gall. **Tintura di Genziana.** Ital. Enziantinktur. Gelbbraun, nach Enzianwurzel riechend und bitter schmeckend, aus Enzianwurzel 1 : 5

719. Rp. Tct. Strychn. spir.
    Tct. Rhei vin.
    Tct. Gent. ana 5,0.
M. D. S. 3mal tägl. 15 Tr.

(verd. Alk.) bereitet. Alkoholzahl nicht unter 7,3. Belg., Gall., Ital. 60% Alk. 54 Tr. = 1 g. — 10,0 0,20 RM. — Helv. 1 T. mit verd. Alk. zu 5 T. Perkolat.

Innerlich zu 1,0—3,0 mehrmals täglich, auch als Zusatz zu den meisten „bitteren und magenstärkenden" Tropfen und Mixturen.

Tinctura Gentianae composita. Am., Brit., Jap. Am. perkoliert 10 Rad. Gentian., 4 Cort. Aurant., 1 Fruct. Cardam. mit Gemisch aus 3 Spir. und 2 Aq. zu 100 Filtrat. Brit., Jap. ähnlich.

Therap. Dosen: 2—4 ccm (Brit.). Durchschn. Dosis: 4 ccm (Am.).

Innerlich beliebtes Magenmittel 1,0—3,0 rein oder als Zusatz zu Mixturen.

---

[1]) Als Konservierungsmittel.

Vinum Gentianae. Helv. Enzianwein. Braun, stark bitter, durch Maceration aus 5:100 (Südwein) bereitet. Ähnlich Vin de Gentiane Gall. aus 3:100 Weißwein und 6 T. Spir. dil. Vinum Gentianae Rom. aus Rad. Gent. (30), 70% Spir. dil. (50), Vin rubr. 1000.

Innerlich mehrmals täglich ein Weingläschen voll vor der Mahlzeit als Stomachicum.

Elixir amarum. Germ. IV. Bitteres Elixir. Extr. Absynthii (2), Elaeosacch. Menth. pip. (1), Aq. (5), Tinct. aromat., Tinct. amar. (ana 1,0). — 10,0 0,30 RM.

Innerlich 2—4mal täglich 1 Tee- bis ½ Eßlöffel als Stomachicum.

<u>Tinctura amara.</u> Germ., Austr., Belg., Jap., Norv., Ross. Tinctura stomachica. <u>Bittere Tinktur</u> (Magentropfen). Grünlichbraun, würzig riechend und bitter schmeckend, aus Enzianwurzel (3), Tausendgüldenkraut (3) Pomeranzenschalen (2), unreifen Pomeranzen (1), Zitwerwurzel (1) und verd. Alk. (50) bereitet. Alkoholzahl nicht unter 7,5. Jap. Pericarp. Aurant., Rad. Gentian. scabr. (ana 5), Fruct. Cardamom. (2), Spir. dil. (100). Ross. Pericarp. Aurant. immatur., Herb. Centaur., Rad. Gentian. (ana 2), Rhiz. Zedoar. (1), Spir. dil. (35). Norv. Fruct. Anisi (1), Pericarp. Aurant. immatur., Fol. Trifol. fibrin., Rad. Gentian. (ana 3), Herb. Absinth. (10), Spir. dil. (100). Belg. Tinct. Absinth., Gentian., Pericarp. Aurant., Rhei (ana 100), Tinct. Aloes (50), Spirit. 60° (550). — 10,0 0,20 RM. — Austr. Rad. Gentianae, Fol. Trifol. fibr., Herb. Cent., Cort. Aurant. ana 2 T., Natr. carb. 1 T. werden mit 90 T. Aq. Cinnamom. und 10 T. Spir. maceriert.

Innerlich zu 20—60 Tr. mehrmals täglich. Als Stomachicum.

Geranium.

Rhizoma Geranii. Alaunwurzel. Der getrocknete Wurzelstock der Geraniacee Geranium maculatum L. Cranesbill. Enthält 13—17% glucosidischen Gerbstoff.

Als Adstringens nicht mehr angewendet.

Extractum Geranii fluidum. Aus der Wurzel durch Perkolation mit verd. Alk. bereitet.

Innerlich: Als Adstringens für chronische Diarrhöe und als Haemostypticum empfohlen, aber ohne Erfolg.

Germanin (E.W.). (Früher „Bayer 205" genannt). Das Natriumsalz einer Harnstoff-diaminobenzoyl-aminomethyl-benzoyl-naphthylamin-trisulfosäure. Weißes, lockeres Pulver, geruchlos, fast geschmacklos, leichtlösl. in Wa. — 5 Amp. (1,0) 21,25 RM.

Innerlich zu 0,1—1,0 in Pulvern, vor allem intravenös in 10%iger Lösung, hiervon 0,5—32 ccm, mehrmals in der Woche, im ganzen 4 Injektionen, hervorragend bewährtes Mittel gegen Trypanosomeninfektionen, insbesondere afrikanische Schlafkrankheit, auch Kalaazar. In schweren Fällen auch intralumbale Injektion von 0,5 ccm erfolgreich. Prophylaktisch wöchentlich 1—2 ccm intravenös.

Globuli s. Teil I, S. 50.

Glycerin.

<u>Glycerinum.</u> Germ., Am., Austr., Belg., Brit., Dan., Helv., Jap., Nederl., Norv., Ross., Suec. **Glycérine officinale.** Gall. **Glycerina.** Ital. Glycerin. Dreiwertiger Alkohol. Gehalt 84—87% wasserfreies Glycerin. (Helv. 84—88.

Suec. 84,7—88,4, Dan. 85 bis 88, Nederl. 86,4—88,3, Norv. 87, Am. 95%.) Klar[1]), farblose, sirupartige, in größerer Menge schwach wahrnehmbar, eigenartig riechende, süß schmeckende Flüssigkeit, in jedem Verhältnis in Wa., Alk. oder Ätherweingeist, nicht in Ae., Chl. oder fetten Ölen l.

$$CH_2(OH)$$
$$|$$
$$CH(OH), \text{ Mol.-Gew.}$$
$$|\qquad 92.$$
$$CH_2(OH)$$

Dichte 1,221—1,231. (Spez. Gew. der verschiedenen Pharm. zwischen 1,224 und 1,260; Am. nicht unter 1,249 bei 25°.) Rein, insbesondere frei von Calcium- salzen, Schwermetallsalzen, Oxals., Zucker, Acrolein, Schönungsmitteln und Arsenverb. Glyc. ist für zahl- reiche organische und für einige anorganische Stoffe ein gutes Lösungsmittel. 26 Tr. = 1 g. — 100,0 0,55 RM. — Glyc. anhydricum 10,0 0,10 RM.

Therap. Dosen: 4—8 ccm (Brit.). Durchschn. Dosis: 4 ccm (Am.).

Innerlich tee- bis eßlöffelweise, 50,0—100,0 pro die, in 5—50 proz. Lösungen, bei chronischen Entzündungsleiden des Larynx, ganz besonders bei akuten oder exacerbierenden chronischen Pharynxkatarrhen; auch als Kolik be- förderndes und steintreibendes Mittel bei Gallenstein- und Nierensteinkoliken vielfach empfohlen; die Erfolge sind nicht eindeutig und keinesfalls sicher. Früher auch bei Magengärungen und als innerliches Abführmittel, namentlich bei Hämorrhoidariern, angewandt. Die Empfehlung des Glycerin als Heil- mittel gegen Diabetes beruhte auf unrichtigen theoretischen Voraussetzungen und hat sich praktisch nicht bewährt; ebensowenig hat es bei perniziöser Anämie genützt. Als Lösungsmittel für verschiedene, innerlich gebrauchte Substanzen (s. bei den einzelnen Mitteln) findet das Glycerin Anwendung, ebenso zur Mischung mit Flüssigkeiten zur subcutanen Injektion.

Äußerlich unvermischt oder mit Wasser verdünnt, bei schuppenden Hautkrankheiten, Psoriasis, Pityriasis, bei Exkoriationen, Verbrennungen; bei manchen Formen von Schwerhörigkeit auf Watteträgern ins Ohr ge- bracht; auch bei frischer Otitis media zusammen mit Phenol von reiz- mildernder, manchmal coupierender Wirkung; zum Touchieren des Pharynx und Larynx, sowie der Nasenhöhlen, rein oder als vorzügliches Lösungsmittel für manche Salze, wie Borax, Bromkalium, Tannin u. a. Zu Klistieren: 5—10 ccm unverdünntes oder 50 proz. Glycerin ins Rectum ge- spritzt bewirkt nach wenigen Minuten ausgiebige Darmentleerung. Ebenso wirksam sind vielfach Glycerinsuppositorien; stärkere Gaben reizen den Mastdarm stark und können Proktitis hervorrufen. In der Chirurgie wurde reines Glycerin bei Bauchoperationen in die freie Bauchhöhle gespritzt zur Vermeidung postoperativer Darmlähmungen; man hat auch einen günstigen Einfluß auf eitrige Peritonitis angegeben. Doch waren die Erfolge augen- scheinlich nicht durchweg befriedigend, so daß diese Anwendung aufgegeben scheint. Zu Inhalationen gegen Laryngitis und namentlich gegen Croup, rein oder besser mit gleichen Teilen Wasser oder Kalkwasser verdünnt. Als Zusatz zu anderen Inhalationspräparaten gleichfalls mit Vorteil angewendet, z. B. 25,0—50,0 zu einer Solutio Ammon. chlor. 500,0 bei Katarrhen. Als Glycerin- tampon evtl. mit Ichthyol in 10—20 proz. Lösung, zur intravaginalen Anwendung bei Fluor albus, Endometritis, auch Vaginismus; zur Auflösung von Alkaloiden für subcutane Injektionen, Aufpinselungen und andere Heilzwecke, als Kon-

---

[1]) Blank, neutral, hygroskopisch.

stituens oder Beimengung zahlreicher pharmazeutischer Präparate, wie z. B.
der Capsul. elastic., der Anthrophore, von Pillen, Fluidextrakten usw.; als
Konstituens zu Einreibungen, als Menstruum kaustischer Jodlösungen,
zur Lösung von Enzymen, z. B. des Pepsins, endlich zur Verdünnung der Pocken-
lymphe, um ihr Volumen zu vergrößern und sie zu konservieren.

720. Rp. Ammonii chlorati 5,0
    Aq. dest. 50,0
    Glycerini 25,0
    Aq. Laurocerasi 10,0.
M. D. S. 2stündl. 1 Teelöffel. (Bei frischen
Pharyngeal- und Laryngealkatarrhen.)

721. Rp. Boracis pulv. 10,0
    Glycerini 90,0.
M. D. S. Äußerlich. Linctus boracinus.
                  Dan.

722. Rp. Boracis pulv. 2,0
    Glycerini 12 ccm.
M. D. S. Äußerlich. (Gegen Mundfäule,
Aphthen. Glycerinum Boracis. Gly-
cerine of Borax.)   Brit.

723. Rp. Talci pulv.
    Amyli ana 100,0
    Glycerini 40,0
    Aq. Plumbi q. s.
        ut f. past. moll.
D. S. Äußerlich. Gegen trockene, stark
juckende Ekzeme. Linimentum plumbi cum Glycerino.

724. Rp. Glycerini 7,5
    Ol. Cacao 22,5.
M. leni calore. Fiant suppositoria Nr. X.
S. Suppositoires de Glycérine.
                  Gall.

725. Rp. Phenol. 0,5
    Menthol. 0,2
    Spir. 5,0
    Glycerin. ad 20.
D. S. In den Gehörgang einzuträufeln.
(Bei Otitis media.)

726. Rp. Tinct. Benzoes comp. 0,5
    Aq. Rosarum 1,0
    Spiritus 8,5
    Glycerini q. s. ad 30,0.
M. D. S. Nach dem Waschen der Haut
mit weicher Seife und warmem Wasser
und sorgfältigem Abtrocknen abends
einzureiben. (Gegen spröde Haut.)

Wasserfreies Glycerin:

Äußerlich zur Behandlung von akuten Mittelohrentzündungen, z. B.
bei Scharlach, zusammen mit Applikation trockener Wärme.

Otalgan. Phenyldimethylpyrazolon (5%) und andere Analgetica in wasserfreiem
Glycerin. — O. P. 10,0 3,50 RM.

Suppositoria Glycerini. Ergb., Am., Austr., Brit., Gall., Helv., Jap. Gly-
cerinstuhlzäpfchen. Sie werden teils mit Seife (cum Sapone parata), teils
mit Gelatine (cum Gelatina parata) hergestellt. Für Seifensuppositorien seien
folgende Vorschriften als Beispiele angeführt: Am. 80,0 Glycerin, 2,0 Natr.
bicarbon., 8,0 Acid. stearin., 10,0 Wasser, zu 30 Suppositorien. Helv.: Aus
einer aus 9 T. Glycerin und 1 T. Stearinseife bestehenden Masse werden 2,0
bis 3,0 schwere Suppositorien geformt. — Für Gelatinesuppositorien schreiben
Brit. und Ergb. 71 T. Glycerin, 14 T. Gelatine, Wasser nach Bedarf vor, Helv.
10 T. Glycerin, 1 T. Gelatine, 4 T. Wasser. — 1 und 10 Suppos. (1, 2 und 3 g)
0,15 RM. und 1,00, 1,15 und 1,35 RM.

Äußerlich als Abführmittel, durch Erzeugung von Mastdarm-
kontraktionen wirkend. Es findet leicht Gewöhnung statt. Oft kommt es
zu schmerzhafter Mastdarmreizung, gelegentlich stärkerer Entzündung.

Unguentum Glycerini. Germ., Austr., Dan., Helv., Jap., Ross., Suec. **Glycerinum Amyli.** Belg., Brit. **Glyceritum Amyli.** Am. **Glycéré d'Amidon.** Gall. **Glicerolato d'Amido.** Ital. Glycerinsalbe. 10 T. Weizenstärke werden mit 15 T. Wasser angerührt, hierauf 100 T. Glycerin zugesetzt. Dem Gemisch werden sodann 2 T. mit 5 T. Alk. angeriebenes fein gepulverter Tragant hinzugefügt. Alsdann wird unter Umrühren so lange erhitzt, bis der Alk.-Geruch verschwunden und eine durchscheinende Gallerte entstanden ist[1]). Die Präparate der anderen Pharm. weichen in den Mischungsverhältnissen ab. — 10,0 0,15 RM.

Äußerlich als reizmildernder Verband bei entzündlichen Geschwüren, Dermatosen, zur Verhütung von Variolanarben usw.; als Salbenkonstituens, besonders zu Augensalben.

Glycerinum cum Tragacantha. Nederl. Glycerin (90) und Tragant (10).

Glycerina. **Glycerite** beliebte Arzneiform in England und Amerika (s. S. 16).

Glycerophosphate. Als nervöses Tonikum empfohlen, da die Glycerinphosphorsäure als Zersetzungsprodukt des Lecithins angeblich zu dessen Aufbau besonders beiträgt. Ein Beweis für diese Wirksamkeit ist weder im Experiment noch durch klinische Beobachtung erbracht.

Die Glycerinphosphate unterliegen im Organismus einer raschen Spaltung, die Phosphate werden mit den Faeces in anorganischer Bindung ausgeschieden, das Glycerin wird verbrannt.

Acidum glycerinophosphoricum. Glycerinphosphorsäure. Wässerige Lösung. Entsteht bei der Spaltung der Lecithine. Wird künstlich aus Glycerin und Phosphorsäureanhydrid (bzw. Metaphosphorsäure) hergestellt. 25 und 50proz. Lösungen. Zur Gewinnung der Glycerinophosphate wird das Barium- oder Calciumsalz mit den Sulfaten oder Carbonaten der entsprechenden Alkalien oder Erdalkalien umgesetzt. Als zweibasische Säure bildet die Säure zwei Reihen von Salzen; die neutralen sind wasserlöslich und reagieren nicht alkalisch.

$$O = P \begin{cases} O \cdot C_3H_5(OH)_2 \\ OH \\ OH \end{cases}$$

Kalium glycerinophosphorium. 50 und 75proz. Lösungen, reagieren alkalisch.

Lithium glycerinophosphoricum. Weißes Krystallpulver, l. in Wa (3), alkal. reagierend.

Magnesium glycerinophosphoricum. Weißes Pulver, l. in Wa. — 1,0 0,10 RM.

Natrium glycerino-phosphoricum. Erg. **Natrii glycerinophosphas.** Suec. **Glycerophosphas natricus.** Nederl. **Sodium (Glycéro-Phosphate de) cristallisé.** Gall. **Glicerofosfato di Sodio.** Ital. Glycerinphosphorsaures Natrium. Ergb. 1, Suec. und Gall. 5, Nederl. 5¹/₂ Mol. Wa. Ital. mit verschiedenem Wa.-Gehalt. Gall. soll in 100 T. enthalten 70,6 wasserfreies Salz (entspr. 10,13% P) und 29,1% Wa. $C_3H_7O_3 \cdot PO_3Na_2 \cdot H_2O$. Weißes sehr hygroskopisches, geruchloses, kristallinisches Pulver, in Wa. in jedem Verhältnis mit alkal. Rea. l. Als 50proz., gelbliche, mit Wasser in jedem Verhältnis mischbare Lösung vorrätig. — 50 proz. Lösung 1,0 0,05 RM.

Innerlich wie Natrium glycerino-phosphoricum solutum.

Natrium glycerino-phosphoricum solutum. **Sodium (Glycéro-Phosphate de) dissous.** Gall. Wässerige Lösung, die etwa 50% Natriumglycerophosphat, $C_3H_7O_2 \cdot PO_4Na_2$ + 5 H_2O, enthält.

Calcium glycerinophosphoricum s. unter Calcium S. 246.

Strontium glycerinophosphoricum. Weißes in Wa. wenig l. Pulver.

Ferrum glycerinophosphoricum s. unter Ferrum, S. 379.

Glycerinophosphata composita — Compretten. 0,1 Calc. glycerophosph., 0,05 Ferr. glycerophosph., 0,05 Natr. glycerophosph., 0,001 Strychn. glycerophosph., 0,005 Chinin. glycerophosph. (mit Zucker überzogen). — 50 Compr. 1,30 RM. — **Astonin.** Amphiolen. Ast. (Ast. stark): Natr. glycerophosph. 0,1 g (0,1), Natr. methylarsenicic. 0,05 g (0,075). Strychn. nitr. 0,5 mg (0,75 mg). — 10 Amp. 1,85 (2,10) RM.

---

[1]) Die Salbe schimmelt und zersetzt sich leicht.

Glycolum. Äthylenglykol. Dieser zweiwertige Alkohol ist eine farblose, dickliche schwach aldehydartig riechende, beim Erhitzen sich unzersetzt ohne Rückstand verflüchtigende Flüssigkeit.

CH_2OH
|
CH_2OH

Vorübergehend als Ersatz des Glycerins verwendet.

$\langle C_6H_5 \rangle COO \cdot CH_2$
|
CH_2OH

Der Monobenzoesäureester des Glykols ist das Ristin. (Lösung 175 ccm 7,95 RM. Krätzemittel).

OH
$\langle C_6H_4 \rangle COO \cdot CH_2$
|
CH_2OH

Der Monosalicylsäureester des Glykols ist das Spirosal (s. S. 629).

Glykocollum. Aminoessigsäure, Glycin, Leimsüß. $CH_2(NH_2) \cdot COOH$

Innerlich 2—3mal täglich 5 g in 150,0 Wa. als Diureticum und versuchsweise bei Urticariazuständen.

Gossypium.

Gossypium depuratum. Germ., Austr., Belg., Helv., Jap., Ross. **Gossypium.** Brit., Nederl. **Gossypium purificatum.** Am. **Coton hydrophile.** Gall. **Cotone assorbente.** Ital. Gereinigte Baumwolle. Watte. Die weißen, entfetteten Haare der Samen von Gossypiumarten (Malvaceæ). Rein, insbesondere frei von anderen Teilen des Samens und harten Flocken sowie von Alkalien und Säuren (geprüft mit Lackmuspapier) sowie reduzierenden Stoffen. Auf ausgekochtes und möglichst unter Luftabschluß abgekühltes Wa. geworfen, muß sie sich sofort voll Wa. saugen und untersinken. Höchstens 0,3% Asche enthaltend.

Säure- und Alkalifreiheit verlangen auch die anderen Pharm. Asche läßt zu 0,2% Am., 0,5% Brit., Ross., die übrigen 0,3% wie Germ., Austr. Es sollte nur sterilisierte Watte abgegeben werden, in gut schließenden Kartons, luftdicht verpackt.

Äußerlich als Verbandmittel bei Frakturen, Verbrennungen, Ekzem, Erysipelas; zur Einhüllung rheumatisch affizierter Gliedmaßen, geschwollener Drüsen; zur Stillung von Blutungen (Tamponieren der Nase, der Scheide usw. mit Watte).

Gossypium impraegnatum. Mit Arzneistoffen getränkte Baumwollen werden von den Verbandstoffabriken in großer Auswahl hergestellt. Einige Pharm. und Ergb. geben einzelne Vorschriften: Belg. Gossypium c. acido borico (10proz.), c. acido carbolico (5proz.), c. acido salicylico (5proz.), c. Hydrargyro bichlorato (5proz.), c. Jodoform. (10proz.). — Ital. Cotone con Cloruro mercurico, con Fenolo. — Jap. Gossypium acidi borici (10proz.), Gossypium hydrargyri bichlorati (0,2proz.), Gossypium jodoformiatum (5proz.), Gossypium salicylicum (5proz.), Gossypium stypticum (ohne Gehaltsangabe). — Ergb. Gossypium phenolatum (5proz.), haemostaticum (20% Ferr. sesquichlor. crist.), Hydrargyri bichlorati (0,3proz.), salicylatum (5proz.).

Die Verbandmulle s. unter Tela depurata, S. 699. Gossypium dient auch zur Herstellung des Collodiums.

Oleum Gossypii seminis. Am. Baumwollsamenöl. Cottonseed Oil. Fettes, schwachgelbes, aus dem Baumwollsamen ausgepreßtes und mit Natronlauge gereinigtes Öl von mildem, nußähnlichem Geschmack. — Spez. Gew. 0,915—0,921 (bei 25°). — Ein schwach trocknendes Öl, das wesentlich aus den Triglyceriden der Palmitinsäure, Ölsäure, Linolsäure und Linolensäure besteht.

Äußerlich statt des Ol. Papaver. und Ol. Olivar.

Cortex Gossypii Radicis. Ergb., Ross. Baumwollwurzelrinde. Die Rinde der Wurzel von Gossypium herbaceum L. Geruchlos, von schwach adstringierendem Geschmack. Wirksamer Bestandteil nicht bekannt. — 10,0 0,10 RM.

Innerlich wie Extractum Gossypii fluidum.

Decoctum Gossypii radicis corticis. Brit. 200 g Baumwollwurzelrinde mit 2000 ccm Wasser auf 1000 ccm Dekokt einengen.

Therapeut. Dosis: 15—60 ccm (Am.).

Innerlich. Als Emmenagogum und wehenanregendes Mittel empfohlen, aber nicht klinisch verwendet.

Extractum Gossypii. Ergb. Mit wäss. Alk. bereitetes Baumwollwurzelrindenextrakt. Dickes, dunkelbraunes Extrakt. — Extr. Goss. spissum 1,0 0,15 RM.

Extractum Gossypii fluidum. Ergb. **Extractum Gossypii radicis corticis liquidum.** Brit. Baumwollwurzelrindenfluidextrakt. Rotbraun, zusammenziehend schmeckend. — 10,0 0,35 RM.

Therapeut. Dosen: 2—4 ccm (Brit.).

Innerlich 2,0—8,0 pro die. Als wirksames Emmenagogum bezeichnet und auch als Abortivum wegen seiner Uteruskontraktionen erregenden Wirkung besonders in den südlichen Vereinigten Staaten von Amerika verwendet. Verdient keine Anwendung.

Gramen.

Rhizoma Graminis. Germ. II., Ergb., Belg. (G. Rh.), Helv. **Radix Graminis.** Austr. **Agropyrum.** Brit. **Rhizome de Chiendent officinal.** Gall. Queckenwurzel. Der getrocknete Wurzelstock der Graminee Triticum (Agropyrum) repens (L.) Beauvois. Bestandteile: Inosit, Zucker und ein Kohlehydrat Triticin. — 100,0 0,35 RM.

Innerlich in Abkochung (50,0—100,0 auf $^{1}/_{2}$—1 l im Laufe des Tages, im Volk als „blutreinigender Tee" benutzt.

Extractum Graminis. Germ. II., Ergb., Austr. **Graminis extractum.** Belg. **Extrait de Chiendent.** Gall. Queckenextrakt. Dickes (Gall. dünnes), rotbraunes, in Wa. klar l. Extrakt, durch Ausziehen von Rhiz. Graminis mit siedendem Wa. bereitet.—1,0 0,05 RM.

Innerlich als Pillenkonstituens und Zusatz zu Latwergen.

Extractum Graminis fluidum. Extractum Agropyri liquidum. Brit. Queckenwurzelfluidextrakt wird bereitet durch Kochen von 1 T. mit 10 T. Wasser, Eindampfen auf 0,75 T. und Auffüllen auf 1 T. mit Alk.

Therapeut. Dosen: 4—8 ccm (Brit.).

Granatum.

Cortex Granati. Germ., Austr., Dan., Helv., Jap., Nederl., Ross. **Granati Cortex.** Belg. **Granatum.** Am. **Ecorce de Grénadier.** Gall. **Melogranato.** Ital. Pomegranate bark. Granatrinde. Mindestgehalt 0,4% Gesamtalkaloide (Mol.-Gew. 147,5). Die getrocknete Rinde der oberirdischen Achsen und der Wurzeln der Granatacee Punica granatum L. Außen meist graugelblich, innen gelbbräunlich und herb, nicht bitter schmeckend. Das Pulver ist bräunlichgelb. Frei von anderen Rinden, höchstens 17% Asche enthaltend. — Helv. schreibt alljährliche Beschaffung neuer Rinde vor. — Helv. und Nederl. fordern mindestens 0,5%, Gall. mindestens 0,25% Alkaloide. Enthält außer erheblichen Mengen Gerbsäure vier Alkaloide, Pelletierin (Punicin) $C_8H_{15}ON$, das isomere Isopelletierin (Isopunicin), Methylpelletierin $C_9H_{17}ON$ und Pseudopelletierin $C_9H_{15}ON$, daneben bis zu 25% Gerbsäure. — 10,0 0,10 RM.

Durchschnittl. Dosis: 2,0 (Am.).

Die Wirkung der Rinde auf Bandwürmer ist abhängig von der Frische der Droge. Nicht selten starke Übelkeit und Erbrechen, Schwere der Beine, leichte Sehstörungen und Zittern und Zucken der Beinmuskeln. Schwere Vergiftungserscheinungen selten. Die Kur ist nicht sehr angenehm. Noch weniger als die Droge selbst haben sich in Deutschland ihre Alkaloide eingebürgert.

Innerlich 30,0—100,0—180,0 in Abkochung als Bandwurmmittel. 180,0 Cort. Rad. Granat. 24 Stunden lang in 1 l Wasser macerieren, dann zur Honigkonsistenz einkochen; zu der Kolatur von 180,0 noch Extr. Cort. Rad. Granati 2,0 hinzusetzen; halbstündlich, wohl umgerührt, eine halbe Tasse voll zu trinken. Der Erfolg ist bei frischen Präparaten oft ein guter. Da die im Handel befindlichen Präparate oft alt sind und nicht selten verfälscht waren, sind häufig Mißerfolge beobachtet worden, so daß sich die Kur nicht eingebürgert hat.

727. Rp. Corticis Granati 30,0
infunde
Aq. frigid. 300,0
macera duodecim horas,
tum coque usque
ad Colaturam 250,0
adde
Sir. Zingiberis 30,0.
D. S. In 2 Portionen mit Zwischenraum von ¹/₂ Stunde zu verbrauchen. Der Sir. Zingiberis hindert am besten das nur zu oft durch die erste Portion der Abkochung hervorgerufene Erbrechen.

Bei der Verabreichung der Granatwurzelrinde bedarf es, wie bei der der meisten anderen Bandwurmmittel, einer Vorbereitungskur. Abends vor Beginn der Kur Heringssalat, am Morgen nüchtern eine Tasse schwarzen, stark gesüßten Kaffee, ¹/₂ Stunde später die erste Hälfte des Dekokts und nach Verlauf einer weiteren halben Stunde die zweite Hälfte. Ist dann 2—3 Stunden nachher kein Stuhlgang erfolgt, so läßt man noch einen Eßlöffel Ol. Ricini nehmen.

Cortex Fructus Granati. Nederl. Granatäpfelschalen. — Bestandteile: Gerbsäure und bitterer Extraktivstoff.

Innerlich zu 0,5—2,0 mehrmals täglich, in Pulvern, im Dekokt 25,0 auf 200,0. Selten im Gebrauch und nicht zu empfehlen.

Decoctum Granati. Granati Decoctum. Belg. **Décocté de Grenadier. Apozème d'écorce de racine du Grenadier.** Gall. Belg.: 50 T. Granatrinde mit etwa 300 T. Wasser 6 Stunden macerieren, ¹/₂ Stunde kochen und auf 200 T. einengen; Gall. 50 T. mit 750 T. Wasser auf 500 T. eingekocht (s. auch unter Cortex Granati S. 407).

Innerlich als Anthelminthicum s. Cortex Granati.

Extractum Granati. Ergb., Austr., Nederl. Granatrindenextrakt. Dickes (Nederl. trockenes), rotbraunes in Wa. trübe l. Extrakt von zusammenziehendem, bitterem Geschmack. — Nederl. fordert 1,3—1,5% Granatrinde alkaloide. — 1,0 0,20 RM.

Innerlich zu 4,0—12,0 pro dosi, in der Regel 3 mal wiederholt, in Solution von aromatischem Wasser. Wenig gebräuchliches Anthelminthicum. Wirkung unsicher.

Extractum Granati fluidum. Germ. V., Ergb., Ross. **Fluidextractum Granati.** Am. Granatrindenfluidextrakt. Braunrote, herb schmeckende Flüssigkeit, die sich mit Wa. und Alk. trübe mischt. — Ross. fordert mindestens 0,4% Granatrindenalkaloide (Germ. V 0,2%). — 10,0 0,35 RM.

Durchschnittl. Dosis: 2 ccm (Am.).

Innerlich zu 1,5—2,5. Als Taenifugum 1—3 Eßlöffel (15—45 ccm), auf 4 Stunden verteilt, zu nehmen. Nicht empfehlenswert.

Pelletierin medicinale. Gemisch aus Pelletierin, Isopelletierin und Methylpelletierin. Farblose oder braune, ölige Flüssigkeit. — 0,1 1,50 RM.

Innerlich 0,2—0,4 als Helminthiacum (s. Pelletierin. tann.).

Pelletierinum sulfuricum. Pelletiérine (Sulfate de). Gall. (Nach E. Merck: braune, ölige, schwach fluorescierende, zuweilen krystallinisch erstarrte Masse.) — 0,1 0,80 RM.

Größte Einzelgabe: 0,4 (Gall.) in Gerbsäurelösung 0,3 Pellet., 0,4 Acid. tann., 25,0 Sir. simpl.

Innerlich 0,3—0,5 als Helminthiacum (s. Pelletierin. tann.).

Pelletierinum tannicum. Ergb. **Pelletierinae tannas.** Am. Brit. Pelletierin-tannat. Punicintannat. Gemisch der Tannate der in der Granatrinde enthaltenen Alkaloide. Gelblichweißes, amorphes, in Wa. wenig (250 Am., 700 Ergb.) und in Alk. (80) l. Pulver ohne Geruch und von zusammenziehendem Geschmack. — 0,1 0,50 RM.

Therap. Dosen: 0,12—0,5 (Brit.). Durchschnittl. Dosis: 0,25 (Am.).

Möglichst nicht überschreiten: 1,0 pro dosi! (Ergb.).

Innerlich zu 0,5—1,0. Helminthiacum. Am besten im Sennainfus zu verabreichen, nach vorgängigem 24stündigem Fasten.

Granugenol (E. W.). Gelbes, neutral reagierendes Mineralöl, Kohlenwasserstoffe enthaltend, zur Wundbehandlung empfohlen. Auch in Gelatinekapseln zur vaginalen Behandlung. — 1,0 0,10 RM. O. P. 6 Kapseln (1,0) 1,35 RM.

Granugenpaste. Zinkpaste mit 50% Granugenol, außerdem Amylum und Bolus. — O. P. Tube (50,0) 1,85 RM.

Bei Hautkrankheiten, besonders Ulcus cruris.

Granugenpuder. 25% Boluspudermischung mit 75% Granugenol; aufsaugender Wundpuder zur Trockenbehandlung und als Kinderpuder.

Granula s. Teil I, S. 16.

Graphites depuratus. Ergb. Gereinigter Graphit. Geschlämmter, durch Behandeln mit verdünntem Königswasser gereinigter Graphit. Feines, schwarzgraues, schlüpfrig anzufühlendes Pulver, das zum Überziehen von Pillen dient. — 10,0 0,05 RM.

Gratiola. Herba Gratiolae. Germ. I., Ergb. Gottesgnadenkraut. Das zur Blütezeit gesammelte und getrocknete Kraut der Scrophulariacee Gratiola officinalis L. Es enthält die Glucoside Gratiolin und Gratiosolin. Letzteres schmeckt ekelhaft bitter und besitzt abführende Wirkung.

Möglichst nicht überschreiten: 1,0 pro dosi! — 3,0 pro die! (Ergb.)

Innerlich zu 0,1—0,5—1,0 in Pulvern, Pillen, Abkochung 2,0 auf 10,0, weinigem Aufguß. Als drastisches Abführmittel bei Gicht. Das Extractum Gratiolae (Germ. I) hat in größeren Dosen heftige Gastro-Enteritis hervorgerufen.

Nicht mehr angewendet.

Grindelia.

Herba Grindeliae. Ergb. **Herba Grindeliae robustae.** Ross. **Grindelia.** Brit. **Grindélia.** Gall. Grindeliakraut. Das getrocknete blühende Kraut der Composite Grindelia robusta Nuttall und G. squarrosa Dumal. (Brit. Gr. camporum, Grane) (Westküste Nordamerikas). Von Bestandteilen werden angegeben ein ätherisches Öl und ein Saponin.

Innerlich im Infus (1,5—3,0 pro dosi), mit Zusatz von Borax. Gegen Asthma, Keuchhusten und Bronchialkatarrh empfohlen. Erfolg sehr unsicher.

Asthmazigaretten werden aus den mit Kalium nitricum getränkten Species von Grindelia rob. und Stramonium hergestellt.

Extractum Grindeliae fluidum. Ergb., Ross. **Extractum Grindeliae liquidum.** Brit. **Fluide Extrait de Grindélia.** Gall. Grindeliafluidextrakt. Braune, bittere, aromatisch riechende Flüssigkeit, durch Perkolation von Herba Grindeliae mit wäss. Alk. bereitet. 40 Tr. = 1 g.

Therapeut. Dosen: 0,6—1,2 ccm (Brit.).

Innerlich stündlich 1 Kaffeelöffel während des asthmatischen Anfalls, später 3—4stdl. Von sehr zweifelhafter Wirkung. Nicht mehr im Gebrauch.

Tinctura Grindeliae. Teinture de Grindélia. Gall. Grindeliatinktur. Gelbgrünliche, bitter schmeckende Tinktur, aus Grindeliakraut 1 : 5 80% Alk. bereitet.

Innerlich zu 5—15 Tr. früher mehrmals täglich bei Affektionen der Respirationswege, Bronchitis, Asthma, Keuchhusten als wenig wirksames Expektorans und Sedativum gegeben.

Guajacol und **Guajacolpräparate.**

Guajacol, als Phenolderivat ein starkes Antisepticum, dabei in relativ großen Dosen verträglich und manchmal den Appetit anregend, steht im Ruf, den Verlauf der Tuberkulose günstig zu beeinflussen. Dieser Ruf ist nicht durch

Tatsachen gerechtfertigt, allenfalls wirkt es symptomatisch, leicht antifebril, hustenstillend und espektorationsbeschränkend. In der ärztlichen Praxis sind insbesondere die geschmacklosen Guajacolderivate (Thiocol, Sirolin) viel verwendet worden; jetzt ist der Gebrauch — den geringen Erfolgen entsprechend — sehr vermindert.

Guajacolum liquidum. Ergb., Helv. **Guajacolum.** Belg., Jap., Nederl., Ross. **Guaiacol.** Am., Brit. **Gaïacol.** Gall. **Guajacolo.** Ital. Guajacol.

B r e n z c a t e c h i n - M o n o m e t h y l ä t h e r. Farblose oder schwach rosa gefärbte bei 27,6—32° schmelzende Krystalle (Am., Belg., Gall., Ital., Nederl.) oder eine klare, farblose oder schwach gelbliche, ölige Flüssigkeit (Ergb., Helv., Ross.), die bei 200—205° siedet. Spez. Gew. 1,12—1,14. Am., Brit. und Jap. lassen beide Sorten zu. Guajacol l. in Wa. (60), leichtl. in Alk., Ae., Chl. und Glyc. Hauptbestandteil des Buchenholzkreosots. — 1,0 0,10 RM.

T h e r a p. D o s e n : 0,06—0,3 ccm (Brit.)l. D u r c h s c h n. D o s i s : 0,5 ccm (Am.)

Größte Einzel- und Tagesgabe: Gall., Ita., Helv. (Helv. auch für percutane. Applikation!) **0,5, 1,5,** Jap. **0,3, 1,0,** Ergb. **0,5, 2,5,** Nederl. **0,5, 3,0** innerlich, **2,0** äußerlich.

I n n e r l i c h bei Tuberkulösen 3—4—5mal täglich 0,1—0,2—0,4 in Mixtur mit Wein oder Kognak (am besten nach den Mahlzeiten) oder in Pillen oder Gelatinekapseln oder in Kombination mit Lebertran oft gut vertragen, oft auch den Magen stark reizend und vielfach von den Kranken abgelehnt, in andern infektiösen Krankheiten 0,1—0,2—0,3 als Antipyreticum und Antisepticum nicht bewährt.

Ä u ß e r l i c h als Anaestheticum (10,0—20,0 : 90,0—80,0 Ol. Olivar.) zur Linderung der Schmerzen bei Brandwunden; ferner zur percutanen Resorption (10,0—20,0—30,0 : 90,0—80,0—70,0 Ol. Olivar.) auf Brust und Rücken eingerieben oder mit Jodtinktur (3 : 25) eingepinselt. Die Resorption wird durch den folgenden Temperaturabfall bewiesen. Auch sind danach Kollapszustände beobachtet worden. In Salben (1,0—1,5 : 10,0 Ungt. Paraffin.) gegen rheumatische Schmerzen, Seitenschmerzen, Neuralgien, Epididymitis angewandt. Zu Inhalationen, mehrmals täglich 5—10 Tr. auf heißes Wasser geschüttet zum Einatmen bei chronischer Bronchitis.

728. Rp. Guajacoli 13,5
$\hspace{1cm}$ Tinct. Gentianae 30,0
$\hspace{1cm}$ Spiritus diluti 250,0
$\hspace{1cm}$ Vini hispanici ad 100,0
M. D. S. Vinum Guajacoli. Tägl. 2—3
$\hspace{0.5cm}$ Eßlöffel voll mit etwasWasser zu nehmen

729. Rp. Guajacoli 1,5 (—3,0)
$\hspace{1cm}$ Radicis Liquiritiae pulv. 3,0 (-6,0)
$\hspace{1cm}$ Kalii carbonici
$\hspace{1cm}$ Glycerini ana 0,3(—0,6)
M. f. pil. Nr. XXX. D. S. 3mal tägl. 1—2
$\hspace{0.5cm}$ Pillen. (Pilulae Guajacoli 0,05 und
$\hspace{0.5cm}$ 0,1). F. M. B. (0,75 und 0,90 RM. o. G.)

730. Rp. Guajacoli 6,0
$\hspace{1cm}$ Tinct. Gentianae 24,0.
M. D. S. 3mal tägl. 5 Tr. (5 Tr. enthalten
0,05 Guajacol). Tinct. Guajacoli.

731. Rp. Guajacoli 3,0
$\hspace{1cm}$ Glycerini
$\hspace{1cm}$ Tinct. Jodi ana 20,0.
M. D. S. Zum Einpinseln. (Bei Pleuritis.)

732. Rp. Guajacoli 2,0—5,0
$\hspace{1cm}$ Vaselini 30,0.
M. f. ungt. S. Am 1. Tage 2mal, später
tägl. 1mal einzureiben. (Gegen Epididymitis gonorrhoica.)

733. Rp. Guajacoli 5,0—10,0
$\hspace{1cm}$ Olei Olivarum 10,0.
M. D. S. Äußerlich. Tägl. 1mal Aufpinseln
(Bei Intercostalneuralgien, bei Herpes Zoster.)

Duotal (E. W.). **Guajacolum carbonicum.** Germ., Austr., Belg., Helv., Jap., Ross. **Carbonas Guajacoli.** Nederl. **Guajacoli Carbonas.** Suec. **Guajacolis Carbonas.** Am. **Guaiacol Carbonas.** Brit. **Gaïacol (Carbonate de).** Gall. **Carbonato di Guajacolo.** Ital. Guajacolcarbonat, Duotal. Weißes, krystallinisches, fast geruchloses Pulver, leichtl. in Chl. oder heißem Alk., schwerl. in kaltem Alk. oder Ae., unl. in Wa. Schmp. 86—88°.

$$CO \left\langle \begin{array}{c} O \left\langle C_6H_4 \right\rangle \\ O \left\langle C_6H_4 \right\rangle \end{array} \right. , \quad \text{Mol.-Gew. 274.}$$

CH_3O ... CH_3O

Rein, insbesondere frei von Guajacol, anderen fremden organischen Stoffen und Salzs. (Schmp. Austr. 78—84°, Helv. 87—90°.) — 10,0 0,60 RM. Duotal 10,0 0,90 RM. D. (90proz.) Heyden O. P. 20 Tabl. (0,5) 0,90 RM., desgleichen Bayer O. P.

Therapeut. Dosen: 0,3—1,0 (Brit.). Durchschnittl. Dosis: 1,0 (Am.).

Größte Einzelgabe: 1,0 (Helv.), dagegen Austr., Gall., Nederl. **0,5.**

Größte Tagesgabe: 3,0 (Helv., Nederl.), dagegen Austr. **5,0,** Gall. **2,0**

Innerlich: Da es den Magen in keiner Weise reizt, sondern lange Zeit andauernd ohne Belästigung selbst in großen Dosen bis zu 6,0 vertragen wird, wird es zur Behandlung der Tuberkulose empfohlen. Man kann mit kleinen Dosen (3mal tägl. 0,2) beginnen und allmählich bis auf 3mal tägl. 1,0 steigen. Diese Medikation kann immerhin als Unterstützungsmittel der hygienisch-diätetischen Phthiseotherapie einen gewissen tonisierenden Effekt haben.

Styracol (E. W.). **Guajacolum cinnamylicum.** Zimtsäureguajacylester. Farblose, in Wa. fast unl. Nadeln. — 1,0 0,35 RM. O. P. 15 Tabl. (0,5) 2,20 RM.

Innerlich: Kindern 0,25, Erwachsenen 1,0 mehrmals täglich (bis 6 g), bei Diarrhöen der Phthisiker infolge der Guajacolabspaltung im Darm als Darmdesinfiziens angewandt. Tabletten läßt man zweckmäßigerweise in etwas Wasser zerfallen.

Thiocol (E. W.). **Kalium sulfoguajacolicum.** Germ., Jap., Ross. **Kalii guajacolsulfonas.** Suec. **Sulfoguaiacolas Kalicus.** Nederl. **Potassium (Gaïacol-Sulfonate de).** Gall. **Guajacolsulfonato di Potassio.** Ital. Guajacolsulfosaures Kalium, Thiocol.

$$C_6H_3 \left\langle \begin{array}{c} OH \\ OCH_3 \\ SO_3K \end{array} \right. [1, 2, 4] \text{ und } [1, 2, 5]. \quad \text{Mol.-Gew. 242.}$$

Mindestgehalt 96,9%. Weißes, krystallinisches, fast geruchloses Pulver, in Wa. (8) mit schwach alkalischer Reaktion l., in Alk. oder Ae. unl., beim Erhitzen schmelzend, schließlich unter starkem Aufblähen und Hinterlassung eines Rückstandes verbrennend. Rein, insbesondere frei von Schwefels. und Schwermetallsalzen. — K. sulfoguaj. 10,0 0,30 RM. Thiocol O. P. 25,0 4,35 RM. 25 Tabl. (0,5) 2,50 RM.

Gut verträgliches Guajacolpräparat, zur Unterstützung der Behandlung Tuberkulöser mit gutem symptomatischen Erfolg angewandt; auch bei Pneumonie empfohlen, ohne Erfolg.

Innerlich als Pulver oder Tabletten zu 0,5 g 3—5mal tägl. 1 Stück.

Sirupus Kalii sulfoguajacolici. Germ. **Syrupus Kalii guajacolsulfonatis.** Suec. Sulfoguajacolsirup. Eine 6proz. (Suec. 6,5) Lösung von Kalium sulfoguajacolicum in Pomeranzenschalensirup. Gelbbraun, aus 6 T. guajacolsulfosaurem Kalium, 3 T. Pomeranzenfluidextrakt, 5 T. Weingeist und 86 T. Zuckersirup hergestellt. Das wortgeschützte Sirolin ist ein Thiocol-Orange-sirup mit 6—7% Thiocol. — 100,0 0,90 RM. Sirolin (Sirupus Thiocoli) O. P. Flasche (150 g mit 9,25 Thiocol.) 4,05 RM.

Innerlich mehrmals täglich ein Teelöffel Sirolin bei Tuberkulose, Skrofu-lose, Bronchitis und Keuchhusten wie überhaupt bei allen Krankheiten der Atmungsorgane empfohlen (3—4mal tägl. 1 Eßlöffel; für Kinder 1—2mal tägl. 1 Teelöffel).

Sanitol: Sirupus Kalii sulfoguajacolici. Kal. sulfoguajacol. 7,0, Extr. Cort. Aurant. fluid. 3,0, Sir. simpl. ad. 100,0.

Sciroppo di Guajacolsulfonato di Potassio composito. Ital. Etwa 3 proz., mit Syrup. calc. lactophosph. und Aqu. flor. Aur. bereitet.

Guajacetinum. Brenzcatechinessigsaures Natrium $C_6H_4(OH) \cdot O \cdot CH_2COONa$. Farblose, in Wa. leichtl. Nadeln. — 1,0 0,25 RM.

Innerlich zu 0,5 mehrmals täglich als Pulver, in Oblaten, in Wein gelöst. Relativ gutverträgliches Präparat mit symptomatischen Erfolgen bei Tuberkulose.

Guajacum.

Lignum Guajaci. Germ., Austr., Helv., Jap., Norv., Ross. **Guajaci lignum.** Brit. **Guajaco.** Ital. Lignum sanctum. Guajakholz (Pocken-, Franzosenholz). Das sehr feste und harte Holz der Zygophyllacee Guajacum officinale L. und sanctum L., dessen braunes oder grünbraunes, beim Erwärmen einen würzigen, benzolartigen Geruch ent-wickelnde und etwas kratzend schmeckende Kernholz scharf gegen das schmälere, hell-gelbliche, geruch- und geschmacklose Splintholz abgesetzt ist. Bestandteil der Spec. Lignorum (s. S. 670). Enthält (Saponine nur in der Cortex enthalten) etwa 25% Harz. — 100,0 035, RM.

Innerlich zu 15,0—60,0 pro die in Abkochung oder in Spezies. Guajacholz galt in früheren Zeiten als Specificum gegen die Syphilis.

734. Rp. Ligni Guajaci concis 25,0
     coque c. Aq. dest. q. s. ad
     Colat. 200,0
       sub finem coctionis adde
     Radicis Liquiritiae 10,0
     Fructus Foeniculi 5,0.
D. S. Den Tag über zu verbrauchen.

735. Rp. Ligni Guajaci concis. 100,0
     Radicis Sarsaparillae 50,0
     Corticis Cinnamomi 25,0.
M. f. spec. D. S. 2 Eßlöffel voll mit 1 l Wasser auf $^1/_2$ l eingekocht, täglich zu verbrauchen.

Extractum Ligni Guajaci. Guajakholzextrakt. Dickes, in Wa. trübe l. Extrakt. Innerlich zu 0,5—1,5 mehrmals täglich in Pillen. Wie Lignum Guajaci.

Mistura Guajaci. Brit. Resin. Guajac. (25), Sacchar. (25), Tragacanth. (5), Aqu. Cinnamom. (ad 1000 ccm).

Therapeut. Dosen: 15—30 ccm (Brit.).

Tinctura Guajaci Ligni. Ergb., Helv. **Tinct. Guajaci.** Jap. Guajakholztinktur. Lign. Guajac. conc. 1, Spir. dil. (Jap. Spir.) 5 digeriert. Helv. perkoliert 1:5. 54 Tr. = 1 g.

Innerlich zu 1,0—3 0 (20—60 Tr.). Wegen des schwankenden Harzgehalts zog man die konstantere Tinctura Guajaci Resinae vor (s. u.).

Resina Guajaci. Germ. I., Ergb., Austr., Helv., Jap., Suec. **Guajaci Resina.** Brit. **Résine de Gaïac.** Gall. **Resina di Guajaco.** Ital. Guajacum. Guajakharz. Das durch spontanes Ausfließen oder durch Ausschwelen aus dem Kernholz von Guajacum officinale L. gewonnene Harz. Dunkelrotbraune, an der Oberfläche oft grünbraun erscheinende Stücke. Unl. in Wa., leichtl. in Alk., Ae., Chl. und Ätzalkalien. Durch oxydierende Agenzien (Ozon, Chlor usw.) färbt sich das Harz blau (Bildung von Guajacblau aus der im Harz zu 70%

enthaltenen Guajaconsäure). Sonstige Bestandteile 10% krystallinische Guajacharz-säure, Guajacbetaharz und Gummi. — 1,0 0,05 RM.

Therapeut. Dosen: 0,3—1,0 (Brit.).

Innerlich: Obsolet.

Tinctura Guajaci Resinae. Germ. I., Ergb. **Tinctura Guajaci.** Austr. **Teinture de Gaiac (Résine).** Gall. Guajakharztinktur. Dunkelbraun, bitterlich scharf schmeckend aus Guajacharz 1:5 (Alk.: Gall. 10 T. Alk.) bereitet. 60 Tr. = 1 g. — 10,0 0,25 RM.

Innerlich zu 1,0—3,0 mehrmals täglich früher gegen Rheumatismus und Gicht im Gebrauch.

Tinctura Guajaci ammoniata. Germ. I., Brit., Suec. Ammoniakalische Guajak-tinktur. Res. Guajaci (3), Spiritus (10), Liq. Ammon. caust. (5), maceriert und filtriert. Brit. Res. Guajac. (20), Ol. Macidis (0,3 ccm), Ol. Citri (0,2 ccm), Liqu. Ammon. caust. tripl. (7,5 ccm), Spir. 90% (ad 100 ccm).

Innerlich zu 0,5—1,5 mehrmals täglich, 10—30 Tr. meist mit schleimigem Vehikel oder in Mixtur 3,0—10,0 auf 100,0, nicht mehr im Gebrauch.

Guanidin. Imidoharnstoff. $HN = C\begin{subarray}{l} NH_2 \\ NH_2 \end{subarray}$. Guanidinpräparate sind Acoin (S.108), Galegin (S. 397) und Synthalin (S. 697).

Guarana. Germ. I., Ergb., Austr., Helv., Rom. Pasta Guarana. Guarana. Aus den schwach gerösteten und gepulverten Samen der Sapindacee Paullinia Cupana Kunth (Brasilien) mit heißem Wa. hergestellte, in Stangen geformte und getrocknete Masse. Enthält neben Catechin, Catechingerbsäure und wenig Theobromin Coffein (Ergb. Mindestgehalt von 3,5%, Austr., Helv. von 4%). — 1,0 0,05 RM.

Innerlich als Pulver zu 0,5—4,0 oder in Tabletten je 0,5 (1—3 Tabletten pro dosi), als Tonico-Adstringens und Nervinum, namentlich bei Hemi-kranie (auch in Form des Extr. Guaranae fluidum). Vereinzelt auch als Adstringens bei chronischem Dünndarmkatarrh und andauernder Dyspepsie der Kinder, ferner auch bei Dysenterie gegeben. In Deutschland wenig mehr angewendet, meist durch Coffein bzw. Tannalbin ersetzt.

Gummi.

Gummi arabicum. Germ., Dan., Nederl., Jap., Helv., Norv., Ross., Suec. **Gummi Acaciae.** Austr., Belg. **Acaciae Gummi.** Brit. **Acacia.** Am. **Gomme arabique.** Gall. **Gomma arabica.** Ital. **Gummi mimosa.** Arabisches Gummi. Das aus Stamm und Zweigen ausgeflossene, an der Luft erhärtete, weißliche oder schwach gelbliche, zuweilen leicht irisierende, geruchlose und fade und schleimig schmeckende Gummi der Mimosacee Acacia senegal (L.) Willdenow und einiger anderer afrikanischer Acaciaarten. Langsam, aber völlig in Wa. (2) zu einem klebenden, hellgelblichen, schwach sauer reagierenden Schleime (Mucilago Gummi arabici) l. Rein, insbesondere frei von Stärke, Dextrin, Zucker (Verfälschungen), höchstens 4% Asche enthaltend. Unl. in Alk., Glyc. und Ae. Enthält arabinsaures Calcium. — 10,0 0,10 RM.

Innerlich in Pulvern (als Konstituens) oder Auflösungen (als Korrigens und reizlinderndes Mittel) bei Katarrhen der Magen- und Darmschleimhaut, zu Emulsionen, im Sirup. Der Zusatz von Gummi arabicum zur Ringer-schen Lösung für intravenöse Einspritzungen, um sie länger im Gefäßrohr fest-zuhalten, hat sich nicht durchweg bewährt.

Äußerlich zu Streupulvern, in Auflösung zu Mund- und Gurgelwässern (1—2 : 10), Klistieren (1 T. auf 3 T. Wasser).

736. Rp. Calcii carbonici praecipitati 3,0
     Mucil. Gummi arabici 9,0
     Aq. dest. 82,0
     Sir. simplic.
     Aq. Cinnamomi spir. ana 3,0.
M. D. S. Gut umgeschüttelt 1—2stündl.
1 Tee- (Kinder) bis 1 Eßlöffel (Erwachsene) voll. — Mixtura alba.
               Dan.

737. Rp. Gummi arabici pulv.
     Sacchari albi ana 10,0
     Aq. Florum Aurantii 5,0
     Aq. dest. 75,0.
M. D. S. Mixtura gummosa. (Germ. I.)

Gummi Indicum. Brit. Von der Combretacee Anogeissus latifolia Wall. Als teilweises
Substitut für G. arab. in Indien und anderen Teilen Gr.-Britanniens.

Mucilago Gummi arabici. Germ., Dan., Helv., Jap., Nederl., Norv.,
Ross., Suec. **Mucilago Gummi Acaciae.** Austr., Belg. (A. G. m.). **Mucilago
Acaciae.** Am., Brit. **Mucilage de Gomme.** Gall. **Mucilagine di Gomma arabica.**
Ital. Gummischleim. Schwach gelbliche, schwach opalisierende, nur schwach
sauer reagierende, fad schmeckende Lösung von wiederholt gewaschenem
arabischem Gummi (1) in Wa. (2). (Belg. 1 + 9, Brit., Nederl. 2 + 3, Gall.
1 + 1.) Austr. schreibt auf 1 T. G., 1 T. Wa. und 1 T. Kalkwasser vor. Am.
(35 : 100 ccm) 0,1 Natr. benzoic.[1]), Suec. 0,1 % Acid. benz.[1]). Germ. In kleinen,
ganz gefüllten Flaschen kühl aufzubewahren. Am.: Saurer oder schimmlig
gewordener Gummischleim darf nicht abgegeben werden. Nederl.: Soll nicht
vorrätig gehalten werden. — 100,0 0,60 RM.

Durchschnittl. Dosis: 15 ccm (Am.).

Innerliche und äußerliche Anwendung wie Gummi arabicum.

738. Rp. Mucilag. Gummi arabici
     Sir. simpl. ana 20,0
     Aq. dest. ad 200,0.
M. D. S. 2stündl. 1 Eßlöffel. (Kühl auf-
bewahren!) Mixtura gummosa.
F. M. B. (0,48 RM. o. G.)

739. Rp. Mucilag. Gummi arabici 80,0
     Sir. simpl. 15,0
     Aq. florum Aurantii 5,0.
M. D. S. Potio mucilaginosa. Belg.

Pasta gummosa. Germ. I., Ergb. **Pâte de Gomme (Pâte dite de Guimauve).**
Gall. **Pasta gummosa alba.** Lederzucker. Weiße Reglisse. Gummi arabicum
und Zucker (ana 200) in Wa. (100) gel., werden mit 150 T. zu Schaum ge-
schlagenem Eiweiß bei gelinder Wärme gemischt, abgedampft und zuletzt
mit 1 T. Elaeosacch. Aurant. Flor. gewürzt. — Pasta di Altea Ital. noch
mit Inf. Althaeae.

Innerlich in Substanz als Hustenmittel.

Pulvis gummosus. Germ., Helv., Jap., Nederl., Ross., Suec. **Pulvis Tragacanthae compositus.** Brit. Zusammengesetztes Gummipulver. Trok-
kenes, gelbweißes Pulver, von Geruch und Geschmack des Süßholzes. Aus
arabischem Gummi (5), Süßholz (3) und Zucker (2) bereitet (Ross. 3 : 1 : 2).
— 1,0 0,10 RM. Brit. Tragacanth (15), Gummi arab., Amyl. (ana 20), Sacch.
alb. (45). Nederl. Gumm. arab., Gumm. Tragacanth., Sacch. ana. Suec.
Rad. Alth. (2), Gumm. arab. (4), Sacchar. (4).

Therapeut. Dosen: 0,6—4,0 (Brit.).

Innerlich als Konstituens für Pulver und Pillen.

---

[1]) Als Konservierungsmittel.

Sirupus gummosus. Germ. I., Ergb. **Sirupus Gummi arabici.** Helv. **Sirop de Gomme.** Gall. **Sciroppo di Gomma arabica.** Ital. Sirupus Acaciae. Gummisirup. Aus 1 T. Gummischleim und 3 T. Zuckersirup ex tempore bereitet (Ergb.). Die Pharm. mit kleinen Gewichtsänderungen. — 100,0 0,50 RM.

Innerlich rein teelöffelweise als Expectorans und einhüllendes Mittel.

Guttapercha.

Guttapercha. Germ., Belg., Gall., Helv., Jap. Guttapercha. Der koagulierte und getrocknete, meist gelbbraune, in heißem Wa. erweichende und dann knetbare, beim Erkalten wieder erhärtende Milchsaft von Palaquiumarten (Sapotaceen), in sied. Chl. bis auf einen geringen Rückstand l. Das aus Guttapercha sehr dünn ausgewalzte Guttaperchapapier, Guttapercha lamellata, ist bräunlich, durchscheinend und darf nicht kleben. Guttaperchastäbchen, Guttapercha in bacillis, sind aus Guttapercha (z. B. durch Fällen der Chloroformlösung mit Alkohol) hergestellte weiße oder grauweiße Stäbchen, die unter 10% Glycerin oder 10% Alk. enthaltendem Wa. aufzubewahren sind. Die aus fabrikmäßig gereinigter Guttapercha hergestellten Guttaperchastäbchen Gummi plasticum depuratum Nederl., Gutta Percha alba Suec., Guttapercha depurata Jap. sind weiße bis grauweiße, biegsame Stäbchen, die bei 50—70° erweichen und plastisch werden. — 1,0 0,10 RM. — Das aus gereinigter Guttapercha dünn ausgewalzte Guttaperchapapier: Percha lamellata Helv., Gutta Percha laminata Suec., Gummi plasticum foliatum Nederl. ist gelbbraun, durchscheinend und darf nicht kleben.

Äußerlich zur Anfertigung von Schienen und Bandagen bei Frakturen, nach Sehnendurchschneidung usw. Von dem Gehalt an G. und ihrer Güte hängt die Klebekraft und Reizlosigkeit der Collemplastra ab. Als Verbandmittel, als Zahnkitt, besonders die gebleichte zum Ausfüllen der Zähne bei sehr empfindlichen Kavitäten nervöser und jugendlicher Personen mit reichlicher Säureentwicklung, ferner zum Abdrucknehmen.

Traumaticinum. Germ., Austr., Helv. **Guttae Perchae solutio.** Belg. **Solutio Gummi plastici in Chloformo.** Nederl. **Liquor Guttaperchae.** Jap. **Soluté de Gutta-Percha.** Gall. **Traumaticina.** Ital. Guttaperchalösung. Gelbliche bis bräunliche Lösung von Guttapercha (1) in Chl. (9) (Austr. 1 + 8 + 1 NaSO$_4$ sicc.), beim Verdunsten des Chl. eine elastische Haut zurücklassend[1]. — 10,0 0,20 RM.

Äußerlich gegen schuppende Hautkrankheiten, Erosionen, Verbrennungen, Frostbeulen, dem Collodium (s. S. 333) vorzuziehen; dagegen weniger als dieses leistend, wo es sich auch um Anwendung eines gleichmäßigen Druckes handelt. In Verbindung mit Chrysarobin (1 : 10) bei Psoriasis und anderen Hautkrankheiten viel benutzt.

Guttapercha-Pflastermulle, gut klebend und nicht oder nur in ganz vereinzelten Fällen hautreizend.

Leukoplast. Zinkoxyd - Kautschukheftpflaster mit 30% Parakautschuk. **Bonnaplast. Hansaplast. Helfoplast. Germaniaplast.**

---

[1] Spezif. Gew. der 10%igen Lösung (bei 15°) 1,45—1,46 (Kommentar).

Gutti. Germ., Helv., Suec. **Gummi-Resina Gutti.** Austr. **Guttae Gummi.** Belg. **Cambogia.** Am. **Gomme-Gutte.** Gall. **Gomma Gotta.** Ital. Gummigutt. Gutti. Das rotgelbe, geruchlose, anfangs geschmacklose, dann süßlich und brennend schmeckende Gummiharz mehrerer Garciniaarten, besonders der Guttifere Garcinia Hanburyi Hooker fil. (Belg. G. morellae). Rein, insbesondere frei von Reismehl, Sand, gepulverter Baumrinde und Dextrin. Höchstens 1 % Asche enthaltend. Vorsichtig aufzubewahren. Enthält 60—80 % eines sauren Harzes, Cambogiasäure, das als drastisch wirkender Bestandteil angesehen wird. — 1,0 0,10 RM.

Durchschnittl. Dosis: 0,125 (Am.).

Größte Einzelgabe: 0,3 (ebenso Austr., Helv., Ital.), dagegen Gall. **0,25.**

Größte Tagesgabe: 1,0 (ebenso Austr., Helv.), dagegen Gall. **0,5,** Ital. **0,9.**

Innerlich zu 0,01—0,03—0,1 mehrmals täglich in Pulvern, Pillen, in Emulsion 0,3—0,5 auf 100,0, als Drasticum. Bei entzündlichen Prozessen des Magendarmkanals zu vermeiden!

740. Rp. Gutti
    Saponis jalapini ana 1,0
    Glycerini q. s.
    ut f. pil. Nr. XXX.
D. S. Morgens 1—2 Pillen.

741. Rp. Gutti pulv.
    Foliorum Digitalis pulv.
    Bulbi Scillae pulv.
    Stibii sulfurati aurantiaci
    Extr. Pimpinellae ana 0,72
    Mucil. Gummi arab. 1,1.
    ut f. pil. Nr. XXX. D. S. Pilul. hydra-
      gogaeHeimii. F. M. B. (1,20 RM. o. G.)

Gymnema. Folia Gymnemae silvestris. Gymnemablätter. Die getrockneten Laubblätter der Asclepiadacee Gymnema silvestre R. Br. (Indien). Die bis zu 6 % darin enthaltene Gymnemasäure $C_{32}H_{55}O_{12}$ vermag die Geschmacks-empfindung, insbesondere für Süß, auf einige Zeit aufzuheben.

Innerlich: Als Geschmackskorrigens für schlechtschmeckende oder intensiv süße Arzneimittel, insbesondere gegen die süße Geschmacksempfindung (Parageusie) von Diabetikern läßt man die Blätter vor dem Einnehmen des Medikamentes kauen oder den Mund mit einem Dekokt der Blätter ausspülen.

Man kann sich auch der Gymnemasäure (Acid. gymnemicum) bedienen. Acidum gymnemicum, gelbes, in Wa. l. Pulver. Man spült den Mund mit 1—5proz. alkohol. Lösung des Acidum gymnemicum (nicht verschlucken! 0,3 machen Brechreiz) oder man verwendet mit Gymnemasäure imprägnierte Teeblätter. Acid. gymnem. 0,1, Spir. q. s. ad impraegnationem, solve, adde: Theae nigrae 4,0. Exsicca leni calore! 1—2 Blättchen zu kauen.

Haematoxylon.

Lignum campechianum. Germ. I., **Lignum Haematoxyli.** Austr. **Haematoxyli Lignum.** Brit. Logwood. Campeche-, Blau-, Blutholz. Das von Rinde und Splint befreite Kernholz des Stammes der Leguminose Haematoxylon campechianum L. (Zentralamerika). Enthält den krystallinischen, roten Farbstoff Hämatoxylin, Gerb-stoff und Spuren ätherischer Öle. — 10,0 0,05 RM.

Decoctum Haematoxyli. Brit. Lign. campech. (50), Cort. Cinnam. (10) werden mit Wasser (1200 ccm) 10 Minuten gekocht und auf 1000 ccm gebracht.

Therapeut. Dosen: 15—60 ccm (Brit.) als schwaches Adstringens bei Diarrhöen und gegen Nachtschweiße angewendet.

Hämoglobinpräparate.

Hier genannt, weil sie als eisenhaltig zur Eisenmedikation verwendet worden sind und neuerdings auch als Träger anderer Arzneistoffe (arsenige Säure usw.) empfohlen werden. Die meist aus Rinderblut gewonnenen Blutpräparate bestehen aus mehr oder minder reinem Hämoglobin oder dessen Umwandlungsprodukten, häufig neben erheblichen Mengen von Serumeiweiß. Einzelne dieser Mittel sind Spezialitäten von nicht bekanntgegebener Zusammensetzung und Darstellung. Innerlich gegebenes Oxyhämoglobin ist nicht direkt resorbierbar, sondern wird im Magen gespalten, wobei Hämatin entsteht. Dieses wird erst im Darm als Alkaliverbindung zum Teil aufgesaugt. Der größere Teil gelangt aber wohl mit den Faeces nach außen. Die Hämoglobinpräparate sind als Fe-Mittel teuer und haben keine Vorzüge vor anorganischen oder organischen Eisenpräparaten.

1. Flüssige Präparate. Sie sind aus defibriniertem Rinderblut oder dessen abgeschleuderten Blutkörperchen hergestellt. Durch Äther- oder Glycerinzusatz werden die Blutkörperchen zerstört, so daß der Blutfarbstoff in Lösung geht. Der fade Blutgeschmack ist durch aromatische Zusätze usw. halbwegs verdeckt (Hämatogen, Bioferrin, Eubiol, Perdynamin).

2. Trockene Präparate, die entweder als graue bis schwarzbraune Pulver oder in Form von Tabletten und Zeltchen in den Handel kommen. Sie sind wohl meist aus getrocknetem Blut bereitet, auch bisweilen mit Zusätzen, zumeist Kakaopulver oder Masse, vermischt. Hierher gehören: Fersan (0,25% Fe), Hämalbumin, Roborin, Hämoglobin Sicco, Sanguinal (10% Hb), Hämol (1,0 0,15 RM.; O. P. 100 Tabl. [0,25] 2,75 RM.), Hämogallol (1,0 0,20 RM.; O. P. 100 Tabl. [0,25] 4,25 RM.), Hämatopan (0,4% Fe) usw.

Hämoglobinum. — 1,0 0,05 RM.

Hamamelis.

Cortex Hamamelidis. Ergb., Brit. (H.C.). Hamamelisrinde. Rinde der Hamamelidaceae Hamamelis virginiana L. (Nordamerika). Bestandteile: die glucosidische Gerbsäure, Hamamelitannin $C_{14}H_{14}O_9$, Gallussäure.

Innerlich im Dekokt 50,0 : 200,0 wie Extractum fluidum Hamamelidis.

Aqua Hamamelidis (e Cortice). Hamameliswasser. Mit Alk. versetztes wässeriges Destillat aus Cort. Hamamelidis. — 100,0 0,90 RM.

Innerlich zu 8—10 ccm bei Ruhr, Durchfällen, innerlichen Blutungen und Hämorrhoidalleiden. Kaum mehr angewandt. S. Extractum fluidum Hamamelidis.

Extractum Hamamelidis fluidum (e Cortice). Ergb. Hamamelisrindenextrakt durch Perkolation mit wäss. Alk. von Hamamelisrinde, die mit Glyc., Alk. und Wa. angefeuchtet war, gewonnenes dunkelrotbraunes, schwach gewürzhaft riechendes, herbe schmeckendes Fluidextrakt. 31 Tr. = 1 g. — 10,0 0,35 RM.

Extractum Hamamelidis destillatum. Destillat der Wurzelrinde. — 10,0 0,25 RM.

Folia Hamamelidis. Ergb., Austr., Jap., **Hamamelidis folia.** Brit. **Folium Hamamelidis.** Belg. (H. F.), Norv., Helv., Suec. **Hamamélis de Virginie.** (Feuilles) Gall. Hamamelisblätter. Die getrockneten Hamamelisblätter. Bestandteile: wie bei Cortex H. — 10,0 0,10 RM.

Innerlich im Dekokt 20,0:200,0 alle 1—2 Stunden 1 Eßlöffel oder im Fluidextrakt als Adstringens gegen Hämorrhoiden, Hämoptysis, Hämatemesis, Diarrhöe.

Extractum Hamamelidis. Ergb. **Extrait d'hamamélis.** Gall Hamamelisextrakt. Dickes (dünnes Gall.), braunes, bitterlich und zusammenziehend schmeckendes, aus Hamamelisblättern mit Alk. und Wa. ana (60proz. Alk. Gall.) bereitetes Extrakt. — 1,0 0,25 RM.

742. Rp. Extr. Hamamelidis 1,0
    Olei Cacao 19,0.
M. f. suppositoria Nr. X. D. S. Suppositoria Hamamelidis.   Ergb.

Innerlich zu 0,1—0,2 in Pillen. Auch zu Novocain - Suprareninlösungen zugesetzt.

Extractum Hamamelidis fluidum. Ergb., Austr., Belg. (H. e. fl.), Helv., Jap., Norv. **Extractum Hamamelidis liquidum.** Brit. **Extrait fluide d'hamamélis.** Gall. **Estratto di Hamamelis fluido.** Ital. Hamamelisfluidextrakt aus Hamamelisblättern. Dunkelgrünlichbraun, schwach teeartig riechend, zusammenziehend schmeckend. 1 ccm = 1 g. — 10,0 0,35 RM.

Therapeut. Dosen: 0,3—1,0 ccm (Brit.).

Innerlich als blutstillendes Mittel bei Lungenblutungen, Gastro- und Metrorrhagien, bei Hämorrhoidalleiden; 1—2 Teelöffel voll 2—3mal tägl. Von unsicherer, bestenfalls schwacher Wirkung.

Äußerlich in Form von Bepinselungen und Salben.

743. Rp. Novoc. hydrochl. 0,05
    Mentholi 0,25
    Extr. Hamamelidis fluidi 10,0.
M. D. S. Äußerlich zum Ausstreichen der Nasenlöcher bei Nasenbluten.

744. Rp. Extr. Hamamelidis fluidi 5,0
    Lanolini
    Vaselini flavi ana 20,0.
M. f. ungt. Äußerlich zum Bestreichen der Hämorrhoidalknoten.

Tinctura Hamamelidis. Brit. **Teinture d'hamamélis.** Gall. Durch Maceration der Blätter (Gall. 1:5 60proz. Alk.) oder Perkolation der Rinde (Brit. 1:10 mit 45proz. Alk.).

Therapeut. Dosen: 2—4 ccm (Brit.).

Innerlich 5—60 Tr. (meist in Verbindung mit den Präparaten der Hydrastis canadensis), als Hämostaticum bei Hämorrhoidal- und anderen Blutungen.

Unguentum Hamamelidis. Brit. Fluidextract. Hamamelidis 10 ccm mit Adeps Lanae 60,0, Paraff. molle 30,0 gemischt.

Äußerlich zum Verbande schmerzhafter Hämorrhoidalgeschwüre.

Hedeoma. Oleum Hedeomae. Amerikanisches Poleiöl, Pennyroyalöl. Das ätherische Öl des blühenden Krautes von Hed. puleg. Blaßgelblich; Geruch und Geschmack eigentümlich stechend, an Pfefferminze erinnernd. Spez. Gew. 0,920—0,935 (bei 25°). Es besteht aus Pulegon $C_{10}H_{16}O$ und einem Gemisch von Terpenen.

Innerlich und äußerlich ähnlich dem Ol. Menth. pip.

Hedera. Herba Hederae terrestris. Ergb. **Lierre terrestre (Tige fleurie).** Gall. Gundermann. Gundelrebe. Das blühende getrocknete Kraut der Labiate Glechoma hederacea L. Enthält ätherisches Öl und Gerbstoff. — 10,0 0,05 RM.

Innerlich zu 2,0—4,0 mehrmals täglich, in Pulvern, Species, im Aufguß 15,0 bis 25,0 auf 100,0. Als Febrifugum. Nicht mehr im Gebrauch.

Hediosit (E. W.). Glykoheptonsäurelacton. $C_7H_{12}O_7$. Weißes, in Wa. l. Pulver. Von süßem Geschmack.

Wird von schweren Diabetikern in Mengen von 50—100 g pro Tag assimiliert und als Zucker verwertet. Macht gelegentlich Magenbeschwerden und Durchfall. Als Süßstoff und bei guter Verträglichkeit als Nährmittel für Diabetiker zu gebrauchen.

Helenium.

Radix Helenii. Germ. II., Ergb., Nederl. Rad. Enulae. Alantwurzel. Die getrocknete Wurzel der Composite Inula Helenium L. Enthält das Kohlehydrat Inulin, den Bitterstoff Helenin, Alantsäureanhydrid und Alantol. — 10,0 0,05 RM.

Innerlich zu 1,0—2,5 mehrmals täglich, in Pulver (dasselbe häufig als Konstituens für sogenannte Hustenpillen), im Infus oder im Dekokt (5,0—15,0 auf 100,0) bei katarrhalischen Erkrankungen der Respirationswege als Expectorans. Nicht mehr angewendet. Äußerlich: Verlassen.

Extractum Helenii. Germ., II. Ergb. Extractum Enulae. Alantwurzelextrakt. Dickes, braunes, in Wa. trübe l. Extrakt, durch Maceration mit wäss. Alk. bereitet. — 1,0 0,15 RM.

Innerlich zu 0,5—2,0 mehrmals täglich in Pillen oder Mixturen. Ist in den früher viel bei Bronchitis und Tuberkulose angewendeten sog. Pilulae bechichae Heimii (F. M. B.) s. Opium (S. 526) enthalten.

Heleninum album. Ergb. Helenin. (Alant-Campher.) $C_{15}H_{20}O_2$. Farb- und geruchlose, neutral reagierende Krystalle von fadem Geschmack, fast unl. in Wa., l. in heißem Alk., Ae., fetten und äther. Ölen. Schmp. 72—73°. Mit Wasserdämpfen unzersetzt flüchtig. — 0,1 0,15 RM.

Innerlich in Pulvern oder Pillen zu 0,01—0,3 pro dosi 1,0 pro die früher als reizmilderndes und antiseptisches Mittel bei Keuchhusten, chron. Bronchitis, Diarrhöen der Phthisiker angewandt. Auch in neuerer Zeit zur Behandlung der Lungentuberkulose empfohlen, hat sich nicht durchsetzen können.

Helianthus.

Oleum Helianthi. Ross. Das fette Öl der Samen der Composite Helianthus annuus L. Sonnenblume.

Tinctura Helianthi. Die getrockneten, nicht holzigen, vor der Fruchtreife gesammelten, von der äußeren Haut und dem Parenchym befreiten Stengel der Sonnenblume, aus 1:5 (verd. Alk.) bereitet. Hellgelb, klar, angenehm schmeckend.

Innerlich mehrmals täglich 1 Teelöffel in Wasser bei leicht fiebernden Phthisikern, schwaches, unsicheres Antipyreticum.

Helleborus.

Rhizoma (Radix) Hellebori viridis. Germ. I. Grüne Nieswurz. Die getrockneten unterirdischen Teile der Raunnculacee Helleborus viridis L. Bestandteile: die Glucoside Helleborein und Helleborin.

Innerlich zu 0,03—0,3 im Pulver, in spirituöser Maceration, in Abkochung (0,2—2,0 auf 100), als Emmenagogum früher öfter angewandt.

Äußerlich zu Schnupfpulvern 1 mit 5—10 Zucker oder Rhiz. Irid. florent.

Helleboreïnum. Glykosid aus verschiedenen Helleborusarten.

Innerlich 0,01—0,02 4—5mal tägl. in schleimigen Lösungen oder Pillen als Digitalisersatz. Hat sich trotz tierexperimenteller Erprobung in der Klinik nicht bewährt.

Helminal, Trockenextrakt einer ostasiatischen Algenart (Digenea), braun, von gewürzig-bitterem Geschmack. — O. P. 20 Tabl. (0,25) 1,40 RM. 1 Glas Kügelchen 2,00 RM.

Innerlich (1922) in Tabletten und Granulis, mehrmals täglich zu 0,25 (bei Kindern je 1 Kinderlöffel der Granula) als Mittel gegen Ascariden und Oxyuren. Die Gaben sind an mehreren Tagen zu wiederholen, gleichzeitig abzuführen. Die Wirkung ist unsicher und reicht nicht an die des Santonins heran. Schädliche Nebenwirkungen bisher nicht bekannt geworden.

Heparpräparate s. unter Leber (S. 485).

Herniaria. Herba Herniariae. Ergb., Austr. Bruchkraut. Das während der Blüte gesammelte und getrocknete Kraut der Caryophyllaceen Herniaria glabra L. und H. hirsuta L. Beide enthalten Herniarin (Methylumbelliferon) und ein zu den Saponinen gehöriges Glucosid. — 10,0 0,15 RM.

Innerlich im Dekokt 5,0—15,0 auf 100,0 und zu Species, als Diureticum bei Nephritis und Nephrolithiasis. Nicht mehr im Gebrauch.

Hexamethylentetramin s. Urotropin (S. 723).

27*

Hexeton (E. W.). Hexeton in 25proz. Natriumsalicylatlösung. Hexeton selbst ist Methylisopropyl-cyclohexenon, ein schwach gelbstichiges, angenehm riechendes, bitter schmeckendes Öl. Siedep. 127—128°. Wenigl. in Wa., wohl aber in Gegenwart von Natriumsalicylat, l. in Alk., Ae., Benzol. 1 ccm intramuskulär (10%) enthält 0,1 g Hexeton, 1 ccm intravenös (1%) 0,01 g Hexeton. — O. P. 10proz. 5 braune Amp. (2,2 ccm) 2,30 RM., 1proz. 5 blaue Amp. (1,2 ccm) 1,45 RM. 30 Perlen (0,1) 3,00 RM.

Innerlich in Perlen (0,1), äußerlich in Ampullen zur intravenösen (0,01 g) und intramuskulären (0,2 g) Injektion. Sehr wirksames Excitans für Atmung und Herz, bei Kollaps und Herzschwäche, besonders in akuten Infektionskrankheiten. Zu empfehlen an Stelle von Campheröl. Bei Kindern entsprechend weniger; bei Säuglingen mit $^1/_{10}$ der Dosis für den Erwachsenen beginnen.

Hirudines. Germ. V., Jap. **Hirudo.** Belg., Brit., Dan., Helv., Succ. **Sangsue.** Gall. **Sanguisuga.** Ital. Leeches. Blutegel. Die Pharm. (ausgenommen Jap., die Hirudo nipponica, und Brit., die Hirudo medicinalis und Hirudo quinquestriata Schmarda nennt) führen zwei Spezies auf: den deutschen Egel Sanguisuga medicinalis Savigny (auf dem Rücken auf meist grünem Grunde 6 rote, schwarz gefleckte Längsbinden; auf der helleren, gelbgrünen Bauchfläche schwarze Flecken) und den ungarischen Egel, Sanguisuga officinalis Savigny (auf dem Rücken 6 breitere, gelbe, durch schwarze Punkte oder oft durch umfangreichere, schwarze Stellen unterbrochene Längsbinden, Bauchfläche ungefleckt, hellgrün, schwarz eingefaßt). Enthalten den die Blutgerinnung aufhebenden Bestandteil, das Hirudin[1]). — Dan., Gall., Suec. schreiben ein Gewicht von 2—5 g vor. — Blutegel, die schon gesogen, sind nicht wieder zu benutzen. 1 Stück cum dispensatione 0,80 RM.

Neuerdings Novirudin.

Zur lokalen Blutentziehung nur wenig angewendet, doch immerhin empfehlenswert. Zur allgemeinen Blutentziehung durch Venaesectio ersetzt.

Holarrhena. Cortex Holarrhenae. Concessirinde. Rinde der Holarrhena antidysenterica. Enthält das Alkaloid Concessin, das auf das Großhirn morphinartig und erregend auf die Darmperistaltik wirken soll.

Innerlich im Dekokt (20,0—50,0 : 500,0; 30,0—60,0 zweimal täglich gegen Diarrhöen und Dysenterie. Ebenso Concessin in Centigrammdosen.

Holocain (E. W.) **hydrochloricum.** Chlorhydrat des para-Diaethoxyaethenyldiphenylamidins. Kondensationsprodukt von Phenacetin und Phenetidin. Weißes, geruchloses, in 50 T. Wa. l., krystallinisches Pulver. Schmp. 194—195°. Die wässerige Lösung schmeckt bitter und bewirkt auf der Zunge vorübergehende Unempfindlichkeit. — 0,1 0,10 RM.

Äußerlich in 1proz. Lösung als lokales Anaestheticum in der Ophthalmologie. Nach Einträufeln von 2—3 Tr. in den Conjunctivalsack tritt fast momentan eine 5—15 Minuten lang andauernde Anästhesie der Conjunctiva und Cornea ein; Weite der Pupille, Akkomodation, intraokularer Druck und Gefäßweite werden nicht beeinflußt. Darf wegen seiner großen Giftigkeit nicht subcutan verwendet werden. Die wässerigen Lösungen können sterilisiert werden, jedoch empfiehlt es sich, keine zu großen Mengen zu verordnen und nicht über 14 Tage aufzubewahren.

Hordeum.

Semen Hordei decorticatum. Ergb. **Orge perlée.** Gall. Geschälte Gerste. Gersten- oder Perlgraupen. Die von den Spelzen der Fruchtschale befreiten Samen der Graminee Hordeum vulgare L. Stärkehaltig.

---

[1]) Hirudin (wässeriger Auszug aus den in Alk. gehärteten, gepulverten Köpfen und Schlundringen) wird in der Experimentalphysiologie angewendet. Neuerdings Novirudin, aus der Gruppe der Melaninsäuren, für Tierversuche sehr geeignet.

Innerlich im Dekokt 5,0—20,0 auf 100,0 (Barley-water, Eau d'Orge, Crême d'Orge) meist als Vehikel anderer Arzneien, als schleimiges Getränk 3—4 Eßlöffel mit 1 l Wasser abgekocht.

Farina Hordei praeparata. Germ. I. Präpariertes Gerstenmehl. Leicht verdauliches Nährmittel.

Hormonal. Aus Tiermilz gewonnenes Extrakt. — O. P. intravenös: blaues Glas (20 und 40 ccm, mit 0,4% Trikresol) 7,95 und 15,45 RM.; intramuskulär: braunes Glas (20 ccm, mit 0,25% Beta-Eucainhydrochlorid) 7,95 RM.

Zur intravenösen und intramuskulären Injektion, je 20 ccm. Höchst wirksames Anregungsmittel der Darmperistaltik bei chronischer, hartnäckiger Obstipation, bei dynamischem Ileus und bei postoperativer Darmlähmung. Die intramuskuläre Injektion ist ziemlich schmerzhaft. Die entleerende Wirkung oft $1/_2$ Stunde nach der Injektion beginnend mit starken Flatus und Abnahme des Meteorismus. Einmaliger reichlicher Entleerung folgt oft bei langjährig Verstopften für längere Zeit reguläre Peristaltik.

Nebenwirkungen: Fieber, oft Frost, Kopfschmerzen, Wallungen, seltenerweise schwerer Kollaps. Die übeln Nebenwirkungen werden auf beigemischte Albumosen zurückgeführt.

Neohormonal soll albumosenfrei sein. — Dieselben Preise.

Hydrargyrum und Hydrargyrumpräparate. (Quecksilber, Quecksilberverbindungen und -zubereitungen; im Anschluß daran Fertigpräparate.)

Quecksilber-(Hg-)Präparate dienen als wirksame Antisyphilitica, welche (meist inVerbindung mit Salvarsanpräparaten und intermittierend gegeben)einen heilenden Einfluß auf die Syphilis ausüben. Die Zuführung findet selten per os, häufiger percutan oder durch subcutane oder intramuskuläre Injektion statt. Der Mechanismus der Wirkung ist unklar. Es kann sich um Spirillicidie handeln oder um Erschwerung des Spirochätenwachstums durch Änderung der Lipoidzusammensetzung des Blutes und der Gewebssäfte oder um Erhöhung der antispirillären Abwehrkraft der Zellen. In zweiter Linie dienen einige Hg-Präparate als Diuretica, auch als Abführmittel und Cholagoga. Schließlich werden die Lösungen der Quecksilbersalze als wirksamste Antiseptica verwendet.

Bei jeder Quecksilbermedikation (mag es sich um wasserlösliche, schwerlösliche, anorganische und organische Verbindungen mit ionisiertem Hg oder um die wasserlöslichen organischen Verbindungen mit nichtionisiertem Hg handeln) besteht Vergiftungsgefahr. Der akute Mercurialismus besteht in Stomatitis und Gingivitis mit Speichelfluß, Magen- und Darmentzündung, die sich in Erbrechen, Diarrhöen und Darmblutung äußert, Nephrose (Oligurie, Hämaturie, Anurie); beim chronischen Mercurialismus kommt es neben diesen Symptomen — oft auch ohne diese — zu nervösen und psychischen Reiz- und Schwächeerscheinungen, bisweilen Erythemen und zunehmender Kachexie. Chronische Hg-Vergiftung wird auch durch Inhalation verursacht bei Arbeitern, besonders früher, in der Spiegelfabrikation, jetzt in chemischen und physikalischen Laboratorien, vielleicht auch durch fehlerhafte Kupfer-Amalgam-Zahnfüllung. — Resorbiertes Hg wird in langsamer Weise zum Teil in Schüben durch die Faeces, durch den Harn, den Speichel, die Milch ausgeschieden. — Bei jeder Quecksilberanwendung bedarf es sorgfältiger Mundpflege; bei den ersten Anzeichen der Vergiftung (Speichelfluß, Zahnfleischrötung, Diarrhöe) ist Hg-Anwendung sofort aufzugeben.

Bei der Hg-Schmierkur wird ein Teil durch die Haut, ein sehr kleiner auch durch die Lunge aufgenommen. Aus dem bei intramuskulärer Injektion gesetzten Depot schwerlöslicher Hg-Verbindungen wird Hg ganz allmählich .resorbiert. Die Ausscheidung kann erst nach Monaten abklingen.

Bei jeder Hg-Kur ist der Zustand der Nieren durch Harnuntersuchungen zu überwachen. Bei parenteralen Hg-Injektionen ist die Darreichung von Jodiden zu unterlassen.

Hydrargyrum. Germ., Am., Austr., Belg., Brit., Dan., Helv., Jap., Nederl., Norv., Suec. **Hydrargyrum depuratum.** Ross. **Mercure.** Gall. **Mercurio.** Ital. Quecksilber. Hg. Atom-Gew. 200,6. Gehalt 99,6—100%. Flüssiges, silberweißes, an der Oberfläche auch beim Schütteln mit Luft glänzendes Metall, bei etwa 357° siedend. Dichte 13,546. In Salpeters. ohne Rückstand l., frei von Zinn und Antimon. Vollständig flüchtig[1]). — 1,0 0,10 RM.

Durch Verreibung des regulinischen Quecksilbers mit fetten, schleimigen oder pulverförmigen Substanzen wird es in viele kleinste Kügelchen verteilt und verliert seinen Metallglanz. Das so präparierte Quecksilber (Hydrargyrum extinctum) bildet den Bestandteil des Unguentum cinereum, des Oleum cinereum, des Quecksilberresorbins, des Vasenolquecksilbers, des Mercinols und folgender, für den innerlichen Gebrauch bestimmter Präparate:

Massa Hydrargyri. Am.: Hydrarg. (33), Hydrarg. olcinic. (1), Mel. Rosar. (32), Glycer. (9), bene trit. adde Rad. Liquirit. (10), Rad. Althaeae (15), Pilulae hydrargyri (Blue Pills). Brit.: Hydrarg. 2,0, Confect. Rosae Gallic. 3,0, Rad. Liquirit. 1,0. Zu Pillen mit 0,06 Hg-Gehalt verarbeitet. Pilules mercurielles simples (Pilules bleues) Gall.: Hydrarg. 5,0, Mell. 4,0, Sacchar. alb. 2,0, Flor. Ros. pulv. 4,0 in 100 Pillen. 1 Pille = 0,05 Hg.

Hydrargyrum cum Creta. Am.: Hydrarg. 38, Mel. dep. 10, werden bis zum Verschwinden der Quecksilberkügelchen geschüttelt und mit Creta praeparata 57, die mit Wa. zu einem dicken Brei angerührt ist, gemischt. Die Mischung wird zwischen Papier und dann bei Zimmertemperatur getrocknet, bis das Gesamtgewicht 100 beträgt. Brit.: Hydrarg. 1, Cret. praeparat. 2 ben. mixt. Suec. mit rund 33% Hg.

Pilulae Hydrargyri cum Sapone. Pilules mercurielles savonneuses, Pilules de Sedillot Gall. Hydrarg., Adip. benzoat. ana 3, Sap. medic. 4, Rad. Liquirit. 2. M. f. pilul. pond. 0,2. 1 Pille = 0,05 Hg.

Therapeut. Dosen: 0,06—0,3 (Brit.). Durchschn. Dosis: 0,25 (Am.).

Innerlich. Verlassen. (Früher bei Ileus angewandt.)

In fein zerteilter Form (s. d. obigen Präparate) in Amerika und England als Purgans, bei Ikterus und als Antisyphiliticum in Dosen von 0,1—0,3—0,5 gegeben.

Äußerlich in Form der grauen Salbe (Unguent. Hydrarg. cinereum, s. S. 423), des Pflasters (s. S. 423), zu Inhalationen (s. Mercolint, s. S. 440), zu intramuskulären Injektionen (graues Öl, Mercinol) benutzt.

745. Rp. Hydrargyri 100,0
tere cum
Adipis Lanae c. aq. 25,0
post perfect. extinctionem
admisce
Sebi ovilis 50,0
Adipis Lanae c. aq. 175,0
antea balneo vapor. liquefact.
D. S. Lanolimentum Hydragyri cinereum.

746. Rp. Hydrargyr. puriss. bidestillat
4,0
Lanolin anhydr. puriss. 1,5
Ol. Ricini sterilis. 4,5.
D. S. Zur intramuskul. Injektion mittels besonderer, 15 Teilstriche aufweisender (Zielerscher) Spritze (4 ccm), von denen 1 Teilstrich je 0,01 Hg entspricht. Jeden 5.—7. Tag je 5—7 Teilstriche an verschiedenen Stellen tief zu injizieren.
(Mercinol.)

[1]) Mit Vorsicht zu handhaben. Verschüttetes Hg aufkehren und mit Staniol aufnehmen (verdunstet auch bei Zimmertemperatur)! Die Reinigung des Hg kann mechanisch mittels Filtrierens durch ein durchbohrtes Filter aus starkem Fließpapier) oder chemisch (Fließenlassen in feinem Strahl durch eine hohe Schicht einer mit HNO_3 angesäuerten Merkuronitratlösung) erfolgen. — Abgabe kleiner Mengen vielfach in beidseitig mit Wachs verschlossenen Federspulen oder Papierkapseln.

Hyrgolum. Hydrargyrum colloidale. Kolloidales Quecksilber. Schwärzliche, etwas silberglänzende Lamellen, sich in Wa. mit tiefbrauner Farbe und neutral. Reakt. lösend, unl. in Alk. und Ae., enthält etwa 75% Hg. Durch Säuren, Basen und die Salze der Schwermetalle usw. wird das Metall als feiner, schwarzer in Wa. l. Niederschlag gefällt; Eiweiß- und Leimlösungen verzögern diese Fällung. — Hyrgol 1,0 0,40 RM.

Innerlich (0,01—0,03) und äußerlich als Antisyphiliticum in Form von Pillen, Tabletten, Pflastern, Salben; wenig im Gebrauch.

Emplastrum Hydrargyri. Germ., Austr., Brit., Dan., Helv., Jap., Nederl., Norv., Ross., Suec. **Hydrargyri emplastrum.** Belg. **Emplâtre mercuriel.** Gall. **Empiastro mercuriale.** Ital. Quecksilberpflaster. Graues, 18,7—20,1% Hg, je 10% Wollfett und gelbes Wachs sowie 60% Bleipflaster enthaltendes Pflaster, mit der Lupe keine Quecksilberkügelchen erkennen lassend. (Nederl. Kügelchen, 20 μ nicht überschreitend.) — Einen größeren Gehalt an Hg schreiben vor: Nederl. 25%, Dan., Norv., Suec. 30%, Brit. 32,8%, Gall. 35%. — 10,0 0,30 RM. E. Hydr. extens. 100 qcm 0,20 RM.

Äußerlich bei Drüsengeschwülsten, Hautausschlägen, Venen- und Lymphgefäßentzündungen, syphilitischen Geschwüren.

Oleum cinereum. Belg. **Injectio Hydrargyri.** Nederl. **Huile grise.** Gall. Ein bei Zimmertemperatur flüssiges, dunkelgraues Gemisch von 4 T. Quecksilber, 2,6 T. Ad. Lan. anhydr. und 6 T. Paraffin. liquid. Gehalt an Hg etwa 31%. Nederl. Größe der Hg-Kügelchen höchstens 4—5 μ. — Andere Vorschriften für graues Öl: Nach Lang Mischung aus 3,0 Hydrargyrum, 3,0 Lanol. und 4,0 Ol. Olivar. bereitet. Neisser läßt 5,0 Hydrarg. mit 1,0 Aeth. benzoat. bis zur Extinktion reiben, mischt nach Verdunsten des Äthers 10,0 Paraffin. liquid. zu. 1 ccm enthält 0,41 Hg. Der Aether benzoatus wird durch Digerieren von 40,0 Äther, 5,0 Ol. Amygd. und 20,0 Benzoe bereitet. Vigier schreibt 19,5 Hydrarg., 1,5 Ungt. Hydrarg. cin., 9,0 Paraff. und 20,0 Paraffin. liquid. vor. **Größte Einzel- und Tagesgabe:** Anfänglich **0,25,** steigend jeweils um 0,1 bis zur Höchstgabe von **1,2** (Nederl.).

Äußerlich zur intramuskulären Einspritzung. Sehr wirksames, stark angreifendes Antisyphiliticum, fast nur bei schweren visceralen bzw. metaluetischen Erscheinungen, z. B. gastrischen Krisen der Tabiker, angewandt.

Unguentum Hydrargyri cinereum. Germ., Helv., Jap., Ross. **Unguentum Hydrargyri.** Austr., Belg., Brit., Dan., Nederl., Norv., Suec., P. I., Internat. Vorschl. **Unguentum Hydrargyri mite.** Am. **Unguento mercuriale.** Ital. Quecksilbersalbe. Unguentum Hydrargyri. P. I. Graue Salbe. Gehalt 30% Hg (desgl. P. I. und Internat. Vorschl., ebenso alle oben genannten Pharm.). 30 T. Quecksilber werden mit einem Gemische von 5 T. Wollfett und 1 T. Olivenöl so lange verrieben, bis Hg-Kügelchen unter der Lupe nicht mehr wahrzunehmen sind. Darauf wird das geschmolzene und wieder nahezu erkaltete Gemisch von 40 T. Schweineschmalz und 24 T. Hammeltalg hinzugefügt. Bläulichgrau; Hg-Kügelchen auch in der Salbe unter der Lupe nicht wahrnehmbar. Nederl. Hg-Kügelchen nicht über 20 μ. Die meisten anderen Pharm. bestimmen, daß mit unbewaffnetem Auge keine metallischen Hg-Teile mehr zu sehen sind[1]). Ad. benzoat. verwenden Brit., Jap., Nederl., Ital., Suec., Norv. außerdem Seb. benzoat. — 10,0 0,30 RM. U. Hydr. cin. in globulis 10,0 0,40 RM. U. Hydr. cin. (10%) 10,0 0,20 RM. —Abweichend von dem Hg-Gehalt (30%)

---

[1]) Die Verreibung des Hg mit Fett zu kleinsten Kügelchen heißt Extinktion (Tötung).

424

(**Hydrargyrum**) Unguent. Hydrargyri cinereum — Hydrarg. extinct. **Rp. 747—749**

sind: **Ungu. Hydrarg. fortius.** Am., **Pommade mercurielle à parties égales,** Onguent napolitain Gall. mit etwa 50%. **Pommade mercurielle faible,** Onguent gris Gall. mit 12,5%. **Ungu. Hydrarg. vaselinatum.** Norv. mit 10% Hg.

Im Handel befinden sich außerdem Quecksilbersalben mit anderen Grundlagen (Vasogen, Resorbin usw.) z. B. **Unguentum Hydrargyri cinereum Adipe Lanae paratum** Ergb. mit 35% Hg. — **Vasolimentum Hydrargyri** Ergb. mit 30% Hg. — 10,0 0,50 RM. **Quecksilberresorbin** (grau und rot) mit 33¹/₃ bzw. 50% Hg. Das rote Hg-Resorbin ist mit Zinnober gefärbt. Die graue Salbe wird auch in Pergamentpapierhülsen oder in Tuben, aus denen sich genau bemessene Mengen ausdrücken lassen, sowie auch in elastischen Kapseln mit je 3,0—4,0—5,0 Salbeninhalt fabrikmäßig hergestellt.

Äußerlich zu Einreibungen und Verbänden a) zur Erzielung örtlicher Heilzwecke (eine Linse bis eine Bohne groß mehrmals täglich), früher als Derivans und zur Zerteilung, wohl auch als Versuch percutaner Antisepsis in vielen inneren Krankheiten im Gebrauch, noch jetzt gelegentlich bei Drüsenschwellungen, Pleuritis, chronischer Peritonitis angewandt. — Zur Vertreibung von Filzläusen (am besten eine Verreibung von 7 Ungt. ciner. auf 20 Fett zu benutzen), auch gegen Oxyuren, in die Umgebung des Anus und soweit wie möglich nach oben in das Rectum abends einzureiben oder als Suppositorium (1:3) einzuführen. — Auch bei örtlicher Einreibung neben lokaler Reizung Vergiftungsgefahr, seltenerweise nach geringsten Gaben schwere anaphylaktische Erscheinungen.

b) Zur Erzielung **allgemeiner Wirkungen als Antisyphiliticum,** besonders im Sekundärstadium, in der sogenannten **Schmier-** oder **Einreibungskur.** Es werden nach bestimmtem Turnus täglich 3—5 g auf verschiedene Körpergegenden energisch (20 Minuten lang) verrieben; nach je 5 Tagen 1 freier Tag mit Bad. Im ganzen in 4—6 Zyklen etwa 100 g verrieben. Bisweilen tritt Follikulitis auf. Sorgfältigste Mundpflege! Bei Vergiftungserscheinungen sofort absetzen!

747. Rp. Ungt. Hydrargyri cinerei 50,0
    Liq. Ammonii caustici 40 ccm
    Olei Camphorae fort. 80 ccm.
M. f. Liniment. S. D. Äußerlich. Linimentum Hydragyri. Brit.

748. Rp. Ungt. Hydrargyri cinerei 1,5
    (—2,5).
D. tal. dos. Nr. X ad chartam ceratam.
S. Nach Vorschrift 2 Paketchen einzureiben.

749. Rp. Ungt. Hydrargyri cinerei 40,0
    Cerae flavae
    Olei Olivarum ana 24,0
    Camphorae tritae 12,0.
M. f. ungt. Ungt. Hydragyri compositum. Brit.

Hydrargyrum aminopropionicum. Alaninquecksilber. Quecksilbersalz der Aminopropionsäure. Farbloses krystallinisches Pulver, l. in 3 T. Wa.

Innerlich in Pulver oder Pillen (0,002—0,005). Als leicht verträgliches Antisyphiliticum empfohlen, besonders in der Kinderpraxis.

$$\left.\begin{array}{l} CH_3CHNH_2COO \\ CH_3CHNH_3COO \end{array}\right\rangle Hg$$

Äußerlich subcutan 0,002—0,005 pro die bei Kindern, 0,005—0,015 bei Erwachsenen, zwei Wochen täglich einzuspritzen. Kaum noch im Gebrauch.

Hydrargyrum extinctum. Suec. Eine 83,5% Hg enthaltende Verreibung von metall. Hg mit Adeps lan. anhydr., von blaugrauer Farbe und fester Salbenkonsistenz.

Hydrargyrum benzoicum. Mercure (Benzoate de). Gall. Quecksilber-(Mercuri-)benzoat. $(C_6H_5CO_2)_2Hg + H_2O$. Weißes, krystallinisches, kaum in Wa. l. Pulver mit 43,5% Hg, löst sich in Natriumbenzoatlösung, aber nicht in Alk. und Ae.

Größte Einzel- und Tagesgabe: Gall. **0,01, 0,05.**

Äußerlich subcutan (in Lösung täglich 1 Injektion oder von 10proz. Paraffinmischung wöchentlich 1 Injektion mit 0,025 Quecksilberbenzoat) bei Hautkrankheiten, Syphilis. In Deutschland nicht verwendet.

Solutio Hydrargyri benzoici. Soluté dit de Benzoate de Mercure. Gall. Hg. bichlorat. (0,6), Natr. chlor. (2,25), Natr. benzoic. (0,7), Aqu. dest. (ad 100 ccm). 1 ccm entspricht 0,01 Hg benzoic. und enthält 0,004 Hg.

Hydrargyrum bichloratum. Germ., Belg., Helv., Jap., Ross. **Hydrargyrum bichloratum corrosivum.** Austr. **Chloretum hydrargyricum.** Nederl. **Chloretum hydrargyricum corrosivum.** Dan., Norv. **Hydrargyri chloridum.** Internat. Vorschl. **Hydrargyri Chloridum corrosivum.** Am., Suec. **Hydrargyri Perchloridum Mercuric Chloride.** Brit. **Mercure (Bichlorure de).** Gall. **Cloruro mercurico.** Ital. Quecksilberchlorid. Sublimat. Mercurichlorid. $HgCl_2$. Mol.-Gew. 271,5. Schwere, weiße, durchscheinende, rhombische Krystalle oder weißes, krystallinisches Pulver[1], l. in Wa. (15), sied. Wa. (3) mit saurer Reaktion, Alk. (3), in Ae. (17; 12—14 Austr., Helv., Ross.). sowie in Glyc. (13,5). Beim Erhitzen im Probierrohr schmelzend und sich völlig verflüchtigend. Rein, insbesondere frei von Quecksilberchlorür und freier Säure. Sehr vorsichtig aufzubewahren.[2]

Die Zumischung aller organischen Substanzen sowie gleichzeitige Verordnung von Jod ist zu vermeiden. Pillen sind mit Bolus alba und Glycerin anzufertigen. — 1,0 0,05 RM.

Therap. Dosen: 0,002—0,004 (Brit.). Durchschn. Dosis: 0,004 (Am.).

Größte Einzelgabe: 0,02 (ebenso Belg., Gall., Helv., Ital., Jap., Norv., Ross., Suec. Internat. Vorschl.), dagegen Austr. **0,03,** Dan., Nederl. **0,01.**

Größte Tagesgabe: 0,06 (ebenso Belg., Gall., Helv., Ital., Jap., Norv., Ross., Internat. Vorschl.), dagegen Austr. **0,1,** Dan. **0,03,** Nederl. **0,05.** Für Augenwässer Lösungen von höchstens $1/4000$ verwenden! (Nederl.)

Innerlich 0,003—0,01 mehrmals täglich, in Pillen oder Tropfen. Wenig angewandt. Früher als Antisyphiliticum, auch als Cholagogum gebraucht, jetzt meist durch andere Hg-Präparate, insbesondere Monochlorid (Kalomel) und Bijodid, ersetzt.

Äußerlich als desinfizierendes Wasch- und Spülmittel in Lösungen 1:1000, meist mit Pastillen (s. d.) zubereitet, zur Desinfektion der Hände, nach Seifenbürstung und Alkoholwaschung; auch zur Bespülung von Wundflächen (Vorsicht wegen Vergiftung); in Lösungen von 1:5000 zu Vaginal- und Blasenspülungen sowie in der Augenheilkunde. — Zu Mund- und Halspinselungen bei luetischen Affektionen des Mundes, Pharynx und Larynx 0,1:50 (Vorsicht!). In 1—5proz. spirituösen Lösungen zu Ätzungen von Vegetationen und Ge-

---

[1] Geruchlos, von widerlichem, ätzendscharfem Metallgeschmack. Die Mercurisalze sind in wäss. Lösung noch mehr als die Mercurosalze hydrolytisch gespalten. — Synonyma: Das Quecksilber- oder Ätzsublimat (Kommentar).

[2] In der Apotheke unter den direkten Giften, Abtlg. „Mercurialia". Sollte in Substanz nur in Präparatengläsern mit der Aufschrift „Gift" abgegeben werden. — Wäss. und alk. Lösungen zersetzen sich im Licht unter Abscheidung von Calomel (Kommentar).

schwüren; in 1proz. Lösungen zu Abwaschungen bei Sycosis. Regelmäßige Sublimatwaschungen gegen Pruritus. Zu Vollbädern bei kongenitaler Lues der Säuglinge, 1 g auf 20 l. Dabei ist das Wasserschlucken sorgfältig zu verhindern!

Zur subcutanen oder intramuskulären Einspritzung, 0,01—0,02 pro dosi, am besten mit je 0,2 NaCl, zur wirksamen Luesbehandlung, im ganzen 10 Injektionen in 3—5tägigem Intervall. Wegen der Schmerzhaftigkeit und der Knotenbildung sind die von G. Lewin eingeführten und früher als Hauptbehandlungsmethode üblich gewesenen intraglutäalen Sublimatinjektionen jetzt verlassen und werden meist durch Hg salicylicum oder andere Präparate ersetzt. Zur intravenösen Injektion, insbesondere, wo schnelle Wirkung in gefährlichen Situationen erwünscht war, von Baccelli 1880 empfohlen. Neuerdings als sogenannte Mischspritze zugleich mit Neosalvarsan wieder angewandt. — Zur intravenösen Einspritzung in Varicen, 1—2 ccm 1proz. Lösung, zur Erzeugung von Thrombosierung, besonders in die Vena saphena. Zu Salben mit Vaselin-Lanolin oder Ung. Glycerini (0,1:25) auf Geschwürsflächen.

750. Rp. Hydrargyri bichlorati 0,3
    Boli albae 12,0.
F. c. Glycer. q. s. pil. CXX. Consp. Cinnamom. D. S. 3mal tägl. 1—2 Pillen.

751. Rp. Hydrargyri bichlorati 0,5 (—1,0)
    Spir. camphorati 30,0
    Aq. dest. 300,0.
D. S. 2mal tägl. eine Waschung zu machen. (Bei Pruritis vulvae.)

752. Rp. Hydrargyri bichlorati 0,1
    Natrii chlorati 2,0
    Aq. dest. 10,0.
Zur intraglutäalen Injektion. Jeden 3. bis 5. Tag 1 ccm zu injizieren.

753. Rp. Hydrargyri bichlorati 1,0
    Aq. dest. ad 1000,0.
M. D. S. Äußerlich. Bei Impetigo vulgaris und Impetigo circinata die erkrankten Stellen energisch, besonders die Ränder abreiben. Sobald keine Pusteln mehr auftreten, wird Zinksalbe oder Zinkpflaster aufgelegt.

754. Rp. Hydrargyri bichlorati 0,1
    Natrii chlorati 0,8
    Aq. dest. ad 100,0[1]).
M. D. S. Zur intravenösen Injektion. Jeden 2. Tag einzuspritzen; anfänglich 1 ccm, nach und nach auf 2—5 ccm steigend.   Baccelli.

755. Rp. Hydrargyri bichlorati 1,0
    Aetheris ad 10,0.
D. S. Zum Bepinseln weicher Kondylome, morgens und abends. Darauf Bestreuen mit fein gepulvertem Alaun oder Zincum sulfuricum.

756. Rp. Hydrargyri bichlorati 0,15
    Boli albae pulv. 3,0
    Ungt. Glycerini 2,6
    ut f. pil. Nr. XXX.
D. S. 2mal tägl. 1 Pille (2 Pillen enthalten 0,01 Hydr. bichlorat.). Pilulae Hydrargyri bichlorati. F.M.B. (0,73 RM. o. G.)

757. Rp. Hydrargyri bichlorati 0,5 (—1,0)
    Collodii 20,0
    Aetheris 4,0.
D. S. Äußerlich, zum Ätzen von Muttermälern. Sublimatcollodium.

758. Rp. Hydrargyri bichlorati 0,5
    Glycerini 25,0.
M. D. S. Zum Touchieren syphilitischer Mund- und Rachengeschwüre.

759. Rp. Hydrargyri bichlorati 0,25
    Acidi tartarici 1,0
    Solut. Coerulcini (5,0:100,0)
    gutt. I.
M. f. pulv. D. sub signo veneni. S. In 1 l Wasser zu lösen. Poudre de sublimé corrosif et d'acide tartrique. Gall.

---

[1]) Oder: Hydrarg. bichlor. und Sol. Natr. chlor. physiol.

760. Rp. Hydrargyri bichlorati 3,0
      Camphorae tritae 1,5
      Spiritus 25,0.
D. S. Tägl. 2mal die Excreszenzen zu betupfen. (Gegen Condylomata lata.)
Liquor corrosivus camphoratus
seu Solutio Freibergii.

762. Rp. Hydrargyri bichlorati 0,1
      Aq. dest. ad 200,0.
D. S. Waschwasser. Als Präservativmittel gegen syphilitische Ansteckung,
gegen Morpionen (Filzläuse) usw.

764. Rp. Hydrargyri bichlorati 0,05
      Tinct. Benzoes 1,5
      Emuls. Amygdalarum amararum
          ad 300,0.
M. D. S. Waschwasser. (Bei Acne und
anderen Hautkrankheiten.) Aqua orientalis.

766. Rp. Hydrargyri bichlorati 2,0
      Hydrargyri sulfurati rubri 1,0
      Kreosoti 0,5
      Aq. dest. ad 300,0.
M. D. S. Mit gleichen Teilen Wasser zu ver-
mengen, Verbandwasser. Lotio rubra
simplex.

768. Rp. Hydrargyri bichlorati 0,012 bis
          0,02
      Acidi borici 30,0
      (Acidi tannici 0,6)
      Sacchari Lactis q. s. ad 60,0.
M. f. pulv. S. Antiseptisches Streupulver (Ersatz für Jodoform).

761. Rp. Hydrargyri bichlorati 0,5—1,0
      Hydrargyri praecipitati albi 4,0
      Adipis suilli 30,0.
M. f. ungt. D. S. 1—2mal tägl. einzureiben. Bei veralteten hartnäckigen sy-
phylitischen Infiltrationen, Papeln,
Schuppenbildung ohne akute entzündliche Erscheinungen. Verstärkte weiße
Salbe.

763. Rp. Hydrargyri bichlorati 0,05 (—0,5)
      Aq. dest. q. s. ad solut.
      Olei Olivarum 5,0,
      Adipis Lanae c. aq. q. s. ad 50,0.
M. f. ungt. D. S. Sublimatsalbe (1 prom.
bis 1 proz.).

765. Rp. Hydrargyri bichlorati 0,003
      Vaselini albi puriss. ad 10,0.
M. D. S. 2mal tägl. halberbsengroß in das
erkrankte Auge einzustreichen.

767. Rp. Hydrargyri bichlorati 0,01(—0,02)
      Lanolini ad 10,0.
M. f. ungt. Äußerlich. Bei Conjunctivitis
granulosa acuta mit Pinsel in den Bindehautsack einzutragen, nachdem vorher
die Lider ektropioniert und mit Borsäurelösung abgespült sind.

769. Rp. Hydragyri bichlorati 0,02
      Saponis medicati 50,0
      Glycerini 25,0
      Aq. dest. q. s. ad 100,0.
M. D. S. Zum Einfetten der Katheter.

Von Ärzten auch gern als Hydrargyrum bichloratum corrosivum oder Sublimatum
verschrieben.

Aqua phagedaenica. Germ. I., **Lotio Hydrargyri flava.** Brit. Phagedänisches
Wasser. 1 T. Sublimat auf 300 T. Aq. Calcariae (Brit. 0,46:100). Trübe Flüssigkeit, die
in der Ruhe einen orangefarbenen Niederschlag absetzt.
Äußerlich als Verbandwasser oder zu reizenden Injektionen in Fistel-
geschwüre usw.

Charta Hydrargyri bichlorati. Papier au chlorure mercurique. Gall. Mit einer aus
5,0 Sublimat, 5,0 Kochsalz und Wasser q. s ad 20 ccm bereiteten filtrierten Lösung werden
20 Blatt Filtrierpapier (5×10 cm), die vorher mit angesäuertem (1 T. Salzsäure, 1000 T.
Wa.) und hierauf mit dest. Wasser gut ausgewaschen und getrocknet sind, derart getränkt,
daß auf jedes Blatt 1 ccm aufgeträufelt wird (Aufdruck mit Indigcarmin: 25 Centigrammes
Sublimat). — Dosis für 1 l gew. Wasser.
Äußerlich zur Herstellung von Sublimatlösungen wie Sublimatpastillen.

Liquor Hydrargyri bichlorati. Hydrargyrum bichloratum solutum. Belg. **Liquor
Hydrargyri Perchloridi.** Brit. **Soluté de Chlorure mercurique (Liqueur de van Swie-
ten.** Gall. **Soluzione idroalcoolica di Cloruro mercurico (Liquore di van Swieten).** Ital.
Liquor mercurialis van Swieten. Quecksilberchloridlösung. Wässerige Sublimatlösung
nach Brit. und Gall. (1 °/₀₀). Nach Belg. und Ital. wird 1 T. Quecksilberchlorid in 100 T.
Alk. und 899 T. Wa. gelöst.
Therapeut. Dosen: 2—4 ccm (Brit.).
Größte Einzel- und Tagesgabe: Gall. u. Ital. 20,0 60,0.
Äußerlich zu Waschungen, Injektionen usw. wie Sublimat.

428

(**Hydrargyrum**) Pastilli Hydrarg. bichlor. — Unguent. Hydrarg. chloridi cantharidatum

Pastilli Hydrargyri bichlorati. Germ., Jap. **Pastilli Hydragyri bichlorati corrosivi.** Austr. **Pastillae Chloreti hydrargyrici.** Nederl. **Hydrargyrum bichloratum compressum.** Belg., Helv. **Pastilli hydrargyri chloridi.** Suec. **Toxitabellae Hydrargyri chloridi corrosivi.** Am. **Pastiglie di Cloruro mercurico.** Ital. Sublimatpastillen. Gehalt 48,9—50,9% Quecksilberchlorid ($HgCl_2$). Hart, lebhaft rot gefärbt, walzenförmig, aus einer mit einem Teerfarbstoff rot gefärbten Mischung gleicher Teile Quecksilberchlorid und Natriumchlorid im Gewicht von etwa 1 oder 2 g hergestellt. Nach dem Zerkleinern in Wa. leicht, in Alk. oder Ae. nur teilweise l. In verschlossenen Glasbehältern mit der Aufschrift „Gift" abzugeben; jede einzelne Pastille muß in schwarzem Papier eingewickelt sein, das in weißer Farbe die Aufschrift „Gift" und die Angabe des Quecksilberchloridgehalts in Gramm trägt (ebenso Austr., Helv., Suec.). Vor Licht und Feuchtigkeit geschützt aufzubewahren. Sehr vorsichtig aufzubewahren. Ebenso lautet bezüglich der Zusammensetzung die Vorschrift in Austr., Ital., Jap. und Suec., doch lassen Jap. nur 1 g schwere, Suec. nur 2 g, Nederl. nur 1,5 g schwere Pastillen bereiten. Die Pastillen der Am. und Belg. sind blau gefärbt und enthalten ebenfalls 50% Quecksilberchlorid. Während Belg. über ihr Gewicht nichts angibt, verlangt Am. Pastillen von 1 g, Helv. schreibt drei Sorten blaugefärbter Sublimatpastillen vor mit $33^1/_3$% Natriumchlorid und dem Sublimatgehalt von 0,25, 0,5 und 1,0. Die blaugefärbten Pastillen der Nederl. werden auf nassem Wege bereitet und enthalten rund 1,0 Sublimat. Nach Am. Abgabe nur in sicher verschlossenen Glasbehältern, mit rotem Etikett mit der Aufschrift „Poison" und Bestätigung, daß die Tabletten den vorgeschriebenen Gehalt an Sublimat besitzen. — 10 Stück (0,5) 0,65 RM. 10 Stück (1,0) 1,10 RM.

Äußerlich zur Herstellung von Sublimatlösungen. Bei der Verordnung und Verwendung der Pastillen achte der Arzt auf den Sublimatgehalt der Pastillen und lasse die Pastillen im Haushalt wegschließen!

Pommade antiseptique de Reclus. Gall. Hg. bichlorat. (0,1), Phenyl. salicyl. (6), Phenol. (2,5), Jodoform. (5), Antipyrin (25), Acid. boric. pulv. (15), Spirit. 60° (65), Vaselin (1000). (Pomatum Antipyrini compositum.)

Pulvis Hydrargyri bichlorati compositus. Poudre de Sublimé corrosif et d'Acide tartrique. Gall. Hydr. bichlorat. 2,5, Acid. tartaric. 10,0, Solut. carmini Indici spirituos. (5:100) gutt. X. M. f. pulv. Divid. in part aeq. X. Jedes Pulver enthält 0,25 Sublimat. Mit roter Etikette zu bezeichnen: „Sublimé corrosif: vingt-cent centigrammes. Poison! Dose pour un litre d'eau."

Äußerlich zur Herstellung von Sublimatlösungen wie Sublimatpastillen.

Unguentum Hydrargyri bichlorati. Pommade de Chlorure mercurique. Gall. Sublimatsalbe. 0,1:100 (weißes Vaselin) bereitet.

Äußerlich bei syphilitischen Hautaffektionen.

Neisser-Siebert-Salbe. Hydrargyrum bichloratum enthaltende fettfreie Salbe. Sublimat (0,3), Natriumchlorid (1,0), Tragant (2,0), Stärke (4,0), Gelatine (0,7), Alkohol (25,0), Glycerin (17,0), Aq. (ad 100). — O. P. Glastube 0,90 RM.

Als Prophylakticum gegen Geschlechtskrankheiten, besonders gegen luetische Infektion empfohlen; angeblich wirksam, wenn vor oder spätestens 1 Stunde nach dem Coitus angewendet.

Unguentum hydrargyri chloridi cantharidatum. Suec. Cantharid. plv. (10), Hg bichlorat. (10), Adeps suill. (80).

429

Rp. 770—776   (Hydrargyrum) Hydrarg. bichlor. carbamidat. solut. — Hydrarg. bijodat.

Hydrargyrum bichloratum carbamidatum solutum. Quecksilberchlorid-Harnstofflösung. Wässerige 1proz. Sublimatlösung mit 0,5 Harnstoff. Farblos, schwach sauer reagierend, stets frisch zu bereiten.

Äußerlich zu schmerzlosen und gut verträglichen subcutanen Injektionen als Ersatz der Sublimatinjektionen. — 1 ccm enthält 0,01 Sublimat. — Kaum noch im Gebrauch.

Hydrargyrum bijodatum. Germ., Helv., Jap., Ross. **Hydrargyrum bijodatum rubrum.** Belg. **Jodetum hydrargyricum rubrum.** Dan. **Jodetum hydrargyricum.** Nederl. **Hydrargyri jodidum praecipitatum.** Suec., **Hydrargyri Jodidum rubrum.** Am., Brit. **Mercure (Biiodure de).** Gall. **Joduro mercurico.** Ital. Quecksilberjodid. Mercurijodid. HgJ_2. Mol.-Gew. 454. Aus 4 T. Quecksilberchlorid, 5 T. Kaliumjodid und 95 T. Wa. bereitetes, scharlachrotes Pulver, beim Erhitzen im Probierrohr sich gelb färbend, dann schmelzend und bei weiterem Erhitzen ein gelbes, beim Abkühlen wieder scharlachrot werdendes Sublimat bildend. In Alk. (250), sied. Alk. (40) zu einer nach dem Erkalten farblosen Lösung l., in Wa. fast unl., in Kaliumjodidlösung leichtl. Rein, insbesondere frei von Quecksilberchlorid. Vor Licht geschützt und sehr vorsichtig aufzubewahren. — 1,0 0,25 RM.

Therap. Dosen: 0,002—0,004 (Brit.). Durchschn. Dosis: 0,004 (Am.).

Größte Einzelgabe: 0,02 (ebenso Belg., Dan., Gall., Helv., Ital., Jap., Nederl., Ross., Suec., Internat. Vorschl.: Hydrargyri jodidum praecipitatum).

Größte Tagesgabe: 0,06 (ebenso Belg., Dan., Helv., Ital., Jap., Nederl., Ross., Internat. Vorschl.), dagegen Gall. **0,08.**

Innerlich zu 0,005—0,01—0,02—0,03 in alkoholischer oder wässeriger Solution mit Hilfe von Jodkalium, oder in Pillen (bei Kindern 0,001—0,002 3mal tägl.). Bei Syphilis, insbesondere in der von Ricord angegebenen Lösung, früher sehr viel angewandt.

Äußerlich nur in Salben, 0,1—1,2 auf 100, Fett, bei syphilitischen Geschwüren; die Anwendung von Lösungen zu Injektionen und zum Touchieren ist verlassen.

770. Rp. Hydrargyri bijodati 0,6
  in paucis gutis Spiritus sol.
  Radicis Liquiritiae 6,0
  Succ. Liquiritiae dep. q. s.
ut f. pil. Nr. CXX. Consp. Lycop. D. S. Tgl.
  2mal 1 Pille, allmählich auf 5 steigend.

772. Rp. Hydrargyri bijodati 0,25
  Kalii jodati 2,5—4,0
  Aq. dest. 10,0
  Sir. simpl. 50,0.
D. S. Mit 1 Teelöffel anzufangen und allmählich mit der Gabe zu steigen. (Bei Iritis syphilitica, namentlich auf skrofulösem Boden.)

774. Rp. Hygrargyri bijodati 0,2
  Olei Olivarum neutralisat. serilisat. 46,0.
M. D. S. Huile d'Iodure mercurique.
  (1 ccm = 0,004 Quecksilberjodid.) Gall.

771. Rp. Hydrargyri bijodati 0,1
  Kalii jodati 8,0
  solve in
  Decoct. Sarsaparillae 150,0
  Sir. simpl. 30,0.
D. S. Mehrmals täglich 1 Eßlöffel voll.
  (Ricordsche Lösung.)

773. Rp. Hydrargyri bijodati 0,1
  Ungt. cerei ad 10,0.
D. S. Zum Aufstreichen auf torpide Hornhautflecke.

775. Rp. Hydrargyri bijodati 1,0
  Adipis suilli (Vaselin) 15,0.
M. f. ungt. D. S. Zum Verbande. (Bei Lupus.)

776. Rp. Hydrargyri bijodati 2,0
  Adipis benzoati 48,0.
M. f. ungt. D. S. Ungt. Hydrargyri
  Jodidi rubri.   Brit.

(Hydrargyrum) Sirup. Hydrarg. bijodati cum Kalio jodato — Hydrarg. chlorat.

SirupusHydrargyri bijodati cum Kalio jodato. Belg. **Sirop de Biiodure de Mercure, Sirop de Vibert.** Gall. **Sciroppo di Jodomercurato potassico e Joduro potassico.** Ital. **Sirupus hydrargyri iodidi cum Kalii iodido.** Internat. Vorschl. Der Sirup enthält in 20,0 nach Belg. 0,01 Quecksilberjodid (HgJ$_2$), 1,0 Kaliumjodid (KJ), nach Gall. 0,01 HgJ$_2$, 0,5 KJ, nach Ital. 0,008 HgJ$_2$, 0,4 KJ, nach Int. Vorschl. 0,05% HgJ$_2$ und 2,5% KJ.

Innerlich eßlöffelweise in Fällen veralteter Syphilis und als Mittel gegen Drüsenskrofulose angewendet.

Unguentum Hydrargyri bijodati. Helv. **Unguentum Hydrargyri jodidi rubri.** Brit. **Quecksilberjodidsalbe.** Helv. 10% mit Schweinefett, Brit. 4% mit Adeps benzoat. — Rote Salbe.

Äußerlich zu Verbänden.

Hydrargyrum chloratum. Germ., Helv., Jap. **Hydrargyrum chloratum mite.** Austr., Ross. **Calomel.** Dan, Norv. **Chloretum hydrargyrosum.** Nederl. **Hydrargyrosi chloridum praecipitatum.** Suec. **Hydrargyri Chloridum mite.** Am. **Hydrargyri Subchloridum.** Brit. **Mercure (Protochlorure de) par précipitation.** Gall. **Cloruro mercuroso.** Ital. Mercurius dulcis. Quecksilberchlorür. Kalomel. Mercurochlorid. Hg$_2$Cl$_2$. Mol.-Gew. 472. Aus sublimiertem Quecksilberchlorür hergestelltes, feinst geschlämmtes, bei etwa 100facher Vergrößerung deutlich krystallinisches, weißes bis gelblichweißes, bei starkem Reiben tiefer gelblich werdendes Pulver, am Lichte sich zersetzend, beim Erhitzen im Probierrohr, ohne vorher zu schmelzen, sich verflüchtigend, in Wa. oder Alk. unl.[1) Rein, insbesondere frei von Quecksilberchlorid und Arsenverb. Vor Licht geschützt und vorsichtig aufzubewahren. Die Präparate der Gall. und Suec. sind auf nassem Wege, durch Reduktion von Quecksilberchlorid mit schwefliger Säure hergestellt. — 1,0 0,05 RM.

Therap. Dosen: 0,03—0,3 (Brit.). Durchschn. Dosis: 0,15 (Am.).

Größte Einzelgabe: (zu Einspritzungen): **0,1** (Germ.).

Größte Einzel- und Tagesgabe: Dan. **0,5, 1,0.** Gall. **1,0, 1,0.** Ross. **0,6, 1,8.**

Innerlich in Pulvern, als einmaliges Laxans, zu 0,3—0,5 insbesondere bei gastrischen Infektionen sowie bei Ruhr in 2 Dosen in halbstündigem Zwischenraum; tritt 6—8 Stunden nach der letzten Kalomelgabe kein Stuhl ein, so ist Ricinusöl zu geben. Kindern je nach dem Alter 0,01—0,05 mehrmals. Ob neben der sehr guten Abführwirkung auch eine besondere intraintestinale Desinfektion und Entgiftung eintritt, ist zweifelhaft. Als Diureticum bei kardialem Hydrops, besonders bei Ascites, bei Lebercirrhose (in Verbindung mit Pulvis folior. Digitalis), auch bei Pleuritis, 0,2 pro dosi 3mal tägl., nach Eintritt der Diurese mit dem Mittel aufzuhören. In Pillen zu 0,01—0,03 p. dos. als Cholagogum und Cholereticum bei Ikterus in vielen Leberkrankheiten, auch bei Gallenstein, von ganz unsicherem Erfolg (Hauptbestandteil des sogenannten Chologen). Früher auch als innerliches Antisyphiliticum. Kalomelpulver sind (besonders in den Hausapotheken) nicht lange aufzubewahren. Bei der innerlichen Darreichung des Kalomels sei man stets vorsichtig, da sich — individuell verschieden — leicht Intoxikationserscheinungen einstellen. Nach dem Einnehmen Ausspülen des Mundes mit einem Mundwasser und Putzen der Zähne notwendig.

Äußerlich als Streupulver, zum Bestreuen breiter Kondylome, nachdem sie vorher mit einer Auflösung von Kochsalz befeuchtet worden; zu Salben (1,0 auf 5,0—10,0 Fett). Zu intramuskulären Injektionen, alle 10 Tage

---

[1) Beim Behandeln mit Alkalien schwärzt sich Kalomel (καλός, μέλας). —

0,1 mit Paraffinum liquid. oder Öl als sehr wirksame, aber nicht ungefährliche antiluetische Kur zu empfehlen; besonders bei den metaluetischen Nervenerkrankungen, z. B. tabischen Krisen mit relativen Erfolgen angewandt.

777. Rp. Hydrargyri chlorati (oder Ca-
　　　lomelanos) 0,3
　　　Extr. Opii
　　　Extr. Taraxaci ana 0,6
　　　Pulv. radicis Liquiritiae q. s.
M. f. pil. Nr. XXX. Pilules de Chlorure
de Mercure opiacées. Pilules de
Dupuytren. (1 Pille = 0,01 Queck-
silberchlorür und 0,02 Opiumextrakt.)
　　　　　　　　　　　　　　　　Gall.

778. Rp. Hydrargyri chlorati 2,0
　　　Camphorae tritae 0,5
　　　Adipis suilli 25,0.
M. f. ungt. D. (Bei Lichen.)

779. Rp. Hydrargyri chlorati
　　　Stibii sulfurat. aurantiaci ana 2,0
　　　Resinae Guajaci 4,0
　　　Gummi arab.
　　　Tragacanth. ana 0,1
　　　Sirup. amyli 1,0.
M. f. pil. Nr. C. D. S. 2—4 Stück. Pi-
lula Hydrargyri subchloridi com-
posita. Plummers Pills. Brit.

780. Rp. Hydrargyri chlorati 3,0
　　　Olei Rosarum 0,2
　　　Olei Cocos ad 50,0.
F. ungt. D. S. Zum Einreiben, nachdem
vorher die affizierten Stellen mit einer
Verdünnung von Liquor Ammon. caust.
(1,0 auf 16,0 Aq. dest.) gereinigt worden.
(Bei Pityriasis capitis.)

781. Rp. Hydrargyri chlorati 0,2
　　　Tuberum Jalapae pulv. 1,0.
M. f. pulv. D. tal. dos. Nr. III. S. Nach
Bedarf ½—1 Pulver. Pulvis laxans
mercurialis. F. M. B. (3 Stck. 0,65 RM.
o. G.)

782. Rp. Hydrargyri chlorati 1,0
　　　Opii puri 0,3
　　　Ungt. cerei 15,0.
M. f. ungt. (D. Zum Verbande bei indu-
riertem Schanker.)

783. Rp. Hydrargyri chlorati 0,2
　　　Pulv. foliorum Digitalis 0,05—0,1
　　　Sacchari albi 0,5.
M. f. pulv. D. tal. dos. Nr. X. S. 3 mal
tägl. 1 Pulver. (Bei akuten Entzündun-
gen seröser Häute als Diureticum.)

784. Rp. Extr. Colocynth. comp. 8,0
　　　Calomelanos 6,0
　　　Res. Jalap. 2,0
　　　Gutti 1,5
　　　Spir. dil. q. s.
ut f. Pil. C. 2 Pillen. Pilulae Hydrar-
gyri chloridi mitis comp.   Am.

785. Rp. Hydrargyri chlorati 0,01
　　　Pulv. gummosi 0,5.
M. f. pulv. D. tal. dos. Nr. X. D. S.
3 stündl. 1 Pulver. (Bei Magendarmkatarrhen der Kinder.)

786. Rp. Hydrargyri chlorati 10,0
　　　Traumaticini 2,5.
Misce bene. D. S. Äußerlich. (Zum
Aufpinseln auf syphilitische Geschwüre
usw.)

787. Rp. Hydrargyri chlorati
　　　Radicis Ipecacuanhae pulv.
　　　　　ana 0,01
　　　Eleaosacchari Foeniculi 0,5.
　　　M. f. pulv. D. tal dos. Nr. X.
D. S. 3 stündl. 1 Pulver. (Bei Bronchitis
infantum.)

788. Rp. Hydrargyri chlorati 20,0
　　　Adipis benzoati 80,0.
M. f. ungt. Ungt. Hydrargyri sub-
chloridi.   Brit.

789. Rp. Hydrargyri chlorati
　　　Pulv. Gummi arabici 5,0.
D. S. Streupulver. (Bei schwammigen
Excrescenzen.)

790. Rp. Hydrargyri chlorati 2,5
　　　Ungt. Populi 20,0.
M. f. ungt. (Gegen Psoriasis, Lichen, Pru-
rigo.)

791. Rp. Calomelanos 15,0
　　　Vaselin 5,0
　　　Ad. Lan. c. aq. 30,0.
M. D. S. Äußerlich. Pommade pro-
phylactique au Calomel. Gall.

432

(Hydrargyrum) Hydrargyr. chlorat. — Hydrargyr. chlorat. via humid. parat. Rp. 792—793

Schutzmittel gegen Geschlechtskrankheiten. Norwegen. Auf Kauffahrteischiffen ist mitzuführen: 10 g-Tuben Calomel-Quecksilbercyanidsalbe (Hydrarg. chlorat. 2,5000, Hydrarg. cyanat. 0,0075, Thymol 0,1750, Ad. lan. 5,0000, Vaselin 2,3175 g).

Pomatum prophylacticum. Pommade prophylactique au calomel. Gall. 30 % Kalomel-Vaselin-Lanolinsalbe.

Von Ärzten auch gern als Kalomel oder Calomelas verschrieben.

Cave: Säuren, Chlorwässer, kaustische und kohlensaure Alkalien, Brom- und Jodkalien (auch bei äußerlicher Anwendung des Kalomel), Schwefel- verbindungen, Seifen!

Die vielfach behauptete Umwandlung des Kalomels besonders in Form von Tabletten in Sublimat kommt nicht in Betracht.

Aqua phagedaenica nigra. Germ. I. **Lotio Hydrargyri nigra.** Brit. Blackwash. Schwarzes Wasser. Kalomel (1) mit Aq. Calcariae (60) gemischt. Trübe Flüssigkeit, die in der Ruhe einen schwarzen Niederschlag absetzt. Brit. 0,685 T. Kalomel, 5 RT. Glycerin, Aq. Calcariae ad 100 RT.

Äußerlich wie die Aqua phagedaenica.

Unguentum Hydrargyri chlorati. Unguentum Hydrargyri subchloridi. Brit. **Pommade de Calomel.** Gall. **Unguento di Cloruro mercuroso.** Ital. Kalomelsalbe. Weiße Salbe; Brit. 20 % Kalomel mit Adeps benzoat., Ital. und Gall. 10 %, letztere mit Vaselin.

Äußerlich zur Erzielung einer milden lokalen Hg-Wirkung, besonders in der Augen- heilkunde verwendet.

Hydrargyrum chloratum vapore paratum. Germ., Helv., Jap., Ross. **Hydrargyrum monochloratum.** Belg. **Chloretum hydrargyrosum ope vaporis aquae paratum.** Nederl. **Mercure (Protochlorure de) par volatilisation.** Gall. **Calomelas vapore paratum.** DurchDampfbereitetesQuecksilberchlorür.

Dampfkalomel. Hg_2Cl_2. Mol.-Gew. 472. Durch schnelles Abkühlen des Quecksilberchlorürdampfes hergestelltes, weißes, bei starkem Reiben gelblich werdendes, bei etwa 100facher Vergrößerung nur vereinzelte Kryställchen zei- gendes Pulver, am Lichte sich zersetzend, beim Erhitzen im Probier- rohr, ohne vorher zu schmelzen, flüchtig, in Wa. oder Alk. unl. Rein, ins- besondere frei von Quecksilberchlorid und Arsenverb. Kalomel von sehr feiner Verteilung[1]). Vor Licht geschützt und vorsichtig aufzubewahren. — 1,0 0,05 RM.

Größte Einzel- und Tagesgabe: Ross. **0,6, 1,8.**

Innerlich: Ohne Vorzüge vor dem gewöhnlichen Kalomel.

Äußerlich als Schnupfpulver, Schlund- und Kehlkopfpulver 1 mit 1—10 Zucker. Bei syphilitischer Pharyngitis und Laryngitis, zumal bei Plaques und Ulcerationen; als Augenpulver; auch zu intramuskulären Injektionen (1:10 Öl).

792. Rp. Hydrargyri chlorati vapore
parati 1,0
Olei Olivarum puriss. 10,0.
M. D. S. Zu intramuskulären Injektionen in die Glutäalgegend.

793. Rp. Hydrargyri chlorati vapore
parati 1,0
Sacchari albi 1,0—5,0.
M. f. pulv. D. S. Zum Einblasen in den Pharynx und Larynx. (Bei syphilit. Pharyngo-Laryngitis.)

Hydrargyrum chloratum via humida paratum. Ergb. Gefälltes Quecksilber- chlorür. Durch Fällen hergestelltes, weißes, bei starkem Reiben gelblich werdendes Pulver. Von besonders feiner Verteilung.

[1]) Und deshalb reaktionsfähiger.

Kalomelol (E. W.). **Hydrargyrum chloratum colloidale.** Kolloides Queck-silberchlorür. Weißgraues, geschmack- und geruchloses Pulver, in Wa., Alk. und Ae. zu einer milchigen Flüssigkeit und auch in schwachen Salzlösungen und in Blutserum l. Angeblich besteht es aus 80% Quecksilberchlorür und 20% Schutzkolloiden (Eiweiß-substanzen).

Äußerlich in Salben mit 40% Kalomelol und 2% freiem Quecksilber, sie lassen sich leicht verreiben und verunreinigen die Wäsche nicht.

Hydrargyrum cyanatum. Germ., Belg., Ross. **Hydrargyri cyanidum.** Suec. **Cyanure de Mercure.** Gall. Mercurius cyanatus. Hydrargyrum borussicum. Quecksilbercyanid. Cyanquecksilber. $Hg(CN)_2$. Mol.-Gew. 253. Farblose, durchscheinende, säulenförmige Krystalle, in Wa. (12) neutral reagierend, in sied. Wa. (3), Alk. (12) l., in Ae. schwerl. Rein, insbesondere frei von Queck-silberchlorid und Quecksilberoxycyanid. 0,1 g muß sich beim Erhitzen im Probierrohr völlig verflüchtigen. Sehr vorsichtig aufzubewahren. — 1,0 0,10 RM.

Größte Einzelgabe: 0,01 (ebenso Gall., Ross., Internat. Vorschl.: Hydrargyri cyanidum), dagegen Belg., Suec. 0,02.

Größte Tagesgabe: 0,03 (ebenso Ross., Internat. Vorschl.), dagegen Belg. 0,06, Gall. 0,04.

Innerlich nicht im Gebrauch.

Äußerlich als Gurgelwasser bei syphilitischen Rachengeschwüren, zu Verbandwässern 0,1—0,3 auf 100,0, Augenwässern 0,05—0,1 auf 100,0, Salben 0,5—1,5 auf 25,0. Selten angewendet.

Hydrargyrum formamidatum solutum. Liquor Hydrargyri formamidati. Queck-silberformamidlösung. Frisch gefälltes Quecksilberoxyd wird in der eben zureichenden Menge Formamid, dem Amid der Ameisensäure, $HCOHC_2$ (S. 394), gelöst. 100 ccm der Lösung enthalten die 1,0 Quecksilberchlorid entsprechende Menge Hg. Farblos, schwach alkalisch reagierend, Eiweiß nicht fällend. — Liqu. Hydr. formamidati (1%) 10,0 0,05 RM.

Äußerlich in 1 proz. Lösung, zu intramuskulären Injektionen als mildes Antisyphiliti-cum, ohne nachhaltige Wirkung. Verdient keine Anwendung.

Hydrargyrum jodatum. Germ. II., Ergb., Jap. **Hydrargyrum jodatum flavum.** Austr., Helv. **Hydrargyrum monojodatum flavum.** Belg. **Jodetum hydrargyrosum.** Nederl. **Hydrargyri Jodidum flavum.** Am. **Mercure (Pro-toiodure de).** Gall. **Joduro mercuroso.** Ital. Mercurius jodatus flavus. Queck-silberjodür. Mercurojodid. Hg_2J_2. Grünlichgelbes, amorphes, schweres, geruch- und geschmackloses Pulver, wenig l. in Wa., unl. in Alk. und Ae. Unbeständige Verbindung, die am Licht und namentlich durch Kaliumjodid in Quecksilber und Quecksilberjodid zerlegt wird. — 1,0 0,20 RM.

Durchschnittl. Dosis: 0,01 (Am.).

Größte Einzel- und Tagesgabe: Austr., Gall., Ital. 0,05, 0,2, Belg. 0,05, 0,1, Helv., Nederl. 0,05, 0,15, Internat. Vorschl. (Hydrargyrosi iodidum) 0,05, 0,15.

Möglichst nicht überschreiten: 0,015 pro dosi, 0,05 pro die! (Ergb.).

Innerlich zu 0,01—0,06 2—3 mal tägl. in Pulvern, Pillen, Pastillen. Wie Hydrargyrum bijodatum.

Äußerlich in Salben 1,0—5,0 auf 25,0, in Augensalben 0,2—0,5 auf 10,0 bei phlyktänulösen Augenaffektionen, besonders bei den sog. Rand-phlyktänen, bei chronischer Blepharitis, Blepharospasmus.

794. Rp. Hydrargyri jodati 0,03
     Sacchari lactis 0,5
     Pulv. aromatici 0,2.
M. f. pulv. D. tal. dos. Nr. XII. S. 3mal
tägl. 1 Pulver.

796. Rp. Hydrargyri jodati flavi 0,9
     Opii pulv. 0,3
     Radicis Liquiritiae pulv.
     Succ. Liquirit. depurat. ana 1,2.
ut. f. pil. Nr. XXX. D. S. 3mal tägl.
1 Pille. Pilulae Hydrargyri jodati.
F. M. B. (0,91 RM. o. G.)

795. Rp. Hydrargyri jodati 1,5
     Opii pulv. 0,6
     Radicis Liquiritiae pulv. 0,9
     Mellis depurati q. s.
M. f. pil. Nr. XXX. Pilules d'Iodure
mercureux opiacées. Pilules de
Ricord.   Gall.
(1 Pille = 0,05 Quecksilberjodür und 0,02
Opium.)

797. Rp. Hydrargyri jodati 1,0—6,0
     Adipis suilli 25,0.
M. f. ungt. D. (Zum Verbande syphilitischer Geschwüre.)

798. Rp. Hydrargyri jodati 0,2—0,3
     Emplastri saponati 6,0.
     M. f. empl.

Enesol. Hydrargyrum methylarsenicico - salicylicum. Weißes, amorphes, in 25 T.
Wa. l. Pulver mit angeblich 38,5% Hg und 14,4% As. — O. P. Amp. (0,3 in 2 ccm)
4,95 RM.

Äußerlich zu subcutanen und intramuskulären (glutäalen) Injektionen; mildes
Antisyphiliticum; die Injektionen sind schmerz- und reaktionslos. Die Wirkungen sind
nicht bedeutend und wenig nachhaltig.

Hydrargyrum nitricum oxydat. Ergb. Mercurinitrat. Quecksilberoxydnitrat.
$Hg(NO_3)_2$. Farblose, leicht zerfließliche Krystalle, nur in salpetersäurehaltigem Wa. klar l.
— 1,0 0,10 RM.

Hydrargyrum nitricum oxydatum solutum. Liquor Hydragyri Nitratis acidus.
Brit. **Mercure (Azotate de bioxyde de) dissous.** Gall. Mercurinitratlösung. Eine
wässerige, freie Salpetersäure enthaltende Lösung von Mercurinitrat [$Hg(NO_3)_2$] mit verschiedenem Gehalt: Brit. 54%, Gall. 71—72%.

Nur äußerlich zur Ätzung von Kondylomen, krebsigen Geschwüren; in starker
Verdünnung (0,005—0,1 auf 25,0) zu Injektionen.

Hydrargyrum nitricum oxydulatum. Germ. I., Ergb. Mercuronitrat.
Quecksilberoxydulnitrat. $Hg_2(NO_3)_2 + 2 H_2O$. Farblose, widerlich metallisch schmeckende Krystalle, in kleinen Mengen warmem Wa., leichter in
salpetersäurehaltigem Wa. l., durch viel Wa. unter Abscheidung eines hellgelben Pulvers zersetzt. Eine wäßrige Lösung von 12,5% Mercuronitrat:
Liquor Belosti. Liqu. Hydr. nitrici oxydul. Germ. I. — 1,0 0,10 RM.

Möglichst nicht überschreiten: 0,01 pro dosi, 0,03 pro die (Ergb.).

Als Antisyphiliticum; verdient keine Empfehlung.

Unguentum Hydrargyri citrinum. Unguentum Hydrargyri nitrici. Belg. **Unguentum Hydrargyri Nitratis.** Suec., Brit. **Pommade citrine.** Gall. Gelbe Quecksilbersalbe. 1 T. Quecksilber mit 2 T. Salpetersäure in der Wärme gelöst, zu der noch
warmen Flüssigkeit allmählich 12 T. geschmolzenes Schweineschmalz zugesetzt und in
Papierkapseln ausgegossen (Suec.). — Ceratkonsistenz. — Gelb, aber mit der Zeit durch
Reduktion des Quecksilbers, zumal an den Rändern, grau werdend. Ähnlich die übrigen Pharm., die zum T. mehr Fettgrundlage vorschreiben.

Äußerlich als Einreibung bei Krätze und Verbandsalbe, ziemlich ätzend.

Brit. führt außerdem: Unguentum Hydrargyri Nitratis dilutum, eine Verreibung von Ungt. Hg. nitrat. (20) mit Vasel. flav. (80).

Hydrargyrum oleinicum (25prozentig). Ergb. **Hydrargyrum oleinicum.** Jap.
Oleatum Hydrargyri. Am. **Hydrargyrum oleatum.** Brit. Quecksilberoleat. Bereitet durch Auflösen von gelbem, frisch gefälltem Quecksilberoxyd in Ölsäure und

Paraffin. liquid. Gelblich weiße oder gelbe, salbenartige Masse, die als eine Lösung von Quecksilberseife in roher Ölsäure zu betrachten ist und wechselnde Mengen von Steraaten und Palmitaten enthält. Der Gehalt an HgO schwankt nach der Darstellung zwischen 5—25%. Am. darf nicht abgegeben werden, falls am Boden des Gefäßes Hg-Kügelchen sichtbar sind. — 1,0 (10 und 25 proz.) 0,05 RM.

799. Rp. Hydrargyri oleinici 25,0
     Adipis benzoati 75,0.

M. f. ungt. Ung. Hydrargyri oleati.
                            Brit.

Äußerlich zu Einreibungen, an Stelle der grauen Salbe in England angewandt. 1,5—2,0 werden 1—2mal tägl. in die Seite eingerieben. Auch zur örtlichen Applikation auf syphilitische Hautaffektionen, auf Maculae und Papeln im Gesicht, Schrunden der Finger, an den Nägeln, sowie gegen Filzläuse empfohlen.

Hydrargyrum oxycyanatum. Germ. Quecksilberoxycyanid. Hydrargyrum oxycyanatum cum Hydrargyro cyanato. Cyanidhaltiges[1]) Quecksilberoxycyanid. Quecksilberoxycyanid [$Hg(CH)_2 \cdot HgO$, Mol.-Gew. 469,2], ein Gemisch von etwa 34% Quecksilberoxycyanid und etwa 66% Quecksilbercyanid, entsprechend einem Quecksilberoxydgehalt (HgO) von rund 16% und einem Gesamtquecksilbercyanidgehalt [$Hg(CN)_2$] von rund 84%. Weißes bis gelblichweißes Pulver, langsam in Wa. (19) unter alkal. Reaktion l. Rein, frei von Sublimat. Die Herstellung von Lösungen des leicht zersetzlichen Oxycyanids durch Erwärmen darf nur auf dem Wasserbad erfolgen. Vor Licht geschützt und sehr vorsichtig aufzubewahren. — 1,0 0,10 RM. — **Hydrargyrum oxycyanatum.** Helv. (ohne Formel, l. in 17 T. Wa.), Ross. [$Hg(CN)_2 \cdot HgO$] (l. in 77 T. Wa.). **Hydrargyri oxicyanidum.** Suec. (l. in 30 T. Wa.).

Größte Einzelgabe: 0,01 (desgl. Ross.), dagegen Suec. **0,02.**

Größte Tagesgabe: 0,03 (desgl. Ross.).

Innerlich wie Sublimat, aber weniger reizend wirkend, in Pillen (0,01 pro dosi, 0,05 pro die).

Äußerlich als kräftiges Desinficiens auf Geweben, Schleimhäuten, Wundflächen, in Lösungen 1 : 1500; weniger reizend als Sublimat, koaguliert Eiweiß nicht und greift Metallinstrumente weniger an. Subcutan je 1 ccm der 1—2 proz. Lösung täglich als sehr mildes Antisyphiliticum ohne nachhaltige Wirkung.

800. Rp. Hydrargyri oxycyanati 0,1
     Aq. dest. ad 100,0.
D. sub signo veneni. Zu Händen des
   Arztes. (Zum Durchspritzen des Tränen-
   nasenkanals.)

801. Rp. Hydrargyri oxycyanati 0,3
     (bis 0,5)
     Aq. dest. ad 30,0.
M. D. S. Äußerlich. Zur subcutanen Injektion.

Cave: Beim Verreiben Gefahr des Verpuffens oder Explodierens.

Pastilli Hydrargyri oxycyanati. Quecksilberoxycyanidpastillen. Gehalt etwa 50% Quecksilberoxycyanid, entsprechend einem Mindestgehalt von 41% Gesamtquecksilbercyanid [$Hg(CN)_2$] oder 40% Gesamtquecksilber. Aus einer mit einem blauen Teerfarbstoff blau gefärbten Mischung von Quecksilbercyanid (10), Natriumbicarbonat (4), Natriumchlorid (6) im Gewicht von 1 oder 2 g hergestellt. Hart, lebhaft blau gefärbt, in Wa. mit alkal. Re-

---

[1]) Das cyanidhaltige Quecksilberoxycyanid ist aufgenommen worden, weil das cyanidfreie sich unter Explosionserscheinungen zersetzt (Kommentar).

28*

436

(Hydrargyrum) Pastilli Hydrarg. oxycyanati — Ungt. Hydrarg. rubrum   **Rp. 802—804**

aktion l. In verschlossenen Glasbehältern mit der Aufschrift „Gift" abzugeben. Vor Licht und Feuchtigkeit geschützt aufzubewahren. Sehr vorsichtig aufzubewahren. — 10 Stück (0,5) 0,85 RM. 10 Stück (1,0) 1,60 RM.

Äußerlich, zur Bereitung desinfizierender Flüssigkeit, 1 Pastille auf 1 l Wa., wie Sublimatpastillen.

Hydrargyrum oxydatum. Germ., **Hydrargyrum oxydatum rubrum.** Belg., Jap., Helv., Ross. **Oxydum hydrargyricum.** Dan., Norv. **Oxidum hydrargyricum rubrum.** Nederl. **Hydrargyri oxidum rubrum.** Brit. **Hydrargyri oxidum rubrum.** Internat. Vorschl. **Mercure (Oxyde de).** Gall. **Ossido mercurico rosso.** Ital. Mercurius praecipitatus ruber. Quecksilberoxyd[1]). Rotes Quecksilberoxyd. Roter Präcipitat. HgO. Gelblichrotes, feinst geschlämmtes, krystallinisches Pulver, beim Erhitzen im Probierrohr unter Abscheidung von Hg sich verflüchtigend, in Wa. fast unl., in verd. Salpeters. leichtl. Rein, insbesondere frei von Quecksilber, Quecksilberoxydul, Salpeters. und Salzs. Vor Licht geschützt und sehr vorsichtig aufzubewahren. — 1,0 0,10 RM.

Größte Einzelgabe: 0,02 (ebenso Belg., Helv., Ross., Internat. Vorschl.).

Größte Tagesgabe: 0,06 (ebenso Belg., Ross., Internat. Vorschl.), dagegen Helv. **0,1.**

Innerlich wie Hydrarg. oxydat. via humida parat. (s. u.).

Äußerlich zu Streupulvern, Schnupfpulvern 0,25 ad 15,0 Sacchar. bei Ozaena, Kehlkopfpulvern 1,0 mit 10,0—50,0 Zucker, Augenpulvern 1,0 mit 5,0—10,0 Bol. alb. oder Zucker, Augensalben 0,2—1,0 auf 10,0, Salben 0,5—1,0 auf 10,0. (Pagenstechersche Salbe).

802. Rp. Hydrargyri oxydati
    Aluminis usti ana 2,0
    Pulv. Summitatum Sabinae 8,0.
M. f. pulv. D. S. Streupulver. (Bei Kondylomen.)

803. Rp. Hydrargyri oxydati
    Argillae rubrae ana 1,0
    Sacchari albi 15,0.
M. f. pulv. D. S. Tägl. 1 mal 1 Linse groß zwischen die Augenlider zu blasen.

804. Rp. Hydrargyri oxydati 5,0
    Ungt. Plumbi 20,0.
M. f. ungt. (Zum Verbande schlaffer, skrofulöser Geschwüre.)

Unguentum Hydrargyri rubrum. Germ., Jap. **Unguentum Hydrargyri oxydati rubri.** Belg., Helv. **Unguentum Oxidi hydrargyrici rubri.** Dan., Nederl., Norv. **Unguentum Hydrargyri oxidi rubri.** Brit. **Pommade d'Oxyde de Mercure rouge.** Gall. **Unguento di Ossido rosso di Mercuro.** Ital. Quecksilberoxydsalbe. Rote Quecksilbersalbe. Rote Präcipitatsalbe. Rote Salbe, 10proz., bereitet aus 1 T. Quecksilberoxyd und 9 T. weißem Vaselin (im gleichen Verhältnis Brit., Jap.). — 10,0 0,15 RM. — Die anderen Pharm. haben 5proz. (Dan., Gall., Helv., Ital., Nederl.) und 2proz. (Belg.) Salben mit verschiedenen Grundlagen. — Unguentum Hydrargyri oxydati Ross. (2%) ist mit gelbem Quecksilberoxyd bereitet, desgleichen Unguentum Hydrargyri oxidi flavi Am. (1%), Brit. (2%), Unguentum oxydi hydrargyrici flavi

---

[1]) Quecksilberoxyd löst sich auch in wässerigen Lösungen einiger Aminosäuren (Alanin, Asparagin, Glykokoll) und in Ölsäure.

437

Rp. 805—806   (Hydrargyrum) Ungt. Hydrarg. rubrum — Hydrarg. praecipitat. album

Nederl., Norv. (5%), Unguentum Hydrargyri oxidi Suec. (10%, stets frisch zu bereiten!), Ungt. Hydrargyri flavum Jap. (10%).

Äußerlich als Verbandsalbe bei schlecht heilenden Geschwüren (als Augensalbe zu stark).

Hydrargyrum oxydatum via humida paratum. Germ. **Hydrargyrum oxydatum flavum.** Austr., Belg., Helv., Jap., Ross. **Oxydum hydrargyricum.** Dan., Norv. **Oxidum hydrargyricum flavum.** Nederl. **Hydrargyri oxidum praecipitatum.** Suec., Internat. Vorschl. **Hydrargyri Oxidum flavum.** Am., Brit. **Mercure (Oxyde de) jaune.** Gall. **Ossido mercurico giallo.** Ital. Gelbes Quecksilberoxyd. Gelber Präcipitat. HgO. Mol.-Gew. 217. Durch Fällen einer Lösung von 1 T. Quecksilberchlorid in 20 T. Wa. mit einer Mischung von 3 T. Natronlauge und 5 T. Wa. hergestelltes, gelbes, amorphes Pulver, beim Erhitzen im Probierrohr unter Abscheidung von Hg sich verflüchtigend, in Wa. fast unl., in verd. Salpeters. leichtl. Rein, insbesondere frei von Quecksilber, Quecksilberoxydul und Salzs. Vor Licht geschützt und sehr vorsichtig aufzubewahren. — 1,0 0,10 RM. — Von dem roten Quecksilberoxyd unterscheidet es sich durch die äußerst feine Verteilung und die dadurch bedingte leichtere Reaktionsfähigkeit und Zersetzbarkeit. Demgemäß ist auch seine Wirkung auf den Organismus eine stärkere.

Größte Einzelgabe: 0,02 (ebenso Belg., Helv., Ross., Internat. Vorschl.), dagegen Austr. 0,03.

Größte Tagesgabe: 0,06 (ebenso Belg., Helv., Ross., Internat. Vorschl.), dagegen Austr. 0,1.

Innerlich zu 0,01—0,015 pro dosi, zu 0,1 pro die in Pulvern oder Pillen. Als Antisepticum und Antisyphiliticum.

Äußerlich wie Hydrargyr. oxydat.

805. Rp. Ungt. Hydrargyri flavi 2,0
     Vaselini albi ad 10,0.
M. f. ungt. D. S. Augensalbe. Unguentum ophthalmicum. F. M. B.

806. Rp. Hydrarg. oxyd. v. h. parat. 2,5
     Acid. oleinici q. s. ad 10,0
M. D. S. Oleatum Hydrargyri. Am.

Zu Augensalben wurde an Stelle des offizinellen Präparates Hydrargyrum oxydatum recenter paratum pultiforme verwendet, d. h. der durch Natronlauge in einer Quecksilberchloridlösung erzeugte, ausgewaschene, aber nicht getrocknete Niederschlag. Dafür jetzt das nachfolgende Präparat.

Unguentum Hydrargyri flavum. Germ. Gelbe Quecksilberoxydsalbe, 5proz., das Quecksilberoxyd in feinster Verteilung enthaltend. Aus dem nach Vorschrift aus Sublimatlösung durch Natronlauge frisch gefällten Quecksilberoxyd hergestellt. — 10,0 0,20 RM.

Augensalbe, die allen Anforderungen entspricht.

Hydrargyrum praecipitatum album. Germ., Belg., Helv., Jap. **Hydrargyrum bichloratum ammoniatum.** Austr. **Hydrargyrum amidato-bichloratum.** Ross. **Chloretum amido-hydrargyricum.** Dan. **Hydrargyri-ammonii Chloridum.** Suec. **Chloretum hydrargyrico-ammonicum.** Nederl. **Hydrargyrum ammoniatum.** Am., Brit. Hydrargyrum ammoniatum. Mercurius praecipitatus albus. Weißes Quecksilberpräcipitat. Mercuriammoniumchlorid. Mindestgehalt 98,3%.

Der Berechnung wird die Formel NH_2HgCl, Mol.-Gew. 252, zugrunde gelegt. Aus Quecksilberchlorid (2), Liqu. Amm. caust. (etwa 3) und Wa. (58) bereitet. Weiße Stücke oder weißes, amorphes Pulver, beim Erhitzen im Probierrohr, ohne zu schmelzen, unter Zersetzung vollständig flüchtig, in Wa. fast unl., in Salpeters. beim Erwärmen l. Rein, insbesondere frei von Quecksilberchlorür infolge unvorschriftsmäßiger Herstellung. Vor Licht geschützt und sehr vorsichtig aufzubewahren. — 1,0 0,10 RM.

Nur äußerlich in Salben, 1,0 auf 9,0 Ungt. Paraffini, so das offizinelle Ungt. Hydrargyri album; in Augensalben, 0,5—1,5 auf 10,0; als Augenpulver, Schnupfpulver, 1,25 ad 15,0 Sacchar. gegen Ozaena. Auch bei Sommersprossen (5%) und gegen parasitäre Hautkrankheiten.

807. Rp. Hydrargyri praecipitati albi
Bismut subnitrici ana 1,0(—2,0)
Amyli
Glycerini ana 10,0.
M. f. ungt. Gegen Sommersprossen.

808. Rp. Hydrargyri praecipitati albi 0,3
Carmini puri 0,05
Ungt. lenientis 6,0.
M. f. ungt. D. S. Lippensalbe. (Gegen Abschürfungen und Papeln, Einrisse, Schrunden und oberflächliche Geschwüre der Lippen, Wangen- und Nasenschleimhaut bei Syphilitischen.)

Cave: Mineralsäuren, Ammoniumsalze, Jod.

Unguentum Hydrargyri album. Germ., Helv., Jap., Ross. **Unguentum Chloreti hydrargyrico-ammonici.** Nederl. **Unguentum Hydrargyri ammoniati.** Am., Brit. **Pommade de Précipité blanc.** Gall. Quecksilberpräcipitatsalbe, 10proz. weiße Präcipitatsalbe, fast weiß, aus frisch nach bestimmter Vorschrift gefälltem noch feuchtem Präcipitat bereitet. Aus 1 T. weißem Quecksilberpräcipitat und 9 T. weißem Vaselin (Gall., Helv., Jap., Nederl.). Die anderen Pharm. schreiben den gleichen Präcipitatgehalt, aber andere Salbengrundlage vor. Brit. 5% mit Adeps benzoat. (Das frische Präcipitat wird lediglich von Germ. verarbeitet!) — 10,0 0,20 RM. 5proz. (nicht rezeptpflichtig) 10,0 0,15 RM.

Äußerlich zur Einreibung und als Verbandsalbe bei Acne rosacea, Schanker, Flechten usw. Gegen Sommersprossen.

Hydrargyrum peptonatum solutum. Liquor Hydrargyri peptonati. Soluté de Peptonate de Mercure. Gall. Peptonquecksilberlösung. Gelbliche, schwach sauer reagierende Flüssigkeit, 1% Quecksilberchlorid enthaltend.

Äußerlich zu subcutanen Injektionen in der Dosis von 1 ccm (0,01 Sublimat) bei Syphilis. Soll starke örtliche Reaktion erzeugen. In Deutschland nicht gebräuchlich.

Hydrargyrum salicylicum. Germ., Helv., Jap., Ross. **Hydrargyri salicylas.** Am., Suec. **Salicylas hydrargyricus.** Nederl., Norv. Anhydro-Hydroxymercurisalicylsäure. Mindestgehalt 92% = 54,8% (Helv. gegen 59%) Hg.

Weißes bis hellrosa gefärbtes, geruch- und geschmackloses Pulver, in Wa. oder Alk. fast unl., klarl. in Natronlauge oder Natriumcarbonatlösung. Sehr vorsichtig aufzubewahren. — 1,0 0,10 RM.

Durchschnittl. Dosis: 0,06 intramuskulär (Am.).

Größte Einzelgabe: 0,15 (Helv., Jap., Nederl., Norv., Ross., Suec. **0,02**). Nederl. für intramusk. Einspr. 0,1 pro dosi und pro die, nicht vor 8 Tagen zu wiederholen.

Größte Tagesgabe: —; Helv., Jap., Nederl., Norv., Ross. 0,06, Suec. 0,1 (subcutan).

Äußerlich, in flüssigem Paraffin 1 : 10 suspendiert, zur intramuskulären Injektion, jeden 5. Tag 0,1 g. Antisyphiliticum von mittlerer Wirksamkeit.

Hydrargyrum sulfuratum nigrum. Germ. I., Ergb. Aethiops mineralis. Schwarzes Quecksilbersulfid. Durch inniges Verreiben von Hydrarg. und Sulfur. dep. (ana) entstandenes Gemenge von Quecksilber, Quecksilbersulfid und viel Schwefel. Schweres, schwarzes Pulver, unl. in Wa.

Hydrargyrum stibiato sulfuratum. Ergb. Aethiops antimonialis. Schwefelantimonquecksilber. Ein Gemenge von Stibium sulfurat. nigr. laevigat. (Spießglanz) und Hydrarg. sulfurat. nigr. (ana). Schweres, schwarzes, geruch- und geschmackloses Pulver, unl. in Wa. und Alk.

Innerlich, früher wie das vorige Präparat.

Hydrargyrum succinimidatum. Hydrargyrum imidosuccinicum. Quecksilbersuccinimid. $[C_2H_4(CO)_2N]_2Hg$. Farblose, in Wa. (25) und in Alk. (300) l. Krystalle.

Als Antisyphiliticum zu subcutanen Injektionen (1—2proz. Lösung mit Zusatz von Novocain) vereinzelt empfohlen.

Innerlich, früher zu 0,2—0,6 pro die bei Lues, Hautkrankheiten und Drüsenanschwellungen.

Hydrargyrum sulfuratum rubrum. Germ., Jap. Cinnabaris. Rotes Quecksilbersulfid, Zinnober. HgS. Lebhaft rotes Pulver, sich beim Erhitzen an der Luft zersetzend, wobei der Schwefel mit kaum sichtbarer, blauer Flamme verbrennt und das Quecksilber sich verflüchtigt. In Wa., Alk., Salzs., Salpeters. unl., unter Abscheidung von Schwefel in Königswa. l. Rein, insbesondere frei von Mennige, Schwefel, fremden Schwermetallsalzen, Arsen- und Antimonverbindungen. Vor Licht geschützt aufzubewahren. — 1,0 0,05 RM.

Innerlich ausschließlich als Zusatz bei der Bereitung des Decoct. Zittmanni (s. S. 640).

Äußerlich in Salben mit Sulf. depur. (2), Fett (8), gegen Flechten. Im Orient, zumal in Persien, sind die Zinnoberräucherungen sowohl als Rauchbäder wie zur Inhalation gegen Syphilis vielfach in Gebrauch, z. B. wird Zinnober, mit Narghilétabak versetzt, in Pfeifen geraucht.

809. Rp. Hydrargyri sulfurati rubri 0,5
    Sulfuris sublimati 12,5
    Olei Bergamottae 0,5
    Vaselini flavi ad 5,0.
M. f. ungt. D. S. Ungt. rubr. sulfurat.
    F. M. B. (1,01 RM. o. G.)

810. Rp. Hydrargyri sulfurati rubri
    Catechu ana 10,0
    Boracis 2,5
    Radicis Chinae nodos. 15,0
    Radicis Lawsoniae 10,0
    Mucil. Gummi arab. q. s.
ut f. trochisci Nr. XII. D. S. 1 Trochiscus,
    zum Tabak hinzugesetzt, 1—2mal tägl.
    zu rauchen. (Persische Methode der
    Quecksilberinhalation.)

Hydrargyrum sulfuricum. Ergb. Mercurisulfat. Quecksilberoxydsulfat. $HgSO_4$. Weißes krystallinisches Pulver, das durch viel Wa., namentlich beim Erhitzen in das gelbe basische Sulfat sich umwandelt. — 1,0 0,10 RM.

Möglichst nicht überschreiten: 0,015 pro dosi, 0,05 pro die! (Ergb.)

Hydrargyrum sulfuricum basicum. Mercure (Sulfate basique de). Gall. Turpethum minerale. Basisches Mercurisulfat. Mineralischer Turbith. $HgSO_4(HgO)_2$. Citronengelbes, in Wa. fast unl., geruch- und geschmackloses Pulver. — 1,0 0,10 RM.

Innerlich. Verlassen.

Äußerlich als Zusatz zu Schnupfpulvern, als Streupulver, in Salben 1 auf 5—10 Fett bei luetischen Affektionen.

Hydrargyrum tannicum oxydulatum. Ergb., Austr. Gerbsaures Quecksilberoxydul, Mercurotannat. Mattglänzende, braungrüne Schuppen, unl. in Wa. und etwa 55% Hg enthaltend. — 1,0 0,10 RM.

Möglichst nicht überschreiten: 0,05 pro dosi, 0,1 pro die! (Ergb.).

Innerlich zu 0,03—0,05 in Pulvern oder Oblaten 3mal tägl. Sehr mildes, wenig nachhaltiges Antisyphiliticum. Namentlich bei kleinen Kindern erfolgreich, so viel cg, als das Kind Lebensjahre hat, mehrmals täglich.

811. Rp. Hydrargyri tannici oxydulati
        2,0
    Succi Liquiritiae dep. 1,5
    Radicis Liquiritiae pulv. q. s.
ut f. pil. Nr. LX. D. S. 3mal tägl. 1—2 Pillen.

812. Rp. Hydrargyri tannici oxydulati 0,1
    Sacchari Lactis 0,4.
M. f. pulv. D. tal. dos. Nr. XII. S. 3mal tägl. 1 Pulver.

813. Rp. Hydrargyri tannici oxydulati 0,05
    Acidi tannici 0,05
    Sacchari Lactis 0,4
    Opii puri 0,005.
M. f. pulv. D. tal. dos. Nr. XII. S. 3mal tägl. 1 Pulver.

Hydrargyrum thymolo-aceticum. Thymolquecksilberacetat. Farblose Prismen oder ein weißes krystallinisches Pulver mit 55% Quecksilber, schwerl. in Wa. und Alk. — 1,0 0,20 RM.

Innerlich in Pillen zu 0,005—0,01 pro die, bis zu 0,12 nach und nach steigend. Als Antisyphiliticum.

Äußerlich wie Hydrargyrum salicylicum, ohne Vorzüge.

Afridol. Natriumsalz der Oxymercuri-Orthotoluylsäure. In Form einer ungefärbten, schwach parfümierten Seife mit 4% Afridol. Afridol zersetzt sich nicht mit der alkal. Seife. — 1 Stck. Seife (4%) 2,00 RM.

$$C_6H_3 \bigg\langle {}^{CH_3}_{COONa}_{HgOH}$$

Äußerlich: Nur als Afridolseife im Gebrauch, zur Hautdesinfektion sowohl der Hände als auch bei parasitären Hautkrankheiten wie Herpes tonsurans, Sycosis parasitaria, besonders bei Acne. Nach zweimaligem Waschen läßt man den Schaum eintrocknen. Gewöhnlich findet die Afridolseifenwaschung des Abends statt, und der Schaum bleibt über Nacht stehen. In vereinzelten Fällen reagieren Kranke auf Afridolseife — wie auf jede andere Quecksilberverbindung — mit stärkerer Hautrötung oder leichter Schwellung.

Asterol. Paraphenolsulfonsaures Quecksilberoxyd $[C_6H_4(OH)SO_3]_2Hg + Ammonium$-tartrat. (Gehalt 14% Hg).

Äußerlich in 4prom. Lösung als starkes Antisepticum, zum Ersatz für Sublimat. Auch zur Sterilisation der Instrumente.

Embarin (E. W.). Mercurisalicylsulfonsaures Natrium. In 7proz. steriler Lösung (3% Hg), mit 0,5% Acoin versetzt. — O. P. 3 und 10 Ampullen (1 ccm mit je 0,03 g Hg) 1,00 und 2,55 RM.

Mildes Antisyphiliticum zu regelrechten Injektionskuren, nicht von nachhaltiger Wirkung.

Mercolint (E. W.). Nach besonderem Verfahren mit einer 90% Hg enthaltenden Salbe imprägnierter Baumwollstoff.

Äußerlich: Wird als Schurz auf der Haut der Brust getragen, um durch Einatmen der Hg-Dämpfe eine milde antiluetische Wirkung hervorzurufen.

Mercuriol. Mercuramalgam. Ein 40% metallisches Hg enthaltendes, graues, lockeres, aus Aluminium- und Magnesiumamalgam, Kreide und etwas Fett bestehendes Pulver.

Äußerlich in Dosen von 5,0 auf der wolligen Innenfläche eines Säckchens ausgebreitet, welches abwechselnd je 1 Tag auf der Brust und auf dem Rücken getragen wurde. Anfänglich täglich, später jeden 2. Tag aufgelegt. Soll reinlich und bequem sein, ist aber von unsicherer Wirkung.

Mercurol. Nucleinquecksilber. Bräunlichgelbes, in Wa. l. Pulver (etwa 10% Hg), durch Einwirkung von Hefenucleinsäure auf frisch gefälltes Quecksilberoxyd erhalten. Die wässerige Lösung reagiert schwach alkalisch und wird durch Eiweiß oder Alkalien nicht gefällt.

Äußerlich in $^1/_2$—2proz. Lösungen bei Gonorrhöe, als Streupulver, in Salbenform (2—5%), bei Ulcus molle, bei tuberkulösen und stark granulierenden Geschwülsten, bei Ulcus cruris empfohlen.

Mergal (E. W.). Mercuricholat [Cholsaures Quecksilberoxyd (1), $(C_{24}H_{39}O_5)_2Hg$ + Tannalbin (2)]. Leichtes, gelblichweißes, in reinem Wa. fast unl. Pulver, leichtl. in Salzlösungen, z. B. von Kochsalz. — O. P. 50 Kapseln (0,15) 2,90 RM.

Innerlich (1906) in Gelatinekapseln (0,05 mit 0,1 Tannalbin) 3mal tägl. 1—2 Stück, nach dem Essen, als mildes Antisyphiliticum angewandt, besonders im II. Stadium, doch in schweren und hartnäckigen Fällen von sehr geringer Wirkung.

Merjodin (E. W.). **Hydrargyrum sozojodolicum.** Ergb. Sozojodolquecksilber. Dijod-p-phenolsulfosaures Quecksilber. $[C_6H_2J_2(OH)SO_3]_2Hg_2$. Orangegelbes, sehr feines, lockeres Pulver (etwa 32% Hg). In Wa. und Alk. fast unl., leicht l. in Kochsalzlösungen. — O. P. Schachtel 50 Tabl. (3,3 mg Hg und 2,1 mg J) 4,10 RM.

Möglichst nicht überschreiten: 0,05 pro dosi, 0,1 pro die! (Ergb.)

Innerlich als Antilueticum in Tabletten. Von unsicherer Wirkung.

Äußerlich als Antisepticum in 5—10proz. Lösung bei Hautgeschwüren; in Salben (1%) bei Ulcus cruris; als mildes Antisyphiliticum zu intramuskulären Injektionen (0,8 auf 10 Aq. dest., gelöst durch Zusatz von 1,6 Jodkalium: Schwimmersche Lösung).

Merlusan. Tyrosin[1]-Quecksilber (52% Hg). In Wa. unl. — O. P. Schachtel 30 Tabl. 4,40 RM.

Innerlich, zur antiluetischen Säuglingsbehandlung empfohlen.

Modenol. Arsenquecksilbersalicylatlösung. Modenol mit 0,4% Hg und 0,6% As. Modenol „stark" mit 1% Hg, 0,9% As. — O. P. 10 Amphiol. (2 ccm) 2,10 und 2,30 RM.

Antisyphiliticum von milder, nicht nachhaltiger Wirkung, zur subcutanen Injektion.

Novasurol (E. W.). Verbindung von oxymercuri-orthochlorphenoxyl-essigsaurem Natrium mit Diäthylbarbitursäure. (33,9% Hg.) Weißes, amorphes, geruchloses Pulver, leichtl. in Wa., unl. in Alk. und in Ae.; das Hg ist in komplexer Bindung enthalten. — O. P. 5 und 10 Amp. (1,2 ccm) 1,35 und 2,30 RM.

Nur in 10proz. wäßriger Lösung, mit 33,9 mg nicht ionisierbarem Hg in 1 ccm. Zu subcutanen und intramuskulären Injektionen, in Ampullen von 1 und 2 ccm. Als Antisyphiliticum: die Kur erfordert etwa 15 Injektionen von 1 ccm in etwa 5 tägigen Zwischenräumen. Als sehr wirksames Diureticum in allen Zuständen von Hydrops und Ödemen, besonders in Stauungszuständen bei dekompensierten Herzkranken und bei Lebercirrhose bei gesunden Nieren; doch auch bei renalen Ödemen versuchsweise anzuwenden. Die Diurese setzt wenige Stunden nach der Injektion ein und kann, je nach den verfügbaren Wasservorräten des Körpers, sehr stark werden, bis zu 5—8 l steigen; gewöhnlich ist die überschießende Ausscheidung nach 8—12 Stunden beendet. Leichte Vergiftungserscheinungen (Stomatitis) häufig; schwerere (hämorrhagische Colitis, Nephritis) selten.

Salyrgan (E. W.). Komplexe Quecksilberverbindung des salicyl-allylamid-orthoessigsauren Natriums, in 10proz. steriler Lösung. — O. P. 5 und 10 Amp. (1 ccm) 1,75 und 3,10 RM., (2 ccm) 2,40 und 4,40 RM.

---

[1] Aminosäure, l-Tyrosin = Para-oxyphenylalanin $OH\langle C_6H_4\rangle CH_2 \cdot CH(NH_2) \cdot COOH$.

Zu intramuskulärer Injektionin 10proz. steriler Lösung, in Ampullen von 1 und 2 ccm.

Als Antisyphiliticum, in regelmäßigen Injektionen in 5tägigen Zwischenräumen. Kann mit Salvarsanpräparaten in der „Mischspritze" gegeben werden.

$$C_6H_4 \begin{cases} CONH \cdot C_3H_5 \cdot C_3H_6O_3Hg \\ O \cdot CH_2COONa \end{cases}$$

Als Diureticum von großer Wirksamkeit; Indikationen und Erfolge wie Novasurol, gelegentlich noch kräftiger. Beide Präparate ergänzen sich, das eine ist manchmal noch wirksam, wenn das andere versagt. Die gefürchteten Nebenwirkungen treten bei dem Salyrgan weniger auf, Colitis haemorrhagica ist sehr selten.

Sublamin (E. W.). Hydrargyrum sulfuricum cum Aethylendiamino. Quecksilbersulfat-Äthylendiamin[1]). $HgSO_4 \cdot 2 C_2H_8N_2 + 2 H_2O$. Weiße, in Wa. und Glyc. leicht, in Alk. schwerl. Nadeln mit etwa 44% Hg. Die wässerigen Lösungen fällen Eiweiß nicht, trüben sich aber bei Zusatz von Kochsalz. — O. P. 10 und 20 Past. (1,0) 0,95 und 1,75 RM.

Äußerlich zur Desinfektion der Hände und Instrumente in 2—3prom. Lösung, für Vaginalspülungen in 1 prom. Lösung, für Blasen- und Harnröhrenspülungen 0,2:1000. Für Syphilisbehandlung intravenös oder intramuskulär in Lösungen von 1 proz. Sublamin, an Stelle von Sublamatinjektionen als reizloser empfohlen, haben sich nicht durchgesetzt.

Quecksilberpräparate, auch Farben außer Kalomel und Zinnober, unterliegen in Deutschland den Giftvorschriften.

Hydrastis einschließlich Cotarnin.

Neben dem Secale und der Hypophyse ist es die Hydrastis, die infolge ihrer gefäßverengernden Wirkungen bei Blutungen insbesondere der weiblichen Genitalorgane verwendet wird. Die Hydrastisalkaloide werden vom Magendarm aus teilweise rasch resorbiert; über ihre Schicksale und Ausscheidung ist Sicheres nicht bekannt. Uteruskontrahierende, wehenanregende Wirkungen besitzen sie kaum, so daß sie nur bei Menstruations- und Endometritisblutungen angezeigt erscheinen. Die behaupteten blutstillenden Wirkungen auf sonstige Organe sind umstritten. Nebenwirkungen kommen der Hydrastis kaum zu.

Das Hydrastisalkaloid Hydrastin spaltet sich durch Oxydation in Opiansäure und das therapeutisch vielgebrauchte Hydrastinin; Hydrastin ist nahe verwandt mit dem im Opium, enthaltenen um eine OCH_3-Gruppe reicheren Narkotin, das sich analog in Opiansäure und das Cotarnin spaltet, das in Form seiner Salze (Stypticin und Styptol) wie Hydrastis Verwendung findet (s. S. 445).

Hydrastin   Opiansäure   Hydrastinin[2])

Narkotin   Opiansäure   Cotarnin[2])

---

[1]) Äthylendiamin auch im Euphyllin, s. S. 709.
[2]) Ammoniumformel, deshalb lautet die offizielle Bezeichnung (s. S. 444) für die Ammoniumbase Hydrastininium.

Hydrastis und Hydrastisalkaloide.

Rhizoma Hydrastis. Germ., Dan., Jap., Nederl., Norv., Ross., Suec. **Radix Hydrastidis.** Austr. **Rhizoma Hydrastidis.** Helv. **Hydrastidis rhizoma.** Belg., Brit., Internat. Vorschl. **Hydrastis.** Am., Gall. **Idraste.** Ital. Hydrastisrhizom. Hydrastiswurzel. Mindestgehalt 2,5% Hydrastin. ($C_{21}H_{21}O_6N$, Mol.-Gew. 383.) Der getrocknete, mit Wurzeln besetzte, dunkelgraubraune, innen grünlich- oder graugelbe, schwach riechende und bitter schmeckende, den Speichel beim Kauen gelb färbende Wurzelstock der Ranunculacee Hydrastis canadensis L. Das Pulver ist grünlich- oder bräunlichgelb. Höchstens 6% Asche, jedoch keine Curcumawurzel (Verfälschung) enthaltend. Vorsichtig aufzubewahren. Internat. Vorschl.: Getrocknetes Rhizom von Hydr. canad. L. mit Adventivwurzeln. Pulvis Hydrastidis: Mindestgehalt 2% Hydrastin. Wirksame Bestandteile: Hydrastin, daneben etwas Canadin und Berberin. Am. fordert Mindestgehalt von 2,5%, Helv., Nederl. von 2% Hydrastin. — 1,0 0,25 RM.

Durchschnittl. Dosis: 2,0 (Am.).

Dient zur Bereitung des Extr. Hydrast. fluid.

Extractum Hydrastis fluidum. Germ., Jap., Norv. **Extractum fluidum Hydrastis.** Dan. **Hydrastis extractum fluidum.** Belg. **Extractum Hydrastis liquidum.** Brit., Nederl. **Extractum Hydrastidis fluidum.** Austr., Helv., Ross., Internat. Vorschl. **Extractum fluidum Hydrastidis.** Suec. **Fluidextractum Hydrastis.** Am. **Extrait d'Hydrastis (Fluide).** Gall. **Estratto di Idraste fluido.** Ital. Hydrastisfluidextrakt. Dunkelbraunes, bitter schmeckendes, aus mittelfein gepulvertem Hydrastisrhizom und Alk. bereitetes Fluidextrakt. Vorsichtig aufzubewahren. Mindestgehalt 2,2% Hydrastin; Gall., Helv., Jap., Nederl. 2%; Ross. 2—2,2%; Am. und Belg. lassen auf 2% einstellen. Internat. Vorschl. 2%. 1ccm = 1 g. 53 Tr. = 1 g. — 1,0 0,35 RM. 10,0 3,05 RM.

814. Rp. Extr. Hydrastis fluidi
         Extr. Hamamelis fluidi ana 10,0
         Sir. Cinnamomi 15,0.
M. D. S. 3stündl. 15—20 Tr. (Bei Uterusblutungen. Auch bei inneren Blutungen.)

Therap. Dosen: 0,3—1,0 ccm (Brit.). Durchschn. Dosis: 2,0 ccm (Am.).

Größte Einzelgabe: 1,0 (Gall., Nederl. und Internat. Vorschl.).

Größte Tagesgabe: 4,0 (Gall., Nederl. und Internat. Vorschl.).

Innerlich 3mal tägl. zu 15—20 Tr. gegen Metrorrhagien; auch bei andern inneren Blutungen mit unsicherem Erfolg angewandt.

Extractum Hydrastis siccum. Ergb. **Extrait d'Hydrastis.** Gall. Trockenes Hydrastisextrakt. Trockenes (Gall. dünnes), braunes, sehr bitter schmeckendes, in Wa. trübe l. Extrakt, durch Maceration mit verd. Alk. bereitet. — 1,0 1,70 RM.

Innerlich in Pillen zu 0,02—0,05 pro Pille wie das Fluidextrakt.

Tinctura Hydrastis. Brit. **Teinture d'Hydrastis Canadensis.** Gall. **Tintura di Idraste.** Ital. **Tinctura Hydrastidis.** (0,2% Hydrastin, mit 60 Vol.-% Alk. zu bereiten.) Internat. Vorschl. Hydrastistinktur. Aus Hydrastiswurzel 1:5 (60proz. Alk. [Gall., Ital.]) bereitet. Brit. Fluidextr. (1) + Spirit. dil. (9). — 10,0 0,75 RM.

Therapeut. Dosen: 2—4 ccm (Brit.).

Innerlich zu 20—60 Tr. mehrmals täglich bei profusen Uterusblutungen.

Hydrastinum. Hydrastine. Gall. Hydrastin. $C_{21}H_{21}O_6N$. Hydrastisalkaloid. Weiße, glänzende, in heißem Alk. oder Chl. leicht, nicht in Wa. l. Prismen. Schmp. 132°.

Beim Erwärmen mit verdünnter Salpetersäure liefert Hydrastin durch Spaltung und Oxydation Hydrastinin und Opiansäure. — 0,1 2,25 RM.

Größte Einzel- und Tagesgabe: Gall. **0,1, 0,3.**

Innerlich zu 0,015—0,03 bei profusen Uterusblutungen.

Äußerlich zu 1,5—2,0 auf 10 Fett oder Vaseline bei Hämorrhoiden.

Hydrastinum hydrochloricum. Ergb. Hydrastinhydrochlorid. $C_{21}H_{21}O_6N \cdot HCl$. Weißes, sehr bitter schmeckendes, in Wa. und in Alk. sehr leichtl. krystallinisches Pulver. — 0,1 2,25 RM.

Möglichst nicht überschreiten: 0,1 pro dosi, 0,3 pro die! (Ergb.).

Innerlich zu 0,03—0,06 mehrmals täglich wie Extr. Hydr. fluid.

Hydrastininum. Hydrastinine. Gall. **Hydrastinin.** $C_{11}H_{11}O_2N + H_2O$. Oxydationsprodukt des Hydrastins. Farblose, in Alk., Ae. und Chl. leicht, in Wa. wenig l. Krystallnadeln. Schmp. 116—117°.

Größte Einzel- und Tagesgabe: Gall. **0,05, 0,15.**

Innerlich evtl. in Pillen; zur Anwendung gelangt bei uns nur das Salz.

<u>**Hydrastininium chloratum.**</u> Germ. **Hydrastininum hydrochloricum.** Belg., Helv. **Chloratum hydrastinicum.** Norv. **Hydrastinini hydrochloridum.** Internat. Vorschl. **Hydrastinine (Chlorhydrate d').** Gall. **Cloridrato di Idrastinina.** Ital. Hydrastininchlorid, Hydrastininum hydrochloricum. $C_{11}H_{12}O_2NCl$. Mol.Gew. 225,6. (Formel s. S. 442.) Schwach gelbliche, nadelförmige Krystalle oder gelblichweißes, krystallinisches Pulver, geruchlos, bitter schmeckend, leichtl. in Wa. oder Alk., schwerl. in Ae. oder Chl. Rein, insbesondere frei von Hydrastin und fremden Alkaloiden. Vorsichtig aufzubewahren. — 0,01 0,20 RM. 0,1 1,60 RM.

Größte Einzelgabe: <u>0,05</u> (ebenso Gall., Norv.), dagegen Belg., Helv., Ital., Internat. Vorschl. 0,03.

Größte Tagesgabe: <u>0,15</u> (ebenso Gall., Norv.), dagegen Belg., Helv., Ital., Internat. Vorschl. 0,1.

Innerlich 0,01—0,03 3mal tägl. in Pillen, Pulvern oder Kapseln bei Gebärmutterblutungen; nach Stillung der Blutung 1mal tägl. noch 8—14 Tage lang.

Äußerlich zur subcutanen Injektion bei den durch Endometritis und Myomen bedingten Uterusblutungen, ferner bei profusen Menses. Bei Blutungen in der Nachgeburtsperiode nicht anzuwenden, auch nicht zur Anregung von Wehen. Bei inneren Blutungen ist die Wirkung unsicher.

815. Rp. Hydrastininii chlorati 0,9
    Succi Liquiritiae dep. 1,0
    Radicis Liquiritiae pulv. q. s.
ut f. pil. Nr. XXX. D. S. 3mal tägl.
1 Pille.

816. Rp. Hydrastininii chlorati 0,5
    Aq. dest. ad 10 ccm.
M. D. S. $^1/_2$—1 ccm zur Injektion.

Erystypticum. Gemisch aus Hydrastinin, Extr. Hydrast. fluid. und Sekacornin. — O. P. 10,0 3,70 RM.

Liquidrast (Liquor Hydrastinini hydrochlor. 2%). — O. P. 10 g = 1,45 RM., 25 g = 2,75 RM.

Zur subcutanen Injektion 1—2 ccm.

Methylhydrastininum (hydrochloricum). 2proz. Lösung. — P. O. 5 Amp. (1,2 ccm) 1,85 RM. 20 Tabl. (0,025) 1,50 RM.

Methylhydrastinin. comp.-Compretten, saccharo obductae. Enthalten je Komprette: Methylhydrastinin 0,025, Extr. Secal. fluid. 0,05, Viburn. pruni fol. 0,1. — 25 Kompr. 1,70 RM.

Stypticin (E. W.). **Cotarninium chloratum.** Germ. **Cotarninae chloridum.**
Am. **Hydrochloras Cotarnini.** Nederl. **Stypticinum.** Ross. Cotarninchlorid,
Stypticin. $C_{12}H_{14}O_3NCl + 2H_2O$. Mol.-Gew. 291,6. Blaßgelbes, mikrokrystallinisches, etwa $18^1/_2$% Krystallwa. enthaltendes Pulver, in Wa. (1), abs.
Alk. (4) l., aus der alk. Lösung durch Ae. krystallinisch fällbar. Bräunt sich
beim raschen Erhitzen bei etwa 180°, zersetzt sich, ohne zu schmelzen, bei
etwa 190°. Rein, insbesondere frei von fremden Alkaloiden. Vorsichtig aufzubewahren. — Cotarninium chloratum 0,1 0,15 RM.

Stypticin 0,1 0,30 RM. O. P. 20 Tabl. (0,05)
1,75 RM. 5 Amp. (1 ccm 10%) 1,95 RM. 5,0 Gaze
(30%) 2,90 RM. 5 g Watte (30%) 2,90 RM.

Durchschnittl. Dosis: 0,06 (Am.).

Größte Einzel- und Tagesgabe: 0,1, 0,3 (Nederl.,
Ross.).

Innerlich in Tabletten zu 0,05, wovon 5—6 am Tage zu nehmen. Auch
subcutan in 10 proz. Lösung. Bei Blutungen besonders aus der Gebärmutter und
der Adnexe oder der Parametrien. Auch bei Dysmenorrhöe und Menorrhagie
4—5 Tage vor der zu erwartenden Menstruation morgens und nachmittags je
2 Tabl. zu geben. Bei Lungen-, Magen- und Darmblutungen von sehr unsicherer
Wirkung. Parenchymatöse Blutungen aus der Prostata, Blasenblutungen,
Blutungen nach Incision von Abscessen, Choroideablutungen, schwer stillbare
Blutungen nach Zahnextraktionen sollen günstig beeinflußt werden; Erfolg
sehr fraglich.

Styptol (E. W.). **Cotarninium phthalicum neutrale.** Neutrales Cotarnin-
phthalat. $(C_{12}H_{13}O_2N)_2 \cdot C_6H_4(COOH)_2 + 2H_2O$. Hellgelbes, mikrokrystallinisches, in weniger als 1 T. Wa. l. Pulver. — Styptol 0,1 0,25 RM. O. P.
20 Tabl. (0,05) 1,75 RM.

Innerlich wie Stypticin, insbesondere als Haemostypticum bei profusen
Metrorrhagien. Soll neben der hämostatischen auch sedative Wirkung haben.

Äußerlich als 2 proz. Styptolgaze, -watte oder in Pulverform zur Tamponade bei Uterusblutungen.

Hydrochinon. Ergb. Paradioxybenzol (Spaltungsprodukt des Arbutins (s. S. 726).
$OH \langle C_6H_4 \rangle OH$. Farblose Nadeln, schwer in Wa., leicht in Alk. und Ae. l., bei höherer
Temperatur unzersetzt sublimierend. Schmp. 169—171°. Die wässerigen Lösungen
bräunen sich. — 1,0 0,05 RM.

Innerlich als Antisepticum und Antipyreticum verlassen.

Äußerlich bei Gonorrhöe (1—2%) kaum mehr verwendet.

Hydrogenium peroxydatum solutum usw. s. Peroxyde S. 555.

Hydrocotyle. Folia Hydrocotyles. Nederl. Die getrockneten Blätter der Umbellifere
Hydrocotyle asiatica L. (Ostindien). Als wirksamer Bestandteil wird eine
ölartige Substanz Vellosin angegeben.

Innerlich als Tonicum, Diureticum, Antisyphiliticum, bei Hautkrankheiten als Infus empfohlen. In Deutschland nicht verwendet.

Hydroxylaminum hydrochloricum. Ergb. Salzsaures Hydroxylamin. $NH_2OH \cdot HCl$. Farblose, in Wa., Weingeist (15) und Glyc. l. Krystalle. In dicht schließenden Glasstopfengefäßen aufzubewahren. — 1,0 0,30 RM.

Äußerlich: Infolge seiner reduzierenden Eigenschaften als Ersatz für Chrysarobin und Pyrogallussäure in der Dermatologie (1—2 prom. wässeriger oder alkoholischer Lösung) empfohlen. Hat sich nicht eingebürgert.

Hyoscinum s. Scopolaminum, S. 646.

Hyoscyamuspräparate.

Wie bei den Belladonnapräparaten (s. S. 210) geben die Arzneibücher den Alkaloidgehalt der Hyoscyamuspräparate meist als Hyoscyamin (l-Hyoscyamin) an.

Hyoscyamin findet sich (neben Atropin) auch in den Solanaceen Datura Stramonium, Scopolia japonica und Duboisia myoporoides.

Für die Hyoscyamuspräparate gilt das bei den Belladonnapräparaten (s. S. 210) Gesagte.

Folia Hyoscyami. Germ., Austr., Dan., Jap., Nederl. **Hyoscyami folia.** Brit. **Folium Hyoscyami.** Helv., Norv., Ross., Suec. **Hyoscyami folium.** Belg., Internat. Vorschl. **Hyoscyamus.** Am. **Jusquiame noire.** Gall. **Giusquiamo.** Ital. Bilsenkrautblätter. Folium Hyoscyami. P. I. Mindestgehalt 0,07% Hyoscyamin. $(C_{17}H_{23}O_3N)$. Die ge-

817. Rp. Fol. Hyoscyami
Fol. Stramonii
Kal. nitric. ana 10,0.
M. D. S. Räucherpulver.

trockneten (P. I. und Internat. Vorschl.) Laubblätter der Solanacee Hyoscyamus niger L. (Internat. Vorschl.), matt graugrün, betäubend riechend und etwas bitter und scharf schmeckend. — Vorsichtig aufzubewahren. — 10,0 0,15 RM. Nach Dan. und Helv. ist der Vorrat jedes Jahr zu erneuern. Mindestgehalt an Alkaloiden: Suec. 0,06%, Am. 0,07%, Helv., Ross. 0,1%.

Durchschnittl. Dosis: 0,2 (Am.).

Größte Einzelgabe: 0,4, ebenso Ross., dagegen Austr., Belg., Helv., Ital., Jap. und Internat. Vorschl. **0,3,** Gall. **0,2,** Norv. **0,5.**

Größte Tagesgabe: 1,2, ebenso Ross., dagegen Austr., Belg., Helv., Ital., Jap. und Internat. Vorschl. **1,0,** Gall. **0,6,** Norv. **1,5.**

Innerlich, früher zu 0,05—0,1—0,3 mehrmals täglich in Pulvern, Pillen, im Infus. Verlassen.

Äußerlich zu Kataplasmen (mit Herba Conii ana und Sem. Lini); als Rauchmittel (bei Asthma, Zahnschmerz: die Blätter zu kleinen Kügelchen geformt und mit Tabak oder in Zigaretten verraucht, vgl. Fol. Belladonnae).

Emplastrum Hyoscyami. Germ. I., Ergb. Bilsenkrautpflaster. Wie Empl. Belladonn. — 10,0 0,20 RM.

Äußerlich: Als schmerzlinderndes Pflaster.

Extractum Hyoscyami. Germ., Am., Austr., Brit., Dan., Helv., Jap., Nederl., Norv., Ross., Suec., Internat. Vorschl. **Hyoscyami extractum.** Belg. **Extrait de Jusquiame.** Gall. **Estratto di Giusquiamo idroalcoolico.** Ital. Bilsenkrautextrakt. Gehalt etwa 0,5% Hyoscyamin. Dunkelbraunes, in Wa. nicht klar l., aus Bilsenkrautblättern (1) und verd. Alk. (8) bereitetes, mit Dextrin auf den vorgeschriebenen Gehalt eingestelltes Trockenextrakt. Vorsichtig aufzubewahren. — 1,0 0,35 RM.

447

Rp. 818—823　　　　(Hyoscyamus) Extr. Hyoscyami — Oleum Hyoscyami

Mit Hilfe eines indifferenten Zusatzmittels lassen auf einen bestimmten Gehalt einstellen: Jap. 0,5%, Brit. und Ross. 0,3%, Am. 0,25%. Einen Mindestgehalt fordern Suec. 0,2%, Austr., Belg., Helv. 0,3%, Ital. 0,4%. — Am. schreibt ein dickes (pilular) und ein trockenes Extrakt mit gleichem Gehalt vor. Internat. Vorschl. läßt mit 70 Vol.-% Alk. ein chlorophyllfreies Extrakt, das unterhalb 50° eingeengt wird, herstellen.

Therap. Dosen: 0,12—0,5 (Brit.). Durchschn. Dosis: 0,05 (Am.).

Größte Einzelgabe: 0,15, dagegen Austr., Belg., Gall., Helv., Ital., Jap., Nederl., Suec. und Internat. Vorschl. 0,1, Ross. 0,06, Dan., Norv. 0,2.

Größte Tagesgabe: 0,5, ebenso Austr., dagegen Belg., Gall., Helv., Ital., Jap., Nederl., Ross. und Internat. Vorschl. 0,3, Norv. 0,6, Dan. 0,8.

Innerlich zu 0,01—0,05—0,1 mehrmals täglich in Pulvern, Pillen. Als beruhigendes und krampfstillendes Mittel wenig mehr angewandt, meist durch Brompräparate, die modernen Antineuralgica und kleine Gaben der Barbitursäurepräparate ersetzt.

Äußerlich zu Klistieren (0,03—0,1 ad Clysma), Suppositorien in gleicher Dosis, Augensalben 0,5—1,0 auf 10,0 Fett und anderen Salben und Pflastern 1,0—2,5 auf 10,0.

818. Rp. Extr. Hyoscyami
　　　Fol. Hyoscyami pulv. ana 1,25
　　　Extr. Liquir. q. s.
ut f. Nr. XXX. D. S. pil. 1—2stündl. 1 Pille bis zur Besserung. Pilulae sedativae Hufeland. Form. mag. Germ.

819. Rp. Extr. Hyoscyami 1,0
　　　Aq. Amygdalarum amararum
　　　20,0.
M. D. S. 2stündl. 10—20 Tr. (Als Sedativum und bei Magenschmerzen.)

820. Rp. Extr. Hyoscyami
　　　Extr. Valerianae
　　　Zinci oxydati ana 1,5.
M. f. pil. Nr. XXX. Pilulae Hyoscyami et Valerianae compositae. Pilules de Meglin. Gall.

821. Rp. Extr. Hyoscyami 0,2
　　　Olei Cacao 2,0.
M. f. l. a. suppositoria Nr. VI. D. S. 1—2 Stück des Tags einzulegen. (Bei schmerzhaftem Harnlassen und bei Tenesmus.)

822. Rp. Extr. Hyoscyami 5,0
　　　Empl. Hydrargyri 20,0.
M. f. empl. (Bei schmerzhaften Drüsenschwellungen.)

Extractum Hyoscyami fluidum. Fluidextractum Hyoscyami. Am. Durch Perkolation der Blätter mit verd. Alk. bereitet und auf einen Alkaloidgehalt von 0,005 in 100 ccm eingestellt.

Durchschnittl. Dosis: 0,2 ccm (Am.).

Innerlich wie Extr. Hyosc. zu 1—6 Tr. (0,05—0,3 ccm).

Oleum Hyoscyami. Germ., Belg., Helv., Ross. **Oleum Hyoscyami foliorum coctum.** Austr. **Infusum Hyoscyami oleosum.** Nederl. **Oleum Hyoscyami infusum.** Suec., Norv. **Huile de Jusquiame.** Gall. **Olio di Giusquiamo.** Ital. Bilsenkrautöl. Braungrünes, eigenartig nach Bilsenkraut riechendes Öl, in der Weise gewonnen, daß 100 T. Bilsenkrautblätter mit einer Mischung von 75 T. Alk. und 3 T. Liqu. Ammon. caust. (Austr., Helv., Ital., Nederl., Suec.) durchfeuchtet, in einer gut bedeckten Schale 12 Stunden lang stehen gelassen, dann mit 1000 T. Ol. Arachid. (Austr., Helv., Nederl., Ross: Sesamöl; Ital., Suec.: Olivenöl; Gall.: Mohnöl) unter wiederholtem Umrühren auf dem Wasserbad bis zur Verflüchtigung des Alk. und des Ammoniaks erwärmt werden, worauf das Öl abgepreßt und nach

823. Rp. Olei Hyoscyami
　　　Chloroformii ana 25,0.
M. D. S. Äußerlich. [(Zu Einreibungen.)

einiger Zeit filtriert wird. — 10,0 0,15 RM. —Ähnliche Präparate, die außerdem noch verschiedene ätherische Öle enthalten, sind Oleum Hyoscyami compositum, Balsamum Tranquilli Belg., Helv., Ol. Hyosc. compos. Gall.

Äußerlich zu schmerzstillenden Einreibungen (5,0—15,0). Volksmittel, meist mit Chloroform gemischt.

Tinctura Hyoscyami. Ergb., Am., Belg., Brit., Nederl., Suec., Int. Vorschl. **Teinture de Jusquiame.** Gall. **Tintura di Giusquiamo.** Ital. Bilsenkrauttinktur. Nach P. I. aus getrockneten Blättern mit 70% Alk. durch Perkolation 1:10 zu bereiten (Internat. Vorschl. ohne Vorschrift der Perkolation). Die Pharm. verfahren nach dieser Vorschrift. Grünlichbraune Tinktur durch Maceration 1:10 verd. Alk. bereitet (Ergb.). 54 Tr. = 1 g. — 10,0 0,20 RM.

Therap. Dosen: 2—4 ccm (Brit.). Durchschn. Dosis: 2 ccm (Am.). **Größte Einzel- und Tagesgabe:** Gall. **1,0, 4,0,** Ital., Internat. Vorschl. **1,0, 3,0.** Möglichst nicht überschreiten: 1,5 pro dosi, 3,0 pro die! (Ergb.). Innerlich zu 0,5—1,5 (10—30 Tr.) mehrmals täglich. Siehe Herba und Extractum Hyoscyami.

Tinctura Hyoscyami ex Herba recenti. Ergb. Frisches, zerquetschtes Bilsenkraut 5 T., Alk. 6 T. Grünlich braun, schwach eigenartig riechend und schmeckend. 50 Tr. = 1 g. — 10,0 0,25 RM.

Möglichst nicht überschreiten: 0,5 pro dosi, 1,5 pro die! (Ergb.) Innerlich wie die vorige.

Semen Hyoscyami. Germ. I., Ergb., Dan. **Jusquiame noire.** Gall. Bilsenkrautsamen. Die reifen Samen von Hyoscyam. niger L. Enthalten fettes Öl und 0,05% Alkaloide (Hyoscyamin und Scopolamin). — 10,0 0,10 RM.

Möglichst nicht überschreiten: 0,2 pro dosi, 0,6 pro die (Ergb.).

Innerlich zu 0,05—0,1—0,2 mehrmals täglich in Pulver, in Pillen, in Emulsionen 0,3—1,0 auf 100,0. Wie Folia Hyoscyami. Obsolet.

Hyoscyaminum. Ergb. **Hyoscyamine.** Gall. (Links-) Hyoscyamin. $C_{17}H_{23}O_3N$. In den Solanaceen (Belladonna, Datura, Hyoscyamus, Scopolia, Duboisia) vielleicht auch neben Atropin vorhanden, als ein optisch-aktives Isomeres des Atropins (l-Hyoscyamin), Hyoscyamin hat als l-Tropasäure-Tropin die Formel des Atropins, zum Atropin in engster Beziehung stehend. Geht bei Anwesenheit von freiem Alkali leicht in Atropin über. Farblose, feine Nadeln. Schmp. 106—108°. Wenig l. in Wa., leichtl. in Alk., Ae. und Chl., alkal. reagierend, die Polarisationsebene nach links drehend. — 0,01 0,05 RM.

Größte Einzel- und Tagesgabe: 0,0005 und 0,001 (Gall.)

Wird kaum mehr angewendet, da die Wirkung sich nicht von der des Atropin unterscheidet. Die früher dem Präparat zugeschriebene sedative Wirkung war auf Beimengung von Scopolamin zu beziehen. Neuerdings im Mittel gegen Seekrankheit Vasano (S. 728). Möglichst nicht überschreiten: 0,002 pro dosi, 0,006 pro die (Ergb.).

Hyoscyaminum hydrobromicum. Hyoscyaminae Hydrobromidum. Am. Hyoscyaminhydrobromid. $C_{17}H_{23}O_3N \cdot HBr$. Weiße, prismatische Krystalle oder gelbliche, amorphe, zerfließliche Masse von scharfem, bitterem, ekelerregendem Geschmack, beim Erhitzen von eigentümlichem, an Tabak erinnerndem Geruch; leichtl. in Wa., Alk. und Chl., schwerl. in Ae. Schmp. 152°.

Durchschnittl. Dosis: 0,0006 (Am.).

Innerlich: Wenig noch gebraucht, durch Atropin zu ersetzen.

Hyoscyaminum sulfuricum. Ergb. **Hyoscyaminae Sulfas.** Brit. **Hyoscyamine (Sulfate d')** Gall. Hyoscyaminsulfat. $(C_{17}H_{23}O_3N)_2H_2SO_4$. Weiße, undeutliche Krystalle oder weißes Pulver, geruchlos, von bitterem, scharfem Geschmack; zerfließlich an feuchter Luft. Leichtl. in Wa. und Alk., schwerl. in Ae. und Chl. Schmp. etwa 203°. — 0,01 0,05 RM.

Therapeut. Dosen: 0,003—0,006 (Brit.).

Größte Einzel- und Tagesgabe: 0,0005 und 0,001 (Gall.).

Möglichst nicht überschreiten: 0,004 pro dosi, 0,012 pro die (Ergb.).

Innerlich: Wie das Vorige.

Hypericum. Herba Hyperici. Ergb., Gall. Johanniskraut. Die blühenden Zweigspitzen der Guttifere Hypericum perforatum L. Enthält ätherisches Öl und Gerbsäure. — 100,0 0,35 RM.

Als Adstringens und Anthelminthicum im Volksgebrauch.

Hypophyse (Hirnanhang) und Hypophysenpräparate.

Die (seit 1909) hauptsächlich als hervorragend uteruserregend therapeutisch verwendeten Präparate sind aus dem Hinterlappen der Hypophyse bereitet (Pars posterior der Glandula pituitaria s. corpus pituitarium). Die wirksame Substanz ist wasserlöslich, die Lösungen sind von schwachsaurer Reaktion; die chemische Zusammensetzung ist noch nicht aufgeklärt. Der Gehalt der Lösung an wirksamer Substanz wird durch den pharmakologischen Versuch (zur Zeit am isolierten virginellen Meerschweinchenuterus) festgestellt; man rechnet nach Voegtlin-Einheiten; 3 Voegtlin-Einheiten (im Trockenstandardpulver) entsprechen gewöhnlich 6 mg frischer Hypophysensubstanz.

P. Trendelenburg hat zahlreiche Hypophysenhinterlappenauszüge des Handels ganz minderwertig gefunden; er fordert Eiweißfreiheit, schwach saure Reaktion der Lösungen und Angabe der wirksamen Substanz in 1 ccm, bezogen auf Milligramm der ganz frischen Drüsensubstanz (etwa 6—10 mg) oder auf Voegtlinsches Trockenpulver.

Wirksam sind nur parenterale, gewöhnlich subcutane oder intramuskuläre, nur aus besonderen Gründen intravenöse, Injektionen; per os genommene Substanz ist unwirksam. Die in Ampullen eingeschlossenen Lösungen sind sehr lange haltbar. Die Wirkung tritt nach wenigen Minuten ein und schwindet nach mehreren Stunden, so daß Kumulation nach in Intervallen von Stunden wiederholten Injektionen als ausgeschlossen gilt.

Äußerlich, 1 ccm zur subcutanen Injektion, zur Anregung von Kontraktionen des Uterus bei Wehenschwäche; darf nur in der Austreibungsperiode angewandt werden, wobei es die Zange zu ersetzen vermag. Vor der Austreibung ist es überhaupt nicht oder doch nur in sehr kleinen Dosen anzuwenden, da es Dauerkontraktion verursachen kann und Gefahr der Ruptur des Uterus herbeiführt. Ferner indiziert bei Nachgeburtsblutung oder bei Retention der Placenta, wie Secale, doch wirksamer als dieses. In der Gynäkologie bei atonischen Uterusblutungen. In der innern Medizin ähnlich dem Adrenalin bei Herz- und Gefäßkollaps, an Wirkung dem Adrenalin nachstehend; als Anregungsmittel der Darmperistaltik bei Darmlähmung und dynamischem Ileus, insbesondere nach Operationen, hierbei kommt auch die gefäßkontrahierende Eigenschaft zur Geltung. Zur Behandlung der Magenatonie, auch mit Erbrechen, im Säuglings- und Kindesalter, 0,5—0,75 ccm, evtl. mit 0,3 mg Atropin. Zur Beförderung der Kontraktionen der Gallenblase, des Nierenbeckens und der Harnblase, insbesondere zum Versuch eventueller Steinaustreibung (jedoch nur unter klinischer Würdigung der Gefahren eventueller Entzündungsvermehrung oder Perforation), auch bei spinaler Harnblasenlähmung. Beim Asthma bronchiale als sympathicotonisches Mittel zur Lösung des Bronchospasmus, hier am wirksamsten zusammen mit Adrenalin. Fertige Mischungen von Hypophysenextrakt mit Adrenalin werden in Ampullen als Asthmolysin, Asthmatrin (darin noch Papaverin) angeboten. Schließlich beim Diabetes insipidus hypophysären Ursprungs, wobei nach Injektion von 1 ccm die Diurese für 24 Stunden sehr beträchtlich vermindert wird. Unwirksamkeit der Injektion beweist anderweiten, meist neuropathischen bzw. polydiptischen Ursprung der Polyurie.

Bedrohliche Nebenwirkungen bei subcutaner Anwendung im allgemeinen nur bei Verwendung zu stark wirkender Präparate, bei Überdosierung oder bei Anwendung in zu früher Geburtsperiode. Die ersten Zeichen sind Blässe, Übelkeit, Atembeschwerden; die Kreislaufstörungen können sich zum Kollaps steigern. Wenn auch schwächer wirkend als Secale, ist doch nach übergroßen Dosen von Hypophysin Tetanus uteri mit Asphyxie des Foetus und Uterusruptur beobachtet.

Pituitarium. Am. Pituitary. **Pituitrinum siccum. Glandula pituitaria siccata.** Ross. Hypophyse. Der reinpräparierte, getrocknete und gepulverte Hirnanhang-Hinterlappen von zum menschlichen Genuß dienenden Haustieren. Gelbliches oder graues, charakteristsich riechendes, nur teilweise in Wa. l. Pulver. —

Durchschnittl. Dosis: 0,03 (Am.).

Größte Einzelgabe: 1,0 (Ross.).

Nicht anzuwenden, da innere Darreichung unwirksam.

Standard powdered pituitary. Am. Gewonnen aus mindestens 25 Hypophysen-hinterlappen, die Rindern innerhalb 30 Minuten nach der Tötung entnommen, sofort rein-präpariert, wiederholt mit Aceton in bestimmter Weise behandelt, zerkleinert und unterhalb 50° getrocknet sind und kühl, dunkel in evakuierten versiegelten Ampullen aufbewahrt werden. Die Auswertung am Horn des virginellen Uterus von Meerschweinchen (175—350 g) ist in der Am. beschrieben.

Liquor Pituitarii. Am. Hypophysenlösung (steril). Enthält die wasserl. Bestandteile des Hypophysenlappens von Rindern, in der Wirkung auf den isolierten virginellen Meerschweinchenuterus in 1 ccm der Wirkung von 5 mg des Standardpulvers ($\pm 20\%$ zulässige Fehler) entsprechend.

Durchschnittl. Dosis: 1 ccm (Am.).

Hypophysis cerebri siccata pulv. (Merck). Getrockneter Hirnanhang. — O. P. 50 Tabl. (0,1) 7,75 RM. Nicht anzuwenden, da innere Darreichung unwirksam.

Wirksame subcutan oder intramuskulär anzuwendende Präparate:

Hypophen (E. W.). In 1 ccm 3 mg Standardpulver = 6 Einheiten. — O. P. 6 Amp. (1,1 ccm) 3,55 RM.

Hypophysenextrakt (Schering) (1 ccm = 0,2 frischer Drüsensubstanz). — O. P. 6 Amp. (0,5 oder 1 ccm) 2,10 oder 3,20 RM.

Hypophysenextrakt (Ingelheim). 6 Amp. ($^1/_2$ ccm; 3 Einh.) 2,50 RM.

Hypophysin. Klare, nahezu farblose Flüssigkeit, außer den Hypophysis-substanzen Chlornatrium und ein Konservierungsmittel enthaltend. 1 ccm = 0,2 frische Drüse = 6 mg Drüsenpulver. — O. P. 5 Amp. (1,0 ccm; 3 Einh.) 2,65 RM. Hypophysin „stark" (0,5 ccm; 5 Einh.) 4,85 RM.

Physormon. 1,1 ccm = 0,33 frischem Organ. O. P. 3 Amp. 1,25; forte 3 Amp. 1,85 RM.

Pituglandol (E. W.). Von Eiweiß und Lipoiden befreites Extrakt frischer Hypophysen (1 ccm; 3 bzw. 10 Voegtlin-Einh.). — O. P. 20 Tabl. 3,80 RM. 6 Amp. (1,1 ccm; 3 Einh.) 3,80 RM. 3 Amp. (1,1 ccm; 10 Einh.) 2,00 RM.

Pituigan (E. W.). Ebenfalls nach Voegtlin - Einheiten standardisiert. — O. P. 3 Amp. (1 ccm = 1,5 mg Standardpulver) 1,75 RM. — Pituigan forte (1 ccm = 3,0) 2,65 RM.

Posthypin (E. W.). Standardisiertes Präparat. — 3 Amp. (je 0,5 ccm: 5 Einh.) 3,75 RM. Schwach 3 Amp. (je 1 ccm: 3 Einh.) 1,75 RM.

Präparate des Vorderlappens der Hypophyse. Das Vorderlappenhormon scheint die Sexualhormone zu aktivieren. Therapeutisch noch nicht genügend erprobt. Bei Dystrophia adiposogenitalis und bei Akromegalie empfohlen.

Praephysormon (Praephyson). Extrakt. 1 Tabl. (0,3 Trockensubst. = 1,8 frische Subst.) und Amp.

Praehypophen, 6 Amp. (1,1 ccm) 3,55 RM.

Hyssopus. Herba Hyssopi. Ergb., Suec. **Hyssope.** Gall. Ysop. Das getrocknete blühende Kraut der Labiate Hyssopus officinalis L., gewürzhaft riechend und schmeckend; enthält 0,3 bis 0,9% ätherisches Ysopöl. — 10,0 0,10 RM.

Innerlich und äußerlich als Volksmittel gegen Brustleiden.

Ichthyol. Ichthyol. **Ammonium sulfoichthyolicum.** Belg., Jap., Ross. **Ammoniaque (Ichthyolsulfonate d').** Gall. **Ittiolo.** Ital.

Das Rohmaterial zur Darstellung des Präparats Ichthyol ist eine durch trockene Destillation aus dem bei Seefeld (Tirol) vorkommenden bituminösen Schiefer gewonnene Flüßigkeit. Sie stellt ein durchsichtiges, braungelbes, unangenehm merkaptanartig richendes Öl dar, das etwa 10 proz. Schwefel enthält. Durch Behandeln mit konzentrierter Schwefelsäure wird aus diesem Rohöl die sogenannte Ichthyolsulfosäure erhalten, ein Gemisch mehrerer noch wenig bekannter Substanzen. Durch Sättigen der wässerigen Lösung mit Ammoniak entsteht das Ammoniumsulfoichthyolat, eine rotbraune, sirupdicke, brenzlich riechende und schmeckende Elüssigkeit, die sich in Wasser vollständig löst.

Ammon. sulfoichthyol. 10,0 0,65 RM. — Außerdem sind, wenn auch weniger häufig, im Gebrauch **Natrium, Lithium** und **Zincum sulfoichthyolicum,** bräunliche, extraktartige Massen von bituminösem Geruche. Die als **Thiol, Petrosulfol, Ichthammon, Ichthynat, Isarol, Ceharol, Astaphylol** (Jodichthyol) in den Handel kommenden und als Ersatz des Ichthyols angebotenen Präparate werden ebenfalls aus Schieferölen hergestellt und sind dem Ichthyol in ihren Eigenschaften mehr oder wenig ähnlich.

Innerlich in Pillen oder Kapseln 0,05—0,1—0,25 3—4mal tägl., früher bei Magengärung und Durchfällen angewendet.

Äußerlich als entzündungswidriges Mittel — die Art der Wirkung, ob hyperämisierend oder adstringierend, ist unklar — auch zur Schmerzstillung, zu Einreibungen gegen chronischen und akuten Gelenkrheumatismus, gegen Hautkrankheiten der verschiedensten Art (Acne, Pityriasis, Urticaria, Impetigo, Sycosis, Ekthyma), Panaritien, Verbrennungen (1. und 2. Grades), Lymphangitis, Erysipel, Ischias, Lumbago entweder als Ichthyolsalbe (mit Vaselin bzw. Vasogen) oder u. a. in Einpinselungen von Ichthyol-Ammoniak, rein oder mit Wasser verdünnt, und Einwickeln mit Watte; rein aufgetragen, nach vorheriger Cocainisierung, auf Analfissuren; zu gleichen Teilen mit Terpentinöl auf Frostbeulen; bei Wunddruck der Füße und gegen Schweißfüße in 20 proz. Lösung; gegen Cervixkatarrh, Endometritis, Parametritis, Adnexitis; gegen Furunculose des äußeren Gehörganges Tampons mit 10—15 proz. Salbe oder mit Glycerin zu gleichen Teilen; gegen entzündete Hämorrhoiden in Suppositorien zu 0,25. Zum Waschen bei Hautkrankheiten als 5—10 proz. Ichthyolseife.

824. Rp. Ichthyoli 10,0
      Glycerini 90,0.
M. D. S. Äußerlich. (Gegen Pruritus.)

825. Rp. Zinci oxydati crudi 20,0
      Ichthyoli 1,0 (—2,0)
      Magnesii carbonici ad 30,0.
M. f. pulv. D. S. Zum Aufstreuen. (Bei Verbrennungen 1. Grades.)

826. Rp. Ichthyoli 10,0
      Spiritus
      Aetheris ana 45,0.
M. D. S. Zum Einpinseln. (Bei Pruritus senilis.)

827. Rp. Calcii carbonici 10,0
      Zinci oxydati crudi 10,0
      Amyli 10,0
      Olei Olivarum 5,0
      Aq. Calcariae 10,0
      Ichthyoli 1,0(—3,0).
M. f. pasta. D. S. Äußerlich. (Bei Verbrennungen 2. Grades.)

828. Rp. Ichthyoli
Resorcini
Acidi tannici ana 1,0
Aq. dest. 5,0.
M. D. S. Abends einzupinseln. (Gegen Frostschäden, solange die Stellen noch nicht offen sind.)

829. Rp. Ammonii sulfoichthyolici 5,0
Vaselini ad 50,0.
M. f. ungt. D. S. Äußerlich. (Zum Einreiben bei Pruritus.) Ungt. Ichthyoli. F. M. B. (1,13 RM. o. G.)

830. Rp. Adipis suilli 30,0
Lanolini 50,0
Ichthyoli
Aq. dest. ana 10,0.
M. f. ungt. S. Ichthyol-Kühlsalbe.

831. Rp. Ichthyoli
Lanolin ana 50,0.
M. f. ungt. (Bei Erysipel.)

832. Rp. Ichthyoli 0,25
Butyr. Cacao 2,0.
M. f. suppos. Dent. dos. VI. D. S. Abends 1 Zäpfchen. (Bei Hämorrhoiden.)

833. Rp. Ichthyoli 10,0
Acidi salicylici 2,0
Lanolini
Adipis suilli ana 44,0.
M. f. ungt. D. S. Äußerlich. (Bei Ekzemen, Psoriasis, Acne usw. Der Juckreiz wird durch Acid. salic. verhindert.)

834. Rp. Ichthyoli 10,0
Zinci oxydati
Talci ana 25,0
Glycerini 5,0
Spir. Siluti
Aq. dest. ana ad 100,0.
M. D. S. Vor Gebrauch gut durchschütteln! (Trockenpinselung.)

835. Rp. Ammonii ichthyolici 0,15
Zinci oxydati 5,0
Vaselini albi 15,0.
M. f. exactiss. terendo ungt. D. S. 1 mal tägl. halberbsengroß ins Auge einzustreichen und nachher $1/_2$ Minute massieren. (Bei chronischem Bindehautkatarrh.)

836. Rp. Ichthyoli
Spirit. aether. ana 10,0
Collod. 20,0.
D. S. Äußerlich. (Bei Erysipel.)

837. Rp. Ichthyoli 2,0
Gelatinae Zinci 98,0.
M. D. S. Nach vorherigem Erwärmen aufzutragen. Zinkichthyolleim. Ergb.

838. Rp. Ichthyoli
Ol. Terebinthin. ana 5,0.
M. D. S. Äußerlich. (Frostbeulenmittel.)

Ovula Ichthyoli: Ovules à l'ichtyol. Gall. Gelatine (7), Ichthyol (3), Dest. Wasser (30), Glycerin (60).

Außerdem Ichthargan (S. 176), Ichthoform, Ichthyolpillen (0,1 dragiert), Ichth.-Calcium-Tabletten, Ichth.-Seifen, Ichth.-Salben und Pflastermulle, Ichth.-Vasogen (10%).

Ichthalbin. (E. W.) Ichthyol-Eiweißverbindung mit einem Gehalt von 40% Ichthyolsulfosäure. Feines, graubraunes, geruch- und fast geschmackloses, in Wa. unl. Pulver. — 1,0 0,25 RM. — O. P. 30 Tabl. (0,3) 2,20 RM.

Innerlich als Pulver 2—3mal tägl. 1,0—2,0, bei Kindern 0,05—0,1, als Stomachicum und gegen Diarrhöen, auch gegen Hautaffektionen (Pruritus, Urticaria usw.).

Äußerlich bei Fissura ani, juckenden Hämorrhoiden, bei gonorrhöischen und katarrhalischen Entzündungen der Vagina, Erosionen der Portio zum Aufpudern.

Ichthoform, s. unter Jodoform-Ersatzmitteln S. 475.

Thigenol. Als Natriumsalz eines synthetisch hergestellten Sulfoleates (33%) bezeichnet. Dunkelbraune, sirupdicke Flüssigkeit, fast ohne Geruch und Geschmack, 10% Schwefel enthaltend. — 10,0 0,95 RM.

Äußerlich: Ichthyolersatz und wie dieses angewendet.

Ignatiusbohne.

Semen Ignatii. Fabae Ignatii, Fève de Saint-Ignace. Gall. Ignatiusbohnen. Die reifen Samen der Loganiacee Strychnos Ignatii Berg. Bestandteile: vorwiegend Strychnin und etwa ein Drittel davon Brucin in einer Gesamtmenge von 1,2—3,4%.

Größte Einzel- und Tagesgabe: Gall. 0,1, 0,3.

Innerlich wie Semen Strychni (S. 682).

Tinctura Ignatii composita. Teinture de Fève de Saint-Ignace composée, Gouttes amères de Baumé. Gall. Ignatiusbohnentinktur. 100 T. Ignatiusbohnen, 2,5 T. Kaliumcarbonat, 0,5 T. Holzruß, 500 T. verd. Alk. Schwarzbraune, sehr bittere Flüssigkeit.

Größte Einzel- und Tagesgabe: Gall. 0,25, 1,75.

Innerlich (sehr vorsichtig) zu 0,05—0,15. In Deutschland ungebräuchlich.

Ilex. Folia Ilicis Paraguayensis. S. Mate S. 502.

Imperatoria. Rhizoma Imperatoriae. Ergb. Meisterwurzel. Der getrocknete Wurzelstock der Umbellifere Peucedanum ostruthium Koch (Imperatoria ostruthium L.).

Innerlich früher als Universalmittel (Remedium divinum), jetzt höchstens als Stomachicum vereinzelt im Gebrauch (0,5—2,0 in Pulvern oder im Infus 5,0—10,0 : 100,0).

Insulin. 1921 von Banting (Toronto) dargestellt.

Grauweißes Pulver, fast frei von Eiweiß, durch Alkoholfällung aus dem Rinderpankreas gewonnen. In Wa. l. Durch Magen- und Darmverdauung zerstört. Hat die Eigenschaft, den bei Diabetes gestörten Kohlehydratstoffwechsel zur Norm zu bringen. Die Dosierung geschieht nach Einheiten (I.-E.). Als klinische Einheit gilt $^1/_3$ der Kanincheneinheit, welche bei einem (2 kg schweren, seit 24 Stunden hungernden) Kaninchen innerhalb 4 Stunden den Blutzucker auf 0,045% herabsetzt. Die Herstellung und Titrierung der deutschen Präparate wird vom Deutschen Insulinkomitee kontrolliert. — O. P. Schering - Kahlbaum 5 ccm (50, 100, 300 Einh.) 1,40, 2,85 und 7,05. Hoechst 5 ccm (100, 200, 300 Einh.) 2,85—7,95 RM., und andere Fabrikate.

Subcutan (beim Coma diabeticum auch intravenös), in Lösungen. (Es ist auch Trockeninsulin in Amp. mit sterilem Wasser im Handel, aus dem man sich die Lösung bequem selbst herstellt.) In der Regel nur bei solchen Diabetikern angewandt, deren Glykosurie (bzw. Hyperglykämie) nicht durch diätetische Behandlung allein genügend zu beeinflussen ist. Die zu injizierende Menge hängt von der Stoffwechsellage des Diabetikers ab und ist in besonderen Versuchsreihen in jedem Fall systematisch auszuprobieren.

Im allgemeinen werden durch 10 I.-E. (Insulineinheiten) etwa 20—30 g Urinzucker zum Verschwinden gebracht. In schweren Fällen braucht man bei Aufnahme von ca. 100 g Kohlehydrat 80—150 I.-E. pro Tag. Doch können diese Zahlen nur als ungefähre und unverbindliche Angaben gelten. Die Behandlung des Koma beginnt mit intravenöser Injektion von 100 I.-E. und steigt bis 400 I.-E. pro Tag. — Bei Überdosierung entsteht Hypoglykämie, welche sich in Kältegefühl, Zittern, Erregung, Krämpfen äußert und durch Trinkenlassen von Zuckerwasser schnell beseitigt wird. — Fälle von Glykosurie mit normalem Blutzuckergehalt (Diabetes innocens, renale Glykosurie) sind gegen Insulin refraktär. — Die innerliche Darreichung ist nutzlos.

Introcid. Jodcerverbindung (genaue Zusammensetzung nicht angegeben). Schwach nach Jod riechende Lösung mit Wa. und Alk. mischbar. Getrennt für intravenöse und für intramuskuläre Injektionen. — 10 ccm 5,30 RM.

Intravenös zur Behandlung maligner Geschwülste und septischer Infektion, je 2—10 ccm. Die Erfolge sind ganz unsicher.

Ipecacuanha und Ipecacuanha-Alkaloide.

Die Ipecacuanha-Wurzel enthält drei Alkaloide: Emetin, Cephaëlin und Psychotrin, die von den Pharm. entweder als Gesamtalkaloide oder als Emetin berechnet werden.

Die Schicksale der vom Magendarm und vom Unterhautzellgewebe aus zur Resorption gelangenden Alkaloide sind noch wenig bekannt, die Ausscheidung erfolgt langsam, deshalb Gefahr der Kumulation. Die therapeutisch zur Expektorierung üblichen Dosen sind im allgemeinen nicht von störenden Nebenwirkungen begleitet.

Radix Ipecacuanhae. Germ., Austr., Dan., Helv., Jap., Nederl., Ross., Suec. **Ipecacuanhae radix.** Belg., Brit., Internat. Vorschl. **Ipecacuanha.** Am. **Ipécacuanha annelé.** Gall. **Ipecacuana.** Ital. Brechwurzel. Ruhrwurzel. Mindestgehalt 1,99% auf Emetin ($C_{30}H_{44}O_4N_2$, Mol.-Gew. 496) berechnete Alkaloide. Die getrockneten, verdickten, graubraunen, schwach eigenartig riechenden, widerlich und schwach bitter schmeckenden Wurzeln der Rubiacee Uragoga ipecacuanha (Willdenow) Baillon (Rio-, aber nicht Cartagena-Droge). (Psychotria Ipecac. Stokes. Brit., Nederl., Ital. Cephaëlis Ipecac. und acuminata Karsten. Am., Ur. Ipec. H. Bn. Int. Vorschl.) Rinde innen weißlich bis hellgraubraun, Holzkörper hellgelb. Das Pulver[1] ist hellgraugelb. Höchstens 5% Asche, fremde Beimengungen nicht enthaltend. Vorsichtig aufzubewahren. Nach Internat. Vorschl.: die getrocknete Wurzel von Uragoga Ipecacuanha H. Bn.; das Pulvis Ipecac. muß 2% Ges.-Alk. enthalten. Beim Pulverisieren sind die holzigen Teile der Wurzel zu beseitigen (P. I.). Bestandteile: die 3 Alkaloide Cephaelin (Benzyl-Isochinolinverbindung, $C_{28}H_{38}N_2O_4$?), Emetin (Methylderivat des Cephaelins, $C_{29}H_{40}N_2O_4$?) und das wohl wirkungslose Psychotrin sowie eine den Gerbstoffen nahestehende Substanz und die wohl ebenfalls unwirksame Ipecacuanhasäure. Der Alkaloidgehalt der Wurzel soll nach P. I. mindestens 2% betragen. Dan. trägt dieser Vorschrift nicht Rechnung. Am. verlangt 1,75% ätherlösliche Alkaloide. Belg. läßt die gepulv. Ipecac.-Wurzel mit Milchzucker auf 2% Alkaloidgehalt einstellen. — 1,0 0,20 RM. Therapeut. Dosen: 0,03—0,12; 1,0—2,0 (emetisch) (Brit.). Durchschnittl. Dosis: 0,06 (expektor.); 1,0 (emetisch) (Am.).

Größte Einzel- und Tagesgabe: Dan. **0,15, 1,0** (als Brechmittel **2,0**), Gall. **2,0, 2,0**, Ross. **1,0, 2,0.**

Innerlich als Expektorans, welches zugleich den zähen Bronchialschleim verflüssigt, bei allen Bronchialaffektionen, zu 0,01—0,05 mehrmals täglich, in Pulver, in Trochisci, in Pillen, im Infusum[2]), in weiniger oder spirituöser Maceration (0,1—0,5—1,0 auf 100,0). Als Brechmittel 0,5—1,0, mehrmals hintereinander, jetzt durch Magenspülung oder Apomorphin verdrängt, hin und wieder noch bei Kindern (0,1—0,3) angewandt. Als Mittel gegen Ruhr, besonders Amöbenruhr (0,5—1,2 Ipecacuanha, in Verbindung mit 0,03—0,06 Opium oder kurze Zeit danach zu nehmen und alle 2—3 Stunden zu wiederholen, oder abends vor dem Schlafengehen 2,0—3,0 mit Opium in Oblaten, eventuell die nächsten Tage zu wiederholen), früher viel angewandt, namentlich in den Tropen; jetzt meist durch Emetin ersetzt.

---

[1]) Beim Pulvern ist Schutz der Schleimhäute vor den reizenden Pulverteilchen geboten.

[2]) Zu den Infusen wird in den Apotheken eine kontundierte Ipecacuanha, Rad. Ipecac. minutim concisa s. contusa, (von der Größe von Senfkörnern) in gut verschlossenen Gefäßen vorrätig gehalten (Kommentar).

839. Rp. Radicis Ipecacuanhae 0,015
Ammonii chlorati
Succ. Liquiritiae dep.
Sacchari albi ana 0,4.
M. f. pulv. D. tal. dos. Nr. VI. S. 2stündl.
1 Pulver. (Als Expektorans.)

840. Rp. Inf. radicis Ipecacuanhae (0,5)
175,0
Liq. Ammonii anisati 5,0
Sir. simpl. ad 200,0.
M. D. S. 2stündl. 1 Eßlöffel. Infusum
Ipecacuanhae.   F. M. B.

841. Rp. Radicis Ipecacuanhae pulv. 0,6
Stibii sulfurati aurantiaci 1,2
Extr. Hyoscyami 0,6
Radicis et Succi Liquiritiae dep.
q. s.
ut f. pil. Nr. LX. Consp. Pulv. Rad. Al-
thaeae.   D. S. 2stündl. 2 Pillen. (Bei
Bronchialkatarrhen.)

842. Rp. Inf. radicis Ipecacuanhae (0,3)
120,0
Codeini phosphor. 0,15
Aq. Amygdalarum amararum
20,0!
M. D. S. 2stündl. 1 Eßlöffel. (Bei Bron-
chokatarrh mit Krampfhusten.)

843. Rp. Pulv. Ipecacuanhae opiati 3,0
Bulbi Scillae 1,0
Ammoniaci pulv. 1,0
Sir. amyli q. s.
ut f. pil. Nr. L. D. S. 3—6 Pillen zu neh-
men. Pilula Ipecacuanhae cum
Scilla.   Brit.

844. Rp. Inf. radicis Ipecacuanhae (0,3)
100,0
Ammonii chlorati 3,0
Sir. Althaeae 25,0.
M. D. S. Stündlich 1 Eßlöffel. (Expekto-
rans für ein Kind von 1—3 Jahren.)

Extractum Ipecacuanhae. Extrait d'Ipécacuanha. Gall. **Brechwurzelextrakt.** Dunkelbraunes, dickes, in Wa. trübe l. Extrakt, durch Perkolation mit verd. Alk. bereitet. Innerlich zu 0,01—0,05 in Pulvern, Pillen (selten), Pastillen je 0,015 mit 0,03 Tart. stibiat. und Solutionen als Expektorans bei chronischem Bronchialkatarrh und anderen Affektionen der Respirationsorgane wie Radix Ipecacuanhae.

Extractum Ipecacuanhae fluidum. Ergb. **Extractum fluidum Ipecacuanhae.** Dan., Suec. **Extractum Ipecacuanhae liquidum.** Brit. **Fluidextractum Ipecacuanhae.** Am. **Brechwurzelfluidextrakt.** Braunrote, widerlich bitter schmeckende Flüssigkeit, die sich trübe mit Wa. und Alk. mischt. Ergb. fordert mindestens 1,94%, Suec. 1,7—2,3% Alkaloide, Am. läßt auf 1,5%, Brit. auf 2% einstellen. Nach Dan. entspricht 1,0 des Extrakts 0,8 des Pulvers. — 1,0 0,25 RM.

Therapeut. Dosen: 0,03—0,12 ccm (Brit.). Durchschnittl. Dosis: 0,06 ccm, emetische D. 1,0 ccm (Am.).

Größte Einzelgabe: 0,15 (Dan.), als Emeticum 2,0 (Dan.).

Größte Tagesgabe: 1,0 (Dan.).

Innerlich als zweckmäßig und ökonomisch an Stelle des Infus. Ipecac. empfohlen. Als Expektorans zu 0,03—0,1.

Ipecacuanhae extractum fluidum compositum. Belg. Besteht aus Tct. Ipecacuan-hae, Extr. Sennae fluid. ana 30,0, Extr. Papaver. rhoeados fluid. 20,0, Spirit. flor. Aurant., Spirit. Serpylli ana 2,0, Spirit. vini 16,0.

Pulvis Ipecacuanhae opiatus. Germ., Austr., Belg., Helv., Norv., Ross., Suec. **Pulvis Ipecacuanhae compositus.** Brit. **Pulvis Ipecacuanhae thebaicus.** Dan. **Pulvis Opii compositus.** Nederl. **Pulvis Ipecacuanhae et Opii.** Am. **Pulvis Doveri.** Jap. **Poudre d'Ipécacuanha opiacée.** Gall. **Polvere del Dover.** Ital. **Pulvis Opii et Ipecacuanhae compositus.** Internat. Vorschl. Doversches[1] Pulver, Pulvis Doveri P. I. Gehalt 10% Opiumpulver. Hellbraun, kräftig nach Opium riechend, aus Opiumpulver (1), Brechwurzel (1) und Milchzucker (8) (Austr. Rohrzucker) bereitet (ebenso Am., Belg., Helv., Ital.). Nach P. I. soll das Pulver 10% Opiumpulver enthalten, welcher Vorschrift alle Pharm.

---

[1] Englischer Arzt Thomas Dover, der um 1700 lebte.

genügen; nach Internat. Vorschl. auch 10% Ipecacuanhapulver. An Stelle des Zuckers haben Brit., Dan., Jap., Nederl., Norv., Ross., Suec. entsprechend der ursprünglichen Vorschrift 8 T. Kaliumsulfat (Gall. je 4 T. Kalium- und Natriumsulfat). Vorsichtig aufzubewahren. — 1,0 0,05 RM.

Therapeut. Dosen: 0,3—1,0 (Brit.). Durchschnittl. Dosis: 0,3 (Am.). **Größte Einzelgabe: 1,5** (ebenso Belg., Dan., Helv., Nederl., Norv., Suec., Internat. Vorschl.,) dagegen Gall., Jap., Ital., Ross. **1,0**.

Größte Tagesgabe: 5,0 (ebenso Belg., Helv., Nederl., Internat. Vorschl.), dagegen Dan., Norv. **6,0**, Gall., Ital., Ross. **4,0**, Jap. **3,0**.

Innerlich 0,1—0,3—0,5—1,0 1—2 mal tgl., in Pulvern, Pastillen. Als beruhigendes, schmerz- und krampfstillendes Mittel und als Expektorans mit gleichzeitig sedativer Wirkung, besonders bei starkem Hustenreiz vielfach angewandt.

Sirupus Ipecacuanhae. Germ., Am., Austr., Belg., Dan., Jap., Nederl., Ross., Suec., Internat. Vorschl. **Sirop d'Ipécacuanha.** Gall. **Sciroppo di Ipecacuana.** Ital. Brechwurzelsirup. Sirupus Ipecacuanhae. P. I.

845. Rp. Sir. Ipecacuanhae 10,0
Sir. Althaeae 20,0.
M. D. S. Teelöffelweise. Sirupus pectoralis.

Gelbliche Mischung von 1 T. Brechwurzeltinktur und 9 T. Zuckersirup. Nach P. I. und Internat. Vorschl. ist der Sirup mit Brechwurzeltinktur im Verhältnis 1 : 10 zu bereiten. Diese Vorschrift haben auch die übrigen Pharm. mit Ausnahme von Am. und Gall. angenommen. Das Präparat der Am. ist weit stärker als P. I. Gall. Extr. Ipecac. (1), 70% Spir. (3), Sir. simpl. (100). — 10,0 0,10 RM.

Durchschnittl. Dosis: 0,75 ccm (expektor.), 15 ccm (emetisch) (Am.). Innerlich rein oder als Zusatz zu expektorierenden Arzneien.

Tinctura Ipecacuanhae. Germ., Austr., Belg., Helv., Jap., Nederl., Ross., Suec., Int. Vorschl. **Teinture d'Ipécacuanha.** Gall. **Tintura di Ipécacuana.** Ital. Brechwurzeltinktur. Tinctura Ipecacuanhae. P. I. Mindestgehalt 0,194% Alkaloide, berechnet auf Emetin. Hellbraun, aus Brechwurzel 1 : 10 verd. Alk. bereitet (ebenso Jap., Ross.). Alkoholzahl nicht unter 8,0. Vorsichtig aufzubewahren. — Suec. mit Fluidextrakt (1 : 10). Die übrigen Pharm. verfahren nach P. I., die die Tinktur durch Perkolation mit 70 proz. Alk. (1 : 10) bereiten läßt. Nach Internat. Vorschl. mit 70% Alk., 0,2% Alkaloidgehalt. Alkaloidgehalt nach Austr., Belg. und Helv. 0,2, Nederl. 0,19—0,21%. 54 Tr. = 1 g. — 10,0 0,40 RM.

Innerlich 10—20 Tr. mehrmals täglich als Expektorans. Auch als Emeticum in der Kinderpraxis. Als Stypticum bei Diarrhöen verlassen.

Vinum Ipecacuanhae. Germ. IV., Brit., Jap., Nederl. Ipecacuanhawein. Brechwurzelwein. Jap. 1 T. Rad. Ipecac., 10 T. Vin. Xerens. (Nedler. 9 T. Südwein, 1 T. Weingeist), maceriert. Klar, gelbbräunlich. Brit. Mischung aus 5 ccm Extr. Ipecac. liquid. und 95 ccm Vin. Xerense. 30 Tr. = 1 g.

Therapeut. Dosen: 0,6—1,8 ccm; 16—24 ccm (emetisch, Brit.). Innerlich siehe Tinctura Ipecacuanhae.

Ipecopan. Mischung der Alkaloide des Opiums und der Ipecacuanha (ausschließlich Cephaelin); dem Pulvis Doveri entsprechend, 1 Teil entspricht 0,25 pulv. Doveri. — O. P. 15 ccm (0,5%) 2,50 RM. 20 Tabl. (0,003, mit Malz) 1,80 RM.

In Lösung (20—40 Tr.) oder Tabletten (1—2) mehrmals täglich als Expektorans.

Riopan (E. W.). Hellbraunes, klarl. Pulver, nach Angaben des Herstellers die Gesamtalkaloide der Rad. Ipecac. (in konstantem Verhältnis Emetin und Cephaelin) enthaltend. Die

Tabletten sind mit Anis versetzt. 0,05 Riopan = 1,0 Rad. Ipecac. 1 Tabl. = 1 Eßlöffel Infus Ipecac. (0,5:150) = 0,05 Rad. Ipecac. — 0,01 0,10 RM. Ö. P. 10 Tabl. (0,5) 0,70 RM.

Innerlich in Tabletten mehrmals täglich als Expektorans.

Emetinum hydrochloricum. Germ., Jap. **Emetinae hydrochloridum.** Am. **Hydrochloras Emetini.** Nederl. **Emétine (Chlorhydrate d').** Gall. Emetin-hydrochlorid. Weißes, krystallinisches, höchstens 10% Krystallwa. enthaltendes, bitter schmeckendes, am Licht sich gelblich färbendes Pulver, leicht in Wa. oder Alk. mit höchstens schwach saurer Reaktion l. Rein, insbesondere frei von Schwefels. und Schwermetallsalzen. 0,2 g dürfen nach dem Verbrennen keinen wägbaren Rückstand hinterlassen. Vor Licht geschützt und vorsichtig aufzubewahren. $C_{30}H_{44}O_4N_2 \cdot 2HCl$ (Am.). $C_{29}H_{40}O_4N_2 \cdot 2HCl$ (Nederl.). — 0,01 0,20 RM.

Durchschnittl. Dosis: 0,02 g (Am.).

Größte Einzelgabe: 0,05 (ebenso Jap.), dagegen Nederl., Gall. **0,1.**

Größte Tagesgabe: 0,1 (ebenso Gall.), dagegen Jap. **0,15,** Nederl. **0,2.**

Nach Gebrauch von im ganzen 1,0 muß 4—6 Wochen gewartet werden, bevor eine neue Emetinzufuhr erfolgen darf (Nederl.).

Innerlich in keratinierten Tabletten zu 0,03, leicht Übelkeit und Erbrechen verursachend, besser:

Äußerlich zur subcutanen oder intravenösen Injektion (auch in Suppositorien) mehrmals täglich 0,01—0,03, größte Tagesdose 0,1, bei Amöbenruhr und Bilharzia, von allgemein anerkannter Wirkung. (Nicht bei Bacillenruhr.) Gelegentliche Versager durch Emetinfestigkeit einzelner Amöbenstämme zu erklären. Nebenwirkungen selten Übelkeit und Erbrechen; bei zu großen Dosen Bewußtlosigkeit und Atemlähmung, Erbrechen, Diarrhöe, Pulsverlangsamung, auch Herzflimmern beobachtet.

Iris. Rhizoma Iridis. Germ., Belg. (I.Rh.), Dan., Helv., Jap., Nederl., Ross., Suec. **Radix Iridis.** Austr. **Iride.** Ital. Veilchenwurzel. Der sorgfältig geschälte, getrocknete, weiße bis hellgelblichweiße, veilchenartig riechende und schwach würzig, etwas kratzend schmeckende Wurzelstock der Iridacee Iris germanica L., I. pallida Lamarck und I. florentina L. Das Pulver ist gelblichweiß. Höchstens 5% Asche enthaltend. Enthält das veilchenartig riechende Keton Iron $C_{13}H_{20}O$ (nahe verwandt das als Duftstoff verwendete α-Ionon), das Glucosid Iridin $C_{24}H_{26}O_{13}$. Bestandteil der Species pectorales. — 10,0 0,05 RM.

Äußerlich als Zusatz zu Zahn-, Schnupf-, Wasch- und Räucherpulvern, zu Zahnlatwergen, Seifen usw.

Isacen. Diacetyldiphenolisatin. Weißes, krystallinisches, geruch- und geschmackloses, in Wa. unl. Pulver. Schmp. etwa 242°. — O. P. 40 Tabl. (0,005) 2,00 RM.

$$C_6H_4 \underset{C}{\overset{H}{\underset{(C_6H_4O \cdot COCH_3)_2}{\langle N \rangle}}} CO$$

Innerlich in kleinen Tabl., 1—3 Stück, wirksames, gut verträgliches Abführmittel, besonders bei atonischer Obstipation (seit 1923).

Istizin (E. W.). **Dioxyanthrachinonum.** Germ. 1,8-Dioxyanthrachinon[1]). Istizin. Mol.-Gew. 240. Orangegelbes, krystallinisches, geruch- und geschmackloses Pulver, bei vorsichtigem Erhitzen sublimierend, sehr schwer in

---

[1]) Anthrachinon, s. S. 159.

Wa. oder kalten organischen Lösungsmitteln, leichter in heißer Essigs., Benzol, Toluol oder Xylol l. Schmp. 190 bis 192°. Rein, insbesondere frei von Salzs. und Schwefels. 0,2 g dürfen nach dem Verbrennen keinen wägbaren Rückstand hinterlassen.—1,0 0,40 RM. 10,0 3,15 RM. O. P. 60 Tabl. (0,15) 1,65 RM. 10 Bonbons (0,3) 1,50 RM.

Innerlich (seit 1913) in Tabletten (1—3) oder Bonbons (1) nach dem Abendessen bei chronischer Obstipation, besonders atonischer, auch bei Bettlägerigen. Bei Kindern $^1/_2$—$1^1/_2$ Tabl. oder $^1/_2$ Bonbon. Wirksam, meist ohne Nebenwirkungen gut vertragen[1]).

Iva.

Herba Ivae moschatae. Ergb. Moschusschafgarbe. Ivakraut. Das getrocknete Kraut der alpinen Compositen Achillea moschata Jacquin, A. atrata L., A. nana L. und anderer Arten. Beim Zerreiben würzig-moschusartig riechend. Angenehm, gewürzhaft bitter schmeckend.

Essentia Ivae mosch. compos. Ergb. Zusammengesetzte Ivaessenz. Ceylonzimt 0,3, Angelikawurzel 0,3, Galgant 0,3, Ingwer 0,3, Gewürznelken 0,5, schwarzer Pfeffer 0,5, spanischer Pfeffer 0,25, Ivakraut 3, verd. Alk. 50. Braungrün, stark gewürzig schmeckend. Dient zur Herstellung des aus Chinafluidextrakt hergestellten Elixir tonicum. (Syndikat).

Jaborandi und **Pilocarpin.**

Folia Jaborandi. Germ. IV., Ergb., Austr., Jap. **Folium Jaborandi.** Belg. (I. F.), Helv. **Feuille de Jaborandi.** Gall. Jaborandiblätter. Die Laubblätter von Arten der Gattung Pilocarpus, an erster Stelle Pilocarpus Jaborandi Holmes, in Brasilien einheimischer Rutaceen. Enthalten Pilocarpin, dessen Konstitution noch nicht einwandfrei feststeht, und Jaborin (und die Zersetzungsprodukte Pilocarpidin und Jaboridin) neben 0,2—1,1% ätherischem Öl. Am. fordert mindestens 0,5% Alkaloide. — 10,0 0,10 RM.

Innerlich in Pulver zu 4,0—6,0 mit einer Tasse heißen Wassers infundiert oder als Infus (6,0 : 200,0 2 stündl. 1 Eßlöffel) als schweißtreibendes Mittel. Durch das genau zu dosierende Pilocarpin fast ganz verdrängt.

Extractum Jaborandi fluidum. Mit verd. Alk. bereitetes Fluidextrakt. 1 ccm = 1 g. — 10,0 0,35 RM.

Innerlich 2—3 stündl. zu 20—30 Tr. in Mixturen als schweiß- und speicheltreibendes Mittel. Wenig mehr gebraucht.

Tinctura Jaborandi. Ergb. Brit. **Teinture de Jaborandi.** Gall. Jaboranditinktur. Macerat mit verd. Alk. 1:5. — 10,0 0,20 RM.

Größte Einzel- und Tagesgabe: Gall. **15,0, 15,0.**

Innerlich, überflüssig (s. Folia Jaborandi und Pilocarpin).

Pilocarpinum. Pilocarpine. Gall. $C_{11}H_{16}O_2N_2$, eine tertiäre Base, die einen Lakton- und einen Glyoxalinring enthält. Von der vermuteten nebenstehenden Formel:

Die reine Base, gewonnen durch Abscheiden mit Ammoniak und Ausschütteln mit Chloroform aus dem Pilocarpin. nitricum. Alkalisch reagierende dicke Flüssigkeit.

Pilocarpinum hydrochloricum. Germ., Austr., Belg., Helv., Jap., Ross. **Chloretum pilocarpicum.** Dan., Norv. **Hydrochloras Pilocarpini.** Nederl. **Pilocarpini Hydrochloridum.** Suec. **Pilocarpinae Hydrochloridum.** Am. Pilo-

---

[1]) Der Harn färbt sich vielfach gelblichrot, bei alkal. Harn blutrot. Nach größeren Dosen Istizin kann durch den Gehalt an gepaarten Glucoronsäuren im Harn die Nylandersche Reaktion Zucker vortäuschen.

carpine (Chlorhydrate de). Gall. **Chloridrato di Pilocarpina.** Ital. Pilocarpin-
hydrochlorid. Salzsaures Pilocarpin. $(C_{11}H_{16}O_2N_2)HCl$. Weiße, an der Luft
Feuchtigkeit anziehende Krystalle von schwach bitterem Geschmack, leichtl. in
Wa. oder Alk., schwerl. in Ae. oder Chl. Schmp. annähernd 200°. Höchstens 1% Wa.
enthaltend, keinen wägbaren Rückstand hinterlassend. In gut verschlossenen
Gefäßen, vor Feuchtigkeit geschützt und vorsichtig aufzubewahren. —
0,1 0,15 RM., desgleichen P. salicylicum und P. sulfuricum.

Durchschnittl. Dosis: 0,005 (Am.).

Größte Einzelgabe: 0,02 (ebenso Belg., Dan., Helv., Ital., Jap., Nederl., Norv.,
Ross., Suec.), dagegen Austr. 0,03, Gall. 0,025.

Größte Tagesgabe: 0,04 (ebenso Helv., Jap., Ross.), dagegen Austr., Belg.,
Ital. 0,06, Dan., Gall., Norv., Nederl. 0,05.

Pilocarpin bewirkt starke Erregung der Vagusendigungen.

Innerlich 0,01—0,015 mehrmals täglich, speichel- und schweißtreibend.
Die innere Anwendung ist nicht zu empfehlen, da die Resorption unsicher ist
und sehr oft Übelkeit eintritt.

Äußerlich zur subcutanen Injektion von 0,01—0,02; evtl. mehrmals,
als besonders wirksames Mittel zur schnellen Schweiß- und Speichelerregung.
Zur Verminderung von Ödemen und Hydrops bei Herz- und Nierenkrankheiten,
auch zur Verminderung von Transsudaten und Exsudaten (Pleuritis, Perikarditis usw.). Empfohlen auch in Hautkrankheiten, insbesondere zur Verminderung von Jucken, in Ohrenkrankheiten bei Otitis media und Labyrinth-
erkrankungen mit Schwerhörigkeit. In der Augenheilkunde zur Herabsetzung
des intraokulären Drucks bei Glaukom, sowie als Mioticum bei akuten Augenentzündungen, 2 Tr. der 1proz. Lösung in den Conjunctivalsack. In der Gynäkologie seiner wehenerregenden Wirkung wegen früher verwandt, jetzt durch
Hypophysenpräparate (s. S. 449) ersetzt. Bei Schwangeren kontraindiziert.

Nebenwirkungen: Übelkeit, Erbrechen, öfters Pulsbeschleunigung und
Herzschwäche. Deswegen mit Vorsicht und nicht ohne dringende Indikation
anzuwenden, ehe andere harmlose Diaphoretica (Aspirin usw.) erprobt sind.

Pilocarpinum nitricum. Nitras Pilocarpini. Nederl. **Pilocarpinae Nitras.** Am.,
Brit. **Pilocarpine (Azotate de).** Gall. Pilocarpinnitrat. $C_{11}H_{16}O_2N_2 \cdot HNO_3$. Farblose,
glänzende, bitter schmeckende Krystalle oder ein krystallinisches Pulver, in 8—9 T. Wa. l.,
schwerl. in Alk.

Therapeut. Dosen: 0,003—0,012 (Brit.). Durchschn. Dosis: 0,005 (Am.).

Größte Einzel- und Tagesgabe: Nederl., Gall. 0,02, 0,05.

Innerlich und äußerlich wie Pilocarpinum hydrochloricum.

Jalapa.

Tubera Jalapae. Germ., Jap. **Radix Jalapae.** Austr., Nederl. **Tuber Jalapae.**
Belg. (Jalappae t.), Dan., Helv., Suec., Norv. **Jalapa.** Am., Brit. **Jalap.** Gall. **Gialapa.**
Ital. Jalapenwurzel. Mindestgehalt 10% Harz. Die knollig verdickten,
bei starker Wärme getrockneten, außen dunkelbraunen, schwach riechenden,
fade und kratzend schmeckenden Nebenwurzeln der Convolvulacee Exogonium
purga (Wenderoth) Bentham (Mexiko). Das Pulver[1]) ist gelblichgraubraun.
Orizabawurzel, fremde Harze nicht und höchstens 6,5% Asche enthaltend.

---

[1]) Beim Pulvern ist Schutz der Schleimhäute vor den reizenden Pulverteilchen geboten.

Vorsichtig aufzubewahren. Neben dem Harz Stärkemehl und Zucker enthaltend. Helv. fordert 10, Ital. 12, die anderen Pharm. 7—9, Brit. 9—11%
Harz. — 10,0 0,20 RM.

Therapeut. Dosen: 0,3—1,2 (Brit.). Durchschnittl. Dosis: 1,0 (Am.).

Innerlich als Stomachicum zu 0,05—0,15—0,2 in Pillen oder Pulvern
(rein oder mit aromatischen Pflanzenpulvern oder einem Ölzucker) mehrmals
täglich, als Purgans zu 0,3—0,5, als starkes Drasticum zu 0,5—2,0 auf einmal
oder in geteilten und in kurzen Intervallen gegebenen Dosen, bei Kindern
0,1—0,3 als Abführmittel. Zweckmäßig durch Resina Jalapae zu ersetzen.

846. Rp. Tuberum Jalapae 3,0
    Tartari depurati 6,0
    Rhizomatis Zingiberis 1,0.
M. f. pulv. D. S. Messerspitzenweise 3mal
    tägl. Pulvis Jalapae compositus.
    Brit.

847. Rp. Tuberum Jalapae 3,5
    Tartari depurati 6,5.
M. f. pulv. D. S. Pulvis Jalapae com-
    positus. Ross.

Pilulae Jalapae. Germ. Jalapenpillen. Aus 7,5 Jalapenseife und 2,5
Jalapenwurzel werden mit Alk. 100 Pillen hergestellt, die vor der Aufbewahrung
an einem warmen Orte auszutrocknen sind. — 10 Stück 0,15 RM. — Pilulae
laxantes Austr. Aus 32 T. Aloe, 45 T. Tubera Jal., 15 T. Sap. med. und
8 T. Anis werden 500 0,2 schwere Pillen bereitet. Pilulae laxantes. Helv.
Aus je 3,0 Aloe, Jalapenwurzel, Rhabarber, med. Seife werden 100 Pillen
hergestellt. Pilulae Aloes et Jalapae. Jap. Aloe, Sap. Jalap., Rad. Liqu.
ana. Gewicht der Pille 0,15 g.

Als drastisches Abführmittel 2—5 Stück.

Tinctura Jalapae Tuberum. Ergb. **Tinctura Jalapae.** Brit. Jalapenwurzel-
tinktur. Tub. Jalap. pulv. 1, Spir. dil. 5. Brit. läßt perkolieren und einstellen auf einen
Gehalt von 1,5 Resina Jalap. auf 100 ccm Tinktur. 60 Tr. = 1 g. — 10,0 0,30 RM.

Therapeut. Dosen: 2—4 ccm (Brit.).

Innerlich zu 1,0—2,0 mehrmals täglich als Abführmittel.

Da diese Tinktur in ihrem Harzgehalte bedeutend variiert, so wählt man zweckmäßiger die Tinctura Jalapae Resinae (s. unten).

Resina Jalapae. Germ., Am., Austr., Belg. (Jalappae R.), Brit. (I. R.), Dan.,
Helv., Jap., Nederl., Norv., Ross., Suec. **Résine de Jalap.** Gall. **Resina di Gialappa.**
Ital. Jalapenharz. Braun, an den glänzenden Bruchrändern durchscheinend,
leicht zerreiblich, eigenartig riechend und fade, später kratzend schmeckend,
aus Jalapenwurzel (1) mit Weingeist (6) durch Digerieren gewonnen, in Alk.
leichtl., in Schwefelkohlenstoff unl. Säurezahl höchstens 28. Rein, insbesondere
frei von anderen Harzen wie Guajacharz, Kolophonium usw. (Verfälschungen).
Höchstens 1% Asche enthaltend. Vorsichtig aufzubewahren. Im wesentlichen
besteht es aus dem amporhen, in Wa. unl., in Alk. l. Glucosid Convolvulin,
das durch Kochen mit Salzsäure in Traubenzucker und Convulvinol zerfällt.
— 1,0 0,15 RM.

Therap. Dosen: 0,12—0,3 (Brit.). Durchschn. Dosis: 0,125 (Am.).
Größte Einzel- und Tagesgabe: Helv., Jap., Norv. **0,5, 1,5,** Ital. **0,3, 1,0.**

Innerlich als mildes Anregungsmittel für Magen und Darm zu 0,03—0,1,
als Drasticum zu 0,3—0,6, in 2 bis 3 abgeteilten Dosen in kurzen Zwischenräumen, am besten in Pillen (Pil. Jalap.), zu nehmen.

Sapo jalapinus. Germ., Helv., Jap. **Jalapenseife.** Trockenes, gelblichgraues Pulver, bestehend aus einer Mischung von gleichen Teilen Res. jalap. und Sapo med. — 1,0 0,10 RM.

Innerlich zur gelinden Anregung der Darmperistaltik zu 0,1—0,3, als starkes Purgans zu 0,3—2,0 mehrmals täglich in Pillen, auch mit anderen drastischen Mitteln, wie Aloe usw.

Tinctura Jalapae Resinae. Ergb. **Jalapenharztinktur.** Resin. Jalap. 1, Alk. 10. Dunkelbraun, von kratzendem Geschmack. 60 Tr. = 1 g. — 10,0 0,40 RM. — Jalappae Tinctura Belg. 2 Harz auf 98 Alk. (80proz.).

Innerlich zu 0,5—1,5 (10—30 Tr.) mehrmals täglich, am besten rein oder mit Sirup gemischt (bei wäßrigen Verdünnungen schlägt sich das Harz nieder). Als Abführmittel.

Tinctura Jalapae composita. Ergb., Belg. (Jalappae T. c.), Brit., Helv. **Teinture de Jalap composée.** Gall. Belg., 10 T. Resin. Jalap., 15 T. Scammon., 25 T. Tinct. Zing., 950 T. Spirit. (80%). Helv. je 10 T. Tub. Jalap. und Resina Scammon. mit Spir. dilut. zu 100 T. perkoliert (Ergb. mit 100 Spir. dil. maceriert), Brit. und Gall. Tub. Jalap. 8, Scammon. 2, Rad. Turpeth. 1, Spirit. 96. — 10,0 0,25 RM.

Therapeut. Dosen: 2—4 ccm (Brit.).

Innerlich mehrmals täglich 0,5—1,5, auch mit Sirup gemischt als Aperiens und Drasticum.

Jambul.

    Cortex Syzygii Jambolani. Ergb. **Cortex Syzygii.** Nederl. Syzygiumrinde. Jambulrinde. Die getrocknete, schwach adstringierend schmeckende Rinde der auf Java wachsenden Myrtacee Syzygium Jambolanum De Candolle (Eugenia Jambolana Lam.).

    Extractum Syzygii Jambolani corticis fluidum. Ergb. Syzygiumrindenfluidextrakt. Aus der Rinde durch Perkolation mit Alk. hergestellt, dunkelbraun und zusammenziehend herbe schmeckend. 1,0 ccm = 1 g. — 10,0 0,40 RM.

    Früher bei Diabetes gegeben; jetzt mit Recht verlassen, da ganz erfolglos.

Jecur(aselli).

    Oleum Jecoris Aselli. Germ., Austr., Belg. (I. A. O.), Dan., Helv., Nederl., Norv., Ross., Suec. **Ol. Jecoris.** Jap., Suec. **Oleum Morrhuae.** Am., Brit. **Huile de Foie de Morue.** Gall. **Olio di Fegato di Merluzzo.** Ital. Oleum Gadi, Oleum Morrhuae. **Lebertran.** Das aus frischen Lebern von Gadus morrhua L., G. callarias L. und G. aeglefinus L. (Jap. G. macrocephalus und Pollachius Brandti) bei möglichst gelinder Wärme im Dampfbad gewonnene, blaßgelbe, eigenartig, auch beim Erwärmen nicht unrein oder gar widerlich riechende und schmeckende, von den leicht erstarrenden Anteilen (Tristearin, Tripalmitin und anderen festen Glyceriden) durch Abkühlen bis unter 0° getrennte Öl. Dichte 0,920—0,928. Jodzahl 150—175. Säuregrad nicht über 5. Verseifungszahl 184 bis 197. Unverseifbare Anteile höchstens 2%. Rein, insbesondere frei von fremden Ölen. Spez. Gew. 0,924—0,932. Der vorwiegende Bestandteil (etwa 70%) ist Triolein, außerdem finden sich darin etwa 25% Tripalmitin, wenig Tristearin, sowie sehr geringe Mengen von Glyceriden flüchtiger Fettsäuren. Gallenfarbstoffe und Gallensäuren sind nicht vorhanden, wohl aber wechselnde Mengen von Cholesterin (0,3—0,6%), sowie geringe Mengen von eigenartigen Farbstoffen (Lipochrome). Ferner enthält der Lebertran Jod (0,02—0,03%),

Brom, Chlor, Phosphor und Schwefel in Form organischer Verbindungen, außerdem Aminbasen. Lebertran enthält die Vitamine A (antixerophthalmisch) und hauptsächlich D (antirachitisch). — 100,0 0,50 RM.

Am. schreibt einen Gehalt an Vitamin A[1]) (mindestens 50 Einheiten je Gramm Lebertran) mit der Aufschrift „Dieser Gehalt ist kein Maß für die antirachitische Wirksamkeit des Lebertrans" vor. Bestimmt wird die Menge L., die täglich nötig ist, um weiße Ratten gleicher Zucht und unter Kontrolle mit bestimmtem Futter aufgezogen (Anfangsalter 25—29 Tage, Anfangsgewicht 35—45 g; mit Casein oder getrocknetem Fleisch, Stärke, einer Salzmischung und Brauereihefe [Vitamin B] gefüttert), wenn sie mindestens 7 Tage Gewichtsstillstand oder -abnahme gezeigt haben, innerhalb 35 Tagen von den Zeichen des Vitamin-A-Mangels zu heilen und eine Gewichtszunahme von 10—20 g gegenüber dem Gewicht am Anfang der Versuchsperiode zu erzeugen. Mit $^1/_{50}$ g L. täglich muß es möglich sein, eine Versuchsratte zu heilen. Es ist Sache der Apotheker, sich L. von dem vorgeschriebenen Wirkungswert zu verschaffen.

Therap. Dosen: 4—16 ccm (Brit.). Durchschn. Dosis: 10 ccm (Am.).

Innerlich zu 1—4 Teelöffel (für Kinder) bis 1—4 Eßlöffel (für Erwachsene) des Tages, durch seinen Gehalt an fettlöslichem Vitamin D (aktiviertes Ergosterin) spezifisches Heilmittel der Rachitis. Von Nutzen bei exsudativer Diathese, Osteomalacie, Tetanie. Gutes Nährmittel in allen Zuständen von Schwäche, Anämie, Unterernährung, besonders bei Tuberkulose. Empfehlenswert die Kombination mit Kalkpräparaten. Durch seinen geringen Jodgehalt als Prophylakticum gegen Kropf empfohlen.

Kinder gewöhnen sich, nachdem der erste Widerwille überwunden, leicht an den reinen Tran, ja betrachten ihn oft später als Leckerbissen, besonders wenn er mit grobzerstoßenem Zucker zu einer Paste, eventuell mit Zusatz von Zimt, gemischt wird; Erwachsene können sich vor der Geschmackseinwirkung desselben am besten schützen, wenn sie vor dem Einnehmen den Mund mit einer stark pfefferminzhaltigen Flüssigkeit ausspülen oder Pfefferminzplätzchen im Munde zergehen lassen. Auch kann man den Tran mit einer geringen Quantität Ol. Menth. piper. (1 Tropfen auf 25,0) versetzen; man lasse den Tran nicht vor, sondern nach der Mahlzeit nehmen. — Lebertran-Tritol, ein Gemisch aus 75 Lebertran mit 25 Diastase, Malzextrakt in Wasser und Milch leichtl.

Öfter angewendet wird die Verbindung von Lebertran mit Malzextrakt zu gleichen Teilen unter gleichzeitigem Zusatz von einem Eigelb. Der Gebrauch des Trans in Kapseln nimmt zwar den Geschmack, läßt aber das den meisten Patienten sehr lästige Aufstoßen nicht immer fortfallen. Scotts Emulsion besteht aus 150,0 Lebertran, 50,0 Glycerin, 4,3 unterphosphorigsaurem Kalk, 2,0 unterphosphorigsaurem Natrium, 3,0 Tragant, 2,0 Gummi arabicum, 129,0 dest. Wasser, 11,0 Weingeist, je 2 Tropfen Zimt-, ätherischem Mandel- und Gaultheriaöl. —

Um die Wirkung des Lebertranes zu erhöhen oder mit der Wirkung anderer Arzneimittel zu kombinieren, hat man zahlreiche Kombinationen mit Brom, Jod, Eisen, Mangan, Schwefel usw. empfohlen.

848. Rp. Kreosoti 10,0
     Olei Jecoris Aselli 99,0.
M. D. S. Tee-, eßlöffelweise. (Bei Phthisis.) Huile de foie de morue créosotée.   Gall.

849. Rp. Olei Jecoris Aselli 500 ccm
     Pulv. Gummi arabici 125,0
     Sir. simpl. 100 ccm
     Olei Gaultheriae 4 ccm
     Aq. dest. q. s. ad emuls. 1000,0.
D. S. Emulsum Olei Morrhuae. Am.

Oleum Jecoris Aselli aromaticum. Ergb. Saccharin. (0,5), Vanillin. (0,1), Ol. Cinnamom. (0,4), Alcohol. absol. (9), Ol. Jecor. Asell. (990). Aromatischer Lebertran. — 100,0 0,80 RM.

Oleum Jecoris Aselli ferratum. Ergb., Suec. **Oleum Jecoris Aselli cum Benzoate ferrico.** Nederl. Eisenlebertran. Durch Auflösen von Eisenoleat (Eisenbenzoat) in Lebertran bereitet. Eisengehalt: 0,5 Suec., 0,14% Nederl. — 100,0 0,80 RM.

Innerlich tee- bis eßlöffelweise, um die Wirkung des Eisens mit der des Lebertrans zu verbinden.

---

[1]) Dieses „A" entspricht nach der jetzigen Bezeichnungsweise „D".

Oleum Jecoris Aselli ferratum concentratum. Ergb. **(quincunplex).** Konzentrierter Eisenlebertran 5fach. Eisenchloridlösung (20), Ölseife (34), Ol. Olivar. (30), Ol. Jecor. Asell. und Aqu. qu. s. ad 200 T. braungelber, klarer Flüssigkeit.

Emulsio Olei Jecoris ferrata. Suec. Acid. citr. (2), Calc. hypophosph. (6), Ferr. pyrophosph. c. ammon. citr. (9), Gummi arab. (53), Sirup spl. (60), Ol. Jecoris Aselli (300), Vanillin (0,6), Spir. dit. (5), Aqu. qu. s. ad 600 T.

Oleum Jecoris Aselli ferrojodatum. Ergb. **Oleum Jecoris Aselli cum Jodeto ferroso.** Nederl. Jod-Eisenlebertran. Auflösung von Ferrojodür (Ergb. nach Vorschrift) in Lebertran. Ergb. 0,2%, Nederl. 1,3%. — 100,0 0,85 RM.

Oleum Jecoris Aselli jodatum. Ergb. **Oleum Jecoris jodatum.** Helv. **Olio di Fegato di Merluzzo iodato.** Ital. Jodlebertran. 1 T. Jod in 1000 (Ital. 0,5 Jod in 999,5) Lebertran gelöst. — 100,0 0,85 RM.

Innerlich zu 5,0—20,0 mehrmals täglich, rein oder in Kapseln zu 0,02 Jod, um die Jodwirkung mit der des Lebertrans zu verbinden.

Emulsio Olei Jecoris Aselli composita. Germ. **Emulsio Olei Jecoris composita.** Suec. **Emulsio Olei Jecoris Aselli.** Norv., Belg. (J. A. O. E.). **Emulsio Olei Jecoris.** Helv., Jap. **Emulsum Olei Jecoris Aselli compositum.** Nederl. **Emulsum Olei Morrhuae.** Am. **Emulsion d'huile de foie de Morue.** Gall. **Emulsione di olio di fegato di Merluzzo.** Ital. Zusammengesetzte Lebertranemulsion. Emulsio Ol. Jecoris Aselli. Gelblichweiße, 40% Lebertran, daneben in 1000 T. je 5 T. arabisches Gummi, Tragant und Calciumhypophosphit, 1 T. weißen Leim, 75 T. Glycerin, 100 T. Zimtwasser, 409 T. Wa., 0,1 T. lösl. Saccharin und 0,115 T. Benzaldehyd enthaltend. — Die Zusammensetzung nach den anderen Pharm., die alle statt des Gärung ausschließenden Saccharins und des Glyc. Zucker verwenden, weicht etwas ab. Es schreiben vor Am. und Belg. 50%, Norv. 40%, Gall. 35% L., aber kein Hypophosphit, dagegen Helv. 50% L. und je 0,25% Calcium- und Natriumhypophosphit, Ital. 50% L. und 1,2% Calcium- und 0,8% Natriumhypophosphit, Jap. 50% L. und 0,5% Calciumhypophosphit, Suec. 50% L. und je 1% Calcium- und Natriumhypophosphit. Suec. führt außerdem noch auf **Emulsio Olei Jecoris ferrata,** die statt des Natriumhypophosphits unter entsprechendem Ausgleich mit 1¹/₂% Eisenpyrophosphat mit Ammoniumcitrat hergestellt wird. — 100,0 0,65 RM.

Durchschnittl. Dosis: 15 ccm (Am.).

Innerlich als wohlschmeckendes Ersatzmittel der „Scotts Emulsion" und des Lebertrans.

Morrhuol. Dunkelbraune. aus Lebertran gewonnene, P, J und S enthaltende Flüssigkeit. 0,2 entsprechen 5,0 Lebertran.

S. auch Vigantol und andere bestrahlte Ergosterine, S. 731.

Jod, Jodide, sonstige Jodverbindungen einschließlich **Jodoform** und **Jodoformersatzmittel.**

Jod wirkt äußerlich als Desinfiziens und als hyperämisierendes und zur leichten Entzündung reizendes Mittel; hyperämisiert auch tiefer liegende Organe. Die desinfizierende Wirkung wird auf Wunden und granulierende Flächen von solchen Jodverbindungen ausgeübt, welche in Berührung mit ihnen freies Jod abspalten, wie Jodoform. Bei innerlicher Resorption wirken Jodide und jodsubstituierte Kohlenwasserstoffe, Fettsäuren usw. als Antisyphilitica im tertiären Stadium; ferner resorptionsbefördernd bei entzündlichen Exsudaten und Gelenkerkrankungen; sie haben einen heilsamen Einfluß auf Bronchitis durch Sekretverflüssigung und auf Bronchialasthma; sie wirken günstig auf Hypertonie und Arteriosklerose anscheinend durch Verbesserung der Viscosität des Blutes, wodurch der Blutdruck sich vermindert; schließlich haben sie eine besondere Beziehung zur Schilddrüse, indem sie in kleinen Gaben die Struma verkleinern, in kleinsten Dosen ihre Entstehung verhindern.

Das Jod der Jodide wird vom Darmkanal sehr rasch, das der organischen Jodverbindungen etwas langsamer resorbiert (Beginn des Übertritts in den Harn nach Minuten, Maximum nach 1 Stunde). Durch die Nieren wird der größte Teil abgeschieden; kleinste Mengen erscheinen im Speichel und in der Milch. Die Ausscheidung im Harn erstreckt sich über mehrere Tage. Bei wiederholter Aufnahme Anhäufung und Gefahr der Vergiftung, besonders bei Nierenstörungen.

Als Vergiftungszeichen bei längerer Einwirkung großer Dosen, gelegentlich bei disponierten Menschen als Ausdruck der Idiosynkrasie schon nach kleinsten Mengen, Erscheinungen des sog. Jodismus: Schnupfen, Conjunctivitis, Laryngitis, Bronchitis, Magendarmstörungen, Exantheme und Acne, in seltenen Fällen Glottisödem. In Einzelfällen auch Hyperthyreoidismus (Jodbasedow). Bei chronischer Vergiftung treten Verdauungsstörungen, Abmagerung, allgemeine Muskelschwäche ein. Die Haut wird trocken und eigentümlich graufahl, die Speichelsekretion vermindert; Zittern der Hände, Dyspnöe und Palpitatio cordis; der Puls ist klein, weich, frequent, die Stimmung niedergeschlagen und der Patient von nervöser Unruhe gequält (Jodkachexie).

Die Symptome des Jodismus schwinden nach Aussetzen der Jodide, treten aber nach erneutem Gebrauch leicht wieder auf. Am besten ist es, mit kleinen Dosen zu beginnen, die allmählich gesteigert werden. Die Erscheinungen des Jodismus, besonders der Jodschnupfen, werden zuweilen dadurch verhindert, daß man das Jodpräparat in Milch oder mit Natr. bicarb. zusammen einnimmt oder durch vorangeschickte kleine Gaben von Atropin oder Belladonna. Zur Heilung des Jodismus wird Sulfanilsäure (s. S. 98) empfohlen (5 : 200). Doch ist die Wirkung ganz unsicher.

Jod, Jodide, sonstige Jodverbindungen einschl. Jodoform und Jodoformersatzmittel.

Jodum. Germ., Am., Austr., Belg., Brit., Dan., Helv., Jap., Ross., Norv., Suec. **Jodium.** Nederl. **Iode sublimé.** Gall. **Jodo.** Ital. Jod J[1]). At.-Gew. 127. Mindestgehalt 99%. Schwarzgraue, metallisch glänzende, trockene, rhombische, eigenartig riechende Tafeln oder Blättchen, beim Erhitzen violette Dämpfe entwickelnd, in der Wärme sich völlig verflüchtigend, l. in Wa. (4000), Alk. (9), Glyc. (200), reichlich in Ae. oder wäßriger Kaliumjodidlösung mit brauner bis rotbrauner, in Chl. oder Schwefelkohlenstoff mit violetter Farbe. Rein, insbesondere frei von Cyan, höchstens Spuren Chlor enthaltend. Vorsichtig aufzubewahren[2]). Stärkelösung wird durch wäßrige Jodlösung blau gefärbt; die blaue Farbe verschwindet vorübergehend beim Erhitzen. — 1,0 0,20 RM.

Durchschnittl. Dosis: 0,01 (Am.).

---

[1]) Im Meerwasser zu etwa 0,001% neben etwa 0,012% Brom (s. Ol. Jec. aselli, S. 461). Jod wird vorwiegend aus den Mutterlaugen des Chilesalpeters gewonnen (Jodum resublimatum). Schmilzt bei 114° und siedet bei 184°. Jod färbt Haut und Papier braun (Hautflecken durch Natriumthiosulfat zu beseitigen).

[2]) In gut schließenden Glasstöpselflaschen, kühl und von anderen Stoffen getrennt.

Größte Einzelgabe: 0,02 Belg., Helv., Jap., Nederl., Ross., Internat. Vorschl.,
dagegen Austr., Ital. **0,03**, Norv. **0,05.**

Größte Tagesgabe: 0,06 Belg., Helv., Jap., Nederl., Ross., Internat. Vorschl.,
dagegen Austr., Ital. **0,1**, Norv. **0,2.**

Innerlich, in spirituöser Lösung als Jodtinktur oder durch Zusatz der
2—5fachen Menge von Kalium jodatum in wäßrige Lösung (Lugolsche
Lösung) gebracht, selten gebraucht, wirkt wie die Jodsalze.

Äußerlich, meist als 7proz. spirituöse Lösung als Tinctura Jodi (s. u.)
oder als sog. Lugolsche Lösung (Jodi 1,0, Kal. jodati 2,0, Aq. ad 100) in zunehmender Menge zur Einspritzung in Hydrocelen, Abscesse, entzündete Gelenke (cave Wundhöhlen, Uterushöhle!) oder als sog. Mandlsche Lösung
(Jodi 1,0, Kal. jodati 4,0, Glycerin ad 40,0) zur Rachenpinselung bei Pharyngitis, sowie in entsprechender Verdünnung zu Mund- und Gurgelwässern und
zu Augenwaschungen. Als sog. Preglsche Lösung (auch Presojod genannt)
mit 0,04% J, dazu Natriumhypojodit und -hypojodat (die genaue Zusammensetzung ist nicht bekannt) als kräftiges Antisepticum, welches freie Jod-Ionen
abspaltet, zur Wundbehandlung, Blasen- und Pleuraspülung, auch zur intravenösen Injektion verdünnter Lösungen bei Sepsis.

Zu Salben 0,5—5,0 auf 100 Vaselin, Lanolin oder Vasogen, meist unter
Zusatz von Jodkalium als örtlich wirkendes Resorbens bei Drüsenschwellung
und Gelenkentzündung sowie bei chronisch entzündlichen Ergüssen (Peritonitis, Pleuritis, auch zur Anregung und Regulierung der Schilddrüsenfunktion,
insbesondere bei einfacher Struma in versuchsweisen, vorsichtigen örtlichen
Einreibungen. Zu Seifen (7% mit Schmierseife).

850. Rp. Jodi 0,5
    Kalii jodati 1,0
    Aq. dest. 50,0.
M. D. S. 2stündl. 5 Tr. (auf 10—15 zu
steigern) mit Wasser zu nehmen. (Bei
Arteriosklerose.)

851. Rp. Jodi 0,5
    Kalii jodati 2,5
    Aq. dest. 2,0
    Vasel. flav. ad 25,0.
M. f. ungt. Äußerlich. Unguentum Jodi.
F. M. B. 1,08 RM. o. G.

852. Rp. Jodi 0,5
    Olei Jecoris Aselli 100,0.
M. D. S. Morgens und abends 1—2 Teelöffel voll zu nehmen. (Bei Rachitis und
exsudativer Diathese.)

853. Rp. Jodi 5,0
    Kalii jodati 2,0
    Glycerini 1,0
    Spiritus diluti 40,0.
M. f. Liniment. D. S. Zum Einreiben.
Linimentum Jodi.

854. Rp. Jodi
    Kalii jodati ana 5,0
    Glycerini 10,0.
M. D. S. Zum Verbande. (Bei Lupus, sekundären syphilitischen Geschwüren;
die Jodlösung wird aufgestrichen, mit
dünnen Guttaperchaplatten bedeckt, die
nach 24 Stunden abgenommen und durch
kalte Umschläge ersetzt werden.) Jod-
glycerin.

855. Rp. Jodi 1,0
    Kalii jodati 2,5
    solve in
    Aq. dest. 150,0
    adde
    Spir. dil. 30,0.
M. D. Bei Pruritus perinealis zweistündlich mittels eines Schwämmchens anzuwenden; bei Pruritus vulvae um das
Vierfache zu verdünnen.

856. Rp. Jodi 0,6
    Kalii jodati 2,0
    Lanolin ad 50,0.
M. f. ungt. D. (Bei Frostbeulen.)

857. Rp. Jodi 0,5
    Collodii 25,0.
M. D. S. (Zum Bestreichen der Frostbeulen.)

858. Rp. Jodi 1,0—1,5
  Kalii jodati 2,0—3,0
  Ungt. simpl. 15,0.
M. f. ungt. (Zur Einreibung bei Drüsen-
anschwellungen.)

859. Rp. Jodi
  Kalii jodati ana 0,5—1,0
  Empl. saponati q. s. ad 50,0.
M. f. emplastr. (Bei syphilitischen Haut-
affektionen.)

860. Rp. Jodi 10,0
  Vasoliment. 90,0.
M. D. S. Äußerlich. Vasolimentum
jodatum 10%. Ergb.
(Enthält mindestens 4% Jod.)

Cave: Ätzalkalien und deren Carbonate (Kal.-, Natr.-Carbonat), Alkaloide, Metallsalze, Gerbstoffe, Gummi, Stärke und organische Stoffe überhaupt.

Liquor Jodi compositus. Am. **Solutio Lugoli.** Nederl. Am. Jodum (5) und Kal. jodat. (10) ad 100 ccm Aq. Nederl. 0,5 J und 1,0 KJ ad 250. Muß enthalten 4,8—5,2 J und 9,8—10,2 KJ (Am.). — Verd. Lugolsche Lösung (Germ. Reagens: 1,0 J und 2,0 KJ, ad 300 Aq.). — 10,0 0,15 RM.

Tinctura Jodi. Germ., Am., Austr., Belg. (J. T.), Helv., Jap., Ross. **Tinct. Jodi fortis.** Brit. **Solutio Jodii spirituosa.** Nederl. **Sol. Jodi spir.** Internat. Vorschl. **Solutio Jodi concentrata.** Dan., Norv. **Spiritus Jodi fortis.** Suec. **Teinture d'Iode officinale.** Gall. **Soluzione alcoolica di Jodio.** Ital. Jodtinktur. Gehalt 6,8—7% freies Jod (J) und 2,8—3% Kaliumjodid. Dunkelrotbraune, nach Jod riechende, ohne Erwärmen hergestellte Lösung des Jods und des Kaliumjodids in Alkohol. Dichte 0,898—0,902. Frei von Methylalkohol und Aceton. Vor Licht geschützt und vorsichtig aufzubewahren. Diese Vorschrift gewährleistet eine bessere Haltbarkeit der Jodtinktur als die Vorschrift der Germ. V. (1 T. Jod, 9 T. Alk.)

Mit J bereitet: Austr., Belg., Dan., Helv., Ital., Norv., Ross. Mit J und KJ bereitet: Germ., Am., Brit., Jap., Suec., Gall. Mit J und NaJ bereitet: Nederl. Gehalt: Germ. 6,8—7,0 J, 2,8—3,0 KJ. Am. 6,5—7,5 J, 4,5—5,5 KJ. Internat. Vorschl. 6,5 J, 2,5 KJ (oder entspr. NaJ) und 91 g Alk. (90 Vol.-%). Jap. etwa 7% J. Suec. 9,4—10% J. Belg. 9,4% J. Helv. 9,38% J. Gall. 6,35—6,66% J. Austr., Brit., Dan., Ital., Nederl., Norv., Ross. etwa 10% J.

60 Tr. = 1 g — 10,0 0,30 RM. Tct. Jod. fortior (11% mit abs. Alk.) 0,40 RM.

Durchschnittl. Dosis: 0,1 ccm (Am.).

Größte Einzelgabe: 0,2, ebenso Belg., Helv., Ital., Jap., Norv., Internat. Vorschl., dagegen 0,12 Nederl., 0,3 Austr.

Größte Tagesgabe: 0,6, ebenso Ital., Jap., Nederl., Internat. Vorschl., dagegen 0,5 Norv., 1,0 Austr.

An Tinkturen mit geringerem J-Gehalt führen: Brit. Tinctura Jodi mitis mit etwa 2,5% J; Dan., Norv. Solutio Jodi spirituosa mit 5% J; Jap. Tinctura Jodi diluta mit etwa 3,5% J; Suec. Spiritus Jodi mit 4,6—5,1% J.

Therapeut. Dosen: 0,12—0,3 ccm (Brit.).

Größte Einzel- und Tagesgabe: 0,4—1,0 (Norv.).

Innerlich zu 0,1—0,2—0,3 mehrmals täglich in Tropfen (2—4—6 Tr., am besten in einhüllendem Vehikel, Tragantschleim oder Sirup), bei Reizerbrechen, besonders der Schwangeren. Gelegentlich auch bei den Indikationen der Jodide. Neuerdings 1 Tr. in einem Weingl. Wa. bei Schnupfen empfohlen.

Äußerlich zur Einpinselung der Haut zur vollkommenen Desinfektion, nach vorheriger Rasierung, Abseifung und Entfettung durch Äther oder Benzin. Eines der wichtigsten Mittel für die kleine Wundbehandlung. Jodbestreichung der Haut dient auch zur Bekämpfung tiefliegender Entzündung (Pleuritis, Peritonitis, Perikarditis, Gelenkentzündung, Ischias), auch zur Beeinflussung des Erysipels, zur Beseitigung von Pilzaffektionen der Haut (Trichophytie, Pityriasis versicolor, Sycosis). In der Augenheilkunde gegen Ulcus corneae serpens und andere Hornhautaffektionen; zur abortiven Behandlung des Panaritium; von Fissuren am Mundwinkel. Bepinselung des Zahnfleisches bei Wurzelhautentzündung der Zähne, Alveolarpyorrhöe. Zu Einspritzungen rein oder mit 2—5—10 T. einer 1proz. Solutio Kalii jodati verdünnt, bei Hydrocele, Fistelgeschwüren, in Absceß- usw. Höhlen; zur Ätzung granulierender Wunden.

861. Rp. Tinct. Jodi
　　　　Chloroformii ana 5,0.
M. D. S. 2—3stündl. 5 Tr. in etwas Wasser. (Gegen Erbrechen und Gastralgie.)

862. Rp. Kalii jodati 5,0
　　　　Tinct. Jodi 20,0
　　　　Aq. dest. ad 200,0.
M. D. S. Äußerlich. 1 Eßlöffel voll auf 1 l Wasser. Solutio Jodi Lugol.
F. M. B. (1,84 RM. o. G.)

863. Rp. Tinct. Jodi
　　　　Tinct. Gallarum ana 10,0.
M. D. S. Zum Bepinseln der äußeren Haut 2—4—6mal tägl. (Bei Entzündungen in der Nähe, z. B. der Drüsen, Muskeln, Knochen, Gelenke usw.)

864. Rp. Tinct. Jodi 2,0
　　　　Acidi carbolici 1,0
　　　　Acidi tannici 2,0
　　　　Adipis Lanae 30,0.
M. f. ungt. D. S. Äußerlich. (Bei Frostbeulen.)

865. Rp. Tinct. Jodi
　　　　Acidi tannici ana 40,0
　　　　Glycerini 150,0
　　　　Fiat solut. filtr.
S. Zu 6—8 Wochen dauernder Tamponade der Vaginalportion.

866. Rp. Tinct. Jodi
　　　　Olei Terebinthinae ana 1,0
　　　　Collodii 10,0.
M. D. S. 2mal tägl. aufzupinseln. (Gegen Frostbeulen.)

Cave: Zum Verdünnen der Jodtinktur Wasser oder wäßrige Lösungen (ausgenommen Jodkaliumlösungen)!

Tinctura Jodi decolorata. Germ. I., Ergb. Farblose Jodtinktur. Jod (10), Natr. thiosulf. (10), Aqu. (10), Liqu. Ammon. caust. (15), Spirit. (75). Klare, farblose, etwas ammoniakalisch riechende Tinktur vom spez. Gew. 0,94—0,945. — 10,0 0,25 RM.

Amylum jodatum. Amylum cum Jodo. Suec. Joduretum Amyli. Jodstärkemehl. Dunkelblaues Pulver, bereitet aus einer Lösung von 5 T. Jod in 60 T. Weingeist und 100 T. Weizenstärke. Suec. Amyl. tritici (95), Jod (5), Äther (25).

Innerlich 0,5—2,5 täglich mehrmals in Pulvern.

Äußerlich als Salbe 1,0:10,0 Lanolin an Stelle von Jodtinkturpinselungen empfohlen, nicht eingebürgert.

Jodbenzin. 0,1% Jod enthaltendes Benzin.

Äußerlich zur Hände- und Hautdesinfektion.

Jodide (Salze der Alkalien und alkalischen Erden).

Ammonium jodatum. Ergb., Helv. **Iodure d'Ammonium.** Gall. Ammoniumjodid. NH$_4$J. Mol.-Gew. 144,96. Trockenes, weißes, bald gelblich werdendes, geruchloses oder schwach nach Ammoniak riechendes, schwach salzig schmeckendes Pulver, das an der Luft feucht wird und beim Erhitzen ohne zu schmelzen rückstandslos flüchtig ist. In Wa. (1) und in Alk. (9) l. — 1,0 0,20 RM.

Innerlich 0,1—0,25—0,6 in Solution mit Zusatz von einigen Tropfen Liq. Ammon. anisat. und starkem Zusatz von einfachem Sirup, beides um die Zersetzbarkeit zu vermindern. Als Antisyphiliticum wie Kaliumjodid, ohne Vorzüge vor demselben. Nicht zu empfehlen.

30*

Calcium jodatum. Ergb. Calciumjodid. CaJ_2. Weißes oder gelblich-weißes, sehr hygroskopisches, leicht in Wa. und Alk. l. Pulver. — 1,0 0,20 RM.

Innerlich in Lösung 5 : 100, kaffeelöffelweise, mehrmals täglich. Neuerdings, um die Wirkung der Jod- und Calcium-Ionen zu vereinigen, bei exsudativer Diathese und Spasmophilie der Kinder angewandt, auch bei Bronchialasthma.

Jodcalciumdiuretin s. unter Theobromin S. 707.

Kalium jodatum. Germ., Austr., Belg., Helv., Jap., Ross. **Jodetum kalicum.** Dan., Nederl., Norv. **Kalii Jodidum.** Suec. **Potassii Jodidum.** Am., Brit. **Potassium (Iodure de).** Gall. **Joduro di Potassio.** Ital. Kaliumjodid. Jodkalium. KJ. Farblose, würfelförmige, an der Luft nicht feucht werdende, scharf salzig und schwach bitter schmeckende Krystalle, in Wa. (0,75), Alk. (12) l. Rein, insbesondere frei von Alkalicarbonaten, Jods., Cyanwasserstoffs., Bromwasserstoffs. und Schwermetallsalzen (Verunreinigungen infolge seiner Herstellung). Vorsichtig aufzubewahren. Gehalt 76,5% J. — 10,0 1,25 RM.

Therapeut. Dosen: 0,3—1,2 (Brit.). Durchschnittl. Dosis: 0,3, 2,0 (antiluetisch) (Am.).

Innerlich zu 2,0—5,0 täglich in Lösung (als Geschmackskorrigens Aq. Menth. pip. oder einige Tropfen Spirit. Menthae oder Selterswasser oder in Milch), bei der tertiären Syphilis in ihren verschiedenen Manifestationen (Gehirn- und Rückenmarkslues, Endaortitis luetica, Lungenerkrankungen, Leberlues, Knochenaffektionen, Gummata, Ekthyma, Rupia usw. Das syphilitische Fieber fällt nach großen Dosen Jodkalium bald ab). Bei arteriosklerotischen Prozessen, bei Aortenaneurysma, deformierenden Gelenksentzündungen, Lebercirrhose, Psoriasis empfohlen und, soweit diesen Affektionen Syphilis zugrunde liegt, oft von sehr gutem Erfolg. Bei chronischem Bronchialasthma in täglichen Dosen von 3—5 g (im ganzen 100 g) oft von heilender Wirkung. Häufig auch von gutem Erfolg bei Aktinomykose, Quecksilber- und Bleivergiftungen. — In mittleren Dosen (tägl. 2—3mal je 0,1—0,5 g) als Resorbens bei Exsudaten, chronischen Gelenkaffektionen, exsudativer Diathese, zur Anregung der Sekretion bei Katarrhen, besonders bei chronischer Bronchitis. — In kleinen Dosen (0,01—0,05 mehrmals täglich) zur Herabsetzung des pathologisch erhöhten Blutdrucks besonders bei Arteriosklerose. Ob der arteriosklerotische Prozeß selbst beeinflußt wird, ist unsicher. Häufig werden die mittleren und kleinen Jodgaben vorteilhaft zusammen mit Kalium bromatum gegeben. Kleine Dosen werden auch bei Struma oft mit Erfolg verordnet; doch macht die Gefahr des Hyperthyreoidismus sorgfältige Überwachung notwendig. In ganz seltenen Fällen erweisen sich kleinste Dosen bei Mb. Basedow heilend. — Allerkleinste Dosen (tägl. 1—10 γ = 0,001—0,01 mg) dienen der Kropfprophylaxe in Kropfgegenden (jodiertes Kochsalz [Vollsalz] mit 0,5 mg in 1 kg). Über das Auftreten von Jodismus s. oben.

Äußerlich zu intravenösen Injektionen (10 : 100) bei schweren Erscheinungen tertiärer Lues, auch bei schwerem Bronchialasthma; zu Mund- und Gurgelwässern 1,0—3,0 auf 100,0, Inhalationen in zerstäubter Lösung (0,5—1,0—2,5 auf 500,0 Wasser), Klistieren 1,0—5,0 zu 100,0—200,0, bzw. Suppositorien zu 1,0—2,0, wenn der Magen das Medikament nicht verträgt;

469

Rp. 867—880 (Jodide) Kalium jodatum — Ungt. Kalii jodati

zu Einreibungen und Waschungen (s. Jod), Augenwässern 0,03—0,1 auf 10,0 (mit Zusatz von Natr. bicarbon.: bei Cornealtrübungen), Salben 1—10 auf 25 Vaseline, Lanolin oder Fett (vgl. oben), Augensalben 0,3—1,0 auf 10,0, Pflastern 1—5 auf 25.

867. Rp. Kalii jodati 10,0
  Aq. Menthae piperitae 30,0
  Aq. dest. ad 200,0.
D. S. 3—4mal tägl. 1 Eßlöffel. (Bei Syphilis, Asthma, Aktinomykose.)

869. Rp. Kalii jodati 4,0
  Aq. dest. 20,0.
D. S. Tägl. 3mal 10 Tr. zu nehmen, allmählich bis auf 40 Tr. zu steigen.

871. Rp. Kalii jodati 2,0
  Sir. Aurantii corticis ad 200,0.
D. S. Eßlöffelweise. Sir. Kalii jodati.

873. Rp. Kal. jodati 5,0
  Inf. Ipecac. 0,5:175,0.
  Sir. simpl. ad 200,0
M. D. S. 3mal tägl. 1 Eßlöffel (Chron. Bronchitis.)

875. Rp. Kalii jodati 5,0
  Inf. foliorum Salviae ad 200,0.
D. S. Gurgelwasser. (Bei Angina syphilitica.)

877. Rp. Kalii jodati 4,5
  Kalii bromati 3,5—4,5
  (Extr. Belladonnae 0,3)
  Aq. dest. ad 200,0.
M. D. S. Eßlöffelweise mit 50,0—200,0 lauwarmem Wasser verdünnt zum Klistier; anfangs 1mal, später 2mal tägl.

879. Rp. Kalii jodati 5,0
  Liq. Ammonii caustici 2,0
  Spiritus diluti 60,0.
M. D. S. Zur Einreibung. (Bei Kropf.)

868. Rp. Kalii jodati 20,0
  Amyli 5,0
  Sir. simpl. q. s.
ut f. pil. Nr. C. Kalii jodati pilulae. Belg.

870. Rp. Kalii jodati 2,0
  Aq. dest. 1,0
  Adipis suilli 2,0
  Adipis Lanae c. aq. 15,0.
M. f. ungt. D. S. Jodkalium-Salbe. Lanolimentum Kalii jodati.

872. Rp. Kalii jodati 5,0
  solve in Aq. dest. adde
  Olei Olivarum 25,0
  Olei Cacao leni calore liquefacti et semirefrigerati 10,0.
M. f. ungt. D. S. Zum Einreiben. (Bei Kropf.)

874. Rp. Kalii jodati 0,25
  solve in Aq. dest. adde
  Ungt. Cerei 4,0—6,0.
D. S. Täglich eine Erbse groß einzureiben. (Bei Chalazeon.)

876. Rp. Kalii jodati 10,0
  Vaselini (vel Lanolini) 50,0.
M. f. ungt. S. Starke Jodkaliumsalbe.

878. Rp. Kalii jodati
  Kalii bromati ana 0,25
  (Extr. Belladonnae 0,01—0,03)
  Olei Cacao 1,5.
M. f. supposit. Dent. dos. X. S. Tägl. 1—2 Stück einzuführen.

880. Rp. Kalii jodati 0,2
  Aq. Rosarum 50,0.
D. S. Augenwasser. (Bei skrofulöser Ophthalmie.)

Cave: Chlorsaure und jodsaure Salze, Säuren, Metallsalze. In wäßriger Lösung am besten ohne jeden Zusatz zu verordnen. In Salbengemischen mit tierischen Fetten wird es in kurzer Zeit unter Abspaltung von freiem Jod (Braunfärbung) zerlegt. Ein Zusatz von etwas Natriumthiosulfat verhindert diesen Vorgang. (Vgl. Unguentum Kalii jodati.)

Unguentum Kalii jodati. Germ., Austr., Helv., Jap., Ross. **Unguentum Jodeti kalici.** Nederl. **Unguentum Potassii Jodidi.** Brit. **Pommade d'Iodure de Potassium.** Gall. **Unguento con Joduro di Potassio.** Ital. Kaliumjodidsalbe. Jodkaliumsalbe. Weiß, aus 20 T. Kaliumjodid, 0,25 T. Natriumthiosulfat (zur Bindung durch Oxydation etwa ausgeschiedenen Jods), 15 T. Wasser und 165 T. Schweineschmalz bereitet. — 10,0 0,20 RM. — Die Präparate der übrigen Pharm. mit gleichem Kaliumjodidgehalt. Brit. läßt statt Natriumthiosulfat Kaliumcarbonat (0,6 : 100) zusetzen. Nederl. läßt die Salbe ohne Thiosulfatzusatz nur auf Verordnung bereiten. Auch Ital. frische Anfertigung der Salbe.

Mit freiem Jod zusammen verordnete Kaliumjodidsalbe ist ohne Natriumthiosulfat frisch zu bereiten.

Äußerlich als Einreibung und Verbandsalbe namentlich zur Verteilung von Drüsengeschwülsten sowie zur versuchsweisen vorsichtigen Kropfbehandlung. 1 Linse bis 1 Bohne groß 2—3mal tägl. einzureiben; oft noch durch einen Zusatz von Jod (0,1—0,5 auf 10,0) verstärkt (Ungt. Kalii jodati cum Jodo).

Unguentum Kalii jodati cum Jodo. Ergb. **Unguentum Jodii.** Nederl. **Unguentum Jodi.** Am., Brit. **Pommade d'Iodure de Potassium iodée.** Gall. **Unguento con Joduro di Potassio e Jodio.** Ital. — Jodhaltige Kaliumjodidsalbe. Braune Salbe, die nach Ergb. aus 1 T. Jod, 10 T. Kaliumjodid, 9 T. Wa. und 80 T. Schweineschmalz jedesmal frisch bereitet wird. Die Pharm. haben in 100 T. Salbe abweichenden Gehalt an Jod und Kaliumjodid: Am., Brit. je 4 T. J und KJ, Gall., Ital. 2 T. J, 10 T. KJ, Nederl. 2 T. J und 3 T. KJ. Ital. und Nederl. verlangen jedesmalige frische Anfertigung.

Äußerlich als Einreibung bei Drüsengeschwülsten, sowie zur versuchsweisen vorsichtigen Behandlung von Strumen besonders im kindlichen Alter.

Natrium jodatum. Germ., Austr., Belg., Helv., Jap., Ross. **Jodetum natricum.** Dan., Nederl., Norv. **Natrii Jodidum.** Suec. **Sodii Jodidum.** Am., Brit. **Sodium (Iodure de).** Gall. **Joduro di Sodio.** Ital. Natriumjodid. Jodnatrium. NaJ. Mol.-Gew. 150. Weißes, krystallinisches, an der Luft feucht werdendes Pulver, in Wa. (0,6), Alk. (3) l. Rein, insbesondere frei von Jods., Cyanwasserstoffs., Bromwasserstoffs., Thioschwefels., Alkalicarbonaten und Schwermetallsalzen. Höchstens 5% (Am. und Nederl. 1) Wa. enthaltend. In gut verschlossenen Gefäßen und vorsichtig aufzubewahren. Gehalt 80% Jod. — 1,0 0,20 RM. 10,0 1,45 RM.

Therapeut. Dosen: 0,3—1,2 (Brit.). Durchschnittl. Dosis: 0,3, 2,0 (antiluetisch) (Am.).

Innerlich wie Kalium jodatum; besonders bei Herzkranken angewandt, auf Grund der unbewiesenen Voraussetzung, daß das Kaliumion schädlich sein könnte; auch bei Natrium jodatum kann die gleichzeitige Verordnung des Bromsalzes (Natr. bromat.) nützlich sein.

Strontium jodatum. Strontiumjodid. $SrJ_2 + 6 H_2O$. Farblose, durchsichtige, hexagonale, zerfließliche, geruchlose, bitterlich salzig schmeckende Krystalle, sich an Luft und Licht leicht zersetzend; sehr leicht l. in Wa. und Alk., sehr wenig l. in Ae. — 1,0 0,20 RM.

Innerlich vereinzelt zu 0,5—1,0 mehrmals täglich an Stelle von Kalium jodatum empfohlen, doch ohne nachweisbaren Vorzug.

Organische Jodpräparate.

Das oft störende Auftreten der Erscheinungen von Jodismus nach Einnahme von anorganischen Jodsalzen führte zur Darstellung organischer Jodverbindungen, welche das Jod fester gebunden (als komplexes Ion) halten und angeblich schwerer und langsamer im Organismus abgeben. Auch wurde von solchen organischen Jodverbindungen, in denen das Jod an Fettsäure gebunden war, eine größere Verwandtschaft zu den Lipoidverbindungen der Zellen, insbesondere des Nervensystems erwartet, und daß es stärker zurückgehalten und länger gespeichert würde als das schnell durchgehende Jodkalium. Nicht wenig hat zur Popularisierung der organischen Jodverbindungen beigetragen, daß das erste derartige Präparat, das Sajodin, von keinem Geringern als Emil Fischer dargestellt und seinerzeit von dem hervorragenden Praktiker Renvers als besonders wirksam empfohlen wurde. — Heut läßt sich mit Bestimmtheit sagen, daß Jodismus durch die organischen Jodverbindungen nur in dem Maße vermindert wird, als ihrem geringen Jodgehalt entspricht; eine bessere Wirkung infolge der Fettsäurebindung ist nicht erweislich. Sofern die therapeutische Indikation große Joddosen verlangt, sind die organischen Präparate ungeeignet; für das langdauernde Einnehmen kleiner Gaben empfehlen sich die organischen Verbindungen, insbesondere weil sie in Tablettenform angeboten werden, vielleicht auch wegen der längeren Zurückhaltung; doch ist hier ihr relativ hoher Preis zu bedenken; einige Verbindungen sind zu Subcutaninjektionen gut anzuwenden (Alival, Jodisan), einige eignen sich zur percutanen Einreibung (Jothion).

Alival (E. W.). Joddihydrooxypropan. Farblose Krystalle, leichtl. in Wa., Alk. und Ae. Schmp. 48—49°. J-Gehalt 63%. — 1,0 0,70 RM.

O. P. 20 Tabl. (0,3) 2,65 RM. 5 Amp. (2 ccm, 33%) 2,40 RM.

CH_2J

$CH(OH)$

$CH_2(OH)$

Innerlich (1915) in Tabletten zu 0,3 g mehrmals täglich.

Äußerlich zur intramuskulären Injektion, Alival 20,0 Aq. dest. 10,0 je 1 ccm oder in fertigen Ampullen. Auch in Suppositorien zu 1 g. Als Salbe 10—25%.

Dijodyl (E. W.). Ergb. Ricinstearolsäuredijodid. Farblose Krystalle, in Wa. unl. J-Gehalt 46%. — O. P. 20 Kapseln (0,3) 2,85 RM. 20 Tabl. (0,3) 2,65 RM. 100 Granula (0,5 und 1,0 mg) 0,55 RM.

Innerlich in Tabletten zu 0,3 und 0,15. Auch in kleinsten Tabletten (Kügelchen) zu 0,0065 Dijodyl = 3 mg J oder 0,0025 = 1 mg J oder 0,00125 = $^1/_2$ mg J zur Kropfprophylaxe empfohlen.

Jodipin (E. W.). Jodadditionsprodukt des Sesamöls. J-Gehalt 10, 20 oder 40%. Das 10 bzw. 20proz. Jodipin ist eine gelbe, ölige Flüssigkeit, das 40proz. eine dickliche, zähe, gelblichbraun gefärbte Flüssigkeit von 1,35—1,37 spez. Gew. Unl. in Wa. und Alk., leichtl. in Ae. und Chl. — 1,0 (10proz.) 0,15, (20proz.) 0,20 RM. O. P. 50 Tabl. (0,05 J) 2,90 RM. 10 Amp. (1 ccm, 20%) 3,70 RM.

Innerlich (1897) teelöffelweise, 3—4mal tägl., oder in Tabletten zu 0,5 g mit 40% 20proz. Jodipin je 0,05 J.

Äußerlich zur subcutanen Injektion 1—2 ccm des 20 oder 40proz. Jodipin. Auch zu Klistieren in Mischung des 20proz. Jodipin mit der doppelten Menge Olivenöl, je 10 g, oder in Suppositorien (20%). Neuerdings auch zur intralumbalen, intraoccipitalen, intrabronchialen und intraurethralen Injektion zur Kontrastgebung in der Röntgenphotographie benutzt.

Jod-Elarson (E. W.). Mischpräparat von Elarson (s. S. 185) und Jodkalium. O. P. 60 Tabl. (0,135 g) mit 0,004 Elarson (0,5 mg As) und 0,065 JK 2,75 RM.

Bei inzipienter Arteriosklerose sowie bei Drüsenschwellungen besonders im Kindesalter wegen des gleichzeitigen nervenstärkenden und tonisierenden Einflusses der Arsenverbindung empfohlen. (Seit 1922.)

Jodferratose (E. W.). Liquor ferratini jodati (5%). Mischpräparat von Ferratose (s. S. 387) (0,3% Fe) und 0.3% J. — O. P. Flasche (500) 3,30 RM. Innerlich (1902) in Lösung, eßlöffelweise.

Jodfortan. Jodcalciumharnstoff. — 25 Tabl. (0,1 J) 2,50 RM. K. P. 20 Tabl. 1,90 RM.

Jodglidine. Jod-Pflanzeneiweißpräparat. Bräunliches Pulver, hauptsächlich im Darm gespalten. — O. P. 20 Tabl. (0,05 J) 2,00 RM.

Jodival. (E. W.). **Urea jodisovalerianylica.** α-Monojodisovalerianylharnstoff[1]). Gehalt: 47% J. Weißes, schwach nach Baldrian riechendes krystallinisches Pulver, unl. in Wa., leichtl. in Alk. — 1,0 0,70 RM. O. P. 10 Tabl. (0,3) 1,75 RM.

$$CO\begin{matrix} NH_2 \\ N \begin{matrix} H \\ CO \cdot CHJ \cdot CH \begin{matrix} CH_3 \\ CH_3 \end{matrix} \end{matrix} \end{matrix}$$

Innerlich 3mal tägl. 1 Tablette.

Jodisan (E. W.). 20proz. Lösung des in Wa. leichtl. Hexamethyldiaminoisopropanoldijodid, worin das J an N gebunden ist. — O. P. 10 Amp. (2,2 ccm, je 0,118 J in 1 ccm) 4,65 RM.

$$CH \cdot OH \begin{matrix} -CH_2N(CH_3)_3J \\ -CH_2N(CH_3)_3J \end{matrix}$$

Zur subcutanen, auch intramuskulären Injektion, je 1 ccm. (Seit 1925.)

Jodocalcit. Mischpräparat von Jodeiweiß und Calc. lacticum (0,25). — O. P. 30 Tabl. (dragiert, 5 mg Jod) 1,25 RM. (50 mg J) 2,25 RM.

Innerlich 3mal täglich 1 Tablette.

Jodol (E. W.). Ergb. **Tetraiodo Pirrolo.** Ital. Tetrajodpyrrol. C_4J_4NH. J-Gehalt 89%. Gelbbräunliches, geruch- und geschmackloses Pulver, unl. in Wa. (5000), leichtl. in Alk. (4), Ae. (1) und Öl (15). Schmp. 140°. Beim Erwärmen der Lösungen über 40° spaltet sich Jod ab. — 1,0 0,60 RM. O. P. 25 Tabl. (0,25 mit 0,1 J) 2,25 RM.

Möglichst nicht überschreiten: 0,2 pro dosi, 0,5 pro die! (Ergb.)

Innerlich 3mal täglich 1 Tablette.

Äußerlich (1885) als Jodoformersatz.

Jodomenin. Jodwismuteiweißverbindung, nur in alkal. reag. Flüssigkeiten l. — O. P. 25 Tabl. (1,0, je 0,06 Jodalkali entsprechend) 1,35 RM.

Innerlich 3mal täglich 1 Tablette.

Jodostarin. Dijodstearolsäure. J-Gehalt 47,5%. Weiße, geruchlose und geschmacklose Krystalle, in Wa. unl., in organischen Lösungsmitteln l. Schmp. 47—48°. — O. P. 10 und 20 Tabl. (0,25) 2,25 und 3,90 RM.

Innerlich 3mal täglich 1 Tablette.

Jodtropon. Jodeiweißverbindung. In Tabletten zu 0,025 und 0,05 J, auch in kleinsten Tabletten zu 1 bzw. $^1/_2$ mg. — O. P. 20 Tabl. (0,025 J oder 0,05 J) 1,25 oder 2,05 RM.

Jothionum. Ergb. Dijodhydrooxypropan[2]). $CH_2J \cdot CHOH \cdot CH_2J$. J-Gehalt etwa 80%. Ölige, aromatisch riechende Flüssigkeit, l. in Wa. (80), Glyc. (20), fetten Ölen (2). — Jothionöl. O. P. 10% 25 g 2,75 RM.

Äußerlich (1904) zur Einreibung, mit 2—3facher Menge Olivenöl vermischt, oder mit Lanolin-Vaselin als Salbe, 10—25proz.

---

[1]) Bromural: Brom-isovalerianylharnstoff, s. S. 237.
[2]) S. Alival, S. 471.

Jotifix. Jodeiweißpräparat. — 30 Tabl. (0,05 J) 1,50, 30 Tabl. (0,005 J) 0,55 RM. Innerlich in Tabletten.

Lipojodin. Dijodbrassidinsäureäthylester. J-Gehalt 41%. In Wa. unl. — O. P. 20 Tabl. (0,3 mit 0,12 J) 3,00 RM.

Innerlich in Tabletten.

Projodin. Jod-Milcheiweißpräparat mit 5% Jod. — O. P. 20 Tabl. 1,75 RM. Innerlich. Als Pulver oder in Tabletten.

Sajodin (E. W.). **Ergb. Calcii iodobehenas.** Am. **Sajodin.** Jodbehensaures Calcium (25% J und 4,1% Ca). Weißes, geruch- und geschmackloses Pulver, unl. in Wa., l. in Chl. Am Tageslicht sich oberflächlich gelb färbend. Am. fordert mindestens 23,5% J.

$C_{22}H_{42}JO_2$
$C_{22}H_{42}JO_2$ $\Big\rangle Ca$ — 1,0 0,35 RM. O. P. 20 Tabl. (0,5) 2,20 RM.

Durchschnittl. Dosis: 0,5 (Am.).

Innerlich in Tabletten. Als erstes Präparat der Jodkaliumersatzgruppe (Emil Fischer 1906), von historischer Bedeutung.

Jodoform und -Ersatzmittel.

Jodoformium. Austr., Belg., Dan., Helv., Jap., Norv., Ross., Suec. **Jodoformum.** Am., Brit., Nederl. **Iodoforme.** Gall. **Jodoformio.** Ital. Jodoform[1]). Trijodmethan. CHJ_3. Mol.-Gew. 394. Kleine, glänzende, hexagonale, fettig anzufühlende, durchdringend, etwas safranartig riechende Blättchen oder Tafeln oder krystallinisches Pulver von citronengelber Farbe, mit den Dämpfen sied. Wa. flüchtig, in Wa. unl., l. in Alk. (70), sied. Alk. (10), Ae (10) sowie in Chl., Collodium, schwerl. in fetten Ölen, kaum in Glyc., beim Erhitzen violette Dämpfe entwickelnd. Schmp. etwa 120°. Rein, insbesondere frei von Pikrins. (Verwechslung oder Verfälschung) und Jodwasserstoffs., höchstens 1% Wa. und 0,5% Asche enthaltend. Vor Licht geschützt und vorsichtig aufzubewahren. — 1,0 0,20 RM.

Größte Einzelgabe: 0,2 Belg., Gall., Helv., Ital., Jap., dagegen Norv. **0,1,** Nederl. **0,15** (als Klistier **0,5**).

Größte Tagesgabe: 0,6 Belg., Helv., Jap., Ross., dagegen Austr., Gall., Ital. **1,0,** Norv. **0,5,** Nederl. **0,4** (als Klistier **1,0**).

Um den intensiven und für viele unangenehmen Geruch zu verdecken, sind folgende Zusätze empfohlen worden: Cort. Cinnamom. ceylan. ana, Cumarin (0,5 : 10 Jodoform), Menthol (0,3 : 10), Campher (5 : 10). Besonders gerühmt wird ein Gemisch 1 T. Phenol und 2 T. Ol. Menth. pip. zu 197 T. Jodoform. Die Desodorierungsmittel haben sich nicht bewährt.

Äußerlich als Streupulver auf eiternde und granulierende Wunden, auch Verbrennungswunden, in denen es durch Abspaltung freien Jods bactericid wirkt, im übrigen die Sekretion vermindert und die Granulation befördert, auch die Schmerzen besänftigt. Von besonderer Heilwirkung bei weichem Schanker, heilungfördernd bei tuberkulösen und syphilitischen Geschwüren und Eiterungen. Zur Injektion in tuberkulöse Gelenke und Fisteln in 10proz. Glycerinaufschwemmung. Zur Einblasung in Rachen, Nase, Kehlkopf bei tuberkulösen und luetischen Ulcerationen. Die früher oft empfohlene Injektion in Strumen ist verlassen.

---

[1]) 1882 entdeckt. Schon bei gewöhnlicher Temperatur flüchtig.

In Salben mit Vaselin 1 : 10 bei Brandwunden, Fissuren, Geschwüren, besonders syphilitischen und tuberkulösen, auch bei Hautkrankheiten und Drüsenschwellungen.

Bei Anwendung großer Mengen (Aufpulverung von über 8 g), öfters auch nach kleinen Mengen infolge Idiosynkrasie, kommt es zu Vergiftungserscheinungen: auf der Haut Erytheme, scarlatinaartige Exantheme und Ekzeme, die sich über den ganzen Körper verbreiten; nervöse Allgemeinerscheinungen, in leichteren Fällen Kopfschmerz, Schlaflosigkeit, Erregtheit, in schweren Fällen Sprachstörungen, psychische Störungen (Verfolgungsideen, Delirien, maniakalische Erregung), Albuminurie und Hämaturie, in Einzelfällen Tod durch Herzlähmung.

Gegen die eingetretene Vergiftung gibt es keine wirksamen Mittel. Man entfernt evtl. das noch vorhandene Jodoform von den Wundflächen und gibt reichlich Natrium bicarbonicum, ohne damit wesentlich zu nützen.

881. Rp. Jodoformii 2,5
   Ungt. Glycerini 25,0.
M. f. ungt. (Bei schuppenden Hautausschlägen.)

882. Rp. Jodoformii desodorati 2,0
   Butyri Cacao 30,0.
M. f. bacill., longit. 5 cm, diamet. 4 mm, Nr. V. Zum Einführen in die Harnröhre oder Blase.

883. Rp. Empl. adhaesiv.
   Empl. Plumbi spl. ana 20,0.
   Jodoformii pulv. 10,0.
M. l. a. extend. supra corium. D. S. Starkes Jodoformpflaster.

884. Rp. Jodoformii 4,0
   Balsami peruviani 8,0
   Butyri Cacao
   Cerae albae ana 6,0
   Magnesiae ustae 4,0.
F. l. a. suppos. Nr. XII. S. Nach jedem Stuhlgang ein Zäpfchen. (Bei Hämorrhoiden.)

885. Rp. Olei Sassafras. gtt. I
   Jodoformii pulv. ad 5,0.
M. f. pulv. D. S. Äußerlich. Jodoformium desodoratum. F. M. B. (1,49 RM. o. G.)

886. Rp. Jodoformii
   Acidi borici ana 0,05
   Morphini hydrochlorici 0,01.
M. f. pulv. D. S. Zum Einblasen 1—2mal tägl. (Bei tuberkulösen Geschwüren des Kehlkopfs.)

887. Rp. Jodoformii 1,0
   Acidi tannici 0,1
   Collodii elastici ad 10,0.
D. S. Zum Einpinseln. (Bei Erkrankung der Bindehaut.)

888. Rp. Jodoformii 2,4
   Olei Cacao ad 24,0.
M. f. suppositoria Nr. XII. Suppositoria Jodoformi.   Brit.

889. Rp. Jodoformii 3,0
   Olei Lini 27,0
   Vasolimenti 70,0.
M. D. S. Äußerlich. Vasolimentum Jodoformii 3%.   Ergb.

Bacilli Jodoformii. Ergb. Jodoformstäbchen. Mit Hilfe von 9 T. Kakaobutter und Mandelöl hergestellte, 10 T. Jodoform enthaltende Arzneistäbchen. **Bacilli Jodoformii duri.** Ergb. Mit 5 T. arabischem Gummi, Glyc. und Wa. nach Bedarf hergestellte, 92 T. Jodoform enthaltende Arzneistäbchen. **Bacilli Jodoformii elastici.** Ergb. Aus Leim, Wa. und Glyc. sowie 10% Jodoform hergestellt. — **Crayons d'Iodoforme.** Gall.

Collodium Jodoformii. Ergb., Belg. (J. c.). **Collodium jodoformiatum.** Jap. **Collodion jodoformé.** Gall. **Collodio jodoformizzato.** Ital. Jodoformcollodium. Eine 5proz. (Gall., Jap. 10proz.) Lösung von Jodoform in Collodium elasticum; Ital. 10 T. Jodoform + 10 T. Äther-Alkohol + 80 T. Collodium (Belg. Coll. el.).

Bräunliche, klare, sirupdicke nach Jodoform und Äther riechende Flüssigkeit.
— Form. mag. Berol.: Collodium Jodoformii: Jodoform. 1,5, Collod. elast.
ad 15,0. M.D. Äußerlich. (0,77 RM. o. G.)

Äußerlich aufgepinselt bei Rheumatismus, Orchitis, Erysipel und syphilitischen Hauterkrankungen.

Unguentum Jodoformi. Am., Brit., Nederl. **Pommade d'Iodoforme.** Gall. Jodoform salbe. Gelbe Salbe, 10%, mit Vasel. flav. (Brit. Adeps, Am. Adeps lan. u. Vasel.) bereitet.
Äußerlich als desinfizierende Verbandsalbe.

Jodoformersatzmittel.

Wegen der häufigen Vergiftung, zum Teil auch wegen des durchdringenden Geruchs sind zahlreiche Ersatzmittel eingeführt worden, die bei der Trockenbehandlung granulierender und eitriger Wunden dem Jodoform an Wirksamkeit zum Teil nicht nachstehen; nur die spezifische Wirksamkeit gegenüber dem Ulcus molle, wohl auch die Förderung der Heilung tuberkulöser Eiterungen ist unerreicht. Im folgenden sind die jodhaltigen Jodoformersatzmittel (aromatische Verbindungen mit leicht abspaltbarem Jod) verzeichnet. Außerdem kommen die wismuthaltigen Präparate Dermatol (S. 225), Xeroform (S. 229), Airol (S. 224), Noviform (S. 229) in Frage.

Aristol(E.W.). **Dijoddithymolum.** Ross. **Bijodobithymolum.** Belg. **Thymolis jodidum.** Am. **Aristol.** Ergb. Dijoddithymol. [$C_6H_2(OJ) \cdot CH_3C_3H_7$]$_2$. Rotbraunes, geschmackloses Pulver von schwach würzigem Geruch, unl. in Wa. und Glyc., fast völlig l. in Alk., Ae. und fetten Ölen. J-Gehalt 45%. Durch Licht und Wärme wird ein Teil des Jods leicht abgespalten. — 1,0 0,70 RM. Dijoddithymolum 1,0 0,30 RM.

Äußerlich als Streupulver rein oder mit Borsäure, als 5—10proz. Salbe, als Collodium oder Traumaticin, als Suppositorium. Viel angewendetes Ersatzmittel des Jodoforms, wie dieses in Berührung mit Granulationen und Bakterien freies Jod abspaltend. Es ist zweifelhaft, ob es die Wirksamkeit des Jodoform voll erreicht. Dafür sind aber Vergiftungserscheinungen nicht bekannt geworden. Die spezifische Wirkung auf Ulcus molle und tuberkulöse Eiterungen fehlt.

Ichthoform. Ichthoform. Aus Formaldehyd und Ichthyolsulfosäure hergestelltes schwarzbraunes, fast geruch- und geschmackloses Pulver. — 1,0 0,25 RM. O.P. 25,0 3,00 RM.
Innerlich: 0,3—0,5 3stündlich bei diarrhoischen Zuständen.
Äußerlich als Antisepticum in der Wundbehandlung.

Sozojodolsalze. Salze der Dijodparaphenolsulfosäure s. S. 97. Kalium sozojodolicum, weißes in Wa. schwerl. Pulver. Als Jodoformersatz empfohlen.

890. Rp. Vioformii 4,0(—6,0)
　　　Bismuti subnitrici 9,0
　　　Lanolini 70,0
　　　Olei Olivarum ad 100,0.
D. S. Verbandsalbe bei Pemphigus.

Vioform. Ergb. **Jodchloroxychinolinum.** Helv. **Jodchloro-oxychinolinum.** Nederl. C_9H_5ClJON. Bräunlichgelbes, fast geschmackloses, in Wa. sehr wenig l. Pulver. — O.P. Streudose (3,5 g) 1,05 RM.

Äußerlich als wirksames Jodoformersatzmittel empfohlen.

Yatren. Jodoxychinolinsulfonsäure + 20% Natriumbicarbonat mit etwa 28% J. Gelbes, in kaltem Wa. schwerl. Pulver. — 0,1 0,10 RM. O. P. 10,0 Wundpulver (mit Propäsin)[1] 4,75 RM.

In Substanz als Jodoformersatz verwendet. Die übrigen Indikationen s. S. 734.

---

[1] Paraminobenzoesäurepropylester, vgl. s. S. 321.

Jodsäure. Natrium jodicum. Natriumjodat. Jodsaures Natrium. NaJO₃. Weißes, in Wa.
(120) l. krystallinisches Pulver. — 1,0 0,20 RM. — Bei Verordnungen nicht abkürzen!

Innerlich gegen Asthma 3mal tägl. 0,3—0,4—0,5 in Pillen, auch gegen arteriosklerotische Erkrankung des Herzens und der Gefäße, gegen rheumatische Affektionen,
Neuralgien, periphere neuritische Lähmungen empfohlen.

Äußerlich an Stelle des Jodoforms in der Wundbehandlung als Streupulver, 1 mit
9 Borsäure bei Ulcus molle und syphilitischen Geschwüren, Ulcerationen; bei Nasen- und
Kehlkopfkatarrhen eingeblasen; bei Otitis als Streupulver (1 mit 5 Borsäure); bei trauma-
tischem Katarakt vereinzelt in 1 prom. Lösungen (mit einem Zusatz von Acoin) in Dosen
von 1 ccm unter die Conjunctiva bulbi gespritzt.

Juglans.

Folia Juglandis. Germ., Austr. **Folium Juglandis.** Belg. (J. F.), Helv. W̲a̲l̲n̲u̲ß̲-
b̲l̲ä̲t̲t̲e̲r̲. Die getrockneten grünen, schwach würzig riechenden und etwas k̲r̲a̲t̲z̲e̲n̲d̲
schmeckenden Fiederblättchen der Juglandacee Juglans regia L. Höchster zulässiger
Aschegehalt 10%. Bestandteile: geringe
Mengen ätherisches Öl, Juglon, Inosit, Gerbsäure. — 100,0 0,45 RM.

891. Rp. Foliorum Juglandis
Herbarum Violae tricoloris ana
40,0
Foliorum Sennae 10,0.
Rad. Liquir. 20,0.
M. f. species. D. S. Einen kleinen Eßlöffel voll mit 3 Tassen Wasser auf
2 Tassen einzukochen. (Spec. anti-
scrophulosae.)

Innerlich im Dekokt (5,0—10,0 auf
100), zu S p e z i e s. Volksmittel gegen Skrofulose.

Äußerlich im Dekokt (1 Eßlöffel auf
¼ l) zu leicht adstringierenden Spülungen,
auch zu Waschungen erfrorener Körperteile und nachherigem Einreiben mit Campherspiritus, zu Bädern (500,0).

Extractum Juglandis Foliorum. Ergb. W a l n u ß b l ä t t e r e x t r a k t. Dickes, braunes, in
Wa. trübe l. Extrakt.

Juglandis Extractum fluidum. Belg. Ein wässeriger Auszug aus Walnußblättern,
der bis zum spez. Gew. 1,25 eingeengt und mit dem gleichen Volumen 50 proz. Alk. versetzt ist. Mindestens 20% Trockenrückstand.

Innerlich zu 20—40 Tr. wie Fol. Jugl.

Cortex Fructus Juglandis. Germ. I. Cortex Nucum Juglandis. G r ü n e W a l n u ß -
s c h a l e n. Äußere Schalen der Früchte von Juglans regia. Enthält Gerbsäure und bitteren
Extraktivstoff.

Innerlich in Abkochung 10,0—25,0 auf 150, als Spezies. — Als blutreinigendes
Mittel bei Hautkrankheiten, Syphilis und als Stomachicum im Volke gebräuchlich.

Äußerlich in Abkochung zu U m s c h l ä g e n, V e r b a n d w ä s s e r n, A u g e n w ä s s e r n.
Die frische Cort. Nuc. Jugland. wird im alkoholischen Auszug mit ätherischen Ölen zum
B r a u n f ä r b e n d e r H a a r e verwendet.

Extractum Juglandis Nucum. Ergb. W a l n u ß s c h a l e n e x t r a k t. Dickes, dunkelbraunes in Wa. trübe l. Extrakt.

Zum Haarfärben verwendet.

Juniperus.

Fructus Juniperi. Germ., Austr., Belg. (I. F.), Dan., Helv., Jap., Nederl.,
Ross., Suec. **Genévrier.** Gall. **Ginepro.** Ital. Baccae Juniperi. W̲a̲c̲h̲o̲l̲d̲e̲r̲-
b̲e̲e̲r̲e̲n̲[1]). Mindestgehalt 1% ätherisches Öl. Die getrockneten, reifen,
würzig riechenden, würzig und süß schmeckenden Beerenzapfen der Cupressacee
Juniperus communis L. Höchstens 5% Asche enthaltend. Das Pulver ist braun.
Bestandteil der Species diureticae (s. S. 669). — 100,0 0,35 RM.

---

[1]) Kaddigbeeren.

Innerlich zu 1,0—2,0 mehrmals täglich, im Aufguß (5,0—25,0 auf 100,0, als Diureticum, zuweilen mit Bier oder Wein digeriert), als Species, 1Eßlöffel mit 2 Tassen Wasser aufgegossen.

Äußerlich zu Räucherungen, als Zusatz zu aromatischen Bädern (Infus von 100,0—200,0 auf 1 l Wasser pro balneo).

892. Rp. Fructus Juniperi
    Radicis Levistici
    Radicis Ononidis spinosae
    Herbare Genistae ana 25,0.
M. f. spec. D. S. 2 Eßlöffel zu 6 Tassen
Tee aufzugießen. (Diuretischer Tee.)

893. Rp. Inf. fructus Juniperi (15,0) 180,0
    Liq. Kalii acetici
    Oxymellis Scillae ana 15,0.
M. D. S. 2stündl. 2 Eßlöffel voll. (Als Diureticum, bei Stauungen und serösen Ergüssen.)

Oleum Juniperi. Germ., Am., Austr., Brit., Helv. **Aetheroleum Juniperi.** Norv. **Essence de Genièvre.** Gall. **Essenza di Ginepro.** Ital. Oleum baccarum Juniperi. Wacholderöl. Kaddigbeeröl. Das farblose, blaßgelbliche oder blaßgrünliche, leicht bewegliche, optisch aktive ($\alpha_D^{20°} = -1°$ bis $-15°$), eigenartig riechende, brennend, etwas bitterlich schmeckende, mit Wa. angefeuchtetes Lackmuspapier nicht rötende ätherische Öl der Beeren von Juniperus communis. Dichte 0,856—0,876. Nicht ranzig riechend. Ein Gemisch von verschiedenen Terpenen (Pinen, Cadinen). — 1,0 0,10 RM.

Therap.Dosen: 0,03—0,18ccm (Brit.). Durchschn.Dosis: 0,1ccm (Am.).

Innerlich zu 0,1—0,2 (2—4) Tropfen. Als Carminativum, auch als mildes Diureticum.

Äußerlich zu Einreibungen bei Rheumatismus und Gicht, am besten in Form des Spiritus Juniperi.

894. Rp. Olei Juniperi 2,0
    Spiritus Aetheris nitrosi 10,0
    Tinct. Digitalis 5,0.
M. D. S. 3mal tägl. 30—40 Tr. Tinctura diuretica. F. M. G.

895. Rp. Olei Juniperi 1,0
    Olei Terebinthinae ad 25,0.
M. D. S. Zur Einreibung.

Succus Juniperi inspissatus. Germ., Helv. **Roob Juniperi.** Austr., Nederl. Wacholdermus. Trübe, braun, süß, gewürzhaft schmeckend, durch Digerieren von Wacholderbeeren (1) mit Wa. von 70° (4) und Eindampfen des ausgepreßten Auszugs gewonnen (mit Zuckerzusatz Austr., Helv., Nederl.). Höchstens Spuren Kupfer (bis 12,5 mg in 100 g vom Kupferkessel) enthaltend. Bestandteile: Fruchtzucker (35), Harz (2), ätherisches Öl (0,2). — 100,0 0,60 RM.

Innerlich rein, teelöffelweise; als Zusatz zu diuretischen Mixturen 15,0—25,0 auf 100,0 als Diureticum und Diaphoreticum.

Spiritus Juniperi. Germ., Austr., Helv., Brit. Wacholderspiritus. Wacholdergeist. Durch Lösen von Wacholderöl (3, Brit. 10) in Alk. (747, Brit. 90) und Wa. (250) hergestellt. Klar, farblos, nach Wacholderöl riechend. Dichte 0,877—0,881. — Nach Austr. und Helv. werden 1 T. Wacholderbeeren mit 3 T. Weingeist 24 Stunden maceriert, mit Wasserdampf werden aus dem Gemisch 4 T. abdestilliert[1]). — 100,0 1,00 RM.

Therapeut. Dosen: 0,3—1,2 ccm (Brit.).

Äußerlich zu reizenden Einreibungen.

---

[1]) Zur Vermeidung des Verharzens vor Licht geschützt aufzubewahren.

Lignum Juniperi. Austr. Wacholderholz. Das Holz des Stammes, der Äste und Wurzel von Juniperus communis. Enthält ätherisches Öl und Harz.

Innerlich im Aufguß, im Dekokt 5,0—15,0 auf 100,0 oder in weiniger Maceration. Als Diureticum.

Oleum Juniperi e ligno. Ergb. Wacholderholzöl. Das ätherische Öl des Holzes und der Zweige des Wacholderstrauches wird im Ergb. ersetzt durch ein Gemisch von 9 T. rektifiziertem Terpentinöl und 1 T. Wacholderöl. — Ol. Junip. ligni 10,0 0,15 RM.

Äußerlich zu Einreibungen im Volksgebrauch.

Pix Juniperi, Wacholderteer, s. unter Pix S. 576.

Kaliumsalze s. bei den einzelnen Anionen (Bromide, Jodide usw.).

Omalkanwasser. Eine Lösung von Kaliumbicarbonat, Calcium- und Magnesiumsalzen, durch Übersättigen mit Kohlensäure bereitet.

Innerlich als Kaliumionen zuführende künstliche Salzlösung, z. B. bei Diabetes empfohlen; aber wenig angewendet.

Karamel-Präparate.

Von E. Grafe (1914) ist festgestellt, daß einfaches Erhitzen bis 180° (wodurch Zucker und Stärkemehl karamelisiert werden) den Traubenzucker in eine Modifikation überführt, die der Glykogenisierung auch im diabetischen Organismus zugänglich ist. Die Hauptbestandteile des Karamels sind Anhydride des Zuckers „Glykosane". Karamel wird auch von schweren Diabetikern bis zu 100 g täglich assimiliert, vermindert die Ketonurie und die Acidosis.

Salabrose. Tetraglucosan. Gelblichbraunes, etwas hygroskopisches Pulver, in Wa. l., geruchlos, leicht karamelähnlich schmeckend. — Dose (500 g) 8,50 RM. Sal.-Schokolade 1 Tafel (100 g) 1,60 RM.

Kamala. Austr., Helv., Ital., Jap., Suec. Kamala. Das leichte, weiche, nicht

klebrige, braunrote, mit wenigen graugelben Teilchen durchsetzte, geruch- und geschmacklose pulverförmige Haarkleid [1]) der Früchte der Euphorbiacee Mallotus philippinensis (Lamarck) Mueller Argoviensis, an Alk., Ae., Chl., Kali- oder Natronlauge einen rotgelben Farbstoff abgebend. Rein, insbesondere rotes Sandelholz, Saflor (Verfälschung) nicht und höchstens 6% Asche enthaltend. Der wirksame Bestandteil dieser Haardrüschen ist wahrscheinlich das krystallinische Rottlerin $C_{33}H_{30}O_9$ (?), das ebenso wie die Bestandteile des Filix- und Pannarhizoms und der Kosoblüten zu den Phloroglucinabkömmlingen gehört. — 10,0 0,35 RM.

Innerlich, früher vielfach als Bandwurmmittel bei Kindern angewandt, welches gleichzeitig abführend wirkt; als Pulver zu 10,0—20,0, bei Kindern 1,5—3,0, in Oblaten oder Tabletten oder im Electuarium, morgens in 2 Portionen zu nehmen. Wenig zu empfehlen, da oft durch langes Lagern unwirksam.

896. Rp. Kamala 10,0
Pulpae Tamarindorum depuratae
Sir. simpl. ana 5,0.
M. f. elect. spiss. D. S. Innerhalb 1 Stunde teelöffelweise zu nehmen.

897. Rp. Kamala 3,0
Mell. depurat. 10,0.
M. D. S. Morgens nüchtern in 2 gleichen Portionen in $^1/_4$—$^1/_2$ stünd. Zwischenraum zu nehmen. (Eventuell nach 2 Stunden Laxans.)

Kava-Kava.

Rhizoma Kava-Kava. Ergb. **Kavae Rhizoma.** Brit. Kavakavawurzel. Der geschälte, getrocknete und zerschnittene Wurzelstock der Piperacee Piper methysticum Forster von schwach würzigem Geruch und schwach bitterem, pfefferartigem, seifigem,

---

[1]) Aus Drüsen und Büschelhaaren bestehend.

zusammenziehend kratzendem Geschmack. Enthält nicht näher erforschte Harze und Methysticin und Kavain. Wird in Polynesien zur Bereitung eines berauschenden Getränks verwendet.

Innerlich, gewöhnlich mit anderen, harzartigen Substanzen gemischt, 0,1—0,3 mehrmals täglich, bei chronischer Gonorrhöe und Cystitis.

Extractum Kava-Kava fluidum. Ergb. Extraktum Kavae liquidum. Brit. Kava-kavafluidextract. Mit verdünntem Weingeist aus der Kavakavawurzel hergestelltes braunes, anhaltend balsamisch schmeckendes Fluidextrakt. — 10,0 0,45 RM.

Therapeut. Dosen: 2—4 ccm (Brit.).

Innerlich bei Gonorrhöe und Cystitis, sekretionsbeschränkend und reizmildernd.

Gonosan (E. W.). Kava-Kavaharz (20%) in Ol. Santali (80%). — O. P. 30 Kapseln (0,3) 4,00 RM.

Innerlich 3—5mal täglich 2 Kapseln während der Mahlzeiten oder danach, bei Gonorrhöe.

Keratinum. Keratin Pepsino paratum. Germ. III., Ergb. Cheratina. Ital. Hornstoff. Geschabte Federspulen werden zunächst mit Ae. und Alk. entfettet, dann mit Pepsin und verd. Salzsäure digeriert und endlich in 96 proz. Essigsäure aufgelöst; die essigsaure Lösung wird zum Sirup eingedampft und dann auf Platten aufgestrichen und getrocknet. Bräunlichgelbes Pulver oder Blättchen, ohne Geruch und Geschmack, l. in Eisessig, Alkalien und Ammoniakflüssigkeit, unl. in sonstigen Lösungsmitteln. — 1,0 0,30 RM. Von Unna zum Überziehen von Pillen empfohlen. Die Unlöslichkeit sogenannter Dünndarmkapseln im Magensaft prüfe man, indem man die Kapseln in einer in 100 ccm 10 Tr. Salzsäure und 0,1 g Pepsin enthaltenden wässerigen Flüssigkeit einlegt.

Kino.

Kino. Germ. I., Ergb., Am., Brit., Helv. Gummi Kino. Kino. Erhärteter Saft der Leguminose Pterocarpus Marsupium Roxburgh (Indien, besonders Malabarküste). Dunkelbraunrote bis schwarze glänzende Stücke, geruchlos und zusammenziehend schmeckend, fast vollständig l. in siedendem Wa. und in heißem Alk. Enthält bis 85% Kinogerb-säure (Am. 45% alkoholl. und 80% wasserl. Bestandteile), ferner Kinorot, Brenzkatechin und Kinoin in geringen Mengen. — 10,0 0,25 RM.

Therapeut. Dosen: 0,3—1,2 (Brit.). Durchschnittl. Dosis: 0,5 (Am.).

898. Rp. Kino 7,5
    Opii pulv. 0,5
    Corticis Cinnamomi pulv. 2,0.
M. f. pulv. D. S. Messerspitzenweise 3mal
tägl. Pulvis Kino compositus. Brit.

Innerlich zu 0,3—1,5 mehrmals täglich in Pulvern, Pillen, Lösungen, im Dekokt 5,0—10,0 auf 100,0. Als Adstringens bei chronischer Dysenterie, Darmblutungen, Metrorrhagien, Nachtschweißen der Phthisiker, besonders von englischen Ärzten empfohlen.

Äußerlich in Pulver als Stypticum, zu Zahn- und Streupulvern, das Dekokt zu Umschlägen, Einspritzungen, Pinselsäften, Mund- und Gurgelwässern, die alkoholische Lösung zu Zahntinkturen. In Deutschland kaum in Gebrauch.

Brit. läßt in Indien und anderen östlichen Dominions Ersatz durch Gummi Buteae zu.

Tinctura Kino. Germ. I., Ergb., Am., Brit., Helv. Kinotinktur. Dunkelrotbraun, von herbem, etwas säuerlichem Geschmack, nach Ergb. bereitet mit Alk. 1:5. Ähnlich Helv. Am., Brit. 1:10, letztere mit Zusatz von 15% Glycerin. 60 Tr. = 1 g. — 10,0 0,25 RM.

Therapeut. Dosen: 2—4 ccm (Brit.). Durchschnittl. Dosis: 4 ccm (Am.).

Innerlich und äußerlich wie Tinct. Catechu.

Koso.

Flores Koso. Germ., Austr., Jap. Flos Koso. Helv. Cusso. Brit. Inflorescence femelle de Cousso. **Gall. Fiori di Kousso. Ital.** Kosoblüten. Die nach dem Verblühen gesammelten und getrockneten, rötlichen, weiblichen, schwach, eigenartig riechenden und etwas bitter, kratzend und zusammenziehend schmeckenden Blüten der Rosacee Hagenia abyssinica Gmelin, insbesondere männliche Blüten nicht und höchstens 14% Asche enthaltend. Das Pulver ist graubräunlich. Bestandteile: Gerbstoff, Protokosin, Kosidin und das amorphe Kosotoxin. Letzteres, das sich in Tierversuchen als stark giftig erwiesen hat, scheint der wirksame Bestandteil zu sein. Durch Alkalien wird es gespalten und liefert Kosin und methylierte Phloroglucine (Koussein, ein Gemisch). — 10,0 0,15 RM.

Innerlich als Bandwurmmittel im frischen Präparat (besonders in Abessinien) sehr wirksam, bei uns wegen des zu langen Lagerns wenig zuverlässig. Die Kosotabletten (1 g) sind meist unwirksam. — Auch die Darreichungsweise im Dekokt hat sich nicht bewährt, weil der wirksame Bestandteil (Kosotoxin) im Wa. wenig l. ist. Am besten läßt man 20—30 g in Zuckerwasser mit Rum, Citronensaft oder Rotwein zum Schütteltranke anrühren und — in 2 gleichen Teilen im Zwischenraum von ¹/₂ Stunde — nehmen. Das Mittel macht leicht Erbrechen. Ist 3 Stunden nach dem Einnehmen kein Stuhlgang erfolgt, so gibt man ein Abführmittel (Ricinusöl oder Saint-Germain-Tee [Spec. laxantes]).

899. Rp. Flores Koso 5,0
    Electuar. e Senna 10,0.
S. In 2 gleichen Portionen in ¹/₂ stündigem Zwischenraum nüchtern zu nehmen. Nach 2 Stunden Laxans.

Decoctum Kusso. Apozème de Cousso. Gall. Mischung von Kosopulver (20) und kochendem, dest. Wa. (150).

Innerlich 2stündl. 1 Eßlöffel der Mischung als Adstringens bei Durchfällen.

Kreosot.

Kreosotum. Germ., Austr., Belg., Dan., Helv., Jap., Nederl., Ross. **Creosotum.** Am., Brit. **Créosote officinale.** Gall. **Creosoto.** Ital. Kreosot. Durch Destillation aus Buchenholzteer gewonnene, aus einem Gemisch von Guajacol, Kreosol und Kresolen bestehende, klare, schwach gelbliche, im Sonnenlichte sich nicht bräunende, stark lichtbrechende, ölartige, durchdringend rauchartig riechende und brennend schmeckende Flüssigkeit. Dichte mindestens 1,075, zwischen 200 und 220° größtenteils siedend, bei —20° noch nicht erstarrend, in Ae., Alk., Schwefelkohlenstoff l., beim Erhitzen in Wa. (120) klarl[1]). Diese Lösung trübt sich beim Erkalten und scheidet bei längerem Stehen bisweilen ölartige Tröpfchen ab. Rein, insbesondere frei von Teerölen, Naphthalin und Steinkohlenkreosot (Verfälschung). Vorsichtig aufzubewahren. — 1,0 0,05 RM. 10 Caps. gelat. cum Kreos. (0,05, 0,1, 0,15 und 0,2) et Bals. tolut. 0,45 bis 0,60 RM. 10 Caps. gelat. cum Kreos. (0,05—0,2) et Ol. Amygd. aut Ol. Jec. Asell. 0,30—0,45 RM.

Therapeut. Dosen: 0,06—0,3 ccm (Brit.). Durchschn. Dosis: 0,2 ccm (Am.).

Größte Einzelgabe: 0,5 (ebenso Belg., Dan., Gall., Helv., Nederl., Ital., Jap., Ross.), dagegen Austr. 0,3. Percutan 2,0 (Nederl.).

Größte Tagesgabe: 1,5 (ebenso Belg., Gall., Helv., Ital., Jap., Nederl., Ross.), dagegen Austr., Dan. 2,0. Percutan 2,0 (Nederl.).

Innerlich zu 0,05—0,3 2—3mal tägl., allmählich steigend und oft bis zu viel höheren Dosen bei Lungentuberkulose, in Pillen [gelatinierten, mit Kakao überzogenen oder keratinierten (Pilul. Kreosoti)], Solution, meist mit schleimigen Vehikeln (Aq. Kreosoti), Gallertkapseln. Hebt oft Appetit und

---

[1]) Rötet angefeuchtetes Lackmuspapier schwach.

Nahrungsaufnahme, vermindert oft das Bronchialsekret und den Husten und bewirkt dadurch, in Verbindung mit anderen Medikamenten, Bals. tolutanum, auch Lebertran, oft Gewichtszunahme. Das Medikament wird sehr lange gegeben. Eine wirkliche Heilwirkung auf den tuberkulösen Prozeß ist ausgeschlossen.

Äußerlich in Substanz als Zahnschmerzmittel mittels Watte auf den schmerzhaften Zahn gebracht, als Mundwasser (Aq. Kreosoti mit Aq. dest. ana) oder Zahntinktur 0,5—1,0 auf 10,0; zu Injektionen meistens die Aq. Kreosoti, Einreibungen 0,25—0,75 auf 25,0 Wasser, in Seifen, Salben 0,5—1,5 auf 25,0, als Desinficiens in wässeriger oder spirituöser Lösung; zu Inhalationen (aus Inhalationsröhrchen oder aus einem mit wenigen Tropfen Kreosot befeuchteten Weinglase oder endlich in zerstäubter Form [Aq. Kreosoti]).

900. Rp. Kreosoti 12,0
    Pulv. Radicis Althaeae 6,0
    Succi Liquiritiae dep. q. s.
M. f. pil. Nr. CXX. Consp. Lycop. D. S.
    Morgens und abends 2 Pillen, später stei-
    gend bis auf 3. (Bei Phthisis pulmonum.)

902. Rp. Kreosoti 12,0
    Chinini hydrochlorici
    Ferri reducti ana 5,0
    Extr. Gentianae 2,5.
M. f. op. succ. et pulv. rad. Liq. q. s. pil.
    Nr. CXX. Consp. Cinnam. D. S. Täglich
    5—6 Pillen.

904. Rp. Kreosoti 2,0
    Spiritus e vino ad 100,0.
M. D. S. Teelöffelweise steig. Mengen in
    Schleim zu geben. Spiritus Kreosoti.
                                    F. M. G.

906. Rp. Kreosoti 6,0
    Tinct. Gentianae 24,0.
M. D. S. 2—3mal tägl. 5—20 Tr. (5 Tr.
    enthalten 0,06 Kreosot). In Schleim oder
    Zuckerwasser zu nehmen. Tinctura
    Kreosoti. (Bei hartnäckigem Er-
    brechen.) F. M. B. (0,98 RM. o. G.)

901. Rp. Kreosoti 2,0
    Spirit. 9,0
    Sir. simpl. 10,0
    Vin. malac. ad 150,0.
M. D. S. 2 steigend bis 5 Eßlöffel nach den
    Mahlzeiten im Tage zu nehmen. (Bei
    Lungentuberkulose.) Vinum Kreosoti.
                                    F. M. G.

903. Rp. Kreosoti 2,5
    Saccharini 0,1
    Olei Jecoris Aselli ad 200,0.
M. D. S. 1—3 Eßlöffel tägl.

905. Rp. Kreosoti 0,5
    Acidi acetici 5,0
    Aq. dest. 50,0.
M. D. S. 1—2 Teelöffel mit 2—3 Eßlöffeln
    Wasser gemischt aus einem Dampf-
    apparate zu inhalieren. (Bei Bronchitis
    sicca.)

907. Rp. Kreosoti 10,0
    Olei Jecoris Aselli 990,0.
M. D. S. Huile de Foie de Morue
    créosotée.   Gall.

908. Rp. Kreosoti 0,5
    Ungt. simpl. 25,0.
M. f. ungt. (Gegen Pityriasis versicolor.)

Aqua Kreosoti. Germ. I. Kreosotwasser 1%. Trüb, allmählich sich klärend. Nur für den Bedarf frisch zu bereiten!

Innerlich teelöffelweise bei chronischen Bronchitiden, Gangraena pulmonum.

Pilulae Kreosoti. Germ., Austr., Belg., Helv., Jap. **Pilules de Créosote.** Gall. **Pillole di Creosoto.** Ital. Kreosotpillen. Jede Pille enthält 0,05 g Kreosot. Aus 5,0 Kreosot, 9,0 gepulv. Süßholz und 1,0 Glycerinsalbe werden 100 Pillen hergestellt, die mit Ceylonzimtpulver zu bestreuen sind. Ebensoviel Kreosot enthalten die Pillen der Austr., Helv., Ital. und Jap., während Belg. und Gall. Pillen mit 0,1 Kreosot vorschreiben. — 10 Stück 0,15 RM. 10 Pil. Kreos. (0,05 und 0,1) Cacao obductae 0,15 und 0,20 RM. Desgl. Saccharo obd.

Innerlich 3—4mal tägl. 2—4 Pillen bei Tuberkulösen, früher viel verordnet.

Kreosotal (E. W.). Kreosotum carbonicum. Germ., Austr., Belg., Helv., Jap. **Creosoti Carbonas. Am. Carbonas creosoticus.** Norv. **Carbonas Kreosoti.** Nederl. **Kreosotcarbonat. Kreosotal.** (Ein Gemisch der Kohlensäureester der im Kreosot enthaltenen Phenole und Phenoläther.) Zähe, farblose bis gelbliche, schwach nach Kreosot riechende, in Wa. unl., in Alk., Ae. oder fetten Ölen l. Flüssigkeit, bei längerem Stehen in der Kälte Krystalle von Guajacolcarbonat ausscheidend. Rein, insbesondere frei von Kreosot. — 10,0 0,50 RM. Creosotal 10,0 0,50 RM. 10 Caps. gelat. cum Kreos. carb. (0,25 und 0,5) 0,50 und 0,75 RM.

Durchschnittl. Dosis: 1,0 (Am.).

Größte Einzel- und Tagesgabe: Helv. **1,0, 3,0**; Nederl. **0,5, 3,0.**

Innerlich: Dosis für Kinder täglich 1,0, steigend nach und nach bis 7,0, für Erwachsene 4,0 steigend bis 15,0, entweder unvermischt (Nachtrinken von Milch) oder mit etwas Tokayer, oder gemischt mit Eigelb oder mit Lebertran oder auch mit etwas Fruchtmus (Latwerge, Gelee). Wegen seiner relativen Ungiftigkeit an Stelle des Kreosots bei Tuberkulose früher viel verordnet; wird vom Magen relativ gut vertragen und führt oft zu Körpergewichtszunahme. In abnehmendem Gebrauch. Mehrfach als Heilmittel bei croupöser Pneumonie und Bronchopneumonien empfohlen; jedoch nicht bewährt.

909. Rp. Kreosoti carbonici 20,0
    Vini Tokayensis ad 200,0.
M. D. S. 2mal tägl. 1 Teelöffel voll; nach
    und nach steigend.

910. Rp. Kreosoti carbonici 15,0
    Olei Jecoris Aselli ad 150,0.
M. D. S. 3mal tägl. 1 Eßlöffel voll; nach
    und nach steigend.

911. Rp. Kreosot. carb. 5,0
    Glycer. 3,0
    Pulv. Rad. Liqu. 10,0.
M. f. pil. Nr. C zu je 0,18 mit 0,05 Kreos.
    carb. Pil. Kreosoti carbon. Jap.

Kalium sulfokreosoticum. Ergb. Kreosotsulfosaures Kalium. Bräunliches oder graubraunes, schwach nach Kreosot riechendes Pulver, in Wa. l. mit brauner Farbe. — 1,0 0,05 RM.

Pneumin. Methylenkreosot. Weißlichgelbes, geruch- und geschmackloses, in Wa. unl. Pulver, erhalten durch Einwirkung von Formaldehyd auf Kreosot. — 1,0 0,10 RM. — O. P. 25,0 1,15 RM. 50 Tabl. 1,60 RM.

Innerlich wie Kreosot in Dosen von 0,5 (1 Messerspitze) 3—4mal tägl. bei Tuberkulösen, als appetitanregendes, sekretionsbeschränkendes Mittel.

Eosot. Kreosotum valerianicum. Nach Angabe des Herstellers Isovaleriansäureester des Kreosots. Hellgelbe, ölige, nach Baldriansäure und Kreosot riechende Flüssigkeit. Schmp. etwa 240°. Unl. in Wa., leichtlösl. in Alk., Ae. und fetten Ölen. — 1,0 0,20 RM. O. P. 30 Gelatinekapseln (0,2 oder 0,4) 1,75 oder 2,50 RM.

Innerlich Kapseln bis 9 Stück täglich bei Tuberkulose und Magendarmerkrankungen angewandt. — Meist gut vertragen.

Lac.

Serum Lactis. Germ. I., Austr. Molken. 100 T. frische Kuhmilch werden zum Sieden erhitzt, mit 1 T. Essig zum Gerinnen gebracht, koliert, mit Hühnereiweißschaum geklärt und mit Magnesiumcarbonat neutralisiert. — Ergb. läßt Molken aus 1 T. Labessenz und 200 T. Milch bereiten. Gelblichweiße Flüssigkeit. Serum Lactis acidum Germ. I., 100 T. Milch mit 1 T. Tart. depur., Serum Lactis aluminatum Germ. I., 100 T. Milch mit 1 T. Alaun, Serum Lactis tamarindinatum Germ. I., 100 T. Milch mit 5 T. Pulp. Tamarind. dep. zum Kochen erhitzt, koliert und filtriert.

Innerlich $^1/_2$—1 Glas voll als schwaches Abführmittel. Auch zu sog. Molkenkuren zur allgemeinen Anregung des Stoffwechsels gebraucht.

Kefir. Ergb. Kefir. Mit Kefirkörnern in geistige Gärung nach bestimmter Vorschrift versetzte Kuhmilch. Stark schäumende, rahmartige, angenehm säuerlich schmeckende und buttermilchartig riechende Flüssigkeit, worin sich das gefällte Casein in äußerst feiner Verteilung befindet.

Kefir siccum. Ross. Kefirkörner. Hornartige, gelbbraune Stücke von eigenartigem Geruch. Zur Bereitung des Kefirs.

Lactagol. Ein aus Baumwollsamen (Semen Gossypii, S. 406) hergestelltes Präparat, frei von cellulosehaltigen und öligen Bestandteilen. Enthält das Globulin Edestin. Gelblichweißes Pulver, Eiweiß (38%), Fett (10%), Lecithin (6%), Zucker (21%), Stärke (17%) und Mineralstoffe (7%) enthaltend. — O. P. 3,50 RM.

Soll angeblich (10—15 g) die Milchsekretion steigern.

Lactuca virosa.

Herba Lactucae virosae. Germ. I., Ergb. Giftlattich. Das frische blühende Kraut von Lactuca virosa L. Es riecht widrig und schmeckt stark und anhaltend bitter. Wird zur Darstellung verschiedener pharmazeutischer Zubereitungen benutzt.

Innerlich früher als Narcoticum bei Asthma, ferner bei Gicht, bei Wassersuchten verwendet. Jetzt nur zur Bereitung des Extraktes gebraucht.

Extractum Lactucae virosae. Germ. I., Ergb. Giftlattichextrakt. Dunkelbraunes, dickes, in Wa. fast klarl. Extrakt, aus frischem Giftlattichkraut mit verd. Alk. bereitet. — 1,0 0,45 RM. — Extr. L. vir. siccum 1,0 0,25 RM.

Möglichst nicht überschreiten: 0,5 pro dosi; 2,0 pro die! (Ergb.)

Innerlich zu 0,03—0,5 mehrmals täglich in Pulvern, Pillen, Mixturen bei Asthma, Gicht usw. Nicht mehr angewendet.

Lactucarium germanicum. Germ. II., Ergb. **Lactucarium.** Nederl. Lactucarium virosum. Thridace. Giftlattichsaft. Das deutsche Lactucarium (auch Nederl.) wird aus Lactuca virosa bereitet und bildet harte, trockene, gelblichbraune, unregelmäßige Stücke von narkotischem Geruch und kratzend bitterem Geschmack. Es enthält bis 10% anorganische Bestandteile, das krystallinische Lactucin $C_{11}H_{14}O_4$, Asparagin, Mannit, Oxalsäure, Eiweiß und Harz. Der Hauptbestandteil ist das Lactucon, ein indifferentes, weißes, krystallinisches Pulver, wahrscheinlich ein Gemisch zweier isomerer Essigsäureester des α- und β-Lactucerols. Das französische Lactucarium (Thridace) wird aus Lactuca sativa gewonnen. — 1,0 0,45 RM.

Möglichst nicht überschreiten: 0,3 pro dosi; 1,0 pro die! (Ergb.)

Innerlich früher zu 0,03—0,1—0,3 in Pulvern, Pillen oder Emulsion. Als Anodynum und Sedativum bei nervösen Aufregungen, zur Bekämpfung des Hustenreizes, bei Neuralgien und gichtischen Schmerzen. Sehr mangelhafter Ersatz des Opiums. Nicht mehr angewendet.

Laminaria. Germ. II., Ergb. Stipites Laminariae. Laminariastiele. Die getrockneten, grau- bis dunkelbraunen Stiele von Laminaria Cloustoni (Edm.) Le Jolis, einer im nördlichen Atlantischen Ozean vorkommenden Algenart. 0,6—1,5 cm dick, innen nicht hohl. Durch Abdrechseln und Feilen werden daraus zylindrische (auch gebogene) oder kegelförmige Stifte angefertigt, die in Wasser gelegt stark aufquellen, wobei ihr Umfang um das Mehrfache zunimmt. Im Handel sind keimfreie[1]) Stifte in Glasröhren. Stifte zu gynäkologischen oder geburtshilflichen Zwecken müssen mindestens 8 cm lang und 6—8 mm dick sein.

Äußerlich als Ersatzmittel des Preßschwammes zur Erweiterung des Cervicalkanals. Rezeptpflichtig!

---

[1]) Nicht mit bakteriellen Verunreinigungen sind zu verwechseln die sich oft findenden aus Mannit und Meeressalzen bestehenden Abscheidungen; sie lassen sich aber leicht auf dem Boden des Glasröhrchens absetzen, während die Flüssigkeit klar bleibt.

Lamium. Flores Lamii albi. Ergb. Taubnesselblüten. Die getrockneten Blumenkronen mit den ihnen aufsitzenden Staubblättern der Labiate Lamium album L. — 10,0 0,70 RM. Innerlich bei Katarrhen und Diarhöen im Volksgebrauch.

Laurocerasus. Folia Lauro-Cerasi. Ergb. **Folia Laurocerasi recentia.** Nederl. **Laurocerasi folia.** Brit. **Lauro-Cerasi folium.** Belg. **Laurier-Cérise.** Gall. **Lauro Ceraso.** Ital. **Kirschlorbeerblätter.** Die frischen Blätter der Rosacee Prunus laurocerasus L. — Enthält das dem Amygdalin verwandte, Blausäure liefernde Glucosid Laurocerasin $C_{14}H_{17}O_6N$.

In Deutschland ungebräuchlich. Nur zur Bereitung des Kirschlorbeerwassers. Im übrigen s. S. 86.

Laurus.

Fructus Lauri. Germ., Austr., Belg. (L. Fr.). **Laurier commun.** Gall. **Lauro.** Ital. **Baccae Lauri.** Lorbeeren. Die getrockneten, reifen, beeren-artigen, eirunden oder fast kugeligen, braun- bis blauschwarzen, runzeligen, würzig riechenden, würzig, herb und bitter schmeckenden Steinfrüchte der Lauracee Laurus nobilis L. Höchstens 3% Asche enthaltend. Das Pulver ist rötlichbraun. Lorbeeren enthalten wenig ätherisches Öl (0,8—1%) und viel Fett (Oleum Lauri). — 100,0 0,30 RM.

Innerlich zu 0,3—1,5 mehrmals täglich als Pulver, Electuarium, Aufguß (5,0—15,0 auf 100,0). Als Stomachicum, wehenbefördernd, bei Menstruationsstörungen. Wenig gebraucht.

Oleum Lauri. Germ., Austr., Belg. (L. O.), Helv., Nederl., Ross. **Olio di Lauro.** Ital. **Oleum Lauri expressum.** Lorbeeröl. Aus den Lorbeeren unter Anwendung von Wärme gepreßte oder durch Auskochen gewonnene, grüne, salbenartige, würzig riechende und bitter schmeckende Gemenge von Fett und ätherischem Öle (25%), bei etwa 36° zu einer dunkelgrünen Flüssigkeit schmelzend, in Ae., Benzol, sied. Alk. (8) klarl. Insbesondere frei von Kupfer-verb. und fremden Farbstoffen. (Verfälschungsmittel.) — 10,0 0,10 RM.

Nur äußerlich in Salben, Pflastern mit 1—1¹/₂ Wachs oder Harz, Ceraten mit ¹/₃—¹/₂ Wachs, Linimenten.

Lavandula.

Flores Lavandulae. Germ., Austr., Dan., Jap., Nederl. **Flos Lavandulae.** Helv., Norv. **Lavandulae flos.** Belg. **Fleur de Lavande vraie.** Gall. **Lavanda.** Ital. **Lavender. Spigo.** Lavendelblüten. Die vor völliger Entfaltung ge-sammelten, getrockneten, kräftig würzig riechenden und bitter schmeckenden blauen Blüten der Labiate Lavandula spica L. Enthalten ätherisches Laven-delöl. — 10,0 0,20 RM.

Äußerlich zu Kräuterkissen, Kataplasmen (Species aromaticae), Bädern ¹/₂—1 kg pro balneo. (Sehr teuer.)

Oleum Lavandulae. Germ., Am., Austr., Brit., Helv., Jap., Nederl., Ross. **Lavandulae essentia.** Belg. **Aetheroleum Lavandulae.** Dan., Norv., Suec. **Es-sence de Lavande.** Gall. **Essenza di Lavanda.** Ital. Lavendelöl. Gehalt an Estern mindestens 33,4%, berechnet auf Linalylacetat ($CH_3 \cdot COOC_{10}H_{17}$, Mol.-Gew. 196). Das farblose oder schwach gelbliche, optisch aktive ($\alpha_D^{20°} = -3°$

bis —9°), bewegliche, eigenartig riechende, stark würzig und schwach bitter schmeckende ätherische Öl der Lavendelblüten. Dichte 0,877—0,890. 1 ccm in 3 ccm 70proz. Alk. klar, bisweilen opalisierend l., mit Wa. angefeuchtetes Lackmuspapier nicht rötend. Frei von Phthalsäurediäthylester (Verfälschung) (s. S. 567). — 1,0 0,20 RM.

Therapeut. Dosen: 0,03—0,18 ccm (Brit.). Durchschn. Dosis: 0,1 ccm (Am.).

Äußerlich als Geruchskorrigens zu vielen kosmetischen Mitteln.

Spiritus Lavandulae. Germ., Am., Austr., Brit., Dan., Helv., Jap., Nederl., Ross., Suec. **Spirito di Lavanda.** Ital. Lavendelspiritus. Lavendelgeist. Die Lösung von 3 T. Lavendelöl in 747 T. Weingeist wird mit 250 T. Wasser gemischt, die Mischung kräftig geschüttelt und nach mehrtägigem Stehen filtriert. Klar, farblos, nach Lavendelöl riechend. Dichte 0,877—0,881. Die übrigen Pharm. lassen ihn durch Lösen von Lavendelöl 1—10:100 herstellen; Austr. und Helv. durch Destillation. — 10,0 0,15 RM.

Therap. Dosen: 0,3—1,2 ccm (Brit.). Durchschn. Dosis: 2 ccm (Am.).

Äußerlich zu Waschungen, Einreibungen.

Tinctura Lavandulae composita. Am., Brit. **Tinctura Lavandulae aromatica.** Suec. Therapeut. Dosen: 2—4 ccm (Brit.). Durchschnittl. Dosis: 2 ccm (Am.).

Äußerlich als wohlriechender Zusatz zu Waschungen, Einreibungen.

Oleum Spicae. Ergb. Spiköl. Aus der ganzen Pflanze, Lavandula latifolia Vill., gewonnenes ätherisches Öl. Farblose oder grünlich gelbe Flüssigkeit, in der chemischen Zusammensetzung dem Lavendelöl ähnlich, jedoch ist der Geruch weniger fein. — 10,0 0,55 RM.

Äußerlich zu Einreibungen.

Leber und Leberpräparate.

Rind- und Kalbsleber, in kurz gekochtem oder leicht angebratenem Zustand, täglich zu 200—250 g genossen, bringt die Zeichen der perniziösen Anämie zum Schwinden, wofern die Krankheit nicht zu weit vorgeschritten war (Murphy und Minot 1927). Die Beeinflussung der anämischen Blutbeschaffenheit beginnt schon 3—5 Tage nach dem Einnehmen der Leber. Nach etwa 4—6 wöchentlicher Einnahme bleibt die gute Wirkung auch nach Fortlassen der Lebernahrung noch 3—4 Wochen bestehen, um dann einer Verschlechterung Platz zu machen, die durch erneute Leberdiät wieder in Besserung übergeht. An Stelle der Leber, die bald Abneigung hervorruft, erweist sich auch wässrige Abkochung (Leberbrühe) spezifisch wirksam. Man gibt am besten täglich Brühe von 3—400 g Leber[1]). Eine besonders gewählte Diät ist bei Lebergenuß nicht notwendig. An Stelle von Leberbrei oder -brühe haben sich folgende Präparate wirksam erwiesen:

Hepatopson, einfach getrocknetes Leberpulver, 100 g entsprechen 500 g Leber. Täglich notwendige Menge 50 g, mit Suppen oder breiigen Speisen zu mischen. Auf die Dauer schlecht zu nehmen. — O. P. 250 g 7,50 RM.

H. liquidum. 100 g entsprechen 1 kg Leber, mit einem Geschmackskorrigens gebrauchsfertig. — O. P. 100 und 500 g-Fl. 4,80 und 15,— RM.

Hepatrat siccum 7,5 g = 500 g Leber. — O. P. 7,5 g = 5 RM.

---

[1]) 500 g Leber, fein gewiegt, mit 500 ccm Wasser 20 Minuten stehengelassen. danach 5 Minuten lang gekocht, durch Koliertuch ohne stärkere Druckwirkung gelassen. Die so gewonnene Brühe reicht für 2 Tagesportionen.

Hepatrat liquidum 80 ccm = 500 g Leber. – O. P. 160 ccm = 7,50 RM. 480 ccm = 18 RM.

Lecithinum. Nederl. Lecithin. Mit dem Sammelnamen Lecithin belegt man eine Gruppe von Monaminophosphatiden, die im Tierreich (Eidotter, Gehirn, Herzmuskel usw.) und Pflanzenreich sehr verbreitet sind. Sie werden durch Ätherextraktion erhalten und sind in den üblichen organischen Lösungsmitteln mit Ausnahme des Acetons leichtl. Esterartige Verbindungen von Fettsäuren, Glycerinphosphorsäure und Cholin; Nederl. Phosphatide, in der Hauptsache Distearylglycerinphosphorsäure-Cholin. N-Gehalt 1,7—2,0 %, P-Gehalt 3,1—4 %. N-Gehalt: Lecithin-P-Gehalt = 1 : 1,8—2,2 bei 6 % höchstzulässigem Wassergehalt. — Ovo - Lecithin 1,0

$$CH_2 \cdot O - \text{phosphorsaures Cholin}$$
$$^*CH \cdot O - \text{Fettsäure A}$$
$$CH_2 \cdot O - \text{Fettsäure A}$$

Mutmaßliche Formel des Lecithins
(Willstätter und Lüdecke;
Abderhalden).

0,25 RM. 50 L. - Tabl. (0,05, schokoladeüberzogen) 2,00; 50 L.-Pillen (0,05) 2,20 RM; L.-Emulsion (10 %, steril) 5 Amp. (2 ccm) 3,80; L.-Inj. (5 %) 10 Amp. (1 ccm) 7,70; (20 %) 5 Amp. (5 ccm) 7,70 RM. — 50 Lecithol-Perlen (0,015) 2,90; 8 Amp. (1,1 ccm) 4,95 RM.

Die therapeutisch verwendeten Handelspräparate bilden gelbe bis bräunliche wachsartige Massen von fettartigem (nicht ranzigem!) Geruch, die sich leicht in Alk., Ae. und Chl. lösen, in Wa. aber nur stark aufquellen. Sie sind meist aus Eigelb (Nederl.) hergestellt (Ovolecithin [1,0 0,25 RM.], Lecithol [1,0 0,30 RM.]) und bestehen in der Hauptsache aus distearylglycerinphosphorsaurem Cholin. Andere Sorten sind aus Lupinensamen oder Sojabohnen gewonnen (Pflanzenlecithin) mit etwa 2,5 % P. Im Handel finden sich außerdem Lecithin enthaltende Zubereitungen verschiedenster Art: Lecithin-Malzextrakt, Lecithin - Lebertran usw.

Innerlich zu 0,05—0,5 und mehr per os (in Pillen oder Kapseln) bei nervösen Schwächezuständen, in der Rekonvaleszenz nach akuten Krankheiten, bei Rachitis, Skrofulose, im Senium angepriesen. Die Verhältnisse des Abbaus und der Resorption sind noch ungeklärt. Zweckmäßig und billiger durch Eigelb zu ersetzen.

Leptandra.

Radix Leptandrae virginicae. Die getrocknete Wurzel der Scrophulariacee Veronica virginica L. Sie enthält Mannit, Dimethoxyzimtsäure und eine harzige Substanz.

Innerlich zu 5,0—10,0 : 50,0 im Infus als Purgans. Angeblich auch die Gallensekretion befördernd und emetisch.

Extractum Leptandrae. Durch Eindampfen des Fluidextraktes mit Zusatz von Süßholzpulver bereitetes trockenes Extrakt (100 ccm Fluidextrakt = 25,0 Extrakt).

Innerlich zu 0,2—0,3 in Pillen, siehe das folgende.

Extractum Leptandrae fluidum. Am. Aus der Wurzel von Veronica virginica mit wäss. Alk. bereitetes Fluidextrakt.

Innerlich zu 0,5 und mehr. Soll galletreibend und purgierend wirken.

Levisticum.

Radix Levistici. Germ., Helv. Liebstöckelwurzel. Die getrockneten, hellgraubraunen, eigenartig würzig riechenden und anfangs süßlich, dann scharf würzig und etwas bitter schmeckenden Wurzelstöcke und Wurzeln der Umbellifere Levisticum officinale Koch, Rinde außen weißlich, innen gelbbraun, Holz gelb. Höchstens 8,5% Asche enthaltend. Enthält ätherisches Öl (0,6 bis 1%) und Harz (möglicherweise Umbelliferon). — 10,0 0,15 RM.

Innerlich zu 0,5—2,0 mehrmals täglich, meist in Maceration, im Aufguß 5,0—15,0 auf 100,0, als Species in der Regel mit anderen diuretischen Substanzen. wie Rad. Onon., Fruct. Juniperi usw. (vgl. Species diureticae, S. 669) verbunden; als Diureticum bei Oligurie und Wassersucht.

Extractum Levistici. Ergb. Liebstöckelextrakt. Dickes, braunes, in Wa. trübe l. Extrakt, aus Rad. Levistici mit wäss. Alk. bereitet.

Innerlich zu 0,5—1,5 mehrmals täglich, in Pillen, Mixturen als Tonicum, Diureticum, Emmenagogum. Wenig verwendet.

Lichen Islandicus. Germ., Austr., Belg., Helv., Jap., Nederl. **Lichen d'Islande.** Gall. **Lichene Islandico.** Ital. Isländisches Moos. Die schwach eigenartig riechende und bitter schmeckende Flechte von Cetraria islandica (Linné) Acharius. Mit 20 T. Wasser gekocht liefert isländisches Moos einen bitter schmeckenden Schleim, der beim Erkalten zu einer Gallerte erstarrt (Gelatina Lichen. Island., s. Rez.). Bestandteile: Zwei Kohlehydrate (Lichenin oder Moosstärke und Isolichenin oder Flechtenstärke), ein krystallinischer Bitterstoff (Cetrarsäure), Lichesterinsäure. — 100,0 0,40 RM. — Durch Ausziehen der Droge (5 T.) mit alkalischem Wa. (1 T. Kal. carbon. + 30 Wa.) kann man ihr den Bitterstoff entziehen: **Lichen Islandicus ab amaritie liberatus.** Germ. I., Ergb. Entbittertes isländisches Moos.

Innerlich zu 15,0—30,0 auf den Tag, im Dekokt, in Gallerte (Germ. II.), als Species. Als Amarum und Mucilaginosum bei chronischen Katarrhen mit reichlichem Auswurf in Gallertform, bei diarrhoischen Zuständen im Infus. Das Dekokt macht man von 1:10—15 (konzentriert man es stärker, so wird es beim Erkalten unangenehm dicklich), die Gallerte bereitet man aus 1:3 bis 6. — Will man nur das Moos bitter verwenden, so wird das Moos nur infundiert oder sehr kurze Zeit gekocht, zur Anwendung der Moosstärke verordnet man Lichen Islandicus ab amaritie liberatus.

912. Rp. Lichenis Islandici 30,0—50,0
   coque c. Aq. dest. q. s. ad
Colat. 150,0
   in qua solve
Sacchari albi 50,0.
   Repone in loco frigido
ut f. gelatina. D. S. In einem Tage zu verbrauchen. Gelatina Lich. Island.

913. Rp. Lichenis Islandici ab amaritie
   liberati 25,0
      coque c. Aq. dest. s. q. ad
Colat. 250,0
   adde
Sir. Liquiritiae 50,0.
D. S. 3stündl. 1 Eßlöffel voll.

Pâte de Lichen officinale Gall. und Pasta di Lichene Ital., mit Decoct. Lichen., Eiweiß, Gummi (Gall. Extr. Opii) und Zucker bereitet (s. Pasta gummosa S. 414).

Limonadae acidulatae. Limonades acidulées Belg. 2 T. einer beliebigen, vom Arzte bezeichneten Säure, 75 T. Sir. simpl. mit Wasser zu 1000 T. verdünnt. Als Getränk ¹/₂—1 Weinglas voll. Limonade citrique Gall. 100 T. Sir. acid. citr., 900 T. Wa. L. lactique Gall. 10 T. Acid. lact., 100 T. Sir. simpl., 890 T. Wa. L. sulfurique Gall. 20 T. Acid. sulfur. dil., 100 T. Sir. simpl., 880 T. Wa. L. tartrique Gall. 100 T. Sir. acid. tartaric., 900 T. Wa. Limonade citro-magnésienne Gall. Acid. citr. (32), Magnes. carbon. (20), Aqu. (300), Sir. simpl. (75), Tinct. fruct. citr. rec. (1). Limonata cloridrica Ital. 20 T.

Acid. hydrochl. dil., 90 T. Sir. C. Aur., Aq. ad 1000 T. — L. solforica Ital. 8 T. Acid. sulfur. dil., 90 T. Sir. C. Aur., Aq. ad 1000 T. — L. tartarica Ital. 5 T. Acid. tartar., 90 T. Sir. C. Citri, Aq. ad 1000 T. — Limonada citrica Jap. Acid. citric. (1), Sir. simp. (30), Aqu. (170). Limonada hydrochlorica. Jap. Acid. hydrochlor. dil. (1), Sir. simpl. (20), Aqu. (180). — Limonata aërata laxans Helv. Acid. citric. (35), Magnes. carbon. (20), Sir. Citri (50), Aq. (ad 500), Natr. bicarb. (2). — Der Arzt wird die Limonaden wohl auf einfachere und billigere Weise im Hause bereiten lassen.

Linaria.

Herba Linariae. Germ. I., Ergb. Leinkraut, Flachskraut. Die getrockneten, zur Blütezeit gesammelten, oberirdischen, fast geruchlosen, aber unangenehm, bitter schmeckenden Teile ohne die unteren Stengelteile der Scrophulariacee Linaria vulgaris Miller. Enthält Gerbstoff, Citronen-, Apfelsäure usw. — 10,0 0,05 RM.

Innerlich: Früher im Infus (10,0—20,0 : 100,0) als diurctisches und stuhlbeförderndes Mittel.

Äußerlich: Früher im Infus und als Spezies zu Augenwässern.

Unguentum Linariae. Germ. I. Herb. Lin. 2, Spir. 1, Ad. ovill. 10 im Dampfbad digeriert und koliert. Grüne Salbe. — 10,0 0,15 RM.

Äußerlich: Früher als Hämorrhoidalsalbe.

Linimenta s. Teil I S. 21.

Linum.

Semen Lini. Germ., Austr., Belg. (L. S.), Dan., Helv., Jap., Nederl., Norv., Suec. **Semina Lini.** Ross., Brit. (L. S.). **Linum.** Am. **Lin.** Gall. **Lino.** Ital. Leinsamen. Die reifen, gelben bis rotbraunen, glänzenden, geruchlosen, beim Kauen schleimig werdenden und mild ölig schmeckenden Samen der Linacee Linum usitatissimum L., in Wa. gelegt, sich mit einer Schleimschicht umgebend[1]). Das Pulver ist graugelblich, von gelb- bis rotbraunen Teilchen durchsetzt, weder ranzig riechend noch schmeckend. Höchstens 5% Asche enthaltend. Bestandteile: Fettes Öl, Schleim. — 100,0 0,25 RM.

Äußerlich im Dekokt 5,0—10,0 auf 100,0, zu Gurgelwässern, Klistieren, Injektionen, Kataplasmen die grob gepulverten Samen (Farina Sem. Lini) mit kochendem Wasser angebrüht — wohlfeiler durch Placenta Sem. Lini zu ersetzen, die überdies den Vorteil hat, daß sie die Bettwäsche nicht durch Fettflecke verunreinigt und den Kranken nicht durch den Ölgeruch so stark belästigt.

Placenta Seminis Lini. Germ., Austr. **Farina Lini.** Nederl., Belg. (L. F.). **Poudre de Graine de Lin.** Gall. Leinkuchen. Bräunlichgraue, bei der Gewinnung des Leinöls erhaltene Preßrückstände, mit sied. Wa. einen schleimigen, fade, nicht ranzig schmeckenden Auszug liefernd. Höchstens 6% Asche enthaltend. — 100,0 0,20 RM.

Äußerlich zu Kataplasmen, die unzweckmäßigerweise häufig noch mit medikamentösen Substanzen, wie Fol. Conii, Fol. Hyoscyami, Flores Chamomillae versetzt wurden.

Oleum Lini. Germ., Am., Austr., Brit., Belg. (L. O.), Dan., Helv., Jap., Nederl., Norv., Ross., Suec. **Olio di Lino.** Ital. Leinöl. Aus Leinsamen ohne

---

[1]) Verunreinigungen von fremden Samen (Unkraut, selbst Lolium temulentum, Taumelloch) bis zu 3% sollen sich nicht ausschließen lassen (Kommentar).

Anwendung von Wärme gepreßt, gelb, eigenartig riechend, bei — 16° noch
flüssig, in dünner Schicht leicht trocknend. Dichte 0,926—0,936. Jodzahl
168—190. Säuregrad nicht über 8. Verseifungszahl 187—195. Unverseifbare
Anteile höchstens 2,5%. Rein, insbesondere frei von Cruciferenölen (wie Rüböl,
Senföl als Verfälschungen), mit dem

914. Rp. Argenti nitrici 2,0
  Aq. dest. q. s. ad solut.
  Olei Lini ad 60,0.
M. D. S. Äußerlich. Oleum contra
combustiones.

gleichen Teil Kalkwasser geschüttelt,
sofort eine haltbare Emulsion liefernd.
Es besteht zum größten Teil aus den
Glyceriden der Leinölsäure (aus Linol-,
Linolen- und Isolinolensäure bestehend).

Dient zur Bereitung von Liqu Cresol. sap., Sapo kalin. und Liniment. Calc
S. 243). — 100,0 0,30 RM.

Innerlich: Nicht mehr verwendet.

Äußerlich zu eröffnenden Klistieren, zu Umschlägen, Einreibungen,
Linimenten (Aq. Calcar. mit Ol. Lini ana bei Verbrennungen), Salben
(3 Ol. Lini mit 1 Cera flava).

Oleum Lini sulfuratum. Germ. I., Ergb. Balsamum Sulfuris simplex. **Geschwefeltes
Leinöl.** Einfacher Schwefelbalsam. 1 T. Schwefel in 6 T. erhitztem Leinöl gelöst. Zähe
rotbraune Masse. — 10,0 0,10 RM.

Nur äußerlich zu Einreibungen als Zerteilungsmittel bei torpiden Geschwülsten,
als Verbandsmittel bei schlaffen Geschwüren, zur Bereitung des Ol. Terebinth. sulfuratum
(s. S. 703).

Liquiritia.

Radix Liquiritiae. Germ., Belg. (L. R.), Helv., Jap., Nederl. **Radix Liqui-
ritiae mundata.** Austr. **Radix Glycyrrhizae.** Dan., Brit. (G. R.), Norv., Ross.,
Suec. **Glycyrrhiza.** Am. **Réglisse.** Gall. **Liquirizia.** Ital. Süßholz. Lakritzen.
Die geschälten, getrockneten, hellgelben, schwach eigenartig riechenden, und
süß schmeckenden Wurzeln und Ausläufer der Papilionacee Glycyrrhiza glabra
L. (Rußland). Das Pulver ist hellgelb. Höchstens 6,5% Asche enthaltend. Am.:
Glycirrhiza glabra var. typica bzw. var. glandulifera oder andere Gl.-Arten.
Ross.: Gl. glabra var. glandulifera und uralensis. Austr., Jap., Nederl., Norv.,
Suec.: Gl. glabra var. glandulifera. Belg., Gall., Ital.: Gl. glabra. Brit.: Gl.
glabra und andere Gl.-Arten. Die geschälte Droge verlangen: Germ., Brit.,
Dan., Jap., Norv., Suec. Die ungeschälte Droge verlangen: Am., Belg., Ital.,
Gall. Geschälte und ungeschälte lassen zu: Austr., Belg., Nederl. Austr. führt
außer R. Liqu. mundata noch die ungeschälte Radix Liquiritiae. Der süße
Geschmack ist verursacht teils durch Glucose, teils durch das sog. Glycyrrhizin, das zu 3% in der Wurzel vorkommt. Nach Tschirch besteht es
aus einem Gemisch des Kalium- und Calciumsalzes der Glycyrrhizinsäure
$C_{41}H_{55}O_7(OH)_6(COOH)_3$. — 100,0 0,75 RM.

Durchschnittl. Dosis: 2,0 (Am.).

Innerlich im Infus 5,0—15,0 : 150,0 als Vehikel und Korrigens zu verschiedenen Arzneien, als Expektorans bei katarrhalischen Leiden der Respirationsschleimhaut.

Extractum Liquiritiae fluidum. Ergb. **Liquiritiae extractum fluidum.** Belg.
Extractum fluidum Glycyrrhizae. Suec. **Extractum Glycyrrhizae liquidum.** Brit.
Fluidextractum Glycyrrhizae. Am. Süßholzwurzelfluidextrakt. Braun, süß und

mit Wa. klar mischbar. Ergb. und Suec. lassen es mit Ammoniakzusatz bereiten, Brit. schreibt Perkolation mit Chloroformwasser, Abdampfen und Auffüllen mit Alk. auf spez. Gew. 1,200 vor.

Therapeut. Dosen: 2—4 ccm (Brit.). Durchschnittl. Dosis: 2 ccm (Am.).

Als Konstituens fester und als Korrigens flüssiger Arzneiformen. — Ohne Vorzüge vor dem billigeren Succus L. depur.

Pasta Liquiritiae. Germ. I. Pasta Glycyrrhizae. Süßholzpaste. Braune Reglisse. 1 T. Rad. Liquir. mit 30 T. Wa. kalt infundiert, filtriert und darin 15 T. Gummi arabicum und 9 T. Zucker gelöst und abgedampft. Dann gießt man die Masse in Formen und läßt erstarren. — Pâte de Réglisse officinale Gall. wird mit 0,02% Extr. Opii bereitet.

Innerlich in Substanz als Hustenmittel.

Pulvis Liquiritiae compositus. Germ., Austr., Helv., Jap., Nederl. **Pulvis, Glycyrrhizae compositus.** Am., Brit., Dan., Norv., Ross., Suec. **Liquiritiae pulvis compositus.** Belg. **Poudre de Réglisse composée.** Gall. **Polvere di Liquirizia composta.** Ital. Pulv. pectoralis Kurellae. Pulvis haemorrhoidalis. Brustpulver. Kurellasches Brustpulver. Grünlichgelb, aus Zucker (10), Sennesbl. (3), Süßholz (3), Fenchel (2) und gereinigtem Schwefel (2) (Germ., Belg., Gall., Jap., Nederl.) bestehend. Nach Fenchel riechend. In den Vorschriften der anderen Pharm. etwas abweichende Mengenverhältnisse. Am. und Austr. lassen statt Fenchel Fenchelöl zusetzen, Gall. läßt die Sennesblätter vorher mit Alk. waschen, trocknen und dann pulverisieren. — 100,0 0,55 RM.

Therapeut. Dosen: 4,0—8,0 (Brit.). Durchschnittl. Dosis: 4,0 (Am.).

Innerlich für Kinder eine Messerspitze voll 1—3mal täglich, für Erwachsene teelöffelweise, in wenig Wasser eingerührt. Mild wirkendes Laxans, in der Schwangerschaft und empfindlichen Patienten gern verordnet.

Sirupus Liquiritiae. Germ., Helv., Nederl. **Sirupus Glycyrrhizae.** Ross., Suec. Süßholzsirup. Lakritzensirup. Brauner, aus Süßholz nach Vorschrift bereiteter Sirup (Suec. mit 20% Extr. glycyrrh. fluid.). — 10,0 0,15 RM.

Innerlich als Zusatz zu expektorierenden Arzneien.

Succus Liquiritiae. Germ., Helv., Jap., Nederl. **Extractum Liquiritiae venale.** Austr. **Extractum Glycyrrhizae.** Am. **Extractum Glycyrrhizae crudum.** Dan., Norv., Suec. **Suc de Réglisse.** Gall. Süßholzsaft. Aus harten, glänzenden, schwarzen, in der Wärme etwas erweichenden, in scharfkantige Stücke brechenden, süß schmeckenden Stangen bestehendes, aus den unterirdischen Teilen der Papilionacee Glycyrrhiza glabra L. erhaltenes Extrakt. Höchstens Spuren Kupfer (bis 12,5 mg in 100 g) enthaltend, frei von Mastikogna (Glykosid aus Atractylis gummifera[1]), das in Form eines Extrakts neuerdings zur Verfälschung dient). Helv. läßt durch Perkolieren der Süßholzsaftstangen mit Chl.-Wa. und Alk. Succ. Liqu. solutus bereiten. — 10,0 0,10 RM.

Succus Liquiritiae depuratus. Germ. **Extractum Liquiritiae.** Austr., Jap., Nederl. **Liquiritiae extractum.** Belg. **Extractum Glycyrrhizae.** Brit., Dan., Norv., Ross., Suec. **Extractum Glycyrrhizae purum.** Am. **Extrait de Réglisse.** Gall. **Estratto di Liquirizia acquoso.** Ital. Gereinigter Süßholzsaft. Braunes, süß schmeckendes, durch Ausziehen mit Wa. bei Zimmertemperatur und Eindampfen des klaren Auszugs gewonnenes dickes Extrakt, in Wa. klarl.

---

[1] Mastixdistel.

Höchstens Spuren Kupfer (bis 12,5 mg in 100 g), höchstens 30 % Wa. und höchstens 11 % Asche enthaltend. Nederl. fordert mindestens 20 % Gycyrrhizingehalt. — 10,0 0,10 RM. — Succus Liquiritiae solutus Helv. ist eine klare, braune Flüssigkeit mit 45 % Trockenrückstand.

915. Rp. Succi Liquiritiae depurati 20,0
    Aqu Foeniculi 60,0
    Olei Anisi 0,2
    Spiritus 16,3
    Liq. Ammonii caustici 3,5.
M. D. S. Teelöffelweise. Liquor pectoralis.

Innerlich ohne Dosenbeschränkung; rein (in bacillis), in Trochiscen (die früheren Trochisci bechici zur Hustenreizlinderung), als Konstituens für Pillen, als Korrigens zu Lösungen und Mixturen (3,0—5,0 auf 100,0). — Ziemlich das beste Korrigens für salinische Arzneimittel.

Häufig mit Ammonium chloratum zusammen als „Hustenmittel" verwendet (s. Pastilli Ammonii chlorati, S. 146).

Elixir e Succo Liquiritiae. Germ. **Elixir Glycyrrhizae.** Am. **Elixir cum extracto Glycyrrhizae.** Ross. **Elixir pectorale.** Helv. Brustelixir. Braune, keinen Bodensatz aufweisende Flüssigkeit, bestehend aus einer mit 6 T. Liqu. Ammon. caust., je 1 T. Anis- und Fenchelöl sowie 32 T. Alk. versetzten Lösung von 40 T. gereinigtem Süßholzsaft in 120 T. Wa. Am.: Extr. Liquirit. fluidum. 125 ccm, Elixir aromaticum (s. S. 191) ad 1000 ccm. — Helv.: Succ. Liquirit. solut., Aq. Foenic. ana 4,0, Spirit. Ammon. anis. 2,0. — Ross.: Extr. Liquirit. 60,0, Aq. dest. 180,0, Lig. Ammonii caust. 10,0, Ol. Anisi 1,0, Alkohol 49,0. — 10,0 0,10 RM.

Teelöffelweise und als Zusatz zu Mixturen. Expektorans.

Lithiumsalze.

Den Lithiumsalzen wurde therapeutische Wirksamkeit gegen Gicht und harnsaure Nierensteine zugeschrieben, seit man wußte, daß harnsaures Lithium sich bedeutend leichter in Wasser löst als die übrigen harnsauren Alkalisalze. Die klinische Beobachtung aber hat weder bei Gicht noch bei Uratdiathese Vorzüge der Lithiumsalze vor Natriumbicarbonat feststellen können. Das stimmt zu der theoretischen Erwägung, daß Lithium im Gemisch mit mehreren Säuren von jeder derselben nach ihrer Avidität abgesättigt wird, so daß bei der im Organismus stets überwiegenden Menge von Salzen der Salzsäure, Phosphorsäure und Schwefelsäure nur wenig Lithium für die Verbindung mit Harnsäure verfügbar bleibt. In neuerer Zeit werden Lithiumsalze kaum noch therapeutisch verordnet, sie finden sich vorwiegend in medizinischen Spezialitäten. Die Wirksamkeit der lithiumhaltigen Mineralquellen ist auf die Gesamtheit der darin enthaltenen Alkaliverbindungen zu beziehen.

Lithium benzoicum. Ergb. **Lithium (Benzoate de).** Gall. **Benzoato di Litio.** Ital. Lithiumbenzoat. $\langle C_6H_5\rangle COOLi + H_2O$. Weißes, leichtes, in 3 T. Wa. und in 20 T. Alk. l. Pulver oder dünne glänzende Schüppchen. Ital. höchstens 12,5 % Wa. — 1,0 0,05 RM.

Innerlich in Pulvern 0,05—0,30 3—4mal tägl. früher gegen Gicht und harnsaure Diathese angewandt. Außer Gebrauch.

Lithium carbonicum. Germ., Austr., Belg., Helv., Jap., Ross. **Carbonas lithicus.** Dan., Nederl. **Lithii Carbonas.** Brit., Suec. **Lithium (Carbonate de).** Gall. **Carbonato di Litio.** Ital. Lithiumcarbonat. Kohlensaures Lithium. Li_2CO_3. Mol.-Gew. 74. Mindestgehalt des bei 100° getrockneten Salzes 99 %. Leichtes, weißes, luftbeständiges Pulver, in Wa. (80) fast völlig[1]), in sied. Wa.

---

[1]) Infolge der Hydrolyse des Salzes mit alkalischer Rea. (Rötung durch Phenolphthaleinlösung). Lithiumsalze färben die farblose Flamme karminrot.

schwer, in Alk. sehr schwerl. Rein, insbesondere frei von Calcium- und Schwer-metallsalzen. Jap., Nederl., Suec. 99% Li_2CO_3, Brit. 98,5%, Ross. 98,25 bis 100%, Ital. 97%. — 1,0 0,10 RM.

Durchschnittl. Dosis: 0,12—0,3 (Am.).

Innerlich zu 0,05—0,3 mehrmals täglich, in Pulvern, Pastillen bei Gicht und harnsaurer Diathese früher gegeben, auch in Form eines künstlichen Mineralwassers, Aqua Lithii carbonici, kohlensaures Lithiumwasser.

Lithium carbonicum effervescens. Ergb. Lith. carb. (10), Natr. bicarb. (30), Acid. tartar. (20), Sacchar. (40) werden gemischt, mit Alcohol. absol. (40) granuliert und bei 20—40° getrocknet. — 10,0 0,25 RM.

Urosin (E. W.). Lithium chinicum. Chinasaures Lithium. $C_6H_7(OH)_4 \cdot COOLi$. Wegen der starken Hygroskopizität nur in Lösung oder in Tabletten.

Urosinlösung, 50%. Sirupöse, infolge eines ganz kleinen Überschusses an Chinasäure schwach sauer reagierende und schmeckende, klare Flüssigkeit vom spez. Gew. 1,264. Die sich in der Kälte ausscheidenden Krystalle lösen sich leicht beim gelinden Erwärmen der Lösung. — 1,0 0,55 RM.

Urosinbrausesalz und Urosintabletten bestehen auf 50% Urosin (Chinasäure und Lithiumcarbonat), 50% Zucker und etwas Talkum. Weißes granuliertes Pulver bzw. Tabletten (1,15 g schwer, 0,5 Urosin enthaltend). Hygroskopisch, am Licht sich allmählich rötlichgrau färbend. — U. effervescens 1,0 0,55 RM. — 25 Tabl. 4,80 RM.

Innerlich gegen Gicht: Urosin 50% : 6,0—10,0 täglich. Brausesalz (1 Teelöffel = etwa 1 g Urosin) 3—5 Teelöffel tägl. Tabletten 6—10 Stück tägl. Prophylaktische Kur auf 4—5 Wochen ausgedehnt. Preis hoch! Nicht bewährt.

Lithium chloratum. Ergb. Lithiumchlorid. LiCl. Weiße, an der Luft zerfließende, würfelförmige Krystalle oder ein krystallinisches Pulver, leichtl. in Wa. und Alk. — 1,0 0,10 RM.

Innerlich früher wie Lithium carbonicum.

Lithium citricum. Ergb. **Lithii Citras.** Brit. Lithiumcitrat. $Li_3C_6H_5O_7 + 4H_2O$. Farblose, prismatische Krystalle, l. in Wa. (2), fast unl. in Alk. und Ae. — 1,0 0,05 RM.

Therapeut. Dosen: 0,3—0,6 (Brit.).

Innerlich wie Lithium carbonicum.

Lithium citricum effervescens. Ergb. **Lithii citras effervescens.** Brit. Brausendes Lithiumcitrat. Granuliertes Gemenge von Lithiumcitrat (10% Ergb., 5% Brit.) mit Natriumbicarbonat, Weinsäure, Zucker und Milchzucker, sich in Wa. unter Kohlensäure-entwicklung lösend. Brit. enthält weder Zucker noch Milchzucker, dagegen Citronensäure. — 10,0 0,25 RM.

Therapeut. Dosen: 4,0—8,0 (Brit.).

Innerlich als Pulver 4,0—8,0 in Wasser gelöst.

Lithium jodatum. Ergb. Lithiumjodid. LiJ. Weißes, geruchloses, an der Luft zerfließliches Krystallpulver, leichtl. in Wa. und Alk., als Umbrenal in der Pyelographie. — 1,0 0,20 RM.

Nicht mehr angewendet.

Lithium salicylicum. Germ. IV., Ergb., Belg. **Lithium (Salicylate de).** Gall.

Lithiumsalicylat $C_6H_4\genfrac{}{}{0pt}{}{OH}{COOLi}$. Weißes, in 1 T. Wa. und 1 T. Alk. leichtl. Krystallpulver von süßlichem Geschmack. — 1,0 0,05 RM.

Innerlich in Pulver oder in Auflösung 0,5—1,0 3—4mal tägl. bis zu 5,0 pro die, bei akutem Gelenkrheumatismus, Gicht, harnsaurer Diathese. In Deutschland nicht angewendet.

Lobelia.

Herba Lobeliae. Germ., Austr., Belg. (L. H.), Dan. Helv., Jap., Nederl. Norv., Suec. **Lobelia.** Am., Brit. **Lobélie enflée.** Gall. **Lobelia.** Ital. Indian Tabacco. Lobelienkraut. Die gegen Ende der Blütezeit gesammelten, getrockneten, oberirdischen, schwach riechenden und anfangs schwach, dann kräftig scharf und kratzend schmeckenden Teile der Campanulacee Lobelia inflata L.[1]) Höchstens 12% Asche enthaltend. Das Pulver ist grün. Vorsichtig aufzubewahren. Das blühende getrocknete Kraut von Lobelia inflata L.; Internat. Vorschl. Enthält das Alkaloid Lobelin. — 10,0 0,15 RM.

Durchschnittl. Dosis: 0,1 (Am.).

Größte Einzelgabe: 0,1 (ebenso Jap. und Internat. Vorschl.).

Größte Tagesgabe: 0,3 (ebenso Jap. und Internat. Vorschl.).

Innerlich zu 0,2—0,5 (als Emeticum in Amerika verwandt, 1,5—4,0, bei uns ungebräuchlich) im Pulver, im Dekokt 2,0—6,0 auf 100,0 — für Kinder das Infus 1,0—3,0 auf 100,0, hauptsächlich gegen Erregungszustände im Vagusgebiet, Asthma, Magenkrampf usw.

Tinctura Lobeliae. Germ., Am., Austr., Belg. (L. T.), Dan., Helv., Jap., Nederl., Suec. **Teinture de Lobélia.** Gall. **Tintura di Lobelia.** Ital. **Lobelientinktur. Tinctura Lobeliae P. I.** Braungrün, schwach riechend und widerlich kratzend schmeckend, aus Lobelienkraut 1:10 (verd. Alk.) bereitet. Alkoholzahl nicht unter 8,0. Vorsichtig aufzubewahren. — 10,0 0,20 RM. — Am. läßt mit 45% Alk. 1:10 perkolieren. Alle übrigen Pharm. schreiben nach P. I. Perkolation mit 70proz. Alk. (1:10) vor, nach Internat. Vorschl. Bereitung mit 70proz. Alk. (1:10).

Durchschnittl. Dosis: 1 ccm (Am.).

Größte Einzelgabe: 1,0 (ebenso Austr., Belg., Dan., Helv., Ital., Jap., Nederl., Suec. und Internat. Vorschl.), dagegen Gall. **1,5.**

Größte Tagesgabe: 3,0 (ebenso Belg., Helv., Jap., Nederl. und Internat. Vorschl.), dagegen Austr., Gall., Ital. **5,0,** Dan. **4,0.**

Innerlich zu 0,5—1,0 (10—20 Tr.) mehrmals täglich bei Bronchial-Asthma in öfter wiederholten Dosen.

916. Rp. Tinct. Lobeliae 5,0
    Aq. Laurocerasi 15,0.
M. D. S. Stündlich 10—15 Tr. (Bei Bronchialasthma.)

917. Rp. Tinct. Lobeliae
    Aetheris acetici ana 5,0.
M. D. S. ½stündl. 15—20 Tr. (Bei Bronchialasthma.)

Tinctura Lobeliae aetherea. Brit. Mit Spiritus aether. 1:5 perkoliert.

Therapeut. Dosen: 0,3—1 ccm (Brit.).

Innerlich wie die vorige, aber in etwas kleineren Dosen.

Lobelinum hydrochloricum. Germ. Lobelinhydrochlorid. α-Lobelin. ($C_{22}H_{27}O_2N)HCl^2$), Mol.-Gew. 373,7. Weißes, körniges, bitter schmeckendes, auf der Zunge vorübergehende Unempfindlichkeit hervorrufendes Pulver, in Wa. (40) farblos, mit kaum saurer Reaktion, in Alk. (10), sehr leicht in Chl. l. Optisch aktiv (links drehend). Schmp. nicht unter 178° nach vorhergehender Bräunung. Rein, insbesondere frei von Nebenalkaloiden und Zersetzungsprodukten. Kommt in 1proz. wässeriger Lösung in Ampullen zu 1 ccm in den Verkehr. Lösungen, die Lobelinhydrochlorid enthalten, dürfen nicht erhitzt werden. Vorsichtig aufzubewahren. — 0,01 3,60 RM. O. P. Ingelheim je 2 und 6 Amp. (0,003 und 0,01) 2,10 und 5,15 sowie 5,30 und 14,00 RM.

Größte Einzelgabe: 0,02. Größte Tagesgabe: 0,1.

---

[1]) Nordamerika und Kamtschatka.
[2]) Die Konstitution des Lobelins steht noch nicht fest. — Zersetzung der Lösungen in gewöhnlichem Glase ist an Gelbfärbung und am Geruch nach Acetophenon zu erkennen.

494

Zur subcutanen oder intramuskulären Injektion (seit 1921) 0,01 g (intravenös 0,003—0,006) als kräftig wirksames Erregungsmittel des geschwächten oder von Lähmung bedrohten Atemzentrums, bei Atemlähmung besonders in der Narkose, bei Morphinvergiftung, bei Kohlenoxydvergiftung und bei Asphyxie der Neugeborenen. Auch bei der durch primäre Zirkulationsschwäche verursachten Atemlähmung in akuten Infektionskrankheiten, insbesondere bei Pneumonie, sind L.-Injektionen mit Vorteil gemacht worden. Die Wirkung ist kurzdauernd, so daß die Injektion bei erneutem Nachlassen der Atmung wiederholt werden muß. Ob eine prophylaktische Lobelininjektion in Infektionskrankheiten oder während der Narkose Atemlähmung verhüten kann, ist unsicher. Neuerdings auch bei lebensbedrohlicher Lähmung des Atemzentrums nach Morphin-Skopolaminnarkose angewendet und neben Kohlendioxyd-Insufflation versucht, wobei sich Kohlendioxyd als wirksamer erwies als Lobelin.

Auf Grund von Untersuchungen amerikanischer Autoren ist vorsichtige Anwendung besonders bei wiederholter Injektion geboten.

Um bei Kohlenoxyd- (Nachschwaden bei Grubenunglücken, Leuchtgas, Brandgase usw.) Vergiftung den von Atemlähmung bedrohten Verunglückten das L. unverzüglich zuteil werden zu lassen, ist neuerdings in Deutschland bei Abwesenheit eines Arztes Hilfspersonen, die von Ärzten ausgebildet und instruiert sind, die subcutane Injektion nach bestimmten Richtlinien gestattet; die erfolgte Applikation von L. ist durch ein dem Verunglückten umgehängtes Kärtchen dem Arzte bekanntzugeben.

Looch. Linctus. Emulsionen, die durch Zusatz von Gummi arabicum oder Tragant eine dickere Konsistenz erhalten haben, besonders in Frankreich beliebt. In der Kinderpraxis bei Zahnfleischerkrankungen und zur Linderung des Hustenreizes. Sie sind für die Abgabe frisch zu bereiten.

918. Rp. Amygdal. dulc. excort. 30,0
  Amygdal. amar. excort. 2,0
  Sacchari albi 30,0
  Tragacanthae pulv. 0,5
  Aq. florum Aurantii 10,0
  Aq. dest. q. s.
f. emulsio pond. 150,0. D. S. Potion émulsive gommée. Gall.

919. Rp. Olei Amygdal. dulcium 4,0
  Gummi arabici 4,0
  Emuls. Amygdal. dulc. 4,1:41,0
  Aq. Aurantii flor. 1,0.
M. f. emulsio. S. Teelöffelweise. Emulsione di Mandorle dolci oleosa. Looch bianco. Ital.

920. Rp. Olei Amygdalae
  Gummi arabici
  Aq. Aurantii ana 10,0
  Sir. simpl. 15,0
  Aq. dest. 55,0.
M. f. emulsio. D. S. Looch album.
Emulsio oleosa saccharata. Helv.

Lupulus.

Glandulae Lupuli. Germ. II., Ergb. Austr., Nederl. **Luppolino.** Ital. Lupulinum. Hopfendrüsen. Lupulin. Die von den Zapfen abgesiebten Drüsen und Drüsenschuppen des Fruchtstandes der Moracee Humulus lupulus L. Bräunlichrotes, kräftig aromatisch riechendes, bitter schmeckendes Pulver, das krystallinisches Hopfenbitter, Harz und Wachs enthält. Vor Licht geschützt aufzubewahren. Nicht über 1 Jahr aufbewahren! Alte, braune, unangenehm käseartig riechende Ware verwerfen! — 1,0 0,10 RM.

Innerlich zu 0,1—1,0 pro dosi, in Pulvern (auch als Schachtelpulver), Pillen, alkoholischer Lösung als Beruhigungsmittel, besonders bei sexuellen Erregungszuständen, von sehr unsicherer Wirkung.

Äußerlich in Salben 1 auf 2—5 Fett. Bei schmerzhaften Geschwüren, Quetschungen.

921. Rp. Glandularum Lupuli
 Extr. Lupuli ana 3,0
 Camphorae 0,15 (bis 0,3)
 [Extr. Opii 0,15 (bis 0,3)].
M. f. pil. Nr. XXX. Consp. Lycop. D. S.
2—3stündl., besonders abends, 1—2 Pillen zu nehmen. (Bei häufigen Pollutionen, Erektionen und erotischen Aufregungen, besonders bei schmerzhaftem Harndrang Tripperkranker.)

923. Rp. Glandularum Lupuli 5,0
 Kalii bromati 2,5
 Extr. Gentianae q. s.
ut. f. pil. Nr. LX. Consp. Lycop. D. S.
3—4 Stück vor dem Schlafengehen. (Bei Satyriasis, Chorda venerea.)

922. Rp. Glandularum Lupuli 6,0
 Extr. Cannabis indicae 0,3.
F. pil. Nr. XXX. Consp. Lycopod. D. S.
3mal tägl. 1 Pille. (Bei Colica menstrualis.)

924. Rp. Lupulini
 Ferr. carb. sacch.
 Sacch. alb. ana 6,0.
M. f. pulv. D. S. 3mal tägl. 1 Messerspitze (Bei Pollutionen.)

925. Rp. Lupulini
 Camphor. trit. ana 0,2
M. f. pulv. D. tal. dos. Nr. XII. Abends 1 Pulver. (Bei Erektionen.)

Strobili Lupuli. Ergb. **Houblon.** Gall. Fructus Lupuli. Hopfenzapfen. Die im September gesammelten, getrockneten, weiblichen Blütenstände des Hopfens, grünlichgelb, von bitterem Geschmack und kräftig gewürzhaftem Geruch. Die Blüten sowie die Deckblättchen tragen die Hopfendrüsen. — 10,0 0,55 RM.

Innerlich im Infusum (4,0—12,0 auf 100,0) bei nervöser Schlaflosigkeit, gegen schmerzhafte Erektionen bei Gonorrhöe. Nicht mehr verwendet.

Äußerlich zu schmerzlindernden und erweichenden Kataplasmen (zerschnittener Hopfen mit Hafergrütze oder Leinsamen zu Breiumschlägen), im Infus zur Fomentation.

Extractum Lupuli. Ergb. Hopfenextrakt. Dickes, dunkelbraunes, in Wa. trübe l. Extrakt aus Hopfenzapfen.

Extractum Lupulini fluidum. Durch Perkolation mit Alk. aus Hopfenzapfen bereitet. Innerlich zu 0,5—1,5 mehrmals täglich, in Pillen, Solutionen wie Gland. Lupuli·

Tinctura Lupuli. Hopfen 1:5 mit 60proz. Alk. perkoliert.

Innerlich zu 25—40 Tr. mehrmals täglich, bei sexueller Erregtheit.

Lycopodium. Germ., Am., Austr., Belg., Dan., Helv., Jap., Nederl., Norv., Ross., Suec. **Lycopode.** Gall. **Licopodio.** Ital. Semen Lycopodii. Sulfur vegetabile. Bärlappsporen. (Hexenmehl.) Die reifen, ein feines, blaßgelbes,, samtartig anzufühlendes, leicht haftendes, sehr bewegliches, geruch- und geschmackloses Pulver darstellenden Sporen der Lycopodiacee Lycopodium clavatum L., auch von anderen Arten der Gattung Lycopodium. Schwimmt, ohne sich zu benetzen, auf Wa., sinkt aber nach dem Kochen darin unter. In eine Flamme geblasen, verpufft es. Rein, insbesondere frei von Gips, Talk, Schwefel, Harzen (Verfälschungen). Höchstens 3% Asche enthaltend. Streupulver. Enthält etwa 50% fettes Öl. — 10,0 0,30 RM.

Als Konspergens von Pillen.

Äußerlich als Streupulver oder als Vehikel für solches. Mit 1% Salicylsäure als Lycopodium salicylatum.

Magnesium - (Mg -)Salze werden als Antacida verwendet, besonders zur Abstumpfung übersauren Magensaftes, wobei sie vor dem Natrium bicarbonicum den Vorzug haben, keine CO_2 zu entwickeln; ferner als sehr wirksame Abführmittel, welche durch erhöhte Endosmose den Darminhalt verflüssigen; bei Einführung durch die Duodenalsonde Kontraktionen der Gallenblase erregend; schließlich bei parenteraler Zufuhr als narkotisch wirkend, zur Herabsetzung der Erregbarkeit des zentralen Nervensystems, besonders bei Tetanus. Zur Bekämpfung acidotischer Zustände sind Mg-Salze wohl geeignet, finden aber kaum praktische Anwendung.

Magnesium borocitricum. Ergb. Magnesiumborocitrat. Weißes, schwach bitterlich schmeckendes Salzpulver, in Wa. l. Gehalt: 15% Magnesiumoxyd. — 1,0 0,05 RM. Innerlich wie Magnesium citricum.

Magnesium carbonicum. Germ., Austr., Belg., Jap. **Magnesium carbonicum basicum.** Ross. **Magnesia carbonica.** Helv. **Magnesii Carbonas.** Am. **Carbonas magnesicus.** Nederl. **Hydratocarbonas magnesicus.** Dan., Norv. **Magnesii carbonas levis.** Brit. **Magnesii subcarbonas.** Suec. **Magnésie (Hydrocarbonate de).** Gall. **Carbonato di Magnesio.** Ital. Magnesia alba. Basisches Magnesium- carbonat. Mindestgehalt 24% Mg. Je nach der Darstellungsweise von verschiedener Zusammensetzung, z. B. $(MgCO_3)_3 \cdot Mg(OH)_2 + 3 H_2O$ oder $(MgCO_3)_4 \cdot Mg(OH)_2 + 4 H_2O$. Weiße, leichte, lose zusammenhängende, leicht zerreibliche Massen oder weißes, lockeres Pulver, in kohlensäurefreiem Wa. nur sehr wenig mit schwach alkal. Reaktion, in kohlensäurehaltigem Wa. (Aqua Magnesii carbonici) und in wässerigen Ammoniumsalzlös. leichter l. Rein, insbesondere frei von Alkalicarbonaten, Calcium- und Schwermetallsalzen. — 100,0 0,30 RM.

Das Pulver in körniger, schwerer Form wird als Magnesium carbonicum ponderosum Ergb., Magnesii Carbonas ponderosus Brit. bezeichnet.

Therapeut. Dosen: 0,3—1,2 mehrmals, 2,0—4,0 einmal (Brit.). Durchschnittliche Dosis: 0,6 (Antacidum), 8,0 (Laxativum) (Am.).

Innerlich zu 0,5—2,0 mehrmals täglich, in Pulvern (wegen seines großen Volumens besser als Magnesium carbonicum ponderosum) als säuretilgendes, in größeren Mengen als abführendes Mittel. Empfehlenswert auch Tabletten, Trochisci, Schüttelmixturen, kohlensaure Wässer (Aqua Magnesii carbon.).

Äußerlich zu Zahnpulvern. Vortrefflich als Streupulver bei Intertrigo kleiner Kinder.

926. Rp. Magnesii carbonici
　　　Radicis Valerianae ana 5,0
　　　Rhizomatis Iridis 7,5
　　　Fructus Anisi 2,0
　　　Croci 0,5.
M. f. pulv. D. S. Pulvis infantum Hufe-
landii[1]). (Gegen Blähungen.) Ergb.

927. Rp. Magnesii carbonici 0,5
　　　Acidi citrici
　　　Elaeosacch. Menthae ana 1,0.
M. f. pulv. D. tal. dos. Nr. XII ad capsul.
cerat. D. S. Brausepulver. Nach
Bedürfnis 1 Pulver zu nehmen.

928. Magnesii carbonici 12,0
　　　Pulv. radicis Rhei 3,0
　　　Radicis Valerianae 1,0
　　　Elaeosacch. Foeniculi 6,0.
M. f. pulv. D. S. Messerspitzenweise zu
nehmen. Pulvis puerorum Hufe-
landii. (Abführmittel.)

929. Rp. Magnesii carbonici 4,0
　　　Aq. Menthae piperitae 100,0
　　　Sir. Aurantii 15,0.
M. D. S. 2stündl., umgeschüttelt einen Eß-
löffel. (Bei Sodbrennen.)

930. Rp. Magnesii carbonici 5,0
　　　Conchae praeparatae 10,0
　　　Carbonis Ligni pulv. 20,0
　　　Rhizomatis Calami 10,0.
　　M. f. pulv. D. S. Zahnpulver.

---

[1]) Christoph Wilhelm Hufeland, Arzt in Weimar, Professor in Berlin (1762—1836).

Magnesium chloratum. Ergb. Magnesiumchlorid. Chlormagnesium. $MgCl_2$. Farblose, leicht zerfließliche in 0,6 T. Wa. l. Krystalle von bitterlich-salzigem Geschmack. — 10,0 0,15 RM.

Innerlich zu 1,0—5,0, in Solution als Laxans empfohlen, kaum angewendet.

Magnesium citricum. Ergb., Austr., Helv. **Magnésie (Citrate de) desséché.** Gall. Magnesiumcitrat. Weißes, amorphes, geruchloses Pulver, fast ohne Geschmack (Gall. 15% MgO). — 10,0 0,25 RM.

Innerlich meist in Form der folgenden Präparate oder als Limonade.

Magnesium citricum effervescens. Germ., Austr., Jap., Ross. **Magnesia citrica effervescens.** Helv. **Citras magnesicus effervescens.** Nederl. **Poudre pour limonade sèche au Citrate de Magnésie.** Gall. **Citrato di Magnesio con bicarbonato di sodio e acido citrico.** Ital. Brausemagnesia. Brausendes Magnesiumcitrat. Pulver[1]), gewonnen, indem bas. Magnesiumcarbonat (5) mit Citronensäure (15) und Wasser (2) gemischt und die Mischung bei höchstens 30° getrocknet, zerrieben und mit Natriumbicarbonat (17), Zucker (4) und Citronensäure (8) versetzt wird. In Wa. unter reichlicher Kohlensäureentwicklung langsam zu einer säuerlich schmeckenden Flüssigkeit l. Austr., Helv., Jap., gleich, Vorschriften der anderen Pharm. ähnlich. — 10,0 0,20 RM.

Innerlich teelöffel- bis eßlöffelweise, als abführendes Brausepulver.

Limonada purgans cum Magnesio citrico. Ergb. **Limonata aërata laxans.** Helv.[2]) **Liquor Magnesii citratis.** Am. **Potio Magnesii citrici.** Austr., Belg. (Mg. c. P.). **Potio Magnesii citrici aërophora.** Ross. **Solutio citratis Magnesici.** Nederl. **Limonade citromagnésienne.** Gall. **Limonata magnesiaca.** Ital. Abführlimonade. Magnesia-Limonade. Die genannten Pharmakopöen enthalten Magistralformeln für ex tempore zu bereitende Magnesiabrauselimonaden. Ergb.: Citronensäure (32) in heißem Wasser (300) lösen, Magnesiumcarbonat (20) zufügen (I). Natriumbicarbonat (2,5), Citronenölzucker (1) in starkwandiger 400-ccm-Flasche mit Zuckersirup (50) übergießen (II). I auf II schichten und mit Wasser auf 400 ccm auffüllen, gut verkorken und vorsichtig mischen. Zur Abgabe frisch zu bereiten!

Innerlich ein sehr angenehm schmeckendes und meist mild wirkendes Abführmittel; namentlich bei Wöchnerinnen (1—1½ Weinglas voll).

Magma Magnesiae. Am. Trübe, alkalisch reagierende, absetzende Flüssigkeit. Magnesiamilch. Gehalt mindestens 7% $Mg(OH)_2$. Magnes. sulfur. (300), Natr. caust. fus. (100), Aq. (ad 1000 ccm). Wenn erwünscht, Zusatz von ½ ccm Ol. Menth. pip. oder einer entsprechenden Menge Ol. Anisi oder eines anderen zusagenden Geschmacksmittels gestattet.

Durchschnittl. Dosis: 4 ccm als Antacidum, 15 ccm als Laxans (Am.).

Magnesium glycerino-phosphoricum. — 1,0 0,10 RM.

Magnesium hydroxydatum. Magnésium (Hydroxyde de). Gall. Magnesia hydrica. Magnesiumhydroxyd. $Mg(OH)_2$. Weißes, amorphes, in Wa. fast unl. Pulver.

Innerlich 5,0, mit Wasser angerührt, in kurzen Zwischenräumen zu nehmen bei Mineralsäurevergiftung (zur Neutralisierung, aber von nur geringer Adsorptionskraft).

Magnesium lacticum. Germ. I. Magnesiumlactat. $(C_3H_5O_3)_2Mg + 3 H_2O$. Prismatische Krystalle, in 28 T. Wa. l., in Alk. unl. — 1,0 0,05 RM.

Innerlich zu 2,0—5,0 mehrere Male täglich, in Pulver oder Lösung als Laxans.

Magnesium peroxydatum. Magnesiumsuperoxyd. — 10,0 0,30 RM. **Magnesiumperhydrol.** s. unter Peroxyde S. 555.

Magnesium salicylicum. Ergb. Magnesiumsalicylat. $[C_6H_4(OH)COO]_2Mg + 4H_2O$. Weißes, krystallinisches, in Wa. und Alk. leichtl. Pulver. — 1,0 0,05 RM.

Innerlich in Mixtur oder als Pulver ad 0,5 pro dosi, ad 3,0—6,0 pro die, bei diarrhoischen Zuständen, auch bei Abdominaltyphus versuchsweise angewendet, um den Darmkanal von infektiösen Stoffen zu befreien, kaum wirksam.

---

[1]) Schmeckt nicht bitter. — Vor Feuchtigkeit geschützt, am besten unter Korkverschluß aufzubewahren (Kommentar).

[2]) S. S. 488.

32

Magnesium sulfuricum s. unter Salia, S. 617.

Magnesia usta. Germ., Helv., Jap. **Magnesium oxydatum.** Austr., Belg., Ross. **Oxidum magnesicum.** Dan., Nederl. **Oxidum magnesicum leve.** Nederl. **Magnesii oxidum.** Am. **Magnesii oxidum leve.** Suec. **Magnesia levis.** Brit. **Magnésium (Oxyde de).** Gall. **Ossido di Magnesio.** Ital. Gebrannte Magnesia.

Magnesiumoxyd. MgO, Mol.-Gew. 40. Bittererde. Weißes, leichtes, feines, in Wa. fast unl. Pulver. Rein, insbesondere frei von Kohlensäure, Alkalicarbonaten und Schwermetallsalzen. — 10,0 0,15 RM. — Durch Glühen des neutralen Magnesiumcarbonats erhält man die Magnesia usta ponderosa mit höherem spez. Gew. **Magnesii oxidum ponderosum.** Am., Suec. **Oxydum magnesicum ponderosum.** Norv. **Magnesia ponderosa.** Brit.

Therapeut. Dosen: 0,3—1,2 mehrmals, 2,0—4,0 einmal (Brit.). Durchschnittliche Dosis: 0,25 (Antacidum), 3,0 (Laxativum) (Am.).

Innerlich zu 0,3—1,5 mehrmals täglich, in Pulvern, Schüttelmixturen, in Pastillen zu 0,1 (als Pastilli Magnes. ust. Ergb. mit Schokoladenüberzug) als leichtes Laxans (besser durch Magnes. sulf. zu ersetzen), als Antacidum (Schachtelpulver 50,0, 2—3 Messerspitzen voll) bei Pyrosis; in großen Dosen (kaffeelöffelweise) als Antidot bei Vergiftungen mit Säuren.

Äußerlich als Streupulver bei Intertrigo, auch mit Lykopodium zusammen.

931. Rp. Magnesiae ustae
  Natrii bicarbonici
  Elaeosacchar. Foeniculi ana 15,0
M. f. pulv. D. S. 2—3mal tägl. 1 Messerspitze voll. (Bei Flatulenz.)

932. Rp. Magnesiae ustae 5,0
  Talci 10,0
  Acidi salicylici 2,0
  Mixt. oleos.-balsamicae gutt. X.
D. S. Streupulver. (Bei Intertrigo der Kinder.)

Pulvis Magnesiae cum Rheo. Germ., Austr. (Elenchus), Dan., Norv., Ross., Suec. **Pulvis Magnesiae compositus.** Helv. **Pulvis Rhei compositus.** Am., Brit. **Pulvis infantum.** Jap. Kinderpulver. Anfangs gelblich, später rötlichweiß, nach Fenchelöl riechend, aus Magnesiumcarbonat (10), Fenchelölzucker (7) und Rhabarber (3) bereitet. Die anderen Pharm. haben etwas abweichende Mengenverhältnisse. — 10,0 0,15 RM.

Therapeut. Dosen: 0,6—4,0 (Brit.). Durchschnittl. Dosis: 2,0 (Am.).

Innerlich messerspitzenweise 3—4mal tägl., in Wasser oder Milch eingerührt. Mild wirkendes, besonders in der Kinderpraxis verwendetes Abführmittel.

Majorana.

Herba Majoranae. Germ. I., Ergb., Austr., Helv., Nederl. **Marjolaine.** Gall. **Maggiorana.** Ital. Meiran. Majorankraut. Das campherartig riechende und bitter gewürzhaft schmeckende Kraut der Labiate Majorana hortensis Moench. Es enthält etwa 0,8% ätherisches Majoranöl. — 10,0 0,05 RM.

Äußerlich zu Kräuterkissen, im Infus (3,0—15,0 auf 100,0) zu Mund- und Gurgelwässern, Umschlägen, Bädern.

Oleum Majoranae. Germ. I., Ergb. Meiranöl. Gelb bis gelbgrün, rechtsdrehend, angenehm riechend und gewürzhaft schmeckend. Spez. Gew. 0,890 bis 0,910. — 1,0 1,40 RM.

Innerlich: 1—2 Tr. als Magenmittel.

Maltum.

Maltum. Am. Malz. Teilweise künstlich angekeimte Gerste. Enthält stärkelösende Enzyme. Gelbliche oder braune Körner von charakteristischem Geruch und süßem Geschmack.

Extractum Malti. Germ. I., Am. **Malzextrakt.** Dickflüssig, bräunlich, süß schmeckend, charakteristisch riechend, in Wa. klar l. Das Präparat wird nach Am. bei Temperaturen unter 60° mit einem Zusatz von 10% Glyc. aus Maltum bereitet. Spez. Gew. mindestens 1,35, höchstens 1,4 bei 25°. — 100,0 0,40 RM. — Besondere Handelssorten sind **Maltyl** (trockenes Extr. mit 88,5% Kohlehydr.), **Maltocrystol.**

Malzextrakt kann mit verschiedenen Medikamenten verbunden werden und ist außerdem mit folgenden Zusätzen meist vorrätig: **Extractum Malti calcaratum** Ergb. mit 1% Calc. hypophosphoros., **Extractum Malti cum Oleo Jecoris Aselli** Ergb. mit 50% Lebertran (**Maltosellol**), **Extractum Malti ferratum** Germ. I., Ergb. mit 2% Ferr. pyrophosphor. c. Ammon. citric. **Hämatopan** (Hämoglobin-Malzextrakt mit 40% Malzextrakt und 0,4% Fe) u. a. m.

Durchschnittl. Dosis: 15,0 (Am.).

Innerlich teelöffelweise, mehrere Male täglich als Expektorans bei katarrhalischen Affektionen des Respirationstraktus, ferner als Nährpräparat, unvermischt oder mit Milch, Fleischbrühe, Bier oder Wein.

Mangan- (Mn-) Salze wurden gegen Chlorose als dem Eisen gleichwertig empfohlen; die Wirkung ist unsicher. Ein Vorzug der Mischpräparate aus Eisen und Mangan vor einfachen Eisenpräparaten besteht nicht. Neuerdings hat man Mangansalze gegen Infektionen besonders mit Streptokokken empfohlen, doch ist die Wirkung zweifelhaft. Das Kaliumpermanganat wirkt als Peroxyd.

Manganum carbonicum oxydulatum. Manganèse (Carbonate de). Gall. Manganocarbonat. Kohlensaures Manganoxydul. $MnCO_3$. Weißes oder leicht rosa gefärbtes, amorphes, in Wa. unl. Pulver. — 10,0 0,10 RM.

Innerlich zu 0,3—1,0 2—3mal tägl. in Pulvern, Pillen oder Pastillen.

Manganum chloratum. Ergb. **Manganèse (Protochlorure de).** Gall. Manganochlorid. Manganchlorür. $MnCl_2 + 4 H_2O$. Rötliche, zerfließliche, in 2 T. Wa., auch in Alk. l. Krystalltafeln. — 10,0 0,10 RM.

Innerlich zu 0,15—0,75 in Lösung.

Äußerlich in Lösung als Mund- und Gurgelwasser (1—4%) und gegen Nasenbluten (25%; verd. Alk.) versucht.

Manganum hypophosphorosum. Ergb. **Manganesi hypophosphis.** Suec. Manganohypophosphit. $Mn(PH_2O_2)_2 + H_2O$. Rosarote Krystalle oder krystallinisches Pulver, in Wa. l. — 1,0 0,05 RM.

Innerlich zu 0,06—0,6 mehrmals täglich.

Manganum peroxydatum. Germ. I., Ergb. **Manganum hyperoxydatum.** Helv. **Manganèse (Bioxyde de).** Gall. Mangansuperoxyd. Braunstein. MnO_2. Bräunlich schwarzes Pulver oder schwarzgraue, derbe oder krystallinische Massen mit mindestens 70% Mangansuperoxyd. — 100,0 0,25 RM.

Innerlich früher zu 0,1—1,0 mehrmals täglich in Pulvern oder Pillen als Tonicum und Emmenagogum.

Äußerlich früher in Salben (10—30%) bei verschiedenen Hautkrankheiten.

Manganum sulfuricum. Germ. I., Ergb. **Manganèse (Sulfate de).** Gall. Manganosulfat. Schwefelsaures Manganoxydul. $MnSO_4 + 4 H_2O$. Rosenrote, an der Luft verwitternde Krystalle, in 0,8 T. Wa. l., nicht l. in Alk. — 10,0 0,10 RM.

Innerlich zu 0,3—0,6 3—4mal tägl. in Solution oder Pillen bei Anämie, Chlorose, mit Ferr. sulfuric.

Äußerlich in Salben (10—20%) als hautreizendes Mittel; in Lösung als Stypticum wie Liquor Ferri sesquichlorati.

Verschiedene Präparate mit geringem Eisen- und Mangangehalt im Handel; bei Chlorose empfohlen:

Liquor Ferri peptonati cum Mangano. Ergb. Mit etwa 0,6% Fe und 0,1% Mn. — 100,0 0,55 RM. — **Liquor Ferri saccharati cum Mangano.** Ergb. Desgl. — 100,0 0,50 RM.

Malva.

Flores Malvae. Germ., Austr. **Flos Malvae.** Helv. **Malvae flos.** Belg. **Fleur de Mauve sauvage.** Gall. **Fiori di Malva.** Ital. Malvenblüten. Die getrockneten, geruchlosen und schwach schleimig schmeckenden Blüten von Malva silvestris L. Bestandteil: Schleim. Etwa 16% Asche. — 10,0 0,15 RM.

Innerlich zu Species, schleimigen Infusen und Dekokten 5,0—15,0 auf 100,0. Reizmildernd. Selten gebraucht.

Äußerlich zu Kataplasmen, als Dekokt zu Bähungen, Injektionen, Mund- und Gurgelwässern.

Folia Malvae. Germ., Austr. **Folium Malvae.** Helv. **Malva.** Ital. Malvenblätter. Die getrockneten, grünen, geruchlosen und fade, schleimig schmekkenden, nicht von Pilzen befallenen Laubblätter (und Blüten, Ital.) der Malvaceen Malva silvestris L. und M. neglecta Wallroth. (M. nicaensis Ital.) Das Pulver ist grün. Sie enthalten Schleim und etwas Gerbstoff. — 10,0 0,10 RM.

Innerlich zu schleimigen Abkochungen (10,0—20,0 auf 100,0), bei Katarrhen.

Flores Malvae arboreae. Germ. I., Ergb. Stockrosenblüten. Die getrockneten Blüten der Malvacee Althaea rosea Cav. Enthalten Schleim und roten Farbstoff. — 10,0 0,20 RM.

Innerlich zu schleimigen Dekokten 5,0—15,0 auf 100,0 wie das vorige.

Äußerlich das Dekokt als Gurgelwasser.

Manna.

Manna. Germ., Am., Austr., Belg., Dan., Helv., Ital., Jap., Norv., Suec. **Manne en larmes.** Gall. Manna. Mindestgehalt 75% Mannit. Der durch Einschnitte in die Rinde der Oleacee Fraxinus ornus L. gewonnene, an der Luft eingetrocknete, aus krystallinischen, blaßgelblichen, innen weißen, schwach honigartig riechenden und süß schmeckenden Stücken bestehende Saft[1]. In Wa. leichtl., höchstens 10% Wa. und höchstens 3% Asche enthaltend. — 10,0 0,30 RM.

Durchschnittl. Dosis: 15,0 (Am.).

Innerlich zu 5,0—15,0 mehrmals täglich als reizmilderndes Mittel bei Bronchialkatarrh sowie als mildes Laxans bei Kindern; bei Erwachsenen 50,0—100,0 auf mehrere Portionen verteilt, als Abführmittel bei Empfindlichen und Schwachen, auch in der Schwangerschaft in Solution oder Latwerge mit abführenden Zusätzen, aromatischen Wässern, milden Säuren und Salzen. — Kann in kleinen Mengen Diabetikern als Zuckerersatz gegeben werden; 30—50 g täglich werden auch von schweren Diabetikern assimiliert.

---

[1] Handelssorte: cannelata in lacrimis.

933. Rp. Mannae 5,0
    Aq. Foeniculi 30,0.
D. S. 1—2stündl. 1 Kinderlöffel bis zur
Wirkung. (Abführmittel für kleine Kin-
der.) Solutio Mannae.   F. M. G.

935. Rp. Mannae 15,0
    Aq. Foeniculi 50,0
    Liq. Ammonii anisati 0,5.
M. D. S. Stündl. 1 Eßlöffel voll. (Leicht
  abführendes Expektorans für Kinder).

934. Rp. Mannae 60,0
    Aq. dest. 150,0.
    Tartari natronati 30,0
    Elaeosacch. Citri 25,0.
M. D. S. Stündl. 1 Eßlöffel. (Abführmittel.)

936. Rp. Mannae 10,0
    Aq. dest. 25,0
    Pulv. foliorum Sennae 25,0
    Sulfuris depurati 2,5
    Pulpae Tamarindorum depur. 2,5
    Pulv. rhizomatis Zingiberis 1,0.
M. f. electuarium. D. S. 2—4mal tägl.
    1 Teelöffel. (Gelindes Laxans bei Hä-
    morrhoidalbeschwerden.)

Sirupus Mannae. Germ., Jap. Mannasirup. Mannasaft. Gelblich, aus
Manna (10), Alk. (2), Wa. (33) und Zucker (55) hergestellt und, heiß in kleine,
luftdicht zu verschließende Gefäße eingefüllt, in der Apotheke aufbewahrt.
— 10,0 0,10 RM.

Innerlich teelöffelweise als Abführmittel in. der Kinderpraxis und als
Zusatz zu abführenden Mixturen.

Sirupus Mannae cum Rheo. Sir. Mannae 30,0, Tct. Rhei aquos. 15,0. Teelöffelweise als Abführmittel für Neugeborene (F. M. G.).

Mannitum. Ergb., Nederl. **Mannite.** Ital. Mannit. $C_6H_8(HO)_6$. Farblose, süß-
schmeckende, in 7,5 T. Wa. l. Krystalle. — 1,0 0,10 RM.

Innerlich zu 30,0—50,0 als Abführmittel empfohlen, indes an Wirksamkeit der Manna
nachstehend und viel zu teuer.

Marrubium. Herba Marrubii. Ergb. Andorn. Das blühende Kraut der Labiate Marrubium
vulgare L. Enthält einen krystallinischen Bitterstoff Marrubiin und Spuren ätherischen
Öls. — 10,0 0,05 RM.

Innerlich im Aufguß 5,0—15,0 auf 100,0, als Species. Als Volksmittel bei Lungenschwindsucht.

Mastix.

Mastix. Germ., Belg., Suec. **Resina Mastix.** Austr., Norv. Resina Mastiche.
Mastix. Das aus blaßcitronengelben, leicht in glasartig glänzende Stücke
zerbrechenden, beim Kauen erweichenden, würzig riechenden und schmeckenden
Körnern bestehende Harz der auf der Insel Chios kultivierten baumartigen
Form der Anacardiacee Pistacia lentiscus L. In Ae. völlig, in Alk. oder Chl.
teilweise l. Enthält 42,5% freie Harzsäure, 50% Resene und 2% ätherisches
Öl[1]. — 1,0 0,05 RM.

Nur äußerlich als Kaumittel, zu Mundwässern, Tinkturen, als
Zahnkitt, zu Räucherspecies und zu vielen Pflastern.

Spiritus Mastichis compositus. Mastixspiritus. Mastix, Myrrhe, Weihrauch
(ana 1), mit Alk. (20) und Wa. (10) maceriert und 20 T. abdestilliert.
Äußerlich zu Zahnfleischtinkturen, Waschungen, Einreibungen.

Mastisol. Lösung von Mastix in Benzol. — 10,0 0,45 RM.
Äußerlich zum Aufpinseln als Schutz für Wunden und zum Wundverband, auch zu
Zug- und Druckverbänden; Heftpflasterersatz, da es nach Verdunsten des Benzols ein zu-
sammenziehendes Häutchen bildet; auch als örtliches Blutstillungsmittel angewendet.

---

[1] Die besten Handelssorten: Mastix in lacrimis, M. in granis, M. electa. — Erweicht
bei etwa 80°. Die wässerige Auskochung reagiert sauer (Kommentar).

Albertol medicinale. Nach Angabe des Herstellers Lösung eines neutralen künstlichen Harzes (50%) in Äther-Alkohol, neutral reagierend. — O. P. 10, 30 und 70 g 0,90, 2,75 und 4,00 RM.

Als Ersatz von Mastisol zum Wundverband und als Blutstillungsmittel verwandt. Sogar bei Hämophilie empfohlen, doch nicht genügend erprobt.

Mate. Folia Mate. Folia Ilicis. Port. Mex. **Paraguaytee.** Paranà-Mate. Die getrockneten, fermentierten Blätter der Aquifoliacee Ilex paraguariensis St. Hil. Enthalten 0,5—0,9% Coffein und Gerbstoff neben Spuren von ätherischem Öl und Vanillin. In Südamerika weitverbreitetes Genußmittel. — 10,0 0,10 RM.

10 g Blätter werden mit wenig siedendem Wasser übergossen, nach einigen Minuten mit dem Rest von 1 l Wasser versetzt und nach 10—15 Minuten abgeseiht. Der Aufguß ist warm, mit Zucker versetzt, zu trinken. Verliert beim Abkühlen Aroma und Geschmack. Tee von leicht anregender Wirkung.

Matico.

Folia Matico. Ergb. Maticoblätter. Die getrockneten Laubblätter der Piperacee Piper angustifolium Ruiz et Pavon (Südamerika). — Hauptbestandteile: Bitterstoff, Gerbstoff und 2,3% ätherisches Öl. — 10,0 0,15 RM.

Innerlich zu 0,5—2,0 mehrmals täglich, in Pulvern, im Infus (5,0—15,0 auf 100,0), gegen Tripper empfohlen.

Äußerlich im Infus zu Injektionen (in die Harnröhre und Vagina).

Extractum Matico fluidum. Aus Maticoblättern durch Perkolation mit wäss. Alk. Innerlich teelöffelweise bei chronischer Gonorrhöe.

Maturin. Lösung von 2 mg Phlorrhizin in 1 ccm Aq. (mit 1 mg B.-Eucain). Schwangerschaftsdiagnosticum. Frauen, die nach subcutaner Injektion von 1 ccm $^1/_2$—2 Stunden später Zucker ausscheiden, sind mit hoher Wahrscheinlichkeit Gravidae (vollkommene Sicherheit besteht nicht, die Reaktion kann auch bei Nichtschwangeren, insbesondere kurz vor der Menstruation, auftreten). Vom 3. Monat der Gravidität an versagt die Reaktion.

Mays.

Stigmata Maydis. Ergb. **Maïs.** Gall. Die getrockneten Griffel der weiblichen Blüten der Graminee Zea Mays L. — 10,0 0,05 RM.

Innerlich früher als Dekokt 5,0—10,0 auf 100,0 als Diureticum bei Harngrieß, Nierensteinen usw. Nicht mehr angewendet.

Extractum Stigmatum Maydis fluidum. Ergb. Maisgriffelextrakt. Schwarzbraune, schwach sauer reagierende, eigentümlich riechende und ekelhaft schmeckende Flüssigkeit, durch Perkolation von Maisgriffeln mit wäss. Alk. bereitet. Extrait de Styles de Maïs. Gall. Weiches, wässeriges Extrakt, klarl. in Wa.

Innerlich teelöffelweise. Ebenfalls nicht mehr im Gebrauch.

Mel.

Mel. Germ., Am., Austr., Belg., Dan., Helv., Jap., Nederl., Norv., Ross., Suec. **Miel blanc.** Gall. **Miele.** Ital. Honey. Honig. Der in frischem Zustand dickflüssige, durchscheinende, allmählich mehr oder weniger fest und krystallinisch werdende, meist weiß- bis braungelbe, eigenartig riechende und süß schmeckende, von der Honigbiene in den Waben abgelagerte Stoff. In Wa. mit schwach saurer Reaktion zu einer nicht völlig klaren, optisch aktiven Flüssigkeit l. Dichte der wäßrigen 33$^1/_3$proz. Lösung mindestens 1,11. Rein, insbesondere frei von fremden Farbstoffen, Kunsthonig, künstlichem Invertzucker, Stärkesirup, Dextrin (Verfälschungen), darf nicht verdorben oder

sauer sein und nicht weniger als 0,1% und nicht mehr als 0,8% Asche[1]) enthalten. Besteht im wesentlichen aus einer konzentrierten wäßrigen Lösung
von Trauben- und Fruchtzucker, hat also die Zusammensetzung des Invert-
zuckers mit kleinen Mengen von Rohrzucker, Pollen, Wachs, Eiweißstoffen,
Enzymen, Farb- und Riechstoffen, Säuren (Ameisensäure) und Salzen. —
10,0 0,10 RM.

Als vorzügliches Nährpräparat zu vielfacher Anwendung bei chronisch
Kranken und Rekonvaleszenten zu empfehlen. — Pharmazeutisch nur das
folgende Präparat verwendet.

Mel depuratum. Germ., Austr., Belg., Brit., Dan., Helv., Jap., Nederl.,
Ross., Suec. **Mellite simple.** Gall. **Miele depurato.** Ital. Gereinigter Honig.
Geklärter Honig. Klar, gelb bis braun, nach Honig riechend und schmeckend.
Eine Lösung von Honig (40) wird in Wa. (60) mit weißem Ton (3), der durch
Behandeln mit Salzsäure und nachheriges Auswaschen mit Wasser vom Eisen
befreit ist, angerührt, $1/_2$ Stunde lang auf dem Wasserbad erwärmt, nach dem
Absetzen heiß filtriert und durch Eindampfen auf dem Wasserbad bis zur
Dichte 1,34 gebracht. Rein, insbesondere frei von Salzs. (infolge der Herstellung),
darf nicht verdorben oder sauer sein. Die Behandlung des Honigs erfolgt zur
Klärung und zur Erzielung besserer Haltbarkeit. Spez. Gew. Ital. 1,27, Brit.
1,36, die anderen Pharm. um 1,34.
DAB. läßt zum Klären weißen Bolus
zusetzen. Brit. läßt gering erhitzen und
filtrieren. — 10,0 0,10 RM.

937. Rp. Boracis 2,0
    Glycerine 1,0
    Mellis depurati 17,0.
M. D. S. Äußerlich. Mel Boracis. (Bo-
rax-Honey.)   Brit.

Innerlich unvermischt oder im
Getränk (Mischung von Honig mit
Wa. = Hydromel) zu 50,0—100,0
täglich als Nährmittel, als reizmildernd bei Husten, auch als Konstituens für
Latwergen oder Pillen. Eine Mischung von 60,0 Mel depur. mit 1 Tr. Ol.
Foeniculi entspricht dem „Schlesischen Fenchelhonig-Extrakt".

Äußerlich zu Mund- und Gurgelwässern (Infus. Salviae mit Honig),
zu Pinselsäften, zu Klistieren $1/_2$—1 Eßlöffel zum Klysma, zum Waschwasser bei schuppigen Hautausschlägen 1 T. Honig, 3 T. Wa., zu Kataplasmen mit Farina Secalis — gewöhnliches Volksmittel zur Behandlung von
Drüsengeschwülsten.

Mel rosatum. Germ. V., Ergb., Austr. (Elenchus), Helv., Nederl. **Mel Rosae.** Am.
Mellite des Roses. Gall. **Miele rosato.** Ital. Rosenhonig. 1 T. Rosenblütenblätter mit
5 T. verd. Alk. 24 Stunden lang maceriert, ausgepreßt, mit 9 T. Mel depur. und 1 T. Glycerin
vermischt auf 10 T. abgedampft. (Austr.
mit Acid. tannic. 0,1% und Ol. Rosae, Am.
Fluidextr. Rosae 12 auf 100.) Klare, bräunliche, dickliche Flüssigkeit von würzigem Geruch und schwach zusammenziehendem Geschmack. Die Bereitungsvorschriften der
anderen Pharm. weichen unerheblich ab. —
10,0 0,20 RM.

938. Rp. Boracis 2,0
    Glycerini 4,0
    Mellis rosati 14,0.
M. D. S. Äußerlich. Mel boraxatum.
        Helv.

Durchschnittl. Dosis: 4 ccm (Am.).

Innerlich zuweilen statt des Mel depuratum benutzt.

Äußerlich wegen seines geringen Gerbstoffgehaltes vorzugsweise zu adstringierenden
Mund- und Gurgelwässern und Pinselsäften.

---

[1]) Phosphorsäurehaltig. — Wassergehalt des Honigs etwa 20%.

Oxymel simplex. Germ., Ergb., Austr. **Oxymel.** Brit. Sauerhonig. Gemisch von gereinigtem Honig (40) mit verd. Essigsäure (1). — 10,0 0,15 RM.

Therapeut. Dosen: 2—8 ccm (Brit.).

Innerlich als Zusatz zu Mixturen 15,0—30,0 auf 100,0, zur Bereitung kühlender Getränke 50,0—100,0 auf 1 l Wasser oder Haferschleim.

Äußerlich zu Mund- und Gurgelwässern, zu Klistieren, 60,0—120,0 ad Klysma.

Melilotus.

Herba Meliloti. Germ., Austr., Ross. Steinklee. Honigklee. Die getrockneten, kräftig nach Cumarin riechenden Blätter und Blütenstände mit den gelben Schmetterlingsblüten der Papilionaceen Melilotus officinalis (L.) Desrousseaux und M. altissimus Thuillier. Bestandteile: Cumarin, Melilotsäure. — 10,0 0,05 RM.

Äußerlich als Geruchskorrigens zu schlecht riechenden narkotischen Kräuterumschlägen, als Bestandteil der Species emollientes (s. S. 669), zu Schnupfpulvern, zerteilenden Salben und Pflastern.

Emplastrum Meliloti. Germ. I., Ergb., Austr., Ross. Steinkleepflaster. Das bräunlichgrüne, kräftig riechende Pflaster besteht aus Cera flav. 4, Terebinth., Ol. Arachidis ana 1, Herb. Meliloti pulv. 2. Austr. schreibt vor Coloph., Ol. Sesam. ana 15, Cera fl. 30, Ammoniacum 5, Terebinth. venet. 10, Herb. Melilot. 25. Ähnl. Ross. mit $^1/_9$ des Gewichts an Herb. Meliloti. — 10,0 0,15 RM.

Äußerlich: Zerteilendes Pflaster bei Drüsengeschwülsten.

Melissa.

Folia Melissae. Germ., Austr. **Folium Melissae.** Belg. (M. F.), Helv. **Herba Melissae.** Dan. **Mélisse officinale.** Gall. **Melissa.** Ital. Melissenblätter[1]). Die getrockneten, citronenähnlich riechenden, würzig schmeckenden Laubblätter angebauter Pflanzen der Labiate Melissa officinalis L. Aschengehalt höchstens 14%. — Bestandteile: Neben Gerbstoff und Harz 0,1—0,25% ätherisches Melissenöl. — 10,0 0,10 RM.

939. Rp. Foliorum Melissae
Foliorum Menthae piperitae
Florum Chamomillae ana 25,0.
M. f. species. D. S. Zum Teeaufguß. Eine empfehlenswerte Mischung carminativer Kräuter. Bei Neigung zu Diarrhöen.

Innerlich zu aromatischen Aufgüssen 5,0—15,0 auf 100,0, zu Spezies (mit Fruct. Foeniculi usw.). Als Diaphoreticum, mildes Antispasmodicum und Carminativum bei Verdauungsstörungen und Kardialgien, Koliken, Diarrhöen gegeben.

Äußerlich zu aromatischen Fomentationen und Bädern.

Aqua Melissae. Germ. I., Ergb., Belg. (M. A.). **Acqua distillata di Melissa.** Ital. Melissenwasser. Wässeriges Destillat aus trockenen Melissenblättern 1:10 (Ital. 2 T. Destillat und 1 T. frischen Blättern). Belg. wie Aq. Anisi. — 100,0 0,25 RM.

Innerlich als Zusatz und Konstituens von Mixturen.

Spiritus Melissae. Ergb., Belg. (M. S.). Melissenspiritus. Durch Destillation von Melissenblättern (1:3) oder Lösen des ätherischen Öls in Alk. bereitet. — 10,0 0,15 RM.

Äußerlich zu Einreibungen, Waschungen als Präventivmittel gegen Decubitus.

Spiritus Melissae compositus. Germ., Helv. **Spiritus aromaticus.** Austr., Belg., Jap., Nederl. **Alcoolat de Mélisse composé.** Gall. **Alcoolato aromatico composito** und **Alcoolato di Melissa composito.** Ital. Spiritus Carmelitorum.

---

[1]) Citronenmelissenblätter.

Spiritus carminativus Sylvii. **Karmelitergeist.** Die Lösung von je 5 Tr. Ol. Citronellae (Ol. Melissae indicum) und Ol. Myristicae aethereum, 2 Tr. Ol. Cinnamomi, 2 Tr. Ol. Caryophylli in 300 g Alk. wird mit 100 g Wa. gemischt, die Mischung kräftig geschüttelt und nach mehrtägigem Stehen filtriert. Klar, farblos, würzig riechend. Dichte 0,877—0,881. Die Präparate der übrigen Pharm. sind Destillate oder Lösungen ätherischer Öle in Alk. 52 Tr. = 1 g. — 10,0 0,10 RM.

Innerlich zu 1,0—2,0 auf Zucker geträufelt, als leichtes Stimulans und Carminativum; bei Kardialgien, Diarrhöen usw. als Volksmittel.

Äußerlich zu Waschungen, Einreibungen und als Riechmittel.

Mentha.

Folia Menthae crispae. Germ. II., Ergb. Krauseminzblätter. Die getrockneten Blätter der angebauten Labiate Mentha silvestris L. var. crispa Bentham. Enthält ätherisches Öl. — 10,0 0,10 RM.

Innerlich und äußerlich wie Folia Menthae piperitae. Nicht mehr gebraucht.

Aqua Menthae crispae. Germ. II., Ergb. Krauseminzwasser. Wässeriges Destillat aus trockenen Krauseminzblättern 1:10.

Innerlich wie Aq. Menth. pip. Nicht mehr angewendet.

Oleum Menthae crispae. Germ. I., Ergb. Krauseminzöl. Das ätherische Öl des blühenden Krautes von Mentha crispa. Gelblich oder grünlichgelb, aus linksdrehenden Terpenen und Links-Carvon bestehend. Spez. Gew. 0,920 bis 0,940. — 1,0 0,30 RM.

Innerlich zu 0,05—0,15 mehrmals tägl. als verdauungsbeförderndes Mittel.

Äußerlich zu Einreibungen, als Zusatz zu Pflastern.

Folia Menthae piperitae. Germ., Austr., Ross. **Folium Menthae piperitae.** Suec., Ross. **Folium Menthae.** Belg. (M. F.), Helv. **Herba Menthae piperitae.** Dan. **Mentha piperita.** Am. **Folia Menthae.** Jap. **Menthe poivrée.** Gall. **Piperita.** Ital. Pfefferminzblätter. Die getrockneten (Gall. frischen), kräftig eigenartig riechenden, brennend würzig schmeckenden und einen angenehmen, kühlenden Nachgeschmack hervorrufenden Laubblätter des von Linné Mentha piperita genannten Bastardes zwischen den Labiaten M. viridis L. und M. aquatica L. Gehalt mindestens 0,7% äth. Öl. Aschengehalt höchstens 12%. — 100,0 1,45 RM.

Innerlich im Aufguß 5,0—15,0 auf 100,0, am häufigsten zu Species. (Spec. aromat. s. S. 669.) Als leichtes Stimulans, Antispasmodicum, Carminativum bei Kardialgie, Koliken, Flatulenz, Diarrhöen, auch als Cholagogum.

Äußerlich zu Fomentationen, Klistieren.

940. Rp. Foliorum Menthae piperitae 60,0	941. Rp. Foliorum Menthae piperitae
Foliorum Trifolii 30,0	Rhizomatis Calami ana 30,0
Radicis Valerianae 15,0.	Fructus Juniperi cont. 15,0
M. f. species. D. S. Zum Teeaufguß.	Foliorum Sennae 12,0.
Species nervinae Heimii.	M. f. spec. D. S. Zum Teeaufguß. (Bei
	Hydrops durch Morbus Brightii.)
	(Frerichstee.)

Aqua Menthae piperitae. Germ., Am., Austr., Brit., Dan., Helv., Nederl., Ross., Suec. **Aqua Menthae.** Jap. **Menthae aqua.** Belg. **Eau de Menthe poivrée.** Gall. **Acqua distillata di Menta piperita.** Ital. Pfefferminzwasser.

506

(Mentha) Aq. Menthae piperitae — Tinct. Menthae piperitae. **Rp. 942**

Aus Pfefferminzöl (1) nach bestimmter Vorschrift mit lauem Wasser (1000) hergestellte, fast klare Lösung. Andere Pharm. 0,05—0,2%. Einzelne Pharm. lassen aus den Blättern destillieren. — 100,0 0,15 RM.

Innerlich als Korrigens oder Zusatz zu Mixturen.

Oleum Menthae piperitae. Germ., Am., Austr., Brit., Nederl., Ross. **Menthae. essentia.** Belg. **Oleum Menthae.** Helv., Jap. **Aetheroleum Menthae piperitae.** Dan., Norv., Suec. **Essence de Menthe poivrée.** Gall. **Essenza di Menta.** Ital. Pfefferminzöl. Mindestgehalt 50,2% Gesamt-Menthol (Am. 50%, davon 5% Menthylacetat). Das farb-

942. Rp. Olei Menthae piperitae 0,5
　　　Aetheris acetici 5,0.
D. S. 2stündl. 10—15 Tr.

lose oder blaßgelbliche, optisch aktive, linksdrehende, erfrischend nach Pfefferminz riechende und brennend, campherartig, hinterher anhaltend kühlend, je-doch nicht bitter schmeckende ätherische Öl der Pfefferminzblätter. Dichte 0,895—0,915. 1 ccm Öl in 5 ccm 70 proz. Alk. klarl. 51 Tr. = 1 g. — 1,0 0,15 RM.

Durchschnittl. Dosis: 0,1 ccm (Am.).

Innerlich zu 0,05—0,15 mehrmals täglich rein, als Elaeosaccharum, in ätherischen und spirituösen Lösungen, häufig als Korrigens zu Mixturen, bei Dyspepsien, Magenkrampf, Koliken, Flatulenz, Durchfällen, Erbrechen als Beruhigungsmittel; auch als Cholagogum.

Äußerlich zu Einreibungen rein oder in Öl ganz besonders gegen Neuralgie empfohlen, als Riechmittel, zu Zahntropfen (angenehmer Zusatz in sehr vielen Zahnpulvern und Mundwässern).

Rotulae Menthae piperitae. Ergb., Austr. (Elenchus), Dan. Pfefferminzplätzchen. Zu 200 T. Rotul. Sacch., 1 T. Ol. Menthae und 2 T. Alk. Trochisci Menthae pip. Ross. Ähnlich Tablettes de Menthe und Pastilles de Menthe à la goutte. Gall.

Sirupus Menthae piperitae. Germ., Austr., Belg., Helv. **Sirupus Menthae.** Jap. Pfefferminzsirup. Aus einem wäßrig-weingeistigen Auszug der Pfefferminzblätter nach bestimmter Vorschrift bereiteter grünlichbrauner Sirup, der, heiß in kleine, dem Gebrauch angemessene, luftdicht zu verschließende Gefäße eingefüllt, in der Apotheke aufbewahrt wird. — 10,0 0,10 RM.

Innerlich als Korrigens.

Spiritus Menthae piperitae. Germ., Am., Austr., Brit. **Spiritus Menthae.** Belg. (M.S.), Helv., Jap. **Teinture d'Essence de Menthe.** Gall. Pfefferminzspiritus. Pfefferminzgeist. Klare, farblose, nach Pfefferminzöl riechende Mischung von Pfefferminzöl und Weingeist 1 : 9. (ebenso Am, Brit., Jap.). Dichte 0,831 bis 0,835. Präparate der anderen Pharm. enthalten nur 1—5% Pfefferminzöl. Am. läßt 800 ccm des Öl-Spirit.-Gemisches mit 10 g Fol. Menth. pip., die vorher mit Wasser 1 Stunde maceriert und ausgepreßt wurden, 6 Stunden lang macerieren, filtrieren und mit Alk. auf 1000 ccm bringen. — 60 Tr. = 1 g. — 10,0 0,25 RM.

Therap. Dosen: 0,3—1,2 ccm (Brit.). Durchschn. Dosis: 1 ccm (Am.).

Innerlich zu 1,0—1,5 mehrmals täglich oder als Zusatz zu Mixturen 5,0—10,0 als Korrigens und Carminativum.

Äußerlich zu Mundwässern.

Tinctura Menthae piperitae. Ergb., Ross. Pfefferminztinktur. Dunkelbraun-grünlich, von starkem Pfefferminzgeruch und -geschmack, durch Maceration von Pfeffer-

507

Rp. 943—944   (Mentha) Tinct. Menthae piperitae — Mentholum

minzblättern mit verd. Alk. 1:5 bereitet. — Ross. 1 T. Fol. Menth., 1 T. Ol. Menth., 20 T. Spir. maceriert.

Als Zusatz zu carminativen Mixturen, zu Zahnwässern u. dgl.

Aqua Menthae viridis. Am., Brit. Grünminzenwasser. Brit. 1 ccm Ol. M. virid. auf 1500 ccm Wa. Am. gesättigte wässerige Lösung des ätherischen Öls.

Durchschnittl. Dosis: 15 ccm (Am.).

Oleum Menthae viridis. Am., Brit. Das ätherische Öl des blühenden Krautes von Mentha viridis L., oder Mentha crispa, Roth., Am. von M. spicata L. (M. viridis L.). Gehalt nach Am. mindestens 43% (Vol.) Carvon. Farblos oder schwach gelblich-grünlich, von charakteristischem Geruch und gewürzhaftem, erwärmendem Geschmack. In seiner Zuzammensetzung steht es dem Krauseminzöl nahe. Spez. Gew. 0.920-0,940.

Therapeut. Dosen: 0,03—0,18 (Brit.). Durchschnittl. Dosis: 0,1 ccm (Am.).

Innerlich und äusserlich wie Oleum Menthae crispae

Mentholum. Germ., Austr., Belg., Dan., Helv., Jap., Nederl., Norv., Ross., Suec. **Menthol.** Am., Brit., Gall. **Mentolo.** Ital. Menthol. Pfefferminzcampher. $C_{10}H_{19}OH$. Mol.-Gew. 156. Spitze, spröde, farblose, sich vollkommen trocken anfühlende, beim Pressen zwischen glattem, weißem Papier auf diesem keine Flecken zurücklassende, pfefferminzähnlich riechende und schmeckende Krystalle, in Wa. nur sehr wenig, in Ae., Chl. oder Alk. leichtl. Schmp. 42—44°. Optisch aktiv (spez. Drehungswinkel für eine in 10 ccm 1 g M. enthaltende alk. Lösung = — 47° bis — 51°). 0,2 g M. beim Erhitzen auf dem Wasserbad keinen wägbaren Rückstand hinterlassend. Hauptbestandteil des ätherischen Pfefferminzöles, aus dem es durch Auskrystallisieren in der Kälte gewonnen wird. — 1,0 0,15 RM.

Therap. Dosen: 0,03—0,12 (Brit.).

Durchschn. Dosis: 0,06 (Am.).

Innerlich in 3 proz. spirituöser Lösung, tropfenweis, reizmildernd gegen Erbrechen und Singultus, auch als Stomachicum und Carminativum gegen Kardialgien und Koliken. Als Analgeticum, Anaestheticum und Antisepticum zahlreichen Hustenmitteln beigemischt.

Äußerlich 1—2 proz. (Alk.) gegen Juckreiz der Haut, sowie bei Neuralgien, Migräne, Insektenstichen; 5—10 proz. mit Öl, oder als Pulverzusatz zur schwachen Anästhesierung der Schleimhäute, bei Schnupfen, schmerzhaften Katarrhen, bei Geschwüren des Kehlkopfs und als kühlende Salbe. Auch in Form von Mentholstiften gegen Migräne und andere Neuralgien. Bei Insektenstichen, Pruritus ani et vulvae, wie überhaupt gegen Hautjucken (als Salbe 1: 10 Fett), auch bei Zahnschmerzen. Auch zur Inhalation bei Affektionen des Larynx und der Bronchien verwendet. Zur intramuskulären Injektion (10 proz. in Öl mit Eucalyptus) bei eitrigen und fötiden Katarrhen der tieferen Luftwege (Bronchiektasien und Lungengangrän). Mischungen von Menthol mit Benzoesäure werden als Mentholbenzoat oder mit Ölsäure als Menthololeat im Wasserbade zusammengeschmolzen und zu Mentholstiften ausgegossen. Mentholvasogen bei juckenden Dermatosen und zur Erweichung von Ceruminalpfröpfen.

943. Rp. Mentholi 0,5
Tinct. Aurant. cort. 15,0.
M. D. S. 15—25 Tr. in 1 Eßlöffel Wasser.
(Bei nervösem Erbrechen, Sinugltus.)

944. Rp. Mentholi 0,1(—0,2)
Paraffini liquidi ad 10,0.
M. D. S. Äußerlich. In den Gehörgang einzuträufeln. (Bei Paukenhöhlenentzündung.)

945. Rp. Mentholi 1,0
    Olei Olivarum 0,5
    Lanolini 8,5
M. f. ungt. D. S. Lanolin-Migräne-
salbe.

946. Rp. Mentholi 0,2
    Terebinthinae laricis
    Olei Ricini ana 1,0
    Collodii 18,0.
M. D. S. Zum Aufpinseln. (Bei Insektenstichen.)

947. Rp. Mentholi
    Guajacoli ana 1,0
    Spiritus 80,0.
M. D. S. 2—3mal tägl. einzupinseln und
dann mit Watte zu bedecken. (Bei
Neuralgien.)

948. Rp. Mentholi 2,5
    Phenyl. salic. 5,0
    Olei Olivarum 7,5
    Lanolini q. s. ad 50,0.
M. f. ungt. D. S. (Gegen aufgesprungene
Hände.)

949. Rp. Mentholi 5,0
    solve in Olei Olivarum 45,0
    adde Aq. Calcariae 50,0.
M. f. Linimentum. S. (Bei Verbrennungen.)

950. Rp. Mentholi 2,0
    Resorcini 1,0
    Sulfuris praecipitati 8,0
    Zinci oxydati 12,0
    Ungt. Paraffini q. s. ad 50,0.
M. f. ungt. (Paste gegen trockenes Ekzem.)

951. Rp. Mentholi 0,2
    Novocain 0,1
    Coffeae tostae
    Sacch. alb. ana 5,0.
M. f. pulv. D. ad scat. S. Schnupfpulver.

952. Rp. Mentholi 5,0
    Phenoli liq. 2,0
    Spir. e Vino ad 100,0.
D. S. Äußerlich. (Gegen Hautjucken.)

953. Rp. Mentholi 0,5
    Acidi borici pulv.
    Sacchari Lactis ana ad 10,0.
M. D. S. Äußerlich. Mentholschnupf-
pulver. F. M. B. (0,65 RM. o. G.)

954. Rp. Mentholi 0,1
    Ol. Menth. pip. 0,2.
936   Tinct. Valerian. aether. ad 20,0.
D. S. 5—10 Tr. (Als Anregungsmittel bei
nervösen Schwächezuständen des Herzens und bei Erbrechen der Schwangeren.)

955. Rp. Mentholi 0,1
    Anaesthesini 1,5
    Adipis lanae 15,0
    Vaselini benzoati (8 proz.)
    ad 30,0.
M. f. ungt. D. S. Auf die Schleimhaut der
Nase zu bringen. (Bei Schnupfen.)

956. Rp. Mentholi 1,0
    Eucalyptoli 2,0
    Paraffin. liq. sterilis. 8,0
    (oder Ol. Olivar. steril. 8,0).
M. D. S. Zur intramuskulären Injektion,
tägl. 1 ccm, im ganzen 10—30 ccm.
(Bronchiektasie, putride Bronchitis,
Lungengangrän.)

Mentholum syntheticum. a) Der Schering-Kahlbaum A.-G. Aus Thymol
oder Piperiton. Wie natürliches Menthol riechende Krystalle, optisch inaktiv
(Racemform). Schmp. 34—36°. — 1,0 0,15 RM. — Pharmakologisch und klinisch
wie Menthol zu beurteilen.

b) Der Firma Schimmel & Co. aus Bestandteilen ätherischer Öle auf
chemischem Wege gewonnen. Wie natürliches Menthol riechende Krystalle,
optisch aktiv (linksdrehend). Schmp. gegen 35°. Siedep. 216° (wie beim Menth.
aus Pfefferminzöl). Pharmakologisch und klinisch wie Menthol zu beurteilen. —
1,0 0,15 RM.

Beide Präparate dürfen vom Apotheker nicht an Stelle des Menthols und
nur bei ausdrücklicher Verordnung abgegeben werden, da keines der beiden den
Schmelzpunkt des Arzneibuchpräparats (42—44°) zeigt und nur eines von ihnen
linksdrehend ist.

Balsamum Mentholi compositum. Germ. Mentholbalsam. 15% Menthol und 15% Methylium salicylicum enthaltende, gelblichweiße, stark nach Menthol und Methylsalicylat riechende Mischung von gelbem Wachs (10%), Wollfett (45%) und Wa. (15%). — 10,0 0,35 RM.

Pommade de Menthol. Gall. 1proz. Mentholvaseline. Auf dem Wasserbad bereitet.

Stylus Mentholi. Ergb. Mentholstift. Migränestift. Menthol, geschmolzen und in Zinnformen ausgegossen, welche ungefähr die Form eines Fingerhuts haben. Die Stifte werden entweder in Stanniol eingewickelt oder meist in Holzhülsen abgegeben.

Äußerlich zum Bestreichen der Stirn- und Schläfengegend.

Emplastrum Mentholi. Brit. Mentholpflaster, bereitet aus Cer. flav. (2), Colophon. (15), Menthol. (3).

Äußerlich: Schmerzlindernd.

Coryfin. Mentholum aethylglycolicum[1]). Äthylglykolsäurementholester. $C_{10}H_{19}O—COCH_2OC_2H_5$. Farblose, schwach nach Menthol riechende und schmeckende Flüssigkeit, schwerl. in Wa., leichtl. in Alk., Ae., Chl. und Benzol; mit Olivenöl und Paraff. liqu. in jedem Verhältnis mischbar. Siedep. 155°. — 1,0 1,55 RM. 35 g O. P. Coryfin-Bonbons (0,02) 1,50 RM.

Innerlich 3—4 Tr. auf Zucker oder als Bonbons bei akuten Katarrhen der oberen und tieferen Luftwege.

Äußerlich in 25—50proz. Lösung in Spiritus und in Salben bei Neuralgien besonders der Gesichtsnerven und bei Migräne, sowie bei Pruritus und Ekzemen, auf die schmerzhaften Stellen aufzupinseln; als 5—10proz. Coryfinwatte bei Schnupfen zur Einführung in die Nase; zu gleichen Teilen mit Paraffin. liq. gegen Otitis media (einige Tropfen in den äußeren Gehörgang gebracht). Auch zu Inhalationen zu 1proz. spirituöser Lösung verwendbar. Bei Kindern mit Vorsicht zu verwenden, Gefahr des Glottiskrampfes.

Mentholum valerianicum. Ergb. **Menthyli valerianas.** Suec. Valeriansäurementholester. Mentholvalerianat. $C_{10}H_{19}OCOC_4H_9$. Farblose, dickliche, erfrischend riechende und schwach bitter schmeckende Flüssigkeit, unl. in Wa., l. in Alk. Mit 30% freiem Menthol = **Validol** (E. W.). — Menthol. valerian. 1,0 0,20 RM. Validol 1,0 0,75 RM.; (desgl. Val. camph.). O. P. 5,0 3,00 RM. Val. camphoratum (5,0) 3,00 RM. 25 Validol-Perlen (0,2) 3,50 RM. 20 Tabl. (4 Tr. V.) 1,90 RM.

Innerlich 5—15 Tr. Menth. val. oder Validol in Wein oder auf Zucker; auch in Pasten oder Kapseln. Als Analepticum und Nervinum bei Neurasthenie, Hysterie, Migräne, insbesondere bei nervösen Herzstörungen. Auch bei Seekrankheit, nervösen Dyspepsien und Hyperemesis gravidarum empfohlen.

Menthyli valerianas cum camphora. Suec. Mentholvalerianat mit 10% Campher.

Methylenum chloratum s. unter Solästhin S. 667.

Methylium chloratum. Chlorure de Méthyle. Gall. Methylchlorid. Chlormethyl. Monochlormethan. CH_3Cl. Durch Erhitzen von Methylalkohol mit Salzsäure. Farbloses, ätherartig riechendes, brennbares Gas, das durch Druck und starke Abkühlung zu einer farblosen, leicht beweglichen Flüssigkeit vom Siedep. —23° verdichtet wird. In dieser Form gelangt es in drucksicheren Stahlflaschen oder in Glasröhren in den Handel. Kühl aufzubewahren!

Äußerlich als Chlormethylspray gegen Neuralgien mit Erfolg angewandt. Auch gegen Pruritus mit Nutzen verwendet.

Metäthyl ist eine nicht mehr verwendete Mischung von Chloräthyl und Chlormethyl, deren Siedep. bei 0—2° liegt.

---

[1]) Glykolsäure = Oxyessigsäure, $CH_2OH \cdot COOH$.

Mezereum.

Cortex Mezerei. Germ. I., Ergb., Helv. Seidelbastrinde. Die Rinde der Thy-
melaeacee Daphne Mezereum L. Bestandteile: scharfes, blasenziehendes Harz (das Anhydrid
der Mezerinsäure) und ein krystallinisches Glucosid Daphnin.

Innerlich früher im Dekokt (1,0—2,0 auf 100,0 mit Rad. Liquir. oder anderen schleimigen Substanzen). Nicht mehr verwendet.

Äußerlich in Salben (1 Pulver mit 4 Fett und 1 Liquor Ammon. caust.: Ungt.
vesicans vegetabile).

Emplastrum Mezerei cantharidatum. Germ. I. Spanischfliegen-Seidelbast-
pflaster. Canth. 30, Cort. Mezerei 10 werden in 100 Essigäther maceriert, dem Filtrate
wird Sandarac (5), Elemi (2), Resina Pini (2) zugesetzt und die Mischung auf einem dem
Empl. adhaesivum anglicum ähnlich präparierten Taffet aufgetragen.

Äußerlich wie Spanischfliegenpflaster.

Extractum Mezerei aethereum. (Extr. Mezerei. Germ. I.) Ätherisches Seidelbast-
extrakt. Dünnes, braunes, in Wa. unl. Extrakt, durch Ausziehen von Seidelbastrinde mit
Ae.-Alk. bereitet.

Äußerlich als Rubefaciens.

Millefolium.

Flores Millefolii. Germ. I., Ergb. **Flos Millefolii.** Suec. Schafgarbenblüten. Die
getrockneten Trugdolden der Composite Achillea Millefolium L. Enthalten blaugefärbtes,
ätherisches Schafgarbenöl (0,05—1 %), dessen Hauptbestandteil Cymol ist, und ein Glucosid
Achillein. — 100,0 0,40 RM.

Innerlich im Aufguß 5,0—15,0 auf 100,0 in Abkochung (kurz gekocht), zu Species.
Als Aperitivum, Tonicum, Stimulans und Emmenagogum beim Volk beliebt.

Äußerlich zu Klistieren und Bädern.

Herba Millefolii. Germ. I., Ergb., Austr., Helv. Schafgarbenkraut. Das getrocknete blühende Kraut. Bestandteile wie Flores M. — 100,0 0,45 RM.

Innerlich und äußerlich wie Flores Millefolii. Bestandteil der Species gynaecologicae F. M. B.

Extractum Millefolii. Germ. I., Ergb., Suec. Schafgarbenextrakt. Grünschwarzes, eigenartig riechendes und bitter gewürzhaft schmeckendes, dickes Extrakt, mit wäss.
Alk. aus der Schafgarbe (Ergb.) oder aus den Blüten (Suec.) bereitet. — 1,0 0,15 RM.

Innerlich zu 0,5—1,0 mehrmals täglich, in Pillen, Mixturen. Als Amarum;
früher gern als Emmenagogum; bei Lungenblutungen und bei „stockenden" Hämorrhoiden
gebraucht.

Mitchella repens. Die Frucht dieser Rubiacee enthält saponinartige Bestandteile, als
Diureticum und Tonicum in Nordamerika gebraucht.

Morphinum s. unter Opium S. 533.

Morus. Sirupus Mori. Ergb., Austr., Belg. (M. S.), Helv. **Sirop de Mure.** Gall. **Sciroppo
di More.** Ital. Maulbeersirup. Dunkelrot. — 100,0 0,75 RM.

Innerlich als Zusatz zu säuerlichen Arzneien.

Moschus.

Moschus. Germ. III., Ergb., Helv., Jap. **Musc.** Gall. Musk. Moschus. Der Inhalt
der Vorhautdrüse von Moschus moschiferus L. Eine krümlige, dunkelbraune, weiche, eigentümlich und sehr nachhaltig riechende Masse. Enthält neben Stoffen, wie sie in den meisten
tierischen Sekreten vorkommen, die Träger des Geruches, ein Keton, das aus dem rohen
Moschusöl zu 1,2% durch fraktionierte De-
stillation erhalten wird. — 0,01 0,25 RM.

957. Rp. Moschi 0,05
        Sacchari 1,0
M. exactissime. D. tal. dos. Nr. X in
chart. cerat. S. 1—2stündl. 1 Pulver.

Innerlich zu 0,1—0,3 (und mehr) 2 bis
4stündl. (bei Kindern unter 1 Jahr 0,01
bis 0,015), als Stimulans und Analepticum, auch als Antispasmodicum früher sehr geschätzt,
in Pulvern und Emulsionen. Bei plötzlichem Kollaps im Verlaufe akut fieberhafter

Krankheiten (Typhus, Pneumonie) und bei Herzfehlern; nach profusen Blutungen, jetzt nicht mehr im Gebrauch, durch die weit billigeren Coffein- und Campherpräparate verdrängt. Von den meisten Pharm. aufgegeben.

Tinctura Moschi. Germ. III., Ergb., Helv. **Teinture de Musc.** Gall. Moschustinktur. 1 T. Moschus mit verd. Alk. und Wa. (ana 25) maceriert, dann filtriert. Rötlichbraun und durchdringend riechend. Ähnlich die anderen Pharm. 45 Tr. = 1 g. — 1,0 0,60 RM.

Innerlich früher zu 1,0—3,0 mehrmals täglich, meist in Verbindung mit anderen flüchtig erregenden Substanzen, als Zusatz zu Mixturen. Antispasmodicum und Analepticum. Nicht mehr im Gebrauch.

Muira-puama.

Lignum Muira-puama. Ergb. Muira-puamaholz. Potenzholz. Das Holz der Stämme und Wurzeln der Olacacee Lyriosma ovata Miers. In Brasilien als Aphrodisiacum gebraucht.

Extractum Muira-puama fluidum. Ergb. Muira-puamafluidextrakt. Aus Muira-puamaholz. Braun, schwach gewürzhaft riechend und etwas bitterlich schmeckend. Enthält neben Harzsäuren und amorphem Bitterstoff eine krystallinische Substanz, Muira-puamin. — 10,0 0,40 RM. — Aus diesem Extrakt mit Lecithinzusatz (10,0 + 5,0 auf 100 Pillen) bereitete, mit Silber überzogene Pillen sind als Muiracithin im Handel. — O. P. 50 Pillen 6,20 RM.

Innerlich: Wurde bei nervöser Impotenz als Aphrodisiacum empfohlen; 3—4mal tägl. 15—25 Tr. bzw. die obengenannten Pillen. Ohne sichere Wirkung.

Muskat (Myristica, Macis).

Semen Myristicae. Germ. V., Ergb., Austr., Belg. (M. S.), Helv., Jap., Nederl., Suec. **Myristica.** Am., Brit. **Muscade des Moluques.** Gall. **Noce moscata.** Ital. Nutmeg. Nux moschata. Muskatnuß. Die getrockneten, von dem Samenmantel und der Samenschale befreiten, dann gekalkten Samenkerne der Myristicacee Myristica fragrans Houttuyn (in den Tropen angebaut). Sie schmecken und riechen kräftig gewürzhaft und enthalten 20—40% Fett (Oleum Nucistae) und 8—15% ätherisches Öl (Oleum Macidis). Etwa 5 g schwer. — 1,0 0,05 RM.

Durchschnittl. Dosis: 0,5 (Am.).

Innerlich zu 0,5—1,5 mehrmals täglich in Pulvern, Pillen, Emulsion als appetitanregendes Mittel, auch als Zusatz zu Methylenblau, um dessen blasenreizende Nebenwirkung zu verhüten (s. S. 157). Vom Volk als Emmenagogum und Abortivum benutzt. Vorsicht!

<u>Oleum Nucistae.</u> Germ. **Oleum Myristicae expressum.** Austr., Nederl.

Oleum Myristicae. Helv. **Beurre de Muscade.** Gall. Oleum Nucistae expressum, Butyrum Nucistae. <u>Muskatnußöl. Oleum Myristicae.</u> Muskatbutter.

Aus den Samen der Myristica fragrans durch Auspressen gewonnenes, rotbraunes, stellenweise helleres, aromatisch wie Muskatnuß riechendes und schmeckendes Gemenge von Fett, ätherischem Öle und Farbstoff, bei 45—51° zu einer braunroten, nicht völlig klaren Flüssigkeit schmelzend, insbesondere frei von Preßrückständen. — 1,0 0,10 RM.

Äußerlich zu Linimenten, Salben (vgl. Ceratum Nucistae), zu Pflastern (Bestandteil des vom Volk viel gebrauchten Klepperbeinschen Magenpflasters).

958. Rp. Olei Nucistae 10,0
       Olei Olivarum 30,0   959. Rp. Olei Nucistae 5,0
       Olei Menthae piperitae 0,5.   Ungt. Rosmarini compositi 10,0.
M. f. Liniment. D. S. Teelöffelweise in die   M. f. ungt. D. S. Zur Einreibung.
Magengegend einzureiben. (Verlassen.)

Ceratum Nucistae. Germ. V., Ergb. Balsamum Nucistae. Muskatbalsam. Gelbes Wachs (2), Erdnußöl (1), Muskatnuß (6). — Tafeln von bräunlichgelber Farbe und aromatischem Geruch. — 10,0 0,65 RM.

Äußerlich zu Einreibungen bei Schmerzen in der Magengegend.

Macis. Germ. I., Ergb., Gall. Arillus Myristicae. Austr. Muska tblüte. Der getrocknete Samenmantel von Myristica fragans. Enthält 6% ätherisches Macisöl und Fett. — 1,0 0,05 RM.

Innerlich zu 0,3—0,6 3—4mal tägl., in Pulvern, Pillen als Stomachicum aromaticum bei Dyspepsien, Koliken. Großen Dosen wird eine leicht narkotische Wirkung zugeschrieben.

Oleum Myristicae aethereum. Germ. **Oleum Macidis.** Austr., Helv., Nederl., Ross. **Myristicae essentia.** Belg. **Oleum Myristicae.** Am., Brit. Ätherisches Muskatöl. Oleum Macidis. Das farblose oder schwach gelbliche, bewegliche, optisch aktive (rechtsdrehende), anfangs mild, hinterher scharf würzig schmekkende ätherische Öl des Samens oder des Samenmantels von Myristica fragrans Houttuyn. Dichte 0,860—0,925. 1 ccm in 3 ccm 90proz. Alk. klarl. Enthält[1]) als Geruchsstoff den Phenoläther Myristicin. 52 Tr. = 1 g. — 1,0 0,10 RM.

Therap. Dosen: 0,03—0,18 ccm (Brit.). Durchschn. Dosis: 0,03 ccm (Am.).

Innerlich zu 0,05—0,15 mehrmals täglich als Carminativum.

Äußerlich als Zusatz zu hautreizenden Einreibungen.

Myrrha.

Myrrha. Germ., Am., Belg., Brit., Dan., Helv., Jap., Nederl., Suec. **Gummiresina Myrrha.** Austr., Norv., Ross. **Myrrhe.** Gall. **Mirra.** Ital. Myrrhe. Das gelbliche, rötliche oder braune, würzig riechende, bitter und kratzend schmeckende, beim Kauen an den Zähnen haftende Gummiharz mehrerer Arten der Gattung Commiphora, bes. von Commiphora molmol Engler[2]). Höchstens 66 $^2/_3$% in sied. Alk. unl. Anteile und höchstens 7% Asche enthaltend. Bestandteile: 2—6% eines linksdrehenden ätherischen Öls, 27—30% Harz, 57—59% eines wasserlöslichen Gummis, geringe Mengen Bitterstoff. — 10,0 0,20 RM.

Therapeut. Dosen: 0,3—1,0 (Brit.). Durchschn. Dosis: 0,5 (Am.).

Innerlich zu 0,3—1,5, in Pulvern, Pillen, früher als Tonicum, Stomachicum und Stimulans; auch bei chronischem Bronchialkatarrh mit reichlichem Sekret und erschwerter Expektoration, da es die Sekretion beschränken soll. Als Emmenagogum häufig in Verbindung mit Aloe.

Äußerlich zu Zahnpulvern, Gurgelwässern (zweckmäßiger die Tinctura Myrrhae), Pinselungen. — Bei schlecht eiternden Geschwüren, schlaffem skorbutischem Zahnfleisch, Aphthen, Angina, zu Inhalation bei chronischen Bronchialkatarrhen. Zu Räucherungen wird Myrrha auf glühende Kohlen geworfen.

960. Rp. Aloës 4,4
      Myrrhae 2,2
      Sir. Glucosi 3,4
ut f. pil. Nr. C. S. Morgens und abends
1—2 Pillen. Pilula Aloes et Myrrhae. Brit. (Abführendes Stomachicum.)

961. Rp. Myrrhae pulv.
    Tartari depurati ana 10,0
    Rhizomatis Iridis 15,0
    Carbonis Ligni pulv. 30,0.
M. f. pulv. D. S. Zahnpulver.

Tinctura Myrrhae. Germ., Am., Austr., Belg. (M. T.), Brit., Dan., Helv., Jap., Nederl., Norv., Ross., Suec. **Tintura di Mirra.** Ital. Myrrhentinktur.

---

[1]) Verdirbt besonders leicht, deshalb vor Licht, Luft und Wärme geschützt aufzubewahren (Kommentar).

[2]) Somaliland. Die Eingeborenen nennen das Myrrhenharz molmol.

Gelbrot, nach Myrrhe riechend und bitter schmeckend, aus Myrrhe 1:5 Alk. (Belg., Ital. 80%) bereitet (Helv. Perkolation). Durch Wa. wird sie milchig getrübt. Alkoholzahl nicht unter 10,2. Am., Brit. 1:5 Filtrat. — 10,0 0,25 RM. 100,0 2,20 RM.

Therapeut. Dosen: 2—4 ccm (Brit.). Durchschnittl. Dosis: 2 ccm (Am.).

Äußerlich zu Mundwässern (10 Tr. auf 1 Glas Wasser) und Gurgelwässern (10,0 auf 500,0) am besten in einer schwach spirituösen Mischung, in der sich das Myrrhenharz besser aufgelöst erhält), Pinselsäften (1,0—3,0 auf 10,0 Mel rosatum oder Glycerin), zu Zahnfleischtinkturen.

962. Rp. Tinct. Myrrh.
   Tinct. Ratanh. ana 10,0.
M. D. S. 20 Tr. auf 1 Glas Wasser. Zum Mundspülen und zum Pinseln des Zahnfleisches.

963. Rp. Tinct. Myrrhae
   Tinct. Kino ana 10,0
   Mellis rosati 80,0.
M. D. S. Zum Auspinseln des Mundes. (Bei skorbutischer Beschaffenheit der Mundschleimhaut und des Zahnfleisches.)

964. Rp. Tinct. Myrrhae
   Spiritus Cochleariae ana 25,0
   Inf. foliorum Salviae 150,0.
M. D. S. Mundwasser.

965. Rp. Tinct. Myrrhae
   Chloroformii ana 5,0.
M. D. S. Zum Einreiben des Zahnfleisches. (Bei Zahnschmerz.)

Myrtillus.

Folia Myrtilli. Ergb. Heidelbeerblätter. Die getrockneten Laubblätter der Ericacee Vaccinium Myrtillus L. Gerbstoffhaltig. — 10,0 0,05 RM.

Innerlich zu 0,5—1,0 auf 100 im Aufguß als adstringierendes Mittel bei Bronchialkatarrhen, Blasenkatarrhen.

Fructus Myrtilli. Germ. I., Ergb., Austr., Helv., Nederl., Norv., Ross., Suec. Heidelbeeren. Die getrockneten, gerbstoffreichen Beeren von Vaccinium Myrtillus. — 10,0 0,15 RM.

Innerlich: Frisch und getrocknet ein beliebtes Volksmittel gegen Diarrhöe. Leichtes Darmadstringens.

Extractum Myrtilli fluidum. Heidelbeerblätterfluidextrakt. Mit wäss. Alk. perkoliert. — 10,0 0,25 RM.

Innerlich zu 2—5 ccm mehrmals täglich. Auch in Pillen zu 0,12—0,6 3mal tägl. Setzt gelegentlich die Zuckerausscheidung leichter Diabetiker herab. Bei chronischer Cystitis und Diarrhöen in Verwendung.

Myrtus. Myrtolum. Myrtol. Der bei 160—180° siedende Anteil des ätherischen Öles der Myrtacee Myrtus communis, ein Gemisch aus Rechts-Pinen, Eucalyptol und einem Campher. Farblose oder hellgelbe, aromatisch riechende, in Alk. l. Flüssigkeit. — 1,0 0,15 RM. 10 Caps. gelat. cum Myrtolo (0,1, 0,2, 0,3) 0,40—0,65 RM.

Innerlich 0,15—0,3 in Gelatinekapseln oder in Emulsion oder Wasser verrührt, 2stündl. zur Bekämpfung der putriden Prozesse in den Luftwegen empfohlen.

Naphtha. Naftalan. Dunkelbraungrüne, salbenartige Masse, die aus den Destillationsrückständen oder den hochsiedenden Anteilen einer kaukasischen Naphtha durch Vermischen mit 2,5—4% wasserfreier Seife hergestellt wird. Schmp. 110—114°. Sie ist mit Fetten aller Art mischbar und besitzt eine bedeutende Aufnahmefähigkeit für Wasser. Auch als Creme, Streupulver, Suppos. — 10,0 0,15 RM. O. P. 100,0 1,25 RM.

Äußerlich in Form von Salben, Pasten, Linimenten, Pflastern in verschiedener Zusammensetzung mit Lanolin, Zinc. oxydat., Paraffin. solid. usw. als örtlich schmerzstillend, entzündungswidrig, austrocknend und juckreizmildernd bei Verbrennungen und Erfrierungen, Decubitus, Ulcus cruris, Furunkeln, Schrunden, Mückenstichen usw. Messerrückendick auf Leinwand oder hydrophile Gaze oder direkt auf den kranken Körperteil aufzustreichen und einen leichten Druckverband darüber zu legen.

Flecke in der Wäsche werden mit Benzin oder Petroleum entfernt.

Naphthalinum. Germ., Austr., Helv., Jap., Nederl., Ross., Suec. **Naftalina.** Ital. Naphthalin. Naphthalen. Aus Steinkohlenteer. Glänzende, farblose, durchdringend riechende, brennend würzig schmeckende Krystallblätter, l. in Ae., Alk., Chl., Schwefelkohlenstoff oder flüssigem Paraffin, (fetten Ölen), unl. in Wa. Verdampft langsam schon bei Zimmertemperatur, verbrennt mit leuchtender und rußender Flamme. Schmp. 80° (Suec. 79—80°). Rein, frei von Teerbestandteilen, 0,2 g N. nach dem Verbrennen keinen wägbaren Rückstand hinterlassend (Suec. 0,2% Asche), mit Wa. gekocht, Lackmuspapier nicht rötend. Suec. führt außerdem ein weniger reines Naphthalinum depuratum vom Schmp. 78—80° und mit 1% Asche. — 100,0 0,45 RM.

C_5H_4 C_5H_4 Mol.-Gew. 128.

Größte Einzel- und Tagesgabe: Nederl. 0,5, 1,0.

Wegen seiner Reizwirkungen auf Niere und Blase ist die innerliche Anwendung des N. (bei Katarrhen des Respirations- und Verdauungstraktus und gegen Bandwürmer) zu meiden.

Äußerlich in Salben 1 auf 10—20 Fett gegen chronische Hautleiden Eczema chronicum, Psoriasis, Lepra vulgaris; als Streupulver mit Ol. Bergam. 1:40 zur Deckung des Geruches. Auch als Antiscabiosum, in 10—15proz. öliger Lösung 3—4mal tägl. einzureiben, empfohlen.

Unter den Hydronaphthalinen werden das Tetralin (Tetrahydro-N.) und das Dekalin (Dekahydro-N.) als Lösungsmittel für Lacke usw., als Verdünnungsmittel für Bohnerwachs usw. und als Heiz- und Leuchtöl verwendet.

Naphthole.

α-Naphtholum. Ergb. Alpha-Naphthol. Farblose, glänzende Krystalle oder ein weißes, krystallinisches Pulver von phenolartigem Geruch, leichtl. in Alk., Ae., Chl., Kali- und Natronlauge, schwerl. in Wa. und sehr leicht sublimierend. Schmp 97°. Höchstens 0,1% Asche. — 10,0 0,30 RM.

OH

C_5H_4 C_5H_3 Mol.-Gew. 144.

Innerlich (0,5—1,0) früher bei akuten Infektionskrankheiten (Typhus, Dysenterie, Influenza) in der Idee innerer Desinfektion und äußerlich (0,3proz. Lösung) bei verschiedenen Hautkrankheiten versucht.

β-Naphtholum. Naphtholum. Germ., Dan., Helv., Jap., Nederl., Norv., Suec. **β-Naptolum.** Austr. **Naphtholum β.** Belg. **Naphthol.** Brit. **Betanaphthol.** Am. **Beta-naphtolum.** Ross. **Naphtol-β.** Gall. **Naftolo β.** Ital. β-Naphthol. Beta-Naphthol. Farblose, glänzende Krystallblättchen oder weißes, krystallinisches Pulver, beim Aufbewahren sich gelblichgrau färbend, schwach phenolartig riechend und nicht lange anhaltend brennend scharf schmeckend. Leichtl. in Alk., Ae., Chl., Kali- oder Natronlauge, sowie beim gelinden Erwärmen in fetten Ölen in Wa. (1000), sied. Wa. (75). Schmp. 122°. Rein, insbesondere frei von Naphthalin und α-Naphthol. 0,2 g β-N. nach dem Verbrennen keinen wägbaren Rückstand hinterlassend. Vor Licht geschützt aufzubewahren. Schmp. 122° auch Austr., Belg., Brit., Jap. Dagegen Am., Dan. 120—122°, Nederl., Norv. 121—122°, Suec. 121—123°,

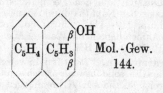

βOH

C_5H_4 C_5H_3 Mol.-Gew. 144.

Ross. 122—123°, Gall., Ital. 123°. Die wäßrigen Lösungen reagieren neutral. — β-Naphtholum 10,0 0,15 RM.

Therapeut. Dosen: 0,2—0,6 (Brit.). Durchschnittl. Dosis: 0,25 (Am.).
Größte Einzel- und Tagesgabe: Gall. **1,0, 3,0,** Nederl. **0,5, 1,0** (auch für äußerlichen Gebrauch).

Innerlich, früher als Darmdesinfiziens und Adstringens im Gebrauch, jetzt durch die Tanninpräparate ganz verdrängt.

Äußerlich (seit 1881) in ¹/₂—10proz. Lösung, als farbloser Teerersatz in Salben mit Adeps, Pasten, Gelatinen, Seifen (10%) tägl. 2mal aufgepinselt oder aufgerieben, bei Krätze, Psoriasis, Ekzem, auch bei Seborrhoea capillitii, Prurigo (3% in Spir. dil.) angewandt.

Da das Naphthol ein keineswegs indifferentes Mittel ist, sondern leicht Vergiftungserscheinungen hervorruft (trüber, eiweiß- und bluthaltiger Urin, evtl. Ischurie, Erbrechen, Bewußtlosigkeit, eklamptische Zustände), so ist große Vorsicht in der Dosierung geboten. Bei Nierenkrankheiten kontraindiziert.

966. Rp. Naphtholi 10,0
      Sap. Kal. ven. 50,0
      Cretae albae pulv. 10,0
      Lanolin. ad 100,0.
D. S. Krätzsalbe. 2mal in 24 Stunden an den Lokalisationsstellen energisch einzureiben.

967. Rp. Naphtholi
      Styracis depurati ana 2,0
      Sulfuris depur. 6,0
      Adipis q. s. ad 50,0.
M. f. ungt. Äußerlich. (Gegen Acne.) 6 Tage jeden Abend kräftig einreiben; nötigenfalls nach 6 Tagen Pause noch einige Einreibungen.

968. Rp. Gelat. alb. 5,0
      Aq. dest. 65,0
      Glyc. 25,0
      Naphtholi 6,0.
M. D. S. Naphtholgelatine.

969. Rp. Naphtholi 2,0
      Glycerini 5,0
      Spiritus diluti ad 100,0.
M. D. S. Zum Einstreichen 2mal tägl. (Gegen Psoriasis. Auch gegen Fußschweiß; dann Amylum einstreuen oder Watte zwischen die Zehen einlegen.)

970. Rp. Naphtholi 10,0
      Sulf. praecip. 40,0
      Vasel. flav.
      Sap. Kal. ven.
M. D. S. Schälpasta.

971. Rp. Naphtholi 4,0
      Spiritus Saponis kalini
      q. s. ad 200,0.
M. D. S. Äußerlich. (Bei Seborrhoea sicca capitis mit Haarausfall 1—2 mal wöchentl. die Kopfhaut einzureiben, daneben 1 mal wöchentl. warmes Bad und den ganzen Körper mit Naphtholseife abwaschen.)

972. Rp. Sulfuris depurati 30,0
      Naphtholi 20,0
      Saponis viridis 50,0
      Resorbini 150,0.
M. f. ungt. D. S. Krätzesalbe.

973. Rp. Naphtholi 0,5
      Olei Olivarum ad 15,0.
M. D. S. Einreibung. (Gegen Pediculi).

974. Rp. Naphtholi 10,0
      Sulf. praecip. 40,0
      Vaselini flavi
      Saponis kalini ana 25,0.
M. D. S. Äußerlich. Pasta Naphtholi Lassari.   Ergb.

Unguentum Naphtholi compositum. Austr. Zusammengesetzte Naphtholsalbe. Aus β-Naphthol (10), Calciumcarbonat (5), Kaliseife (28) und Schweinefett (57) bereitet.
Äußerlich als desinfizierende Salbe und bei Krätze.

33*

Naphtholum benzoicum. Helv. **Benzonaphtholum.** Ergb., Ross. **Naphthyli benzoas.** Suec. **Naphtolum β benzoicum.** Belg. **Naphtyle-β (Benzoate de).** Gall. **Benzoil β Naftolo.** Ital. Benzonaphthol, Benzoyl-β-Naphthol, Naphthylbenzoat, Benzoesäure-β-naphthylester. Weiße Nadeln oder krystallinisches Pulver ohne Geruch und Geschmack, sehr schwerl. in Wa., l. in Alk. und Chl. Schmp. 108° (bis −110°). — 10,0 0,25 RM. Möglichst nicht überschreiten: 0,5 pro dosi; 2,0 pro die! (Ergb.)

Innerlich 0,25—0,5 mehrmals täglich als Darmantisepticum bei diarrhoischen Zuständen, wenig mehr im Gebrauch.

Naphtholum salicylicum. Ergb. **Naphtyle-β (Salicylate de).** Gall. Salicylsäurebetanaphthylester. Naphthalolum. Betol. β-Naphthylsalicylat. Weißes, geruch- und geschmackloses, in Wa. fast unl., in Alk. (140) krystallinisches Pulver. Schmp. 95°. — Betol 1,0 0,10 RM. Naphthalolum 1,0 0,05 RM.

Innerlich 0,5 2—6mal tägl. als Darmdesinfiziens, früher oft angewendet.

Epicarin (E. W.). β-oxynaphthyl-o-oxy-m-Toluylsäure. [β - oxynaphthyl - Kresotinsäure [1]).] Rötliches, sich an der Luft durch Oxydation etwas verfärbendes, sauer reagierendes Pulver, schwer in heißem Wa. und in Öl l., leichtl. in Alk., Ae., Aceton, Seifen. Schmp. gegen 190°. — 1,0 0,70 RM.

Äußerlich in 10proz. Salbe oder 10proz. spirituöser Lösung. Bei Scabies, Läusen, verschiedenen Dermatomykosen (Pityriasis, Trichophytie, Herpes tonsurans), Haarausfall wegen Seborrhöe; auch gegen Pruritus mit Erfolg angewandt.

975. Rp. Epicarin 10,0
Glycerini 5,0
Spir. sapon. kalin. 100,0.
D. S. Äußerlich. (Bei Krätze und Dermatomykosen.)

β-Naphtholdisulfonsaures Aluminium s. S. 141.

Narcylen. Gereinigtes **Acetylen.** $H \cdot C \equiv C \cdot H$. Zur kurzdauernden Narkose, bei gleichzeitiger Einatmung von Sauerstoff durch einen besonderen Apparat (Drägerwerk). Die Narkose wird mit 60proz. O-Zumischung begonnen, nach 5 Minuten mit 20proz. O fortgesetzt. Die N.-Narkose wird als ungefährlich empfohlen, sie schädige Herz und Atmung nicht; Nachteile sind die Kostspieligkeit der Apparatur und die Feuergefährlichkeit; die Narkose ist nicht sehr tief und nicht frei von Nebenwirkungen; auch ist schon ein Todesfall danach beobachtet.

Nasturtium. Herba Nasturtii aquatici. Folium Nasturtii. Port. **Cresson de fontaine.** Gall. Brunnenkresse. Das frische Kraut der Crucifere Nasturtium officinale R. Br. Der charakteristische Geruch tritt erst beim Zerquetschen der Pflanze ein und rührt her von Phenyläthylsenföl $C_6H_5 \cdot CH_2 \cdot CH_2 \cdot NCS$, das sich aus einem dem Sinnigrin verwandten Glucosid bildet.

Innerlich im Succus recens (zu den sog. Frühlingskuren). Als Volksmittel viel gebraucht.

Nicotiana. Folia Nicotianae. Germ. IV., Hisp., Port. Tabakblätter. An der Luft ohne weitere Behandlung getrocknete Laubblätter der Solanacee Nicotiana Tabacum L. — Hauptbestandteil: Nicotin $C_{10}H_{14}N_2$ und Nicotianin (Tabakscampher?).

---

[1] Kresotinsäure s. S. 88.

Innerliche Anwendung hat leicht Vergiftungen zur Folge. Verlassen.

Äußerlich vorzugsweise zu Klistieren (wässeriger Auszug aus einer zerkleinerten halben Zigarre, auf $^1/_2$ l verdünnt) wirksam bei Oxyuriasis; zu Augenwässern bei Blepharospasmus, zu Tropfwässern: 0,5—1,0 auf 25,0 infundiert, Waschungen gegen Krätze: 5,0—10,0 auf 100,0. Rauchtabak in einzelnen Asthmazigaretten mit enthalten (Nicotingehalt 0,ί —1,6%). S. auch Fol. Stramon. S. 677.

Nicotinum. α-Pyridyl-β-Tetrahydro-N-Methylpyrrol. $C_{10}H_{14}N_2$. Farbloses, schweres Öl, alkalisch reagierend (stark, besonders beim Erwärmen, nach Tabak riechend) und scharf und brennend schmeckend, optisch aktiv (links drehend). Äußerst hygroskopisch und mit Wa., Alk. in jedem Verhältnis mischbar. — 0,1 0,05 RM.

Äußerst giftig. In großen Dosen das autonome Nervensystem lähmend, in kleinsten Dosen anregend. Experimentelle Injektion kleinster Dosen verursacht bei Versuchstieren degenerative Herde der Gefäßintima. Ärztlich bisher nicht im Gebrauch.

Nicotinum salicylicum Nicotinsalicylat. Eudermol. $C_{10}H_{14}N_2 \cdot C_7H_6O_3$. Farblose, durchsichtige, schwach brenzlich riechende Krystalle, die in Wa. und den meisten org. Lösungsm. l. sind. Schmp. 118°. — 0,1 0,10 RM. O. P. Eudermol 0,1 0,50 RM.

Äußerlich als 0,1proz. Salbe vereinzelt gegen Scabies empfohlen. Soll keine Reizerscheinungen machen, den Juckreiz mildern und die Wäsche nicht angreifen. Auch bei Sykosis, Herpes tonsurans und Lichen chronicus in 0,1proz. Traumaticinlösung früher empfohlen. Außer Gebrauch.

Tabaklauge (etwa 40% Nicotingehalt) und Nicotinsalze werden neuerdings als Pflanzenschutzmittel verwendet.

Nigella. Semen Nigellae. Ergb. Schwarzkümmel. Die reifen Samen der Ranunculacee Nigella sativa L. von scharf gewürzhaftem Geruch und Geschmack. Enthalten ätherisches Öl. — 10,0 0,10 RM.

Innerlich wie Fructus Carvi. Nicht mehr verwendet.

Nitrogenium oxydulatum. Nitrogenii Monoxidum. Am. Azote (Protoxyde d'). Gall. Stickstoffoxydul. Stickoxydul. Lustgas. Lachgas. (Davy 1799.) N_2O. Farbloses, schwach angenehm riechendes und süßlich schmeckendes Gas, in kaltem Wa. ziemlich leichtl. (1 l Wa. löst etwa 1,3 Vol. bei 25°.) In komprimiertem Zustand in druckfesten Stahlflaschen im Handel.

Äußerlich zur Inhalationsnarkose. Die Lachgasnarkose wurde 1844 von Wells in Amerika für zahnärztliche Zwecke eingeführt und seitdem für diese und für kurzdauernde Operationen allgemein verwandt. Nachdem durch die Einführung der Paul Bertschen Überdruckkammer 1878 auch größere Eingriffe in N_2O-Narkose möglich waren, hat die Entdeckung der Lokalanästhesie sowie der Chloräthylrausch dieselbe sehr zurückgedrängt. Seit man, insbesondere durch Benutzung der Drägerschen Apparate, gelernt hat, die Lachgasnarkose durch quantitative Zumischung von O ohne Gefahr beliebig zu vertiefen und zu verlängern, findet sie neuerdings in chirurgischen Kliniken steigende Verwendung. Es empfiehlt sich, nach Vorbereitung durch fraktionierte Injektionen von Morphin-Atropin (0,02 + 0,001 im ganzen) oder Morphin-Scopolamin (0,02 + 0,0005), die Narkose mit einigen Zügen reinem N_2O zu beginnen, danach 5—10% O zuzugeben und die gleichzeitige O-Zufuhr auf der Höhe zu halten, daß Cyanose vermieden wird, zwischendurch vorübergehend 100% N_2O zu geben. Die Lachgasnarkose ist bei vorsichtiger Leitung ungefährlich, sie ist angenehm, schädigt die Organe nicht und hinterläßt weder unmittelbar noch für später üble Folgen. Sie empfiehlt sich besonders für innerlich Kranke und Geschwächte.

Nitroglycerinum solutum. Germ., Ross. **Solutio Nitroglycerini.** Nederl. **Solutio Nitroglycerini spirituosa.** Dan. **Spiritus nitroglycerini.** Suec. **Spiritus Glycerylis nitratis.** Am. **Liquor Trinitrini.** Brit. Nitroglycerinlösung. Glycerin-

$$CH_2O \cdot NO_2$$
$$CHO \cdot NO_2,$$ Mol.-Gew.
$$CH_2O \cdot NO_2$$ 227.

trinitratlösung. Gehalt 0,98—1,02% Nitroglycerin (desgleichen die anderen Pharm.; nur Am. 1,0—1,1% und 99% Alkohol. Klar, fast farblos, beim Mischen mit dem gleichen Raumteil Wa. klarbleibend. Dichte 0,830—0,834. Rein, insbesondere frei von freier Säure. Vor Licht geschützt und sehr vorsichtig auf-zubewahren. Nicht explosibel. — 10,0 0,45 RM. 10 Tabl. (0,5 und 1,0 mg) 0,20 und 0,25 RM. 10 Kompr. (0,5 mg) 0,35 RM. — Int. Vorschl. **Solutio nitro-glycerini spirituosa.** 1% Gew.

Am.: Große Vorsicht beim Hantieren mit dieser Lösung in größeren Mengen, da Explosionsgefahr, wenn beträchtliche Mengen verschüttet werden und der Alkohol teilweise oder ganz verdunstet. Sofort übergießen mit Lösung von Kali oder Natr. caust., um Zersetzung herbeizuführen.

Therapeut. Dosen: 0,03—0,12 ccm (Brit.). Durchschnittl. Dosis: 0,06 ccm (Am.).

Größte Einzelgabe: 0,1, dagegen Suec. **0,2,** Nederl. **0,025,** Dan. **0,01.** (Ross. für Nitroglycerin **0,001.**)

Größte Tagesgabe: 0,4, dagegen Dan. u. Nederl. **0,1.** (Ross. für Nitroglycerin **0,003.**)

Innerlich zu 0,02—0,1 (1—5 Tropfen) auf Zucker, auch in Compretten und Trochisci zu 0,05. Wirkt gefäßerweiternd und blutdrucksenkend. Bei Angina pectoris und allen Beschwerden arterieller Hypertonie (Kopfschmerz, Schwindel, Aortalgie, Angstgefühl, Gelenkschmerzen, intermittierendem Hin-ken usw.). Die Wirkung des Nitroglycerin beginnt etwa 15 Minuten nach der Einnahme und hält 1—3 Stunden an. Gelegentlich findet man Patienten, die gar keine oder sehr geringe Wirkung verspüren. Dann können evtl. Amyl-nitrit oder Natriumnitrit (S. 151) bzw. Erythroltetranitrat (s. u.), vor allem aber die Purinderivate (Diuretin usw. S. 706) noch hilfreich sein.

Als unangenehme Nebenwirkung des Mittels kann ein bald länger, bald kürzer dauernder Kopfschmerz, auch Herzpalpitation und Schwindel eintreten.

976. Rp. Nitroglycerini soluti 3,0
    Spirit. 10,0
    Sir. Aurantii corticis 20,0.
D. S. Mehrmals täglich 10—20 Tr. zu nehmen.

977. Rp. Nitroglycerini soluti 1,0
    Spir. dilut. ad 10,0.
D. S. 3mal tägl. 5—20 Tr. auf Zucker.

Tabulettae Nitroglycerini. Ross. Tabellae Trinitrini. Brit. Brit.: Schokoladetabl. von 0,3 Gewicht mit 0,0005 Nitroglycerin. Dosis 1—2 Tabl. Ross.: Kakaotabletten mit demselben Gehalt an Nitroglycerin.

Größte Einzel- und Tagesgabe: 2 und 6 Tabl. (Ross.).

Bei längerem Aufbewahren kann sich das Nitroglycerin zersetzen, so daß die Tabletten unwirksam werden.

Erythroltetranitrat. Tetranitrol. Salpetersäureester des Alkohols Erythrit. $C_4H_6(O \cdot NO_2)_4$. Farblose, in kaltem Wa. unl., in Alk. leichtl. Krystalle, durch Schlag und durch Erhitzen explodierend. Schmp. 61°. — 25 Compr. (0,005 und 0,03) 1,05 und 1,50 RM.

Innerlich in alkoh. Lösung (1 : 60), 4 ccm in Wasser oder in Tabletten (1—2 zu 0,03 oder öfter wiederholt 0,005), nach denselben Indikationen wie Nitroglycerin, wenn dieses unwirksam ist.

Normacol. Getrockneter Schleim von Pflanzen der Bassorinreihe mit Zusatz von 8% Cort. Frangulae. Braune, dragierte Körner. — O. P. 100,0 1,65 RM.

Innerlich, 2mal tägl. 1 Teelöffel, mit den Mahlzeiten, als Stuhlregulierungsmittel bei chronischer Obstipation. Als quellbare trockne Pflanzensubstanz quillt N. im Darm auf und regt dadurch die Peristaltik an.

' Normacol spezial, dasselbe ohne Frangulazusatz. Diabetiker-Normacol, undragiert. — Beide O. P. 250,0 3,55 RM.

Normosal. Salzgemisch, analog der eine Erhitzung nicht zulassenden ' Ringerlösung [in 1 l Wasser Natr. chlorat. 8,0, Kal. chlorat. 0,1, Calc. chlorat. cristallis. 0,2, Natr. bicarb. 0,1¹)] zusammengesetzt. Steril. — O. P. Ampulle (10,0) 2,65 RM., (50,0) 7,95 RM.

Der Inhalt einer 10-g-Ampulle in 1 l warmem dest. Wasser gelöst; ohne Entmischung sterilisierbar bei Erhitzung bis 85°; angeblich reizloser und bei Injektion schneller resorbierbar als physiologische Kochsalzlösung und Ringerlösung. Empfohlen zur intravenösen Infusion bei Kollapszuständen nach großen Blutverlusten und erschöpfenden Diarrhöen, doch ist auch hierbei Vorsicht geboten. Auch zu Dauertropfklistieren.

Novonal. Diaethylallylacetamid. Weißes Pulver, geruch- und geschmacklos. Schmp. 75—76°, in Wa. (120), in Alk., Ae. leichtl., in fetten Ölen l. — O. P. 10 Tabl. (0,5) 2,45 RM.

$$\begin{matrix} C_2H_5 \\ C_2H_5 \\ C_3H_5 \end{matrix}\!\!\succ\!\! C\!\!-\!\!CONH_2$$

Innerlich (1928) 0,5—1,0 in Tabletten als mildes Hypnoticum. Senkt leicht den Blutdruck. Sonst nach den bisherigen Berichten ohne Nebenwirkungen gut vertragen.

Oesipus. Rohes Wollfett. Braune, stark bockig riechende, salbenartige Masse. Heute wohl allgemein durch reines Wollfett (Adeps. Lanae) ersetzt. — 100,0 0,35 RM.

Olea. Oleum Olivarum. Germ., Belg. (Oliv. Ol.), Jap., Nederl. **Oleum Olivae.** Am., Austr., Brit., Dan., Helv., Norv., Suec. **Oleum Olivarum provinciale.** Ross. **Huile d'Olive.** Gall. **Olio di Olive.** Ital. Olivenöl. Aus den Früchten der Oleacee Olea europaea L. ohne Anwendung von Wärme gepreßt, gelb oder grünlichgelb, eigenartig riechend und schmeckend. Dichte 0,911—0,914. Jodzahl 80—88. Säuregrad nicht über 8. Verseifungszahl 187—196. Unverseifbare Anteile höchstens 1,5%. Bei etwa 10° sich durch krystallinische Ausscheidungen trübend, bei 0° eine salbenartige Masse bildend. Rein, insbesondere frei von trocknenden Ölen, sowie Erdnuß-, Pfirsichkern-, Sesam-, Baumwollsamenöl (Verfälschungen). Besteht aus den Glyceriden der Ölsäure, Palmitinsäure, Arachinsäure und Leinölsäure²). — 100,0 0,80 RM.

Innerlich eßlöffelweise mehrmals täglich bei Hypersekretion des Magens, zur Verminderung der HCl-Sekretion; auch bei Ulcus ventriculi, wobei es als schützende Deckschicht das Ulcus zur schnelleren Überhäutung bringen soll; bei Gallensteinkoliken und Verstopfung eßlöffelweise bis 100,0 und 200,0, wobei es die Gallensekretion und -bewegung fördert. Doch ist die praktische Wirkung sehr fraglich; die angeblich nach Ölzufuhr entleerten Steine bestehen gewöhnlich aus Mischung von Ölseifen mit eingedicktem Kot. Teelöffelweise auch bei

---

¹) Germ. VI. S. 798.
²) Aufbewahrung in möglichst gefüllten Flaschen, kühl und vor Sonnenlicht geschützt.

Katarrhen der Luftwege; auch bei Obstipation und Hämorrhoiden angewandt, aber hier besser durch Paraffin. liquid. ersetzt. Als Geschmackskorrigens 1—2—3 Tr. Ol. Menth. pip.; in Emulsion mit Gummi arab. oder Vitell. ovi.

Äußerlich zu Einreibungen bei lokalen Schmerzen, insbesondere auf der Brust, bei Tracheitis und Bronchitis, auch bei rheumatischen Schmerzen, bei schuppender Haut insbesondere nach Scharlach, zu Klistieren (billiger Ol. Sesam. oder Lini, auch durch Paraff. liqu. ersetzbar), Linimenten, Salben und Pflastern.

Früher auch zu subcutanen Injektionen zwecks Nährstoffzufuhr; doch ist die Aufsaugung des Fettes zu geringfügig, als daß hiervon ein Nähreffekt zu erwarten wäre (s. S. 45).

978. Rp. Olei Olivarum
Sir. Amygdalarum ana 50,0.
M. D. S. 3stündl. 1 Eßlöffel. (Bei Katarrhen.)

979. Rp. Olei Amygdalarum aetherei
Olei Rosae ana 0,1
Olei Aurantii Florum 0,25
Olei Citri 0,5
Olei Olivarum ad 100,0.
M. D. S. Haaröl (welches man, wenn es rot gewünscht wird, durch kurze Digestion mit Rad. Alkannae färben und filtrieren läßt).

Oleum olivae neutrale factum. Huile d'Olive neutralisée. Gall. Ein mit Natriumcarbonat in dest. Wa. genau neutralisiertes Olivenöl.

Emulsio oleosa Austr., Norv., Suec. **Emulsione oleosa semplice.** Ital. Ölemulsion. Austr. schreibt 5%, Ital. 10% Mandelöl, Norv. 10%, Suec. 30% Olivenöl vor. (S. auch Emulsiones S. 14.)

Olea aethera. Germ., Austr., Helv., Ross. **Aetherolea.** Dan., Norv., Suec. **Olea volatilia.** Nederl. **Essences.** Gall. **Essenze.** Ital. Ätherische oder flüchtige Öle. Die durch Destillation mit Wasserdämpfen oder durch Ausziehen oder Auspressen gewonnenen flüchtigen, ölartigen Inhaltsstoffe verschiedener Pflanzen. Gemenge verschiedener, im Pflanzenreich fertig gebildet vorkommender, flüchtiger chemischer Verbindungen. Sie zeigen den eigentümlichen Geruch der betreffenden Pflanze, aus der sie dargestellt sind, und sind bei gewöhnlicher Temperatur flüssig. Bei starker Abkühlung oder längerer Aufbewahrung scheiden einige ätherische Öle feste krystallinische Stoffe (Stearoptene oder Campher) in dem flüssig bleibenden Anteil (Eleopten) ab. Die meisten ätherischen Öle sind farblos, nehmen aber bei längerer Aufbewahrung eine gelbe oder bräunliche Färbung an. Einige, z. B. Ol. Bergamottae, sind infolge eines geringen Chlorophyllgehaltes grün gefärbt, andere, wie Ol. Chamomillae, Ol. Millefolii haben blaue Farbe.

In Wa. lösen sich die ätherischen Öle nur wenig, erteilen ihm aber den ihnen eigenen Geruch und Geschmack. Leichter löslich sind sie in abs. Alk., leicht in Ae., Chl. und fetten Ölen. 1 Tr. ätherisches Öl auf Papier gebracht verflüchtigt sich beim Erwärmen, ohne einen durchscheinenden Fleck zu hinterlassen. Sehr viele von ihnen sind optisch aktiv und lenken die Polarisationsebene teils rechts, teils links ab. Hauptbestandteile sind Kohlenwasserstoffe von der Formel $C_{10}H_{16}$ (Terpene, z. B. Pinen, Camphen, Terpinolen, Limonen, Phellandren), $C_{15}H_{24}$ (Sesquiterpene, wie Cadinen, Caryophyllen, Humulen) und $C_{20}H_{32}$ (Diterpene). Außerdem verschiedene Sauerstoffverbindungen der aliphatischen und Benzolreihe wie Alkohole, Aldehyde, Ketone, Phenole und Ester. Vor Licht geschützt in gut verschlossenen Gefäßen aufzubewahren.

Die einzelnen ätherischen Öle sind bei den einzelnen Drogen (Absinthium, Mentha usw.) aufgeführt. Die Mixtura oleoso-balsamica ist bei Bals. peruvianum (s. S. 202) abgehandelt.

Das Ol. Chenopod. anthelminth. (s. S. 280) nimmt eine Sonderstellung ein.

Olea medicata s. Teil I, S. 23.

Olea mineralia s. Oleum Petrae (S. 557), Benzin. Petrolei (S. 221), Paraffin. (S. 550), Ol. Vasel. flavum (S. 728), Vaselin (S. 728), Ceresinum (S. 551), Ichthyol (S. 451), Thiol (S. 451), Tumenol (S. 720) usw.

Olea pinguia. Austr., Nederl. Olea expressa. Fette Öle, d. h. Fette, die bei gewöhnlicher Temperatur flüssig sind. Sie werden im allgemeinen durch kaltes Pressen von Pflanzensamen, seltener von Früchten bereitet. Aus dem Tierreich stammen der Lebertran und das Eieröl. Sie sollen klar sein und keinen ranzigen Geruch und Geschmack besitzen. In Wa. sind sie unl., lösen sich wenig in Alk., leicht in Ae., Chl. und Benzin. 1 Tr. fetten Öls, auf Papier gebracht, hinterläßt einen Fettfleck. Nach ihrem Verhalten an der Luft teilt man sie ein in nichttrocknende und trocknende (wesentlich aus Triolein mit kleinen Mengen Tripalmitin und Tristearin bestehend) oder verharzende fette Öle (hauptsächlich Glyceride wasserstoffärmerer Säuren, z. B. der Linolensäure, Ricinolsäure usw., die sich an der Luft leicht oxydieren und feste Oxydationsprodukte bilden). Als milde Abführmittel, per os und in Klysmen; als Emulsionen mit schleimigen Substanzen bei Reizzuständen der Atmungs- und Verdauungsorgane und als Antidot bei Vergiftungen mit ätzenden Stoffen. Als äußerliches Mittel für die Behandlung von Hauterkrankungen, zum Einträufeln in den Gehörgang. Zu Ölbädern. Der Lebertran (s. S. 461) nimmt eine Sonderstellung ein.

Die einzelnen fetten Öle sind bei den einzelnen Ausgangsstoffen wie Arachis (S. 168), Kakao (S. 239), Chamomilla (S. 279), Gossypium (S. 406), Helianthus (S. 419), Jecus (S. 461), Linum (S. 488), Olea (S. 519), Papaver (S. 545), Prunus (S. 586), Rapa (S. 593) abgehandelt.

Oleander. Folia Nerii Oleandri s. **Rosaginis.** Oleanderblätter. Die Laubblätter der Apocynacee Nerium Oleander L. (Mittelmeergebiet) enthalten mehrere Glucoside (Neriin, Nerianthin, Rosaginin), von denen das erstere nach Art der Digitalisstoffe auf das Herz wirkt. Die Tinktur (1:10) ist an Stelle der Digitalis empfohlen worden, wird aber als zu schwach wirksam nicht angewendet.

Olibanum. Germ. I., Ergb. **Gummi resina Olibanum.** Austr., Dan., Norv. **Encens.** Gall. Weihrauch. Das Gummiharz von verschiedenen Boswellia-Arten Arabiens und Ostafrikas (Burseraceen). Bräunlichgelbe oder rotbraune Körner, die beim Erhitzen und Verbrennen einen balsamischen Geruch verbreiten. Er enthält etwa 7% eines ätherischen Öls, Gummi, Olibanoresen, Boswelliasäure und Bassorin. — 10,0 0,10 RM.

Innerlich: Früher als sekretionsbeschränkendes Mittel. Jetzt noch in der Tinct. balsamica (Gall.). Sonst nicht mehr verwendet.

Äußerlich zu Pflastern, Salben, Räucherspezies.

Ononis. Radix Ononidis. Germ., Austr., Helv. Hauhechelwurzel. Die getrockneten, grau- bis schwarzbraunen, gelbholzigen, schwach an Süßholz erinnernd riechenden, kratzend, etwas herb und süßlich schmeckenden Wurzelstöcke und Wurzeln der Papilionacee Ononis spinosa L. Höchstens 7% Asche enthaltend. Bestandteile: ein krystallinisches Glucosid Ononin, das amorphe, dem Glycyrrhizin ähnliche Ononid und Onocerin, ein phytosterinartiger Körper. — 10,0 0,10 RM.

Innerlich zu 1,0—2,5 mehrmals täglich, in Spezies (Species diureticae s. S. 669), im Dekokt 10,0—30,0 auf 150,0, tassenweise. Als mildes Diureticum in Verbindung mit anderen diuretischen und diaphoretischen Mitteln gern gegeben.

Opium, Opiumalkaloide und Opiumpräparate.

Im Opium sind etwa 20% Alkaloide enthalten; die wichtigsten sind: 2,7—23% Morphin, 2—10% Narcotin, 0,3—0,8% Codein, 0,2% Narcein, 0,5—1,0% Papaverin, 0,2—0,5% Thebain.

Zum besseren Verständnis seien die Formeln der therapeutisch wichtigen Opiumalkaloide und ihrer Derivate einleitend übersichtlich zusammengestellt (die Formel des Narcotin s. unter Hydrastis, S. 442). Narcein ist ein Isochinolinderivat.

(Phenol-
hydroxyl)

(indifferenter
Brücken-
sauerstoff)

(alkohol. Hydroxyl)

Phenanthren mit der den N führenden
Spange = **Morphin** (nach Knorr).

Morphin-methyläther = **Kodein**
(bzw. Morphin-aethyläther = **Dionin**)
[bzw. Morphin-benzyläther = **Peronin**].

Diacetylmorphin = **Heroin.**

Hydrierte Alkaloide (Dihydro-
Morphin bzw. -Kodein)
Paramorfan (bzw. **Paracodin**).

Dimethoxymorphin = **Thebain**
(nach Knorr).

Dihydro-Oxykodeinon = **Eukodal.**

H

HO H
(CH₃O)

H₂

O

H H
H

N–CH₃

CH₂

O = H₂C
H₂ H₂

H₂

Dihydro-Morphinon = **Dilaudid**
(bzw. Dihydro-Kodeinon = **Dicodid**).

H

HO H

HO

H₂

H H

H N–CH₃

CH₂

H H C
H H₂

H

Apomorphin.

CH₃ · O

CH₃ · O N

CH₂

O · CH₃

O · CH₃

Isochinolinderivat des Dimethoxy-
Benzylalkohols = **Papaverin.**

Das Opium als Pulver oder Extrakt oder in den künstlichen Kombinationen seiner Alkaloide (Pantopon, Holopon, Laudanon, Narcophin usw.) wirkt schmerzstillend, schlafbringend, krampflösend. Die Lähmung der zentralen Schmerzempfindung kommt vor allem dem Morphin zu, zugleich die Herabsetzung der Erregbarkeit des Atemzentrums und die Einschläferung durch Lähmung der Hirnrinde; Papaverin setzt den Tonus der glatten Muskulatur herab, Kodein beruhigt das Hustenzentrum in der Medulla oblongata.

Die praktische Medizin gebraucht das Opium in erster Linie bei Darmkrankheiten, insbesondere zur Ruhigstellung des Darms bei Diarrhöen und spastischer Obstipation und zur Beruhigung von Leibschmerzen, während als allgemeines Analgeticum, Sedativum und Hypnoticum vorzüglich das Morphin angewandt wird. Kodein dient besonders zur Hustenlinderung, Papaverin in beschränktem Maß zur Beseitigung von Spasmen. Die leichtwasserlöslichen Kombinationen der Opiumalkaloide kommen für parenterale Injektion in Frage.

Bei den meisten Opiumpräparaten besteht die Gefahr der Angewöhnung, welche zur krankhaften S u c h t und dadurch zu schweren seelischen und körperlichen Störungen führen.

Für die Verordnung von Opium, Opiumzubereitungen, von Opiumalkaloiden und Zubereitungen derselben kommen die in Teil III eingehend besprochenen gesetzlichen und behördlichen Bestimmungen (Opiumgesetz usw.) in Betracht, deren Nichtbeachtung nicht nur gegen die ärztliche Berufsethik verstößt, sondern auch strafrechtlich verfolgt werden kann.

Opium. Germ., Am., Austr., Belg., Brit., Dan., Helv., Jap., Nederl., Norv., Ross., Suec., Internat. Vorschl. **Opium de Smyrne.** Gall. **Oppio.** Ital. Meconium, Laudanum, Laudano. Opium. Mindestgehalt des bei 60° getrockneten Op. 12% Morphin. ($\overline{C_{17}H_{19}O_3N}$. Mol.-Gew. 285.) Der durch Anschneiden der unreifen Früchte der Papaveracee Papaver somniferum L. gewonnene, an der Luft eingetrocknete, in Form verschieden großer, rundlicher, innen dunkelbrauner, eigenartig, betäubend riechender, stark bitter und etwas scharf schmeckender Stücke in den Handel kommende Milchsaft. Vorsichtig aufzubewahren. Die Op.-Brote oder -Kuchen sind meist in Mohnblätter gehüllt und mit Früchten einer Rumex-Art bestreut.

Die übrigen Pharm. (desgleichen der Internat. Vorschl.) schreiben vor: Pap. somnif. L. (Am. und Ital. auch var. album De Candolle). Das Op. soll getrocknet werden bei: Austr. 100°, Am. 70°, Belg. 30—60°, Helv. 50—60°, Gall. erst 40°, dann 60°, Internat. Vorschl. 60°. Morphingehalt des Op.: Am. mindestens 9,5%, Austr. 12%, Brit. 9,5—10,5%, Nederl. 7—13%, Helv. 10—12%, Gall. 10%.

In Wa. ist Op. nur teilweise l. (50—60%), am meisten löst 30proz. Alk. Außer Pflanzenstoffen (Gummi, Harz, Fett, Pflanzenschleim usw.) und den indifferenten Verbindungen Meconin $C_{10}H_{10}O_4$ und Meconoisin $C_8H_{10}O_2$ enthält es eine größere Anzahl von Alkaloiden, die zum größeren Teil an Meconsäure und an Schwefelsäure gebunden sind, das in quantitativer und therapeutischer Beziehung wichtigste Morphin, außerdem Narcotin, Narcein, Kodein, Papaverin und Thebain.

Dieses Opium darf in Deutschland nur zur Herstellung von Extractum Opii, Tinctura Opii simplex, Tinctura Opii crocata und Opium pulveratum[1]) verwendet werden. Brit. läßt zur Herstellung von Tinct. bzw. Extr. Opii auch Opium bis zum Mindestgehalt von 7,5% Mo. zu.

Durchschn. Dosis: 0,06 (Am.).

Wird Opium als Bestandteil eines Arzneimittels oder einer Arznei verordnet, so ist Opium pulveratum zu verwenden. Ähnliche Bestimmungen haben Austr., Belg., Ital. Nach P. I. soll das Opiumpulver 10% Morphin enthalten. Dieser Bedingung entsprechen die Pharm. in besonderen Präparaten:

Opium pulveratum. Germ., Am. **Pulvis Opii praeparatus.** Austr. **Pulvis opii.** Internat. Vorschl. **Opii pulvis.** Belg. **Poudre d'Opium.** Gall. **Oppio (Polvere).** Ital. Opiumpulver. Pulvis Opii. P. I. Gehalt etwa 10% (9,8—10,2%) Morphin. ($C_{17}H_{19}O_3N$. Mol.-Gew. 285.) Mittelfein, aus Opium bereitet, mit Hilfe eines Gemenges von Sacch. Lactis (6) und Amyl. Oryzae (4) auf den vorgeschriebenen Morphingehalt (10%) eingestellt. Höchstens 8% Wa. enthaltend. Vorsichtig aufzubewahren. Auf 10% Mo. lassen einstellen: Jap., Belg., Ross., Ital., Austr., Helv., Gall., Internat. Vorschl. (wasserfreies Salz), auf 10—10,5%: Am., auf 10—10,6%: Suec., auf 9,5—10,5%: Norv., Dan., auf 9,8—10,2%: Nederl. Einstellungsmittel sind bei Am. Opium und andere Streckungsmittel, bei Jap. Opium oder Stärke, bei Norv. und Belg. Opium und Sacch. lact., bei Austr., Helv., Ital., Gall., Suec. Sacchar. lact., bei Nederl. und Internat. Vorschl. Sacchar. lact. oder Amyl. Oryzae, bei Dan. Amyl. Tritici. Am. führt außerdem noch Opium granulatum, ein bei 70° getrocknetes Opium pulv. gross. von 10—10,5% Mo.-Gehalt. — 1,0 0,30 RM. 10 Kompr. Op. pur. pulvis (0,03 oder 0,05) 0,35 oder 0,45 RM.

Therap. Dosen: 0,03—0,12 (Brit.). Durchschn. Dosis: 0,06, auch Op. granul. (Am.).

Größte Einzelgabe: 0,15 (ebenso Austr., Belg., Dan., Helv., Jap., Ital., Suec., Norv., Internat. Vorschl.), dagegen Nederl. **0,5**, Gall. **0,2**, Ross. **0,1**.

Größte Tagesgabe: 0,5 (ebenso Austr., Belg., Helv., Ital., Jap., Nederl., Internat. Vorschl.), dagegen Dan., Norv., Gall. **0,6**, Ross. **0,3**.

---

[1]) Später auch von Opium concentratum.

Innerlich zu 0,03—0,05 in Pulvern oder Pillen oder Kompretten mehrmals täglich, bei Kindern von 3 Jahren 0,003, von 5 Jahren 0,006, 8 Jahren 0,01, 12 Jahren 0,02, zur Ruhigstellung des Darms bei Diarrhöen und zur Stillung von Leibschmerzen. Bei akuten Diarrhöen aus infektiöser oder toxischer Ursache wird Opium nicht verordnet, man sucht vielmehr durch energisches Abführen die Schädlichkeit aus dem Darm zu entfernen; erst bei Fortdauer von Diarrhöen nach gehöriger Abführung, wie bei Cholera, Dysenterie, bei sehr häufigen Typhusstühlen, auch dann erst nach versuchter Adsorptionstherapie (vgl. Carbo medicin. und Bolus alba) kann Opium in Frage kommen. Auch bei starken Leibschmerzen insbesondere bei gleichzeitigem Kollaps ist Opium zurückzuhalten, um nicht durch Erzielung von Euphorie den evtl. notwendigen chirurgischen Eingriff zu verspäten; so ist bei Appendicitis die früher allgemein übliche Opiumdarreichung fast ganz außer Gebrauch.

Bei chronischen Diarrhöen, insbesondere der Tuberkulösen, neben der adstringierenden Therapie oft unentbehrlich. Bei Obstipation, sofern sie auf spastischen Kontraktionen des Kolon beruht, besonders bei Bleikolik. — Als allgemeines Beruhigungsmittel in Erregungszuständen, bei Koliken und Spasmen sowie bei Chorea von größter Wirksamkeit; in diesen Beziehungen oft durch Morphin ersetzt, insbesondere wenn schnelle Wirkung durch subcutane Injektion in Frage kommt oder wenn die obstipierende Wirkung stört. Sehr nützlich bei der Behandlung der Epilepsie insbesondere in Verbindung mit Bromsalzen (Flechsigsche Kur). Früher auch Diabetikern insbesondere schwerer Form oft gegeben zur Herabsetzung der Glykosurie; doch schien die Wirkung von der durch Appetitverminderung bewirkten Nahrungsbeschränkung abhängig. Jetzt durch Insulin- und Synthalintherapie verdrängt.

Wo man die flüssige Form darreichen will, ist das Extractum Opii, das sich besser löst und gelöst erhält, oder Tinctura Opii zu wählen.

Obwohl bei der innern Anwendung die Gefahr suchtmäßiger Gewöhnung nicht so groß ist wie bei subcutanen Injektionen, sind doch zahlreiche Fälle krankhafter Opiumsucht (Opiophagie) beobachtet worden, so daß bei der Verschreibung dieselbe Vorsicht wie bei Morphin geboten ist. Als Schlafmittel sowie als Analgeticum wird man Opium besser durch Barbitursäurepräparate bzw. Antipyrinderivate ersetzen.

Äußerlich in Suppositorien 0,05—0,15 bei allen schmerzhaften Mastdarmaffektionen, insbesondere Fissuren, Hämorrhoidalentzündungen, auch bei nicht operiertem Mastdarmkrebs, sowie bei Tenesmus bei Proktitis und Dysenterie, auch bei Prostatitis; bei Blasentenesmen und Blasenschmerz sowie Dysurie, in all diesen Fällen meist mit Extr. Belladonnae 0,03—0,05. Als Zusatz zu schmerzstillenden Salben (1 zu 5—15 Fett, entbehrlich), Pflastern (1 auf 8—16 Pflaster [vgl. Empl. opiatum] entbehrlich) und zu Vaginalkugeln 0,1—0,2 mit Ol. Cacao.

980. Rp. Opii pulv. 0,6
    Mass. pilul. q. s.
ut f. pil. Nr. XXX. D. S. 3mal 1 bis
    2 Pillen. (Zur Ruhigstellung des Darms.)

981. Rp. Opii pulv. 1,0
    Piperis nigri 1,5
    Rhizomatis Zingiberis 3,0
    Fructus Carvi 4,2
    Tragacanthae 0,3.
M. f. pulv. Div. in part. aequal. Nr. X.
    D. S. $\frac{1}{2}$—1 Pulver zu nehmen. Pulvis
    Opii compositus.   Brit.

982. Rp. Opii pulv. 0,05(—0,1)
    Sacch. alb. 0,3.
M. f. pulv. D. tal. dos. Nr. XII. S. 3mal
tägl. 1 Pulver (Bleikolik, Dysenterie).

984. Rp. Opii pulv. 0,36
    Foliorum Digitalis pulv.
    Radicis Ipecacuanhae pulv.
      ana 0,6
    Extr. Helenii 3,0
    Radicis Liquiritiae pulv. 1,8.
F. pil. Nr. XXX. D. S. 3mal tägl. 1 Pille.
(Bei heftigem Husten.) Pilulae be-
chicae Heimii. Unzweckmäßige Ver-
abreichung! Nicht mehr im Gebrauch.
F. M. B. (1,57 RM. o. G.)

983. Rp. Caryophyllorum
    Corticis Cinnamomi
    Radicis Althaeae ana 7,0
    Opii pulv.
    Radicis Cynoglossi
    Seminis Hyoscyami ana 15,0
    Olibani
    Myrrhae ana 17,0.
M. f. pulv. S. Pulvis ad pilulas Cynoglossi. (Als Narkoticum und Expektorans.)   Dan.
Die Pillen enthalten pro Stück 0,1 Pulv.
bzw. 0,015 Opium.

985. Rp. Opii pulv. 0,02(—0,05)
    Olei Cacao q. s.
M. f. suppositor. Dent. dos. Nr. VI. S.
Nach Bedarf (2mal tägl. 1 Stück) ein-
zuführen. Suppositoria Opii.

Zubereitungen der Gesamtheit[1]) oder eines Teiles der Opiumalkaloide
(Pantopon, Laudanon, Narcophin usw.).

Pantopon (E. W.). Ein nach patentiertem Verfahren[2]) hergestelltes Gemenge der Chlorhydrate der Alkaloide des Opiums. Enthält etwa 50% Morphin[3])
und außerdem die Hauptmenge der übrigen Opiumbestandteile. Gelblichbraunes, bitterlich schmeckendes, geruchloses Pulver, l. in Wa. (15), leichtl. in
Alk. Die wäßrige Lösung reagiert auf Kongopapier neutral und rötet blaues
Lackmuspapier schwach. 1,0 Pantopon entspricht etwa 5,0 Opium und enthält
0,5 Morphin und 0,4 Nebenalkaloide als salzsaure Salze. — 0,1 0,60 RM. O. P.
20 Tabl. (0,01) 2,70 RM. 6 Ampullen (1,1 ccm 2%) 2,80 RM. 10 ccm haltbare
Lösung (2%) 2,90 RM. 100 g Pantopon-Sirup (mit 0,05) 2,25 RM.

Größte Einzelgabe: 0,03. Größte Tagesgabe: 0,1.

Innerlich (seit 1909), in 2proz. Lösung (in 1 ccm 0,1 g Opium bzw.
0,01 g Morphin), sowie in Tabletten (0,005 Morphin). Bei allen Indikationen
der Tinct. Opii simplex bzw. des Opium pulv., aber bei innerer Anwendung
ohne Vorzug vor diesen beträchtlich billigeren Opiumpräparaten.

Äußerlich (in Ampullen, 0,01 Morphin enthaltend) zufolge Befreiung von
Harzstoffen zur subcutanen Injektion bei den Indikationen der Opiumtherapie
(vgl. Opium pulveratum und Tinct. Opii simpl.) geeignet; anzuwenden, wenn
die interne Darreichung des Opiums wegen Erbrechens unmöglich oder sehr
schnelle Einwirkung erwünscht ist. Vielfach auch angewendet an Stelle von

---

[1]) Noch nicht in Kraft gesetzt:
Opium concentratum Germ. Opiumkonzentrat. Hellbraunes bis schwach rötlichbraunes, bitter schmeckendes, die mit Morphinhydrochlorid auf einen Gehalt von 48—50%
Morphin eingestellten salzsauren Gesamtalkaloide des Opiums darstellendes Pulver. Nach
bestimmter Vorschrift gewonnen aus Opium (100 g) mit Hilfe von Ammoniakflüssigkeit (30 ccm),
Natronlauge (40 ccm), Natriumbicarbonat (40 g) sowie Normalsalzsäure, getrocknetem Natriumsulfat, Natriumacetat, Äther, Chloroform, Phenol, Alkohol und Wasser nach Bedarf. In Wa. (15)
mit rotbrauner Farbe und schwach saurer Reaktion, leicht in Alk. l., in Ae. oder Chl. unl. Die
wäßrige Lösung schäumt beim Umschütteln stark. Rein, insbesondere frei von Mekonsäure.
Höchstens 9% Wa. enthaltend, 0,2 g O. conc. nach dem Verbrennen keinen wägbaren Rückstand
hinterlassend. Vorsichtig aufzubewahren. Maximaldosen des Pantopons.
[2]) Das auf das Herstellungsverfahren erteilte D. R. P. läuft bis 1932.
[3]) 50% Base enthalten auch Ilsopon und Nealpon.

Morphininjektionen, jedoch nur dann ratsam, wenn Morphin nicht vertragen wird, insbesondere Erbrechen macht. Selbstverständlich unter derselben Vorsicht und Zurückhaltung anzuwenden wie die übrigen Opiumpräparate, da es zu Morphinismus (Pantoponsucht) führen kann.

Die Pantoponmischungen in Ampullen (1,1 ccm): Pantopon- (0,02) Atrinal (Atropinschwefelsäureester 0,001) und Pantopon- (0,04) Scopolamin (0,0006) haben keinen Vorzug vor den entsprechenden Morphinmischungen, sie werden zur Vorbereitung der Narkose und zum Dämmerschlaf verwendet.

Pantoponsirup enthält im Kinderlöffel (= 10 g) 0,0025 g Morphin, ist also besonders in der Kinderpraxis besser zu vermeiden.

Nachbildungen sind Alcopon, Ilsopon, Nealpon. Für sie alle gelten, da sie etwa 50% Mo. und außerdem die Hauptmenge der übrigen Opiumalkaloide enthalten, die Maximaldosen **0,03** und **0,1.**

Holopon (E. W.). (Ultrafiltratum Meconii.) Nach Angabe des Herstellers Gesamtalkaloide des Opiums in unveränderter Menge und Bindung an Mekonsäure, ohne die Ballaststoffe in wäßriger Lösung[1]. 1 ccm = 1 g Tinct. Op. simpl. = 0,1 Opium = 0,01 Morph. + 0,01 Nebenalkaloide (1,0 g Holopon siccum = 20 ccm Holopon = 2 g Op. pulv. = 0,2 g Morphin). — O. P. 10,0 Lösung 1,95 RM. 1,0 g H. siccum 1,75 RM. 10 Tabl. (0,22 mit 5 mg Morphin) 0,70 RM. 3 Amp. (1,1 ccm mit 0,01 g Morphin) 1,05 RM. 6 Suppos. (5 mg Morphin) 1,75 RM.

Innerlich in Tabletten zu 0.05 Opium = 0,005 Morphin; es besteht kein Grund, dieselben vor Opiumtinktur oder Opiumkompretten zu bevorzugen.

Äußerlich in Ampullen zur subcutanen Injektion; wie Pantopon. Auch Holopon-Atropin (1 mg) und Holopon-Scopolamin (0,6 mg) in Ampullen. Die gleichen Gefahren wie bei Morphin!

Laudanon (E. W.). **Hydrochlorates alcaloideorum principalium Opii.** Nederl. Gemisch der salzsauren Salze von 40% Morphin[2]) (Nederl. 50%), 30% Narcotin (30%), 5% Codein (2,5%), 10% Papaverin (4%), 2,5% Thebain (2,0%), 2,5% Narcein (1,0%), (Nederl. außerdem Natr. chlor. 10,5%). Opialum (Nederl.). Weißes, trockenes Pulver (Nederl.). — 0,1 0,50 RM. O. P. 10 ccm 2% 1,35 RM. 3 Amp. (0,02 oder 0,04) 1,05 oder 1,40 RM. 100 Sirup (0,05) 2,10 RM. 10 Tabl. (0,01 oder 0,03) 1,05 oder 1,40 RM.

Entspricht im wesentlichen hinsichtlich Morphingehalts und Wirkung dem Pantopon und kann wie dieses unter besonderen Verhältnissen als Opium- und Morphiumersatz angewendet werden. Die gleichen Gefahren wie bei Morphin!

Größte Einzelgabe: 0,04. Größte Tagesgabe: 0,2 (subcut. dagegen **0,12**) (Nederl.).

Innerlich in Tabletten (mit 0,005 und 0,015 Morphin). Ohne Vorzug vor Opiumkompretten.

Äußerlich zur subcutanen Injektion in Ampullen als Opium- und Morphinersatz, wenn gegen diese Kontraindikationen sich ergeben (vgl. Pantopon). Auch Laudanon (0,02)-Atropin (0,0005) und Laudanon (0,04)-Scopolamin (0,0004) in Ampullen.

Narcophin (E. W.). Germ. **Narkophin. Morphin-Narkotinmekonat.** $[(C_{17}\overline{H_{19}O_3N})(C_{22}H_{23}O_7N)]C_7H_4O_7 + 4 H_2O.$ Mol.-Gew. 970. Gehalt des lufttrockenen Narcophin: etwa 30% Morphin[3]) und etwa 43% Narkotin. Gelblichweißes, etwa $7^1/_2$% Krystallwasser enthaltendes Krystallpulver, l. in Alk. (25);

---

[1]) Gehalt: 20% Morphin (Base).
[2]) Entsprechend einem Gehalt von 50% Morphinsalz.
[3]) Morphin (Base).

0,1 g Narc. auf Wa. (1,2 ccm) gestreut, löst sich mit schwach saurer Reaktion mit schwach gelblicher Färbung; sintert im Krystallwasser zwischen 90° und 95° zu einer halb durchsichtigen Masse zusammen. Rein, insbesondere frei von Salzs. und Schwefels. 0,2 g Narc. nach dem Verbrennen keinen wägbaren Rückstand hinterlassend. Vorsichtig aufzubewahren. — 0,1 0,45 RM. — O. P. 20 Tabl. (0,015) 2,10 RM. 3 Amp. (1 ccm 3%) 1,30 RM.

Größte Einzelgabe: 0,03. Größte Tagesgabe: 0,1.

Innerlich (seit 1912) in Tabletten zu 0,015 (entspricht 0,01 Morphin). Bei allen Indikationen der internen Morphintherapie, mit den Gefahren derselben, ohne Vorzüge vor derselben. (Angeblich ist wegen des Narkotingehalts die Schwächung des Atemzentrums geringer!)

Äußerlich in Ampullen (1 ccm entspricht 0,02 Mo.) als gut verträgliches Ersatzmittel des Morphin, nur indiziert, wenn Mo. individuell nicht vertragen wird. Vorzüge vor reinem Morphin klinisch nicht zu erkennen. Gewöhnungsgefahr wie bei reinem Morphin. Auch Narcophin (0,03)-Scopolamin (0,0003)-Lösung in Amp.

Amnesin. Morphin-Narcophin-Chinin. In 1 ccm 0,012 milchsaures Morphin-Narkotin und 0,2 Chininum dihydrochloricum carbamidatum. — 10 Amp. (je 1 ccm) 3,80 RM.

Äußerlich in Ampullen von 1 ccm. Zur subcutanen Injektion in der Geburtshilfe gegen Wehenschmerz (wobei Chinin als wehenförderndes Mittel die eventuelle Wehenminderung des Morphin ausgleicht). Zur Herbeiführung von Dämmerschlaf mit Scopolamin.

Pharmazeutische Zubereitungen des Opiums.

Acetum Opii. Liquor Opii sedativus Battleyi s. aceticus. Opiumessig, Schwarze Tropfen. Op. pulv. (10), Sem. myrist. (3), mit Acetum q. s. durch zweimalige Maceration zu 80 T. Filtrat extrahiert, im Filtrat werden 20 T. Sacch. alb. gelöst und mit Acid. acet. dilut. auf 100 ergänzt.

Stärker wirksam als Tinct. Opii simpl. (Früher Suec. Max.-Dos. 1,5.) Nicht mehr im Gebrauch.

Aqua Opii. Germ. I. Opiumwasser. Aus 1 T. Opium 5 T. wäßriges klares Destillat. Enthält keins der wirksamen Alkaloide des Opiums, sondern nur die Riechstoffe desselben.

Electuarium Diascordium. Électuaire Diascordium. Gall. Aus 9 verschiedenen aromatischen und bitteren Pflanzenpulvern und 2 Harzen, Gummi arab., mit Rosenhonig und Malaga bereitete Latwerge, die 0,6% Extr. Opii enthält.

Innerlich früher teelöffelweise bei Diarrhöen. Ungebräuchlich.

Electuarium Theriaca. Germ. I., Ergb. Electuarium theriacale s. opiatum s. aromatico-opiat. Theriaca Andromachi[1]). Theriak (Dryakel). Honig (72), Opiumpulv. (1) mit Vin. Xerense (6), Rad. Ang. (6), Rad. Serpent. (4), Rad. Valer., Bulb. Scill., Rhiz. Zedoariae, Cort. Cinnam. (ana 2), Fruct. Cardam. min. pulv., Myrrh., Ferr. sulfur. pur. (ana 1). Gehalt 1% Opium. Aus den Pharm. ist die einst so berühmte und ursprünglich viel kompliziertere Latwerge jetzt verschwunden. — 10,0 0,20 RM.

Innerlich 1,0—5,0 für sich oder in Boli. Von mild stopfender Wirkung. Nicht mehr im Gebrauch.

Emplastrum opiatum. Germ. I., Ergb. **Emplâtre d'extrait d'Opium.** Gall. Opiumpflaster. Empl. cephalicum s. odontalgicum. Opiumpflaster. Terebinth. (30), Opium (5), Benzoe (10), Elemi (20), Cera flava (15), Olibanum (18) und Bals. peruv. (2). Braunes Pflaster. — 10,0 0,35 RM.

Äußerlich: Als schmerzlinderndes Pflaster, entbehrlich.

Extractum Opii. Germ., Austr., Helv., Jap., Nederl., Norv., Ross., Suec. **Extractum opii aquosum.** Internat. Vorschl. **Extractum Opii siccum.** Brit. **Opii extractum.** Belg. **Extrait d'Opium.** Gall. **Estratto di Oppio acquoso.** Ital.

---

[1]) Andromachus, Leibarzt Neros.

529

Rp. 986—989   (Opium) Extractum Opii — Pulvis opii et ipecacunanhae comp.

Opiumextrakt. Extractum Opii. P. I. Gehalt etwa 20% Morphin (20% wasserfr. Mo., Internat. Vorschl.). Graubraunes, in Wa. trübe l., bitter schmeckendes, aus Opium (2) und Wa. (15) bereitetes, im Vakuum eingedampftes, mit Milchzucker auf den vorgeschriebenen Gehalt eingestelltes Trockenextrakt[1]). Vor Feuchtigkeit geschützt und vorsichtig aufzubewahren. — Der Forderung der P. I. nach einem Gehalt von 20% Morphin entsprechen alle Pharm. außer Jap., die nur 17 bis 18% fordert. Brit. läßt 37,5 g Extrakt ad 1000 ccm wäßrigem Weingeist lösen und erhält so Extractum Opii liquidum mit 0,75 g Morphin in 100 ccm. — 1,0 0,70 RM.

Therapeut. Dosen: 0,016—0,06 g (Brit.).

Größte Einzelgabe: 0,075, ebenso Belg.; dagegen Austr., Gall., Helv., Ital., Jap., Nederl., Norv., Ross., Suec. und Internat. Vorschl. **0,1.**

Größte Tagesgabe: 0,25, ebenso Belg.; dagegen Gall., Helv., Ital., Jap., Nederl. und Internat. Vorschl. **0,3,** Norv. **0,4,** Austr., Ross. **0,5.**

Innerlich zu 0,006—0,1 in Pulvern, Pillen, Pastillen, Solutionen. Wirkung s. Opium pulveratum.

Äußerlich zu Mund- und Gurgelwässern 0,5—1,0 auf 150,0 bei schmerzhaften Geschwüren im Munde, Zahnschmerz usw. mit Vorsicht zu gebrauchen, zu Injektionen 0,1—0,5 auf 50,0 bei schmerzhaftem Tripper, Fluor albus, zu Klistieren und Suppositorien 0,05—0,1, Salben 0,1—1,5 auf 10,0 Fett.

986. Rp. Extr Opii 0,6
    Extr. Strychni 0,3
    Extr. Colombo 3,0
    Mass. pilul. q. s.
ut f. pil. Nr. XXX. (Consp. Cinnam.)
    D. S. 1—4stündl. 1 Pille. (Bei chro-
    nischen Diarrhöen.)

988. Rp. Extr. Opii
    Extr. Belladonnae ana 0,03
    Butyri Cacao 2,0.
M. f. suppositor. D. tal. dos. Nr. VI.
    S. Nach Bedarf 1 Zäpfchen einzuführen.
Suppos. Opii cum Belladonna.
F. M. B. (1,12 RM. o. G.)

987. Rp. Extr. Opii 1,0
    Boracis 4,0
    Inf. Foliorum Salviae 150.0
    Mellis depurati 25,0.
M. D. S. Gurgelwasser. (Bei schmerz-
    haften Halsentzündungen.)

989. Rp. Extr. Opii
    Sem. Hyoscyami
    Radicis Cynoglossi ana 1,0
    Myrrhae 1,5
    Olibani 1,2
    Croci
    Castorei ana 0,4
    Mellis depurati 2,8
    Aq. dest. 0,7.
M. f. pil. ponderis 0,2. Pilules de Cyno-
    glosse opiacées.   Gall.

Pastilli Opii et Extracti Liquiritiae. Trochisci Glycyrrhizae opiati. Suec. (0,01 Opium und 0,15 Extr. Liqu.)

Pastilli Ipecacuanhae cum Opio. Helv. Vignier-Pastillen. (Je 0,002 Opium und Brechwurz.) **Pastilli Opii Ipecacuanhae.** Jap. (Je 0,05 Opium und Brechwurz.)

Pilulae Opii. Pilula Saponis composita. Brit. Opii pulv. 10,0, Sapon. medic. 30,0, Sirup. simpl. 10,0: 20% Opium enthaltend.

Innerlich zu 3—6 Pillen tägl. bei den Indikationen der Opiumtherapie (s. Opium pulveratum, S. 524). Besser das Extractum Opii zu geben.

Pulvis opii et ipecacuanhae compositus. Internat. Vorschl. S. unter Ipecac. S. 455.

---

[1]) Enthält nur geringe Mengen des schwerl. Narcotins.

Sirupus opiatus. Germ. I., Ergb., Austr., Nederl. **Sirupus Opii.** Belg. (Op. S.), Helv., Internat. Vorschl. **Sirop d'Opium.** Gall. **Sciroppo di Oppio.** Ital. Opiumsirup. Bräunlichgelber, bitterlich schmeckender Sirup, nach Austr., Helv., Ergb. in 1000 T. 1 T. Opiumextrakt enthaltend, nach Gall. 2 T., nach Belg. 2,5 T. (= 0,05% Mo.), nach Ital. 0,5 T. Opiumextrakt. Nederl. läßt 5 T. Opiumtinktur mit 95 T. Zuckersirup mischen. Internat. Vorschl.: 0,05% wasserfreies Morphin.

Größte Einzel- u. Tagesgabe: 30,0, 100,0 (Nederl.).

Innerlich 1 Tee- bis 1 Eßlöffel voll (0,005—0,02 Extr. Opii) und mehr pro dosi mehrere Male täglich. Als hustenlinderndes Mittel ersetzbar durch Kodein und Kodein-sirup.

Belg. führt als Opii Sirupus dilutus ein Gemisch von 20 T. Sirup. Opii mit 80 T. Sirup. simpl. Internat. Vorschl.: Sirupus opii dilutus seu S. diacodii mit 0,01% wasserfreiem Morphin.

Tinctura Opii simplex. Germ., Austr., Ross. **Tinctura Opii.** Belg. (Op. T.), Am., Brit., Jap., Helv., Nederl., Norv., Suec., Internat. Vorschl. **Tinctura thebaica.** Dan. **Teinture d'Opium.** Gall. **Tintura di Oppio.** Ital. Einfache Opiumtinktur. Tinctura Opii. P. I. Gehalt: 0,98—1,02% Morphin. Rötlichbraune, nach Opium riechende, bitter schmeckende Tinktur, bereitet aus 15 T. Opium und je 70 T. Wa. und verd. Alk. Eventuell durch Zu-satz eines Gemisches von gleichen Teilen Wa. und verd. Alk. auf den vorgeschriebenen Morphingehalt von 1% gebracht. Auch die übrigen Pharm. fordern bei Verwendung verschieden starken Alk. 1% Morphingehalt. Internat. Vorschl. 1% und 70 Vol.-% Alk. Am. läßt Op. mit kochendem Wa. behandeln und dann perkolieren. Das eingeengte Perkolat wird mit Paraff. solid. bearbeitet. Nach Zusatz des Alk. wird auf 1% Mo.-Gehalt eingestellt. Gall. löst 5 T. Opiumextrakt in 95 T. Alk. 70%. Alkoholzahl nicht unter 3,5. Vorsichtig aufzubewahren. 45 Tr. = 1 g. — 10,0 0,50 RM. 25 Kompr. (10 Tr.) 0,80 RM.

Therapeut. Dosen: 0,3—1 ccm mehrmalig, 1,2—1,8 ccm einmalig (Brit.).

Durchschnittl. Dosis: 0,6 ccm (Am.).

Größte Einzelgabe: 1,5 (ebenso Austr., Belg., Dan., Helv., Ital., Suec., Norv., Nederl., Jap., Internat. Vorschl.), dagegen Gall. **2,0**, Ross. **1,0**.

Größte Tagesgabe: 5,0 (ebenso Austr., Belg., Helv., Ital., Jap., Nederl., Norv., Internat. Vorschl.), dagegen Dan., Gall. **6,0**, Ross. **3,0**.

Innerlich 0,1—1,0 in Tropfen (2—20 Tr.) rein, seltener als Zusatz zu Mixturen. Am häufigsten angewendet und am wirksamsten zur Stopfung von Diarrhöen, nach den bei Op. pulveratum entwickelten Grundsätzen, sowie zur Behandlung von spastischen Obstipationen, besonders der Bleikolik. Außer-dem als Sedativum in Erregungszuständen, bei Nervösen, bei Deliranten und Geisteskranken; auch als Schlafmittel, besonders in fieberhaften Krankheiten. Als Analgeticum, bei jeder Art von körperlichen Schmerzen. Zur Linderung motorischer Unruhe bei Chorea, Zitterbewegungen, auch zur Krampfstillung bei urämischen und epileptischen Anfällen. In all diesen Zuständen besser durch die Sedativa und Analgetica aus den Gruppen der Harnstoff-, Antipyrin- und Phenetidinderivate ersetzt, wegen der Gefahr der Angewöhnung.

Äußerlich als Zusatz zu Klistieren 10—20 Tr. zum Klysma, zu In-jektionen (für die Urethra 1,0—8,0 auf 100,0; für die Vagina 2,0—12,0 auf 100,0).

531

Rp. 990—997   (Opium) Tinct. Opii simplex — Tinct. Opii benzoica

990. Rp. Tinct. Opii simplicis 1,0
     Tinct. Ipecacuanhae 3,0
     Tinct. Valerianae aethereae 20,0
     Olei Menthae piperitae 0,15.
     Olei Menthae piperitae 0,15.
M. D. S. 20—30 Tr. mehrmals tägl. Wun-
derlichs Choleratropfen.

991. Rp. Tinct. Strychni 2,0
     Tinct. Opii simplicis 3,0
     Tinct. Cascarillae 10,0.
M. D. S. 3mal tägl. 15 Tr. in etwas Wasser
Tinctura antidiarrhoica. F. M. B.
(0,75 RM. o. G.)

992. Rp. Tinct. Opii simplicis
     Linim. Saponis ana 10,0.
M. D. S. Äußerlich. Linimentum Opii.
                               Brit.

993. Rp. Tinct. Opii simplicis gtt. XV.
     Decoct. Amyli Tritici
           10,0 : 150,0.
M. D. S. Zum Klistier.

994. Rp. Olei Ricini 30,0
     Gummi arabici 10,0
     Aq. dest. q. s.
        ut f. Emuls. 150,0
     Sir. Sennae 25,0
     Tinct. Opii simplicis 5,0.
M. D. S. 1—2stündl. 1 Eßlöffel. (Früher
bei Colica saturnina.) Unzweckmäßige
Verabreichung.

995. Rp. Tinct. Opii simplicis
     Plumbi acetici ana 0,5
     Aq. dest. ad 100,0.
D. S. Zum Klistier. (Bei Ruhr.)

996. Rp. Tinct. Opii simplicis 2,0
     Mucil. Salep 100,0
     Aq. Cinnamomi 50,0.
M. D. S. 1—2stündl. 1 Eßlöffel voll zu
nehmen. (Bei katarrhalischer Diarrhöe.)

997. Rp. Tinct. Opii simplicis 2,0
     Zinci sulfurici 0,2
     Aq. Laurocerasi 12,0
     Aq. dest. 60,0.
M. D. S. Lauwarm einzuspritzen. (Bei
chronischer Gonorrhöe.)

Tinctura Opii ammoniata. Brit. Ein Gemisch aus 200 ccm Liq. Ammon. caust., 100 ccm Tinct. Opii, 20,0 g Acid. benzoic., 5 ccm Ol. Anisi, Spiritus ad 1000 ccm.

Therapeut. Dosen: 2—4 ccm (Brit.).

Innerlich 0,05—0,75 (1—15 Tr.) in schleimiger Lösung. Als mildes Expektorans.

Tinctura anticholerica (antidiarrhoica). Ergb. Choleratropfen. Dunkelbraun, klar, gewürzhaft riechend und schmeckend, aus Opiumtinktur (10), Cascarilltinktur (3), Ratanhiatinktur (20), aromatischer Tinktur (30) und ätherischer Baldriantinktur (30) Pfefferminzöl (2), durch Mischen und Filtrieren nach dreitägigem Stehen bereitet. — 10,0 0,30 RM.

Innerlich ½—1 Teelöffel bei diarrhöischen Zuständen.

Tinctura antidiarrhoica. Tinct. Op. simpl. gtt. V, Tinct. Strychni gtt. II, Tinct. Valer. gtt. XV. Ol. Menth. pip. q. s. — 25 Compr. dieses Inhalts 0,90 RM.

Tinctura Opii benzoica. Germ., Helv., Jap., Nederl., Norv., Ross., Suec. **Opii tinctura benzoica.** Belg. **Tinctura thebaica benzoica.** Dan. **Tinctura Opii camphorata.** Am. **Tinctura Camphorae composita.** Brit. **Elixir parégorique.** Gall. Elixir paregoricum. Benzoesäurehaltige Opiumtinktur. Tinctura Opii benzoica. P. I. Gehalt: 0,05% Morphin (desgleichen Internat. Vorschl. und alle Pharm.). Bereitet aus 1 T. Anisöl, 2 T. Campher, 4 T. Benzoesäure, 10 T. einfacher Opiumtinktur (Gall. aus Opiumpulv.) und 183 T. verd. Alk. Gelbbraune (nach Anis und Campher) würzig riechende und würzig süß schmeckende, sauer reagierende Tinktur. Der Gehalt an Campher, Anisöl und Benzoesäure weicht in den anderen Pharm. etwas ab. Alkoholzahl nicht unter 7,4. Vorsichtig aufzubewahren. 54 Tr. = 1 g. — 10,0 0,15 RM.

Therap. Dosen: 2—4 ccm (Brit.). Durchschn. Dosis: 4 ccm (Am.).

Innerlich zu 1,0—3,0 (20—60 Tr.) 2—4mal tägl. rein, oder in einem Sirup, oder in sonstiger Mixtur als Expektorans. Für Kinder 5—20 Tr. Die

532

(Opium) Tinct. Opii benzoica — Tinct. Opii saponacea   **Rp. 998—1003**

Zusammensetzung ist unzweckmäßig, da die expektorierende Wirkung der (Harz-)Benzoesäure und die hustenreizmildernde des Morphins im Opium sich aufheben. Die objektive Wirkung ist ganz unsicher!

998. Rp. Liq. Ammonii anisati
    Tinct. Opii benzoicae ana 10,0.
M. D. S.   Nach Vorschrift Tinctura expectorans. Nicht empfehlenswert.
F. M. B. (0,50 RM. o. G.)

999. Rp. Extr. Liquiritiae fluid. 24 ccm
    Glycerini 24 ccm
    Tinct. Opii benzoicae 24 ccm
    Tartar. stibiati 0,048
    Spiritus Aetheris nitrosi 6 ccm
    Aq. q. s. ad 200 ccm.
M. D. S. 1—2 Teelöffel mehrmals täglich. Mistura Glycyrrhizae composita. Am.

Tinctura Opii crocata. Germ., Austr., Belg. (Op. T. cr.), Helv., Nederl., Norv., Ross., Suec. **Tinctura thebaica crocata.** Dan. **Laudanum de Sydenham.** Gall. **Laudano.** Ital. Laudanum liquidum Sydenhami, Tinctura Meconii crocata. **Tinctura Opii crocata seu Laudanum Sydenhami.** Internat. Vorschl. Safranhaltige Opiumtinktur. Tinctura Opii crocata. P. I. Gehalt: 0,98—1,02% Morphin (desgleichen Internat. Vorschl. und alle Pharm.). Dunkelgelbrot, in der Verdünnung rein gelb, nach Safran riechend und bitter schmeckend, aus Opium (15), Safran (5), Gewürznelken (1), Ceylonzimt (1), verd. Alk. (70) und Wa. (70) bereitet. Alkoholzahl nicht unter 3,5. Vorsichtig aufzubewahren. Auch der Morphingehalt der anderen offizinellen Tinkturen genügt dieser Vorschrift. Sie zeigen nur in bezug auf die aromatischen Zusätze unwesentliche Verschiedenheiten. 45 Tr. = 1 g. — 10,0 0,90 RM.

Größte Einzelgabe: 1,5 (ebenso Austr., Belg., Dan., Helv., Ital., Nederl., Norv., Suec., Internat. Vorschl.), dagegen Gall. **2,0**, Ross. **1,0**.

Größte Tagesgabe: 5,0 (ebenso Austr., Belg., Helv., Ital., Norv., Nederl., Internat. Vorschl.), dagegen Dan., Gall. **6,0**, Ross. **3,0**.

Innerlich 0,1—1,5 in Tropfen (2—30 Tr.) und als Zusatz zu Mixturen, wie Tinct. Opii simplex, ohne Vorzüge vor derselben.

1000. Rp. Tinct. Opii crocatae 2,0
    Tinct. aromaticae 8,0
    Tinct. Cinnamomi 50,0.
M. D. S. $^1/_2$—1stündl. 1 kleinen Teelöffel voll. (Bei Diarrhöe.)

1001. Rp. Tinct. Opii crocatae 6,0
    Tinct. Ipecacuanhae 4,0
    Tinct. Valerianae aethereae 12,0
    Olei Menthae piperitae 1,0.
M. D. S. 15—25 Tr. in Pfefferminztee zu nehmen. Lorenzsche Choleratropfen.

1002. Rp. Tinct. Opii crocatae 5,0
    Tinct. amarae 10,0
    Olei Menthae piperitae 0,25.
M. D. S. 2stündl. 10—15 Tr. (Bei Koliken.)

1003. Rp. Tinct. Opii crocatae 2,0
    Tinct. Castorei canadensis 5,0
    Tinct. Valerianae aethereae 10,0.
M. D. S. 3—4mal tägl. 10—20 Tr. (Beruhigungsmittel, besonders bei nervösen Beschwerden.)

Tinctura Opii desodorati. Am. IX. Das eingeengte Opiumperkolat wird mit Petroleumbenzin geschüttelt und nach dem Vertreiben des Benzins weiterbehandelt und auf 1% Morphingehalt eingestellt.

Tinctura Opii saponacea. Hisp. Opium (2,5), Crocus (0,8), Camphora (4,0), Sapo Ol. Olivae (5,0), verd. Alk. q. s. Das mit Alk. 1 Woche lang behandelte Macerat wird auf 100,0 ergänzt.

Vinum Opii. Vinum Opii aromaticum. Jap. Ein mit Xereswein und Alk. hergestellter Auszug aus Opium (1 : 10), Zimt, Nelken und Safran, der Tinctura Opii crocata ähnlich.

Größte Einzel- und Tagesgabe: Jap. 1,5, 5,0.

Innerlich zu 10—25 Tr. mehrmals täglich wie Tinct. Opii croc. Durchaus entbehrlich.

Unguentum opiatum. Germ. I., Ergb. Aus Opiumextrakt (1), Wasser (1), Wollfett (12) und Paraffinsalbe (6) frisch zu bereiten.

Äußerlich als angeblich schmerzstillende Salbe. Nicht mehr im Gebrauch.

Sirupus pectoralis. Norv. **Sirop d'Espèces pectorales.** Gall. Aus Spec. pectorales bereiteter Sirup, dem auf 100,0 annähernd 0,01 Opiumextrakt zugesetzt ist. Norv. enthält 0,05% Morph. hydrochl., Aqu. amygd. am. (1,5), Sirup. calc. hypophosphor. (98,45).

Innerlich rein, mehrmals täglich 1 Teelöffel voll bei Krampfhusten, Phthisis.

Der Sirup. pectoralis der Austr. (Elench) enthält kein Opium, sondern ist ein Gemisch von Aqu. amygd. am. (5), Mucilag. G. arab., Sirup. coccionell., Sirup. Seneg. (ana 20), Sirup. Aur. flor. (35).

Opium-Alkaloide, deren Salze und die zu jedem Alkaloidsalz gehörenden Zubereitungen.

Morphin wird aus seinen Salzlösungen von allen Körperstellen rasch aufgesaugt, die schmerzstillende und narkotische Wirkung tritt nach subcutaner Einspritzung therapeutischer Mengen schon nach Minuten ein und erreicht nach etwa $1/2$ Stunde ihren Höhepunkt. Nach einigen wenigen Stunden klingt sie ab, nach etwa $1/2$ Tag ist sie ganz verschwunden. Im Stoffwechsel (Leber) werden kleine Dosen Morphin größtenteils zerstört, nur sehr geringe Mengen treten in den Harn über; ein Teil wird auf die Magenschleimhaut ausgeschieden, so daß es von dieser wieder der Resorption zugeführt werden kann. Große, wiederholt verabreichte oder toxische Mengen werden nicht im gleichem Umfang oxydiert; hierbei nimmt die Empfindlichkeit des Zentralnervensystems gegen das Alkaloid ab. Analytisch faßbare Mengen finden sich im Harn nur nach größeren Mengen.

Morphinum. Germ. I. **Morphine.** Gall. Morphin. Morphium. $C_{17}H_{19}O_3N + H_2O$. Hauptalkaloid des Opiums. Farblose, nadelförmige Krystalle oder weißes, krystallinisches Pulver, ohne Geruch, von bitterem Geschmack, l. in 5000 T. Wa., 265 T. Alk. (90proz.), 4345 T. Ae. (Formel s. S. 522.)

Therapeutisch nicht gebraucht.

Morphinum aceticum. Germ. I. **Morphinae Acetas,** Brit. Morphinacetat. Essigsaures Morphin. $(C_{17}H_{19}O_3N)CH_3COOH + 3 H_2O$. Weißes oder gelblichweißes, krystallinisches oder amorphes, nach Essigs. riechendes Pulver, das sich in Wa. (12) oder Alk. (30) löst. Besitzt nur geringe Haltbarkeit, da bei längerer Aufbewahrung ein Teil der Essigs. entweicht, wodurch es zum Teil unl. wird und sich braunfärbt. — Cave: Siehe bei Morphinum hydrochloricum.

Therapeut. Dosen: 0,008—0,03 (Brit.).

Germ. bestimmt, daß, wenn Morphinum aceticum zu Einspritzungen unter die Haut verordnet werden sollte, Morphinhydrochlorid abzugeben ist, Belg., daß Morphin. acet. u. sulfur. bei der Dispensation durch Morphin. hydrochl. zu ersetzen sind.

Innerlich und äußerlich wie Morphin. hydrochl., hinter dem das essigsaure Salz durch die geringere Haltbarkeit und dadurch bewirkte Ungenauigkeit der Dosierung zurücksteht.

Liquor Morphinae acetatis. Brit. Morphin. acet. (1), Acid. acet. dil. (2 ccm), Spirit. 90% (25 ccm), Aqu. dest. (ad 100 ccm).

Therapeut. Dosen: 0,6—3,6 ccm (Brit.).

Morphinum hydrochloricum. Germ., Austr., Belg., Helv., Jap. **Morphium hydrochloricum.** Ross. **Chloretum morphicum.** Dan., Norv. **Hydrochloras Morphini.** Nederl. **Morphini hydrochloridum.** Suec. **Morphinae Hydrochloridum** Am., Brit. **Morphine (Chlorhydrate de).** Gall. **Cloridrato di Morfina.** Ital. Salzsaures Morphinum. Morphinhydrochlorid.[1] (Formel s. S. 522.)

---

[1] Enthält theoretisch 75,9% Base (praktisch 80%).

$(C_{17}H_{19}O_3N)HCl + 3 H_2O$. Mol.-Gew. 376. Weiße, seidenglänzende, oft büschelförmig vereinigte Krystallnadeln oder weiße, würfelförmige Stücke von mikrokrystallinischer Beschaffenheit. In Wa. (25), Alk. (50) farblos (und neutral reagierend) l[1]). Die Lösungen schmecken bitter. Rein, insbesondere frei von Apomorphin. Höchstens 14,5% Wa. enthaltend, 0,2 g nach dem Trocknen höchstens schwach gelblich gefärbt, nach dem Verbrennen keinen wägbaren Rückstand hinterlassend. Für etwa verordnetes Morphinum aceticum ist zu Einspritzungen unter die Haut Morphinum hydrochloricum abzugeben. Vorsichtig aufzubewahren. Zulässiger höchster Wasserverlust beim Trocknen bei 100°: Am., Helv., Suec. 15,0, Brit. 14,0, Ital., Norv. 14,5, Ross. 14,45, Nederl. 12,5—14,5%. — 0,01 0,05 RM.; 0,1 0,35 RM.; 1,0 2,65 RM. 10 Kompr., innerl. (0,01; 0,015; 0,02) 0,50; 0,65; 0,80 RM. 10 Amph. (0,01; 0,015; 0,02; 0,03; 0,05) 1,40; 1,55; 1,65; 1,85; 2,25 RM. 5 Amph. Morph. (0,01; 0,02) cum Atrop. sulf. (0,0002; 0,0005) 0,90—1,05 RM. 5 Amph. Morph. (0,01; 0,02) cum Scopol. hydrobrom. (0,0003; 0,0005) 0,90—1,05 RM.

Morphinsalzlösungen nehmen beim längeren Stehen in gewöhnlichen, Alkali abgebenden Glasflaschen eine gelbe bis bräunliche Verfärbung an, verlieren an Wirksamkeit und können schließlich ein Ausfallen der Base (Gefahr der Einnahme einer konzentrierten Mischung) zeigen. Zusatz von Acid. hydrochlor. dil. (1 gtt.) auf 10 ccm Morphinsalzlösung geben eine schwach saure Reaktion und sichern so deren Haltbarkeit.

Verfärbte Morphinlösungen dürfen nicht abgegeben werden.

Therap. Dosen: 0,008—0,03 (Brit.). Durchschn. Dosis: 0,008 (Am.).

Größte Einzelgabe: 0,03 (ebenso Austr., Belg., Dan., Helv., Ital., Jap., Norv., Nederl., Ross., Suec., Internat. Vorschl.), dagegen Gall. **0,02,** desgleichen Nederl. subcutan.

Größte Tagesgabe: 0,1 (ebenso Austr., Belg., Dan., Helv., Ital., Jap., Nederl., Norv., Ross., Internat. Vorschl.), dagegen Gall. **0,08,** Nederl. **0,06** subcutan.

Innerlich zu 0,005—0,01—0,03 in Pulvern, Pillen, Kompretten und in Lösungen. Als schmerzlinderndes Mittel, besser durch die Analgetica der aromatischen Reihe und deren Kombinationen mit den Barbitursäurepräparaten ersetzt (Aspirin, Phenacetin, Pyramidon, Veramon, Allional usw.); als allgemeines Beruhigungsmittel, besser durch Brompräparate und kleine Gaben der modernen Hypnotica zu ersetzen; zur Krampflösung bei Koliken sowie spastischen Zuständen im Magen-Darmkanal, hier besser durch Opium oder Papaverin bzw. Atropin ersetzt. Zur Erzielung von Schlaf, jedoch nur wenn heftige Schmerzen den Schlaf hindern, und in hohem Fieber; in allen andern Zuständen von Agrypnie durch die Barbitursäurepräparate zu ersetzen. Zur Milderung der Dyspnoe bei Herzinsuffizienz und Lungenemphysem. Bei Hämoptoe und Hämatemesis als indirekt blutstillend durch allgemeine Beruhigung und Herabsetzung des Blutdrucks. Bei der innern Anwendung dauert es 20—30 Min., ehe die Wirkung eintritt; ist schnelle Einwirkung geboten, so ist subcutane Injektion nötig.

Äußerlich, zur subcutanen Injektion, in Lösungen von 0,1—0,2:10,0, je 1 ccm, als wirksamstes und unvergleichliches Mittel zur schnellen Erzielung von Schmerzlinderung, Krampfstillung und bei heftigen Schmerzen Schlaf[2]). Die

---

[1]) l. in Glyc. (1 + 19), in sied. Wa. (1 + 1) in sied. Alk. (1 + 19).

[2]) Oft wirken 0,02 schlafbringend und schmerzstillend ohne Erbrechen, wenn 0,01 Erbrechen verursacht hat.

zauberhaft schnelle und entscheidende Wirkung hat die Morphin-Injektion in die erste Reihe der ärztlichen Anwendungen in allen Notfällen von Schmerz und Erregung gestellt. Doch sollte vor jeder Injektion pflichtgemäß die Indikation erwogen werden, damit jede Möglichkeit eventueller Gewöhnung vermieden wird. Die Einzelindikationen sind: Gallen- und Nierensteinkolik, Magen- und Darmkrämpfe, Tenesmen des Darms und der Blase, Anfälle von Bronchialasthma, kardialem Asthma, auch Angina pectoris, starke Hustenanfälle, Hämoptoe und Hämatemesis, Schlaflosigkeit durch unerträgliche Schmerzen und in schweren Fieberkrankheiten, Aufregungszustände, Delirien, besonders heftige Neuralgien. Desgleichen bei bestimmten akuten Vergiftungen und als Vorbereitungsmittel für die Allgemeinanästhesie. Die Wirkung wird verstärkt bzw. die Morphindosis verkleinert: bei Kolikanfällen durch Zusatz von Atropin sulf. (0,0005—0,001), bei Erregungszuständen und Delirien besonders Geisteskranker durch Scopolamin. hydrochlor. (0,0005 bis 0,001). Ebenso schnell und wirksam wie Morphin erweist sich bei Bronchialasthma die Injektion von Atropin sulf. bzw. Suprarenin und Hypophysin (z. B. Asthmolysin). Wenn die Schnelligkeit der Einwirkung nicht unbedingt notwendig ist, sollte die Injektion vermieden und innere Darreichung vorgezogen werden. In jedem Fall ist zu erwägen, ob nicht Ersatz durch die nicht zur Gewöhnung führenden Opiumalkaloide, insbesondere Kodein, oder in weitestem Ausmaß durch die modernen Analgetica und Hypnotica oder deren Kombinationen möglich ist.

Zu Suppositorien, zu 0,03, besonders bei schmerzhaften Affektionen des Darms und der Blase, oft mit Belladonna zusammen, aber besser durch Opium ersetzt.

Die modernen synthetischen Arzneimittel, Analgetica, Hypnotica und die halbsynthetischen, wie Codein, lassen das Indikationsgebiet für Morphin jetzt viel strenger umgrenzen. Zur Schmerzstillung sollte Morphin nur bei unheilbaren Zuständen und da angewendet werden, wo die Analgetica erwiesenermaßen unwirksam sind, zur Schlaferzielung nur da, wo wegen heftiger Schmerzen oder hohen Fiebers die Hypnotica nicht wirken, zur Unterdrückung des Hustenreizes nur da, wo Kodein einmal versagen sollte.

Vor oder nach Operationen verabreicht, kann Morphin wegen seiner hustenunterdrückenden Wirkung Bronchopneumonien auslösen. Stets ist an die atemzentrumlähmende Eigenschaft des Morphins zu denken, besonders ist bei Pneumonikern Vorsicht geboten, wenn Cyanose besteht.

Nur besondere Verhältnisse lassen es verantwortbar erscheinen, Morphin bei chronisch Leidenden (Asthma, Trigeminusneuralgie) öfter anzuwenden. Zu meiden ist es bei Säuglingen oder ganz kleinen Kindern.

Manche Patienten, besonders weibliche, reagieren auf Morphin bisweilen mit Aufregung und Erbrechen, gelegentlich auch mit Unlust- und Schwächegefühl.

Da Morphinsalze suchtmäßig verwendet werden, ist größte Vorsicht bei der Verschreibung dieser Stoffe geboten. Morphin oder Morphinsalze sollten nie in Substanz verschrieben werden. Wäßrige Lösungen sollten im allgemeinen nur zu Händen des Arztes verschrieben, die Ausführung von Einspritzungen von Morphinlösungen sind sorgsamst zu überwachen. Rezepte auf Morphin und Morphinsalze sowie deren Zubereitungen, als Stoffe des Opiumgesetzes,

536

(Opium) Morphin. hydrochloric. — Liqu. Morphinae hydrochloridi   Rp. 1004—1013

werden in der Apotheke zurückbehalten. Hierüber wie über die sonstige die ärztliche Verschreibweise betreffenden Bestimmungen vgl. Teil III.

Behandlung der akuten Vergiftung: Magenspülung mit Adsorptionstherapie, Lobelin 0,01 öfters, Coffein (mehrmals 0,2), Atropin (wiederholte Dosen von 0,001—0,01; in diesem Fall Überschreitung der Maximaldose geboten!), Begießungen und Waschungen mit kaltem Wasser, Sauerstoffatmung.

1004. Rp. Morphini hydrochlorici 0,1
      Extr. Hyoscyami 0,15
      Extr. Belladonnae
      Radicis Liquiritae
      Mellis ana 1,0
      Sem. Cacao pulv.
      Balsami tolutani ana 3,0.
F. l. a. pil. Nr. L. Consp. Lycop. D. S.
Tägl. 3 Pillen. Bei Bronchitis chronica.
Ricord's Pilules calmantes. Besser
durch Kodein zu ersetzen!

1005. Rp. Morphini hydrochlorici 0,2
      Olei Cacao 12,0.
M. f. l. a. suppos. Nr. XII. (1 Stück =
0,017 Morphini hydrochlor.) Suppositoria Morphinae.   Brit.

1006. Rp. Morphini hydrochlorici 0,15
      Aq. Amygdalarum amararum
      15,0.
M. D. S.   Abends und nachts 2stündl.
10 Tr., später, wenn nötig, auf 20—30 Tr.
zu steigen. (20 Tr. enthalten 0,01 Morphin. hydrochlor.)

1007. Rp. Morphini hydrochlorici 0,02
      Olei Cacao 2,0.
M. f. suppos. D. tal. dos. Nr. VI. S. Abends
ein Stück (in das Rectum oder die
Scheide) einzuführen. (Zur Schmerzstillung bei Tenesmus.) Suppositoria
Morphini.   F. M. G.

1008. Rp. Morphini hydrochlorici 1,0
      Acidi hydrochlorici diluti 2 ccm
      Spiritus 25 ccm
      Aq. dest. ad 100 ccm.
M. D. S.   20—40—60 Tr. zu nehmen.
Liquor Morphinae hydrochloridi. Brit.

1009. Rp. Morphini hydrochlorici 0,1
      Aq. Amygdal. amarar. 10,0.
      Aq. dest.
      Sir. Papaveris ana 25,0.
M. D. S. 2 stündl. 1 kleinen Teelöffel. Besser
durch Codeinsirup zu ersetzen.

1010. Rp. Morphini hydrochlorici 0,2
      Tinct. Coccionellae 1,0.
      Aq. dest. ad 10,0
M. D. S.   Guttae roseae.   Dan.
(Höchste Einzel- und Tagesgabe 1,5, 5,0.)

1011. Rp. Morphini hydrochlorici 0,01
      Pulv. radicis Ipecacuanhae 0,02
      Sacchari albi 0,5.
M. f. pulv. D. tal. dos. Nr. X. S. Morgens
und abends 1 Pulver. Besser durch Pulv.
Ipecac. opiat. (S. 455) zu ersetzen.

1013. Rp. Morphini hydrochlorici 0,06
      Radicis Ipecacuanhae 0,18
      Stibii sulfurati aurantiaci 0,3
      Sacchari albi
      Radicis Liquiritiae pulv. ana 1,5
      Aq. dest. q. s.

1012. Rp. Morphini hydrochlorici 0,1
      Aq. dest. ad 10,0.
M. D. ad vitrum c. collo amplo. S. Zur
subcutanen Injektion. (Zu Händen des
Arztes.)

ut f. pil. Nr. XXX. D. S. 3mal tägl.
1 Pille. Pilulae contra tussim.
Morph. ist besser durch Cod. phosph. zu
ersetzen. F. M. B. (1,03 RM. o. G.)

Cave: Alkalicarbonate, Liquor Ammonii anisatus, Eisen- und Silbersalze, Extract. Chinae.

Die 0,1% Morphin enthaltenden Pilulae Hydrargyri jodati s. S. 434.

Liquor Morphinae hydrochloridi. Brit. Morphin. hydrochl. (1,0), Acid. hydrochl. dil. (2 ccm), Spirit. 90proz. (25 ccm), Aqu. dest. (ad 100 ccm).
Therapeut. Dosen: 0,6—3,6 ccm (Brit.).

Pastilli pectorales. Ergb. (0,001 Morphin hydrochlor., Inf. Ipecac. aus 0,0015 Rad. Ipecac.) **Trochiscus Morphinae et Ipecacuanhae.** Brit. (0,002 Morphin. hydrochlor. und 0,006 Ipecacuanha.)

Sirupus Morphini. Ergb., Belg. (M. S.), Internat. Vorschl. **Sirop de Morphine.** Gall. **Sciroppo di Morfina.** Ital. Morphinsirup. Zuckersirup mit 0,1 (Ital., Ergb.) oder 0,05 (Belg., Gall., Internat. Verschl.) Proz. Morphinhydrochlorid.

Innerlich, früher in der Kinderpraxis 1—4 Teelöffel (0,002—0,008 Morphin) unvermischt oder als Zusatz zu beruhigenden Mixturen (10,0—20,0 auf 100,0) verwendet. Durch Kodein ersetzbar. — Unbedingt abzulehnen.

Morphinum sulfuricum. Germ. II., Ergb., Jap. **Morphinae Sulfas.** Am. Morphinsulfat[1]. $(C_{17}H_{19}O_3N)_2 \cdot H_2SO_4 + 5 H_2O$. Farblose, nadelförmige Krystalle, in 20 T. Wa. und in 700 T. Alk. l.; unl. in Ae. — 0,01 0,05 RM. 0,1 0,35 RM.

Durchschnittl. Dosis: 0,008 (Am.).

Möglichst nicht überschreiten: 0,05 pro dosi, 0,15 pro die! (Ergb.)

Größte Einzel- und Tagesgabe: 0,03, 0,1 (Jap.).

Dosis und Gebrauchsweise wie bei Morphinum hydrochloricum.

Morphinum tartaricum. Morphinae Tartras. Brit. Weinsaures Morphin. $(C_{17}H_{19}O_3N)_2 \cdot C_4H_6O_6 + 3 H_2O$. Weißes, in 11 T. Wa. l., in Alk. fast unl. krystallinisches Pulver.

Therapeut. Dosen: 0,008—0,03 (Brit.).

1014. Rp. Morphini tartarici 0,25	1015. Rp. Morphini tartar. 0,5
Aq. dest. steril. q. s. ad 10 ccm.	Spiritus (90 proz.) 12,5 ccm
M. D. S. 0,1—0,3 ccm zu injizieren. In-	Aq. dest. ad 50,0 ccm.
jectio Morphinae hypodermica.	M. D. S. 0,6—3,6 ccm. Liquor Mor-
Brit.	phinae tartratis. Brit.

Chlorodyne. Englisches Geheimmittel, das eine Lösung von Morphinhydrochlorid, Chloroform, Glycerin und Äther in Spiritus, aromatisiert mit Pfefferminzöl zu sein scheint. **Chlorodyne Brown** ist ähnlich zusammengesetzt, enthält aber noch Atropin. Sollten in keinem Fall verordnet werden!

Eumecon. 2% Morphinsalz enthaltende Lösung; angeblich auch Extr. Piscidiae, Extr. Combreti sundaici usw. enthaltend. Deklariert wird nur der Morphinsalzgehalt. — Flasche (100,0) 10,10 RM.

Als Morphin-Entwöhnungsmittel mit übler Reklame empfohlen. Vor dem Gebrauch ist zu warnen[2]! Bei wirklicher Entziehung natürlich ganz kontraindiziert, bei langsamer Entwöhnung vollkommen überflüssig, da kleine Dosen Morphin bzw. Opiumtinktur denselben Dienst leisten.

Trivalin. Lösung von Morphin, Cocain und Coffein angeblich als valeriansaure Salze (1,9% Morphin-, 0,5% Cocain- und 0,4% Coffeinsalz). — 100,0 11,35 RM.

Vor dem Gebrauch ist ebenfalls zu warnen[2]! Die gefährliche Mischung enthält 2 zur Sucht führende Betäubungsmittel und ist abzulehnen. Seine bedauerlicherweise relativ große Verbreitung verdankt das Tr. vor allem dem verhüllenden Namen[3]).

Morphinismus.

Bei längerem Gebrauch subcutaner Morphininjektionen tritt Gewöhnung ein, d. h. es werden infolge Toleranzsteigerung immer größere Dosen zur Erzielung von Schmerzlosigkeit und Euphorie notwendig. Im Verlauf von Wochen und Monaten entsteht die Morphiumsucht oder Morphiumkrankheit, d. h. das krankhafte unbezwingliche Verlangen nach dauernd erneuerter Injektion steigender Mengen. Die Sucht ist z. T. somatisch begründet, d. h. die Nervenzellen bedürfen des Morphins zum regelmäßigen Tätigkeitsablauf, z. T. besteht die psychologische Zwangseinstellung auf Erzielung neuer Lustgefühle. Bei anhaltender Morphinisierung werden die Ganglien der Hirnrinde und des Mittelhirns geschwächt, Intelligenz und Gedächtnis sowie die

---

[1] Enthält 75,2% Morphinbase.

[2] Behördliche Warnungen ergangen.

[3] In Deutschland sollen in Zukunft kokainhaltige Morphinzubereitungen nicht mehr in den Verkehr kommen dürfen.

moralischen Qualitäten nehmen ab, und die autonomen Tiefenzentren funktionieren fehlerhaft, so daß Störungen im Vasomotorium und in den Sekretionen sowie in der Tätigkeit der glatten Muskulaturen und der endokrinen Drüsen eintreten. Infolgedessen tritt bei länger bestehendem Morphinismus körperlicher und geistiger Verfall ein, der zum Tode führt.

Die einzige Behandlung der Morphiumsucht besteht in der absoluten Entziehung. Nur aus ganz besondern Gründen, bei unheilbaren Kranken oder durch die zwangsläufige Rücksichtnahme auf äußere Verhältnisse, welche eine sofortige Entziehungskur nicht gestatten, kann es gerechtfertigt sein, einem Morphinisten zur Erhaltung seiner Euphorie dauernd oder vorübergehend Morphin zu verordnen. Die Morphiumentziehung wird hochgradig erschwert durch die dabei eintretenden Abstinenzerscheinungen: in psychologischer Beziehung das qualvolle Verlangen nach dem gewohnten Lustgefühl, in somatischer Beziehung Reizerscheinungen von seiten der Ganglienzellen, für welche das Morphin ein Bestandteil ihres Arbeitsprozesses geworden war: Erbrechen, Durchfälle, Tachykardie, Schweißausbrüche, vielfältige Nervenschmerzen, motorische Unruhe, Halluzinationen. Das einzige Mittel, die Abstinenzerscheinungen der seelischen und körperlichen Sphäre zu beseitigen, besteht in der reichlichen Darreichung von Schlafmitteln. In schweren Fällen müssen 3—6 Tage anhaltender Dauerschlaf unter künstlicher Ernährung erzielt werden. In dieser Zeit tritt die normale Arbeit der vorher durch Morphin abgearteten Zellen wieder ein. Wenn der Patient aus dem Dauerschlaf zum Bewußtsein kommt, ist er schwach und matt, aber das krankhafte Verlangen ist erloschen, die Schmerzen wie die Reizerscheinungen sind erträglich. Als Schlafmittel sind die Barbitursäure-Verbindungen anzuwenden, am besten verschiedene Präparate in stetem Wechsel, in 3—5—8 stündigem Turnus. Empfehlenswert sind Veronal, Medinal, Luminal Curral, Noctal, Phanodorm, Somnifen, in den gebräuchlichen, oft in verdoppelten Dosen. Am ersten Tag sind Einspritzungen von Luminalnatrium und Somnifen am Platz. Die Behandlung verlangt ständige Überwachung, sie ist im Krankenhaus am besten durchzuführen, da der Arzt immer zur Verfügung sein muß. Neben der Sorge für Nahrungszufuhr, wenn nötig durch den Schlauch, ist eventuell das Herz durch subcutane Injektionen zu exzitieren, auch ist manchmal Katheterismus notwendig. Als ein Mittel zur Stärkung des autonomen Nervensystems sind mehrfache Gaben von Ephetonin (s. S. 368) sehr nützlich. Sie erleichtern anscheinend die Abstinenzerscheinungen. Von der Schlafschwächung erholt der Patient sich schnell, in 8—14 Tagen ist er meist ganz hergestellt; er bedarf dann noch psychischen Beistand und Fernhaltung von Verführung, um Rückfälle zu verhüten. Diese Nachbehandlung muß sich an die Morphin-Entziehung unbedingt anschließen.

Dies Verfahren der plötzlichen Entziehung ist der langsamen Entziehung, bei welcher von Tag zu Tag die Morphindosen verkleinert werden, durchaus vorzuziehen, weil bei letzterer die Abstinenzerscheinungen auf lange Zeit hingezogen werden und in den meisten Fällen zum Schluß doch Schlafmittelanwendung nötig ist. Nur in leichten Fällen bei kurzdauerndem Bestehen und geringen Mengen des Morphinverbrauchs, übrigens bei noch erhaltener Urteilskraft und Energie, empfehlen sich protrahierte Entziehungskuren.

Die 3 Morphinäther **Kodein, Dionin, Peronin** und ihre Zubereitungen. Ausgezeichnete, das Hustenzentrum beruhigende Morphinabkömmlinge, die nicht zu Toleranzsteigerung, Euphorie, Sucht und Abstinenzerscheinungen geführt haben. Von Äthylmorphin sind vereinzelt leichte Gewöhnungserscheinungen berichtet worden.

Codeïnum. Germ. II., Ergb., Helv., Nederl., Ross., Suec. **Codeina.** Am., Brit., Dan., Ital. **Codéine.** Gall. Kodein. (Formel s. S. 522.) $C_{17}H_{17}NO(OH)(OCH_3)$ $+H_2O$. Morphinmethyläther. Molekul-Gewicht 317,2. Aus Opium, in dem es zu 0,3 bis 8% enthalten ist, oder im großen durch Methylieren des Morphins dargestelltes Alkaloid. Farblose, etwa bei 153° (Am. 154—156, Nederl. 155—157,

1016. Rp. Codeïni 0,2
        Spiritus 5,0
        Sir. simpl. ad 100,0.
M. D. S. Teelöffelweise. Codeïnsirup
        (0,2 proz.).

Gall. 155) schmelzende Krystalle, l. in etwa 120 T. (Ergb. 80) Wa., leicht in Alk., Ae. und Chl. — 0,1 0,30 RM. 1,0 2,60 RM.

Größte Einzelgabe: 0,05 (Gall., Ital., Nederl., Ross. u. Internat. Vorschl.), dagegen Dan., Helv., Ergb. **0,1,** Suec. **0,08.**

Größte Tagesgabe: 0,2 (Gall., Ital., Nederl., Ross. u. Internat. Vorschl.), dagegen Dan., Helv., Ergb. **0,3.**

Innerlich zu 0,015—0,05 mehrmals täglich wie Codeïnum phosphoricum; besser dieses zu verordnen!

Codeïnum hydrochloricum. Ergb., Austr. **Hydrochloras Codeïni.** Nederl. **Cloridrato di Codeina.** Ital. Kodeinhydrochlorid. $C_{18}H_{21}O_3N \cdot HCl + 2 H_2O$. Rund 90% Kodein enthaltend. Weißes, bitter schmeckendes Krystallpulver, l. in 20 (Ital. 25 bis 26) T. Wa. Die Lösung reagiert neutral. — 0,1 0,25 RM. 1,0 2,25 RM.

Größte Einzelgabe: 0,05 (Austr.), dagegen Nederl. **0,055,** Ital., Ergb. **0,1.**

Größte Tagesgabe: 0,225 (Nederl.), dagegen Austr., Ital., Ergb. **0,3.**

Innerlich zu gleichen Dosen und Indikationen wie Codeïnum phosphoricum; besser dieses zu verordnen!

Codeïnum phosphoricum. Germ. ,Belg., Helv., Jap., Ross. **Codeinae phosphas.** Am., Brit. **Codeini phosphas.** Suec. **Phosphas codeicus.** Dan., Norv. **Phosphate de Codéine.** Gall. Kodeinphosphat. $[C_{17}H_{18}(OCH_3)O_2N]H_3PO_4 + 1^1/_2 H_2O$. Mol.-Gew. 424,3. (Rund 75% Kodein enthaltend.) Farblose Krystalle oder weißes, krystallinisches Pulver, bitter schmeckend, in Wa. (3,2) mit schwach saurer[1]) Reaktion, in Alk. schwerer l. Rein, insbesondere frei von Morphin sowie von Ammonium-, Kalium- und Natriumsalzen (Verfälschungen). Mindestens 6% und höchstens 7% Krystallwa. enthaltend. Vorsichtig aufzubewahren. — 0,1 0,25 RM. 1,0 2,00 RM. O. P. 20 Tabl. Knoll (0,01; 0,025; 0,05) 0,75; 1,50; 2,55 RM. 25 Compr. (0,015; 0,03; 0,05) 1,15; 2,10; 3,00 RM.

Therap. Dosen: 0,016—0,06 (Brit.). Durchschn. Dosis: 0,03 (Am.).

Größte Einzelgabe: 0,1, ebenso Belg., Dan., Helv., Jap., Norv., Ross., Suec., dagegen Gall. und Internat. Vorschl. 0,075.

Größte Tagesgabe: 0,3, ebenso Belg., Dan., Gall., Helv., Jap., Norv., Ross. und Internat. Vorschl.

Innerlich (seit 1889) zu 0,02—0,05 pro dosi, mehrmals täglich in Pulvern, Tabletten, Kompretten, Lösungen. Als Sedativum von beträchtlich schwächerer Wirkung als das Morphin, auch ohne euphorisierende Kraft, daher nicht zur krankhaften Gewöhnung führend. Allein wenig geeignet zur Schmerzstillung und nicht geeignet zur Erzielung von Schlaf, aber sehr wirksam zur Unterstützung der Analgetica und Hypnotica, z. B. des Aspirin, Pyramidon, Phenacetin, Veronal, in vielen Arzneikombinationen zur Behandlung von Neuralgien, Unruhezuständen und Schlaflosigkeit enthalten. Während die narkotische Wirkung auf die höheren Gehirnzentra bedeutend geringer ist als beim Morphin, ist die beruhigende Wirkung auf das Atemzentrum voll erhalten; deswegen ganz besonders bewährt zur Stillung des Hustenreizes, bei allen Erkrankungen der Atemwege, Laryngitis, Tracheitis, Bronchitis sowohl akuter wie chronischer Form, namentlich auch in jedem Stadium tuberkulöser Lungenerkrankung. Nebenwirkungen Appetitlosigkeit und Verstopfung, hierbei in der Mitte stehend zwischen Morphin und Opium.

Äußerlich zu subcutanen Injektionen in Lösungen von 0,2—0,5 : 10,0, mit denselben Gaben und Indikationen wie bei der innerlichen Darreichung,

---

[1]) Das Kodeinphosphat ist ein saures Salz.

doch in dieser Art selten verwendet. Früher als Ersatzmittel bei Morphinentziehungskuren, jetzt durch die Barbitursäurepräparate ersetzt.

1017. Rp. Codeïni phosphorici 0,3
  Aq. dest. 3,0
  Sir. simpl. ad 100,0.
M. D. S. Kodeinsirup. Enthält nur $^7/_{10}$ des in einem aus reinem Kodein bereiteten Kodeinsirup enthaltenen Kodeins.

1018. Rp. Cod. phosphor. 0,02
  Sacch. alb. 0,3
M. f. pulv. D. tal. dos. Nr. VI. S. 3mal tägl. 1 Pulver.

1019. Rp. Codeïni phosphor. 0,5
  Aq. Amygd. amarar. dil. ad 20,0.
M. D. S. 1—3mal tägl. 15 Tr.

1020. Rp. Codeïni phosphorici 1,0
  Aq. dest. 20,0
  Phenoli 0,02.
M. D. S. 1—2 ccm zu injizieren.

Sirupus Codeïni. Ergb., Belg. (C. S.), Helv., Nederl., Internat. Vorschl. **Syrupus Codeinae phosphatis.** Brit. **Sirop de Codéine.** Gall. **Sciroppo di Codeina.** Ital. Kodeinsirup. Farbloser Sirup, der nach Gall., Helv., Ital., Ergb. 0,2% Kodein (freie Base) enthält, nach Belg. 0,3% K.-Phosphat, nach Nederl. etwa 0,25% K.-Hydrochlorid, nach Brit. in 100 ccm 0,5 K.-Phosphat, nach Internat. Vorschl. 0,2% K. oder K.-Salz. Nach Ergb. Kodein 2, Spir. 50, Sir. simpl. 948.

Innerlich als beruhigender Zusatz zu Mixturen und Säften, als Hustenmittel besonders in der Kinderpraxis beliebt.

Codeonal. Mischung aus Codeïnum diaethylbarbituricum (2 T., 11,8%, Krystalle vom Schmp. 85°) und Natr. diaethylbarbituricum (15 T.) — 1,0 1,35 RM. O. P. 20 Tabl. überzuckert (0,17) 3,90 RM.

Wirksames Sedativum (1—2 Tabl.) und Hypnoticum (2—4 Tabl.).

Phenacodin. (Mischung aus 0,5 g Paraacetphenetidin [Phenacetin], 0,02 Kodein, 0,06 Coffein und 0,02 Pasta Guarana.) — O. P. 10 Tabl. (1,0) 4,25 RM.

Innerlich $^1/_2$—2 Tabl. als Analgeticum besonders bei Migräne.

Codeïnum sulfuricum. Codeinae Sulphas. Am. Kodeinsulfat. $(C_{18}H_{21}O_3N)_2\cdot H_2SO_4$ $+ 5H_2O$. Glänzende, farblose Krystalle oder krystallinisches Pulver, an der Luft verwitternd, l. in 34 T. Wa., schwerer in Alk.

Innerlich dieselben Dosen und Indikationen wie Codeïnum phosphoricum; besser dieses zu verordnen!

Dionin (E.W.). **Aethylmorphinum hydrochloricum.** Germ., Jap., Ross. **Aethylmorphinae hydrochloridum.** Am. **Aethylmorphini hydrochloridum.** Suec. **Morphinum aethylatum hydrochloricum.** Belg., Helv. **Hydrochloras Aethylmorphini.** Nederl. **Éthylmorphine (Chlorhydrate d').** Gall. Äthylmorphinhydrochlorid. Dionin. (Formel s. S. 522.) $[C_{17}H_{18}(O\cdot\overline{C_2H_5})O_2N]\,\overline{HCl+2\,H_2O}$. Wassergehalt höchstens 9,5%. Weiße, feine, geruchlose, bitter schmeckende Nädelchen. Neutral l. in Wa. (12), Alk. (25). — Sintert bei 119° und ist bei 122—123° geschmolzen. Rein, insbesondere frei von fremden Alkaloiden, höchstens Spuren der Ausgangssubstanz Morphin enthaltend. Vorsichtig aufzubewahren. — Aethylmorph. hydrochl. 0,1 0,35 RM. Dionin 0,1 0,50 RM. 20 Tabl. (0,03) 2,65 RM. 5 Amp. (0,05 in 1 ccm) 2,20 RM.

Durchschnittl. Dosis: 0,015 (Am.).

Größte Einzelgabe: 0,1, dagegen Nederl. (innerl. u. subcut.) **0,025,** Jap., Ross. **0,03,** Belg., Gall., Helv., Suec. Int. Vorschl. Aethylmorphini hydrochloridum **0,05.**

Größte Tagesgabe: 0,3, dagegen Jap., Nederl. (innerl.), Ross. **0,1,** Helv., Int. Vorschl. **0,15,** Gall. **0,2,** Nederl. (subcut.) **0,06.**

Innerlich (seit 1898), in Pulvern und in Lösung, zu 0,01—0,03, mehrmals täglich an Stelle des Kodein, hustenstillend und schwach sekretionsbeschränkend, in allen Erkrankungen der Atemorgane, besonders bei Phthisikern. Gleichzeitig dem Morphin ähnlich, aber beträchtlich schwächer, von sedativer und analgetischer Wirkung, auch schlafbefördernd. Die leichte euphorisierende Wirkung ist individuell verschieden, aber meist nicht sehr ausgesprochen.

Äußerlich zur subcutanen Injektion, zu 0,01—0,03, bei den Indikationen des Morphins, meist schwächer wirkend als dieses, gelegentlich mit Vorteil anzuwenden, wenn Morphin schlecht vertragen wird.

Die Gewöhnungsgefahr ist wegen der sehr geringen Euphorie nicht groß; doch ist immerhin Vorsicht geboten, da Fälle von Dioninismus vorgekommen sein sollen. Früher oft zur Entwöhnung bei Morphinismus angewandt, doch nicht zu empfehlen, da es die krankhafte Sucht meist nicht entscheidend beseitigt; die Anwendung der innerlich dargereichten Barbitursäurepräparate hat sich besser bewährt. Die äußerliche Anwendung geschieht besonders in der Ophthalmologie, da Dionin in den Bindehautsack gebracht, eine Beförderung des Lymphflusses mit gleichzeitiger Anästhesie der Cornea erzeugt. Angewendet in 1—10 proz. Lösung zu Instillationen in den Conjunctivalsack bei Keratitis, Ulcus corneae, Iritis, Iridocyclitis, Glaukom; die Wirkung läßt bei wiederholter Anwendung nach.

1021. Rp. Aethylmorph. hydrochlor. 0,3
     (Dionin)
     Aq. Melissae ad 15,0.
M. D. S. 10—20 Tropfen mehrmals tägl.

1022. Rp. Aethylmorph. hydrochlor. 0,03
     Acidi diaethylbarbiturici 0,3.
M. f. pulv. D. tal. dos. Nr. X. S. Abends
1 Pulver. (Bei Schlaflosigkeit.)

1023. Rp. Aethylmorph. hydrochlor. 0,01
     (bis 0,05)
     Aq. dest. 75,0
     Sir. Rubi Idaei 25,0.
M. D. S. 3stündl. 1 Teelöffel. (Hustenmedizin für Kinder.)

1024. Rp. Aethylmorph. hydrochlor. 1,0
     Acidi borici 1,0.
M. f. pulv. subtilissimus. D. S. Zum Aufstäuben auf die Conjunctiva.

Peronin. Benzylmorphinum hydrochloricum. (Formel s. S. 522.) $[C_{17}H_{18}(OCH_2C_6H_5)O_2N]HCl$. Farblose, glänzende, in abs. Alk. schwerl., in Wa. etwas leichter l. Krystalle. — 0,1 0,50 RM.

Innerlich (seit 1896) zu 0,02—0,04 in Pulvern, als Sedativum und Hypnoticum. nach den Indikationen für Morphin von schwächerer Wirkung. Kaum mehr im Gebrauch, Die Benzylalkoholgruppe spaltet sich im Stoffwechsel leichter ab als die Äthyl- und die Methylgruppe.

Die Ester des Morphins, mit allen Gefahren des Morphins bei mißbräuchlicher Verwendung.

Heroin (E. W.). **Diacetylmorphinum. Morphinum diacetylicum.** Austr. Diacetylmorphin. (Formel s. S. 522.) $C_{17}H_{17}O(OCOCH_3)_2N$. Farblose, bei 171° schmelzende Krystalle, unl. in Wa. — 0,1 0,30 RM. Heroin 0,1 1,00 RM.

Größte Einzelgabe: Austr. 0,01. Größte Tagesgabe: Austr. 0,05.

Innerlich und äußerlich, s. das Folgende.

Heroin (E. W.) **hydrochloricum. Diacetylmorphinum hydrochloricum.** Germ., Jap., Ross. **Morphinum diacetylatum hydrochloricum.** Belg., Helv. **Diamorphinae hydrochloridum.** Brit. **Diacétylmorphine (Chlorhydrate de).** Gall. **Cloridrato di Diacetilmorfina.** Ital. **Diacetylmorphini hydrochloridum.** Internat. Vorschl. Diacetylmorphinhydrochlorid. Heroinhydrochlorid.

Heroin (E. W.)[1]) [$C_{17}H_{17}O(OCOCH_3)_2N$]HCl. Mol.-Gew. 405,7. Weißes, krystallinisches, geruchloses, bitter schmeckendes Pulver, leicht in Wa. mit schwach
saurer Reaktion, schwerer in Alk. l., in Ae. unl. Rein, insbesondere frei von
Morphin und fremden Alkaloiden. 0,2 g dürfen nach dem Verbrennen keinen
wägbaren Rückstand hinterlassen[2]). Vorsichtig aufzubewahren. (Schmp.
bei 230°; Gall.: 231—233°). — Heroin 0,1 1,35 RM. Diacetylmorphin 0,1 0,40 RM.
O. P. 25 Tabl. (0,0025) 2,00 RM.

Therapeut. Dosen: 0,0025—0,008 g (Brit.).

Größte Einzelgabe: 0,005 (ebenso Belg., Helv., Ross., Internat. Vorschl.), dagegen Gall. u. Ital. **0,01.**

Größte Tagesgabe: 0,015 (ebenso Belg., Helv., Ross., Internat. Vorschl.), dagegen Gall. **0,02,** Ital. **0,03.**

Innerlich (1898) zu 0,0025—0,005 als Zusatz zu Mixturen, auch in Tabletten
als sehr stark (kodeinartig) wirkendes Mittel zur energischen Unterdrückung des
Hustenreizes, zugleich sekretionsbeschränkend in allen Krankheiten des Respira-
tionsapparates, besonders bei Phthisikern, und zur Milderung von Atemnot in
Herzkrankheiten. Gleichzeitig von starker Morphinwirkung, analgesierend und
einschläfernd, vielfach auch deutlich euphorisierend. Oft üble Nebenwirkungen
(Übelkeit, Erbrechen, Schwindel, Schweißausbruch, Pulsbeschleunigung).

Äußerlich zur subcutanen Injektion zu 0,003—0,005, als Ersatzmittel
des Morphin, nur im Fall der Unverträglichkeit desselben, unter besonderer
Vorsicht anzuwenden. Gefahr des

1025. Rp. Diacetylmorph. hydrochl. (s. He-
      roin) 0,01
   Decoct. Alth. 100,0.
M. D. S. 3—4 mal tägl. 1 Teelöffel voll zu
  nehmen (Hustenmixtur).

Heroinismus! Auch in Suppositorien, Vaginalkugeln und Tampons
wie Morphin.

Da Diacetylmorphin (Heroin) suchtmäßig geschnupft wird, ist größte
Vorsicht bei der Verschreibung von Heroin geboten. Es sollte nie in Substanz verschrieben werden! Wäßrige Lösungen sind nur zu Händen des Arztes
zu verordnen. Die Verschreibung von Diacetylmorphin (Heroin) für die
Nasenschleimhaut unterliegt besonderen Vorschriften (s. Teil III) Rezepte
auf Diacetylmorphin (Heroin), als Stoff des Opiumgesetzes, müssen in der
Apotheke zurückbehalten werden. Hierüber wie über die sonstigen, die ärztliche Verschreibweise betreffenden Bestimmungen vgl. Teil III. Pharmakologisch und klinisch meist entbehrlich.

Andere Säureester (z. B. der Benzoesäureester Benzoylmorphin) würden
hinsichtlich der Gefahr der Gewöhnung und Sucht nicht weniger ernst zu
beurteilen sein.

Die hydrierten Opiumalkaloide.

Paramorfan (E. W.). Salzsaures Dihydromorphin. (Formel s. S. 522.) $C_{17}H_{21}NO_3$
HCl. Weißes, krystallinisches in Wa. sehr leicht, in Alk. schwer l. Pulver)[3]). — O. P. 3 Amp.
(0,02) 1,55 RM.

Innerlich und äußerlich an Stelle von Morphin in denselben Dosen wie dieses.
Wenig im Gebrauch. Gefahr des Paramorfanismus!

---

[1]) Enthält 91% (praktisch 90) Base und entspricht 70,3% Morphinbase.
[2]) Die zu isolierende Base muß bei 171° schmelzen. — Lösungen dürfen nicht erhitzt
werden. — In den Vereinigten Staaten von Amerika ist die Herstellung und der Handel
verboten.
[3]) Wird dem Opiumgesetz unterstellt werden.

Paracodin. Salzsaures und saures weinsaures Dihydrocodein. (Formel s. S. 522.) In Wa. l., in Alk. schwerl., in Ae. unl. Pulver. Schmp. 189,5°. — P. bitartaricum 0,1 0,75 RM. P. hydrochloricum 0,1 0,95 RM. O. P. 20 Tab. (0,01) 1,65 RM. 3 Amp. (0,02) 1,30 RM. 100,0 P.-Sirup (0,2%) 2,75 RM.

Innerlich in Tabletten zu 0,01 g, wie Codeïnum phosphoricum, als stärker beruhigend bei allen Hustenkrankheiten empfohlen. Doch hat sich das Mittel wenig eingebürgert, da es in Wirklichkeit keine Vorzüge vor dem Kodein hat.

Äußerlich in Ampullen (0,02) zu subcutaner Injektion; die allgemein sedative und euphorisierende Wirkung ist gering. Keine Gewöhnung beobachtet. Für Morphinentziehungskuren empfohlen, doch nicht eingebürgert, da ohne deutlich hypnotischen Effekt.

Die Oxykodeinon-, Kodeinon- und Morphinonderivate.

Eukodal. Germ. **Dihydrooxycodeinonum hydrochloricum. Dihydrooxykodeinonhydrochlorid. Eukodal. (E. W.)** (Formel s. S. 522.) $(C_{18}H_{21}O_4N)HCl + 3 H_2O$. Mol.-Gew. 405,7. Weißes, krystallinisches, bitter schmeckendes Pulver, in Wa. (6), Alk. (60) l. Die wäßrige Lösung dreht den polarisierten Lichtstrahl nach links. Rein, insbesondere frei von Morphin und anderen organischen Stoffen, höchstens 15% Wa. enthaltend. 0,2 g dürfen nach dem Verbrennen keinen wägbaren Rückstand hinterlassen[1]). Vorsichtig aufzubewahren. — 0,1 0,85 RM. O. P. 3 Amp. (0,01; 0,02) 1,35; 1,60 RM. 20 Tabl. (0,005) 1,25 RM. (Wird aus dem Opiumalkaloid Thebain [s. S. 522] hergestellt.)

Größte Einzelgabe: 0,03. Größte Tagesgabe: 0,1.

Innerlich (1917) in Tabletten (0,005), zur Hustenstillung mit Sekretionsbeschränkung, sehr stark (kodeinartig) wirkendes Mittel, gleichzeitig mit ausgesprochener Morphinwirkung euphorisierend, schmerzstillend, einschläfernd.

Äußerlich zur subcutanen Injektion in Ampullen (0,01 oder 0,02), mit den Wirkungen und Gefahren des Morphin. **Starke Gewöhnungsgefahr (Eukodalismus)!** Eukodalinjektionen sind an Stelle von Morphin nur angängig, wenn dieses individuell nicht vertragen wird. **Eukodalismus gleicht dem Morphinismus!**

Dicodid (E. W.). Dihydrokodeinon. (Formel s. S. 523.) $C_{18}H_{21}NO_3$. Als Bitartrat $[(C_{18}H_{21}NO_3)C_4H_6O_6 + 2\frac{1}{2}H_2O]$, weißes, in Wa. l. Krystallpulver mit 60,5% Dicodid[2]). — O. P. (Bitartrat) 20 Tabl. (0,005) 1,30 RM. 10 Tabl. (0,01) 1,00 RM.

Innerlich (1922) in Tabletten zu 0,005, stärker wirkend als Kodein, hustenstillend und vielleicht auch sekretionsbeschränkend in allen Erkrankungen der Respirationsorgane. Gleichzeitig dem Morphin ähnlich schmerzstillend, beruhigend und einschläfernd. Die Morphinwirkung ist individuell verschieden, meist aber sehr ausgesprochen. Insbesondere vermag Dicodid krankhafte Angewöhnung zu erzeugen (Dicodidismus); die nach Einspritzung von Lösungen beobachteten Erscheinungen des „Dicodidismus" gleichen durchaus denen des Morphinismus.

Äußerlich zur subcutanen Injektion neuerdings unmöglich, da Dicodid zur Zeit nicht in Substanz oder in Ampullen in den Verkehr kommt und die Tabletten nicht zu spritzbaren Lösungen Verwendung finden können. Der Hauptindikation des Dicodid, der Hustenbekämpfung, kann man mit den Tabletten gerecht werden.

Cardiazol-Dicodid-Lösung. Dicodidchlorhydrat mit 80,5% Dicodid. Die Lösung enthält 10% Cardiazol und 0,5% Dicodidchlorhydrat. — O. P. 10,0 2,40 RM.

---

[1]) Die zu isolierende Base muß bei 218—220° schmelzen. — Wird dem Opiumgesetz unterstellt werden.

[2]) Wird dem Opiumgesetz unterstellt werden.

Dilaudid. Salzsaures Dihydromorphinon[1]). (Formel s. S. 523.) $C_{17}H_{19}O_3N \cdot HCl$. Verhält sich chemisch zum Morphin wie Dicodid zum Kodein. In Wa. (3) und Alk. l., in Ae. unl. Pulver, die wäßrige Lösung reagiert neutral — O. P. 20 Tabl. (0,0025) 1,30 RM. 4 Amp. (0,002) 1,65 RM.

Innerlich (1925) in Tabletten (0,0025), welche 0,01 Morphin entsprechen, wie Morphin. hydrochloricum. 3—4mal stärker als Mo. wirkend.

Äußerlich in Ampullen (0,002) zur subcutanen Injektion. Mit den Wirkungen und Gefahren des Morphin (Dilaudidismus). Besondere Indikationen für Dilaudid bestehen nicht, es kommt an Stelle des Morphin bei individuell schlechten Nebenwirkungen desselben in Frage, auch in unheilbaren Krankheiten. Auch Dilaudid (0,002)-Scopolamin (0,0003)-Ampullen im Handel. Sehr geringe Darmwirkung.

Andere Opiumalkaloide als Morphin und Kodein.

Narceïnum. Narcein. (Isochinolinderivat s. S. 533.) $C_{23}H_{27}O_8N + 3 H_2O$. Alkaloid des Opiums. Prismatische, farblose, seidenglänzende Nadeln, unl. in Ae., l. in 1285 T. Wa. oder in 945 T. Alk. — 0,1 0,30 RM.

Innerlich zu 0,01—0,1 in Pulvern und Pillen. Von geringer analgesierender Wirkung. Nicht angewendet.

Äußerlich zu Klistieren und Suppositorien (0,01—0,05). Nicht zu empfehlen.

Narceïnum hydrochloricum. Hydrochloras Narceini. Nederl. Narceinhydrochlorid. $(C_{23}H_{27}O_8N)HCl + 3 H_2O$. Farblose, in Wa. und Alk. leichtl. Krystalle. Schmp. 188—192°. — 0,1 0,30 RM.

Innerlich als Hypnoticum 0,06—0,2; kaum angewendet.

Äußerlich: subcutan 0,03 in wäßriger Lösung, nicht im Gebrauch.

Narcotinum. Narkotin. (Formel s. S. 422.) $C_{22}H_{23}NO_7$. Alkaloid des Opiums. Farblose, in Wa. nicht, in Alk. und Ae. wenig l. Krystalle. Schmp. 176°. — 0,1 0,15 RM.

Innerlich zu 0,1—0,25 mehrmals täglich in Pillen gegen spastische Beschwerden, Neuralgien empfohlen; nicht in Anwendung.

Hydrochloras Narcotini. Nederl. Farb- und geruchlose, in Wa. (4) l., kleine, bitter-schmeckende Krystalle. Schmp. 203—205°.

Thebainum. (Formel s. S. 522.) Dem Strychnin pharmakologisch nahestehend. — 0,1 0,25 RM.

Im Opium und in einigen seiner Zubereitungen (Pantopon, Laudanon usw.) enthalten, aber nicht als solches angewendet.

Thebainum hydrochloricum. Hydrochloras Thebaini. Nederl. Farb- und geruchlose, in Wa. (10—15) l., bitter schmeckende Krystalle. Schmp. 183—185°.

Siehe die Bemerkung zu Thebain.

Im Anschluß daran: die morphinarmen oder morphinfreien Präparate und Zubereitungen von Papaver somniferum; Papaver Rhoeas; Papaverinum.

Fructus Papaveris. Austr., Belg. (P. F.), Dan., Nederl. **Fructus Papaveris immaturi.** Germ. IV., Ergb., Helv. Rom. **Pavot.** Gall. Poppy. Capita Papaveris. Unreife Mohnköpfe. Die unmittelbar vor der Reife gesammelte Frucht (ohne Samen) der Papaveracee Papaver somniferum L. Enthalten noch kleine Mengen Opiumalkaloide. — 10,0 0,15 RM.

Ärztlich nicht verwendet. Die Volksunsitte, Säuglinge durch ein durch Mohnköpfeabkochung bereitetes Schlaftränkchen zu beruhigen, ist gefährlich. Die unreifen Mohnköpfe dürfen außerhalb der Apotheken nicht, in den Apotheken nur gegen ärztliches Rezept verkauft werden. Anlaß, die Mohnköpfe noch zu schmerzlindernden Breiumschlägen zu verwenden, ist nicht gegeben.

Sirupus Papaveris. Germ. IV., Ergb., Nederl. Diacodium Sirupus Capitum Papaveris, Sirupus Diacodii. Mohnsirup. 10 Fruct. Papav., 70 Wa., 7 Alk. (Nederl. ohne Alk.) maceriert, gepreßt, auf 35 eingedampft, mit 65 Zucker zu 100 Sirup gekocht. — 10,0 0,10 RM.

---

[1]) Wird dem Opiumgesetz unterstellt werden.

Sirupus Papaveris Dan. Fruct. papav. 80, Rad. Liquir. 30 infundiert, nach 24 Stunden ausgepreßt, gibt mit 630 Sacch. 1000 Sir. Unter der Bezeichnung Sirupus Diacodii sind noch offizinell: Sirupus Opii dilutus Belg. 200 T. Opiumsirup, 800 T. Zuckersirup. Sirop Diacode Gall. 250 T. Opiumsirup, 750 T. Zuckersirup. Sirupus Diacodii Nederl. Eibisch- und Mohnsirup ana. Der Sciroppo diacodio oder papavero bianco Ital. wird durch Sciroppo di Oppio (0,05% Extr. Op.) ersetzt.

Innerlich rein, als schwaches Narkoticum, namentlich bei Kindern, teelöffelweise, als Zusatz zu sedierenden Arzneien. Wegen des unsicheren Gehaltes an Morphin zu meiden!

Semen Papaveris. Germ. Mohnsamen. Die reifen, weißen, fast geruchlosen, mild ölig, nicht ranzig schmeckenden Samen der Papaveracee Papaver somniferum L. Sie enthalten bis zu 50% fettes Öl, Schleimstoffe und Eiweiß und sind frei von Morphin. 100,0 0,45 RM.

1026. Rp. Emuls. Sem. Papav. 2,0 : 180,0
    Sir. simpl. ad 200,0.
M. D. S. 2stündl. 1 Eßlöffel voll. Emulsio communis s. Papaveris. F. M. B. (0,89 RM. o. G.)

Innerlich in Emulsion 5,0—15,0 auf 100,0 als schmerzstillendes Mittel bei entzündlichen Schleimhauterkrankungen, besonders der Harnwege. Nicht mehr angewendet.

Oleum Papaveris. Germ. IV., Ergb. **Huile d'Oeillette.** Gall. Mohnöl. Das aus den Mohnsamen gepreßte Öl, blaßgelb, von mildem, angenehmem Geschmack; bei 0° klar bleibend. Eintrocknend. Es besteht wesentlich aus den Glyceriden der Öl- und Leinölsäure, frei von Alkaloiden. — 100,0 0,60 RM.

Innerlich und äußerlich wie Ol. Olivarum oder Sesami.

Papaver Rhoeas.

Flores Rhoeados. Germ. I., Ergb., Austr. **Flos Rhoeados.** Helv. **Papaveris Rhaeados flos.** Belg. **Petala Rhoeados.** Nederl. **Rhoeados petala.** Brit. **Pétale de Coquelicot.** Gall. Klatschrosenblüten. Die getrockneten Blumenblätter der Papaveracee Papaver Rhoeas L. — Sie enthalten ein ungiftiges Alkaloid Rhoeadin $C_{21}H_{21}O_6N$ und Schleim. Verschiedentlich sind aber Vergiftungen (Aufregung, Betäubung) nach dem Blättergenuß beschrieben. — 10,0 0,25 RM.

Innerlich zu schleimigen Spezies.

Papaveris Rhaeados extractum fluidum. Belg. Aus Flor. Rhoeados mit 30% Alk. hergestelltes Fluidextrakt.

Sirupus Rhoeados. Ergb., Brit., Nederl. Klatschrosensirup. Dunkelroter, aus Klatschrosenblüten bereiteter Sirup. — 10,0 0,10 RM.

Therapeut. Dosen: 2—4 ccm (Brit.).

Hauptsächlich zum Färben der Arzneien.

Papaverinum hydrochloricum. Germ. **Papaverini hydrochloridum.** Suec. **Hydrochloras Papaverini.** Nederl. Papaverinhydrochlorid. (Formel s. S. 523.) $(C_{20}H_{21}O_4N)HCl$. Mol.-Gew. 376. Weißes, geruchloses, schwach bitter, hinterher brennend schmeckendes Pulver, langsam in Wa. (40) mit saurer Reaktion l., in Alk. auch beim Erwärmen schwerl. Schmp. etwa 210°. (Suec. 220°, Nederl. 220—221°.) Rein[1]. 0,2 g P. nach dem Verbrennen keinen wägbaren Rückstand hinterlassend. Vorsichtig aufzubewahren. (Zwar synthetisch herstellbar, aber lediglich aus den bei der Morphingewinnung aus Opium anfallenden Rückständen fabriziert.) — 0,1 0,10 RM. O. P. verschiedener Firmen. 20 Tabl. (0,04) 1,00—1,05 RM. 6 Amp. (1,1 ccm 4%) 1,15 bis 1,30 RM. Pap. sulfuricum 3—6 Amp. (0,04) 0,65—1,15 RM.

Größte Einzelgabe: 0,2, dagegen Suec. 0,08. **Größte Tagesgabe: 0,6.**

---

[1] Auch frei von dem Opiumalkaloid Cryptopin.

Innerlich (1913) 0,03—0,1 mehrmals täglich in Pulvern und Tabletten, zuverlässiges Beruhigungsmittel bei Krämpfen der glatten Muskulatur, insbesondere Pylorospasmus, Darmspasmen, Tenesmen, Gallen- und Nierenkoliken; auch bei Bronchialasthma wirksam, doch nicht so sicher wie Atropin oder Morphin. Bei Erbrechen und bei spastischer Obstipation in manchen Fällen wirksam. Oft in Verbindung mit Atropin besonders nützlich. Bei Aortalgien und Angina pectoris oft in Verbindung mit Diuretin und anderen Purinsubstanzen.

Äußerlich in denselben·Dosen zur subcutanen Injektion, bei den gleichen Indikationen, wenn schnelle Wirkung erwünscht ist.

Aleuthan. Papaverinhydrochlorid (0,02) + Phenyldimethylpyrazolon (0,25). — O. P. 25 Tabl. (0,27) 1,85 RM.

Innerlich in Tabletten bei Dysmenorrhöe, gleichzeitig krampfberuhigend und schmerzstillend. Ohne deutlichen Vorzug vor unvermischtem Antipyrin bzw. dessen Derivaten.

Anderweite Benzylverbindungen s. unter Alcohol benzylicus S. 131, Benzylium benzoicum S. 222, Peronin (Benzylmorphin) S. 541 und unter Phthalsäureverbindungen (Akineton = Phthalsäurebenzylamid) S. 567.

Orexinum tannicum. Ergb. **Phenyldihydrochinazolinum tannicum.** Jap. Orexintannat.

Lockeres, kreideweißes, geruch- und fast geschmackloses Pulver, unl. in Wa., l. in Alk. (50). — 1,0 0,70 RM. O. P. 10 Tabl. (0,25) 1,20 RM.; mit Schokolade 20 Stück 3,90 RM.

Innerlich (1890, Penzoldt) zu 0,25—0,5 in Pulvern (Oblaten), zur Anregung des Appetits und der Saftsekretion des Magens. Der Nutzen ist unsicher, oft tritt unerwünschte Nebenwirkung (Magendruck, Brennen) auf. Wenig mehr im Gebrauch.

Mit Eisensalzen darf das gerbsaure Orexin nicht verordnet oder genommen werden.

Origanum.

Herba Origani. Ergb., Austr., Dan., Norv. **Origan.** Gall. Dostenkraut. Wilder Majoran. Das getrocknete blühende Kraut der Labiate Origanum vulgare L. Es enthält 0,15—0,4% ätherisches Origanumöl und riecht aromatisch und schmeckt brennend und bitter. — 10,0 0,05 RM.

Innerlich im Aufguß 5,0—15,0 : 150,0 in Spezies, bei Husten, Asthma und Emphysem. Nicht mehr im Gebrauch.

Äußerlich als Aromaticum zu trockenen und feuchten Umschlägen.

Oleum Origani cretici. Ergb. Spanisch Hopfenöl. Das ätherische Öl der blühenden Spitzen verschiedener Origanumarten des Mittelmeergebietes. Rötlichgelbes, dickflüssiges Öl von starkem gewürzhaften Geruch und starkem Geschmack. Spez. Gew. 0,920—0,980. Es besteht aus Terpenen und Carvacrol $C_{10}H_{14}O$. — 1,0 0,10 RM.

Nur äußerlich. Nicht mehr im Gebrauch.

Orthosiphon. Folia Orthosiphonis. Nederl. Herba Orthosiphonis. Java-Tee. (Koemis Koetjing, Indischer Nierentee.) Die getrockneten Blätter der Labiate Orthosiphon stamineus Benth. (Ostindien, Java, Australien.) Enthalten neben ätherischem Öl und Gerbstoff ein Glucosid Orthosiphonin und angeblich reichliche Mengen Kaliumsalze.

Innerlich im Infus 5,0 : 100,0 als Getränk oder als wäßriges Extrakt (1,0—2,0) mit Zuckerwasser. Gegen Krankheiten der Blase, namentlich Steine und Cystitis, auch bei Gicht und Nierenleiden empfohlen. Bei uns kaum im Gebrauch.

Oryza.

Semen Oryzae. Riz. Gall. Reis. Die geschälten Samen der Graminee Oryza sativa L.

Innerlich in Abkochung, als schleimiges, nährendes Getränk 25,0—50,0 auf $^1/_2$ l Wasser, zumal bei Diarrhöe sehr zweckmäßig.

Amylum Oryzae s. unter Amylum S. 153.

Farina Oryzae. Reismehl.

Organotherapeutica. Praeparata organotherapeutica. Therapeutische Organpräparate. Nicht unter diesem in deutscher Gesetzgebung sich findenden Ausdruck werden die Organhormone abgehandelt, sondern unter den Organen, z. B. Hypophysispräparate (s. S. 449), Ovarienpräparate (s. u.), Testespräparate (s. S. 704), Thyreoideapräparate (s. S. 713) usw.

Osmium. Acidum osmicum. Ergb. OsO_4. Farblose, gelbliche oder grünlichgraue Krystalle oder Stücke, stechend chlorartig riechend, sehr scharf schmeckend, an der Luft Wasser anziehend, Dämpfe ausstoßend. In Wa. mit nichtsaurer Reaktion l., durch Alk. reduziert. Vor Licht geschützt aufzubewahren. Die Dämpfe greifen die Schleimhäute an, besonders gefährlich für die Cornea! — Meist in Ampullen. — 0,01 1,00 RM.

Möglichst nicht überschreiten: 0,01 pro dosi und 0,02 pro die! (Ergb.)

Innerlich früher vereinzelt in mit Bol. alb. bereiteten Pillen gegen Epilepsie, Neuralgien usw. in Milligrammen. Nicht im Gebrauch.

Ovarienpräparate. Getrocknete Ovariensubstanz, in welcher die wirksamen Ovarialhormone enthalten sind. Durch Zuführung derselben sollen die krankhaften Erscheinungen, welche durch die Verminderung oder den Ausfall der Ovarialfunktion herbeigeführt werden, zum Schwinden gebracht werden. Eine Prüfung der dargebotenen Ovarialpräparate auf ihren Gehalt an wirksamem Hormon war bisher nur durch den therapeutischen Versuch möglich, der durch unvermeidliche suggestive Einflüsse getrübt wird; neuerdings gelingt Standardisierung im physiologischen Versuch, indem der Einfluß auf die Brunsterscheinungen der weißen Maus quantitativ meßbar ist. Als Mäuse-Einheit (M.E.) wird die Menge des Ovarialhormons bezeichnet, die den oestrischen Zyklus auf der Vagina einer neugeborenen Maus hervorruft. Die Ovarienpräparate finden therapeutische Anwendung bei allen Erscheinungen, die auf Dysovarie und Anovarie bezogen werden, also bei Dysmenorrhöe und Amenorrhöe, sowie bei allen Beschwerden des Klimakteriums und nach operativer (auch Röntgen-) Kastration; auch bei Chlorose und bei psychischen Erregungen, Depressionen und Abartungen, die vielleicht mit herabgesetztem Sexualismus zusammenhängen; schließlich bei Stoffwechselstörungen mit vermindertem Grundumsatz, da eine umsatzsteigernde Wirkung des Ovarialhormons nachgewiesen ist. Es scheint, daß zur Erzielung therapeutischer Wirkung täglich 50—100 E. notwendig sind; man reicht diese Dosis mehrere Wochen lang.

Die Voraussetzungen für die Gewinnung eines abschließenden Urteils über den therapeutischen Wert des Ovarialhormons sind verläßliche, haltbare Präparate. Von der fortschreitenden wissenschaftlichen Bearbeitung ist die Darstellung wirksamerer Präparate als bisher zu erhoffen.

Folgende Präparate verdienen angewendet zu werden:

Ovaria siccata (Ovarial). 1 T. = 7 T. frischer Ovarien. — 1,0 0,60 RM. O. P. 20 Tabl. (0,5 frische Subst.) 1,65 RM.

Oophorin (Ovariin). 1 T. = 5 T. frischer Ovarien. — O. P. 20 Tabl. (0,3) 2,45 RM. 5 Amp. (2 ccm) 2,85 RM.

Novarial. 1 T. = 10 T. frischer Ovarien. — O. P. 20 Tabl. (0,05) 1,75 RM.

Ovaraden. 1 T. = 2 T. frischer Ovarien. — 1,0 0,45 RM. O. P. 30 Tabl. (0,25) 2,40 RM.

35*

Ovoglandol. 1 T. (1 Tabl.; 1 ccm) = 1 T. frischer Ovarien. — O. P. 20 Tabl. oder 6 Amp. (1,1 ccm) 4,05 RM.

Ovarialhormon Folliculin-Menformon, blutisotonisch und mit 0,3% Trikresol haltbar gemacht. 1 ccm = 40 M. E. — O. P. 3 Amp. (1,0 ccm) 7,50 RM. Zur subcutanen Injektion, wöchentlich 1 bis steigend mehrmals.

Ovowop. Ovarienpulver. — Tabletten und Dragees. (1 Dragee = 5 M. E.) Agomensin. Präparat aus Corpus luteum.

Progynon. Weibliches Sexualhormon aus tierischen Placenten gewonnen (1928). In Tabletten, deren jede 250 ME. enthält. — O. P. 10 Tabletten 40 RM.

Oxantin. Dioxyaceton. $CH_2OH \cdot CO \cdot CH_2OH$. Sogen. synthetischer Zucker. Weißes, süß und kühlend schmeckendes Krystallpulver. L. in Wa. (1). — O. P. 50,0 5,05 RM.

Innerlich bei Diabetes als assimilierbarer Zuckerersatz, 25,0—50,0 täglich, intravenös bei Blausäurevergiftung zur Erregung des Atemzentrums vereinzelt empfohlen.

Oxygenium. Am., Belg., Rom., Ross. Oxygène. Gall. Ossigeno. Ital. Sauerstoff. Farb- und geruchloses Gas, das in druckfesten Stahlflaschen in den Handel kommt. Das zu medizinischen Zwecken verwendete Gas soll nach Ital. frei von Chlor, Ozon und Kohlensäure sein und höchstens 5% Stickstoff enthalten. Am. fordert 98% reinen Sauerstoff und läßt auf Kohlendioxyd, Halogene, Säuren, Alkalien und oxydierende Stoffe prüfen. Ross. fordert mindestens 95% und läßt auf Kohlendioxyd, Kohlenoxyd, Säuren, Basen und Chlor. prüfen, und Rom. läßt nur geringe Mengen Stickstoff und Wasserstoff zu.

Äußerlich zur Inhalation. Die Einatmung reinen O erhöht den O-Partiardruck in den Lungenalveolen, reichert das Blutserum mit O an und erleichtert dadurch die O-Aufnahme seitens der Erythrocyten, sowie die Lockerung pathologischer Hämoglobinverbindung (z. B. mit CO). In subjektiver Beziehung wirkt O-Inhalation euphorisierend, insbesondere das Angstgefühl der Dyspnöe erleichternd. Angewandt bei CO-Vergiftung (Leuchtgas, Kohlendunst, Rauchvergiftung, Nachschwaden in Kohlenbergwerken), bei schwerer Dyspnöe in Herz- und Lungenkrankheiten, bei Stenosierung der Luftwege, schweren Anämien, insbesondere auch nach Blutverlusten, in der Agone. Zur Verhinderung der Suffokation bei Inhalationsnarkosen Chloroform, Äther, Lachgas, Narcylen zugemischt.

Sauerstoffbäder, hergestellt durch Zumischung von Peroxyde enthaltenden Pulvern zum Bade, dienen als Ersatz von CO_2-Bädern zur Herzkräftigung, auch zur Belebung und Anregung des Nervensystems. Ozetbäder: Nach Angabe des Herstellers Natriumperborat und Manganborat, je 22 l ozonhaltigen Sauerstoff entwickelnd.

Paeonia. Semen Paeoniae. Ergb. Pfingstrosensamen. Die getrockneten reifen Samen der Ranunculacee Paeonia peregrina Miller. Glänzend schwarz oder braun, fein punktiert, geruchlos, milde ölig schmeckend. Enthält u. a. 24% fettes Öl.
Früher als Antispasmodicum. Nicht mehr im Gebrauch.

Paleae haemostaticae. Austr. Blutstillende Spreuhaare. Penghwar Jambi. Penawar Djambi, Pulu. Die auf dem Wurzelstocke verschiedener in Ostindien einheimischer, baumartiger Farren, Cibotium Baromez J. Sm. usw., wachsenden fadenförmigen Spreuschuppen. Seidenglänzend, gelblichbraun oder goldgelb, sehr weich; 3—7 cm lang.
Äußerlich als blutstillendes Mittel früher viel benutzt; nicht mehr angewendet.

Palladium. Eine Lösung des mit Hilfe von Wollfett hergestellten Palladiumhydroxyduls, $Pd(OH)_2$, in Palmfett (Gehalt: 2,75% Pd) ist, subcutan injiziert, vereinzelt als Entfettungsmittel empfohlen worden. Nicht bewährt.

Pankreaspräparate.

Trockensubstanz der gesamten Bauchspeicheldrüse (Pankreas) gesunder Schlachttiere. Angewandt bei allen Störungen, die auf Ausfall der äußeren Pankreassekretion zurückzuführen sind, also bei pankreatogenen Diarrhöen, auch bei Achylia gastrica und chronischen Magen- und Darmkatarrhen. Von einigem Nutzen auch bei gleichzeitigem Fortfall der inneren Sekretion, also bei den Verdauungsstörungen der Diabetiker, und als antagonistisch wirkend bei sympathicotonischen bzw. thyreotoxischen Zuständen wie bei Morbus Basedowii.

Man gibt tägl. 3—5mal 1 Tablette, bei vorhandener HCl-Sekretion $^1/_2$ Stunde vor dem Essen, bei Anacidität nach dem Essen.

Folgende Präparate verdienen Empfehlung:

Pankreasdispert. Kaltwasserauszug des Pankreas, bei niedriger Temperatur nach dem Krause-Verfahren getrocknet, die Enzyme Trypsin, Diastase und Lipase enthaltend. — O. P. 50 Tabl. (1 Tabl. = 1 g frische Drüse) 2,05 RM.

Pankreasdispertsalbe. Aus Pankreasdispert und Vaseline. — O. P. Tube 1,95 RM.
Bei Furunkeln, Geschwüren, Decubitus, zur Einschmelzung des Gewebes und Anregung der Granulationsbildung.

Pankreaspulver (Dr. Engesser). — O. P. 25 Tabl. 1,05 RM.

Pancreatinum. Ergb., Am., Jap., Suec. **Pancréatine.** Gall. **Pancreatina medicinale.** Ital. Pankreatin. Pankreaspulver. Gelblichweißes, amorphes Pulver, geruchlos oder von schwachem nicht unangenehmem Geruch und eigentümlichem, an Fleisch erinnerndem Geschmack; unvollständig l. in Wa. Gemisch von vorzugsweise Trypsin und Diastase. Gewonnen aus den im Vakuum mit Dextrin oder Milchzucker eingetrockneten wäßrigen Auszügen der frischen Bauchspeicheldrüse des Rindes oder Schweines (bzw. gesunder Schlachttiere). Vermag Stärke in Zucker, Dextrin und andere wasserlösliche Stoffe überzuführen (Probe mit 7,5 Stärke, 120 Wa. und 0,3 P.) und Eiweißstoffe in neutraler bzw. schwachsaurer oder schwachalkalischer Reaktion abzubauen (Probe mit 200 ccm Milch und 0,15 P., angerieben mit 0,75 Natriumbicarbonat und 50 Wa.), wird unwirksam durch längere Einwirkung von Mineralsäuren. Am. muß mindestens das 25fache seines Gewichts an Stärke in lösl. Kohlenhydrate und das 25fache seines Gewichts an Casein (Milch) in Proteosen umwandeln. Pankreatin von höherem Verdauungswert ist mit Milchzucker auf vorgeschriebene Wirksamkeit einzustellen. Gall. muß mindestens das 50fache seines Gewichts an luftgetrocknetem Fibrin peptonisieren. Außer den trockenen Präparaten findet sich im Handel als Pancreatinum liquidum ein aus frischem Pankreas bereitetes Glycerinextrakt. Brit. führt dieses als Liquor Pankreatis. — 1,0 0,10 RM. Pancreatinum, Glycerino solut. 10proz. 10,0 0,15 RM.

Therap. Dosen (Liquor): 4,8 ccm (Brit.). Durchschn. Dosis: 0,5 (Am.).

Innerlich in Tabletten oder Geloduratkapseln 0,5—1,0.

Pankreon. Pankreon. Ein durch Tannin und angeblich durch anorgan. Stoffe gegen die Wirkungen des Magensaftes geschütztes, aus frischen Pankreasauszügen gewonnenes Präparat. (91% Pankreastrockensubstanz, 8% Tannin, 1% NaCl.) Graues, geruchloses Pulver von herbem Geschmack, das alle Enzyme des Pankreassekretes enthalten soll und nicht über 40° erhitzt werden darf. — 1,0 0,20 RM. O. P. 10,0 1,60 RM. 50 Tabl. 1,75 RM.

Pankrophorin. — O. P. 50 Tabl. 3,00 RM.

Pankrazym. — O. P. 50 Tabl. 1,40 RM.

Panna. Rhizoma Pannae. Radix Pannae. Radix Uncomocomo. Pannawurzel. Das getrocknete Rhizom eines in Südafrika einheimischen Farnkrauts Aspidium athamanticum Kunze. Enthalten drei krystallinische Stoffe (Flavopannin, Albopannin, Pannol), die in ihren Eigenschaften und ihrer Zusammensetzung den aus dem Filixrhizom isolierten Stoffen sehr nahe stehen.

Innerlich zu 5,0—20,0 pro dosi im Pulver auf 2 mal im Intervall $\frac{1}{2}$ Stunde zu nehmen. Auch unter den gewöhnlichen Kautelen als Bandwurmkur nicht mehr im Gebrauch.

Papaver somniferum s. unter Opium S. 523; Papaver Rhoeas S. 545; Papaverin S. 545.

Paraffin.

Paraffinum liquidum. Germ., Austr., Brit., Belg., Dan., Helv., Jap., Nederl., Norv., Ross. **Paraffinum liquidum purum.** Suec. **Petrolatum liquidum.** Am. **Huile de Vaseline.** Gall. **Paraffina liquida.** Ital. Flüssiges Paraffin. Paraffinöl. Vaselinöl[1]). Aus den Rückständen der Petroleumdestillation gewonnen, klar, farblos, nicht fluorescierend (Am. oder fast nicht), ölartig, geruch- und geschmacklos, in der Kälte feste Anteile nur in geringen Mengen abscheidend In Wa. unl., in Alk. fast unl., in Ae. oder Chl. in jedem Verhältnis l. Dichte mindestens 0,881. Schmp. nicht unter 360°. Rein, insbesondere unter gegenüber Germ. V. verschärften Bedingungen. Frei von fremden organischen Stoffen, verseifbaren Fetten, Harzen, Salzs., Schwefels., Akalien und Nitronaphthalin (zur Verdeckung der Fluorescenz zugesetzt). Spez. Gew. mindestens 0,885, Austr., Belg., Dan., Helv., Ross. 0,880, Suec. 0,88—0,90, Norv. unter 0,88, Brit. 0,86—0,89, Am. 0,828—0,905, Gall., Ital., Jap. 0,875, Nederl. 0,855. Schmp. Nederl. 300°, Gall. 335—440°. Flüssiges Paraffin besteht aus einem Gemisch verschiedener, hauptsächlich der Methanreihe zugehöriger Kohlenwasserstoffe. Am. schreibt Grenzen der Viscosität, nämlich (für schweres) als unterste Grenze 0,381 und (für leichtes) als oberste Grenze 0,370 kinematische Viscosität bei 37,8° vor. Suec. führt außerdem ein wenig fluorescierendes Paraffinum liquidum v. spez. Gew. 0,86—0,90. — 100,0 0,50 RM.

Therap. Dosen: 4—16 ccm (Brit.). Durchschn. Dosis: 15 ccm (Am.).

Das offizinelle Präparat entspricht allen ärztlich an Reinheit zu stellenden Forderungen.

Innerlich eßlöffelweise, mehrmals täglich, als sehr wirksames Abführmittel bei atonischer und besonders bei spastischer Obstipation. Die Wirkung macht sich oft erst nach mehrtägigem Einnehmen geltend, die notwendige Dosis ist individuell sehr verschieden, zwischen 1 und 4 Eßlöffel, am besten früh nüchtern und spät abends. Der Mechanismus der Wirkung ist nicht klar; sicherlich findet eine Durchdringung der Faeces mit Paraffin und dadurch ein leichteres Gleiten statt; doch kommt auch eine Anregung der Peristaltik in Frage. Eine Beschleunigung der normalen Peristaltik durch Paraffin ist im Röntgenbild nachzuweisen.

Äußerlich als Vehikel zur Injektion unlöslicher Quecksilberverbindungen sowie für Klysmen und als Salbenkonstituens benutzt. Zum Schlüpfrigmachen der Finger und Instrumente mit Vorteil zu verwenden.

Die angeblich aus besonders reinem Paraffin. liquid. bestehenden Spezialitäten Nujol ($\frac{1}{1}$ Flasche, 450 g, 4,50 RM.), Purgolax (mit Geschmackszusätzen,

---

[1]) Auch Oleum minerale.

Flasche, 200 g, 1,65 RM.) und Rigalit (aromatisiert, Flasche, 450,0, 4,50 RM.) sind entbehrlich. Mitilax ist Paraffin. liquid. in Puddingform (O. P. 325 g 3,25 RM.).

Paraffinum solidum. Germ., Belg., Helv., Jap., Nederl., Norv., Ross., Suec. **Paraffinum.** Am. **Paraffina solida.** Ital. Ceresinum. Ceresin[1]). Aus Ozokerit (rotem Erdwachs) (Am., Nederl. aus Petroleumrückständen) gewonnene, feste, weiße, mikrokrystallinische, auch auf frischem Bruche geruchlose Masse. Schmp. 68—72°. (Belg. 74—80°, Jap., Suec. 65—80°, Am. 50 bis 57°, Brit. 50—60°, Norv. 70—76°, Ross. 71°, Nederl. 60°.) Rein, insbesondere frei von fremden organischen Stoffen, Alkalien und Minerals. Ceresin ist ein Gemisch verschiedener fester Kohlenwasserstoffe. — 10,0 0,15 RM.

Äußerlich zur Bereitung von Salben. Als Verbandmittel bei Frakturen empfohlen.

Die Injektion zu kosmetischen Zwecken ist aufgegeben, da unter die Haut gespritztes Paraffin allmählich zur Aufsaugung kommt.

Paraffinum molle. Brit. Weichparaffin. Wie das Hartparaffin gewonnen, besteht vorwiegend aus den Kohlenwasserstoffen der Methanreihe.

Unguentum Paraffini. Germ. V., Ergb., Brit. Paraffin Ointment. Unguentum durum. Paraffinsalbe. Gelblichweiße, harte Salbe, bereitet aus Par. sol. (4), Par. liqu. (5) und Ad. Lan. anhydr. (1) (Brit. ohne Wollfett). Vermag etwa 10—20% wäßrige Salzlösungen aufzunehmen. — 10,0 0,15 RM.

Äußerlich als Salbenkonstituens. Wird nicht ranzig, verbindet sich aber schwer mit wäßrigen Lösungen von Arzneistoffen oder Extrakten.

Paraldehyd. Germ. **Paraldehydum.** Am., Brit., Dan., Helv., Norv., Nederl., Ross. **Paraldeide.** Ital. Paraldehyd. $(CH_3 \cdot CHO)_3$. Klare, farblose, höchstens schwach sauer reagierende, eigenartig ätherisch, jedoch nicht stechend riechende, brennend und kühlend schmeckende Flüssigkeit, in Wa. (10) klar und dauernd l.[2]), in Alk. oder Ae. in jedem Verhältnis l. Dichte 0,992—0,994. (Spez. Gew. Am. 0,990 bei 20°, Ross. 0,998—1,000, Nederl. 0,998—1,001.) Schmp. 123 bis 125°. Erstarrungspunkt 10—11°. Rein, insbesondere frei von Minerals., Wasserstoffsuperoxyd und anderen Peroxyden (infolge der Herstellung) und höchstens 0,3% Essigs. und 0,2% Acetaldehyd $(CH_3 \cdot CHO)$ enthaltend. 5 ccm P. beim Verdampfen auf dem Wasserbade keinen fremden Geruch aufweisend und keinen wägbaren Rückstand hinterlassend. Vor Licht geschützt und vorsichtig aufzubewahren. Bei starker Abkühlung (D.A.B. auf 6—7°) erstarrt Paraldehyd zu einer bei 10,5° schmelzenden, krystallinischen Masse. L. in 8—10 T. Wa., in Alk. und Ae. in jedem Verhältnis. — 10,0 0,10 RM.

Therap. Dosen: 2—8 ccm (Brit.). Durchschn. Dosis: 2 ccm (Am.).

Größte Einzelgabe: 5,0 (ebenso Dan., Helv., Jap., Norv., Ross.), dagegen Ital. 4,0.

Größte Tagesgabe: 10,0 (ebenso Dan., Helv., Jap., Norv., Ross.), dagegen Ital. 12,0.

---

[1]) Cera mineralis alba, Ozokerit weiß, Erdwachs weiß.

[2]) Bei Zimmertemperatur, bei höherer Temperatur schwerer l. — Präparate, die mehr als Spuren Essigsäure enthalten, zersetzen sich schnell weiter und sind unbedingt zu verwerfen.

Innerlich (1883) zu 3,0—10,0 in Lösung oder Emulsion als zuverlässiges Hypnoticum und Sedativum, in Milch oder Bier. Ist wegen seines intensiven Geruchs und brennenden Geschmacks als Schlafmittel aus der gewöhnlichen Praxis verdrängt, findet aber besonders bei Deliranten und Geisteskranken noch vielfältige Anwendung, da es sicher wirkt und auch in großen
Dosen unschädlich und ohne Nebenwirkungen ist. Die Ausatmungsluft riecht
längere Zeit nach Paraldehyd.

1027. Rp. Paraldehydi 6,0
      Aq. dest. 80,0
      Sir. Menth. pip. ad 100,0.
M. D. S. Abends die Hälfte.

1028. Rp. Paraldehydi 4,0
      Mucilag. Gummi arab.
      Aq. dest. ana 25,0.
M. D. S. Zum Klysma.

1029. Rp. Paraldehydi
      Gummi arabici ana 18,0
      f. c. aqu. q. s.
      Emuls. 150,0
      Sir. Amygdalarum 30,0.
M. D. S. 2 Eßlöffel (3,0 Paraldehyd) auf
einmal zu nehmen.

1030. Rp. Paraldehydi 10,0
D. tal. dos. ad vitra Nr. III. S. Nach
      Bedarf $^1/_2$ oder 1 Fläschchen in Milch
      zu nehmen.

Pareira. Radix Pareirae bravae. Grieswurzel. Die getrocknete Wurzel der Menispermacee
Chondrodendron tomentosum Ruiz et Pavon, das krystallinische Alkaloid Bebeerin,
$C_{18}H_{21}O_3N$, enthaltend. **Extractum Pareirae fluidum,** früher Am. u. Brit. offizinell.

Innerlich als Diureticum und bei Steinbeschwerden vereinzelt im Gebrauch gewesen.

Pegninum. Milchzucker-Labferment. Aus Tiermagen hergestelltes feines, weißes, keim-
freies Pulver, leichtl. in Wa. und Milch. — O. P. 50,0 1,90 RM.

Die unverdünnte Milch wird zuerst in einem reinen Glasgefäß gekocht, dann auf
40° abgekühlt und dann — auf 1 l Milch — 10,0 Pegnin zugesetzt. Die Milch gerinnt
fast augenblicklich und wird nun einige Minuten durchgeschüttelt, bis die Gerinnsel verschwunden sind. Ihr Geschmack ist nicht wesentlich verändert, kann beliebig verdünnt,
darf aber nicht wieder gekocht werden.

Bei Magenkranken, Erwachsenen und Kindern, in Fällen von chronischer Gastritis,
Achylie, Neurosen usf. empfohlen, wenn gewöhnliche Milch nicht vertragen wird.
Findet kaum noch Anwendung, da bei schwerer Reizbarkeit des Magens auch Pegnin-
milch abgelehnt wird. Übrigens kann auch gewöhnliche Milch durch Zusatz von Weinbrand, Tee, Kaffee u. a. verträglich gemacht werden.

Pepsin.

Pepsinum. Germ., Austr., Am., Brit., Belg., Dan., Helv., Nederl., Norv.,
Suec. **Pepsinum saccharatum.** Ross., Jap. **Pepsine.** Gall. **Pepsina.** Ital.
Pepsin. Das aus der Schleimhaut des Magens von Schweinen, Schafen oder
Kälbern gewonnene Enzym, ein mit Milchzucker gemischtes, feines, fast weißes,
nur wenig hygroskopisches, brotartig, anfangs süßlich, hinterher etwas bitter
schmeckendes Enzym. In Wa. (100) klar oder nur schwach trübe mit schwach
saurer Reaktion[1]) l. Höchstens 1% Asche enthaltend. 0,1 g P. löst 10 g gekochtes
und in 100 ccm Wa. von 50° und 0,5 ccm Salzs. gleichmäßig zerteiltes Hühnereiweiß[2]) innerhalb 3 Stunden bei wiederholtem Umschwenken bei 45° bis auf
wenige weißgelbliche Häutchen. (Am. 0,1 : 300 in $2^1/_2$ Stunden, Brit. 0,1 : 250
in 6 Stunden, Nederl. 0,1 : 15 in 1 Stunde.) — Am. Pepsin von stärkerem

---

[1]) Phenolphthalein als Indicator.
[2]) Von einem Hühnerei (Am., 5—12 Tage alt, kühl aufbewahrt), das 10 Minuten lang
in kochendem Wasser gelegen hat, wird nach dem sofortigen Abkühlen in kaltem Wasser
das Eiweiß durch ein zur Bereitung von groben Pulvern bestimmtes Sieb gerieben. 10 g dieses
zerkleinerten Eiweißes werden in der Flüssigkeit gleichmäßig zerteilt.

Verdauungswert muß durch Mischen mit entspr. schwächerem Pepsin bzw. mit Milchzucker auf den verlangten Wert gebracht werden. Suec. unterscheidet ein Pepsin. concentrat. und liquid. — 10,0 0,10 RM.

Therapeut. Dosen: 0,3—0,6 (Brit.). Durchschnittl. Dosis: 0,25 (Am.).

Innerlich zu 0,15—0,6, 2—3mal tägl., in Pulver mit Milchzucker verrieben, in Kapseln zu 0,3, in Auflösung, am besten $^1/_4$—$^1/_2$ Stunde nach der Mahlzeit in Verbindung mit Salzsäure bzw. salzsaurem Betain (Acidol) zu nehmen. Bei den verschiedensten Dyspepsien, bei denen ein Verlust der Salzsäure und des Pepsins, d. h. der peptischen Verdauung im Magen konstatiert ist. Zu längerem Gebrauch verordnet man das Pepsin am besten als Schachtelpulver und läßt jedesmal eine kleine Messerspitze voll davon nehmen. Durch den Zusatz spirituöser Flüssigkeiten, wie z. B. Xereswein, wird die verdauende Wirkung des Pepsins herabgesetzt, so daß das offizinelle Vinum Pepsini kaum wirksam ist.

Äußerlich als Bactericidum 2—3 $^0/_{00}$ Lösung mit verdünnter Salzsäure, zum Bespülen des infizierten, offen zu haltenden Peritoneums. Eiselsbergsche Lösung (Stersin) in steriler Lösung, mit Acid. hydrochl. dil. bereitet.

1031. Rp. Pepsini 5,0
    Strychnini nitrici 0,01
    Sacchari Lactis 10,0.
M. f. pulv. Div. in part. aequal. Nr. X.
    S. Nr. 1. Acidi hydrochlorici 10,0
        Aq. Menthae piperitae
        Aq. dest. ana 50,0.
S. Nr. 2. 1 Pulver von Nr. 1 in 1 Glas Wasser aufzulösen und 1 Teelöffel von Nr. 2 zuzusetzen. $^1/_4$ Stunde nach der Mahlzeit zu nehmen.

1032. Rp. Pepsini 5,0
    Acidi hydrochl. dil. 2,0
    Tinct. Aurantii 5,0
    Sir. simpl. 20,0
    Aq. dest. ad 200,0.
M. D. S. 2stündl. 1 Eßlöffel voll. Mixtura Pepsini. F. M. B. (0,99 RM. o. G.)

1033. Rp. Pepsini
    Acidi hydrochlorici ana 2,0
    Tinct. Chinae compositae ad 30,0
M. D. S. 3mal tägl. 20 Tr. in 1 Weinglas voll Wasser. Tinctura Pepsini. F. M. B. (0,25 RM. o. G.)

Pilulae Pepsini cum Acido hydrochlorico. Je 0,1 Pepsin enthaltend. — 10 Pill. (mit Zucker überzogen) 0,10 RM.

Vinum Pepsini. Germ., Austr., Belg. (P. V.), Jap., Nederl., Norv. **Elixir de Pepsine.** Gall. Pepsinwein. Pepsin (24) wird in einer Mischung von Glycerin (20) und Salzsäure (3) gelöst, der Lösung werden Wasser (20), Zuckersirup (92), Pomeranzentinktur (2) und Xereswein (839) zugefügt. Nach dem Absetzen wird filtriert. Wertbestimmung[1] vorgeschrieben. Bräunlichgelb. — 100,0 0,70 RM.

Die Vorschriften der einzelnen Pharm. ähneln sich, nur benutzen Austr. und Jap. nicht Südwein, sondern Vin. alb. Austr. und Belg. lassen den Wein mit Gelatin detannisieren. Austr. schreibt Zusatz von ca. 10% Spirit. e. Vino vor. Gall. enthält keine Salzsäure und keinen Sir. simpl. und schreibt Muskatellerwein (Vin de Lunel) vor.

Innerlich tee- bis eßlöffel- bis likörglasweise nach der Mahlzeit, zur Beförderung der Verdauung. Die Wirkung beruht wesentlich auf dem Alkoholgehalt.

---

[1] Dem Gemisch von Wasser, Salzsäure und zerkleinertem Eiweiß (s. bei Pepsin) werden 5 ccm Vin. Peps. hinzugefügt. Nach 3 Stunden (s. bei Pepsin) muß das Eiweiß bis auf wenige weißgelbliche Häutchen gelöst sein. — Die proteolytische Wirksamkeit des Pepsins bleibt im Vin. Peps. enthalten, wenn Pepsin Germ. VI verwendet, vorschriftsmäßig gearbeitet, Temperaturüberschreitung vermieden und der Wein, vor Tageslicht geschützt, in möglichst gefüllten Flaschen und nicht zu lange aufbewahrt wird.

Peptonum siccum sine Sale. Ergb. **Peptonum siccum.** Belg. **Peptones médicinales.** Gall. Kochsalzfreies, trocknes Pepton. Pepton. Die Peptone des Handels werden aus Fleisch oder Eiweißkörpern durch künstliche Verdauung mit Pepsinsalzsäure oder auch mit Pankreatin oder Papayotin bereitet. In der Regel sind es hellgelbe oder weißliche Pulver von bitterem Geschmack, die sich langsam in Wa. lösen. Sie bestehen aus einem Gemisch verschiedener primärer Eiweißspaltprodukte (Albumosen und Peptonen). Vor Feuchtigkeit geschützt, in paraffinierten Gläsern aufbewahren. — Pept. sicc. sine sale 1,0 0,05 RM.

Innerlich rein oder als Zusatz zu Suppen, Bouillon, tee- bis eßlöffelweise mit Bier; mit Kakao als „Eisen-, Mangan-, Pepton-Schokolade".

Am meisten genannt und gebraucht wurden die Peptone von Merck, Sanders, Witte. Von Kemmerich, Koch, Maggi, Antweiler, Denayer, Valentin u. a. sind bzw. wurden sog. Fleischpeptone hergestellt, doch hat sich der Gebrauch dieser Präparate wesentlich eingeschränkt, seitdem man erkannt hat, daß es mehr auf die leichte Löslichkeit bzw. Zugänglichkeit der Eiweißkörper für die Verdauungssäfte als auf ihre künstliche Vorverdauung ankommt.

Äußerlich als Zusatz zu Nährklistieren, wirkt bald reizend auf die Mastdarmschleimhaut.

Permanganate. Neben den Chloraten (s. S. 303) und Peroxyden (s. S. 555) durch Entwicklung von Sauerstoff wirkende Verbindungen.

Calcium permanganicum. Calciumpermanganat. $Ca(MnO_4)_2 \cdot 5H_2O$. Kleine, dem Kaliumpermanganat ähnliche Krystalle. Sehr leichtl. in Wa. — 1,0 0,10 RM. Verwendung wie Kaliumpermanganat.

Kalium permanganicum. Germ., Belg., Jap. **Kalium hypermanganicum.** Austr., Helv., Ross. **Kalii permanganas.** Suec. **Hypermanganas Kalicus.** Norv. **Permanganas Kalicus.** Dan., Nederl. **Potassii Permanganas.** Am., Brit. **Potassium (Permanganate de).** Gall. **Permanganato di Potassio.** Ital. Kaliumpermanganat. Übermangansaures Kali[1]). $KMnO_4$. Mol.-Gew. 158. Dunkelviolette, fast schwarze, bronzefarben oder stahlblau glänzende, trockene Krystalle, in Wa. (16), sied. Wa. (3) mit blauroter Farbe l. Rein, insbesondere frei von Minerals. Vor Licht geschützt aufzubewahren. Brit. **Liquor Potassii Permanganatis.** (1% wäßrig.) — 10,0 0,05 RM.

Therapeut. Dosen: 7—15 ccm Liquor Potass. Permang. (Brit.).

Innerlich 0,1—0,15 oder in 1 prom. Lösung zur Behandlung der Morphinvergiftung (auch Phosphor- und Arsenvergiftung).

Gibt bei Berührung mit oxydablen Substanzen, besonders Geweben und Gewebssäften freien O ab und wirkt gleich H_2O_2.

Äußerlich in schwach rosa gefärbten Lösungen von 1:2000—1:5000 (von der Lösung 1:30 einige Tropfen auf 1 Glas Wasser), zur Mundspülung besonders bei Stomatitis und Angina; zur Magenausspülung mit 1 prom. Lösung bei starken Gärungen im Magen sowie bei Morphinvergiftung; ferner zur Desinfizierung und besonders zur Desodorierung von eitrigen und verschmutzten oder fötiden Wunden; in Lösung 0,1—0,5:100 zur Behandlung von Gonorrhöe und Cystitis. Zu Vollbädern 3 g auf 1 Wanne bei schlecht heilendem Decubitus.

Zur subcutanen Injektion bei Schlangenbiß, Umspritzung der Bißstelle mit 1 proz. Lösung; Erfolg zweifelhaft. 0,5—1 promillige Lösung innerlich soll auch bei subcutaner Morphinvergiftung entgiften!

Im Haushalt zum Abwaschen von Lebensmitteln zwecks Desodorierung gern benutzt. Die braunen Mangansuperoxydflecken sind durch Essig oder durch Citronensaft entfernbar.

---

[1]) Mineralisches Chamäleon. — Chamäleonlösungen.

Zincum permanganicum. Ergb. Zinkpermanganat. $Zn(MnO_4)_2 + 6H_2O$. Dunkelrote, dem Kaliumpermanganat ähnliche, sehr hygroskopische Krystalle, in Wa. klar oder unter Hinterlassung nur weniger Flöckchen l., neutral reagierend. Zersetzen sich noch leichter als Kaliumpermanganat unter O-Abgabe. Lösungen halten sich nur vor Luft und Licht geschützt. — 1,0 0,10 RM.

Als Mittel (1 : 4000 Wa.) zur Einspritzung in die Urethra und als Augenwasser (1 : 1000—2000) vereinzelt empfohlen.

Cave: Beimischung irgendeiner organischen Substanz zu Permanganaten (Explosionsgefahr!). Nur in einfachen Lösungen verordnen!

Peroxyde.

Sauerstoffreiche Verbindungen, welche in Berührung mit Geweben und Gewebssäften leicht freien Sauerstoff abgeben und dadurch oxydierend, desinfizierend, desodorierend wirken.

Hydrogenium peroxydatum solutum. Germ., Ross. **Hydrogenium hyperoxydatum solutum.** Austr., Helv. **Hydrogenium peroxydatum.** Belg. **Solutio Peroxidi Hydrogenii.** Nederl. **Solutio Superoxydi hydrogenici.** Norv. **Solutio hydrogenii peroxidi.** Suec. **Liquor Hydrogenii Dioxidi.** Am. **Liquor Hydrogenii Peroxidi.** Brit., Jap. **Soluté officinale d'Eau oxygenée.** Gall. **Acqua ossigenata.** Ital. **Wasserstoffsuperoxydlösung.** Gehalt 3—3,2 Gew.-% Wasserstoffsuperoxyd (H_2O_2). Klar, farblos und geruchlos, schwach bitter schmeckend, schwach sauer reagierend, sich bei Zimmertemperatur sehr langsam, bei Berührung mit gewissen Stoffen wie Braunstein (Katalysator) sehr rasch unter Entwicklung von Sauerstoff zersetzend. Rein, insbesondere frei von unzulässigen Mengen freier Säure (ein geringer Gehalt[1]) ist zur Erhöhung der Haltbarkeit nötig) und von Bariumsalzen (infolge der Herstellung). Kühl und vor Licht geschützt (in nicht ganz gefüllten und lose verschlossenen Gefäßen: Explosionsmöglichkeit!) aufzubewahren[2]). (W.-Lösung entwickelt bei Zusammentreffen mit organischen Stoffen (Blut, Eiter usw.) reichliche Mengen Sauerstoffgas. 3 proz. W.-Lösung ist 10 vol.-proz., d. h. 1 g W.-Lösung entwickelt 10 ccm Sauerstoff.) Alle Pharm.: 3 proz. bzw. 10 vol.-proz. — 100,0 0,10 RM.

Therap. Dosen: 2—8 ccm (Brit.). Durchschn. Dosis: 4 ccm (Am.).

Innerlich nicht mehr angewandt; statt dessen zur Bekämpfung von intestinalen Gärungen Magnesiumperhydrol (s. S. 556).

Äußerlich zur Reinigung und Entgiftung von Wunden, meist in 3 proz. Lösung, in Irrigationen und auf Tampons, bei diffusen Phlegmonen, Osteomyelitis, pyämischen Abscessen, gangränösen Zuständen, bei weichem Schanker, bei Behandlung inoperabler Uteruscarcinome und anderen akuten oder chronischen, entzündlichen, geschwürigen und eitrigen Prozessen der Genitalorgane. Wirkt auch örtlich blutstillend. Auch in der Augenheilkunde, Otiatrie und Urologie, sowie bei der Behandlung der Haut- und Geschlechtskrankheiten vielfach mit Nutzen verwandt. In der Kosmetik zum Bleichen dunklen Haares verwendet. Die Zahnheilkunde gebraucht Wasser-

---

[1]) Z. B. Phosphorsäure. — Muß aber frei sein von Oxalsäure. Der gewisse Säuregehalt ist notwendig, um das aus den Gläsern stammende Alkali abzustumpfen. Die Alkaliabgabe ans Glas soll durch Paraffinieren der Innenfläche erreicht werden.

[2]) Wasserstoffsuperoxyd kann auch reduzierend wirken, nach der Formel: I. $H_2O_2 = 2H + O_2$; II. $2H + H_2O_2 = 2H_2O$.

stoffsuperoxydlösungen als Antisepticum bei der Wurzelbehandlung und kleineren chirurgischen Eingriffen sowie als Haemostaticum. Sehr gebräuchlich als Zusatz zum Wasser beim Zähneputzen, wobei es die Zähne bleicht. Kleine verschluckte Mengen sind ungefährlich. — Fest angeklebte Verbände lassen sich nach Durchfeuchtung mit 3proz. Lösung schmerzlos und ohne Blutung abnehmen. Einspritzung unter die Haut oder in Körperhöhlen sind unbedingt zu unterlassen, weil der unter Druck entwickelte O lebensgefährliche Gasembolie verursachen kann.

Hydrogenium peroxydatum solutum concentratum. Germ. Konzentrierte Wasserstoffsuperoxydlösung. Perhydrol (E.W.). Mindestgehalt 30 Gew.-%. H_2O_2. Klar, farblos, sauer reagierend, sich bei Zimmertemperatur sehr langsam, bei Berührung mit gewissen Stoffen wie Braunstein (Katalysator) sehr rasch unter Entwicklung von Sauerstoff zersetzend. Rein, insbesondere frei von unzulässigen Mengen freier Säure (ein geringer Gehalt ist zur Erhöhung der Haltbarkeit nötig), von Bariumsalzen (infolge der Herstellung) und Arsenverb. (infolge der Herstellung). 10 ccm nach dem Verdunsten auf dem Wasserbad höchstens 0,03 g Rückstand und höchstens 0,005 g Glührückstand hinterlassend. Kühl und vor Licht geschützt aufzubewahren. 30proz. W.-Lösung ist 100vol.-proz., d. h. 1 g W.-Lösung entwickelt 100 ccm Sauerstoff. Aufbewahrung s. unter Hydrog. peroxyd. solut. (Vorsicht!). — 100,0 0,65 RM. 100,0 (10proz.) 0,35 RM. Perhydrol[1]) (in mit Paraffin ausgekleideten Flaschen mit Paraffinstopfen) 50 und 200 g 1,50 und 4,30 RM.

Dient zur Herstellung verdünnter Lösungen.

Ortizon (E. W.). Wasserstoffsuperoxyd-Carbamid. $NH_2 \cdot CO \cdot NH_2 + H_2O_2$. Gehalt: 34—36% H_2O_2. Weißes, in Wa. leichtl. Pulver von ozonartigem Geruch, das sich beim Erwärmen über 80° hinaus unter lebhaftem Schäumen zersetzt. Die wäßrige Lösung ist infolge Stärkebeimengung leicht getrübt. — O. P. Pulver 25,0 2,85 RM. 34 Wundstifte 4,75 RM. 30 Mundwasserkugeln 1,25 RM.

Perhydrit (E. W.). Wasserstoffsuperoxyd-(Perhydrol-)Carbamid. Gehalt: 34—35% H_2O_2. Weißes, geruchloses Krystallpulver, in Wa. (2,5) leichtl. — Trocken und kühl aufzubewahren. — O. P. 25 g 2,20 RM. 10 Tabl. (1,0) 1,20 RM. 18 Stäbchen (0,13) 2,65 RM.

Beide entwickeln in Lösung freien Sauerstoff und werden zu Mundwässern und zu jeder Art von Wundbehandlung verwendet. Auch in Stäbchen zur Fistelbehandlung und zur Provokation der veralteten Gonorrhöe.

Pergenol (E. W.). Gemisch von Natriumperborat und Natriumtartrat, vom Hersteller als Wasserstoffsuperoxydpräparat in fester Form bezeichnet. Weißes, krystallinisches Pulver, das beim Auflösen H_2O_2 abgibt und Natriumborotartrat bildet. 100 g P. entsprechen 12 g H_2O_2. — O. P. 50,0 1,05 RM. 25 medizinale Tabl. (für Herstellung 0,1 bis 0,2proz. Lösungen von H_2O_2) 1,05 RM. 25 Tabl. (Mundpastillen) 1,05 RM. 75 Mundwassertabetten mit Pfefferminzaroma 2,45 RM. 10 Tabl. (Vaginaltabletten) 0,90 RM.

Magnesiumperhydrol (E. W.). **Magnesium peroxydatum.** Germ. Magnesiumperoxyd. Mindestgehalt 25% Magnesiumsuperoxyd. MgO_2. Weißes, lockeres, geruch- und geschmackloses, neben Magnesiumsuperoxyd noch Magnesiumoxyd enthaltendes, in Wa. fast unl. Pulver, in verd. Säuren unter Bildung von Wasserstoffsuperoxyd leichtl. Rein, insbesondere frei von Alkalicarbonaten, Schwermetallsalzen und Arsenverb.

---

[1]) Perhydrol vom spez. Gew. 1,115—1,119, wird als chemisch rein und säurefrei in den Handel gebracht. Schon Korkteilchen und Staub können Zersetzung bewirken, ebenso Metalle in Spuren enthaltendes dest. Wa. zur Herstellung der Verdünnungen. Als Antikatalysatoren wirken außer Säuren, z. B. Benzoesäure (0,1%), Phenacetin oder Acetanilid (0,1%).

Magnesiumperhydrol mit 15 und mit 25% MgO_2. — Magn. peroxydat.
10,0 0,30 RM. 10,0 Magnesiumperhydrol (15%; 25%) 0,45; 0,65 RM. O. P.
10,0 0,70 und 0,85 RM. 50 Tabl. (0,5; 25%) 2,30 RM.

1034. Rp. Magnesiumperhydrol (15 proz.) 20,0
　　Natr. bicarbon.
　　Calc. carbon. ana 10,0.
M. f. pulv. D. ad scatulam. S. 3 mal tägl.
1 Teelöffel.

Innerlich (1900), mehrmals täglich in Tabletten oder $^1/_2$—1 Teelöffel in Wasser aufgerührt, vor oder nach dem Essen, bei Meteorismus, Gärungsdyspepsie, bei Hyperacidität des Magens, auch als leichtes Abführmittel bei habitueller Obstipation mäßigen Grades.

Natrium peroxydatum. Zur Bereitung keimfreien Trinkwassers vereinzelt empfohlen. — 10,0 0,15 RM.

Zincum peroxydatum. Ergb. Zinci peroxidum. Suec. Zinc (Peroxyde de). Gall. Zinksuperoxyd. Gehalt 50% Zinksuperoxyd (Gall. 35%) und 50% ZnO (Gall. 35%). Weißliches bis schwach gelbliches, in Wa. unl. Pulver, in verd. Säuren unter Bildung von H_2O_2 l. — 1,0 (50%) 0,05 RM.

Die weiteren freien Sauerstoff abgebenden Verbindungen s. unter Chlorate (s. S. 303) und Permanganate (s. S. 554).

Petra.

Petroleum. Oleum Petrae. Germ. I., Ergb. Petroleum. Aus dem rohen amerikanischen Steinöl durch Destillation gewonnen. Farblose oder schwach gelbliche, bläulich fluorescierende, leicht bewegliche Flüssigkeit von eigentümlichem, unangenehmem Geruch. Wenig l. in Alk., leichtl. in Ae., Chl. und fetten Ölen. Siedet bei 150—270°. Spez. Gew. 0,795—0,805. Es ist ein Gemisch von Kohlenwasserstoffen der aliphatischen Reihe, denen sogenannte Erdharze beigemengt sind. — Oleum Petrae 100,0 0,10 RM.

Äußerlich zu Einreibungen, namentlich als Frostmittel und gegen Rheumatismus, auch gegen Krätze, Läuse und sonstiges Ungeziefer empfohlen. Die Angaben über die Wirksamkeit des Mittels sind sehr verschieden. Zu Linimenten (mit Liq. Ammonii caust. und fettem Öl), Salben (1 T. mit 5—10 T. Fett) und — veraltet — als Riechmittel (mit Pix liquid. ana bei Ohnmachten und Eklampsie).

1035. Rp. Olei Petrae
　　Olei Lini ana 20,0
　　　Liq. Ammonii caustici 10,0.
M. f. Liniment. D. Zum Einreiben. (Bei Frostbeulen.)

1036. Rp. Olei Petrae 4,0
　　Olei Foeniculi 0,5
　　Spiritus 30,0.
M. D. S. Umgeschüttelt einzureiben. (Bei Frostbeulen.) Ein ähnliches, nur durch Lignum santalinum rot gefärbtes Präparat ist die Eau sibérienne.

1037. Rp. Camphorae 0,6
　　Olei Petrae 6,0
　　Ungt. cerei 24,0.
　D. S. Frostsalbe.

Oleum Petrae italicum. Steinöl. Ergb. Gelblich oder rötlich, klar schillernd und eigentümlich brenzlich riechend. L. in fetten und ätherischen Ölen, Ae. und abs. Alk., schwerl. in Alk. Spez. Gew. 0,750—0,850. Amerikanisches Erdöl: Im wesentlichen Kohlenwasserstoffe der Methanreihe, kleine Mengen solche der Benzolreihe und Naphthene. Deutsches Erdöl: etwa wie das amerikanische zusammengesetzt. Galizisches Erdöl: Kohlenwasserstoffe der Methan- und Benzolreihe. Russisches Erdöl: bis zu $^4/_5$ Naphthene, Hexahydrobenzol und andere Kohlenwasserstoffe der Formel C_nH_{2n}. Rumänisches Erdöl: etwa wie das russische zusammengesetzt. Leuchtpetroleum. Die von 150—270° siedenden Anteile der verschiedenen Erdöle. Benzinum Petrolei s. S. 219, Paraffinum s. S. 550, Vaseline s. S. 728, Ceresin s. S. 551.

Thiol. Thiol. Sulfuriertes und sulfoniertes, gereinigtes Erdöl mit organisch gebundenem Schwefel. Die hochsiedenden Kohlenwasserstoffe der Paraffinfabrikation werden mit Schwefel erhitzt; das so erhaltene Thiolöl wird dann weiter mit Schwefelsäure behandelt, durch Auswaschen, zuletzt unter Zusatz von Ammoniak gereinigt. Dies bildet das **Thiolum liquidum** Ergb., eine in Wa. und Glyc. gut, weniger in Alk. und Ae. l. dunkelrotbraune, sirupdicke Flüssigkeit. — Thiol liqu. 1,0 0,10 RM. O. P. Tube (50,0) 2,05 RM. — Durch weiteres Eindampfen wird aus demselben das **Thiolum siccum** Ergb. hergestellt. Braunes Pulver von schwach asphaltartigem Geruche und etwas bitterlichem Geschmacke; langsam l. in Wa. zu neutraler Lösung, l. in Chl., nur wenig l. in Alk. und Benzol. — Thiol siccum 1,0 0,15 RM.

Äußerlich aufgepinselt, in 5—30 proz. Lösung, darüber feuchte Kompressen, als Salbe (2—30 proz.), als flüssige Thiolseife (s. Sap. Kal. liquid.), als Streupulver (10—30 proz.) gegen akute und chronische Ekzeme, Erysipel, Erytheme, Zoster, Dermatitis, Acne, Lymphome empfohlen.

1038. Rp. Thiol liquidi 8,0
     Lanolini 40,0.
M. f. ungt. **Thiol-Salbe.** (Bei Verbren-
     nungen.)

1039. Rp. Thiol liquidi
     Glycerini ana 50,0
     Aq. dest. 100,0.
M. D. S. Äußerlich.

1040. Rp. Thiol sicc. pulv. 5,0 (—20,0)
     Amyli Tritici 20,0
     Talci praeparati 5,0.
M. f. pulv. D. S. **Thiol-Streupulver.**
(Bei Verbrennungen.)

Petroselinum.

Fructus Petroselini. Germ. I., Ergb., Helv. Sem. Petroselini. **Petersilienfrüchte.** Die getrockneten Spaltfrüchte der Umbellifere Petroselinum sativum Hoffmann. Sie enthalten 2—3% ätherisches Petersilienöl und fettes Öl. — 10,0 0,10 RM.

Innerlich zu 0,5—1,5 mehrmals täglich als schwaches Diureticum im Pulver, Infus 5,0—15,0 auf 100,0, zu diuretischen Species.

Oleum Petroselini. Ergb. **Aetheroleum Petroselini.** Dan., Norv. Petersilienöl. Das ätherische Öl der Petersilienfrüchte, gelblich bis blaßgrünlich, dicklich, eigenartig riechend und gewürzhaft brennend schmeckend; besteht aus einem Terpen und Petersiliencampher, Apiol (s. S. 165). Spez. Gew. 1,050—1,100. — 1,0 0,25 RM.

Innerlich zu 0,05—0,15 als schwaches Diureticum.

Radix Petroselini. Austr. **Persil.** Gall. Petersilienwurzel. Die getrockneten Wurzeln. Bestandteil: Apiol und ätherisches Öl. — 10,0 0,10 RM.

Innerlich im Infus (10,0—25,0 auf 100,0) als schwaches Diureticum.

Aqua Petroselini. Germ. I., Ergb., Dan. Petersilienwasser. Wässeriges Destillat (Ergb. 1:20) aus Petersilienfrüchten. Trübe, später sich klärende Flüssigkeit. Dan. Mischung von 0,5⁰/₀₀ Ol. Petroselini in Wa. — 100,0 0,20 RM.

Innerlich als Zusatz zu diuretischen Mixturen.

Phaseolus. Fructus Phaseoli sine semine. Ergb. Legumina Phaseoli. **Bohnentee.** Die von den Samen befreiten, getrockneten und geschnittenen Hülsen der Papilionacee Phaseolus vulgaris L. Schleimhaltig.

Innerlich als meist nur schwach wirksames Diureticum. 1—2 Eßlöffel voll zu 1 Tasse Tee. Täglich 3—5 Tassen Tee, wobei die großen Mengen heißes Wasser zur Diurese beitragen. Angeblich blutzuckersenkend; ein Extrakt kommt als Phaseolatum fluidum Tosse in den Handel, hiervon 6—8 g.

Phellandrium. Fructus Phellandrii. Germ. II., Ergb. **Fellandrio.** Ital. **Wasserfenchel.** Die getrockneten Spaltfrüchte der Umbellifere Oenanthe Phellandrium Lamarck. Sie enthalten etwa 1,3% eines hauptsächlich aus Rechts-Phellandren $C_{10}H_{16}$ bestehenden ätherischen Öls. — 10,0 0,15 RM.

Innerlich zu 0,5—2,0 mehrmals täglich, in Pulvern, Latwergen, Infus, 5,0—15,0 auf 100.0, Spezies bei chronischen Katarrhen. — Verlassen.

Phenacetin, andere Phenetidide usw.

Als Äthoxy-Acetanilid schließt sich Phenacetin chemisch an das Anilinderivat Acetanilid (s. S. 65) an. Als Ester des p-Aminophenols, in das Anilin und Anilinderivate im Stoffwechsel umgewandelt werden, nehmen das Phenacetin und die Phenetidide aber eine Sonderstellung ein; sie weisen nur angedeutet die Blutgiftwirkung des Acetanilids auf.

Von den zahlreichen, im Laufe der Zeit therapeutisch versuchten p-Phenetididen haben sich nur gehalten:

$$C_2H_5O \diagdown C_6H_4 \diagup N \diagdown{}^H_{CO \cdot CH_3}$$

Acetyl-Phenetidid = **Phenacetin**

$$C_2H_5O \diagdown C_6H_4 \diagup N \diagdown{}^H_{CO \cdot CH_2NH_2 \cdot HCl}$$

Aminoacetyl-Phenetidid = **Phenocoll,** salzsaures Salz.

und:

$$C_2H_5O \diagdown C_6H_4 \diagup N \diagdown{}^H_{CO \cdot (OH)CH \cdot CH_3}$$

Lactyl-Phenetidid = **Lactophenin**

$$C_2H_5O \diagdown C_6H_4 \diagup N \diagdown{}^H_{CH_2COOH \cdot C(CH)COOH}{}_{\cdot CH_2COOH}$$

Monophenetididcitrat = **Citrophen**

Phenacetinum. Germ., Belg., Brit., Dan., Helv., Jap., Nederl., Norv., Ross., Suec. **Acetphenetidinum.** Am., Austr. **Oxéthylpara-Acetanilide.** Gall. **Acetilfenetidina.** Ital. Phenacetin. Acetparaphenetidin. Paracetphenetidin.

Aethoxy-acetanilid (Formel s. oben.) Mol.-Gew. 179. Farblose, glänzende Krystallblättchen, in Wa. (1400), siedendem Wa. (80), Alk. (16) l. Schmp. 134 bis 135°. Rein, insbesondere frei von p-Phenetidin (Herstellung) und Acetanilid. 0,2 g P. nach dem Verbrennen keinen wägbaren Rückstand hinterlassend. Vorsichtig aufzubewahren. — 10,0 0,30 RM. O. P. Bayer 6 Tabl. (0,5) 0,20; Bayer, 10 Stück Riedel 0,35 RM. 10 Kompr. (0,5; 1,0) 0,30; 0,50 RM.

Größte Einzelgabe: 1,0 (Austr., Dan., Gall., Helv., Jap., Norv., Ross.), dagegen Ital. und Nederl. **0,5.**

Größte Tagesgabe: 3,0 (Austr., Gall., Helv., Ital., Jap., Norv.), dagegen Dan., Ross. **4,0,** Nederl. **2,0.**

Innerlich (seit 1887) in Pulvern, Tabletten oder Kompretten 0,3 bis 0,5 bis 1,0, als Antipyreticum, Antirheumaticum, Antineuralgicum, Analgeticum, ebenso wie Antipyrin oder Pyramidon. Die Empfindlichkeit bzw. Empfänglichkeit der verschiedenen Individuen gegenüber den antineuralgischen Mitteln ist individuell durchaus verschieden, so daß dem einen das eine besser bekommt und nützt als das andere. Es gibt zweifellos viele Menschen, die bei Kopfschmerzen, Migräne oder Erschöpfungszuständen auf Phenacetin besser reagieren als auf irgendein anderes Antineuralgicum. Auch die Nebenwirkungen sind verschieden stark, gelegentlich, aber selten kommt es nach den gewöhnlichen Dosen von Phenacetin zu Erbrechen, Diarrhöen, auch Cyanose. Ganz vereinzelt ist Kollaps, ja sogar Exitus letalis nach sehr kleinen Phenacetindosen vorgekommen, dabei handelt es sich um pathologische Idiosynkrasie. Trotzdem darf Phenacetin als eins der besten Analgetica bezeichnet werden; es ist in vielen sehr gebräuchlichen Arzneimischungen enthalten.

1041. Rp. Phenacetini 0,5
    Coffeïni 0,1.
M. f. pulv. D. tal. dos. Nr. X. S. Bei Mi-
    gräne 1 Pulver.

1042. Rp. Phenacetini
    Acid. acetylosalic. ana 0,25
    Codeïn. phosph. 0,01.
M. f. pulvis. D. tal. dos. Nr. VI. S. Nach
    Verordnung. Pulvis antineuralgicus,
    (0,85 RM. o. G.)   F. M. B.

1043. Rp. Phenacetini 0,3
    Phenyldimethylpyrazoloni 0,1
    Chin. hydrochl. 0,1.
M. f. pulv. D. tal. dos. Nr. VI. S. Nach
    Verordnung. Pulvis antineuralgi-
    cus Erb. (0,90 RM o. G.)   F. M. B.

Phenacetin ist enthalten, z. B. in:

Antineuralgicum compositum—Compretten (Phenac. 0,15, Coffein 0,05, Amino-phenacon 0,075, Acid. acetylosalic. 0,1, Magnes. ust. 0,025). — 10 Compr. 0,65 RM.

Corydalon. Phenac. 0,3, Coff. natr.-benz. 0,2. Extr. Belladonnae 0,1. — 20 Tabl. (0,5) 1,65 RM.

Gelonida antineuralgica (Phenacetin, Acid. acetylosalic. ana 0,25, Cod. phosph. 0,01). — 20 Stück 1,70 RM.

Phenacetin. compositum—Compretten (Phenac. 0,25, Coffein 0,05). — 10 Compr. 0,45 RM.

Phenacetin compos. c. Chinino — Compretten (Phenac. 0,2, Coffein 0,06, Chinin hydrobrom. 0,04). — 10 Compr. 0,60 RM.

Phenacodin (0,5 Phenacetin; 0,06 Coffein; 0,02 Codein; 0,02 Pasta Guarana). — 10 Tabl. (1,0) 4,25 RM.

Phenalgetin (Phenacetin, Acid. acetylosalic. ana 0,25, Cod. phosph. 0,01, Nux Colae 0,05). — 10 Tabl. (0,5) 0,80 RM.

Veronal cum Phenacetino — Compretten (ana 0,25). — 10 Compr. 1,40 RM.

Lactophenin (E. W.). **Lactylphenetidinum.** Germ., Jap. **Phenetidinum lactylatum.** Helv. Lactyl-p-phenetidin. Lactophenin. (Formel s. S. 559.) Mol.-Gew. 209. (Das dem Phenacetin entsprechende Milchsäure-Phenetidid.) Farblose, durchscheinende, geruchlose, schwach bitter schmek-kende Krystallnädelchen, in Wa. (400), siedendem Wa. (45), Alk. (6) l.[1]) Schmp. 117—118°. Rein, insbesondere frei von Acetanilid und anderen fremden organischen Stoffen. Vorsichtig aufzubewahren. — 1,0 0,25 RM. O. P. 10 Tabl. (0,5) 0,85 RM.

Größte Einzel- und Tagesgabe: Helv. 1,0—3,0, Jap. 0,7—2,0.

Innerlich in Pulvern oder Tabletten zu 0,5—1,0, wie Phenacetin, meist ohne Vorzug und oft weniger wirksam als dieses, doch in Einzelfällen besser vertragen und insbesondere bei Abdominaltyphus als leicht euphorisierendes Antipyreticum empfohlen.

Phenokoll hydrochloricum. Ergb. Phenokollhydrochlorid. Amino-acetyl-p-Phenetidid. (Formel s. S. 559.) Das dem Phenacetin entspre-chende Aminoessigsäure-Phenetidid. Farbloses, krystallinisches, geruchloses Pulver von bitterem Geschmack, in 20 T. Wa. l. — 1,0 0,60 RM. Phen. salicyl. 1,0 0,50 RM. O. P. 10 Tabl. (0,5) 1,95 RM.

Möglichst nicht überschreiten: 1,0 pro dosi, 3,0 pro die! (Ergb.)

Innerlich in Pulvern und Tabletten, zu 0,5—1,0, als Antipyreticum, Antirheumaticum, Antineuralgicum, wie Phenacetin, doch ohne Vorzüge vor demselben. Ist bei Malaria zugleich mit Chinin angewandt worden, um die übeln Nebenwirkungen zu vermindern.

---

[1]) Neutral reagierend.

Citrophen. Ergb. Monophenetidincitrat. Citronensaures p-Phenetidin. (Formel s. S. 559.) Weißes krystallinisches, säuerlich schmeckendes Pulver, l. in Wa. (40), schwerl. in Alk., fast unl. in Ae. Schmp. 186°. — 1,0 0,30 RM. O. P. 20 Tabl. (0,5) 0,90 RM.

Innerlich in Pulvern und Tabletten zu 0,5 g wie Phenacetin als Antipyreticum, Antirheumaticum, Analgeticum. Besonders bei Migräne viel angewandt. Von manchen Patienten besonders gut vertragen.

Das Holocain ist ein Phenacetin-Phenetidin-Derivat, das Acoin s. S. 108.

Phenol.

Phenolum. Germ., Dan., Helv., Norv., Nederl., Suec. **Acidum carbolicum.** Austr., Brit., Belg., Jap. **Phenolum purum.** Ross. **Phenol.** Am. **Phénol officinal.** Gall. **Fenolo cristallizato.** Ital. Phenol. Acidum carbolicum. (Früher Carbolsäure.) $\langle C_6H_5 \rangle OH$, Mol.-Gew. 94. Farblose, dünne, lange, zugespitzte Krystalle oder weiße, strahlig-krystallinische Masse, eigenartig riechend, an der Luft sich allmählich rosa färbend, in Wa. (15) mit schwach saurer Reaktion, leicht in Alk., Ae., Chl., Glyc., Schwefelkohlenstoff, fetten Ölen, Natronlauge l. (sehr wenig elektrolytisch dissoziiert). Erstarrungspunkt 39—41°. (Gall. 41°, Norv., Ross. 40—42°, Brit. 39—40°, Suec. 39—42°, Ross. 40—42°, Nederl. 40—41°, Am. nicht unter 39°.) Siedep. 178—182°. (Brit. nicht über 183°, Ross. 182—183°, Ital. etwa 178°.) Rein, frei von Kresolen. 0,2 g P. beim Erhitzen auf dem Wasserbade keinen wägbaren Rückstand hinterlassend. In gut verschlossenen Gefäßen, vor Licht geschützt und vorsichtig aufzubewahren. — 10,0 0,10 RM.

Therapeut. Dosen: 0,06—0,2 (Brit.). Durchschnittl. Dosis: 0,06 (Am.). **Größte Einzelgabe: 0,1** Austr., Belg., Gall., Ital., Jap., Ross., Nederl., Internat. Vorschl.).

Größte Tagesgabe: 0,3 (Belg., Gall., Ital., Jap., Ross., Nederl., Internat. Vorschl.), dagegen Austr. **0,5.**

Phenolum liquefactum. Germ., Dan., Helv., Nederl., Suec. **Acidum carbolicum liquefactum.** Austr., Belg., Brit., Jap., Dan., Helv., Nederl., Suec. **Phenolum liquidum.** Norv. **Phenol liquefactum.** Am. **Phenolum purum liquefactum.** Ross. **Phénol aqueux.** Gall. **Fenolo liquido.** Ital. Verflüssigtes Phenol. Acidum carbolicum liquefactum. Klare, farblose oder schwach rötliche Mischung von Phenol (10) und Wa. (1). Dichte 1,063—1,066. Vor Licht geschützt und vorsichtig aufzubewahren. [Rund 90% Phenol (ein Hydrat des Phenols $2C_6H_5 \cdot OH + H_2O$) enthaltend.] Nach Zugabe von 0,3 T. Wasser trübt sie sich und wird erst nach Zusatz von 14 T. Wasser völlig klar. — 100,0 0,70 RM. — Am., Dan., Helv., Ital., Norv., Suec. setzen zu 90 T. geschmolzenem Phenol 10 T. Wasser, Nederl. zu 100 T. Phenol 20 T. Wasser, Brit. zu 100 T. Phenol 15 T. Wasser.

Therap. Dosen: 0,06—0,18 ccm (Brit.). Durchschn. Dosis: 0,06 ccm (A. m.). **Größte Einzel- und Tagesgabe: 0,1, 0,3** (Norv.).

Innerlich früher bei Magendarm- und Infektionskrankheiten, jetzt nicht mehr angewendet.

Äußerlich in 2—5proz. wäßrigen Lösungen zur Desinfektion von Instrumenten. Zur Händedesinfektion wenig verwendet, da der unangenehme Geruch haftet, überdies leicht Ekzem danach entsteht; es wird meist durch Alkohol oder Sublimatlösung ersetzt. Als Wunddesinficiens fast verlassen, einerseits aus allgemeinen Gründen, durch das aseptische Verfahren verdrängt, andererseits weil es bei relativ schwacher antiseptischer Kraft sehr leicht bei Resorption von Häuten und Schleimhäuten zu schweren, ja tödlichen Vergiftungen führt. (Vom Rektum aus schon nach Einläufen von 1—3 % Phenolwasser). Zur Desinfizierung der Haut jetzt allgemein durch Jodtinktur, bei notwendiger Wunddesinfektion durch die Trockenpulver wie Jodoform ersetzt. Zur äußern Desinfektion noch da angewandt, wo der nekrotisierende Effekt erwünscht ist, also bei der Behandlung von Schußkanälen, wo die Ätzwirkung den Kanal offenhält und gleichzeitig desinfiziert. In konzentrierter (10—20 proz.) spirituöser Lösung als Ätzmittel bei luetischen Primärsklerosen, Kondylomen, auch bei Pustula maligna; in verdünnter wäßriger Lösung früher gegen Krätze und Läuse (der Kopf wurde 10 Minuten lang mit 2,5 proz. Phenollösung gewaschen, danach 1 Stunde mit einem Flanelltuch umwickelt), zu Hautwaschungen 1 proz. gegen Juckreiz, auch gegen Pruritus vulvae, zu Inhalationen bei putrider Bronchitis und Lungengangrän. In öliger Lösung 1 : 50 gegen Frostbeulen, in konzentrierter öliger Lösung (1 : 6), als Zusatz zu Liniment. Calcis (1:30) gegen Verbrennungen. Zum Einträufeln in den Gehörgang bei beginnender Otitis media, 2 : 10 Glycerin; zur Thrombosierung und Verödung von Hämorrhoidalknoten zu gleichen Teilen mit Glycerin, nach vorheriger Einfettung der Knoten; es werden nach sorgfältiger Trocknung der Kanüle 3—5 Tr. der Phenolglycerinmischung in das Zentrum des Knotens injiziert. — In der Zahnheilkunde in konzentrierter Chloroformmischung (1 : 5) zur Kauterisierung der Zahnpulpa.

Das Glycerinum acidi carbolici Brit. ist aus 1 Phenol und 4 Glycerin gemischt.

Konzentrierte Phenollösungen erzeugen auf der Haut trockene Gangrän, die auch bei langdauernder Anwendung schwächerer Lösungen entstehen kann; bei jeder Anwendung des Phenols ist auf die auch selbst bei schwachen Lösungen (schon $1/_2$%) sowohl bei Umschlägen als auch Klistieren, Ausspülungen usw. vorkommenden Vergiftungserscheinungen zu achten (Schwindel, Kopfschmerz, kleiner frequenter Puls; nach großen Dosen Sinken der Temperatur und des Blutdrucks, Bewußtlosigkeit, Tod durch Herz- und Atemlähmung). Der Harn färbt sich nach Resorption von Phenol dunkelgrünlich bis braunschwarz.

Als Antidot bei Vergiftung mit Phenol wurden früher außer der empfehlenswerten Magenausspülung Olivenöl oder Mandelöl mit etwas Ricinusöl, sowie Kalkpräparate, besonders Calcaria saccharata in größerer Menge in Wasser gelöst, angewendet. Jetzt gibt man Carbo medicinalis. Brennen der Haut nach Benetzung der Haut oder der Schleimhäute hört auf, wenn man sofort Waschungen mit Alkohol vornimmt.

Artikel des Ergb. und der Brit.:

1044. Rp. Unguent. diachylon 49,0
        Phenoli 1,0.
M. f. ungt. D. S. Äußerlich (Unguent.
    diachylon phenolatum). Ergb.

1045. Rp. Phenoli 0,8
        Cerae albae 0,5
        Olei Cacao 10,0.
M. f. suppos. Nr. XII. Suppositoria acidi
    carbolici.   Brit.

1046. Rp. Phenoli 1,0
        Ungt. Plumbi
        Adipis Lanae ana 20,0
        Olei Olivarum 10,0
        Olei Lavandulae 0,5.
M. f. ungt. D. S. Äußerlich (Unguent.
    contra perniones Lassari). Ergb.

Ärztliche Verordnungen, in denen aus sachlichen Gründen Phenolum
(krystallisiertes Phenol) zu verschreiben ist:

1047. Rp. Phenoli 2,0
     Vaselini 20,0(—30,0).
M. f. ungt. D. S. Äußerlich. Tägl. 1 Bohne
  groß auf die affizierten Stellen einzureiben. (Gegen Sycosis.)

1048. Rp. Phenoli 1,0
     Glycerini anhydr. ad 10,0.
M. D. S. Carbolglycerin. Gegen Paukenhöhlenentzündung.

1049. Rp. Phenoli 3,0
     Camphorae 6,0
     Alcohol. 1,0.
M. D. S. Zu Händen des Arztes: (Einspritzung ins Kniegelenk).

1050. Rp. Phenoli 2,0
     Mentholi 2,0
     Eugenoli 1,0.
M. D. S. Äußerlich. Zahntropfen.

1051. Rp. Phenoli 1,5
     Olei Bergamotti gutt. XXX
     Olei Olivarum ad 100,0.
M. D. S. Haaröl. (Bei Pityriasis capitis
   und Kopfekzem.)   Lassar.

Ärztliche Verordnungen, in denen aus wirtschaftlichen Gründen (sparsame
Verschreibweise) Phenolum liquefactum zu verschreiben ist:

1052. Rp. Phenoli liquef. 2,0
     Spiritus 5,0—10,0.
M. D. S. Äußerlich. Ätzmittel bei verschiedenen Hautkrankheiten, namentlich Ekzema, Psoriasis, Lupus, Ulcus
  syphilit., Schlangenbiß, Wespenstich
  usw.

1053. Rp. Phenoli liquef. 2,0
     Glycerini
     Spiritus ana 15,0
     Aq. dest. ad 200,0.
M. D. S. Äußerlich. Lotio phenolata.

1054. Rp. Phenoli liquef. 1,0
     Aceti pyrolignosi 4,0
     Aq. 15,0.
M. D. S. Äußerlich. (Zum Bestreichen der
  Haut bei Favus, Krätze und anderen
  parasitischen Hautkrankheiten.)

1055. Rp. Phenoli liquef. 2,5
     Acidi acetici
     Aq. ana 10,0.
M. D. S. Zum Aufpinseln auf die Haut.
  (Sehr energisches Reizmittel.)

1056. Rp. Phenoli liquef. 2,5
     Spiritus 5,0
     Mucilag. Gummi arabici 40,0.
M. D. S. Zum Bepinseln abgeschürfter,
  exulcerierter, leicht blutender Schleimhaut, besonders des Zahnfleisches, des
  Gaumens, der Mandeln.

1057. Rp. Phenoli liquef. 0,3
     Spir. Dzondii[1]) 3,0
     Chloroform. ad 15,0.
D. in ein weithalsiges, mit Glasstopfen ver-
  schlossenes, ein Stück Schwamm enthaltendes Fläschchen. (Riechfläschchen
  bei Schnupfen.)

1058. Rp. Phenoli liquef. 0,5
     Glycerini ad 10,0
M. D. S. Äußerlich 5—10 Tropfen ins
   Ohr zu träufeln.

Ärztliche Verordnungen, in denen es bedeutungslos ist, ob Phenolum oder
Phenolum liquefactum verschrieben wird:

1059. Rp. Phenoli (liquef.) 1,0
     Zinci oxydati crudi
     Lanolini ana 20,0
     Vaselini q. s. ad 100,0.
M. f. ungt. D. S. Einreibung. (Gegen Urticaria.)

1060. Rp. Phenoli (liquef.) 2,0
     Glycerini 30,0
     Gelatinae albae q. s.
     Aq. ad 90,0.
M. f. bacill. Nr. XV. D. S. Nasenbougies.
  (Bei übermäßigem Nasenschleimfluß,
  Ozaena usw.)

---

[1]) Spiritus Dzondii = Liquor Ammonii caustici spirituosus.

36*

1061. Rp. Phenoli (liquef.) 1,0
    Tinct. Jodi
    Acidi tannici ana 2,0
    Ungt. cerei 30,0.
M. f. ungt. D. S. Äußerlich. (Gegen Frostbeulen.)

1062. Rp. Phenoli (liquef.) 0,5
    Ungt. Plumbi
    Lanolin ana 25,0.
M. f. ungt. D. S. Frostsalbe.

1063. Rp. Phenoli (liquef.) 2,0
    Talci ad 50,0.
M. f. pulv. D. S. Puder. (Bei Hautjucken.)

Glycerinum acidi carbolici. Brit. **Glyceritum Phenolis** Am. Phenolglycerin. Am. enthält 20% Phenol. liquefact. u. 0,1% Natr. citric., Brit. dagegen 20% Phenolum. Durchschnittl. Dosis: 0,3 ccm (Am.).

Äußerlich zu Einreibungen; zu Einspritzungen in den Gehörgang bei Otitis media.

Phenolum crudum. Ross. **Acidum carbolicum crudum.** Germ. II. **Acidum carbolicum pro desinfectione.** Jap. Rohes Phenol (Carbolsäure). Gelbliche bis gelbbraune Flüssigkeit mit ausgesprochen brenzligem Geruch. Handelssorten sind in der Regel braun bis schwärzlich und enthalten häufig nur Spuren Phenol und sind ein Gemisch von verschiedenen höher siedenden Teerölen, unter denen die Kresole vorwiegen. Germ. hat an seiner Stelle daher seit 1895 Cresol. crud. aufgenommen. Nur zu Desinfektionszwecken zu verwenden.

Aqua phenolata. Germ., Belg., Helv., P. I. **Aqua carbolisata.** Austr., Jap. **Solutio phenoli.** Dan., Nederl., Norv., Suec., Internat. Vorschl. **Soluté de Phénol.** Gall. **Acqua fenica.** Ital. Phenolwasser. Aqua carbolisata.

Aqua phenolata P. I. (Früher Carbolwasser.) Gehalt: 2% Phenol (desgleichen P. I. und Internat. Vorschl.). Aus verflüssigtem Phenol (11) und Wasser (489) hergestellt, klar, farblos[1]). Ital. verzeichnet außerdem eine 1 prom. Lösung zum innerlichen Gebrauch. — Bis 2% 100,0 0,10 RM.

Äußerlich zu desinfizierenden Waschungen und Umschlägen.

Liquor Natrii phenolici. Germ. I. **Phenolum sodicum solutum. Phénol sodique dissous** Gall. 100 T. Phenol, 20 T. Natronlauge (spez. Gew. 1,332), Wa. q. s. ad 1000 T.

Äußerlich zu Verbänden in 2—5facher Verdünnung.

Natrium sulfocarbolicum. Jap. Natrium paraphenolsulfonicum. Natriumsulfophenolat. Paraphenolsulfosaures Natrium. $(OH)\diagup C_6H_4 \diagdown SO_3Na + 4 H_2O$. Farblose, durchsichtige, fast oder ganz geruchlose, kühlend salzig und bitterlich schmeckende Krystalle, l. in 6 T. Wa. und in 150 T. Alk. — 1,0 0,05 RM.

Innerlich zu 1,0—2,0—3,0 mehrmals täglich in Lösung gegen Stomatitis aphthosa, Soor, Angina, Typhus, Phthisis empfohlen; nicht mehr angewendet.

Oleum carbolisatum. Ergb. **Oleum phenolatum.** Helv. **Huile phénolèe.** Gall. Phenolöl. (Carbolöl.) Lösung von 2 (Helv. 1) T. Carbolsäure in 98 Ol. Arachid. (Helv. 99 T. Olivenöl), (Gall. Mohnöl). — Ol. phenolatum 10,0 0,10 RM.

Nicht mehr angewandt, da ihm nach den klassischen Untersuchungen Robert Kochs keine antibakterielle Wirkung zukommt.

Parachlorphenolum. Ross. $Cl\diagup C_6H_4 \diagdown OH$. Farblose oder schwach rosa gefärbte, angenehm riechende Krystalle, wenigl. in Wa., leichtl. in Alk. und Ae. Schmp. 37—41°. Siedep. 216—217°.

Äußerlich früher in 1 proz. Lösung zur Berieselung des Operationsfeldes und zum Ausspülen von Höhlen gebraucht.

Das Orthochlorphenolum mit ätherischen Ölen vorübergehend zur Inhalation empfohlen. Phenolum trichloratum, Phenolum ortho-monobromatum, Phenolum tribromatum, ohne Erfolg versucht. Bismutum tribromphenolicum (Xeroform) s. unter Bismutum S. 229.

---

[1]) Beim Aufbewahren sich schwachgelb bis rötlich färbend.

Phenolphthalein.

Phenolphthaleïnum. Germ., Am., Belg., Brit., Jap., Ross. Phenolphthalein.
($C_6H_4OH)_2COC_6H_4CO$. Weißes, in Wa. nahezu unl., in Alk. (12) l. Pulver.
Schmp. 255—260°. Rein, frei von Fluoran[1] (Nebenprodukt bei der Herstellung).
0,2 g P. nach dem Verbrennen keinen wägbaren Rückstand hinterlassend. Vorsichtig aufzubewahren. — 1,0 0,05 RM. O. P. 25 oder 50 Kompr. (0,05; 0,1)
0,40—0,70 RM.

Therap. Dosen: 0,12—0,3 (Brit.). Durchschn. Dosis: 0,06 (Am.).

Innerlich in Pillen und Tabletten zu 0,05, 0,1 und 0,5 (für Bettlägerige). Ist von v. Vamossy (1902) zuerst als Abführmittel erkannt und unter dem Namen Purgen eingeführt worden. Es passiert den Magen unzersetzt und geht im Darm in das nicht oder nur schwer resorbierbare Natriumsalz über. Die Ausscheidung erfolgt rasch und vorwiegend mit den Faeces. Im allgemeinen schmerzlos wirkendes Abführmittel, bei habitueller Obstipation meist gut vertragen; doch ist längere Anwendung nur mit Vorsicht zu gestatten, da mehrfach Nierenreizung, schwere Nephritis bis zur Anurie, auch Übelkeit Erbrechen und starke Mastdarmreizung (Tenesmen, mehrfach Proktitis), beobachtet sind und oft Unwirksamkeit durch Gewöhnung eintritt. Höhere Dosen wegen der Gefahr der Nebenwirkungen zu widerraten. Von einzelnen wird empfohlen, auf den Gebrauch ganz zu verzichten.

Purgen. Phenolphthalein (0,05; 0,1; 0,5) enthaltende Tabletten für Kinder, Erwachsene, Bettlägerige und Diabetiker. — O. P. 0,90—1,15 RM.

Es gibt über 50 pharmazeutischen Zubereitungen, die Ph. enthalten.

Aperitol. Gemisch gleicher Teile des Isovaleriansäure- und des Essigsäureesters des Ph. Weißes, krystallinisches, fast geruch- und geschmackloses im Wa. unl. Pulver. — O. P. 12 Tabl. (0,2) 1,00 RM. 20 Rilets (0,2) 1,50 RM.

Innerlich zu 0,2—0,6 in Tabletten. Ein mildes, ohne Leibschmerzen wirkendes, aber bei stärkerer Konstipation nicht ausreichendes Abführmittel. Für längere Anwendung gilt das bei Phenolphthalein Gesagte.

Phenolsulphonphthaleïnum. Am. $(C_6H_4OH)_2CO \cdot C_6H_4SO_2$. Gelbrotes bis dunkelrotes krystallinisches Pulver, l. in Wa. (1300), Alk. (350 ccm). Aceton (500 ccm), unl. in Chl. und Ae.

Durchschnittliche Dosis: 0,006 (Am.).

0,006 in 1 ccm Wasser, intramuskulär oder subcutan, zur Nierenfunktionsprüfung.

Tetrajodphenophthalein-Natrium. Jod-Tetragnost. — 4,0 3,00 RM. 10 Kapseln (0,5) 3,60 RM. 3 Amp. (3,0 in 20 ccm) 8,20 RM.

Äußerlich, 3:30,0, bei schwächlichen Patienten 2,0:30, zu intravenösen Injektionen, zur Sichtbarmachung der Gallenblase im Röntgenbild (Cholecystographie). Jod wird als Kontrastmittel mit der Galle ausgeschieden und gelangt bei normalen Verhältnissen in die Gallenblase.

Phosphorus.

Phosphorus. Germ., Am., Austr., Belg., Brit., Dan., Helv., Jap., Nederl., Norv., Ross., Suec. **Phosphore blanc.** Gall. **Fosforo.** Ital. Phosphor. P.
Weiße oder gelbliche, durchscheinende, wachsähnliche, an der Luft unter

---

[1] Fluoran = Phenolphthaleïnanhydrid.

Verbreitung eines eigenartigen (knoblauchartigen) Geruches rauchende, im Dunkeln leuchtende, sich leicht entzündende Stücke, bei längerem Aufbewahren am Lichte teilweise in die rote Modifikation übergehend. Schmilzt unter Wasser bei 44°, leichtl. in Schwefelkohlenstoff, schwerer in fetten oder ätherischen Ölen, wenig in Alk. oder Ae., unl. in Wa. Unter Wasser, vor Licht geschützt und sehr vorsichtig aufzubewahren. — 1,0 0,15 RM.

Therap. Dosen: 0,0006—0,0025 (Brit.). Durchschn. Dosis: 0,0006 (Am).

Größte Einzelgabe: 0,001 (ebenso Austr., Dan., Gall., Helv., Ital., Jap., Nederl., Norv., Ross., Suec., Internat. Vorschl.), dagegen Belg. **0,0005.**

Größte Tagesgabe: 0,003 (ebenso Dan., Helv., Ital., Jap., Nederl., Norv., Ross.), dagegen Austr., Internat. Vorschl. **0,005,** Belg., Gall. **0,002.**

Innerlich zu 0,0005—0,001, 1—2mal tägl. in Öl, besser in Lebertran gelöst, gegen Rachitis, Osteomalacie. Die seit den experimentellen Untersuchungen von G. Wegner (1873) fast allgemein übliche, aber nicht unbestrittene Anwendung des Phosphorlebertrans (Phosphor 0,01 auf 100 Ol. Jecoris Aselli) bei Rachitis wird zwar weitgehend ersetzt durch die Anwendung des ultravioletten Lichts und neuerdings die Anwendung bestrahlten Cholesterins (Ergosterin = Vigantol s. S. 732), ist durch sie aber nicht verdrängt.

Zur Behandlung der akuten Phosphorvergiftung Magenspülung mit Kaliumpermanganat (0,2 : 100,0), danach Carbo medicinalis. Die Verabreichung von Fetten (auch Milch) und fetten Ölen ist zu vermeiden.

1064. Rp. Phosphori 0,01
    Olei Citri 0,5
    Olei Amygdalarum dulcium
        ad 10,0.
D. ad vitrum nigrum. S. 4mal tägl.
    4—10—20 Tr. = (etwa 0,0002—0,0005
    bis 0,001 P) in Haferschleim.

1065. Rp. Phosphori 0,01
    Olei Amygdalarum 10,0
    Aq. dest. 80,0
    Gummi arabici 10,0.
M. f. emulsio. D. S. 1 Teelöffel tägl. (Bei Rachitis.)

Phosphorus solutus. Germ. Phosphorlösung. Gehalt etwa 0,5% (0,47—0,51%) P. Klare, fast farblose, ölige, nach Phosphor und Äther riechende Lösung von Phosphor (1) in flüssigem Paraffin (194) und (zur besseren Haltbarkeit) Äther (5). Kühl, vor Licht geschützt und sehr vorsichtig aufzubewahren. Haltbare Lösung zur Herstellung von Phosphorlebertran.

1066. Rp. Phosphori soluti 2,0
    Olei Jecoris Aselli ad 100,0.
M. D. S. 1—2mal tägl. 1 Teelöffel.

Größte Einzelgabe: 0,2. Größte Tagesgabe: **0,6.**

Oleum phosphoratum. Germ. I., Austr., Belg. (Ph. O.), Brit., Helv., Suec. **Huile phosphorée au centième.** Gall. **Olio fosforato** Ital. Phosphoröl. Eine Lösung von P. in Mandel-, Olivenöl oder Paraffin. liquid., nicht selten mit einem Zusatz von 3—5% absol. Alk. oder Ae. (Brit. mit 1% Ol. citri). Die Vorschriften der Pharm. weichen hinsichtlich des P.-Gehaltes stark voneinander ab: Ein Phosphoröl mit 1% P verlangen Belg., Brit., Gall., Helv., Suec., mit 0,1% P Austr., Ital., Ergb. Dementsprechend sind auch die Höchstgaben abweichend.

1067. Rp. Olei phosphorati (1proz.) 1,25
    Olei Jecoris Aselli q. s. ad 250,0.
M. D. S. Huile de Foie de Morue phosphorée.   Gall.
1 Kaffeelöffel voll enthält ungefähr $\frac{1}{4}$ mg Phosphor.)

Therapeut. Dosen: 0,06—0,3 ccm (Brit.).

Größte Einzel- und Tagesgabe: für 1proz. Öl: Gall. **0,1, 0,2,** Helv. **0,1, 0,3,** Suec. **0,1** (ohne Tagesgabe); für 0,1proz. Öl: Austr. **1,0, 5,0.** Ital, Ergb. **1,0, 3,0.**

Innerlich zu 0,05—1,0, je nach der Stärke des Öls. Nach denselben Indikationen wie Phosphor. Für Deutschland durch das Präparat Phosphorus solutus überflüssig geworden.

Pilulae Phosphori. Am. 0,06 Phosphor., 5,0 Chloroform., 6,0 Pulv. Althaeae, 6,0 Gummi arab., Glycerini et Aq. dest. ana q. s. zu 100 Pillen, die mit Tolubalsamlösung überzogen werden. Brit. **Pilula Phosphori.** Phosphori (1), Ol. Cacao (40), Adeps. Lan. (11), Bol. alb. (16), Natr. sulfur. siccat. (32), Carboneum sulfuratum (20 ccm). Pil. 1000 Geh. 1% P.

Therapeut. Dosen: 0,06—0,25 (Brit.). Durchschnittl. Dosis: 1 Pille (Am.).

Phosrhachit. Ol. Jec. As. phosphoratum (0,01%) durch 1% Limonen haltbar gemacht. Schwach: 0,2 mg, stark: 0,4 mg P in 1 Teelöffel. — 100,0 (mit 0,01) 2,10, 200,0 (mit 0,01) 3,60 RM.

Phthalsäureverbindungen.

Von der Phthalsäure[1]) leitet sich ab:

Phthalsäure   Akineton

Akineton. Phthalsäure-monobenzylamid, Natrium-und Calciumsalz.

Innerlich wie Benzylbenzoat (S. 222) bei spastischen Zuständen. Wirkung unzuverlässig. Statt dessen als sicherer wirkend **Papaverin** (siehe S. 545) zu verwenden.

Physostigma. Calabarbohne.

Semen Calabar. Ergb. **Calabariense semen.** Belg. **Semen Physostigmatis.** Jap. Kalabarbohne, Eseré- oder Gottesgerichtsbohne. Die reifen ei- oder nierenförmigen, dunkelrotbraunen, mattglänzenden, süßlich-mehlig schmeckenden Samen der Leguminose Physostigma venenosum Balfour. Enthält Physostigmin (0,1%), Eseridin, Calabarin.

Extractum Calabar. Germ. I, Ergb. Kalabarbohnenextrakt. Bereitet aus 2 T. Kalabarbohnen, 6 T. Spiritus und 9 T. Wasser. Dunkelbraun, in Wa. trübe l. — 1,0 0,35RM. Möglichst nicht überschreiten: 0,02 pro dosi und 0,06 pro die! (Ergb.)

Die Bohnen und das Extrakt sind durch die Physostigminsalze fast vollständig verdrängt.

Physostigminum salicylicum. Germ., Austr., Belg., Helv., Jap., Ross. **Salicylas physostigmicus.** Dan., Norv. **Physostigmini salicylas.** Suec. **Salicylas Physostigmini.** Nederl. **Physostigminae Salicylas.** Am. **Ésérine (Salicylate d').** Gall. **Salicilato di Eserina.** Ital. Physostigminsalicylat. Eserinum salicylicum. $(C_{15}H_{21}O_2N_3) \cdot C_6H_4 \cdot OH \cdot COOH$. Mol.-Gew. 413. Farblose oder schwach gelbliche, glänzende, sich längere Zeit, auch im Lichte, unverändert haltende Krystalle, l. in Wa. (85), Alk. (12); die Lösungen (linksdrehend) färben sich, selbst im zerstreuten Lichte, innerhalb weniger Stunden rötlich, eine 1% wäss. Lösung rötet Lackmuspapier nicht sofort. Schmp. annähernd 180°. Höchstens 1% Wa. enthaltend. Kein wägbarer Rückstand. Ph. enthaltende Lösungen dürfen nicht erhitzt werden. Sehr vorsichtig aufzubewahren. — Bis 0,05[2]) 0,70 RM. 0,1 1,35 RM. O. P. 5 Amp. (0,001 in 1 ccm Ingelheim) 0,80 RM. 20 Augen-Kompr. (0,0001) 0,70 RM.

Durchschnittl. Dosis: 0,002 (Am.).

Größte Einzelgabe: 0,001 (ebenso Austr., Belg., Dan., Helv., Ital., Nederl., Jap., Norv., Ross., Suec., Internat. Vorschl.).

Größte Tagesgabe: 0,003 (ebenso die genannten Pharm. und Internat. Vorschl.).

---

[1]) Phthalsäurediäthylester. Als Vergällungsmittel für Spiritus zur Händedesinfektion vorübergehend empfohlen (1923). Hat in zahlreichen Fällen hautreizende Wirkungen (Ekzeme, Anidrosis der Hände und Unterarme) hervorgerufen. Wieder aufgegeben.

[2]) Es sind mindestens 0,05 vom Apotheker zu berechnen, auch wenn vom Arzt weniger verschrieben ist.

Die· Salze des Ph. werden rasch resorbiert, von der Conjunctiva tritt im allgemeinen der Höhepunkt der Wirkung auf Pupille und Akkommodation nach $^1/_2$ Stunde ein; die Wirkung auf den Darm hält nur einige Stunden an.

1068. Rp. Physostigmini salicylici 0,025 Acidi borici 0,4 Aq. dest. ad 10,0. D. ad vitr. nigr. S. 3mal tägl. 1—2 Tr. in das erkrankte Auge zu träufeln.	Äußerlich 0,0001 in Lösungen von 0,05—0,1 auf 10,0 Aq. zur Einträufelung ins Auge. Bewirkt Pupillenverengerung und Herabsetzung des intraokulären Druckes besonders bei beginnendem wie bei ausgebildetem G l a u k o m.

Ferner bei allen Formen von Mydriasis, auch bei Keratitis und Hornhautgeschwüren, sowie bei Iritis und Irisvorfall, gewöhnlich abwechselnd mit Atropin. Um bei der örtlichen Wirkung Resorption und allgemeine Vergiftungserscheinungen zu verhüten, empfiehlt sich Kompression des Tränengangs am inneren Augenwinkel. Zur subcutanen Injektion (0,00025—0,0005) als kräftiges Anregungsmittel der Darmperistaltik bei dynamischem, besonders postoperativem Ileus, hierbei aber nur selten von entscheidendem Erfolg. Auch bei Diabetes empfohlen, aber tatsächlich ohne jede Wirkung auf den Zuckerstoffwechsel.

Schwach rot gefärbte Lösungen sind noch wirksam. Dunkelrot gefärbte Lösungen sind zu verwerfen.

Physostigminum sulfuricum. Germ., Jap. **Sulfas Physostigmini.** Nederl. **Physostigminae Sulfas.** Brit. Physostigminsulfat. Eserinum sulfuricum. $(C_{15}H_{21}O_2N_3)_2 \cdot H_2SO_4$. Mol.-Gew. 648,5. Weißes, krystallinisches, an feuchter Luft zerfließendes, in Wa. oder Alk. sehr leicht (zu neutralen Lösungen) l. Pulver. Ph. enthaltende Lösungen dürfen nicht erhitzt werden. Vor Licht und Feuchtigkeit geschützt und sehr vorsichtig aufzubewahren. — Bis 0,05[1]) 0,75 RM. 0,1 1,50 RM.

Therapeut. Dosen: 0,001—0,002 (Brit.).

Größte Einzel- und Tagesgabe: 0,001, 0,003 (ebenso Jap., Nederl.).

Anwendung und Dosierung wie Physostigmin. salicylic.

Eseridinum. Ergb. Eseridin. Farblose, luftbeständige tetraedrische Krystalle, fast unl. in Wa., leichtl. in Chl., etwas weniger in Alk., Ae. und Petrolae. Die Lösungen reagieren alkalisch. Schmp. etwa 132°. Neben Physostigmin in der Kalabarbohne und wie dieses wirkende Alkaloid.

Möglichst nicht überschreiten: 0,005 pro dosi, 0,015 pro die! (Ergb.)

Soll weniger giftig sein als Physostigmin. Pupillenverengernde Wirkung gering.

Phytolacca.

Radix Phytolaccae. Kermeswurzel. Die getrockneten Wurzeln der Phytolaccaee Phytolacca decandra L. Sie enthalten Bitterstoff und wahrscheinlich ein Saponin.

Extractum Phytolaccae fluidum. Aus Rad. Phytolaccae mit verd. Alk. bereitet. Innerlich als Stomachicum bis zu 20 Tr. gegeben.

Picrotoxinum. Ergb. **Picrotoxine.** Gall. Pikrotoxin. Cocculin. $C_{30}H_{34}O_{13}$. Der wirksame Bestandteil der Kokkelskörner, der Früchte von Anamirta Cocculus Wight et Arnott. Farb- und geruchlose gegen 200° schmelzende Krystallnadeln, von stark bitterem Geschmack und neutraler Reaktion, l. in Wa. (150) und Alk. (10). — 0,1 0,35 RM.

---

[1]) Es sind mindestens 0,05 vom Apotheker zu berechnen, auch wenn vom Arzt weniger verschrieben ist.

Möglichst nicht überschreiten: 0,01 pro dosi, 0,02 pro die! (Ergb.)

Größte Einzel- und Tagesgabe: Gall. **0,002, 0,006.**

Innerlich zu 0,001—0,002 2—3mal tägl., in Pulvern, Pillen oder Pastillen à 0,003, als Ersatz des Strychnins, auch gegen Nachtschweiße der Phthisiker empfohlen.

Äußerlich in Salben (0,3—0,5 auf 25,0 Fett) bei chronischen Hautaffektionen, bei Tinea favosa, zur Vertreibung von Kopfungeziefer. Nicht anzuraten.

Picrorhiza.

Rhizoma Picrorhizae. Picrorhiza. Brit. Der getrocknete Wurzelstock der Scrophulariacee Picrorhiza Kurroa Royle.

Therapeut. Dosen: 0,6—1,2. Antiperiodic.[1] 3,0—4,0 (Brit.).

Innerlich als Tonicum und Antipyreticum bei Malaria u. ä. In Deutschland nicht gebräuchlich.

Extractum Picrorhizae liquidum. Brit. Aus Rhizoma Picrorhizae mit 60% Alk. hergestelltes Fluidextrakt.

Therapeut. Dosen: 1—4 ccm (Brit.).

Pilulae s. Teil I S. 25.

Pimpinella.

Radix Pimpinellae. Germ., Helv., Norv., Suec. **Rhizoma Pimpinellae.** Dan. Bibernellwurzel. Pimpinellwurzel. Die getrockneten, gelblichgrauen Wurzelstöcke und hellgraugelben, gelbholzigen Wurzeln der Umbellifere Pimpinella saxifraga L. und Pimpinella magna L.; riecht eigenartig würzig und schmeckt anfangs würzig, dann scharf und brennend. Das Pulver ist gelblichgrün. Höchstens 6,5% Asche enthaltend. Bestandteile: Ätherisches Öl und Zucker. — 10,0 0,10 RM.

Innerlich zu 0,3—1,5 3—4mal tägl., in Pulver, Pillen, im Infus 5,0—20,0 auf 100,0, früher bei Katarrh der Atmungsorgane.

Äußerlich als Pulver zu Zahnpulvern, im Infus zu Mund- und Gurgelwässern.

Extractum Pimpinellae. Ergb. Bibernellextrakt. Dickes, braunes, aus Rad. Pimpinellae mit verd. Alk. bereitetes Extr. — 1,0 0,20 RM.

Innerlich zu 0,3—1,0 mehrmals täglich, wie Radix Pimpinellae.

Tinctura Pimpinellae. Germ., Dan., Helv., Norv., Suec. Bibernelltinktur. Pimpernelltinktur. Gelbbraun, nach Bibernellwurzel riechend und kratzend schmeckend, aus Bibernellwurzel (1) und Alk. (5) bereitet. (Helv. perkoliert.) Alkoholzahl nicht unter 7,3. — 10,0 0,20 RM.

Innerlich zu 1,0—3,0 mehrmals täglich, früher als Zusatz zu antikatarrhalischen usw. Mixturen.

Äußerlich zu Mund- und Gurgelwässern (10,0—20,0 auf 100,0).

Pinguicula. Herba Pinguiculae. Fettkraut. Das zur Blütezeit getrocknete Kraut der Lentibulariacee Pinguicula vulgaris (s. gypsophila). Soll ein die Milch zum Gerinnen bringendes Enzym enthalten.

Als Fluidextrakt vereinzelt bei Keuchhusten angewendet (z. B. im Thymipin).

---

[1] d. h. als Antipyreticum bei Malaria.

Pinus. P. silvestris. P. montana. P. pinaster. P. sibirica.

Turiones Pini. Germ. I, Ergb. **Gemmae Pini.** Ross. **Turio Pini.** Helv. **Pin silvestre.** Gall. **Pino.** Ital. Gemmae Pini. Kiefernsprossen. Die zu Beginn des Frühjahrs gesammelten, rasch getrockneten Sprossen von Pinus silvestris L. (und anderen Pinusarten), balsamisch, stark nach Harz riechend und harzig-bitterlich schmeckend. Bestandteile: Ätherisches Öl und Harz. — 10,0 0,10 RM.

Innerlich als leichtes Diureticum und äußerlich zu Inhalationen und Bädern. — Kaum mehr im Gebrauch.

Aqua gemmarum Pini. Acqua distillata di Gemme di Pino. Ital. Destillat aus frischen Turion. Pini 1:4.

Äußerlich als (hauptsächlich kosmetisches) Waschwasser.

Extractum Pini silvestris. Ergb. I. Kiefernadelextrakt. Aus frischen Turion. Pini (1), die mit siedendem Wa. (5) übergossen und 6 Stunden bei 35—40° stehen gelassen werden. Die abgepreßte Flüssigkeit wird zu einem dünnen braunen, gewürzhaft riechenden, in Wa. trübe l. Extrakt eingedampft. — 100,0 0,30 RM.

Extractum Pini Ergb. Fichtenextrakt. Durch Destillation der im Mai gesammelten frischen jungen Fichtenzweige mit Sprossen und Nadeln mit Wa., und nachherige Extraktion des Rückstandes nach bestimmter Vorschrift gewonnenes braunschwarzes, kräftig harzartig riechendes Extrakt.

Äußerlich als Zusatz zu Bädern, 100,0—500,0 auf 1 Bad für 1 Erwachsenen, als allgemeines Anregungsmittel bei reizbarer Schwäche des Nervensystems, Erholungsbedürftigen und Rekonvaleszenten. Auch zu Pinselungen auf die Haut bei juckenden Hautkrankheiten.

Oleum Pini silvestris. Oleum Pini foliorum. Ross. Ol. Lanae Pini silvestris. Kiefernadelöl. Fichtennadelöl. Waldwollöl. Ätherisches Öl der Nadeln und jungen Zweige von Pinus silvestris L. Gelblichgrün, angenehm riechend, in seiner Zusammensetzung dem Ol. Pini Pumilionis ähnlich. Spez. Gew. 0,870 bis 0,890. — 1,0 0,05 RM.

Äußerlich zu Einreibungen bei Rheumatismus, Gicht usw., zu Inhalationen bei Laryngitis, Bronchitis und bei putriden Prozessen der Atemwege.

Oleum Pini. Kienöl. Das aus den harzreichen Wurzeln und Ästen der Kiefer durch trockene Destillation gewonnene Öl, das auch gereinigt wird (Ol. P. rectif.). — 10,0 0,05 RM.

Tinctura Pini composita. Germ. I., Ergb. Holztinktur. Turiones Pini (3), Lign. Guajaci (2), Lign. Sassafr., Fruct. Junip. (ana 1), Spir. dilut. (35). — 10,0 0,20 RM.

Innerlich zu 1,0—3,0 mehrmals täglich als schwaches Diureticum, auch bei Syphilis früher gegeben.

Oleum Pini Pumilionis. Ergb., Am., Austr., Helv. Latschenkieferöl Krummholzöl. Ätherisches Öl aus den jüngeren Zweigspitzen und Nadeln von Pinus montana Miller. Spez. Gew. 0,865—0,875 (Am. 0,853—0,869). Farblos, hellgelb, angenehm balsamisch riechend aus verschiedenen Terpenen und Bornylacetat (Am. mindestens 5% Bornylacetat) bestehend. — 1,0 0,10 RM.

Äußerlich zu Einreibungen und Inhalationen wie Ol. Pini silvestris.

Resina Pini. Germ. I., Ergb., Helv., Jap. **Pix burgundica.** Belg. **Resina** Brit. **Poix de Bourgogne.** Gall. **Pece di Borgogna.** Ital. Resina burgundica, Resina alba. Fichtenharz, Burgunderpech. Durch Dampfdestillation des Terpentins von Pinus pinaster Solander und Einrühren von Wasser in den geschmolzenen Destillationsrückstand erhaltenes Harz (Helv.) oder der gereinigte Harzsaft von Picea excelsa Link. Hellgelbliche, trübe, harte, leicht zerreibliche Stücke. — 100,0 0,30 RM.

Innerlich: Nicht mehr im Gebrauch.

Äußerlich in Salben (Ungt. Res. Pini), Pflastern rein oder (3) mit Wachs, Talg oder Öl (1—2), je nach der zu erzielenden Konsistenz zusammengeschmolzen.

Ceratum Resinae Pini. Germ. I., Ergb. **Ceratum Resinae.** Am. Rosin Cerate. Gelbes Cerat. Nach Ergb. Hammeltalg (1), Terpentin (1), Resina Pini (2) und gelbes Wachs (4) (nach Am. 35 T. Fichtenharz, 15 T. gelbes Wachs, 50 T. Schmalz) bei mäßiger Temperatur geschmolzen und koliert. — 10,0 0,15 RM.

Äußerlich als Zugpflaster und als Excipiens für andere Substanzen benutzt.

Oleum Pini sibiricum. Ergb. **Oleum Abietis.** Brit. Sibirisches Fichtennadelöl. Das farblose bis schwach gelbgrünliche ätherische Öl aus Nadeln und jungen Zweigspitzen von Abies sibirica Ledebour. Spez. Gew. 0,905—0,925 (Brit. 0,900—0,920). Enthält 30—40% Bornylacetat (Brit.).

Colophonium s. S. 337. Oleum Terebinthinae s. S. 700.

Piper.

Piper album. Fructus Piperis albi. Ergb. Weißer Pfeffer. Die reifen und ihrer Hüllen beraubten Beeren der Piperacee Piper nigrum L. In den Produktionsgebieten werden die Beeren fermentiert, in Wa. aufgeweicht, an der Sonne getrocknet und von den Außenschichten befreit. — Fruct Pip. alb. 10,0 0,30 RM.

Piper nigrum. Fructus Piperis nigri. Germ., Austr., Jap. **Piperis fructus.** Belg. Schwarzer Pfeffer. Piper nigrum. Die vor der Reife gesammelten, getrockneten, kugeligen, schwarzbraunen, scharf würzig riechenden und brennend scharf schmeckenden Früchte der Piperacee Piper nigrum L. Höchstens 5% Asche enthaltend. Das Pulver ist bräunlichgrau. Bestandteile: Piperin, Piperidin, Chavicin, ätherisches Öl. Bestandteil der Pilulae asiaticae (S. 180). — 10,0 0,20 RM.

Innerlich als Pulver 0,3—1,0 mehrmals täglich, in Pillen, in kalt bereitetem spirituösem oder weinigem Aufguß (etwa 1,00—10,0 auf 100,0, tee- bis eßlöffelweise zu nehmen). Stomachicum und Carminativum.

Confectio Piperis. Brit. Piper nigr. pulv. (100), Fruct. Carvi plv. (150), Mel depur. (750).

Therapeut. Dosen: 4,0—8,0 (Brit.).

Piper longum. Fructus Piperis longi. Poivre long. Gall. Langer Pfeffer. Die getrockneten Fruchtstände der Piperacee Chavica officinarum Miquel.

Piperinum. Piperin. $C_{17}H_{19}O_3N$. Eine im Pfeffer und anderen Piperaceen vorkommende schwache, durch Alkalien in Piperidin und Piperinsäure aufspaltbare Base. Farblose, glänzende Prismen, unl. in Wa., l. in 30 T. Alk. Schmp. 130°. Auf die Zunge gebracht ist es zuerst geschmacklos, entwickelt aber bei längerer Berührung einen scharfen, brennenden Geschmack. — 1,0 0,45 RM.

Innerlich zu 0,1—0,6 mehrmals täglich als Peristalticum empfohlen, in Pulvern, Pillen. Hat sich nicht bewährt.

Piper methysticum s. unter Kava-Kava S. 478.

Piperazin.

Piperazinum. Ergb. **Pipérazine (Hydrate de).** Gall. Piperazin. Diäthylendiamin. Farb- und geruchlose, hygroskopische, glasglänzende, alkalisch reagierende Krystalle, in Wa. und Alk. leichtl. Bei gewöhnlicher Temperatur etwas flüchtig.

$$HN\begin{array}{c}CH_2-CH_2\\CH_2-CH_2\end{array}NH$$

Schmp. bei 110°. — 1,0 0,90 RM. O. P. 10 Tabl. (1,0) 5,10 RM.

Innerlich als Lösung oder Pulver 1,0—2,0 pro die, bei uratischer Diathese wegen seiner Fähigkeit, Harnsäure in großen Mengen im Reagensglas zu lösen, empfohlen. Nach Eingabe von Pip. ist die Löslichkeit der Harnsäure im Harn nicht erhöht; als Medikament abzulehnen, da auch die klinische Prüfung die vollkommene Wirkungslosigkeit bei Gicht und uratischer Diathese erwiesen hat.

Sidonal (E. W.). **Piperazinum chinicum.** Chinasaures Piperazin $C_4H_{10}N_2$ · $(C_7H_{12}O_6)_2$. Farbloses, säuerlich schmeckendes Krystallpulver, leicht in Wa. l. — Sidonal 1,0 0,85 RM. O. P. 10 Tabl. (1,0) 4,60 RM.

Innerlich bei akuter und chronischer Gicht empfohlen, aber als ganz unwirksam verlassen. Vgl. auch Acidum chinicum S. 77.

Sidonal-Neu = Chinasäureanhydrid s. Acidum chinicum S. 77.

Lycetol. Dimethylpiperazinum tartaricum. Weißes, geruchloses, angenehm säuerlich schmeckendes, in Wa. leichtl. Pulver. Schmp. bei 240°. — 10 Tabl. (1,0) 6,85 RM.

Innerlich bei harnsaurer Diathese, Gicht usw. als harnsäurelösendes und diuretisches Mittel in Pulvern oder in Lösung empfohlen. Ebenso wirkungslos wie Piperazin und nicht zu verordnen.

Piperidinum. Piperidin. $C_6H_{11}N$. Farblose, pfefferartig riechende Flüssigkeit, Lackmuspapier stark bläuend, mit Wa. und Alk. mischbar. Siedepunkt 106°.

In Form des weinsauren Salzes als harnsäurelösendes Mittel früher vereinzelt verwendet.

Abkömmlinge sind Neu-Cesol (S. 277) und Eucain-B (S. 322).

Piscidia.

Cortex Piscidiae. Ergb. Dogwood. Piscidiarinde. Die Wurzelrinde der Papilionacee Piscidia Erythrina L. (Westindien, Fischefangpflanze). Der wirkende Bestandteil ist noch nicht isoliert. — 10,0 0,10 RM.

Innerlich wie Extractum Piscidiae fluidum, allein oder mit Baldrian als Sedativum.

Extractum Piscidiae fluidum. Ergb. Piscidiafluidextrakt. Rotbraune, bitter schmeckende Flüssigkeit, bereitet durch Perkolation von Piscidiarinde mit glycerinhaltigem Alk. — 10,0 0,45 RM.

Innerlich gegen Neuralgien, nervöse Schwäche empfohlen, 1,5—6,0 täglich. Nicht im Gebrauch.

Pix-Arten.

Pix liquida. Germ., Belg., Brit., Helv., Jap., Nederl., Ross. **Pyroleum Pini.** Dan., Norv., Suec. **Pix Pini.** Am. **Goudron végétale.** Gall. **Catrame vegetale.** Ital. Holzteer. Fichtenteer. Dickflüssig, braunschwarz, durchscheinend, etwas körnig, eigentümlich riechend, durch trockene Destillation des Holzes von Pinaceen, vornehmlich der Pinus silvestris L. und Larix sibirica Ledebour, gewonnen, l. in abs. Alk., sinkt in Wa. unter, Wa., nach kräftigem Schütteln, saure Rea. (Essigs.) verleihend. — 100,0 0,15 RM. — Austr. schreibt den aus Buchenholz (s. Oleum Fagi emp.), Ross. sowohl den aus Abietineen als auch den aus Betulaarten gewonnenen Teer vor. — Holzteer ist ein Gemenge sehr zahlreicher, namentlich der Benzolreihe angehörender Kohlenwasserstoffe, Phenole und deren Abkömmlingen. Der Nadelholzteer enthält besonders zweiatomige Phenole.

Durchschnittl. Dosis: 0,5 ccm (Am.).

Äußerlich zu Einreibungen bei Hautkrankheiten, gegen Eczeme und Psoriasis vielfach angewendet, jetzt aber durch die neueren Mittel — Anthrasol, Liantral, Balnacid, Chrysarobin, Anthrarobin usw. — zurückgedrängt.

Die Methode der Teereinreibungen war folgende: Auf die vorher mittels einer Kaliseife gereinigte und von Krusten befreite Stelle wird der Teer mit einem Pinsel messerrückendick aufgetragen; die Schicht trocknet nach 1—2 Stunden ein und bildet einen dichten, die Luft absperrenden Überzug; das anfangs von den Kranken empfundene bedeutende Brennen verliert sich mit dem Eintrocknen des Teers. — Nach 1—2 Tagen löst sich die Teerschicht ab, und hat dann die freiwerdende Hautpartie noch kein normales Ansehen gewonnen,

so wird die Einpinselung wiederholt, und zwar so lange, bis die Haut eine
gesunde Beschaffenheit erlangt. — Bei empfindlichen Individuen läßt man
zwischen einer Applikation und der anderen mehrere Tage verstreichen, während
welcher Zeit die eingeleitete Besserung sichtlich fortschreitet. Wo die Teer-
einpinselungen in großer Ausdehnung vorgenommen werden müssen, machen
sich allgemeine Reaktionserscheinungen, Übelkeit, Erbrechen, dunkle Farbe
und teerartiger Geruch des Urins, bemerklich.

Auch gegen Scabies früher angewendet (Teer mit schwarzer Seife ana,
3 Tage hindurch 2mal tägl. eingerieben). In Salben (1 T. auf 4—6 T. Fett
oder Vaselin, bei Psoriasis, Lepra usw.), in Pflastern (mit 2 T. Cer. flav.),
als Teerseife (2 Pic. liq., 9 Sap.), zu Räucherungen und Inhalationen
bei Blennorrhöe der Atemorgane; man läßt in der Nähe über einer schwachen
Spiritusflamme den Teer von einer flachen Schale vorsichtig abdampfen; um
die dabei stets sich verflüchtigende Essigsäure zu binden, rührt man vorher
den Teer mit etwas Kreide, Pottasche oder Soda an. In leichteren Fällen soll
der Geruch des kalten Teers schon wohltätig wirken.

1069. Rp. Picis liquidae
     Vitelli Ovorum ana 25,0
     Glycerini 50,0.
M. D. Goudron glycériné. Zum äußerlichen Gebrauch.

1071. Rp. Picis liquidae 4,0
     Camphorae 1,0
     Aetheris 7,0.
M. D. S. Riechmittel. (Bei chronischer
Coryza, Ozaena, Nasenpolypen.) Aether
piceo-camphoratus.

1073. Rp. Picis liquidae 40,0
     Saponis kalini venal.
     Spiritus ana 60,0
     Aq. dest. ad 200,0.
M. D. S. Zum Einreiben. (Bei Hautkrankheiten.) Sapo Picis liquidae.
      F M. B. (1,70 RM. o. G.)

1075. Rp. Picis liquidae
     Sulfuris depurati ana 15,0
     Saponis kalini venal.
     Aq. ferv. ana ad 500.
F. ungt. molle. D. S. Zur Einreibung. (Bei
Krätze.)

1070. Rp. Sulfuris depurati 15,0
     Natrii carbonici 4,0
     Picis liquidae
     Tinct. Jodi ana 50,0
     Adipis suilli q. s. ad 200,0.
M. D. S. Salbe. (Gegen Favus.)

1072. Rp. Picis liquidae
     Liq. Kali caustici ana 25,0
     Adipis suilli 50,0.
F. ungt. D. (Bei Psoriasis.)

1074. Rp. Picis liqu. 7,5 (—20,0)
     Vasel. flav. ad 50,0.
M. f. Ungt. Ungt. Picis.   F. M. G.

1076. Rp. Picis liquidae 8,0
     Colophonii 2,0
     Aq. dest. 10,0
       Misce liquefaciendo adde
     Amyli 8,0
     Aq. dest. 15,0
       Massae calefactae et refrige-
       ratae deinde adde
     Terebinthinae Laricis 2,0
     Acidi acetici 4,0
     Aq. dest. q. s. ad 50,0.
M. f. ungt. D. S. Äußerlich. Unguentum
Picis compositum.   Nederl.

Aqua Picis. Germ. IV., Ergb., Helv., Ross. **Solutio Picis concentrata.**
Nederl. **Aqua Pyrolei Pini.** Norv. **Eau de Goudron.** Gall. **Acqua di Catrame.**
Ital. Teerwasser. Nach Ergb., Helv., Norv. und Ross. ex tempore aus
einem vorrätig gehaltenen Gemisch von 1 T. Pix liquida und 3 T. grob gepulvertem Bimsstein 2 : 5 T. Wa. bereitet. Ital. 1 T. Pix liquida, Sand q. s.
mit 40 T. Wa. digeriert. Gall. 1 T. Pix liquida, 3 T. Sand mit 200 T. Wa.
geschüttelt. — 100,0 0,25 RM.

Innerlich: Sulfur. depur. 1 T. mit Aqua Picis 12 T. gekocht und dekantiert, bilden die in Italien gegen Nierensteinkolik sehr beliebten lithotryptischen Tropfen Palmieris, die zu 10—20 Tropfen genommen werden.

Äußerlich als Verbandwasser bei Exanthemen, syphilitischen und anderen Geschwüren, in zerstäubter Form zur Inhalation bei Katarrhen mit profuser Sekretion, Bronchitis putrida, in manchen Fällen von Phthisis u. a. viel empfohlen; auch in Dampfform durch Erhitzen von Teerwasser und Einatmen der aufsteigenden Dämpfe benutzt.

In Frankreich sind eine Anzahl anderer Präparate in Aufnahme gekommen: Liqueur de Goudron (Guyot) aus 25,0 Teer, 1 l Wasser und 22,0 Natr. bicarbonic. bereitet, er ist braun, sehr aromatisch und mischt sich mit Wasser zu einer klaren, bernsteinfarbenen Flüssigkeit. Äußerlich zur Injektion (1:4 Aq.), zu Waschungen (bei Hautausschlägen, mit Aqua ana). — Emulsion de Goudron: Teer mit Natr. carb. ana 10,0 verrieben und mit 1 l Wasser gemischt. Emulsion de Goudron végétale, bereitet aus 100 T. Teer, 150 T. Eigelb und 750 T. Wasser.

1077. Rp. Acidi tannici 5,0
      Aq. Picis 100,0
      Aq. dest. 500,0.
M. D. S. Zur Inhalation in zerstäubter Form. (Bei Bronchiektasie, Bronchitis putrida u. a.)

1078. Rp. Decoct. Sem. Lin. 10,0:150,0
      Aq. Picis 10,0
      Sirup. Papav. 15,0.
M. D. S. 3 mal tägl. 1 Eßlöffel voll. (Gegen Blasenkatarrh.) Aq. Picis demulsiva.   F. M. G.

Emplastrum Picis. Ergb. **Emplastrum Picis burgundicae.** Belg. **Emplâtre de Poix de Bourgogne.** Gall. **Pechpflaster.** Res. Pini (55), Cera flav. (25), Terebinth. (19), Sebum (1). Gelbes, durchscheinendes Pflaster. — Die Vorschriften von Belg. und Gall. sind ähnlich. — 10,0 0,15 RM., extensum 100 qcm 0,10 RM.

Äußerlich reizend und verteilend.

Emplastrum Picis irritans. Germ. I., Ergb. Reizendes Pechpflaster. Resina Pini (32), Cer. flav., Terebinth. comm. (je 12), Euphorb. (3). — 10,0 0,15 RM., extensum 100 qcm 0,10 RM.

Äußerlich reizend und verteilend.

Oleum Picis rectificatum. Am. Teeröl. Pechöl. Farblose, sich bald rötlich färbende, durch Destillation des Holzteers gewonnene Flüssigkeit, die aus Kohlenwasserstoffen und Phenolen besteht. Spez. Gew. 0,976—0,990.

Durchschnittl. Dosis: 0,2 ccm (Am.).

Äußerlich wie Pix liquida.

Sapo piceus. Ross. Teerseife. Bereitet aus Pix liquid. oder Ol. Rusci, Pix solid. ana 5, Kal. caustic. fus. 2, Sapo domest. 42, Aq. commun. 50 T.

Als Waschmittel bei chronischen Hautkrankheiten aller Art.

Sirupus Picis Pini. Am. Sirop de Goudron. Gall. Aus Holzteer wie Gall. 1:100, mit Ol. Pini rectific. 1:1000 Am. bereitet.

Innerlich an Stelle der Aq. Picis bei Bronchial- und Lungenleiden. In Deutschland ungebräuchlich.

Sirupus Picis cum Codeïno. Helv. Aq. Picis 324,0, Sacch. 505,0, Glycer. 150,0, Codeïn. 1,0, Spirit. dilut. 20,0. (0,1% Codein).

Innerlich teelöffelweise bei Bronchialkatarrhen usw.

Unguentum Picis. Ergb., Belg., Nederl. **Unguentum Pyrolei Pini.** Dan. **Unguentum Picis liquidae.** Brit., Jap. **Unguentum Picis Pini.** Am. **Pommade de Goudron.** Gall. Teersalbe. Braune Gemische von Fichtenholzteer (10—70:100) mit Wachs und Schweineschmalz bzw. Vaseline (Ergb. 25% mit Schweineschmalz). — 10,0 0,10 RM.

Äußerlich zum Einreiben und Verband bei Ekzem, sonstigen Hautkrankheiten, Krätze usw.

Charta resinosa. Germ. I., Charta antarthritica s. antirheumatica. Gichtpapier. Schreibpapier, bestrichen mit einer Mischung von Pix liqu., Schiffspech, gelb. Wachs (ana 25), Terpentin (20), flüssigem Thiol (5). — 1 Blatt (900 qcm) 0,15 RM. (einschl. Abgabegebühr). — Charta picata Belg. Papier mit 50 T. Coloph., 33. T Pix liqu., 17 T. gelb. Wachs.

Äußerlich als Hautreizmittel.

Charta picata. Belg. Teerpapier. Armeleutpflaster. Papier mit Kolophonium (50), Pix liqu. (33), gelbes Wachs (17).

Pix Lithanthracis. Germ., Helv., Nederl. **Pix carbonis praeparata.** Brit. **Pyroleum Lithanthracis.** Dan., Suec. **Goudron de Houille.** Gall. Coaltar. Steinkohlenteer. Dickflüssig, braunschwarz bis schwarz, in dünner Schicht bräunlichgelb, an der Luft allmählich erhärtend, eigentümlich, naphthalinähnlich riechend, durch trockene Destillation der Steinkohlen bei der Leuchtgasfabrikation gewonnen, in Chl., Benzol fast völlig, in abs. Alk., Ae. nur teilweise l., in Wa. untersinkend; Wa., nach kräftigem Schütteln, höchstens schwach alkal. Rea. verleihend. Enthält Kohlenwasserstoffe, Phenol, Anilin. — 100,0 0,20 RM.

Liquor Carbonis detergens. Germ., Helv. **Liquor Picis carbonis.** Brit. **Liquor Picis Lithanthracis.** Nederl. **Teinture de Quillaya coaltarée.** Gall. Tinctura Picis. Coaltar saponiné. Steinkohlenteerlösung. Saponinteer. Klar, braun nach bestimmter Vorschrift aus Cortex Quillajae (3), verd. Alk. (15) und Pix Lithanthr. bereitet. — 10,0 0,20 RM. — Das Präparat der Nederl. wird durch Maceration von Steinkohlenteer mit gleichen Teilen Alk. erhalten.

Äußerlich zum Aufpinseln bei Hautkrankheiten, auch gegen heftigen Juckreiz, besonders Pruritus ani; durch die Quillajarinde wird die Haut besser benetzbar.

Anthrasol (E. W.). Teerpräparat. Aus Steinkohlenteer gewonnenes, hellgelbes, flüssiges, nicht klebriges Öl von schwachem teerartigem Geruch. Mit Alk. abs., Aceton, fetten Ölen, Paraff. liqu. in jedem Verhältnis mischbar. — 1,0 0,15 RM.

Äußerlich bei Ekzem, Scabies, Psoriasis. Auch als Streupulver (10%) und zu Haarwässern (2—4%). Viel gebrauchter Teerersatz. Anthrasol beschmutzt die Wäsche nicht.

1079. Rp. Anthrasol 3,0(—10,0)
        Vaselin
        Lanolin ana ad 30,0.
M. f. ung. D. S. Äußerlich.

1080. Anthrasol 3,0(—10,0)
        Spirit. ad 30,0.
M. D. S. Äußerlich.

Liantral. Entwässerter, gereinigter, mit Seifen, Fetten und anderen Grundlagen leicht mischbarer Steinkohlenteer. — O. P. 50,0 1,35. 100,0 2,10 RM.

Ersatz für Pix liquida.

Pix navalis. Germ. I., Ergb. **Pix solida.** Nederl. **Pix Pini.** Norv. **Poix noire.** Gall. Pix nigra. Schiffspech. Schwarzes Pech. Der Destillationsrückstand des Holzteers, eine schwarze, harzige, glänzende, in der Wärme erweichende Masse.

Äußerlich zu reizenden Pflastern.

Oleum Fagi empyreumaticum. Ergb. **Pix liquida.** Austr. Buchenteer. Durch trockene Destillation aus Buchenholz gewonnenes teerartiges, dickflüssiges, dunkelbraunes Öl, schwerer als Wa., von eigenartig brenzlichem, an Kreosot erinnerndem Geruch. — 100,0 0,10 RM. — Durch Rektifikation wird aus diesem Präparat erhalten das Oleum Fagi empyreumaticum depuratum Nederl., eine gelbe, leicht bewegliche Flüssigkeit, die am Licht sich rotbraun färbt. Unl. in Wa., l. in Alk. oder Ae. Spez. Gew. 0,960—0,980.

Äußerlich wie Pix liquida.

1081. Rp. Olei Fagi empyreumatici
        Olei Rusci ana 40,0
        Olei Olivarum
        Spirit. dilut. ana 10,0.
M. f. linimentum. Linimentum Picis
Lassar.   Ergb.

1082. Rp. Olei Fagi empyreumatici
        Sulfuris depurati ana 7,5
        Vaselini flavi
        Saponis domestici ana 15,0
        Cretae praeparatae 5,0.
M. f. ungt. D. S. Unguentum fusc.
Lassar.

Balnacid. In Wa. leichtl. aus Buchenholzteer gewonnene, schwarze, sauer reagierende Flüssigkeit. — O. P. $^1/_{10}$, $^1/_1$ l Flaschen. 1,30 und 6,50 RM.

Zur Behandlung von Ekzemen, Acne, Pyodermien, Pruritus, Urticaria empfohlen. Zur lokalen Anwendung eine Mischung gleicher Teile Balnacid, Brennspiritus und Wasser, nach dem Eintrocknen Bedecken der behandelten Stellen mit Lanolin. Bei Ekzem Trockenpinselung mit Balnacid 10,0, Zinc. oxydat., Talcum ana 40,0, Glycerin 35,0, Spiritus (40proz.) 50,0, Vaselin 10,0. Zur Bäderbehandlung $^1/_5$ l Balnacid auf ein Vollbad.

Pix betulina. Germ. **Pix Betulae liquida.** Jap. **Pyroleum betulae.** Suec. **Oleum Rusci.** Helv. **Oleum Betulae empyreumaticum.** Austr. B̲i̲r̲k̲e̲n̲t̲e̲e̲r̲.

O̲l̲e̲u̲m̲ ̲R̲u̲s̲c̲i̲. Dicklich, rot- bis schwarzbraun, in dünner Schicht durchsichtig, eigenartig, durchdringend riechend, durch trockene Destillation der Rinde und der Zweige der Betulacee Betula verrucosa Ehrhart und Betula pubescens Ehrhart gewonnen, in abs. Alk. völlig, in Chl. fast völlig, in Ae. nur teilweise l. Wa., nach kräftigem Schütteln, saure Rea. verleihend. Zusammensetzung ähnlich wie beim Buchenholz- und Nadelholzteer. — 100,0 0,15 RM.

Äußerlich bei Hautkrankheiten, wie der Teer (Pix. liquid.) benutzt (1 T. zu 8 T. Fett, Teerpomade).

1083. Rp. Picis betulinae
    Sulfur. sublimati ana 15,0
    Cretae albae
    Adipis Lanae anhydric. ana 10
    Spiritus 5,0
    Vaselini flavi 45,0.
M. D. S. Äußerlich. Ungt. Wilkinsonii (seu contra scabiem). F. M. B.

1084. Rp. Picis betulinae
    Olei Fagi ana 50,0
    Olei Olivarum
    Spiritus ana 25,0.
M. D. S. Den ganzen Körper einzupinseln, dann warmes $^1/_2$stündiges Bad, hierauf Abseifen mit grüner Seife. (Gegen Pruritus senilis.)

1085. Rp. Picis betulinae
    Spiritus ana 25,0.
M. D. S. Äußerlich. (Gegen Ekzem.) Spiritus Olei Rusci seu Picis betulinae. F. M. B. (0,71 RM. o. G.)
Dieselbe Mischung unter Zusatz von je 1,0 Aeth., Ol. Rosmar., Ol. Caryoph., Ol. Bergamott. als wohlriechendes Teerpräparat.

1086. Rp. Ol. Rusci 3,0
    Lanolin
    Vaselin ana ad 30,0.
M. f. ung. D. S. Äußerlich.

Pix Juniperi. Germ. **Pix Juniperi liquida.** Jap. **Oleum Juniperi empyreumaticum.** Austr., Nederl. **Oleum cadinum.** Am., Brit., Ross. **Pyroleum Juniperi.** Dan., Norv. **Pyroleum Oxycedri.** Suec. **Huile de Cade.** Gall. **Olio cadino.** Ital. W̲a̲c̲h̲o̲l̲d̲e̲r̲t̲e̲e̲r̲. Oleum Juniperi empyreumaticum.

O̲l̲e̲u̲m̲ ̲c̲a̲d̲i̲n̲u̲m̲. Sirupdick, rot- bis schwarzbraun, in dünner Schicht gelb, eigenartig, durchdringend riechend und scharf schmeckend, durch trockene Destillation aus dem Holze und den Zweigen der Cupressacee Juniperus oxycedrus L. und anderer Juniperusarten gewonnen, in Chl., Ae. völlig, in Petroläther, Alk. nur teilweise l. 50% bei der Destillation bis 300° mindestens übergehend. Wa., nach kräftigem Schütteln saure Rea. verleihend. Es enthält reichlich Cadinen $C_{15}H_{24}$. — 100,0 0,55 RM.

Innerlich zu 0,15—0,3 mehrmals täglich als Anthelminthicum und gegen chronische Hautleiden, in Gallertkapseln, Pillen, ätherischer Lösung empfohlen; hat sich nicht bewährt.

Äußerlich zu Einreibungen bei Rheumatismus, Arthritis und bei chronischen Hautkrankheiten, rein, in Salben 1 mit 3—5 Fett, in alkalischen Seifen z. B. 1 T. Ol. cadinum mit 1 T. Fett und $^1/_2$ T. Liq. Kali caustic.

1087. Rp. Picis Juniperi
      Saponis viridis ana 25,0
      Spiritus 50,0.
M. D. S. Zur Einreibung. (Bei Psoriasis.)
    v. Hebras flüssige Teersalbe.

1088. Rp. Picis Juniperi
      Natrii carbonici
      Picis liquidae ana 2,5
      Adipis suilli 20,0.
M. D. S Zum Aufschmieren.(Gegen Ekzem.)

1089. Rp. Picis Juniperi 10,0
      Adipis Lanae 20,0
      Ungt. Zinci 30,0
      Solut. Calcii chlorati (33,3%)
      40,0.
M. f. ungt. D. S. Äußerlich. (Gegen Ekzem.)

Plantago.

Herba Plantaginis. Port. Wegerichkraut. Das blühende Kraut der Plantaginacee Plantago major L. Enthält Schleim, Gerbstoff und wenig Bitterstoff. — 10,0 0,05 RM.

Innerlich als Dekokt (5,0:100,0) oder als Succus recens als Adstringens und Haemostaticum. Früher viel gebrauchtes Volksmittel.

Äußerlich früher die zerquetschten Blätter als Wundverband.

Sirupus Plantaginis. Spitzwegerichsaft. Aus Extr. Plantag., Mel depur. und Sir. simpl. Volksmittel.

Decoctum Ispaghulae. Brit. Samen von Plantago ovata (15) mit Wa. (1200 ccm) 10 Minuten kochen und auf 1000 ccm einengen.

Therapeut. Dosis: 15—60 ccm.

Gegen innere Blutungen. In Deutschland ungebräuchlich.

Plasmochin. Wirksamer Bestandteil ist die Base N-Diäthylamino-isopentyl-8-amino-6-methoxychinolin. Gelbes, feinkörniges, geschmackloses Pulver, in Wa. zu 0,03 % l. In den Amp. ist das wasserl. salzsaure Salz, in den Tabl. ein schwerl. Salz enthalten. Sämtliche Präparate sind auf das salzsaure Salz bezogen bzw. berechnet. Synthetisch hergestelltes Ersatzmittel des Chinins (Hörlein, 1927). — 25 Tabl. (0,02) 3,45 RM. 10 Amp. (1 proz., 1,2 ccm) 2,40 RM. Plasmochin compos. 30 Dragees (0,01 + 0,125 Chinin) 4,25 RM. 30 Tabl. (0,01 + 0,125 Chinin) 3,55 RM.

Bei Malaria tertiana und quartana und bei Schwarzwasserfieber 3 mal tägl. 0,02 5 Tage lang mit anschließender Pause von 3 Tagen, 4—6 Wochen hindurch. Bei Malaria tropica Plasmochin compos. 3 mal tägl. 0,02 einen Monat hindurch, dann tägl. 0,01 während des zweiten Monats. Ohne die Gefahren des Chinins. Bei zu großen Dosen Methämoglobinbildung.

Plumbumpräparate

werden jetzt hauptsächlich in äußerer Anwendung in verdünnten Lösungen, Salben und Pflastern als Adstringentien bzw. als austrocknende Deckmittel benutzt. Die innere Anwendung der Bleiverbindungen zur Adstringierung entzündeter Schleimhäute besonders bei Diarrhöen sowie zur Stillung innerer Blutungen ist fast verlassen; die Bleiverbindungen sind hier durch Gerbsäurepräparate und die modernen Blutstillungsmethoden verdrängt.

Bleivergiftung. Medikamentöse Bleivergiftungen werden in neuerer Zeit bei dem immer seltener werdenden innerlichen Gebrauch kaum noch beobachtet. Die ältere Literatur kennt Beispiele arzneilicher chronischer Bleivergiftung, die heutzutage nur nach gewerblichen Intoxikationen beobachtet werden. Für Frühdiagnose der chronischen Bleivergiftung bilden: fahle Farbe, basophile Tüpfelung der roten Blutkörperchen, Bleisaum und Hämatoporphyrinurie die Grundlage. Das Hauptsymptom der ausgesprochenen Vergiftung ist die Bleikolik, die in sehr schmerzhafter, hartnäckiger Verstopfung bei eingezogenem Abdomen und gespanntem, oft verlangsamtem Puls besteht und nicht durch Abführmittel, sondern durch Opium heilbar ist. Bei langdauernd fortgesetzter Giftaufnahme kommt es zu Anämie (Bleikolorit), Neuritis, Encephalitis, chronischen Gelenkentzündungen und Schrumpfniere. Die Behandlung besteht neben der selbstverständlichen Unterbrechung der Bleieinwirkung in reichlicher Getränkezufuhr, Schwitzprozeduren und Gebrauch von Jodkalium, das angeblich die Ausscheidung des Giftes beschleunigt. Neuerdings werden Erfolge nach intravenöser Injektion von Natriumthiosulfat (S. 710) berichtet. Bei lang festgesetzter Bleiaufnahme können alle Bleiverbindungen schon in außerordentlich kleinen Mengen chronische Vergiftungen erzeugen. Akute Bleivergiftung ist nach übergroßen Dosen von essigsaurem Blei bei innerlicher Aufnahme beobachtet; die Symptome sind Erbrechen, Durchfälle, Nierenreizung. Die Diagnose wird durch den Nachweis des Bleis im Urin und am Zahnfleischrand (Bleisaum, aus metallischem Blei bestehend) sichergestellt.

Plumbum aceticum. Germ., Austr., Belg., Helv., Jap., Ross. **Acetas plumbicus.** Dan., Nederl., Norv. **Plumbi Acetas.** Am., Brit., Suec. **Plomb (Acétate neutre de).** Gall. **Acetato di Piombo neutro.** Ital. Lead. Bleiacetat. (Essigsaures Blei, Bleizucker.) $(CH_3 \cdot COO)_2Pb + 3H_2O$. Mol.-Gew. 379. Farblose, durchscheinende, etwa 14% Krystallwasser enthaltende, daher allmählich verwitternde Krystalle oder weiße, krystallinische Stücke, schwach nach Essigs. riechend, in Wa. (2,3) mit alkal. Reaktion (und 28 T. Alk.) l. Rein, insbesondere frei von Kupfersalzen. Vorsichtig aufzubewahren. — 100,0 0,45 RM.

Therap. Dosen: 0,06—0,3 (Brit.). Durchschn. Dosis: 0,06 (Am.).

Größte Einzelgabe: 0,1 (ebenso Austr., Belg., Dan., Gall., Helv., Ital., Jap., Norv., Suec., Internat. Vorschl.).

Größte Tagesgabe: 0,3 (ebenso Belg., Gall., Helv., Ital., Jap., Nederl., Norv., Internat. Vorschl.), dagegen Austr., Dan. **0,5.**

Innerlich zu 0,008—0,06 mehrmals täglich in Pulvern und Pillen. Früher bei Blutungen verschiedener Art, als Haemostaticum, auch bei Blennorrhöe der Bronchien, Nachtschweißen, besonders bei chronischen Diarrhöen viel verordnet, häufig zusammen mit Opium. Bei längerer Anwendung Vorsicht wegen der Gefahr einer chronischen Bleivergiftung.

Äußerlich zu Klistieren (0,15—0,4 auf ein Klysma), Suppositorien bei Hämorrhoiden, bei Diarrhöen; zu Injektionen in die Harnröhre: 0,2 bis 0,6 auf 100,0 bei Gonorrhöe (die neuerdings empfohlene intravenöse Injektion gegen Krebserkrankung ist als wirkungslos und gefährlich abzulehnen); zu Augenwässern (Augentropfwässer: 0,05 bis 0,3 auf 25,0 bei Conjunctivitis); zu Augensalben (1 auf 5—10), Salben (1 auf 5—10 Fett), Umschlägen, Waschungen (0,5—1,0 auf 100,0). Im allgemeinen ist bei Verwendung von Lösungen der Liq. Plumbi subacetici vorzuziehen.

1090. Rp. Plumbi acetici 0,03
     Opii 0,01
     Sacchari albi 0,5.
M. f. pulv. D. tal. dos. Nr. VI. S. Morgens und abends 1 Pulver.

1091. Rp. Plumbi acetici 0,5
     Aq. dest. 150,0
     Aq. Amygdalarum amararum 10,0
D. S. Zur Einspritzung in die Harnröhre.

1092. Rp. Plumbi acetici 0,1
    Pulv. foliorum Digitalis 0,03
    Opii 0,015
    Sacchari albi 0,5.
M. f. pulv. D. tal. dos. Nr. X. S. 3stündl.
1 Pulver. (Bei Lungenblutung, früher
viel gebraucht.)

1094. Rp. Plumbi acetici 3,0
    Pulv. radicis Althaeae 5,0
    Sir. simpl. q. s.
ut f. pil. Nr. LX. Consp. Lycopod. D. S.
4—5mal tägl. 1 Pille. (Bei Diarrhöen und
Nachtschweißen der Phthisiker. Jede
Pille enthält 0,5 Plumb. acetic.)

1096. Rp. Plumbi acetici 0,3
    solve in
    Aq. Rosarum 100,0
    Mucil. Gummi arabici 15,0.
D. S. Augenwasser.

1093. Rp. Plumbi acetici pulv.
    Extr. Belladonnae ana 2,0
    Adipis suilli 12,0
M. f. ungt. Bei Fissura ani.

1095. Rp. Plumbi acetici 2,4
    Opii pulverati 0,8
    Olei Cacao q. s.
    ad 24,0.
M. f. suppos. Nr. XII. D. S. Suppositoria Plumbi composita.   Brit.

1097. Rp. Plumbi acetici 4,0
    Opii pulverati 0,6
    Sirup. Glucosi 0,4.
M. f. pil. Nr. L. D. S. Mehrmals täglich
1—2 Pillen zu nehmen. Pilul. Plumbi
cum Opio.   Brit.

Plumbum aceticum crudum. Germ. IV., Ergb., Helv. Rohes Bleiacetat, Bleizucker. — 100,0 0,40 RM.
    Nur äußerlich zu Desinfektions- und Verbandzwecken.

Liquor Plumbi subacetici. Germ., Jap. **Plumbum aceticum basicum solutum.**
Austr. **Plumbum subaceticum solutum.** Belg., Helv., Ross. **Solutio Acetatis
plumbici basici.** Nederl. **Solutio Subacetatis plumbici.** Dan., Norv. **Liquor
Plumbi Subacetatis.** Am. **Liquor Plumbi subacetatis fortis.** Brit. **Solutio plumbi
subacetatis.** Suec. **Plomb (Acétate basique de) dissous.** Gall. **Acetato di
Piombo basico (Soluzione).** Ital. Goulard's Extract. Acetum s. Extractum
Saturni. Bleiessig. Klar, farblos, süß und zusammenziehend schmeckend,
alkalisch reagierend[1]), hergestellt, indem eine Verreibung von Bleiacetat (3) und
Bleiglätte (1) in einem verschlossenen Gefäße mit Wa. (10) unter häufigem
Umschütteln etwa 1 Woche stehen gelassen wird, bis das Gemisch gleichmäßig
weiß oder rötlichweiß geworden und Lösung (bis etwa auf einen kleinen Rückstand)
erfolgt ist. Dichte 1,232—1,237. Frei von Kupfersalzen. In kleinen, dem
Verbrauche angemessenen Gefäßen und vorsichtig aufzubewahren. Enthält
im wesentlichen Halbbasisch Bleiacetat $2[(C_2H_3O_2)_2Pb] \cdot PbO \cdot H_2O$. Spez.
Gew. Dan., Suec. 1,165—1,170, Brit. 1,275, Gall., Ital. 1,32, Am. 1,25, Nederl.
1,225—1,230. — 100,0 0,25 RM. — Glycerinum Plumbi subacetatis.
Brit. Liqu. Plumb. subacet. 50 ccm, Glycer. 50 ccm, Aq. dest. qu. s. zur Herstellung einer Flüssigkeit vom spez. Gew. 1,48.
    Nur äußerlich zu Umschlägen, Verbandwässern, Waschungen
meist in den offizinellen Verdünnungen (vgl. Aqua Plumbi); zu Linimenten
2,0—4,0 auf 25,0 Öl mit Vitell. ovi; zu Einspritzungen 2,0—6,0 auf 100,0
bei Gonorrhöe; Klistieren 0,5—6,0 : 500, bei Colitis und Proctitis, Augenwässern (Augentropfwässer: 0,25—0,5 auf 25,0; Augenwaschungen: 0,5—3,0
auf 100,0), Salben 0,2 bis 0,5 bis 1,0 auf 10,0 Fett.

1098. Rp. Liq. Plumbi subacetici 15,0
    Vitelli Ovorum Nr. II
    Olei Lini 120,0.
M. f. Liniment. D. S. Umgerührt und auf
Leinwand gestrichen aufzulegen. (Bei
Verbrennungen.)

1099. Rp. Liq. Plumbi subacetici 3,0
    Ungt. mollis 25,0.
F. ungt. D. (Gegen entzündete Hämorrhoidalknoten.)

---

[1]) d. h. Lackmuspapier bläuend, Phenolphthaleinlösung aber nicht rötend.

37*

1100. Rp. Liq. Plumbi subacetici 5,0
    Phenoli liquefacti 2,0
    Vasel. flav. q. s. ad 100,0.
M. f. ungt. D. S. (Zum Verbande von
Frostgeschwüren.)

1101. Rp. Liq. Plumbi subacetici 0,5
    Mucil. Cydoniae 7,5
    Aq. Rosar. 120,0.
M. D. Aqua ophthalmica saturnina.

1102. Rp. Liq. Plumbi subacetici
    Spiritus camphorati ana 50,0.
M. D. S. Zu Kompressen. (Bei Frostbeulen.)

Mit Alk. und reinem, kohlensäurefreiem Wa. mischt sich Bleiessig ohne Trübung, wogegen gewöhnliches Wasser eine starke Trübung verursacht. Carbonate, Sulfate, Nitrate, Chloride, Bromide und Jodide bewirken starke Fällungen, ebenso Gummi arab. und Gerbsäure.

Aqua Plumbi. Germ., Helv., Ross. **Aqua plumbica.** Austr. **Liquor Plumbi subacetatis dilutus.** Brit. **Liquor Plumbi subacetici dilutus.** Jap. **Lotion à l'Acétate de Plomb.** Gall. **Acqua con Acetato basico di Plombo.** Ital. Aqua saturnina. Bleiwasser. Gehalt: 2% Bleiessig. Durch Mischen von Bleiessig und Wa. (Gall., Helv. Brunnenwasser) hergestellte, schwach trübe Flüssigkeit, die vor der Abgabe umzuschütteln ist. Mit anderm Gehalt: Brit. 1,25%, Ital. 2,5% Bleiessig. Gall., Helv., Ital. benutzen Brunnenwasser. Eine etwas trübe (bei Verwendung von Brunnen- oder Leitungswasser milchige) Flüssigkeit. — 100,0 0,10 RM.

Äußerlich zu Bähungen, Verbänden, Waschungen (bei Verbrennungen, nässenden Ekzemen, Orchitis usw.), Augenwässern.

Aqua Plumbi Goulardi. Germ. I., Ergb., Nederl. **Aqua Goulardi.** Austr., Belg. **Aqua saturnina.** Dan., Norv. **Solutio plumbi subacetatis diluta.** Suec. Goulards Bleiwasser. Nach Ergb. 1 T. Bleiessig, 4 T. Alk., 45 T. gewöhnliches Wa. Milchige Flüssigkeit, vor dem Gebrauch zu schütteln. Die übrigen Pharm. benutzen Aq. dest., wodurch eine nur trübe Flüssigkeit entsteht. Austr. und Suec. 2 + 5 + 93, Dan. und Norv. 1 + 4 + 45, Belg. 2 + 3 + 95. Ital. bereitet Goulardsches Bleiwasser (Acqua vegetominerale del Goulard) aus Aq. Plumbi + 5% Alk. — 100,0 0,15 RM.

Nur äußerlich, wie Aqua Plumbi.

Unguentum Plumbi. Germ., Helv. **Unguento con Acetato basico di Piombo.** Ital. Bleisalbe. Gelblich, aus 1 T. Liqu. Plumb. subacet. und 9 T. Ungu. molle bereitet. (Helv. 1 Wollfett, 3,5 Ceresin, 4,5 flüssiges Paraffin, Ital. Benzoeschmalz, Vaselin oder Lanolin). — 10,0 0,10 RM. — Ebenfalls mit Liquor Plumbi subacetici werden bereitet: Plumbi subacetici Unguentum Belg. 3 Liq. Plumbi, 7 Ung. simplex, Unguentum Acetatis plumbici basici Nederl. 25 Liqu. Plumb. sub., 25 Ad. Lanae, 50 Ungt. simplex, Unguentum Plumbi subacetici Ross. Ungt. cereum (55), Lanolin. anhydr. (25), Liqu. Plumb. subacet. (10), Glycerin. (10). Unguentum Plumbi subacetatis Suec. 15 Liqu. Plumb. sub., 40 Ad. Lanae, 40 Vaselin. Unguentum Plumbi subacetatis. Brit. Liqu. Plumb. subacet. (12,5), Adeps Lan. (25), Paraffin. solid. (12,5), Paraffin. liquid. (50). — Dagegen werden mit Plumbum aceticum bereitet Unguentum Plumbi acetici Austr. 1 Plumb. acet., 9 Aq., 45 Ad. Lanae, 45 Vaselin, Unguentum Acetatis Plumbi Dan. Plumb. acet. 1, Ad. Suill. 9.

Äußerlich als deckende, reizmildernde und kühlende Salbe bei Excoriationen, Decubitus, Pernionen u. a.

Plumbum jodatum. Germ. II., Ergb., Austr., Helv. **Plumbi Jodidum.** Brit. **Plomb (Jodure de).** Gall. Bleijodid. Jod-Blei. PbJ_2. Gelbes Pulver, in 1250 T. Wa., leichter in heißer Chlorammoniumlösung 1. — 1,0 0,15 RM.

Möglichst nicht überschreiten: 0,3 pro dosi, 1,2 pro die! (Ergb.)

Innerlich zu 0,1—0,5 mehrmals täglich in Pulvern, Pillen oder in Jodkalium-Solution bei luetischen Affektionen, wenig wirksam und nicht zu empfehlen.

Äußerlich in Salben (1 auf 5—10 Vaselin) und Pflastern; der Jodbleipflastermull von Unna wird hergestellt durch Verwendung folgender Salbe: Plumbi jodat. 5,0, Terebinth. venet. 5,0, Ol. Amygdal. 5,0, Empl. Plumbi simpl. 15,0.

Emplastr. Plumbi jodidi Brit. enthält 10% Plumb. jodat.

Unguentum Plumbi jodati. Helv. **Unguentum Plumbi jodidi.** Brit. **Pommade d'Iodure de Plomb.** Gall. Bleijodidsalbe. Lebhaft gelbe Salbe, bereitet aus 1 T. Bleijodid und 9 T. Schweineschmalz (Brit. Adeps benzoat.).

Äußerlich wie die vorige mit gleichzeitig verteilender und aufsaugender Wirkung.

Plumbum nitricum. Bleinitrat. $Pb(NO_3)_2$. Farblose durchscheinende Krystalle, leichtl. in Wa.

Innerlich und äußerlich wie Plumbum aceticum.

1103. Rp. Acidi borici 3,0
     Plumbi stearinici 9,0
     Amyli 88,0.
M. f. pulv. D. S. Äußerlich. Pulvis inspersorius diachylatus. Diachylonstreupulver. Ergb.

Plumbum stearinicum. Ergb. Stearinsaures Blei. Bleistearat. Durch Fällung einer Bleiacetatlösung mit Stearinseifenlösung erhalten. Feines, fettig anzufühlendes, weißgelbliches Pulver.

Äußerlich zu Streupulvern bei Intertrigo und nässenden Ekzemen.

1104. Rp. Plumbi tannici siccati 2,0
     Ungt. rosati 25,0.
M. D. S. Äußerlich. Früher: Präservativ gegen das Wundwerden der Brustwarzen, 1 Monat vor der Niederkunft täglich 1 mal dieselben damit einzureiben.

Plumbum tannicum. Ergb. Bleitannat. Gelbbraunes, in Wa. unl. Pulver. — Plumb. tann. siccatum 1,0 0,05 RM.

Äußerlich in Salben oder Streupulver (1—3 auf 10), gegen Decubitus. Gangrän usw.

Plumbum tannicum pultiforme. Germ., Ergb. Feuchtes Bleitannat. 8 T. Eichenrinde werden mit Wa. zu 40 T. Kolatur gekocht. Diese wird mit etwa 4 T. Bleiessig gefällt, der Niederschlag auf dem Filter gesammelt und noch feucht mit 1 T. Alk. vermischt. Soll nur zur Dispensation dargestellt werden.

Äußerlich zu Kataplasmen. Nicht mehr im Gebrauch.

Unguentum Plumbi tannici. Germ., Austr. (Elench.), Helv., Ross. Unguentum plumbi tannatis. Suec. Unguentum ad Decubitum. Gerbsäure-Bleisalbe. Bleitannatsalbe. 1 T. Gerbsäure wird mit 2 T. Bleiessig zu einem gleichmäßigen Brei verrieben und mit 17 T. Schweineschmalz (Helv. Vaselin) verrieben. Gelblich, zur Abgabe frisch zu bereiten. — Ross. Acid. tannic. (5), Liq. Plumb. subacetic. (10), Lanolin. anhydr. (45), Vaselin. (40). Suec. Acid. tannici 1, Liqu. Plumb. subacet., Ad. Lanae, Vaselin. ana 3.

Äußerlich bei Decubitus.

Ceratum fuscum. Unguentum fuscum. Austr. Braunes Cerat. Emplastr. Plumbi simpl. (50), zum Schwarzwerden erhitzt, dann mit Cer. flav. (20) und Adeps suillus (30) versetzt.

Äußerlich als Decksalbe.

Ceratum Plumbi subacetici. Je 2 T. Bleiessig, Wollfett, festes Paraffin, 1 T. Campher, 3,8 T. weißes Vaselin werden gemischt.

Äußerlich als Decksalbe.

Cerussa. Germ., Helv. **Plumbum carbonicum.** Austr., Jap. **Plumbi subcarbonas.** Suec. **Carbonas plumbicus.** Nederl. **Hydratocarbonas plumbicus.** Dan., Norv. Bleiweiß. Basisches Bleicarbonat. Zusammensetzung annähernd $(PbCO_3)_2 \cdot Pb(OH)_2$. Mindestgehalt 78,9% Pb. Weißes, schweres Pulver oder weiße, leicht zerreibliche[1]) Stücke, in Wa. unl., unter Entwicklung von Kohlendioxyd in verd. Salpeters. oder verd. Essigs. l. Darf insbesondere wasserlösliche Bleisalze sowie Barium-, Zink- und Kupfersalze nicht enthalten. Vorsichtig aufzubewahren. — 10,0 0,05 RM.

Nur äußerlich als austrocknendes Streupulver, in der Kinderpraxis durch bleifreie Puder[2]) zu ersetzen; zu Salben und Pflastern (die offizinellen Präparate).

Emplastrum Cerussae. Germ. **Emplastrum Plumbi carbonici.** Austr. Bleiweißpflaster. Weißes Pflaster, bereitet aus Bleiweiß (7), Erdnußöl (2) und Bleipflaster (12). — Austr. Empl. Plumbi simpl. (60), Ol. Sesami (10), Ceruss. pulv. (30). — 10,0 0,15 RM.

Äußerlich als deckendes Bleipflaster.

Unguentum Cerussae. Germ., Austr. **Unguentum Hydrocarbonatis plumbici.** Noov. **Unguentum Plumbi subcarbonatis.** Suec. Bleiweißsalbe. Weiß, aus Bleiweiß (3) und weißem Vaselin 7) bereitet. Suec. Ceruss. (30), Adeps Lan. (20), Vaselin. (50). Norv. Ceruss. (35), Adeps benzoat. (65). — 10,0 0,10 RM.

Äußerlich als deckende, austrocknende Salbe.

Unguentum Cerussae camphoratum. Germ. Campherhaltige Bleiweißsalbe. Weiß, nach Campher riechend, aus Campher (1) und Bleiweißsalbe (19) bereitet. — 10,0 0,10 RM. — Unguentum Carbonatis plumbici camphoratum. Camphersalbe. Nederl. Camphora (5), Ol. Sesam (5), Cerussa (20), Adeps (70).

Äußerlich vorzugsweise als Einreibung und Verbandmittel bei Frostbeulen.

Lithargyrum. Germ., Belg., Helv. **Plumbum oxydatum.** Austr., Jap., Ross. **Oxidum plumbicum.** Dan., Norv. **Oxidum plumbicum semivitreum.** Nederl. **Plumbi oxidum.** Brit., Suec. **Plumbi monoxidum.** Am. **Plomb (Oxyde de) fondu.** Gall. **Protossido di Piombo.** Ital. Bleiglätte. Bleioxyd. PbO, Mol.-Gew. 223. Gelbes oder rotgelbes, in Wa. fast unl. Pulver. Rein, insbesondere frei von metallischem Blei und basischen Bleicarbonaten. Vorsichtig aufzubewahren. — 10,0 0,05 RM.

Nur äußerlich zu Pflastern, Ceraten, Salben.

Emplastrum Lithargyri. Germ., Jap. **Emplastrum Plumbi.** Brit., Helv., Suec. **Emplastrum Plumbi simplex.** Austr., Ross. **Emplastrum Plumbi oleatis.** Am. **Emplastrum Oxydi plumbici.** Dan., Nederl., Norv. **Emplastrum simplex.** Belg. **Emplâtre simple.** Gall. **Empiastro Diachylon.** Ital. Bleipflaster. Grauweißes bis gelblichweißes mit Hilfe von Wa. aus gleichen Teilen Lithargyrum, Erdnußöl und Schweineschmalz gewonnenes, von dem bei der Pflasterbildung entstandenen Glycerin durch Auskneten mit Wa. und schließlich auch vom Wa. befreites Pflaster, keine ungebundene Bleiglätte enthaltend. —

---

[1]) Das Pulvern hat im bedeckten Mörser bei mit feuchtem Tuch geschütztem Mund und Nase zu geschehen.

[2]) Früher als Bestandteil von Schminken. Die Herstellung bleihaltiger Schminken ist in Deutschland seit 1887 gesetzlich verboten.

Anstatt Erdnußöl verwenden Am. und Nederl. Olivenöl, Austr. Sesamöl. — Nur mit Olivenöl (2) und Bleiglätte (1) lassen Brit., Dan., Ital., Norv., Suec. bereiten. Helv. schreibt 60 T. Olivenöl und 32 T. Bleiglätte vor. — 10,0 0,10 RM. extensum 100 qcm 0,10 RM.

Äußerlich: Deckendes, reizloses Pflaster. Grundlage für viele andere Pflastermischungen.

Emplastrum Lithargyri molle. Germ. I Ergb. Weiches Mutterpflaster. Empl. Lithargyri (simpl.) (3), Adeps benzoat. (2), Sebum benzoat. und Cera flava (ana 1).

Emplastrum Lithargyri compositum. Germ., Jap. **Emplastrum Plumbi compositum.** Austr., Helv., Ross. **Emplastrum Diachylon gummosum.** Belg. **Emplastrum gummosum.** Nederl. **Emplastrum gummi-resinosum.** Dan., Norv., Suec. **Emplâtre Diachylon gommé.** Gall. **Empiastro Diachylon gommo-resinoso.** Ital. Gelbes Zugpflaster (Gummipflaster). Anfangs gelbes, später bräunlichgelbes, würzig riechendes Pflaster, bereitet aus Emplastr. Litharg. (24), gelbem Wachs (3) und Ammoniakgummi, Galbanum und Terpentin (je 2). — Die Vorschriften der anderen Pharm. sind sehr ähnlich, nur Austr. läßt ganz ohne Galbanum nach folgender Vorschrift bereiten: Empl. Litharg. 70, Ammoniacum 10, Terebinthina 4, Cera flava 10, Colophonium 6. — 10,0 0,20 RM. extensum 100 qcm 0,15 RM.

Äußerlich als reizendes und reifendes Pflaster bei Abscessen und Furunkeln.

Unguentum diachylon. Germ., Nederl., Ross., Suec. **Unguentum Plumbi oxydati.** Austr. **Unguentum Hebrae.** Jap. **Unguentum Oxydi plumbici.** Norv. **Unguentum Plumbi oleatis.** Am. **Unguentum Oxidi plumbici.** Dan. Unguentum diachylon Hebrae. Bleipflastersalbe. Diachylonsalbe. Hebrasche Bleisalbe. Hellgelbe Salbe, bereitet durch Zusammenschmelzen von 2 T. Bleipflaster und 3 T. Vaselin. alb. (Jap. Empl. Plumbi + Ol. Arachid. ana, Ross. Empl. Plumbi + Olivenöl, Nederl. Empl. Plumbi + Sesamöl ana). — 10,0 0,15 RM. 100,0 1,15 RM. — Am. Empl. Plumbi 50 T., Vaselin. alb. 49 T., Ol. Lavend. 1 T. Austr. läßt je 40 T. Adeps und Ol. Sesami mit 20 T. Plumb. oxydat. verseifen. Nach Hebras ursprünglicher Vorschrift sind 2% Ol. Lavend. zuzufügen. Dan. Empl. Plumb. 65 T., Paraff. liquid. 35 T. Suec. Empl. Plumbi (40), Vaselin. (59), Ol. Lavend. (1). Norv. Empl. Plumbi (40), Vaselin. (60). Helv. Empl. Plumbi 50 T., Vaselin. 43 T., Glycerin 7 T., Tinct. Benzoes aeth. 3 T.

Äußerlich bei Hyperhydrosis der Füße, gegen nässende Ekzeme, Acne und andere Hauterkrankungen.

Unguentum diachylon phenolatum. F. M. B. Phenol. liquef. 1,0, Unguent. diachyl. ad. 50,0. — Ohne Gefäß 1,24 RM.

Minium. Germ., Belg., Helv., Jap. **Plumbum hyperoxydatum rubrum.** Austr. Mennige. Rotes, im wesentlichen aus Pb_3O_4 bestehendes, in Wa. unl. Pulver. Frei von fremden Beimengungen. Vorsichtig aufzubewahren. — 10,0 0,05 RM.

Äußerlich zur Herstellung von Pflastern.

Emplastrum Minii rubrum. Germ. I., Ergb. Rotes Mennigepflaster. Cer. flav., Sebum benz., Minium und Ol. Oliv. (je 100) mit Camph. (3). Rotes nach Campher riechendes Pflaster.

Äußerlich zur Reifung von Abscessen.

Emplastrum fuscum. Germ. I., Ergb., Belg. **Emplâtre brun.** Gall. Empl. Matris. **Braunes Pflaster.** Braunes Mutterpfl., bereitet aus Mennige (3), mit 6 T. Erdnußöl gekocht, gelb. Wachs (1,5), Pix naval. (0,5). Die Vorschriften der Belg. und Gall. weichen etwas ab. — 10,0 0,10 RM.

Äußerlich: Gut klebendes Deckpflaster.

Emplastrum fuscum camphoratum. Germ. **Emplastrum Plumbi hyper-oxydati.** Austr. **Emplastrum Minii fuscum.** Helv. Mutterpflaster. (Schwarzes Mutterpflaster, Universal- Mutterpflaster.) Schwarzbraunes, zähes, nach Campher riechendes, Mennige (30), Erdnußöl (61), gelbes Wachs (15) und Campher (1) enthaltendes Pflaster. — Austr. und Helv. sehr ähnlich. — 10,0 0,15 RM. extensum 100 qcm 0,10 RM.

Äußerlich als reizendes, zerteilendes und reifendes Pflaster beim Volk besonders beliebt.

Podophyllum.

Rhizoma Podophylli. Belg., Nederl. **Podophyllum.** Am. **Podophylli Rhizoma.** Brit. **Podophylle** Gall. **Podofillo.** Ital. Podophyllwurzel. Das getrocknete, bewurzelte Rhizom der Berberidacee Podophyllum peltatum L. (Nordamerika) von süßlichem, dann unangenehm bitterem und kratzendem Geschmack. (Am. 3% Podophyllin.)

Dient zur Bereitung des Podophyllins.

Extractum Podophylli fluidum. Aus Podophyllwurzel mit wässerigem Alk. bereitet.

Innerlich zu 0,5—0,75 als Purgativ und Cholagogum bei habitueller Konstipation und Leberaffektionen. In Deutschland nicht angewendet.

Tinctura Podophylli. Brit. Aus 36,5 T. Podophyllin werden mit Alk. 1000 ccm Tinktur bereitet.

Therapeut. Dosen: 0,3—1 ccm (Brit.).

Innerlich zu 1,0—1,5 als Abführmittel.

Podophyllinum. Germ., Belg., Dan., Helv., Ross., Suec. **Resina Podophylli.** Am., Austr., Jap., Nederl., Norv. **Podophylli Resina.** Brit. **Résine de Podophylle.** Gall. **Podofillina.** Ital. Podophyllin. Podophyllumharz. Gelbes, amorphes Pulver oder gelblich- oder bräunlichgraue, lockere, zerreibliche, amorphe Masse, ein Gemenge verschiedener Stoffe (Podophyllotoxin, Pikropodophyllin u. a.) darstellend, durch Wasser aus dem weingeistigen Extrakt der unterirdischen Teile der Berberidacee Podophyllum peltatum L. abgeschieden. In Ammoniakflüssigkeit (100), Alk. (10) l., in Ae. oder Schwefelkohlenstoff nur teilweise l. Bei 100° eine dunklere Färbung annehmend. ohne zu schmelzen. Höchstens 0,5% Asche enthaltend. Vorsichtig aufzubewahren. — 1,0 0,25 RM. Podophyllotoxin 0,1 0,15 RM.

Therapeut. Dosen: 0,016—0,06 (Brit.). Durchschnittl. Dosis: 0,01 (Am.).

Größte Einzelgabe: 0,1 (ebenso Belg., Dan., Helv., Ital., Jap., Nederl., Norv., Ross., Suec., Internat. Vorschl.), dagegen Austr., Gall. **0,05.**

Größte Tagesgabe: 0,3 (ebenso Belg., Helv., Ital., Jap., Nederl., Ross., Internat. Vorschl.), dagegen Austr., Gall. **0,2**, Dan., Norv. **0,1.**

Innerlich zu 0,01—0,03—0,05 pro dosi in Pulvern, Pillen (auch in Verbindung mit Extr. Hyoscyami). Mildes Abführmittel und Cholagogum. Es ruft ohne Kolikschmerzen leicht breiige Stühle hervor, hinterläßt keine Neigung zu nachträglicher Verstopfung und ist sowohl in wenigen großen Dosen, als zu längerem Gebrauch bei habitueller Verstopfung zu verwenden. Auch bei

Leberleiden und Gallensteinkrankheit empfohlen, doch ohne klinische Wirkung. Wesentlicher Bestandteil (neben Calomel) des sogenannten Chologen. Zu hohe Gaben von Podophyllin erzeugen heftige Gastroenteritis, Erbrechen und Übelkeit.

1105. Rp. Podophyllini
       Extr. Hyoscyami
       Radicis Liquiritiae ana 0,4
       Sir. simpl. gtt. X.
M. f. pil. Nr. XXX. S. Abends 1—2 Pillen.
(Bei Verstopfung).

1106. Rp. Podophyllini 0,6
       Extr. Rhei compositi
       Extr. Aloes
       Saponis jalapini ana 2,6.
M. f. pil. Nr. LX. Consp. D. S. Täglich
3—5 Pillen. (Gegen chronische Obstipation.)

1107. Rp. Podophyllini 0,9
       Extr. Belladonnae 0,3
       Saponis medicati 0,9.
M. f. pil. Nr. XXX. Pilules de Podo-
     phylline belladonées.   Gall.

Rhizoma Podophylli Indici. Brit. Wurzelstock und Wurzel von P. Emodi Wall. Enthält Harze.

Podophylli Indici Resina. Brit. Wie Podophyllin hergestellt und angewendet.

Therapeut. Dosen: 0,016—0,06 (Brit.)

Tinctura Podophylli Indici. Brit. Resina Podophyll. Ind. (36,5), Spirit. 90% (ad 1000 ccm).

Therapeut. Dosen: 0,3—1 ccm (Brit.).

Innerlich als mildes Abführmittel und Cholagogum.

Polygala.

Herba Polygalae amarae. Germ. I., Ergb. Suec. **Herba Polygalae.** Suec. **Herba Polygalae amarae c. Radice.** Dan. Bitteres Kreuzblumenkraut. Das zur Blütezeit mit der Wurzel gesammelte, getrocknete Kraut der Polygalacee Polygala amara L. Enthält Bitterstoff und Spuren von ätherischem Öl. — 10,0 0,20 RM.

1108. Rp. Decoct. Herbae Polygalae
       amarae (e 25,0) 150,0
       Liq. Ammonii anisati 5,0
       Sir. Althaeae ad 200,0.
M. D. S. 1—2stündl. 1 Eßlöffel. (Zweckmäßiges Expektorans).

Innerlich im Dekokt 10,0—25,0 auf 100, zu Spezies. Als Expektorans. Früher viel bei Lungenschwindsucht verordnet. Als Volksmittel im Gebrauch.

Polygonum.

Herba Polygoni. Austr. Vogelknöterich. Das Kraut der Polygonacee Polygonum aviculare L. — Herba Polygoni avicularis. 10,0 0,05 RM.

Kieselsäurehaltig, zur Teebereitung beliebtes Volksmittel bei Lungenschwindsucht. In zahlreichen Geheimmitteln.

Herba Polygoni hydropiperis. Ross. Das Kraut von Polygonum hydropiper L.

Innerlich auch in Form des Extractum P. hydr. fluidum (Ross.) bei Ikterus, Hydrops und Rheumatismus angewendet. In Amerika als Chilillo.

Polypodium. Rhizoma Polypodii.

Ergb. Engelsüßwurzel. Der getrocknete Wurzelstock der Polypodiacee Polypodium vulgare L., süßlich, hinterher etwas kratzend, bitterlich schmekkend und schwach, wie ranziges Öl riechend. — 10,0 0,10 RM.

In Form des Dekokts (10%) als Expektorans, Diuretikum und mildes Abführmittel wenig im Gebrauch. Früher als Antiscorbuticum.

Populus.

Gemmae Populi. Germ. I., Ergb., Rom. Peuplier noir (Bourgeon). Gall. Pappelknospen. Die getrockneten Knospen der Salicaceen Populus nigra L. und P. balsamifera. Außer Wachs und gelbem Farbstoff enthalten sie 0,5% ätherisches Pappelöl. Zur Bereitung des Unguent. Populi.

Unguentum Populi. Germ. I., Ergb. Pappelsalbe, aus Gemm. Popul. recent. cont. 1 und Vasel. alb. 2, grünlich. Aus getrockneten Gemm. Popul. unter Zusatz von Fol. Bellad., Herb. Hyosc., Fol. Papav., Fol. Morell, ist bereitet Pommade de Bourgeons de Peuplier Gall. (Ungt. Populi compos.). — 10,0 0,15 RM.

Äußerlich: Kühlende, schmerzlindernde Verbandsalbe.

Praeparationes pro injectionibus hypodermicis, intramuscularibus, intravenosis, intrarachidialibus etc. Belg. mit Vorschriften über Sterilität, Klarsein usw.

Primula.

Flores Primulae. Germ. I. Cowslip. Primevère. Schlüsselblumenblüten, von Primula officinalis L. (Primulacae). — 10,0 0,60 RM.

Früher im Infus als leichtes Diaphoreticum.

Extr. Primulae fluidum. — 10,0 0,45 RM.

Innerlich zu 20 Tr. als mildes Expektorans.

Primulatum fluidum. Nach besonderem Verfahren aus der 8—10% Saponin enthaltenden Rad. Primulae und Rad. Violae odoratae hergestelltes Fluidextrakt. — O. P. 50,0 1,15 RM.

Innerlich als mildes Expektorans 2 stündl. 20 Tr., oder eßlöffelweis 15 : 200 Aq., mehrfach empfohlen.

Primula elatior. Ebenfalls Volksmittel.

Primula obconica Hance ist die durch das Sekret ihrer Drüsenhaare hautreizende Zierpflanze.

Proteinkörper s. Reizkörper S. 595.

Prunus.

Fructus Prunorum. Pruna. Nederl. Prune. Pflaumen. Die getrockneten reifen Früchte der Rosacee Prunus domestica L.

Oleum Persicarum. Germ. **Oleum Pruni armeniacae.** Jap. Pfirsichkernöl. Hellgelbes, geruchloses, mild schmeckendes fettes Öl der Samen der Rosacee Prunus persica Stokes und Prunus armeniaca L., bei —10° noch keine festen Bestandteile ausscheidend. Dichte 0,911—0,916. Jodzahl 95—100. Säuregrad nicht über 8. Verseifungszahl 190—195. Unverseifbare Anteile höchstens 1,5%. Rein, insbesondere frei von trocknenden Ölen, anderen fremden Ölen, flüssigem Paraffin (Verfälschungen). — 10,0 0,20 RM. — Jap. läßt das Öl als Ersatz für Ol. Amygdalarum zu.

Cortex Pruni virginianae. Prunus virginiana. Am. **Pruni virginianae Cortex.** Brit. Virginische Kirschbaumrinde. Die Stammrinde von Prunus serotina Ehrhart. Geschmack bitter, aromatisch-zusammenziehend; beim Kauen nach bitteren Mandeln schmekkend und riechend. Enthält ein blausäurelieferndes Glucosid und wechselnde Mengen freier Blausäure, je nach Jahreszeit und Alter der Rinde 0,05—0,2%.

Durchschnittl. Dosis: 2,0 (Am.).

Innerlich im Fluidextrakt bei Lungenleiden als Beruhigungsmittel angewandt.

Extractum Pruni virginianae fluidum. Aus der Rinde mit wäss. Alk. mit Glycerinzusatz bereitet.

Innerlich zu 4,0 mehrmals täglich als Tonicum und Sedativum bei Magenleiden.

Syrupus Pruni virginianae. Brit., Am. Aus 15 T. Cortex Prun. virgin. werden mit Zucker, Wasser und Glycerin 100 ccm Sirup bereitet.

Therapeut. Dosen: 2—4 ccm (Brit.). Durchschnittl. Dosis: 10 ccm (Am.).

587

Rp. 1109—1110   (Prunus) Tinct. Pruni virginianae — (Pumex) Lapis Pumicis

Tinctura Pruni virginianae. Brit. 20 T. Cort. Pruni virgin. mit 93 T. verd. Alk. maceriert; Zusatz von 10 ccm Glycerin.

Therapeut. Dosen: 2—4 ccm (Brit.).

Innerlich zu 1,0—1,5 mehrmals täglich als mildes Abführmittel.

Ptisanae s. Teil I S. 49.

Pulegium. Herba Pulegii. Port. Poley- oder Flohkraut. Das blühende Kraut der Labiaten Mentha Pulegium L. var. villosa DC. und M. tomentella Hoffmseg. et Link. Enthält 0,3 % ätherisches Öl.

Innerlich, auch als Aq. Pulegii, früher bei krampfhaften Zuständen der Respirationsorgane und bei Gicht benutzt.

Vor der Anwendung des Oleum Pulegii aethereum, Poleyöl, das abortiv wirkt, ist zu warnen.

Pulmonaria. Herba Pulmonariae. Ergb. Das getrocknete, während der Blütezeit gesammelte, schwach riechende und leicht bitter und schleimig schmeckende Kraut (ohne Wurzel) der Borraginacee Pulmonaria officinalis Lungenkraut. Enthält Kieselsäure. — 10,0 0,10 RM.

Volksmittel bei chronischen Bronchialkatarrhen.

Pulsatilla.

Herba Pulsatillae. Germ. I., Ergb. Anémone Pulsatille. Gall. Küchenschelle. Die getrockneten, gegen Ende der Blütezeit gesammelten, oberirdischen Teile der Ranunculacee Pulsatilla vulgaris Miller und P. pratensis Miller. — Die frische Pflanze enthält ein scharf riechendes und brennend schmeckendes Öl (Anemonöl), von heftiger lokaler Wirkung, das bei längerer Aufbewahrung, wie auch beim Trocknen der Pflanze, in den schwach wirksamen Anemonencampher Anemonin $C_{10}H_8O_4$ und die unwirksame Isoanemonsäure $C_{10}H_{10}O_5$ übergeht. Innerlich zu 0,1—0,4 in Pulvern, Pillen, Aufguß 1,0—4,0 auf 100,0, in weinigem Digest bei Katarrhen der Atmungsorgane, Hautausschlägen usw. Nicht mehr im Gebrauch.

Extractum Pulsatillae. Germ. I. Küchenschellenextrákt. Dickes, braunes, in Wa. fast klar l. Extrakt der Küchenschelle mit verd. Alk. bereitet — 1,0 0,05 RM.

Innerlich zu 0,03—0,1—0,2 (!) mehrmals täglich (1,0!), in Pulvern, Pillen, Auflösungen bei Keuchhusten, Asthma, Augenerkrankungen. Nicht mehr im Gebrauch.

Tinctura Pulsatillae ex Herba recente. Alcoolature d'Anémone pulsatille. Gall. Aus gleichen Teilen frischen blühenden Pulsatillkrauts und 95proz. Alk.

Innerlich zu 0,25—0,75 mehrmals täglich. Nicht mehr im Gebrauch.

Anemonin. Bis 0,1 (!) und täglich bis 1,0 (!) bei Bronchialkatarrh und Asthma versucht.

Pulveres s. Teil I S. 29.

Pumex. Lapis Pumicis. Ergb. Bimsstein. Vulkanisches, aus verschiedenen Silicaten bestehendes Mineral. Poröse, rauhe, spröde, graue bis gelbe Stücke. — Lapis Pumicis praeparatus 100,0 0,15 RM.

Äußerlich zu Zahnpulvern; mit Seife gemischt, als am stärksten reinigendes Waschmittel.

1109. Rp. Lapidis Pumicis
   Conchae praeparatae ana 5,0
   Rhizomatis Iridis pulv.
   Tartari depurati ana 9,9
   Olei Menthae piperitae 0,2.
 M. f. pulv. D. S. Zahnpulver.

1110. Rp. Lapidis Pumicis pulv. 3,0
   Saponis pulv. 25,0.
M. D. S. Bimssteinseife. Sapo Pumicis, Savon ponce. (Bei Scabies.)

Pyocyanase. Die durch Autolyse aus Bakterienleibern (Bacillus pyocyaneus) gewonnenen proteolytischen Enzyme. — O. P. 10,0 3,90 RM.

Äußerliche Anwendung bei infektiösen Erkrankungen der Haut, der Schleimhäute, auch bei Diphtherie, kaum mehr im Gebrauch.

Pyrethrum.

Radix Pyrethri (Romana). Germ. I., Ergb., Austr. (P. R.), Brit. **Pyrèthre d'Afrique.** Gall. Römische Bertramwurzel. Die getrocknete Wurzel der Composite Anacyclus Pyrethrum DC. Enthält einen krystallinischen Bitterstoff Pyrethrin und ruft beim Kauen Brennen im Munde und reichliche Speichelsekretion hervor. — Die deutsche Bertramwurzel, Radix Pyrethri Ergb. stammt von Anacyclus officinarum Hayne und hat ähnliche Eigenschaften. — 10,0 0,20 RM.

Äußerlich im Infus oder Dekokt 3,0—10,0 auf 100,0 zu Mund- und Gurgelwässern.

Tinctura Pyrethri. Ergb., Brit. **Teinture de Pyrèthre.** Gall. Bertramwurzeltinktur. 1:5 verd. (Gall. 80proz.) Alk. maceriert. Perkolation 2:10 schreibt vor Brit. (70proz. Alk.).

Äußerlich zu Mund- und Gurgelwässern (2,0—4,0 auf 100,0).

Flores Pyrethri dalmatini. Dalmatiner Insektenblüten. Insektenpulver.

C_6H_5 / N

Pyridinum. Ergb. **Piridine.** Gall. Farblose, leicht bewegliche, widrig riechende, stark alkalische Flüssigkeit, leichtl. in Wa., Alk. und Ae. Siedep. 114 bis 116°. Spez. Gew. 0,985—0,988. — 1,0 0,15 RM.

Früher zum Inhalieren bei Asthma und kardialer Dyspnoe. Nicht mehr gebräuchlich.

C_6H_5 / $NH-NH \cdot CH_3CO$

Pyrodinum. Acetylphenylhydrazin. Als Antineuralgicum und Antipyreticum, ebenso wegen seiner reduzierenden Eigenschaften bei Hautkrankheiten empfohlen, aber wieder aufgegeben wegen seiner starken Blutgiftwirkung. — 1,0 0,20 RM.

Pyrogallol.

Pyrogallolum. Germ., Dan., Helv., Jap., Nederl., Norv., Ross., Suec. **Acidum pyrogallicum.** Austr., Belg. **Pyrogallol.** Am., Gall. **Pirogallolo.** Ital. Trioxyphenol. Pyrogallol. (Pyrogallussäure.) Leichte, weiße, glänzende Blättchen oder Nadeln, bitter schmeckend, in Wa. (1,7) mit schwach saurer Reaktion zu einer farblosen, sich an der Luft allmählich braun färbenden (und sauer reagierenden) Flüssigkeit, in Alk. (1,5), Ae. (1,5) l., bei vorsichtigem Erhitzen sublimierend. Schmp. 131—132° (Am. 130—133°). Kein wägbarer Rückstand. Vor Licht geschützt aufzubewahren. — 1,0 0,10 RM.

OH / C_6H_3 OH OH, Mol.-Gew. 126.

Äußerlich als Salbe 1:10—20 Vaselin oder Lanolin, gegen Psoriasis; bei Einreibungen über den ganzen Körper täglich etwa 15,0 Salbe (höchstens 1—3 g Pyrogallol!) anzuwenden, auch gegen lupöse und syphilitische Infiltrate, cancroide und gutartige Oberhautwucherungen angewendet, als Salbenmull 10—40proz. zum Verbande, auch als 5—10proz. spirituöse Lösung. Bei Lupus Salbenbehandlung 10%, dann 2% und endlich noch schwächere Salben. Wirkt weniger reizend und verfärbt weniger als das Chrysarobin und daher bei Behandlung des Gesichts, des behaarten Kopfes vorzuziehen. Das Haar verfärbt sich (dunkelgrün).

Die Anwendung des Pyrogallols erfordert, selbst wenn solche nur äußerlich geschieht, Vorsicht, seine Resorption geht selbst von der unverletzten Haut leicht vor sich. Die akute Intoxikation trägt die Kennzeichen der Phenolvergiftung und der Methämoglobinbildung. Bei nur 10proz. Salbe wurden Schüttelfrost, Koma, Hämoglobinurie, Nierenschädigungen, in einem Falle sogar Exitus letalis beobachtet.

1111. Rp. Pyrogalloli 5,0
    Acidi salicylici 2,0
    Ammonii sulfoichthyolici 5,0
    Vaselini flavi ad 100,0.
M. f. ungt. Äußerlich. Ungt. Pyrogalloli compositum.   F. M. G.

1112. Rp. Pyrogalloli 1,0
    Aq. dest. 1,0
    Adipis Lanae c. aq. 8,0.
M. f. ungt. D. S. Äußerlich. (Für Gesicht und behaarten Kopf.)

Eugallol (E. W.). Pyrogallolmonoacetat in Lösung. Sirupdicke, rotbraune Flüssigkeit, die 67% E. und 33% Aceton enthält. Zur Verdünnung dient Aceton. — 1,0 0,30 RM.

Äußerlich als Pinselung bei Psoriasis und Lupus. Hat sich wegen leicht auftretender Entzündungserscheinungen und Schwarzfärbung der Haut (besonders bei Anwesenheit von Zinkoxyd), die durch Salzsäure und Seifen gesteigert wird, nicht eingebürgert.

Lenigallol (E. W.). **Pyrogallolum triacetylicum.** Pyrogalloltriacetat. Weißes, in Wa. völlig unl. Pulver. — Lenigallol 1,0 0,30 RM.

Äußerlich als Puder in Substanz oder als 10proz. Zinkpaste und als Salbe empfohlen bei allen Formen der Ekzeme, mit Ausnahme der akuten Reizekzeme, an Stelle des Pyrogallols.

1113. Rp. Lenigallol 4,0
    Pasta Zinci ad 30,0.
M. f. pasta. D. S. Lenigallolzinkpaste.

1114. Rp. Lenigallol 1,0
    Zinc. oxyd. 9,0
    Amyl.
    Sacch. Lact. ana 15,0.
M. D. S. Schnupfpulver.

Quassia.

Lignum Quassiae. Germ., Austr., Belg., Brit. (Q. L.), Helv., Jap., Nederl., Norv., Ross., Suec. **Quassia.** Am. **Quassia de la Jamaique.** Gall. **Quassia.** Ital. Quassiaholz. Bitterholz. Das gelblichweiße oder hellgelbliche, leicht spaltbare, geruchlose, stark und anhaltend bitter[1]) schmeckende Holz der Stämme und Äste der Simarubacee Picrasma excelsa (Swartz) Planchon und von Quassia amara L.[2]) Nur Quassia amara verlangen Austr., Helv., Suec., nur Picrasma excelsa Brit.; Gall. erwähnt Quassia amara, bezeichnet dieses Holz aber als weniger wirksam. Die übrigen Pharm. haben wie Germ. beide Sorten. In beiden Hölzern sind verschiedene krystallinische Bitterstoffe enthalten (Quassiine und Picrasmine). — 100,0 0,25 RM.

Durchschnittl. Dosis: 0,5 (Am.).

Innerlich zu 1,0—2,0 mehrmals täglich, im Aufguß 5,0—10,0 auf 100,0, in Maceration mit Wein 3,0—5,0 auf 100,0. Als Bittermittel und Tonicum früher in ausgedehntem Gebrauch.

Eine eigentümliche Form zur Bereitung kalter Aufgüsse gewähren die aus Quassiaholz gedrechselten Becher (Quassia-Becher), die man mit Wein füllte, der in ihnen schon nach kurzer Zeit bitter wird.

Äußerlich im Aufguß als Klysma gegen Askariden.

1115. Rp. Inf. Ligni Quassiae rasp.
    (e 10,0) 200,0
    Natrii bicarbonici 5,0
    Tinct. Aurantii corticis 10,0
    Sir. simpl. 50,0.
M. D. S. 2stündl. 1 Eßlöffel.

1116. Rp. Ligni Quassiae rasp. 25,0
    Vini Rhenani 500,0
    Macera per octo dis,
    filtra et adde
    Tinct. Cinnamomi 10,0
    Spiritus Aetheris chlorati 5,0.
D. S. Tägl. 2 Weinglas voll zu verbrauchen.

---

[1]) Das arsenikhaltige Fliegenpapier ist zum Schutze vor Vergiftungen von etwa daran leckenden Kindern usw. mit Quassia (Quassiaholzabkochung oder Extraktlösung) getränkt.
[2]) Surinam-Ware, daneben Jamaica-Ware.

Extractum Quassiae. Ergb., Austr., Helv., Jap. **Quassiae extractum.** Belg. **Extrait de Quassia.** Gall. Quassiaholzextrakt. Bitterholzextrakt. Trockenes (dickes Gall., Helv.) braunes, sehr bitter schmeckendes, in Wa. trübe l. Extrakt. — Fluidextractum Quassiae durch Perkolation mit wäss. Alk.

Innerlich zu 0,3—0,6 mehrmals täglich, in Pillen, Solutionen als Bittermittel.

Tinctura Quassiae. Ergb., Belg. (Qu. T.), Helv., Jap., Nederl. **Teinture de Quassia.** Gall. **Tintura di Quassia.** Ital. Quassiatinktur. Gelb, stark bitter schmeckend aus Quassiaholz 1:5 verd. Alk. bereitet (Brit. 1:10) Perkolation mit Alk. verschiedener Stärke schreiben vor Helv., Ital. 1:5.

1117. Rp. Tinct. Quassiae 40,0
    Tinct. Aurantii 10,0.
M. D. S. ½ Stunde vor der Mahlzeit
20—30 Tr. auf Zucker zu nehmen.

— 10,0 0,20 RM.

Therap. Dosen: 2—4 ccm. (Brit.).
Innerlich zu 1,0—1,5 3—4mal täglich als Amarum.

Cortex Quassiae. Ergb. Quassiarinde. — 10,0 0,05 RM.

1118. Rp. Corticis Quassiae conc. 15,0
    Radicis Valerianae minoris 25,0
    Corticis Fructus Citri 10,0.
M. f. spec. D. in part. aeq. Nr. VIII.
D. S. Jede Dosis abends mit 2 Tassen kaltem Wasser zu begießen und diese am folgenden Tage zu verbrauchen.

Innerlich zu 0,15 mehrmals täglich, in Pulverform sehr schlecht zu nehmen wegen der intensiven und unangenehmen Bitterkeit, im Aufguß warm oder kalt bereitet, namentlich waren kalte oder weinige Aufgüsse beliebt. 3,0—5,0 auf 150,0 mit Tinct. Cinnam., Spir. aether. oder ähnlichen Geschmackskorrigentien, Dekokt unzweckmäßig, am besten in Species. Früher viel beliebtes Stomachicum.

Quassinum. Quassine. Gall. Quassiin. Gall. versteht darunter die aus Quassia amara und Picraena excelsa gewonnenen krystallinischen Bitterstoffe. Farblose, luftbeständige, geruchlose, sehr bitter schmeckende Krystalle, l. in 30 T. Alk. und in 400 T. Wa. Schmp. 210°. — 0,1 Qu. amorphum 0,35 RM, Qu. cristallisatum 2,40 RM.

Innerlich als Bittermittel, Stomachicum, in Pillen zu 0,01—0,02 pro Pille.

Quebracho.

Cortex Quebracho. Ergb., Austr., Helv., Suec. Quebrachorinde. Weiße Quebracho. Von Aspidosperma Quebracho blanco Schlechtendal, einem zu den Apocyneen gehörigen Baum. Die Rinde enthält in einer Gesamtmenge von 0,3—1,5% Alkaloide als gerbsaure Salze, darunter Quebrachin $C_{21}H_{26}O_3N_2$, Aspidospermin $C_{22}H_{30}O_2N_2$, einen Zucker, ein Cholesterin und Gerbstoff. — 10,0 0,20 RM.

Innerlich am besten in Form der Tinctura Quebracho. Als Fiebermittel früher angewandt, jetzt verlassen. Als Linderungsmittel bei Dyspnoe, namentlich bei Asthma bronchiale, noch gelegentlich angewendet.

Extractum Quebracho. Ergb. Quebrachoextrakt. Aus Quebrachorinde hergestelltes dickes, braunes, in Wa. trübe l., zusammenziehend schmeckendes Extrakt (mit wäss. Alk. bereitet), das durch Eindampfen zur Trockne zum Extractum Quebracho siccum Ergb. wird. — 1,0 0,60 RM.

Innerlich früher in Pillen und Pulvern zu 0,3—0,5. Jetzt verlassen.

Extractum Quebracho fluidum. Austr. Quebrachofluidextrakt. Durch Perkolation von Quebrachorinde mit wäss. Alk. bereitete braunrote, klare, rein bitter schmekkende Flüssigkeit. — 10,0 0,35 RM.

Innerlich 2—3mal tägl. 2,0—4,0 bei Asthma bronchiale, kaum mehr im Gebrauch.

Tinctura Quebracho. Ergb., Helv. Quebrachotinktur. Rötlichbraune, bittere Tinktur bereitet aus 1 T. Quebrachorinde mit 5 T. verd. Alk. Helv. läßt 1:5 perkolieren. — 10,0 0,25 RM.

Innerlich teelöffelweise rein mehrmals des Tages, in schleimigen Vehikeln, in Sirupen bei Asthma bronchiale, bei Atemnot der Emphysematiker, Herzkranken und Pleuritiker. Wenig mehr im Gebrauch.

Quercus.

Cortex Quercus. Germ., Austr., Helv., Norv., Ross., Suec. Chêne. Gall. Eichenrinde. Die getrocknete Rinde jüngerer Stämme und Zweige der Fagaceen Quercus robur L. und Q. sessiliflora Salisbury. Besonders nach dem Anfeuchten loheartig riechend, schwach bitter und stark zusammenziehend schmeckend, oder graubraunes Pulver, höchstens 8% Asche enthaltend. Die meisten Pharm. erlauben auch Q. pedunculata Ehrhart. Enthält bis 15% Eichengerbsäure; ferner Pektin und Harz. — 100,0 0,20 RM.

Innerlich zu 0,5—1,5, selten in Pulver, öfter im Dekokt (10,0—25,0 auf 150,0) als Adstringens. Verlassen.

Äußerlich zu Streupulvern mit Alaun, Kamille, Myrrhe, als Dekokt 10,0—20,0 auf 100,0 zu adstringierenden Mund- und Gurgelwässern, Injektionen (besonders zu Injektionen in die Vagina bei Fluor albus), Verbandwässern, Waschungen (bei Fußschweißen), Salben (vgl. Plumbum tannicum pultiforme) zu Bädern (1 Pfund Rinde mit mehreren Litern Wasser abgekocht und dem Bade zugesetzt). Alle diese Anwendungen wenig mehr im Gebrauch. Häufiger in der Volksmedizin.

Extractum Quercus fluidum. Aus Eichenrinde durch Perkolation mit verd. Alk. und Glyc. bereitet.

Innerlich zu 20 Tr. als Adstringens.

Äußerlich als Zusatz zu adstringierenden Mundwässern.

Semen Quercus. Austr., Norv. Eicheln. Die reifen getrockneten Samen von Q. pedunculata und Q. sessiliflora. Sie enthalten 6—9% Gerbstoff, Fett, Kohlehydrate usw. Zur Bereitung von

Semen Quercus tostum. Germ. I., Ergb., Austr., Norv. Eichelkaffee. Geschälte, geröstete und grob gepulverte Eicheln. — 100,0 0,25 RM.

Innerlich als Abkochung ¹/₂ Eßlöffel auf 1 Tasse, in der Regel noch mit Zusatz von etwas Kaffee. Bei chronischen Diarrhöen als Volksmittel.

Quillaja.

Cortex Quillaiae. Germ., Austr., Dan., Helv., Jap., Suec. **Quillaiae Cortex.** Brit. **Ecorce dite de Panama.** Gall. Seifenrinde. Die von der braunen Borke befreite, getrocknete Stammrinde der Rosacee Quillaia saponaria Molina (Südamerika). Beim Zerbrechen einen niesenerregenden Staub abgebend oder weißliches oder bräunliches, stark niesenerregendes Pulver, geruchlos, schleimig und kratzend schmeckend. Fremde Rinden und Holz nicht und höchstens 18% Asche enthaltend. Bestandteile: Quillaiasäure, Sapotoxin, Saponin und das Kohlehydrat Lactosin. — 100,0 0,50 RM.

Innerlich als Expektorans bei Bronchitis mit zähem Auswurf. 1,5 bis 5,0 auf 150,0 Dekokt, 2—3stündl. bei Erwachsenen eßlöffelweise, bei Kindern teelöffelweise, wenig mehr im Gebrauch.

Extractum Quillajae fluidum. Aus Quillajarinde durch Perkolation mit verd. Alk. bereitet.

Innerlich zu 4—15 Tr. bei Bronchitis.

Äußerlich zur Bepinselung der Haut bei Ekzem, Pityriasis und anderen Hautkrankheiten. In Deutschland nicht gebräuchlich.

1119. Rp. Tinct. Quillajae 20,0
    Tinct. Myrrhae
    Glycerini ana 5,0
    Boracis
    Olei Gaultherii ana 0,5
    Olei Caryophyllorum 1,5.
M. D. S. 5—10—15 Tr. zu ¹/₂ Glas Wasser zum Reinigen des Mundes und der Zähne.

Tinctura Quillajae. Ergb., Brit. (Q.T.), Helv., Suec. **Teinture de Quillaya.** Gall. Quillajatinktur. Seifenrindentinktur. Gelbbraune, scharf kratzend schmeckende Tinktur bereitet aus 1 T. Seifenrinde mit 5 T. verd. Alk. Perkolation mit Alk. verschiedener Stärke schreiben vor Helv. 1:5, Brit. 5:100, Suec. 20:100. — 10,0 0,20 RM.

Therapeut. Dosen: 2—4 ccm (Brit.).

Äußerlich zu Mund- und Zahnwasser.

Radioaktive Substanzen.

Jede radioaktive Substanz[1]) ist in dauerndem Zerfall begriffen, so daß die Zahl der zerfallenden Atome der Zahl der vorhandenen Atome proportional ist. Es ist bisher nicht gelungen, die Zerfallsgeschwindigkeit irgendwie zu beeinflussen, einige Atome zerfallen früher, andere später, aber die Atome einer jeden einheitlichen radioaktiven Substanz haben eine bestimmte mittlere Lebensdauer, dabei ist der Zerfall der meisten Substanzen mit der Emission einer besonderen Strahlenart verbunden. Das Zerfallsprodukt zerfällt wieder mit einer ihm eigentümlichen mittleren Lebensdauer in ein zweites und so fort, so daß immer aus einem Atom des vorhergehenden Produkts ein Atom des folgenden entsteht. Die Zerfallsgeschwindigkeit, die bei den einzelnen radioaktiven Substanzen sehr verschieden ist, kann durch die Halbwertszeit definiert werden, d. h. durch die Zeit, in welcher die Hälfte der Atome zerfällt, also die Aktivität auf den halben ursprünglichen Wert gesunken ist. Unsere Präparate bestehen fast nie aus einheitlichen Elementen, sondern aus einer ganzen Reihe von Substanzen, von denen eine aus der anderen durch radioaktive Umwandlung entstanden ist. Sogenanntes „radioaktives Gleichgewicht" ist hierbei vorhanden, wenn von jeder Substanz in der Sekunde ebensoviel Atome zerfallen, wie ihr von der vorhergehenden zugeführt werden.

Die Zahl der bekannten radioaktiven Elemente beträgt 40, man kann sie tabellenweise in zwei stammbaumartigen Reihen so anordnen, daß ihre Reihenfolge der Folge der Umwandlungsprozesse entspricht, nämlich die Uran-Radiumreihe und die Thoriumreihe. Die wichtigsten Präparate sind die Radiumpräparate. Sie bestehen aus einem Radiumsalz, z. B. $RaBr_2$, das gewöhnlich in ein Glasröhrchen eingeschlossen ist. Außer dem Radium sind in diesen Präparaten immer alle aus ihm durch Zerfall entstandenen Substanzen vorhanden, das sind die Ra-Emanation, ein Edelgas, sowie RaA, RaB, C, D, E, F. Radium selbst hat die Halbwertszeit 1750 Jahre, während die Lebensdauer seiner Zerfallsprodukte nur nach Minuten bzw. Tagen rechnet. Trotzdem finden Emanationspräparate, die man vom Ra abpumpen kann, in der Therapie Anwendung (Emanation in sehr kleine Röhrchen gefüllt), da die Emanation und ihre Zerfallsprodukte fast die ganze Aktivität der Radiumpräparate liefern und wegen ihrer geringen Kostbarkeit bequemer zu handhaben sind, allerdings ist die Halbwertszeit dieses Präparates nur 4 Tage.

Ein anderes Präparat, das häufig verwendet wird und welches bedeutend billiger als Radium ist, ist das Mesothor. Seine Halbwertszeit beträgt 5 Jahre. Frisch hergestellte Meso horpräparate nehmen in den ersten Jahren an Aktivität zu, denn nach Abscheidung des Mesothors beginnt die Bildung des aus ihm als Zerfallsprodukt entstehenden Radiothors, welches schnell zerfallende, stark aktive Produkte liefert.

Die Brauchbarkeit eines Präparates wird bestimmt von der Stärke seiner Aktivität, von seiner Lebensdauer und der Art der emittierten Strahlung. Die bei den radioaktiven Umwandlungsprozessen ausgesandten Strahlenarten werden als α-, β- und γ-Strahlen bezeichnet. Die α-Strahlen sind doppelt positiv geladene Heliumatome, ihre Geschwindigkeit beträgt $^1/_{15}$ der des Lichts, die β-Strahlen sind Elektronen, deren Geschwindigkeit bis auf 1% an Lichtgeschwindigkeit heranreicht, die γ-Strahlen sind eine Art Lichtstrahlen, deren Wellenlänge noch erheblich kleiner ist als die der Röntgenstrahlen (etwa 10^{-9} cm). Sendet eine Strahlenquelle α-, β- und γ-Strahlen gleichzeitig aus, so lassen sich diese durch elektrische oder magnetische Felder oder am einfachsten durch Absorptionsfilter trennen. Um α-Strahlen völlig zu absorbieren, genügt bereits eine Al-Folie von $^1/_{10}$ mm oder ein Blatt Papier, während β-Strahlen erst durch 2 mm Al absorbiert werden, dagegen werden die γ-Strahlen sogar durch 9 cm Blei erst um etwa 1% geschwächt.

Die Stärke der Aktivität eines Präparates wird am einfachsten gemessen durch die Stärke des von ihm erzeugten Ionisationsstroms. Die radioaktive Strahlung zerschlägt nämlich die Luftmoleküle in elektrisch geladene Atome, die Ionen; bei Anlegung einer elektrischen Spannung an zwei Elektroden, zwischen denen sich die ionisierte Luft befindet, geht deshalb ein elektrischer Strom über, der bei voller Ausnutzung der gebildeten Ionen Sättigungsstrom genannt wird. Beträgt dieser Strom $^1/_{1000}$ der elektrostatischen Einheit, so sagt man: radioaktive Substanz, welche diesen Sättigungsstrom erzeugen kann, hat die Stärke der Aktivität von einer „Mache" Einheit. Dieses Maß wird vielfach verwandt bei sehr schwachen Radioaktivitäten, z. B. zur Angabe des Radiumgehalts von Quellwässern. Stärkere Präparate werden in sogenannten „Curie" gleich 1 „mg-Äquivalent Radium" angegeben; hierbei sagt man: eine radioaktive Substanz ist äquivalent 1 mg Ra,

---

[1]) Die physikalischen Darlegungen verdanken wir Herrn Dr. Otto Klemperer, Kiel.

wenn ihre γ-Strahlung den gleichen Ionisationsstrom erzeugt, wie 1 mg Ra zusammen mit allen mit ihm im Gleichgewicht stehenden Zerfallsprodukten. 1 Macheeinheit entspricht 3,64 · 10^{-10} Curie. Die biologische Wirkung der radioaktiven Substanzen besteht in Veränderungen der eiweißhaltigen Gewebsflüssigkeiten und der Körperzellen; über die Natur dieser Veränderungen ist noch nichts Abschließendes zu sagen. Die Wirkung ist photochemisch, aus den Atomen werden die Elektronen herausgeschleudert; wie sich diese Wirkung im einzelnen auswirkt, ist unklar. Doch ändern die Gewebsflüssigkeiten ihre Wasserstoffionenkonzentration, ihren Kalkgehalt, ihre Dispersität, die Zellen werden nekrotisiert, sie erleiden den „Strahlentod". Empirisch werden die Zellen in solche verschiedener Strahlenempfindlichkeit eingeteilt, derart, daß schwache Radioaktivität nur strahlenempfindliche Zellen vernichtet. Zu diesen gehören gewisse Leukocyten. Durch den Zerfall derselben werden Reizstoffe frei gemacht, welche analog den Proteinreizkörpern der unspezifischen Therapie eine den Heilvorgängen günstige Umstimmung des Gesamtorganismus herbeiführen; so können alle Entzündungen durch Schwachbestrahlung beeinflußt werden, ebenso wie sie zur Anregung von Hyperplasie und Resorption beitragen kann. Mittelstarke Bestrahlung vernichtet mäßig strahlenfeste Zellen, zu welchen wir empirisch die Leukocyten der Leukämie, die Granulom- und einige Sarkomzellen, die der Thyreoidea und der Hypophyse zählen. So erklären sich die Heilerfolge bei Leukämie, Lymphogranulom und Sarkom sowie Mb. Basedow und Akromegalie. Die wenigst strahlenempfindlichen Zellen sind die des Carcinoms, welche also mit Intensivbestrahlung angegriffen werden. In der Praxis werden die r. S. im wesentlichen zur Geschwulstbehandlung verwertet, daneben bei Blutkrankheiten, auch bei den endokrinen Erkrankungen und bei Entzündungen.

Radiumsalz, (Radiumbromid, Radiumchlorid), feines, grauviolett schimmerndes Krystallpulver. Wird in Mengen von 10—100 mg in Glasröhrchen oder Kapseln verwendet. Außer Gebrauch werden die Röhrchen in dicken Bleibehältern verwahrt. Die medizinische Verwendung findet fast ausschließlich zur Geschwulstbehandlung statt. Die Radiumtherapie ist Gegenstand besonderen Studiums.

Radium - Emanation, stark radioaktives Edelgas, welches dauernd durch Zerfall des Radiums frei wird. Wurde früher eingeatmet in besonderen Emanatorien, d.h. geschlossenen Räumen, die durch besondere Apparate mit schwachem Emanationsgehalt erfüllt waren. Jetzt hauptsächlich zu Trinkkuren verwendet in wässeriger Lösung, teils in natürlichen Quellwässern (Oberschlema, Brambach, Joachimstal u. a.), teils in künstlich hergestellten Trinkwässern, denen die Emanation durch Absaugen von Radiothor mit HCl-haltigem Wasser mitgeteilt wird. Stark emanationshaltiges Wasser wird auch zu intramuskulären und intravenösen Injektionen verwendet. Die natürliche Emanation enthaltenden Quellen werden auch zu Badekuren benutzt. Besonders zur Behandlung von Gicht und Rheumatismus, aber auch in anämischen und Schwächezuständen. Die Erfolge sind unsicher.

Mesothorium, stark radioaktives, billigeres Ersatzpräparat des Radiums, wird zu gleichen therapeutischen Zwecken verwendet.

Thorium X (Degea). Zerfallsprodukt des Mesothor, in stark radioaktiver Lösung, schnell zerfallend; von der Fabrik werden den gelieferten Lösungen Tabellen beigegeben, auf denen die Zerfallszeiten erkennbar sind. Zu Trinkkuren 50—60 elektrostatische Einheiten im ccm bei Gicht; zur intravenösen Injektion bei Blutkrankheiten (kleine Dosen, 50—200 elektrostatische Einheiten, bei perniziöser Anämie, große Dosen, 500—1000 elektrostatische Einheiten bei Leukämie). Auch in Salben bei Hautkrankheiten (Psoriasis) und in Stäbchen zum Einführen in Tumoren, die sich danach verkleinern.

Rapa. Oleum Rapae. Germ., Dan., Norv., Suec. Rüböl. Rapsöl. Gelb oder bräunlichgelb, etwas dickflüssig, eigenartig riechend und schmeckend, aus den Samen von angebauten Brassica-Arten (Cruciferen, z. B. Br. Rapa L.), ohne An-

wendung von Wärme gepreßt. Dichte 0,906—0,913. Jodzahl 94—106. Säuregrad nicht über 8. Verseifungszahl 168—179. Unverseifbare Anteile höchstens

1120. Rp. Olei Rapae 80,0
       Liq. Ammonii caustici 20,0.
M. D. S. Äußerlich. Linimentum ammoniatum seu volatile.

1,5 %. Rein, insbesondere frei von un-
gereinigtem Rüböl. Es besteht wesentlich aus den Glyceriden der Eruca-
und Rapinsäure. — 100,0 0,40 RM.

Äußerlich wie Ol. Olivarum, billigstes Öl zu Linimenten.

Ratanhia.

Radix Ratanhiae. Germ., Austr., Belg. (R. Rad.), Dan., Helv., Nederl.,
Norv., Ross., Suec. **Krameria.** Am. **Krameriae radix.** Brit. **Ratanhia du Pérou.**
Gall. **Ratania.** Ital. R a t a n h i a w u r z e l. Die getrockneten, hell- bis dunkel-
braunroten, rötlichbraun- bis gelbholzigen, geruchlosen Wurzeln der Leguminose **Krameria triandra Ruiz et Pavon** (Brit., Am. auch Kr. argentea Mart.),
deren Rinde stark zusammenziehend schmeckt, deren Holz fast geschmacklos
ist. Das Pulver ist hellrot bis rot. Höchstens 5% Asche enthaltend. Die
Ratanhiawurzel enthält 20—40% R a t a n h i a g e r b s ä u r e und kleine Mengen
Ratanhiarot, dem Spaltungsprodukt derselben. — 100,0 0,60 RM.

D u r c h s c h n i t t l. D o s i s: 1,0 (Am.).

I n n e r l i c h zu 0,5—1,5 in P u l v e r n, P i l l e n (besser das Extrakt), im Dekokt 5,0—15,0 auf 200,0. Als Adstringens bei chronischen Diarrhöen, früher
auch bei inneren Blutungen.

Ä u ß e r l i c h zu Z a h n p u l v e r n, in A b k o c h u n g zu M u n d- und G u r g e l-
wässern, I n j e k t i o n e n, K l i s t i e r e n (10:100).

1121. Rp. Decoct. radicis Ratanhiae (10,0)
       200,0
       Tinct. aromaticae acidae 10,0
       Sir. Cinnamomi 25,0.
M. D. S. 1—2stündl. 1 Eßlöffel. (Bei
Darmkatarrh.)

1122. Rp. Radicis Ratanhiae
       Kino pulv. ana 2,0
       Catechu pulv. 4,0
       Corticis Cinnamomi
       Nucis moschatae ana 1,0.
M. f. pulv. Messerspitzenweise. (Bei
Diarrhöe.) Pulvis Catechu compositus.
                                Brit.

1123. Rp. Decoct. rad. Ratanh. 10: 180,0
       Tinct. Opii simpl. 2,0
       Sir. simpl. ad 200,0.
M. D. S. 2stündl. 1 Eßlöffel. (Bei Darmkatarrh.)

1124. Rp. Radicis Ratanhiae subt. pulv.
       10,0
       Tartari depurati 15,0
       Flor. Caryoph. pulv. 2,5.
M. f. pulv. D. S. Zahnpulver.

Extractum Ratanhiae. Germ. I., Ergb., Austr., Dan., Helv., Nederl.
Ratanhiae extractum. Belg. **Extractum Krameriae.** Brit. **Extrait de Ratanhia.** Gall. **Estratto di Ratania acquoso.** Ital. R a t a n h i a e x t r a k t. Aus Rad.
Ratanhiae mit Wa. bereitetes rotbraunes, glänzendes, zusammenziehend
schmeckendes, in Wa. trübe l. Pulver. — 1,0 0,25 RM.

T h e r a p e u t. D o s i s: 0,3—1,0 (Brit.).

I n n e r l i c h zu 0,5—1,5 mehrmals täglich, in Pillen, Trochiscen, Mixturen als Adstringens bei Diarrhöen, früher auch bei Darmblutungen.

Äußerlich zu Mund- und Gurgelwässern 5,0—10,0 auf 100,0, Pinselsäften 1,0—5,0 auf 25,0, Klistieren 5,0—10,0 ad Klysma, Suppositorien,
Zahnpulvern, Pflastern und Salben.

1125. Rp. Extr. Ratanhiae 2,5
      Aq. dest. 5,0
      Sir. simpl. ad 100,0.
M. D. S. Stündlich 1 Kinderlöffel. Sirop
de Ratanhia.   Gall.

1126. Rp. Extr. Ratanhiae
      Aluminis ana 7,5
      Oxymellis 45,5
      Aq. dest. ad 200.
M. D. S. Gurgelwasser.

1127. Rp. Extr. Ratanhiae 10,0
      Olei Cacao 20,0.
M. f. suppos. Nr. X. Suppositoires
d'extrait de Ratanhia (z. B. bei Fissura ani).   Gall.

Ratanhiae extractum fluidum. Belg. Ratanhiafluidextrakt wird aus Ratanhia-
rinde durch Perkolation mit 30proz. Alk. bereitet.

Innerlich und äußerlich wie das vorige.

Sirupus Ratanhiae. Belg. (R. S.), Helv. **Sirop de Ratanhia.** Gall. **Sciroppo di
Ratanhia.** Ital. Ratanhiasirup. Rotbraun, zusammenziehend schmeckend, aus
Ratanhiafluidextrakt (Belg. 100:1000) oder Ratanhiaextrakt (Gall. 25:1000, Helv.
10:1000, Ital. 20:1000) bereitet.

Innerlich allein oder als Zusatz zu adstringierenden Mixturen bei diarrhoischen
Zuständen, besonders der Kinder.

TincturaRatanhiae. Germ., Austr., Belg. (R.T.), Dan., Helv., Nederl., Norv., Ross., Suec.
Tinctura Krameriae. Am., Brit. **Teinture de Ratanhia.** Gall. **Tintura di Ratania.** Ital.
Ratanhiatinktur. Dunkelrot, zusammenziehend schmeckend, bereitet aus Ratanhiawurzel
1:5 T. verd. (Belg., Gall., Ital. 60proz.) Alk.
Alkoholzahl nicht unter 7,4. Perkolation 1:5

1128. Rp. Tinct. Ratanhiae
      Tinct. Myrrhae ana 10,0.
D. S. Äußerlich, zum Pinseln des Zahnfleisches. Verdünnt (½ Teelöffel auf
1 Glas Wasser) als Mundwasser.

mit Alk. verschiedener Stärke schreiben vor
Am., Brit., Helv. — 10,0 0,20 RM.

Therapeut. Dosen: 2—4 ccm (Brit.).
Durchschnittl. Dosis: 4 ccm (Am.)

Innerlich zu 1,0—1,5 mehrmals täglich. Als Adstringens, bei Diarrhöen.

Äußerlich zu Mund- und Gurgelwässern (5,0—20,0 auf 100,0), unverdünnt zum
Bepinseln des Zahnfleisches und der Pharynxschleimhaut.

Reizkörper.

Unter dieser Bezeichnung fassen wir eine Reihe von Mitteln, besonders Ei-
weißstoffen (Proteinkörper) zusammen, welche bei parenteraler Zufuhr eine
„Umstimmung" im Körper, d. h. Veränderungen der Säftezusammensetzung,
des Stoffwechsels, der Nervenreaktion und des Blutumlaufs hervorrufen. Diese
Umstimmung führt zu Änderungen in Krankheitsabläufen, unter besonderen
Umständen auch zu objektiver Besserung und Heilung. Die Injektion der
Reizkörper geschieht zum Zweck der Erhöhung der Abwehrkräfte des Körpers
gegen akute und chronische Infektion, sowie zur Beeinflussung chronisch-
entzündlicher Herde und schlecht heilender Substanzverluste. Klinische Zeichen
der Reizkörperwirkung sind vorübergehende Temperatursteigerung und ge-
störtes Allgemeinbefinden mit örtlichen Erscheinungen am Krankheitsherd
(Hyperämie und Schmerz), welche langsam abklingen, um nach erneuter
Injektion in verringertem (oder auch verstärktem) Maße wieder aufzutreten.
Wie weit die Reizkörperwirkung zur Heilung beiträgt, muß bei jeder Krankheits-
kategorie dem klinischen Urteil überlassen bleiben. Es scheint Einigkeit vor-

handen zu sein, daß akute Infektionen durch Reizkörperinjektion nicht gebessert werden, während chronische Infektionen wie chronisch-entzündliche Infektionsfolgen (chronische Otitis, Adnexitis, Pyodermien, Urethritis, insbesondere Arthritis, auch Neuralgien) günstig beeinflußbar sind. Der Diskussion untersteht noch die Anwendung bei Magengeschwür sowie bei allergischen Zuständen (z. B. Asthma bronchiale).

In der folgenden Aufzählung sind nur solche Substanzen zusammengefaßt, deren Wirkung in der oben beschriebenen Allgemeinwirkung zutage tritt. (Besondere Zeichen der „Umstimmung" sind z. B. charakteristische Blutveränderungen: Hyperleukocytose, Hypercholesterinämie, Zunahme der Blutkörperchensenkungsgeschwindigkeit usw.) Man darf annehmen, daß diese Veränderungen durch die Resorption löslichen Eiweißes hervorgerufen werden (daher auch die Bezeichnung: Proteinkörpertherapie); entweder wird dies Eiweiß direkt injiziert oder es wird durch die nekrotisierende Wirkung einer subcutan oder intramuskulär injizierten Substanz Gewebseiweiß zur Lösung und Resorption gebracht. Danach können chemische Substanzen, die eine von der „Umstimmung" unabhängige Lokalwirkung hervorrufen wie Phenylchinolincarbonsäure (Atophan) oder Jodoxychinolinsulfosäure (Yatren) nicht zu den Reizkörpern gerechnet werden. Ebensowenig können die per os beigebrachten Mittel bei den Reizkörpern aufgezählt werden. Dagegen rechnen wir die durch Extraktion von Bakterien gewonnenen Eiweißkörper (mit oder ohne Zusatz anderer Substanzen) zu den Reizkörpern.

Steriles normales Blutserum (verschiedener Firmen: Pferde-Serum [Serum equi normale], auch Rinder- und Hammel-Serum [in Ampullen von 5—30 ccm, mit 0,5% Phenol]; im klinischen Betrieb ist meist von Aderlässen menschliches Serum zur Verfügung). 1—5 ccm, subcutan injiziert, wirken (neben der Wirkung der übrigen Serumbestandteile) durch den Eiweißgehalt. Den Indikationen der Reizkörpertherapie wird auch die intramuskuläre Injektion von 2—5 ccm körpereigenen Blutes gerecht, welches zu diesem Zweck unmittelbar vorher der Armvene des Patienten entnommen ist (Eigenbluttherapie).

Sterile Kuhmilch. Vorbedingung der Anwendung ist sorgfältige Sterilisierung, am besten an 3 aufeinanderfolgenden Tagen je 15 Minuten im Wasserbad bei 60° nicht übersteigender Temperatur. Zur intramuskulären Injektion. Mit Dosen von 0,5 ccm zu beginnen und in mehrtägigen Intervallen bis 5 ccm steigen.

Aolan[1]) und **Abijon.** Sterile, entfettete Milch, Aolan bei besonders niedriger Temperatur sterilisiert. 2—5—10 ccm intramuskulär oder (Aolan) in 2 bis 3 Quaddeln (1 ccm) intracutan. — O.P. Aolan: (1,0—100,0) 1—5 Amp. (1 ccm) 2,40 RM. — Abijon: 6 Amp. (2 ccm) 2,10 RM.

Caseosan, 5proz. sterile Caseinlösung. 0,5—5 ccm in vorsichtig steigenden Dosen. Auch zur intravenösen Injektion in entsprechend kleineren Dosen (mit 0,25 beginnend) empfohlen. — O.P. 3 Amp. (1 ccm) 1,45 RM.

Protasin, steriles Lactalbuminpräparat, wie Caseosan. 5 Amp. (1 oder 5 ccm). — O.P. 5 Amp. (1 ccm) 2,60 RM.

Novoprotin. Keimfreie Lösung von Pflanzeneiweiß. Besonders zur Behandlung des Magengeschwürs empfohlen. Ampullen (1,1 ccm). Intramuskulär 1,0 ccm. Erfolge bestritten. — O.P. 6 Amp. (1,1 ccm) 2,70 RM.

Omnadin. Gemisch von Stoffwechselprodukten apathogener Spaltpilze, Lipoidstoffen aus Galle und emulgierten tierischen Fetten. — 3 Amp. (2 ccm) 3,20 RM. Besonders zur Behandlung akuter Infektionen vielfach ohne genügende Kritik empfohlen. Wirkung zweifelhaft. Intramuskulär 2 ccm, evtl. täglich! — O.P. 3 Amp. (2 ccm) 3,20 RM.

---

[1]) Die Bezeichnungen für die nachfolgenden Reizkörper-Präparate sind (E.W.) wortgeschützt.

Xifalmilch, sterile Milch mit Zusatz von löslichem Bakterieneiweiß. — 6 Amp. (2 ccm) 3,95 RM.

Intramuskuläre Injektionen von 1,5—5 ccm. Neben allen anderen Indikationen der Reizkörpertherapie besonders für Epilepsie empfohlen, aber nicht bewährt.

Phlogetan, 10 proz., die Biuretreaktion nicht zeigende Lösung „abgebauter Nucleoproteine", aus tierischem Organeiweiß gewonnen. 1—5 ccm in 3 bis 5 tägigen Intervallen zu injizieren, macht oft sehr starke Fieberreaktion. Besonders bei Tabes und Paralyse empfohlen, bei letzterer durch die Malariabehandlung verdrängt. — O.P. 5 Amp. (5 ccm) 3,90 RM. Serienpackung 3,60 RM.

Als Reizkörper ist auch das **Tuberkulin** mit ausgezeichnetem Erfolg zu gebrauchen, da es neben seiner spezifischen Wirkung auf die Produkte der Tuberkelbacillen eine unspezifische, umstimmende Wirkung hervorruft. Insbesondere zur Beeinflussung allergischer Zustände empfohlen.

Vaccineurin, Eiweißlösung durch Autolyse nichtpathogener Bakterien gewonnen, als „neurotrop" bezeichnet. Besonders zur Behandlung von Neuralgien (Ischias usw.), aber auch Tabes, Asthma und chronischen Entzündungen empfohlen. Intramuskulär von 0,02—1 ccm. — O.P. 6 Amp. (1 ccm) 5,30 RM.

Oleum Terebinthinae, in 10 proz. Lösung von Olivenöl; 0,1—0,5 ccm intramuskulär, besonders bei chronisch-gonorrhoischen Affektionen und Hautkrankheiten (s. S. 701).

Olobintin, Terpentinöl, 10 %ig in fetten Ölen. — O.P. 10 ccm 2,90 RM. 5 Amp. (11 ccm) 2,10 RM.

Terpichin (Lösung von 15 T. Ol. Terebinthinae in 84 T. Olivenöl mit 0,5 Chinin und 0,5 Anästhesin). Ersatz für Terpentinöl, schmerzlos. — O.P. 10 Amp. (1 ccm) 4,25 RM.

Sulfur depuratum, in 1 prom. und 1 proz. öliger Suspension, in vorsichtig steigenden Dosen 1—5 ccm intramuskulär injiziert, insbesondere bei chronischer Arthritis (s. S. 689).

Sufrogel, 0,3 proz. kolloide Schwefellösung. Als Ersatz des Schwefelöls für Kuren bei chronischen Gelenkerkrankungen empfohlen. Intramuskulär 0,2—1 ccm. — O.P. 3 Amp. (1 ccm) 1,50 RM.

Alkohol, zu 0,5—1,0 ccm intramuskulär injiziert, zur Reizkörpertherapie bei chronischen Infektionen, besonders Arthritiden sehr geeignet.

Resorbinum. Resorbin. Salbengrundlage, eine wesentlich aus neutralem Öl, Wollfett und Wachs hergestellte wasserhaltige, schwach aromatisch, angenehm riechende Fettemulsion. — 10,0 0,30 RM. O. P. Tube (25 g) 1,25, Tube (25 g) Resorbin-Creme 1,00 RM.

Äußerlich als Salbengrundlage besonders für Quecksilbersalben (hellgraues, nicht ranzig riechendes Quecksilber-Resorbin) geeignet, die mit einem Gehalt von $33^{1}/_{3}$ und 50 % in graduierten Glastuben im Handel sind. Wegen der geringen Färbung oft der grauen Salbe vorgezogen.

Resorcin.

Resorcinum. Germ., Austr., Belg., Brit., Dan., Helv., Jap., Norv., Ross., Suec. **Metadioxybenzolum.** Nederl. **Resorcinol.** Am. **Résorcine.** Gall. **Resorcina.** Ital. Resorcin. Farblose oder schwach gefärbte, schwach eigenartig riechende, süßlich und kratzend schmeckende Krystalle, in Wa. (1), Alk. (1), leicht in Ae. oder Glyc., schwer in Chl., oder Schwefelkohlenstoff l. Schmp. 110 bis 111°. Rein kein wägbarer Rückstand. — Vor Licht geschützt aufzubewahren. Schmp. Norv. nicht über 110°, Am., Suec. 109—111°, Nederl., Ross. 110 bis 112°. — 1,0 R. (auch resublimatum) 0,05 RM.

Therapeut. Dosen: 0,06—0,3 (Brit.). Durchschnittl. Dosis: 0,125 (Am.).

Größte Einzel- und Tagesgabe: Austr. 0,5, 5,0, Dan., Nederl. 0,5, 2,0, Gall. 1,25, 5,0, Helv. 0,5, 1,5, Ital. 0,5, 4,0, Norv. 0,5, 1,0.

OH

C_6H_4

OH, Mol.-Gew. 110.

Innerlich in Pulvern und Lösung 0,1—0,5 mehrmals täglich, früher bei Gärung im Magen und Dünndarm viel angewandt, jetzt durch Magenspülung, Abführmittel, Adsorbentien und Diätetik fast verdrängt. Früher auch in Infektionskrankheiten angewandt, jetzt durch die modernen Antipyretica ersetzt. Äußerlich in 2—5proz. Lösung (als Desinficiens), zu Ausspülungen und Einspritzungen (Wundhöhlen, Harnröhre und Harnblase, Magenausspülungen) in 2 proz. spirituöser Lösung, in Salben und Pasten als Desinfektions- und Schälmittel bei Hautkrankheiten (Ekzemen, Pityriasis; Herpes tonsurans, Seborrhöe, Acne).

Nicht selten Vergiftungserscheinungen (Salivation, Schweißausbruch, Nierenreizung, Übelkeit, Kollaps). Da diese zum Teil auf Verunreinigung des Präparats zurückgeführt werden, wurde die Verordnung von Resorcinum resublimatum purissimum (Merck) empfohlen. Das offizinelle Präparat bietet volle Gewähr für Reinheit.

1129. Rp. Resorcini
    Bismuti salicylici ana 0,1.
M. f. pulv. D. tal. dos. Nr. X. S. Täglich 2—4 Pulver. (Als gastro-intestinales Antisepticum.)

1131. Rp. Resorcini
    Zinc. oxyd. crud.
    Amyl. Tritici ana 10,0
    Paraff. liqu. ad 50,0.
M. f. pasta. Zur Abgabe frisch zu bereiten! D. S. Pasta Resorcini fortior Lassar. Ergb.

1133. Rp. Resorcini
    Ammon sulfoichthyolici ana 1,0
    Acidi salicylici 0,4
    Vaselin. flav. 17,6.
M. f. ungt. S. Äußerlich. Unguentum Resorcini compositum. F. M. G.

1135. Rp. Resorcini 2,0
    Ol. Ricini 1,0
    Spirit. dilut. ad 100,0.
D. S. Äußerlich. Vor dem Gebrauch umzuschütteln. (Spiritus crinalis.) F. M. B. (1,45 RM o. G.)

1130. Rp. Resorcini 5,0
    Zinci oxydati crudi
    Amyli Tritici ana 12,5
    Paraffini liquidi q. s. ad 50,0.
M. f. pasta. Zur Abgabe frisch zu bereiten! S. (Gegen Acne und Bartflechte.) Pasta Resorcini mitis Lassar. Ergb.

1132. Rp. Resorcini 0,6(—1,0)
    Glycerini gtt. X
    Aq. Calcariae 30,0.
M. D. S. 3—4mal tägl. leicht einzupinseln. (Bei trockenem Ekzem. Dieselbe Mischung unter Zusatz von Dermatol. 2,0 bei nassem Ekzem.)

1134. Rp. Resorcini 1,75(—3,75)
    Vaselini
    Lanolini
    Zinci oxydati crudi
    Amyli ana 7,75.
M. D. S. Täglich abends nach vorherigem Waschen des Kopfes mit Seife und warmem Wasser einzureiben. (Bei Alopecia areata.)

1136. Rp. Resorcini 3,0
    Glycerini 2,0
    Spirit. Lavandul. 15,0
    Spirit. dilut. ad 100,0.
M. D. S. Äußerlich. (Bei Alopecie.)

Euresol (E. W.). **Resorcinum monoacetylicum.** Monoacetylresorcin. Honiggelbe, dickflüssige, angenehm riechende Masse, in Aceton leichtl. — 1,0 0,30 RM. E. pro capillis 0,20 RM. O. P. Haarwasser (90 ccm) 2,20 RM.

Äußerlich wie Resorcin, aber milder wirkend, dringt tiefer in die Haut. Reiz- und Vergiftungserscheinungen bisher nicht beobachtet. E. beeinflußt die Haarfarbe nicht.

1137. Rp. Euresol pro capillis 10,0
    Spiritus 100,0
    Aquae ad 250,0.
D. S. Haarwasser.

1138. Rp. Euresol pro capillis 5,0
    Ol. Ricini 25,0
    Ol. Sesami 15,0
    Cetac. 12,0.
M. f. ung. S. Haarpomade.

Rhamnus cathartica.

Fructus Rhamni catharticae. Germ. IV., Ergb., Belg. (Rh. c. Fr.). **Nerprun.** Gall. Baccae Spinae cervinae. Kreuzdornbeeren. Die frischen, reifen Früchte der Rhamnacee Rh. cathartica L. Enthalten Zucker und Rhamnoemodin.

Innerlich, im Infus oder Dekokt 5,0—15,0:150,0, früher als Drasticum besonders bei Hydrops und Gicht benutzt; jetzt nur noch zur Darstellung des Sirup.

Sirupus Rhamni catharticae. Germ., Belg. (R. c. Sirp.). **Sirupus Rhamni cathartici.** Helv. **Sirop de Nerprun.** Gall. Sir. Spinae cervinae, Sir. domesticus. Kreuzdornbeersirup. Violettrot, aus 7 T. durch Vergären frischer, zerstoßener Kreuzdornbeeren gewonnenem Kreuzdornbeersaft und 13 T. Zucker hergestellt (wie Sir. Cerasi bereitet). — 100,0 0,35 RM.

1139. Rp. Tinct. Jalapae comp.
    Sir. Rhamn. cathart. ana 15,0.
S. Morgens die Hälfte in Kaffee. (Laxans.)

Innerlich rein als mildes Abführmittel zu 1—4 Eßlöffeln, als Zusatz zu drastischen Mixturen 10,0—20,0 auf 100,0. In der Kinderpraxis $1/_2$—1 Teelöffel.

Rheum.

Rhizoma Rhei. Germ., Brit. (Rh. Rhiz.), Dan., Helv., Jap., Norv., Ross., Suec. **Radix Rhei.** Austr., Belg. (Rh. R.), Nederl. **Rheum.** Am. **Rhubarbe de Chine.** Gall. **Rabarbaro.** Ital. Rhabarber (Schensi-Rh.[1])). Die bis in die Nähe des Kambiums oder noch darüber hinaus von den äußeren Teilen befreiten, getrockneten, gelben, schwach, eigenartig riechenden, schwach würzig bitter schmeckenden, beim Kauen zwischen den Zähnen knirschenden Wurzelstöcke und Wurzeln der Polygonacee Rheum palmatum L., var. tanguticum Maximowicz. (Desgl. Jap., dagegen lassen die übrigen Pharm. auch andere Rheumarten zu, wie Rheum officinale Baillon.) Das Pulver ist orangegelb. Rh. darf nicht brenzlich-rauchig riechen, nicht galligbitter oder schleimig schmecken. Höchstens 28% Asche, doch keine minderwertigen Sorten Rh., Süßholz, Curcumawurzel usw. (Verfälschungen) enthaltend. Aschegehalt: Brit. nicht über 15%, Nederl. 6,5—12%, Suec., Jap. 13%, Ital. 12%, Ross. 7,1—12,8%. Für die Wirkung kommen in Betracht: Einige teils frei, teils in glucosidischer Bindung (Anthraglucoside) vorhandene Anthrachinonderivate, Chrysophansäure $C_{15}H_{10}O_4$ (Dioxymethylanthrachinon), Emodin

---

[1]) Besondere Sorten sind z. B. der Shensi-Rhabarber. Todaiwo Jap. ist der getrocknete Wurzelstock chinesischer Rheum-Arten. Von geringerem Wert sind die Shanghai- und die Common round-Sorten.

$C_{15}H_{10}O_5$ (Trioxymethylanthrachinon), Rhein $C_{15}H_{10}O_6$ (Tetraoxymethyl-anthrachinon) und ein glucosidischer Gerbstoff, die Rheumgerbsäure, auf den man die antidiarrhoische Wirkung des Rhabarbers zurückführt. Außerdem finden sich Schleim, Gummi und Calciumoxalat. Am. verlangt mindestens 30% in verd. Alk. l. Extraktivstoffe, Norv. 35%. — 10,0 0,40 RM. 10 Tabulettae Rhiz. Rhei, aus reinem Rh. gepreßt, (0,25; 0,5; 1,0) 0,10, 0,15, 0,25 RM.

Therapeut. Dosen: 0,2—0,6 (mehrmalig), 1,0—2,0 (einmalig) (Brit.). Durchschnittl. Dosis: 1,0 (Am).

Innerlich als Stomachicum zu 0,1—0,3 mehrmals täglich; als viel gebrauchtes, unschädliches und wirksames Abführmittel zu 0,4—4,0 in kurz aufeinanderfolgenden Dosen. In Substanz, kleine Stücke Rhabarber gekaut oder in Würfeln (Rheum in cubulis) von 0,1—0,2, im Pulver in der Regel noch mit Salzen verbunden, so das offizinelle Pulv. Magnes. c. Rheo, das Pulvis Rhei tartaris., das Pulvis Rhei comp. (s. Kalium sulfur.), das Pulver mit Sal Carolinum factitium usw.; in Pillen, namentlich gelatinierten zu 0,12 und 0,2 Rheumgehalt in jeder Pille, in komprimierter Form, Tabletten[1]) zu 0,1; im Aufguß 2,0—5,0 auf 100,0. — Das Infus. Rhei Brit. enthält 5 Rheum auf 100 Wasser. Nach längerem oder kürzerem Gebrauch pflegt die Wirkung nachzulassen, so daß zeitweise andere Mittel gebraucht werden müssen.

Äußerlich als Klysma (Infus von 15,0 ad 100,0: Klysma cum Rheo nach Wunderlich).

1140. Rp. Rhizomatis Rhei
    Pericarpii Aurantii
    Kalii tartarici ana 10,0.
M. f. pulv. D. in scatula. D. S. Mehrmals täglich 2 Teelöffel. Pulvis Rhei tartarisatus s. Pulvis digestivus Klein.   F. M. G.

1141. Rp. Rhizomatis Rhei pulv. 20,0
    Natrii sulfurici 10,0
    Natrii bicarbonici 5,0
    Elaeosacchari Calami 3,0.
M. f. pulv. D. S. Messerspitzenweise bis teelöffelweise zu benutzen.

1142. Rp. Inf. Rhizom. Rhei 7,0:150,0
    Natrii bicarbonici 10,0
    Olei Menthae piperitae gtt. IV.
M. D. S. 3mal tägl. 1 Eßlöffel während der Mahlzeit(abführendes Stomachicum). Infusum Rhei alcalinum. F. M. G.

1143. Rp. Rhiz. Rhei pulv. 6,0
    Glycer. 2,2
M. f. pil. Nr. XXX. D. S. Nach Verordnung. Pilulae Rhei.   F. M. B.

1144. Rp. Rhizomatis Rhei pulv. 10,0
    (Brit. 11,0, Am. 12,5)
    Magnesiae ustae 30,0 (Brit. 33,0, Am. 32,5)
    Rhizomatis Zingiberis pulv. 5,0
    (Brit. 6,0. Am. 5,0).
M. f. pulv. D. S. $^1/_2$—1 Teelöffel voll zu nehmen. Pulvis Rhei compositus.
    Am., Brit., Jap.

1145. Rp. Rhizomatis Rhei pulv. 3,0
    Extr. Rhei simpl. 5,0
    Extr. Strychni spirituosi 0,25.
M. f. pil. Nr. C. Consp. Lycop. D. S. 2 bis 5 Pillen morgens und abends als Stomachicum zu nehmen.

1146. Rp. Rhizomatis Rhei pulv.
    Tartari depurati
    Sulfuris praecipitati
    Sacchari Lactis ana 7,5.
M. f. pulv. D. S. 3mal tägl. $^1/_2$ Teelöffel. Gegen Hämorrhoiden.

1147. Rp. Rhizomatis Rhei 2,5
    Aloës 2,0
    Myrrhae
    Saponis medicati ana 1,4
    Olei Menthae piperitae 0,20
    Sir. glucos. q. s.
M. f. pil. Nr. C. D. S. Morgens und abends 1—3 Stück zu nehmen. Pilula Rhei composita.   Brit.

---

[1]) Dürfen nicht hart sein, daß sie sich leicht zerbeißen lassen.

1148. Rp. Inf. Rhizom. Rhei 8,0:175,0
    Natrii bicarb. 10,0
    Ol. Menth. pip. gtt. III
    Sir. simpl. ad 200,0.
M. D. S. 2stündl. 1 Eßlöffel voll. Infusum Rhei.   F. M. B.

1149. Rp. Rhizomatis Rhei 10,0
    Aloës 8,0
    Saponis medicati
    Myrrhae ana 6,0
    Olei Menthae piperitae gtt. XVI
    Spiritus dil. q. s.
f. pil. Nr. C. D. S. 2—4 Pillen tägl. zu
nehmen. Pilulae Rhei compositae.
                      Helv.

Extractum Rhei. Germ., Am., Austr. (Rh. E.) Belg., Brit., Dan., Helv., Jap., Nederl., Norv., Ross., Suec. **Extrait de Rhubarbe.** Gall. **Estratto di Rabarbaro acquoso.** Ital. Rhabarberextrakt. Braunes, in Wa. trübe l., eigenartig und bitter schmeckendes, aus Rhabarber (2) mit wäss. Alk. (Alk. 6, Wa. 9) (Gall., Ital., Ross.Wa.) bereitetes trockenes (Gall., Ital. dickes) Extrakt. — Am. läßt mit Stärke einstellen, daß 1,0 Extrakt 2,0 Rhabarber entsprechen. — 1,0 0,20 RM.

Therapeut. Dosen: 0,12—0,5 (Brit.). Durchschnittl. Dosis: 0,5 (Am.).

Innerlich zu 0,1—0,3 als Stomachicum, zu 0,5—1,0 als Purgans mehrmals täglich, in Pillen, Mixturen.

1150. Rp. Extr. Rhei
    Extr. Chinae aquosi
    Extr. Ferri pomati ana 6,0
    Mass. pilul. q. s.
M. f. pil. Nr. CXX. Consp. Cinnam. D. S.
3mal tägl. 1—2 Pillen. (Stomachicum
und Tonicum.)

1151. Rp. Extr. Rhei
    Extr. Aloës Resin. Jalap. ana 3,0
    Spiritus aliquot guttas.
M. f. pil. Nr. XXX. Consp. Lycop. D. S.
Abends 1—5 Pillen. (Zum Abführen.)

Extractum Rhei compositum. Germ., Austr., Dan., Helv., Nederl., Norv., Ross. Zusammengesetztes Rhabarberextrakt. Graues bis graubraunes, in Wa. trübe l., bitter schmeckendes Gemisch von 6 T. Rhabarberextrakt, 2 T. Aloeextrakt, 1 T. Jalapenharz und 4 T. medizinischer Seife. — Die Präparate der übrigen Pharm. weichen nur quantitativ unwesentlich ab. — 1,0 0,15 RM.

Innerlich als Stomachicum und Carminativum zu 0,1—0,3, als Abführmittel zu 0,5—1,0, in Pillen.

1152. Rp. Extr. Rhei compositi 7,5
    Extr. Colocynthidis 1,0.
M. f. ope Spirit. pil. Nr. LX. Consp. Lycop.
D. S. Abends 1—2 Pillen zu nehmen.
(Bei chronischer Verstopfung).

1153. Rp. Extr. Rhei compositi 4,0
    Aloës 3,0
    Ferri pulv. 1,0
    Spiritus aliquot guttas.
M. f. pil. Nr. LX. Consp. Lycop. D. S.
Morgens und abends 1—2 Stück. Pil.
contra obstructionem Halenses.

1154. Rp. Extr. Rhei fluidi 3,0
    Extr. Ipecacuanhae fluidi 0,6
    Natrii bicarbonici 7,0
    Glycerini 70,0
    Spiritus Menthae piperitae 7,0
    Aq. dest. q. s. ad 200,0.
M. D. S. 1 Teelöffel mehrmals täglich.
Mixtura Rhei et Sodae. Früher ohne
Extr. Ipecac. fluid. Magen anregende
Mixtur.   Am.

Extractum Rhei fluidum. Belg. (Rh. E. fl.), Helv. **Fluidextractum Rhei.** Am. Rhabarberfluidextrakt. Dunkelbraun, kräftig nach Rhabarber riechend und schmekkend, durch Perkolation von Rhabarber mit wäss. Alk. bereitet.

Durchschnittl. Dosis: 1 ccm (Am.).

Innerlich zu 1—2 Teelöffeln als Abführmittel, zu 0,3—0,6 als Stomachicum.

Pulvis Magnesiae cum Rheo s. bei Magnesiumsalze (S. 498).

Tinctura Rhei aquosa. Germ., Austr., Helv., Jap., Nederl., Ross. **Infusum Rhei alcalinum.** Belg. (Rh. inf. alc.), Dan., Norv., Suec. **Infuso di Rabarbaro alcalino.** Ital. Wässerige Rhabarbertinktur. 10 T. Rhabarber, 1 T. Borax und 1 T. Kaliumcarbonat werden mit 90 T. siedendem Wa. übergossen, nach ¼ Stunde mit 9 T. Alk. versetzt. Nach einer weiteren Stunde wird koliert und der 85 T. betragenden Kolatur 15 T. Zimtwasser zugemischt. Dunkel-rotbraun und mit Wa. ohne Trübung mischbar. — 10,0 0,15 RM. — Die Vor-schriften der übrigen Pharm. sind ähnlich; Belg. und Helv. verwenden Extr. Rhei fluid. zur Bereitung. Die Menge des verwendeten Rhab. ist mit Ausnahme der Ital., in der sie nur 6:100 beträgt, sonst annähernd die gleiche. Cave: Eisensalze, Ammoniakpräparate und Säuren.

Innerlich zu 2,0—12,0 (½—1—3 Teelöffel) mehrmals täglich als Sto-machicum. Als Abführmittel in großen Dosen nicht im Gebrauch.

Tinctura Rhei spirituosa. Ergb. **Tinctura Rhei.** Am., Jap. **Tinctura Rhei composita.** Brit. **Tinctura Rhei amara spirituosa.** Ross. (Tinctura Rhei amara.) Weingeistige Rhabarbertinktur. Rhiz. Rhei (12), Rad. Gentian. (4), Rad. Serpent. virg. (1), Spir. dil. (200). Ross. sehr ähnlich. Hellgoldbraun, bitterlich schmeckend. Tinctura Rhei. Am. Rhiz. Rhei (20), Fruct. Car-damom. (3) perkoliert mit Alk. (50), Aqu. (40), Glyc. (10). Brit. Rhiz. Rhei (100), Fruct. Cardamom. (12,5), Fruct. Coriandr. (12,5) perkoliert mit Glyc. (100), Alk. 45% (ad 1000). Teinture de Rhubarbe. Gall., Rhei tinc-tura. Belg. 1:5 mit 60% Alk. Tinctura Rhei amara. Norv., Suec. Statt Rad. Serpent. Fruct. Cardamom. und mehr Rhabarber (1:10). — 10,0 0,25 RM.

Therapeut. Dosen: 2—4 ccm (mehrmalig), 8—16 ccm (einmalig) (Brit.). Durchschnittl. Dosis: 4 ccm (Am.).

Ähnlich zusammengesetzt ist Tinctura Rhei aromatica. Am. Rhiz. Rhei (200), Cort. Cinnamom. (40), Fruct. Caryoph. (40), Sem. Myrist. (20) mit Glyc. (100), Spirit. (500), Aqu. (400) zu 1000 ccm perkolieren.

Durchschnittl. Dosis: 4 ccm (Am.).

Innerlich zu 2,0—4,0 (oder ½—1 Teelöffel) mehrmals täglich als Sto-machicum.

Tinctura Rhei vinosa. Germ., Austr. **Vinum Rhei compositum.** Helv. **Vinum Rhei.** Nederl., Belg. (Rh. V.). **Vino con Rabarbaro.** Ital. Weinige Rhabarbertinktur. 8 T. Rhabarber, 2 T. Pomeranzenschalen, 1 T. Malabar-Kardamomen werden mit 100 T. Xereswein (Austr. Malaga, Ital. Marsala) nach bestimmter Vorschrift in einer gut verschlossenen Flasche an einem vor un-mittelbarem Sonnenlichte geschützten Orte bei Zimmertemperatur unter wiederholtem Umschütteln 1 Woche maceriert, ausgepreßt, filtriert und der 7. Teil (Austr. 15, Helv. ohne) Zucker zugesetzt. — Gelbbraun, von würzigem Geruch und würzig süßem Geschmack. — Ital. und Nederl. ähnlich mit kleinen Abweichungen. Rhei Vinum Belg. wird aus 5 T. Extr. Rhei fluid. auf 100 T. Südwein bereitet. Entspricht dem Vinum Rhei. — 10,0 20 RM. 100,0 1,65 RM.

Innerlich zu 2,0—10,0 (½—1 Teelöffel und mehr) mehrmals täglich, als Stomachicum und Tonicum, nicht als Abführmittel.

603

Rp. 1155—1157   (Rheum) Tinct. Rhei vinosa — (Rhodansalze) Natr. rhodanatum

1155. Rp. Tinct. Rhei vinosae
 Elixiris Aurantii compositi ana
  25,0.
M. D. S. 2—3mal tägl. 1 Teelöffel voll.
(Stomachicum)

1156. Rp. Tinct. Rhei vin.
 Tinct. Strychn. spir.
 Tinct. Gentian. ana 5,0.
M. D. S. Mehrmals täglich 15—20 Tr.
(Stomachicum.)

1157. Rp. Tinct. Rhei vinosae
 Tinct. Zingiberis
 Tinct. amarae ana 10,0
 Olei Menthae piperitae 0,25.
M. D. S. 2stündl. 20—30 Tr. (Digestivum.)

Cave: Eisenpräparate, welche dem Medikamente durch Bildung von gerbsaurem Eisen ein tintenartiges Ansehen verleihen.

Sirupus Rhei. Germ., Am., Austr., Brit., Belg. (Rh. S.), Helv., Jap., Nederl., Ross., Suec. Rhabarbersirup. Rhabarbersaft. Braunrot, nach bestimmter Vorschrift bereitet aus Rhabarberwurzel (desgl. Jap., Nederl., Ross., Suec.) oder aus Rhabarberfluidextrakt (Belg., Helv. 50 T., Am. 100:1000 T. Sirup), meist mit Zusatz von etwas Kaliumcarbonat (Germ.) oder Natriumcarbonat und Borax. (Brit. ohne Zusatz von Alkalien, perkolieren, mit 0,05% Ol. Coriandri) und mit Zimtwasser und Zucker. Cave: Zusatz von Säuren, mit denen der Rhabarbersirup wegen seines Gehaltes an kohlensaurem Kalium auf braust und sich verfärbt. — 10,0 0,10 RM.

Therap. Dosen: 2—8 ccm (Brit.). Durchschn. Dosis: 10 ccm (Am.).

Innerlich teelöffelweise als Abführmittel für Kinder, als Zusatz zu abführenden Mixturen.

Rhodansalze.

Die Rhodanwasserstoffsäure (Rhodanwasserstoff, Sulfocyansäure, Thiocyansäure) CN · SH ist unbeständig; ihre Alkalisalze (Rhodanide, Sulfocyanate) sind durch große Beständigkeit ausgezeichnet; sie sind in Wa. und Alk. leichtl. Blausäure spalten sie nur beim Erwärmen mit Salpetersäure oder Salzsäure sowie bei Einwirkung von Wasserstoffsuperoxyd ab. Rhodanide finden sich im Speichel Gesunder (bis 0,01%). Sie können als ungiftig betrachtet werden. Sie verursachen Eiweißquellung und werden (1910) äußerlich als schleimlösend, innerlich als blutdrucksenkend empfohlen. Die Blutdrucksenkung hält nur einige Stunden an.

Ammonium rhodanatum. Ergb. Ammonium sulfocyanatum. CNS · NH₄. Farblose Krystalle. — 10,0 0,15 RM.

Kalium rhodanatum. Ergb. CNS · K. Farblose, an der Luft feucht werdende Krystalle.

Natrium rhodanatum. Zerfließliche Krystalle.

Innerlich in Dosen bis 0,06 in starker Verdünnung, von anderen zu 0,2 bei essentieller Hypertonie sowie bei hartnäckiger Migräne empfohlen, selbst 0,5—3,0 pro Tag bei Arteriosklerose versucht.

Mucidanpräparate enthalten Rhodanalkalien in Mischung mit verschiedenen andern Stoffen, die der Schleimlösung dienen sollen. M.-Tabletten mit 2% Hexamethylentetramin. — O. P. 25 Tabl. (0,25) 0,65 RM.

Innerlich 4—6 Tabl., die man im Munde zergehen läßt, täglich, bei Bronchitis und Bronchialasthma, auch bei Hypertonie und Arteriosklerose. — M.-Lösung (M.-Inhalierlösung) mit 1,5% Hexamethylentetramin. — O. P. 25 ccm 1,75 RM. 1:10—20 Wa. zu Inhalationen, 1:20—30 Wa. zu Nasenspülung und Tamponade. — M.-Ohrspülung mit 5% Formaldehyd in Verbindung mit Gelatine. — O. P. 25 ccm 2,90 RM. 1:10 lauwarmes Wa., tropfenweise zur Einträufelung bei Otitis media, auch zur Ohrspülung. — M.-Tinktur mit Formaldehydgelatine, zur Bereitung von Mund- und Gurgelwasser. O. P. 25 ccm

1,75 RM. 10—20 Tr. auf ¹/₂ Glas Wa., zur prophylaktischen Desinfektion der Mund- und Rachenhöhle, auch zur Behandlung von Angina, Zahn- und Mundkrankheiten.

Rhodalzid. Rhodan-Eiweißpräparat. Braune Tabletten (0,25, entsprechend 0,049 CN · SH). — O. P. 30 Tabl. 2,20 RM.

Mehrere Tabletten täglich zur Blutdrucksenkung.

Rhodaform. Hexamethylentetraminmethylrhodanid. 27,7% Rhodangehalt. Farbloses Pulver, in Wa. (25) l. — O. P. Tabl. (0,3 und 0,5) 1,60 und 2,10 RM.

Rhodapurin. Trimethylxanthin-thiocyanammonium. Farblose, krystallinische, in Wa. l., leicht hygroskopische Salze. Tabl. (0,1 Rhodanammonium enthaltend).

Innerlich neuerdings zur Blutdrucksenkung bei essentieller Hypertonie empfohlen.

Rhus.

Fructus Rhois glabrae. Rhus glabra. Am. Die getrockneten, säuerlich zusammenziehend schmeckenden Früchte der Anacardiacee Rhus glabra L., gerbstoffreich.

Durchschnittl. Dosis: 1,0 (Am.).

Früher im Infus zu Mund- und Gurgelwässern, auch innerlich in kleinen Dosen bei fieberhaften Krankheiten.

Fluidextractum Rhois glabrae. Am., aus den getrockneten Früchten.

Durchschnittl. Dosis: 1 ccm (Am.).

Früher Zusatz zu Gurgelwässern bei Munderkrankungen.

Cortex Rhois aromaticae Radicis.

1158. Rp. Extr. Rhois aromaticae 30,0
Glycerini 15,0
Aq. dest. ad 120,0.
M. D. S. 4mal tägl. 1 Teelöffel voll zu nehmen.

Ergb. Wurzelrinde des Gewürz-Sumach, der Anacardiacee Rhus aromatica Aiton (Nordamerika). Bestandteile: fettes Öl, Gerbstoff, Gallussäure. — 10,0 0,10 RM.

Innerlich vereinzelt gegen Nieren-, Blasen- und Gebärmutterblutungen sowie Enuresis nocturna, als Fluidextrakt empfohlen. Kaum noch angewandt.

Extractum Rhois aromaticae fluidum. Ergb. Aus der Wurzelrinde des Gewürz-Sumach durch Perkolation mit wäss. Alk. mit Glycerinzusatz bereitet. Fluidextractum Rhois glabrae Am. aus den getrockneten Früchten von Rhus glabra hergestellt. — 10,0 0,25 RM.

Innerlich früher gegen Enuresis nocturna, auch gegen Blasenleiden empfohlen. Kaum noch angewandt.

Rhus Toxicodendri s. unter Toxicodendron S. 716.

Ribes.

Fructus Ribis. Gall., Hisp. Johannisbeeren. Die Früchte der Saxifragacee Ribes rubrum L. Enthalten Zucker und Fruchtsäuren.

Sirupus Ribis. Ergb., Belg. (R. S.). Sirupus Ribium. Austr. Sirop de Grosseille. Gall. Johannisbeersirup. Aus roten Johannisbeeren wie Sirupus Cerasorum bereitet. Blaßrot, schwach säuerlich. — 10,0 0,05 RM.

Innerlich als Zusatz zu säuerlichen Arzneien.

Fructus Ribis nigri. Gicht- oder Ahlbeeren. Die aromatisch, eigenartig riechenden Früchte von R. nigrum L.

Ricinus.

Oleum Ricini. Germ., Am., Austr., Belg. (R. O.), Brit., Dan., Helv., Jap., Nederl., Norv., Ross., Suec. Huile de Ricin. Gall. Olio di Ricino. Ital. Oleum Castoris, Oleum Palmae Christi. Ricinusöl. Kastoröl. Das aus den geschälten Samen der Euphorbiacee Ricinus communis L. ohne Anwendung von Wärme gepreßte und dann mit Wasser ausgekochte fette Öl; klar, dickflüssig, blaßgelb und von kaum wahrnehmbarem Geruch und Geschmack. Dichte 0,946—0,966. Bei 0° sich durch Abscheidung krystallinischer Flocken trübend, bei niedrigerer Temperatur butterartig. In Essigs. oder absol. Alk. in jedem Verhältnis, in Alk. (3—4) klarl. Rein, insbesondere frei von heiß gepreßtem Öl und fremden Ölen. — Besteht im wesentlichen aus dem Glycerid der Ricinolsäure $C_{18}H_{34}O_3$ neben kleinen Mengen Tri- und Dioxy-Stearin. (Ricin bleibt im Preß-kuchen.) — 100,0 0,45 RM. 10 Caps. gelat. (0,5—5,0) 0,30—1,20 RM.

Therap. Dosen: 4—30 ccm (Brit.). Durchschn. Dosis: 15 ccm (Am.).

Innerlich zu $^1/_2$—2 Eßlöffeln mehrmals täglich, vom erwärmten Löffel zu nehmen, um die Konsistenz dünnflüssiger zu machen; mit heißem Tee oder etwas Citronensaft oder Weinbrand; am besten beseitigt man die widrige Ge-schmacksempfindung, wenn man vorher ein Pfefferminzplätzchen nehmen läßt oder das Öl mit Streuzucker zu einer Paste anrührt; in Emulsion mit mög-lichst wenig Gummi, dessen Wirkung die des Öles beeinträchtigt; in Gelatine-kapseln (bis zu 5,0 Inhalt); in Schüttelmixturen, z. B. mit Sirup und Wasser ana, mit 2 T. heißer Milch oder schwarzem Kaffee; in Gallerte (solidi-fiziertes Ricinusöl) Ricinusöl-Gelee, 8 T. Ol. Ricini und 1 T. Cetac. (eine sehr zweckmäßige und selbst von den empfindlichsten Geschmacksorganen leicht ertragene Form; Dosis: ein gehäufter Teelöffel in Oblate gehüllt — vgl. Ol. Jecoris Aselli); auch in Gebäck: Ricinuskeks. Als mildes Abführmittel bei leichter Obstipation, besonders der Kinder und Wöchnerinnen, auch bei leichten Formen von Bleikolik, bei hartnäckigen Obstipationen in größeren Dosen (bis 4 Eßlöffel), eventuell mit 1 Tropfen Crotonöl. Bei spastischen Obsti-pationen und schwerer Bleikolik kontraindiziert und durch Opium und Papa-verin erzetzt. Bei Ileus bezw. drohendem Ileus nur bei sicherem Anschluß von chirurgischen Ursachen (Volvulus, Invagination, Hernien) erlaubt. Bei Appendicitis und Peritonitis strikte verboten. Indiziert bei akuter Gastroen-teritis, bei Dysenterie, Typhus, bei Fleisch- und Fischvergiftung, Arsen- und anderen Intoxikationen sowie bei allen unklaren Infektionen zum Beginn der Behandlung (Reinigung der ersten Verdauungswege). Für längeren Ge-brauch nicht geeignet, weil es auf die Dauer den Appetit stört und oft zu nachfolgender Verstopfung führt.

Äußerlich zu Klistieren stärker eröffnend als gewöhnliche Ölklistiere (1—4 Eßlöffel zum Klistier), als Haaröl zur Beförderung des Haarwuchses vielfach angewendet.

1159. Rp. Olei Ricini 30,0
    Gummi arabici 7,5
    Aq. dest. q. s. ut fiat emuls.
        150,0
    Sir. Sennae 25,0.
M. D. S. Stündlich 1 Eßlöffel.

1161. Rp. Olei Ricini 30,0
    Gummi arabici 10,0
    Aq. dest. q. s. f. emulsio 150,0
    Olei Crotonis gutt. II
    Sir. Zingiberis ad 180,0.
M. D. S. 2stündl. 1 Eßlöffel. (Bei hart-
    näckiger Kotverhaltung.)

1160. Rp. Olei Ricini 40,0
    Gummi arabici pulv. 12,0
    Aq. dest. ad 200,0.
M. f. emuls. D. S. Die Hälfte auf einmal
    zu nehmen. Emulsio ricinosa. F.M.G.

1162. Rp. Olei Ricini 20,0
    Aetheris 5,0.
D. S. 1—2stündl. 1 Teelöffel. (Bei Band-
    wurm.)

1163. Rp. Ol. Saccharini aromatici 1,0
    Ol. Ricini 99,0.
M. D. S. 1—2 Eßlöffel voll zu nehmen.
    (Abführmittel.) Ol. Ricini aromat.
                                   F. M. G.

Mistura Olei Rizini. Brit. Ol. Ricini 37,5 ccm, Gummi arab. 10,0, Aq. Flor. Aurant. 15 ccm, Aq. Cinnamom. ad 100 ccm. M. f. emulsio.

Therapeut. Dosen: 30—60 ccm (Brit.).

Ristin. 25 proz. Alkohol - Glycerin - Lösung des Monobenzoesäureesters

CH_2OH
$CH_2OOC\langle C_6H_5 \rangle$

des Äthylenglykols (s. S. 406). Farblose, ölige, schwachriechende. in Alk., Ae. und Aceton leichtl. Flüssigkeit. — O. P. (175 ccm) 6,85 RM.

Äußerlich zu Einreibungen bei Scabies. Bewährt aber teuer.

Rosa.

Flores Rosae. Germ. V. **Flores Rosarum.** Ergb. **Rose pâle.** Gall. Rosenblätter. Die getrockneten Kronenblätter der Rosacee Rosa centifolia L. — Ätherisches Rosenöl enthaltend. — Helv. bezeichnet mit Flos Rosae beide Arten, R. centifolia und gallica. — 10,0 0,20 RM.

Innerlich zu leicht adstringierenden Species.

Äußerlich zu Gurgel- und Waschwässern.

Flores Rosae rubrae. Austr. **Rosae flos.** Belg. **Petalae Rosae.** Nederl. **Rosa.** Am. **Rosae Gallicae Petala.** Brit. **Rose rouge.** Gall. **Rosa rossa.** Ital. Die getrockneten Kronenblätter der Rosacee Rosa gallica L.

Innerlich und äußerlich wie die vorigen.

Aqua Rosae. Germ., Am., Austr., Belg., Brit., Dan., Helv., Jap., Ross., Suec. **Aqua Rosarum.** Nederl. **Eau distillée de Rose.** Gall. **Acqua distillata di Rose.** Ital. Rosenwasser. Fast klare Lösung von 4 (andere Pharm. bis 10) Tropfen Rosenöl in Wa. (1000). Destillat aus frischen Blättern schreiben vor Gall. 10:10, Ital. 5:10. Das Rosenwasser des Handels schreiben vor: unverdünnt Am. (Aqua Rosae fortior) und Helv. verdünnt Am. (1 +1), Brit. (1 + 2). — 100,0 0,30 RM.

Äußerlich als Konstituens von kosmetischen Waschwässern.

Extractum Rosae fluidum. Belg. **Fluidextractum Rosae.** Am. Rosenfluidextrakt. Nach Belg. mit 30 proz., nach Am. mit 49 proz. Alk. unter Glycerinzusatz aus Flor. Rosae gall. bereitet.

Äußerlich: Zusatz zu Mund- und Zahnwässern als mildes Adstringens.

Oleum Rosae. Austr., Brit., Helv., Jap., Ross. **Oleum Rosarum.** Nederl. **Rosae essentia.** Belg. **Aetheroleum Rosae.** Dan., Norv., Suec. **Essence de Rose.** Gall. Rosenöl. Das blaßgelbliche, optisch aktive (schwach linksdrehende), eigenartig riechende und scharf schmeckende ätherische Öl der frischen Kronenblätter verschiedener Rosenarten (Brit., Norv. Rosa damascena L.). Dichte bei 30° 0,848—0,862. Bei Temperaturen unter 24° Kryställchen abscheidend, die schließlich die gesamte Flüssigkeit zum Erstarren bringen und bei höherer Temperatur wieder schmelzen. Ein Gemisch eines flüssigen, sauerstoffhaltigen und eines festen, sauerstofffreien Anteils. Ersterer ist der Träger des Rosengeruches und besteht hauptsächlich aus Geraniol $C_{10}H_{15}O$. — 1 Tr. 0,45 RM.

Äußerlich als Geruchskorrigens, zu Mundwässern.

Sirupus Rosae. Brit., Belg. (R. S.). Rosensirup. Aus einem Infus von Flor. Rosae oder dem entsprechenden Fluidextrakt (Belg.) bereiteter Sirup.

Therapeut. Dosen: 2—4 ccm (Brit.).

Innerlich als Korrigens.

Rosmarinus.

Folia Rosmarini. Germ. I., Ergb., Austr. **Folium Rosmarini.** Belg. (R. F.), Helv. **Romarin.** Gall. **Rosmarino.** Ital. Folia Anthos. Rosmarinblätter. Die getrockneten Laubblätter der Labiate Rosmarinus officinalis L., am besten von wildwachsenden Pflanzen. Enthalten 1—1,4% ätherisches Rosmarinöl. — 10,0 0,05 RM.

Innerlich zu aromatischen Species. Carminativum.

Äußerlich zu Kräuterkissen, im Aufguß zu Augenwässern, Waschungen usw.

Oleum Rosmarini. Germ., Am., Austr., Brit., Helv., Jap., Nederl., Ross. **Rorismarini essentia.** Belg. **Aetheroleum Rosmarini.** Dan., Suec., Norv. **Essence de Romarin.** Gall. **Essenza di Rosmarino.** Ital. Rosmarinöl. Das farblose oder schwach gelbliche, optisch aktive, campherartig riechende und würzig bitter, kühlend schmeckende ätherische Öl der Rosmarinblätter. Dichte 0,895—0,915. 2 ccm R. in 0,5 ccm 90proz. Alk. klarl. Besteht aus einem Gemisch von Pinen, Cineol, Borneol und Campher. (Am. 2,5% Bornylacetat [Brit. 1,8] bzw. 10% Gesamtborneol [Brit. desgl.].) — 1,0 0,05 RM.

Durchschnittl. Dosis: 0,1 ccm (Am.).

Innerlich zu 1—3 Tr. mehrmals täglich. Früher als Excitans. Kann in größeren Mengen schwere Vergiftungserscheinungen, Gastroenteritis, Nephritis und Tod durch Lähmung des Atmungszentrums unter Konvulsionen bewirken. Nicht mehr im Gebrauch.

Äußerlich früher als Zusatz zu Einreibungen als direkt wirkendes Krätzemittel empfohlen. Linimenten, Salben, Pflastern, Badespiritus. Zu Bädern zugesetzt — 2,0 auf 1 Bad —, wirkt Ol. Rosmarini anregend und belebend.

Spiritus Rosmarini. Germ. I., Ergb., Austr., Brit., Jap. Rosmarinspiritus. Spir. Anthos. Aus Rosmarinbl. durch Destillation oder durch Mischen des ätherischen Öls mit Alk. (Brit., Jap. 1:10) bereitet. — 100,0 1,10 RM.

Äußerlich als Reizmittel, zu Waschungen und Einreibungen.

Spiritus Rosmarini compositus. Helv. **Alcoolat vulnéraire.** Gall. **Spirito aromatico composto.** Ital. Wundwasser. Aus Fol. Rosmar., Menth., Salv. Herb. Rut. und Herb. Absinth. nach Maceration mit Alk. destilliert. Dem Spirit. Meliss. compos. ähnliches Destillat zu äußerlichen Zwecken.

Äußerlich wie das vorige.

Unguentum Rosmarini compositum. Germ., Helv. Ungt. nervinum. Rosmarinsalbe. Nervensalbe. Gelblich, bereitet aus 16 T. Schweineschmalz, 8 T. Hammeltalg, je 2 T. gelbem Wachs und Muskatnußöl, je 1 T. Rosmarinöl und Wacholderöl. Helv. ähnlich mit 10% Ol. Lauri und 3% Ol. Terebinth. Salben ähnlicher Art sind unter den verschiedensten Bezeichnungen in einigen anderen Pharm. aufgeführt, z. B. Pommade dite Baume Nerval Gall. — 10,0 0,25 RM.

Äußerlich als reizende Verbandsalbe zu Einreibungen bei rheumatischen und anderen Schmerzen. Kaum noch im Gebrauch.

Rubus.

Folia Rubi fructicosi. Brombeerblätter. Die getrockneten Blätter der Rosacee Rubus fructicosus L. — Fol. Rub. fruticosi 100,0 0,35 RM.

Dient zu Mischungen als Ersatz des chinesischen Tees.

Fructus Rubi fructicosi. More di Rovo. Ital. Brombeeren. Die frischen Früchte. Zur Bereitung von Fruchtsaft und Sirup.

Fructus Rubi Idaei recentes. Nederl. **Fructus Rubi Idaei.** Ross. **Frambroises.** Gall. **Raspberry.** **Himbeeren.** Die Früchte der Rosacee Rubus Idaeus L. Zur Bereitung des Fruchtsaftes.

Aqua Rubi Idaei. Germ. I., Ergb. **Himbeerwasser.** Aus 2 T. frischen reifen zerquetschten Himbeeren, die 2 Tage gestanden haben, werden nach dem D. A. B. 10 T. Destillat hergestellt. — 100,0 0,20 RM.

Innerlich: als Zusatz zu säuerlichen Mixturen. Verlassen.

Sirupus Rubi Idaei. Germ., Austr., Belg., Dan., Helv., Nederl., Ross., Suec. **Sirupus Rubi.** Jap. **Sirop de Framboise.** Gall. Himbeersirup. Himbeersaft. Rot, aus 7 T. durch Vergären frischer, roter, zerdrückter Himbeeren gewonnenem Himbeersaft und 13 T. Zucker hergestellt (angenehm riechend und schmeckend). Rein, insbesondere frei von Salicyls. (als Konservierungsmittel), Stärkesirup und Teerfarbstoffen. Wird, wie fast alle übrigen roten Sirupe, durch Zusatz von Alkalien mißfarben. — 100,0 0,55 RM.

Beliebtes Korrigens.

Ruta.

Folia Rutae. Germ. I., Ergb. **Folium Rutae.** Helv. **Rue.** Gall. Rautenblätter. Die getrockneten, vor dem Aufblühen der Pflanze gesammelten, gewürzig riechenden und bitterlich schmeckenden Laubblätter der Rutacee Ruta graveolens L. (Gall.: die blühende, frische Pflanze). Enthalten ein krystallinisches Glucosid Rutin und ein ätherisches Öl.

Innerlich zu 0,5—2,0 mehrmals täglich, in Pulvern oder im Aufguß 5,0—10,0 auf 100,0, als Succus recens. Früher als Emmenagogum benutzt. Große Dosen wirken giftig!

Äußerlich im Aufguß zu Mund- und Gurgelwässern, Klistieren, Infus von etwa 2,0—3,0 ad 50,0—100,0 zum Klysma.

Oleum Rutae. Ergb. **Rutae Essentia.** Belg. Rautenöl. Das ätherische Öl von Ruta graveolens. Grünlich oder gelblich, stark riechend und scharf ätherisch schmeckend, besteht zum größten Teil aus Methylnonylketon $CH_3 \cdot CO \cdot C_9H_{19}$. Spez. Gew. 0,833 bis 0,847. — 1,0 0,10 RM.

Möglichst nicht überschreiten: 0,2 pro dosi, 0,8 pro die (Ergb.).

Größte Einzel- und Tagesgabe: Belg. 0,05, 0,15.

Innerlich zu 0,05—0,15! mehrmals täglich. Bei Amenorrhöe und als Abortivmittel volkstümlich. Gefährlich!

Äußerlich als Zusatz zu hautreizenden Einreibungen.

Sabadilla.

Semen Sabadillae. Germ., Austr., Helv., Nederl., Norv., Suec., Ross. **Cévadille.** Gall. **Sabadiglia.** Ital. Sabadillsamen. Mexikanischer Läusesamen. Die reifen, mit glänzend schwarzbrauner Samenschale versehenen, geruchlosen, anhaltend bitter und scharf schmeckenden Samen der Colchicacee Schoenocaulon officinale (Schlechtendal et Chamisso) Asa Gray. (Austr. Sabadilla officinarum Brandt, Ital. Asagraea officinalis Lindley und Veratrum officinale Schlechtendal.) Das Pulver ist braun und wirkt niesenerregend. Höchstens 8% Asche enthaltend. Enthalten verschiedene Alkaloide (Helv. verlangt mindestens 3,5%), darunter Veratrin (s. S. 730). — 10,0 0,10 RM. 100,0 1,00 RM.

Innerlich früher zu 0,1—0,25 mehrmals täglich, in Pulvern mit deckendem Vehikel, in Pillen, im Aufguß 0,5—1,0 auf 100,0, als Wurmmittel und als Excitans. Jetzt verlassen.

Äußerlich als Streupulver gegen Kopfungeziefer, im Infus oder Dekokt 2,0—4,0 auf 100,0 Wasser oder Essig, zu Waschungen.

Acetum Sabadillae. Germ., Suec. Sabadillessig. Klar, gelbbraun, etwa 6% Essigs. enthaltend, sauer riechend, durch Ausziehen von Sabadillsamen (1) mit verdünnter Essigs. (2), Alk. 1 und Wa. 7 gewonnen. Vorsichtig aufzubewahren. — 100,0 1,00 RM.

Äußerlich als Rubefaciens, bei Hautausschlägen, zur Vertilgung von Läusen. Ein in Sabadillessig getauchtes Leinen wird um den Kopf gelegt, mit einem Verband überdeckt und 12 Stunden liegen gelassen. Bisweilen starke Rötung der Haut beobachtet.

Tinctura Sabadillae. Ergb., Helv. Sabadilltinktur. 1 : 10 Spir. dil. (Helv. Spirit.) maceriert. Rotbraun, bitter und scharf kratzend schmeckend. — 10,0 0,20 RM.

Innerlich: Verlassen.

Äußerlich als Rubefaciens, zur Einreibung gegen Pediculosis, 2—4mal tägl. mittels einer in die Tinktur getauchten Kompresse die behafteten Teile einzureiben.

Unguentum Sabadillae. Austr. **Unguento di Sabadiglia.** Ital. Ungt. contra Pediculos. Sabadillsalbe. Kapuzinersalbe. 20 Sem. Sabad., 79 Vaselin (Ital. 80, auch Lanolin oder Adeps benzoat.), 1 Ol. Citri.

Äußerlich gegen Kopfläuse.

Sabina.

Summitates Sabinae. Germ. II., Ergb. **Sabinae summitas.** Belg. **Ramuli Sabinae.** Dan. **Herba Sabinae.** Austr., Helv. **Sabine.** Gall. **Sabina.** Ital. Sadebaumkraut, -spitzen.

1164. Rp. Summitat. Sabin. Alumin. ana 5,0. M. D. S. Streupulver bei Kondylomen.	Die getrockneten, beblätterten Zweigspitzen der Conifere Juniperus Sabina L. Stark würzig riechend und schmeckend. Enthält 3—4% ätherisches Öl, ferner Harz und Gerbstoff. — 10,0 0,05 RM.

Möglichst nicht überschreiten: 1,0 pro dosi, 2,0 pro die! (Ergb.)

Innerlich: Verlassen. Wirkung wie Oleum und Extractum Sabinae.

Äußerlich selten als Streupulver, in Salben (1 + 1 Vaselin), bei Kondylomen, zu Urethralstäbchen (mit Ol. Cacao ana).

Extractum Sabinae. Germ. II., Ergb. Sadebaumextrakt. Dickes, grünbraunes, in Wa. trübe l. Extrakt, durch Ausziehen von Sadebaumspitzen mit wäßrigem Alkohol bereitet. — 1,0 0,25 RM.

Möglichst nicht überschreiten: 0,2 pro dosi, 0,8 pro die! (Ergb.)

Innerlich nicht zu verwenden. Früher als Abortivmittel verwendet. Gefährlich; wirkt örtlich reizend und erzeugt in größeren Dosen heftige Gastroenteritis bis zu tödlichem Ausgang.

Äußerlich in Salben und spirituöser Lösung (1 : 10) als Rubefaciens.

Oleum Sabinae. Germ. I., Ergb. **Sabinae essentia.** Belg. **Aetheroleum Sabinae.** Suec. Sadebaumöl. Das ätherische Öl der Sadebaumspitzen. Farblos oder schwach gelblich, widerlich riechend und brennend bitter schmeckend, neben mehreren Terpenen Sabinol $C_{10}H_{16}O$ und Sabinolacetat enthaltend. Spez. Gew. 0,907—0,930. — 1,0 0,05 RM.

Möglichst nicht überschreiten: 0,2 pro dosi, 0,5 pro die! (Ergb.).

Größte Einzel- und Tagesgabe: Belg. **0,05, 0,5.**

Innerlich: Abzulehnen. Vielfach vom Volk als Abortivmittel gebraucht. Erzeugt Hyperämie der Beckenorgane, in größeren Dosen Erbrechen, blutige Durchfälle, Hämaturie, Konvulsionen, Tod.

Äußerlich zu Salben, Pflastern, Einreibungen zur Beförderung des Haarwuchses bei Alopecie, bei Neuralgien und Lähmungen.

Unguentum Sabinae. Germ. II., Ergb. Sadebaumsalbe. 1 T. Sadebaumextrakt 6 T. Wollfett und 3 T. Paraffinsalbe. Braune Salbe. — Unguentum Sabinae. Dan Summit. Sabin. 25, Spirit. 50, 12 Stunden digeriert, mit Cer. flav. 18, Adeps 80 bis zum Verdampfen des Spirit. erwärmt, ausgepreßt. Grünlich, stark riechend.

Verbandsalbe für Condylome und atonische Geschwüre. Kaum noch im Gebrauch.

Sacchara.

Saccharum. Germ., Austr., Belg., Dan., Helv., Jap., Nederl., Ross., Suec. **Sucrosum.** Am. **Saccharum purificatum.** Brit. **Sucre blanc officinal.** Gall. **Zucchero.** Ital. Saccharum album. Zucker. (Rüben-, Rohrzucker, Saccharose.) $C_{12}H_{22}O_{11}$. Mol.-Gew. 342. Weiße, krystallinische Stücke oder weißes, krystallinisches Pulver, in Wa. (0,5 ccm) zu einem farb- und geruchlosen, rein süß schmeckenden Sirup l., optisch aktiv (spezif. Drehungswinkel einer 10proz. wäßrigen Lösung $= +66,5°$). Rein, insbesondere frei von Farbstoffen, Dextrin, Invertzucker, Schwermetallsalzen, freier Säure. Kein wägbarer Rückstand (Am. aus Saccharum officinarum L. oder anderen Rohstoffen, nicht mehr als 0,05% Asche enthaltend, eine 5proz. Lösung reagiert neutral). Disaccharid, aus je 1 Molekül Dextrose und Lävulose aufgebaut. Durch Erhitzen mit verdünnten Säuren entsteht der linksdrehende „Invertzucker". — 100,0 0,25 RM. Saccharum Candis (Kandiszucker) 0,35 RM.

Innerlich als Vehikel und Geschmackskorrigens für Pulver.

Äußerlich als Vehikel für Augen-, Schnupf-, Schlund- und Kehlkopfpulver.

Sirupus simplex. Germ., Austr., Belg., Helv., Jap., Nederl., Ross. **Syrupus Sacchari.** Dan., Norv., Suec. **Syrupus.** Am., Brit. **Sirop simple.** Gall. **Sciroppo semplice.** Ital. Zuckersirup. Aus 3 T. Zucker und 2 T. Wasser bereitet (heiß in die Vorratsflaschen filtriert). Rein, insbesondere frei von Stärkesirup und reduzierendem Zucker. Die anderen Pharm. in ähnlichen Verhältnissen. Am. (850 Racchar. in 1000 ccm Sirup) erlaubt Herstellung auch auf kaltem Wege (spez. Gew. 1,313 bei 25°), desgleichen erlaubt Gall. (180 Racchar. + 100 Wa.). Ausdrücklich farblos nach Austr., Helv., Belg., Dan., Jap., Nederl., Norv., Ross., Suec. Gall. (nur bei dem auf kaltem Wege bereiteten Sirup). In dem Gebrauch angemessenen Gefäßen, luftdicht verschlossen, aufzubewahren. — 100,0 0,40 RM.

Innerlich als Zusatz zu Mixturen.

Saccharum amylaceum. Germ. **Glucose officinal.** Gall. **Saccharum Uvae (Uvarum).** Traubenzucker. (Dextrose, d-Glucose.) Weiße Krystalle oder weißes Pulver, geruchlos, süß schmeckend, in Wa. (1,5) (und 50 T. Alk.) l. Optisch aktiv. (Spezif. Drehungswinkel einer 10proz. wäßrigen, mit 1 Tr. Ammoniakflüssigkeit versetzten Lösung $= +52,5°$.)[1] Rein, insbesondere frei von Zucker, Alkalien, Schwermetallsalzen, freier Säure. Höchstens 1% Wa. enthaltend. Kein wägbarer Rückstand. In gut verschlossenen Gefäßen aufzubewahren. Bierhefe oder Zymase enthaltenden Preßsaft bei 28—30° vergärend, wobei Alkohol und Kohlensäure und geringe Mengen Glycerin, Bernsteinsäure usw. entstehen. — 10,0 0,35 RM.[2] Traubenzucker-Amp. (Merck): 10, 12,5, 25 und 50%, 10, 25, 50 und 200 ccm. — 5 Amp. (10 ccm, 10%) 2,75 RM. Auch Amp. Dr. Thilo.

$$OH-\underset{H}{\overset{H}{C}}-\underset{OH}{\overset{H}{C}}-\underset{OH}{\overset{H}{C}}-\underset{H}{\overset{OH}{C}}-\underset{OH}{\overset{H}{C}}-C\overset{O}{\underset{H}{<}} \;; \; C_6H_{12}O_6, \text{ Mol.-Gew. } 180.$$

---

[1] Beim Erhitzen einer 5 proz.-Lösung mit alkal. Kupfertartratlösung bis zum einmaligen Aufkochen entsteht ein roter Niederschlag (Reduktion zu rotem Kupferoxydul; Fehlingsche Reaktion). — Besitzt nur etwa 40% der Süßkraft des Rohrzuckers. — Auch 50 proz. Lösungen, durch leichtes Erwärmen hergestellt, müssen farblos sein.

[2] Als sog. Maizena-Nährzucker (99,5—99,7% Dextrose) 250,0 0,65 RM.

Innerlich, weil von geringer Süßkraft, nicht an Stelle des Sacchar. alb. oder Sacchar. Lactis zu verwenden. Zur Probe auf alimentäre Glykosurie läßt man nüchtern eine Lösung von 100,0 Traubenzucker in Wasser trinken.

Äußerlich, als Klysma, zur rectalen Ernährung, je 300—500 ccm 4proz. Lösung, in langsamem Einlauf, evtl. im Tropfklistier. (Rectal zugeführter Traubenzucker wird auch von Diabetikern großenteils assimiliert.) Intravenös, je 10 ccm 10proz. Lösung zur Stillung innerer Blutungen, insbesondere Hämoptoe und Hämatemesis; auch zur Kräftigung des insuffizienten Herzmuskels (die bei Herzmuskelinsuffizienz empfohlenen Injektionen großer Mengen Traubenzuckerlösung haben sich nicht bewährt). Als Nahrungszufuhr bei Inanition und Versagen der Magendarmernährung (Stenosen, unstillbarem Erbrechen, Diarrhöen) je 1 Liter 5—10proz. Lösung. Der danach oft erfolgende (bedeutungslose) Schüttelfrost kann durch sorgfältigste Sterilisation der Lösung vermieden werden. Empfehlenswert die Verwendung der in zugeschmolzenen großen Ampullen käuflichen Lösungen (Merck oder Thilo).

Gall. führt Soluté de Glucose, hypertonique, injectable (300,0 Glucose officinal: 1 l) und Soluté de Glucose, isotonique, injectable (50,0: 1 l).

Am. und Brit. führen **Glucosum** (Gemische von Glucose, Maltose, Dextrinen und Wasser als Produkt der unvollständigen Hydrolyse von Stärke). Dicker, farbloser oder gelblicher Sirup, ohne Geruch, von süßem Geschmack, nicht mehr als 0,5% Asche enthaltend.

Saccharum Lactis. Germ., Austr., Belg., Brit., Dan., Helv., Jap., Nederl., Norv., Ross., Suec. **Lactosum.** Am. **Lactose.** Gall. **Lattosio.** Ital. Milchzucker. (Lactose.) $C_{12}H_{22}O_{11} + H_2O$. Mol.-Gew. 360. Weiße, krystallinische Stücke oder weißes, krystallinisches Pulver, geruchlos, 5% Krystallwasser enthaltend, in Wa. (6), sied. Wa. (1) mit schwach süßem Geschmack l[1]). Optisch aktiv (spezif. Drehungswinkel einer 10proz. wäßrigen, mit 1 Tr. Ammoniakflüssigkeit versetzten Lösung = + 52,5°). Rein, insbesondere frei von Zucker, Säuren, Eiweißstoffen, Schwermetallsalzen, höchstens Spuren von Eisen und höchstens 0,25% Asche enthaltend. (Am.: Aus Kuhmilch, nicht mehr als 0,1% Asche enthaltend, eine 5proz. Lösung reagiert neutral.) — 100,0 0,40 RM.

Innerlich, als Nährmittel, besonders der Milch zugesetzt zur Erhöhung des Nährwerts, im Fieber und bei Rekonvaleszenten; als mildes Aperiens für Kinder, in Dosen von 10,0—20,0 am besten in wenig Wasser gekocht, nüchtern zu trinken; als Konstituens für pulverförmige Arzneien, wobei der Milchzucker vor Rohrzucker den Vorzug hat, die Arzneien trocken zu halten und sogar die unmittelbare Dispensation geringer Quantitäten flüssiger Arzneien in Pulver zu ermöglichen. Besonders uns geringe Quantitäten unlöslichen Pulvers, wie Kalomel, einnehmen zu können, ist Milchzucker ein geeigneter Zusatz.

Calorose. Durch Inversion von Rohrzuckerlösung gewonnener, 74% Invertzucker und 0,25% Natriumtartrat enthaltender steriler Sirup. Packung II mit 100 g (3,35 RM.) und Packung I mit 50 g Invertzucker (2,20 RM.) für je 1 l Wasser. Außerdem 5 Ampullen mit 10 und 20 ccm 40 und 50proz. Lösung (3,90—6,70 RM.).

Die 10proz. Lösung zu intravenöser, die 5proz. Lösung zur subcutanen Infusion nach starken Blut- und Wasserverlusten an Stelle von Traubenzucker.

Caramelpräparate s. S. 478. — **Hediosit** (Glykoheptonsäurelacton) s. S. 418.

Saccharin.

Saccharin (E. W.). **Saccharin.** Ergb. **Saccharinum.** Austr., Belg., Dan., Helv., Jap., Norv., Ross., Suec. **Saccharoidum.** Nederl. **Glusidum.** Am., Brit.

---

[1]) Milchzucker gibt nicht wie Zucker eine sirupöse Flüssigkeit.

Saccharine. Gall. **Saccarina.** Ital. Saccharin. Weißes, krystallinisches, geruchloses, außerordentlich süß schmeckendes Pulver. L. in 400 T. Wa. Ergb. (ebenso Brit., Dan., Gall., Ital., Jap., Norv., Nederl., Ross., dagegen Suec. 350, Helv. 335, Am. 290). Schmp.: Belg., Dan. 200°, Ital. 218—220°, Ross. 219—222°, Jap. 219—224°, Norv. 221—223°, Suec. 221—223,5°, Am. 222—228°, Nederl. 223—226°, Gall., Helv. 223,5°, Ergb. 224°. Asche: 0,5% Ergb., Am., Brit., Helv., Jap. dagegen 1% Suec.

Durchschnittl. Dosis: Als Süßstoff 0,1:11, oder 0,03 = 1 Stück Zucker (Am.).

Saccharin (E. W.) solubile. Germ. **Saccharinum solubile.** Jap. **Saccharoidas natricus.** Nederl. **Glusidum solubile.** Am. Lösliches Saccharin. o-Benzoesäuresulfinidnatrium. Farblose, etwa 15% Krystallwasser enthaltende, daher an der Luft verwitternde Krystalle oder weiße, krystallinische Stücke oder weißes, krystallinisches Pulver, nicht oder nur schwach aromatisch riechend, in Wa. (1,5), in Alk. wenig (Nederl. 13, Am. 50) l.

$$\langle C_6H_4 \rangle \begin{matrix} CO \\ SO_2 \end{matrix} Na + 2\,H_2O, \quad \text{Mol.-Gew. } 241.$$

Die 0,1 prom. Lösung noch deutlich süß schmeckend. Rein, insbesondere frei von Benzoes., Salicyls. und p-Sulfaminbenzoesäure (Herstellung), letztere nicht süß schmeckend. Schmp. 219—226° (Jap.). — 0,1 0,05 RM. 25 Tabl. 0,25 RM.

Durchschnittl. Dosis: Als Süßstoff 0,1:1 l oder 0,03 = 1 Stück Zucker (Am.).

Saccharin und lösliches Saccharin: Der Süßkraft von 1 Stück Zucker entspricht 0,03[1]). Zur Süßung Konzentration 0,1°/oo.

Innerlich für Diabetiker und Fettleibige als Ersatz für Zucker; auch bei längerem Gebrauch vollkommen unschädlich, gelegentlich Widerwillen erregend. Wird im Körper nicht zersetzt, geht unverändert in den Urin über.

Äußerlich wegen seiner antiseptischen Eigenschaften auch zu Mundwässern und Zahnpulvern benutzt.

1165. Rp. Saccharin 1,0
    Natrii bicarbonici 1,0
    Acidi salicylici 4,0
    Spiritus ad 200,0.
M. D. S. Einige Tropfen auf 1 Glas Wasser
  zum Gurgeln. (Gurgelwasser gegen
  übelriechenden Atem.)

1166. Rp. Saccharin solubilis 1,5
    Calcii carbon. praecipitati 28,0
    Rhizomatis Calami pulv. 2,0
    Olei Menthae piperitae gtt. X.
M. f. pulv. D. S. Zahnpulver.

Ol. Saccharini aromaticum. Saccharin (1,5), Vanillin (0,5), Ol. Cinnamomi (2,0), Alc. absol. (46), Ol. Ricini (50).

Salep.

Tubera Salep. Germ., Jap. **Radix Salep.** Austr. **Salep Tuber.** Belg., Helv., Norv., Ross., Suec. **Tubera Saleb.** Nederl. **Salep.** Ital. Salep. Salepwurzel. Die zur Blütezeit gesammelten, in siedendem Wa. gebrühten, getrockneten, graubräunlichen oder gelblichen, geruchlosen, fad und schleimig schmeckenden Tochterknollen verschiedener Arten der Orchidaceen aus der Gruppe der

---

[1]) Mengen über 1,0 unterliegen dem ärztlichen Rezeptzwang.

Ophrydinen[1]). Das Pulver ist weißlich oder gelblichweiß. Beim Kochen mit Wa. (50) einen nur leicht gefärbten, geschmacklosen, nach dem Erkalten ziemlich steifen Schleim liefernd. Fremde Stärkearten nicht, höchstens 3 % Asche enthaltend. — 10,0 55 RM.

Innerlich zu 4,0—10,0 pro die als Mucilago entweder für sich oder als Vehikel anderer Arzneien. Meist läßt man den Salepschleim im Hause des Kranken bereiten; man rührt einen Teelöffel Saleppulver mit etwas kaltem Wasser an und übergießt dann mit 2 Tassen heißen Wassers oder heißer Fleischbrühe; auch wird der Salepschleim mit Rotwein, Gewürzen, Zucker ad libitum versetzt.

Äußerlich zu Klistieren (2,0 mit etwas kaltem und dann 100,0—120,0 heißen Wassers angerührt).

Mucilago Salep. Germ., Helv., Jap., Nederl., Norv., Ross., Suec. Salepschleim. Zur Abgabe frisch zu bereiten, indem mittelfein gepulverter Salep (1) in einer trockenen Flasche mit Alk. (1) gut umgeschüttelt, das Gemisch mit siedendem Wa. (10) kräftig durchgeschüttelt und nach Zusatz von weiterem siedendem Wa. (88) in kurzen Zwischenräumen bis zum Erkalten geschüttelt wird (Nederl., Ross., Suec.). Helv. läßt Saleppulver (1), Milchzucker (1), Alk. (1) mit siedendem Wa. (96) schütteln. — (100,0 0,95; 200,0 1,20 RM.)

Innerlich eßlöffelweise als reizlinderndes, deckendes Mittel bei entzündlichen Zuständen des Magendarmkanals, bei Diarrhöen. Als Vehikel für Mixturen.

Äußerlich zum Klistier.

Salia des Kaliums, Natriums und Magnesiums[2]), sofern sie nicht unter den Anionen (Säuren, Acidum boricum [S. 72], Acid. phosphor. [S. 92], Chlorsäure [S. 303]) oder unter anderen Positionen (Permanganate [S. 554], Bromide [S. 232], Jodide [S. 467] usw.) angeführt sind, und zwar:

Chloride des Kaliums und Natriums[3]).

Nitrate des Kaliums und Natriums.

Sulfate des Kaliums, Natriums und Magnesiums.

Kalium chloratum. Ergb., Jap. **Kalii chloridum.** Suec. Kaliumchlorid, Chlorkalium. KCl. Weißes, krystallinisches Pulver oder farblose würfelförmige Krystalle, l. in 3 T. Wa., unl. in abs. Alk. — 10,0 0,05 RM.

Im Rezept auszuschreiben, um Verwechslungen mit Kalium chloricum zu vermeiden (S. 303).

Innerlich früher zu 1,0—5,0 mehrmals täglich als Diureticum in Pulvern oder Solution, auch als sog. Sal febrifugum Sylvii gegen Intermittens benutzt.

Natrium chloratum. Germ., Austr., Belg., Helv., Jap., Ross. **Chloretum natricum.** Dan., Nederl., Norv. **Natrii chloridum.** Suec. **Sodii Chloridum.** Am., Brit. **Sodium (Chlorure de) officinal.** Gall. **Cloruro di Sodio.** Ital. Natrium hydrochloricum. Natriumchlorid. (Chlornatrium, Kochsalz.) NaCl. Mol.Gew. 58, 46. Weiße, würfelförmige Krystalle oder weißes, krystallinisches Pulver, in Wa. (3) l. Die gesättigte Lösung muß farblos sein und darf Lackmus-

---

[1]) Orchis mascula, O. militaris und zahlreiche andere Arten (außer O. latifolia L. mit handförmig geteilten Knollen).
[2]) Ammoniumsalze siehe S. 145, Lithiumsalze siehe S. 491. Magnesiumsalze siehe S. 495.
[3]) Ammonium chloratum siehe S. 146.

papier nicht verändern. Rein, insbesondere frei von Kaliumsalzen, Natrium-carbonat, freier Säure, Erdalkalisalzen, Schwermetallsalzen und Arsenver-bindungen. — 100,0 0,20 RM.; 100,0 crudum 0,05 RM.

Durchschnittl. Dosis: 15,0 (Am.).

Innerlich in Substanz, 1—2 Teelöffel mit wenig Wasser, Volksmittel bei Lungenblutung. Die folgende Bluteindickung mag die häufigen Erfolge erklären. Der oft folgende Brechreiz kann wiederum schaden. Teelöffelweise in Wasser gelöst als Antidot bei Vergiftungen mit Silbersalzen (Bildung von unl. Chlorsilber).

In vielen natürlichen Mineralwässern (Wiesbaden, Kissingen u. a.) als wesent-licher Heilfaktor besonders gegen Magen- und Darmkatarrhe enthalten. Die Wirkung beruht auf Lösung zähen Schleims und Anregung der Sekretion.

1167. Rp. Natrii chlorati 5,0
    Natrii sulfurici 10,0
    Aq. dest. 985,0.
M. filtretur, sterilisetur. Soluté de Chlo-rure de Sodium et de Sulfate de Sodium pour injection intravei-neuse.   Gall.

Äußerlich in Lösung zu Gur-gelwässern, Augentropfwässern 5,0—10,0 auf 100,0, zu Inhalationen (in zerstäubter Lösung: 1,0—10,0 ad 500,0 Aqua. Bei chronischen Ka-tarrhen des Pharynx, des Larxynx, und der Bronchien oft von vorzüg-licher Wirkung), zur Nasendusche (1,0—3,0 auf 100,0), zu Injektionen in den äußeren Gehörgang, in spirituöser Solution (ein Überschuß von Kochsalz in Franzbranntwein) als Volksmittel bei Verbrennungen, Quetschungen, wunden Brustwarzen usw.; zu Kata-plasmen (Sem. Lini und Brotkrume mit konzentrierter Kochsalzlösung zu Brei gekocht), zu Kälte machenden Umschlägen (1 gestoßenes Salz mit 2 gepulvertem Eis oder Schnee), zu Bädern ($^1/_4$—$^1/_2$ kg zu einem Fußbade, 2—10 kg, auch mehr, zu einem Vollbade (3—400 l). Die Mengen (N. chl. cru-dum) werden gewöhnlich bei der häuslichen Bereitung zu klein gegriffen, wenigstens im Verhältnis zu den natürlichen Solbädern, die etwa 2—6% Koch-salz enthalten).

Zur rectalen Anwendung als stärkeres Klistier bei hartnäckiger Ver-stopfung (analog dem Seifenklistier), 1—3 Teelöffel auf $^3/_4$ l Wasser; zwecks Flüssigkeitszufuhr nach schweren Blutverlusten, bei hochgradigen Anämien und Erschöpfungszuständen, in langsamem, am besten tropfenweisen Einlauf (Tropfklistier), 8 g auf 1 l. Zur subcutanen Injektion, als 0,2 proz. Zusatz zu 1 proz. Eucain — oder Novocainlösungen zur Erzielung örtlicher Anästhesie nach Schleich und zur endoneuralen Infiltration bei Neuralgien, insbesondere Ischias; in isotonischer Lösung (0,9%) je 200—500 ccm zur Flüssigkeitszufuhr nach erschöpfenden Wasser- und Blutverlusten, insbesondere nach akuten Diarrhöen (Cholera), sowie äußeren und inneren Blutungen, bei großer Lebens-gefahr besser durch intravenöse Injektion ersetzt. Zur intravenösen In-jektion, in isotonischer (0,9%) Lösung, $^1/_2$—1 l in schweren Erschöpfungs-zuständen nach Blutungen und starken choleriformen Diarrhöen, auch in Kollapszuständen bei akuten Infektionskrankheiten sowie bei Herzschwäche nach Operationen, auch in Herzkrankheiten; in hypertonischer (10—20 proz.) Lösung, 10—20 ccm, zur Blutstillung bei inneren Blutungen, insbesondere Hämoptoë und Hämatemesis, auch bei Haut- und Schleimhautblutungen der hämorrhagischen Diathesen. Die hypertonische Lösung wird auch zur intravasculären Injektion von 1—2 ccm in Varicen (Hämorrhoidalknoten) zwecks Anregung lokaler Entzündung und Thrombosierung benutzt.

Cave: Schwefel- und Salpetersäure, Blei-, Silber- und Quecksilber-oxydulsalze.

Solutio Natrii chlorati physiologica. Germ., Helv. **Solutio Natrii chlorati physiologica sterilisata.** Ross. **Serum factitium.** Belg. **Solutio Chloreti natrici physiologica.** Norv. **Solutio Natrii chloridi physiologica.** Suec. **Liquor Natrii chlorati physiologica.** Jap. **Liquor Sodii chloridi physiologicus.** Am. **Soluté de Chlorure de Sodium isotonique, injectable.** Gall. **Siero fisiologico.** Ital. Physiologische Kochsalzlösung. Filtrierte, im Dampftopf sterilisierte Lösung von Natriumchlorid (9) in Wasser (991). Darf nur keimfrei, völlig klar, insbesondere auch frei von Schwebestoffen (die meist aus dem Glase stammen) abgegeben werden. Die Pharm. schreiben durchweg nur Kochsalz vor, und zwar: 0,9% NaCl außer Germ. auch Helv., Norv., 0,85% Am., Jap., Ross., 0,8% Belg., Gall., Ital., Suec., Rom. (Solutio Natrii chlorati). — Flasche (500 u. 1000) 2,00 und 2,90 RM, 1 Amp. (230 ccm, Riedel) 3,50 RM.

Am. schreibt vor: Für intravenöse Injektionen innerhalb von 24 Stunden zu verwenden. Für anderweitigen Gebrauch Lösung nach jedem Luftzutritt wieder zu sterilisieren. Einen Monat nach Herstellung nicht mehr verwenden.

Ross.: Nur in Ampullen.

Soluté de Chlorure de Sodium et de Sulfate de Sodium pour Injection intraveineuse Gall. ist eine 5prom. Natriumchlorid- und 10prom. Natriumsulfatlösung.

Zu subcutanen und besonders intravenösen Infusionen bei schweren Blutverlusten, Wasserverlusten, Erschöpfungszuständen, Herzschwäche; s. o.

Solutio Ringeri. Suec., Ross. **Liquor Ringeri.** Jap. Ringersche Lösung.

Nach Germ. VI (S. 798): Natriumchlorid (0,8), Calciumchlorid (0,04), Kaliumchlorid (0,01) und Natriumbicarbonat (0,01) sind nacheinander in Wasser (100) zu lösen. Die außerdem mit Traubenzucker (0,05) versetzte Lösung ist nur kurze Zeit haltbar.

Suec. Natr. chlorat. (8), Natr. bicarb. (0,1), Calcii chlorat. (0,1), Kal. chlorat. (0,075), Aqu. dest. (ad 1000,0) [Jap. 1000,0].

Vor Gebrauch frisch zu bereiten und zu sterilisieren.

Zur subcutanen und intravenösen Infusion wie isotonische Kochsalzlösung. Für die praktische Bewertung gilt das bei Normosal (S. 519) Gesagte.

Locke-Ringer's Solution. Am. (Volumetr. Lösungen.) Natr. chlorat. puriss. (9), Kal. chlorat. puriss. (0,420), Calcii chlorat. cryst. puriss. (0,240), Magnes. chlorat. puriss. (0,005), Natr. bicarb. (0,500), Dextrose (0,500), Aqu. dest. rec. dest. (ad 1000 ccm). Für die zu verwendenden Salze ist besondere Reinheit vorgeschrieben.

Täglich frisch zu bereiten. Die Bestandteile (außer Dextrose) werden in konzentrierten Stammlösungen vorrätig gehalten und bei Bedarf verdünnt.

Normosal. Keimfreie, sterile Serumsalze, nach der Analyse des mensch-lichen Blutserums. Als Salz (1 : 100 aufzulösen) und in Lösung. — 6 Amp. (je 1 g) 4,40 RM. Flaschen (10 und 50 g) 2,65 und 7,95 RM.

Zur subcutanen und besonders zur intravenösen Injektion wie iso-tonische Kochsalzlösung. Theoretisch dieser vorzuziehen, doch hat die prak-tische Anwendung der frisch bereiteten, keimfreien einfachen Kochsalzlösung in den Grenzen des zu Leistenden uns stets befriedigt. Eine Empfehlung des teuren Salzgemisches ist nur zu rechtfertigen, wenn der Preis keine Rolle spielt (Allgemeine Vergiftungserscheinungen nach Infusion wohl mehrere Tage lang aufbewahrter Normosallösungen sind einmal beschrieben. S. auch S. 519.)

Sal marinum. Seesalz. Das durch freiwilliges Verdunsten des Meerwassers erhaltene unreine Kochsalz. Weiße, graue oder gelbliche, an der Luft feucht werdende Krystall-gemische.

Äußerlich als Zusatz zu Bädern. 1—5 kg und mehr auf 1 Vollbad.

Ammonium nitricum. Ergb. Ammoniumnitrat. $NH_4 \cdot NO_3$. Weiße, krystallinische, an der Luft feucht werdende, kühlend-salzig schmeckende Massen, in Wa. (0,5) und in Alk. (20) l. — 10,0 0,10 RM.

Innerlich früher vereinzelt (zu 0,5—1,0) als Diaphoreticum und Diureticum bei leichten Fiebern versucht.

Kalium nitricum. Germ., Austr., Belg., Helv., Jap., Ross. **Nitras kalicus.** Dan., Nederl. **Kalii nitras.** Suec. **Potassii Nitras.** Am., Brit. **Azotate de Potassium.** Gall. **Nitrato di Potassio.** Ital. **Kaliumnitrat, Kalisalpeter.** (Salpetersaures Kalium.) KNO_3. Mol.-Gew. 101. Farblose, durchsichtige, luftbeständige, prismatische Krystalle oder krystallinisches, kühlend-salzig und etwas bitter schmeckendes Pulver, in Wa. (3,5), sied. Wa. (0,4) l., in Alk. fast unl. Rein, insbesondere frei von Schwermetallsalzen, höchstens Spuren von Chlors. und Perchlors. enthaltend. — 100,0 0,40 RM.

Therapeut. Dosen: 0,3—1,2 (Brit.). Durchschnittl. Dosis: 0,3 (Am.).

Innerlich: Früher als leichtes Diureticum und Febrifugum im Gebrauch. Kaum noch angewendet.

Äußerlich jetzt nur noch zur Bereitung der Charta nitrata gebraucht.

1168. Ep. Kalii nitrici 1,0
      Gummi arabici 6,0
      Radicis Althaeae 1,0
      Radicis Liquiritiae 2,0
      Sacchari Lactis 6,0.
M. f. pulv. Poudre diurétique. Poudre des voyageurs.   Gall.

1169. Rp. Kalii nitrici 8,0
      Sir. simpl. 40,0
      Aq. dest. ad 200,0.
M. D. S. 2stündl. 1 Eßlöffel als leichtes Diureticum (außer bei Nephritis). Mixtura nitrica.   F. M. G.

Natrium nitricum. Germ., Helv., Jap., Ross. **Nitras natricus.** Nederl. **Azotate de Sodium.** Gall. **Natriumnitrat, Natronsalpeter.** (Salpetersaures Natrium.[1])) $NaNO_3$. Mol.-Gew. 85. Farblose, durchscheinende, an trockener Luft unveränderliche, kühlend-salzig und etwas bitter schmeckende Krystalle, in Wa. (1,2), Alk. (50) l. Rein, insbesondere frei von Kaliumsalzen, Jodwasserstoffs., Jods. und salpetriger S., höchstens Spuren von Chlors. oder Perchlors. enthaltend. — 100,0 0,30 RM.

Innerlich: Kaum noch angewendet.

Äußerlich in Solution zu Umschlägen als entzündungswidriges Mittel empfohlen.

Charta nitrata. Germ., Austr., Belg., Dan., Helv., Norv. **Papier nitré.** Gall. **Carta nitrata.** Ital. Salpeterpapier. Weißes Filtrierpapier wird mit einer Lösung von 1 T. Kaliumnitrat in 5 (Norv. 4) T. Wa. getränkt und getrocknet. Ital. läßt mit einer Lösung von 5 T. Salpeter, 20 T. Wa. und 2 T. Tct. Benzoës tränken. Salpeterpapier muß nach dem Anzünden gleichmäßig und vollständig verglimmen. — 1 Blatt (etwa 1500 qcm) 0,30 RM. (einschl. Abgabegebühr!).

Zum Gebrauch wird das Papier in kleine Streifen von ungefähr $^1/_4$ bis $^1/_2$ Quartblatt zerschnitten und ein solcher Streifen auf einem Teller angezündet; die beim langsamen Verglimmen sich bildenden weißen Dämpfe werden vom Kranken mit dem Munde eingeatmet; weniger empfehlenswert ist es, das Papier in Zigarettenform rollen und rauchen zu lassen.

---

[1]) Natronsalpeter = Chilesalpeter; letzterer Jodat ($NaJO_3$) enthaltend.

Äußerlich: Das Salpeterräuchern ist ein oft bewährtes Mittel gegen Anfälle von Bronchialasthma. Leichte asthmatische Anfälle werden beim Beginn des Anfalles beseitigt oder wenigstens gemildert. Durch Einatmen vor dem Schlafengehen wird bisweilen ein drohender Anfall hintangehalten. Die Anwendung der Salpeterräucherung verdient auch heut empfohlen zu werden: sie ist zu Unrecht vielfach durch die sofortigen Adrenalin- und Hypophysininjektionen verdrängt, die erst nach versuchter Räucherung angewandt werden sollten. Der Mechanismus der Räucherwirkung ist nicht klargestellt; im Rauch sind kohlensaures Ammonium und Pyridin nachgewiesen.

Kalium sulfuricum. Germ., Belg., Helv., Jap., Ross. **Sulfas kalicus.** Dan., Nederl., Norv. **Potassii Sulfas.** Brit. **Kalii sulfas.** Suec. **Potassium (Sulfate neutre de).** Gall. **Solfato di Potassio.** Ital. Kaliumsulfat. (Schwefelsaures Kalium.) K_2SO_4. Mol.-Gew. 174. Weiße, harte, luftbeständige Krystalle oder Krystallkrusten, in Wa. (10), sied. Wa. (5) l., in Alk. unl. Rein, insbesondere frei von Schwermetallsalzen und Arsenverbindungen. — 10,0 0,35 RM.

Im Rezept auszuschreiben, um Verwechslung mit Kalium sulfuratum zu vermeiden (S. 691).

Therapeut. Dosen: 1,0—3,0 (Brit.).

Innerlich zu 1,0—2,5 mehrmals täglich als Abführmittel, für sich allein kaum angewendet. In Pulvern, Pillen, Solutionen 3,0—10,0 auf 100,0.

1170. Rp. Kalii sulfurici
          Tartari depurati ana 10,0
          Magnesii carbonici 5,0
          Elaeosacchari Foeniculi 3,0
          Sacchari 10,0.
M. f. pulv. D. in vitro. S. 3stündl. 1 Teelöffel.

1171. Rp. Kalii sulfurici 15,0
          Inf. Fol. Sennae (e 15,0) 220,0
          Sir. Rhamni cathartici 25,0.
M. D. S. 2stündl. 1 Eßlöffel. Als Abführmittel bei entwöhnenden Frauen.

Magnesium sulfuricum. Germ., Austr., Belg., Helv., Jap., Ross. **Sulfas magnesicus.** Dan., Nederl., Norv. **Magnesii Sulfas.** Am., Brit., Suec. **Magnésium (Sulfate de).** Gall. **Solfato di Magnesio.** Ital. Sal catharticum. Sal amarum depuratum. Sal anglicum. Epsom salt. Magnesiumsulfat. Bittersalz. $MgSO_4 + 7H_2O$. Mol.-Gew. 246,5. Farblose, an trockener Luft kaum verwitternde und an feuchter Luft unverändert bleibende, prismatische, etwa 50% Krystallwasser enthaltende, bitter und salzig schmeckende Krystalle, in Wa. (1), sied. Wa. (0,3) l., Lackmuspapier nicht verändernd. Rein, insbesondere frei von Zinksulfat (Verwechslung), Schwermetallsalzen und Arsenverbindungen. Zu Pulvermischungen ist getrocknetes M. zu verwenden. Vorschriften zur Herstellung von Lösungen in kohlensaurem Wasser (künstliche Bitterwässer), die ziemlich angenehm zu nehmen sind, sind in einigen Pharm. enthalten: Eau saline purgative und Eau saline purgative gazeuse Gall., letzteres bestehend aus 30 T. Magnesiumsulfat, je 4 T. Natriumbicarbonat und Weinsäure auf 650 T. Wasser. Solutio magnesii Sulfatis effervescens Suec. ist eine 16—17proz. Magnesiumsulfat enthaltende Lösung in kohlensaurem Wa. — 100,0 0,15 RM.

Therapeut. Dosen: 2,0—6,0 mehrmalig (8,0—16,0 einmalig) (Brit.). Durchschnittl. Dosis: 15,0 (Am.).

Innerlich zu 1,0—2,5 mehrmals täglich zur Prophylaxe von Oxalat-Harnsteinen, da kleine Mengen Magnesia im Urin zur Lösung des oxalsauren Calciums beitragen; zu 10,0—50,0 als starkes Abführmittel, besonders angewandt bei Vergiftungen, zugleich mit der adsorbierenden Kohle (S. 264), um die evtl. im Darmkanal mögliche reversible Ablösung des Giftes von der Kohle zu verhüten. In Pulver (in Wasser zu lösen, oft als Schachtelpulver) oder in Solution 25,0—50,0 : 200,0[1]).

Äußerlich zur subcutanen oder intramuskulären, auch intravenösen Injektion von 20 ccm 25proz. Lösung, evtl. zur intralumbalen Injektion von 10 ccm 10proz. Lösung, krampfstillend bei Tetanus, bei Tetanie, auch bei Pyloruskrampf, Gallensteinkolik, Blasenkrampf. Die Krampfstöße bei Tetanus werden durch die Magnesiuminjektionen gemildert und zum Teil unterdrückt und dadurch der Verlauf erleichtert und die Heilung ermöglicht; trotz guter Krampfstillung kommen tödliche Ausgänge vor, gleichzeitige Antitoxinbehandlung in jedem Fall geboten. Gefahr der Atemlähmung! Bei erschwerter oder aussetzender Atmung Lobelin-Injektion!

Zu Klistieren 15,0—30,0 in $^1/_2$ l zur Darmentleerung.

1172. Rp. Magnesii sulfurici 25,0
    Inf. Fol. Sennae (e 10,0) 100,0
    Sir. Citri 25,0.
D. S. 1—2stündl. 1 Eßlöffel.

1173. Rp. Magnesii sulfurici 20,0
    Aq. dest. 120,0
    Oxymellis simplicis 30,0.
M. D. S. 1—2stündl. 1 Eßlöffel.

1174. Rp. Magnesii sulfurici
    Foliorum Sennae ana 15,0.
M. f. spec. D. S. Mit einigen Tassen Wasser
aufgebrüht und mit 1 Eßlöffel Leinöl
vermischt. Zum Klistier.

Magnesium sulfuricum siccatum. Germ. **Magnesium sulfuricum siccum.** Austr., Helv., Ross. **Sulfas Magnesicus exsiccatus.** Nederl., Norv. Getrocknetes Magnesiumsulfat. Magnesium sulfuricum siccum. Mindestgehalt 70 (Nederl. 66, Norv. 63—65) Prozent wasserfreies Magnesiumsulfat. Weißes, mittelfeines, lockeres, durch Erhitzen von Magnesiumsulfat hergestelltes Pulver, höchstens 30% Wa. enthaltend. Zu Pulvermischungen ist statt Magn. sulfuric. stets Magn. sulfuric. siccatum, auch wenn es vom Arzt nicht verschrieben ist, vom Apotheker zu verwenden. In gut verschlossenen Gefäßen aufzubewahren. — 100,0 0,30 RM.

Innerlich in etwas geringeren Dosen als Magn. sulf., etwa in $^2/_3$ der Gabe, in Pulvern.

1175. Rp. Magnesii sulfurici siccat. 25,0
    Radicis Rhei
    Natrii bicarbonici
    Sulfuris depurati
    Elaeosacch. Citri ana 5,0.
M. f. pulv. D. S. 2stündl. 1 Teelöffel.

1176. Rp. Magnes. sulfuric. siccat. 30,0
    Natr. bicarbon. 8,0
    Acid. tartar. 6,0
M. f. pulv. D. ad scatul. S. 1—2 Teelöffel
in Glas Wasser. (Abführbrausepulver.)

Magnesium sulfuricum effervescens. Belg. **Magnesii Sulfas effervescens.** Brit. 100 T. krystallisiertes Magnesiumsulfat bei 54° auf 75 T. ausgetrocknet, zerrieben, mit 21 T. Zuckerpulver und dann mit 72 T. Natriumbicarbonat, 38 T. Weinsäure und 25 T. Citronensäure gemischt, auf 93—104° erhitzt, zusammengerieben und durchgesiebt.

Therapeut. Dosen: 4,0—12,0, 16,0—32,0 Einzeldosis (Brit.).

Innerlich 7,5—30,0 ähnlich wie Magn. citric. efferv.

---

[1]) Als Geschmackskorrigentien wurden früher benutzt: Aromatische Wässer, namentlich Aq. Cinnam., bitterliche aromatische Sirupe, wie Sir. Aurant. und ein Zusatz von Wein- oder Citronensäure: am angenehmsten läßt sich eine Solution in kohlensaurem Wasser nehmen; s. oben.

Natrium sulfuricum. Germ., Austr., Belg., Helv., Jap., Ross. **Sulfas natricus.** Dan., Nederl., Norv. **Natrii sulfas.** Suec. **Sodii Sulfas.** Am., Brit. **Sodium (Sulfate de) officinal.** Gall. **Solfato di Sodio.** Ital. Sal mirabile Glauberi. **Natriumsulfat.** Glaubersalz. (Schwefelsaures Natrium.) $Na_2SO_4+10H_2O$. Mol.-Gew. 322. Farblose, etwa 56% Krystallwasser enthaltende, daher verwitternde, beim Erwärmen leicht im Krystallwasser schmelzende Krystalle, in Wa. (2), sied. Wa. (0,6) l., in Alk. unl. Rein, insbesondere frei von schwefliger Säure, Schwermetallsalzen und Arsenverbindungen. Zu Pulvermischungen ist getrocknetes Natriumsalz zu verwenden. — 100,0 0,10 RM. 100,0 crudum 0,10 RM.

Therapeut. Dosen: 2,0—8,0 mehrmalig (10,0—16,0 einmalig) (Brit.). Durchschnittl. Dosis: 15,0 (Am.).

Innerlich als Stomachicum zu 1,0—2,5 mehrmals täglich, als Abführmittel zu 10,0—50,0; in Pulvern (zur Lösung im Hause des Kranken), in Lösungen.

Äußerlich zu Klistieren (10,0—50,0 auf ein Klysma).

1177. Rp. Natrii sulfurici 50,0
Natrii chlorati 3,0
Natrii bicarbonici 6,0.
M. f. pulv. gross. D. S. 1 Teelöffel voll in einem Becher warmen (oder heißen) Wassers gelöst, morgens 2—3 mal $^1/_4$ stündl. zu gebrauchen. (Surrogat für Karlsbader Salz siehe S. 620.)

1178. Rp. Natrii sulfurici 25,0
Acidi tartarici 0,25
Aq. dest. 150,0
Sir. Rhamni cathartici 25,0.
M. D. S. Stündlich 1 Eßlöffel.

1179. Rp. Infus. Rhiz. Rhei 8,0 : 150,0
Natr. sulfurici 30,0
Sirup. simpl. ad 200,0.
S. Stündlich 1 Eßlöffel bis zur Wirkung.

Natrium sulfuricum siccatum. Germ. **Natrium sulfuricum siccum.** Austr., Belg., Helv., Jap., Ross. **Natrii sulfas siccatus.** Suec. **Sulfas natricus siccatus.** Dan., Nederl., Norv. **Getrocknetes Natriumsulfat. Natrium sulfuricum siccum.** Mindestgehalt 88,6% wasserfreies N. Weißes, mittelfeines, lockeres, beim Drücken nicht zusammenballendes Pulver; aus Natriumsulfat durch Trocknen zunächst bei einer 25° nicht übersteigenden Temperatur, dann bei 40—50° gewonnen, noch etwa 11% Krystallwasser enthaltend. Bezüglich der Reinheit den an Natriumsulfat zu stellenden Anforderungen entsprechend. Zu Pulvermischungen ist statt Natr. sulfuric. stets Natr. sulfuric. siccatum, auch wenn es vom Arzt nicht verschrieben ist, vom Apotheker zu verwenden (desgl. Dan., Helv., Nederl., Suec.). In gut verschlossenen Gefäßen aufzubewahren. — 100,0 0,25 RM.

Innerlich als Stomachicum zu 0,5—1,5 mehrmals täglich, als Abführmittel zu 5,0—25,0 in Pulvern.

1180. Rp. Natrii sulfurici siccat. 10,0
Sulfuris depurati
Tartari depurati ana 20,0
Elaeosacch. Citri 5,0.
M. f. pulv. D. S. 2—3 mal tägl. 1 Teelöffel voll.

1181. Rp. Natrii sulfurici siccat. 1,5
Pulv. Radicis Jalapae
Elaeosacch. Foeniculi ana 0,15.
M. f. pulv. D. tal. dos. Nr. VI ad chart. cerat. S. Morgens nüchtern 1 Pulver zu nehmen.

Natrii sulfas depuratus. Suec., Glaubersalz, und **Natrii sulfas depuratus siccatus.** Suec., getrocknetes Glaubersalz, weniger reine Salze.

Sodii sulphas effervescens. Brit. Natr. sulfuric. cryst. (500), Natr. bicarb. (500), Acid. tartar. (270), Acid. citric. (180).

Therapeut. Dosen: 4,0—8,0 mehrmalig (10,0—16,0 einmalig) (Brit.).

Aqua purgans. Belg. Natr. sulfuric. (20), Magn. sulfuric. (20), Natr. chlorat. (1), Natr. bicarbon. (1), abgekochtes Wasser (958).

Salia mineralia factitia. Künstliche Quellsalze. Künstliche Salzmischungen, welche dem durch Analyse festgestellten Salzgehalt der Mineralwässer bzw. Heilquellen genau entsprechen. Mit Ausnahme des Karlsbader bzw. Marienbader und Hunyadi Salzes, welche in konzentrierter Lösung als kräftige Purgantien gebraucht werden, werden die Quellsalze zur Herstellung sehr verdünnter Lösungen verwandt, welche die quantitative Zusammensetzung der betr. Heilquellen nachahmen und in der Therapia oeconomica zu Trinkkuren an Stelle des natürlichen Quellwassers gebraucht werden. Um den künstlichen Wässern auch den Kohlensäuregehalt der natürlichen zu verleihen, hat O. Warburg die sog. Mineraltabletten hergestellt, welche neben den übrigen Quellsalzen NaHSO$_4$ und NaHCO$_3$ enthalten, durch deren Mischung sich CO$_2$ in der Lösung entwickelt; dadurch werden die natürlichen Löslichkeitsbedingungen der Salze hergestellt und die beim Aufbewahren der Brunnen eintretenden Fällungen verhütet.

Die Indikationen der künstlichen Mineralwasser beruhen gleich denen der natürlichen auf Tradition und Erfahrung, die bisher nur zum Teil gesichert oder methodisch geprüft ist.

Sal Carolinum factitium. Germ., Belg., Helv., Jap., Nederl., Ross. Sal carlsbadense factitium. Suec. Sal Carlsbadense artificiale. Dan., Norv. Sali artificiali di Carlsbad. Ital. Künstliches Karlsbader Salz. Mittelfein gepulvert und getrocknet. In 100 Teilen Natriumsulfat (44) (Dan. 43), Kaliumsulfat (2) (Dan. 3), Natriumchlorid (18), Natriumbicarbonat (36) (Ross. 34). Weißes, trockenes Pulver. 6 g des Salzes (Nederl. 6,5 g) in 1 l Wasser gelöst geben eine dem Karlsbader Wasser ähnliche Lösung. In gutschließenden Flaschen aufzubewahren (Nederl.). Das krystallisierte Salz besteht fast nur aus Natriumsulfat. — 100,0 0,30 RM. Sal Carol. fact. cryst. 100,0 0,10 RM.

Innerlich als Abführmittel, tee- bis eßlöffelweise in ¹/₂ Glas Wasser. In sehr verdünnter Lösung als Ersatz des Karlsbader Mühlbrunn bei Magen- und Darm- sowie besonders bei Leberkrankheiten, Nierenkrankheiten und Stoffwechselkrankheiten vielverordnet.

Mineraltabletten Schering Nr. I, zur Herstellung von Karlsbader Wasser, enthalten neben den anderen Bestandteilen des natürlichen Karlsbader Mühlbrunns Natriumbisulfat und Natriumbicarbonat.

Salia Thermarum factitia. Ergb. Künstliche Quellsalze. Das Ergb. enthält Vorschriften zur Herstellung künstlicher Quellsalze (Emser, Fachinger, Hunyadi, Kissinger, Marienbader, Obersalzbrunner [Kronenquelle und Oberbrunner], Salzschlirfer, Sodener, Vichy, Wiesbadener, Wildunger [Georg-Victor- und Helenen-Quelle] Salz).

Sal Emsanum factitium. Nederl. Natriumsulfat (10), Kaliumsulfat (10), Natriumchlorid (265), Natriumbicarbonat (715). Ergb. Natr. chloratum (900), Natr. jodatum (0,02), Natr. bromatum (0,34), Lith. chloratum (2,9), Natr. bicarbonicum (2550), Natr. sulfuricum siccat. (30), Natr. phosphoricum siccat. (1,6), Kal. sulfuricum (44). — 100,0 0,30 RM.

Nederl.: davon 3,86 g für 1 l künstliches Emser Wasser. Bei Katarrhen der Atmungsorgane.

Hunyadi Salz. Ergb. Natr. sulfuric. siccat. (198), Magn. sulfuric. siccat. (195), Natr. bicarbonic. (9), Natr. chlorat. (2,8), Kal. sulfuric. (43). Als Abführmittel. —In verdünnten Lösungen auch bei Magen- und Darm-, Leber- und Stoffwechselkrankheiten gebraucht.

Kissinger Salz. Ergb. Natr. chlorat. (60), Magn. sulfuric. siccat. (4), Natr. bicarbon. (15), Natr. sulfuric. siccat. (15), Lith. carbon. (0,2). — In sehr verdünnter Lösung bei Magen- und Darmkrankheiten angewendet.

Marienbader Salz. Ergb. Natr. sulfur. siccat. (350), Natr. chlorat. (230), Natr. bicarbon. (350), Magn. sulfuric. siccat. (77), Kal. sulfuric. (6), Lith. carbon. (1,5). — In konzentrierter Lösung kräftiges Purgans; in sehr verdünnter Lösung bei Krankheiten des Magens und Darms, auch zur Unterstützung von Entfettungskuren angewendet.

Mineraltabletten Schering Nr. II, zur Herstellung von Marienbader Wasser, enthalten neben den übrigen Bestandteilen NaHSO$_4$ und NaHCO$_3$.

Ober-Salzbrunner Salz. Ergb. Kronenquelle [Oberbrunnen]. Natr. chlorat. (59) [60], Kal. sulfuric. (40) [20], Natr. bicarbon. (978) [750], Lith. chlorat. (5) [4,4], Magn. sulfuric. siccat. (237) [50], [Natr. bromat. 0,2, Natr. sulfuric. siccat. 20]. — In verdünnter Lösung bei Katarrhen der Respirationsorgane, auch bei Magen- und Darmkrankheiten viel angewendet.

Sal Ofen factitium. Nederl. 25proz. Sol. Calc. chlorat. 155,0, Magnes. sulfuric. 854,0, eindampfen auf 497,0, Natr. sulfuric. siccat. 475,0, Natr. bicarb. 20,0, Natr. chlorat. 8,0.

Davon 43 g auf 1 l künstliches Ofener Wasser. Bitterwasser von kräftiger Abführwirkung.

Salzschlirfer Salz. Ergb. Natr. chlorat. (1000), Magn. sulfuric. siccat. (150), Kal. sulfuric. (20), Lith. bromat. (20), Natr. bromat. (0,5), Natr. jodat. (0,5). — In sehr verdünnter Lösung bei Krankheiten der Verdauung und des Stoffwechsels, insbesondere bei Gicht viel angewendet.

Sodener Salz Ergb. Natr. bromat. (0,1), Kal. chlorat. (12), Natr. chlorat. (342), Lith. chlorat. (1), Kal. sulfuric. (4), Natr. bicarbon. (20). — In sehr verdünnter Lösung bei Katarrhen der Atemwege, auch bei Magen- und Darmkrankheiten im Gebrauch.

Sal Vichy factitium. Nederl. Natriumphosphat (20), Kaliumsulfat (50), Natriumchlorid (80), Natriumbicarbonat (850). Ergb. (Grande Grille). Natr. chlorat. (53), Magn. chlorat. (15), Calc. chloratum siccat. (3), Strontium chlorat. (0,25), Natr. bicarbon. (550), Natr. sulfuric. siccat. (27), Kal. bicarbon. (35), Natr. phosphoric. siccat. (13). — 10,0 0,05 RM.

Nederl.: davon 7,2 g für 1 l künstliches Vichywasser. Besonders bei Magen-, Darm- und Leberleiden im Gebrauch.

Wiesbadener Salz (Kochbrunnen). Ergb. Natr. chlorat. (645), Kal. chlorat. (18), Lith. chlorat. (2,3), Natr. bromat. (0,4), Magn. chlorat. (13), Calc. chlorat. siccat. (20), Natr. bicarbon. (40). — In sehr dünner Lösung bei Katarrhen der Respirationsschleimhaut sowie bei Magen- und Darmkrankheiten, auch bei Stoffwechselkrankheiten gebraucht.

Sal Wildungense factitium. Nederl. Kaliumsulfat (5), Calciumcarbonat (190), Magnesiumcarbonat (190), Natriumchlorid (240), Natriumbicarbonat (375). Ergb. Georg-Victorquelle [Helenenquelle]: Natr. chlorat. (6,5) [104], Kal. sulfuric. (11) [28], Natr. sulfuric. siccat. (68) [1,3], Magn. carbonicum (450)[110], Calc. carbon. (500) [100], Natr. bicarbon. (66) [120]. — 10,0 0,05 RM.

Nederl.: davon 4,6 g für 1 l künstliches Wildunger Wasser. Bei Blasen- und Nierenleiden im Gebrauch.

Salicylsäure und Salicylsäurepräparate.

Ursprünglich als Desinfizientien für äußere und innere Anwendung empfohlen, aber hierin von wirksameren Mitteln meist verdrängt, haben sich die Salicylsäureverbindungen[1] (1874) als temperaturherabsetzende, entzündungshemmende und schmerzstillende Mittel, besonders aber bei der Behandlung des akuten Gelenkrheumatismus außerordentlich bewährt und werden trotz der analogen Wirkung der Pyrazolone (Phenyldimethylp. S. 161) namentlich seit der Darstellung der acetylierten Salicylsäure (Aspirin) allgemein mit Nutzen verwendet. Die vielfach coupierende Einwirkung der Salicylate bei der Polyarthritis rheumatica galt ursprünglich als spezifisch bactericid, scheint aber auf einer allgemein antiphlogistischen Wirkung bzw. einer durch Speicherung in den entzündeten Gelenken erzeugten Hyperämie zu beruhen. Neben der antiphlogistischen, antithermischen, analgetischen Wirkung kommt den Salicylaten eine galletreibende und eine geringe diuretische Wirkung zu.

Die synthetischen Salicylsäurepräparate sind als Ester wie das S a l o l (mit offener O H-Gruppe) oder als Acetyl- usw. Verbindungen wie das A s p i r i n (mit verschlossener O H-Gruppe) konstruiert.

---

[1] Bis 1874 kannte man außer dem Chinin und dem unter bestimmten Voraussetzungen temperaturerniedrigenden Alkohol kein wirksames Antipyreticum. Salicylsäure, im Wintergrünöl, in den Blättern der Spiraea ulmariae usw. bekannt, wurde ursprünglich im kleinen aus dem Bitterstoff Salicin der Weidenrinde gewonnen; seit K o l b e wird es aber aus Phenol im großen rein und billig hergestellt.

Alle Salicylsäureverbindungen verursachen als Nebenwirkungen starken Schweißausbruch, öfters Reizungen des Magens und Darms, auch Ohrensausen und Schwerhörigkeit, gelegentlich Albuminurie und Cylindrurie, selbst Hämaturie, bei besonderer Empfindlichkeit Hautausschläge. Stärkere Dosen, auch kleinere Gaben bei längerem Gebrauch verursachen gelegentlich cerebrale Störungen (Delirien, Verwirrungszustände), auch toxische Herzmuskelschwäche, die sich in Bradykardie zeigt. Die meist leichten Vergiftungserscheinungen gehen bei Absetzen des Medikaments ohne Folgen vorüber[1]). Bei Schwangeren sind Salicylate wegen Gefahr des Abortus zu vermeiden.

Acidum salicylicum. Germ., Am., Austr., Belg., Brit., Dan., Helv., Jap., Nederl., Norv., Ross., Suec. **Acide salicylique.** Gall. **Acido salicilico.** Ital. Salicylsäure. o - Oxybenzoesäure. (Spirsäure.) Leichte, weiße, nadelförmige, geruchlose Krystalle von süßlichsaurem, kratzendem Geschmacke. L. in Wa. (500), siedendem Wa. (15), leichtl. in Alk., Ae., schwerl. in Fetten, fetten Ölen (Nederl. Olivenöl 50, Glycerin 100), heißem Chl. Schmp. 157°. Rein, insbesondere frei von Phenol und anderen organischen Stoffen. — 10,0 0,10 RM.

$$\langle C_6H_4 \rangle \overset{OH}{\underset{}{COOH}}, \text{ Mol.-Gew. } 138.$$

Innerlich nicht mehr im Gebrauch, da sie die Schleimhaut der Speiseröhre und des Magens oft sehr stark reizt, ja sogar verätzen kann; man hat danach anhaltendes Brennen im Schlund und hinter dem Brustbein, Magendruck und Magenschmerzen, Übelkeit und Erbrechen beobachtet. An Stelle von Acidum salicylicum wird zu innerlichem Gebrauch das Natriumsalz oder der Acetylester (Acidum acetylosalicylicum = Aspirin) verordnet.

Äußerlich in Pulver mit Amylum 1 : 50, Argilla, Carbo, Talcum (Pulvis salicylicus cum Talco), zum Aufstreuen auf Wunden, nässende Hautausschläge, schweißige Füße, Geschwüre besonders bei jauchigen, malignen, gangränösen Ulcerationen, Decubitus. Auch rein krystallinisch aufgetragen auf Hautkrebsgeschwüre, mit Zinkpflastermull befestigt. (Der entstehende Schorf wird jeden zweiten oder dritten Tag entfernt, die Wunde mit Borsäurelösung betupft und der Verband erneuert. Die gesunde Umgebung der Haut muß vor der Ätzwirkung geschützt werden. Dauer der Behandlung 2—3 Monate.) Als Zusatz zu Zahnpulvern mit Carbo, Conch. praep. u. a. 1 : 10—100; als Schnupfpulver bei Ozaena 0,1—1,0 zu 10,0 Sacchar., auch mit Acid. tannic., Camphor. trit. ana; zur Insufflation in den Pharynx und in die Mundhöhle in Verbindung mit pulverisierter Kohle, Zucker, Tannin, Schwefel u. a. 1 : 5—50; bei Ulcerationen im Pharynx und in der Mundhöhle. In Lösung: zu Verbänden zweckmäßig ist das Imprägnieren von Watte mit spirituöser Salicylsäurelösung (1 kg Watte, 40 Acid. salicylic., 30 Glycerin, 250 Spiritus). — Salicylwasser 1 : 300 Aqua, oder in konzentrierter Lösung (1 : 20—50) mit Hinzufügen von Borax (Acid. salicylic., Borax ana 5,0, Aq. fervid. ad 200,0) als Verbandmittel. Zu Waschungen 1 : 30 Aqua als Desinfiziens, auch bei Fußschweißen und Hautausschlägen z. B. in 10proz. alkoholischer Lösung nach vorheriger Waschung mit Spir. sapon. bei Herpes tonsur., Ekzema marg.; Einreibung mit Salicylspiritus gilt als Prophylaxe vor dem Rasieren. Zu Mund- und Gurgelwässern 1 : 300—500

---

[1]) Salicylsäure gehört zu den Arzneimitteln, die wie Antipyrin, Chinin, Barbitursäuren, Salvarsan, Borsäure, Jod- und Bromsalze gelegentlich Idiosynkrasiesymptome hervorrufen.

Aqua, auch mit Zusatz von Spiritus, aromatischen Wässern und Tinkturen, Glycerin, Zahntinkturen in spirituöser Lösung (1 : 25—100), Inhalationen in zerstäubter Form 1 : 500—1000 Aq. bei Bronchitis putrida, Bronchektasie, Einspritzungen 1 : 300—1000 in die Nase (bei Ozaena), in die Harnröhre, die Harnblase (bei Cystitis mit ammoniakalischer Harnzersetzung). In Gelatinelösung (Salicylgelatine) zur Wundbehandlung: 300 Gelatine in 600 physiolog. Kochsalzlösung aufgekocht und filtriert mit 2—4% Acid. salicyl. versetzt. In 2—10proz. öliger Lösung und in Salben bei akutem und chronischem Gelenkrheumatismus, in Pasten bei parasitären Hautkrankheiten, namentlich Ekzemen, Sykosis, Trichophytien; bei Psoriasis in Verbindung mit Chrysarobin; in Verbindung mit Styrax (Ekrasol) zur Krätzebehandlung.

Bei der Salicylsäurebehandlung größerer Hautflächen, auch mit Pflastern und Salben, kann es leicht zu Vergiftungen kommen (Erbrechen, Hämaturie, Koma); bei Kindern ist tödliche Vergiftung nach Hautpinselung mit 6proz. alkoholischer Lösung beobachtet. Es sollten keine stärkeren als 2proz. Lösungen verwendet werden!

1182. Rp. Acidi salicylici 1,0
      Mentholi 2,0
      Spiritus 97,0.
M. D. S. Äußerlich. (Bei Juckreiz.)

1183. Rp. Acidi salicylici 0,25
      Acidi tannici
      Boracis ana 2,5.
M. f. pulv. D. S. Schnupfpulver. (Bei Ozaena.)

1184. Rp. Acidi salicylici
      Boracis ana 4,0
      Aq. fervid. ad 500.
M. D. S. Zum Ausspülen der Harnblase.

1185. Rp. Acidi salicylici 0,5
      Olei olivarum 25,0.
M. D. S. Zum Einölen der Bougies. Auf Wattebäuschen bei Ulcus molle.

1186. Rp. Acidi salicylici 1,0
      Acidi lactici 1,0
      Collodii 8,0.
M. D. S. Hühneraugencollodium.

1187. Rp. Acidi salicylici 1,5
      Spiritus 3,0
      Adipis suilli 15,0.
M. f. ungt. D. S. Äußerlich. (Bei atonischen Fußgeschwüren, Eczema faciei et capitis u. a.)

1188. Rp. Acidi salicylici 1,0
      Talci ad 50,0.
M. f. pulv. D. S. Streupulver. (Bei Ekzem, Intertrigo.) und gegen Fußschweiße.)

1189. Rp. Acidi salicylici 2,0
      Vasoliment. 98,0.
M. D. S. Äußerlich. Vasolimentum Acidi salicylici 2proz.   Ergb.

1190. Rp. Acidi salicylici
      Olei Terebinthinae
      Lanolini ana 10,0
      Adipis ad 100,0.
M. f. ungt. D. S. Salbe. (Bei entzündlichem Rheumatismus auf die entzündeten Stellen auftragen [nicht einreiben] und mit Flanellbinde umwickeln.)

1191. Rp. Acidi salicylici 2,0
      Acidi acetici glacialis 5,0
      Olei Ricini
      Spiritus ana 60,0
      Olei odorati aliquot guttas.
M. D. S. Abends die Kopfhaut damit zu tränken. (Bei Alopecie.)

1192. Rp. Acidi salicylici
      Glycerini ana 10,0
      Gelatinae albae 30,0
      Aq. dest. 50,0.
F. l. a. Gelatina salicylata. (Gegen Eczema vesiculosum.)

1193. Rp. Acidi salicylici 2,0
      Sulfuris praecipitati 10,0
      Zinci oxydati crudi
      Amyl. Tritic. ana 5,0
      Vaselini flavi ad 50,0.
M. f. ungt. D. S. Äußerlich. Lassarsche Salicylschwefelpaste. (Bei parasitären Hautleiden.)

1194. Rp. Acidi salicylici 2,0
      Adipis suilli 4,0
      Adipis lanae c. aq. 16,0.
M. f. lanoliment. D. S. Äußerlich. Sa-
licylsalbe.

1196. Rp. Acidi salicylici 0,5
      Zinci oxydati crudi
      Amyli ana 5,0
      Vaselini albi puriss. 10,0
      Boli rubrae 0,2.
M. f. pasta. S. Nach Vorschrift. (Bei
Ekzem der Lider.)

1195. Rp. Acidi salicylici 0,5
      Olei Cajeputi rect. 1,0
      Carbonis pulver.
      Conchar praeparat. ana 50,0.
M. f. pulv. D. S. Zahnpulver.

1197. Rp. Acidi salicylici 1,0
      Spiritus 50,0
      Tinct. Myrrhae 10,0.
M. D. S. 10—20 Tr. in 1 Weinglase Wasser
zum Mundspülen und Bürsten der Zähne.

1198. Rp. Acidi salicylici
      Olei Menthae piperitae ana 0,5
      Spiritus 3,0
      Calcii carbonici 5,0
      Saponis veneti 20,0
      Carmini 0,2.
M. f. pasta. D. S. Zahnpaste.

Ammonium salicylicum. Ergb. **Ammonii salicylas.** Am. **Salicylas ammonicus.**
Nederl. **Ammoniumsalicylat.** $C_6H_4(OH)COONH_4 + \frac{1}{2}H_2O$. Farblose Krystalle oder
krystallinisches Pulver, l. in 0,9 (Ross., 1,15 Nederl.) T. Wa., schwerer in Alk. — 10,0
0,25 RM.

Innerlich: Dosierung und Indikation ähnlich dem Natr. salicylicum. In Deutschland nicht im Gebrauch.

Magnesium salicylicum. Ergb. Magnesiumsalicylat. $[C_6H_4(OH)COO]_2Mg$
$+ 4H_2O$. Weißes, krystallinisches, in Wa. und Alk. leichtl. Pulver. — 10,0 0,40 RM.

Innerlich früher in Mixtur oder als Pulver ad 0,5 pro dosi, ad 3,0—6,0 pro die,
bei Abdominaltyphus zur Desinfektion des Darmkanals. Nicht mehr im Gebrauch.

Natrium salicylicum. Germ., Austr., Belg., Helv., Jap., Ross. **Sodii salicylas.** Am., Brit. Suec. **Salicylas natricus.** Dan., Nederl., Norv. **Sodium
(Salicylate neutre de).** Gall. **Salicilato di Sodio.** Ital. Natriumsalicylat.

OH

$\langle C_6H_4 \rangle$COONa, Mol.-Gew. 160.

(Salicylsaures Natrium.) Weiße, krystallinische Schüppchen oder Nadeln, geruchlos, süßsalzig schmeckend, in Wa. (1),
Alk. (6) l. Rein[1]), insbesondere frei von
Kohlens., Natriumcarbonat, Schwerme-
tallsalzen und fremden organischen Stoffen. Vor Licht geschützt aufzubewahren. — 10,0 0,15 RM. 10 Tab. Natr. sal. (0,5 und 1,0) 0,10 und 0,20 RM.
Desgl. Riedel 0,35 und 0,45 RM.

Therapeut. Dosen: 0,6—2,0 (Brit.). Durchschnittl. Dosis: 1,0 (Am.).

Innerlich zu 0,5—2,0—5,0 (in seltenen Fällen sind noch höhere Dosen
gegeben) in Pulvern, Tabletten, am zweckmäßigsten in Lösung. Als
Antipyreticum zu 1,0—2,0, als Antirheumaticum (früher auch in einmaligen
großen Dosen bis zu 8,0 und 10,0) jetzt gewöhnlich in 2—3stündl. Einzeldosen
zu 0,5—1,0. Ebenso bei chronischem Gelenkrheumatismus, bei Gicht, sowie
bei Neuralgien. Auch bei exsudativer Pleuritis, Cystitis, Epidydimitis, bei
Cholangitis und Gallensteinerkrankung. Als schweißtreibendes Mittel bei allen
Erkältungszuständen.

---

[1]) Die 20 proz. wäss. Lösung soll farblos oder doch nahezu farblos sein und Lackmuspapier nicht bläuen.

Äußerlich als Gurgelwasser (4%, früher oft mit 1% Tinct. Opii crocata) bei Halsentzündung; zur Nasenspülung (dieselbe Lösung zu gleichen Teilen mit Aq. Rosarum) bei Schnupfen; zu Klistieren in bis 2 proz. Lösung, je 200—300 ccm, nötigenfalls unter Zusatz einiger Tropfen Opiumtinktur.

Zur intravenösen Injektion 10 ccm der 20proz. Lösung zur schnellen Beseitigung akut rheumatischer Erscheinungen empfohlen, wohl nur ausnahmsweis indiziert. — Attritin. 5 Amp. (4 ccm enthaltend 0,7 Natr. salicyl. und 0,1 Coffein) 3,20 RM.

1199. Rp. Natr. salicyl. 10,0
　　　　Aq. dest. ad 200,0
M. D. S. 2stündl. 1 Eßlöffel. (Alle Indikationen der Salicylate.)

1200. Rp. Boracis 3,0
　　　　Natrii salicylici 5,0
　　　　Tinct. Myrrhae 4,0
　　　　Sir. Mori
　　　　Aq. dest. ana 15,0.
M. D. S. Zum Pinseln von entzündetem Zahnfleisch.

1201. Rp. Natrii salicylici 2,5
　　　　Acidi borici 2,0
　　　　Anästhesin 5,0.
M. f. pulv. Äußerlich. 1—2mal tägl. in die Nase zu insufflieren. (Gegen Heufieber.)

1202. Rp. Natrii salicylici 10,0
　　　　Tinct. Aurantii 5,0
　　　　Aq. dest. ad 200,0.
M. D. S. 3—4mal tägl. 1 Eßlöffel. Mixtura antirheumatica.　　　　F. M. B.

1203. Rp. Natrii salicylici
　　　　Kalii bromati ana 1,0.
M. p. pulv. D. tal. dos. Nr. X. S. Morgens und abends $^1/_2$ Pulver zu nehmen. (Bei Migräne.)

Strontium salicylicum. Strontii Salicylas. Strontisal. Am. Strontiumsalicylat. $Sr(C_7H_5O_3)_2 + 2 H_2O$. Weißes, krystallinisches, geruchloses Pulver von süßlich-salzigem Geschmack. L. in 19 T. Wa., in 61 T. Alk. — 1,0 0,05 RM.

Durchschnittl. Dosis: 1,0 (Am.).

Innerlich bei den Indikationen der Salicylsäuretherapie, ohne Vorzug vor den gebräuchlichen Salicylaten und wenig angewandt. Auch zur intravenösen Injektion bei Arthritiden empfohlen.

Aspirin (E. W.). **Acidum acetylosalicylicum.** Germ., Dan., Helv., Nederl., Norv., Ross. **Acidum acetylsalicylicum.** Am., Belg., Brit., Jap., Suec. **Acide acétylsalicylique.** Gall. **Acido acetilsalicilico.** Ital. Acetylsalicylsäure. Aspirin. Weiße Krystallnädelchen oder Blättchen von schwach säuerlichem Geruch und Geschmack. L. in Wa. (300), Ae. (20), leichtl. in Alk., Natronlauge oder Natriumcarbonatlösung. Schmp. nicht unter 135°. (Aspirin 137°.) Die wäßrige Lösung rötet Lackmuspapier. Rein, insbesondere so gut wie frei von Salicyls.[1]) — 10 g 0,15 RM. (Aspirin 10 g 1,45 RM.) 10 Tabl. (0,5 und 1,0) 0,10 und 0,20 RM. O. P. 20 Tabl. (0,5) 1,00 RM.

Größte Einzelgabe: 1,0 Ital. **Größte Tagesgabe: 5,0** Ital.

Innerlich (1899): Zu 0,5—1,0 pro dosi; zu 2,0—6,0 (und mehr) pro die. Für Kinder 0,3—0,5 bis 4mal tägl.

---

[1]) Es wird geprüft auf freie Salicylsäure. Bei der Reaktion (mit Eisenchlorid) darf eine sehr schwache Violettfärbung auftreten, die möglicherweise Spuren von Salicyls., die erst beim Lösen des Präparats in Wa. entstanden sind, zum Nachweis bringt. Auf Maskierung etwa vorhandener freier Salicyls. durch Zusatzstoffe, wie Oxals., Weins., Citronens., läßt Germ. ausdrücklich prüfen. — Die Ester der Salicyls. verseifen sich leicht.

Sehr wertvolles Salicylpräparat, für den Magen wenig belästigend, da die Spaltung in die beiden Komponenten nicht im sauren Magensaft, sondern erst im alkalischen Darminhalt erfolgt. Am besten in Tabletten zu 0,5 4—10mal tägl. Findet außerordentlich vielseitige Anwendung, da es wohltätig euphorisierend wirkt und verhältnismäßig wenig Nebenwirkungen zeigt. Bei Gelenk- und Muskelrheumatismus, Gicht, Ischias, Pleuritis sicca und exsudativa, Lumbago, Angina, Glaucoma, Scleritis, Iritis rheumatica; als gut verträgliches Antipyreticum in allen fieberhaften Krankheiten. Als Analgeticum bei Migräne, bei Trigeminus-, Supraorbital- und anderen Neuralgien, auch bei schweren Nervenkrankheiten (Tabes, Hirnerkrankungen) und bei inoperablen Carcinomen. Als allgemein nervenberuhigendes Mittel kommt es auch bei neurasthenischer Unruhe, bei Angstzuständen, zur Herbeiführung der Schlafbereitschaft zur Anwendung; in demselben Sinn zur Milderung des Hustenreizes, auch bei Keuchhusten (so viel Dezigramme täglich, als das Kind Jahre zählt), gegen Chorea, gegen juckende Ekzeme, Scabies und Prurigo, bei Nieren- und Gallensteinkolik gerühmt. Bei Diabetes nur als symptomatisches Mittel besonders bei Pruritus und Neuralgien, die behauptete Einwirkung auf die Stoffwechselstörung besteht nicht.

$\langle C_6H_4 \rangle \overset{O \cdot CO \cdot CH_3}{\underset{COOH}{}}$; Mol.-Gew. 180.

Äußerlich: Als juckstillendes Mittel in 3proz. spirituöser Lösung, ohne Vorzug vor Salicylsäurespiritus. Als Schnupfenmittel allein oder zu gleichen Teilen mit Borax und Tannin empfohlen.

Lösliche Acetylsalicylsäureverbindungen.

Wasserlösliche Verbindungen der Acetylsalicylsäure sind empfohlen worden als angeblich noch besser verträglich und in reizlosen Lösungen einzunehmen. In Wirklichkeit hat keins der neuen Präparate besondere Vorzüge bewiesen. —

Calcium acetylosalicylicum (Kalmopyrin). — 20 Tabl. (0,5) 1,60 RM.

Lithium acetylosalicylicum = Hydropyrin mit 3,8% Li. — 20 Tabl. (0,5) 1,70 RM.

Magnesium acetylosalicylicum = Novacyl mit 94% Acetylsalicylsäure. — 20 Tabletten (0,5) 0,90 RM.

Acetylsalicylsäure-Chininester = Apochin.

Acetylsalicylsäuremischungen (s. im übrigen S. 329).

Zur Erhöhung des euphorisierenden und analgetischen Effekts hat man die Acetylsalicylsäure mit anderen Antineuralgicis und mit kleinen Gaben narkotischer oder hypnotischer Mittel gemischt. Wenngleich einige dieser Mischungen sich in der ärztlichen Praxis eingeführt haben, sollte man sich vor ihrer Verordnung doch die Frage vorlegen, ob nicht die einfache Acetylsalicylsäure allein ausreicht. Mit der kritiklosen Verordnung der Mischpräparate unterstützt man die sachlich unbegründete Neigung mancher Arzneifabrikanten, immer mehr neue Mischungen alter Präparate unter neuem Namen herzustellen, und steigert damit den kaum noch zu übersehenden Arzneiwirrwarr.

Aspiphenin = Aspirin 0,3 + Phenacetin 0,2. — 20 Tabl. (0,5) 1,00 RM.

Gelonida antineuralgica = Acetylsalicylsäure 0,25 + Phenacetin 0,25 + Codein. phosphor. 0,01. — 20 Tabl. (0,5) 1,70 RM.

Treubletten = Acetylsalicylsäure 0,3 + Phenacetin 0,25 + Codein. phosphor. 0,01. 10 Tabl. (0,5 und 1,0) 1,05 und 1,95 RM.

Phenalgetin = Acetylsalicylsäure 0,25 + Phenacetin 0,25 + Codein. phosphor. 0,01 + Nux Colae 0,05. — 20 Tabl. (0,5) 1,35 RM.

Agit = Acetylsalicylsäure 0,135 + Kalksalicylat 0,045 + Kalklactat 0,045 je Dragee. — 40 Dragees 2,00 RM. Die Kalkmengen sind für therapeutische Sonderwirkung zu klein. Das Präparat hat praktisch keine Vorzüge gezeigt.

Impletol, aus je 1 Mol Novocain und Coffein bestehend. — 10 Amp. (2,2 ccm, auf 2% Novocain eingestellt) 3,10 RM. Injizierbares Analgeticum.

Diplosal (E. W.). Ergb. Acidum salicylosalicylicum, Salicylsäuresalicylsäureester. Derbe, schwach bitterlich schmeckende Krystalle, fast unl. in Wa. (1:6000), leichtl. in Alk. und Ae. (1:5). Schmp. 147—148°. — O. P. 20 Tabl. (0,5) 1,60 RM.

OH HOOC

$< C_6H_4 >CO \cdot O< C_6H_4 >$

Innerlich. Wird im Darm zerlegt. In Tabletten zu 0,5, unter denselben Indikationen und in denselben Mengen angewendet wie Acidum acetylosalicylicum. Ebenso gut vertragen wie Aspirin und ebenso wirksam, zur Abwechslung mit diesem besonders aus äußern Gründen gelegentlich erwünscht.

Benzosalin (E. W.). **Methylium benzoylsalicylicum. Benzoyl-salicylsäuremethylester.** Weißes, krystallinisches, schwach aromatisch schmeckendes Pulver, unl. in Wa., l. in Alk. (35).

$O \cdot OC< C_6H_5 >$

$< C_6H_4 >COOCH_3$

Schmp. 84—85°. — 1,0 0,15 RM. O. P. 20 Tabl. (0,5) 1,00 RM.

Innerlich in Tabletten zu 0,5 wie Aspirin, ohne Vorzüge vor diesem.

Mesotan (E. W.). **Methoxymethylium salicylicum. Salicylsäure-methoxymethylester.** Klare, gelbliche, ölartige Flüssigkeit von schwach aromatischem Geruch, mit 71% Salicylsäure, wenig l. in Wa., leichtl. in Alk., Ae. und fetten Ölen. Spez. Gew. 1,2. Das Mittel ist stets gut verschlossen aufzubewahren, das zur Lösung verwendete Öl soll weder ranzig noch wasserhaltig sein. — 1,0 0,20 RM.

OH

$< C_6H_4 >COO \cdot CH_2 \cdot OCH_3$

Äußerlich zu Einreibungen oder besser Einpinselungen in 25proz. öliger Lösung (Ol. Olivarum, O. Ricini) bei akutem und chronischem Muskelrheumatismus, bei akutem und subakutem Gelenkrheumatismus; von schmerzlindernder Wirkung, doch wird man das Mesotan kaum jemals allein, sondern stets zusammen mit inneren Salicylpräparaten geben. Auf die bepinselten Stellen soll nur eine leichte Watteschicht oder Lage von Verbandmull gelegt werden. Wiederholt sind sehr unangenehme Hautreizungen in Form schmerzhafter und juckender Erytheme und Ekzeme sowie typische Salicylnebenwirkungen beobachtet worden.

Methylium salicylicum. Germ., Helv., Ross. **Methylum salicylicum.** Belg. **Methylis Salicylas.** Am. **Methyl salicylas.** Brit. **Methyli salicylas.** Suec. **Salicylas methylicus.** Nederl. **Salicylate de Méthyle.** Gall. **Salicilato di Metile.** Ital. **Methylsalicylat.** Salicylsäuremethylester. Mindestgehalt 98%. Farblose oder schwach gelbliche, eigenartig riechende Flüssigkeit, in Wa. schwer, in Alk. oder Ae. leicht, in fetten oder ätherischen Ölen in jedem Verhältnis l.

OH

$< C_6H_4 >COO \cdot CH_3$, Mol.-Gew. 152.

Dichte 1, 180—1, 185. Schmp. 221—225°. Rein, insbesondere frei von flüchtigen Ölen, Petroleumbestandteilen (Verfälschungen). Hauptbestandteil des Ol. Gaultheriae (Wintergreenöl), wird aber auch synthetisch dargestellt. — 10,0 0,10 RM.

Therap. Dosen: 0,3—1 ccm (Brit.). Durchschn. Dosis: 0,75 ccm (Am.).

Äußerlich gegen Muskel- und Gelenkrheumatismus wie bei anderen schmerzhaften bzw. entzündlichen Affektionen. Das Öl ist aufzupinseln oder einzureiben (etwa 2,0—5,0) und die betreffende Stelle zur Verhütung der Verdunstung mit Guttaperchapapier und Watte zu bedecken. Der intensive Geruch ist manchen Patienten widerwärtig.

40*

Salit (E. W.). Ergb. **Borneolum salicylicum.** Salicylsäure-Bornylester. $C_6H_4(OH)CO_2C_{10}H_{17}$. Braune, ölige, in Wa. unl., mit Alk., Ae. und fetten Ölen in allen Verhältnissen mischbare Flüssigkeit. Salit-Öllösung des Salicylsäurebornylesters in Arachisöl (2:1) etwa 35proz. — O. P. 25,0 Salitum purum (70proz.) 2,45 RM. O. P. Salit-Öl (70,0) 2,50 RM. Salit-Creme Tuben zu 0,80 und 1,25 RM.

Äußerlich mit gleichen Teilen Öl gemischt zu Einreibungen bei rheumatischen Erkrankungen und Neuralgien. Die eingeriebenen oder gepinselten Stellen sind mit Watte zu bedecken.

Salol (E. W.). **Phenylum salicylicum.** Germ., Austr., Jap. **Phenolum salicylicum.** Belg. **Salicylas phenylicus.** Nederl., Norv. **Salolum.** Dan., Helv., Ross. **Phenylis salicylas.** Suec. **Phenylis Salicylas.** Am. **Salol.** Brit. **Phényle (Salicylate de).** Gall. **Salicilato di Fenile.** Ital. Phenylsalicylat. Salol. Salicylsäurephenylester. Weißes, krystallinisches, schwach aromatisch riechendes und schmeckendes Pulver, in Wa. fast unl., l. in Alk. (10), leicht in Chl., sehr leicht in Ae. Schmp. annähernd 42°. Rein, insbesondere frei von Salicyls. und Phenol. Kein wägbarer Rückstand. — Phen. sal. 10,0 0,20 RM. Salol 0,20 RM. 10 Tab. (0,5 und 1,0) 0,15 und 0,25 RM.

Therapeut. Dosen: 0,3—1,2 (Brit.). Durchschnittl. Dosis: 0,3 (Am.).

Größte Einzel- und Tagesgabe: Gall. **1,0, 6,0,** Austr., Helv., Ital. **2,0, 6,0.**

Innerlich (1886) als Pulver zu 0,5 und 1,0 bei allen Indikationen der Salicylsäure, jedoch den übrigen Verbindungen, insbesondere dem Aspirin, keineswegs überlegen. Obwohl die Spaltung (Verseifung) in Salicylsäure und Phenol erst im Darm vor sich geht, wird es doch vom Magen nicht so gut wie Aspirin vertragen. Es ist als Antirheumaticum und Antineuralgicum wenig, als Antipyreticum fast gar nicht im Gebrauch, wird vielmehr fast ausschließlich als Desinfiziens des Darms und insbesondere der Harnwege angewendet. Bei infektiösen Darmerkrankungen nach erfolgter Abführung 2—3mal tägl. 1 g allein oder in Verbindung mit Bismut. subnitric. oder subgallicum oder Tannin- oder Kalkpräparaten. Die Hauptwirkung entfaltet es bei Pyelitis und Cystitis, wobei täglich 2—3mal 1 g 8—14 Tage hintereinander gegeben wird, meist abwechselnd mit Hexamethylenverbindungen.

$$\text{C}_6\text{H}_4\!\!\begin{smallmatrix}\text{OH}\\ \end{smallmatrix}\!\!\text{COO}\,\text{C}_6\text{H}_5, \text{ Mol.-Gew. 214.}$$

Äußerlich als Streupulver 1:1—3 Talkum oder Amylum, bei Angina zum Gurgeln (5—10proz. weingeistige Lösung, 8,0—10,0 mit Aq. ad 200,0) und als Mundwasser.

1204. Rp. Phenyli salicylici (Salol) 0,5.
Dent. tal. dos. Nr. X. S. Alle 3 Stunden 1 Pulver zu nehmen. (Bei Pyelitis und Cystitis.)

1206. Rp. Mentholi 1,0
Phenyli salicylici 2,0
Olei Olivarum 15,0
Lanolini ad 50,0.
M. f. ungt. D. S. Äußerlich. (Bei aufgesprungenen Händen, besonders nach Waschungen mit Sublimat- oder Phenollösungen und sonstigen reizenden Antisepticis.) Menthol-Salol-Lanolin.

1205. Rp. Phenyli salicylici 1,0
Tint. Catechu 5,0
Olei Menthae piperitae 0,5—1,0
Spiritus ad 100,0.
M. D. S. Mundwasser. 1 Teelöffel voll in ein ½ Glas warmen Wassers zum Gurgeln.

1207. Rp. Phenyli salicylici 0,5
Bismuti salicylici 0,2.
M. f. pulv. Dent. tal. dos. Nr. X. S. Alle 3 Stunden 1 Pulver zu nehmen. (Bei Darmkatarrh.)

Salophen (E. W.). **Acetylparaminophenolum salicylicum.** Belg., Helv. **Salicylas acet p. amidophenylicus.** Nederl. **Acétylpara-Aminosalol.** Gall. **Salicilato di acetil-para amido fenolo.** Ital. Acetylparaminosalol.

$$\langle C_6H_4 \rangle COO \langle C_6H_4 \rangle N \langle^H_{COCH_3}$$

Weißes oder etwas gelbliches, geruch- und geschmackloses, krystallinisches Pulver, fast unlösl. in kaltem, wenig lösl. in heißem Wa., leichter l. in Alk. Schm. 190°. — 1,0 0,35 RM. O. P. 10 Tabl. (0,5) 1,45 RM.

Innerlich 0,5 und mehr, mehrmals täglich. Wie Aspirin ohne Vorzüge vor diesem. Äußerlich in 10proz. Salbe bei Psoriasis, Pruritus, Prurigo, Urticaria usw.

Spirosal (E. W.), Ergb. Monosalicylsäureester des Äthylenglykols[1]). Nahezu farb- und geruchlose ölige Flüssigkeit, bei 169 bis 170° siedend. Leichtl. in Alk., Ae., Chl. und Benzol. in Wa. (110) und Olivenöl (8). — 1,0 0,25 RM. O. P. Flasche (30,0) 1,50 RM.

$$\langle C_6H_4 \rangle COO \cdot CH_2CH_2OH$$

Äußerlich, unverdünnt oder mit 2—3 T. Alkohol gemischt, als Einreibemittel oder mit gleichen Teilen Vaselin als Salbe bei rheumatischen Affektionen.

Salicinum. Ergb., Am., Brit. Salicin. $C_{23}H_{28}O_7$. Ein in der Rinde vieler Pappel- und Weidenarten vorkommendes Glucosid. Weiße, bitter schmeckende, geruchlose Nadeln oder Blättchen, l. in etwa 30 T. Wa., schwerer in Alk., unl. in Ae. Schmp. 201°. Wird durch Emulsin oder Speichel in Glucose und Saligenin zerlegt. — 1,0 0,15 RM.

Durchschnittl. Dosis: 1,0 (Am.). Therapeut. Dosen: 0,3—1,2 (Brit.).

Innerlich zu 0,3—1,0—6,0 und selbst mehr, auf einmal oder in refracta dosi, in Pulvern, Pillen, Mixturen. In Deutschland nicht gebräuchlich.

Saligeninum. Saligenin. Salicylalkohol. Spaltungsprodukt des Salicins. Synthetisch hergestellt. Farblose, in heißem Wa., Alk. und Ae. leichtl. Krystalle Schmp. 82°. Geschmack schwach bitter. — 1,0 0,80 RM.

$$\langle C_6H_4 \rangle CH_2OH$$

Innerlich als Pulver 0,2—0,5—1,0 2stündl. in Oblaten gegen akuten Gelenkrheumatismus versucht. Nicht im Gebrauch.

Ervasin. Acetylkresotinsäure. Homologes der Salicylsäure. Krystalle l. in Alk., Ae., Chl., nichtl. in Wa. Schmp. 140—141°. — 20 Tabl. (0,5) 1,15 RM.

$$CH_3 \langle C_6H_3 \rangle^{O \cdot COCH_3}_{COOH}$$

Als Salicylsäureersatz empfohlen, angeblich von gleicher Wirksamkeit bei geringeren Nebenwirkungen. Keinesfalls der Acetylsalicylsäure überlegen. Nicht eingebürgert.

Ervasin - Calcium. Preis desgl. Wasserlöslicher Aspirinersatz. Nicht eingeführt.

Galenische Zubereitungen der Salicylsäure.

Collemplastrum salicylatum. Austr. Salicylhaltiges Kautschukheftpflaster. (4 T. Acid. salicyl. auf 100 T. Coll. adhaesiv.)

Collodium salicylatum. Austr. (Elench.), Ergb. **Collodium cum Acido salicylico.** Nederl. **Collodion salicylé.** Gall. **Collodio salicilato.** Ital. Salicylcollodium. Salicylsäure (1) in Collod. elast. (9) gelöst (Austr., Gall.), Ital. hat das gleiche Verhältnis, aber gewöhnliches Collodium. 20 T. Salicylsäure, 20 T. Ätherweingeist, 60 T. Collodium (Nederl.). 1 T. Indisch Hanfextr., 10 T. Salicylsäure, 10 T. Terpentin, 77 T. Collodium, 2 T. Essigsäure (Ergb.).

Äußerlich als Hornsubstanz erweichendes Mittel bei Schwielen, Warzen, Hühneraugen, auch gegen Unterdrückung entstehender Furunculose angewandt. Das Sal.-Collodium wird auf die kranke Stelle aufgetragen, erweicht die Haut und wirkt schmerzstillend und vielleicht keimtötend. Auch bei Kinderfurunculose und Impetigo contagiosa empfohlen.

[1]) Glykol siehe S. 406.

Emplastrum saponatum salicylatum. Germ., Austr., Jap. **Emplastrum saponato-salicylatum.** Helv. Salicylseifenpflaster. Gelbes bis bräunliches Pflaster, bereitet aus Salicylsäure und weißem (Jap. gelbem) Wachs (je 1), sowie Seifenpflaster (8). — Die Präparate der Austr. und Helv. enthalten ebenfalls 10% Salicylsäure, weichen aber sonst in der Zusammensetzung etwas ab. — 10,0 0,25 RM., extensum 100 qcm 0,15 RM.

Äußerlich als erweichendes Pflaster gegen Schwielen und Hühneraugen.

Emplastrum ad Clavos pedum. Austr. (Elench.). Hühneraugenpflaster. Acid. salicylic. (1), Empl. Plumb. comp. (4), Empl. saponat. (5).

Esterdermasan ist eine überfettete 10proz. freie Salicylsäure enthaltende Seife, die mit Salicylsäurephenyl- und -benzylestern angereichert ist. (Verstärktes Rheumasan: Salicyl-Salben-Seifenpräp.) — ½ und ¹/₁ Tube 1,55 und 2,30 RM.

Äußerlich als Salicylsalben bei rheumatischen Affektionen, Gelenkschmerzen, Neuralgien, Gicht einzureiben und die betreffende Stelle mit nicht entfetteter Watte einzuhüllen. Bei Oophoritis und Metritis als Vaginalovula mit 0,5 Inhalt. Hat gelegentlich pustulöse und miliariaartige Ekzeme und Exantheme hervorgerufen.

Pulvis salicylicus cum Talco. Germ., Jap., Norv. **Pulvis salicylicus compositus.** Dan. **Pulvis pro pedibus.** Helv. **Pulvis acidi salicylici cum Talco.** Nederl. **Pulvis talci salicylatus.** Suec. Salicylstreupulver. Weiß, zuweilen einen Stich ins Rötliche annehmend, aus Salicylsäure (3), Weizenstärke (Nederl. Reisstärke) (10) und Talk (87) bereitet. — 100,0 0,30 RM.

Äußerlich als Streupulver bei Fußschweißen usw.

Salvarsanpräparate und chemisch ähnliche organische Arsen-Verbindungen. Heilmittel gegen Spirochätenkrankheiten, insbesondere Syphilis, von Paul Ehrlich 1909 auf Grund chemotherapeutischer Tierversuche als spirillozides Mittel eingeführt. Die Entdeckung geschah durch chemische Weiterbildung aus dem Atoxyl (S. 184), dessen Wirksamkeit bei der Kaninchensyphilis Uhlenhuth 1908 festgestellt hatte. Die folgenden Formeln zeigen den Weg der Ehrlichschen Forschung und die Etappen der Chemotherapie.

$$AsO\big\langle{OH \atop ONa} \qquad AsO\big\langle{OH \atop ONa} \qquad As \qquad As$$

$$C_6H_4 \qquad C_6H_4 \qquad C_6H_4 \qquad C_6H_4$$

$$NH_2 \qquad NHCOCH_3 \qquad NH \qquad NH$$

$$\qquad\qquad\qquad\qquad\qquad\qquad\qquad CH_2 \qquad CH_2$$

$$\qquad\qquad\qquad\qquad\qquad\qquad\qquad COONa \qquad COONa$$

Arsanilsäure,   Arsacetin,   Arsenophenyl-
p-Aminophenyl-   acetyliertes   glycin.
arsinsäure (Na-   Atoxyl.
triumsalz =
Atoxyl).

Diese organischen Arsenverbindungen scheinen besonders leicht in bestimmte Zellen (z. B. Protozoen) eindringen zu können und hier unter Bildung anorganischer Arsenverbindungen gespalten zu werden, und für die Zellen des Wirts verhältnismäßig ungiftig zu sein. P. Ehrlichs chemotherapeu-

tischer Index $Ct = \dfrac{C}{T}$ ist das Verhältnis der kleinsten heilenden Dosis
(C = Dosis curativa) therapeutisch verwendeter Chemikalien zur größten, von
der betr. Tierart noch vertragenen Dosis (T = Dosis tolerata maxima) bei einmaliger Anwendung.

Die nachstehend aufgeführten 6 Arsenobenzolverbindungen[1]) werden
nach besonderen Verfahren hergestellt, im Staatsinstitut für experimentelle
Therapie in Frankfurt a. M. nach be-
sonderen Bestimmungen einer staatlichen Prüfung unterzogen und zum
Vertrieb in den Apotheken zugelassen.

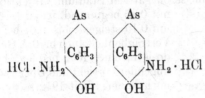

Salvarsan
(Dioxydiaminoarsenobenzolchlor-
hydrat).

Die zugeschmolzenen Glasampullen,
in denen das gelöste Sulfoxylsalvarsan und
die fünf festen Salvarsane in den Handel
kommen, und ebenso ihre Verpackungen
enthalten Angaben über Art und Menge des
Inhalts, Herstellungsstätte und Kontrollnummer, Tag des Abschlusses der staatlichen Prüfung, den Vermerk „Staatlich
geprüft" und den Ätzstempel, der um

das Hoheitszeichen des Staates, in dem die Herstellungsstätte gelegen ist, die Umschrift
„Staatliche Kontrolle" zeigt[2]).

Salvarsanpräparate einer bestimmten Herstellungsnummer, deren Einziehung verfügt
wurde, dürfen nicht abgegeben werden. Salvarsanpräparate sind kühl, aber frostfrei, vor
Licht geschützt und sehr vorsichtig aufzubewahren.

Das Myosalvarsan ist nicht offizinell.

1. **Salvarsan** (E. W.), Germ. **Arsphenamina.** Am. Aus m-Diamino-p-Dioxy-
arsenobenzol-dichlorhydrat (Formel s. o.) bestehendes gelbes, lockeres Pulver,
leicht in Wa., weniger leicht in Alk. mit gelber Färbung und saurer Reaktion l.,
in Ae. unl. As-Gehalt 31,5 (mindestens 30% Am.). Altsalvarsan. — Amp.
(0,05, 0,1, 0,2 usw. bis 0,6) 0,95—2,55 RM.

Durchschnittl. Dosis: 0,4 (intravenös) (Am.)[3]).

Das zuerst von Ehrlich (mit Hata) (1910) für die Syphilistherapie empfohlene Präparat wird wegen seiner stark sauren Reaktion und der sehr leichten Zersetzlichkeit bei Alkalizusatz praktisch nicht mehr angewandt, sondern durch eins der folgenden Präparate, zur
intravenösen Anwendung am meisten Neosalvarsan, zur intramuskulären Injektion
Myosalvarsan, ersetzt.

2. **Neosalvarsan** (E. W.), Germ., Ross. **Neoarsphenamina.** (Am.). **Neo-
arsaminolum.** Suec. As-Gehalt mindestens 19% (Am.), mindestens 21,7%
(Suec.), 19—21% (Ross.). Aus dem Natriumsalz der m-Diamino-p-Dioxy-
arsenobenzol-methylensulfoxylsäure bestehendes gelbes Pulver, in Wa. leicht
mit gelber Färbung und neutraler oder höchstens schwach alkalischer Reaktion l., in abs. Alk. oder Ae. unl. Bei Luftzusatz leicht zersetzlich, deswegen nur in O-freien Ampullen eingeschlossen erhältlich. Die vom Arzt zu
bereitenden[4]) Lösungen müssen sofort verwendet werden. Nur zur intra-

---

[1]) Die Germ. führt die Präparate nur unter deutscher (nicht lateinischer) Bezeichnung auf.
[2]) Vorschriften über Schutz- und Heilmittel, die einer staatlichen Prüfung unterliegen.
Reichs-Gesundheitsblatt 1927, Nr. 3 und 4. R. v. Deckers Verlag in Berlin W 9.
[3]) Maximaldosen sind in Deutschland nicht festgesetzt. Vgl. aber „Richtlinien für die
Anwendung der Salvarsanpräparate" (Rundschr. d. Reichsministeriums des Innern vom
15. November 1921). Veröff. des Reichsgesundheitsamtes 1921, S. 854 u. S. 881. (Verlag von
Julius Springer in Berlin). Im wesentlichen abgedruckt in Teil III.
[4]) Siehe die Richtlinien in Teil III.

venösen Injektion in 10 ccm sterilen Wassers gelöst. Lösungen frisch zu bereiten! (Am.). As-Gehalt 19%. — Amp. (0,045, 0,075, 0,15, 0,3 usw. bis 0,9. D. 1—VI: 0,15—0,9) 0,90—2,55 RM.

Durchschnittl. Dosis: 0,6 (intravenös) (Am.).

Größte Einzel- und Tagesgabe: 1,2 (intravenös) (Ross.).

Zur Behandlung der Syphilis in jedem Stadium, am sichersten heilend in der ersten Zeit nach der Infektion, im seronegativen Stadium. Injektionskur mit 0,15 beginnend, jeden 4.—6. Tag um 0,15 steigend bis 0,6, bei guter Verträglichkeit auch bis 0,9. Gesamtdosis in einer Kur bis 6 g, bei genügender Vorsicht und Überwachung noch höher. (Seit 1912.)

$$As\text{----}=As$$

$$NH_2 \underset{OH}{\overset{C_6H_3}{\bigcirc}} \quad \underset{OH}{\overset{C_6H_3}{\bigcirc}} NH \cdot CH_2O \cdot SO_2Na$$

Außerdem bei Frambösie und Febris recurrens (hier nach zuverlässigen Berichten sicher schnell heilend), bei chininfester Malaria und Angina Plaut-Vincenti, von zweifelhafter Wirkung bei Lungengangrän. Besonders indiziert bei Malaria mit Überempfindlichkeit gegen Chinin (Schwarzwasserfieber).

Nebenwirkungen der Salvarsaninjektion, unmittelbar danach auftretend, anscheinend allergischer Natur (Atemnot, Pulsbeschleunigung, vorübergehender Kollaps, Urticaria, Ödeme), können durch intravenöse Injektion von Suprarenin (nicht über $^1/_4$ mg, evtl. zu wiederholen) oder 10proz. Lösung von Calcium chloratum bzw. lacticum, auch Afenil gemildert werden. Selten kommt es zu Exanthemen, Ikterus, sehr selten treten schwere Hirnsymptome auf (Encephalitis haemorrhagica), die zum Tode führen können (1 Todesfall auf 150 000 Injektionen!).

Man vermeidet Salvarsankuren gewöhnlich bei Hypertonikern, Leber- und Hirnerkrankungen.

3. **Salvarsan-Natrium** (E. W.), Germ. Aus dem Dinatriumsalz des m-Diamino-p-Dioxyarsenobenzols bestehendes feines, goldgelbes Pulver, in Wa. leicht mit alkalischer Reaktion l. (As-Gehalt 19%.) — Amp. (Dosen wie bei Neosalvarsan) 0,90—2,55 RM.

Wie Neosalvarsan zu verwenden und anscheinend gleich wirksam, doch ohne Vorzüge vor diesem und wenig verwendet (seit 1915).

4. **Silbersalvarsan** (E. W.), Germ. Aus dem Natriumsalz des Silber-m-Diamino-p-Dioxyarsenobenzols bestehendes braunschwarzes Pulver, in Wa. leicht mit alkalischer Reaktion l. (19% As und 12,5% Ag. Bei Luftzutritt leicht zersetzlich.) — Amp. (0,05, 0,1 usw. bis 0,3) 1,05—1,75 RM.

Von stärkerer Wirkung als Neosalvarsan, deswegen in Dritteldosen angewendet (seit 1919).

5. **Neosilbersalvarsan** (E. W.), Germ. Aus einer molekularen Verbindung von Neosalvarsan und Silbersalvarsan bestehendes braunschwarzes Pulver, leicht in Wa. mit alkalischer Reaktion l. (19% As und 6,5% Ag.) 0,3 Neosilbersalvarsan sollen 0,4 Neosalvarsan entsprechen. — Amp. (0,1, 0,2 usw. bis 0,4) 0,45, 1,05—2,05 RM.

Die Silbersalvarsane (seit 1922) werden zur Zeit relativ wenig angewendet.

6. **Sulfoxylsalvarsan** (E. W.), Germ. Aus dem Natriumsalz der p-Arseno-phenyl-Dimethylamino-pyrazolonmethylensulfoxylsäure bestehendes Pulver, in Wa. leichtl., in Alk. oder Ae. unl. Sulfoxylsalvarsan kommt nur als wäßrige, gelbe, 5% Sulfoxylsalvarsan und 12% Milchzucker enthaltende, höchstens schwach alkalisch reagierende Lösung in den Handel. (As-Gehalt 18%.) — Amp. (8, 10 und 12 ccm) 2,30—3,00 RM.

Zur intravenösen Injektion. In steigenden Dosen von 5—10 ccm, wöchent-lich zu injizieren, bis 10mal. Wegen des gelösten Zustandes viel angewendet und angeblich für langsame, aber sichere Einwirkung bei visceraler Lues be-sonders geeignet. (Seit 1923.)

Myosalvarsan. Dimethylensulfinsaures Natrium-Salvarsan. (Kondensations-produkt aus Formaldehydbisulfit und Salvarsan.) In Wa. l., an der Luft mehrere Studen beständig. (Seit 1927.) As-Gehalt 19% — Amp. (0,01 bis 0,6) 0,75—1,95 RM.

$$As\!=\!\!=\!\!=\!As$$

$$NaO_2S \cdot OCH_2 \cdot HN \underset{OH}{\overset{C_6H_3}{\diagup}} \quad \underset{OH}{\overset{C_6H_3}{\diagup}} NH \cdot CH_2O \cdot SO_2Na$$

Zur reizlosen intramuskulären Injektion empfohlen. 0,3—0,6 g jeden 4.—6. Tag, etwa 10mal zu injizieren.

Angeblich wirksame Salvarsan-Ersatzpräparate in Amerika Sulfarsphena-min, in England **Kharsulphan**, in Frankreich **Sulfarsenol**.

Spirocid (E. W.). **Stovarsol** (französisch). Oxy-acetylamino-phenylarsinsäure. Weißes, geruchloses in Wa. schwerl., in Natriumcarbonatlösung leichtl. Krystallpulver, ge-schmackfrei. — Spirocid 50 Tabl. (0,01) 2,65 RM. 30 Tabl. (0,25) 4,95 RM. Stovarsol 14 Tabl. 3,55 RM. 28 Tabl. 5,30 RM.

$$CH_3CO \underset{HO}{\overset{H}{\diagdown}}{N} \diagdown C_6H_3 \diagdown AsO_3H_2$$

Innerlich (1924). Spirillocides Mittel gegen Lues wirksam, etwas schwächer als Salvarsan, vom Magendarm aus gut resorbierbar und wirksam. In Tabletten (0,25), 3—4mal täglich, jeden 2. Tag. Auch bei Recurrens, Malaria und Amöbendysenterie empfohlen. Meist mit den bisherigen Methoden kombiniert gegeben. Angeblich auch wirksam als Prophylakticum gegen Lues.

Salvia.

Folia Salviae. Germ., Austr., Dan., Jap., Nederl. **Folium Salviae.** Helv., Ross. **Sauge.** Gall. **Salvia.** Ital. Salbeiblätter. Die getrockneten, kräftig und streng würzig riechenden und würzig und bitter schmeckenden Laubblätter der Labiate Salvia officinalis L. Gehalt mindestens 1,5% ätherisches Öl. Frei von Verunreinigungen und höchstens 8% Asche hinterlassend. Das Pulver ist grün. — 100,0 0,30 RM.

Innerlich zu 0,5—2,0, in Pulvern selten, gewöhnlich zu Spezies und im Aufguß 5,0—15,0 auf 100,0. Als Carminativum, besonders als Anhydro-ticum bei Nachtschweißen der Phthisiker.

Äußerlich zu Zahnpulvern, als Infusum zu Mund- und Gurgel-wässern, urethralen und vaginalen Injektionen.

1208. Rp. Foliorum Salviae pulv. 0,5
    Acidi tannici 0,1
    Sacchari albi 1,0.
M. f. pulv. D. tal. dos. Nr. XII. D. S.
Abends beim Schlafengehen 1 Pulver
zu nehmen. (Gegen Nachtschweiße.)

1209. Rp. Fol. Salviae
    Flor. Malv. silv.
    Flor. Sambuci ana 10,0.
M. f. species D. S. Zur Bereitung von
Gurgelwasser.

1210. Rp. Inf. foliorum Salviae (25,0)
          200,0
    Boracis 10,0
    Oxymellis 50,0.
M. D. S. Gurgelwasser. (Bei Mund-
und Halsentzündung.)

Aqua Salviae. Germ. I., Ergb. Salbeiwasser. Salbeiblätter (1) zu 10 T. Destillat. — 100,0 0,20 RM.

Äußerlich zu kalmierenden Umschlägen.

Oleum Salviae. Ergb. Salbeiöl. Das ätherische Öl von Salvia officinalis. Dünnflüssig, gelblich, von angenehmem, eigenartigem Geruch und würzigem, etwas scharfem Geschmack. Es enthält Pinen, Cineol, Thujon und inaktives Borneol. Spez. Gew. 0,915 bis 0,925. — 1,0 0,05 RM.

Innerlich 0,05—0,15 (1—3 Tr.) mehrmals täglich, als Ölzucker, in Pillen, Trochisci, Tropfen, als mildes Expektorans, als Carminativum, Antidiarrhoicum und als Mittel gegen Nachtschweiße verwandt.

Äußerlich zu Inhalationen, als Zusatz zu Zahnpulvern.

Salvysatum. Dialysat aus frischen Fol. Salv.

Sambucus.

Flores Sambuci. Germ., Austr., Dan., Nederl. **Flos Sambuci.** Helv., Norv., Ross., Suec. **Sambuci flos.** Belg. **Fleur de Sureau.** Gall. **Fiori di Sambuco.** Ital. **Holunderblüten.** Die getrockneten, gelblichen, kräftig riechenden, schleimig, süßlich, später etwas kratzend schmeckenden Blüten der Caprifoliacee Sambucus nigra. Enthalten etwa 0,025% ätherisches Öl. — 100,0 0,70 RM.

Innerlich zum Aufguß 5,0—15,0 : 100,0, zu Spezies beliebtes diaphoretisches Hausmittel.

Aqua Sambuci. Germ. I., Ergb. Holunderblütenwasser. Wäßriges Destillat 1 : 10. — 100,0 0,25 RM.

Äußerlich zu Umschlägen.

Fructus Sambuci recentes. Nederl. **Sambuco.** Ital. Holunderbeeren. Die frischen, reifen Früchte von Sambucus nigra L.

Zur Bereitung des Succus Sambuci.

Sirupus Sambuci. Belg. Holundersirup. Aus den Beeren von Sambucus niger. — Wie Sir. Cerasorum bereitet.

Innerlich als Zusatz zu schleimigen Dekokten.

Succus Sambuci inspissatus. Germ. I., Ergb., Helv. **Roob Sambuci.** Austr., **Rob S.** Nederl. Holundermus. Aus frischen, reifen Holunderbeeren bereitetes rotbraunes, dickes Extrakt von süßlichsaurem Geschmack, in Wa. trübe l. — 100,0 0,90 RM.

Innerlich rein, teelöffelweise; als Zusatz zu diaphoretischen Mixturen (25,0—60,0 auf 100,0—150,0).

Sandarak. Resina Sandaraca. Germ. I., Ergb., Austr., Dan., Suec. **Sandarac.** Jap. **Sandaraque.** Gall. Sandarakharz. Das Harz der Conifere Callitris quadrivalvis Vent. (Algier). Blaßgelbe, weißlich bestäubte, durchsichtige Körner, in heißem Alk. l. Besteht zum größten Teil aus Sandaracolsäure. — 10,0 Sandaraca 0,15 RM.

Äußerlich zu Räucherungen bei rheumatischen Affektionen. Nicht mehr im Gebrauch.

Sanguinaria.

Rhizoma Sanguinariae. Blutwurzel. Das getrocknete Rhizom der Papaveracee Sanguinaria Canadensis L. Enthält mehrere Alkaloide: Sanguinarin, Chelerythrin, β und γ-Homochelidonin, Protopin.

Innerlich früher besonders in Amerika in Form des Fluidextrakts (mit essigsaurem Wasser perkoliert — 0,03—0,1) und der Tinktur (1,10 wäßriger Alk. mit Essigsäure) als Expektorans, Antipyreticum und Emmenagogum.

Sanguis. Sanguis siccatus. Trockenblut. Von untersuchten gesunden Tieren stammendes nach dem Krause-Medico-Verfahren getrocknetes Blut. Rotbraunes, lockeres, charakteristisch riechendes und schmeckendes Pulver, l. in Wa. (5) mit neutraler Rea., ohne ungelöste Verunreinigungen (bei 400facher Vergrößerung geprüft), die Katalasereaktion noch in 1 Tr. der Lösung 1:10000 mit 0,1 Benzidin in 1 ccm Essigs. und 10 ccm Hydrogen. peroxyd. gebend. Vor Feuchtigkeit und Oxydation sorgfältigst zu schützen. Nur wenige Monate haltbar. Sehr gutes Blutpräparat, bisher therapeutisch noch nicht verwendet.

Santalum.

Lignum santalinum rubrum. Ergb., Suec. **Lignum santalinum.** Nederl. **Santalum rubrum.** Am. **Pterocarpi lignum.** Brit. Rotes Sandelholz. Das Kernholz der Leguminose Pterocarpus santalinus L. fil. Enthält Pterocarpin, Santalsäure und einen krystallinischen roten Farbstoff (Santalin). — 100,0 0,25 RM.

Äußerlich in Substanz zu Zahnpulvern oder als färbender Zusatz zu solchen, als Färbemittel zu Zahnwässern und Tinkturen.

Lignum santalinum citrinum. Ergb. **Lignum Santali album.** Jap. **Santal citrin.** Gall. Gelbes Sandelholz. Das hellgelbe, gegen den Splint hin dunklere, von Rinde und Splint befreite Kernholz verschiedener Santalumarten, hauptsächlich das Holz des Stammes und der Zweige von Santalum album L. von rosenartigem Geruch und schwach bitterem Geschmack.

Oleum Santali. Germ., Am., Austr., Brit., Helv., Jap., Nederl., Ross. **Santali Essentia.** Belg. **Aetheroleum Santali.** Dan., Suec. **Aetheroleum Santali orientalis.** Norv. **Essence de Santal.** Gall. **Essenza di Sandalo.** Ital. Sandelöl. Mindestgehalt 90,3% Gesamt-Santalol (α- und β-Santalol, $\overline{C_{15}H_{23}OH}$, Mol.-Gew. 220). Das ziemlich dicke, farblose bis blaßgelbe, optisch aktive $(\alpha_D^{20°} = -16 \text{ bis} - 21°)$, eigenartig würzig riechende und unangenehm kratzend, bitter schmeckende, aus dem Holze des Stammes und der Wurzeln von Santalum album L. (Ostindien) durch Destillation gewonnene Öl. Dichte 0,968—0,980. Bei der Destillation nicht unter 275° übergehend. 1 ccm S. bei 20° in 5—7 ccm 70proz. Alk. klarl. Frei von fremden Ölen. Gesamtsantalol in allen Pharm. (außer Austr. und Dan.) 90%, ausgenommen Germ. 90,3%, Gall. 90—98%, Nederl. 91,5%. — 1,0 0,30 RM. 10 Caps. gelat. cum Ol. Sant. (0,1; 0,15; 0,2; 0,3; 0,5) 0,50—1,60 RM.

Therap. Dosen: 0,3—1,8 ccm (Brit.). Durchschn. Dosis: 0,5 ccm (Am.).

Innerlich zu 6—12 Tr. (0,3—0,5) mehrmals täglich in Kapseln bei akuter und besonders chronischer Gonorrhöe, Cystitis und Prostatitis gonorrh.

Nebenwirkungen: Nierenreizung, Hautjucken, Ödem des Gesichtes, Aufstoßen, Übelkeit.

Gonorol. Gereinigtes Sandelöl.

Gonosan. Auflösung von 20 T. Kava-Kava-Harz in 80 T. Ol. Santali. Dunkelgrünes, klares, aromatisch riechendes Öl, l. in Alk., Ae., Chl. Durch Petroläther läßt sich das Sandelöl wieder herauslösen. — 30 Kapseln (0,3) 4,00 RM.

Innerlich in 1—2 Gelatinekapseln mehrmals täglich nach den Mahlzeiten bei Gonorrhöe zur Unterstützung der lokalen Therapie.

Gonaromat. Gemisch von 93% Santalol enthaltendem Sandelöl mit 5 ätherischen Ölen (Macis-, Kamillenöl usw.). — 45 Kapseln 4,00 RM.

Santyl. Santalolsalicylsäureester. Klare, gelbe, geschmacklose, ölige Flüssigkeit, l. in Alk. und Ae. — 15 g 3,95 RM. 30 Kapseln (0,4) 3,95 RM.

Innerlich 3 mal tägl. 25—30 Tr. und mehr nach dem Essen, bei akuter und chronischer Gonorrhöe, auch Prostatitis und Cystitis.

Sapones.

Sapo. Seife. Unter Seifen versteht man die Alkalisalze der höheren Fettsäuren, hauptsächlich Natrium- oder Kaliumoleat, -stearinat, -palmitinat, während die analogen Bleiverbindungen als Pflaster bezeichnet werden. Sie werden durch Kochen von tierischen oder pflanzlichen Fetten mit Kali- oder Natronlauge erhalten, wobei „Verseifung" stattfindet, d. h. Zerlegung der Glycerinester und Salzbildung. Im ersteren Falle entstehen die weichen und schmierigen Kaliseifen, im zweiten Falle die festen Natronseifen. Um die Natronseifen aus der erhaltenen Seifenlösung abzuscheiden, wird Kochsalz zugesetzt („Aussalzen"), wodurch die Seife aus der Glycerin und freies Alkali enthaltenden Lösung abgeschieden wird. Die in der ausgefällten Seife eingeschlossenen Reste freien Alkalis werden durch Abpressen und noch vollständiger durch Zentrifugieren entfernt. Diese zentrifugierten Seifen, auch als neutrale Seifen bezeichnet, reizen die Haut viel weniger als solche, die noch Reste von Alkalilauge enthalten. Die Handelssorten der Natronseifen zeigen in bezug auf den Wassergehalt erhebliche Unterschiede, ohne dabei an Festigkeit wesentlich voneinander abzuweichen. Man teilt in dieser Beziehung die Natronseifen ein in Kernseifen (10—15% Wasser), geschliffene Seifen (20—30%) und gefüllte Seifen, die außer 40—70% Wasser auch noch Glycerin und Salze enthalten. Die Kaliseifen können nicht ausgesalzen werden, da sie mit Kochsalz sich teilweise in Natronseife und Kaliumchlorid umsetzen.

Die Anwendung der Seife zum Reinigen der Haut, Wäsche usw. beruht auf ihrer Eigenschaft, in verdünnten Lösungen hydrolytisch zu dissoziieren, so daß freies Alkali und saures fettsaures Salz entsteht. Die Lösung der Fettsubstanzen durch das erstere, ihre Emulgierung durch das letztere werden als Ursache der reinigenden Wirkung der Seife angesehen.

Sehr häufig dienen die Seifen als Vehikel für Arzneistoffe, die zur Anwendung auf die Haut bestimmt sind (z. B. Schwefel-, Teer-, Naphthol-, Jodseifen).

Sapones medicati. Arzneiliche Seifen, die von fester, salbenartiger, halbflüssiger oder flüssiger Beschaffenheit sein können (s. im übrigen S. 33).

Innerlich kommen Seifen nur noch als Pillenkonstituens in Anwendung (vor Jahren von Senator zu Nährzwecken empfohlen). Wäßrige Lösungen dienen als schnell zu beschaffendes Antidot bei Säurevergiftungen.

Äußerlich zu Pflastern (etwa 1 auf 10—20 Pflastermasse, die dadurch in der Konsistenz wenig verändert, aber eigentümlich schlüpfrig wird — bei stärkerem Zusatz von Seifen wird die Masse bröcklig), zu Linimenten (Natronseifen mit Wasser, Spiritus oder Öl, in verschiedenen Verhältnissen, je nach der beabsichtigten Konsistenz, vgl. Linimentum saponatum), zu Suppositorien (nur feste Seifen), zu Klistieren, Waschungen, Bädern.

Sapo butyraceus. Norv. Aus Butter bereitete harte Natronseife.

Sapo domesticus. Germ. I., Ergb. **Sapo stearinicus.** Belg., Helv. **Sapo animalis.** Brit. **Savon animal.** Gall. **Sapone animale.** Ital. Hausseife. Eine weiße und harte Natron-Talgseife, die aus tierischen Fetten bereitet ist und sich in heißem Wasser klar und in Weingeist ganz oder mit geringem Rückstand beim Erwärmen löst. Die gesättigte weingeistige Lösung bildet nach dem Erkalten eine gallertartige Masse. Die Reaktion ist schwach alkalisch. Sapo Cocos Nederl. wird aus Cocosfett bereitet. — 100,0 0,60 RM.

Äußerlich zu Waschungen, Bädern, Klistieren 3,0—15,0 in ¹/₂ l warmem Wasser gelöst, in Substanz als Stuhlzäpfchen, geschabt und mit Wasser zur dicken Paste angerührt als Umschlag bei Verbrennungen und Erfrierungen, evtl. bei Vergiftungen (s. Sapo).

Sapo glycerinatus liquidus. Germ. Flüssige Glycerinseife. Gelbe bis gelbbraune Lösung von Sapo kalinus (50), in Spiritus (9), Glycerin (40), Lavendelöl (1). — 100,0 0,90 RM.

Äußerlich zu Einreibungen bei Comedonen, Acne, Ekzem.

Sapo kalinus. Germ., Austr., Belg., Helv., Jap., Nederl., Norv., Suec. **Sapo mollis.** Am., Brit. **Sapone di Potassa.** Ital. Kaliseife. Mindestgehalt 40% Fettsäuren. Gelbbraun, durchsichtig, weich, schlüpfrig, aus Leinöl (43), (Brit. Olivenöl, Nederl. Sesamöl, Belg. Öle verschiedener Samenarten), Kalilauge (58) (Am. und Natronlauge), Weingeist (3) bereitet, in Wa. (2), Alk. (2) klar oder fast klarl. Insbesondere frei von Kiesels., Harz, höchstens 0,28% freies Alkali enthaltend. — 100,0 0,25 RM.

Äußerlich zu Einreibungen gegen Krätze, Psoriasis, Ekzem, Pityriasis, Herpes tonsurans, auch bei tuberkulöser Pleuritis und Peritonitis, sowie bei Drüsenschwellungen, insbesondere tuberkulösen Ursprungs und bei exsudativer Diathese.

Spiritus Saponis kalini. Germ. Kaliseifenspiritus. Die filtrierte, klare, gelbbraune, alkalisch reagierende, beim Schütteln mit Wasser stark schäumende Lösung von Sap. kal. und Alk. ana. Ähnliche Präparate sind Spiritus Saponis kalini Austr. (mit 1% Ol. Lavand.) und Suec. (mit Ol. Sojae hergestellt). Suec. führt außerdem Spiritus Saponis kalini venalis, hergestellt aus Sap. kalin. venal. (66), Spirit. Lavandul. (6), Spiritus (28). — 100,0 0,90 RM.

Äußerlich wie das vorige, aber von stärkerer Hautreizung.

Sapo kalinus venalis. Germ., Helv., Suec. **Sapo viridis.** Jap., Ross. **Savon noir.** Gall. **Sapo niger.** Schmierseife[1]). Grüne Seife. Mindestgehalt 40% Fettsäuren. Gelbbraun oder grünlich, durchsichtig, weich, schlüpfrig, in Wa. (2), Alk. klar oder fast klarl. Frei von Stärkekleister, Wasserglas, Harzseifen. — 100,0 0,20 RM.

Äußerlich rein oder mit Schwefel als Krätzemittel im Gebrauch. Der Kranke wird über den ganzen Körper gründlich mit grüner Seife eingerieben, darauf im warmen Bade frottiert, endlich mit einer Schwefelsalbe (Sulf. dep. 2, Kal. carbon. crud. 1, Adeps suill. 8) eingerieben. Während des Gebrauches der grünen Seife bildet sich eine ziemlich starke, oft auch von Fieber begleitete Hautentzündung, welcher später Desquamation folgt. — Auch als wirksames Resorptionsmittel bei skrofulösen Drüsentumoren, bei exsudativen Prozessen der Phthisiker, besonders aber bei chronischer Pleuritis, Peritonitis, Perikarditis angewandt; die örtlichen Einreibungen sind täglich vorzunehmen, am 4. bis 5. Tag ein Bad zu nehmen. Bei Hautreizung Borvaselineinschmierung.

Sapo medicatus. Germ., Jap., Ross., Suec. Medizinische Seife. Weiß[2]), nicht ranzig, in Wa. oder Alk. l. aus Natronlauge (120), Schweineschmalz (50), Olivenöl (50), Weingeist (12) und Wa. (280) mit Hilfe von Natriumchlorid (25) und Natriumcarbonat (3) bereitet, frei von Schwermetallsalzen, höchstens Spuren freies Alkali enthaltend. Zum Gebrauch ist sie fein zu pulvern. Eine Lösung von 1,0 Seife in 5 ccm Spiritus darf durch Phenolphtalein nicht gerötet und durch Schwefelwasserstoff nicht verändert werden. — Nur aus Schweineschmalz wird bereitet **Sapo medicinalis** Austr. Aus Mandelöl werden bereitet: **Savon médicinal** Gall., **Sapone medicinale** Ital.; aus Olivenöl werden bereitet: **Sapo officinalis** Belg., **Sapo medicatus** Dan., Helv., Nederl. – 10,0 0,10 RM.

---

[1]) Wenn der Arzt nicht ausdrücklich Sapo kalinus venalis verordnet, gibt der Apotheker Kaliseife ab.

[2]) Zum mindesten fast weiß. Nicht ranzig riechend. Eine überfettete Seife, wird sehr bald ranzig.

Innerlich zu 0,3—1,0 ausschließlich zur Pillenbereitung; wenige Tropfen Spiritus geben der Seife Pillenkonsistenz, meist in Verbindung mit abführenden Substanzen.

Äußerlich zu Zahnpulvern und Zahnpasten, zu Linimenten, zu Klistieren, Suppositorien usw.

Sapo oleaceus. Germ. I., Ergb. **Sapo albus oleaceus.** Norv. **Sapo albus.** Suec. **Sapo.** Am. **Sapo durus.** Brit. Sapo venetus. Ölseife. Venezianische, Marseiller Seife. Eine weiße oder grünlichweiße, harte Öl-Natronseife, die sich von der medizinischen Seife nur durch eine weniger sorgfältige Bereitung unterscheidet. Höchstgehalt von Wasser nach Ergb. 20, Brit., Suec. 30, Am. 36%. — 10,0 0,10 RM.

Innerlich und äußerlich nach Am. und Brit. wie Sapo medicat. in Anwendung.

Sapo stearinicus. Ergb. Natrium stearinicum. Stearinseife. Eine aus käuflicher Stearinsäure und Natriumcarbonat bereitete und gepulverte reine Talgseife, in Alk. und Wa. klar l. Besteht aus einem Gemisch von Natriumstearinat und -palmitinat.

Sapo unguinosus. Ergb. **Sapo superadipatus.** Nederl. Überfettete Seife. Mollin. Eine Kaliseife, die unverseiftes Fett enthält. Das Präparat der Nederl. besteht aus 4 T. Wollfett, 16 T. Kaliseife und 80 T. medizinischer Seife und bildet gelblichweiße, harte Stücke. Sapo superadipatus cum Pice liquida und Sapo superadipatus cum Sulfure praecipitato Nederl. enthält 5% Holzteer bzw. 10% Schwefel. — Das Mollin des Ergb. ist eine weiße, salbenartige Masse, erhalten durch Verseifung von Schweineschmalz mit einer unzureichenden Menge Kalilauge und Glycerinzusatz. — 10,0 0,15 RM.

Äußerlich zur Entfettung der Haare, des Haarbodens, Beseitigung von Schuppen, Krusten, Borken, namentlich bei Comedonen, Acne vulgaris und rosacea.

Sapo terebinthinatus. Ergb. Terpentinseife. Balsamum vitae externum. Weiße, später gelb werdende Masse von salbenartiger Beschaffenheit, aus Sapo oleaceus (6), Kalium carbonicum (1) und Ol. Tereb. (6). — 10,0 0,10 RM.

Äußerlich zu Einreibungen und Waschungen.

Emplastrum saponatum. Germ., Austr., Dan., Helv., Jap., Nederl., Norv., Ross., Suec. **Emplastrum Saponis.** Brit. **Saponis emplastrum camphoratum.** Belg. **Seifenpflaster.** Gelbliches, nicht schlüpfriges Pflaster, bereitet aus Empl. Lythargyri (80), Cera flava (10), Sapo medic. (5), Camphora (1) und Ol. Arach. (4). Die Präparate der anderen Pharm. weichen nur unwesentlich in der Zusammensetzung ab. Brit. und Suec. lassen ohne Campher bereiten. — 10,0 0,20 RM., extensum 100 qcm 0,10 RM.

Äußerlich leicht reizendes Pflaster bei Abscessen, Decubitus, auch bei Hühneraugen.

Spiritus saponatus. Germ., Austr., Jap., Nederl., Ross. **Spiritus Saponis.** Belg. (S. Sp.), Helv. **Soluzione alcoolica di Sapone.** Ital. Seifenspiritus. 6 T. Olivenöl, 7 T. Kalilauge und 7,5 T. Alk. werden in einer verschlossenen Flasche unter wiederholtem Umschütteln stehen gelassen, bis vollständige Verseifung erfolgt ist. Dann werden 22,5 T. Alk. und 17 T. Wa. hinzugefügt und die Mischung wird filtriert. Klar, gelb, alkalisch reagierend und beim Schütteln mit Wasser stark schäumend. Dichte 0,920—0,930. Ähnlich mit abweichenden Verhältnissen die übrigen Pharm., die teilweise noch mit Lavendelöl parfümieren (Nederl., Belg.). Belg. und Ital. lassen die offizinelle Natronseife in Weingeist lösen. Nederl. benutzt zur Herstellung einen mit $^1/_2$% Aceton vergällten Spiritus — 100,0 0,90 RM.

1211. Rp. Spiritus saponati 120,0
    Tinct. Calami 30,0
    Mixt. oleoso-balsamicae 10,0.
M. D. S. Badespiritus. Die Hälfte dem Bade zuzusetzen.

Äußerlich zu Waschungen, besonders bei Psoriasis der behaarten Kopfhaut und des Gesichts; Einreibungen, als Zusatz zu Bädern.

Linimentum saponato-ammoniatum. Germ. Flüssiges Seifenliniment. Schwachtrübe Mischung von je 1 T. Spir. sapon. und Liqu. Ammon. caust. und 2 T. Wasser. — 100,0 0,30 RM.

Äußerlich zu Einreibungen.

Linimentum saponato-camphoratum. Germ., Jap., Austr. **Opodeldoc.** Dan., Helv. **Linimentum Opodeldoc.** Suec., Norv. **Sapo aromaticus.** Nederl. **Linimento di Sapone con Canfora.** Ital. Opodeldok. Seifenbalsam. Aus 40 T. medizinischer Seife, 10 T. Campher, 420 T. Alk., 2 T. Thymianöl, 3 T. Rosmarinöl und 25 T. Ammoniakflüssigkeit nach bestimmter Vorschrift bereitet. Fest, fast farblos, wenig opalisierend, zuweilen während der Aufbewahrung weiße, krystallinische Körnchen absondernd, stark nach seinen flüchtigen Bestandteilen riechend, leicht durch die Wärme der Hand schmelzend. Die Präparate der anderen Pharm. unterscheiden sich meist nur durch die Art und die Mengen der verwendeten Seife und der zugesetzten ätherischen Öle. — 10,0 0,20 RM.

Äußerlich zu Einreibungen. Auch als Träger für medikamentöse Stoffe benutzt. Derartige Kompositionen werden als „medizinischer Opodeldok" oder als Saponimentum bezeichnet. Bei der Verordnung von Saponimenten halte sich der Arzt an die vorrätigen Zusammenstellungen; ist keine den vorliegenden Verhältnissen entsprechende Mischung vorrätig, so verwende der Arzt aus ökonomischen Rücksichten, wenn irgend möglich, den Spirit. saponat. camphor. oder Opodeldoc liquid. (s. u.) zu den von ihm verordneten Mischungen.

Linimentum jodatum (Jodopodeldok) enthält 10% Ammon. jodat.; Linimentum Potassii jodidi cum Sapone Brit. 10% Kal. jodat.; Opodeldoc jodatum Helv. 5% Natr. jodat.; Linimentum Saponis rubefaciens Ross. Cantharid. 1 mit Ol. Tereb. 20 digeriert, ausgepreßt, den filtrierten Auszug mit 300 Opodeldoc (aus 24 Sap. hispan., 16 Sap. domest.) gemischt.

Spiritus saponato-camphoratus. Germ. **Linimentum saponis.** Am., Brit. Flüssiger Opodeldok. Nach 24stündigem Stehen filtrierte, klare, gelbe Mischung von 60 T. Campherspiritus, 175 T. Seifenspiritus, 12 T. Ammoniakflüssigkeit, 1 T. Thymianöl und 2 T. Rosmarinöl. — 100,0 1,00 RM.

Äußerlich zu Einreibungen, gegen Rheumatismus usw.

Ähnliche Mischungen sind: **Linimentum Camphorae compositum** Belg. **Spiritus Saponis camphoratus** Dan. **Opodeldoc liquidum** Helv. **Spiritus saponatus cum Camphora** Suec.

Saponaria. Radix Saponariae. Germ. **Saponaire.** Gall. Seifenwurzel. Die getrockneten, außen braunroten, mit schmaler, weißer Rinde versehenen, citronengelbholzigen, bitterlich süß, dann anhaltend kratzend schmeckenden Wurzeln der Caryophyllacee Saponaria officinalis L., deren wäßrige Abkochung beim Schütteln stark schäumt (infolge des Saponingehalts, 4—5%). — 100,0 0,75 RM.

Innerlich zu 10,0—15,0 pro die in Spezies oder Dekokt 10,0:150,0 früher als antidyskrasisches Mittel bei Syphilis, Scrophulosis, Hautkrankheiten viel benutzt.

Sappan.

Lignum Sappan. Brit. Das Kernholz der Leguminose Caesalpinia Sappan L. Harte, schwere Stücke von verschiedener Gestalt oder orangerote Späne, ohne Geruch, von leichtzusammenziehendem Geschmack. Enthält Gerbstoff und ätherische Öle.

Decoctum Sappan. Brit. Sappanholz (50), Zimtrinde (10) mit Wasser (1200 ccm) 10 Minuten kochen und auf 1000 ccm einengen.

Therapeut. Dosen: 15—60 ccm (Brit.).

Sarsaparilla.

Radix Sarsaparillae. Germ., Austr., Belg. (S. R.), Dan., Helv., Jap., Nederl., Norv., Ross., Suec. **Sarsaparilla.** Am. **Salsepareille̅ du Mexique.** Gall. **Salsapariglia.** Ital. Radix Salsaparillae s. Sarsae. Sarsaparille. Die unter dem Namen Honduras-Sarsaparille eingeführten, von den knorrigen Wurzelstöcken befreiten, getrockneten, graubräunlichen bis rötlichgelben, etwas schleimig, hinterher schwach kratzend schmeckenden Wurzeln der mittelamerikanischen Liliacee Smilax utilis Hemsley und anderer verwandter Arten. Das Pulver ist hellbräunlich. Höchstens 8% Asche und insbesondere Angola-Sarsaparille nicht enthaltend. Enthält Smilacin (Parillin), ein der Saponingruppe zugehöriges Glucosid, Harz, Amylum und organische Säuren. — 10,0 0,35 RM. — Brit. hat dagegen Jamaica-Sarsaparille, angeblich von Smilax ornata Hooker fil.

Innerlich im Dekokt 15,0—60,0 auf 250,0—300,0 — meist läßt man die Spezies vor der Abkochung mit dem Wasser mehrere Stunden macerieren. Am zweckmäßigsten in Form der offizinellen Dekokte. Als diuretisch und diaphoretisch wirksames Mittel bei Syphilis, Skrofulose, chronischem Rheumatismus und chronischen Hautkrankheiten früher viel angewandt.

Decoctum Sarsaparillae compositum. Germ. Sarsaparillabkochung.

a) Decoctum Sarsaparillae compositum fortius. Germ., Austr. (Elench). Starke Sarsaparillabkochung. Nach besonderer Vorschrift gewonnene Abkochung von Sarsaparille, Zucker, Alaun, Anis, Fenchel, Sennesblättern und Süßholz, in 1000 g die Extraktstoffe von 40 g Sarsaparilla und 18 g eines ungleichen Gemisches der übrigen Drogen sowie je 2,4 g Zucker und Alaun enthaltend.

Innerlich s. das folgende.

b) Decoctum Sarsaparillae compositum mitius. Germ., Austr. (Elench). Schwache Sarsaparillabkochung. Nach besonderer Vorschrift aus den Preßrückständen des Decoctum Sarsaparillae compositum fortius sowie aus Sarsaparille, Citronenschale, Ceylonzimt, Malabar-Kardamomen und Süßholz gewonnene Abkochung, in 1000 g außer den aus den Preßrückständen noch erhaltenen auch die Extraktstoffe von 20 g Sarsaparille und etwa 5 g eines ungleichen Gemisches der übrigen Drogen enthaltend.

Innerlich wurde das schwache und starke Dekokt in früherer Zeit mit Vorliebe teils statt der Quecksilberkur, teils neben ihr bei antisyphilitischen Kuren verwendet. Die Anwendungsweise beider vereint gebrauchten Dekokte war in der Regel folgende: Man ließ des Morgens 300,0—400,0 starkes Dekokt warm (im Bett) und des Abends die gleiche Quantität starkes Dekokt kalt, im Laufe des Tages die doppelte Menge schwaches trinken, oder des Morgens starkes Dekokt (300,0—500,0) warm, abends eine gleiche Quantität schwaches Dekokt kalt. Dabei reizlose Diät in geringer Masse, Bouillon, wenig weißes Fleisch, Weißbrot; wo Abführmittel notwendig werden (in seltenen Fällen) ein Kalomelpulver. Dauer der Kur 3 bis 4 Wochen, zuweilen länger.

Decotto di Salsapariglia forte. Ital. Rad. Sarsaparill. (4) ad colatur. (100). **Decotto di Salsapariglia mite.** Ital. Rad. Sarsaparill. (2) ad colatur. (100).

Decoctum Zittmanni. Germ. Zittmannsche Abkochung. Nach besonderer Vorschrift gewonnene Abkochung von Sarsaparille, Zucker, Alaun, Kalomel, Hydrarg. sulfuratum rubrum, Anis, Fenchel, Sennesblättern und in 1000 g die Extraktstoffe von 40 g Sarsaparille, etwa 18 g eines ungleichen Gemisches der übrigen Drogen sowie je 2,4 g Zucker und Alaun und wechselnde, geringe Mengen der Quecksilbersalze enthaltend. — Innerlich wie Decocta Sarsaparillae.

Essentia Sarsaparillae. Sarsaparillessenz. Rad. Sarsaparillae 10 ausgekocht, das Dekokt filtriert, dann auf 9 eingedampft und Spirit. e vino 1 zugesetzt. Zweckmäßig und praktisch bewährt. — 1 Eßlöffel enthält etwa das Lösliche aus 10,0 Sarsaparille.

Innerlich tägl. 2—4 Eßlöffel in St.-Germain-Tee (s. S. 669) oder einem einfachen Infusum Fol. Sennae. Wie Decoctum Sarsaparillae.

Extractum Sarsaparillae. Ergb. **Extrait de Salsepareille.** Gall. ·Sarsaparill-extrakt. Dickes, braunes, in Wa. trübe l. Extrakt, durch Ausziehen von Sarsaparill-wurzel mit wäßrigem Alk. bereitet. — 1,0 0,35 RM.

Innerlich zu 0,3—1,2 mehrmals täglich in Pillen, Mixturen früher bei Syphilis, Skrofulose, Rheumatismus und Hautkrankheiten, sowie als sog. Blutreinigungsmittel angewandt.

Extractum Sarsaparillae fluidum. Ergb. **Sarsaparillae extractum fluidum.** Belg. **Fluid extractum Sarsaparillae.** Am. **Extrait de Salsepareille (fluide).** Gall. Sarsaparillfluidextrakt. Aus der Sarsaparillwurzel, Ergb. mit Glycerin bereitet, rotbraun, etwas bitter schmeckend. — 10,0 0,55 RM.

Durchschnittl. Dosis: 2 ccm (Am.).

Innerlich zu 0,5—1,5 mehrmals täglich, als Zusatz zu abführenden Dekokten oder Infusen an Stelle des Decoct. Sarsap.

Sirupus Sarsaparillae compositus. Germ. I., Helv. Sarsaparillsirup. Rad. Sarsaparill. 100,0, Lign. Guajaci 20,0, Fol. Sennae 15,0, Cort. Sassafras 5,0, Fruct. Anisi 10,0, Wa. und Alk. je 50,0, 36 Stunden maceriert, dann perkoliert mit Wa. und Alk. ana zu 600, Perkolat auf 300 eingedampft und mit 50 Glyc. vermischt und weiter auf 100 eingedampft. 10 T. dieses Extraktes mit 90 T. Zuckersirup vermischt, geben den rotbraunen Sarsaparillsirup. — Ähnlich ist die Vorschrift von Sirop de Salsepareille. Gall. welche einen Teil des Sacch. alb. durch Mel ersetzt. Sarsaparillae Sirupus compositus Belg. wird aus den Fluidextrakten zusammengemischt. — 100,0 1,35 RM.

Innerlich tee- bis eßlöffelweise als schweißtreibendes Mittel, besonders bei antisyphilitischen Kuren früher angewandt.

Sassafras.

Cortex Sassafras. Ergb., Helv. Sassafrasrinde. Die Rinde der Wurzel der Lauracee Sassafras officinale Nees, enthält 6—9% ätherisches Öl.

Innerlich zu 0,5—2,0 in Pulver oder im Aufguß 10,0—15,0 auf 150,0, ist gehaltvoller an ätherischem Öl als das Lignum Sassafras selbst und ist diesem in der Anwendung vorgezogen worden. Als Diaphoreticum und Diureticum bei Rheumatismus, Syphilis und chronischen Hautkrankheiten früher viel und meist in Verbindung mit Rad. Sarsaparillae und Lignum Guajaci verordnet.

Lignum Sassafras. Germ., Jap. **Radix Sassafras.** Austr. Sassafrasholz. Fenchelholz. Das leichte, rötliche oder bräunliche, würzig, fenchelartig riechende und würzig und etwas süß schmeckende Holz der Wurzel von der Lauracee Sassafras officinale Nees. Enthält Gerbstoff und 2,6% ätherisches Öl. Bestandteil der Species Lignorum und des alten (aus 14 Drogen bestehenden) Hallischen Brustreinigungstees. — 100,0 0,55 RM.

Innerlich in Form und Gabe wie Cortex Ligni Sassafras.

Oleum Sassafras. Ergb., Am. Sassafrasöl. Das ätherische Öl des Wurzelholzes und der Wurzelrinde von Sassafras officinale Nees. Gelblich oder rötlich, fenchelartig riechend, zu 80—90% aus Safrol $C_{10}H_{16}O_2$ bestehend und daneben Pinen, Phellandren und Eugenol enthaltend. Spez. Gew. 1,070—1,080. — 1,0 0,05 RM.

Durchschnittl. Dosis: 0,1 ccm (Am.).

Innerlich 1—2 Tr. mehrmals täglich. Ziemlich angenehmes Korrigens.

Äußerlich als Einreibung gegen Bienen-, Wespen-, Moskitostiche empfohlen.

Oliveri Cortex. Brit. Schwarzer Sassafras (Black Sassafras). Die getrocknete Rinde der Lauracee Cinnamomum Oliveri Bailly.

Satureja. Herba Saturejae. Sarriette. Gall. Pfefferkraut. Bohnenkraut. Von der Labiate Satureja hortensis L. Enthält 0,1% ätherisches Öl.

Innerlich früher im Aufguß oder zu Spezies bei Tuberkulose. Verlassen.

Scammonium.

Radix Scammoniae. Germ. I., Ergb., Brit. (Sc. R.), Helv. **Scammoniawurzel.** Die getrocknete Hauptwurzel der im Orient wild wachsenden Convolvulacee Convolvulus Scammonia L., die das Scammoniumharz liefert. Bestandteile: Zucker, Gerbstoff, Harz. — Nur zur Bereitung des Harzes verwandt.

Resina Scammoniae. Germ. I., Ergb., Belg. (Sc. R.), Brit. (Sc. R.). **Résine de Scammonée.** Gall. **Resina di Scammonea.** Ital. **Scammoniaharz.** Alkoholischer Auszug aus der Scammoniawurzel (Brit. Gemisch von Harzen der Rad. Scammoniae und Rad. Ipomocae), gleich der Resina Jalapae bereitet. Graubraune, spröde Masse, l. in Alk., Ae., Chl. und Alkalien. Besteht zum größten Teil aus Jalapin, einem dem Convolvulin sehr ähnlichen Glucosid, das bei der Spaltung in Glucose und Jalapinol zerfällt. — 1,0 0,05 RM.

Therapeut. Dosen: 0,25—0,5 (Brit.).

Größte Einzel- und Tagesgabe: 0,3, 1,0 (Ital.).

Innerlich zu 0,03—0,1 mehrmals täglich als Aperiens; zu 0,15—0,2 und darüber in mehrere Dosen verteilt, rasch hintereinander, als Drasticum, in Pulver mit einhüllendem Vehikel, besser in Pillen.

1212. Rp. Resinae Scammoniae 2,0
   Extr. Rhei comp.
   Pulv. radicis Rhei ana 4,0
   Extr. Strychni spirit. 0,25.
M. f. ope Spirit. pilul. Nr. C. Consp. Lycopod. D. S. Morgens und abends 2—5 Pillen. (Abführmittel).

1213. Rp. Resinae Scammoniae 50,0
   Tuberum Jalapae 35,0
   Rhiz. Zingiberis 15,0.
M. f. pulv. D. S. Pulvis Scammoniae compositus.   Brit.

Panis purgans. Belg. Biscuit purgatif. Scammoniaharz 0,25, Biskuitmasse q. s. für 1 Biskuit.

Scammonium. Scammonée. Gall. Aleppisches Scammonium. Der eingetrocknete Milchsaft, der aus dem oberen Teil der Wurzeln der Convolvulacee Convolvulus Scammonia L. durch Einschnitte gewonnen wird. Bräunlichgelbe bis schwarzgrüne, auf dem Bruch glasglänzende Massen von zusammenziehendem, nachher bitterem Geschmack. — 1,0 0,10 RM.

Innerlich zu 0,05—0,15 mehrmals täglich als Aperiens; zu 0,3—0,6 und darüber in mehrere Dosen verteilt, rasch hintereinander als Drasticum.

Ipomoea. Am. **Ipomoeae Radix.** Brit. Orizaba Jalap Root, Mexican Scammony Root. Die getrocknete Wurzel der Convolvulacee Ipomoea orizabensis, Ledanois. Harzgehalt bedeutend höher.
Verwendung wie Radix Scammoniae.

Resina Ipomoeae. Am. Das durch Perkolation, Eindampfen usw. aus Radix Ipomoeae gewonnene braune Harz.

Durchschnittl. Dosis: 0,2 (Am.).

Schleichera. Oleum Schleicherae. Nederl. Makassaröl. Das durch warmes Auspressen aus den Samen der Sapindacee Schleichera trijuga Willd. erhaltene fette Öl. Hellgelbe, butterähnliche Masse von schwachem Geruch nach bitteren Mandeln. Schmp. 22—28°. Spez. Gew. 0,925—0,930. Es besteht aus den Glyceriden der Essigsäure, Ölsäure, Palmitinsäure und Arachinsäure und enthält geringe Mengen von freiem Cyanwasserstoff.

Äußerlich zu Einreibungen.

Schilddrüsenpräparate s. Thyreoidea S. 713.

Scilla.

Bulbus Scillae. Germ., Austr., Belg., Dan., Helv., Jap., Nederl., Norv., Ross., Suec. **Scillae bulbus.** Internat. Vorschl. **Scilla.** Am., Brit., Ital. **Ecaille de bulbe de Scille.** Gall. Squill. Meerzwiebel. Die in Streifen geschnittenen, getrockneten, mittleren Blätter der bald nach der Blütezeit gesammelten Zwiebel der Liliacee Urginea maritima (L.) Baker, und zwar der Spielart mit weißer Zwiebel[1]). Gelblichweiße, etwas durchscheinende, hygroskopische Stücke. Höchstens 5% Asche enthaltend. Über gebranntem Kalk gut nachgetrocknet, vor Feuchtigkeit geschützt und vorsichtig aufzubewahren. (Die getrockneten mittleren Blätter der weißblühenden Spielart von Urginea Scilla Steinh. Internat. Vorschl.) Der wirksame Bestandteil ist das amorphe Glucosid Scillain, daneben kommen vor Kohlehydrate (Sinistrin), Fett und Harz. — 10,0 0,05 RM.

Größte Einzelgabe: 0,2 (Belg., Jap., Internat. Vorschl.); **0,25** (Gall.), **0,5** (Helv.).

Größte Tagesgabe: 0,6 (Belg.); **1,0** (Gall., Jap., Internat. Vorschl.); **1,5** (Helv.).

Innerlich zu 0,03—0,25 mehrmals täglich, in Pulvern (nicht zweckmäßig, weil das Pulv. Bulb. Scillae sehr leicht Wasser anzieht und die Pulver dann breiartig zerfließen), Pillen, Infus, weiniger oder spirituöser Maceration oder Dekokt 1,0—3,0 auf 200,0. Als kräftiges Diureticum bei renalen und extrarenalen Ödemen, sowie Stauungs- und entzündlichen Ergüssen, auch als mildes Herztonicum (1918 durch Mendel von neuem empfohlen) bei vielen Fällen von Herzschwäche, bei Klappenfehlern und Myokarditis, gelegentlich noch wirksam, wenn Digitalis wirkungslos geworden ist.

Nebenwirkungen: Übelkeit, Erbrechen, Durchfall. Deswegen gern die Reinpräparate Scillaren und Scillikardin verordnet.

Das Scillaglykosid wird leicht aufgesaugt, haftet wenig fest im Herzmuskel und kumuliert wenig.

1214. Rp. Bulbi Scillae pulv.
Foliorum Digitalis pulv. ana 2,0
Extr. Colocynthidis 0,4
Extr. Pimpinelli q. s.
ut f. pil. Nr. LX. Consp. Lycop. D. S. Morgens und abends 3 Pillen.
(Bei Kompensationsstörung.)

1215. Rp. Bulbi Scillae 2,0
infunde
Aq. fervid. q. s.
ad Colat. 150,0.
in qua solve
Tartari boraxati 15,0
Olei Juniperi gutt. V
Sir. simpl. 15,0.
M. D. S. 2stündl. 1 Eßlöffel (Diureticum).

1216. Rp. Bulbi Scillae pulv. 2,0
Foliorum Digitalis pulv.
Hydrargyri chlorati ana 1,0
Extr. Chamomillarum q. s.
ut f. pil. Nr. XXX. Consp. Pulv. Cort. Cinnamomi. D. S. 3mal tägl. 2 Pillen.

1217. Rp. Bulbi Scillae 5,0
Radicis Ononidis
Ligni Sassafras ana 25,0
Rhizomatis Galangae 5,0.
C. c. m. f. species. D. S. Mit 1 Flasche Moselwein übergossen, 3 Tage stehen zu lassen und, nach dem Durchseihen, abends und morgens 1 Spitzglas zu nehmen.

1218. Rp. Bulbi Scillae 1,25
Rhizomatis Zingiberis
Ammoniaci
Saponis medicati ana 0,75
Sir. simpl. q. s.
M. f. pil. Nr. XXX. D. S. 2—6 Pillen tägl. Ähnlich Pilula Scillae composita. Brit.

---

[1]) Heimisch im Mittelmeergebiet. In getrocknetem Zustande eingeführte Meerzwiebel steht in ihrem Wirkungswert weit hinter einer in frischem Zustand eingeführten und hier hergerichteten Droge zurück.

Acetum Scillae. Germ. V., Ergb. Am., Austr., Belg., Brit., Dan., Helv., Nederl., Norv., Int. Vorschl., **Vinaigre de Scille.** Gall. **Aceto scillitico.** Ital. Meerzwiebelessig. Klare, gelbliche Flüssigkeit von saurem und bitterem Geschmack und saurem Geruch, die durch Maceration von Meerzwiebeln (1 : 10 D. A. B. 5) mit Wa., Alk. und Essigsäure hergestellt wird. 10proz. (Internat. Vorschl.). 32 Tr. = 1 g. — 10,0 0,10 RM.

Im gleichen Verhältnis mit verschiedenem Essigsäure- und Alkoholgehalt sind die Präparate der meisten Pharm. hergestellt. Nur Brit. hat das Verhältnis 125 : 1000, und Ital. 1 : 20.

Durchschnittl. Dosis: Therap. Dosen: 0,3—1,0 (Brit. 1 ccm (Am.).

Innerlich in Saturationen, 1,0—5,0 2—4mal täglich.

Extractum Scillae. Germ. II., Ergb., Austr. **Scillae extractum.** Belg. **Extrait de Scille.** Gall. **Estratto di Scilla idroalcoolico.** Ital. Meerzwiebelextrakt. Dickes (Belg. trockenes), gelbbraunes bis braunes, in Wa. trübe l. Extrakt von sehr scharfem und bitterem Geschmack, durch Ausziehen von Meerzwiebel mit verd. Alk. bereitet. — 1,0 0,10 RM. — Fluidextractum Scillae Am. wird durch Maceration mit verd. Alk. nach bestimmter Vorschrift hergestellt.

Größte Einzelgabe: 0,2 (Austr., Gall., Ital. und Internat Vorschl.); dagegen Belg. **0,15.**

Größte Tagesgabe: 0,5 (Belg., Gall. und Internat. Vorschl.); dagegen Austr., Ital. **1,0.**

Innerlich zu 0,03—0,2 mehrmals täglich in Pillen, am besten in Mixturen. Wie Bulbus Scillae.

1219. Rp. Extr. Scillae 0,25
    Dec. Radicis Ononidis 200,0
    Sir. Aurantii Corticis 15,0.
D. S. Stündl. 1 Eßlöffel. (Bei Hydrops.)

1220. Rp. Extr. Scillae 0,15
    Extr. Graminis 4,0
    Oxymellis Scillae 40,0.
M. D. S. Stündl. 1 Teelöffel. (Bei Hydrops.)

Fluidextractum Scillae. Am. ist pharmakologisch am Frosch eingestellt.

Am. Das Fluidextrakt, entsprechend verdünnt, muß, in den Bauchlymphsack eines Frosches eingespritzt, als kleinste systolische Dosis 0,00055—0,00065 ccm pro 1 g Froschgewicht aufweisen (entsprechend 0,00000046—0,00000054 g Ouabain).

Durchschnittl. Dosis: 0,1 ccm (Am.). Als Herztonicum und Diureticum.

Oxymel Scillae. Germ. V., Ergb., Austr., Brit., Dan., Helv., Int. Vorschl. **Mellita de vinaigre scillitique.** Gall. **Ossimiele scillitico.** Ital. Meerzwiebelhonig. Klare, gelblichbraune, sauer riechende Flüssigkeit, aus Meerzwiebelessig (Austr. Meerzwiebelextrakt, Eisessig) und Honig bereitet. 50% Acet. Scillae Internat. Vorschl. — 10,0 0,20 RM.

1221. Rp. Liq. Ammonii acetici 30,0
    Oxymellis Scillae 30,0
    Aq. Petroselini ad 200,0.
M. S. D. 1 Eßlöffel. (Gegen Hydrops.)

Therapeut. Dosen: 2—4 ccm (Brit.).

Innerlich zu 2,0—10,0 mehrmals täglich als Expectorans und Diureticum (1 bis 2¹/₂ Teelöffel, als Brechmittel für kleinere Kinder), in Mixturen 10,0—30,0 auf 100,0; als Zusatz zu Brechmitteln, diuretischen, expectorierenden, anthelminthischen Mitteln.

Äußerlich zu Mund- und Gurgelwässern 10,0—20,0 auf 100,0 auch zu Klistieren.

Sirupus Scillae. Am., Brit., Norv. Meerzwiebelsirup. Aus Meerzwiebelessig und Zucker bereitet.

Therapeut. Dosen: 2—4 ccm (Brit.). Durchschnittl. Dosis: 2 ccm (Am.).

Innerlich teelöffelweise als Diureticum, Cardiotonicum und Expectorans. In Deutschland nicht angewendet.

Sirupus Scillae compositus. Am. 80 ccm Fluidextr. Scillae, 80 ccm Fluidextr. Seneg., 2,0 Tart. stibiat., 720,0 Sacch. alb. zu 1000 ccm Sirup gekocht.

Durchschnittl. Dosis: 2 ccm (Am.).

Innerlich: Ein in Nordamerika beliebtes Hustenmittel, namentlich dort in der Kinderpraxis viel gebraucht; in Mixturen von 15,0—30,0 auf 100,0 Aq. Foenic. oder Sir. Alth., stündl. 1—2 Teelöffel.

Tinctura Scillae. Germ., Am., Brit., Belg. (Sc. Tct.), Helv., Internat. Vorschl. **Teinture de Scille.** Gall. **Tintura de Scilla.** Ital. Meerzwiebeltinktur[1]). Gelb, widerlich bitter schmeckend, aus 1 T. mittelfein zerschnittener Meerzwiebel und 5 T. verd. (Belg., Gall., Ital. 60%) Alk. bereitet. Alkoholzahl nicht unter 6,8. Vorsichtig aufzubewahren. Am. läßt 10 T. mit verdünntem Weingeist zu 100 T. perkolieren und pharmakologisch am Frosch mit Ouabain einstellen. Internat. Vorschl.: 1 : 10 Alk. (60 Vol.-%). 54 Tr. = 1 g — 10,0 0,20 RM.

Therap. Dosen: 0,3—1 ccm (Brit.). Durchschn. Dosis: 1 ccm (Am.).

Größte Einzel- und Tagesgabe: Gall. **1,5, 5,0,** Belg., Helv., Ital. Internat. Vorschl. **2,0, 6,0.**

Innerlich zu 0,5—1,0 (10—20 Tr.) mehrmals täglich als Diureticum und Cardiotonicum.

Tinctura Scillae kalina. Germ. I., Ergb. Kalihaltige Meerzwiebeltinktur. Bulb. Scill. 8, Kali causticum fusum 1, Spirit. dilut. 50 T. 54 Tr. = 1 g.

Innerlich: Nicht mehr angewendet.

Vinum diureticum. Ergb. Helv. Harntreibender Wein. Ergb.: Bulb. Scillae (10), Fol. Digit. 10), Fruct. Juniperi (60) läßt man mit Xereswein (1000) 8 Tage lang stehen, preßt aus und löst in der Flüssigkeit Kaliumacetat (2,5). Der Wein wird filtriert. Helv.: Bulb. Scillae (10), Pericarp. Aurantii (10), Fruct. Juniperi (15), Herba Absinth., Rad. Angel. und Rhiz. Calami (5) werden mit Trocken-Südwein (1000) 8 Tage lang maceriert, abgepreßt und filtriert. — 100,0 1,50 RM.

Diuretysatum (Bürger). Dialysat aus Bulbus Scillae, Fol. Betulae und Fructus Juniperi in frischem Zustand. — 60 ccm 2,50 RM.

Innerlich 3mal täglich einen Teelöffel in wenig Wasser als Diureticum.

Scillaren (E. W.). Die Reinsubstanz der Meerzwiebel, ein Glykosidgemisch, das zu $^2/_3$ aus dem krystallisierten Scillaren A besteht (Stoll). 1 mg entspricht 1200—1300 Froschdosen (F. D.). — 20 Tabl. (0,2 mit 0,5 mg) 2,00 RM. 20 ccm Lösung (1 ccm = 0,5 mg) 2,45 RM. 6 Amp. (1,1 ccm mit 0,5 mg) 2,25 RM. 10 Suppos. (1 mg) 3,95 RM.

Innerlich in fertiger Lösung 3mal tägl. 15—20 Tr. bzw. 1 Tabl., auch in Form von Suppositorien sowie intramuskulär (schmerzhaft!) oder intravenös 0,5—1 ccm. Wirksames Diureticum; als mäßiges Herztonicum angeblich nach Versagen der Digitaliskörper noch wirksam.

Scillicardin. Titrierte Lösung der herzwirksamen Scillabestandteile. — 25 Tabl. (1 Tabl. = 0,5 ccm Lösung) 2,40 RM. 15 ccm Lösung (1 ccm = 800 F. D.) 1,75 RM. 10 Suppos. (300 F. D.) 3,95 RM.

Innerlich 3mal tägl. 10—15 Tr. oder 1 Tabl. Wie das vorige.

Therapeutisch nicht zu verwenden: Scillipicrin (0,1 0,10 RM.) und Scillitoxin (0,01 0,10 RM.).

Scoparius.

Herba Scoparii. Scoparii cacumina. Brit. Herba Genistae. Broom. Besenginsterkraut. Pfriemenkraut. Die getrockneten und frischen, blühenden Zweigspitzen der Leguminose Cytisus Scoparius Link (Spartium Scoparium Koch). Enthält als wirksamen Bestandteil das Alkaloid Spartein $C_{15}H_{26}N_2$ (S. 668), außerdem das indifferente krystallinische Scoparin $C_{20}H_{20}O_{10}$.

---

[1]) z. Zt. keine Gewähr für gleichmäßige Wirksamkeit.

Therapeut. Dosen: 30—60 ccm (Brit.).

Innerlich im Dekokt 10,0—20,0 ad 100 früher angewandt als Diureticum. — Infusum Scoparii Brit. 1 : 10.

Succus Scoparii. Brit. Durch Maceration der frischen Herb. Scopariae mit Alk. bereitet.

Therapeut. Dosen: 4—8 ccm (Brit.).

Scolopendrium. Folia Scolopendrii. Scolopendre. Gall. Hirschzungenkraut. Die getrockneten Wedel der Polypodiacee Scolopendrium officinale L. — Gerbsäure und bitterer Extraktivstoff enthaltend.

Innerlich als Volksmittel bei chronischem Bronchialkatarrh und Phthisis in Spezies.

Scopolia und Scopolamin.

Rhizoma Scopoliae carniolicae. Scopoliawurzel. Walkenbaum- oder Mandragorawurzel. Der getrocknete Wurzelstock der Solanacee Scopolia carniolica Jacquin (Ostalpen, Karpathen). Enthält Hyoscyamin, Atropin und Scopolamin. Der Gesamtalkaloidgehalt sollte nach Am. früher mindestens 0,5% betragen.
Dient zur Bereitung des Extrakts.

Rhizoma Scopoliae. Jap. Japanische Scopoliawurzel. Der getrocknete Wurzelstock der Solanacee Scopolia japonica Maximowicz (Ostasien). Gesamtalkaloidgehalt nur 0,2—0,3%.

Größte Einzel- und Tagesgabe: Jap. 0,1, 0,3.

Als Sedativum.

Emplastrum Scopoliae. Jap. Extract. Scopoliae (1) und Empl. adhaesiv. (9). Braunes Pflaster.

Extractum Scopoliae. Jap. Dickes, braunes Extrakt aus der Wurzel von Scopolia japonica, mit Alk. hergestellt, auf einen Gehalt von etwa 1,5% Alkaloiden eingestellt.

Größte Einzel- und Tagesgabe: Jap. 0,05, 0,15.

Innerlich in Pillen wie Extract. Belladonnae.

Äußerlich in Suppositorien.

Tinctura Scopoliae. Jap. Aus Scopoliawurzel mit verd. Alk. 1 : 5 bereitet. Gehalt an Alkaloiden (auf Atropin berechnet) mindestens 0,06%.

Größte Einzel- und Tagesgabe: Jap. 1,0, 3,0.

Innerlich zu 5—10 Tr. wie Tinctura Belladonnae.

Scopolaminum. Außer in der Wurzel von Scopolia japonica in verschiedenen Solanaceen in kleinen Mengen enthalten, in den Samen von Hyoscyamus niger, in den Blättern von Duboisia myoporoides und in den Samen von Datura Stramonium. Es ist nicht isomer mit Hyoscyamin, die frühere Bezeichnung Hyoscin deshalb unberechtigt.

In den Drogen macht sich die erregende (berauschende) Komponente des Atropins neben der narkotischen des Scopolamins geltend. Das Scopolamin (1880), zunächst noch unrein, rief zahlreiche Vergiftungen hervor. Jetzt wird ein chemisch reines Alkaloid gewährleistet.

Vom Magen-Darm wirkt Scop. unsicher, wohl wegen Abbaus im Darm und beim Durchtritt durch die Leber. Subcutan appliziert ist seine Wirkung nach 8 bis 12 Stunden vorüber. Kumulative Wirkungen bisher nicht beobachtet, im Gegenteil Abstumpfung der Wirkung beobachtet. Über die Schicksale ist nichts Sicheres bekannt, was bei den äußerst kleinen therapeutisch notwendigen Mengen nicht überrascht.

Scopolaminum hydrobromicum. Germ., Helv., Jap., Ross. **Scopolamini hydrobromidum.** Suec. **Brometum scopolamicum.** Dan., Norv. **Hydrobromas**

Scopolamini. Nederl. **Scopolaminae hydrobromidum.** Am. **Hyoscinae hydrobromidum.** Brit. **Scopolamine (Bromhydrate de).** Gall. **Bromidrato di Sco-
polamina.** Ital. S c o p o l a m i n h y d r o b r o m i d. Höchstwahrscheinlich

Ester der l-Tropasäure mit dem
Scopin (Tropasäure - Scopin).
$(C_{17}H_{21}O_4N)HBr + 3H_2O$. Mol.-
Gew. 438. (Früher Hyoscin.)
Farblose, rhombische, leicht in
Wa. (Nederl. 4) oder Alk. zu
einer farblosen, bitter und zu-
gleich kratzend schmeckenden, schwach sauer reagierenden Flüssigkeit l.,
in Ae. oder Chl. nur wenig l., etwa 12% Krystallwasser enthaltende Krystalle.
Linksdrehend (spez. Drehungswinkel einer 5 proz. wäßrigen Lösung $= - 24,75°$).
Schmp. des (über Schwefels. getrockneten) Sc. gegen 190°. Rein, insbesondere
frei von Apoatropin (infolge Herstellung). Kein wägbarer Rückstand. Sc. enthaltende Lösungen dürfen nicht erhitzt werden. Für ärztlicherseits etwa verordnetes Hyoscinum hydrobromicum ist Scopolamin hydrobromid abzugeben. Sehr vorsichtig aufzubewahren. — 0,01 0,15 RM. Scopolamin
„haltbar" 6 Amp. (1,2 ccm mit 0,3, 0,5 und 1,0 mg) 2,80 RM. Amp. verschiedener Firmen. 5 Amph. (0,3 und 0,5 mg) 0,75 RM. 20 Subcutan-Compr.
(0,3 und 0,5 mg) 0,80 RM.

Therap. Dosen: 0,0003—0,0006 (Brit.). Durchschn. Dosis: 0,0005 (Am.).

Größte Einzelgabe: 0,0005 in allen Pharm., außer Suec. **0,0006,** Germ., Dan.
0,001, Nederl. für subcut. Inj. **0,00025.**

Größte Tagesgabe: 0,0015 in allen Pharm., außer Germ. **0,003,** Dan. **0,002,**
Nederl. **0,001,** Gall. größte Einzel- und Tagesgabe innerlich: **0,001.**

Innerlich — da wenig wirksam (s. S. 646) — nur verordnet, wenn es
sich um längere Zeiträume zur Beruhigung chronischer Reizzustände besonders
der motorischen extrapyramidalen Zentren handelt, so bei Paralysis agitans
und Parkinsonismus, 5—10 Tr. der Lösung 0,01 : 10, mehrmals täglich. Neuer-
lich neben Hyoscyamin in dem Seekrankheitsmittel Vasano.

Äußerlich zur subcutanen Injektion $^1/_4$—$^1/_2$ mg, als vorzügliches Beruhigungsmittel bei alkoholischen Delirien, motorischer Unruhe Geisteskranker, insbesondere der Abstinenzerscheinungen von Morphinisten während
der Entziehungskur, auch bei den extrapyramidalen Zitter- und Krampfzuständen bei Paralysis agitans und Encephalitis lethargica. Man kann die Dose
nach 4—6 Stunden wiederholen und im Notfall, unter Beobachtung von Atmung
und Puls bis 1 mg, evtl. bis 1,5 mg steigern. Viel angewandt wird die Kombination von Scopolamin (0,5 mg) mit Morphin (1—2 cg), besonders zur Vorbereitung von Narkosen und zur Erzielung von Schmerzlosigkeit bei Geburten;
hierbei ist die Atmung besonders zu kontrollieren. Wichtig auch zur Erzielung
der Euthanasie in der Agone z. B. Krebskranker.

Als Mydriaticum 5 mal so wirksam wie Atropin; man verwendet 1 Tr. der
Lösung 0,01—0,03 : 10,0. — Als Augensalbe 0,03 ad Vaselin 10,0 bei Iritis.

Nebenwirkungen und Gefahren großer Dosen: Als gelegentliche
Nebenwirkungen treten Trockenheit im Mund und Schlund, auffallende Röte,
Verwirrtheit und Halluzinationen, Sprachstörungen, als Nachwirkung großes

Schwächegefühl auf. Große Dosen werden durch Schwächung des Atemzentrums gefährlich, weswegen besonders bei der Kombination mit Morphin Vorsicht geboten ist.

1222. Rp. Scopolamini hydrobromici 0,03

Aq. dest. ad 10,0.

M. D. S. 3 mal tägl. 1 Tr. in den Bindehautsack des erkrankten Auges.

1223. Rp. Scopolamini hydrobromici 0,01

Aq. dest. ad 10,0.

M. D. S. $^1/_4$—$^1/_2$ ccm subcutan zu injizieren. (Als Sedativum). Injectio Scopolamini F. M. G.

Scopolaminum hydrochloricum. Ergb. $(C_{17}H_{21}O_4N)$ HCl $+ 2H_2O$. Mol.-Gew. 375,68. Leicht in Wa. und Alk. l. krystallinisches Salz des Scopolamins, in ähnlicher Weise wie das Hydrobromid angewendet. — 0,01 0,15 RM. Die gleichen Preise für Sc. hydrojodicum, Sc. methylobromatum und Sc. sulfuricum.

Möglichst nicht überschreiten: 0,0005 pro dosi, 0,0015 pro die (Ergb.).

Scordium. Herba Scordii. Scordium. Gall. Lachenknoblauch. Das blühende Kraut der Labiate Teucrium scordium L. Enthält ätherisches Öl und bitteren Extraktivstoff.

Innerlich im Aufguß 5,0—15,0 auf 100,0 früher als Anthelminthicum.

Äußerlich im Aufguß zu Mund- und Gurgelwässern.

Sebum. Talg. Unschlitt.

Sebum ovile. Germ., Austr. **Sebum.** Dan., Helv., Norv., Suec. **Sevum praeparatum.** Am., Brit. **Suif de Mouton purifié.** Gall. Hammeltalg. Weiß, fest, schwach eigenartig, weder ranzig noch widerlich oder brenzlich riechend, durch Ausschmelzen des fetthaltigen Zellgewebes gesunder Schafe (oder Rinder, Helv.) gewonnen[1]). Schmp. 45—50°. Jodzahl 33—42. Säuregrad nicht über 5. — 100,0 0,55 RM. — Sebum bovinum, Jap. mit dem gleichen Schmelzpunkt. Die beiden Talgsorten bestehen etwa zu $^3/_4$ aus Tristearin und Tripalmitin, zu $^1/_4$ aus Triolein.

Äußerlich als Cerat, auch gemischt mit Wachs und Öl, als Constituens zu Salben (Unguentum basilicum), zu Pflastern, Seifen, Stuhlzäpfchen.

Sebum benzoatum. Ergb. **Sebum benzoinatum.** Helv., Norv. **Sevum benzoatum.** Brit. Benzoetalg. Hammeltalg (50), Benzoe pulv. (1) (Helv., Norv. [2], Brit. [1,5]) 1 Stunde im Wasserbade erwärmen und filtrieren; Helv. und Norv. unter Zusatz von Natr. sulfur. sicc. — 10,0 0,15 RM.

Äußerlich gegen Wundlaufen.

Sebum salicylatum. Germ., Austr., Suec. Salicyltalg. 2 T. Salicylsäure, 1 T. Benzoesäure, 97 T. Hammeltalg (Austr. 2 T. Salicylsäure, 10 T. Benzoeharz, 98 T. Hammeltalg) werden zusammengeschmolzen. Weiß, nicht ranzig riechend. — 10,0 0,15 RM.

Äußerlich gegen Wundlaufen, Schweißfuß, Wolf.

Die übrigen Fette unter Adeps (S. 113).

Secale (Mutterkorn) und Secalepräparate.

Alle Secalepräparate, sowohl das Pulver, das Infus der Droge und die im Handel befindlichen Auszüge (Extrakte, Ergotine), als auch die aus derselben dargestellten wirksamen Alkaloide (insbesondere Ergotamin) bewirken

---

[1]) Die Untersuchung richtet sich nach dem Gesetz, betr. die Schlachtvieh- und Fleischbeschau, vom 3. Juni 1900 (Allg. Bestimmungen).

in den therapeutischen Dosen starke Dauerkontraktionen der Uterusmuskulatur. Infolgedessen werden sie in der Geburtshilfe nach erfolgter Geburt, nie in der Austreibungsperiode, also nur in der Zeit der Nachgeburt gegeben; zur Wehenanregung braucht man nicht Secale, sondern Hypophysin oder Chinin. Im übrigen dient Secale zur Stillung jeder Art uteriner Blutungen, indem die kontrahierte Uterusmuskulatur die Gefäße komprimiert. Bei anderen Blutungen kommt Secale nicht in Betracht, ebensowenig für Gefäßkontraktion oder Herzkräftigung, für die es in früheren Zeiten in Anspruch genommen wurde.

In Deutschland steht seit der Germ. VI. ein Secale cornutum mit einem Mindestgehalt an wasserunlöslichen Alkaloiden zur Verfügung. Es bleibt dem Ermessen des Arztes überlassen, ob er dieses oder eine Zubereitung desselben oder eines der zahlreichen Extrakte des Handels oder eine der Spezialitäten oder Ergotamin (Gynergen) verwenden will.

Nebenwirkungen der Secalepräparate sind selten und meist geringfügig (Übelkeit, Schwindel, Erbrechen); Kollapsgefahr nur bei sehr geschwächten, ausgebluteten Patienten. Schwere Vergiftungen, wie sie nach länger dauernden Einwirkungen großer Secalegaben vorkommen und in seuchenartiger Verbreitung historische Bedeutung haben (Ergotismus spasmodicus und gangraenosus), werden nach therapeutischen Dosen nicht beobachtet. Vereinzelt sind solche (Gangrän usw.) vorgekommen bei nicht strenger Einhaltung der therapeutischen Dosen der intensiv wirkenden Reinsubstanzen.

Secale cornutum. Belg., Dan., Helv., Jap., Nederl., Norv., Ross., Suec., Internat. Vorschl. **Fungus Secalis.** Austr. **Ergota.** Am., Brit. **Ergot de seigle.** Gall. **Segala cornuta.** Ital. Ergotum secale. Mutterkorn. Secale cornutum P. I. Mindestgehalt 0,05% wasserunlösliche Mutterkornalkaloide[1]). (Angenommenes Mol.-Gew. 600.) Schwärzlichviolettes, oft matt bereiftes, eigenartig riechendes, fade schmeckendes, auf der Roggenpflanze gewachsenes, bei gelinder Wärme (Helv. ohne Anwendung künstlicher Wärme über Kalk) getrocknetes Sclerotium von Claviceps purpurea (Fries) Tulasne[2]), 10—35 mm lang; zerkleinert, mit heißem Wasser übergossen, keinen ammoniakalischen oder ranzigen Geruch aufweisend. In ganzem Zustand über gebranntem Kalk und in gut verschlossenen Gefäßen vorsichtig und nicht länger als 1 Jahr aufzubewahren (Internat. Vorschl.: Secale cornutum, Claviceps purpurea Tul. des betr. Jahres, in ganzem Zustand). Die Droge enthält alle Stoffwechselprodukte der von dem Pilz aus seinem Nährboden entnommenen Stoffe, neben fettem Öl (etwa 30%), Kohlehydraten und Farbstoffen Leucin, Tetra- und Pentamethylendiamin, Cholin, Betain. Neben diesen unspezifischen Stoffen sind als spezifische Stoffe und Träger der Wirkung angesehen worden früher: Sphacelotoxin, Ergotinsäure, Cornutin, Chrysotoxin, Secalintoxin u. a. m., sodann: die aus den Aminosäuren Histidin und Tyrosin (in der Droge nicht immer vorhanden) sich in wäßrigen Auszügen bildenden Amine p-Oxyphenyläthylamin (Tyramin) und das β-Imidazolyläthylamin (Histamin). Jetzt wird als Ursache der Secalewirkung angesehen der Gehalt an dem amorphen leicht zersetzlichen Alkaloid Ergotoxin (Barger und Carr) oder Hydroergotinin (Kraft) $C_{35}H_{41}O_6N_5$, das als das Hydrat des bereits

---

[1]) Hauptsächlich aus Rußland und Polen. Am. bevorzugt die höherwertige spanische Ware.
[2]) Bestimmungsverfahren vorgeschrieben.

1875 von Tanret entdeckten krystallinischen, aber sehr schwach wirksamen Alkaloids Ergotinin $C_{35}H_{39}O_5N_5$ erkannt wurde, und das in seiner Konstitution noch unbekannte, ebenfalls sehr labile Ergotamin $C_{33}H_{35}N_5O_5$ (Stoll, 1918). Während das Ergotoxin nur in geringer Menge im Mutterkorn, bisweilen überhaupt nicht gefunden werden konnte, ist Ergotamin bis zu $2^0/_{00}$ im Mutterkorn enthalten. Ergotamintartrat ist als Gynergen im Handel. — Die Wirkung des Mutterkorns auf den Uterus verringert sich allmählich bei Aufbewahrung, so daß innerhalb eines Jahres mit dem Rückgang der ursprünglichen Wirkungsstärke auf etwa $^1/_7$—$^1/_8$ zu rechnen ist. — 10,0 0,60 RM.

Am. läßt die Wirksamkeit des Mutterkorns am Hahnenkamm (Hähne bestimmter Rasse, weniger als 18 Monate alt, etwa 2 kg schwer) prüfen. Als Fluidextractum Ergotae wird es tief in die Brustmuskulatur eingespritzt. Innerhalb 1—$1^1/_2$ Stunde muß sich nach Mengen bis zu 0,5 ccm je Kilogramm Tier eine Dunkelfärbung des Kamms einstellen, die mit der Wirkung eines Standardpräparats zu vergleichen ist. Es bleibt dem Apotheker überlassen, wie er sich in den Besitz vorschriftsmäßiger Ware (Droge, Fluidextrakt) setzt. Ross. prüft am isolierten Meerschweinchenhorn im Vergleich mit einem Standardpräparat von Histamin.

Therapeut. Dosen: 1,0—4,0 (Brit.). Durchschnittl. Dosis: 2,0 (Am.).

Größte Einzel- und Tagesgabe: Belg., Dan., Norv., Nederl., Internat. Vorschl. **1,0, 3,0,** Austr., Ital., Jap. **1,0, 5,0.** Im Infus: Nederl. **2,0, 10,0.**

Innerlich zu 0,3—1,0, in Pulvern, im (stets frisch zu bereitenden) Infus von 2,0—6,0 auf 100,0, eßlöffelweise, 2—3mal tägl. in Zwischenräumen von 10 bis 15 Minuten in der Nachgeburtsperiode, nach Ausräumung des Uterus post abortum und nach der Ausschabung, bei Blutungen des schlaffen, sich nicht kontrahierenden Uterus, niemals zur Wehenanregung, im übrigen bei allen Metrorrhagien, z. B. bei profusen Menses, Myomen, klimakterischen Blutungen. Als Stypticum bei anderweiten inneren Blutungen nicht mehr im Gebrauch.

1224. Rp. Secalis cornuti pulv. 0,5.
D. tal. dos. Nr. XX ad chart. ccr. S.
Alle 15 Min. 1 Pulver (bis zu 3) 4mal
tägl. 1 Pulver

1225. Rp. Infus. Secal. corn. 8,0 : 175,0
Sirup. Cinnamom. ad 200,0.
M. D. S. 1—2stündl. 1 Eßlöffcl. Infusum
Secalis cornuti. F. M. G.

Extractum Secalis cornuti. Germ. V., Dan., Helv., Jap., Nederl., Norv., Ross., Suec. **Extr. Sec. corn. aquosum.** Internat. Vorschl. **Secalis cornuti extractum.** Belg. **Extractum Fungi Secalis.** Austr. **Extractum Ergotae.** Brit. **Extrait d'Ergot de Seigle.** Gall. **Estratto di Segala cornuta idroalcoolico.** Ital. Mutterkornextrakt. Dickes, rotbraunes in Wa. klar l. Extrakt von eigenartigem Geruch und Geschmack, gewonnen durch mehrmaliges Ausziehen mit Wa. und nachfolgendes Versetzen mit Alk. Nach P. I. und Internat. Vorschl. ist es als wäßriges Extrakt zu bereiten und mit 60% Vol.-Alk. zu behandeln, dieser Vorschrift kommen die meisten Pharm. nach. Die wäßrigen Auszüge zersetzen sich leicht (deshalb Austr. Chloroformwasser zum Extrahieren). — 1,0 0,45 RM. Extr. Sec. cornuti spissum Bombelon 1,0 0,40 RM.

Therapeut. Dosen: 0,12—0,5 g (Brit.).

Größte Einzelgabe: 0,5 (Austr., Ital. und Internat. Vorschl.); dagegen Gall. **1,0;** Jap., Norv., Ross. **0,3;** Dan. **0,35.**

Größte Tagesgabe: 1,5 (Austr. und Internat. Vorschl.); dagegen Gall. **6,0;** Ital. **2,0;** Dan., Jap., Norv., Ross. **1,0.**

Innerlich zu 0,1—0,5, 3—4mal tägl. in Pillen, Pastillen, Solution, in der Geburtshilfe nur in der Nachgeburtsperiode bei Atonie und Blutungen des Uterus statthaft, im übrigen bei jeder Art von Uterusblutung. (Etwa doppelt so wirksam wie Secale cornutum.)

Äußerlich zur subcutanen Injektion von 1—3 ccm der wäßrigen Lösung mit Glycerinzusatz (Injektionen schmerzlos!), jetzt meist durch die Spezialpräparate ersetzt.

1226. Rp. Extr. Secalis cornuti
        Pulv. Secalis cornuti ana 2,0.
M. f. pil. Nr. XXX. Consp. Lycop. D. S.
    2—3stündl. 1 Pille. (Bei Gebärmutterblutungen.)

1227. Rp. Extr. Secalis cornuti 2,0
        Mucil. Gummi arabici
        Sir. simpl. ana 15,0
        Aq. Amygdalarum amararum
            dilutae 150,0.
M. D. S. 1—2stündl. 1 Eßlöffel.

1228. Rp. Extr. Secalis cornuti 0,5
        Sacchari Lactis 0,3.
M. f. pulv. d. t. p. Nr. X. S. Stündl.
    1 Pulver (bis zu 5 Pulvern zu geben).
    (Bei Atonia uteri in der Nachgeburtsperiode.)

1229. Rp. Extr. Secalis cornuti 3,5
        Spiritus diluti
        Glycerini
        Aq. dest. ana 5,0.
D. S. Zur subcut. Injektion. 1—3 ccm zu injizieren. Kann auch gleichzeitig innerlich (10—20 Tr. 1—2stündl.) verabreicht werden.

Extractum Secalis cornuti fluidum. Germ., Helv., Jap., Norv., Ross. **Extractum fluidum Secalis cornuti.** Dan., Suec. **Secalis cornuti extractum fluidum.** Belg. **Extractum Fungi Secalis fluidum.** Austr. **Extractum Secalis cornuti liquidum.** Nederl. **Extractum Ergotae liquidum.** Brit. **Fluidextractum Ergotae.** Am. **Fluide Extrait d'Ergot de Seigle.** Gall. **Estratto di Segala cornuta fluido.** Ital. Mutterkornfluidextrakt. Extractum fluidum Secalis cornuti P. I. (Extr. sec. corn. fluid. Internat. Vorschl.) Rotbraunes, klares, eigenartig riechendes, nach besonderer Vorschrift aus Mutterkorn und einer Mischung aus gleichen Teilen Alk. und Wa. durch Perkolation, teilweise im Vakuum bereitetes, nur zum inneren Gebrauche zu verwendendes Fluidextrakt. Vorsichtig aufzubewahren. — Die Bereitungsvorschriften der anderen Pharm. weichen stark von der Germ. ab, einzelne schreiben Säurezusatz (Salz-, Wein- oder Salicylsäure) beim Extrahieren vor (Extr. Sec. corn. fluidum acidum, Internat. Vorschl.), einzelne lassen das Mutterkorn erst entfetten.

1230. Rp. Extract. Secal. cornut. fluid.
        10,0.
D. ad vitr. patent. S. 2mal tägl. 15 Tr.

Am. (37—42 Vol.-% Alk.) läßt das Fluidextrakt gegen ein Standardpräparat pharmakologisch einstellen. 1 ccm = 1 g Droge. 34 Tr. = 1 g. — 10,0 0,75 RM.

Therap. Dosen: 0,6—1,8 ccm (Brit.). Durchschn. Dosis: 2 ccm (Am.).

Größte Einzelgabe: 1,0 (Austr., Belg., Dan., Gall., Ital., Nederl., Norv., Ross. und Internat. Vorschl.). — Nederl. für subcutane Injektion **0,25.**

Größte Tagesgabe: 3,0 (Austr., Belg., Dan., Nederl., Norv., Ross. und Internat. Vorschl.); dagegen Gall. **6,0;** Ital. **4,0.** — Nederl. für subcutane Injektion **1,0.**

Innerlich zu 25—30 Tr., wie Extr. Secalis cornuti.

Cornutinum ergoticum. Bombelon. Ein Extrakt. —1,0 0,35 RM. 10,0 3,05 RM. 5 Amp. (1,1 ccm) 2,00 RM.

Viel gebrauchtes und empfehlenswertes Präparat. Zur subcutanen Injektion von je 1 ccm. Auch in Amp. und in Tabl.

1231. Rp. Cornutini ergotici Bombelon 1,0
  Aq. dest. ad 10,0.
D. S. Zur subcutanen Injektion 1—5 ccm zu injizieren. (Während der Nachgeburt oder nach Ausschabung des Uterus.)

Extractum Secalis cornuti fluidum acidum. Internat. Vorschl. 1 ccm = 1 g Droge (ohne nähereAngaben).

Tinctura Secalis cornuti. Germ. I., Ergb., Nederl. Dunkelrotbraun, 1 : 10 verd. Alkohol, bereitet. 54 Tr. = 1 g. — Tinctura Ergotae ammoniata Brit. 25 T. Mutterkorn, 10 ccm Ammoniakflüssigkeit mit 60% Alk. zu 100 ccm perkoliert. — 10,0 0,25 RM.

Therapeut. Dosen: 2—4 ccm (Brit.).

Innerlich zu 0,5—1,5 (10—20—30 Tr.) in Zwischenräumen von $^1/_4$—$^1/_2$ Stunde, evtl. mehrmals täglich gegen Metrorrhagie (oft in Verbindung mit Tinctura Cinnamomi).

Zu gleichem Zwecke ist in Anwendung: Tinctura haemostyptica Ergb. Secal. cornut. (10), Acid. sulf. dilut. (12), Spir. (20), Aq. dest. ferv. (500), eingekocht auf 200, dann Calc. carb. (2) zugesetzt, koliert, Kolatur auf 70 eingedampft, Mischung von Ol. Cinnam. gutt. 3 in Spir. 30 T. zugemischt und nach dem Absetzen filtriert. — 10,0 0,20 RM.

Clavipurin. Enthält den Ergotamin-Ergotoxin-Komplex des Mutterkorns als weinsaure Salze. Farblose bis blaßgelbliche, schwach opalescierende und schwach sauer reagierende Flüssigkeit. In 1 ccm und in 1 Tablette (0,1) je 0,001 weinsaure Alkaloidsalze. 1 ccm entspricht 0,5 ccm Gynergen. — 10 ccm 2,20 RM. 12 Tabl. 1,40 RM. 6 Amp. (1,1 ccm) 2,90 RM.

Cornutinum. Amorphes, bräunliches Pulver, wenig l. in Wa., leichtl. in heißem Alk. Enthält die Alkaloide Ergotinin, Ergotoxin und Ergotamin.

Ergotin. Mit diesem Namen werden verschiedene Secaleextrakte bezeichnet, sowohl das offizinelle Extractum Secales cornuti als auch eine Reihe von Spezialpräparaten, die, von unwirksamen und örtlich reizenden Stoffen möglichst befreit, zur inneren Anwendung wie zur Injektion geeignet sind. Nach Germ. I war Ergotin = Extr. Sec. cornuti.

Ergotinum Bonjean, Ergotinum Bombelon fluidum, Ergotinum dialysatum Wernich, Ergotinum (jetzt Extr. Sec. corn. Kohlmann) Kohlmann, Ergotinum Fromme (subcutan 0,1—0,4) u. a. Secacornin (früher Ergotin Keller) ist ein ähnliches Präparat. Ergotin Merck. 1 g = 4 g Droge. — 5 g Ergotin Merck 2,10 RM. 10 Ergotin-Kompretten (0,25) 1,60 RM. 5 Ergotin-Amphiolen (1 ccm = 4 g Droge) 2,65 RM.

Ergotininum. Ergotinine cristallisée. Gall. Ergotinin. $C_{35}H_{40}N_4O_6$. Schmp. 255 bis 260°, rechtsdrehend. Angeblich ein Alkaloid des Mutterkorns, und zwar das Anhydrid des Hydroergotinins. Feine, farblose, geruch- und geschmacklose Nadeln, unl. in Wa., l. in 200 T. Alk., nichtl. in Milch-, Essig- und Ameisensäure.

Größte Einzel- und Tagesgabe: Gall. **0,01, 0,02.**

Ergotininum citricum. — 0,01 0,50 RM.

Ergotitrin. Extrakt, von Farbe, Geruch und Geschmack des Extr. Sec. corn. fluid. — 15 g 1,25 RM. 5 Amp. 1,00 RM.

Vielfach empfohlenes Präparat zur subcutanen und inneren Anwendung.

Gynergen. Ergotamintartrat. Weinsaures Salz des wirksamen Hauptalkaloids des Secale. In Wa. schwerl. Krystalle. Möglichst im Dunkeln und gut verschlossen aufzubewahren. — 15 Tabl. (0,001) 2,35 RM. 2 Amp. (1 ccm = 0,0005) 1,25 RM.

Mittlere Dosen: 0,001—0,002 in Tabletten, 2—3mal tägl., in Lösung (1 : 2000) 0,00025—0,0005 in Ampullen ($^1/_2$—1 ccm) tägl. — Gynergen ist dadurch ausgezeichnet, daß es neben der starken Uteruskontraktion Lähmung der Sympathicus-Endigungen bewirkt. Es wird deswegen neben der Anwendung in der Gynäkologie und Geburtshilfe auch in der inneren Medizin in allen Reizzuständen des autonomen Nervensystems mit Überwiegen des Sympathicotonus versucht, z. B. bei Basedowscher Krankheit und im Klimakterium. Ein abschließendes Urteil über den Wert als Hemmungsmittel des Sympathicus noch nicht möglich. Strengste Einhaltung der therapeutischen Dosen bei genauer Beobachtung ist notwendig, weil sonst Gefahr der Gangränbildung besteht. Vom Gynergen gilt dasselbe wie von den übrigen Secale-Präparaten, es darf in keinem Falle während der Austreibungsperiode angewendet werden.

Secacornin. Dünnflüssiges, braunes, charakteristisch riechendes Mutterkornextrakt. Soll die therapeutisch wirksamen Alkaloide ohne die Gangrän erzeugenden Stoffe enthalten. Physiologisch ausgewertet (ergotaminarm, histaminreich). 1 ccm = 4 g Sec. corn. 1 Tabl. = 0,25 ccm Lösung. — 5 ccm 1,80 RM. 10 Tabl. 1,90 RM. 3 Amp. (1,1 ccm) 1,80 RM.

Per os post partum 2mal tägl. 10 Tr., später 2—3mal tägl. 5 Tr., bei Menorrhagien 1—2mal tägl. 10 Tr. oder 2—4 Tabl. oder mehr täglich. Intramuskulär 1—2 ccm.

Secalan. Aus frischem Secale cornutum bereitetes Dialysat (s. S. 11) 1,0 = 3,0 Secale cornutum = 1,0 mg Reinsubstanz. — 10 ccm 2,50 RM., desgl. 6 Amp.

Innerlich mehrmals 10—20 Tr.

Secalysatum. Dialysat aus Secale cornutum mit Zusatz von 5% Cotarninum hydrochl. 1 ccm = 4,0 Sec. corn. — 5 und 10 ccm in Tropfgläsern 1,75 und 2,85 RM. 3, 6 und 12 Amp. (1 ccm) 1,75 bis 5,30 RM. Desgl. 3, 6 und 12 Suppos.

Innerlich 10—15 Tr. ein- bis mehrmals täglich.

Tenosin. Farblose, schwach sauer reagierende, fast geschmacklose Flüssigkeit, 0,025% β-Imidazolyläthlyamin-dichlorhydrat und 1,25% p-Oxyphenyläthylamin-chlorhydrat enthaltend (0,1% m-Kresolzusatz), also ohne die spe-

$$\text{HC}\overset{\text{H}}{\underset{\text{N—C}}{\overset{\text{N—CH}}{\diagup}}}\cdot CH_2 \cdot CH_2 \cdot NH_2 \cdot 2\, HCl \qquad HO\!\!<\!\!C_6H_4\!\!>\!\!CH_2 \cdot CH_2 \cdot NH_2 \cdot HCl$$

Histamin = β-Imidazolyläthylamin.   Tyramin = Oxyphenyläthylamin.

zifischen Amine. Sehr vorsichtig aufzubewahren. — 20 ccm 1,45 RM. 20 Tabl. (0,1) 1,10 RM. 3 Amp. (1,2 ccm) 1,00 RM.

Innerlich 3mal tägl. 20 Tr. Subcutan oder intraglutäal 1 ccm (nach Bedarf zu wiederholen). — Wirksames Stypticum bei Uterusblutungen.

Tyramin. Aus Mutterkorn hergestelltes oder synthetisches p-Oxyphenyläthylaminhydrochlorid. In Subcutan-Tabletten mit 5 mg. Zur subcutanen Injektion.

Uteramin oder **Systogen.** Synthetisch hergestelltes Tyramin. — 15 ccm Uteramin 2,00 RM., desgl. 6 Amp.

Senega.

Radix Senegae. Germ., Austr., Brit. (S. R.), Dan., Helv., Jap., Nederl., Norv., Ross., Suec. **Polygalae radix.** Belg. **Senega.** Am. **Polygala de Virginie.** Gall. **Poligala virginiana.** Ital. Senegawurzel. Die getrockneten, graugelben, gelblichweiß-holzigen, schwach, eigenartig riechenden, scharf kratzend schmekkenden Wurzelstöcke und Wurzeln der Polygalacee Polygala senega L., deren wäßrige Abkochung beim Schütteln stark schäumt. Das Pulver ist gelblich. Höchstens 3% Asche enthaltend. Bestandteile: Zwei Saponine, Senegin und Polygalasäure, fettes Öl, Harz, Glucose, Methylsalicylat und -valerianat. — 10,0 0,65 RM.

Durchschnittl. Dosis: 1,0 (Am.).

Innerlich zu 0,5—2,0 mehrmals täglich, im Dekokt 3,0—12,0 auf 100,0. Als Expektorans zur Anregung der Sekretion der Respirationsschleimhaut bei Bronchialkatarrhen und Pneumonie, besonders bei der Lungenentzündung alter Leute.

Stört bei längerem Gebrauch die Magen- und Darmverdauung und erzeugt in großen Dosen Erbrechen und Durchfall. Bei bestehendem Magen-Darm-katarrh daher kontraindiziert.

1232. Rp. Decoct. radicis Senegae (15,0)	1233. Rp. Decoct. radicis Senegae (10,0)
190,0	175,0
Ammonii chlorati 5,0	Liq. Ammonii anisati 5,0
Succi Liquiritiae dep. ad 200,0.	Sir. simpl. ad 200,0.
D. S. 1—2stündl. 1 Eßlöffel.	M. D. S. 2stündl. 1 Eßlöffel voll. Decoctum
	Senegae. F. M. B. (1,59 RM. o. G.)

Extractum Senegae. Germ. I. Ergb. Senegaextrakt. Gelbbraunes in Wa., trübe l. trockenes Extrakt, durch Ausziehen von Senegawurzel mit wäßrigem Alk. bereitet. — 1,0 0,40 RM.

Innerlich zu 0,3—1,0 mehrmals täglich, in Pillen als Expektorans.

Extractum fluidum Senegae. Dan. **Polygalae extractum fluidum.** Belg. **Fluidextractum Senegae.** Am. Senegafluidextrakt. Aus Senegawurzel mit wäßrigem Alk. (nach Am. mit Zusatz von Liq. Kali caust.) bereitet. — 10,0 0,90 RM.

Durchschnittl. Dosis: 1 ccm (Am.).

Innerlich zu Mixturen statt des Inf. Senegae als Expektorans oder rein 5—10—15 Tr. alle 2—3—4 Stunden mit Zuckerwasser.

Sirupus Senegae. Germ., Am., Austr., Dan., Helv., Jap., Norv., Ross., Suec. **Polygalae Sirupus.** Belg. **Sirop de Polygala.** Gall. **Sciroppo di Poligala virginiana.** Ital. Senegasirup. Gelblich, aus 12 T. Zucker und 8 T. eines filtrierten Auszugs von 1 T. Senegawurzel mit verd. Alk. (1 + 9) (Dan., Gall., Suec. Wasser) hergestellt. Am. und Belg. lassen ihn aus dem Fluidextrakt herstellen. — 10,0 0,10 RM.

Durchschnittl. Dosis: 4 ccm (Am.).

Innerlich als Zusatz zu expektorierenden Arzneien.

Syrupus senegae benzoicus. Suec. Tinctur. Op. benz. (10), Sirup. Seneg. (60) Sirup. spl. (30).

Tinctura Senegae. Brit. **Polygalae Tinctura.** Belg. Senegatinktur. Durch Maceration (Belg.) oder Perkolation (Brit.) mit 60proz. Alk. 1 : 5 bereitet. — 10,0 0,35 RM.

Therapeut. Dosen: 2—4 ccm (Brit.).

Innerlich zu 1,5—2,0 (30—40 Tr.) mehrmals täglich. Expectorans.

Senna.

Folia Sennae. Germ., Austr., Brit. (S. F.), Dan., Jap., Nederl. **Folium Sennae.** Belg. (S. F.), Helv., Norv., Ross., Suec. **Senna.** Am. **Séné.** Gall. **Sena.** Ital. Sennesblätter. Die getrockneten, hellgrünen, bis über 5 cm langen, bis über 2 cm breiten, schwach eigenartig riechenden, anfangs süßlich, später bitter und kratzend schmeckenden Blättchen der paarig gefiederten

Laubblätter der Leguminosen Cassia angustifolia Vahl (Tinnevelly-Senna) und der Cassia acutifolia Delile (alexandrinische Senna). Austr., Dan., Gall., Helv., Nederl. lassen nur die C. angustifolia zu. Beide Sorten haben Belg., Brit., Ital., Jap., Norv., Ross.; Am. führt außer C. angustifolia noch C. Senna L., Ital. noch C. obovata (Collad). Das Pulver ist gelblichgrün. Als wirksame Bestandteile sind Oxymethylanthrachinonglucoside (Anthraglucosennin), wie sie sich auch in Cortex Frangulae und im Rhabarber finden, und ein mit dem Aloe-Emodin identisches Trioxymethylanthrachinon anzusehen. Germ. läßt auf die Anwesenheit von Anthrachinonen prüfen. Ein Spaltungsprodukt dieser Glykoside ist das Emodin (Tinnevellyblätter 0,8, Alexandrinerblätter 1,0%). Ferner enthalten die Blätter einen der Chrysophansäure sehr nahestehenden oder damit identischen gelben Farbstoff, der nach Sennagebrauch im Harn die charakteristische Rotfärbung nach Alkalizusatz bewirkt, ein als Kathartomannit bezeichnetes Kohlehydrat, sowie ein sehr bitter schmeckendes Harz. Die früher als wirksamer Bestandteil angesehene Kathartinsäure ist kein einheitlicher Körper. — 100,0 0,45 RM.

Durchschnittl. Dosis: 2,0 (Am.).

Innerlich als gelind eröffnendes Mittel 0,5—1,5 1—2mal tägl., als stärkeres Purgans 2,0—4,0; im Pulver häufig zusammengesetzt mit Schwefel, Rhabarber, weinsauren Salzen, aromatischen Drogen; diese letzteren sollen die Wirkung der Senna beschleunigen und erhöhen (vgl. Pulvis Liquiritiae compositus); in Pillen, Latwergen (Electuarium e Senna), am besten im Aufguß 5,0—20,0 auf 100,0, mit Zusätzen von Manna, Natrium- oder Magnesiumsulfat, Ölzucker u. dgl. (s. a. Infusum Sennae compositum).

Als Hausmittel ist selbstbereiteter Tee gebräuchlich: 1 Eßlöffel Blätter auf 1 Tasse Wasser, entweder 12 Stunden kalt ziehen lassen oder aufbrühen. Keine Alkalien (Natriumbicarbonat) zusetzen. Zusatz von Natrium sulfuric., Magnes. sulfuric., Seignettesalz, Pflaumenbrühe usw. beliebt. Man kann auch Sennesblätter, in ein Leinenbeutelchen eingeschlossen, zum Kompottkochen von frischem oder getrocknetem Obst (Apfelsinen, Pflaumenbrühe usw.) zusetzen lassen.

Senna gehört zu den meist gebräuchlichen Abführmitteln, macht aber bei vielen Menschen sehr heftige Leibschmerzen, die auf ein in den Sennesblättern vorhandenes alkohollösliches, in Wasser nicht l. Harz zurückgeführt werden (vgl. Fol. Senn. spir. extracta s. u.).

Äußerlich zu Klistieren (Aufguß von 10,0—20,0 auf 150,0).

1234. Rp. Foliorum Sennae pulv. 20,0
    Tartari depurati
    Pulv. radicis Rhei ana 5,0
    Elaeosacch. Citri 2,0
    Sacchari albi 25,0.
M. f. pulv.   D. S. Morgens 1—2 Teelöffel voll mit etwas Milch zu nehmen.

1236. Rp. Infus. foliorum Sennae (10,0) 100,0
    Natrii tartarici 15,0
    Sir. Mannae 25,0.
M. D. S. $^1/_2$—1stündl. 1 Teelöffel bis zur Wirkung.

1235. Rp. Fol. Sennae 40,0
    Flor. Sambuci 25,0
    Fructus Foeniculi
    Fruct. Anisi vulgar. ana 12,5
    Tartar. depurat. 6,0
    Ac. tartaric. 4,0.
M. D. S. 1—2 Teelöffel auf 1 Tasse Tee. (Species laxantes, St. Germaintee.)

1237. Rp. Foliorum Sennae pulv.
    Magnesiae ustae
    Sacchari albi
    Sulfuris depurati
    Tartari depurati ana 10,0.
M. D. S. 3mal tägl. 1 gestrichenen Teelöffel. Pulv. haemorrhoidalis. F. M. B. (0,80 RM. o. G.)

1238. Rp. Foliorum Sennae 20,0
     Fructus Carvi 10,0.
M. f. spec. D. S. Zum Teeaufguß. $^1/_2$ bis
1 Eßlöffel zu 1 Tasse.

1240. Rp. Fol. Sennae concis.
     Cort. Frangul. concis.
     Herbae Millefolii concis.
     Rhizomatis Graminis concis.
     ana 25,0.
M. D. S. 1 Eßlöffel voll auf 1 Tasse Tee.
   (Species gynaecologicae.)   F. M. B.

1241. Rp. Infus. foliorum Sennae (15,0)
     155,0
     Magnesii sulfurici 45,0.
M. S. D. 2stündl. 1 Eßlöffel voll. Infusum
laxans. F. M. B. (0,91 RM. o. G.)

1239. Rp. Foliorum Sennae
     Corticis Frangulae ana 20,0
     Fructus Coriandri contusi
     Herbae Centaurei
     Tartari depurati ana 5,0.
M. f. spec. D. S. 1 Eßlöffel zu 1 Tasse
Tee.

1242. Rp. Foliorum Sennae 30,0
     Fructus Anisi vulgaris contusi
     Fructus Foeniculi contusi
     Ligni Santali rubri ana 10,0.
M. f. spec. D. S. Zum Teeaufguß. Species laxantes Schramm, Schramm-
scher Tee. Sächsisches Volksmittel.

Folia Sennae spiritu extracta. Germ. I., Ergb., Dan. **Sennae folium spiritu
extractum.** Belg., Ross. (F. S. sp. extr.). **Folia Sennae praeparata.** Austr. **Sena
(Foglie di, senza resina).** Ital. Folia Sennae sine resina. Mit Weingeist ausgezogene Sennesblätter. Präparierte Sennesblätter. Der Droge wird das
bitter schmeckende Harz durch Maceration mit 4 T. Weingeist zum größten
Teil entzogen, wobei indessen auch wirksame Bestandteile entfernt werden. —
10,0 0,40 RM.

Sollen weniger Leibschmerzen verursachen als die Folia Sennae. Dosis
und Anwendung wie bei diesen (vgl. den Artikel Spec. laxantes Saint-Germain
S. 669).

Infusum Sennae compositum. Germ., Belg. (S. i. comp.), Dan., Helv., Jap.,
Nederl., Norv., Ross., Suec. **Infusum Sennae cum Manna.** Austr. **Mistura
Sennae composita.** Brit. **Apozème purgative.** Gall. **Infuso di Sena composito.**
Ital. <u>Wiener Trank.</u> Braun, klar, in der Weise gewonnen, daß 50 T. mittelfein zerschnittene Sennesblätter mit 450 T. sied. Wasser übergossen und 5 Minuten lang im Wasserbad unter wiederholtem Umrühren erhitzt werden. In
der nach dem Erkalten unter schwachem Drucke abgeseihten Flüssigkeit
werden 50 T. Kaliumnatriumtartrat, 1 T. Natriumcarbonat[1]) und 100 T. Manna
gelöst. Die Lösung wird durchgeseiht, mit sied. Wasser auf 475 T. gebracht,
nach dem Erkalten mit 25 T. Weingeist[1]) versetzt und 24 Stunden lang stehengelassen. Die Flüssigkeit wird vom Bodensatz klar abgegossen. Austr. mit
Zusatz von 10% Glycerin. Suec. mit 0,1% Acid. benzoic. Die Vorschriften
der übrigen Pharm. weichen zum Teil nur dadurch ab, daß noch Korrigentien
wie Fruct. Anisi, Foeniculi, Coriandri oder Extr. Liquirit. zugefügt werden.
Anstatt des Kaliumnatriumtartrats setzen Brit. Magnesiumsulfat, Gall. und
Ital. Natriumsulfat zu, letztere außerdem noch Rhiz. Rhei. Ross. ersetzt die
Manna durch Mel depurat., Brit. läßt sie vollkommen weg. Vorschrift der
Brit.: Magnes. sulfur. 250,0, Extr. Liquirit. fluid. 50 ccm, Tinct. Cardamom.
comp. 100 ccm, Spirit. ammon. arom. 50 ccm, Infus. Sennae (1:10 mit 0,5%
Ingwer) ad 1000 ccm. Germ. In kleine, dem Verbrauch angemessene Ge-
fäße zu füllen und luftdicht verschlossene aufzubewahren. — 100,0 0,85 RM.

Therapeut. Dosen: 30—60 ccm (Brit.).
Viel gebrauchtes Abführmittel.

---

[1]) Zur besseren Haltbarmachung. Suec. konserviert mit Benzoesäure.

Sirupus Sennae. Germ., Am., Brit., Jap., Nederl. Sennasirup. Aus einem Auszug von 10 T. Sennesblättern und 1 T. Fenchel (Nederl. ohne Fenchel, Am., Brit. einige Tropfen Korianderöl) nach bestimmter Vorschrift auf 100 T. Sirup bereiteter brauner Sirup. Am. bereitet mit Fluidextr. 25 : 100. Abfüllung und Aufbewahrung wie beim Wiener Trank. Wird Sennasirup mit Manna verlangt, so ist eine Mischung aus gleichen Teilen Senna- und Mannasirup abzugeben. — 10,0 0,10 RM.

Therap. Dosen: 2—8 ccm (Brit.). Durchschn. Dosis: 8 ccm (Am.).

Wenig verwendet. Statt dessen besser das folgende Präparat.

Sirupus Sennae cum Manna. Sirupus Sennae compositus. Austr., Belg. (S. Sirup. comp.). **Sirupus Sennae mannatus.** Dan., Norv., Suec. **Sirupus Mannae compositus.** Helv. **Sciroppo di Sena e Manna.** Ital. Sämtlich durch Infundieren von Fol. Sennae unter Zusatz verschiedener Aromatica, z. B. Fruct. Anisi, Fruct. Anis. stell., Fruct. Foenic., Rhizom. Zingib. usw. und Lösen von Manna (Belg. ohne Manna), sowie Zucker in der Kolatur zu Sirup. D. A. B. bestimmt, daß an Stelle von Sir. Sennae cum Manna eine Mischung von gleichen Teilen Senna- und Mannasirup abzugeben ist. Braun, Geschmack nicht angenehm. — 10,0 0,10 RM.

Innerlich als Abführmittel in der Kinderpraxis teelöffelweise, als Zusatz zu abführenden Mixturen.

Folliculi Sennae. Ergb. **Fructus Sennae.** Austr., Brit. (S. F.), Dan., Helv., Suec. **Sennae Folliculus.** Belg. **Séné.** Gall. Sennesfrüchte. Sennesschoten. Sennesbälge. Die getrockneten Früchte von Cassia acutifolia Delile und Cassia angustifolia Vahl (Dan. nur die ersteren, Gall. außerdem C. obovata Collad.), aus der Handelsware der Sennesblätter herausgelesen. Belg. schreibt vor, daß schwarze Früchte wegzuwerfen sind. — 10,0 0,05 RM.

Innerlich besonders als Hausmittel zur Teebereitung, 4—20 Schoten, mit $^1/_2$ Glas Wasser kalt anzusetzen, 12 Stunden ziehen lassen.

Tinctura Sennae composita. Brit. Fol. Sennae 20, Fruct. Carvi, Fruct. Coriandr. ana 2,5, Glycerin 10 ccm, Spir. dilut. (45proz.) ad percolat. 100 ccm.

Therapeut. Dosen: 2—4 ccm (mehrmalig), 8—16 ccm (einmalig) (Brit.).

Innerlich zu 2,0—40 ($^1/_2$—1 Teelöffel) mehrmals täglich als Reizmittel. Zur vollen Abführung bedarf es bedeutender Quantitäten, etwa 30,0—60,0; darum nur als Zusatz zu anderen Abführmitteln, etwa 5,0—15,0 auf eine Mixtur von 100,0.

Apozema[1]) **purgans. Apozème purgatif, Médecine noire.** Gall. Fol. Sennae 10, Rad. Rhei 5, fiat infus colat. 100, in qua solve Natr. sulf. 15, Mann. elect. 60, cola, Aq. dest. ad 180,0.

Innerlich als Abführmittel 1—2 Eßlöffel.

Electuarium Sennae. Germ. **Electuarium e Senna.** Ross. Sennalatwerge. Electuarium e Senna. Grünlichbraun, aus Sennesblättern (1), Zuckersirup (4) und gereinigtem Tamarindenmus (5) bereitet. — 10,0 0,10 RM. — Electuarium lenitivum Austr. besteht aus Pulp. prunor. 4, Pulpa Tamarindorum, Succ. Sambuci ana 2, Fol. Senn. und Tart. dep. ana 1 mit Mell. dep. q. s. Tamarindorum electuarium lenitivum Belg. Extr. Sennae

---

[1]) Gall. Eine nur zum sofortigen Gebrauch zu bereitende, flüssige, wirksame Stoffe enthaltende Arzneizubereitung.

fluid. 20, Rad. Liquir., Fruct. Coriandr. ana 7,5, Pulpa Tamar. 22,5, Sacchar. alb. 42,5. Helv. läßt Pulv. fol. Sennae 2, Pulp. Tamarind. 4, Mell. depur. 3 und Tart. depur. 1 mischen. Elettuario lenitivo Ital. besteht aus Pulp. Cassiae, Pulp. Tamarind. ana 2, Fol. Sennae pulv. 1 und Sir. simpl. 5. Elect. Sennae compos. Jap.: 10 Pulpa Tamarind., 75 Wasser, 1 Extr. Liquir., 55 Zucker werden unter Erwärmen gelöst, mit 7 Fol. Sennae, 3 Cort. Fruct. Aurant., 1 Fruct. Foenic., 35 Sulfur. praec., 10 Kal. bicarbonic. gemischt, auf 135 eingedampft, 35 Sirup. Cort. Aurant. zugefügt und mit gebranntem Zucker gefärbt. Nederl. 35 Fructus Prunor. und 35 Pulp. Tamarind. werden mit Wasser zu Pulpa zerkocht und zerrieben, 10 Fol. Sennae pulv. 10 Glycerin, 25 Zucker und Wasser ad 100,0 zugefügt. Electuarium aperiens Norv. 5 Tartar. depur., 10 Fol. Senn. pulv., 25 Pulp. Tamarind., 60 Sirup. Sennae cum Manna.

Innerlich $^1/_2$—1 Teelöffel und mehr bis zu 50,0 pro die, am besten rein zu nehmen, unzweckmäßiger in Schüttelmixturen, als Zusatz zu anderen Mixturen 1—3 auf 10, als Vehikel für Pulver. Viel gebrauchtes Abführmittel, namentlich in der Kinderpraxis. Geht leicht in Gärung über und wird deshalb zweckmäßig eingedickt und evtl. in Oblaten genommen.

Sennae Extractum fluidum. Belg. **Fluidextractum Sennae.** Am. Aus Sennesblättern mit wäßrigem Alk. bereitet.

Durchschnittl. Dosis: 2 ccm (Am.).

Innerlich zu 1—3 Teelöffel, als Purgans.

Sennatin. Lösung der wirksamen Bestandteile der Fol. Sennae ohne Harze und Schleimstoffe, 1 g entspricht 0,5 Fol. Sennae. — 10,0 4,00 RM. 5 Amp. (3,0) 6,55 RM.

Parenteral unwirksames injizierbares Abführmittel. Zur intramuskulären Injektion 2—6 ccm, bei Kindern 1 ccm. Nur bei Darmlähmung (dynamischem Ileus) insbesondere nach Operationen angewendet.

Öfters in schwersten Fällen erfolgreich.

Sepia. Ossa Sepiae. Ergb. Sepia officinalis. Sepiaknochen. Die Rückenplatte des Tinten-fisches, wesentlich aus Calciumcarbonat bestehend. — 10,0 0,05 RM.

Nur äußerlich zu Zahnpulvern. Ossa Sepiae 8,0, Magn. usta 1,2. Rhiz. Calami pulv., Rhiz. Iridis pulv. ana 6,0. M. f. pulv. D. S. Zahnpulver.

Sera.

Heilsera sind Blutsera von Pferden oder anderen Tieren, welche durch Vorbehandlung mit allmählich steigenden Giftmengen einer bestimmten Bakterienart gegen das Gift der Bakterien spezifisch immunisiert sind. Mit der Injektion solcher spezifischer Heilsera wird auf den Menschen eine Schutzwirkung gegen das bestimmte Bakteriengift übertragen, welche sich sowohl zur Prophylaxe als auch zur Bekämpfung der spezifischen Infektion verwenden läßt (Behring, 1895). Der quantitative Gehalt des Heilserums an giftbindenden (antitoxischen) Substanzen wird durch Vermischung des Serums mit bestimmten Giftmengen und darauf folgendem Vergiftungsversuch am Meerschweinchen festgestellt. Als Einheit des Giftes gilt diejenige Toxinmenge, welche ein Meerschweinchen von 250 g in 4 Tagen tötet; als „normale" Giftbouillon bezeichnete Behring eine Giftlösung, welche im Kubikzentimeter 100 Gifteinheiten enthält. Ein Heilserum, von welchem 1 ccm 100 Gifteinheiten neutralisiert, ist ein Normalserum; 1 ccm desselben enthält 1 I.-E. im Kubikzentimeter; ein Serum, von dem 0,01 ccm zur Neutralisierung von 100 Gifteinheiten ausreicht, enthält im Kubikzentimeter 100 I.-E.

Nur solche Heilsera dürfen in den Handel gebracht werden, die in staatlich anerkannten und überwachten Herstellungsstätten hergestellt werden.

Die Injektion der Heilsera geschieht subcutan oder intramuskulär, seltener intravenös. In seltenen Fällen treten nach etwa 10 Tagen mehr oder weniger heftige Erregungen im autonomen Nervensystem ein: Exantheme, Tachykardie, Dyspnöe, Übelkeit, Erbrechen, sog. Serumkrankheit. Sehr selten tritt dieselbe bereits wenige Stunden nach der Injektion, höchst selten sofort ein. In ganz vereinzelten Fällen ist Kollaps, einige Male plötzlicher Tod durch Herzlähmung eingetreten. Für gewöhnlich klingt die primäre Serumkrankheit nach 1—3tägigem Bestehen ohne Gefährdung ab; sie muß als angeborene Überempfindlichkeit gegen das körperfremde Eiweiß gedeutet werden. Im Gegensatz dazu kommt es zu erworbener Überempfindlichkeit bei einer zweiten Seruminjektion, wenn dieselbe mehrere Wochen oder in einem späteren Zeitraum nach der ersten Injektion erfolgt; die Reinjektionskrankheit ist als Äußerung echter Anaphylaxie zu betrachten, indem das primär injizierte Serumeiweiß als Antigen beim Abbau die Bildung von Antistoffen verursacht, welche mit dem sekundär injizierten Eiweiß hochgiftige Verbindungen bilden. Der anaphylaktische Symptomenkomplex tritt meist unmittelbar nach der Reinjektion auf und besteht neben Haut- und Schleimhautschwellungen in Erregungen der Herztätigkeit und des Atemzentrums, die zum tödlichen Herzkollaps und nach schweren Asthmaanfällen zu Atemlähmung führen können. Zur Vermeidung des anaphylaktischen Shocks wählt man bei der späteren Injektion Serum einer anderen Tierart als bei der ersten Serumgabe, andernfalls schickt man der Reinjektion etwa $1/2$ Stunde vorher die Injektion einer kleinen Menge, etwa $1/2$ ccm, voraus, um die Bildung antianaphylaktischer Stoffe anzuregen, welche die Anaphylaxie machenden Substanzen im Blut abfangen. Zur Behandlung der Anaphylaxie bedient man sich der Mittel, welche die Erregbarkeit des vagischen Anteils des autonomen Nervensystems herabsetzen, teils durch direkte Schwächung desselben (Adrenalin oder Atropin), teils durch Reizung des sympathischen Anteils (intravenöse Kalkinjektionen).

Sera. Germ. Schutz- und Heilsera.

Blutsera von Pferden oder von anderen Tieren, die mit Krankheitserregern oder mit Stoffwechselprodukten oder mit Giftstoffen von solchen immunisiert sind. Sie dürfen nur in staatlich anerkannten und unter staatlicher Aufsicht stehenden Herstellungsstätten hergestellt und von Tieren gewonnen werden, die frei von übertragbaren Krankheiten sind und fortlaufend tierärztlich überwacht werden.

Sera, die einer staatlichen Prüfung unterliegen, dürfen nur in den Handel gebracht werden, nachdem sie in einer staatlichen Prüfungsstelle (Staats-Institut für experimentelle Therapie in Frankfurt a. M.) nach den für die einzelnen Sera angegebenen besonderen Verfahren auf Unschädlichkeit, Keimfreiheit, etwaigen Gehalt an Konservierungsmitteln (Phenol oder Trikresol) sowie auf ihren Gehalt an wirksamen Stoffen (Immunisierungseinheiten, I.-E.) staatlich geprüft sind[1]). Sera werden in mit Gummistopfen oder Gummikappen verschlossenen Fläschchen oder in zugeschmolzenen Ampullen in den Handel gebracht. Diese Gefäße müssen mit Plombenverschluß oder Ätzstempel versehen sein und die Aufschrift „Staatlich geprüft" tragen. Der die staatliche Prüfung kennzeichnende

---

[1]) Die nachgenannten offizinellen Sera unterliegen der staatlichen Prüfung, jedes Serum nach besonderen Prüfungsverfahren. Der Konservierungsmittelzusatz darf 0,5 % Phenol oder 0,4 % Trikresol nicht übersteigen, das Eiweißgehalt nicht höher als 12 % sein. Die Serumprüfung findet statt vor der Zulassung zum Verkehr, 6 Monate später und nach 2 Jahren. 5 Jahre nach der ersten Prüfung wird jedes Serum eingezogen.

Verschluß der Fläschchen besteht aus einem über dem Stopfen oder der Kappe angebrachten Deckpapiere, das mit einem Plombenverschlusse festgehalten wird. Die mit Bindfaden oder Spiraldraht festgehaltene Plombe muß das Hoheitszeichen desjenigen Staates zeigen, in dem die Herstellungsstätte des Serums gelegen ist. Auf den Ampullen ist die staatliche Prüfung entweder durch Anbringung der Plombe am Ampullenhalse gekennzeichnet, der zu diesem Zwecke eine Einschnürung tragen muß, oder durch einen Ätzstempel, der um das staatliche Hoheitszeichen die Umschrift „Staatliche Kontrolle" trägt, zu kennzeichnen.

Die Gefäße und ihre Verpackung tragen eine Aufschrift, die außer der Bezeichnung der Herstellungsstätte, der Angabe des Inhalts in Kubikzentimeter oder Gramm, des Wirkungswerts des Serums und der Kontrollnummer noch Vermerke enthält, aus denen die Prüfungsstätte, der Tag der staatlichen Prüfung sowie der späteste Zeitpunkt der Verwendbarkeit des Serums zu ersehen sind.

Die Sera sind gelbliche, klare oder höchstens einen geringen Bodensatz und keinen Geruch oder nur den des Konservierungsmittels aufweisende Flüssigkeiten. Sera mit bleibender Trübung oder mit stärkerem Bodensatze dürfen nicht abgegeben werden.

Feste Sera sind getrocknete, hochwertige, keinerlei antiseptische oder sonstige differente Zusätze enthaltende und in Vakuumröhrchen aufbewahrte durchsichtige Plättchen oder gelblichweiße Pulver, in Wasser (10) von Zimmertemperatur langsam wieder zu einer dem flüssigen Serum in Farbe und Aussehen entsprechenden Flüssigleit löslich. Die Lösung ist durch Zusatz von 10 Teilen sterilisiertem Wasser in einem sterilisierten Fläschchen vor der Abgabe ohne Erwärmen jedesmal frisch zu bereiten; sie muß bis auf kleine Eiweißflöckchen klar sein.

Schutz- und Heilsera einer bestimmten Kontrollnummer, deren Einziehung verfügt wurde, dürfen nicht abgegeben werden.

Schutz- und Heilsera sind kühl, aber frostfrei und vor Licht geschützt aufzubewahren.

1. Diphtherie-Serum[1]). Germ. Serum antidiphthericum. Belg., Helv., Jap., Norv., Ross. Antitoxinum diphthericum. Am. Sérum antidiphtérique. Gall. Siero antidifterico. Ital.

Blutserum von Pferden, Maultieren, Rindern oder Hammeln, die mit Diphtheriegift immunisiert sind, in flüssiger und in fester Form in Fläschchen, die mit Gummistopfen oder Gummikappen verschlossen sind, oder in zugeschmolzenen Glasampullen. Staatlich geprüft, s. o.

Am. mindestens 350 AE. in 1 ccm. Jap. führt weiter: 1. Serum antidiphthericum liquidum (500 AE. in 1 ccm); 2. Serum antidiphthericum siccum (5000 AE. in 1 g). Ital. enthält 100 I.-E. in 1 ccm.

Die Aufschrift der Gefäße und ihrer Verpackung enthält die Angaben über den Inhalt in Kubikzentimeter oder Gramm, über den Gehalt an I.-E. und den Antitoxingehalt von 1 ccm oder 0,1 g. In 1 ccm flüssigem Diphtherieserum von Pferden oder Maultieren müssen mindestens 350 I.-E. enthalten sein, von Rindern oder Hammeln brauchen nur 100 I.-E. in 1 ccm enthalten zu sein. Solches Diphtherieserum wird hauptsächlich verwendet, wenn es sich um eine vorbeugende Anwendung, eine Schutzimpfung, handelt. Diphtherieserum, das 500 und mehr I.-E. in 1 ccm enthält, gilt als hochwertiges Serum. Gefäße, die solches Serum enthalten, müssen in der Aufschrift durch ein D gekennzeichnet sein[2]).

---

[1]) Die Sera werden im Deutschen Arzneibuch deutsch, nicht latinisiert bezeichnet.

[2]) Die am meisten gebräuchlichen Füllungen enthalten

Nr. II = 1000 I.-E.		Nr. IIID = 1500 I.-E.		
„ III = 1500 I.-E.	in 1 ccm weniger	„ IVD = 2000 I.-E.	in 1 ccm 500	
„ IV = 2000 I.-E.	als 500 I.-E.	„ VIIID = 4000 I.-E.	oder mehr I.-E.	
„ V = 3000 I.-E.				

Festes Diphtherieserum ist getrocknetes, hochwertiges Diphtherieserum, das in 1 g mindestens 5000 I.-E. enthält.

Die verschiedenen Füllungen von Diphtherieserum werden hinsichtlich ihres Gehalts an I.-E. außer durch die Aufschrift durch die Farbe der Umhüllung gekennzeichnet, die Farbe ist bei

200 bis 499 I.-E. gelb,	3000 bis 3999 I.-E. blau,
500 „ 999 I.-E. grün,	4000 „ 5999 I.-E. weiß mit gelbem Querstreifen,
1000 „ 1499 I.-E. weiß,	6000 „ 7999 I.-E. weiß mit grünem Querstreifen,
1500 „ 1999 I.-E. rot,	8000 und mehr I.-E. weiß mit rotem Querstreifen.
2000 „ 2999 I.-E. violett.	

	I.-E. 500	1000	1500	2000	3000	4000
Di.-Hammel- oder Rinderserum Hoechst	2,10	2,55	3,80	5,20	7,40	—
Di.-Heilmittel Behrings (400fach)	—	2,05	3,05	4,15	5,95	—
— 500fach (hochwertig) D	—	—	4,10	5,30	—	10,45
Di.-Heilmittel Behrings 1000fach: 6000, 8000, 10000, 20000 I.-E.		—	18,85	24,85	30,50	59,25
Di.-Heilserum Merck 350—400fach	—	2,05	3,05	4,15	5,95	—
— 500fach (hochwertig)	—	—	4,10	5,30	—	10,45
Di.-Schutzimpfstoff Hoechst	3 Amp. (1 ccm) 2,55 RM.					

Durchschn. Dosis: Heilend 10000 E., schützend 1000 E. (Am.)[1]).

Diphtherieserum, zur Behandlung der Diphtherie möglichst frühzeitig zu injizieren, am ersten Tag 2000—3000 I.-E., am zweiten bis dritten Tag 3000 bis 5000 I.-E. Je schwerer die Allgemeinerscheinungen, je weiter die lokale Ausbreitung, desto mehr Immunisierungseinheiten sind zu injizieren. In sehr schweren Fällen bis zu 20000 I.-E. Bei wahrscheinlicher Mischinfektion mit Streptokokken gleichzeitig Streptokokkenserum zu injizieren. Auch wenn die spezifische Behandlung erst am vierten Tag oder später beginnen kann, sind die sehr hohen Dosen, evtl. bis 30000 I.-E., am Platze, ebenso bei Nachkrankheiten, insbesondere späten Nervenlähmungen und Herzlähmung. Die Heilwirkung des Diphtheriserums ist um so zuverlässiger, je früher es injiziert wird. In den schwersten Fällen toxisch-septischer Diphtherie versagt die Serumtherapie auch bei frühzeitiger Anwendung.

Zur Verhütung von Diphtherie subcutane Injektion von 500 I.-E. Der Impfschutz hält 3—6 Wochen vor.

2. **Meningokokken-Serum. Genickstarre-Serum.** Germ. **Sérum antiméningococcique.** Gall. Blutserum von Pferden oder Maultieren, die mit Meningokokken immunisiert sind, in flüssiger Form in Fläschchen, die mit Gummistopfen oder Gummikappen verschlossen sind, oder in zugeschmolzenen Glasampullen, 10 oder 20 ccm Inhalt aufweisend. — Men.-Serum Merck oder Hoechst 10 und 20 ccm 3,40 und 6,35 RM. Staatlich geprüft, s. o.!

Die Aufschrift der Gefäße und ihrer Verpackungen enthält die Angabe über den Inhalt in Kubikzentimeter und über die Wertigkeit des Serums. Einfaches Meningokokkenserum muß im Komplementbindungsversuche mindestens den Titer 1 : 100, im bakteriotropen Probierrohrversuche mindestens den Titer 1 : 1000 haben. Meningokokkenserum mit dem doppelten, dem 4fachen oder 8fachen Wertgehalte dieses Mindesttiters wird als 2faches, 4faches oder 8faches Meningokokkenserum bezeichnet.

Zur Behandlung der epidemischen Cerebrospinalmeningitis je 20 ccm des Serums intralumbal injiziert, nach vorheriger Ablassung von 20 ccm des intralumbalen Exsudats. Die Lumbalpunktion mit darauf folgender lumbaler Seruminjektion wird jeden dritten bis fünften Tag, im ganzen evtl. bis zu 10mal wiederholt. (In schweren Fällen mit intralumbaler Injektion von Optochinlösung 1 : 300 abzuwechseln.) Die Erfolge der spezifischen Seruminjektion sind oft sehr gut, doch nicht sicher.

3. **Tetanus-Serum.** Germ. **Serum antitetanicum.** Belg., Helv., Jap., Ross. **Serum antitetanicum liquidum.** Jap. (5 A.-E. in 1 ccm). **Serum antitetanicum siccum.** Jap. (150 A.-E in 1 g). **Antitoxinum tetanicum.** Am. **Antitoxinum tetanicum crudum.** Am. Blutserum von Pferden oder Maultieren, die mit

[1]) „Curative 10000 units". „Protective 1000 units."

Tetanus-Gift immunisiert sind, in flüssiger und in fester Form in Fläschchen, die mit Gummistopfen oder Gummikappen verschlossen sind, oder in zugeschmolzenen Glasampullen. Staatlich geprüft, s. o.!

Die Aufschrift der Gefäße und ihrer Verpackung enthält die Angaben über den Inhalt in ccm oder g, über den Gehalt an A.-E. und den Antitoxingehalt von 1 ccm oder 0,1 g. Vom Hygienekomitee des Völkerbundes ist die neue internationale Tetanus-Antitoxineinheit (1 I.-E.) eingeführt:

500faches Tetanus-Serum muß in flüssiger Form in 1 ccm mindestens 500 A.-E., in fester Form in 1 g mindestens 5000 A.-E. enthalten.

750faches Tetanus-Serum muß in flüssiger Form in 1 ccm mindestens 750 A.-E., in fester Form in 1 g mindestens 7500 A.-E enthalten.

Es können auch höherwertige Tetanus-Sera hergestellt und in den Handel gebracht werden[1]).

Tetanus-Antitoxin Hoechst: 4fach 20, 100, 200, 400 A.-E. (5, 25, 50, 100 ccm) 1,70, 5,95, 11,85, 23,70 RM.; 6fach 100 A.-E. (16²/₃ ccm) 7,75 RM. Außerdem „Original von Behring".

Durchschnittl. Dosis: Heilend 10000 Einheiten, schützend 1500 Einheiten (Am.) Antitox. tetan. soll mindestens 300 Einheiten, Antitox. tetan. crud. mindestens 150 Einheiten im ccm aufweisen (Am.) (s. Fußnote!).

Zur Vorbeugung des Wundstarrkrampfs, 2500 I.-E. subcutan, bei allen Verwundungen, die der Verunreinigung mit Schmutz, Erde, Kleiderfetzen, Holzsplittern ausgesetzt sind. Bei rechtzeitiger Injektion Verhütung sicher. Zur Behandlung des ausgebrochenen Tetanus mehrfache intravenöse Injektitonen von je 12500 I.-E. und intralumbale Injektion von je 2500 I.-E. nach vorheriger Liquorablassung täglich zu wiederholen. Die Heilwirkung ist unsicher.

---

[1]) Tetanus-Serum kommt in 6 Füllungen in den Handel: Füllung I enthält 2500 I.-E., entsprechend 5 ccm eines 500fachen flüssigen oder 0,5 g eines 5000fachen festen Tetanus-Serums;

Füllung II enthält 12500 I.-E., entsprechend 25 ccm eines 500fachen flüssigen oder 2,5 g eines 5000fachen festen Tetanus-Serums;

Füllung III enthält 25000 I.-E., entsprechend 50 ccm eines 500fachen flüssigen oder 5 g eines 5000fachen festen Tetanus-Serums;

Füllung IV enthält 50000 I.-E., entsprechend 100 ccm eines 500fachen flüssigen oder 10 g eines 5000fachen festen Tetanus-Serums;

Füllung ID enthält 2500 I.-E., entsprechend 3¹/₃ ccm eines 750fachen flüssigen oder ¹/₃ g eines 7500fachen festen Tetanus-Serums oder verhältnismäßig geringere Mengen eines mehr als 7500fachen flüssigen oder eines mehr als 7500fachen festen Tetanus-Serums;

Füllung IID enthält 12500 I.-E., entsprechend 16²/₃ ccm eines 750fachen flüssigen oder 1²/₃ g eines 7500fachen festen Tetanus-Serums oder verhältnismäßig geringere Mengen eines mehr als 750fachen flüssigen oder eines mehr als 7500fachen festen Tetanus-Serums.

Alte deutsche Einheit	Neue deutsche Einheit seit 1. I. 1928	Amerikanische Einheit	Französische Einheit
A.-E. $\left(1 = 125 \text{ I.-E.}\right)$	I.-E. $\left(1 = \dfrac{1}{125} \text{ A.-E.}\right)$	¹/₂ A. U.	25 U. J.
1	125	63	3125
2	250	125	6250
4	500	250	12500
6	750	375	18750
8	1000	500	25000
10	1250	625	31250
20	2500	1250	62500
100	12500	6250	312000
200	25000	12500	625000
400	50000	25000	1250000

4. Schweinerotlauf-Serum. Germ. Blutserum von Pferden oder Maultieren, die mit Schweinerotlaufbacillen immunisiert sind, in flüssiger Form in Fläschchen, die mit Gummistopfen oder Gummikappen verschlossen sind, oder in zugeschmolzenen Glasampullen von 10 und mehr Kubikzentimeter Inhalt. Die Aufschrift der Gefäße und ihrer Verpackung enthält die Angaben über den Inhalt in Kubikzentimeter und über den Gehalt an Immunisierungseinheiten. In 1 ccm müssen mindestens 100 I.-E. enthalten sein. — Rotlaufserum ad usum humanum Hoechst 10 und 20 ccm 3,35 und 6,60 RM. Staatlich geprüft s. o.!

Außer diesen vier offizinellen Seren sind zu nennen:

Normales Serum von Pferden oder Rindern. — Pferdeserum normal „Hoechst 5 — 30 ccm 1,40—5,10 RM.

Zur intravenösen Injektion 10—30 ccm, als sehr oft wirksames Blutstillungsmittel bei inneren Blutungen, wenn andere Mittel versagt haben, auch bei hämorrhagischen Diathesen, insbesondere bei Hämophilie. Zur subcutanen Injektion als Mittel der Reizkörpertherapie (s. S. 595) insbesondere bei kindlicher Tuberkulose.

Botulismusserum. Antitoxisches Serum, von Pferden durch Vorbehandlung mit Toxin der Botulismusbacillen gewonnen. — Botulismus-Antitoxin „Hoechst" 50 ccm 11.85 RM.

Intramuskulär 50—100 ccm, bei Vergiftung mit Fleisch, Fisch oder Konserven mit cerebralen Lähmungserscheinungen. Bei schweren Erscheinungen und an späteren Tagen auch intravenöse Injektion von 50 ccm und intralumbale Injektion von 20 ccm, nach Ablassen des Liquor. Viele sehr gute Erfolge berichtet.

Dysenterie-Serum. Gegen Shiga-Kruse-, Flexner- und Y-Stämme. — Polyvalent. Hoechst 1fach 10, 20, 30, 50 ccm 3,35—15,25 RM. 2fach desgl. 3,70—15,50 RM. Staatlich geprüft.

Zur Prophylaxe 10 ccm intramuskulär, ohne sichern Schutz. Zur Behandlung am ersten oder zweiten Krankheitstag 50—100 ccm intramuskulär, evtl. 20 ccm intravenös, am folgenden Tag zu wiederholen. Mehrfach sehr gute Erfolge berichtet.

Pneumokokkenserum. — Polyvalent. Merck 100 und 200 I.-E. 2,65 und 4,25 RM. Hoechst Amp. 10, 25 und 50 ccm 3,10, 7,05 und 13,60 RM.

Sog. polyvalentes Serum, 50—200 ccm intramuskulär oder intravenös injiziert, bei Pneumonie mit schweren Erscheinungen, insbesondere bei reichlichem Kreisen von Pneumokokken im Blut. Erfolge sehr unsicher, deswegen in den letzten Jahren wenig verwendet. Anscheinend mit gutem Erfolg bei Pneumokokken-Endokarditis und -Meningitis (Lumbalinjektion) angewandt. In neuester Zeit typisierte Sera, durch Verimpfung besonderer Pneumokokkenstämme gewonnen, bei den entsprechenden Infektionen mit anscheinend gutem Erfolg verwendet.

Scharlachserum, hergestellt mittels Bouillonkulturen virulenter Streptokokken aus den Halsbelägen Scharlachkranker. — Scharlachstreptokokkenserum Hoechst und „Behring". Scharlachserum Hoechst 10 und 20 ccm, 5,85 und 11,65 RM.

Zur Prophylaxe 10—20 ccm intramuskulär, von guter Schutzwirkung. Zur Behandlung 25—50 ccm subcutan injiziert, möglichst frühzeitig, bei Ausbruch des Exanthems. Führt meist zu kritischem Temperaturabfall, zu schnellem Rückgang der Halsbeläge und zum Schwinden des Exanthems in 24—48 Stunden. Verhindert sehr oft die Komplikationen Otitis, Adenitis, Nephritis. Ob der sehr günstige Einfluß nur auf spezifischer Wirkung beruht oder durch den allgemein wenig schweren Charakter der letzten Scharlachepidemie beeinflußt ist, muß noch dahingestellt bleiben.

Streptokokkenserum, antitoxisches. Durch Vorbehandlung von Pferden mit kokkenfreier Bouillonkultur verschiedenartiger virulenter Streptokokkenstämme gewonnen. — Polyvalent (nach Menzer) Merck 5 und 10 ccm 1,70 und 3,10 RM. Hoechst (nach Fr. Meyer) Amp. 10, 25 und 50 ccm 3,10, 7,05 und 13,60 RM. Trocken zum Einstäuben: 0,125 und 1,0 2,10 und 6,80 RM. Behring.

Zur Behandlung aller Streptokokkeninfektionen, tiefer Eiterungen, Erysipel, Endokarditis, Peritonitis usw., insbesondere allgemeiner Sepsis, je 50 ccm intramuskulär, in täglichen oder mehrtägigen Zwischenräumen zu wiederholen. Erfolge sind oft beobachtet, Mißerfolge insbesondere bei Sepsis häufig. Das endgültige Urteil ist bei der vielfältigen Verlaufsform und unsicheren Prognose aller Streptokokken-Infektionen noch in der Schwebe.

Mit sehr guten Erfolgen angewandt zur Scharlachbehandlung, besonders zur Verhütung von Komplikationen und Nachkrankheiten, sowie zur Verhütung septischen Verlaufs bei der Diphtherie.

Pollantin. Das flüssige oder getrocknete Serum von Pferden, die mit den Pollenkörnern verschiedener Gräser immunisiert sind. — Pulver. Dose 6,55 und 9,95 RM. Salbe. Tube 3,55 RM.

Gegen Heuschnupfen; Erfolg unsicher.

Schlangengiftheilserum, polyvalentes.

In den Tropen viel verwendet. In Deutschland vom Reichsgesundheitsamt und vom Institut Robert Koch in Berlin im Bedarfsfall zu erhalten.

Serpentaria.

Rhizoma (Radix) Serpentariae virginianae. Germ. I., Ergb. **Serpentariae Rhizoma.** Brit. **Serpentaria.** Am. **Rhizoma et radix Serpentariae.** Ross. Virginische Schlangenwurzel. Die getrockneten Wurzelstöcke mit den Wurzeln der Aristolochiacee Aristolochia Serpentaria L. Die Wurzel riecht etwas nach Campher und Baldrian und schmeckt bitter. Bestandteile: 1—2% ätherisches Öl, das Borneol enthält, Gerbstoff, Harz. Am. und Ross. lassen außerdem das Rhizom von A. reticulata Nuttall zu.

Durchschnittl. Dosis: 1,0 (Am.).

Innerlich zu 0,5—1,5, im Infusum (5,0—15,0 auf 100,0), in Amerika als Stomachicum und Stimulans gegeben.

Tinctura Serpentariae. Brit. Durch Perkolation im Verhältnis 1:5 aus Schlangenwurzel mit verd. Alk. bereitet.

Therapeut. Dosen: 2—4 ccm (Brit.).

Innerlich zu 5—10—20 Tr., in England mehrmals täglich als Diureticum, Diaphoreticum und Tonicum.

Serpyllum.

Herba Serpylli. Germ., Austr., Helv., Ross. **Herba thymi serpylli.** Suec. **Serpolet.** Gall. Quendel. (Feldkümmelkraut, wilder Thymian.) Die zur Blütezeit gesammelten, getrockneten, beblätterten, stark würzig riechenden und schmeckenden Zweige der Labiate Thymus serpyllum L. Sie enthalten 0,15—0,6% ätherisches Öl. — 100,0 0,40 RM.

Innerlich zu aromatischen Spezies.

Äußerlich zu Kräutersäckchen, Umschlägen, Bädern.

Oleum Serpylli. Ergb. **Serpylli essentia.** Belg. Quendelöl. Feldkümmelöl. Das ätherische Öl des Quendel. Farblos oder gelblich gefärbt, dünnflüssig, von angenehmem Geruch, ein Gemenge verschiedener Terpene. Spez. Gew. 0,890—920. — 1,0 0,05 RM.

Äußerlich als Zusatz zu reizenden Einreibungen.

Spiritus Serpylli. Germ. I., Ergb., Belg., Helv. Quendelspiritus. Wie Spir. Juniperi 1:3 bereitet. — 100,0 1,15 RM.

Äußerlich als Zusatz zu Mund- und Gurgelwässern, zu Einreibungen, Waschungen, als Badespiritus.

Spiritus Serpylli compositus. Spir. Serp. 80,0, Mixt. oleoso-balsamica 20,0. — 10,0 0,15 RM.

Sesamum. Oleum Sesami. Germ., Austr., Brit., Helv., Jap., Nederl., Ross., Suec.

Sesamöl. Hellgelb, fast geruchlos, mild schmeckend, aus den Samen der Pedaliacee Sesamum indicum L. ohne Anwendung von Wärme gepreßt. Dichte 0,917—0,920. Jodzahl 103—112. Säuregrad nicht über 8. Verseifungszahl

187—193. Unverseifbare Anteile höchstens 1,5%. Rein, frei von Baumwoll-samenöl. Es besteht aus den Glyceriden der Ölsäure und Linolsäure. — 100,0 0,45 RM.

Innerlich und äußerlich als billiger Ersatz des Olivenöls.

Shorea. Oleum Shorea. Nederl. Borneotalg. Tengkavantalg. Das durch warmes Pressen des Samens der Dipterocarpacee Shorea stenoptera Burck und verwandter Arten derselben Gattung erhaltene Fett. Gebliche oder grünlichweiße Massen, härter als Kakaobutter. Schmp. 30°. Spez. Gew. 0,890—0,900. Es besteht aus Triolein, Tristearin und wenig Tripalmitin.

Äußerlich als Constituens für Salben und Suppositorien.

Silene.

Radix Silenes inflatae. Radix Behen nostralis. L e i m k r a u t. Saponinhaltige Wurzel der Charyophyllacee Silene inflata.
Verwendung wie Radix saponariae.

Radix Silenes macrosolen. Radix Ogkert oder R. Sarsari.
In Abessinien und vereinzelt in Europa als Bandwurmmittel.

Simaruba.

Cortex Simarubae. Germ. V., Ergb., Helv., Nederl. Simarubarinde. Rinde der Wurzeln der Simarubacee Simaruba amara Aublet (Helv., Nederl. auch Simaruba officinalis DC.). Enthält einen Bitterstoff. — 10,0 0,10 RM.

Innerlich zu 0,5—1,5 mehrmals täglich, in Pulver, besser im Infus oder Dekokt 10,0 auf 100,0—150,0 gegen Diarrhöe und Dysenterie, in den Tropen wiederholt gerühmt. Eine spezifische Wirkung bei Ruhr besteht nicht. Eine Abkochung der frischen, noch nicht getrockneten Rinde wird in den Tropen gegen Hämorrhoiden verwendet.

Äußerlich selten, zu Klistieren.

1243. Rp. Decoct. Simarubae 8,0 : 160,0
    Spir. e vino
    Mucil. Salep. ana 10,0
    Tinct. Opii 0,5—1,0
    Tinct. Aurantii 2,0
    Sir. simpl. ad 200,0.
M. D. S. 2stündl. 1 Eßlöffel voll.

1244. Rp. Decoct. Simarubae 2,0 : 60,0
    Acidi tannici 0,5
    Vini hungarici 10,0
    Mucil. Salep. 15,0
    Tinct. Aurantii 1,0
    Sirup. simpl. ad 100,0.
M. D. S. Stündlich 1 Teelöffel. Bei Kindern.

Extractum Simarubae fluidum. Germ. V., Ergb. S i m a r u b a f l u i d - extrakt. Rotbraune, bitter schmeckende Flüssigkeit, durch Perkolation von Simarubarinde mit gleichen Teilen Wasser und Alkohol bereitet. — 10,0 0,35 RM.

Innerlich zu 1,0—8,0 als Antidiarrhoicum und Antidysentericum.

Sinapis.

Semen Sinapis. Germ., Austr., Dan., Helv., Jap., Nederl., Suec. **Sinapis nigrae semen.** Belg. **Semen Sinapis nigrae.** Norv., Ross. **Sinapis nigra.** Am. **Moutarde noire.** Gall. **Senape nera.** Ital. S c h w a r z e r S e n f. Mindest-gehalt 0,7% Allylsenföl (C_3H_5 · NCS, Mol.-Gew. 99). Die reifen, hell- bis dunkelrotbraunen, geruchlosen, mit Wasser zerstoßen aber nach Senföl rie-chenden, anfangs mild ölig und schwach säuerlich, darauf brennend scharf schmeckenden Samen der Crucifere Brassica nigra (L.) Koch (und Brassica juncea L., Am.). Das Pulver ist grünlichgelb. Höchstens 5% Asche, aber keinen weißen Senf und Curcumawurzel (Verfälschung) enthaltend. Neben fettem Öl

(28—33%) enthalten die Samen ein Ferment Myrosin und das Glucosid Sinigrin (myronsaures Kalium), das bei Gegenwart von Wasser durch Myrosin in Allylsenföl, Glucose und Kaliumbisulfat zerfällt. Mindestens 0,7% Allylsenföl fordern auch Gall. und Nederl.; Helv. mindestens 0,8%, Am. 0,6%. — 100,0 0,45 RM.

Durchschnittl. Dosis: 10,0 (Am.).

Innerlich nicht anzuwenden. Früher als Emeticum gebraucht (1 Eßlöffel auf 1 Tasse Wasser, auf einmal zu nehmen), wegen der möglich schweren Schleimhautschädigung dringend zu widerraten[1]).

Äußerlich als hautreizendes Mittel zu belebenden Vollbädern in Kollapszuständen; oder zu Teilbädern zur Erzielung örtlicher Hyperämie, Fußbäder bei Amenorrhöe, Handbäder bei Herzschwäche und Lungenödem. Der grob gestoßene Senf wird am besten ohne weiteres dem warmen Badewasser zugesetzt. Zu einem allgemeinen Bade nimmt man 100,0—250,0, zu einem lokalen (Hand- oder Fuß-) Bade 50,0—120,0. Besonders empfehlenswert die Senfbäder bzw. Senfpackungen bei Bronchopneumonie der Kinder nach Heubner: 3 Eßlöffel Senfmehl in $^1/_2$ l warmes Wasser eingerührt, hierin ein kleines Laken eingeweicht und die Brust des Kindes für 5 Minuten darin eingewickelt, danach mit lauem Wasser abgewaschen. Das Senfmehl kann auch durch Senföl (1 Eßlöffel auf $^1/_2$ l) ersetzt werden. — Zu Sinapismen, Senfteigen, Senfpflastern. Diese bereitet man am besten, indem man kurz vor dem Auflegen den Senf mit lauwarmem Wasser zum steifen Brei anrührt und diesen auf Flanell oder Leinen gestrichen so auflegt, daß er von der Haut durch ein Stück Musselin oder feine Gaze getrennt wird. Die Zeit, in welcher die Wirkung eines Sinapismus eintritt, ist verschieden je nach der Empfindlichkeit der Haut und variiert von 5 Minuten bis zu $^1/_4$ Stunde. Nach Entfernung des Senfteiges Abwaschen der geröteten Haut mit warmem Wasser oder Milch.

Oleum Sinapis. Germ., Helv. **Oleum Sinapis arteficiale.** Nederl. **Oleum Sinapis aethereum.** Jap., Austr., Ross. **Sinapis essentia.** Belg. **Aetheroleum Sinapis.** Suec. **Oleum Sinapis volatile.** Am., Brit. **Allyle (Isosulfocyanate d').** Gall. **Essenza di Senape.** Ital. Senföl. Synthetisches Allylsenföl. Isosulfocyanallyl. Mindestgehalt 97% Allylsenföl ($CH_2 = CH — CH_2 \cdot NCS$, Mol.-Gew. 99). Farblos oder gelblich, bei längerem Aufbewahren sich gelb färbend, stark lichtbrechend, optisch inaktiv, scharf, zu Tränen reizend riechend. Dichte 1,015—1,020. 1 ccm in 0,5 ccm 90proz. Alk. klarl. Vor Licht geschützt und vorsichtig aufzubewahren. Belg., Gall., Ital., Suec. lassen das natürliche und das synthetische Öl zu, während die übrigen Pharm. das aus Senfsamen bereitete vorschreiben. Einen Mindestgehalt an Allylsenföl verlangen außerdem Am. 93, Belg. 96,6, Ital. 99—94, Suec. 90, Brit. 92%. Olei Sinapis 3,5 ccm, Camphorae 5,5 ccm, Olei Ricini 12,5 ccm, Spiritus ad 100 ccm. M. f. liniment. D. S. Äußerlich. Linimentum Sinapis. Brit. Am. verlangt Deklaration, ob synthetisch hergestellt oder von pflanzlicher Herkunft. — 1,0 0,10 RM.

Durchschnittl. Dosis: 0,008 ccm (Am.).

Äußerlich als schnell wirkender Hautreiz in spirituöser Lösung 0,2—1,0 auf 25,0; der offizinelle Spiritus Sinapis enthält 1 T. mit 49 T. Alkohol, in öliger Lösung 0,5—1,5 auf 25,0. Man appliziert die Lösungen von Senföl

---

[1]) In Amerika ist als behelfsmäßiges Brechmittel 1 Teelöffel Senf in 1 Glas Wasser sehr verbreitet.

auf zartere Hautstellen mittels Einreibungen (wobei jedoch der Kranke wie die Umgebung vor den Wirkungen des Öls auf die Augen möglichst zu schützen ist), auf derbere Stellen mittels Auflegens von mehrfach zusammengelegtem Filtrierpapier oder Flanelläppchen, auf welches das Rubefaciens getröpfelt wird.

Spiritus Sinapis. Germ., Austr., Belg. (S. Sp.), Helv., Jap., Ross., Suec. Senfspiritus. Mindestgehalt 1,94% Allylsenföl. Klare, farblose, nach Senföl riechende Mischung von 2% Senföl in Alkohol. Dichte 0,828—0,832. Rein, insbesondere frei von Aceton und vergälltem Alkohol. Darf nicht in größerer Menge vorrätig gehalten werden. — 10,0 0,15 RM. 100,0 1,35 RM.

Äußerlich als schnell wirkendes Rubefaciens; man schüttet 10—30 Tr. auf Löschpapier und legt dieses, am besten von einem Stück Wachstaffet bedeckt, 5—10 Minuten auf die Haut. Auch zu Einreibungen benutzt.

Charta sinapisata. Germ., Austr., Belg., Dan., Helv., Norv., Suec. **Charta sinapizata.** Nederl. **Charta sinapina.** Ross. **Emplastrum Sinapis.** Am. **Sinapisme en feuilles.** Gall. **Carta senapata.** Ital. Senfpapier. 100 qcm liefern mindestens 0,0119 g Allylsenföl. Mit gepulvertem, von fettem Öle befreitem, schwarzem Senf überzogenes Papier. Der Überzug muß dem Papiere fest anhaften. Senfpapier darf weder sauer noch ranzig riechen und muß nach dem Eintauchen in Wasser sofort einen starken Geruch nach Senföl entwickeln. Helv. verlangt auf 100 qcm mindestens 0,03 Allylsenföl, Belg., Gall. 0,012, Am. 2,5 Senfpulver, Ital. 12,0 Senfpulver auf 250 qcm, Nederl. 1,5 Senfmehl auf 96 qcm. — 1 Blatt (etwa 80 qcm) 0,10 RM. (einschließlich Dispensation!).

Äußerlich zu Hautreizen. Zur Applikation taucht man ein Stück solchen Papiers in Wasser und legt es für 5—10 Minuten auf die Haut.

Emplastrum Sinapis. Am. Senfpflaster. Eine gleichmäßige Mischung von entöltem schwarzem Senf und Gummilösung auf Papier oder Stoff ausgestrichen, 100 qcm enthalten mindestens 2,5 g Senf.

Solaesthin. Methylenchlorid Hoechst pro narcosi. Dichloräthan CH_2Cl_2. Mit 1% Alkohol zur Erhöhung der Haltbarkeit. Klare, farblose Flüssigkeit von eigenartigem Geruch, in Wa. (45) und in Alk., Ae. und fetten Ölen leichtl. Siedep. bei 39,2—40,2. Spez. Gew. 1,325—1,335. Vor Licht geschützt aufzubewahren. — Tropfglas (25,0) 1,60 RM. Flasche (100,0) 1,75 RM.

Als Allgemeinanaestheticum (1922), 2—3 mal schwächer und weniger nachhaltig als Chloroform wirkend.

Solidago.

Herba Virgaureae. Ergb. Goldrutenkraut. Das getrocknete Kraut der blühenden Composite Solidago virgaurea. Bestandteile: Ätherisches Öl, Bitterstoff, Tannin.

Innerlich, im Infus 3—6,0 auf 200 früher als Diureticum, auch mit Digitalis kombiniert. Verlassen.

Tinctura Solidaginis virgaureae. — 10,0 0,25 RM.

Innerlich, 25—30 Tr., als Diureticum. Verlassen.

Sorbus.

Fructus (Baccae) Sorbi. Vogel- oder Ebereschenbeeren. Die Früchte der Rosacee Sorbus aucuparia L. Enthalten Sorbinsäure, Sorbit, Apfelsäure und ein Blausäure abspaltendes Glykosid. Der Genuß frischer Beeren gilt als gefährlich.

Dienen zur Bereitung des Extractum Sorbi fluidum, Sirupus Sorborum und Succus Sorborum. Als leichtes Stopfmittel und Diureticum im Volk vereinzelt gebräuchlich. In einigen Geheimmitteln.

Baccae Sorbi alpinae. Mehlbeeren. Volksmittel zu Tee. Gegen Durchfall.

Spartium.

Herba Spartii scoparii. Besenginsterkraut. Die jungen Triebe und Blätter der Papilionacee Spartium scoparium L. (Cytisus scoparius Lnk.) Enthalten unter anderem Spartein. — 10,0 0,05 RM.

Innerlich gegen Wassersucht. Verlassen.

Flores Spartii scoparii. Flores Genistae. Ginsterblumen. — 10,0 0,10 RM.

Sparteinum sulfuricum. Ergb., Belg., Helv., Rom. **Sulfas sparteicus.** Norv. **Spartéine (Sulfate de).** Gall. Sparteinsulfat. $C_{15}H_{26}N_2 \cdot H_2SO_4 \cdot 5H_2O$. Alkaloid aus Spartium Scoparium L. Farblose Krystalle oder weißes, krystallinisches Pulver, das sich in Wa. (2) oder Alk. (5) zu einer bitter schmeckenden, Lackmus rötenden Flüssigkeit löst. Enthält 21—22% Krystallwasser. — 0,1 0,05 RM.

Möglichst nicht überschreiten: 0,2 pro dosi, 0,6 pro die! (Ergb.).

Größte Einzel- und Tagesgabe: Gall. **0,05, 0,25,** Helv. **0,1, 0,6,** Norv. **0,2, 0,6.**

Innerlich in mehrmals täglich wiederholten Dosen von 0,05—0,15 als Digitalisersatzmittel mehrfach empfohlen, aber von sehr schwacher, im besten Fall unsicherer Wirkung. Wird gelegentlich bei nervösen Herzerkrankungen und bei leichter Herzinsuffizienz angewandt.

Species, soweit nicht schon bei den einzelnen Drogen abgehandelt.

Species ad Gargarisma. Germ. I., Ergb. Fol. Alth., Flor. Sambuci, Flor. Malvae vulgar. ana. — 10,0 0,10 RM.

Äußerlich: Hausmittel, 1 Eßlöffel auf 1 Tasse Wasser, aufgebrüht, Gurgeltee.

Species ad longam vitam. Ergb. Schwedische Kräuter. Aloe 6, Fung. Laric. 2, Rad. Rhei, Rhiz. Zedoar., Rad. Gentianae, Rhiz. Galangae, Myrrha, Electuar. theriac., Crocus ana 1. — 10,0 0,75 RM.

Innerlich in Maceration mit Branntwein (1 Teelöffel auf ¼ l). Wenig gebrauchtes Hausmittel.

Species amarae. Belg., Dan., Helv., Belg. Herb. Cardui bened., Absinth., Centaurii ana. Dan. Fructus Juniperi, Fol. Sennae, Trifol. fibr. ana. Helv. Fol. Trifol. fibr., Herb. Absinth., Card. bened., Centaur. min., Cort. Aurant. ana. Species ad infusum amarum Suec. Fruct. Anisi stellat. 2 T., Lign. Quassiae, Herb. Cardui bened. je 4 T.

Innerlich als Hausmittel. Magenbittertee. 1 Tee- bis 1 Eßlöffel auf 1 Tasse Wasser aufgebrüht morgens und abends zu trinken als Stomachicum.

Species amaricantes. Austr. Herb. Absinth., Herb. Centaur., Cort. Aurant. (ana 20), Fol. Trifol. fibr., Rhiz. Calami, Rad. Gent. (ana 10), Cort. Cinnam (5).

Innerlich zum Teeaufguß als Stomachicum.

Species antiaphthosae. Nederl. Fol. Symploci, Fol. Abri, Fol. Blumeae, Fol. Hydrocotyles, Fol. Colei ana 2, Rad. Liquirit, Cort. Alixiae, Fruct. Foenic. ana 1.

Species antiasthmaticae. Ergb. Asthmakräuter. 63 T. Fol. Stramonii, 12 T. Lobelienkraut werden mit einer Lösung von 25 T. Kal. nitric. in 50 T. Wa. gleichmäßig durchfeuchtet, dann getrocknet und mit Lavendelöl parfümiert. — 10,0 0,20 RM. 100,0 1,50 RM. — Pulvis anthiastmaticus Belg. 40 T. Fol. Bellad., 25 T. Fol. Stram., 5 T. Opiumpulver und 30 T. Natr. nitric. werden gemischt. Pulvis antiasthmaticus Norv. Opium (2), Herb. Lobel. (100), Fol. Bellad. (150), Fol. Stram. (550), Kal. nitric. (170), Camphor. (28), Aqu. dest. q. s. Pulvis antiasthmaticus Suec. 12 T. Lobelienkraut, 52 T. Fol. Stram., 30 T. Salpeter werden gemischt.

Äußerlich 2,0—4,0 mehrmals täglich angezündet und den Rauch eingeatmet.

Species aperientes Hacker. Hackers Abführtee. Fol. Menth. pip. concis., Fol. Menth. crisp. concis., Fruct. Anisi stell. cont. ana 20,0 Fol. Sennae deresinat. 40,0.

Species aromaticae. Germ., Austr., Helv. **Specie aromatiche.** Ital. Species pro Cucupha. Gewürzhafte Kräuter. Gemenge von Pfefferminzblättern (2), Quendel (2), Thymian (2), Lavendelblüten (2), Gewürznelken (1), Kubeben (1). — Austr. Flor. Lavand., Flor. Salv., Menth. pip., Herb. Origan. ana. Helv. Caryoph., Flor. Lavand. ana 1 T., Fol. Menth. pip., Salviae, Herb. Major., Serpyll. ana 2 T. Ital. Flor. Lavandul., Fol. Aurant., Menth. pip., Salviae, Herb. Rosmar. ana. — 10,0 0,15 RM.

Äußerlich zu trockenen Umschlägen und Kräuterkissen, im Infus, in spirituöser oder weiniger Maceration (5,0—15,0 auf 100,0) zu Bähungen, Umschlägen; zu Bädern 0,5—0,75 kg pro balneo.

Species carminativae. Gemenge von Fruct. Anisi, Fruct. Carvi, Fruct. Coriandri, Fruct. Foeniculi, Rad. Angelicae ana. — 10,0 0,10 RM.

Hausmittel bei Meteorismus und Verdauungsbeschwerden.

Species diaphoreticae. Gemenge von Flor. Sambuci, Flor. Tiliae, Flor. Verbasci ana. — 10,0 0,30 RM.

Hausmittel bei Erkältungen und Wassersucht.

Species diureticae. Germ., Austr., Belg., Helv. Harntreibender Tee. Gemenge von Rad. Levistici, Rad. Ononidis, Rad. Liquiritiae, Fruct. Juniperi ana. — 10,0 0,10 RM. — Austr. Rad. Ononid., Rad. Petrosel., Rad. Liquiritiae, Fruct. Juniper. ana. Belg. Fruct. Junip. 3 T., Fruct. Foenicul., Rad. Liquirit. ana 1 T. Helv. Fruct. Anis., Petrosel. cont. ana 5 T., Herb. Viol. tric. 10 T., Fruct. Junip. cont., Rad. Levist., Ononid., Liquirit. ana 20 T.

Innerlich 2—3—4 Eßlöffel auf $^1/_2$ l Wasser, als Hausmittel, des Tages über zu trinken. Harntreibender Tee.

Species diureticae Hesse. Hesses Blasentee. Fol. Uv. Urs. concis. 70,0, Rad. Onon. concis., Lign. Sassafr. concis., Herba Herniariae concis. ana 20,0, Fruct. Petroselin. cont. 5,0, Fol. Menth. pip. concis. 15,0.

Species emollientes. Germ., Austr., Helv. Species ad Cataplasma. Erweichende Kräuter. Gemenge von Fol. Althaeae, Flor. Malvae, Herba Meliloti, Flor. Chamomillae, Semen Lini ana. — 10,0 0,10 RM. — Austr. Fol. Althaeae, Malvae, Herb. Melilot. ana 1 T., Sem. Lini cont. 2 T. Helv. Fol. Althaeae, Malvae, Flor. Chamomill. ana 2 T., Sem. Lini 4 T.

Äußerlich mit heißer Milch oder Wasser als Kataplasma.

Species gasteinenses. Gemenge von Flor. Calcatripp. 1 T., Rhiz. Polypod. 1 T., Sacch. candid. 2 T., Fol. Sennae 4 T., Rad. Liquirit. 4 T., Mannae 6 T., Passul. minor. (kleine Rosinen) 2 T. — 10,0 0,15 RM. Abführtee.

Species gynaecologicae (Martin). Ergb. Martinscher Tee. Gemenge von Cort. Frangul., Fol. Millefol., Fol. Sennae, Rhiz. Graminis ana. — 10,0 0,05 RM.

Innerlich 1—2 Eßlöffel mit $^1/_4$ l Wasser gekocht, sehr beliebtes Hausmittel, als abführender Tee besonders bei Menstruationsbeschwerden, in der Schwangerschaft und im Wochenbett.

Species laxantes Schramm. Gemenge von Fol. Sennae 3 T., Fruct. Foenicul. 2 T., Fruct. Anis. 1 T., Rad. Liquirit. 2 T. — 10,0 0,10 RM.

Species laxantes. Germ., Austr. **Species laxantes St.-Germain.** Ross. Abführender Tee. (St.-Germain-Tee.) Mit einer Lösung von Kaliumtartrat (5) in Wa. (10) gleichmäßig durchtränktes, nach $^1/_2$ stündigem Stehen mit einer Lösung von Weinsäure (3) in Wa. (3) ebenso gleichmäßig durchfeuchtetes und dann getrocknetes Gemenge von Fruct. Foeniculi (10), Fruct. Anisi (10) mit

Sennesblättern (32) und Holunderblüten (20). — 10,0 0,10 RM. — Mischungen
ähnlicher Art unter Verwendung von Fol. Sennae, welche vorher ebenfalls nicht
mit Alk. extrahiert sind, enthalten: Espèces purgatives. Gall. Follic.
Sennae 2 T., Flor. Sambuc., Fruct. Anisi ana 1 T., Fruct. Foenic., Tartar. depur.
ana 0,5 T. Species laxantes. Helv. Fol. Sennae conc. 4 T., Flor. Sambuc.
3 T., Fruct. Anis., Foenicul., Tartar. natron. ana 1 T. Nederl. Fol. Sennae
40 T., Flor. Sambuc. 30 T., Fruct. Anis. cont., Foenicul. cont., Tart. depur.
ana 10 T. — Dagegen schreiben eine vorherige Extraktion der Fol. Sennae
mit Alk. vor: Species laxantes St.-Germain. Austr. Fol. Sennae praep.
50 T., Flor. Tiliae 25 T., Fruct. Foenicul. 15 T., Tart. depur. 6 T., Acid. tartar.
4 T. Belg. Fol. Senn. extract. 6 T., Fruct. Anisi, Fruct. Foenic. ana 1 T.,
Rad. Liquir. 2 T. Species Saint-Germain. Dan. Fol. Sennae spir. extr.
40 T., Flor. Sambuc. 25 T., Fruct. Anis., Foenicul. ana 12,5 T., Tart. depur.
10 T. Species laxantes St.-Germain. Ross. Fol. Sennae spirit. extract.
4 T., Flor. Sambuc. 3 T., Fruct. Anis. cont., Fruct. Foenic. cont. ana 1 T.,
Tart. natron. cont. 1 T.

Species laxantes Hamburgenses. Ergb. Fol. Sennae 20 T., Fruct.
Coriandr. 5 T., Mannae 10 T., Acid. tartar. 1 T., Aqu. 2 T. — 10,0 0,15 RM.
— Species Hamburgenses. Dan. Fol. Sennae conc. 625 T., Mannae 250 T.,
Fruct. Coriandr. cont. 75 T., Tart. depur. 50 T. Species laxantes Ham-
burgenses. Norv. Fol. Sennae (60), Mannae (25), Fruct. Coriand. (8), Tartar.
dep. (7).

Innerlich als beliebtes Hausmittel bei habitueller Obstipation, Abführtee
(1—2 Teelöffel mit 1 Tasse Wasser 12 Stunden ziehen lassen).

Species laxantes Hofer. Hofers Abführtee. Flor. Acac. concis., Flor. Chamom.
concis., Flor. Lamii alb. concis., Flores Rhoeados concis., Fruct. Carvi contus. ana 5,0,
Fol. Sennae concis. 50,0.

Species laxantes Körte. Körtes Abführtee. Fol. Senn. deresinat. concis.,
Fruct. Anis. cont., Fruct. Foenicul. cont. ana.

Species laxantes saxonicae. Guajakholz, Faulbaumrinde, Sennesblätter ana 125,0,
Süßholz, Bohnenschalen ana 150,0, Hauhechelwurzel 100,0, rotes Sandelholz, Holunder-
blüten ana 50,0, Stiefmütterchen 40,0, Anis 25,0, Queckenwurzel. Bruchkraut ana 20,
Malvenblüten, Ringelblumen ana 10,0.

Species Lignorum. Germ., Austr., Helv. Species ad Decoctum Lignorum.
Holztee. Gemenge von Lign. Guajac. (5), Rad. Ononid. (3), Rad. Liquir. (1),
Lign. Sassafras (1). — 100,0 0,60 RM. — Austr. Rad. Bardan., Sarsaparill., Rad.
Liquirit., Lign. Santal. rubr. ana 10, Lign. Junip., Guajac., Sassafras ana 20.
Helv. Lign. Guajac., Cort. Sassafras., Rad. Liquirit., Sarsaparill. ana.

1245. Rp. Spec. Lignorum 100,0
    Foliorum Sennae conc. 15,0
    Fructus Cardamomi min. 2,0.
M. f. species. D. S. 2 Eßlöffel voll mit
1 l Wasser auf ³/₄ l einzukochen, davon
die Hälfte des Morgens warm, die andere
Hälfte kalt im Laufe des Tages zu
trinken.

Innerlich zu 25,0—60,0 pro die
in Abkochung zu verbrauchen; 2 Eßlöffel mit 5 Tassen Wasser auf 4 Tassen
einzukochen. — Meist setzt man zur Erzielung einer Abführwirkung noch Fol.
Sennae hinzu. Diaphoretisch wirkendes Volksmittel bei Syphilis, chronischen
Hautkrankheiten, Rheumatismus.

Species Lini. Leinsamentee. Gemenge von Sem. Lini 8 T., Fruct.
Foenicul. 1 T., Fruct. Anis. 1 T., Rad. Liquirit. 2 T. — 100,0 0,50 RM.

Als Hausmittel bei Katarrhen der Luftwege, auch bei diarrhöischen Zuständen und Blasen- und Nierenbeckenkatarrhen oft angewandt.

Species marienbadenses. Gemenge von Flor. Calcatripp. 1 T., Rhiz. Polypod. (von Polyp. vulgare, Engelsüß, mildes Purgans) 1 T., Sacch. candid. 2 T., Fol. Sennae 4 T., Rad. Liquirit. 4 T., Manna 6 T., Caric. minor. 2 T.[1]) — 10,0 0,15 RM.

Als Hausmittel bei habitueller Obstipation angewandt.

Species mitigatoriae. Espèces calmantes. Gall. Fein zerkleinerte Mohnkapseln (ohne Samen) 10,0, feingeschnittene Althäwurzel 20,0.

Species nauheimenses. Bad Nauheimer Tee. Gemenge von Fol. Senn., Fruct. Foen., Fruct. Anisi und Herb. Menth. pip. Abführtee.

Species nervinae. Germ. Beruhigender Tee. Gemenge von Fol. Trifol. fibrin. (4), Fol. Menth. pip. (3), Rad. Valerianae (3). — 10,0 0,10 RM.

Innerlich als beruhigendes Hausmittel bei leichten Erregungs- und Angstzuständen von Neurasthenikern. 1—2 Eßlöffel auf 1 Tasse Wasser, aufgebrüht.

Species pectorales. Germ., Austr., Dan., Helv., Nederl., Ross., Jap. Brusttee. Gemenge von Eibischwurzel (8), Süßholz (3), Veilchenwurzel (1), Huflattichblättern (4), Wollblumen (2), Anis (2). — 100,0 1,35 RM. — Austr. Fol. Althaeae 42, Rad. Liquirit. 30, Rad. Althaeae, Hordeum perlatum ana 10, Flor. Verbasc., Malv., Rhoead., Fruct. Anis. stellat. ana 2. Dan. Fruct. Anis. 8, Flor. Verbasc., Fol. Farfar., Herb. Veronic., Rad. Liquirit. ana 12, Flor. Sambuc. 16, Rad. Althae. 28. Helv. Fruct. Anisi, Fruct. Anisi stell., Fruct. Foenic., Flor. Malv., Flor. Rhoead. ana 2, Flor. Tiliae, Verbasc., Fol. Adiant., Herb. Thymi ana 5, Rad. Liquirit. 40, Rad. Althaeae 30. Nederl. Flor. Rhoead. 10, Rad. Liquir. 20, Fol. Althaeae 40, Rad. Althaeae 30. Ross. Rad. Althaeae 8, Liquirit. 3, Rhiz. Irid. 1, Fol. Farfar. 4, Flor. Verbasc., Fruct. Anis. stell. cont. ana 2. Norv. Fruct. Anisi 10, Flor. Sambuci, Fol. Farfarae ana 15, Rad. Althaeae, Rad. Liquirit. ana 30. Species florum pectoralium. Belg. Flor. Althaeae, Malvae, Gnaphalic, Verbasc. ana. Espèces pectorales. Gall. Flor. Rhoead., Malv., Stoechad., Farfar., Verbasc., Violar., Althae. ana. Species ad infusum pectorale. Suec. Fruct. Anisi stell. 5, Fol. Farfarae 15, Rad. Liquir. 20, Flor. Samb. 20, Rad. Althaeae, Herb. Hyssopi ana 30 T.

Innerlich im Infus von 1 Eßlöffel auf 2—3 Tassen Wasser als beliebtes Hausmittel bei katarrhalischen Affektionen der Luftwege.

Species pectorales cum fructibus. Germ. I., Ergb. Species ad infusum pectorale c. fructibus s. Viennenses. Brusttee mit Früchten. Gemenge von Species pectorales 16, Fruct. Ceraton. 6, Hordei excorticat. 4, Caricae 3 T. — 100,0 0,95 RM.

Species pectorales Schaefer. Schaefers Brusttee. Fol. Plantag. maj. consis., Fol. Eucal. consis., Fol. Menth. pip. consis., Herb. Auricul. mur. consis., Herba Galeops. concis., Herba. Veronicae concis. ana.

Species pro Thea Helvetica. Espèces vulnéraires. Gall. Schweizer Tee. Falltrank. Gemenge von Herb. Absinth., Betonic., Teucr., Hyssop., Heder. terrestr., Millefol., Origan., Vincae, Rosmarini. usw. ana.

Volksmittel als beruhigender Tee.

Species resolventes. Ergb., Dan., Norv. Zerteilende Kräuter. Gemenge von Fol. Meliss., Herb. Origan. vulg. ana 7, Flor. Chamomill. vulg., Flor. Lavandul., Flor. Sambuci ana 2 T. Norv. Herb. Absinth., H. Meliss., H. Menth. pip., H. Origani (ana 20), Flor. Chamomill., Flor. Lavand. (ana 8,0), Flor. Sambuci (4). Dan. Flor. Sambuci (50), Flor. Lavand., Chamomill. (ana 75), Herb. Absinth., Origan., Menth. pip., Meliss. (ana 200). — 10,0 0,10 RM.

Äußerlich als Kataplasma.

---

[1]) Unterscheiden sich von den Species gasteinenses (S. 669) nur durch den Gehalt an Feigen (dort kleine Rosinen).

Spigelia. Radix Spigeliae. Port. Die getrocknete Wurzel der Loganiacee Spigelia mary-landica L., würzig riechend und bitter und scharf schmeckend. Bestandteile: Ein Alkaloid. Spigelin, ätherisches Öl, Gerbstoff, Harz.

Innerlich im Dekokt zu 10,0 : 150,0 zur Beruhigung und als Anthelminthicum. In Deutschland nicht angewendet.

Spilanthes.

Herba Spilanthis oleraceae. Germ. I., Ergb. Parakresse. Das blühende Kraut der Composite Spilanthes oleracea Jacquin. Enthält den Bitterstoff Spilanthin und $1/_4$% ätherisches Öl. — 10,0 0,15 RM.

Tinctura Spilanthis composita. Germ. I., Ergb. Parakressentinktur. Dunkel-braungrün, scharf brennend schmeckend, bereitet aus Herb. Spilanth. sicc., Rad. Pyrethri ana 2, Spir. dilut. 10 T. — 10,0 0,25 RM.

Äußerlich als Zahnschmerzmittel viel im Gebrauch gewesen, einige Tropfen der Tinktur wurden, auf Watte, in den hohlen Zahn gesteckt, oder man bepinselte das Zahn-fleisch der schmerzenden Stelle, oder man wendete ein Mundwasser aus 1 Teelöffel der Tinktur in einem Weinglase Wasser an. Früher auch bei Rheumatismus und bei Blasen-leiden angewandt.

Spiraea. Flores Spiraeae Ulmariae. Ulmariae flos. Belg. **Flos Spiraeae.** Helv. Spier-blumen. Die getrockneten Blüten der Rosacee Spiraea Ulmaria L. Enthalten Salicylsäure-methylester, Piperonal und Vanillin.

Innerlich im Dekokt. Als Volksmittel (Diureticum, Vermifugum und Adstringens).

Spirituosa medicata s. Teil I, S. 50.

Es folgen hier Arzneispirituspräparate (arzneiliche Spirituosen), soweit sie nicht bei den einzelnen Arzneistoffen abgehandelt sind, nach denen sie be-nannt sind.

Spiritus anhaltinus. Anhaltingeist. Caryophyll., Cinnam. ceylon., Cubebae, Fruct. Foenicul., Fruct. Lauri, Herb. Rosmarin., Mastix, Nuc. moschat., Oliban., Rhizom. Galang. ana 10 T., Terebinth. venet. 100 T., Spir. dilut. 950 T. 6 Tage digerieren, 150 T. Wa. zufügen und 800 T. abziehen. Ähnlich ist Alcoolat de Fioravanti Gall., Spiritus balsamicus s. Balsamum Fioravanti Helv. und Spiritus aromaticus Ergb.

Innerlich vereinzelt als Analeptikum.

Äußerlich vereinzelt als Riechmittel und zu Einreibungen.

Spiritus russicus s. unter Capsicum S. 263, Spir. aromaticus s. S. 504 und 672, Spir. coloniensis s. S. 168.

Spiritus caeruleus. Ergb. Liq. Ammon. caust. (10%) 50,0, Spir. Lavandul. und Rosmar. ana 70 T., Aerug. 1 T. — 100,0 0,95 RM.

Äußerlich zu Umschlägen und Waschungen bei chronischen Entzündungen, Lähmungen. Obsolet.

Spongia. Gall., Hisp., Port. Spongia marina. Badeschwamm. Das Gerüst von Euspongia officinalis L.

Dient z. B. als lockeres Material für Füllung von Riechfläschchen. Gall. Spongia aseptica: Gewaschene, nacheinander mit Salzsäure, Kaliumpermanganat und schwefliger Säure behandelte Schwämme, die in Phenollösung (5proz.), Sublimatlösung (1prom.) oder gesättigter wäßriger Thymollösung aufbewahrt werden. Port. Spongiae ceratae Germ. I. Gewaschene, in geschmolzenes Wachs getauchte, schnell und kräftig abgepreßte Schwämme.

Stannum. Stannum chloratum. Zinnchlorür. $SnCl_2 + 2H_2O$. Mol.-Gew. 225,6. Farb-lose, in salzsäurehaltigem Wa. leichtl. Krystalle, durch viel Wa. unter Abscheidung eines basischen Salzes zersetzlich.

Früher bis 0,05 und 0,25 tägl. gegen Neurosen, Tabes, Epilepsie, Taenia und Queck-silbervergiftung. Neuerdings in Form der Lerastan-Tabl. (Zinn, nicht angegebene Sn-Verbindung und Bardana) gegen Furunkulose vereinzelt empfohlen.

Stibium (Sb)-Präparate.

Die Antimonpräparate, in der Vorzeit als sog. Alterantia bei vielen inneren Krankheiten angewendet, sind wegen ihrer Giftigkeit und wegen ihrer geringen therapeutischen Wirksamkeit ganz in den Hintergrund getreten und finden nur noch selten als Expectorantia und Emetica, äußerlich als Hautreizmittel Verwendung. In der neuesten Zeit hat ihre chemische Ähnlichkeit mit den Arsenverbindungen (s. S. 177) die Darstellung organischer Präparate veranlaßt, welche teils in Spirilleninfektionen, teils in Nervenkrankheiten versucht werden; die Wirksamkeit in einigen Tropenkrankheiten scheint erwiesen. Toxikologisch hängt die Beurteilung von der chemischen Wertigkeit der Sb-Verbindungen ab; die 5-wertigen Verbindungen haben eine weit geringere Giftigkeit im Tierversuch als die 3-wertigen.

Stibium chloratum. Antimoine (trichlorure d'). Gall. Antimonchlorür. Antimonbutter. $SbCl_3$. Salbenartige, krystallinische, farblose, sehr hygroskopische Masse.

Äußerlich früher als Ätzmittel verwendet. Verlassen.

Liquor Stibii chlorati. Germ. I., Ergb. Stibium chloratum liquidum. Butyrum Antimonii. Spießglanzbutter. Eine Lösung von Antimontrichlorid $SbCl_3$ in roher Salzsäure. Klare, gelbliche, ölige Flüssigkeit. Spez. Gew. 1,34—1,36. — Durch Wasserzusatz wird ein reichlicher Niederschlag (Algarothpulver) gefällt. — 100,0 0,50 RM.

Äußerlich als Ätzmittel unvermischt mit dem Pinsel aufgetragen, auf die vorher sorgfältig gereinigte Stelle, oder in Salben 1 auf 5—10 Fett.

Stibium oxydatum album. Antimonii oxidum. Brit. Antimonoxyd. Trioxyd. Sb_2O_3. Grauweißes, in Wa. unl. Pulver, leichtl. in Salzsäure.

Therapeut. Dosen: 0,06—0,12 (Brit.).

Zur Bereitung des Kermes mineral. und Tartar. stibiat. verwendet. Ähnlich wie Brechweinstein als Expektorans. In Deutschland nicht angewendet.

Pulvis antimonialis. Brit. Besteht aus Stib. oxydat. 25, Calc. phosphor. praecip. 50. Therapeut. Dosen: 0,2—0,4 (Brit.).

Innerlich zu 0,18—0,30 pro dosi. Als Expektorans bei fieberhaften Bronchialkatarrhen früher häufiger verwendet.

Kalium stibicum. Antimoine diaphorétique lavé. Gall. Stibium diaphoreticum. Kaliummetaantimoniat. Antimonsaures Kalium. $KSbO_3$. Weißes, amorphes. in Wa. unl. Pulver.

Innerlich als schweißtreibendes Mittel, nicht mehr im Gebrauch.

Tartarus stibiatus. Germ., Belg. **Stibium kalio-tartaricum.** Austr. **Tartras stibico-kalicus.** Dan., Norv. **Tartras kalico-stibylicus.** Nederl. **Stibio-kalium tartaricum.** Helv., Jap., Ross. **Kalii stibyli tartras.** Suec. **Antimonii et Potassii Tartras.** Am. **Antimonium tartaretum.** Brit. **Antimoniotartrate acide de Potassium.** Gall. **Tartrato di Antimonio e di Potassio.** Ital. **Kalii stybili tartras.** Internat. Vorschl. Brechweinstein. $C_4H_4O_7SbK + \frac{1}{2}H_2O$. Mol.-Gew. 334. Mindestgehalt 99,5%. Weiße, allmählich verwitternde Krystalle oder weißes, krystallinisches Pulver, etwa 3% Krystallwasser enthaltend, widerlich süßlich schmeckend, in Wa. (17), sied. Wa. (3) mit schwach saurer Reaktion l., in Alk. unl., beim Erhitzen verkohlend. Rein, frei von Arsenverbindungen. Vorsichtig aufzubewahren. — 1,0 0,05 RM.

Therapeut. Dosen: 0,0025—0,008, 0,03—0,06 (Brechenerregend) (Brit.).

Durchschn. Dosis: 0,003 (Am.).

Größte Einzelgabe: 0,1 (ebenso Jap., Nederl., Ross.), dagegen 0,2 Austr., Belg., Dan., Gall., Helv., Ital., Norv., Suec., Internat. Vorschl.

Größte Tagesgabe: 0,3 (ebenso Jap., Nederl., Ross.), dagegen 0,4 Dan., Norv.; 0,5 Austr., Ital.; 0,6 Belg., Gall., Helv., Internat. Vorschl.

Innerlich zu 0,005—0,2. Die kleineren Dosen, 0,005—0,02 mehrere Male täglich, dienen als Expektorans, die größeren Dosen 0,02—0,03 bis 0,05—0,1 als Emeticum (die gewöhnliche Dosis des Brechmittels 2—4mal alle 10 bis 15 Minuten). In Pulvern zweckmäßiger als die früher beliebten Trochisci (Trochisci vomitorii), Solutionen und Schütteltränke. Der Brechweinstein wird, wie die übrigen inneren Brechmittel, jetzt durch Magenspülung, allenfalls durch die subcutane Anwendung des Apomorphins ersetzt. Übrigens erzeugt Tartarus stibiatus nicht nur eine lang andauernde Nausea, sondern oft auch schwere Magen- und Darmreizung.

Wenn der Brechweinstein innerhalb 1 Stunde nicht wirkt, hat man die prophylaktische Darreichung von Acidum tannicum in nicht zu kleiner Menge (1,0—2,5) empfohlen, um das Antimon im Magen-Darmkanal unlöslich und unschädlich zu machen.

Zur subcutanen Injektion von je 2—5 mg, in der Lösung 0,05 : 10, bei perniziöser Anämie, von gleicher Wirkung wie arsenige Säure, bei Versagen derselben empfohlen; jetzt durch Leberanwendung überflüssig geworden.

Äußerlich am besten gar nicht oder nur als Ätzpaste, mit Wasser zum dünnen Teige angerührt, zu verwenden. Allenfalls zu Salben zur gelinden Reizung 0,1—0,5 auf 10 T. Fett; zur stärkeren Reizung und Pustelbildung 0,5—2,0 auf 10 T. Fett bzw. Ungt. Paraffin. (vgl. Ungt. Tart. stib.). Im allgemeinen sei man bei der Anwendung des Brechweinsteins auch in äußerer Form vorsichtig, da derselbe, in zu großer Menge angewendet, leicht toxische Symptome hervorruft, da ferner die durch Brechweinstein erzeugten Pusteln und Excoriationen schwer heilen, meist sehr schmerzhafter Natur sind und in der Regel tiefe Narben hinterlassen.

1246. Rp. Tartari stibiati 0,005
        Ammonii chlorati 0,5
        Succi Liquiritiae pulv. 1,0.
M. f. pulv. D. tal. dos. Nr. X ad chart.
   cerat. D. S. 3stündl. 1 Pulver. (Als
   Expektorans und Resolvens.)

1247. Rp. Tartari stibiati 0,03
        Radicis Ipecacuanhae pulv. 1,0
        Amyli 0,5.
M. f. pulv. D. tal. dos. Nr. III. D. S. Alle
   10 Minuten 1 Pulver, bis Erbrechen erfolgt ist.

1248. Rp. Tartari stibiati 10,0
        Adipis benzoati 30,0.
M. f. ungt. D. S. Äußerlich.

Cave: Mineralsäuren, Schwefelmetalle, Alkalien, deren Carbonate, Seifen und gerbstoffhaltige Flüssigkeiten. Man verordne den Brechweinstein immer nur in Verbindung mit neutralen Substanzen; der Zusatz von Fruchtsirupen zur Lösung des Tartarus stibiatus hat keine zersetzende Einwirkung auf das Mittel, bedingt aber oft eine überraschende Farbenveränderung; so wird. z B. der Sirupus Idaei durch Brechweinstein violett, Sirupus Violarum grün.

Unguentum Tartari stibiati. Germ., Helv. **Unguento di Tartrato di Antimonio e Potassio.** Ital. Unguentum stibiatum. Unguentum irritans Autenriethii. Brechweinsteinsalbe. Pockensalbe. Pustelsalbe. Weiß, aus Brechweinstein und weißem Vaselin (Helv. Schweineschmalz) bereitet, 20proz. 10,0 0,10 RM.

Äußerlich als heftig wirkende Reizsalbe, zur Erzeugung von Pusteln, die bei zu starker Einwirkung tiefgreifende Geschwüre mit Narbenbildung erzeugen. 1 Erbse bis 1 Bohne groß 2mal tägl., bis zum Erscheinen von Pusteln, einzureiben (ein in der Vergangenheit bei Geisteskranken beliebtes Verfahren); schmerzhaft und am besten zu vermeiden.

Vinum stibiatum. Germ. V., Ergb., Belg., Helv., Nederl., Suec. **Vinum Stibii Kaliotartarici.** Austr. **Vinum antimoniale.** Brit. Vinum emeticum. **Brechwein.** Nach P. I. soll Brechwein 0,4 % Brechweinstein enthalten. Damit übereinstimmend ließ Germ. V. 1 T. Brechweinstein in 249 T. Xereswein lösen. Das gleiche Verhältnis haben die meisten anderen Pharm., nur der verwendete Südwein ist ein anderer. Nach Internat. Vorschl.: Ein stark wirkendes Arzneimittel soll nicht in die Form eines Arzneiweins gebracht werden. — 10,0 0,10 RM.

Therapeut. Dosen: 0,6—1,8 ccm, 8—16 ccm (brechenerregend). (Brit.)

Innerlich zu 0,5—1,5 (10—30 Tr.) mehrmals täglich, als Diaphoreticum, Expektorans usw. zur emetischen Wirkung 15,0—40,0 unvermischt von 5 zu 5 Minuten einen kleinen Eßlöffel voll. — Bei Kindern teelöffelweise, alle 10 Minuten. Kaum noch angewendet.

Stibium sulfuratum aurantiacum. Germ., Austr., Belg., Helv., Jap., Ross. **Antimonium sulphuratum.** Brit. **Sulfidum stibicum.** Dan., Nederl. **Antimoine (pentasulfure d').** Gall. **Pentasolfuro di Antimonio.** Ital. Sulfur auratum Antimonii. **Goldschwefel. Antimonpentasulfid.** Etwa Sb_2S_5. Feines, orangerotes, fast geruchloses Pulver[1]). Das Präparat der Brit. ist ein Gemisch aus Antimontri- und -pentasulfid, Antimonoxyden und Schwefel. Rein, insbesondere frei von Arsenverbindungen. Vor Licht geschützt aufzubewahren. — 10,0 0,20 RM.

Therapeut. Dosen: 0,06—0,12 (Brit.).

Innerlich zu 0,015—0,2 2—3 mal tägl., in Pulvern, Pillen, Pastillen als Expektorans bei Bronchialkatarrhen, früher viel benutzt, besonders in der Form des Plummerschen Pulvers und der Plummerschen Pillen. Jetzt kaum noch gebraucht.

1249. Rp. Stibii sulfurati aurantiaci 0,03
Pulv. Ipecacuanhae opiati
Sacchari albi ana 0,5.
M. f. pulv. D. tal. dos. Nr. VI. S. Morgens
und abends 1 Pulver.

1251. Rp. Hydrargyri chlorati
Stibii sulfurati aurantiaci
ana 0,05
Sacchari pulv. 0,5
Radicis Althaeae pulv. 0,2.
M. f. pulv. D. tal. dos. Nr. X. S. 3 mal
tägl. 1 Pulver (Expectorans). S. Pulvis
Plummeri. F. M. B. (0,90 RM. o. G.)

1250. Rp. Stibii sulfurati aurantiaci
Hydrargyri chlorati ana 1,0
Succi Liquiritiae dep. 2,0
Radicis Althaeae q. s.
ut f. pil. Nr. L. D. S. Pilulae alterantes Plummeri.

1252. Rp. Stib. sulfurat. aurant.
Extr. Senegae ana 0,03.
M. f. pastilli. D. tal. Nr. XXX. (Expektorans.)
Die nicht empfehlenswerten Pilulae contra tussim s. unter Morphin S. 536.

Cave: Alle Metallsalze, nur Kalomel darf als erlaubte Ausnahme gelten, doch geht auch in dem Plummerschen Pulver und ähnlichen Kompositionen, besonders bei der Anwesenheit von Feuchtigkeit, schnell Umsetzung vor sich, indem sich Antimonchlorür und Quecksilbersulfid bildet. Ferner sind besonders zu meiden Säuren, selbst saure Sirupe und Fruchtsäfte. Der Goldschwefel darf bei seiner leichten Zersetzlichkeit nur mit möglichst einfachen Vehikeln verordnet werden.

Stibium sulfuratum nigrum. Germ., Austr., Belg., Helv. **Sulfuretum stibicum depuratum.** Dan. **Stibii trisulfidum.** Suec. **Trisulfure d'Antimoine.** Gall. **Trisolfuro di Antimonio depurato.** Ital. Antimonium nigrum. **Spießglanz.** Antimontrisulfid. Sb_2S_3. Grauschwarze, strahlig krystallinische Stücke oder grauschwarzes, schweres Pulver, höchstens 1 % Rückstand (meist Arsentirisulfid) aufweisend. Einige Pharm. schreiben ein durch Schlämmen gereinigtes Präparat vor: Stibium sulfuratum nigrum laevigatum (Germ. I.). — 100,0 0,80 RM.

Innerlich zu 0,3—0,5—1,0 2—3 mal tägl., in Pulvern, Pillen, Trochisci. Wie Stibium sulfuratum aurantiacum früher angewendet.

Cave: Starke Säuren sowie kaustische und kohlensaure Alkalien.

---

[1]) Meist sehr geringe Mengen Schwefel enthaltend.

Stibium sulfuratum rubeum[1]). Germ. I., Helv. **Kermes minerale.** Belg., Dan., Suec., Ital. **Antimonium sulphuratum.** Brit. **Kermès minéral.** Gall. Pulvis Carthusianorum. **Mineralkermes.** Kartäuser Pulver. Feines, rotbraunes, geruchloses Pulver, mit kleinen, dem bewaffneten Auge wahrnehmbaren, glitzernden Krystallen. Es besteht aus einem Gemenge von Antimontrisulfid Sb_2S_3 mit Natriumpyroantimoniat $Na_2H_2Sb_2O_7 + 6H_2O$) in wechselnden Verhältnissen. Das Präparat der Brit. enthält Antimontri- und -pentasulfid, Antimonoxyde und Schwefel. — 10,0 0,45 RM.

Therapeut. Dosen: 0,06—0,12 (Brit.).

Innerlich: Gabe und Form wie beim Stib. sulfurat. aurant., wirkt aber infolge des Antimonoxydgehaltes leichter brechenerregend als dieses, und wurde deshalb in der Regel in geringerer Gabe gegeben: 0,01—0,1.

1253. Rp. Stibii sulfurati rubei
     Hydrargyri chlorati ana 2,0
     Resinae Guajaci pulv. 4,0
     Gummi arab. Tragacanth ana 0,1
     Syrup. amyli 1,0.
ut f. pil. Nr. C. S. Pilula Hydrargyri subchloridi composita. (Plummers Pills.)   Brit.

1254. Rp. Stibii sulfurati rubei 1,0
     Sacchari albi 21,0
     Radic. Althae. 6,0
     Gummi arab. 12,0.
M. f. pulv. D. S. Pulvis gummosus stibiatus.   Suec.

Pastilli Stibii sulfurati rubei et Opii. Pastilli Kermetis cum Opio. Helv. Tronchinpastillen. (Mit Anis, Süßholzsaft und Zucker hergestellte Pastillen, von denen jede je 0,002 Opium und Stib. sulfurat. rubeum enthält.)

Antimosan - Lösung 5proz. Komplexverbindung des Antimonoxyds mit einem Brenzcatechinderivat. (Näheres nicht deklariert.) Gehalt: 12,5% dreiwertiges Sb. Neutral reagierend. — 5 Amp. (5 ccm) 3,70 RM.

Zur intravenösen Injektion 2—6 ccm, als wirksames Mittel bei verschiedenen Tropenkrankheiten, aber auch bei einigen Nervenkrankheiten (multiple Sklerose, Encephalitis) empfohlen, bisher ohne sichere Erfolge.

Stibenyl. $CH_3COHN\langle C_6H_4 \rangle SbO_3HNa + H_2O$.   p - Acetylaminophenylstibinsaures Natrium. Gehalt: 33% Sb. In Wa. l. Pulver, weniger giftig als Tart. stibiatus. — 3 Amp. (0,1 und 0,3) 3,00 und 8,90 RM.

Zur intramuskulären oder intravenösen Injektion 0,05—0,1, jeden zweiten bis dritten Tag, bei Trypanosomen- und Spirochätenerkrankungen (Leishmaniosis, Bilharziosis, Schlafkrankheit, Malaria).

Stibosan. Chlorverbindung des vorigen. $CH_3COHN\langle C_6H_3(Cl) \rangle SbO_3HNa$. — O. P. und Preise wie beim vorigen Präp.

Zur intravenösen oder intramuskulären Injektion von 0,2—0,3 g in 1—2proz. Lösungen. Gegen Spirochätenerkrankungen und Trypanosomen wie das vorige.

Stillingia. Radix Stillingiae. Die getrocknete Wurzel der Euphorbiacee Stillingia silvatica Müller Argoviensis von scharfem, brennendem und bitterem Geschmack. Bestandteile: Etwa 3% ätherisches Öl, Harz.

Innerlich im Dekokt früher als Emeticum und Alterans bei Leber- und Hautkrankheiten, auch als Antisyphiliticum und Antiscrofulosum gebraucht. Verlassen.

Stoechas. Flores Stoechados. Ergb. **Gnaphalii flos.** Belg. **Fleur de Pied de chat.** Gall. Ruhrkrautblüten. Strohblumen. Katzenpfötchen. Die getrockneten Trugdolden der Composite Helichrysum arenarium Mönch (Ergb.) oder Antennaria dioica Gärtner (Belg., Gall.). (Nach Hisp.: Die blühende Spitze der Labiate Lavandula Stoechas D. C. — 10,0 0,10 RM.

Innerlich im Infusum 5,0—15,0 auf 100,0 oder zu Spezies. Bei Gicht, Nieren- und Blasenleiden, auch bei Wassersuchten als Volksmittel.

---

[1]) rubeus = ruber.

Stramonium.

Folia Stramonii. Germ., Austr., Brit. (St. F.), Dan., Jap., Nederl. **Folium** Stramonii. Belg. (St. F.), Helv., Norv., Ross., Suec. **Stramonium.** Am. **Stramoine.** Gall. **Stramonio.** Ital. **Stechapfelblätter.** Zur Blütezeit gesammelte, getrocknete Laubblätter der Solanacee Datura stramonium L. (Jap. außerdem Datura Tatura L.). Nederl. läßt für Niederl.-Ostindien die Blätter von Datura fastuosa L., Var. alba, zu. Höchstens 20% Asche enthaltend. Vorsichtig aufzubewahren! Hauptbestandteile wie bei Fol. Belladonn. Am. und Suec. verlangen mindestens 0,25% Alkaloide. — 10,0 0,20 RM.

Durchschnittl. Dosis: 0,075 (Am.).

Größte Einzelgabe: 0,2 (ebenso Jap., Ital., Ross.), dagegen Austr., Helv. **0,3,** Gall. **0,25.**

Größte Tagesgabe: 0,6 (ebenso Ross., Jap.), dagegen Austr., Gall., Helv. **1,0,** Ital. **0,5.**

Innerlich zu 0,03—0,15 in Pulvern, Pillen, Aufguß 0,5—1,0—1,5 auf 150,0 als Beruhigungsmittel bei Asthma, Tussis convulsiva, Hustenreiz, Neuralgien, Epilepsie, Kardialgien, wie Folia Belladonnae, kaum mehr angewandt.

Äußerlich als Rauchmittel bei Asthma in Form der Stramoniumzigarren: 4,0 Stramoniumblätter — die Gall. erlaubt für Zigaretten nur 1,0 — als Körper der Zigarre, mit einem Deckblatt von Nicotiana tabacum umgeben. Vorsichtig und in Absätzen zu rauchen, da sie leicht Narkose erzeugen; man lasse anfangs nur wenige Züge tun und allmählich steigen. Auch das Rauchen von Tabak, der mit einem konzentrierten Stramoniumdekokt behandelt worden ist, oder Mischungen von Tabak 2 T. mit 1 T. Stramoniumblätter empfohlen. Gebräuchlich ist ferner, die Stramoniumblätter, am besten in Verbindung mit anderen narkotischen oder indifferenten Blättern, mit konzentrierter Salpeterlösung zu tränken, dann trocknen zu lassen und zu Räucherungen bei Asthma gleich dem Salpeterpapier (Charta nitrata) zu benutzen; selten im Infusum zu Inhalationen entweder zu Dampfinhalationen oder zur Vernebelung, 0,5—1,0 ad 500,0 Aqua; selten auch in Salben (1 der gepulverten Blätter mit 5—10 Fett).

Folia Stramonii nitrata. Germ. **Asthmakraut.** Fol. Stram. (600), Kal. carb. (1), Kal. chloricum (4), Kal. nitr. (200), Aq. (400). Die Fol. Stram. werden mit der heißen Lösung der Salze gleichmäßig durchfeuchtet und bei gelinder Wärme getrocknet. Vorsichtig aufzubewahren! — 100,0 1,80 RM. — **Pulvis antiasthmaticus.** Suec. Fol. Stram. mit 12% Herb. Lobel. und 6% Cort. Cascarill. Norv. mit 0,2% Opium, 10% Herb. Lobel., 15% Fol. Bellad. und 2,8% Camphora.

Zum Räuchern bei Asthma bronchiale.

Charta antiasthmatica. Nederl. **Asthmapapier.** Fol. Bellad., Stramon., Dig., Salv. (ana 2) mit heißem Wasser zu 85 T. Kolatur übergossen, darin Kalium nitricum (15) gelöst und hiermit Filtrierpapier getränkt. Das getrocknete Papier wird noch mit einer Mischung von Tinct. Benz. (1) und Spir. (4) getränkt. 1 Stück je 15 × 10 cm.

Äußerlich statt der Charta nitrata, als Räuchermittel bei Bronchialasthma.

Extractum Stramonii. Germ. I., Ergb., Am. **Stechapfelextrakt.** Braunes, in Wa. fast klar l. dickes Extr., nach Ergb. aus frischem blühendem Stechapfelkraut durch Ausziehen mit Wa. bereitet. Am. läßt ein dickes (pilular.) und ein trockenes Extrakt herstellen, letzteres ist mit Stärke getrocknet, beide sind auf 1% Alkaloide eingestellt. — 1,0 0,45 RM.

Durchschnittliche Dosis: 0,02 (Am.).

Möglichst nicht überschreiten: 0,1 pro dosi, 0,3 pro die! (Ergb.)

Innerlich zu 0,01—0,1 mehrmals täglich in Pillen und Mixturen. Wie Extr. Belladonnae. Nicht mehr im Gebrauch.

Äußerlich zu Inhalationen, zu Salben 1,0—1,5 auf 25,0, Pflastern, Suppositorien.

Extractum Stramonii fluidum. Aus getrockneten Stechapfelblättern mit wäßrigem Alk. perkoliert und auf einen Gehalt von 0,35 Alkaloiden in 100 ccm eingestellt.

Innerlich zu 0,06—0,2 (1—4 Tr.) mit Aq. Amygdal. oder Liq. Ammon. anis. bei Asthma. Nicht mehr im Gebrauch.

Semen Stramonii. Germ. I., Ergb., Helv. Stechapfelsamen. Die reifen Samen enthalten außer fettem Öl Hyoscyamin und Scopolamin. Helv. 0,24% Alkaloide. — 10,0 0,10 RM.

Möglichst nicht überschreiten: 0,25 pro dosi, 0,5 pro die! (Ergb.)

Innerlich zu 0,03—0,25 in Pulvern, Pillen. (Wie Folia Stramonii.) Verlassen.

Extractum Stramonii e Seminibus. Stechapfelsamen mit verd. Alk. perkoliert und zum dicken Extrakt eingedampft.

Innerlich früher zu 0,01—0,05 mehrmals täglich in Pillen als Antispasmodicum, Sedativum und Analgeticum bei Epilepsie, Asthma bronchiale, Chorea, auch bei Dysmenorrhöe.

Tinctura Stramonii seminis. Ergb. **Tinctura Stramonii.** Am., Brit., Helv. Stechapfelsamentinktur. Hellbraun, grün fluorescierend, nach Ergb. durch Maceration von 1:10 verd. Alk. bereitet. Perkolation schreiben vor: Am. 1:10 mit 49proz., Brit. 1:5 mit 45proz., Helv. 1:10 mit 70proz. Alkohol. Alkaloidgehalt: 0,03% (Helv.). Am. und Brit. verarbeiten Folia Stramon., Am. verlangt Mindestgehalt von 0,025% Alkaloiden. — Tinctura Stramonii 10,0 0,20 RM.

Therapeut. Dosen: 0,3—1 ccm (Brit.). Durchschnittl. Dosis: 0,75 ccm (Am.).

Größte Einzel- und Tagesgabe: Helv. **1,0, 3,0** (ebenso Ergb.).

Innerlich zu 0,25—1,0 (5—20 Tr.) mehrmals täglich. Früher bei Asthma, Tussis convulsiva, Neuralgien, Hustenreiz, jetzt kaum noch angewandt.

1255. Rp. Tinct. Stramonii 2,5
     Aq. Laurocerasi 10,0.
M. D. S. 3mal tägl. 20—30 Tr.

1256. Rp. Liq. Ammonii anisati
    Tinct. Opii simplicis
    Tinct. Stramonii ana 10,0.
M. D. S. 3stündl. 15 Tr.

Strontium-(Sr)-Verbindungen.

Die Strontiumverbindungen werden in neuerer Zeit zu analogen Indikationen wie die Calciumverbindungen empfohlen, zur Herabsetzung nervöser Reizbarkeit, insbesondere des autonomen Nervensystems, wie der Empfindlichkeit sensibler und motorischer Bahnen des spinalen und cerebralen Nervensystems. Auch entzündliche Prozesse sollen durch Anästhesierung der Reflexbahnen günstig beeinflußt werden. Besonders soll Sr die Kalkapposition in Knochenkrankheiten begünstigen. Es ist nicht sicher bewiesen, daß die Sr-Verbindungen Vorzüge vor den Ca-Verbindungen haben, so daß sie sich bisher nicht in der Praxis einzubürgern vermochten.

Von den Salzen sind Stront. brom. S. 234, Stront. jod. S. 470, Stront. salicylic. S. 625 abgehandelt.

Strontium aceticum. — 1,0 0,05 RM.

Strontium chloratum. $SrCl_2 + 6H_2O$. Farblose Krystalle, etwa in gleichen Teilen Wa. und in Alk. l. — 10,0 0,10 RM.

Analog dem Calcium chloratum, doch nicht empfehlenswert.

Strontium lacticum. Strontium (lactate de). Gall. Strontiumlactat. $Sr(C_3H_5O_3)_2 + 3H_2O$. Weißes, körniges Pulver oder krystallinische Massen, geruchlos, schwach bitterlich salzig schmeckend, luftbeständig. L. in 3 T. Wa., fast unl. in Alk. — 1,0 0,05 RM.

Innerlich, in Lösung 10:200, eßlöffelweis oder in Pulvern zu 0,5—1,0 in Oblaten mehrmals täglich, nach den Indikationen der Kalktherapie, ohne Vorzüge vor Calc. lacticum. Früher auch bei Nephritis zur Herabsetzung der Albuminurie und als Diureticum empfohlen, auch bei Gicht und Rheumatismus, aber sicher wirkungslos.

Strontiuran. Strontiumchloridharnstoff in 10proz. Lösung. 2 Ampullen (5 ccm) 1,70 RM. und 50 Tabletten (0,8 g) 4,60 RM.

Als Ersatz für Calciumchloridharnstoff (Afenil) empfohlen bei den Indikationen intravenöser Kalktherapie. Ohne Vorzug vor den injizierbaren Kalkpräparaten. (Es wird besonders empfohlen, zur Vermeidung von anaphylaktischen Erscheinungen bei Salvarsaninjektion das Salvarsan in 5—10 ccm Strontiuran gelöst zu injizieren. Durch das Klarbleiben der Mischung würde auch die einwandfreie Beschaffenheit des Salvarsans bewiesen.)

Monochlorbehenolarsinsaures Strontium = Elarson s. S. 185.

Strophanthus.

Bis auf weiteres gelten für Semen und Tinctura Str. noch die Vorschriften der Germ. V. Als Fußnoten sind „Semen Strophanthi Germ. VI." und „Tinctura Strophanthi Germ. VI." beschrieben, bei deren späterer Einführung die Artikel der Pharm. V. außer Kraft treten werden.

Semen Strophanthi[1]). Germ. V., Austr., Dan., Jap., Helv., Norv., Ross., Suec. Strophanthi semen. Belg. Strophanthi semina. Brit. Strophanthus. Am., Gall. Strofanto. Ital. Strophanthussamen. Die von ihrer Granne befreiten, reifen Samen der (tropisch afrikanischen Apocynacee) Strophanthus kombe Oliver (desgleichen Austr., Brit., Dan., Helv., Jap., Nederl., Norv., Ross., Suec. — kombe bzw. hispidus: Am., Belg., Gall., Ital.), schwach eigenartig riechend und sehr bitter schmeckend. Wird ein trockener Querschnitt des Samens mit 1 Tr. verd. Schwefelsäure (4 Vol. + 1 Vol. Wa.) bedeckt, so färben sich das Endosperm und die Keimblätter grün (Glykosid Strophanthin 4—6%). Ferner enthält der Samen fettes Öl, Cholin und Trigonellin. Am. läßt den Wirkungswert des Samens pharmakologisch am Frosch einstellen. Nach Internat. Vorschl.: Str. gratus Franch., Str. hispidus DC, Str. Kombé Oliv. — 10, 0,55 RM.

Am. Nach dem bei Tinct. Digitalis beschriebenen Verfahren muß eine aus Str. bereitete Tinktur beim Frosch innerhalb 1 Stunde in einer Höchstmenge von 0,00006 ccm Tinktur (entsprechend 0,0000005 Ouabain) je Gramm Körpergewicht systolischen Herzkammerstillstand hervorrufen.

Durchschnittl. Dosis: 0,06 (Am.).

Dient zur Bereitung der Tinktur.

Semen Strophanthi kombe deoleatum pulveratum. Spezialität der Firma Caesar & Loretz in Halle.

Extractum Strophanthi. Brit. Strophanthusextrakt. Aus mit Ae. entfettetem Strophanthussamen durch Perkolation mit Alk. bereitetes dickes Extrakt, das mit so viel Milchzucker versetzt ist, daß die doppelte Menge der angewandten Droge erhalten wird.

Therapeut. Dosis: 0,016—0,06 (Brit.).

Innerlich zu 0,01—0,06 mehrmals täglich in Pillen als Herztonicum und Diureticum nach den Indikationen der Digitalistherapie.

---

[1]) Noch nicht in Kraft gesetzt: Semen Strophanthi. Germ. VI. Strophanthussamen. Mindestgehalt 4% wasserfreies g-Strophanthin. Die von ihrem grannenartigen Fortsatz befreiten, reifen, spindelförmigen, gelben bis gelbbraunen, schwach eigenartig riechenden und stark und anhaltend bitter schmeckenden Samen der Apocynacee Stroph. gratus (Wallich et Hooker) Franchet. Bei der Schwefelsäureprobe (s. o.) färbt sich der Samenquerschnitt nach wenigen Minuten rötlich, dann rot bis rotviolett; das Pulver darf lebhaft grün gefärbte Teilchen nicht aufweisen. Das Pulver ist bräunlich. Es darf keine anderen Strophanthusarten enthalten; der Aschegehalt darf höchstens 7% betragen. Vorsichtig aufzubewahren.

Tinctura Strophanthi[1]). Germ. V., Austr., Am., Brit., Belg. (Str. T.), Dan., Helv., Jap., Nederl., Norv., Ross., Suec. **Teinture de Strophanthus**. Gall. **Tintura di Strofanto**. Ital. Strophanthustinktur. **Tinctura Strophanthi P. I.** Klar, gelbbräunlich, sehr bitter schmeckend, aus 1 T. nicht entfettetem Strophanthussamen und 10 T. verd. Alk. bereitet. — Nach P. I. ist die Tinktur durch Perkolation 1:10 mit 70 Vol.-% Alk. aus dem nicht entfetteten Samen zu bereiten. Nach dieser Vorschrift verfahren alle übrigen Pharm. mit Ausnahme von Am., die zur Perkolation Alk. verwendet, und Brit., die mit 70 proz. Alk. perkoliert. Brit., Jap. entfetten Samen mit Ae., Am. mit Petrolbenzin. Am. läßt die Tinktur biologisch am Frosch einstellen (s. Sem. Stroph.). Intern. Vorschl.: Aus den entfetteten Samen einer der 3 Str.-Arten wird mit 70 Vol.-% Alk. 1:10 die Tinktur bereitet (T. Stroph. und T. Stroph. grat.). — 10,0 0,25 RM. T. Str. titrata Caesar & Loretz 0,30 RM.

Therap. Dosen: 0,12—0,3 ccm (Brit.). Durchschn. Dosis: 0,5 ccm (Am.)

Größte Einzelgabe: 0,5 (ebenso Austr., Belg., Helv., Ital., Jap., Nederl., Norv., Ross., Suec., Internat. Vorschl.), dagegen Dan. **0,25**, Gall. **0,15**.

Größte Tagesgabe: 1,5 (ebenso Belg., Helv., Jap., Norv., Nederl., Ross., Internat. Vorschl.), dagegen Austr., Ital. **2,0**, Dan. **1,0**, Gall. **0,6**.

Innerlich, mehrmals täglich zu 3—6 Tr., gewöhnlich in Mischung mit indifferenten Tinkturen, bei allen Indikationen der Digitalistherapie. Bisher galt Str.-Tinktur für wenig zuverlässig, offenbar weil der Gehalt an wirksamer Substanz unsicher und wechselnd war. Die Wirksamkeit ist im therapeutischen Versuch auszuprobieren; die Meinung, daß Tinct. Strophanthi wirksam sein könnte, wenn Digitalis versagt hätte, ist nicht gerechtfertigt. Bei Anwendung titrierter Präparate ist Tinctura Strophanthi mit den entsprechend quantitativ eingestellten und ihren Wirkungswert behaltenden Digitalispräparaten gleichwertig.

1257. Rp. Tinct. Strophanthi 5,0
Tinct. Valerian. aether. 15,0.
M. D. S. 3mal tägl. 10—25 Tr. (Bei Herzinsuffizienz.)

1258. Rp. Tinct. Strophanthi
Tinct. Strychn. spir.
Tinct. Gentian. ana 5,0.
M. D. S. 3mal tägl. 15 Tr. (Bei Herzinsuffizienz, insbesondere mit gastrischen Störungen.)

Die gleichzeitige Verordnung von Strophanthus mit Digitalis ist nicht ratsam, da es sich um eine einfache Summierung handeln würde, die durch größere Dosen des einzelnen Präparats zu erreichen ist. Die Verordnung fertiger Präparate, welche Digitalis und Strophanthus in einem festen Verhältnis enthalten, wie Digistrophan, ist abzulehnen.

Strophanthinum. Germ., Am. **Strophanthinum crystallisatum (Ouabainum)**. Nederl. **Strophantine**. Gall. g-Strophanthin. Gratus-Strophanthin (Thoms). $C_{30}H_{46}O_{12} + 9H_2O$. Mol.-Gew. 760,5. Farblose, glänzende

---

[1]) Noch nicht in Kraft gesetzt: **Tinctura Strophanthi**. Germ. VI. Strophanthustinktur. Gehalt etwa 0,4% wasserfreies g-Strophanthin. Klar, gelbbräunlich, sehr bitter schmeckend, aus 1 T. grob gepulvertem, zunächst durch Petroleumbenzin im Perkolator entfettetem und darauf getrocknetem Samen von Stroph. gratus und 10 T. verd. Alk. bereitet. Alkoholzahl nicht unter 7,5. Vorsichtig aufzubewahren.
Größte Einzelgabe: 0,5; größte Tagesgabe: 1,5.

Krystalle oder weißes, krystallinisches Pulver, etwa 21% Krystallwasser enthaltend, bitter schmeckend, in kaltem Wa. (100), leichter in heißem Wa. oder Alk. l. Optisch aktiv (spez. Drehungswinkel einer 1proz. wäßrigen Lösung, auf wasserfreies g-Str. berechnet, $= -30°$). Schmp. unscharf; bei 100° getrocknetes g-Str. sintert bei etwa 185°, erweicht bei etwa 200°. Rein, frei von k-Strophanthin. Kein wägbarer Rückstand. Sehr vorsichtig aufzubewahren. — 0,01 0,30 RM. g-Stroph. Güstrow (Purostrophan) 3 Amp. (1 ccm mit 0,25 mg und 0,5 mg) 0,90 und 1,00 RM. 5 Amph. (0,5 mg) 1,60 RM.

Größte Einzel- und größte Tagesgabe: 0,001 und 0,005.

Am.: Das Glykosid oder eine Mischung von Glykosiden von Strophanthus kombe Oliver.

Durchschnittl. Dosis (Tages-) intravenös: 0,0005 (Am.).

Nederl.: Das aus den Samen von Strophanthus gratus Franch. oder aus dem Holz von Acocantheraarten gewonnene Glykosid. Arophanth. cryst. s. Ouabinum. Schmelzp. des getrockneten Glykosids 185—188°. Wassergehalt 19,4—21,5%.

Größte Einzel- und Tagesgabe: 0,0025 und 0,01 (für intravenöse Injektionen: 0,0005).

Gall.: Das aus den Samen von Strophanthus hispidus gewonnene Glykosid.

Nicht zu verwechseln mit einem anderen sehr ähnlichen Glykosid, das man aus Strophanthus glaber und aus Acocanthera Ouabaio erhält, und in der Gall. sowohl Ouabaine wie auch Strophantine genannt wird.

Größte Einzel- und Tagesgabe: 0,0003 und 0,001 (Gall.).

Das Strophanthinum (crystallisatum) ist doppelt so wirksam wie das Stroph. amorphum.

Innerlich wenig angewandt, da die Wirkung den titrierten Digitalispräparaten nicht überlegen und der Preis unverhältnismäßig hoch ist.

Äußerlich zur intravenösen Injektion von $^1/_4$—$^1/_2$—$^3/_4$ mg bei schweren Stauungszuständen infolge Herzinsuffizienz (Albert Fränkel-Heidelberg 1909). Während bei Nachlassen der Herzkraft im Beginn von Herzkrankheiten die orale Digitalistherapie ausreicht, führt sie bei chronischem Verlauf und nach öfterer Herstellung guter Kompensation schließlich nicht mehr zu dem erwünschten Erfolg, da die Magenstauung die Resorption zu sehr erschwert. In solchem Fall leisten die intravenösen Strophanthininjektionen Außerordentliches, die Herzkraft bessert sich oft unmittelbar nach der Injektion und die Besserung der objektiven und subjektiven Symptome hält mehrere Tage an; bei erneuter Pulsbeschleunigung und Versiegen der Diurese wird die Strophanthininjektion wiederholt. Man beginnt mit $^1/_4$ mg, gibt bei der zweiten Injektion 0,5 mg und bleibt meist bei dieser Dose, kann aber auch auf 0,75 mg steigen. Die Injektionen werden in Zwischenräumen von 1—5 Tagen gemacht. Man hat früher Wert darauf gelegt, zwischen der letzten Digitalis- und der ersten Strophanthingabe mehrere Tage zu warten, um die Gefahren der Kumulation zu vermeiden; doch dürfte das nur bei vorherigem übermäßigem Digitalisgebrauch notwendig sein. Für gewöhnlich kann man eine intravenöse Strophanthininjektion unter denselben Bedingungen wie eine innere Digitalisgabe anwenden. Auch die Sorge vor plötzlichem Herztod ist unbegründet. Die früher öfters berichteten Todesfälle nach Strophanthininjektion sind zum Teil auf zu große Anfangsdosen, zum Teil auf das terminale Versagen eines schon durch allzu lange Krankheit zu sehr geschwächten Herzmuskels — unabhängig von der Injektion — zurückzuführen. Wir haben bei ausgedehnter Anwendung der intravenösen Strophanthininjektionen bei schweren Herzinsuffizienzen in 18 Jahren keinen Todesfall erlebt und empfehlen diese Kur auch für die Verhältnisse der ärztlichen Hauspraxis als besonders wirksam. Einmalige intra-venöse Strophanthininjektion von $1/2$ mg empfehlenswert auch bei akuter Herzschwäche im Kollaps besonders in akuten Infektionskrankheiten, hierbei natürlich nicht immer erfolgreich.

Ouabain. In Am. Hilfsmittel bei der pharmakologischen Prüfung der Digitalis. In Nederl. gleichbedeutend mit Strophanthinum crystallisatum.

Ouabain ist identisch mit g-Strophanthin und wie dies anzuwenden.

Strophanthinum amorphum. Amorphes Strophanthin. k-Strophan-thin. Strophanthin Boehringer. Aus den Samen von Strophanth kombe gewonnen. Amorphes, weißes, sehr bitter schmeckendes Pulver, in Wa. in jedem Verhältnis l., in Alk. l., kaum in Ae. und Chl. Die wäßrige Lösung ist schwach rechtsdrehend. Mit Schwefelsäure (4 Vol. + 1 Vol. Wa.) befeuchtet färbt es sich dunkelgrün. — 3 Amp. 1 ccm (0,5 und 1,0 mg) 1,20 RM.

Das amorphe Strophanthin ist halb so wirksam wie das Strophanthin, also sind doppelte Dosen notwendig. Indikationen, Anwendungsweisen und Ge-fahren wie bei Strophanthin.

1259. Rp. Strophanthini amorphi 0,1
    Sacchari Lactis 9,65
    Carmini 0,25.
M. exactissime. Pulvis Strophanthini dilutus. Poudre de Strophantine au centième. Gall. Größte Einzel- und Tagesgabe: **0,03, 0,1.**

1260. Rp. Pulv. Strophanthini amorphi diluti (1 : 100) 1,0
    Sacchari Lactis 3,0
    Gummi arabici 1,0.
    Mell. depurat. q. s.
M. f. granula Nr. C. Granules de Stro-phantine. Gall. (1 Stück = 0,1 mg Strophantine.)

Strychnos (Nux vomica).

Semen Strychni. Germ., Austr., Belg. (Str. S.), Helv., Jap., Nederl., Ross. **Semen Nucis vomicae.** Dan., Norv., Suec. **Nux vomica.** Am., Brit. **Noix vomique.** Gall. **Noce vomica.** Ital. Brechnuß. (Krähenaugen.) Mindest-gehalt 2,5% auf Strychnin ($C_{21}\overline{H_{22}O_2N_2}$) und Brucin ($C_{23}H_{26}O_4N_2$) — Mol.-Gew. 364 — berechnete Alkaloide. Die reifen, scheibenförmigen, graugelben oder grünlichgrauen, geruchlosen, sehr bitter schmeckenden Samen der Lo-ganiacee Strychnos nux vomica L. Das Pulver ist hellgelblichgrau. Höchstens 3% Asche enthaltend. Vorsichtig aufzubewahren. Nach P. I. soll Brechnuß 2,5% Alkaloide enthalten. Internat. Vorschl.: Die getrockneten Samen **Strychni Semen** von Strychnos Nux vomica L. **Pulvis Strychni:** 2,5% Gesamtalkaloide. Einen Mindestgehalt von 2,5% Alkaloide fordern auch Austr., Dan., Helv., Jap., Nederl., Ross. Suec. (2,4—2,7), Norv. (2,5—3%). Belg., Gall., Ital. lassen das Brechnußpulver (evtl. durch Milchzuckerzusatz) auf 2,5% (Suec. auf 2,4—2,7%) Alkaloidgehalt einstellen; Brit. auf Gehalt von 1,25% Strychnin. — 10,0 0,05 RM.

Therap. Dosen: 0,06—0,25 (Brit.). Durchschn. Dosis: 0,1 (Am.).

Größte Einzelgabe: 0,1 (ebenso Austr., Gall., Helv., Ital., Jap., Nederl., Ross., Internat. Vorschl.), dagegen Suec. **0,15,** Belg., Norv. **0,2.**

Größte Tagesgabe: 0,2 (ebenso Austr., Helv., Jap.), dagegen Ross., Gall., Ital., Nederl., Internat. Vorschl. **0,3,** Norv. **0,4,** Belg. **0,6.**

Innerlich: Durch die Anwendung der Zubereitungen und des Alkaloids Strychnin verdrängt.

683

Rp. 1261—1264 (Strychnos) Extr. Strychni — Extr. Strychni aquosum

Extractum Strychni. Germ., Austr., Helv., Jap., Nederl., Ross., Internat. Vorschl. **Strychni Extractum.** Belg. **Extractum Nucis vomicae.** Am., Dan., Norv., Suec. **Extractum Nucis vomicae siccum.** Brit. **Extrait de Noix vomique.** Gall. **Estratto di Noce vomica idroalcoolico.** Ital. Brechnußextrakt. Extractum Strychni P. I. Gehalt etwa 16 %[1]) Alkaloide, berechnet auf Strychnin und Brucin. Braunes, in Wa. trübe l., sehr bitter schmeckendes, aus 1 T. grob gepulverter Brechnuß und 3,5 T. verd. Alk. bereitetes, mit Milchzucker auf den vorgeschriebenen Gehalt eingestelltes Trockenextrakt. Vorsichtig aufzubewahren. — P. I. schreibt vor, daß das Brechnußextrakt auf 16 % Alkaloide eingestellt wird, dieser Forderung kommen alle Pharm. außer Brit. nach, die das trockne Extr. durch Eindampfen des Fluidextrakts mit Calciumphosphat herstellen und auf 5 g Strychnin in 100 ccm einstellen läßt. Einzelne Pharm. lassen die Droge vor der Extraktion entfetten. — 1,0 0,50 RM.

Therap. Dosen: 0,016—0,06 (Brit.). Durchschn. Dosis: 0,015 (Am.).

Größte Einzelgabe: 0,05 (ebenso Austr., Dan., Helv., Ital., Jap., Nederl., Norv., Suec. und Internat. Vorschl.); dagegen Gall. 0,04, Belg., Ross. 0,03.

Größte Tagesgabe: 0,1 (ebenso Austr., Belg., Gall., Helv., Ital., Jap., Nederl., Norv., Ross. und Internat. Vorschl.); dagegen Dan. 0,15.

Innerlich zu 0,01—0,05 in Pulvern, Pillen, Solutionen als Tonicum und Stimulans bei verminderter Erregbarkeit und paretischen Zuständen motorischer Apparate, unzureichender funktioneller Tätigkeit besonders im Gebiete der Verdauungsorgane, des Harn- und Geschlechtsapparats, also besonders bei atonischer Verdauungsschwäche, neurasthenischen Zuständen, nervösen Diarrhöen, bei Incontinentia urinae, Prolapsus ani; auch bei Konstipation in Verbindung mit Abführmitteln. Ferner bei Alkoholismus, Kachexie nach Intermittens, bei Erbrechen der Schwangeren, rheumatischen Zuständen usw. angewendet.

Äußerlich in Klysmen oder Suppositorien.

1261. Rp. Extr. Strychni 0,03
　　Bismuti subnitrici ana 0,3
　　Magnesii carbonici 0,2
　　Sacchari 0,6
　　Olei Menthae piperitae 0,1.
M. f. pulv. D. tal. dos. Nr. X. D. in charta cerata. S. Stündl. 1 Pulver. (Bei Magenschwäche.)

1262. Rp. Extr. Strychni 0,5
　　solve in
　　Tinct. aromaticae
　　Aetheris acetici ana 5,0.
M. D. S. 2mal tägl. 10 Tr. (Excitans.)

1263. Rp. Extr. Strychni 0,5
　　Succ. Liquiritiae dep. q. s.
F. l. a. pil. Nr. C. Consp. Lycop. D. S. Anfangs tägl. 1 Pille, dann allmählich auf 2—5mal 1 Pille tägl. steigend. (Bei Impotenz und Spermatorrhöe.)

1264. Rp. Extr. Strychni 0,5
　　Pulv. radicis Rhei 5,0
　　Pulv. rhizomatis Calami 30,0
　　Sacchari 15,0.
M. f. pulv. D. S. 2stündl. 1 Messerspitze. (Bei Atonie des Magens.)

Extractum Strychni aquosum. Germ. I., Ergb. Wäßriges Brechnußextrakt. Durch Ausziehen mit siedendem Wa. bereitet. Gelbbraunes, in Wa. trübe l. Pulver.

Innerlich zu 0,03—0,2 mehrmals täglich, in Pulvern, Pillen, Solution. Besser das spirituöse Extrakt zu verwenden. In der Kinderpraxis wegen seiner schwächeren

---

[1]) 15,75—16,21 %.

684

(Strychnos) Extr. Strychni aquosum — Tinct. Strychni aetherea   Rp. 1265—1270

Wirkung beliebt bei Verdauungsstörungen und Diarrhöen sowie bei Enuresis nocturna, früher gern in Verbindung mit Extractum Secalis cornuti.

Äußerlich zu Klistieren: 0,05—0,2 ad Klysma.

1265. Rp. Extr. Strychni aquosi 0,5
 Acidi hydrochlorici diluti 2,0
 Mucilag. Gummi arabici
 Sir. simpl. ana 30,0
 Aq. Cinnamomi ad 200,0.
M. D. S. 2 stündl. 1 Eßlöffel.
(Bei Dyspepsie.)

1266. Rp. Extr. Strychni aquosi 0,05-0,1
 solve in
 Aq. dest. 50,0.
D. S. Umgeschüttelt, Säuglingen zu 2—3, älteren Kindern zu 6—12 Tropfen zu geben.
(Bei Prolapsus ani.)

Extractum Strychni fluidum. Extractum Nucis vomicae liquidum. Brit. Brechnußfluidextrakt. Läßt Brit. auf 1,5 g Strychnin in 100 ccm einstellen

Therapeut. Dosen: 0,06—0,18 ccm (Brit.).

Innerlich zu 1—3 Tr. pro dosi als Ersatz des Extraktes.

Tinctura Strychni. Germ., Austr., Belg. (Str. T.), Helv., Jap., Nederl., Norv., Ross., Internat. Vorschl. **Tinctura Nucis vomicae.** Am., Brit., Dan., Suec. **Teinture de Noix vomique.** Gall. **Tintura di Noce vomica.** Ital. Brechnußtinktur. Tinctura Strychni P. I. Gehalt etwa 0,25% Alkaloide, berechnet auf Strychnin und Brucin. Gelb, sehr bitter schmeckend, aus 1 T. Brechnuß und 10 T. verd. Alk. bereitet. Alkoholzahl nicht unter 7,5. Vorsichtig aufzubewahren. Ebenso Jap. — Nach P. I. soll die Tinktur durch Perkolation mit 70% Alk. 1 : 10 bereitet werden und etwa 0,25% Alkaloide enthalten. Internat. Vorschl.: Eine 0,25% Gesamtalkaloide enthaltende, mit 70 Vol.% Alk. bereitete Tinktur. Diese Vorschrift haben außerdem Am., Austr., Belg., Dan., Ital., Nederl., Ross., Suec. aufgenommen. Mit gleichem Alkaloidgehalt (0,25%) lassen die Tinktur durch Lösen von Extract. Strychni sicc. bzw. fluidum in verd. Alk. herstellen Gall. und Brit. Nederl. verwendet entölten Samen. 54 Tr. = 1 g. — 10,0 0,20 RM.

Therap. Dosen: 0,3—1 ccm (Brit.). Durchschn. Dosis: 1 ccm (Am.).

Größte Einzelgabe: 1,0 (ebenso Austr., Gall., Helv., Ital., Jap., Nederl., Norv., Ross., Suec., Internat. Vorschl.), dagegen Belg. **2,0,** Dan. **0,5.**

Größte Tagesgabe: 2,0 (ebenso Austr., Dan., Helv., Ital., Jap., Norv.), dagegen Belg. **6,0,** Gall. **5,0,** Nederl., Ross., Internat. Vorschl. **3,0.**

Innerlich zu 0,1—0,5 (2—10 Tr.) mehrmals täglich als Tonicum und Digestivum. Wirkt anregend auf die Motilität der Magenmuskulatur.

1267. Rp. Tinct. Strychni 3,0
 Tinct. Opii crocatae 2,0
 Tinct. Rhei vinosae 15,0.
M. D. S. 3 stündl. 30 Tr. (Bei Diarrhöe.)

1268. Rp. Tinct. Strychni
 Tinct. Rhei vin.
 Tinct. Gentian. ana 5,0.
M. D. S. 3 mal tägl. 15 Tr. (Stomachicum.)

1269. Rp. Tinct. Belladonnae 5,0
 Tinct. Strychni 10,0
 Tinct. Castorei canadensis 10,0.
M. D. S. 5—6 mal tägl. 20 Tr. (Bei Dyspepsien wegen mangelhafter Aktion der Magenmuskulatur Nervöser.)

1270. Rp. Tinct. Strychni 3,0
 Tinct. Chin. comp. 30,0.
M. D. S. 3 mal tägl. 20 Tr. (Stomachicum.)

Tinctura Strychni aetherea. Germ. I. Ätherische Brechnußtinktur. Aus 1 T. Brechnuß und 10 T. Ae.-Alk. bereitet. 63 Tr. = 1 g. — 10,0 0,20 RM.

Innerlich zu 0,2—0,5 (5—15 Tr.) mehrmals täglich. Nach denselben Indikationen wie die vorige.

Die für das einzige offizinelle Alkaloidsalz (Strychn. nitricum) angesetzten Maximaldosen sind auch für die übrigen Alkaloidsalze und die Base selbst einzuhalten!

Strychninum. Germ. I. **Strychnina.** Brit. **Strychnine.** Gall. Strychnin. $C_{21}H_{22}O_2N_2$. Alkaloid aus Strychnos Nux vomica, Strychnos St. Ignatii und anderen Loganiaceen. Farblose, durchscheinende Krystalle oder ein weißes, krystallinisches Pulver von sehr bitterem Geschmack. Schmp. 268°. Strychnin ist fast unl. in Wa. und löst sich in 160 T. Alk.

Therapeut. Dosen: 0,001—0,004 (Brit.).

Größte Einzel- und Tagesgabe: Gall. **0,005, 0,015.**

Innerlich zu 0,003—0,01 2mal tägl. Selten gebraucht, statt seiner die löslichen Strychninsalze.

Strychninum nitricum. Germ., Austr., Belg., Helv., Jap., Ross. **Nitras Strychnini.** Nederl., Suec. (St. N.). **Nitras strychnicus.** Dan., Norv. **Strychninae Nitras.** Am. **Nitrato di Stricnina.** Ital. Strychninnitrat. $(C_{21}H_{22}O_2N_2)HNO_3$. Mol.-Gew. 397. Farblose, sehr bitter schmeckende Krystalle, in Wa. (90), sied. Wa. (3), Alk. (70), sied. Alk. (5) l., in Ae., Chl. oder Schwefelkohlenstoff fast unl.[1]) Rein, frei von Brucin. Höchstens 1% Wa. enthaltend. Kein wägbarer Rückstand. Sehr vorsichtig aufzubewahren. — 0,1 0,05 RM.

Durchschnittl. Dosis: 0,002 (Am.).

Größte Einzelgabe: 0,005 (ebenso Belg., Dan., Ital., Jap., Nederl., Norv., Internat. Vorschl.), dagegen Austr., Helv. **0,01,** Ross., Suec. **0,003.**

Größte Tagesgabe: 0,01 (ebenso Belg., Dan., Nederl., Norv., Ross., Internat. Vorschl.), dagegen Austr., Helv. **0,02,** Ital., Jap. **0,015.** (Für Einspritzungen unter die Haut Nederl. **0,002, 0,01.**)

Innerlich zu 0,003—0,005 pro dosi in Pulvern, Pillen. Als allgemeines Tonicum (auch in Verbindung mit Eisen, Arsen, Chinin, Digitalis) bei Herzkrankheiten, besonders Arrhythmien, bei Atonie der Verdauungsorgane, bei Neurosen, Schwächezuständen, auch bei Lungentuberkulose, im besonderen bei Diabetes insipidus angewandt. Man beginnt mit einer Tagesdosis von 0,005 in refracta dosi, kann aber bis zu 0,01—0,02 steigen. Bei Lähmungen peripherer oder zentraler Natur, insbesondere postapoplektischen Hemiplegien mit häufigen Erfolgen angewandt, bei frischen Apoplexien kontraindiziert.

Äußerlich zu subcutanen Injektionen 0,1 auf 10 Wasser gelöst, davon 0,1—0,5 ccm einzuspritzen gegen Lähmungen, namentlich gegen Facialislähmungen, bei Lähmungen nach Diphtherie, Hemiplegien, bei atonischen Zuständen der Verdauungsorgane, bei Schreibekrampf (Anfangsdosis 0,001 bis 0,005 steigend), Stimmbandlähmung, Enuresis und Blasenlähmung, Schwerhörigkeit, Amaurosis. Als allgemeines Tonicum bei Rekonvaleszenten und Neurasthenikern insbesondere in der Kombination mit Solarson als Optarson empfohlen (vgl. S. 185). Oft von Erfolg bei der nervösen Form des Diabetes insipidus, nutzlos bei der hypophysären Form. Besonders empfohlen bei Schwächezuständen des Herzens und der Atmung in akuten Infektionskrankheiten, auch als Herztonicum bei chronischer Insufficienz, evtl. in Verbindung mit Digitalis, und zur Regulierung leichter Arrhythmien. Zur Behandlung der Strychninvergiftung empfiehlt sich außer Ausspülung des

---

[1]) Die Lösungen verändern Lackmuspapier nicht.

Magens und Kohledarreichung, bei beginnenden Krämpfen Chloroformnarkose und anschließend größere Dosen Chloralhydrat (3,0—5,0) im Klysma.

1271. Rp. Strychnini nitrici 0,06
    Aq. ferv. q. s. ad solut.
    Extr. Liquiritiae 1,8
    Pulv. radicis Liquiritiae q. s.
ut f. pil. Nr. XXX. Consp. Cinnam. D. S.
Morgens und abends 2 Stück.

1272. Rp. Strychnini nitrici 0,02
    Aq. dest. 10,0.
M. D. S. Zur subcutanen Injektion.
Zu Händen des Arztes!

Optarson. Mischung von Solarson und Strychn. nitric. (s. S. 185).

Strychninum arsenicosum. — 0,1 0,05 RM.

Strychninum glycerino-phosphoricum. — 0,1 0,15 RM.

1273. Rp. Strychnini hydrochlorici 1,0
    Spiritus 25 ccm
    Aq. dest. ad 100 ccm.
M. D. S. 5—10 Tr. 1 ccm enthält 0,01 Strychninhydrochlorid. Liquor Strychninae Hydrochloridi. Brit.

Strychninum hydrochloricum. Strychninae Hydrochloridum. Brit. Strychninhydrochlorid. $C_{21}H_{22}O_2N_2(HCl + 2H_2O$. Farblose, seidenglänzende Krystalle, an der Luft verwitternd, l. in Wa. (35) oder in Alk. (60). — 0,1 0,05 RM.
Therapeut. Dosen: 0,001—0,004 (Brit.). Gabe und Form wie bei Strych. nitr.

Strychninum hypophosphorosum. — 0,1 0,05 RM.

Strychninum kakodylicum. — 0,1 0,10 RM. Diese beiden kaum im Gebrauch.

Strychninum sulfuricum. Strychninae Sulfas. Am. **Strychnine (Sulfate de).** Gall. Strychninsulfat. $(C_{21}H_{22}O_2N_2)_2 \cdot H_2SO_4 + 5H_2O$. Farb- und geruchlose, luftbeständige, intensiv bitter schmeckende Krystalle, in 35 T. Wa. l. — 0,1 0,05 RM.
Durchschnittl. Dosis: 0,002 (Am.).

Größte Einzel- und Tagesgabe: Gall. **0,006, 0,018.**

Dosis und Form wie bei Strychninum nitricum. Granules de Sulfate de Strychnine (Gall.). Strychnini sulfurici 0,1, Sacchari Lactis 4,0, Gummi arabici 1,0, Mell. dep. q. s. M. f. granula Nr. C. (1 Stück = 1 mg Strychninsulfat.)

Strychninhaltig sind die amerikanische Spezialität Fellows syrup ($^1/_2$ Fl. 5,05 RM.) und der Sirup. Colae compos. Hell (Hellsicol; $^1/_2$ Fl. 3.25 RM.).

Brucinum s. S. 237.

Styrax (Storax).

Styrax crudus. Germ. V. Styrax liquidus. Belg., Helv., Jap., Ross., Suec. **Balsamum Styrax liquidus.** Dan. Styrax. Am., Nederl. Styrax liquide. Gall. Storace liquido. Ital. Roher Storax. Der durch Auskochen und Pressen der Rinde und des Splintes verwundeter Stämme der Hamamelidacee Liquidambar orientalis Miller (Kleinasien) (Am. auch Liquidambar styraciflua) erhaltene Balsam. Roher Storax ist eine dicke, zähe, graue, klebrige Masse von eigenartigem Geruch, die in Wa. untersinkt. Fast vollständig in Alk., Ae. oder Amylalk. l. Ungelöst bleiben Pflanzenreste und andere Verunreinigungen. Der Storax enthält erhebliche Mengen Zimtsäure, teils frei, teils in Form von Estern (an Phenylpropylalkohol, Zimtalkohol und den Harzalkohol Storesinol gebunden), den Kohlenwasserstoff Styrol C_8H_8 und kleine Mengen Vanillin.
Durchschnittl. Dosis: 1,0 (Am.).
Therapeutisch wird das nachstehende Präparat benutzt.

Styrax depuratus. Germ. V., Helv. **Balsamum Styrax liquidus.** Austr. Styrax. Nederl. Styrax praeparatus. Brit. Styrax liquidus depuratus. Jap. Styrax liquide purifié. Gall. Storace depurato o preparato. Ital. Gereinigter Storax. Roher Storax wird durch Erwärmen auf dem Wasserbade von dem größten Teil des anhaftenden Wa. befreit und in 1 T. Alk. gelöst. Die filtrierte Lösung wird durch Abdampfen vom Alk. befreit. Braune Masse von der Konsistenz eines dicken Extraktes. Ähnlich verfahren die übrigen Pharm. Helv. schreibt Auflösen in Ae. vor. Styrax Nederl. wird nur durch Erwärmen und Kolieren gereinigt, Ital. mit Alk. oder Benzol. — 10,0 0,25 RM.

Innerlich zu 0,5—2,0 mehrmals täglich in Pillen oder alkoholischer Lösung. Bei chronischem Bronchialkatarrh und Bronchialasthma; bei Fluor albus und bei Gonorrhöe (an Stelle des Balsamum Copaivae) besonders in Frankreich und England verwendet, in Deutschland wenig gebraucht.

Äußerlich in Salben und Linimenten als Krätzmittel erprobt. Eine Mischung aus 30,0 Styrax mit 60,0 Ol. Oliv. wird in 2 Portionen eingerieben, nachdem der Kranke ein warmes Bad genommen; die Einreibung erfolgt über den ganzen Körper mit Ausnahme des Kopfes. Billiger zur Einreibung als Perubalsam.

Linimentum Styracis. Ergb., Helv. Styraxliniment. Dunkelgelbe bis braune, dickliche Flüssigkeit, aus 2 T. Styrax und je 1 T. Alk. und Ricinusöl bereitet. Lin. Styracis. F. M. B. Styrax dep., Spirit. ana 50,0.

Äußerlich zu Einreibungen bzw. Einpinselungen bei Scabies. Abends zu applizieren, des Nachts wird der Kranke in wollene Decken gehüllt, morgens ist die Einreibung zu wiederholen.

Linimentum Styracis compositum. Ergb. Balsam. peruv. (10), Styrax dep. (30), Alcoh. absol. (20), Ol. Ricin. (40). Zusammengesetztes Storaxliniment. Braunrote, klare Flüssigkeit.

Unguentum Styracis. Ergb., Helv. Storaxsalbe. Styrax depurat. 30, Ol. Oliv. 45, Cera flav. 15, Colophon., Elemi ana 5 (Helv.). Ähnlich Styracis unguentum compositum Belg., Pommade de Styrax Gall. Ergb. läßt die Salbe bereiten aus Styr. dep. (2), Ungt. Elemi (3), Ungt. basil. (5). — 10,0 0,20 RM.

Äußerlich als Verbandsalbe bei schlaffen Geschwüren, Frostbeulen.

Succinum.

Succinum. Germ. I., Nederl. Bernstein. Fossiles Harz der Pinacee Pinites succinifera (Goepp) in gelben bis braunen, rundlichen, durchscheinenden Stücken. — 10,0 0,10 RM.

Innerlich: Aufgegeben.

Äußerlich als Streupulver mit aromatischen oder anderen harzigen Substanzen, zu Räucherungen bei Rheumatismus usw. im Volksgebrauch.

Oleum Succini rectificatum. Germ. I., Ergb. Bernsteinöl. Eine durch Rektifikation aus dem rohen Bernsteinöl (Produkt der trockenen Destillation des Bernsteins) erhaltene blaßgelbliche, leicht bewegliche Flüssigkeit von unangenehmem Geruch. Sie besteht wesentlich aus verschiedenen Terpenen. Spez. Gew. 0,925—0,930. — 10,0 Ol. Succ. crud. 0,05, rectific. 0,10 RM.

Innerlich zu 0,25—0,75 (5—15 Tr.) mehrmals täglich, in Pillen, Gallertkapseln, ätherischen Lösungen und Emulsion (höchst unangenehm zu nehmen). Verlassen.

Äußerlich zu Einreibungen, als Zahnschmerzmittel in den hohlen Zahn direkt appliziert.

Tinctura Succini. Nederl. Bernsteintinktur. Aus Bernstein und Alk. 1 : 5.

Innerlich zu 0,5—1,0 (10—20 Tr.) mehrmals täglich. Angeblich gegen Rheumatismus wirksam. Verlassen.

Sulfonal und Trional.

Infolge ihrer Schwerlöslichkeit in Wasser tritt die Wirkung der Disulfone sehr langsam (selbst bei gleichzeitiger Aufnahme von viel Flüssigkeit) ein (nach 1—2 Stunden) und macht sich oft noch postponierend in Schläfrigkeit, Kopfschmerz, Schwindel am Tag geltend. Im Stoffwechsel werden die Disulfone unter Bildung organischer Verbindungen (darunter Porphyrine) abgebaut; während anfänglich im Harn kleine Mengen ausgeschieden werden, häuft sich das Sulfonal bei fortgesetztem Gebrauch an. Erst nach Tagen wird der Körper frei vom zugeführten Disulfon. Dieses Verhalten im Stoffwechsel läßt es verstehen, daß Sulfonal und Trional (Tetronal hat sich niemals eingebürgert) durch die Hypnotica der Barbitursäurereihe immer mehr verdrängt worden sind.

Sulfonalum. Germ., Austr., Belg., Dan., Helv., Jap., Nederl., Norv., Ross., Suec. **Sulphonmethanum.** Am. Sulphonal Brit. **Diéthylsulfone-Diméthylméthane.** Gall. Solfonale. Ital. S u l f o n a l. Diäthylsulfon-dimethyl-

$$CH_3 \diagdown_{C} \diagup^{SO_2C_2H_5}_{SO_2C_2H_5} \text{, Mol. - Gew. 228.}$$

methanum. Farblose, prismatische, geruch- und geschmacklose Krystalle, in Wa. (500), siedendem Wa. (10), Alk. (60), Ae. (100) l. Schmp. 125—126°. Rein, insbesondere frei von Mercaptol (Herstellung).

Kein wägbarer Rückstand. Vorsichtig aufzubewahren. Lösungen reagieren neutral. — 1,0 0,10 RM. 10 Tabl. (0,5) 0,55 RM.

Therapeut. Dosen: 0,6—2,0 (Brit.). Durchschnittl. Dosis: 0,75 (Am.).

Größte Einzelgabe: 1,0 (ebenso Gall., Jap.), dagegen 2,0 Austr., Belg., Dan., Helv., Ital., Jap., Nederl., Norv., Ross., Suec.).

Größte Tagesgabe: 2,0 (ebenso Dan., Gall., Nederl.), dagegen 4,0 Helv., Ital., Norv., Ross., 3,0. Jap.

Innerlich (1888) als Pulver in Oblaten (0,5 in 2 Dosen abends in $^{1}/_{2}$stündigen Zwischenräumen in oder mit 200,0—250,0 heißer Milch oder heißem Wasser (Suppe) als Schlafmittel, namentlich wegen seiner Geschmack- und Geruchlosigkeit früher viel verwendet, oder in Tabletten (0,5); jetzt nur noch wenig angewandt und durch die Barbitursäureverbindungen verdrängt. Die Wirkung des Mittels ist eine individuell sehr verschiedene, entsprechend dem individuell verschiedenen Abbau im Stoffwechsel. Während einzelne Patienten monatelang Sulfonal nehmen können, tritt bei anderen Kopfschmerz, Schwindel, Übelkeit, Frösteln am nächsten Tage nach Verabreichung von 1,0 Sulfonal ein. Bei längerem Gebrauche kann es zu motorischen und sensorischen Depressionszuständen, lähmungsartiger Schwäche, taumelndem Gang, lallender Sprache, Hypästhesie, Abschwächung oder Erlöschen der Hautreflexe und Porphyrinurie (rotbrauner Harn) sowie Harnverminderung kommen (Sulfonalismus). — Als Antidot: Natrium bicarbonicum oder Magnesia usta, 5,0—10,0 pro die, oder Kalium aceticum; mit dieser Alkalitherapie soll auch die Diurese angeregt werden.

Nicht länger als 1 Woche in therapeutischen Dosen nehmen lassen!

Niemals die Maximaldosis von 1 g übersteigen! Das Rezept auf Sulfonal (ebenso Trional) durch ein „Ne repetatur!" ungültig machen wollen, ist überflüssig, da beide dem jedesmaligen Rezeptzwang unterliegen, wie auch die meisten anderen Schlafmittel.

Trional (E. W.). **Methylsulfonalum.** Germ., Belg., Jap., Nederl., Norv., Suec. **Trionalum.** Austr. **Diaethylsulfonmethylaethylmethanum.** Helv. **Sulphonethylmethanum.** Am. **Methylsulphonal.** Brit. **Diéthylsulfone-Ethylméthylméthane.** Gall. **Dietilsulfon-Metil-Etil-Metano.** Ital. Methylsulfonal. Trional.

$$\begin{matrix} CH_3 \\ \\ C_2H_5 \end{matrix} \Big\rangle C \Big\langle \begin{matrix} SO_2C_2H_5 \\ \\ SO_2C_2H_5 \end{matrix}, \text{ Mol. - Gew. 242.}$$

Diäthylsulfon - methyläthylmethan. Farblose, glänzende, geruchlose Krystalltafeln, in Ae. oder Alk. leichtl., in Wa. (450) zu einer bitter schmeckenden Flüssigkeit l. Schmp. 76°. Rein, insbesondere frei von Mercaptol (Herstellung). 0,2 g M. nach dem Verbrennen keinen wägbaren Rückstand hinterlassend. Vorsichtig aufzubewahren. — 1,0 0,15 RM. 10 Tabl. Trional (0,5) 0,90 RM.

Therap. Dosen: 0,6—1,2 (Brit.). Durchschn. Dosis: 0,75 (Am.).

Größte Einzelgabe: 1,0 (ebenso Jap.), dagegen Austr., Gall., Helv., Ital., Nederl., Suec. 2,0.

Größte Tagesgabe: 2,0 (ebenso Gall., Nederl.), dagegen Helv., Ital. 4,0, Jap. 3,0.

Innerlich als Schlafmittel nach denselben Indikationen wie Sulfonal zu 1,0—2,0, früher sehr viel im Gebrauch, aber jetzt wegen der üblen Nebenwirkungen fast ganz verlassen.

Es wurden wiederholt Fälle akuter und chronischer Trionalvergiftung beobachtet: Somnolenz, Halluzinationen, Sprachstörungen sowie Ataxie, Flimmern vor den Augen, Tremor, Ohrensausen, schwere psychische Depression, Herzschwäche, Angst- und Erregungszustände, Albuminurie und Porphyrinurie.

Sulfur und Schwefelverbindungen.

Schwefel wird zum größten Teil nicht resorbiert, ein kleiner Teil wird im Darm (Dickdarm) durch Bakterien zu Schwefelwasserstoff (H_2S) reduziert, der leicht abführend wirken kann. Nach der Resorption Oxydation im Blut zu Sulfat oder Bindung an organische Komplexe. Ausscheidung in diesen Formen im Harn und bisweilen als H_2S durch die Ausatmungsluft und durch die Haut.

Sulfur sublimatum. Germ., Jap., Nederl., Ross., Suec., Norv. **Sulfur sublimatum venale.** Dan. **Sulfur sublimatum crudum.** Helv. **Sulphur sublimatum.** Am., Brit. **Soufre sublimé.** Gall. **Solfo sublimato.** Ital. Flores sulfuris. Sublimierter Schwefel. Schwefelblüte. (Schwefelblumen.) S. At.-Gew. 32. Ausgangsmaterial für Sulf. depur. Feines, gelbes Pulver[1]), beim Erhitzen an der Luft mit wenig leuchtender, blauer Flamme unter Entwicklung eines stechend riechenden Gases (Schwefeldioxyd) verbrennend. Höchstens 1% Asche zulässig. Enthält Spuren von Schwefeldioxyd und Schwefelsäure, bisweilen auch von Schwefelarsen. (Am. mindestens 99,5% S) — 100,0 0,10 RM.

Therapeut. Dosen: 1,2—4,0 (Brit.). Durchschnittl. Dosis: 4,0 (Am.).

Nur zum äußerlichen Gebrauch in Salben (1 auf 3—10 Fett oder schwarzer Seife). Wie Sulf. depuratum.

1274. Rp. Sulfuris sublimati 15,0
    Olei Fagi
    Cretae ana 10,0
    Saponis viridis 30,0
    Spiritus diluti 70,0.
M. D. S. Hebras Krätztinktur.

1276. Rp. Sulfuris sublim. 15,0
    Adipis benzoati 85,0.
M. f. ungt. D. S. Äußerlich. Unguentum Sulphuris. Sulphur Ointment.
                                          Am.

1275. Rp. Calcar. ust. 20,0
    Sulf. súbl. 40,0
    Coque c. aqua ad 200,0.
M. filtra. D. S. Äußerlich Solutio Vlemingkx. (Gegen Scabies.)

1277. Rp. Hydrargyri sulfurati rubri 0,5
    Sulfuris sublimati 12,5
    Olei Bergamottae gt. X
    Vaselini flavae ad 50,0.
M. D. S. Äußerlich. Unguentum sulfuratum rubrum.   F. M. G.

Sulfur depuratum. Germ., Austr., Jap., Nederl. **Sulfur sublimatum.** Dan. **Sulfur lotum.** Helv. **Sulfur sublimatum depuratum.** Ross. **Sulfur sublimatum elotum.** Suec. **Sulphur latum.** Am. **Soufre sublimé lavé.** Gall. **Solfo sublimato e lavato.** Ital. Gereinigter Schwefel. Gewaschener Schwefel. S. At.-Gew. 32. Mit verd. Ammoniakflüssigkeit nach Vorschrift gewaschene Schwefelblüte. Feines, gelbes Pulver ohne Geruch und Geschmack, beim Erhitzen an der Luft sich wie das vorige verhaltend. Rein, insbesondere frei von Selen- und Arsenverbindungen. Höchstens 1% Asche enthaltend. In Ätzalkalien fast vollständig unter Bildung von Sulfiden l. (Am. mindestens 99,5% S.) — 100,0 0,10 RM.

Durchschnittl. Dosis: (4,0 Am.).

Innerlich zu 0,5—1,0 mehrmals täglich als mildes Laxans; bei beabsichtigter schnellerer Abführwirkung zu 3,0—8,0, oft mit anderen Abführmitteln kombiniert.

In neuester Zeit in minimalen Dosen, in Verreibungen mit Milchzucker 1 : 1000 bzw. 1 : 1000000 (nach homöopathischer Bezeichnung D 3 bzw. D 6), besonders in Kombination mit ebenso geringen Mengen Jod als sog. Jodschwefel in Streukügelchen (sog. Sulfojodetten), innerlich mehrmals täglich gegen entzündliche und infektiöse Hautkrankheiten, insbesondere Furunculose und Acne empfohlen. Erfolge sehr bestritten.

---

[1]) Für die Herstellung des Sulfur sublimatum ist keine Vorschrift gegeben.

Äußerlich zur intramuskulären Injektion, in öliger oder Glycerinlösung, 0,1 bzw. 1,0 : 100,0 je 1 ccm in mehrtägigen Zwischenräumen, als Mittel der parenteralen Reiztherapie, insbesondere bei chronischer Arthritis, auch gegen den allergischen Zustand bei Bronchialasthma. Die Einspritzungen sind oft sehr schmerzhaft, in Einzelfällen relativ gute Erfolge. In Salben (1 T. auf 2—5 T. Fett), in Pasten, in Waschwässern meist in Verbindung mit Kalium carbonicum oder Sapo kalinus bei Krätze und chronischen Hautkrankheiten, besonders Pyodermien.

1278. Rp. Sulfuris depurati
        Tartari depurati ana 25,0
        Rhizomatis Calami
        Rhizomatis Zingiberis ana 5,0.
M. f. pulv. D. ad scatulam. S. Abends
1 Teelöffel (Abführmittel).

1279. Rp. Sulfuris depurati 25,0
        Olei Bergamottae 1,0
        Saponis kalini ad 1000.
M. D. S. Äußerlich. Zum Einreiben bei
        Krätze und chronischen Hautaus-
        schlägen.

1280. Rp. Foliorum Sennae pulv.
        Magnesiae ustae
        Sacchari albi
        Sulfuris depurati
        Tartari depurati ana 10,0.
M. f. pulv. D. S. 3mal tägl. einen gestrichenen Teelöffel voll. Pulvis haemorrhoidalis.   Ergb.
Pulv. Liquir. comp. s. S. 490.

1281. Rp. Sulfuris depurati
        Olei Rusci ana 3,0
        Saponis domestici pulv.
        Adipis suilli ana 6,0
        Cretae laevigatae 2,0.
M. D. S. Äußerlich. Unguentum Wilkinsonii.   Ergb.

Sulfur praecipitatum. Germ., Austr., Belg., Dan., Helv., Jap., Nederl., Norv., Ross., Suec. **Sulphur praecipitatum.** Am., Brit. **Soufre précipité.** Gall. **Solfo precipitato.** Ital. Lac Sulfuris. **Gefällter Schwefel. Schwefelmilch.** (Am. mindestens 99,5% S). S. At.-Gew. 32. Feines, weiches, gelblichweißes, nicht krystallinisches, in Schwefelkohlenstoff leichtl. Pulver, beim Erhitzen an der Luft sich wie das vorige verhaltend. Rein, insbesondere frei von Alkalicarbonaten, freier Säure, Schwefelwasserstoff, Selen- und Arsenverbindungen. Höchstens 0,5% Asche enthaltend. Noch feineres Pulver als gereinigter S. — 100,0 0,45 RM.

Therapeut. Dosen: 1,2—4,0 (Brit.). Durchschnittl. Dosis: 4,0 (Am.).

Innerlich zu 0,1—0,5; wo stärkere Abführwirkung beabsichtigt wird, zu 3,0—5,0 mehrmals täglich, in Pulvern. Wie Sulfur depuratum, aber wegen der feinen Verteilung etwas energischer wirkend.

Äußerlich zu Waschungen, namentlich kosmetischen; hierher gehört das Kummerfeldsche Waschwasser (Aq. cosmetica Kummerfeldi Ergb.), welches aus 1 T. Campher, 2 T. Gummi, 12 T. Sulfur praecipitatum, 5 T. Glycerin, 45 T. Aq. Calc. und 40 T. Aq. Rosae besteht. Zu Salben, Pomaden und Pasten bei Hautkrankheiten.

1282. Rp. Sulfuris praecipitati 10,0
        Magnesii carbonici
        Pulv. radicis Rhei
        Elaeosacchari Foeniculi ana 5,0.
M. f. pulv. D. ad scatulam. S. 2—3mal
einen kleinen Teelöffel voll. (Abführmittel.)

1283. Rp. Sulfuris praecipitati
        Foliorum Sennae ana 10,0
        Magnesii sulfurici sicc. 20,0
        Natrii bicarbonici 5,0
        Olei Macidis 0,15.
M. f. pulv. D. ad vitrum. S. Morgens und
abends 1 Teelöffel. (Abführmittel.)

1284. Rp. Sulfuris praecipit. 45,0
    Tartari depurati 11,0
    Sir. simplicis 21 ccm
    Tinct. Aurantii 5,5 ccm
    Glycerini 17 ccm
    Tragacanthi pulv. 0,5.
M. D. S. Teelöffelweise zu nehmen. Con-
    fectio Sulphuris (Abführ-
    mittel).   Brit.

1285. Rp. Sulfuris praecipitati 30,0
    Acidi acetici q. s.
ut f. pasta mollis. D. S. Äußerlich auf
    zulegen. (Gegen Epheliden, Cloasma.)

1286. Rp. Sulfuris praecipitati
    Glycerini
    Spiritus saponati ana 10,0.
M. D. S. Abends aufgestrichen. (Bei
Sycosis, nachdem die kranken Bart-
haare ausgezogen worden; am Morgen
wird die Paste abgenommen und die
Stelle mit Sapo viridis eingerieben.)

1287. Rp. Sulfuris praecipitati 2,0
    Zinci oxydati
    Amyli pur. ana 10,0
    Vaselini albi puriss. 20,0.
M. f. pulv. D. S. 2mal tägl. den Lidrand
    einzufetten. (Bei Lidrandekzem.)

1288. Rp. Sulfuris praecipitati 1,0—2,0
    Adipis Lanae 5,0
    Vaselini 10,0
    Aq. Amygdalarum amarar. 50,
    Aq. florum Aurantii 15,0
    Chlorali hydrati 1,0—2,0.
M. f. ungt. D. S. Zum Einreiben. (Bei
    Ekzema capitis.)

1289. Rp. Sulfuris praecipitati
    Glycerini
    Spiritus diluti
    Kalii carbonici
    Aetheris ana 10,0.
M. D. S. Abends mittels Pinsels aufzutragen und des Morgens wegzuwaschen.
(Bei manchen Hautkrankheiten, namentlich Comedonen.)

1290. Rp. Sulfuris praecipitati 3,0—5,0
    Adipis Lanae 3,0
    Adipis benzoati ad 30,0.
M. f. ungt. D. S. Auf die Kopfhaut einzureiben. Bei heftigem Jucken mit Zusatz von 0,3—0,5 Acid. salicylic. Nachdem der Kopf mit Seifenspiritus gewaschen und dann gut abgetrocknet ist,
wird die Salbe eingerieben. (Bei Schuppen und Schinnen.)

1291. Rp. Sulfuris praecipitati 3,0
    Vaselini ad 30,0.
    Ol. Aurant. flor. 0,05.
M. f. ungt. D. S. Abends einzureiben.
    (Bei Pityriasis capitis.)

1292. Ep. Sulfuris praecipitati 4,0
    Acidi tannici 2,0
    Zinci oxydati
    Amyli ana 7,0
    Vaselini flavi 20,0.
M. f. pasta. Zum Einreiben. (Bei Sykosis.)

1293. Rp. Sulfuris praecipitati 40,0
    Calcii carbonici 20,0
    Zinci oxydati 20,0
    Amyli Oryzae 15,0
    Glycerini 20,0
    Aq. dest. 75,0
    Coq. ad reman. 120,0.
D. S. Acnepaste.

1294. Rp. β-Naphthol. 5,0
    Sulfur. praecip. 15,0
    Adip. suill. ad 100,0.
M. f. ungt. D. S. (Krätzesalbe.)

Kalium sulfuratum. Germ., Belg., Jap., Ross. **Kalium sulfuratum pro
balneo.** Austr. **Kalium sulfuratum crudum.** Helv. **Trisulfuretum kalicum.**
Nederl. **Hepar Sulfuris.** Dan., Norv., Suec. **Potassa sulfurata.** Am., Brit.
Potasse (Sulfure de). Gall. **Solfuro di Potassio.** Ital. Schwefelleber. (Schwefelkalium zu Bädern.) Durch Erhitzen von 1 T. Schwefel mit 2 T. Pottasche[1])
erhaltene leberbraune, später gelbgrüne, schwach nach Schwefelwasserstoff

---

[1]) Kal. carbon. crud.

44*

riechende Stücke, in Wa. (2) zu einer fast klaren, gelbgrünen, nach H_2S riechenden, alkalisch reagierenden Flüssigkeit. In gut verschlossenen Gefäßen aufzubewahren. Ein Gemisch verschiedener Kaliumpolysulfide (wesentlich K_2S_3) mit Kaliumthiosulfat und Kaliumsulfat. Am. verlangt mindestens 12,8% S. — 100,0 0,30 RM. — Man verschreibe nicht abgekürzt Kal. sulf., da dies auch Kalium sulfuricum gelesen werden kann!

1295. Rp. Kalii sulfurati 5,0
    Spir.
    Aq. fontan. ana 40,0
    Aq. Laurocerasi 5,0.
M. D. S. Zum Waschen. (Gegen Sykosis.)

Nur äußerlich zu Waschungen und Bädern, 50,0—150,0 auf ein Vollbad bei chronischen Metallvergiftungen, Hautkrankheiten, Lues; um die reizende Einwirkung des Schwefelbades zu mildern, kann man Gelatine (150—250) hinzusetzen. Auch als Sapo Kalii sulfurati.

Natrium sulfuratum fusum. Soude (Sulfure de). Gall. Sodaschwefelleber. Der Schwefelleber entsprechend, durch Erhitzen von Sulf. subl. und Soda gewonnen. Von ähnlichen Eigenschaften wie Kalium sulfuratum.

Äußerlich wie Kalium sulfuratum gegen Hautkrankheiten benutzt, z. B. gleich dem Schwefelkalium und Schwefelcalcium zu Boules barégiennes, ist aber schwerer l. und verbreitet zwar deshalb einen minder unangenehmen Geruch, ist aber auch weniger wirksam als Kalium sulfuratum. — Nicht als Natr. sulf. abgekürzt verschreiben!

Natrium sulfuratum crystallisatum. Natrium hydrosulfuratum. Belg. **Sodium (Monosulfure de).** Gall. Natriummonosulfid. $Na_2S + 9H_2O$. Durch Einleiten von Schwefelwasserstoff in Natronlauge erhaltene, farblose, durchsichtige, zerfließliche Krystalle — 100,0 0,35 RM.

Äußerlich als Enthaarungsmittel mit Ätzkalk oder Kaolin als Pasta (5—20 proz.) aufgetragen, oder mit Seife als Enthaarungsseife.

Sulfur jodatum. Ergb. Joduretum Sulfuris. Jodschwefel. Durch Zusammenschmelzen von 1 T. Sulf. subl. und 4 T. Jod. Krystallinische, schwarzgraue, metallisch glänzende, unregelmäßige Stücke, fast unl. in Wa., l. in 60 T. Glycerin. — 1,0 0,25 RM.

Innerlich in neuester Zeit in enormer Verdünnung gegen Acne und Furunculose empfohlen (s. unter Sulfur S. 689).

Äußerlich wegen der leichten Zersetzlichkeit unzweckmäßig.

Unguentum sulfuratum. Ergb., Helv. **Unguentum sulfuratum simplex.** Ross. **Unguentum sulphuris.** Am., Brit. **Pommade soufrée.** Gall. Schwefelsalbe. Gelbe Salbe, nach Ergb. bereitet aus 1 T. gereinigtem Schwefel (Am., Brit. Sulf. subl.) und 2 T. Benzoeschmalz (Brit., Gall. 1 + 9, Helv. 3 + 7, Am. 3 + 17).

Äußerlich zu Einreibungen, besonders gegen Scabies.

Unguentum sulfuratum compositum. Germ. I., Ergb., Helv., Ross. Ungu. ad scabiem. Zusammengesetzte Schwefelsalbe. Krätzsalbe. Sulf. dep., Zinc. sulfur. ana 1, Adeps benzoat. 8 (Helv. Adeps suill. 6,5, Sap. Kal. ven. 1,5). — 10,0 0,15 RM. — Sulfuris alcalini Unguentum Belg., Sulfur 20, Kal. carbon. 10, Aqu. 5, Adeps 65. Pommade antipsorique. Gall. Unguento alcalino con solfo Ital. ähnlich. Unguentum sulfuratum compositum. Nederl. Sulf. subl. 15, Marmor pulv. 20, Sap. kalin. 20, Vaselin. 27, Paraffin. 3, Ol. Cadin. 15. Ross. Sulf. dep., Zinc. sulf., Fruct. Laur. pulv. ana 1, Adeps 7. Unguentum Sulfuris compositum. Suec. Sulf. subl. 15, Calc. carbon. 10, Pic. liqu. 15, Sap. kalin. 30, Ad. suill. 30.

Äußerlich zur Einreibung, namentlich bei Scabies.

Unguentum Wilkinsonii. Ergb. **Ungu. contra scabiem.** Wilkinsonsche Salbe. Rezept s. unter Sulf. depur. — 100,0 0,60 RM.

Unguentum contra scabiem. Germ. Krätzesalbe. Braun, aus sublimiertem Schwefel (1), Birkenteer (1), Schweineschmalz (2) und Kaliseife (2) bereitet. — 100,0 0,55 RM.

Äußerlich. Dadurch werden alle sonstigen Schwefel enthaltenden Krätzesalben des Handels überflüssig. Wirksam und billig.

Sulfidal (E. W.). Gelblichweißes Pulver, mit 75% S., in Wa. zu milchiger Flüssigkeit l. — 1,0 0,10 RM. O. P. Dose mit 25 g 1,75 RM. Kruke mit 25 g Sulfidalpaste 2,00 RM.

Innerlich in Pulvern zu 0,05—0,1 gegen Hautkrankheiten empfohlen.

Äußerlich in 5—20proz. Salbe oder in 1—10proz. Lösung gegen Hautkrankheiten empfohlen.

Sufrogel. Kolloidale Suspension von 0,3% S in Gelatine, in Ampullen mit 1 ccm (vor der Anwendung zu erwärmen). — O. P. 3 Amp. (1 oder 5 ccm) 1,50 oder 3,30 RM.

Äußerlich, Mittel der parenteralen Reiztherapie besonders zur Behandlung chronischer Arthritis. 0,2—1 ccm in mehrtägigen Zwischenräumen intramuskulär. Die Injektionen weniger schmerzhaft als Schwefelöl.

Sumbul.

Radix Sumbuli. Port. Sumbulwurzel. Moschuswurzel. Die getrocknete Wurzel der Umbellifere Ferula Sumbul Hooker (Sumbulus moschatus, Euryangium Sumbul Kauffmann). Sie zeichnet sich durch starken Moschusgeruch und bitteren Geschmack aus und enthält etwa 0.28% ätherisches Öl.

Innerlich zu 0,5—1,5 mehrmals täglich, in Pulvern, weiniger oder spirituöser Maceration, im Infus oder Infuso-Dekokt (5,0—10,0 auf 100,0 2stündl. 1 Eßlöffel, als flüchtiges Excitans wirkend und bei vielen spastischen Beschwerden, auch bei Chorea und Blasenleiden, empfohlen. Hat sich nicht bewährt.

Extractum Sumbul fluidum. Durch Perkolation von Sumbulwurzel mit wäßrigem Alkohol bereitet. Durch Eindampfen dieses Fluidextrakts läßt sich Extract of Sumbul 2. bis 3. Konsistenz herstellen.

Innerlich zu ¹/₂—1 Teelöffel. Nicht im Gebrauch.

Tinctura Sumbuli. Sumbultinktur. 1:10 (70proz. Alk.) bereitet. Braune, stark nach Moschus riechende Tinktur.

Innerlich zu 0,5—1,0—1,5 (10—20—30 Tr.) 2—4stündl. gegen Diarrhöen, Krampfbeschwerden usw., etwa wie die Tinct. Moschi. Obsolet.

Suppositoria s. Teil I S. 52.

Suprarenin und Nebennierenpräparate.

Suprarenin bewirkt in Dezimilligrammgaben bei parenteraler Zufuhr (subcutan oder intravenös) starke Erregung des autonomen Nervensystems, besonders in seinen sympathischen peripheren motorischen Anteilen: durch Acceleransreizung wird die Herztätigkeit beschleunigt, durch Vasokonstriktion der Blutdruck gesteigert und örtliche Anämie erzeugt. Die gesteigerte Sympathicuserregung wirkt dem Vagotonus entgegen; dadurch vermindert Suprarenin Krampfzustände der glatten Muskulatur, wie das Bronchialasthma, und verringert die Auswirkungen des anaphylaktischen Shocks, wie die Serumkrankheit und die Salvarsanschäden.

Die perorale Darreichung des Suprarenin wirkt unsicher, da es großenteils in der Leber zerstört wird. Bei intravenöser Injektion wirken viel kleinere Mengen (¹/₄—¹/₂ mg) als bei subcutaner (1 mg). Die Suprareninwirkung tritt nach 5—15 Minuten ein und klingt nach ¹/₂—1 Stunde ab. Kumulation tritt wegen des schnellen Abbaus nicht ein; die Injektionen dürfen nach Abklingen der Wirkung öfters wiederholt werden.

Die schnellste und eklatanteste Wirkung (bei schwerstem Herzkollaps) tritt nach intrakardialer Injektion ein.

Germ. beschreibt unter Suprarenin die Base selbst und ihre wichtigsten Salze. Die anderen Pharm. führen fast nur das Hydrochlorid. Alle Vorschriften des D. A. B. — auch die über die sog. Maximaldosen — beziehen sich auch auf Adrenalin, Epinephrin, Epirenan und Paranephrin.

Suprarenin (E. W.). Germ. **Adrenalinum.** Belg., Brit. **Epinephrina.** Am. **Adrénaline.** Gall. **Adrenalinum hydrochloricum solutum.** Ross. **Liquor Epinephrinae hydrochloridi.** Am. **Liquor Adrenalini hydrochloricus.** Brit. **Solutio adrenalini hydrochloridi.** Suec. **Soluté d' Adrénaline au millième.** Gall.[1]) **Chloridrato di Adrenalina.** Ital. **Bitartras suprarenicus.** Norv. Ortho-Dioxy-phenyläthanolmethylamin. Der gefäßverengernde Bestandteil der Neben-niere, synthetisch oder aus den Nebennieren hergestellt. Aus den Lösungen seiner Salze ausgeschieden,

$$OH \langle C_6H_3 \rangle CH(OH) \cdot CH_2 \cdot N \langle {}^H_{CH_3}, \quad Mol.-Gew. \ 183.$$

ist es ein fast weißes, krystallinisches, ge-ruchloses Pulver, in Wa., Alk. oder Ae. nahezu unl., in Säuren, Kali- oder Natronlauge klarl. S.-Lösung (1:1000) gibt mit verd. Eisenchloridlösung eine smaragdgrüne Färbung. Auch unter dem Namen Adrenalin sowie den Namen Para-nephrin (E. W.), Epinephrin (E. W.), Epirenan (E. W.) im Verkehr. Verwendung in Form einer wäßrigen, klaren oder höchstens leicht rötlich gefärbten, nur schwach sauer reagierenden Lösung des sehr hygroskopischen Hydrochlorids; die handelsübliche Lösung enthält 1,2 g Suprareninhydro-chlorid in 1000 ccm mit einem Konservierungsmittel versetzter physiologischer Kochsalzlösung. Suprareninborat und Suprareninbitartrat sind nicht hygroskopische, krystallinische Salze. 1 g Suprarenin = 1,2 g Suprarenin-hydrochlorid, 1,3 g Suprareninborat oder 1,82 g Suprareninbitartrat. Lösungen der Salze linksdrehend (spez. Drehungswinkel einer wäßrigen, in 1000 ccm 1,2 g Hydrochlorid enthaltenden Lösung = — 50°). Rot oder trüb gewordene Lösungen des Hydrochlorids dürfen nicht abgegeben, Suprarenin enthaltende Lösungen nicht erhitzt werden. Suprarenin und seine Lö-sungen sind vor Licht geschützt; ersteres sehr vorsichtig, letztere vor-sichtig aufzubewahren. — 0,01 Suprarenin 0,95 RM. S. bitartaricum 0,55 RM. S. boricum 0,75 RM. 10 ccm S. hydrochloricum solutum 1,40 RM. 5 Amphiolen Paranephrin (1 ccm 0,1%) 1,30 RM. I. G. Farben-industrie Hoechst: 0,05 S. basicum (synthet. und organ.[2])) oder 0,091 — entspr. 0,05 S. bas. — S. bitartaricum 2,65 RM. 25 ccm S.-Lösung (synthet. und organ.[2]) 1:1000, mit 0,5% Chloreton[3]) zur Konservierung versetzt) 2,30 RM. 10 Amp. (0,5 ccm) 2,20 RM. 20 S.-Tabl. (0,001) 1,20 RM. 0,1 D.-Suprarenin bitartari-cum (rechtsdrehend, synth.) 3,00 RM. Epirenan solutum (0,1%) 1,0 0,20 RM. 5 ccm 0,80 RM. 20 Epirenan-Amp. (1 ccm; 0,005% mit 2 oder 4% Novoc.) 4,90 und 5,60 RM.

Ital.: Adrenalinhydrochlorid Schmp. 206°. Norv.: Tartrat des synthet. Suprarenins Schmp. 149°.

Belg.: ungefähr 0,0000003 wirken intravenös blutdruckerhöhend, ungefähr 0,001 (je Kilogramm Körpergewicht) tödlich für Kaninchen.

Am. schreibt in 100 ccm der Suprareninhydrochloridlösung einen Gehalt zwischen 0,095 und 0,105 Base vor und läßt den Wirkungswert (1 T. Lösung + 99 physiol. Kochsalz-lösung) am Hund gegen ein pharmakologisch eingestelltes Standardpräparat prüfen. Tief

---

[1]) Gall. Nouveau Supplément: **Adrénaline** (Suprarénine, Epinéphrine). α-Methylamino-β-Dioxyphenyläthanol. Aus Nebennieren oder synthetisch. Linksdrehend. Schmilzt bei 210—212° (im Capillarröhrchen).

[2]) Aus Organen (Nebennieren) hergestellt.

[3]) Cloreton, S. 298.

anästhesierten Hunden mittlerer Größe mit durch Atropin ausgeschalteten Vagusnerven werden von der Beinvene aus abwechselnd die zu prüfende und die Standardlösung in solchen Mengen eingespritzt, daß am Kymographion mit dem Quecksilbermanometer 30—60 mm betragende Blutdrucksteigerungen erzielt werden.

Ähnlich verfährt Ross.: Die Sol. Adren. hydrochlor. (1:1000) wird nach genau beschriebenem Verfahren in ihrer blutdrucksteigernden Wirkung im Vergleich mit einem Standardpräparat bei mit Urethan tief narkotisierten, atropinisierten Kaninchen geprüft. (Zulässige Abweichung 20%.)

Brit.: Chloroform (5 ccm), Kochsalz (9), verd. Salzsäure (3 ccm), Wasser ad 1000 ccm; darin 1 Adrenalinhydrochlorid.

Suec.: Isotonische Mineralsalzlösung mit Konservierungsmittelzusatz; darin 0,1% Adrenalinhydrochlorid.

Gall.: 0,7% Kochsalzlösung, Salzsäure und Natrium bisulfurosum; darin 0,1% Adrenalin.

Durchschnittl. Dosis: Substanz 0,0005 (Am.).

Therapeut. Dosen: Lösung 0,6—1,8 ccm (Brit.[1])). Durchschnittl. Dosis: (subcutan) 0,5 ccm (Am.[2])).

Größte Einzelgabe: 0,001 (ebenso Internat. Vorschl.), dagegen Norv. 0,0015.

Belg., Gall. (innerlich), Ital. 0,002, Ross., Suec. 1,0 Lösung.

Größte Tagesgabe: Belg., Ital., Internat. Vorschl. 0,004, Gall. (innerlich) 0,01, Ross. 1,0 Lösung.

Innerlich, zu 10—20 Tr. der Stammlösung 1:1000, mehrmals täglich, bei Magen- und Darmblutungen. Trotz der zweifellosen Vasokonstriktion gerade bei den schweren, rezidivierenden Blutungen aus callösen Magengeschwüren wegen der Größe und Starrheit der blutenden Arterien ohne Erfolg. Man sollte in solch schweren (seltenen) Fällen die kostbare Zeit ebensowenig mit Suprarenin- wie mit anderer medikamentöser Therapie versäumen, sondern möglichst schnell zur Operation drängen. Ebenso unsicher ist der Erfolg bei Blutung aus tiefsitzenden Darmgeschwüren, wie bei Typhus und Ruhr. Bei anderen inneren Blutungen ganz ohne Nutzen. Für die übrigen Indikationen kommt nur parenterale Zufuhr in Frage.

Äußerlich zur subcutanen Injektion von 1 ccm, zur intravenösen Injektion von $^1/_4$—$^1/_2$ ccm der Lösung 1:1000 bei Herzschwäche und Kollaps in akuten Infektionskrankheiten (Diphtherie, Pneumonie, Typhus, Sepsis u. a.), in der Chloroformnarkose und anderen Vergiftungszuständen; die Injektion kann bei nachlassender Wirkung schon nach $^1/_4$ Stunde wiederholt werden; Erhöhung der Einzeldose über 1 mg kann zu tödlicher Herzlähmung führen. An Stelle der einmaligen Injektion kann mit großem Vorteil die Infusion von $^1/_2$—1 l Kochsalzlösung treten, der $^1/_2$—1 mg S. zugesetzt ist. Bei Bronchialasthma zur schnellen Beseitigung des Anfalls, besonders wirksam in Verbindung mit kleinen Dosen von Hypophysin. Auch bei anderen Krampfzuständen der glatten Muskulatur (Pylorospasmus, Gallenkolik, Blasenkrampf) versucht. Zur Stillung von inneren Blutungen, mit Ausnahme von Lungenblutungen; die Wirkung ist nicht sicher. Zur Verhütung bzw. zur Linderung anaphylaktischer Erscheinungen (Kollaps, Gehirnerscheinungen, Exantheme, Ödeme) nach Seruminjektion bzw. Reinjektion und nach Nahrungsmitteln (Muscheln, Krebsen), Medikamenten (besonders Salvarsan). Zur Provokation von Fieberanfällen bei latenter Malaria. Unbestätigt sind die mehrfach berichteten Erfolge bei Behandlung von Osteomalacie und Rachitis, sowie bei

---

[1]) 1 g in 1000 ccm 5 ccm Chloroform und 3 ccm verd. Salzs. enthaltender Lösung.
[2]) 1 g in 1000 ccm Salzsäure haltigem Wasser.

Keuchhusten, Pneumonie und exsudativer Diathese. — In Fällen schwersten Kollapses kann an Stelle der intravenösen die intrakardiale Injektion treten; 1 ccm der 1 prom. Lösung wird direkt in den rechten Ventrikel (im IV. Intercostalraum links vom Sternum) injiziert; die herzkräftigende Wirkung tritt fast augenblicklich ein und ist öfters lebensrettend gewesen.

Zur Inhalation vernebelter Lösung bei Bronchialasthma, auch bei Keuchhusten; die erforderliche Menge (bei Kindern 1—3 dmg) ist der zu inhalierenden Kochsalzlösung zuzusetzen. Zur Bepinselung und zur Tamponade blutender Gewebe, vor und bei Operationen, bei Nasenbluten, bei vaginalen Blutungen, auch bei Brandwunden. Der Anämie pflegt nach $^1/_2$ Stunde eine reaktive Hyperämie zu folgen. Zur Verstärkung und Verlängerung der durch Cocain, Novocain usw. hervorgerufenen Anästhesie. Der anästhesierenden Lösung werden 2—5 Tr. der 1 prom. Suprareninlösung zugesetzt. Der Zusatz wird besonders bei Augentropfen und -salben gemacht.

Nebenwirkungen des Suprarenin: Herzklopfen, Schwindel, Angstgefühl, Hitze, Schüttelfrost. Kontraindikationen der Suprareninanwendung: Zustände erhöhten Blutdrucks mit und ohne Nierenkrankheit, Arteriosklerose, Gefäßspasmen, Hämoptoë.

1296. Rp. Solutionis Suprarenin hydrochl.
      (1 : 1000) 10,0.
D. S. Suprareninlösung. 0,5 ccm (0,5 mg)
    subcutan oder intramuskulär einspritzen.

1297. Rp. Sol. Suprarenin (1 : 1000) 1,0
      (bis 5,0)
    Zinc. sulfur. 0,025
    Aq. dest. ad 10,0.
M. D. S. Augentropfen.

1298. Rp. Sol. Natr. chlorati physiol.1000,0.
D. Sterilisa! S. Nach Zusatz von 0,001
Suprarenin innerhalb $^1/_4$ Stunde in die
Vene laufen lassen.

1299. Rp. Sol. Suprarenin (1 : 1000) 1,0
    Novocain 0,4
    Zinc. sulf. 0,025
    Aq. dest. ad 10,0.
M. D. S. Augentropfen.

1300. Rp. Sol. Suprarenin (1 : 1000) 8,0
    Sol. Hypophysin 2,0.
M. D. S. Zur subcutanen Injektion 0,5
bis 1,0 ccm.

1301. Rp. Suprarenin bas. 0,001
    Sacch. Lactis 10,0.
M. f. pulvis. D. S. Schnupfpulver.

1302. Rp. Suprarenin 0,1
    Acid. hydrochlor. dil. 0,2
    Alcoh. absol. 10,0
    Solve, tum adde
    Ol. Ricini ad 100,0.
M. D. S. Inhalationsöl. Nicht empfehlenswert.

1303. Rp. Sol. Suprarenin (1 : 1000) 5,0
    Pasta Zinci 45,0.
M. f. ungt. D. S. Salbe.

Novocainlösungen wird Suprarenin (Lösung 1⁰/₀₀) erst nach erfolgter Sterilisation unmittelbar vor der Verwendung zugesetzt.

Wenn aus der ärztlichen Verordnung nicht zweifelsfrei hervorgeht, daß sich die verordnete Suprareninmenge auf reines S. bzw. eins seiner Salze in Substanz beziehen soll, so ist vom Apotheker stets nur die handelsübliche Lösung (1⁰/₀₀) in der in der ärztlichen Verordnung angegebenen Menge abzugeben, auch wenn weder die Worte Solutio oder Lösung in Verbindung mit dem Worte Suprarenin noch ein Zusatz 1 : 1000 oder 1⁰/₀₀ in der ärztlichen Verordnung enthalten sind. (Von der pharmazeutischen Presse als Ergänzung zum Artikel des Arzneibuchs vorgeschlagen.)

Symplocos. Folia Symploci. Nederl. Die getrockneten, schwach riechenden und schmeckenden Blätter der Symplocacee Symplocos odoratissima Choisy (Java).

Synthalin (Erich Frank 1926). Krystallinisches Pulver. Dekamethylendiguanidinchlorhydrat[1]). — 40 Tabl. (10 oder 25 mg) 3,55, 8,85 RM.

Innerlich in Tabletten. Tagesdose meist 2 mal 10 mg vormittags genommen. Setzt die Glykosurie bei leichten und mittelschweren Diabetikern um 10—30 g herab, in schweren Fällen von Diabetes kann die notwendige Insulinmenge gelegentlich durch Synthalin vermindert werden. Nach 2—3 tägiger Einnahme 1 Tag zu pausieren. Im Fall guter Verträglichkeit auf 30—40 mg zu steigen. Häufige Nebenwirkungen: Übelkeit, Erbrechen, allgemeine Schwäche. In einzelnen Fällen können die Nebenwirkungen durch gleichzeitige Darreichung von Pankreon oder Gallensäurepräparaten (Decholin) beseitigt werden. Oft nötigen die Nebenwirkungen zum Verzicht auf Synthalin.

$$ClH \cdot HN = C \Big\langle {}^{NH_2}_{NH-(CH_2)_{10}-NH} \Big\rangle {}^{NH_2} C = NH \cdot HCl.$$

Synthalin B. Dodekamethylendiguanidinchlorhydrat (1928). — 60 Tabl. (5 mg) 5,10 RM. Wird von vielen Patienten besser als das ältere Synthalin vertragen.

Syzygium (s. auch S. 461).

Cortex Syzygii Jambolani. Ergb. **Cortex Syzygii.** Nederl. Die Rinde der Myrtacee Syzygium (Eugenia) Jambolanum DC (Ostindien, Antillen). Schwach adstringierend schmeckend.

Innerlich als Pulver zu 1,0 gegen Diabetes mellitus vereinzelt angewandt. Verlassen. Jetzt noch in einzelnen Geheimmitteln.

Extractum Syzygii jambolani corticis fluidum. Ergb. Syzygiumfluidextrakt. Aus der Jambulrinde durch Perkolation mit Alk. gewonnen. 1 ccm = 1 g. — 10,0 0,40 RM.

Innerlich gegen Diabetes. Verlassen.

Semen Syzygii. Nederl. Fructus Syzygii. Syzygiumsamen. Haben einen schwach gewürzhaften, stark zusammenziehenden Geschmack. Bestandteile: Spuren von ätherischem Öl, Gallussäure.

Innerlich gegen Diabetes. Verlassen.

Talcum. Germ., Austr., Belg., Dan., Helv., Jap., Nederl., Norv., Suec. **Talcum purificatum.** Am. **Talcum purum.** Ross. **Talc.** Gall. **Talco.** Ital. Talcum venetum. Talk[2]). Feingepulvertes Magnesiumsilicat. Weißes, fettig anzufühlendes, in Wa. oder Säuren fast unl., beim Glühen im Probierrohr sich höchstens schwach grau oder gelblichgrau färbendes Pulver. — 100,0 0,15 RM.

Innerlich als zweckmäßige Umhüllung für solche Pillen, die eine besonders große Neigung haben zusammenzukleben.

Äußerlich als Streupulver bei Intertrigo; als Zusatz zu vielen kosmetischen Mitteln. S. auch Pul. salicyl. cum Talco (S. 630).

Talcum depuratum. Jap. Mit Salzsäure 15 Min. lang ausgekochter, mit HCl-haltigem Wasser wiederholt und mit Wa. bis zur neutralen Reaktion ausgewaschener, getrockneter Talkstein.

Speckstein, ein natürliches, wie Talk zusammengesetztes, aber dichteres und härteres Magnesiumpolysilicat.

Tamarindus.

Pulpa Tamarindorum cruda. Germ., Nederl. **Pulpa Tamarindi cruda.** Norv. **Pulpa Tamarindorum.** Jap. **Tamarindorum Pulpa.** Belg. **Fructus Tamarindi.** Austr., Helv. **Tamarindus.** Brit. **Tamarin.** Gall. **Tamarindo.** Ital. **Tamarindenmus.** Schwarzbraunes, etwas zähes, weiches, rein und stark sauer schmeckendes Fruchtfleisch der (tropischen) Caesalpiniacee Tamarindus indica L. 50 g des Filtrats eines durch Schütteln

---

[1]) Guanidin s. S. 413.
[2]) Talkstein.

erhaltenen Auszugs von 20 g T. mit 190 ccm Wa. müssen mindestens 2,5 g trockenes Extrakt liefern. Enthält größere Mengen von Pflanzensäuren (Weins., Citronens., Apfels.) und deren Salzen. Brit. konserviert mit Zucker.
Dient nur zur Herstellung des folgenden Präparats.

Pulpa Tamarindorum depurata. Germ., Austr., Helv., Jap. **Pulpa Tamarindi depurata.** Norv., Ross. **Tamarindorum conserva.** Belg. **Pulpe de Tamarin purifiée.** Gall. **Polpa di Tamarindo depurata.** Ital. Gereinigtes Tamarindenmus. Dickes Extrakt aus Tamarindenmus, mit 20% Zucker vermischt, schwarzbraun, sauer, aber nicht brenzlich schmeckend. Mindestens 9% Säuren (als Weinsäure berechnet), höchstens Spuren (nicht mehr als 12,5 mg in 100 g) Kupfer[1]) und höchstens 40% Wa. enthaltend. — Gall. und Ital. bereiten das Mus ohne Zucker, in den übrigen Pharm. variiert der Zuckerzusatz. — 100,0 0,55 RM.

Innerlich zu 25,0—60,0 als Abführmittel unvermischt oder in wäßriger Lösung, die aber erst zu filtrieren ist, als Zusatz zu Mixturen, Elektuarien und Molken (s. Serum Lactis, S. 482). Gut zu Konserven (S. 10) sich eignend.

1304. Rp. Pulpae Tamarindorum
    depuratae 30,0
    Inf. foliorum Sennae
    (e 15,0) 145,0
    Natrii sulfurici 25,0.
M. D. S. Umgeschüttelt, ½ stündl. 1 Eßlöffel.

1305. Rp. Foliorum Sennae pulver. 5,0
    Tartari depurati 1,0
    Pulpae Tamarindorum
    depuratae 15,0
    Sir. Mannae q. s. f. electuarium.
M. D. S. Mehrmals täglich 1 Teelöffel.

Die ausländische Spezialität Tamar Indien besteht aus Pulpa Tamarindorum depurata, Fol. Sennae und Schokolade.

Essentia Tamarindorum. Ergb. Tamarindenessenz. Nach bestimmter Vorschrift gewonnen aus Tamarindenmus 500, Wasser 3000, Sennesblättern 50, gebrannter Magnesia 2, Glycerin 50, Pomeranzenschalensirup 50, Zuckersirup 50, Zimtsirup 50, Weingeist 100, Pomeranzenblütenwasser 12,5, Ingwertinktur 2,5, Vanillin 0,05, Magnesiumcarbonat und Eiweiß nach Bedarf. Klare, dunkelbraune, gewürzhaft riechende und säuerlich schmeckende Flüssigkeit. — 10,0 0,15 RM.

Innerlich als Abführmittel, teelöffelweise.

Tanacetum.

Flores Tanaceti. Ergb. **Tanaceti flos.** Belg. Rainfarnblüten. Die getrockneten Blütenköpfchen der Composite Tanacetum vulgare L. Sie enthalten Gerbstoff, einen amorphen Bitterstoff und 0,1—0,2% ätherisches Rainfarnöl. — 10,0 0,05 RM.

Innerlich zu 1,0—2,5 mehrmals täglich, in Pulvern, Latwergen, im Infusum 10,0—25,0 auf 100,0, als Wurmmittel. Wenig gebräuchlich. In Amerika auch als Emmenagogum verwendet.

Äußerlich zu Kräuterkissen, im Aufguß zu Klistieren.

Herba Tanaceti. Ergb. Rainfarnkraut. Wurmkraut. Die getrockneten Blätter, Bitterstoff und ätherisches Öl enthaltend. — 10,0 0,05 RM.

Innerlich im Infus 10,0—25,0:100,0, wie Flores Tanaceti.

Oleum Tanaceti. Ergb. Rainfarnöl. Das aus dem frischen, blühenden Kraute gewonnene ätherische Öl. Leicht bewegliche, gelbe, am Lichte sich bräunende Flüssigkeit von durchdringend widerlichem Geruch und bitterem Geschmack. Der Hauptbestandteil ist Tanaceton $C_{10}H_{16}O$. Spez. Gew. 0,923 bis 0,954. — 1,0 0,30 RM.

Innerlich zu 0,05—0,15 (1—3 Tr.), als Ölzucker, in Pillen, in spirituöser Lösung, als Zusatz zu anthelminthischen Mitteln. Nicht gebräuchlich.

---

[1]) Aus der etwaigen Verwendung kupferner Kessel und Gerätschaften herrührend.

Taraxacum.

Radix Taraxaci cum Herba. Germ. V., Ergb., Ross. Löwenzahn. Die im Frühjahr vor der Blütezeit gesammelte, mit Blütenstandknospen versehene, getrocknete ganze Pflanze Taraxacum officinale (Withering) Wiggers (Composite). Bestandteile: Taraxacin, Taraxacerin, Inulin, Salze. — 100,0 0,45 RM.

Innerlich im Dekokt (5,0—15,0 auf 100,0), Succus recens und zu Spezies. Als Amarum und gelinde abführendes Mittel bei dyspeptischen Zuständen mit gleichzeitiger Verstopfung, Leberleiden, Stauungen im Pfortadersystem, Hämorrhoidalbeschwerden früher viel gebraucht. Hauptbestandteil der Kräutermischungen zu den im Volk noch vielfach üblichen sogenannten Frühlingskuren.

Folia Taraxaci. Austr. **Pissenlit.** Gall. Dandelion. Löwenzahn. Die getrockneten Blätter. — Enthalten bitteren Extraktivstoff, Schleim, Stärkemehl, Salze.

Innerlich im Dekokt 10,0—15,0 auf 100,0, in Spezies. Als Aperitivum. Im Dekokt zu Klistieren empfohlen.

Radix Taraxaci. Germ. I., Austr., Brit. (T. R.), Helv., Ross., Suec. Die getrocknete Löwenzahnwurzel.

Extractum Taraxaci. Germ. V., Ergb., Austr., Brit., Jap., Ross. **Extrait de Pissenlit.** Gall. Löwenzahnextrakt. Braunes, dickes, süßlichbitter schmeckendes, aus trockener Löwenzahnwurzel bereitetes Extrakt. Gall. läßt das Extrakt aus den Blättern, Austr. aus Wurzeln und Kraut bereiten. Brit. läßt den Saft der frischen Wurzel auspressen und zu einem dicken Extrakt eindicken. — 1,0 0,10 RM.

Therapeut. Dosen: 0,3—1,0 (Brit.).

Innerlich zu 0,5—2,0 mehrere Male täglich in Pillen oder Solutionen, Amarum, Aperitivum, Tonicum. Bei dyspeptischen Zuständen früher gegeben.

Extractum Taraxaci fluidum. Germ. V. Aus getrockneter Löwenzahnwurzel nach Brit. durch Ausziehen mit 60 proz. Alk., dann mit Wa. bereitet.

Innerlich zu 1—3 Teelöffeln, wie das vorige.

Succus Taraxaci. Brit. Der aus der zerquetschten Wurzel gewonnene Saft.

Therapeut. Dosen: 4—8 ccm (Brit.).

Tela depurata und imprägnierte Verbandmulle.

Tela depurata. Germ., Ergb., Belg., Helv., Jap., Ross. Tela. Nederl. Garza idrofila. Ital. Verbandmull[1]). (Hydrophiler Verbandstoff.) Aus Gossypium (Baumwolle) hergestelltes Gewebe, das hinsichtlich seiner Reinheit den an gereinigte Baumwolle (Gossypium S. 406) gestellten Anforderungen genügen, also insbesondere entfettet sein muß und weder Säuren noch Alkalien enthalten darf. 1 qm soll wenigstens 30,0 (Belg. 40, Ital. 40,0—45,0) wiegen und in 1 qcm in Kette und Schuß zusammen mindestens 24 Fäden enthalten. Verbandmull soll 100 cm breit sein. Jap.: Breite im allgemeinen 30 cm. Gewicht für 918 qcm mindestens 3 g, 24 Fäden in 1 qcm. Nederl.: Verbandmull für Wundbehandlung pro 1 qm mindestens 25 g, für Binden mindestens 33,3 g. Ital.: pro 1 qcm 15 Fäden.

Tela depurata sterilisata. Ergb. Sterilisierter Verbandmull. In dichtem Stoff oder Filtrierpapier usw. verpackter Verbandmull, der 2 Stunden im strömenden Wasserdampf erhitzt, dann bei 100° getrocknet und mit einer zweiten Umhüllung versehen wurde.

---

[1]) Neben dem Ausdruck „Verbandmull" findet häufig der Ausdruck „Verbandgaze" (besonders bei imprägnierten Mullen) Anwendung; im engeren Sinne versteht man unter Gaze appretierten (mit Stärke gesteiften) Verbandmull. Im nachfolgenden sind die beiden Ausdrücke Mull und Gaze daher wechselweise gebraucht.

700

(Tela depurata) Tel. impregnat. — (Terebinthina) Terebinth. veneta.　　Rp. 1306—1309

Telae impraegnatae. Telae antisepticae. Mehrere Pharm. und Ergb. führen mit Arznei-stoffen in bestimmter Menge imprägnierten Verbandmull und Methoden, seinen Gehalt an Arzneistoff zu bestimmen, an. Folgende Arten seien kurz angeführt:

Tela Acidi borici. Jap. **Tela cum Acido borico.** Belg. 10proz. Borgaze.

Tela Hydrargyri bichlorati. Ergb., Jap. Sublimatmull (0,3, Jap. 0,2%). **Tela cum Hydrargyro bichlorato.** Belg. (0,5%.) **Gaze au Bichlorure de Mercure.** Gall. (0,1 bis 0,5proz.)

Tela Jodoformii. Ergb. **Tela jodoformiata.** Jap. **Tela cum Jodoformio.** Belg., Nederl. **Gaze iodoformée.** Gall. **Garza con Jodoformio.** Jodoformgaze. Ital. Alle Pharm. 10%, Jap. 5%.

Tela phenolata. Phenolmull (10proz.). Ergb. **Tela cum Acido carbolico.** Belg. (5proz.) **Gaze phénolée.** Gall. (2—5proz.) **Garza con Fenolo.** Ital. (5proz.)

Tela Phenyli salicylici. Gaze au Salicylate de phényle. Gall. (10proz.)

Tela salicylata. Ergb., Jap. **Tela cum acido salicylico.** Belg. Salicyl-mull. Sämtlich 5proz.

Terebinthina.

Terebinthina. Germ., Helv., Jap., Suec. **Balsamum Terebinthina.** Austr. **Balsamum Terebinthina communis.** Dan., Norv. **Terebinthina communis.** Ross. **Térébenthine du Pin.** Gall. **Trementina commune.** Ital. Terebinthina gallica. Terpentin. Dickflüssiger, eigenartig riechender und bitter schmek-kender, 70—85% Harz und 30—15% Terpentinöl enthaltender Balsam ver-schiedener Pinusarten, in Alk. (5) klar mit saurer Reaktion l. — 100,0 0,55 RM.

Äußerlich in Substanz auf Papier oder Leder gestrichen, als Pflaster, als Konstituens zu Pflastern mit gleichen Teilen eines Harzes, z. B. Resina Pini, Kolophonium und Wachs oder Talg, und Salben 1 T. Terpentin und 3—4 T. Fett.

1306. Rp. Terebinthinae
　　Olei Petrae Italici
　　Cerae flavae ana 10,0.
M. f. l. a. ungt. D. S. Frostsalbe.

1307. Rp. Terebinthinae depuratae
　　Magnesii carbonici ana 2,0.
M. f. pil. Nr. X. Pilules de Térében-
　　thine.　　　　　　　　Gall.

Terebinthina veneta. Ergb., Belg. **Terebinthina laricina.** Germ. I., Helv., Nederl., Suec. **Balsamum Terebinthina veneta.** Dan., Norv. **Térébenthine du Mélèze.** Gall. **Trementina di Venezia.** Ital. Venezianischer Terpentin. Lärchenterpentin. Von Larix decidua Miller gewonnener Harzbalsam. Klarer, gelblicher bis bräunlicher Balsam ohne krystallinische Abscheidungen, dünn-flüssiger und klarer als das gemeine Terpentin. Ital. verlangt einen Gehalt an 15—20% Ol. Terebinth. — 100,0 1,20 RM.

Innerlich zu 0,3—1,0 mehrmals täglich, in Pillen, Emulsion wie Ol. Terebinth.

Äußerlich wie Ol. Terebinth. zu Injektionen (1,0—4,0 auf 100,0, durch Gummi emulgiert), Klistieren (4,0—8,0 ad Klysma), Pflastern, Salben, Linimenten (mit Vitell. ovor. ana).

1308. Ep. Terebinthinae venetae
　　Olei Olivarum ana 12,0
　　Croci subt. pulv. 1,0.
M. f. liniment. D. S. Frostsalbe. (Bei exulcerierten Pernionen.)

1309. Rp. Terebinthinae 4,0
　　Styracis liquidi 1,0
　　Opii pulv. 0,25
　　Chinini sulfurici 1,0
　　Magnesii carbonici q. s.
M. f. pil. Nr. L. D. S. Pilulae tere-
　　binthinae compositae.　　Suec.

Oleum Terebinthinae. Germ., Am., Austr., Helv., Jap., Nederl. **Tere-binthinae essentia.** Belg. **Aetheroleum Terebinthinae.** Suec. **Aetheroleum Terebinthinae crudum.** Norv. **Oleum Terebinthinae crudum.** Ross. Jap. **Essence de Térébenthine.** Gall. Turpentine Oil. Spiritus Terebinthinae. Terpentinöl.

Das farblose oder schwach gelbliche, leicht bewegliche, optisch aktive, je nach Herkunft rechts- oder linksdrehende, eigenartig riechende und scharf, kratzend schmeckende ätherische Öl der Terpentine verschiedener Pinusarten. Dichte 0,855—0,872. Mindestens 80% bei der Destillation zwischen 155° und 165°, unter 150° keine Anteile übergehend. 1 ccm T. in 12 ccm Alk. klarl. Frei von Terpentin, Mineralölen und fremden Kohlenwasserstoffen (Verfälschungen). Besteht der Hauptmenge nach aus Rechts- oder Linkspinen $C_{10}H_{16}$, dem kleine Mengen anderer Terpene und sauerstoffhaltiger Stoffe beigemengt sind. Bei längerem Stehen an der Luft und namentlich am Licht, nimmt das Terpentinöl Sauerstoff auf, färbt sich dabei allmählich gelblich, verliert seine dünnflüssige Beschaffenheit und nimmt infolge Bildung von Ameisen- und Essigsäure saure Reaktion an. Solches sauerstoffhaltiges Terpentinöl (gewöhnlich ozonisiertes Terpentinöl oder Ol. Ter. vetustum genannt) enthält kein Ozon, sondern Peroxyde, gibt die Reaktionen des Wasserstoffperoxyds und vermag kräftige Oxydationswirkungen auszuüben. Helv. (zur Behandlung der Phosphorvergiftung) und Ital. verlangen Vorrätighalten eines derartigen Öles (Ital. Essenza di Trementina vecchia ozonizzata). In Wa. ist Terpentinöl wenig l., leichtl. in Alk., Ae., Chl. und fetten Ölen. — 100,0 0,35 RM.

Terpentinöl hat lokalreizende Wirkungen, die sich bei äußerlicher Anwendung auf der Haut, bei innerlicher Darreichung im Magen und Darm, bei der Ausscheidung durch die Nieren geltend machen können. Die Resorption erfolgt auch von der Lunge und von der Haut aus, die Ausscheidung auch durch die Atemwege. Der Harn riecht schon nach Resorption kleiner Mengen nach Veilchen. Bei Nephritis verschwindet der Geruch. — Nach großen Dosen starke Leibschmerzen, Diarrhöen, Hämaturie, eventuell Koma.

Innerlich zu 5—15 Tr. 3—4mal tägl. in Emulsion, schleimigen Vehikeln, ätherischer Lösung, Gallertkapseln, Elektuarien (1:10 Honig), Pillen mit Wachs bei Bronchoblenorrhöe, chronischem Blasenkatarrh, bei Gallensteinkolik früher in Form des Durandeschen Mittels (jetzt wohl ganz aufgegeben), bei Meteorismus auch heute noch wegen seiner gleichzeitig stimulierenden Wirkung von amerikanischen Ärzten gerühmt. Das sauerstoffhaltige Terpentinöl wurde früher als Antidot bei Phosphorvergiftung gegeben; jetzt durch Adsorptionstherapie mit Kohle (Carbo medicinalis) ersetzt. Kontraindiziert ist das Öl bei akuter oder chronischer Nephritis, akutem Magenkatarrh.

Äußerlich zu Inhalationen bei putrider Bronchitis und Lungengangrän, aber auch bei chronischer Bronchoblenorrhöe ohne Fäulnis entweder als Zusatz zu Wasserdämpfen, indem ein oder mehrere Teelöffel Oleum Terebinthinae auf kochendes Wasser gegeben werden und der aufsteigende Dampf, sei es direkt, sei es durch einen Dampfapparat oder eine sog. Wasserpfeife eingeatmet wird; oder, was wesentlich vorzuziehen ist, indem man Ol. Terebinth. zu Wasser oder einer entsprechenden Lösung von Kochsalz, Salmiak, Tannin usw. (je nach den Indikationen) hinzufügt (0,5—2,5—5,0—10,0 ad 500,0) und die Flüssigkeit mittels eines Inhalationsapparats einatmen läßt. Zu

Mund- und Gurgelwässern mit Gummischleim; zu Klistieren in
Emulsion mit Vitellum ovi 3,0—15,0 auf 150,0—200,0, früher gegen Bandwürmer und Ascariden, auch bei Meteorismus; zum Bepinseln der Haut
(zu gleichen Teilen mit Ol. Olivarum; darüber ein Guttaperchaverband, der
24 Stunden liegen bleibt, bei Gelenkentzündung) sowie zu Einreibungen bei
Rheumatismen, Neuralgien, auch bei tiefliegenden Entzündungen, bei Krätze
(bei verschiedenen Affektionen der Bronchien und Lungen früher zur Einreibung
der Brust sehr beliebt), als Rubefaciens unvermischt oder mit Liquor Ammonii caust. ana, oder mit Campher, Phosphor; als Liniment, Salbe 1 mit
3—5 Fett, in Pflastern 1 mit 6—8 Harz, als Verbandmittel, in Seifen-
form. Zu intramuskulären Injektionen, mit 10 Olivenöl gemischt, je 0,5
bis 5 ccm, bei chronischer Arthritis und Adnexitis als Mittel der parenteralen
Reiztherapie (s. Reizkörper S. 595), gewöhnlich durch Terpichin (s. S. 597)
ersetzt.

1310. Rp. Ammonii chlorati
    Olei Terebinthinae ana 5,0
    Aq. dest. ad 500,0.
M. D. S. Gut umgeschüttelt, zur Inhalation in zerstäubter Form. (Bei Bronchitis mit Emphysem.)

1311. Rp. Olei Terebinthinae 100,0
    Acidi acetici 15,0
    Vitellum ovi unius
    Olei Lini 4,0
    Aq. Rosar. ad 200,0.
M. f. liniment. D. S. (Zur Einreibung der
Brust bei chronischen Brustaffektionen.)

1312. Rp. Liq. Ammonii caustici
    Spiritus camphorati ana 10,0
    Olei Terebinthinae 40,0.
M. f. liniment. D. S. Umgeschüttelt zum
Einreiben.

1313. Rp. Camphorae tritae 0,5
    Olei Terebinthinae ad 15,0.
M. D. S. Zur Einreibung. (Bei Frostbeulen.)

Oleum Terebinthinae rectificatum. Germ., Am., Austr., Brit., Helv., Jap.,
Ross. **Aetheroleum Terebinthinae.** Dan. **Oleum Terebinthinae depuratum.**
Nederl. **Aetheroleum Terebinthinae rectificatum.** Suec., Norv. **Essenza di
Trementina.** Ital. Gereinigtes Terpentinöl. Terpentinöl wird mit 3 T.
auf etwa 50° erwärmtem Kalkwasser 10 Minuten lang kräftig durchgeschüttelt,
die vom Kalkwasser abgehobene Ölschicht durch ein trockenes Filter filtriert
und destilliert. Die von 155—162° übergehenden, klaren Anteile werden
gesammelt. Farblos, eigenartig riechend und scharf, kratzend schmeckend.
Dichte 0,855—0,865. 1 ccm von etwaigem Wassergehalt befreites ger. T. muß
in 5 ccm Petroläther klarl. sein. Frei von Terpentin, verharztem Öl, Kienöl,
Mineralölen (Verfälschungen). Die weingeistige Lösung darf nur einen geringen
Säureanteil aufweisen. Bei der Rektifikation verliert das Öl seine oxy-
dierenden Eigenschaften, erlangt sie aber bei längerem Stehen am Licht in nicht
ganz gefüllten Flaschen allmählich wieder. Am. schreibt als Terpentinöl für
innerlichen Gebrauch Ol. Ter. rect. vor. — 100,0 0,45 RM. 10 Gelatinekapseln
(mit 0,25, 0,5 und 1,0) 0,30, 0,35, 0,45 RM.

Therapeut. Dosen: 0,12—0,6 ccm (Brit.), 12—15 ccm (anthelminthisch).

Durchschnittl. Dosis: 0,3 ccm (Am.).

Innerlich zu 0,25—1,0 rein (5—20 Tr. und mehr pro dosi wie das gewöhnliche Ol. Terebinthinae. Man läßt Fleischbrühe oder etwas Citronensaft
nachnehmen), in Gelatinekapseln zu 1—15 Tr., in Pillen, Emulsion mit
Gummi arab., Mixturen und Tropfen mit Äther, mit aromatischen Tinkturen, mit Bals. Copaiv. u. a.

703

Rp. 1314—1316   (Terebinthina) Ol. Terebinth. rectific. — Terebinth. Gileadense

Äußerlich wie das nicht rektifizierte Präparat und für die meisten Zwecke ohne Vorteil vor demselben.

1314. Rp. Olei Terebinthinae rectificati
65 ccm
Saponis kalini 7,5
Camphorae 5,0
Aq. dest. ad 100 ccm.
M. f. liniment. D. S. Zum Einreiben.
Linimentum Terebinthinae. Brit.

1315. Rp. Olei Terebinthinae rectificati
15,0 ccm
(Acaciae) Gummi arab. 5,0
Aq. q. s. ut fiat emulsio 100,0.
Emulsum Olei Terebinthinae, durchschnitt-
liche Dosis 2 ccm.   Am.

1316. Rp. Acidi acetici glacialis 11 ccm
Olei camphorati fortis 44,5 ccm
Olei Terebinthinae rectificat.
ad 100 ccm.
M. f. liniment. D. S. Äußerlich. Lini-
mentum Terebinthinae aceticum.
Brit.

Oleum Terebinthinae sulfuratum. Germ. I., Ergb. **Balsamum sulfuris** terebinthinatum, Bals. sulfuris Rulandi. Geschwefeltes Terpentinöl. Silberbalsam. Schwefelbalsam. 1 T. Ol. Lini sulfuratum in 3 T. Ol. Terebinth. rectificat., ohne Anwendung von Wärme, aufgelöst. Klar, rotbraun. — 100,0 0,65 RM.

Innerlich: Verlassen.

Äußerlich als Verbandmittel bei fauligen, brandigen Geschwüren. Verlassen.

Das Haarlemer Öl, Tilly-Öl usw., ein beim Volk beliebtes altes äußerlich an-gewendetes Arcanum, besteht im wesentlichen aus Ol. Terebinthinae sulfuratum. Hat, innerlich genommen, zu tödlicher Vergiftung geführt.

Emulsio Terebinthinae Suec. **Emulsum Olei Terebinthinae.** Am. Enthält nach Am. in 100 T. 15 T. Terpentinöl mit 5 T. Gummi arabic. emulgiert, nach Suec. 5 T. gerein. Terpentinöl, 1 Eigelb, 15 T. Honig.

Durchschnittl. Dosis: 2 ccm (Am.).

Linimentum terebinthinatum. Germ. II., Ergb. **Linimentum Terebinthinae.** Brit. Terpentin-Liniment. Braungelbe, klare Flüssigkeit, bereitet aus Leinöl (190), Kali-lauge (257), Terpentinöl (320), Kaliumcarbonat (50), Wa. (50), Alk. (133). Brit. Gereinigtes Terpentinöl (65 ccm), Kaliseife (7,5), Campher (5), Wa. (ad 100 ccm). — 10,0 0,10 RM.

Äußerlich zu Einreibungen.

Linimentum Terebinthinae acetatum. Suec. **Linimentum Terebinthinae aceticum.** Brit. **Linimentum Terebinthinae compositum.** Helv. **Linimentum Terebinthinae Stokes.** Ergb. Stokes' Terpentinliniment. Nach Helv. wird 1 Eidotter mit 5 T. Olivenöl und 45 T. Wasser verrieben, dann werden 30 T. Ol. Terebinth., 5 T. Essigs. und 2 T. Citronenöl hinzugefügt. Ähnlich Suec. Ergb. Olivenöl (5), Eidotter (15), laues Wasser (65), Terpentinöl (100), Essigsäure (15).

Äußerlich zu Einreibungen.

Sapo terebinthinatus. Germ. I., Ergb. **Balsamum vitae externum.** Terpentin-seife. Weiße, später gelbwerdende Masse von salbenartiger Beschaffenheit, bereitet aus Ölseife (6), Kaliumcarbonat (1), Terpentinöl (6). — 10,0 0,10 RM.

Äußerlich zu Einreibungen und Waschungen.

Sirupus Terebinthinae. Sirop de Térébenthine. Gall. Aus 100 T. Terpentin und 1000 T. Zuckersirup bereitet.

Innerlich früher teelöffelweise als Expektorans.

Terebinthina Gileadense. Port. Opobalsamum. Der aus den Zweigen und Blättern der Burseracee Amyris (Opobalsamum) Gileadensis L. gewonnene Harzbalsam.

Unguentum Terebinthinae. Germ. V. Terpentinsalbe. Gelb, bereitet aus gleichen Teilen gelbem Wachs, Terpentin und Terpentinöl. — Ähnliche Präparate sind Unguentum terebinthinaceum. Nederl. Unguentum Terebinthinae. Ross. Unguentum Terebinthinae resinosum. Suec. Unguentum terebinthinatum. Norv. Unguento di Trementina semplice. Ital. — 10,0 0,15 RM.

Äußerlich hauptsächlich bei Frostschäden zum Verband benutzt. Auch als Vehikel für andere Stoffe.

Unguentum Terebinthinae compositum. Germ. I. Zusammengesetzte Terpentinsalbe. Terebinth. laricin. 32 T., Vitell. Ovor. 4 T., Myrrh. piv., Aloë plv. ana 1 T., Ol. Olivar. Provinc. 8 T. — 10,0 0,15 RM.

Terebenum. Am., Brit. Tereben. Durch Destillation von Terpentinöl mit Schwefelsäure und nochmalige Rektifikation erhaltene, bei 156—180° (Brit.), 160—172° (Am.) übergehende, farblose oder schwach gelbliche Flüssigkeit, in Wa. nur wenig, leichter in Alk., ganz leicht in Ae. l. Geruch nicht unangenehm, an Thymianöl erinnernd. Tereben ist ein Gemenge von Dipenten und anderen Kohlenwasserstoffen. Vor Luftzutritt und Licht geschützt aufbewahren.

Therapeut. Dosen: 0,3—1 ccm (Brit.). Durchschnittl. Dosis: 0,25 ccm (Am.).

Innerlich zu 4—20 Tr. 4stündl. Bei chronischer und rezidivierender Bronchitis als Expektorans, auch zu Inhalationen in England und Amerika im Gebrauch.

Terpichin und **Olobintin** s. unter Reizkörper S. 595.

Terpinum hydratum. Germ., Helv., Jap., Ross. **Hydras Terpini.** Nederl. **Hydras terpicus.** Norv. **Terpini Hydras.** Am., Suec. **Terpine.** Gall. **Terpina idrata.** Ital. Terpinhydrat. $C_{10}H_{22}O_3$. Mol.-Gew. 190. Farblose, glänzende, rhombische, fast geruchlose[1]), schwach würzig und etwas bitter schmeckende Krystalle, in Alk. (10), sied. Alk. (2), sied. Wa. (32), sied. Essigs. (1) l., in kaltem Wa., Ae. oder Chl. schwerl., beim Erhitzen in feinen Nadeln sublimierend und mit leuchtender Flamme verbrennend. Schmp. 116°. Kein wägbarer Rückstand. — 1,0 0,05 RM.

Durchschnittl. Dosis: 0,25 (Am.).

Innerlich zu 0,1—0,4 pro dosi, in Pulvern, Lösungen, Pillen, Kapseln, Tabletten 1,0—3,0 pro die. — Als Expektorans bei Bronchitis. Bei trockenem Katarrh werden Dosen von 0,5—0,75 pro die, bei profusem Katarrh und Blennorrhöe der Bronchialschleimhaut Dosen von 1,5—2,0 gegeben.

1317. Rp. Terpini hydrati 5,0	1318. Rp. Terpini hydrati 3,0
Spiritus	Radicis Liquiritiae pulv. 0,9
Aq. dest.	Succ. Liquiritiae depurat. 1,8.
Sir. Menthae piperitae ana 50,0.	M. f. pil. Nr. XXX. D. S. 3mal tägl.
M. D. S. 3mal tägl. 1 Eßlöffel voll zu	2 Pillen. Pilulae expectorantes.
nehmen. (Bei Bronchitis.)	F. M. B. (0,70 RM. o. G.)

Elixir Terpini hydrati. Gall. Terp. hydr. (1), Elixir Gari[2]) (100). Amer. National Formulary: Terp. hydr. (17,5), Alk. (400 ccm), Tinct. Aurant. dulc. (10 ccm), Liqu. Saccharini (1 ccm), Glycerin (400 ccm), Sir. simpl. (ad 1000 ccm).

Testespräparate.

Testes siccati. Aus Stierhoden gewonnenes Hodensubstanzpulver (Merck), der 6fachen Menge frischen Organs entsprechend. — O. P. 50 Tabl. (0,25) 2,75 RM.

Testiglandol (E. W.). Extrakt aus Stierhoden. 1 ccm und 1 Tabl. je 4 g frischer Drüse. — 3 Amp. (1,1 ccm) 2,10 RM. 20 Tabl. 4,00 RM.

---

[1]) Ganz schwach aromatisch, aber nicht terpentinartig riechend.
[2]) Aus dem Aloe enthaltenden Alcoolatum Gari bereitet.

Testiphorin (E. W.). Extrakt aus Stierhoden. Tabletten und Amphiolen. — 50 Tabl. (0,3 getr. Drüse) 3,55 RM. 6 Amp. (1 ccm entspr. 2,0 getr. Drüse) 3,55 RM.

Testogan (E. W.). Die Extrakte aus Stierhoden und außerdem aus anderen Organen (Thyreoidea, Pankreas, Hypophysis) mit Calciumhypophosphit und Yohimbin. — 40 Tabletten 5,30 RM., 12 Ampullen (1 ccm) 7,95 RM. und 10 Suppositorien 5,30 RM.

Dienen sämtlich zur Behandlung sexueller Neurasthenie und Impotenz. Erfolg durchaus unsicher.

Tetrophan.

Von der Chinolincarbonsäure sich ableitende Verbindung, Dihydronaphthacridin-mesocarbonsäure, $C_{18}H_{13}NO_2$. Gelbliches krystallinisches Pulver, unl. in Wa. und organ. Lösungsmitteln. — O. P. 20 Tabl. (0,1) 2,20 RM. 5 Amp. (0,05 in 2,2 ccm) 4,40 RM.

Innerlich 2mal tägl. 0,05 bis 3mal tägl. 0,1 oder subcutan 0,025, steigend bis 0,05 als tonus- und reflexsteigernd bei Paresen, Sensibilitätsstörungen, Ataxie der Tabiker, Paralysis agitans und multipler Sklerose als symptomatisches Mittel empfohlen, meist ohne wesentliche und anhaltende Wirkung, dem Strychnin ähnlich, aber kaum gleichwertig. Nebenwirkung (größerer Dosen): verstärkte lanzinierende Schmerzen.

Thallium.

Von den Thallo- (Oxydul-) Salzen werden verwendet: Thallium acetic. oxydul., Th. carbon. oxydul., Th. chlorat. oxydul., Th. nitric. oxydul., Th. sulfur. oxydul. Thalliumdepilatorium. Tl $C_2H_3O_2$ 50 Tabl. (1; 10; 100 mg) 5,50; 7,75; 9,70 RM.

Thallium aceticum macht Haarausfall. Von Buschke (1925) bei Kindern unter 4 Jahren zur Epilation bei Mikrosporie und Trichophytie in einmaliger Dosis von 7 mg pro kg mit Erfolg angewendet. Wegen der sehr gefährlichen Nebenwirkungen (Anämie mit Kräfteverfall, in Einzelfällen Katarakt, Störungen des Knochenwachstums und des Kalkstoffwechsels) trotz vieler Bestätigungen der depilatorischen Wirkung nicht als erprobt zu betrachten.

Thapsia.

Thapsiae Resina. Belg. **Résine de Thapsia.** Gall. **Thapsiaharz.** Aus der Wurzelrinde der Umbellifere Thapsia garganica L. (Algier), durch Extraktion mit Alk. gewonnenes Harz, eine braune, extraktartige, widrig riechende Masse. Enthält einen krystallinischen, auf der Haut blasenziehenden Stoff.

Äußerlich als hautreizendes, blasenziehendes Pflaster (Sparadrap de Thapsia.) Gall.

Emplastrum Thapsiae extensum. Thapsiae Sparadrap. Belg. **Sparadrap de Thapsia.** Gall. Bereitet aus Cer. flav. (460), Coloph. (160), Pix burgund. (320), Terebinth. coct. (60), Glycer. (50), Resin. Thapsiae (75). Belg. Ähnlich Gall., aber mit 5% Mel.

Äußerlich beliebtes Hautreizungsmittel.

Thea. Folia Theae. Austr. **Thé.** Gall. **Tee.** Die auf verschiedene Arten behandelten und getrockneten Blätter der Camelliacee Camellia theifera (Theacee Thea Chinensis L.) mit 2—4% Coffein (Trimethylxanthin). Austr. verlangt die beste Sorte des als Souchong verkauften schwarzen Tees, während Gall. sowohl schwarze wie grüne Sorten zuläßt. Beide Pharm. fordern einen Gehalt von mindestens 2% Coffein. Außerdem kleine Mengen der anderen Purinbase Theophyllin (ein Dimethylxanthin) enthaltend (s. S. 708). — 10,0 Fol. Theae nigrae 0,25 RM. F. Th. viridis 0,30 RM.

Thebainum. Opiumalkaloid, im Opium etwa zu 0,15% enthalten. $C_{19}H_{21}NO_3$ (Formel S. 522). — 0,1 Theb. und Theb. hydrochlor. 0,25 RM.

Im Tierversuch dem Strychnin an Wirkung sehr nahe stehend. Therapeutisch nicht verwendet.

Im Laudanon (s. S. 507) enthalten. Aus dem bei der Morphinisolieruug aus Opium erhaltenen Abfallprodukt Th. wird Eukodal (Dihydroxycodeinon) gewonnen (s. S. 543).

Theobromin und Theobrominpräparate.

Verursachen regionäre Erweiterung der Blutgefäße, besonders der Nieren und des Herzens, und wirken kräftig diuretisch, sowie gefäßkrampfstillend bei lokalen Gefäßspasmen insbesondere der Arteriosklerotiker.

Theobromin wird, wie das Trimethylxanthin Coffein, größtenteils im Stoffwechsel abgebaut. Im übrigen gilt das über die Purinkörper bei Coffein (S. 326) Gesagte.

Theobrominum. Ergb., Austr., Belg., Helv., Nederl., Suec. **Thêobromine.** Gall. **Theobromin.** Dimethylxanthin. (3,7-Dimethyl-2,6-Dioxypurin). Das in den Kakaobohnen (s. S. 238) enthaltene, aber meist synthetisch gewonnene Alkaloid.

H—N—C = O
| |
O = C   C—N$\diagup$CH$_3$, C$_7$H$_8$O$_2$N$_4$. Mol.-Gew.
| ‖ $\diagdown$CH
CH$_3$—N—C—N   180.

Weißes krystallinisches, geruchloses, bitter schmeckendes Pulver, l. in 3300 T. Wa. (Nederl.), schwerl. in Alk., Ae., Chl., leichtl. in Alkalien.

Möglichst nicht überschreiten: 0,75 pro dosi, 3,0 pro die! (Ergb.).

Größte Einzel- und Tagesgabe: Gall. **1,0, 4,0,** Nederl. **0,5, 2,5,** Helv. **0,5, 3,0.**

Innerlich wie das folgende. Wegen seiner Schwerlöslichkeit besser in Form der Salze zu geben.

Agurin (E. W.). **Theobromino-natrium aceticum.** Ergb. Theobrominnatriumacetat. Weißes, krystallinisches, hygroskopisches, in Wa., besonders beim Erwärmen, leichtl. Pulver, geruchlos, bitter, zugleich etwas laugenhaft schmeckend. Gehalt mindestens 60% Theobromin. — Theobrominon-natrium aceticum 1,0 0,10 RM. Agurin 1,0 0,65 RM. O. P. 10 Tabl. (0,5, infolge zugesetzten Quellmittels etwas trübe l.) 2,30 RM.

Innerlich (1894) zu 2,0—3,0 in Oblaten oder in Lösung; auch in Tabletten zu 0,5. Oft wirksames Diureticum bei hydropischen kardialen Ergüssen, weniger zuverlässig bei Nierenwassersucht und Ascites. Auch bei serösen Ergüssen wie Pleuritis exsudativa zur Unterstützung der Resorption angewandt. Die Nebenwirkungen (Kopfschmerzen, Übelkeit und Erbrechen, auch Albuminurie geringeren Grades, hyaline Zylinder) wie beim Diuretin, doch ist die diuretische Wirkung meist weniger stark.

Lösungen dürfen nicht mit Sirupen, Fruchtsäften oder anderen sauerreagierenden Zusätzen versetzt werden, weil dadurch ein Teil des Theobromins ausgefällt wird.

Theolactin (E. W.). **Theobromino - natrium lacticum.** Theobrominnatriumlactat. Weißes, geruchloses, bitter und alkalisch schmeckendes Pulver, in Wa. leichtl. Aus der Luft zieht es Feuchtigkeit und CO$_2$ an und zersetzt sich. Enthält 57,6% Theobromin. — Theolactin 1,0 0,55 RM.

Innerlich zu 3,0—6,0 (in Oblaten oder mit Wasser und Aq. Menth. pip. zur Verdeckung des Geschmackes; auch in Suppositorien) als Diureticum. Ohne Vorteile vor den anderen Theobrominsalzen.

Diuretin (E.W.). **Theobromino-natrium salicylicum**[1]). Germ., Helv., Jap. **Theobrominum natrio salicylicum.** Austr., Belg. **Theobrominae Sodio-Salicylas.**

---

[1]) Das Theobromin bildet als schwache Säure mit dem Alkali die salzartige chemische Verbindung Theobromin-Natrium. Im Präparat liegen vor: Theobromin-Natrium und Natriumsalicylat, die möglicherweise ein Doppelsalz bilden (Theobromino-natrium salicylicum). — Beim Coffeinum-Natrium salicylicum wird demgegenüber keine chemische Verbindung zwischen Coffein und Natrium salicylicum angenommen (Prüfungsmethoden).

Am. **Theobrominae et Sodii Salicylas.** Brit. **Salicylas natrio-theobromicus.** Dan., Norv. **Salicylas natricus cum Theobromino-Natrio.** Nederl. **Diuretinum.** Ross., Suec. **Salicilato di Sodio e Teobromina Sodica.** Ital. Theobromin-natriumsalicylat. Diuretin. Mindestgehalt 40% Theobromin. Weißes, fast geruchloses, süßsalzig, zugleich etwas laugenhaft schmeckend (die 20proz. Lösung bläut rotes Lackmuspapier), in Wa. (1) mit alkalischer Reaktion l. Rein, insbesondere frei von Coffein und Natriumcarbonat (Herstellung). Höchstens 5% Wa. enthaltend. Aus der wäßrigen Lösung scheidet sich durch Salzsäure Salicylsäure[1]) und nach einiger Zeit Theobromin ab. Vor Licht geschützt und vorsichtig aufzubewahren. Gehalt: Dan., Helv., Ital. mindestens 40, Nederl. 44—50% Theobromin, Nederl. 34—37% Salicylsäure. — Theobromino-natrium salicylicum 10,0 0,50 RM. Diuretin 1,0 0,25 RM. O. P. 20 Tabl. (0,5) 1,65 RM.

Therapeut. Dosen: 0,6—1,2 (Brit.). Durchschnittl. Dosis: 1,0 (Am.).

Größte Einzelgabe: Austr., Belg., Helv., Jap., Ital., Nederl., Ross. **1,0.**

Größte Tagesgabe: Austr., Helv., Ital., Nederl., Ross. **6,0,** dagegen Belg. **3,0.**

Innerlich (1887) 0,25—1,0 pro dosi, 4,0—8,0 pro die, in Pulvern (am besten in caps. amyl.), Tabletten oder in Lösung (vor dem Gebrauch umzuschütteln). Bisweilen wirken kleine Mengen (0,25) besser als große. Starkes Diureticum, insbesondere bei Herzkranken zur Unterstützung der Digitaliswirkung, gleichzeitig oder abwechselnd mit diesem Medikament, auch bei mangelhafter Diurese Nierenkranker, sofern die Zirkulation in den Nieren nicht zu sehr gestört und noch genügend sezernierendes Epithel erhalten ist; in jedem Fall von Hydropsie, auch kachektischen Ursprungs. Zur Beförderung der Resorption seröser Ergüsse bei Pleuritis, Perikarditis, Peritonitis. — Sehr wirksames Mittel zur Beseitigung von Schmerzen und Funktionsstörungen durch Gefäßkrämpfe, bei Angina pectoris, Aortalgien, intermittierendem Hinken. Der einzelne Krampfanfall wird meist nicht durch einmaliges Einnehmen beseitigt (wie durch Amylnitrit oder Nitroglycerin), vielmehr wird durch wiederholte tagelange Medikation die Krampfbereitschaft vermindert oder aufgehoben und dadurch klinische Besserung oft für längere Zeit erzielt. Die Wirkung tritt auch bei Arteriosklerotikern, selbst in vorgerückten Stadien ein. Guter Erfolg oft auch bei Kopfschmerzen, Schwindel und andern prämonitorischen Erscheinungen der Apoplexia cerebri. Häufig schlafbefördernd bei Herzkranken (mit oder ohne Digitalis). Erniedrigt zeitweis den krankhaft erhöhten Blutdruck bei Hypertonie und mildert oft die Beschwerden der Hypertoniker (Kopfschmerz, Kongestionen, rheumatoide und Nervenschmerzen). Die blutdruckherabsetzende Wirkung wird angeblich verstärkt durch Verwendung des Calciumsalzes in Form von

Calcium-Diuretin. Theobromin-Calciumsalicylat mit 11% Ca. — O. P. 20 Tabl. (0,5) 1,65 RM.). Ferner durch Hinzufügung von Jodkalium. **Jod-Calcium-Diuretin-**Tabletten enthalten 0,1 KJ und 0,5 Calciumdiuretin — O. P. 20 Tabl. (0,6) 1,95 RM.

---

[1]) Violettfärbung bei Zusatz von Eisenchloridlösung. — Die Murexidprobe, mit Wasserstoffsuperoxyd ausgeführt, oxydiert Coffein zu Tetramethylalloxanthin, das sich mit Ammoniak rotviolett, mit Alkalien blau färbt. Die gleiche Probe gibt Theophyllin, eine ganz ähnliche geben Theobromin und Harnsäure.

Nebenwirkungen des Diuretins und seiner Präparate: häufige Übelkeit und Brechreiz, die auch bei der Darreichung in caps. geloduratis nicht vermieden wird. Verträglichkeit individuell sehr verschieden. Gelegentlich leichte Albuminurie und hyaline Zylinder im Harn, doch ohne Bedeutung.

1319. Rp. Theobr. natr. salicyl. 10,0
    Aqu. dest. (Aqu. Menth. pip.)
    ad 100,0.
M. D. S. 2mal (bis 8mal) tägl. 1 Eßlöffel.

Cave: Säuren und saure Pflanzensäfte!

Die stark alkalische Reaktion des Theobromin, durch die die starken örtlichen Reizwirkungen im Magen veranlaßt werden, wird in den vorstehend angeführten Präparaten nicht völlig kompensiert. Alle Theobrominpräparate sind vor Feuchtigkeit und Luftzutritt sorgfältig zu schützen.

Uropherinum salicylicum. Theobrominlithium-Lithiumsalicylat. L. in Wæ. (5). — 1,0 0,10 RM.

Innerlich 3—4mal tägl. 1,0 in Wasser gelöst.

Theacylon. Ergb. Theobromino-Natrium acetylosalicylicum. Acetylsalicyloyltheobromin. Weißes, krystallinisches, fast geschmackloses Pulver. Schmp. 195°. Wenig in Wa., Alk., Ae. und verd. Säuren l. — 1,0 0,40 MR. O. P. 10 Tabl. (0,5) 1,50 RM. 25 Kapseln (dünndarmlösl.; 0,25) 4,35 RM.

Innerlich in Tabletten (0,5); Indikationen wie Diuretin; wirkt manchmal noch, wenn Diuretin versagt. Sonst ohne Vorzüge vor diesem, Nebenwirkungen nicht geringer, wenn Theacylon auch angeblich den Magen unzersetzt durchwandert und erst im Darm sich verseift; auch Nasenbluten und Erytheme sind beobachtet.

Theominal. Mischung von Diuretin (0,3) und Luminal (0,03). — O. P. 20 Tabl. (0,33) 2,20 RM.

Innerlich in Tabletten 2—5mal tägl.; setzt den Blutdruck herab und mildert die subjektiven und objektiven Zeichen der Gefäßspasmen, besonders bei Angina pectoris.

Theophyllin und Theophyllinpräparate.

Theophyllinum. Germ., Jap. **Theophyllina.** Am. Theophyllin. Dimethylxanthin. (1,3-Dimethyl-2,6-Dioxypurin.) Feine, farblose, etwa 9% Krystallwasser enthaltende, geruchlose und schwach bitter schmeckende Nadeln[1]), schwer in Wa. oder Alk., leicht in sied. Wa. oder sied. Alk. l. Lösungen verändern Lackmuspapier nicht. Schmp. 264—265°. Rein, insbesondere frei von Alkaloiden und Schwermetallsalzen. Keinen wägbaren Rückstand hinterlassend.

$$CH_3-N-C=O$$
$$O=C\quad C-NH$$
$$CH_3-N-C-N \Big\rangle CH + H_2O, \text{ Mol.-Gew. } 198.$$

Vor Licht geschützt und vorsichtig aufzubewahren. In den Teeblättern von A. Kossel 1888 entdeckte Purinbase, die fabrikmäßig auf synthetischem Wege hergestellt wird und auch unter dem geschützten Namen **Theocin** (1902) in den Handel kommt. — Theophyllinum 1,0 0,60 RM. Theocin 1,0 1,00 RM. Theophyll.-Tabl. 15 O. P. (0,25) 1,45 RM. Theocin-Tabl. 20 (0,1) 1,35 RM.

Durchschnittl. Dosis: 0,25 (Am.).

Größte Einzelgabe: 0,5. Größte Tagesgabe: 1,5, desgleichen Jap.

---

[1]) Theophyllin besitzt äußerst schwach basischen und zugleich sauren Charakter.

Innerlich zu 0,1—0,25 in Pulvern oder Tabletten, Lösungen (als Theophyllinnatrium) mehrmals täglich (nur nach dem Essen) zu nehmen oder in Suppositorien. Sehr starkes Diureticum besonders bei kardialem Hydrops zur schnellen Beseitigung der Ödeme, weniger sicher bei renalem Hydrops und entzündlichen Ergüssen; auch krampfstillendes Mittel bei Hypertonikern und Arteriosklerotikern; in allen Wirkungen dem Diuretin überlegen, aber auch von sehr häufigen, unangenehmen Nebenwirkungen (Übelkeit, Erbrechen, Durchfälle, bei großen Dosen epileptoide Krämpfe), so daß die Darreichung vorsichtiger Überwachung bedarf.

Als leicht lösliche, aber wegen der stark alkalischen Reaktion der Lösungen immer noch örtlich reizende Verbindungen, die z. T. (Euphyllin) sich zur subcutanen und intramuskulären Injektion eignen:

Theocino-natrium aceticum. Theocinnatriumacetat. Weißes Pulver in etwa 25 T. Wa. mit alkalischer Reaktion l. Gehalt: 65% Theocin. — O. P. 20 Tabl. (0,1) 1,35 RM.

1320. Rp. Theophyll. natr. acet. 0,3
  Ol. Cacao 2,0.
M. f. suppos. D. t. dos. X. S. 2mal tägl.
 1 Supp.

Innerlich 2—4mal 0,1—0,3 in Wasser, nach der Mahlzeit (niemals in den leeren Magen). Empfindlichen Patienten nützen manchmal einige Mentholtropfen.

Theophyllin-Natrium. Theophyllin-Natrium. Gehalt: 81% Theophyllin. Weißes Pulver, l. in Wa. (20). Die wäßrige Lösung reagiert stark alkalisch. — Theophyllin-Natrium 1,0 0,65 RM.

Innerlich 3—4mal tägl. 0,4.

Theophyllino-natrium aceticum. Weißes Pulver, l. in Wa. (30). Gehalt: 65% Theophyllin. — 1,0 0,50 RM. O. P. 10 Tabl. (0,15) 0,60 RM. 6 Amp. (10 ccm) 2,65 RM.

Innerlich, von 2 bis zu 4 und 6 Tabl. täglich steigend.

Theophyllino-natrium salicylicum. Weißes Pulver, l. in Wa. — 1,0 0,40 RM.

Innerlich 0,5 tägl. 3—4mal.

Alle Theophyllinpräparate sind von guter diuretischer und vasodilatorischer Wirkung besonders bei Angina pectoris, aber wegen oft übler Nebenwirkungen mit Vorsicht anzuwenden.

Euphyllin (E. W.). Theophyllin-Äthylendiamin[1]). Besteht aus etwa gleichen Teilen primärem und sekundärem Theophyllinsalz. Gehalt: 78% Theophyllin. Gelblichweiß, schwach aminartig riechend. In Wa. (2,5) unter alkalischer Reaktion leichtl., durch Kohlensäure wie die Theophyllindoppelsalze in die Komponenten zerlegt. — 0,1 0,10 RM. O. P. 20 Tabl. (0,1) 1,80 RM. Intramusk. 6 Amp. (0,48 in 2 ccm) 3,55 RM. Intravenös 5 Amp. (0,24 in 10 ccm) 3,55 RM. 10 Suppos. (0,36) 3,55 RM.

Innerlich in Tabletten (0,1) 2—3mal tägl. Sehr kräftiges Diureticum und blutdruckherabsetzendes Mittel, bewährt bei hypertonischen Gefäß-

---

[1]) CH_2—NH_2
 | , Äthylendiamin.
 CH_2—NH_2

spasmen, besonders Angina pectoris. Weniger Nebenwirkungen als die übrigen Theophyllinpräparate, doch auch schwer verträglich und am besten in Suppositorien oder intramuskulären Injektionen angewendet.

Äußerlich in Suppositorien (0,36),

1321. Rp. Inf. Fol. Digit. 1,0:150,0   3—4 mal tägl., reizen oft nach 3—4 Tagen
Euphyllin 1,0   den Mastdarm und müssen dann aus-
Sir. simpl. ad 200,0.   gesetzt werden.
M. (kalt lösen!) D. S.   Zu intramuskulären Injektionen

(Ampullen 2 ccm mit 0,48), 1—2 mal tägl., nicht ganz schmerzlos, von sehr guter Wirkung. Auch zu intravenösen Injektionen, hierzu ist der Ampulleninhalt (10 ccm mit 0,48) mit Traubenzuckerlösung auf 20 ccm zu verdünnen und sehr langsam zu injizieren.

Thiosinaminum. Thiosinamine. Gall. Allylthioharnstoff. $NH_2 \cdot CS \cdot NH \cdot CH \cdot CH:CH_2$. Farblose, schwach lauchartig riechende, bitter schmeckende Krystalle in 30 T. Wa. l., leichtl. in Alk. und Ae. Schmp. 74°. (78° Gall.) — 1,0 0,30 RM. — **Fibrolysin:** Eine in Wa. leichtl. Additionsverbindung des Thiosinamins mit Natriumsalicylat in sterilen Ampullen zu 2,3 ccm gelöst. — O. P. Fibrolysin 10 Amp. (0,2 Thiosinamin in 2,3 ccm) 5,55 RM. 10 Lymphröhrchen 5,55 RM.

Zur intramuskulären oder intravenösen Injektion in 10 proz. Glycerinlösung, 0,1—0,2 in 3—5 tägigen Zwischenräumen. Die Lösungen sind vor jeder Injektion frisch zu sterilisieren, da sie sich leicht verunreinigen und zu schweren Infektionen führen können. Gegen Narben und Adhäsionen, narbige Stenosen und Strikturen zur Dehnung und Erweichung derselben empfohlen. Der allmählich narbenlösende Effekt des Thiosinamins (durch Zelleinwanderung und fortschreitenden Bindegewebsschwund) ist experimentell nachgewiesen. Die klinischen Beobachtungen sind aber in der überwiegenden Mehrzahl negativ. Wir selbst (Kl.) haben ebensowenig wie andere Beobachter Rückgang von Oesophagus-, Pylorus- oder Urethralstrikturen, schnelleres Schwinden von Pleuraadhäsionen usw. konstatieren können; auch bei ankylosierenden Gelenkentzündungen war uns ein Erfolg versagt. Immerhin berechtigt eine kleine Anzahl anscheinend gut beobachteter Fälle zum Versuch einer Thiosinaminbzw. Thiosinkur bei chronischen Bindegewebsbildungen.

Die Lymphröhrchen dienen zum Einträufeln ins Auge bei Synechien und Hornhautnarben.

Die fertigen Fibrolysinampullen können angewendet werden, wenn die Sterilisierung der Thiosinaminlösung nicht sicher durchzuführen ist.

Thiosulfat. Natrium thiosulfuricum. Germ., Jap. **Natrium hyposulfurosum.** Helv., Ross. **Thiosulfas natricus.** Nederl. **Sodii Thiosulfas.** Am. **Sodium (Hyposulfite de).** Gall. **Iposolfita di Sodio.** Ital. Natriumthiosulfat. (Unterschwefligsaures Natrium.) $Na_2S_2O_3 + 5 H_2O$. Mol.-Gew. 248. Farb- und geruchlose, etwa 36% Krystallwasser enthaltende, bei etwa 50° im Krystallwasser schmelzende Krystalle, in Wa. (1) l. Rein, insbesondere frei von schwefliger Säure und Schwefels. — 100,0 0,20 RM. Kur-P. 0,6—1,0 in sterilen Ampullen 4,00 RM. — Natriumthiosulfat puriss. recryst. wird als frei von Alkalicarbonat, freiem Alkali, Sulfaten, Sulfiten, Sulfiden und Calciumverbindungen bezeichnet.

Durchschnittl. Dosis: 1,0 (auch intravenös) (Am.).

Innerlich zu 0,5—1,5 2—3mal tägl. in Lösung als auf die Haut wirkendes Mittel bei chronischen Hautkrankheiten, gleich anderen Sulfiten und Hyposulfiten, selten verwendet. — Intravenös steigend 0,6—1,0 (2,0) in mehrtägigen Intervallen bei Metall- (insbesondere Hg-)Vergiftungen.

Äußerlich zu Waschungen und Verbänden bei Hautkrankheiten in 2—10proz. Salbe oder Pasta als kräftiges Reduktionsmittel bei Psoriasis, Lupus.

Thorium. Thorium nitricum. Thoriumnitrat. $Th(NO_3)_4 + 6 H_2O$. Mol.-Gew. 588. Farblose, in Wa. und Alk. l. Krystalle. — 1,0 0,15 RM.

Äußerlich vereinzelt zur Inhalation bei Tuberkulose und als 25proz. Paste bei parasitären Hautleiden versucht.

Thuja. Summitates Thujae. Ergb. Herba Thujae. Lebensbaumspitzen. Die getrockneten jüngeren Zweige der Konifere Thuja occidentalis L. Gehalt: 1% ätherisches Öl. Geruch und Geschmack an Campher erinnernd.

Äußerlich: Als Hautreizmittel verlassen. Wenn überhaupt, als Tinktur anzuwenden.

Thymolum. Germ., Austr., Belg., Dan., Helv., Jap., Nederl., Norv., Ross., Suec. **Thymol.** Am., Brit., Gall. **Timolo.** Ital. Thymol. (Methylpropylphenol.)
Farblose, nach Thymian riechende, würzig und brennend schmeckende Krystalle, in Wa. (1100), Alk., Ae. oder Chl. (in weniger als 1 T.), Natronlauge (2) l. Sinkt in Wa. unter, geschmolzen schwimmt es auf Wa., mit Wasserdämpfen leichtflüchtig.

$$CH_3 \left< C_6H_3 \right> CH \left< \begin{matrix} CH_3 \\ CH_3 \end{matrix} \right., \text{Mol.-Gew. } 150.$$

Schmp. 50—51°. Rein, insbesondere frei von fremden Phenolen. 0,2 g beim Erhitzen auf dem Wasserbade keinen wägbaren Rückstand hinterlassend. Es fordern Schmp.: 50—51° Brit., Jap., Ross., dagegen Suec., Norv. 50—52°, Am. 48—51°, Ital. 49—50°. Th. findet sich z. B. zu 20—50% im Thymianöl. — 1,0 0,10 RM.

Therapeut. Dosen: 0,03—0,12, 1,0—2,0 (anthelminthisch) (Brit.). Durchschnittl. Dosis: 0,125 (antiseptisch), 2,0 (anthelminthisch, in 3 Portionen) (Am.)

Größte Einzel- und Tagesgabe: 0,5, 4,0 Nederl.

Innerlich in Pulver, spirituöser und alkalischer Lösung, zu 0,05—1,0 pro dosi früher bei Gärungsvorgängen im Magen und Darm viel angewandt, jetzt durch Diät, Adsorbentien und Magenspülung ersetzt. Zu 2,0—5,0 (in Kapseln) gegen Würmer, besonders Anchylostoma, besser durch Extractum Filicis (s. S. 388) zu ersetzen; nach dem Thymol ist nach kurzer Zeit Ricinusöl zu geben, um Vergiftung zu verhüten.

Äußerlich in spirituöser Lösung (1—2%) oder 1—5proz. Salben, besonders bei Hautjucken bewährt. Zu Mundwässern und Zahnpulvern.

1322. Rp. Thymoli 0,25
        Boracis 0,5
        Spiritus 2,0
        Aq. dest. ad 500,0.
M. D. S. Zum Ausspülen des Mundes.
(Gegen üblen Geruch aus dem Munde.)

1323. Rp. Thymoli 0,25
        Acidi benzoici 3,0
        Tinct. Eucalypti 12,0
        Aq. dest. 750,0.
M. D. S. Antiseptisches Mundwasser.

1324. Rp. Thymoli 0,25
    Extr. Ratanhae 1,0
    Glycerini fervidi 6,0
    Magnesiae ustae 0,5
    Boracis pulv. 4,0
    Olei Menthae piperitae 1,0
    Saponis medicati ad 30,0.
M. f. pasta. D. S. Thymol-Zahnpasta.

1325. Rp. Thymoli 0,05 (—0,1)
    Olei Lini
    Aq. Calcariae ana q. s. ad 100,0.
M. D. S. Brandliniment. Mittels entfettetem Mull auf die vorher mit Borwasser
abgewaschenen Stellen aufzulegen.

1326. Rp. Thymoli 1,0 (—1,5)
    Olei Olivarum ad 100,0.
D. S. Zum Verbande. (Bei exsudierendem,
frischem Ekzem, bei Erysipelas.)

1327. Rp. Thymoli 0,1
    Glycerini 10,0
    Aq. dest. ad 100,0.
D. S. Waschmittel. (Bei Prurigo.)

1328. Rp. Thymoli 0,5
    Mentholi 2,0
    Glycerini 5,0
    Spiritus ad 100,0.
D. S. Äußerlich. (Pruritus.)

Thymus.

Herba Thymi. Germ., Helv., Nederl., Norv. **Thymi Herba.** Belg. **Herba thymi vulgaris.** Suec. **Thym.** Gall. **Timo.** Ital. Thymian. (Gartenthymian, römischer Quendel.) Die abgestreiften, getrockneten, würzig riechenden und schmeckenden Blätter und Blüten der Labiate Thymus vulgaris Linné. Höchstens 12% Asche enthaltend. Das Pulver ist graugrün. Enthalten 1,7—2,6% ätherisches Thymianöl. Bestandteil der Species aromaticae (s. S. 669). — 100,0 0,45 RM.

Innerlich und äußerlich wie die anderen aromatischen Kräuter, z. B. Herba Serpylli (s. S. 664).

Extractum Thymi fluidum. Germ., Helv., Norv. Thymianfluidextrakt. Braunes, kräftig nach Thymian riechendes, klar mit Wa. mischbares, aus Thymian, Glycerin, Wa. und Alk. nach besonderer Vorschrift bereitetes Fluid-extrakt. 1 ccm = 1 g. — 10,0 0,25 RM.

Innerlich zu 1—3 Teelöffel gegen Keuchhusten als Linderungsmittel angewendet.

Oleum Thymi. Germ., Helv., Jap., Ross. **Aetheroleum Thymi.** Dan., Norv. **Essence de Thym.** Gall. Thymianöl. Mindestgehalt 20 Vol.-% Thymol und (dessen isomeres Phenol) Carvacrol. Das farblose, gelbliche oder schwach rötliche, stark würzig riechende und schmeckende ätherische Öl des Thymians. Dichte nicht unter 0,895. 1 ccm in 3 ccm einer Mischung von 4 ccm abs. Alk. und 1 ccm Wa. klarl. Mindestens 20% dieser beiden Phenole fordern auch Gall., Helv. Bestandteil der Mixt. oleosobalsam. (s. S. 202). — 1,0 0,05 RM.

Äußerlich zu reizenden Einreibungen und Salben als Zusatz zu desinfizieren-den Waschungen und Bädern (vgl. Oleum Rosmarini, S. 607).

Sirupus Thymi compositus. Germ. Thymian-Hustensaft. Klar, dunkel-braun, kräftig nach Thymian riechend und schmeckend, aus 150 T. Thymian-fluidextrakt, 3 T. Ammoniakflüssigkeit, 6 T. Kaliumbromid, 6 T. Natrium-bromid, 3 T. Ammoniumbromid und 832 T. Zuckersirup hergestellt. 1,5% Bromide enthaltend. Norv.: Ol. Thymi (0,02), Extr. Thymi fluid. (12), Sirup. spl. (ad 100). — 100,0 0,70 RM.

Thymusdrüsenpräparate.

Glandulae Thymi siccatae. Aus Thymusdrüsen von Kälbern und Schafen. 1 T. = 6 T. frischer Drüsen. Enthält Jod. — O. P. 50 Tabl. (0,05) 2,40 RM.

Innerlich bei Basedowscher Krankheit und bei Rachitis mit unsicherem Erfolg gegeben.

Thymoglandol (E. W.). Extrakt aus Thymus von Kälbern 1 ccm = 1 Tabl. = 1 g frischer Drüse. — 3 Amp. (1,1 ccm) 2,15 RM. 20 Tabl. 4,05 RM.

Thymophorin. Extrakt aus Thymus von Kälbern. 1 ccm = 2 g frischer Drüse. — 50 Tabl. 1,75 RM. 5 Amp. (2 ccm) 2,85 RM.

Thymototal. Extrakt aus Thymus von Kälbern. 1 Tabl. = 2,4 g frischer Substanz.

Thyreoidea und Thyreoideapräparate.

Den Jodgehalt der Schilddrüse fand Baumann (1895). Alles oder wenigstens ein großer Teil dieses Jods ist im Thyroxin (s. u.) enthalten.

Der Gehalt der Schilddrüsenpräparate an wirksamer Substanz wird durch den Jodgehalt bestimmt; er soll nach Germ. VI. in der getrockneten Drüse mindestens 0,18% betragen. Eine andere Bestimmung beruht auf der meßbaren Resistenzsteigerung der mit Schilddrüse gefütterten weißen Maus gegenüber dem Acetonitril. (Reid Huntsche Wertbestimmungsmethode[1]).)

Die bisher bei vielen Handelspräparaten gegebene Bestimmung, wieviel Teilen frischer Substanz das Präparat entspricht, ist ungenügend, da das frische Präparat wechselnden Gehalt an wirksamer Substanz hat.

Die wirksame Substanz wird anscheinend vollständig vom Darm aus aufgesaugt. Die besonders auf den Stoffwechsel gerichtete Wirkung erstreckt sich auf mehrere Tage, so daß bei wiederholter Zufuhr die Gefahr der Kumulierung besteht.

Glandulae Thyreoideae siccatae. Germ. **Thyroideum**. Am. **Thyreoideum siccum**. Brit. **Thyreoidinum siccum**. Ross. **Thyreoidea**. Belg. **Glandulae Thyreoideae ovis**. Nederl. Getrocknete Schilddrüsen. Mindestgehalt 0,18% Jod. (Am. 0,17—0,23% Jod in Thyroidbindung.) Die (Am. von Bindegewebe und Fett befreite) zerkleinerte, bei gelinder Wärme getrocknete, mittelfein gepulverte, gelbbraune, schwach eigentümlich riechende, von Rindern oder Schafen (Am. von Schlachttieren) herrührende Schilddrüse, deren Jodgehalt ausschließlich den Schilddrüsen entstammen muß. 1 T. etwa 5 T. frischer Schilddrüse entsprechend (desgleichen Am.). Rein, insbesondere frei von Trockenhefe, Milchzucker, Stärke und fremden Jodverbindungen (Verfälschungen) (Am. frei von anorgan. J oder J in anderer Bindung). Höchstens 6% Wassergehalt und 5% Verbrennungsrückstand. Vorsichtig aufzubewahren. — 1,0 0,35 RM. — Die Pharm. verzichten auf die Auswertung im pharmakologischen Versuch[1]). Nederl. verlangt 0,27—0,33, Am. 0,17—0,23, Belg. etwa 0,03% (Jodothyrin). Nederl. läßt mit Schilddrüsenpulver von anderem Gehalt bzw. mit Milchzucker auf 0,3% Jod einstellen, Belg. mit Milchzucker derart, daß 1 T. Pulver oder Extrakt 1 T. frischer Drüse entspricht.

Therap. Dosen: 0,03—0,25 (Brit.). Durchschn. Dosis: 0,06 (Am.).

Größte Einzelgabe: 0,5. Größte Tagesgabe: 1,0.

Getrocknete Schilddrüsensubstanz, deren Gaben beim vorgeschriebenen Jodgehalt 0,3—0,5 g pro dosi und 1,0 pro die sind, findet

---

[1]) Acetonitril, CH_3CN, wirkt nach Maßgabe der im Tierkörper sich abspaltenden Blausäure toxisch. Durch Verfütterung von Schilddrüsensubstanz erhalten weiße Mäuse eine erhöhte Resistenz; je wirksamer die Schilddrüsensubstanz ist, desto mehr wird die Blausäureabspaltung herabgesetzt. Die Reid Huntsche Methode ist recht genau; die schützende Wirkung geht ziemlich parallel dem Jodgehalt.

therapeutische Verwendung in allen Krankheitszuständen, welche durch Fehlen oder Mangel von Schilddrüsen entstehen: Myxödem, operative Cachexia strumipriva, Kretinismus, hypothyreotische Zustände. Da die Schilddrüse zur Verstärkung und Beschleunigung des Stoffwechsels beiträgt, werden ihre Präparate sowohl zur Entfettung besonders bei konstitutioneller Fettsucht als auch zur Erzielung stärkerer Zelltätigkeit, z. B. bei beginnender Tuberkulose und bei der Heilung von Wunden und Knochenbrüchen angewendet. Schließlich wird der Einfluß der Schilddrüse auf den Wasserstoffwechsel zur schnelleren Ausscheidung extrarenaler Ödeme benutzt. — Kontraindiziert bei allen Zuständen von Hyperthyreosis, besonders Mb. Basedow; doch haben sich in seltenen Fällen sehr kleine Gaben von Schilddrüsensubstanz nützlich erwiesen.

Nebenwirkungen, welche zum Aussetzen der Schilddrüsendarreichung nötigen, sind Herzklopfen, Tachykardie, Arrhythmia cordis; Kopfschmerz und Schwindel; Übelkeit, Erbrechen und Durchfälle; allgemeine Unruhe und Zittern der Hände, Schlaflosigkeit.

Thyreoid-Dispert. Schilddrüsenpräparat. Nach dem Krause-Verfahren durch Kalttrocknung gewonnen und auf Grund des Ergebnisses des Acetonitrilversuchs an weißen Mäusen auf „Einheiten" eingestellt. — 25 Tabl. (je 5 oder 10 E.) 1,65 oder 3,20 RM.

Klinisch erprobt. Einzeldose 10 E. Tagesdose 30—50 E.

Thyreoidin Merck. Aus der Schilddrüse von Schafen, entspricht den Gland. Thyreoid. sicc. Germ. VI. — O. P. 50 Tabl. (0,1) 2,05 RM. 50 Tabl. (0,3 + 0,3 Natriumbicarbonat) 4,40 RM.

Aus 6 T. frischer Drüse durch Trocknen 1 g Thyreoidin hergestellt. Klinisch erprobt. Einzeldose 0,1—0,3. Tagesdose 0,9.

Thyreonal. Nach dem Acetonitrilverfahren eingestellt. Entspricht Gland. Thyreoid. sicc. Germ. VI. — 100 Tabl. (0,1 oder 0,3 frischer Drüsensubstanz und 1,5 oder 4,5 Einheiten und 0,036 oder 0,108 mg J entsprechend) 2,50 oder 3,30 RM.

Klinisch erprobt. Tagesdose 18 bzw. 6 Tabletten.

Thyreophorin. Entspricht Thyreoidea siccata. Aus 5 T. frischer Drüse durch Trocknen 1 T. „Thyreophorin" gewonnen. — 50 Tabl. (0,15 oder 0,3) 2,15 oder 3,55 RM.

Klinisch erprobt. Einzeldose 0,15—0,3. Tagesdose 0,9.

Thyroxinum. Am. Thyroxin. Der Dijodoxyphenyläther des Dijodtyrosins (Kendall 1919), Harington & Barger 1926. Aus der Thyreoidea gewonnener wirksamer Bestandteil. Mindestgehalt 63 % Jod. Weißes oder leichtgelbliches geruchloses Krystalpulver, unl. in Wa., fast unl. in Alk., aber l. in Alk. bei Gegenwart von Mineralsäuren, l. in den Alkalilaugen, aus denen durch Sättigen mit Kochsalz das Natriumsalz ausgesalzen werden kann. = O. P.

$$HO\langle C_6H_2\rangle - O - \langle C_6H_2\rangle CH_2\cdot CH\cdot NH_2\cdot COOH$$

mit J-Substituenten (J oben und unten an beiden C_6H_2)

Kendall: 100 Tabl. (0,2—0,8 mg) 21—44 RM. O. P. Henning: 40 Tabletten (0,5) 7,50 RM. Synthet. Thyroxin „Roche" in 1⁰/₀₀-Lösung. 6 Amp. (1ccm) 4,25 RM.

Durchschnittl. Dosis: 0,0005 (Am.).

Obwohl die bisherigen klinischen Beobachtungen noch kein abschließendes Urteil erlauben, scheint es doch, als ob Thyroxin in bezug auf die Stoffwechselwirkung der

Schilddrüsensubstanz gleichkommt und bei Myxödem und konstitutioneller Fettsucht günstige Heilergebnisse erzielt Anwendung in Tabletten zu 0,2—0,8 mg (Original Kendall) und zur subcutanen Injektion in Ampullen zu 0,5 und 1,0 mg (Henning).

Dijodtyrosin. Jodgorgon (E. W.). — O. P. 20 Tabl. (0,05) 1,75 RM. 10 Amp. (0,2 entsprechend 0,1 J in 2 ccm) 3,55 RM.

$$HO\!\!<\!\!\overset{J}{\underset{J}{C_6H_2}}\!\!>\!\!CH_2\cdot CHNH_2COOH$$

Die Substanz kann noch nicht an Stelle der Schilddrüsenpräparate praktisch empfohlen werden.

Antithyreoidin Moebius. Blutserum von thyreoidektomierten Hammeln, auf Grund der Vorstellung empfohlen, daß die wirksamen Stoffe der Schilddrüse von Antistoffen im normalen Blutserum abgefangen werden, so daß sich die Antistoffe im Serum des schilddrüsenlosen Tiers anhäufen müssen. Die Ergebnisse der klinischen Beobachtung haben dieser Theorie nicht entsprochen, trotzdem findet das Antithyreoidin noch vielfach Anwendung. — Fläschchen (10 ccm) 5,80 RM. 20 Tabl. (0,05 trockenen Serums) 5,85 RM. 10 Tabl. (0,5) 14,80 RM. 5 Amp. (1 ccm) 4,60 RM.

Innerlich 3mal tägl. 10 Tr., bis 50 Tr. steigend, oder 3mal tägl. 1 Tablette (= 0,5 Serum) bis zu 5 Tabletten 3mal täglich.

Rodagen. Trockenmilch thyreoidektomierter Ziegen, mit gleichen Teilen Milchzucker. 25 g = 0,5 l Milch. — 10 Tabl. (2,0) 2,10 RM.

Innerlich 5—10,0 tägl. Resultate unsicher wie beim Antithyreoidin.

Lipolysin. Mischung aus Thyreoidea, Hypophyse, Keimdrüsen und Pankreas. Besonders zu Entfettungskuren verwendet. — 100 Tabl. (0,2) 13,25 RM. 12 Amp. (1 ccm) 7,95 RM.

Tilia.

Flores Tiliae. Germ., Austr., Nederl. **Flos Tiliae.** Helv., Ross. **Tiliae flos.** Belg. **Tilleul.** Gall. **Tiglio.** Ital. Lindenblüten. Die getrockneten, grünlichgelben, schwach würzig riechenden und schmeckenden Blütenstände der Tiliacee Tilia cordata Miller und Tilia platyphyllos Scopoli. Eine geringe Menge ätherisches Öl enthaltend. — 100,0 1,40 RM.

Innerlich als mildes Diaphoreticum, im Aufguß zu Spezies, 1—2 Teelöffel auf 1 Tasse Wasser.

Äußerlich im Infusum zu Mund- und Gurgelwässern, Inhalationen, Bähungen. Die frühere Verwendung zu Bädern (¹/₂—1 kg auf 1 Vollbad) durch den Preis unmöglich gemacht.

Aqua Tiliae. Germ. I., Ergb. **Eau distillée de Tilleul.** Gall. Lindenblütenwasser. Wäßriges Destillat 1:10 (Gall. 1:5). — 100,0 0,30 RM.

Äußerlich zu Umschlägen, Bähungen u. dgl.

Tincturae. Allgemeines s. in Teil I S. 55. Die einzelnen Tinkturen sind jeweils bei den ihnen den Namen gebenden Drogen oder bei deren hauptsächlichstem Bestandteil abgehandelt.

Tct. amara bei Gentiana (402), Tct. aromatica bei Cinnamomum (312), Tct. anticholerica bei Opium (531), Tct. carminativa bei Carvum (269).

Tonco. Semen Tonco. Ergb. Fabae Tonco. Tonkabohne. Die Samen der Leguminose Dipterix odorata Willdenow, eigenartig gewürzhaft riechend und bitter schmeckend. Enthalten bis 1,5% Cumarin $C_9H_6O_2$, außerdem fettes Öl.

Wegen des Gehaltes an Cumarin früher zum Desodorieren des Jodoforms gebraucht.

Tormentilla.

Rhizoma Tormentillae. Germ., Helv., Suec. **Tormentille.** Gall. Tormentillwurzel. Blutwurzel. Der im Frühling gesammelte und von den Wurzeln befreite, getrocknete, rotbraune, geruchlose, stark zusammenziehend schmeckende Wurzelstock der Rosacee Potentilla silvestris Necker. Das Pulver ist rotbraun. Höchstens 6% Asche enthaltend. Enthält Tormentillgerbsäure, Chinovasäure, Ellagsäure und äther. Öl. — 100,0 0,40 RM.

Innerlich zu 0,5—2,0 mehrmals täglich, in Pulvern, als Schachtelpulver messerspitzenweise, im Dekokt 20,0 auf 200,0 oder als Teeabkochung (im Haushalt: 1—3 Eßlöffel voll Rhiz. Torment. concis. mit $^1/_2$ l Wasser 15 Min. lang ziehen lassen) bei einfacher Enteritis und Colitis. Bei schweren Veränderungen, z. B. Colitis ulcerosa ohne Erfolg.

Äußerlich im Dekokt zu adstringierenden Mund- und Gurgelwässern und Umschlägen. — Soll die Ratanhiawurzel ganz ersetzen können.

Tinctura Tormentillae. Germ. Tormentilltinktur. Rotbraun, zusammenziehend schmeckend, aus Tormentillwurzel 1 : 5 verd. Alk. bereitet. Alkoholzahl nicht unter 7,7. — 10,0 0,20 RM.

Äußerlich unverdünnt oder zu gleichen Teilen mit Tinct. Myrrhae zur Bepinselung des entzündeten oder ulcerierten Zahnfleisches; als wirksamer Zusatz zu Mundspülwässern bei Stomatitis und nach zahnärztlichen Eingriffen.

1329. Rp. Liq. Alumin. acetic.
Tinct. Myrrhae
Tinct. Tormentillae ana 10,0.
M. D. S. 15 Tr. auf $^1/_2$ Glas Wasser.

1330. Rp. Thymoli 1,0
Tinct. Tormentillae
Spiritus ana 25,0.
M. D. S. 15 Tr. auf $^1/_2$ Glas Wasser.

1331. Rp. Acid. .boric. 6,0
Tinct. Tormentill. 20,0.
M. D. S. 10 Tr. auf $^1/_2$ Glas Wasser.

Toxicodendron.

Folia Toxicodendri. Germ. I., Ergb. Giftsumach (richtiger Giftefeu). Die getrockneten, nach der Blütezeit gesammelten Blätter der Anacardiacee Rhus toxicodendron L. Die frische Pflanze enthält eine außerordentlich stark hautreizende Harzemulsion. Früher im frischen Infus 0,6:200 bei Lähmungen verwendet. Verlassen.

Tinctura Toxicodendri. Germ. I., Ergb. Giftsumachtinktur. Fol. Toxicodendri (1), Spir. dil. (10). — Grünlich, gelbbraune Tinktur. — 10,0 0,20 RM. Früher zu 2—10 Tr. mehrmals täglich bei Lähmungen bes. Incontinentia urinae angewandt. Verlassen. In Amerika innerlich prophylaktisch gegen die Dermatitis venenata nach Berührung mit Giftefeu.

Tragacantha, Tragant.

Tragacantha. Germ., Am., Belg., Brit., Dan., Helv., Jap., Nederl., Norv., Suec. **Gummi Tragacanthae.** Belg., Ross. **Gomme adragante.** Gall. **Gomma adragante.** Ital. Tragant. Der geruchlose, fade und schleimig schmeckende, aus den Stammorganen zahlreicher, kleinasiatischer, zu den Papilionaceen gehörender Astragalusarten ausgetretene, an der Luft erhärtete Schleim, hornartig beschaffen, schwer zu pulvern, kurz brechend. Quillt, mit Wa. (50) übergossen, allmählich zu einer etwas trüben, gallertigen Masse auf. Das Pulver ist weiß. Rein, insbesondere frei von arabischem Gummi, Dextrin

1332. Rp. Tragacanthae 1,6
Tere c. aq. frigid. 50,0
Glycerini ad 100,0
Coq. ad sterilisat.
adde
Hydrargyri oxycyanati 0,1.
D. S. Wasserlösliches Gleitmittel für Katheter.

(Verfälschung). Höchstens 3,5% Asche enthaltend. Enthält Salze der Arabinsäure (etwa 10%), Stärke und Bassorin. — 1,0 0,05 RM.

Innerlich zu 1,0—4,0 als einhüllender Zusatz zu anderen, insbesondere antidiarrhoischen Arzneien, in Lösung als Konstituens für Pastillen häufig angewendet.

Äußerlich zu Klistieren selten (1,0—2,5 auf 100,0).

Mucilago Tragacanthae. Ergb., Am., Brit., Jap., Nederl., Ross. **Mucilage de Gomme Adragante.** Gall. **Mucilagine de Gomma Adragante.** Ital. Tragantschleim. Nach Ergb. aus 1 T. Tragantpulver, 5 T. Glycerin und 94 T. lauwarmem Wasser bereitet. Die Vorschriften der Pharm. lassen teilweise das Glycerin weg und weichen in den Mengenverhältnissen ab.

Innerlich und äußerlich wie Mucilago Gummi arabici.

Transannon (E. W.). Mischung von Calcium- und Magnesiumsalzen mit Extr. Aloës, Ol. Salviae und einer Ichthyolverbindung in nicht bekanntgegebenen Mengenverhältnissen. Versilberte Bohnen. — O. P. 75 Bohnen 3,55 RM.

Innerlich gegen klimakterische Beschwerden, täglich 2 mal 3 Bohnen.

Trifolium.

Folia Trifolii fibrini. Germ., Austr., Nederl. **Folia Menyanthis.** Dan. **Folium Menyanthidis.** Helv., Ross. **Folium Menyanthis.** Norv., Suec. **Ményanthe.** Gall. Bitterklee. Fieberklee. Biberklee. Die getrockneten (Helv., Nederl., Norv. zur Blütezeit gesammelten), geruchlosen, stark bitteren Laubblätter der Gentianacee Menyanthes trifoliata L. Enthält das stark bittere Glucosid Menyanthin, in Wa. und Alk. leichtl. Das Pulver ist lebhaft grün. — 100,0 0,45 RM.

Innerlich zu 0,5—1,0—4,0 mehrmals täglich, in Pulvern, im Infusum oder Dekokt 1,0—15,0 auf 100,0, in Spezies, als Succus recens. Ein billiges Amarum. Früher auch bei Rheumatismus, Ikterus, Skorbut, Wassersuchten und Hautkrankheiten als Volksmittel beliebt.

Äußerlich zu Klistieren.

1333. Rp. Foliorum Trifolii fibrini
    Florum Millefolii
    Herbarum Centaurii minor.
    Foliorum Menthae piperitae
    Fructuum Foeniculi ana 20,0.
M. f. species. D. S. Bittertee.

1334. Rp. Infus. foliorum Trifolii fibrini
    (1,5) 150,0)
    Natrii bicarbonici 5,0
    Tinct. Rhei aquosae 10,0
    Sir. Aurantii corticis 25,0.
M. D. S. 2stündl. 1 Eßlöffel. (Stomachicum.)

1335. Rp. Foliorum Trifolii fibrini
    Foliorum Uvae ursi
    Radicis Valerianae ana 20,0.
M. D. S. 1 Eßlöffel voll auf 1 Tasse Tee.
Species nervinae monachenses.
F. M. G.

Extractum Trifolii fibrini. Germ., Austr. **Extractum Menyanthis.** Suec. **Extractum Menyanthidis.** Ross. Bitterklee-Extrakt. (Fieberklee- oder Dreiblattextrakt.) Braunes, in Wa. fast klar l., aus Bitterklee (1), Alk. (1) und Wa. (8) bereitetes, im Vakuum eingedampftes dickes Extrakt. — 1,0 0,10 RM.

Innerlich zu 1,0—2,0 mehrmals täglich, in Pillen oder Solutionen als Stomachicum und Amarum.

Triticum.

Farina Tritici. Farine de blé. Gall. Weizenmehl. Die gepulverte Frucht der Graminee Triticum sativum L.

Furfur Tritici. Port. Weizenkleie. Der beim Mahlen der Früchte bleibende Rückstand. Äußerlich zu Klistieren 1 Eßlöffel voll auf 2—3 Tassen Wasser gekocht, zu Bädern 1—2 Pfund in einen Beutel gebunden und in Wasser gekocht, zu trocknen Umschlägen, zu Kataplasmen, zu trocknen Fußbädern, zu Waschpulvern.

Tuberkuline.

Nach den Angaben von Robert Koch aus Tuberkelbacillenkulturen auf flüssigen Nährböden durch Eindampfen (auf ein Zehntel) und darauffolgendes Filtrieren gewonnene Flüssigkeiten.

Die offizinellen Tuberkuline dürfen, wie die offizinellen Sera, nur in staatlich anerkannten und unter staatlicher Aufsicht stehenden Herstellungsstätten hergestellt werden.

Tuberkuline, die einer staatlichen Prüfung unterliegen, dürfen nur in den Handel gebracht werden, nachdem sie in der staatlichen Prüfungsstelle (Staatsinstitut für experimentelle Therapie in Frankfurt a. M.) nach den für die einzelnen Tuberkuline angegebenen besonderen Verfahren auf Unschädlichkeit, Keimfreiheit, etwaigen Gehalt an Konservierungsmitteln (Phenol oder Trikresol) sowie auf ihren Gehalt an wirksamen Stoffen geprüft und zum Verkaufe zugelassen worden sind. Einer solchen Prüfung unterliegen die nachstehend beschriebenen drei Tuberkuline.

Tuberkuline werden in mit Gummistopfen, Gummikappen oder Korkstopfen verschlossenen Fläschchen oder in zugeschmolzenen Ampullen in den Handel gebracht. Diese Gefäße müssen mit Plombenverschluß oder Ätzstempel versehen sein und die Aufschrift „Staatlich geprüft" tragen. Der die staatliche Prüfung kennzeichnende Verschluß der Fläschchen besteht aus einem über dem Stopfen oder der Kappe angebrachten Deckpapiere, das mit einem Plombenverschlusse festgehalten wird. Die mit Bindfaden oder Spiraldraht festgehaltene Plombe muß das Hoheitszeichen desjenigen Staates zeigen, in dem die Herstellungsstätte des Tuberkulins gelegen ist. Auf den Ampullen ist die staatliche Prüfung entweder durch Anbringung der Plombe am Ampullenhalse, der zu diesem Zwecke eine Einschnürung tragen muß, oder durch einen Ätzstempel, der um das staatliche Hoheitszeichen die Umschrift „Staatliche Kontrolle" trägt, zu kennzeichnen. Die Gefäße und ihre Verpackung tragen eine Aufschrift, die außer der Bezeichnung der Herstellungsstätte, der Angabe des Inhalts in Kubikzentimeter und der Kontrollnummer noch Vermerke enthält, aus denen die Prüfungsstätte und der Tag der staatlichen Prüfung zu ersehen sind.

Die Tuberkuline sind klare, hellgelbe oder braune Flüssigkeiten von eigenartig aromatischem (z. T. als würzig bezeichneten) Geruche, die in Wa. leichtl. sind; sie dürfen ein Konservierungsmittel, z. B. 0,5% Phenol, enthalten.

Feste Tuberkuline sind aus flüssigen Tuberkulinen gewonnene Trockentuberkuline, grauweiße leicht in Wa. l. Pulver. In der Aufschrift auf den Gefäßen ist die Angabe enthalten, in wieviel R.T. Wasser 1 T. des Pulvers zu lösen ist, damit die Lösung dem betr. flüssigen Tuberkulin entspricht.

Verdünnungen der Tuberkuline sind so herzustellen, daß durch Vermischen von 1 R.T. Tuberkulin mit 9 R.T. einer 0,5 proz., mit sterilem Wasser angefertigten Phenollösung eine 10 proz. Tuberkulinlösung entsteht, die als Stammlösung dient. Weitere Verdünnungen werden in gleicher Weise hergestellt, indem von der Stammlösung 1 R.T. mit 9 R.T. 0,5 proz. Phenollösung und von der so gewonnenen Lösung wieder 1 R.T. mit 9 R.T. 0,5 proz. Phenollösung vermischt wird usw. Die zur Herstellung der Verdünnungen bestimmten Meßzylinder und Pipetten sowie die zur Aufnahme der Verdünnungen bestimmten Arzneigläser sind unmittelbar vor der Herstellung der Verdünnung im Trockenschranke bei 150° zu sterilisieren. Die Aufnahmegefäße müssen mit dem Gehalte der Verdünnungen an Tuberkulin und dem Tage der Herstellung bezeichnet werden. Der Inhalt angebrochener Originalgefäße von Tuberkulin muß sogleich zu einer Stammlösung verarbeitet werden. Verdünnungen von Tuberkulin dürfen nur in keimfreiem Zustand und in zugeschmolzenen Glasampullen vorrätig gehalten werden.

Tuberkuline sind kühl aber frostfrei und vor Licht geschützt vorsichtig aufzubewahren[1]).

Abgesehen von den vorstehenden allgemeinen Bestimmungen gelten für die nachfolgend abgehandelten Tuberkuline die speziellen Anforderungen.

---

[1]) Bis hierher Inhalt des allgemeinen Artikels „Tuberkuline" der Germ.

1. **Tuberkulin Koch**[1]). Germ. **Tuberculinum**. Belg., Jap. **Tuberculinum concentratum, Tuberculinum normale dilutum**. Helv. Alt-Tuberkulin. Aus glycerinhaltigen Fleischbrühekulturen von Tuberkelbacillen des Typus humanus durch Eindampfen (auf ein Zehntel) und darauffolgendes Filtrieren gewonnene braune Flüssigkeit, die neben den wirksamen Stoffen Glycerin und Bestandteile der Fleischbrühe sowie 0,5% Phenol enthält. — „Merck" Fläschchen (1,5 und 50 ccm) 1,25, 5,10 und 43,40 RM. Tuberkulin Koch „Hoechst" Fläschchen (1—10 ccm) 1,25—9,55 RM. Trockentuberkulin „Hoechst" (glycerinfrei) 0,005 2,10 RM. 0,1 8,45 RM.

Zum Gebrauch verdünnte Lösungen mit 0,5proz. Phenollösung, die jedesmal frisch herzustellen sind (oder fertige Ampullen zu verwenden).

Zur diagnostischen Hautreaktion nach Pirquet, auch bei der subcutanen Diagnostik 0,0002—0,005—0,01 (gewöhnlich mit in Fünfzigstel oder Hundertstel Kubikzentimeter geeichten Injektionsspritzen[2]) — Tuberkulinspritzen). Wieweit die nach Tuberkulininjektionen auftretenden allgemeinen und örtlichen sowie Herdreaktionen der Therapie dienen bzw. wieweit sie als spezifisch und nicht nur als Folge parenteraler Reiztherapie aufzufassen sind, ist trotz fast 40jähriger experimenteller und klinischer Erfahrung noch nicht entschieden.

Zur Therapie beginnt man mit Dosen von 0,0001, ja sogar mit 0,00001, allmählich steigend bis 0,01, 0,05, 0,1. Vor jeder neuen Injektion muß die Reaktion des Kranken nach der vorhergehenden ganz abgeklungen sein; die Injektion wird in gleicher Stärke wiederholt, bis sie keine Reaktion mehr hervorruft. Zur Zeit verhältnismäßig wenig angewendet.

2. **Tuberkulin A. F.** Germ. Albumosefreies Tuberkulin. Aus Kulturen der Tuberkelbacillen, die auf einer besonderen, von Albumosen und Peptonen freien Nährsalzlösung gezüchtet sind, durch Eindampfen (auf ein Zehntel) und darauffolgendes Filtrieren hergestellte hellgelbe Flüssigkeit, 0,5% Phenol enthaltend. Außerdem ein Trockentuberkulin A. F. — Hoechst und Merck O. P. 1 und 5 ccm 2,10 und 8,45 RM.

Von gleicher Anwendung, Dosierung und Wirkung wie gewöhnliches Tuberkulin Koch, wird aber von einigen Autoren besonders zur therapeutischen Anwendung empfohlen, da es von tuberkulinempfindlichen Patienten angeblich besser vertragen wird.

3. **Bovo-Tuberkulin Koch.** Germ. Perlsucht-Tuberkulin. Aus glycerinhaltigen Fleischbrühekulturen von Tuberkelbacillen des Typus bovinus durch Eindampfen (auf ein Zehntel) und darauffolgendes Filtrieren gewonnene, braune Flüssigkeit, die neben den wirksamen Stoffen Glycerin und Bestandteile der Fleischbrühe 0,5% Phenol enthält. Außerdem ein Trocken-Bovo-Tuberkulin Koch. — Hoechst und Merck O. P. 1 und 5 ccm 1,25 und 5,10 RM.

Tuberkelbacillen-Emulsion Koch (B-E). Neu-Tuberkulin. Aufschwemmung von „staubfein" zermahlenen, abgetöteten Tuberkelbacillen in physiologischer Kochsalzlösung, enthält also die durch mechanische Zertrümmerung aufgeschlossenen Tuberkelbacillen selbst in homogener Aufschwemmung, sowie die löslichen Leibessubstanzen der Bacillen. Nur therapeutisch zur Fortsetzung von Tuberkulinkuren bei vorher mit Alt- oder A-F-

---

[1]) Die Tuberkuline werden im Arzneibuch deutsch, nicht latinisiert, bezeichnet.

[2]) Die „Tuberkulinspritzen" müssen bestimmten Anforderungen, insbesondere auch hinsichtlich Genauigkeit entsprechen. — (Verordnung vom 21. Dezember 1927: Reichsgesundheitsblatt 1928, Nr. 11, S. 180.)

Tuberkulin behandelten Fällen. — O. P.-Fläschchen (1 und 5 ccm) 1,40 und 5,30 RM. Verdünnung mit physiologischer Kochsalzlösung. Vor dem Gebrauche umzuschütteln. Nur subcutane Injektion. Anfangsdosis 0,1 ccm 1:100000 Sol. I—V 1 bzw. 5 ccm.

Linimentum Tuberculini compositum Petruschky. Zur percutanen Tuberkulin- behandlung tropfenweise zur Einreibung auf den Arm verwendet. Am gebräuchlichsten sind: Verdünnung D, Linim. anticatarrh. c. Linim. Tuberkulin. comp. 1:1000, Verdünnung C, Linim. Tuberculin. comp. 1:150, Verdünnung Bu, 1:25, Verdünnung A, 1:5. Vorschrift liegt den einzelnen Packungen bei. K.P. = 1,75 RM.

Tuberkulin „KalleRosenbach". Durch Überwuchern der Tuberkelbacillenkulturen mit Trichophyton holosericum album hergestelltes Tuberkulin mit etwa 10% Glycerin und 0,5 % Phenol. Klar, bräunlich. Bei Lungen-, chirurgischer Tuberkulose und Lupus Probe- injektion von 0,01—0,1, dann 0,2. Milde Tuberkulinwirkung. 1 ccm = 1,05 RM.

Cuti-Tuberkulin Hoechst. Präparat nach Art des Alt-Tuberkulins, angewendet nur zur Ausführung der diagnostischen Hautreaktion. 1 ccm = 1,70 RM.

Ektebin. Salbe mit Tuberkulin und abgetöteten Tuberkelbacillen zur diagnostischen und therapeutischen percutanen Behandlung. Tube (1,5 und 10 g) 3,55—25,00 RM.

In Deutschland unterliegen dem Apotheken- und dem Rézeptzwang: Tuberkuline, flüssige und trockene, sowie alle anderen aus Tuberkelbacillen oder unter Verwendung von Tuberkelbacillen hergestellten Mittel und deren Zubereitungen, soweit sie zum Gebrauch für Menschen bestimmt sind.

Das französische **Tuberculine solide purifiée.** Gall. wird durch Fällen des Rohtuber- kulins mit dem 10fachen Volum 80% Alk. gewonnen. Der Niederschlag wird mit Ae. gewaschen und im Vakuum getrocknet. Man verwendet

1. Soluté de Tuberculine au centième (1:100) = 0,01 Tub. sol. pur. in 1 ccm für die Diagnose der Tuberkulose (Augen-, Intracutanreaktion).

2. Soluté de Tuberculine au dix-millième (0,01:100) = 0,0001 Tub. sol. pur. in 1 ccm für subcutane Injektionen.

Jedes der hier angeführten Tuberkuline hat vielfach Anwendung und Empfehlung gefunden. Die therapeutische Verwendung ist geschulten Ärzten freizustellen. Ein ab- schließendes Urteil über die Wirksamkeit kann nicht ausgesprochen werden.

Tumenol. Aus bituminösem Schiefer durch trockene Destillation erhaltene und sulfonierte Mineralöle (Kohlenwasserstoffe). Zu den Olea mineralia gehörend (s. S. 521). Tumenol- Öl (Tumenolsulfon), tiefdunkel, braunes, zähes Öl, in Wa. unl., in Ae. leichtl. Tumenol- Pulver (Tumenolsulfonsäure), dunkelbraunes Pulver, in Wa. schwerl., in siedendem Wa. und verd. wäss. Alkalien leichtl.

Eine Mischung von Tumenolsulfon und Tumenolsulfosäure ist das Tumenol venale. Ein zähflüssiges, schwarzbraunes, eigentümlich riechendes Öl, fast unl. in Wa., leichtl. in Fetten, arsen- und schwermetallfrei. — Tumenol pulv. 1,0 0,20 RM. T. venale 1,0 0,10 RM. T.-Ammonium 1,0 0,10 RM. Tumenolsulfonum 1,0 0,20 RM.

Äußerlich als 5—20proz. Salbe (Paste) oder in alkoholischer Lösung (10—20proz.) zum Bepinseln bei nässenden und entzündeten Ekzemen, bei Pruritus, Prurigo, bei para- sitären Dermatosen angewandt, bei Jucken am Anus und Scrotum, Verbrennungen 1. und 2. Grades, auch als Verbandmittel bei Ulcerationen, wo es sich nicht um stark eiternde oder nässende Wunden handelt.

Ammonium tumenolicum Ergb. Dunkelrotbraune sirupöse Flüssigkeit, leichtl. in Wa., schwerl. in Alk. und Ae.

Tupelo. Lignum Nyssae aquaticae. Das leichte, lockere Wurzelholz der in Nordamerika ein- heimischen Nyssa aquatica L. wird im feuchten Zustande in hydraulischen Pressen mög- lichst stark zusammengepreßt, getrocknet und dann auf der Drehbank verarbeitet. Die auf diese Weise erhaltenen Quellstifte werden unter der Bezeichnung „Tupelo- stifte" an Stelle der Laminariastifte als sehr gleichmäßig wirkende Dilatatorien, besonders zu gynäkologischen Zwecken empfohlen.

Unterliegen wie Laminariastifte (s. S. 483) dem Rezeptzwang.

Turpethum. Radix Turpethi. Brit., Hisp., Port. **Turbith.** Gall. Turpethknollen. Die Knollen der Convolvulacee Ipomoea Turpethum Robert Brown. Enthält ein abführendes Harz.

Therapeut. Dosen: 0,3—1,2 (Brit.).

Innerlich als Purgans (wie Jalapae S. 459).

Unguenta, soweit nicht bei den einzelnen Arzneistoffen abgehandelt.

Unguentum basilicum. Germ., Austr. (Elench.), Jap. Königssalbe. Gelbbraun, aus Erdnußöl (9), gelbem Wachs (3), Kolophonium (3), Hammeltalg (3) und Terpentin (2) bereitet. — 10,0 0,15 RM.

Äußerlich häufig für sich als reizende Salbe oder als Salbengrundlage für andere, namentlich reizende Arzneistoffe benutzt.

Unguentum contra decubitum. Ergb. Salbe gegen Aufliegen. Zur Abgabe frisch bereitet aus Zinksulfat (2,5), Bleiacetat (5), Myrrhentinktur (1), gelbem Vaselin (41,5).

Unguentum ad decubitum. Austr. (Elench.), Acid. tannic. (1), Liqu. Plumb. subacet. (2), Ungt. simpl. (17). Helv. Acid. tannic. (5), Liqu. Plumb. subacet. (10), Vaselin. (85). (Bei Bedarf frisch zu bereiten.)

Unguentum Lassari contra Perniones. Ergb. Lassarsche Frostsalbe. Hellgelbe, weiche Salbe aus Phenol (2), Ungu. Plumbi (40), Ad. Lan. anhydr. (40), Ol. Oliv. (20), Ol. Lavand. (1).

Unguentum desinficiens. Suec. Neisser-Siebertsche Salbe. Hydrarg. bichlor. corros. (3), Gelatin. alb. (7), Natr. chlor. (10), Tragacanth. (20), Amyl. tritic. (40), Glycerin. (170), Spirit. (250), Aqu. dest. (ad 1000).

Als Präventivmittel gegen venerische Infektion, zur Anwendung vor bzw. unmittelbar nach dem Geschlechtsverkehr empfohlen.

Unguentum exsiccans. Ergb. Austrocknende Salbe. Bräunlichrote Salbe aus Ad. suill. (100), Cera flava (25), Bolus rubra (15), Cerussa (15), Lapis Calaminaris (15), Lithargyrum (15), Camphora (2), Ol. Arach. (4) bereitet. — 10,0 0,15 RM.

Unguentum flavum. Ergb. Unguentum Resinae Pini. Altheesalbe. Gelb, aus Curcuma (1), Schweinefett (50), gelbem Wachs (3) und Fichtenharz (3). — Unguentum resinosum Helv., Unguentum resinosum flavum Nederl., Unguentum resinae Brit. sind ähnliche Mischungen, aber ohne Curcuma. — 10,0 0,15 RM.

Äußerlich als Zerteilungs-, Zug- und Heilsalbe viel angewendet.

Unguentum leniens. Germ., Austr., Belg., Nederl., Ross. **Unguentum refrigerans.** Helv. **Unguentum Cetacei.** Dan., Norv., Suec. **Unguentum Aquae Rosae.** Am., Brit. **Cérat de Galien.** Gall. Crème céleste. Kühlsalbe. Cold Cream. Nahezu weiß, aus weißem Wachs (7), Walrat (8), Mandelöl (60), Wasser (25) und Rosenöl (0,1) bereitet. Am. mit 0,5, Brit. mit 1% Borax. — 10,0 0,35 RM. — Die Präparate der anderen Pharm. sind Mischungen ähnlicher Art, alle charakterisiert durch erheblichen Wassergehalt, der die kühlende Wirkung bedingt. Wesentlich verschieden durch Fehlen des Wasserzusatzes, aber sonst in der Zusammensetzung ähnlich sind die unter Ceratum Cetacei (S. 278) aufgeführten Salben.

Äußerlich als Kühlsalbe, Kosmeticum und Salbengrundlage.

Unguentum molle. Germ., Suec. **Unguentum simplex.** Belg. **Unguentum Lanolini.** Nederl. **Unguentum Lanae compositum.** Brit. Weiche Salbe. Eine aus gleichen Teilen gelbem Vaselin und Lanolin bereitete gelbliche Salbe. — Die Präparate der anderen Pharm. sind sehr ähnlich. Nederl.: Ungt. simplex besteht aus Cer. flav. (30), Ol. Sesami (70). — 100,0 0,70 RM.

Äußerlich als Salbengrundlage. Stets vom Apotheker zu verwenden, wenn keine andere Salbengrundlage vom Arzt vorgeschrieben ist (Germ.).

Unguentum ophthalmicum compositum. Ergb. Zusammengesetzte rote Augensalbe. Adeps 140, Cera flava 24, Hydrarg. oxydat. rubr. 15, Zinc. oxydat. 6, Camphora 5, Ol. Amygd. 10. — 10,0 0,20 RM.

Äußerlich als Augensalbe.

Unguentum refrigerans Unnae. Ergb. Unnasche Kühlsalbe. Gelblichweiß, aus Vaselin (10), Ad. Lan. anhydr. (30), Aq. Rosae (30), Aq. Aurant. florum (30).

Uranium nitricum. Uranylnitrat. $UO_2(NO_3)_2 + 6 H_2O$. Mol.-Gew. 502. Gelbe, grünlich schillernde Krystalle, an der Luft oberflächlich verwitternd, in Wa., Alk. und Ae. l. Vorsichtig, in dicht geschlossenen Gläsern und vor Licht geschützt aufbewahren. — 1,0 0,10RM.

Früher gegen Diabetes (obwohl selbst Glykosurie machend), auch gegen Nervenleiden (0,075 in viel Wasser, 3 mal tägl.) empfohlen. Eminent giftig! In der Pharm. Am. wieder aufgegeben.

Urea pura. Ergb. Harnstoff. Carbamid. $CO{<}^{NH_2}_{NH_2}$. Farblose, geruchlose Krystallnadeln von bitterlich kühlendem Geschmack, in 1 T. Wa. und in 5 T. Alk. l. Schmp. 132—132,5°. — 10,0 0,10 RM. Urea nitrica 1,0 0,05 RM.

Innerlich (G. Klemperer 1895) zu 1,0—5,0 pro dosi, zu 10,0—60,0 pro die, in wässeriger Lösung, 10,0—60,0:200,0, stdl. 1 Eßl., in steigenden Mengen, als Diureticum bei gesunden Nieren, bei Hydrops und Ascites nicht renalen Ursprunges, bei einfachen serösen Pleuritiden, kardialen Stauungen, Lebercirrhose, aber auch bei Nierenkrankheiten, besonders bei der chronischen Lipoidnephrose oft von großem Erfolg. Der widrige Geschmack verhindert oft die längere Anwendung.

Urethane.

Urethanum. Germ., Helv. **Éthyle (Carbamate d').** Gall. Urethan. (Äthylurethan.) Carbaminsäureäthylester. Farblose, salzig, kühlend schmekkende Krystalle, in Wa. (1), Alk. (0,6), Ae. (1), Chl. (1,5) l. Schmp. 48—50°. Rein, insbesondere frei von Harnstoff. Kein wägbarer Rückstand. Vorsichtig aufzubewahren. — 1,0 0,05 RM.

$CO{<}^{NH_2}_{OC_2H_5}$, Mol.-Gew. 89.

Innerlich (1885, Schmiedeberg) zu 0,2—1,0—2,0 in wäßriger Lösung als Hypnoticum, wenig bei Erwachsenen angewandt, wohl aber in der Kinderpraxis (1. bis 5. Mon. 0,5—1,0, bis zum 2. Jahr 1,5, bei älteren Kindern 2,0). Als Sedativum bei Geisteskranken benutzt, aber dem Paraldehyd nachstehend. Ohne Nebenwirkungen.

Als Lösungsmittel für Chinin. sulf. (0,25 bis 0,5 auf 5 aq) viel angewandt (s. S. 287).

Hedonal (E. W.). Ergb. **Hedonalum.** Ross. Methylpropylcarbinol-urethan. Weißes, schwach würzig riechendes Krystallpulver. Schwerl. in kaltem, leichtl. in heißem Wa., Alk., Ae., Chl. Schmelzp. 79°. — 1,0 0,70 RM.

Größte Einzelgabe u. Tagesgabe: 1,5 und 3,0 (Ross.).

$CO{<}^{NH_2}_{O\cdot CH{<}^{CH_3}_{C_3H_7}}$

Möglichst nicht überschreiten: 2,0 pro dosi, 3,0 pro die! (Ergb.)

Innerlich als Hypnoticum, in Pulvern und Tabletten 1,5 bis 2,0, nur bei leichteren Fällen einfacher Schlaflosigkeit; bei Delirien, manischen Exaltationszuständen, Schmerzen, seniler Schlaflosigkeit erfolglos; nach größeren Dosen viele üble Nebenwirkungen. Nur noch wenig gebraucht, durch die Barbitursäurepräparate verdrängt.

Voluntal (E. W.). **Trichloräthylurethan.** Weißes, krystallinisches, fast geruchloses, schwach bitteres Pulver, auf der Zunge rasch vorübergehend Anästhesie erzeugend. L. in Wa. (80), leichtl. in Alk., Ae. Schmp. bei etwa 64. Mit Wasserdämpfen flüchtig. —

$$CO \begin{cases} NH_2 \\ OCH_2 \cdot CCl_3 \end{cases}$$

1,0 0,45 RM. O. P. 10 Tabl. (0,5) 1,45 RM. Voluntal ist infolge des komplexen Ions (CCl₃) ein Urethan mit den Eigentümlichkeiten des Chloralhydrats. Daß die Zerlegung im Organismus nicht nennenswert groß ist, geht auch daraus hervor, daß es in therapeutischen Dosen kaum Nebenwirkungen zeigt. Nach den bisherigen Erfahrungen scheint es ein weitgehend unschädlich gemachtes Chloralhydrat zu sein.

Innerlich (1922, Willstätter) in Tabletten 1—2 Stück abends. Mildes, nicht sehr stark wirkendes Schlafmittel, meist ohne Nebenwirkungen, bei länger bestehender Schlaflosigkeit zur Abwechslung mit den Barbitursäurepräparaten sehr geeignet. Auch als Sedativum bei Unruhe- und leichten Erregungszuständen für den Tagesgebrauch zu empfehlen.

Urotropin (Hexamethylentetramin) und -Verbindungen.

Das Hexamethylentetramin, aus Formaldehyd und Ammoniak gewonnen, spaltet sich in diese Komponenten und wirkt nach Maßgabe des freiwerdenden Formaldehyds desinfizierend. Die Spaltung hängt von der Reaktion ab. Bei stark saurer Reaktion (Magensaft) kann sie beträchtlich sein, im sauren Harn einige Prozent betragen und bei alkalischer Reaktion fehlen.

Die ungespaltene Verbindung vermag Harnsäure zu lösen.

Hexam. wird nach teilweise erfolgender Spaltung im sauren Magensaft sehr schnell resorbiert und zum größten Teil mit dem Harn ausgeschieden. Die Zerlegung in Formaldehyd im sauren Harn dürfte nicht nennenswert sein, wie auch aus der nicht gesteigerten Ameisensäureausscheidung durch die Nieren hervorgeht.

Urotropin (E. W.). **Hexamethylentetraminum.** Germ., Dan., Helv., Jap., Nederl., Norv., Suec., Ross. **Methenamina.** Am. **Hexamina.** Brit. **Hexamethylenumtetraminum** Belg. **Hexaméthylène-Tétramine.** Gall. **Esametilentetramina.** Ital. Formin, Hexamin. Hexamethylentetramin. Urotropin. Farbloses,

$$\begin{array}{c} N \text{——} CH_2 \\ | \quad CH_2 \quad | \\ CH_2 \quad \rangle N\text{—}CH_2\text{—}N ; \ (CH_2)_6 N_4 , \\ | \quad CH_2 \quad | \quad \text{Mol.-Gew. 140.} \\ N \text{——} CH_2 \end{array}$$

krystallinisches, anfangs süß, später bitterlich schmeckendes Pulver, beim Erhitzen, ohne zu schmelzen, sich verflüchtigend, in Wa. (1,5) mit gegen Lackmus sehr schwach alkalischer Reaktion[1]), in Alk. (10) l. Rein, insbesondere frei von Ammoniumsalzen, Paraformaldehyd und anderen fremden organischen Stoffen. Kein wägbarer Verbrennungsrückstand. (Bildet als einsäurige Base mit Säuren meist gut krystallisierende Salze.) — Hexam. 10,0 0,20 RM. 10 Tabl. (0,5, 1,0) 0,15 und 0,25 RM. Urotr. 1,0 0,40 RM. O. P. 20 Tabl. (0,5) 2,20 RM. 5 Amp. (5 ccm 40%) 2,75 RM.

Therapeut. Dosen: 0,3—1,0 (Brit.). Durchschnittl. Dosis: 0,3 (Am.).

Größte Einzel- und Tagesgabe: 1,0, 4,0 (Nederl.).

---

[1]) Die Lösung (1+1,5) wird durch Phenolphthaleinlösung nicht gerötet.

Innerlich (1894, Nikolaier) zu 0,5—1,0 (bei Kindern 0,25) pro dosi in Tabletten oder Pulvern mehrmals täglich als ausgezeichnetes Harndesinficiens bei den bakteritischen Erkrankungen der Harnwege, Cystitis und Pyelitis, besonders wenn sie auf Infektion mit Strepto- und Staphylokokken beruhen, weniger wirksam bei Koli-Infektion, ganz unwirksam bei Tuberkulose der Harnwege. Die Medikation kann wochenlang fortgesetzt werden. Die Wirkung beruht auf Abspaltung von Formaldehyd, die nur bei saurer Reaktion stattfindet; bei neutraler oder alkalischer Reaktion des Harns ist das Mittel unwirksam. Es ist in diesem Falle evtl. die saure Reaktion durch diätetische Verordnung oder Darreichung von Acidum phosphoricum (5 : 200) oder Natrium biphosphoricum (10:200) oder Ammon. chlorat. (5:200), mehrmals täglich 1 Eßlöffel, zu erzielen; bei ammoniakalischer Harngärung ist die Medikation durch Blasenspülungen zu unterstützen. Bei Alkalinurie (Phosphaturie) bzw. Calcariurie wirkungslos. Zur Verhinderung entstehender Cystitis bei wiederholtem Katheterismus nur bei aseptischer Katheteranwendung wirksam. Der Versuch, die postinfektiöse Nephritis oder Pyelitis, z. B. bei Scharlach zu verhindern, ist erfolglos. Auch gegen harnsaure Diathese und gegen Gicht empfohlen, da Formaldehyd mit Harnsäure lösliche Verbindungen bildet. Hierbei klinisch nicht bewährt; die theoretische Begründung ist fehlerhaft, da sich im Urin (in Gegenwart der Harnsalze) nur minimale Mengen der Formaldehydharnsäure bilden. Im Gewebe und im Blut findet Formaldehydabspaltung nicht statt; daher auch kein Erfolg bei allen akuten Infektionen, gegen die H. mehrfach empfohlen wurde. Dagegen wird Formaldehyd in geringen Mengen im Liquor cerebrospinalis abgespalten, so daß die Anwendung des H. bei den meningitischen und encephalitischen Erkrankungen empfehlenswert ist; die tatsächlichen Erfolge sind aber sehr unsicher. Ebenso werden kleine Mengen Formaldehyd in die Galle ausgeschieden und deswegen H. bei Cholangitis und Cholecystitis empfohlen, leider ohne Erfolg.

Äußerlich in 40proz. Lösung in Ampullen (5 ccm) zur Instillation der Blase oder mittels Ureterenkatheterismus des Nierenbeckens bei hartnäckiger, chronischer Cystitis und Pyelitis. Zur intravenösen Injektion, 5—10 ccm der 40proz. Lösung, bei chronischer Cystitis und Pyelitis, besonders erfolgreich bei postoperativer Harnverhaltung, auch bei der Harnverhaltung Rückenmarkskranker. Die intravenöse Anwendung der hochkonzentrierten Lösungen bei akuten Allgemeininfektionen hat sich nicht bewährt. Intralumbale Injektion bei Meningitis mit unsicheren Erfolgen versucht.

Nebenwirkungen: Nach längerer Anwendung oft Magenreizung, auch Harndrang, Albuminurie, selbst Hämaturie. Die Erscheinungen gehen nach Aussetzen des Mittels schnell vorüber.

Neu-Urotropin. Anhydromethylencitronensaures Urotropin. Farblose Krystalle, l. in Wa. (15). — O. P. 20 Tabl. (0,5) 1,75 RM.

Cylotropin. Mischpräparat. Wäßrige Lösung mit 40% Urotropin, 16% Natriumsalicylat und 4% Coffeinnatriosalicylat (2,0 g Urotr., 0,8 g Natr. salic., 0,2 g Coff. Natr. salicyl. in 5 ccm Wasser, für intramusk. Inj. mit 0,8% Novocain). — O. P. intravenös und intramusk. 5 Amp. (5 ccm) 5,30 RM.

Zur intravenösen Injektion bei schweren infektiösen Entzündungen der Harnwege, bei postoperativer und myelitischer Harnverhaltung mit sehr guten Erfolgen angewandt, unsicher bei Allgemeininfektionen und bei Cholangitis. Die Instillation in Blase und Nierenbecken oft sehr wirksam.

Verbindungen des Hexamethylentetramin, die sich in der Wirkung nicht von der reinen Verbindung unterscheiden:

Helmitol. Ergb. Anhydromethylencitronensaures Hexamethylentetramin (Neu-Urotropin: die entspr. Verbindung des Markenschutzpräparats Urotropin) $(CH_2)_6N_4 \cdot C_7H_8O_7$. Weißes, sauer reagierendes, angenehm säuerlich schmeckendes Krystallpulver, l. in 10 T. Wa., fast unl. in Alk. und Ae. Beim Kochen der wäßrigen Lösung spaltet sich Formaldehyd ab. — Helmitol 1,0 0,25 RM. O. P. 20 Tabl. (0,5) 1,55 RM. Neu-Urotropin O. P. 20 Tabl. (0,5) 1,75 RM.

Möglichst nicht überschreiten: 1,0 pro dosi, 3,0 pro die! (Ergb.)
Innerlich 0,5—1,0 in Tabletten oder Pulvern 1—4mal tägl. (maximal 5,0—6,0 pro die).

Cystopurin. Doppelsalz von Hexamethylentetramin und Natriumacetat. In kaltem Wa. schwerl., in heißem Wa. l. Geschmacklose, weiße Krystalle. — O. P. 20 Tabl. (1,0) 1,75 RM.

Innerlich 0,5—1,0 mehrmals täglich.

Verbindungen des Hexamethylentetramin, die durch ihre Zusammensetzung zur Säuerung des Urins und damit im Erfolgsfall zur besseren antiseptischen Wirkung beitragen. Sie werden unter denselben Indikationen und in denselben Dosen wie H. angewendet:

Acidolamin (E. W.). Hexamethylentetramin + Acidol (s. S. 68) in Tabletten. Jede Tablette enthält 0,3 H. + 0,8 A. — O. P. 15 Pastillen (1,1) 1,90 RM.

Innerlich 4—6 Pastillen, Kinder 3—4mal tägl. $^1/_2$—1. Die freiwerdende HCl säuert den Urin an.

Allotropin. Enthält Hexamethylentetramin und Orthophosphorsäure (36%). Weißes, in Wa. sehr leichtl. Pulver, schwach nach Formaldehyd riechend. — O. P. 20 Tabl. (0,5) 1,70 RM.

Innerlich täglich mehrmals 1,0. Die Phosphorsäure säuert den Harn.

Amphotropin (E. W.). Camphersaures Hexamethylentetramin, weißes Pulver, in Wa. (1,10) mit saurer Reaktion l. — 1,0 0,40 RM. O. P. 20 Tabl. (0,5) 2,30 RM.

Innerlich 3mal tägl. 0,5 bis höchstens 1,0. Die Camphersäure trägt zur Säuerung des Harns bei.

Borovertin (E. W.). **Boras Hexamethylentetramini.** Nederl. Hexamethylentetraminborat. Weißes, fast neutrales, in Wa. (13) und in Alk. (38) l. Krystallpulver, geruchlos, von schwach saurem Geschmack. — 1,0 0,25 RM. — O. P. 20 Tabl. (0,5) 1,55 RM.

Größte Einzel- und Tagesgabe: 2,0; 8,0 (Niederl.).

Innerlich 1,0—4,0 in Flüssigkeit über den Tag verteilt. Die Borsäure soll die saure Reaktion des Harns steigern.

Hexal (E. W.). Ergb. Saures sulfosalicylsaures Hexamethylentetramin $(CH_2)_6N_4$ $\cdot$ $SO_3H \cdot C_6H_3(OH)COOH$. Farbloses, krystallinisches Pulver, l. in Wa. (8) mit saurer Reaktion. — 1,0 0,15 RM. O. P. 20 Tabl. (0,5) 1,15 RM.

Innerlich 3—6mal tägl. 1—2 Tabletten. Säuert den Urin durch Sulfosalicylsäure.

Neohexal. Ergb. Sekundäres sulfosalicylsaures H. leichter l. in Wa. $[(CH_2)_6N_4]_2$ $\cdot$ $SO_3H \cdot C_6H_3(OH)COOH$ — Iso-Amp. (5 ccm mit 1,0) 1,75 RM. — 1,0 0,15 RM. O. P. 20 Tabl. (0,5) 1,15 RM.

Innerlich und intravenös bei Infektionskrankheiten 1,0.

Saliformin (E. W.). Hexamethylentetraminsalicylat. $(CH_2)_6N_4 \cdot OH \cdot C_6H_4$ $\cdot$ $COOH$. Farbloses, krystallinisches Pulver von angenehm säuerlichem Geschmack. — 1,0 0,10 RM. O. P. 20 Tabl. (0,5) 1,20 RM.

Innerlich zu 1,0—2,0 pro dosi. Säuert den Urin durch Freiwerden der Salicylsäure. Wird auch besonders bei Cholecystitis und Cholangitis empfohlen. Erfolge zweifelhaft.

Urtica. Herba Urticae. Port. Das Kraut der Urticacee Urtica Lusitanica Brot., sonst Urtica urens L. Enthält Schleimstoffe, in den Brennhaaren Ameisensäure. — 10,0 0,05 RM.

Innerlich früher als blutstillendes Mittel, auch bei Gicht und Rheumatismus, äußerlich bei Lähmungen angewendet. Verlassen.

Uva ursi.

Folia Uvae Ursi. Germ., Austr., Brit. (Uv. u. F.), Dan., Jap., Nederl. **Folium Uvae Ursi.** Belg. (U. u. F.), Helv., Norv., Ross., Suec. **Uva Ursi.** Am. **Busserolle.** Gall. **Uva ursina.** Ital. **Bärentraubenblätter.** Die getrockneten

Laubblätter der Ericacee Arctostaphylos uva ursi (L.) Sprengel (Arbutus uv. ursi), geruchlos und von zusammenziehendem bitterlichem, später etwas süßlichem Geschmack. Enthält reichliche Mengen Gerbstoff (30%), die Glykoside Arbutin und Methylarbutin (3%), sowie das krystallinische in Wa. unl. Urson. — 100,0 0,05 RM.

Durch ein in den Blättern enthaltendes Enzym werden Arbutin (Hydrochinon-Glucoseäther) und Methylarbutin unter Abspaltung des Phenols Hydrochinon zerlegt; im Organismus geschieht dies im Harn, der sich grau- bis dunkelgrün verfärbt, wahrscheinlich aber auch schon auf dem Transport dorthin.

Durchschnittl. Dosis: 2,0 (Am.).

Innerlich zu 1,0—2,0 in Pulver oder Abkochung (Germ. aus grobem Pulver herzustellen!) 10,0—15,0 auf 100,0 (eßlöffelweise), bei Kindern 3,0—5,0 auf 120,0, gegen Nierenbecken- und Blasenkatarrh besonders viel gebraucht, in Spezies 1 gehäufter Eßlöffel auf 1 Tasse, mehrmals täglich. Desinfiziens der Harnorgane und schwaches Diureticum. Soll angeblich wehenbefördernd sein und darf deshalb bei Schwangeren nicht angewandt werden. — Sonst ohne störende Nebenwirkungen.

Extractum Uvae Ursi fluidum. Ergb. **Fluidextractum Uvae Ursi.** Am. Bärentraubenfluidextrakt. Dunkelgrünlichbraun, schmeckt herbe zusammenziehend. Durch Perkolation von Folia Uvae Ursi mit einem Gemisch von Glycerin, Alk. und Wa. bereitet. 1 ccm = 1 g. — 10,0 0,30 RM.

Durchschnittl. Dosis: 2 ccm (Am.).

Innerlich zu $^1/_2$—1 Teelöffel mehrmals täglich, wie Folia Uvae Ursi.

Uvalysatum (Bürger). Dialysat aus frischen Blättern der Bärentraube. — 15 und 30 ccm (Tropfgläser) 1,15 und 2,05 RM., 20 Tabl. 1,50 RM.

Arbutin. Ross. Krystallinisches Glykosid aus Fol. Uvae ursi. Weiße, geruchlose Krystalle, in 8 T. Wa. l. mit neutraler Reaktion — 1,0 0,40 RM.

Innerlich 1,0 pro dosi, 5,0 pro die. Als Harndesinfiziens bei Cystitis und Pyelitis empfohlen, doch nicht eingebürgert. Steht an Wirksamkeit hinter Hexamethylentetramin zurück.

Uzara. Wurzel einer Gomphocarpusart (Asclepiadacee Afrikas). Enthält Glykoside (das digitalisartig wirkende Uzarin) und Bitterstoffe. Uzaron: ein etwa 15% Uzarin enthaltendes Extrakt.

Uzara Liquor, 2proz. — 1,0 0,15 RM.

Innerlich 3—6mal tägl. 1,0 gegen Diarrhöen und Dysenterie, Koliken und Tenesmen, auch gegen Menstruationsschmerzen.

Uzara-Tabletten (0,005), Röhre 1,40 RM., und Suppositorien (5—20 mg) 2,00 bis 2,20 RM.

Vaccine.

Die Bezeichnung Vaccine (frz. Vaccins) = Impfstoff wurde früher nur für die Jennersche Kuhpockenlymphe gebraucht, welche zur Verhütung der Menschenpocken (Variola) Gesunden eingeimpft wird. In der neuen Zeit wurde der Name Vaccine ziemlich wahllos auf alle bacteritischen Substanzen ausgedehnt, durch deren parenterale Injektion Infektionskrankheiten verhütet oder behandelt werden sollen. Es ist aber zweckmäßiger, wie es im folgenden geschieht, nur solche Impfstoffe als Vaccinen zu bezeichnen, die aus Aufschwemmungen abgetöteter Bakterien bestehen. Werden die Bakterien aus den Krankheitsherden des Patienten gezüchtet, der damit behandelt werden soll, so werden die Aufschwemmungen Autovaccine genannt. Lösliche

Stoffwechselprodukte von Bakterien oder Extrakte aus der Leibessubstanz derselben wie Vaccineurin und Omnadin rechnen wir zu den „Reiz - körpern" (s. S. 595).

Eine besondere Stelle nehmen die Tuberkuline ein, die teils aus Stoffwechselprodukten bzw. Extrakten der Tuberkelbacillen, teils aus Aufschwemmungen abgetöteter Bacillen bestehen. Sie werden deswegen in diesem Buch besonders abgehandelt (S. 718).

Vaccinum. Belg. Vaccin antivarioleux. **Vaccinum Variolae.** Am. **Virus vaccinicum.** Helv. Kuhpockenlymphe. Lymphe. Smallpox Vaccine.

Am. Glycerinsuspension des aseptisch gewonnenen Inhalts der Bläschen von vaccinierten gesunden Tieren (Rindern) zur Zeit der höchsten Wirksamkeit, darf nicht sauer oder deutlich alkalisch reagieren. Darf nur in staatlich zugelassenen Betrieben unter vorgeschriebenen Sicherheitsmaßnahmen hergestellt und muß bei Temperaturen unter 0 bis höchstens $+ 5°$ aufbewahrt werden.

In Deutschland erfolgt die Gewinnung der Lymphe in staatlichen Impfanstalten. Preise für Lymphe unmittelbar aus den staatlichen Impfanstalten Preußens: Für Ärzte Einzelportion 0,50, Fünferportion 1,00 RM.; für das Publikum durch die Apotheke 1,00 und 2,00 RM. zuzüglich der etwa entstandenen Portokosten.

Bakterienpräparate.

Streptokokkenvaccine. Verschiedene Aufschwemmungen im Handel. Zur Behandlung der Streptokokkenkrankheiten, besonders Sepsis und ulceröser Endokarditis.

Choleraimpfstoff. Aufschwemmung abgetöteter Cholerabacillen in Kochsalzlösung (etwa 5000 Millionen in 1 ccm). Zur Verhütung der Cholera 2 Injektionen im Zwischenraum von 5 Tagen von je 0,5 und 1 ccm.

Ruhrimpfstoffe. 1. „Dysenterie-Schutzmittel" (Behringwerke), Mischung von Dysenterietoxin und Dysenterieheilserum. Zur Verhütung von Ruhr 3 subcutane Injektionen in 6 tägigen Zwischenräumen von je 0,5, 1,0 und 2,0 ccm.

2. „Dysbakta" (Boehnke). Aufschwemmung von Ruhrbacillen.

Typhusimpfstoff. Aufschwemmung abgetöteter Typhusbacillen in Kochsalzlösung (etwa 1000 Millionen in 1 ccm). Zur Verhütung des Abdominaltyphus 2—3 Injektionen von 0,5 und evtl. 2 mal 1 ccm in 5 tägigen Zwischenräumen.

Pestimpfstoff. Aufschwemmung abgetöteter Pestbacillen. 0,5 ccm zu injizieren.

Gonokokkenvaccine. 1. Arthigon. Urotropinemulsion abgetöteter Gonokokken (in 1 ccm 100 Millionen), zur Behandlung gonorrhoischer Komplikationen und chronischer Gonorrhöe; 0,05—0,5 ccm in mehrtägigen Zwischenräumen intramuskulär.

2. Gonargin. Aufschwemmung abgetöteter Gonokokken mit 0,5% Phenol.

Staphylokokkenvaccine. Verschieden starke Aufschwemmungen abgetöteter Staphylokokken, unter den Namen Leukogen, Opsonogen, Staphar u. a. im Handel.

Colivaccine. Aufschwemmung menschlicher Colistämme, gegen Cystitis, Pyelitis, Cholecystitis intramuskulär injiziert.

Diese Vaccinen sind auch in 4 proz. Yatrenlösung (s. S. 734) im Handel, z. B. Staphyloyatren, Coliyatren, Gonoyatren. Die Bakterien sind hierbei nicht durch Hitze, sondern durch das Yatren abgetötet; dadurch wird angeblich die spezifisch immunisierende Kraft besser bewahrt. Ein Beweis für die bessere Wirksamkeit der Yatrenvaccinen ist nicht erbracht.

Vanilla.

Fructus Vanillae. Germ. IV., Ergb., Austr., Belg. (V. Fr.), Helv., Jap. **Vanille.** Gall. Vanille. Die nicht völlig reifen und noch geschlossenen, fermentierten Früchte der Orchidacee Vanilla planifolia Andrews (Mexiko und anderwärts angebaut). Enthalten etwa 2% Vanillin, Fett, Gerbstoff und organische Säuren.

Innerlich zu 0,3—0,6 mehrmals täglich, in Pulvern, in Pillen selten, als Infusum (3,0—10,0 auf 100,0), zum Bestreuen von Pillen (mit Zucker 1:3 = Vanilla saccharata). — Sehr selten gebraucht.

Tinctura Vanillae. Ergb., Austr., Helv. **Teinture de Vanille.** Gall. Vanilletinktur. Gelblich braun, kräftig nach Vanille riechend und schmeckend aus 1:5 (Austr., Gall. 10) verd. Alk. — 1,0 0,05 RM.

Innerlich zu 1,0—3,0 mehrmals täglich als Korrigens.

Äußerlich als wohlschmeckender und angenehm riechender Zusatz zu Mundwässern und Zahntinkturen.

Vanilla saccharata (10%). Germ. I., Ergb. — 0,1 0,05 RM.

Vanillinum. Germ., Am., Suec. **Vanilline.** Gall. Vanillin. Methylprotokatechualdehyd. Feine, weiße oder schwach gelblich gefärbte, vanilleartig riechende Nadeln, in Wa. (100), leichter in heißem Wa., sehr leicht in Alk., Ae., Chl., Kali- oder Natronlauge l., ohne Zersetzung sublimierend. Schmp. 81° bis 82° (Am., Gall., Suec. 80—82°). Rein, insbesondere frei von fremden organischen Stoffen. Kein wägbarer Rückstand. Aus Vanille oder synthetisch gewonnen. — 0,1 0,05 RM.

$$OHC\underset{}{\overset{OCH_3}{\diagup}}C_6H_3\diagdown OH$$

Innerlich in Lösungen zu 0,5 ad 100,0—200,0, auch als Vanilla saccharata (10%) empfohlen, als Nervinum und Stimulans. Nicht im Gebrauch.

Vasano. Mischung von camphersaurem Scopolamin (0,5 mg) und camphersaurem Hyoscyamin (0,5 mg). — 10 Tabl. (0,25 g) 3,85 RM. 10 Supp. 4,70 RM.

Zur Prophylaxe der Seekrankheit. Innerlich 2 Tabl. zu Beginn der Fahrt, eventuell noch weitere 2 in 24 Stunden. Bei Brechreiz 1 Suppositorium oder 1 ccm subcutan. 6 Amp. (0,5 ccm) 4,25 RM. Kindern $^1/_2$—1 Tabl. In Erprobung begriffen.

Vaseline und Vaselinzubereitungen.

Vaselinum flavum. Germ., Jap., Nederl. **Vaselinum.** Austr., Helv. **Petrolatum.** Am. **Paraffinum molle.** Brit. **Vaselina.** Ital. Gelbes Vaselin. Vaselin. Gelbes, durchscheinendes, aus den Rückständen der Petroleumdestillation gewonnenes Mineralfett von gleichmäßiger, weicher Salbenkonsistenz, beim Erwärmen zu einer klaren, gelben, blau fluorescierenden, geruchlosen[1] Flüssigkeit schmelzend, unl. in Wa., wenig l. in Alk., leichtl. in Chl., Ae. Schmp. 35—45°. Rein, insbesondere frei von Kunstvaselin, Teerfarbstoffen, verseifbaren Fetten, Harzen und Säuren. Ein aus den Rückständen der Petroleumdestillation gewonnenes Mineralfett, aus einem Gemisch verschiedener, teils fester, teils flüssiger Kohlenwasserstoffe der Methanreihe bestehend. — 100,0 0,25 RM.

1336. Rp. Acidi salicylici 2,0.
Vaselini flavi 98,0.
M. D. S. Vaselinum salicylatum.
Ergb.

Äußerlich wie das Nachfolgende.

---

[1] Jedes Vaselin besitzt einen gewissen Eigengeruch, nur darf es nicht nach Petroleum riechen. Für Augensalben soll möglichst ein Vaselin verwendet werden, das zwischen 35 und 40° schmilzt. (Prüfungsmethoden.)

Vaselinum album. Germ., Helv., Jap., Nederl. **Vaselinum.** Austr., Belg., Dan., Norv., Ross., Suec. **Petrolatum album.** Am. **Paraffinum molle.** Brit. **Vaséline officinale.** Gall. **Vaselina.** Ital. Paraffinum molle. Weißes Vaselin. Gebleichtes Vaselin. Weißes, höchstens grünlich durchscheinendes Mineralfett von gleichmäßiger, weicher Salbenkonsistenz, beim Erwärmen zu einer klaren, grünlichen, blau fluorescierenden, geruchlosen Flüssigkeit schmelzend, unl. in Wa., wenig l. in Alk., leichtl. in Chl., Ae.

1337. Rp. Acidi borici subtiliss. pulverati
            10,0
    Vaselini albi 90,0.
M. f. ungt. D. S. Vaselinum boricum.
          Dan.

Schmp. 35—45° (Austr., Ital. bis 45°, Jap. 35—42°, Suec. 38—50°, Am. 38—54°, Norv. 40—50°, Brit. 42—46°). Rein, insbesondere frei von Kunstvaselin, verseifbaren Fetten, Harzen und Säuren. — Nederl. für inneren Gebrauch völlig geruch- und geschmacklos. — 100,0 0,50 RM. Vas. alb. für Augensalben 10,0 0,20 RM.

Äußerlich rein und als Salbengrundlage zur Herstellung der mannigfachsten Salben für Augensalben[1]).

Vasenole. Mischung von Vaselin nach Angabe des Herstellers 80% mit Lanolin (20%) und Wa. (20). Mischbar mit Fetten und Salzen; vermag sehr reichlich Wasser aufzunehmen. — Vasenol novum 10,0 0,15 RM. Brauchbare Salbengrundlage. — Vasenolpuder. Fettpuder mit verschiedenen Ingredienzien (Formaldehyd, Salicylsäure, Zinkoxyd). — Vasenolum mercuriale (mit 33% Hg) in graduierten Glastuben. An Stelle des Unguent. cinereum. — Vasenol mercur. rubrum mit Zinnober gefärbt. — Vasenol-Hydrargyr. salicylic. (10%) sog. Köppsche Injektion, zu intramuskulären Injektionen als milde antiluetische Kur.

Vasogen. Vaselinum oxygenatum. Vasogen. Gelbbraune, dickliche Flüssigkeit, angeblich aus Vaselinölen durch Erhitzen unter Druck mit Sauerstoff hergestellt. Infolge des Gehalts an Ammoniak reagiert Vasogen schwach alkalisch. Vor dem Vaselin ist es durch größere Emulgierbarkeit mit Wasser ausgezeichnet. Es kommt unvermischt — 10,0 0,10 RM. — und mit Arzneimitteln versetzt in den Handel: Vasogen Chloroformii camphoratum. — 10,0 0,25 RM. — Vasogen Ichthyoli 10proz. — 10,0 0,25 RM. — Vasogen jodatum 6 und 10proz. — 10,0 0,40 und 0,60 RM. — Vasogen Mentholi 2 und 10proz. — 10,0 0,20 und 0,75 RM. — Vasogen salicylatum 2 und 10proz. — 10,0 0,20 RM.

Äußerlich als Arzneiträger, besonders für Jod, Campher, Menthol u. a.

Vasolimentum. Ergb., Ross. Vasoliment. Gelbbraune Flüssigkeit, durch Mischen von Liquor Ammon. caust. spirit. (10), Acid. oleinicum (30) und Ol. Vasel. flavum (60) gewonnen. — 10,0 0,10 RM.

Äußerlich statt des Vasogens empfohlen, und zwar mit Jod zu 6—10% (Vasolimentum jodatum Ross. 10%), mit Ichthyol zu 10%, mit Salicylsäure zu 2%, Menthol zu 2%, Campher und Chloroform ana zu 33,3%. Der Preis der Vasolimenta medicata beträgt für 10 g 0,10—0,35 RM., für Vas. Mentholi (25%) 0,50 RM.

Veratrum.

Rhizoma Veratri. Germ. Belg. (V. albi rh.), Helv., Ross., Suec. Weiße Nieswurz. (Weiße Germerwurzel.) Der getrocknete, mit Wurzeln besetzte, etwas bitter und anhaltend scharf schmeckende Wurzelstock der Liliacee Veratrum album L. Das Pulver ist stark niesenerregend. Höchstens 12% Asche enthaltend. Vorsichtig aufzubewahren. Der wirksame Bestandteil ist das stark giftige Alkaloid Protoveratrin, neben dem noch eine Reihe anderer Alkaloide: Jervin, Rubijervin, Pseudojervin und Protoveratridin vorkommen. (Helv. mindestens 1% Alkaloidgehalt.) Veratrin ist in Rhiz. Veratri nicht enthalten. — 10,0 0,05 RM.

---

[1]) s. Fußnote zu Vaselin. flavum.

Innerlich nur noch in Form der Tinktur bei Neuralgien verwendet.

Äußerlich zu Schnupfpulvern (außerordentlich stark reizend) früher 0,05 bis 0,1 unvermischt bei Asphyktischen in die Nase geblasen, zum öfteren Gebrauche Mischungen von 1 T. Rhiz. Veratri mit 5 T. Zucker, Rhiz. Irid., Amylum usw. Kaum noch in Gebrauch.

Tinctura Veratri. Germ., Suec. **Tinctura Veratri albi.** Ross. **Tinctura Veratri viridis.** Am. Nieswurztinktur. Dunkelrötlichbraun, bitter und kratzend schmeckend, aus weißer Nieswurz 1:10 verd. Alk. bereitet. Alkoholzahl nicht unter 7,7. Vorsichtig aufzubewahren. Am. aus grüner Nieswurz durch Perkolation mit Weingeist 1:10 hergestellt. — 10,0 0,20 RM.

Durchschnittl. Dosis: 1 ccm (Am.).

Innerlich zu 0,15—0,5 (3—20 Tr.) mehrmals täglich, früher bei Neuralgien verwendet, jetzt durch die modernen Antineuralgica fast ganz verdrängt.

Veratrinum. Germ., Austr., Belg., Helv., Norv., Ross., Suec. **Vératrine.** Gall. **Veratrina.** Ital. Veratrin. (Das offizinelle Veratrin wird aus den Sabadillsamen dargestellt.) Gemisch der beiden isomeren Alkaloide Cevadin und Veratridin ($C_{32}H_{49}O_9N$; Mol.-Gew. 591). Weißes, lockeres Pulver oder weiße, amorphe Massen, beim Verstäuben heftiges Niesen erregend. Selbst in sied. Wa. wenig l., in Alk. (4), Chl. (2), Ae. (10) mit alkalischer Reaktion l., in verd. Schwefels., in Salzs. nahezu klarl. Rein, insbesondere frei von fremden Alkaloiden. Kein wägbarer Verbrennungsrückstand. Sehr vorsichtig aufzubewahren. — 0,1 0,10 RM. Ver. sulfuricum 0,1 0,10 RM. — Das krystallisierte Veratrinum (Cevadinum) Nederl., Veratrina (Cevadina) Ital. $C_{32}H_{49}O_9N \cdot H_2O$ bildet farblose, bei 205° (Nederl. 205—208°) schmelzende Nadeln, die beim Aufbewahren trüb und undurchsichtig werden und sich in 11 T. Weingeist (Nederl.) und 1,5 T. Chloroform (Nederl.) lösen.

Größte Einzelgabe: 0,002 (ebenso Gall., Ross.), dagegen Austr., Belg., Helv., Ital., Norv. **0,005.**

Größte Tagesgabe: 0,005, dagegen Ross. **0,006,** Gall. **0,01,** Belg., Helv., Ital., Norv. **0,015,** Austr. **0,02.**

Innerlich 0,0015—0,003—0,005. Wegen der außerordentlich leicht auftretenden toxischen Wirkungen nicht zu geben. Nederl.: Veratrin kommt nur für äußerlichen Gebrauch in Frage (daher keine Maximaldosen).

Äußerlich zu lokal schmerzstillenden Einreibungen, und zwar in alkoholischer Lösung (0,1—0,5 auf 10,0), in Salben in demselben Verhältnis. Solche Einreibungen wurden früher vielfach gegen neuralgische und spasmodische Leiden, namentlich Zahnschmerz, Angina pectoris, Rheumatismus chronicus, bei Lähmungen, Herzkrankheiten oft gebraucht. Jetzt durch die in der Anwendung nicht schmerzhaften Anästhesin- und Cocainsalben fast ganz verdrängt. — Leichte Vergiftungsmöglichkeit.

1338. Rp. Veratrini 0,5
     Chloroformii 10,0
     Spiritus 50,0.
M. D. S. Zum Einreiben. (Bei Nervenschmerzen.) Veratrinspiritus.

1340. Rp. Veratrini 0,1—0,2
     Ungt. Glycerini ad 10,0.
M. f. ungt. D. S. Erbsen- bis bohnengroß einzureiben.

1339. Rp. Veratrini 0,25
     Vaselini flavi ad 25,0.
M. D. S. Äußerlich. Unguentum Veratrini. F. M. B. (0,78 RM. o. G.)

1341. Rp. Veratrini 0,3
     Chloroformii 15,0
     Mixt. oleoso-balsamicae 30,0.
M. D. S. Zum Einreiben. Nach dem Einreiben ist die Stelle mit einem undurchlässigen Stoff zu bedecken. (Bei Schmerzen der Tabiker.)

Veratrum viride. Am. Die getrockneten Rhizome und Wurzeln der Liliacee Veratrum viride Aiton.
Durchschnittl. Dosis: 0,1 (Am.).
Tinctura Veratri viridis Am. Aus Veratr. viride 1:10 (Alk.) bereitet.
Durchschnittl. Dosis: 1 ccm (Am.).

Verbascum. Flores Verbasci. Germ., Austr., Dan. **Flos Verbasci.** Helv., Ross. **Verbasci flos.** Belg. **Fleur de Bouillon blanc.** Gall. Wollblumen. Die getrockneten, goldgelben, kräftig eigenartig riechenden Blumenkronen der Scrophulariaceen Verbascum phlomoides Linné und Verbascum thapsiforme Schrader. Sie enthalten Spuren von ätherischem Öl und Schleimstoff. — 10,0 0,60 RM.

Innerlich wie Flor. Malvae, im Dekokt oder in den Species pectorales (s. S. 671).
Äußerlich als Zusatz zu reizmildernden Klistieren.

Verbena. Herba Verbenae. Port. Eisenkraut. Die getrocknete blühende Pflanze Verbena officinalis L. oder V. sororia Don. (Verbenacee). — 10,0 0,05 RM.
Als Bittermittel und Ersatz für chinesischen Tee.

Veronica. Herba Veronicae. Ergb., Dan. **Véronique officinale.** Gall. Ehrenpreis. Das getrocknete, blühende Kraut der Scrophulariacee Veronica officinalis L. — 10,0 0,05 RM.
Innerlich zum Succus recens, früher gegen Lungenleiden, speziell bei Hämoptoë angewendet.

Viburnum.

Cortex Viburni prunifolii. Ergb., Austr., Nederl. **Cortex Viburni.** Ross. **Ecorce de Viburnum.** Gall. Amerikanische Schneeballenbaumrinde. Eigenartig riechende und bitter schmeckende Rinde der Caprifoliacee Viburnum prunifolium L. (Nordamerika). Bestandteile: Harze, Viburnin (Bitterstoff), Valeriansäure, Citronen- und Apfelsäure. — 10,0 0,15 RM.
Innerlich wie Extractum Viburni fluidum.
Extractum Virburni prunifolii fluidum. Ergb., Ross. **Extractum Virburni fluidum.** Austr. **Extractum Viburni prunifolii liquidum.** Nederl. **Extractum Viburni liquidum.**
Brit. **Fluidextrait de Viburnum.** Gall. Viburnumfluidextrakt. Fluidextrakt der amerikanischen Schneeballenbaumrinde. Rotbraune, bitter und zusammenziehend schmekkende Flüssigkeit, erhalten durch Perkolation der Cort. Viburn. prunif. mit wäß. Alk. Gall. verwendet 80 proz., die übrigen Pharm. und Ergb. verschieden starke Mischungen von Alk. und Wa. — 10,0 0,45 RM.

1342. Rp. Extr. Viburni prunifolii 3,0
  (bis 5,0)
  Tinct. Opii simplicis 1,0
  Aq. Laurocerasi 5,0
  Aq. florum Aurantii 25,0.
M. D. S. 4 mal tägl. 1 Kaffeelöffel.

Therapeut. Dosen: 4—8 ccm (Brit.).
Früher gegen Dysmenorrhöen und klimakterische Blutungen, auch bei habituellem Abort angewandt. Jetzt durch Aspirin, Pyramidon usw., auch durch Brompräparate oder andere Sedativa ersetzt.

Vigantol und andere bestrahlte Präparate des **Ergosterins.**

Ergosterin, eine krystallisierte Substanz $C_{27}H_{42}O$, tritt als Begleitsubstanz des Cholesterins im Mutterkorn und vielen niedern Pflanzen auf (Windaus); durch Bestrahlung mit ultraviolettem Licht erhält es antirachitische Eigenschaften und wird identisch mit dem besonders im Lebertran enthaltenen Vitamin D (Heß und Windaus 1927). Ergosterin kann also als Provitamin D bezeichnet werden.

Vigantol, bestrahltes Ergosterin, schwach gelb gefärbte Masse von harzartiger Beschaffenheit, in Wa. unl., leichtl. in Alk., Ae., Fetten und fetten Ölen. — 1 mg entspricht etwa dem Vitamingehalt von 20 g Lebertran. Die antirachitische Wirksamkeit vermindert sich bei Aufbewahrung an der Luft. Die Prüfung geschieht im Tierversuch: bei täglicher Verfütterung von 0,001 mg Vigantol werden 30—40 g schwere Ratten, die durch D-Vitaminfreies Futter rachitisch gemacht sind, in 14 Tagen geheilt. 25 Dragees (4 mg) oder 50 Pastillen (2 mg) 4,00 RM. 10 ccm Öl (1%) 3,25 RM.

Innerlich in Dragees (4 mg), Pastillen (2 mg) und öliger Lösung (1%), zur Heilung von Rachitis, Tetanie und Osteomalacie, täglich bei Kindern 2—4 mg (5—10 Tr. der öligen Lösung) 4—6 Wochen lang bei Rachitis, 8—10 Tage lang bei Tetanie. Überdosierung kann Kachexie verursachen; bei tuberkulösen Kindern Gefahr der Nephritis.

Radiostol, bestrahltes Ergosterin, nach englischem Verfahren hergestellt. Anscheinend dem Vigantol gleichwertig, noch in Erprobung begriffen.

Innerlich in Dragees oder in öliger Lösung.

Vina.

Vinum. Germ., Austr., Helv., Jap., Nederl. Wein. Nach Germ.:

Das durch alkoholische Gärung aus dem Safte der frischen Weintraube hergestellte Getränk. Wein, auch Dessertwein (Süd-Süßwein), muß den Bestimmungen des Weingesetzes vom 7. April 1909 und den dazu ergangenen Ausführungsbestimmungen entsprechen.

Die Untersuchung des Weines ist nach der vom Reichsminister des Innern unter dem 9. Dezember 1920 bekanntgegebenen „Anweisung zur chemischen Untersuchung des Weines" vorzunehmen.

An Stelle des vorgeschriebenen Xeresweins darf zur Herstellung arzneilicher Zubereitungen auch ein anderer Dessertwein verwendet werden, wenn er in Farbe und Geschmack dem Xereswein ähnlich ist. — Der wichtigste Bestandteil ist Äthylalkohol $CH_3 \cdot CH_2OH$ (in deutschen und französischen Weiß- und Rotweinen zu 7—10 Vol.-% enthalten); außerdem neben Glycerin, Bernstein- und Weinsäure und deren Salzen Homologe des Äthylalkohols und Önanthäther (Ester der Caprin-, Capryl- und anderer Säuren, die die sog. Blume bedingen. Gerbsäure ist namentlich in den roten Weinen enthalten.

Die Südweine unterscheiden sich von den gewöhnlichen Weiß- und Rotweinen durch einen höheren Alkoholgehalt (15—20 Vol.-% und mehr, Jap. 11—16 g). Nach ihrem Gehalt an Zucker reiht man sie ein in drei Klassen: Trockene oder zuckerarme Weine (Xeres, Madeira, zuckerarmer Marsala), halbtrockene (z. B. Portwein) und Süßweine (Malaga, Kapweine u. a.). Meist haben diese einen Alkoholzusatz, die süßen Sorten auch einen solchen von frischem oder eingedicktem Most.

Die Schaumweine (Champagner, Sekt) erhalten nach beendeter Gärung einen Zusatz von Zucker und sog. Likören und erfahren in der geschlossenen Flasche eine zweite Gärung. Alkoholgehalt etwa 10 Vol.-%, Zuckergehalt bei den trockenen Sorten 0,05—2,0, bei den süßen 4—17%.

Vinum album Austr., Helv. mit 8—10% Alkohol, Vinum rubrum Austr., Helv. mit 8—12% Alkohol.

Von den trockenen Südweinen (Vinum meridionale austerum Helv.) wird namentlich Vinum Xericum Brit., Vinum Nederl. häufig zur Herstellung von medizinischen Weinen vorgeschrieben. Doch darf nach Germ.

jeder Dessertwein, der in Farbe und Geschmack dem Xereswein ähnlich ist, an seiner Stelle verwendet werden, also z. B. auch der Marsala, Vinum de Marsala Suec. (13—16% Alkohol), Vino de Marsala Ital. mit 14—15% Alkohol und 2,8—3,8% Zucker. Von den zuckerreichen Südweinen (Vinum meridionale dulce Helv.) wird zu pharmazeutischen Zubereitungen besonders der helle Malaga, Vinum Malagense aureum Austr. mit 15—20% Alkohol und 12—19% Zucker gebraucht. — Vinum Xerense 100,0 0,60 RM.

Innerlich kommt der Wein eßlöffel- oder glasweise nach Bedarf als Excitans, Analepticum oder als Tonicum, auch als Stypticum (Rotwein, namentlich mit Zimt erhitzt [Glühwein] bei Diarrhöe) zur Anwendung. Vielfach appetitanregend als solcher oder in Form von Speisen. Auch als Vehikel für andere Arzneien (Cubebenpulver mit Rotwein, Chinapulver mit Rotwein, s. Chinawein), für Tropfen (Tinct. Chinae, Elix. Aurant. comp., Camphora, Eisentinkturen, bei denen man aber Weißwein wählen muß). Nicht selten verwendet man den Wein als Digestions- und Macerationsmittel für bittere und aromatische Stoffe; man verordnet dann diese letzteren als Spezies und läßt die Extraktion mit Wein im Hause des Kranken vornehmen. (S. im übrigen S. 59.)

Äußerlich: Früher wurden Einreibungen, Waschungen, Umschläge aus Wein gemacht. Für diese Zwecke wird heutzutage der Spiritus evtl. mit Zusatz anderer Substanzen verwendet.

Vinum aromaticum. Germ. I., Ergb., Helv. Gewürzwein. Aromatischer Wein. 1 T. Spec. arom. mit 2 T. Aq. vulnerar. spirit. und 8 T. Vin. rubr. maceriert. Helv. ähnlich. — 100,0 1,40 RM. — Vin aromatique Gall., 125 T. Alcoolature vulnéraire Gall., 875 T. Vinum rubr.

Meist äußerlich als Umschlag bei torpiden und gangränösen Geschwüren.

Vinum diureticum s. unter Scilla S. 642.

Viola.

Flores Violae odoratae. Fleur de Violette. Gall. **Fiori di Viola mammola.** Ital. Veilchen. Die getrockneten Blumenkronen der Violacee Viola odorata L. Sie enthalten einen brechenerregenden Stoff Violin (?), Ionon, Salicylsäure, Gummi und Schleim. — 10,0 0,30 RM.

Herba Violae tricoloris. Germ.. Austr., Helv. Herba Jaceae. Stiefmütterchen. Freisamkraut, Stiefmütterchenkraut. Die getrockneten oberirdischen, etwas süß schmeckenden Teile blühender[1]), wildwachsender Pflanzen der Viola tricolor L. Enthalten neben Spuren von Salicylsäure ein Glykosid Viola-Quercitrin (Rutin), Gerbstoff und Schleim. — 100,0 0,80 RM.

Innerlich im Volksgebrauch zu Teeaufgüssen, als leichtes Laxans und bei Kindern als anregendes Mittel.

1343. Rp. Pulv. Visc. alb.
    Magnes. carbon.
    Pulv. Rad. Paeon. ana 3,0
    Pulv. Rhiz. Iridis 1,5
    Aur. foliat. 0,1.
M. f. pulv. D. in scatula S. 3mal tägl.
1 Messerspitze. (Als Nervinum.) Pulvis Visci compositus.   F. M. G.

Viscum album (Loranthacee). Mistel. Ein Extrakt (45%) ist neben einem Extrakt aus Capsella bursae past. (45%) und Cascara sagrada (15%) in dem Visciburs in enthalten. — O. P. 20 Tabl. (0,4) 2,20 RM.

Innerlich 1—3 Tabl. gegen Menorrhagien usw. Auch als Nervinum. Erfolg zweifelhaft.

Vivocoll. Steriles Rinderblutplasma in flüssiger Form, das unmittelbar vor dem Einspritzen mit einer sog. Aktivierungsflüssigkeit versetzt wird. Etwaige Flocken enthalten das Gerinnungsferment und sind vor dem Zusatz durch Umschütteln gut zu verteilen.

---

[1]) Blau blühend. Die gelb blühende: Herba Jaceae.

Kühl (möglichst im Eisschrank) aufbewahren. — O. P. 10,0 oder 3 Amp. (2,5 ccm) 4,85 RM.

Zur Blutstillung in das Operationsgewebe einzuspritzen oder darauf aufzutragen und zur Tamponade. Nicht erprobt.

Viscum album. Viscysatum (Bürger). Dialysat aus der frischen Mistel, der Loranthacee Viscum album L., Leimmistel, gillon, misteltoe. — O. P. 30,0 20 Tabl. (0,5) 1,50 RM., 25 Kapseln 2,20 RM.

Innerlich 3 mal täglich 20 Tr. bei Arteriosklerose und Hypertonie Blutdrucksenkung empfohlen.

Xanthinbasen s. Purinkörper bei Coffein S. 326.

Yatren (auch Yatren 105). Jodoxychinolinsulfosäure + 20% Natriumbicarbonat. Etwa 28% organisch gebundenes Jod. (Jodoxychinolinsulfosäure früher: Loretin.) Feines, mikrokrystallinisches, hellgelbliches, süßlich schmeckendes Pulver ohne ausgeprägten Geruch, bis 10% in heißem Wasser l. — 0,1 0,10 RM. O. P. 10,0 4,75 RM. 25 Pill. (0,25) 4,35 RM. usw.

Innerlich in Pulvern (Oblaten) zu 0,5 bei Gelenk- und Muskelrheumatismus, von ähnlicher Wirkung wie Phenylchinolincarbonsäure (Atophan), zu Unrecht als innerlich wirkender „Reizkörper" bezeichnet. In Pillen (0,25) 3—4 mal tägl. 4 Stück, von besonderer Wirksamkeit bei Amöben- und Bacillenruhr, auch bei unspezifischer ulceröser Colitis. Hierbei durch Yatreneinläufe (300 ccm 2—3 proz. Lösung) unterstützt. Meist angewandt als „Yatren 105", d. i. Yatren + 0,2% Dijodoxychinolin.

Äußerlich als desinfizierendes und granulationsbeförderndes Wundpulver, als Jodoformersatz; in Lösung, gewöhnlich mit Casein vereinigt, als Yatrencasein (stark 5 proz. Caseinlösung in 2,5 proz. Yatrenlösung; schwach 2,5 proz. Caseinlösung in 2,5 proz. Yatrenlösung). Zur subcutanen oder intramuskulären Injektion, bei allen Indikationen der Reizkörpertherapie. Es wird angenommen, ist jedoch nicht bewiesen, daß Yatren die Reizkörperwirkung des Casein steigert. Ferner als Abschwächungsmittel pathogener Bakterien zur Herstellung von Impfstoffen (Streptokokken-Yatren, Staphylo-Yatren, Gono-Yatren, Coli-Yatren usw.); daß diese Vaccine den durch Hitzeabtötung hergestellten Impfstoffen überlegen sind, ist nicht bewiesen. Als Neuro-Yatren wird eine Mischung von „Autolysaten" nicht pathogener Bakterien (Bac. prodigiosus, pyocyaneus und Staphylokokken) in 4 proz. Yatrenlösung bezeichnet, welche zur Reizkörpertherapie besonders bei Neuralgien empfohlen werden (analog dem sog. Vaccineurin, vgl. S. 597).

Cortex Yohimbe. Ergb. Yohimberinde. Die Rinde der Rubiacee Coryanthe Yohimbe (Kamerun und übriges Westafrika) des Yohimbehebaums. Enthält das Alkaloid Yohimbin und mehrere Nebenalkaloide.

Yohimbinum hydrochloricum. Germ. Yohimbinhydrochlorid. $(C_{21}H_{26}O_3N_2) \cdot HCl$[1]), Mol.-Gew. 391. Weißes, bitteres Krystallpulver, in Wa. (100), leichter in heißem Wa. oder heißem Alk. mit neutraler oder schwach saurer Reaktion l. Optisch aktiv (spez. Drehungswinkel für eine 1 proz. wäßrige Lösung des bei 100° getrockneten Salzes + 103 bis + 104°). Die Bahn schmilzt

---

[1]) Konstitution des Yohimbins noch nicht vollkommen geklärt.

bei 230—235°¹). Höchstens 2% Wa. enthaltend. Kein wägbarer Verbrennungsrückstand. Vorsichtig aufzubewahren. — 0,1 0,25 RM. O. P. 10 Tabl. (5 mg-Yoh.)
1,35 RM. 10 Tabl. (5 mg-Yoh. hydrochl.) 0,55—1,40 RM. 10 Amp. (0,01) 1,75 RM.

Größte Einzel- und größte Tagesgabe: 0,03 und 0,1. Germ.

Innerlich 3mal tägl. 20 Tr. einer 0,5proz. oder 5—10 Tr. einer 1proz.
Lösung oder 3mal 0,005 in Tabletten. Wird in erster Linie zur Beseitigung
der Impotenz, die nicht auf konstitutioneller oder organischer Erkrankung beruht, sowie überhaupt als Aphrodisiacum benutzt. Der Erfolg ist nicht sicher,
d. h. es zeigt sich gelegentlich überhaupt keine Wirkung, zu anderen Malen tritt
sie erst nach wochenlangem Gebrauche auf, nur zuweilen erfolgt sie sofort.
Die etwaige Wirkung bleibt ca. 6—9 Wochen bestehen. um dann allmählich
wieder zu erlöschen. Auch zur Beseitigung weiblicher Frigidität empfohlen,
doch sind die ursächlichen Verhältnisse ebenso wie bei den männlichen Sexual-
störungen so sehr kompliziert und schwierig zu beurteilen, daß die Wirkung
sehr unsicher und im Erfolgsfall ursächlich zweifelhaft bleibt.

Außerdem als vasodilatatorisches und hyperämisierendes Mittel besonders
der weiblichen Genitalsphäre, bei Dysmenorrhöe und Amenorrhöe angewandt.
Zur Herabsetzung von Gefäßspasmen empfohlen, doch nicht so wirksam wie
Papaverin; ebensowenig als allgemein den Blutdruck herabsetzendes Mittel
eingeführt.

Als Nebenwirkungen sind Appetitsstörungen, Koliken, Magenschmerzen,
stärkere Hämorrhoidalblutungen, auch Salivation und Hyperämie beobachtet.
Kontraindiziert bei Alkoholikern und allen akuten und chronischen Entzündungen der Unterleibsorgane.

Äußerlich zu subcutanen Injektionen zur Behebung sexueller Schwäche.
Man beginnt mit ½ ccm einer 2 proz. Lösung (0,01) und steigt rasch bis zu
1 ccm. Man kann 2—3mal wöchentlich injizieren und setzt nach der 20. Injektion auf längere Zeit aus. Zu Anästhesierungszwecken wird die 1—2proz.
Lösung empfohlen und ist bei Ohren-, Nasen- und Kehlkopfs- sowie Augen-
leiden empfohlen worden. Doch stehen zu diesem Zweck billigere und wirk-
samere Lokalanaesthetica zur Verfügung.

Zur Blutdrucksenkung, speziell zur Behandlung der Angina pectoris wurde
Yohimbin mit Urethan in subcutanen Injektionen vielfach angewandt, ist aber
jetzt verlassen, da es den Nitriten ebenso wie dem Diuretin unterlegen ist und
mehrfach die übeln Nebenwirkungen des Yohimbin gezeigt hat.

Juvenin. Mischung von Yohimbin. methylarsinicum mit Strychnin. methylarsinicum.
— O. P. 50 Tabl. (0,01 methylarsinsaures Yoh. und 0,0005 methylarsinsaures Strychnin)
4,30 RM. 10 Amp. (1,2 ccm) 3,90 RM.

Als Aphrodisiacum neuerdings empfohlen.

Zahnpflegemittel, soweit nicht anderweitig behandelt (Carbo, S. 264, Calciumcarbonat S. 244) usw.

Essentia dentifricia. Ergb. Mundwasseressenz. Rhiz. Iridis 50, Cort. Cinnam. 25,
Rhiz. Galangae 25, Flores Caryoph. 15, Fruct. Anis. stell. 25, Coccionella 5, Acid. tann. 5,
Ol. Menth. pip. 10, Bals. peruv. 5, Cumarini 0,1, Ol. Aurant. flor. 0,75, Ol. Rosae 0,5, verd.
Alk. 1000. Rote klare Flüssigkeit. — 10,0 0,35 RM.

Essentia dentifricia cum Salolo. Ergb. Salol-Mundwasseressenz. Ol. Carvi 0,4,
Ol. Caryophyll 0,4, Ol. Menth. pip. 5, Saccharin 0,04, Phenyl. salicyl. 25, Tinct. Sant. rubri
50, Alkohol ad 1000. — 10,0 0,20 RM.

---

¹) Der Schmelzp. des reinen Yohimbins wird bei 234° angegeben (Prüfungsmethoden).

Essentia dentifricia cum Thymolo. Ergb. Thymol-Mundwasseressenz. Thymol 1, Essentia dentifricia 99.

Essentia dentifricia Milleri. Ergb. Millersche Mundwasseressenz. Thymol. 2, Ol. Menth. pip. 6, Acid. benzoic. 24, Tinct. Eucalypti 120, Alkohol 848. Klare, grünlichgelbe Flüssigkeit.

Pasta dentifricia. Suec. Calc. carbon. (55), Sap. medicat. (10), Natr. bicarb. (5), Ol. Menth. pip. (2), Ol. Anisi (0,25), Thymol. (0,1), Glycerin. (qu. s.).

Rhizoma Zedoariae. Germ., Helv., Jap., Ross. **Radix Zedoariae.** Austr. **Zédoaire.** Gall. Zitwerwurzel. Mindestgehalt 0,8% ätherisches Öl. Die getrockneten, schwach nach Campher riechenden und campherartig und zugleich bitter schmeckenden Querscheiben oder Längsviertel der knolligen Teile des Wurzelstocks der Zingiberacee Curcuma zedoaria Roscoe. Das Pulver ist graubräunlich. Höchstens 7% Asche enthaltend. — 10,0 0,05 RM.

Innerlich zu 0,5—1,5 mehrmals täglich in Pulvern, im Aufguß oder in spirituöser Maceration 5,0—10,0 auf 100,0, als Stomachicum bei Dyspepsie und Flatulenz.

In Tinctura carminativa Ergb.

Zinksalze und sonstige Zinkverbindungen.

Zincum aceticum. Germ. V., Ergb. **Zinci Acetas.** Am., Brit. Z i n k a c e t a t. $(CH_3CO_2)_2Zn + 2 H_2O$. Weiße, perlmutterglänzende Krystalle mit schwachem Geruch nach Essigsäure. L. in Wa. (3) und in Alk. (36). — 1,0 0,05 RM.

Therapeut. Dosen: 0,06—0,12 (Brit.). Durchschnittl. Dosis: 0,125 (Am.).

Innerlich: Verlassen.

Äußerlich zu Augenwässern (0,01—0,03 auf 10,0), zu Gurgelwässern (0,5—1,0 auf 100,0 bei Angina), zu Injektionen in den äußeren Gehörgang 2,0—4,0 auf 100,0, in die Urethra 0,25—1,0 auf 100,0.

Zincum bromatum. Hisp. Zinkbromid. $ZnBr_2$. Weißes, körniges, leicht zerfließliches Pulver von scharfem, salzigem, metallischem Geschmack und neutraler Rea.; leichtl. in Wa. und Alk.

Innerlich zu 0,02—0,06 pro dosi, 0,2—0,6 pro die. Als Nervinum. In Deutschland ungebräuchlich.

Zincum carbonicum. Zinci carbonas. Brit. Basisches Zinkcarbonat. Weißes, geruch- und geschmackloses, in Wa. und Alk. unl., in verd. Säuren leichtl. Pulver. — 1,0 0,05 RM.

Innerlich nicht benutzt.

Äußerlich als Kosmeticum.

Lapis Calaminaris. Ergb., Port. Galmei. Gelbliches, rötliches oder bräunliches Pulver, vorwiegend aus Zinkcarbonat und Zinksilikat (Port. Zinkcarbonat) bestehend, in Salzs. und in Kalilauge größenteils l. — 10,0 0,05 RM.

Unguentum exsiccans. Austrocknende Salbe. Ad. suill. (100), Cer. flav. (25), Bol. rubra, Cerussa, Lap. calamin., Litharg. (ana 15), Camph. (2), Ol. Arach. (4).

Zincum chloratum. Germ., Austr., Belg., Helv., Jap., Ross. **Chloretum zincicum.** Dan., Nederl., Norv. **Zinci Chloridum.** Am., Brit., Suec. **Zinc (Chlorure de).** Gall. **Cloruro di Zinco.** Ital. (Zincum muriaticum). Zinkchlorid. Chlorzink. $ZnCl_2$. Mol.-Gew. 136. Weißes, krystallinisches Pulver oder weiße Stangen, an der Luft zerfließend, in Wa. (0,4) mit saurer Reaktion, leicht in Alk. l. Schmilzt beim Erhitzen unter Zersetzung. Rein, insbesondere frei von Zinkoxychlorid und fremden Schwermetallsalzen. Vor Feuchtigkeit geschützt und vorsichtig aufzubewahren. — Nederl.: Zinkchloridlösungen müssen filtriert werden! — 100,0 0,55 RM.

Innerlich: Verlassen.

Äußerlich zu Ätzstiften in Form kleiner Stängelchen, Zinkstift oder Lapis zincicus.

Da diese Stifte leicht zerfließen, so ist Zusatz von Chlorkalium (etwa 1 auf 1—2 Chlorzink) und einer kleinen Menge Salpeter (etwa 0,5—1,0 auf 10,0) ratsam oder als Chlorzinkstäbchen, die am meisten ätzenden Stifte enthalten nur $^1/_5$ Salpeter, die milderen $^1/_3$, bis zu gleichen Teilen Salpeter neben Chlorzink. Diese Mischung läßt sich ähnlich wie Argentum nitricum in Stangen gießen, und wenn man diese, etwa durch Umhüllung mit Stanniol, vor dem Anziehen von Feuchtigkeit schützt, sehr zweckmäßig zum Ätzen verwenden.

Als Ätzpaste: die Zusammensetzung des Caustique au Chlorure de Zinc, Pâte de Canquoin Gall. ist im Rezept 1345 angegeben. Aus der Masse werden Pfeile oder Stäbchen geformt. Die Ätzung mit Chlorzink wird bei Krebsgeschwüren, Fungus haematoides, Teleangiektasie gebraucht.

Als desinfizierendes Verbandwasser 0,1—0,3 auf 25,0 meist mit Zusatz von 1—2 Tr. Salzsäure, gegen primäre und sekundäre syphilitische und andere veraltete Geschwüre; zum Augenwasser 0,02 auf 100,0, zur Einspritzung bei Conjunctivitis gonorrhoica, zu Injektionen in die Urethra 0,05—0,1 auf 100,0. Zu Vaginalspülungen (0,5%), zum Tränken von Vaginaltampons (0,5—1%). 5—10proz. wäßrige Lösungen werden in Fistelgänge und Absceßhöhlen, auch in Hydrocelensäcke eingespritzt. Zur Ausspülung der Uterushöhle wegen Vergiftungsgefahr (Kollaps) aufgegeben. Zu Pinselungen des Pharynx und Larynx 0,1—1,0 auf 25,0, zu Verbandstoffen 10% Jute, 10% Werg.

1344. Rp. Zinci chlorati 0,3
          Aq. dest. 30,0.
M. D. S. Zum Reinigen des Mundes mittels
     einer weichen Bürste. (Bei Stomatitis
     mercurialis.)

1345. Rp. Zinci chlorati 8,,0
          Zinci oxydati 20
          Farinae tritae 6,0
          Aq. dest. 1,0.
M. f. bacilli. Caustique au Chlorure
     de Zinc. Pâte de Canquoin.   Gall.

1346. Rp. Zinci chlorati 5,0
          Farinae tritae 10,0
          Glycerini 2,0.
M. f. pasta. (Zu Ätzungen.)

1347. Rp. Zinc. chlorat.
          Aq. dest. ana 100,0.
M. D. S. 1 Eßlöffel auf 1 l Wasser. (Zu
     Scheidenspülungen.)

Liquor Zinci chloridi. Am., Brit. Zinkchloridlösung. Brit. durch Auflösen von Zincum granulat. (400) in einem Gemisch von Acid. hydrochlor. (1100 ccm) und Aqua (500 ccm). Spez. Gew. 1,530. Am. 48,5—52% $ZnCl_2$. Spez. Gew. 1,548 bei 25°.

Pasta Zinci chlorati. Ergb. Zinkchloridpaste. Zinc. chlorat. (8), Aqu. (1), Zinc. oxydat. crud. (2), Farin. Tritici (6).

Zincum cyanatum. Zinc (Cyanure de). Gall. Zinkcyanid. $Zn(CN)_2$. Weißes, amorphes, schwach nach Blausäure riechendes, in Wa., Alk. und Essigs. unl. Pulver. — 1,0 0,05 RM.

Größte Einzel- und Tagesgabe: Gall. 0,02, 01.

Innerlich und äußerlich: Aufgegeben. Überdies gefährlich!

Zincum jodatum. Zinkjodid. ZnJ_2. Weißes, körniges, zerfließliches Pulver von stark styptischem, metallischem Geschmack. Zersetzliches Präparat, das am Lichte Jod abspaltet. — 1,0 0,25 RM. — Cave: Säuren und saure Salze.

Äußerlich wie Zincum chloratum, aber unzweckmäßig.

Zincum lacticum. Ergb. Zinklactat. $(C_3H_5O_3)_2Zn + 3H_2O$. Weiße Krystalle oder weißes Pulver, von säuerlich zusammenziehendem Geschmack, sauer reagierend, in Wa. (60) l. — 1,0 0,05 RM.

Möglichst nicht überschreiten: 0,1 pro dosi, 0,3 pro die! (Ergb.)

Wie Zincum aceticum und oxydatum im Ausland verwendet.

Zinci oleostearas. Brit. Ölsaures Zink mit kleinen Mengen von Zinksalzen anderer Fettsäuren. Weißes, amorphes, in Wa., Alk., Ae. unl. Pulver, hergestellt aus Sap. oleac (200), Sap. domest. (106), Zinc. sulf. (100), Aqu. dest. (qu. s.). — Zincum oleinicum 1,0 0,05 RM.

Zincum oxydatum. Germ., Austr., Belg., Helv., Jap., Ross. **Oxidum zincicum.** Dan., Nederl., Norv. **Zinci oxidum.** Am., Brit., Suec. **Zinc (Oxyde de)** Gall. **Ossido di Zinco.** Ital. Zinkoxyd. ZnO. Mol.-Gew. 81. Weißes oder gelblichweißes, zartes, amorphes, nach bestimmter Herstellungsvorschrift (aus Zinksulfat (10), Natriumcarbonat (11), Wasser (140)) gewonnenes Pulver, beim Erhitzen gelb, beim Erkalten wieder weiß werdend, in Wa. unl., in verd. Essigs. leichtl. Rein, insbesondere frei von fremden Metallsalzen, Mineralsäuren und Arsenverbindungen. — 100,0 1,10 RM.

Therapeut. Dosen: 0,2—0,6 (Brit.).

Innerlich zu 0,05—0,4 mehrmals täglich in Pulvern, Pillen, Trochiscen (zu 0,03). — In früherer Zeit gegen chronische Neurosen, auch Chorea und Epilepsie, in Gebrauch zusammen mit Bromiden und Borax empfohlen, in einigen Spezialitäten enthalten. Auch gegen die Reflexkrämpfe der Kinder bei der Dentition zu 0,06 3stündl. gerühmt. Jetzt durch die Bromide, Opium, Luminal ganz verdrängt.

Äußerlich als schützendes, austrocknendes und leicht adstringierendes Mittel zu Streupulvern (Zinkpuder: Zinc. oxydat. 5,0—10,0, Amyl. oder Talc. ad 100,0) bei Intertrigo, wunden Brustwarzen, Afterfissuren usw., zu Salben (1,0—3,0 auf 10,0) und Pasten bei Ekzemen. — Zu äußerlichen Zwecken wird vorzugsweise Zincum oxydatum crudum verwendet, doch führen es nicht alle Pharm. auf.

1348. Rp. Zinci oxydati 0,05
    (allmählich auf 0,2 steigend)
    Ol. Valerian gtts. IV
    Radicis Valerianae 1,0 (—2,0).
M. f. pulv. D. tal. dos. Nr. XII ad chart.
cerat. S. 2—3mal tägl. 1 Pulv. Pulvis
antepilepticus Hufeland. F. M. G.

1349. Rp. Zinci oxydati 60,0
    Olei Sesami 40,0.
M. f. pasta recent. parat. D. S. Äußerlich.
Pasta Zinci oleosa.   Nederl.

1350. Rp. Zinci oxydati 10,0
    Ungt. Glycerini 20,0.
Glycère d'Oxyde de Zinc.   Gall.

Zincum oxydatum crudum. Germ., Helv. **Oxidum zincicum venale.** Dan. Flores Zinci. Rohes Zinkoxyd. (Zinkblumen, Zinkweiß.) Weißes, zartes, amorphes (durch Verbrennen von Zinkdämpfen gewonnenes) Pulver, beim Erhitzen gelb, beim Erkalten wieder weiß werdend, in Wa. unl. Rein, insbesondere frei von Bleisalzen und fast frei von Arsenverbindngen. — 100,0 0,35 RM.

Äußerlich zu Salben und Streupulvern wie Zinc. oxydatum.

1351. Rp. Zinci oxydati crudi 2,0
    Camphorae 0,5
    Amyli 30,0.
M. f. pulv. D. S. Zum Aufstreuen. (Bei
Pruritus pudendorum.)

1352. Rp. Zinci oxydati crudi
    Talci pulv. ana 25,0.
M. f. pulv. D. S. Äußerlich. Streupulver.
S. Pulvis exciccans. F. M. B.
(0,65 RM. o. G.)

1353. Rp. Zinci oxydati crudi 50,0
    Acidi salicylici 2,0
    Amyli Oryzae 15,0
    Glycerini 15,0
    Aq. dest. 75,0
    Coque ad remanent. 140,0.
D. S. Ekzempaste.

1354. Rp. Zinci oxydati crudi 20,0
    Acidi salicylici 0,1
    Adep. lanae 10,0
    Olei Olivarum 30,0
    Aqua Calcariae ad 100,0.
M. f. liniment. D. S. Äußerlich. Linimentum zincicum compositum.
                Suec.

1355. Rp. Calcii carbonici
    Zinci oxydati crudi
    Olei Lini
    Aq. Calcis ana 125,5.
M. f. ungt. D. S. Pasta Zinci mollis.
             Unna.

1357. Rp. Zinci oxydati crudi 6,0
    Sulfuris praecipitati 4,0
    Terr. silic. 2,0
    Adip. benzoat. 28,0.
M. l. a. D. S. Pasta Zinci sulfurata.
             Unna.

1359. Rp. Zinci oxydati crudi
    Amyli Tritici ana 12,5
    Vasel. flav. ad 50,0.
M. f. pasta. D. S. Pasta Zinci. F. M. G.

1361. Rp. Zinci oxydati crudi
    Gelatinae albae ana 20,0
    Glycerini 20,0
    Aq. dest. ad 100,0.
M. D. S. Erwärmt aufzupinseln. (Zinkleim.)

1356. Rp. Zinci oxydati crudi 10,0
    Adipis benzoati 40,0.
M. f. ungt. Unguentum Wilsonii. Ergb.

1358. Zinc. oxyd. crud. 5,0
    Vaselini flavi ad 50,0.
M. f. ung. D. S. Äußerlich. Vaselinum
Zinci = Ungt. Wilsonii. F. M. B.

1360. Rp. Zinci oxyd. crudi
    Talci pulver. ana 20,0
    Glycerin. 10,0
    Aq. dest. ad 100,0.
M. D. S. Äußerlich. Linimentum Zinci.
    F. M. B. (0,75 RM. o. G.)

1362. Rp. Zinc. oxyd. ·crud.
    Ol. Rapae ana 25,0
M. D. S. Äußerlich. Oleum Zinci.
    F. M. B. (0,66 RM. o. G.)

Zincum peroxydatum. Zinc (Peroxyde de). Gall. Gemenge von Zinkoxyd und Zinkperoxyd (mindestens 35%). — Zinc. peroxyd. (50%) 1,0 0,05 RM.

Zincum phosphoratum. Zinc (Phosphure de). Gall Phosphorzink. Zn_3P_2. Graue krystallinische Masse, die sich in Salzsäure unter Phosphorwasserstoffentwicklung (PH_3) löst. — 1,0 0,05 RM.

Innerlich: Zeigt Phosphorwirkung. Verlassen.

Zincum salicylicum. Ergb. Zinksalicylat. $(C_6H_4[OH]CO_2)_2Zn + 3 H_2O$. Farblose, glänzende, feine Nadeln, süß-metallisch schmeckend, in Wa. (25), in Alk. (4) und in Ae. (36) l. 1,0 0,05 RM.

Äußerlich in der dermatologischen Praxis zu Streupulvern, Zinkleim u. dgl. Als antiseptisches Adstringens in 0,5—1,0proz. Lösung bei Gonorrhöe.

Zincum sozojodolicum. Ergb. **Zincum dijodparaphenolsulfonicum.** Helv. Sozojodolzink. $(C_6H_2J_2[OH] \cdot SO_3)_2Zn + 6 H_2O$. Farb- und geruchlose Krystallnadeln, in 20 T. Wa. und in 2 T. Alk. l.

Äußerlich als Streupulver (1:10 Talcum) bei Schnitt-, Quetsch- und Brandwunden, bei Hautkrankheiten, besonders parasitärer Natur, zu Insufflationen bei Erkrankungen der Nase, als Lösung 1,0—2,0:100 gegen Gonorrhöe, als stärkere Lösung 4,0—5,0:100 bei Endometritis, zum Einpinseln bei Pharynx-Katarrh.

1363. Rp. Zinci sozojodolici 2,0—3,0
    Talci veneti 20,0.
M. f. pulv. Zum Einblasen. (Bei chronischer Rhinitis, Pharyngitis, Stomatitis.)

1365. Rp. Zinci sozojodolici 4,0
    Aq. dest. ad 100,0.
S. D. S. Zu Nasenduschen.

1364. Rp. Zinci sozojodolici 2,0
    Glycerini 5,0
    Aq. dest. ad 100,0.
M. D. S. Äußerlich. (Bei Entzündungen des Gehörganges.)

1366. Rp. Zinci sozojodolici 1,0—2,0
    Aq. dest. ad 100,0.
M. D. S. 3mal tägl. einzuspritzen. (Bei Gonorrhöe.)

1367. Rp. Zinci sozojodolici 3,5
    Glycerini 10,0
    Aq. dest. 40,0.
S. D. S. Äußerlich. (Bei Endometritis mit Tampons zu applizieren.)

47*

Zincum stearinicum. Zinci stearas. Am. Verbindung von Zink mit Stearinsäure und wechselnden Mengen Palmitinsäure, entsprechend 13—15,5% ZnO. Weißes, in den gewöhnlichen Lösungsmitteln unl., neutral reagierendes Pulver mit 13—15,5% ZnO, wirkt schwach antiseptisch, übt keinerlei Reiz auf die Schleimhäute aus. (Siehe auch S. 97.)

Zincum sulfocarbolicum. Germ. II., Ergb., Austr., Jap. **Zincum phenolsulfonicum.** Helv., Ross. **Sulfophenylas zincicus.** Nederl. Zinksulfophenylat. Zinkphenolsulfonat. Paraphenolsulfosaures Zink. $(C_6H_4[OH]SO_3)_2Zn + 7 H_2O$ (Jap., Nederl. $+ 8 H_2O$). Farblose oder schwach rötliche, an der Luft verwitternde, höchstens ganz schwach nach Phenol riechende, in Wa. (2) und in Alk. (5) l. Krystalle. Vorsichtig aufzubewahren. — 10,0 0,10 RM.

Äußerlich zu Verbänden und Umschlägen 1—5:100 Aq. dest. gelöst. Zu Injektionen in die Urethra 0,05—0,25 auf 100,0 und Vagina 0,1—1,0 auf 100,0 bei Gonorrhöe und Blennorrhagie viel angewendet. Vgl. noch Rp. 1369: Collodium antephelidicum.

1368. Rp. Zinci sulfocarbolici 0,5
    Aq. dest. ad 200,0.
M. D. S. Äußerlich. (Bei Tripper 2—3mal
tägl. einzuspritzen.) Injectio mitis.
F. M. B. (0,66 RM. o. G.)

1369. Rp. Zinc. sulfocarbol. pulv. 1,0
    Collodii 45,0
    Ol. Citri 1,0
    Spir. 5,0.
M. D. S. Äußerlich. (Gegen Sommersprossen.) Collodium antephelidicum.

Zincum sulfuricum. Germ., Austr., Belg., Helv., Jap., Ross. **Sulfas zincicus.** Dan., Nederl., Norv. **Zinci Sulfas.** Am., Brit., Suec. **Zinc (Sulfate de) officinal.** Gall. **Solfato di Zinco.** Ital. Vitriolum album. Zinksulfat. Zinkvitriol. $ZnSO_4 + 7 H_2O$. Mol.-Gew. 288. Farblose (etwa 44% Krystallwasser enthaltende), daher an trockener Luft verwitternde, scharf schmeckende Krystalle in Wa. (0,8) mit saurer Reaktion l., in Alk. fast unl. Rein, insbesondere frei von fremden Schwermetallsalzen, freier Schwefels. und Arsenverbindungen. Vorsichtig aufzubewahren. — 100,0 0,20 RM.

Therapeut. Dosen: 0,06—0,2 (0,6—2,0 brechenerregend) (Brit.). Durchschnittl. Dosis: 1,0 (Am.).

Größte Einzelgabe: 1,0 (Austr., Gall., Jap.). **Größte Tagesgabe: 1,0** (Gall., Helv.).

Innerlich früher als Brechmittel namentlich bei narkotischen Vergiftungen angewandt, jetzt nicht mehr verordnet.

Äußerlich zu Mund- und Gurgelwässern 0,1—0,5 auf 100,0 (selten), zu Augentropfwässern 0,1—0,5proz., zu Ohrentropfwässern 0,5—1,0 auf 100,0, Injektionen in die Urethra 0,2—1,5 auf 100,0 bei Gonorrhöe, in die Vagina 1,0—3,0 auf 100,0, Augensalben 0,05—0,1 auf 10,0 Vaselin bei Conjunctivitis.

1370. Rp. Zinci sulfurici 0,5
    Aq. dest. ad 200,0.
M. D. S. Äußerlich. (Bei Tripper 2—3mal
tägl. einzuspritzen.) Injectio simplex. F. M. B. (0,66 RM. o. G.)

1371. Rp. Zinci sulfurici
    Plumbi acetici ana 1,0
    Aq. dest. ad 200,0.
M. D. S. Äußerlich. (Umgeschüttelt bei
Nachtripper 2mal tägl. einzuspritzen.)
Injectio composita.
    F. M. B. (0,70 RM. o. G.)

1372. Rp. Zinci sulfurici 0,3—0,6—1,0
    Extr. Opii aquosi 0,4
    Mucilag. Gummi arabici 30,0
    Aq. dest. 130,0.
M. D. S. Zum Einspritzen. (Bei Nachtripper.)

1373. Rp. Zinci sulfurici 0,03—0,05
    Aq. dest. ad 10,0
    ev. in Verbindung mit Solut.
    Suprarenin (1:1000,0) 1,0.
D. S. 2mal tägl. 1 Tr. in das erkrankte Auge einzuträufeln.

1374. Rp. Zinci sulfurici 2,5
    Plumbi acetici 5,0
    Tinct. Myrrhae 1,0
    Vaselini flavi ad 50,0.
M. f. ungt. D. S. Äußerlich. Unguentum
contra decubitum.
    F. M. B. (0,86 RM. o. G.)

1376. Rp. Zinci sulfurici 0,5
    Aq. dest. 150,0.
D. S. Augenwasser. Mittels Kompressen auf das Auge zu bringen.

1375. Rp. Zinci sulfurici 0,05
    Vaselini albi (pro oculo) 10,0.
M. D. S. 2mal tägl. halberbsengroß in
das erkrankte Auge einzustreichen.

1377. Rp. Zinci sulfurici 0,15
    Aq. Rosarum destillat. ad 100,0.
    Filtra!
Collyre au Sulfate de Zinc. Gall.

Zinksulfatlösung gibt mit Carbonaten, löslichen Bleisalzen, Alkalisulfiden, Seifen und Gerbstoffen Niederschläge.

Zincum valerianicum. Germ. I., Ergb., Ross., Jap. **Zinci Valerianas.** Brit. **Zinc (Valerianate de).** Gall. **Valerianato di Zinco.** Ital. Zinkvalerianat. $(C_4H_9CO_2)_2Zn + 2 H_2O$. Weiße perlmutterglänzende Schuppen, in etwa 90 T. Wa. und in 40 T. Alk. l., stark nach Baldrian riechend, von süßlichem, zusammenziehendem Geschmack. — 1,0 0,10 RM.

Therapeut. Dosen: 0,06—0,2 (Brit.).

Möglichst nicht überschreiten: 0,1 pro dosi, 0,3 pro die! (Ergb.)

Größte Einzel- und Tagesgabe: Gall. **0,1, 0,5,** Ital. **0,2, 1,0,** Ross. **0,1, 0,3.**

Innerlich zu 0,03—0,06 mehrmals täglich, in Pulvern, Pillen, selten in Lösung, früher gegen Neuralgien und Krämpfe, namentlich gegen Neuralgia facialis, Hemicranie und Gastralgie, auch gegen Epilepsie vielfach empfohlen, jetzt nicht mehr im Gebrauch.

Collemplastrum Zinci. Germ. Zinkkautschukpflaster. Etwa 30 T. rohes Zinkoxyd und 20 T. Kautschuk neben Dammar, Kolophonium und Wollfett in 250 T. enthaltendes, gelblichweißes, stark klebendes, kartenblattdick auf ungestreiften Schirting aufgetragenes Pflaster, das seine Klebekraft längere Zeit bewahren muß und, aufgerollt, nicht mit der Rückseite verkleben darf. — 100 qcm 0,20 RM.

Gelatina Zinci. Germ., Helv. **Gelatina Oxydi Zincici.** Nederl., Norv. **Gelatina Zinci oxydi.** Suec. Zinkleim. Weiße Gallerte, aus rohem Zinkoxyd, Glycerin, weißem Leim und Wasser bereitet.

Germ.: 10% ZnO (roh), 15% Gelat., 40% Glyc. und Wa.; Helv. und Norv.: 10% ZnO, 15% Gelat., 25% Glyc.; Nederl.: 15% ZnO, 20% Gelat., 25% Glyc.; Suec.: 15% ZnO, 15% Gelat., 25% Glyc.

Äußerlich: In der Dermatologie allein oder mit Zusatz anderer Arzneimittel viel verwendet.

Pasta Zinci. Germ., Helv., Nederl. **Pasta Oxidi zincici.** Suec. **Pasta Zinci cum amylo.** Austr. (Elench.). **Zinci oxydati pasta.** Belg. Zinkpaste. Gelblichweiße Paste von zäher Konsistenz, aus rohem Zinkoxyd (1), Talk[1]) (1) und gelbem Vaselin (2) bereitet. — 100,0 0,50 RM.

Äußerlich wie Unguentum Zinci.

Pasta Zinci salicylata. Germ. **Pasta Zinci cum acido salicylico.** Austr. (Elench.). **Pasta Zinci salicylata Lassari.** Nederl. **Unguentum Zinci salicylatum.** Ross. **Zinci oxydati pasta salicylata.** Belg. Zinksalicylsäurepaste. Gelblichweiß, aus Salicylsäure (1), rohem Zinkoxyd (12), Talk (12), gelbem

---

[1]) Talk anstatt der früher verwendeten Weizenstärke, um Schimmeln und Säuerung zu vermeiden.

Vaselin (25) bereitet. — Gelblichweiße Paste von zäher Konsistenz mit einem Gehalt von 2% Salicylsäure, bereitet aus je 12 (Nederl. 25) T. Zinkoxyd und Talk, 1 (Nederl. 2) T. Salicylsäure und 25 (Nederl. 48) T. Vaselin (Ross. Ol. Vasel. flav.). — 10,0 0,05 RM. 100,0 0,50 RM.

Äußerlich wie das Vorige mit gleichzeitiger Wirkung der Salicylsäure.

Pasta Zinci oleosa Lassari. Ergb. **Pasta Zinci oleosa.** Nederl. Lassarsche ölige Zinkpaste. Zinc. oxydat. crud. (60), Ol. Olivar. (40, Nederl. Ol. Sesami); frisch zu bereiten!

Pasta Zinci sulfurata Unnae. Ergb. Unnasche Zinkschwefelpaste. Terr. silic. (5), Sulfur. praecip. (10), Zinc. oxyd. crud. (15), Adeps benzoat. (70).

Unguentum Zinci. Germ., Brit·, Helv., Jap., Ross. **Unguentum Zinci oxydati.**, Austr., Belg. (Z. o. ungt.). **Unguentum Oxidi zincici.** Dan., Nederl., Norv. **Unguentum Zinci oxidi.** Am., Suec. **Pommade d'Oxyde de Zinc.** Gall. **Unguento di Ossido di Zinco.** Ital. Zinksalbe. Weiß, bereitet aus 1 T. rohem Zinkoxyd und 9 T. Adeps benzoat. — 100,0 1,10 RM. — Im gleichen Verhältnis (Austr., Brit. 15%, Am. 20% ZnO) zum Teil mit anderen Salbengrundlagen in den übrigen Pharm.

Äußerlich als häufig gebrauchte kühlende, austrocknende, schmerzlindernde und die Wundbehandlung fördernde Verbandsalbe.

Unguentum Zinci oleatis. Brit. Das aus Zinc. sulfur. (30), Sap. oleac. (90) und Aqu. qu. s. gewonnene Zinc. oleinic. wird mit gleicher Gewichtsmenge Vasel. alb. zur Salbe verarbeitet.

Äußerlich als Verbandsalbe.

Zingiber.

Rhizoma Zingiberis. Germ., Belg. (Z. Rh.), Dan., Helv., Jap., Nederl., Norv., Ross., Suec. **Radix Zingiberis.** Austr. **Zingiber.** Am., Brit. **Gingembre.** Gall. Ginger. Ingwer. Mindestgehalt 1,5% ätherisches Öl. Der ganz vom Korke befreite, getrocknete, gelblichgraue, kräftig würzig riechende, würzig und brennend schmeckende Wurzelstock der in Westindien kultivierten Zingiberacee Zingiber officinale Roscoe. Insbesondere frei von spanischem Pfeffer, Curcumawurzel (Verfälschungen). Das Pulver ist gelblichgrau. Höchstens 7% Asche enthaltend. — 10,0 0,20 RM.

Durchschnittl. Dosis: 0,5 (Am.).

Innerlich zu 0,3—1,5 mehrmals täglich, in Pulvern, Pillen, Trochisci, wäßriger oder spirituöser Maceration 5,0—20,0 auf 100,0. Als Stomachicum und Amarum bei dyspeptischen Zuständen, besonders atonischer Verdauungsschwäche, Flatulenz usw. meist in Verbindung mit anderen Carminativis oder als Geschmackskorrigens gegeben.

1378. Rp. Rhizomatis Zingiberis
      Natrii bicarbonici ana 0,5.
M. f. pulv. D. tal. dos. Nr. X. S. Täglich
    2—3 Pulver. (Stomachicum.)

1379. Rp. Rhizomatis Zingiberis 15,0
      Rhizomatis Calami 10,0
      f. inf. colat. 150,0
      Tinct. Aurantii 5,0
      Sir. simpl. q. s. ad 200,0.
D. S. Stündlich einen kleinen Eßlöffel voll.

Sirupus Zingiberis. Ergb., Am., Brit., Jap., Suec. Ingwersirup. Bräunlicher, nach Ingwer schmeckender Sirup, bereitet aus weingeistigem Ingwerauszug oder aus dem Fluidextrakt (Am.). — 10,0 0,10 RM.

Therapeut. Dosen: 2—4 ccm (Brit.). Durchschnittl. Dosis: 10 ccm (Am.).

Innerlich als Korrigens, namentlich für carminative Arzneien: als Konstituens von Latwergen.

Extractum Zingiberis fluidum. Fluidextractum Zingiberis. Am. Ingwerfluidextrakt. Aus Ingwerwurzel mit Weingeist perkoliert. 80% Alk. enthaltend.

Durchschnittl. Dosis: 0,5 ccm (Am.).

Innerlich zu 0,5—1,0 mehrmals täglich als Aromaticum, Stomachicum und Carminativum.

Tinctura Zingiberis. Germ., Am., Brit., Belg. (Z. T.), Helv., Jap. Ingwer-tinktur. Gelbbraun, nach Ingwer riechend und brennend schmeckend, aus 1 T. Ingwer und 5 T. verd. Alk. bereitet. Alkoholzahl nicht unter 7,7. (Belg. 80proz.) Perkolation 1 : 5 schreiben vor Am. (Alk.), Helv. (verd. Alk.), 1 : 10 Brit. (90proz. Alk.). — 10,0 0,25 RM.

Therap. Dosen: 2—4 ccm (Brit.). Durchschn. Dosis: 2 ccm (Am.).

Innerlich zu 0,75—1,5 (15—30 Tr.) mehrmals täglich als Stomachicum und Carminativum.

1380. Rp. Tinct. Zingiberis
   Tinct. Opii simplicis ana 5,0
   Tinct. aromaticae 10,0.
M. D. S. Choleratropfen. 2—3stündl.
20—30 Tr. zu nehmen.

1381. Rp. Tinct. chin. comp.
   Tinct. Rhei aquosae
   Tinct. Zingiberis ana 10,0.
M. D. S. 3mal tägl. 30 Tr. Tinctura stomachica. F. M. B. (0,90 RM. o. G.)

Nachtrag.

Aus dem 1912 erschienenen „Supplementum primum" zur Pharmacopoea Belgica sind im vorstehenden Arzneimittel-Verzeichnis nicht berücksichtigt:

Acidum picricum. Trinitrophenolum. Acide picrique. Trinitrophénol.

Aconiti tinctura. Teinture d'Aconit. — Tub. Acon. (50), Alcoh. 70° q. s. Alkaloid-gehalt: 0,05%.

Ferri jodati Sirupus dilutus. Sirop d'iodure de fer dilué. Sirop d'iodure de fer au dixième. — Ferrum jodat. solut. (10), Acidum citric. (1), Spiritus Citri (9), Sirupus simplex (980). Gehalt: 0,5% Ferr. jodat.

Fioraventi Balsamum. Baume de Fioraventi. — Nux mosch., Flores Caryoph., Rhiz. Zingib., Cortex Cinnam. (ana 10), Myrrha, Galban., Styrax liqu. (ana 15), Fruct. Lauri (30), Terebinth. veneta (35), Alcoh. 80° (1000), Aq. dest. (500); 1000 T. Macerations-Destillat.

Iodotannicus Sirupus. Sirop iodotannique. — Sirupus jodotann. decuplex (100), Sirupus simpl. (900).

Iodotannicus Sirupus decuplex. Sirop iodotannique décuple. — Acidum tannic. (4), Tinct. Iodi (20), Sirupus simpl. (76).

Lauro-Cerasi Aqua. Eau de Laurier - Cerise. — Folia Lauro-cerasi recentia (1000), Aq. dest. (3000). Macerations-Destillat. Gehalt 1⁰/₀₀ Blausäure.

Tanninum acetylatum. Acétyltannin. Tannigène.

	12 Jahre	8 Jahre	5 Jahre	3 Jahre	1—2 Jahre	Unter 1 Jahr
Antipyrin (Phenyldimethyl-pyrazolon)	0,5	0,3	0,2	0,15	0,1	0,08
Apomorph. hydr. (als Expekt.)	0,003	0,002	0,0015	0,001	0,0001	—
Aqua Amygdal. amarar. . . .	12 gtt.	8 gtt.	5 gtt.	3 gtt.	2 gtt.	1 gtt.
Argentum nitricum	0,01	0,008	0,004	0,003	0,002	0,001
Arsen (Acid. arsenicos.) . . .	s. Liquor Kalii arsenicosi.					
Aspirin (Acid. acetylosalicyl.)	je nach Alter 0,3—0,5, drei- bis viermal tgl.					
Atropinum sulfuricum. . . .	0,0005	0,0003	0,0002	0,0002	0,0001	0,0001
Bismutum subnitricum . . .	0,5	0,3	0,2	0,1	0,1	0,05
Bromoformium	14 gtt.	10 gtt.	7 gtt.	5 gtt.	4 gtt.	2 gtt.
Chininum hydrochl..	bis 0,5	0,4	0,3	0,2	0,1	0,05
— tannicum	bis 0,8	0,7	0,6	0,25	0,2	0,1
Chloralum hydratum	1,0	0,75	0,6	0,5	0,3	0,1
— rektal	auch im 1. und 2. Lebensjahr nicht unter 0,5. Die Dosis ist eventuell zu wiederholen.					
Codein. phosphor.	0,025	0,02	0,01	0,005	0,004	0,001
Coffeinum-Natrium salicyl. .	7—9 Jahre					
	0,05—0,075					
Digalen, 2 mal tgl.	bis 10 Tr.	bis 8 Tr.	bis 5 Tr.	bis 3 Tr.		
Digipurat. liquid., 3 Tge. 3 mal, 2 Tge. 2 mal, 2 u. mehr Tge. 1 mal tgl.	6—12 Jahre		2—5 Jahre		—	—
	8—12 Tropfen		4—6 Tropfen		2—3 Tropfen	
— (Tbl.) wie vorher	1/2 Tablette		—		—	
— (Amp,) (1—3 mal tgl. intra-muskulär	0,4—0,5 ccm		0,2—0,3 ccm		0,1—0,2 ccm	
Diuretin (Theobromino-natri-um salicylicum)	0,3—0,5		0,1—0,25			
Extractum Belladonnae . . .	0,01	0,0075	0,005	0,003	—	
Ferrum lacticum	0,2	0,15	0,1—0,15			
Folia Digitalis (Infus). . . .	0,05	0,04	0,03	0,02	0,01	—
Hexeton (10%) intramusk. . (langsam steigend)	0,5—1.0—1,5 ccm				0,1—0,2 ccm	0,05 bis 0,1 ccm
— (1%) intravenös. . . .	0,3—0,5—1,0 ccm				—	—
Hydrarg. chlorat. (Calomel) .	bis 0,02	0,05	0,03	0,02	0,01	0,0075
Istizin (Tabl. 0,15)	1/2—1 1/2 Tabl. nach dem Abendessen					
Kalium bromatum	bis 1,0		0,3—0,5		0,2	0,1
— jodatum	0,3	0,2	0,1	0,06	0,03	0,01
Liquor Kal. arsenicos. . . .	3 gtt.	3 gtt.	2 gtt.	2 gtt.	1 gtt.	
Morphinum hydrochl.. . . .	0,005	0,003	0,002	—	—	—
Natrium salicylicum	0,8	0,6	0,5	0,3	0,1	0,05
Oleum Chenopodii anthelminth.	10 gtt.	7 gtt.	4 gtt.	—	—	—
Opium.	0,02	0,01	0,006	—	—	—
Pantopon-Lösung (2%) . . .	bis 10 Tr.	bis 8 Tr.	bis 5 Tr.	bis 3 Tr.	—	—
Phenacetin	0,25	0,15	0,1	0,05	—	—
Phosphorus	—	—	0,001	0,001	0,0005	0,0005
Pilocarpinum hydrochl. . . .	0,005	0,004	0,003	0,001	0,0005	—
Plumbum aceticum	0,05	0,025	0,02	0,01	0,004	0,002
Pulvis Doveri (Pulv. Ipec. op.)	0,2	0,1	0,05	—	—	—
Pyramidon (Dimethylamino-phenyldimethylpyrazolon) .	üb. 10 J.	bis zu 10 Jahren			bis zu 3 Jahren	
	0,1—0,2	0,1—0,15			0,03—0,1	
Radix Ipecacuanhae (Infus) .	2,0:100,0 teelöffelw. als Emetikum, 0,2:100,0 als Expektorans					
Salipyrin (Phenyldimethyl-pyrazolon salicyl.)	0,5	0,3	0,2	0,15	0,1	0,08
Salvarsan	Vergleiche die Richtlinien S. 803					
Santoninum	0,05	0,03	0,02	0,015	0,01	
Strychnin. nitric. (1 mal) . .	0,002	0,0015	0,001	0,0005	0,0002	
Tinctura Opii simplex . . .	5 gtt.	5 gtt.	3 gtt.	2 gtt.	—	—
Tinctura Strophanthi	2 gtt.	1 gtt.	1 gtt.	—	—	—
Tinctura Strychni	5 gtt.	3 gtt.	3 gtt.	2 gtt.	2 gtt.	1 gtt.
Unguent. Hydrargyr. ciner. .	0,3—0,5—1,0, täglich einzureiben					

III.

Im Deutschen Reich
auf den Arzneimittelverkehr
bezügliche gesetzliche und
andere Bestimmungen*).

---

*) Zur leichteren Auffindung der einzelnen Bestimmungen usw. dient die Inhalts-
übersicht am Anfang des Buches.

A.

1. Heilkunde, Arzt und ärztliche Hilfe.

Die Ausübung der Heilkunde ist im Deutschen Reich — abgesehen von der Behandlung der Geschlechtskrankheiten und der Krankheiten oder Leiden der Geschlechtsorgane, die dem Arzt vorbehalten ist — grundsätzlich freigegeben (GewO. § 1; vgl. im übrigen §§ 6 und 56a); nur dem Apotheker ist die Ausübung der Heilkunst [Preußen[1]), ApBetrO. § 37], die Ausübung der Heilkunde (Thüringen, Hamburg), die Heilberatung und Behandlung von Menschen (Bayern), die Beratung und Behandlung in Krankheitsfällen bei Menschen (Braunschweig) untersagt[2]). Ausnahmen sind für den Apotheker nur bei lebensgefährlichen Verletzungen, Vergiftungen, besonders eiligen Notfällen vorgesehen. Dem hinzukommenden Arzt ist hiervon sofort genaue Mitteilung zu machen [Preußen usw.[1])].

Die Ausübung der Heilkunde im Umherziehen darf von solchen Personen nicht ausgeübt werden, die nicht für die Ausübung der Heilkunde approbiert sind (GewO. § 56a, 1).

Bestimmte Handlungen bei der Ausübung der Heilkunde (Verschreibung der sog. stark wirkenden Arzneimittel usw.) sind den zur Führung des Titels „Arzt" Berechtigten als „geprüften Medizinalpersonen" vorbehalten (GewO. § 29 und § 147, 1, Ziff. 3). Die Bezeichnung „Arzt" („approbierter Arzt") wird erteilt auf Grund einer Approbation für das Reichsgebiet. Der Arzt hat also alle Urkunden (Rezepte) und Gutachten so auszufertigen, daß die Berechtigung, sich als approbierter Arzt bezeichnen zu dürfen, zweifelsfrei ersichtlich ist, Es besteht die Möglichkeit, daß in Zukunft in Abänderung des § 53 GewO. unter bestimmten Voraussetzungen auch z. B. wegen wiederholten schweren Vergehens gegen das Opiumgesetz die Approbation vorübergehend oder dauernd entzogen werden kann; die Führung des Doktortitels, der auf Grund der akademischen Doktorpromotion erteilt wird, würde erhalten bleiben. Es würde dann die Beifügung des Titels Arzt zur Unterschrift (Dr. X. Y., Arzt) usw. ganz allgemein notwendig[3]) werden, um zum Ausdruck zu bringen, daß der Ausstellende berechtigter Inhaber der Approbation ist.

In allen Fällen ist in Gesetzen, Verordnungen usw. unter „Arzt" der für das Reichsgebiet approbierte Arzt[4]) zu verstehen, ebenso wie unter „ärztlicher Hilfe" die Behandlung nur durch einen für das Deutsche Reich approbierten Arzt zu gelten hat.

---

[1]) Im einzelnen kommen hier in Betracht:

Preußen, Apothekenbetriebsordnung, vom 18. Febr. 1902; mannigfach ergänzt.

Bayern, Verordnung über das Apothekenwesen, vom 27. Juni 1913.

Thüringen, Apotheken-Betriebsordnung, vom 16. Jan. 1924 und 4. Jan. 1927.

Braunschweig, Erlaß über die Einrichtung und den Betrieb der allopathischen Apotheken, vom 8. Nov. 1927.

Hamburg, Vorschriften über die Einrichtung, den Betrieb und das Personal der Apotheken, vom 27. Okt. 1910.

Als beamtete Ärzte gelten: Kreis-, Bezirks-, Oberamtsärzte, Verwaltungsphysici usw.

Das Apothekenpersonal umfaßt den Apotheken-Vorstand, die -Assistenten (früher Gehilfen) und die -Praktikanten (früher Eleven oder Lehrlinge).

Die einzelnen politischen Gebiete des Deutschen Reichs (Preußen, Bayern usw.) sind im nachfolgenden als „Länder", die außerdeutschen Staaten als „Staaten" bezeichnet.

[2]) Braunschweig: Die Abgabe von vorrätigen und mit Gebrauchsanweisungen versehenen Arzneimitteln für bestimmte Krankheiten ist erlaubt, auch ist es gestattet, zu einfachen, im Handverkauf abgegebenen Mitteln erläuternde Anweisungen zu geben. Preußen und Thüringen: Es ist gestattet, einfache und kurze Anweisungen zu geben, welche die Anwendung eines Mittels erläutern.

[3]) Die Rezeptbeispiele auf S. 762/763 tragen dementsprechend den Zusatz „Arzt" zur Unterschrift.

[4]) Im Gesetz zur Bekämpfung der Geschlechtskrankheiten vom 17. Febr. 1927: „die für das Deutsche Reich approbierten Ärzte".

Die ärztliche Beratung und Behandlung darf nur auf Grund der Besichtigung und — in der Regel — der Untersuchung des Hilfesuchenden erfolgen. Fernbehandlung verträgt sich nicht mit der ethischen Auffassung in der wissenschaftlichen Heilkunde. Bezüglich der Geschlechtskrankheiten und der Krankheiten oder Leiden der Geschlechtsorgane ist es ausdrücklich durch das Gesetz verboten, sie anders als auf Grund eigener Wahrnehmung zu behandeln. Auch in der neuen Regelung der Verschreibung der Stoffe des Opiumgesetzes ist vorgesehen, die Verordnung nur auf Grund eigener Kenntnis und Feststellung als ärztlich begründet zu betrachten.

Arzneimittel ganz im allgemeinen (und Geheimmittel) sind durch § 56, Abs. 2, Ziff. 9 GewO. vom Ankauf oder Feilbieten im Umherziehen ausgeschlossen. Arzneimittel dürfen also einschränkungslos nur in stehenden Betrieben feilgehalten oder verkauft werden.

Trotzdem in Deutschland die Ausübung der Heilkunde im allgemeinen freigegeben ist, dürfen Arzneimittel nicht überall in stehenden Betrieben verkauft und nicht von jedermann ohne weiteres erworben werden. Die Gewerbeordnung[1]), durch die der Verkauf von Arzneimitteln im allgemeinen nicht geregelt wird, läßt aber durch (Kaiserl.) Verordnung[2]) bestimmen, welche Apothekerwaren dem freien Verkehr zu überlassen sind.

Nach dem Reichsstrafgesetzbuch (§ 367, 3) wird bestraft, wer ohne polizeiliche Erlaubnis (Gift oder) Arzneien, soweit der Handel mit denselben nicht freigegeben ist[3]), zubereitet, feilhält, verkauft oder sonst an andere überläßt; diese Bestimmung gilt also auch für den Arzt, dem hiernach — gewisse besondere und Notfälle ausgenommen — nur das Anwenden einer Arznei am Kranken gestattet ist.

Eines der wenigen Vorrechte des (für das Deutsche Reich approbierten) Arztes ist, einen anderen im Rahmen der ärztlichen Beratung oder Behandlung in den Besitz eines der sog. stark wirkenden Arzneimittel[4]) zu setzen. Der Apotheker darf solche Arzneimittel nur auf ein ordnungsmäßiges Rezept als Heilmittel an das Publikum abgeben. Mit dem Arzt teilt dieses Vorrecht, ein Rezept ausstellen zu dürfen, das der Apotheker auszuführen verpflichtet ist, der Zahnarzt. Diese Bestimmungen sind zwar nicht unmittelbar an den Arzt ergangen, der Arzt kann aber vom Apotheker die Abgabe eines solchen stark wirkenden Arzneimittels an das Publikum nur erreichen, wenn er ein Rezept ausstellt, das den in der Verordnung an die Apotheker gestellten Anforderungen entspricht. Es ist geplant, auch an den Arzt sich richtende Vorschriften zu erlassen, durch die festgelegt wird, unter welchen Voraussetzungen der Arzt die Stoffe des Opiumgesetzes verschreiben darf und wie derartige Verschreibungen im einzelnen beschaffen sein müssen.

2. Heilplan, Heilmittel, Arzneimittel, Arzneien, Apotheke, Drogengeschäfte.
Sogenannte rezeptpflichtige, apothekenpflichtige und freigegebene Arzneimittel.

Zur Wiederherstellung der Gesundheit des erkrankten Menschen oder zur Linderung seiner Beschwerden bei Krankheiten, Leiden oder Körperschäden jeder Art stellt der Arzt einen Heilplan auf, indem er unter den zur Verfügung stehenden Verfahren und Mitteln der verschiedensten Art die jeweilig für die betreffende Erkrankung nach Art, Menge, Applikationsweise und Häufigkeit zweckmäßig erscheinenden auswählt. Die diätetisch-hygienischen Methoden und die physikalischen Anwendungen (Massage, Gymnastik, Wärme, Licht, Röntgenstrahlen, Elektrizität) scheiden als Heilfaktoren hier aus der Betrachtung aus. Zur Besprechung stehen lediglich die Arzneimittel. Sie umfassen im Rahmen des aufgestellten Heilplans nicht nur die eigentlichen Heil- und Linderungsmittel, sondern auch die Mittel zur Ermöglichung oder sachgemäßen Durchführung einer Untersuchung oder eines Eingriffs (z. B. die Einführung des Laminariastifts in den Cervixkanal des Uterus, die Aufpinselung einer Cocainlösung zur Abschwellung hyperämischer Nasenschleimhaut), die Instillation einer Atropinlösung in den Augenbindesack, die Diagnostica (Röntgenkontrastmittel wie Barium sulfuricum, Tetragnost usw.; Tuberkulin u. a.), die Narkotica und Anaesthetica auch während des Geburtsaktes, die Mittel zur Euthanasie, die Hilfsmittel der Diätetik (wie Saccharin, Dulcin) bei Stoffwechselerkrankungen und endlich die Vorbeugungs- oder Schutzmittel (Diphtherieschutzimpfung, Augenschutzbehandlung Neugeborener, Rachitisprophylaxe usw.). Weiter werden auch die Hilfs-

---

[1]) Auf den „Verkauf von Arzneimitteln" findet die Gewerbeordnung nur insoweit Anwendung, als sie ausdrückliche Bestimmungen darüber enthält (§ 6, Abs. 1).

[2]) Jetzt Verordnung des Reichspräsidenten.

[3]) D. h. deren Abgabe den Apotheken vorbehalten ist (s. S. 750).

[4]) D. h. der in einem besonderen Verzeichnis (S. 750) aufgeführten Stoffe wie Atropin, Strychnin, Veronal u. a.

mittel wie Depilatorien vor Arzneianwendung, Operationen usw., Kathetergleitmittel u. dgl. hierzu zu rechnen sein. Auch die Anwendung z. B. eines Sommersprossenmittels wie Queck-silberpräcipitatsalbe auf Verschreibung eines Arztes muß wohl ebenso als Heilmittel im Sinne der Vorschriften über die Abgabe stark wirkender Arzneimittel angesehen werden, wie die Verordnung eines Schutzmittels gegen Geschlechtskrankheiten oder die Verordnung eines aus ärztlichen Gründen verantwortbaren Antikonzeptionsmittels.

Die Arzneimittel sind als Stoffe bezeichnet worden, die mit dem Körper unmittelbar oder mittelbar in Berührung gebracht werden und meist durch chemische, physikalisch-chemische Reaktionen auf ihn — im ganzen oder in seinen Teilen — oder physikalisch wirken. Nach einem Urteil des Kammergerichts vom 27. März 1913 gehören zu den Arzneimitteln alle Stoffe und Zubereitungen, die nach der Auffassung der beteiligten Kreise — insbesondere der Hersteller, der pharmakologischen Wissenschaft und des Handels — in der Hauptsache zu arzneilichen Zwecken, insbesondere zur Verhütung und Heilung von Krankheiten und zur Desinfektion bestimmt sind und hierzu regelmäßig verwendet werden. Mit Recht vermeidet dieses Urteil es, auf das Wesen der Arzneimittelwirkung einzugehen; ständig tauchen neue Arzneimittel auf, die sich zum Teil nicht in ein Schema einordnen lassen würden, das sich auf den Mechanismus der Arzneiwirkungen stützt, z. B. die Mittel der Adsorptionstherapie (Carbo medicinalis), der substituierenden Therapie (Insulin) usw.

Im Reichsstrafgesetzbuch (§ 367, 3) und in der Reichsversicherungsordnung wird von Arzneien gesprochen. Nach der Deutschen Arzneitaxe wird ein Arzneimittel durch die Her-richtung zur Abgabe — unvermischt oder verarbeitet — zur Arznei. Die Begriffe Arzneimittel und Arzneien sind nicht immer streng auseinanderzuhalten. Der Begriff „Heilmittel" findet sich in der einschlägigen Gesetzgebung wiederholt. In der auf Grund der Gewerbeordnung erlassenen (Kaiserl.) Verordnung betr. den Verkehr mit Arzneimitteln (s. S. 788) wird das Feil-halten und Verkaufen bestimmter Zubereitungen, ohne Unterschied, ob sie heilkräftige Stoffe enthalten oder nicht, dann den Apotheken vorbehalten, wenn sie als „Heilmittel", d. h. als „Mittel zur Beseitigung oder Linderung von Krankheiten bei Menschen (oder Tieren)" feil-gehalten oder verkauft werden. In den Vorschriften über die Abgabe stark wirkender Arznei-mittel in den Apotheken aus dem Jahre 1896, durch die Abgabe der sog. stark wirkenden Arzneimittel „als Heilmittel" an das Publikum geregelt wird (s. S. 791), findet sich keine De-finition dieses Begriffes. Es gilt also hier die Anschauung der ärztlichen Wissenschaft und Praxis.

Das Gesetz zur Bekämpfung der Geschlechtskrankheiten spricht von Mitteln zur Heilung oder Linderung neben Mitteln, die zur Verhütung von Geschlechtskrankheiten dienen sollen; das Gesetz über den Verkehr mit Lebensmitteln und Gebrauchsgegenständen grenzt die Lebensmittel als Stoffe, die dazu bestimmt sind, gegessen oder getrunken zu werden, von den Arzneimitteln, d. h. von solchen Mitteln ab, die zur Beseitigung, Linderung oder Verhütung von Krankheiten bestimmt sind[1]); das Gesetz über das Branntwein-monopol (S. 815) spricht von Heil-, Riech- und Schönheitsmitteln sowie von Heil-, Vorbeugungs- und Kräftigungsmitteln.

Der Arzt, der ein Arzneimittel anzuwenden für geboten hält, stellt eine schriftliche Verordnung auf das ihm je nach der bestehenden oder vermeintlichen Erkrankung geeignet er-scheinende Mittel aus oder verordnet es — unter gewissen Umständen — mündlich. Die vom Arzt für die unmittelbare Anwendung am Kranken in der Sprechstunde oder in einigen Not-fällen gebrauchten Arzneimittel verschreibt der Arzt, indem er — zur Auffüllung seiner Arznei-mittelbestände — pro statione, pro communitate, ad usum medici u. dgl. das Rezept ausstellt.

Im Deutschen Reich ist die eigentliche Arzneimittelabgabestelle die Apotheke.

Welche Apothekerwaren dem freien Verkehr zu überlassen sind, wird durch (Kaiserl.) Verordnung (s. S. 788) bestimmt. Das Strafgesetzbuch (§ 367, 3) bedroht den mit Strafe, der ohne (die dem Apotheker im Apothekenbetrieb durch die Approbation gegebene) polizeiliche Erlaubnis Arzneien, soweit der Handel mit denselben nicht freigegeben ist, zubereitet, feil-hält, verkauft oder an andere überläßt (S. 810).

In dieser Verordnung nicht namentlich aufgeführte oder nicht unter Gruppen usw. fallende Stoffe und Zubereitungen sowie die dort ausdrücklich als Ausnahmen genannten Zu-

---

[1]) Um nur ein Beispiel aus neuerer ausländischer Gesetzgebung anzuführen, so heißt es im Food and drug act vom 30. Juni 1906 der Vereinigten Staaten von Amerika: „The term ‚drug' (d. i. Arzneimittel) shall include all medicines and preparations recognized in the United States Pharmacopoea or National Formulary for internal or external use, and any substance or mixture of substances intended to be used for the cure, mitigation or prevention of disease of either man or other animals."

bereitungen dürfen auch außerhalb der Apotheken, d. h. in Drogengeschäften, in Warenhäusern, in Kolonialwarenhandlungen, in sog. Drogenschränken oder Schrankdrogerien, in Automaten usw. durch jedermann — außer im Hausierhandel — feilgehalten und jedermann verkauft werden. Gewisse Arzneiformen, wie Lösungen, gemischte Pulver, Infuse, Pillen, Salben, Tabletten usw. sind, wenn sie „als Heilmittel (Mittel zur Beseitigung oder Linderung von Krankheiten bei Menschen oder Tieren)" „feilgehalten oder verkauft werden", generell den Apotheken vorbehalten, gleichgültig, welche Stoffe sie enthalten, und gleichgültig, ob ihre Bestandteile „heilkräftig" sind oder nicht.

Hiernach unterliegt also jede derartige Zubereitung als Heilmittel dem Apothekenzwang (d. h. also auch ein an sich dem Apothekenzwang nicht unterstellter Stoff in der Form einer der genannten Zubereitungen als Heilmittel), nicht aber ist jede neu auftauchende chemische Verbindung als solche vom freien Verkehr ausgeschlossen, sondern nur, wenn sie als solche in dem Verzeichnis B der Verordnung (s. S. 789) aufgeführt ist oder unter die vielfach auch die Salze und Derivate eines Stoffes umfassenden Positionen dieses Verzeichnisses (z. B. Atropin, Guajacol, Acetylsalicylsäure einschließlich ihrer Abkömmlinge sowie der Salze der Stoffe und ihrer Abkömmlinge) zu rechnen ist. Stoffe des Verzeichnisses B sind als solche generell und nur in Form einer der Zubereitungen des Verzeichnisses A (in diesem Fall aber nur als Heilmittel) dem Apothekenzwang unterstellt[1].

Die sog. freigegebenen, dem freien Verkehr überlassenen oder freiverkäuflichen Arzneimittel (s. S. 788) dürfen also außer in Apotheken in jedem anderen stehenden Betrieb — und zwar als Vorbeugungs- oder als Heilmittel im engeren Sinne (aber auch gegen Leiden und Körperschäden aller Art), also zu jedem arzneilichen Zweck — feilgehalten oder verkauft werden.

Die den Apotheken vorbehaltenen, sog. apothekenpflichtigen Arzneimittel dürfen teils ohne weiteres, teils nur gegen Vorlage einer ärztlichen Verordnung (Rezept) an das Publikum zu jedem arzneilichen Zweck, abgegeben werden, und zwar gilt:

Die sog. Apothekenhandverkaufsartikel unter den apothekenpflichtigen Arzneimitteln dürfen an jedermann in beliebigen Mengen und beliebig oft auf mündliches oder schriftliches Anfordern an das Publikum abgegeben werden[2].

Die sog. stark wirkenden, d. h. in einem besonderen Verzeichnis (s. S. 793) aufgeführten Arzneimittel dürfen in den Apotheken — abgesehen von den in der Verordnung vorgesehenen Mitteln — ausschließlich auf ärztliches (und zahnärztliches) Rezept als Heilmittel an das Publikum abgegeben werden [sog. rezeptpflichtige Arzneimittel[3])].

Es sei schon hier darauf hingewiesen, daß der Arzt bei solchen Verschreibungen der Stoffe des Opiumgesetzes, die von den Apothekern zurückbehalten werden müssen (geplant: überhaupt bei jeder Verschreibung der Stoffe dieses Gesetzes), ebenso bei Rezepten auf Schlafmittel, wie Veronal, keinen vom Apotheker zu berücksichtigenden Wiederholungsvermerk (Reiteratur) anbringen kann. Bei allen anderen Rezepten ist der Apotheker, wenn der Rezeptinhaber um Wiederholung bittet, nur solche „Ne repetatur! (Ne reiteretur!)-Vermerke" des Arztes zu berücksichtigen verpflichtet, die nach den geltenden Bestimmungen (s. S. 792) für den Apotheker Geltung haben.

In jedem Fall muß für den Arzt die Gewähr bestehen, daß das von ihm verschriebene Arzneimittel in reinem Zustand von nach ärztlichem Urteil zu fordernder bester Beschaffenheit beim Erkrankten zur Anwendung gelangen kann, um den höchst erreichbaren therapeutischen Effekt voll zu erzielen.

Welche Sicherheiten bestehen hierfür beim Bezug der Arzneimittel aus den Apotheken?

1. Durch das D. A. B. (s. S. 761) sind bestimmte, namentlich bezeichnete Arzneimittel (die sog. „offizinellen" Arzneimittel) in der nach den jeweiligen Anschauungen der Wissenschaft erforderlichen Reinheit gewährleistet. Dieselben Arzneimittel in verschiedener Güte

---

[1]) Die Stoffe des Verzeichnisses B dürfen außerhalb der Apotheken „nicht feilgehalten oder verkauft werden", d. h. also zu keinem Verwendungszweck. Die im § 367, 3 StrGB. enthaltene Strafbestimmung bedroht den mit Strafe, der solche „Arzneien" feilhält, verkauft oder an andere überläßt (nicht aber diese Mittel zu wirtschaftlichen u. dgl. Zwecken).

[2]) Deshalb ist es in Apotheken nicht verboten, etwaige nicht von Ärzten ausgestellte Verschreibungen auf Arzneien, wenn sie lediglich aus solchen Mitteln bestehen, die im Handverkauf der Apotheken abgegeben werden dürfen, also nicht rezeptpflichtig sind, anzufertigen (Preußen).

[3]) Rezeptpflichtig sind auch einzelne Geheimmittel (s. S. 806), ferner Tuberkuline, Laminariastifte (s. S. 755).

zu führen. ist dem Apotheker nicht gestattet. Für ein verschriebenes Arzneimittel ein anderes zu verwenden, ist — von den sehr vereinzelten, im Arzneibuch genau bezeichneten Ausnahmen abgesehen — nicht erlaubt.

2. Durch das D. A. B. wird ferner bei zahlreichen Arzneimitteln ein Gehalt an chemisch zu ermittelnden wirksamen Bestandteilen, bei einzelnen eine bestimmte pharmakologische Wirksamkeit (Wirkung der Folia Digitalis auf das Froschherz) oder die Wirkungsstärke der Sera als Grundlage für die therapeutische Anwendung gewährleistet.

3. Da alle in der Apotheke vorhandenen Mittel von vorschriftsmäßiger Beschaffenheit sein (Preußen, ApBetrO., § 27), in ihrer Beschaffenheit den Vorschriften des D. A. B. entsprechen müssen (Bayern, ApO.) oder von untadelhafter Beschaffenheit und — wenn offizinell — auch für den Handverkauf den vom Arzneibuch gestellten Anforderungen entsprechen müssen (Braunschweig), müssen alle, auch die nichtoffizinellen Extrakte, Tinkturen, Spiritusse, Salben usw., den im D. A. B. in den allgemeinen Artikeln gegebenen Vorschriften entsprechen, also z. B. die Tinkturen frei von Methylalkohol und Aceton sein (in Bayern müssen alle diese sog. galenischen Präparate in der Apotheke selbst hergestellt oder aus anderen bayerischen Apotheken bezogen sein); im ganzen Reich muß die Tinct. Digital. (S. 361) in der Apotheke nach bestimmten Vorschriften hergestellt werden.

4. Darüber hinaus bestehen von privaten Vereinigungen (z. B. Deutscher Apotheker-Verein) oder von Wissenschaftlern aufgestellte Ratschläge und Winke, die der Apotheker als akademisch vorgebildete Medizinalperson beachten wird, auch wenn hinter der Nichtbefolgung keine Strafbestimmungen stehen.

5. Endlich ist die ernsthafte deutsche pharmazeutisch-chemische Industrie bemüht, ihre Mittel in besonderer Güte und Reinheit herzustellen; vielfach entsprechen die Arzneibuchvorschriften für solche später offizinell gewordenen Stoffe den von den Firmen schon vorher eingehaltenen Anforderungen an Qualität und Reinheit, ja es geben sogar Firmen an, daß ihre Erzeugnisse noch bestimmte Eigenheiten physikalischer Natur (bestimmte Krystallform) oder eine noch größere chemische Reinheit aufweisen, als sie das Arzneibuch — um nicht unnötigerweise die Mittel allzusehr zu verteuern — fordert.

An Drogengeschäfte[1]), in denen größtenteils die freigegebenen Arzneimittel feilgehalten und verkauft werden, sind bei den amtlichen Revisionen an die Güte der Waren nicht so strenge Anforderungen zu stellen. Die vorhandenen Arzneimittel müssen echt und zum bestimmungsgemäßen Gebrauch geeignet sein und dürfen weder verdorben noch verunreinigt sein.

3. Die ärztliche Verordnungsweise. Mündliche Verordnung, schriftliche Verordnung (Verschreibung). Das ärztliche Rezept.

Der Arzt, der einen seiner Praxis entsprechenden Vorrat von Arzneimitteln für den Sprechstunden- usw. Bedarf, darunter auch an Stoffen des Opiumgesetzes (in Zukunft an Cocain nur unter bestimmten Voraussetzungen) zu halten berechtigt ist, darf Arzneimittel bei seiner Klientel anwenden, da die Mittel hierbei verbraucht werden und ihre Selbständigkeit verlieren (RG.-Entsch. vom 16. Juni 1900). § 367, 3 des StrGB. bedroht nur denjenigen mit Strafe, der nicht freigegebene Arzneien verkauft oder an andere überläßt. Der Arzt darf die den Apotheken vorbehaltenen Arzneimittel aber nur in Notfällen an andere überlassen. Die für die Behandlung der Kranken in der ärztlichen Praxis benötigten (nicht frei verkäuflichen) Arzneimittel müssen aus einer Apotheke bezogen werden[2]).

Wenn auch für nicht stark wirkende (nicht rezeptpflichtige) Arzneimittel an sich eine mündliche Verordnung zulässig ist, sollte die mündliche Verordnung doch nur auf indifferente Mittel beschränkt werden, die, wie Lindenblütentee, Baldriantinktur, Lebertran, Karlsbader Salz, Ricinusöl usw., der Bevölkerung bekannt sind und von ihr auch ohne ärztliche Beratung gekauft und angewendet zu werden pflegen. Das Publikum gewöhnt sich sehr leicht

---

[1]) Der Nachweis einer Befähigung zum Handel mit Arzneimitteln außerhalb der Apotheken ist (in der GewO.) nicht vorgeschrieben. Der Handel mit Drogen und chemischen Präparaten, die zu Heilzwecken dienen, ist zu untersagen, wenn die Handhabung des Gewerbebetriebs Leben und Gesundheit von Menschen gefährdet (GewO.). — Der Deutsche Drogisten-Verband hat aus eigenem Antrieb und mit eigenen Mitteln Drogisten-Fachschulen errichtet. Nicht wenige Drogengeschäfte werden von approbierten Apothekern geführt.

[2]) Hiernach würde der Arzt nicht berechtigt sein, sogen. Ärztemuster von Arzneimitteln, die nicht im freien Verkehr sind, an seine Kranken zu überlassen.

daran, derartige vom Arzt mündlich verordnete Arzneimittel ohne ärztliche Beratung auch in solchen Fällen zu gebrauchen, wo sie nicht angezeigt sind, wodurch vielfach das Krankheitsbild verwischt und die spätere Diagnose für den Arzt erschwert wird, der Kranke sich aber auch schaden kann.

Das ärztliche Rezept.

Die schriftliche Arzneiverordnung des Arztes (Formula) wird als Rezept (engl. prescription, franz. ordonnance, ital. ricetta) bezeichnet. In Deutschland wie in den meisten anderen Staaten wird sie vorwiegend in lateinischer Sprache abgefaßt, nur der für den Patienten bestimmte Teil, der die Anweisung zum Gebrauch der Arznei enthält, wird stets in deutscher oder der entsprechenden Landessprache geschrieben. Bei den in der Regel wortgeschützten pharmazeutischen Spezialpräparaten und Spezialitäten, für die fast durchweg Namen ohne lateinische Endungen geschützt sind und die deshalb ohne eine lateinische Genetivendung verschrieben werden (z. B. Luminal, Laudanon), pflegt der Zusatz: Originalpackung, Glasröhrchen, Tube usw. nicht übersetzt zu werden. Neuerdings werden die Sera, Tuberkuline und Salvarsane — entsprechend den deutschen Bezeichnungen im D. A. B. — auch deutsch verordnet. In Frankreich und Italien und mehr und mehr in den Vereinigten Staaten von Amerika und in England werden die Rezepte ausschließlich in der Landessprache abgefaßt. In einigen Staaten, z. B. Belgien, ist der Gebrauch der Landessprache neben der lateinischen üblich.

Der Begriff Rezept ist in deutschen einschlägigen Verordnungen nirgends definiert. In den Vorschriften über die Abgabe stark wirkender Arzneimittel (s. S. 791) heißt es zwar, daß bestimmte Arzneimittel nur auf „schriftliche, mit Datum und Unterschrift versehene Anweisung (Rezept) eines Arztes oder Zahnarztes" abgegeben werden dürfen. Dieser Wortlaut kann aber wohl nur dahin verstanden werden, daß nicht jede schriftliche Anweisung eines Arztes, sondern nur eine solche, die die Kennzeichen des Rezeptes trägt, hiermit gemeint ist[1]); die Auffassungen über Rezept sind in den verschiedenen Ländern nicht die gleichen und in verschiedenen Zeiten wechselnd. In dem den Vorschriften beigegebenen Verzeichnis (s. S. 793) sind rezeptpflichtige Arzneimittel aufgeführt, von denen ein Teil im D. A. B. Maximaldosen aufweist. Dementsprechend werden nach Auffassung des Verf. (R.) auch die an ein Rezept im Sinne dieser Vorschriften zu stellenden Anforderungen verschieden sein. Bei der schriftlichen Anweisung eines Arztes auf rezeptpflichtige Arzneimittel, für die im D. A. B. Maximaldosen festgesetzt sind, muß die Anweisung für den inneren Gebrauch (s. S. 798) im Regelfall so abgefaßt sein, daß die Einzel- und möglichst auch die Tagesgabe ersichtlich ist. Wäre dies nicht gefordert, so würde die Aufstellung der Maximaldosen ohne praktische Bedeutung sein. Der Arzt brauchte das Rezept nur so abzufassen, daß nicht ersichtlich ist, welche Dosis und wie oft sie zu nehmen ist. Ein Rezept auf 2,0 g Morphin. hydrochl. für den Kranken X. Y. ist im Sinne der ärztlichen Wissenschaft niemals als ordnungsmäßiges Rezept anzuerkennen gewesen; es widerspricht auch den Bestimmungen über die Maximaldosen im D. A. B. (s. S. 798). Bei Verordnung sonstiger rezeptpflichtiger Arzneimittel, für die Maximaldosen nicht vorhanden sind (z. B. Natrium salicyl., „Nach Vorschrift!"), ist eine schriftliche ärztliche Verordnung auch dann als Rezept anzusehen, wenn die Einzel- und Tagesgabe aus ihm nicht ersichtlich ist. Die wissenschaftliche Medizin versteht unter ärztlichem Rezept jedenfalls eine schriftliche Anweisung eines Arztes an den Apotheker zur Herrichtung und Abgabe einer Arznei für den Kranken zur Verabfolgung an diesen in der Regel unter Beifügung bestimmter ärztlicher Vorschriften als Gebrauchsanweisung oder zu Händen des Arztes, ebenso auch die Anweisungen des Arztes für den eigenen Bedarf, also ad usum proprium, ad manum medici, pro statione, pro communitate u. ä.

Durch die beizufügenden Angaben „Datum und Unterschrift" erfüllt die schriftliche Anweisung eines Arztes auch die Anforderungen einer (Privat-) Urkunde, was für den Arzt von besonderer Wichtigkeit hinsichtlich der in der Apotheke für eine etwaige Kontrolle zurückzuhaltenden Rezepte auf die Stoffe des Opiumgesetzes ist.

Die Unterschrift eines noch nicht approbierten Vertreters eines Arztes entspricht den genannten Bestimmungen über stark wirkende Arzneimittel nicht (Preußen, 1923 und 1926). Es kann nicht eindringlich genug empfohlen werden, Rezepte, insbesondere solche auf stark wirkende Arzneimittel, auf Rezeptvordrucke zu schreiben, die den Namen, die genaue Adresse und die Telephonnummer des Arztes vorgedruckt enthalten[2]).

---

[1]) Die Klammerbemerkung soll wohl bedeuten „im Sinne eines Rezepts"; sonst würde von Rezept gesprochen und dieser Fachausdruck durch die Worte „schriftliche... Anweisung" in der Klammer erläutert worden sein.

[2]) Die Rezeptformulare sind, ebenso wie die zu ihrer Herstellung eventuell verwendeten Stempel, im Sprechzimmer vor Entwendung zu sichern.

Das Rezept wird nach alter Tradition eingeleitet durch das Zeichen R., Rp. oder Rec. (= Recipe = Nimm!). Hierauf folgen die vier Teile des Rezeptes:

a) Die Praescriptio oder Ordinatio: Die Angabe der einzelnen Bestandteile und ihrer Gewichtsmengen.

b) Die Subscriptio: Die Anweisung für den Apotheker, in welche Form (Pulver, Pillen, Salbe, Lösung usw.) die Arzneistoffe zu bringen und wie sie abzugeben sind.

c) Die Signatura: Die Anweisung für den Kranken zum Gebrauch der verordneten Arznei (Gebrauchsanweisung) und der Name des Kranken.

d) Die Inscriptio: Unterschrift des Arztes nebst Datum, falls dieses nicht am Beginn der Arzneiverschreibung vermerkt ist.

a) Die Praescriptio (Ordinatio) enthält die Namen der verordneten Arzneistoffe in gesonderten Reihen aufgeführt, und zwar im Genitiv, während die hinter jedem Mittel angegebenen Gewichtsmengen im Akkusativ abhängig von Recipe (Nimm!) zu denken sind. Werden von zwei oder mehreren der verordneten Arzneistoffe gleiche Mengen gefordert, so wird die Gewichtsbezeichnung nur bei dem letzten Mittel mit dem Zeichen ana, $\overline{aa}$ (ana partes aequales) aufgeführt. Die Gewichtsbezeichnung geschieht durch ganze Zahlen oder Dezimalbrüche ohne Zusatz des Wortes Gramm oder des Zeichens g. In solchen Fällen, in denen es sich nicht um Gewichtsangaben, sondern um einfache Zahlangaben handelt, z. B. bei Tropfen oder Pillen, ist es zur Vermeidung von Irrtümern ratsam, sich römischer Zahlen zu bedienen, also z. B. zu schreiben: Olei Crotonis guttas III. Für den Apotheker ist der „Normal-Tropfenzähler" (s. S. 817) im D. A. B. (S. XXX) vorgeschrieben. Will oder kann man die Gewichtsmenge eines Arzneimittels nicht genau angeben, so drückt man dies durch die Buchstaben q. s. (quantum satis, quantum sufficit) oder ad 10,0, 200,0 usw. aus.

Bei zusammengesetzten Rezeptformeln ist die Reihenfolge der Mittel nicht gleichgültig. Wenn auch das von der alten therapeutischen Schule aufgestellte Schema der 4 Bestandteile eines Rezeptes:

Hauptmittel = Basis, Remedium cardinale,
Unterstützungsmittel = Remedium adjuvans,
Formgebendes Mittel = Vehiculum, Remedium constituens sive excipiens,
Verbesserungsmittel für Geschmack und Geruch = Remedium corrigens

gegenwärtig nicht mehr streng befolgt wird, so beginne man doch bei der Aufzählung der Bestandteile mit der therapeutisch wichtigsten Substanz und lasse die übrigen Mittel in der Reihe folgen, wie sie zur Arznei hinzugefügt werden. Bei dem allgemeinen Bestreben nach Einfachheit und Billigkeit der Arzneiverordnung verzichtet man sehr häufig auf das Corrigens oder vereinigt es mit dem Constituens in einem Mittel (s. später!).

Die Bezeichnung der Arzneistoffe erfolgt, falls sie im D. A. B. enthalten sind, unter ihrem offizinellen Namen. Abkürzungen sind üblich und, sofern sie eindeutig sind und das Verständnis nicht beeinträchtigen (Kal. chloric., Natr. sulfuric., Natr. sulfuros.), auch nicht zu beanstanden. In der Am. sind die empfehlenswerten Abkürzungen bei jedem offizinellen Mittel angegeben.

b) Die Subscriptio ist nur in zusammengesetzten Verordnungen oder Zubereitungen notwendig. Das Abwägen der geforderten Menge eines vorrätigen Arzneimittels, z. B. einer Tinktur oder von Pillen, gilt für sich allein nicht als Zubereitung. Die Subscriptio beginnt mit dem Buchstaben M. = Misce, Misceantur, worauf dann zur näheren Bestimmung der Arzneiform folgt: fiat (f.) pulvis, fiant pilulae usw. Hierüber ist bei den einzelnen Arzneiformen näheres angegeben. Bei Mixturen und Solutionen fällt eine nähere Angabe der Zubereitung in der Regel fort.

Die Art der Dispensation bzw. Abgabe der fertigen Arznei wird mit dem Buchstaben D. = Da, Detur, Dentur, eingeleitet, dem indessen nur in besonderen Fällen, in denen das Abgabebehältnis der Arznei nicht selbstverständlich erscheint, eine genaue Anweisung folgt:

ad chartam — in Papierumhüllung;
ad chartam paraffinatam — in paraffiniertem Papier;
ad scatulam — in einer Schachtel;
ad capsulas gelatinosas — in Gelatinekapseln;
ad capsulas amylaceas — in Oblatenkapseln;
ad vitrum flavum sive nigrum — in einem braungelb gefärbten Glas;
ad vitrum patentatum — in einem Tropfglas;
ad vitrum amplum — in einem weithalsigen Glas;
ad vitrum cum epistomeo vitreo — in einem Glas mit Glasstopfen;
ad vitrum pipettatum — in einem Glas mit eingeschliffener Pipette.

c) Die Signatur wird mit dem Buchstaben S. = Signa, Signetur eingeleitet. Sie enthält die für den Kranken bestimmte Anweisung, wie die Arznei anzuwenden ist, also Angaben über Applikationsart, Größe der Einzelgabe und darüber, wie oft und wann die Arznei gebraucht werden soll. Je genauer und je ausführlicher der Arzt die Gebrauchsanweisung hält, um so sicherer ist der Kranke und der Arzt gegen Mißverständnisse geschützt. Die häufig aus Bequemlichkeit gebrauchte Formel „Nach Verordnung", „Nach Vorschrift", „Nach mündlicher Anweisung"[1]), ist nur da anzuwenden, wo es sich um nicht stark wirkende Arzneimittel handelt; sie ist dagegen nach Auffassung des Verf. (R.) unzulässig bei allen innerlich anzuwendenden Mitteln, für die Maximaldosen (s. S. 798) festgesetzt sind, da sie dem Apotheker nicht ermöglicht, die Dosen zu kontrollieren, und ihn zwingt, erst mit dem Arzt Rücksprache zu nehmen, bevor das Rezept angefertigt werden kann. Unter die Signatur ist der Name (unter Umständen unter Beifügung näherer Bezeichnung, z. B. Wohnungsangabe) des Kranken zu setzen. In der Verordnung über die Verschreibung der Stoffe des Opiumgesetzes ist die Angabe der Wohnung des Kranken auf dem Rezept vorgesehen. Bei Verordnung stark wirkender Arzneimittel für Kinder ist die Beifügung des Wortes „Kind ... Jahre alt" auf dem Rezept dringend zu empfehlen. (Rezept 2 auf S. 65 und Rezeptbeispiel IV auf S. 763.)

Arzneimittel, die vom Arzt selbst appliziert werden, wie Einspritzungen unter die Haut, oder die er in der Sprechstunde anwendet, werden zweckmäßig mit der offizinellen Bezeichnung (D. S. s. n. = Detur, Signetur suo nomine) oder mit der Abschrift der Verordnung (D. S. c. f. = Detur, Signetur cum formula), mit dem Hinzufügen „ad usum medici", „pro statione", „pro communitate" od. dgl. verschrieben und dementsprechend signiert.

d) Die Inscriptio. Schriftliche Anweisungen auf Arzneimittel werden erst durch Datum und Unterschrift zur Urkunde; solche auf stark wirkende Arzneimittel sind ohne Datum und Unterschrift des Arztes keine Rezepte im Sinne der Vorschriften über die Abgabe stark wirkender Arzneimittel. Es empfiehlt sich, der Unterschrift den Zusatz „Arzt" beizufügen. Um zu verhüten, daß auf dem Rezept nachträglich von unberechtigter Hand Änderungen, Fälschungen vorgenommen werden, schließt der Arzt die einzelnen Teile des Rezepts bis zur Unterschrift so aneinander an, daß Einfügungen seitens anderer ohne weiteres kenntlich sind. Etwaige Korrekturen, die der Arzt an seinem Rezept anzubringen hat, kennzeichne er u. U. ausdrücklich z. B. mit dem Zusatz „a medico correctum".

Das ärztliche Rezept ist eine Privaturkunde, die geeignet und bestimmt ist, zum Beweise rechtserheblicher Tatsachen zu dienen (Entscheidung des Reichsgerichtes vom 8. Oktober 1901 und 3. Nov. 1913). Schon aus diesem Grunde ist eine deutliche Schrift geboten, namentlich auch des Namens des Arztes. Es sollte unter allen Umständen vermieden werden, Rezepte — insbesondere solche auf stark wirkende Arzneimittel — mit Bleistift zu schreiben. Der Arzt verfügt wohl heutzutage über eine Füllfeder oder einen Kopierstift, um ein Rezept zu schreiben oder in gewissen Fällen ein mit der Schreibmaschine geschriebenes oder gedrucktes Rezept mit seiner Unterschrift zu versehen. In den Vereinigten Staaten von Amerika heißt es im Opiumgesetz (Artikel 87): Prescriptions should be written with ink or indelible pencil or typewritten; if typewritten, they should be signed by the practitioner. Durch undeutliche Schrift kann die Anfertigung der Arznei verzögert, unter Umständen aber auch durch sie Schaden angerichtet werden. Arzneien, die stark wirkende Arzneimittel enthalten, sollten möglichst je auf einem besonderen Blatt verschrieben werden. Für die Abgabe der Stoffe des Opiumgesetzes ist eine solche Bestimmung in der künftigen Verordnung vorgesehen.

Deutlichkeit und volle Verständlichkeit der Arzneiverordnung sowohl für den Apotheker wie für den Patienten sind unumgänglich notwendig, wenn nicht der Arzt sich zum Mitschuldigen von oft verhängnisvollen Irrtümern machen will[2]). Der Arzt mache es sich zur Regel, ein Rezept nicht aus der Hand zu geben, ohne es nochmals aufmerksam durchgelesen zu haben!

Ärzte, die dem Apotheker nicht persönlich und nicht nach ihrer Handschrift bekannt sind, also besonders Ärzte in der Großstadt, werden in die Lage kommen können, sich dem Apotheker gegenüber als (für das Deutsche Reich approbierter) Arzt ausweisen zu müssen oder auf telephonische Anfrage zu bestätigen, daß das verschriebene Arzneimittel (z. B. Morphin oder ein anderer Stoff des Opiumgesetzes) als Heilmittel dienen soll. Ergehen solche Anfragen des Apothekers an den Arzt oder Anfragen wegen Verstöße, Irrtümer oder unleserlicher Schrift in einer ärztlichen Anweisung, so fasse der Arzt diese nicht als Schikanen auf, sondern beantworte sie dem Apotheker, der pflichtmäßig handelt, entgegenkommend. Überhaupt ist im Interesse einer raschen und einwandfreien Arzneiversorgung der Bevölkerung ein auf gegenseitigem Verstehen fußendes Verhältnis zwischen Arzt und Apotheker notwendig, da unmöglich alle Einzelheiten der Arzneimittelverschreibung und -lieferung durch Vorschriften geregelt werden können, wenn dem ärztlichen Handeln nicht unerwünschte Fesseln angelegt werden sollen[3]).

---

[1]) Die Worte „Nach Bericht" sollten auf jeden Fall vermieden werden.
[2]) C. Binz, Rezeptsünden und ihre Folgen. 2. Aufl. Berlin 1899.
[3]) Vgl. E. Rost, Die medizinalpolizeiliche Bedeutung des Deutschen Arzneibuchs in: Die Untersuchung der Arzneimittel des D. A. B. 6, herausg. v. Th. Paul, S. 290. Berlin (J. Springer) 1927.

Außer den stark wirkenden Arzneimitteln des mehrfach erwähnten Verzeichnisses (s. S. 793) sind rezeptpflichtig:

1. Tuberkuline, flüssige und trockene, sowie alle anderen aus Tuberkelbacillen oder unter Verwendung von Tuberkelbacillen hergestellten Mittel und deren Zubereitungen, soweit sie zum Gebrauch für Menschen bestimmt sind. Verschreibung nur durch Ärzte zulässig. Wiederholung zum inneren Gebrauch ohne erneute schriftliche ärztliche Verordnung nicht gestattet (Besondere Verordnung).

2. Serum antidiphthericum, Ser. antimeningiticum, Ser. antitetanicum ad usum humanum (Besondere Verordnung; außer in Bayern, wo sie den Vorschriften über die Abgabe stark wirkender Arzneimittel unterstellt sind).

3. Laminaria- und Tupelostifte (Besondere Verordnung).

4. Der künstliche Süßstoff Dulcin in Mengen über 1,0 g (Süßstoff-Gesetzgebung).

5. Mittel des Geheimmittelverzeichnisses Anlage B (in Braunschweig auch Anlage C) und solche Mittel der Anlage A und C, über deren Abgabezulässigkeit ohne ärztliche Verschreibung (S. 806) der Apotheker keine Gewißheit hat.

4. Die Abgabe der Arzneimittel in den Apotheken, insbesondere auf ärztliche Verordnung. Apothekenbetrieb.

A.

Aufbewahrung und Überwachung der Arzneimittelvorräte in den Apotheken und Abgabe der Arzneimittel im allgemeinen.

Während die Vorschriften über die Beschaffenheit bestimmter Arzneimittel im „Deutschen Arzneibuch" (s. S. 761), die Preise durch die „Deutsche Arzneitaxe" (s. S. 774) für die Apotheke aller Länder des Reichs einheitlich gestaltet sind, besteht keine Deutsche Apothekenbetriebsordnung. In der Mehrzahl der Länder des Reichs sind eigene Apothekenbetriebsordnungen erlassen, sonst finden sich die einschlägigen Bestimmungen in anderen Verordnungen[*]).

Im nachfolgenden wird nicht nur auf die preußische Apothekenbetriebsordnung, sondern auch auf die einschlägigen Bestimmungen in Bayern, Thüringen, Braunschweig und Hamburg mit Bezug genommen werden[1]).

Arzneimittelvorrat. Die Apotheken sind nur in einzelnen Ländern des Reichs verpflichtet, sämtliche offizinellen, für die Humanmedizin bestimmten Arzneimittel vorrätig zu halten. So müssen in Hamburg in den Stadtapotheken die offizinellen Arzneimittel für die Humanmedizin vorhanden sein. In Thüringen müssen in jeder Apotheke die üblicherweise gebrauchten Arzneimittel, in Braunschweig die zum ordnungsmäßigen Betriebe erforderlichen Arzneimittel stets in genügender Menge, in Bayern die offizinellen Mittel, soweit sie von Ärzten verordnet werden, in entsprechender Menge vorrätig gehalten werden. In Preußen müssen in jeder Apotheke die im Arzneimittelverzeichnis (Series medicaminum)[2]) mit einem Sternchen bezeichneten Mittel stets vorrätig gehalten werden.

Beschaffung von Arzneimitteln auf ärztliche Verordnung. Es müssen aber auch alle sonstigen vom Arzt verordneten Mittel beschafft werden. Braunschweig: Es liegt dem Apotheker die Verpflichtung ob, nicht nur alle in dem Arzneibuch enthaltenen Arzneimittel, sondern auch andere Arzneimittel auf ärztliche Verordnung tunlichst schnell zur Verfügung zu stellen. Bayern: Die Bezirksverwaltungsbehörde kann im Benehmen mit dem Bezirksarzt die Verpflichtung (s. oben) einschränken oder nach Bedürfnis auf andere, im Arzneibuch nicht aufgeführte Mittel ausdehnen.

Aufbewahrung und Überwachung der Arzneimittel in den Apotheken. Preußen: Alle vorhandenen Mittel müssen von vorschriftsmäßiger Beschaffenheit sein. Die-

---

[*]) Vielleicht darf hier dem Wunsch Ausdruck gegeben werden, daß die Vielfältigkeit der den Apothekenbetrieb regelnden Vorschriften, in denen sich der Unsegen der Kleinstaaterei spiegelt, bald verschwinden und — zum Nutzen der Kranken, Ärzte und Apotheker — in absehbarer Zeit einer vom Deutschen Reich ausgehenden Verordnung Platz machen möge (Kl.).

[1]) Siehe Fußnote auf S. 747.

[2]) „Verzeichnis der Arzneimittel nach dem D. A. B., 6. Ausg. 1926 (Series medicaminum)". Es sind 172 Arzneimittel als in jeder Apotheke stets vorrätig zu halten durch Sternchen gekennzeichnet. Mittel, die auch unter wortgeschütztem Namen im Verkehr sind, dürfen auch allein als solche Spezialpräparate oder Spezialitäten (abgepackte Tabletten) vorhanden sein.

selben Waren in verschiedener Güte zu führen, ist dem Apotheker nicht gestattet, ausgenommen sind die lediglich zu technischen Zwecken dienenden, als solche unzweideutig bezeichneten Waren. Die Arzneimittel, insbesondere die dem Verderben oder der Zersetzung unterliegenden, sind fortlaufend sorgfältig zu prüfen und erforderlichenfalls durch einwandfreie Waren zu ersetzen. Bayern: Der Apothekenvorstand ist für die Güte und Reinheit der abgegebenen Mittel verantwortlich. Alle Mittel müssen in ihrer Beschaffenheit den Vorschriften des Arzneibuchs entsprechen und sind hierauf zu prüfen, soweit sie nicht schon in einer anderen Apotheke oder in einer staatlichen Anstalt geprüft sind. Von Stoffen, die leicht zersetzlich sind, dürfen abgeteilte Pulver, Tabletten oder Pillen nicht vorrätig gehalten werden. Thüringen: Ist bei Arzneimitteln eine beschränkte Dauer der Aufbewahrung vorgeschrieben, so ist dies durch Belege nachzuweisen. Braunschweig: Alle Arzneimittel müssen von untadelhafter Beschaffenheit sein, die offizinellen müssen auch für den Handverkauf den Anforderungen des Arzneibuchs entsprechen. Dieselben Waren in verschiedener Güte zu führen, ist nur in den im D. A. B. und in der D. A. T. vorgesehenen Fällen gestattet (Ausnahmen wie in Preußen s. oben). Lösungen, Verreibungen und ähnliche Rezepturerleichterungen dürfen nur vorrätig sein, wenn sie haltbar und in einer jede Verwechslung ausschließenden Weise bezeichnet sind.

Die Aufbewahrung hat nach der Zugehörigkeit zu der Tabelle B (Gifte, s. S. 800) oder zu der Tabelle C (Separanda, s. S. 800) des D. A. B. getrennt zu erfolgen. In Bayern müssen auf den Vorratsgefäßen für Mittel mit Maximaldosen diese angegeben sein.

Die Abgabe von Arzneimitteln und die Ausführung ärztlicher Verordnungen Im allgemeinen darf angenommen werden, daß die Apotheke jedes ohne ärztliches Rezept geforderte Arzneimittel — sofern es nach den einschlägigen Vorschriften zulässig ist — abzugeben hat. Der preußische Apothekerkammerausschuß vertritt die Auffassung, daß der Apotheker trotz fehlender ausdrücklicher Bestimmung auch Handverkaufsmittel ohne ärztliches Rezept bei Nacht abzugeben verpflichtet sei. Preußen: Ärztliche Verordnung (Rezepte) sind unter Beobachtung größter Sauberkeit und Sorgfalt ohne Verzug auszuführen; vom Arzt als „eilig" (cito, statim) bezeichnete gehen anderen Verordnungen vor. Ärztliche Verordnungen dürfen von Praktikanten nur unter Aufsicht des Vorstandes oder eines Assistenten unter deren Verantwortlichkeit angefertigt werden. Bayern: Die Herstellung der Arzneien hat genau nach den Vorschriften des Arzneibuchs und den sonst allgemeingebräuchlichen Vorschriften zu geschehen. Cito-Rezepte gehen anderen vor; sie sind auch dann sofort abzugeben, wenn die Empfänger mit der Bezahlung früher abgegebener Arzneien im Rückstand sind. Thüringen: Die im Handverkauf geforderten Arzneimittel sind ebenfalls zu jeder Zeit abzugeben. Braunschweig: Die Apotheker sind verpflichtet, in der Zeit, in der sie zur Bereitschaftshaltung verpflichtet sind, jede ärztlich regelrecht verordnete Arznei bei Tag und bei Nacht so schnell wie möglich vorschriftsmäßig anzufertigen und abzugeben, wenn der Betrag der Taxe bezahlt wird oder wenn schleunige Anfertigung durch den Arzt selbst auf dem Rezept ausdrücklich verlangt wird. Cito-Rezepte gehen anderen vor. Die Anfertigung der Arzneien auf ärztliche Verordnung darf vom Praktikanten nur unter besonderer Aufsicht des Apothekenvorstandes oder eines Assistenten geschehen. Hamburg: Der Apotheker ist verpflichtet, alle Arzneizubereitungen, die auf Grund einer schriftlichen Verordnung gefordert werden, im eigenen Betrieb herzustellen.

Verpflichtung des Apothekers zur Anfertigung der Rezepte. Erste Voraussetzung für die Anfertigung eines auf stark wirkende Stoffe lautenden Rezepts ist, daß der Apotheker die Gewißheit hat oder anzunehmen berechtigt ist, das Rezept stammt von einem (für das Deutsche Reich) approbierten Arzt[1]. Unter Umständen muß sich der betreffende Arzt dem Apotheker gegenüber ausweisen, insbesondere in Großstädten, bei ortsfremden Ärzten und wenn Stoffe des Opiumgesetzes verschrieben werden. Braunschweig: Ist der Apotheker im Zweifel, ob der Aussteller des Rezeptes ein approbierter Arzt ist, so hat er sich vor der Abgabe der Arznei darüber Gewißheit zu verschaffen. Hamburg: Ist der Apotheker im Zweifel darüber, ob ein Rezept, auf dem ein stark wirkendes Arzneimittel verordnet ist, von einem approbierten Arzt ausgestellt ist, so ist er gehalten, durch Nachfrage auf dem Medizinalamt sich über die Zulässigkeit der Anfertigung Auskunft zu holen. Der Apotheker ist nur dann verpflichtet, eine Arznei auf ein ärztliches Rezept hin abzugeben, wenn er sich dadurch nicht in Konflikt bringt mit sonst ergangenen gesetzlichen usw. Bestimmungen. Braunschweig: Für die Abgabe stark wirkender Medikamente auf ärztliche Verordnung (s. S. 791) und im Handverkauf, für die Sonderbehandlung der Betäubungsmittel auf Grund des Opiumgesetzes (s. S. 812), für die Beschaffenheit und Bezeichnung der Arzneiabgabebehältnisse (s. S. 791),

---

[1] In Thoms' Handbuch der prakt. u. wissensch. Pharmazie I, 1924, S. 54, heißt es: „Der Apotheker, der ein stark wirkende Mittel enthaltendes Medikament anfertigt und abgibt, ohne sich zu vergewissern, ob die ordinierende Person ein approbierter Arzt ist, handelt fahrlässig."

für die Abgabe von Giften zu nicht arzneilichen Zwecken, für den Verkehr mit Geheimmitteln (s. S. 806) gelten auch die Bestimmungen der dazu besonders erlassenen Gesetze und Bekanntmachungen. Preußen: Wenn der Apotheker in einer ärztlichen Verordnung einen Verstoß gegen die bestehenden Vorschriften oder einen Irrtum zu finden glaubt, so muß er darüber den verordnenden Arzt mündlich oder in einem geschlossenen Brief verständigen. Besteht der Arzt auf Anfertigung seiner Verordnung, so kann der Apotheker sie zwar auf dessen Verantwortung anfertigen, ist aber verpflichtet, dem Kreisarzt sogleich Anzeige zu machen, oder, wenn dieser die Arznei verordnet hat, die Verordnung dem Regierungspräsidenten zur Prüfung durch den Regierungs- und Medizinalrat einzusenden. Ist der verordnende Arzt nicht zu erreichen, so ist bei Überschreitung der Maximaldosen (s. S. 798) die vorgeschriebene Grenze herzustellen und dem Arzt tunlichst bald Kenntnis davon zu geben. Unleserlich geschriebene Verordnungen dürfen ohne Aufklärung durch den Arzt nicht angefertigt werden. Es ist nicht gestattet, für ein verschriebenes Arzneimittel ein anderes zu setzen. Bayern: Enthält die Verordnung einen offenbaren Irrtum oder ist sie unleserlich, so hat der Apotheker die Richtigstellung durch den Arzt zu veranlassen; bis dahin hat die Anfertigung der Arznei zu unterbleiben. In gleicher Weise ist zu verfahren, wenn die Höchstgabe eines Mittels überschritten und der Arzt nicht zu erreichen ist. Ist der Arzt nicht bald zu erreichen, so darf die Arznei unter Zurückführung der Gewichtsmenge des Mittels auf die Hälfte der Maximaldosis, bei einer Arznei für ein Kind unter 3 Jahren aber überhaupt nicht angefertigt werden. Braunschweig: Sinngemäß wie in Preußen (Verständigung mit dem Arzt). Angefertigte Rezepte mit überschrittenen Höchstgaben darf der Apotheker in keinem Falle abliefern; er muß sie vielmehr aufbewahren. Hamburg: Bei Rezepten mit kleinen Versehen, z. B. dem unrichtigen Verhältnis eines Binde- oder Auflösungsmittels, oder bei solchen, auf denen ein Binde- oder Auflösungsmittel anzugeben vergessen ist, ist es dem Apotheker — wenn eine vorherige Nachfrage beim Arzt nicht zu ermöglichen war — erlaubt, durch einen unschuldigen Zusatz den Fehler zu verbessern und dem Mittel die gehörige Form zu geben; doch muß er diese Änderung dem Arzt mitteilen. Ist bei einer geringen Überschreitung der Maximaldosen ohne Zusatz eines ! und der Wiederholung der Menge in Buchstaben der Arzt ohne große Verzögerung und ohne die Gefahr unnötiger Beunruhigung des Kranken oder der Angehörigen nicht zu erreichen, so ist die Dosis auf die Maximaldosis herabzusetzen, hiervon aber dem Arzt umgehend Kenntnis zu geben. Sind aber bedeutende Fehler und Irrtümer in dem Rezept vorhanden, so darf es zunächst nicht bereitet werden. Beharrt der Arzt auf der Anfertigung, so hat der Apotheker trotzdem — wenn ihm die Verordnung als widersinnig erscheint und er befürchtet, daß das nach ihr bereitete Mittel gesundheitsschädliche oder gar tödliche Wirkung auf den Kranken haben kann — das Rezept zunächst nicht anzufertigen, sondern es umgehend dem Verwaltungsphysikus zur Begutachtung vorzulegen.

Die Gültigkeitsdauer der Rezepte ist nicht beschränkt; da ihre Freizügigkeit nicht beschränkt ist, gelten sie für jede Apotheke des Reichsgebietes (Grenzverkehr s. S. 781). In der künftigen Verordnung über die Verschreibung der Stoffe des Opiumgesetzes ist eine Bestimmung vorgesehen, daß die Rezepte nicht vor- oder rückdatiert werden dürfen.

Durch den Fernsprecher dürfen wohl stark wirkende Arzneimittel bestellt, aber nur gegen Aushändigung der schriftlichen ärztlichen Anweisung an das Publikum abgegeben werden (Preußen). Verordnet der Arzt mündlich oder durch den Fernsprecher ein Arzneimittel, so hat der Apotheker die Verordnung schriftlich niederzulegen und die Niederschrift dem Arzt vorzulesen (Bayern).

B.

Beschaffenheit und Bezettelung (Signatur) der Arzneiabgabebehältnisse in den Apotheken, Kopierzwang, Wiederholung (Reiteratur) usw.

Auf Grund der Vorschriften über die Abgabe stark wirkender Arzneimittel in den Apotheken, der Apothekenbetriebsordnungen usw.

a) Beschaffenheit und Bezettelung der Arzneibehältnisse (S. 793).

1. Gläser. Für die von einem Arzte oder Zahnarzt zum inneren Gebrauch (zum Einnehmen) verordneten flüssigen Arzneien dürfen nur runde Gläser, für die zum äußeren Gebrauch (d. h. für alle anderen Applikationsarten) verordneten flüssigen Arzneien nur sechseckige Gläser, an denen drei nebeneinander liegende Flächen glatt und die übrigen mit Längsrippen versehen sind, verwendet werden.

Flüssige Arzneien, die durch die Einwirkung des Lichtes verändert werden, sind in gelbbraun gefärbten Gläsern abzugeben.

Für die runden Gläser sind Zettel von weißer Grundfarbe, für die sechseckigen solche von roter Grundfarbe zu verwenden.

b) Die Signatur (Anklebe- bzw. Anbindezettel) der Arzneibehältnisse muß deutlich und leserlich folgende Angaben enthalten:

Preußen: In deutscher Sprache:	Bayern:	Thüringen: Die Signatur muß in deutscher Sprache und leserlich enthalten:	Braunschweig: Jede ärztlich verordnete Arznei muß eine deutliche und leserliche Bezeichnung aufweisen	Hamburg: Jede einzelne Arznei ist für sich allein fertigzustellen und deutlich zu signieren
a) die Bezeichnung der verabfolgenden Apotheke	a) desgl.	a) desgl.	a) die Firma der Apotheke	a) Name der Apothekers
b) den Tag der Herstellung der Arznei	b) desgl.	b) desgl.	b) desgl.	
c) die Gebrauchsanweisung, neben die noch solche in fremden Sprachen zulässig sind	c) die Gebrauchsanweisung	c) die genaue Gebrauchsanweisung, sofern sie vom Arzt angegeben ist, daneben Gebrauchsanweisung in fremder Sprache zulässig	c) die auf dem Rezept vermerkte Gebrauchsanweisung	c) die Angabe der Zeit des Gebrauchs und der Gabe in Buchstaben
d) die verordneten Bestandteile, auch nach ihren Mengen	d) nicht vorgeschrieben[1]	d) nicht vorgeschrieben	d) nicht vorgeschrieben[2]	d) nicht vorgeschrieben [aber Nummer des Rezeptbuches[3]]
e) — sofern aus der Verordnung ersichtlich — den Namen des Kranken	e) den Namen des Kranken	e) den Namen des Kranken, sofern er vom Arzt angegeben ist	e) den Namen des Kranken	
			NB. Für Arzneimittel, die auf Grund der Bestimmungen der D. A. T. ohne Berechnung der Abgabegebühr abgegeben werden, genügt eine einfache Inhaltsbezeichnung	Ist auf dem Rezept, in dem ein stark wirkendes Arzneimittel verordnet ist, vom Arzt die Wiederanfertigung verboten, so ist vom Apotheker im Rezeptbuch und auf der Signatur ein entsprechender Vermerk zu machen

Um den Apotheker in den Stand zu setzen, diesen Vorschriften zu entsprechen, ist es Pflicht des Arztes, seine schriftliche Anweisung, zum mindesten auf stark wirkende Arzneimittel, einschließlich der Stoffe des Opiumgesetzes, unter Berücksichtigung der oben angeführten Bestimmungen abzufassen.

---

1) In Bayern ist entweder die Urschrift des Rezeptes zurückzubehalten oder eine Abschrift von ihm anzufertigen.
2) In Braunschweig ist von jedem angefertigten Rezept Abschrift in ein Buch einzutragen.
3) In Hamburg ist jedes Rezept in ein Rezeptbuch einzutragen.

2. Schachteln, Kästchen und Kruken. Für nicht flüssige Arzneien, die zum inneren Gebrauch dienen sollen, sind Zettel von weißer Grundfarbe, für die nicht flüssigen Arzneien, die zum äußeren Gebrauch (Suppos., Salben usw.), kurz zu allen anderen Applikationsarten als zum inneren Gebrauch dienen sollen, solche von roter Grundfarbe zu verwenden.

c) Der Kopierzwang. In Preußen besteht die Verpflichtung für den Apotheker, jedes ärztliche Rezept in ein Rezeptbuch einzutragen, seitdem auf dem Arzneibehältnis oder auf der Rezeptierfahne die ärztliche Verordnung abzuschreiben ist, nicht mehr.

Bayern: Von der ärztlichen Anweisung ist entweder (mit Zustimmung des Arzneiempfängers) die Urschrift zurückzubehalten oder eine Abschrift anzufertigen. Wiederholungen sind auf der Urschrift oder Abschrift zu vermerken. Urschriften oder Abschriften sind mit Ausnahme der Verordnungen für Kassen 10 Jahre lang aufzubewahren. Braunschweig: Von jedem angefertigten Rezept ist ohne Verzug eine vollständige Abschrift (mit dem Namen des verordnenden Arztes und der Preisangabe) in ein besonderes, 10 Jahre lang aufzubewahrendes Buch einzutragen. Hamburg: Jedes Rezept ist in ein Rezeptbuch einzutragen und mit laufender Nummer zu versehen, die auf die Signatur des Arzneiabgabebehältnisses zu übertragen ist.

d) Sonstiges.

Die von dem Apotheker auf den Rezepten anzubringenden Ergänzungen. Preußen: Auf der ärztlichen Verordnung ist sogleich nach der Anfertigung der ausgeschriebene Name des Anfertigers und baldigst die Taxe leserlich zu vermerken.

Etwaige vom Apotheker mit dem Arzt vor der Anfertigung des Rezepts vereinbarte Änderungen oder sonstige Änderungen (s. Rezeptbeispiel VI, S. 763) sind auf dem Rezept anzubringen.

D. A. T. Der Verkaufspreis der Arznei ist auf dem Rezept zu vermerken. Bei einer vom Apotheker zur Abgabe hergerichteten Arznei sind außerdem die Einzelbeträge des Verkaufspreises in vorgeschriebener Reihenfolge (s. Rezeptbeispiele S. 762/63) anzugeben. Zusatzgebühren (zulässige Nachttaxe, Abgabe von Arzneien, die Stoffe des Opiumgesetzes enthalten, usw.) sind gesondert auf den Rezepten zu vermerken.

Geheimhaltung der Rezepte. (Unbefugte Offenbarung von Privatgeheimnissen [RStrGB. § 300] S. 810.) Preußen: Die in den Apotheken befindlichen ärztlichen Rezepte dürfen anderen Personen als dem verordnenden Arzt, dem Kranken und dessen Beauftragten oder Vertreter weder gezeigt noch in Ur- oder Abschrift verabfolgt werden. Braunschweig fügt hinzu: und den Mitgliedern der Aufsichtsbehörde in Ausübung ihres Amtes. Die Rezepte auf Stoffe des Opiumgesetzes sind nach den Ausführungsbestimmungen zum Opiumgesetz (S. 815) auf Verlangen an die zuständige Medizinalbehörde oder an das Reichsgesundheitsamt einzusenden.

Maßnahmen gegen unzulässigen Wettbewerb. Es ist den Apothekern untersagt, mit Ärzten über die Zuwendung von Arzneiverordnungen Verträge zu schließen oder ihnen dafür Vorteile zu gewähren (Preußen, sinngemäß Bayern). Auch ist ihnen untersagt, Arzneien anzufertigen, deren Bestandteile durch erdichtete, unverständliche Ausdrücke bezeichnet sind (Preußen, Braunschweig u. a.).

Anführen von Apotheken als Bezugsquellen von Arzneimitteln und öffentliche Ankündigung solcher durch Apotheken. Hamburg: Das Medizinalkollegium kann den Apothekern das Ankündigen oder das Anführen von Apotheken als Bezugsquellen für solche Mittel, die zu Heilzwecken oder zur Verhütung menschlicher Krankheiten dienen sollen, untersagen, wenn andere als medizinische oder pharmazeutische Fachblätter in Frage kommen. In Braunschweig ist die öffentliche Ankündigung irgendwelcher Stoffe oder Zubereitungen als Heilmittel in den Apotheken nur nach Maßgabe der von der amtlichen Standesvertretung (Kammer) festgesetzten Standesordnung gestattet.

C.

Die Abgabe der dem Rezeptzwang unterstehenden Arzneimittel.

Die in einem besonderen Verzeichnis (s. S. 793) aufgeführten sog. stark wirkenden Arzneimittel dürfen nur auf ärztliches Rezept als Heilmittel an das Publikum abgegeben werden, wobei die meisten Mittel für den inneren und äußeren Gebrauch, einzelne nur für den inneren Gebrauch (z. B. Zinksulfat), einige nur für bestimmte Applikationsarten (z. B. Insulin für Injektionszwecke) dem Rezeptzwang unterliegen. Ein Unterschied, ob die verordneten Mengen klein oder groß sind, ob das Rezept für einen Tag oder für längere Zeit ausgestellt ist, wird dabei nicht gemacht.

Wiederholung (Reiteratur). Für die wiederholte Abgabe eines stark wirkenden Arzneimittels des Verzeichnisses gilt, daß es zum äußeren Gebrauche eines erneuten Rezeptes nicht bedarf; das für äußere Zwecke (Anwendung auf der Haut) ausgestellte ärztliche Rezept behält unbegrenzt für Wiederholungen seine Gültigkeit.

Für die wiederholte Abgabe eines stark wirkenden Arzneimittels des Verzeichnisses zum inneren Gebrauch (d. h. zum Einnehmen, Einatmen, Einspritzen usw., S. 792) gilt:

1. Bestimmte Stoffe, wie die rezeptpflichtigen Schlafmittel (Barbitursäurepräparate, Sulfonal usw.), ferner Optochin und zu Einspritzungen unter die Haut bestimmte Lösungen, z. B. von Eukodal, Dilaudid, von Morphin und den anderen Stoffen des Opiumgesetzes (s. S. 812) dürfen nur auf jedes Mal erneute schriftliche Anweisung eines Arztes abgegeben werden.

2. Alle Arzneimittel, denen in dem Verzeichnis (s. S. 793) keine Gewichtsmenge beigegeben ist, wie Insuline zu Injektionszwecken, Lobelin, Thyreoideapräparate, dürfen ohne erneutes Rezept eines Arztes (oder Zahnarztes) nur dann abgegeben werden, wenn die Wiederholung in der ursprünglichen Anweisung für zulässig erklärt und außerdem dabei bemerkt war, wie oft und bis zu welchem Zeitpunkt sie stattfinden darf (semel, bis usw. usque ad... repetatur!). Der Arzt ist also hierbei sicher, daß das Rezept praktisch seine Gültigkeit für Wiederholungen nur behält, wenn und soweit er dies schriftlich fixiert hat.

3. Die Stoffe des Opiumgesetzes, ferner Dicodid, Dilaudid, Eukodal usw. dürfen ohne erneutes ärztliches (oder zahnärztliches) Rezept abgegeben werden, wenn sie nicht in einfachen Lösungen oder einfachen Verreibungen, sondern als Zusatz zu anderen arzneilichen Zubereitungen verschrieben sind und der Gesamtgehalt der Arznei eine im § 4, Abs. 2 fixierte Gewichtsmenge (als Reiteraturgrenzdosis, bei Mitteln, für die Maximaldosen festgesetzt sind, meist der Maximaleinzeldosis des Arzneibuchs entsprechend) nicht übersteigt. Es ist geplant, in Zukunft jede wiederholte Abgabe der Stoffe des Opiumgesetzes an ein neues Rezept zu binden.

4. Alle anderen Mittel des Verzeichnisses, denen im Verzeichnis eine Gewichtsmenge für die Reiteratur beigefügt ist, dürfen unter den Voraussetzungen des § 3, Ziff. 1 und 2 der Vorschriften auch zum inneren Gebrauch ohne erneute schriftliche Anweisung des Arztes abgegeben werden; das Rezept behält dauernd seine Gültigkeit, wenn der Arzt es nicht mit einem Ne repetatur versieht (S. 793, § 5).

Die erneute schriftliche Anweisung wird vom Arzt auf einem besonderen Formblatt gegeben (Neuverschreibung); sie darf aber auch auf dem ersten Rezeptblatt als Reiteraturvermerk mit Datum und Unterschrift des Arztes angebracht werden (Rezeptbeisp. IV, S. 763).

Ein Blick auf das Verzeichnis der stark wirkenden Arzneimittel (S. 793—798) zeigt, daß hier Bestimmungen vorliegen, die für das ärztliche Handeln von besonderer Bedeutung sind. Jedes von ihm auf Stoffe wie arsenige Säure, Atropin, Strychnin usw. ausgestellte Rezept, auf dem der Arzt die Einzelgabe angegeben hat, oder ein auf stark wirkende Arzneimittel ohne Maximaldosen (z. B. Tinctura Aconiti, Vinum Colchici) ausgestellte Rezept, auf dem der Arzt die Einzelgabe vermerkt hat, stellt für den Kranken ein Rezept von unbegrenzter Dauer dar, wenn die Einzelgabe die Gewichtsmenge des Verz. nicht übersteigt. Kann also der Arzt im Einzelfall nicht verantworten, daß solche Rezepte, bei denen z. B. die Einzelgabe Liquor Kalii arsenicosi bis 0,5, Atropinsulfat bis 0,001 und Strychnin bis 0,010 g betragen darf, ohne seine Beaufsichtigung unbegrenzt oft in der Apotheke angefertigt werden, so muß er von dem ihm zugestandenen Recht des § 5 (s. S. 793) Gebrauch machen und auf dem Rezept die Wiederholung durch einen entsprechenden Vermerk untersagen.

Der Arzt (oder Zahnarzt) kann also die hier unter 2 bis 4 beschriebenen möglichen Erleichterungen im Bezuge der stark wirkenden Arzneimittel aus den Apotheken zum inneren Gebrauch durch einen auf der ursprünglichen Anweisung beigesetzten Vermerk (Ne repetatur! Ne reiteretur!) — wenn es geboten erscheint! — untersagen. Ein Wiederholungsverbot auf Rezepten, die für stark wirkende Arzneimittel zum äußeren Gebrauch und für nicht stark wirkende Arzneimittel ausgestellt sind, ist für den Apotheker nicht bindend; der Apotheker ist berechtigt, die einmal rezeptmäßig verordnete Arznei auf Wunsch des Patienten beliebig oft zu wiederholen. In Hamburg ist, wenn auf dem Rezept, in dem ein stark wirkendes Arzneimittel verordnet ist, vom Arzt die Wiederanfertigung untersagt wurde, sowohl im Rezeptbuch wie auf der Signatur dieser Vermerk anzubringen.

Die auf die Stoffe des Opiumgesetzes lautenden Rezepte sind — von wenigen Ausnahmen abgesehen (s. o.) — vom Apotheker zurückzubehalten und verlieren dadurch ihre Gültigkeit. Sie müssen 3 Jahre lang für die etwaige Einforderung durch die Opiumstelle (beim Reichsgesundheitsamt) zurückbehalten werden. Die wiederholte Abgabe der Stoffe des Opiumgesetzes zum äußeren Gebrauch (z. B. Einführung in die Nase) unterliegt bestimmten Vorschriften (§ 4, Abs. 3 der Vorschriften S. 792).

Verschreibung und Abgabe von Arzneimitteln unter wortgeschützten Namen.

Abgabe von Arzneimitteln, die unter ihrem wortgeschützten Namen verordnet werden. Der Apotheker hat der ärztlichen Verordnung entsprechend dasjenige Arzneimittel abzugeben, das vom Arzt verschrieben ist. Arzneimittel, die unter ihrem geschützten

Namen verschrieben werden, sind als solche — sei es in Spezialitätenpackungen, sei es in zubereiteter Form — abzugeben. Sollte aber eine auf ein Mittel unter dem wortgeschützten Namen mit der Beifügung „Ersatz" lautende ärztliche Verordnung (z. B. auf Pyramidon-Ersatz) dem Apotheker vorgelegt werden, so darf dieser nach dem Gesetze zum Schutze der Warenbezeichnungen (s. S. 810) in keinem Fall auf das Arzneiabgabebehältnis den wortgeschützten Namen irgendwie (z. B. mit dem Zusatz „Ersatz") übertragen, sondern muß — dem Inhalt der zur Abgabe gelangenden Arznei entsprechend — die wissenschaftliche Bezeichnung des tatsächlich abgegebenen Mittels (z. B. Dimethylamino-phenyldimethylpyrazolon oder Dimethylaminophenazon) gegebenenfalls auf dem Arzneibehältnis anbringen. Der Arzt handelt deswegen nur korrekt, wenn er in den Verschreibungen das Wort „Ersatz" vermeidet und eine der wissenschaftlichen Bezeichnungen (des D. A. B. oder sonst üblichen) auf dem Rezept gebraucht.

Von der Wiedergabe einer Übersicht der Arzneimittel unter ihren wortgeschützten Namen und der wissenschaftlichen Bezeichnung wird hier abgesehen, da die betreffenden Namen mit der Beifügung ‚E. W.' (Eingetragenes Warenzeichen) neben den sonstigen Bezeichnungen bei den einzelnen Arzneimitteln im Teil II angeführt sind.

5. Rezeptbeispiele (mit Angabe der Taxpreise).

Nachfolgende sechs Rezeptbeispiele (Seite 762 u. 763) sollen dem Arzt zeigen, wie kunstgerechte bzw. vorschriftsmäßige ärztliche Verschreibungen von (rezeptpflichtigen) Arzneimitteln beschaffen sein müssen, welche Zusätze der Apotheker u. U. auf dem ärztlichen Rezept anbringen darf bzw. muß, welche ärztlichen Vermerke (z. B. der Sperrvermerk[1]) „Ne repetatur!") vom Apotheker zu beachten sind und wie sich die Berechnung des Abgabepreises für die betreffenden Arzneimittel nach der D. A. T. (1929) ergibt.

Der Arzt dürfte an der Hand dieser Zusammenstellung sich leichter in der etwas verwickelten Materie zurechtfinden.

6. Pharmakopöe (Arzneibuch).

Das Deutsche Arzneibuch (D. A. B.) und die Pharmakopöen anderer Staaten.

Entsprechend der Bezeichnung „Pharmakopöe" (φάρμακα ποιεῖν) sind die Arzneibücher im wesentlichen Vorschriftenbücher über die Beschaffenheit, z. T. auch über die Art der Herstellung der darin abgehandelten, offizinellen, Arzneimittel (Stoffe und Zubereitungen), sowie über ihre vor Veränderung schützende Aufbewahrung. Im Laufe der Zeit ist es immer mehr wirtschaftlich geworden, die unvermischten Arzneimittel in chemischen Fabriken herzustellen; in einzelnen Fällen geben aber die Pharm. noch eine Bereitungsvorschrift, um damit ein Präparat bestimmter Reinheit und frei von gefährlichen Verunreinigungen zu gewährleisten, wie z. B. bei Aether bromatus, der nicht aus Bromphosphor, sondern nur aus Kaliumbromid und Äthylschwefelsäure bereitet werden darf (s. S. 118).

Das D. A. B., für das sich in den einschlägigen gesetzlichen usw. Vorschriften keine Begriffsbestimmung oder Inhaltsumgrenzung findet[2]), enthält vorwiegend Vorschriften zur Feststellung der Identität und Reinheit der offizinellen Arzneistoffe und Arzneizubereitungen, daneben aber auch zahlreiche Anweisungen bezüglich Abgabe von Arzneien, z. B. soweit sie jedesmal frisch hergestellt werden müssen (Infuse S. 17, Pil. Ferr. carbon. Blaudii S. 377 usw.), soweit Lösungen von Alkaloiden (zur Sterilisation) nicht erhitzt werden dürfen (Lobelin. hydrochl. S. 493, Physostigminsalze S. 567 usw.), soweit Arzneimittel in bestimmten Einzelfällen für andere verordnete verabfolgt werden dürfen (synthetischer Campher für Campher S. 251) oder zu verabfolgen sind (Morphin. hydrochlor. für subcutane Injektionen anstatt Morphin. acetic. S. 534, Scopolamin. hydrobrom. anstatt Hyoscin. hydrobrom. S. 647). Auch wird bestimmt, daß z. B. in jedem Fall, wenn aus dem Rezept nicht einwandfrei zu entnehmen ist, daß ein weniger reines Präparat von Barium sulfuricum (auf die Verantwortung des Arztes hin) abzugeben ist, Barium sulfuricum des D. A. B. (S. 210) und bei Verordnung von Folia Digitalis

---

[1]) Ärztliche Sperrvermerke auf Rezepten auf nicht rezeptpflichtige Arzneimittel braucht der Apotheker nicht zu berücksichtigen.

[2]) Nicht jedes der im D. A. B. aufgeführten Mittel ist im strengen Sinne Arzneimittel (S. 748), wohl aber ein Mittel, das im Einzelfall als Arzneimittel angesehen werden kann (Zahnpulver S. 244), oder das zur Bereitung von Arzneien dienende Extractum Faecis (für Pillenbereitung, S. 372) sowie Dextrinum (für Extraktbereitung S. 354).

I.
Formblatt mit Vordruck.

Dr. med. X. Y., prakt. Arzt.
Telephon-Nr. . . . . Wohnort . . . .
Wohnung . . . .

Berlin, 15. V. 1928.

Rp.

Tincturae Digitalis 20,0
D. ad vitr. patent. flav.

S. 2 bis 3mal tgl. 10—15 Tropfen.

Für Frl. N. N.

Dr. X. Y.
Arzt.

Rezept behält nach der Anfertigung unbegrenzt seine Gültigkeit, sofern der Arzt nicht einen Sperrvermerk (Ne repetatur!) darauf anbringt, da die unter der Grenzdosis des Verzeichnisses (S. 793) bleibende Einzeldosis angegeben ist.

a) Arzneimittelpreis . . . 0,70 RM.
b) Abgabegebühr bzw. Arbeitspreis . . . 0,25 „ [1]
c) Gefäßpreis . . . 0,30 „
d) Umsatzsteuer . . . (0,01) „
e) Gesamtpreis . . . 1,25 RM.
f) Zuschläge . . . —

[1]) Gebühr f. d. Herrichtung einer Arznei zur Abgabe, einschließlich des etwa erforderlichen Korkes, der Überdecke (Tektur), der Papierkapsel, des Papierbeutels und der Signatur.

II.
Formblatt mit Vordruck.

Dr. med. X. Y., prakt. Arzt.
Telephon-Nr. . . . . Wohnort . . . .
Wohnung . . . .

Berlin, 15. V. 1928.

Rp.

Chloroformii
Ol. camphor. ana 25,0
M. D. S. Äußerlich.

Zum Einreiben.

Für Herrn N. N.

Dr. X. Y.
Arzt.

Rezept behält, als Anweisung auf eine nicht zum inneren Gebrauch bestimmte Arznei, nach der Anfertigung unbegrenzt seine Gültigkeit; es kann nicht durch einen Sperrvermerk des Arztes ungültig gemacht werden.

a) Arzneimittelpreise . . . 0,25 RM. / 0,38 „
b) Abgabegebühr bzw. Arbeitspreis . . . 0,25 „ [1]
c) Gefäßpreis . . . 0,15 „
d) Umsatzsteuer . . . (0,01) „
e) Gesamtpreis . . . 1,05 RM.
f) Zuschläge . . . —

[1]) Eine Sondergebühr für die Herrichtung zur Abgabe wird nicht erhoben.

III.
Formblatt mit Vordruck.

Dr. med. X. Y., prakt. Arzt.
Telephon-Nr. . . . . Wohnort . . . .
Wohnung . . . .

Noëtu! Berlin, 15. V. 1928.

Rp.

Morphini hydrochlorici 0,4!
(centigrammata quadraginta)
Aq. dest. ad 10,0
M. D. S. Zur subcutanen Injektion.

Zu Händen des Arztes.

Für Herrn N. N.

Dr. X. Y.
Arzt.

Rezept verliert, als Verschreibung auf einen Stoff des Opiumgesetzes, nach der Anfertigung seine Gültigkeit, ist in der Apotheke 3 Jahre lang aufzubewahren[1]).

a) Arzneimittelpreise: 1,40 RM. / 0,10 „
b) Abgabegebühr bzw. Arbeitspreis: 0,55 „ [2]
c) Gefäßpreis: 0,15 „
d) Umsatzsteuer: (0,02) „
e) Gesamtpreis: 2,20 RM.
f) Zuschläge: 0,10 „ Sondergeb. für Rezepte auf Stoffe des Opiumgesetzes.
1,00 „ Zulässiger Nachtdienst-Zuschlag.
3,30 RM.

[1]) Es ist vorgesehen, in Zukunft — bei Überschreitung der Maximaltagesdosis von 0.1 g Morphin und seinen Salzen — die Worte „Eingetragene Verordnung" unmittelbar über der Unterschrift zu fordern.
[2]) Eine Sondergebühr für die Herrichtung zur Abgabe wird nicht erhoben.

IV.

Formblatt mit Vordruck.

(Wiederholungsvermerk auf dem ursprünglichen Rezept.)

Dr. med. X. Y., prakt. Arzt.
Telephon-Nr. .... Wohnort ....
Wohnung ....

Berlin, 15. V. 1928.

Rp. **Olei Chenopodii anthelminthici**
gtts XII
D. tal. dos. ad caps. gelat. Nr. II
S. In 2 Portionen nach genauer
Vorschrift!
Für N. N. (12jähriger Knabe).

Dr. X. Y.
Arzt.

Repetatur!
15. VIII. 1928.

Dr. X. Y.
Arzt.

Rezept behält nach der ersten Anfertigung und Repetition unbegrenzt seine Gültigkeit, da die unter der Grenzdosis des Verzeichnisses (S. 793) bleibende Einzelgabe ersichtlich ist und da ohne Sperrvermerk (Ne repetatur!)

a) Arzneimittelpreis	0,20 RM.	
b) Abgabegebühr bzw. Arbeitspreis	0,75 "	1)
c) Gefäßpreis	0,15 "	
d) Umsatzsteuer	(0,01) "	
e) Gesamtpreis	1,10 RM.	
f) Zuschläge	—	

1) Eine Sondergebühr für die Herrichtung zur Abgabe wird nicht erhoben.

V.

Formblatt mit Vordruck.

(Verordnung mit zeitlich begrenzter, 2- (3-)maliger, Wiederholungsmöglichkeit.)

Dr. med. X. Y., prakt. Arzt.
Telephon-Nr. .... Wohnort ....
Wohnung ....

Berlin, 15. V. 1928.

Rp. **Infusi Foliorum Digitalis**
(ex ampulla) 1,5:200,0
D. S. Vierstündlich 1 Eßlöffel;
tägl. 3—4mal!
Für Frau N. N.
Repet. bis (ter) usque ad
28. V. 1928.

Dr. X. Y.
Arzt.

Rezept behält nach der erstmaligen (und zweiten) Anfertigung zufolge des ärztlicherseits gemachten Zusatzes „bis (ter) usque ad .." seine begrenzte Gültigkeit.

a) Arzneimittelpreise (Ampulle)	{0,55 RM. {0,10 "	
b) Abgabegebühr bzw. Arbeitspreis	0,80 "	1)
c) Gefäßpreis	0,20 "	
d) Umsatzsteuer	(0,02) "	
e) Gesamtpreis	1,65 RM.	
f) Zuschläge	—	

1) Eine Sondergebühr für die Herrichtung zur Abgabe wird nicht erhoben.

VI.

In Ausnahmefällen!

Zurechtgeschnittenes Blatt mit handschriftlich vermerkter genauer Adresse des Arztes nebst Telephonnummer.

Dr. med. X. Y., prakt. Arzt.
Telephon-Nr. .... Wohnort ....
Wohnung ....

Berlin, 15. V. 1928.

Rp. **Strychnini nitrici** 0,03
Massae pilularum q. s.
[Pulv. et succ. Liquir. ana 1,5[1]]
M. f. pil. Nr. XXX.
D. S. 1—3mal tägl. 1 Pille.
Unter Verschluß halten!
Für Herrn N. N.
Ne repetatur!

Dr. med. X. Y.
Arzt.

Rezept verliert nach der Anfertigung zufolge des Sperrvermerks des Arztes seine Gültigkeit!

a) Arzneimittelpreise	{0,20 RM. {0,10 " {0,20 "	
b) Abgabegebühr bzw. Arbeitspreis	0,55 "	2)
c) Gefäßpreis	0,15 "	
d) Umsatzsteuer	(0,01) "	
e) Gesamtpreis	1,20 RM.	
f) Zuschläge	—	

1) Vom Apotheker hinzuzusetzende Ergänzung des Rezepts.
2) Eine Sondergebühr für die Herrichtung zur Abgabe wird nicht erhoben.

in Form von Spezialmarken die auf pharmakognostische Reinheit und auf Wirkungswert am Frosch pharmakologisch geprüften Folia Digitalis des D. A. B. (S. 357), bei Verordnung einer Tinctura Digitalis, wie sie auch bezeichnet sein möge, die in der betreffenden Apotheke aus den eigenen Beständen amtlich geprüfter Folia Digitalis (S. 361) bereitete Tinktur abgegeben werden müssen[1]).

Die Pharm. enthalten naturgemäß nicht alle ärztlich gebrauchten Arzneimittel, sondern nur eine Auswahl. Diese Auslese ist nicht nur in jedem Staat verschieden, sondern sie wechselt auch in den verschiedenen Ausgaben der Pharm.. Im Arzneimittelverzeichnis (Teil II) ist bei den einzelnen Arzneimitteln angegeben, ob sie in früheren Ausgaben des D. A. B. (Germ. I, II ... V) offizinell waren.

Das im Reichsgesundheitsamt ausgearbeitete D. A. B. im besonderen enthält diejenigen Stoffe und Zubereitungen, die nach der Ansicht der vom Reichsgesundheitsamt gehörten medizinischen, pharmazeutischen, chemischen und pharmakognostischen Sachverständigen (Mitglieder des Reichsgesundheitsrats, Unterausschüsse für das Arzneibuch) wegen einer gewissen allgemeinen Verbreitung als Arzneimittel amtlichen Vorschriften bezüglich Identität, Reinheit und chemischer, physikalischer oder pharmakologischer Wertigkeit zum Schutze des arzneibedürftigen Publikums zu unterwerfen sind. Den Beratungen im Reichsgesundheitsamt, an denen auch Medizinalreferenten einzelner Länder des Reichs teilnahmen, lag das Ergebnis von Äußerungen zugrunde, die auf Grund einer Umfrage bei den Regierungen der Länder, eines Aufrufs in der Fachpresse und eines Schreibens an Fachvereinigungen der in Betracht kommenden Berufskreise und an Hochschulprofessoren eingegangen waren (D. A. B., S. VII ff.). Daß die für die Neubearbeitung des D. A. B. ausgewählten Stoffe auch wirklich heilkräftig sind, wird durch die Aufnahme ins Arzneibuch nicht ausgesprochen, ebensowenig soll durch das Arzneibuch eine Einwirkung auf die Ärzte ausgeübt werden, nur die offizinellen Mittel zu verordnen. Es ist kein Arzt gehalten, bei seinen Verschreibungen von Arzneien sich der offizinellen Arzneimittel zu bedienen.

Ähnliche Einrichtungen, wie in Deutschland die Arzneibuch-Kommission[2]) beim Reichsgesundheitsamt, bestehen in manchen anderen Ländern.

Die zur Zeit in Deutschland gültige Pharmakopöe ist das „Deutsche Arzneibuch, 6. Ausgabe, 1926"[3]). Während die ersten beiden Ausgaben der Deutschen Pharmakopöe (Pharmacopoea Germanica, Editio I 1872 und Editio altera 1882) in lateinischer Sprache geschrieben waren, wurde in der dritten Ausgabe von 1890 der Text in deutscher Sprache verfaßt und der Titel in „Arzneibuch für das Deutsche Reich", später in „Deutsches Arzneibuch" umgeändert. Nur für die Überschriften der einzelnen Artikel hat man die lateinischen Bezeichnungen der Arzneimittel beibehalten. In der geltenden Ausgabe ist aber bei einzelnen Mitteln mit diesem Grundsatz gebrochen; die Sera und Tuberkuline sind auch in den Überschriften deutsch bezeichnet.

Auch die ausländischen Pharm. sind meist in der betreffenden Landessprache verfaßt. Die Belgische Pharmakopöe erscheint in lateinischer und französischer Sprache. Die Schweizerische Pharmakopöe liegt in den drei Landessprachen (deutsch, französisch und italienisch) vor, die Japanische Pharmakopöe in einer englischen Übersetzung neben der offiziellen Ausgabe in japanischem Text.

Das Deutsche Arzneibuch gibt in den Allgemeinen Bestimmungen fachtechnische Erläuterungen zum richtigen Verständnis der Einzelartikel des Arzneibuches, die von wesentlich pharmazeutisch-chemischem Interesse sind, aber unter anderem auch Anweisungen zum Sterilisieren der Gegenständ aus Glas, Porzellan, Metall, Kautschuk, Verbandstoffe, Papierfilter

---

[1]) Das D. A. B. ist also nicht nur ein „Arzneimittel"-Vorschriftenbuch, sondern auch ein „Arznei"-Vorschriftenbuch.

[2]) Das D. A. B. ist — wohl wie in anderen Staaten — in einem Gesetzblatt nicht veröffentlicht; es ist vielmehr im Buchhandel erschienen und durch ihn zu beziehen. Dem D. A. B. ist eine Bekanntmachung des Reichsministers des Innern vorgedruckt, durch die bekanntgegeben wird, daß der Reichsrat beschlossen hat, daß das D. A. B., 6. Ausgabe zu einem bestimmten Zeitpunkt (1. Jan. 1927) an Stelle der früheren Ausgabe tritt. Die Regierungen der Länder des Reichs haben ihrerseits Einführungsverordnungen erlassen. — Die nachfolgende Übersicht (s. S. 766) läßt unter anderem ohne Gewähr erkennen, wie in anderen Staaten (soweit dies aus den Pharm. zu ersehen ist) die Einführung erfolgt ist und daß die Vorschriften der Pharm. bindend für den Apotheker sind.

[3]) Alles Nähere siehe in der „Vorrede" zum D. A. B.

und alle Arzneiformen enthalten. Darauf folgt in alphabetischer Reihenfolge die Beschreibung von 694 Arzneimitteln, neben 33 Artikeln allgemeiner Natur, die sich auf Arzneiformen u. dgl. beziehen. Die abgehandelten Arzneimittel können in folgende Gruppen eingeteilt werden:

137 Arzneidrogen, d. h. Rohprodukte des Pflanzen- und Tierreiches,
267 Chemische Präparate, 123 anorganische und 144 organische.

Nur wenige Mittel dieser Gruppe werden im Gegensatz zu früheren Zeiten heute noch in der Apotheke hergestellt; für diese gibt das Arzneibuch ein Herstellungsverfahren an. Die meisten sind Erzeugnisse der chemischen Fabriken, von denen sie der Apotheker meist mittelbar durch den Großhandel, bezieht. Er muß sie dann aber nach Anweisung des Arzneibuches auf ihre Identität und Reinheit prüfen.

238 Zubereitungen, pharmazeutische Präparate[1]), d. h. Arzneimittel, die der Apotheker nach den im Arzneibuch enthaltenen Vorschriften aus den Stoffen der beiden ersten Gruppen durch einfache pharmazeutische Verfahren herstellt; hierunter fallen eine Anzahl fertiger Arzneiformen (Formulae officinales), wie Salben, Pflaster, Linimente, Pillen u. dgl., wie sie sonst Gegenstand ärztlicher Verordnung (Formulae magistrales) sind.

Von den Tabellen und Verzeichnissen des D. A. B. sind für den Arzt von besonderer Bedeutung: Die Tabelle A, sie enthält die sog. Maximaldosen, die im Deutschen Arzneibuch als einziger Stelle veröffentlicht sind (s. S. 798), ein Verzeichnis von Reagenzien und volumetrischen Lösungen für ärztliche Untersuchungen[2]) mit Angaben über die Zusammensetzung und Bereitung häufig gebrauchter Reagenzien zum Nachweis von pathologischen Harnbestandteilen, zur Untersuchung des Mageninhaltes, des Blutes, zum Nachweis von Jod in kleinsten Mengen, von Bakterien und Protozoen, sowie über Ringer-Lösung, Kaiserlingsche Flüssigkeiten zur Erhaltung der natürlichen Farben von Organen. Der Arzt hat also die Sicherheit, in den deutschen Apotheken diese Reagentien gleichmäßig und sachgemäß bereitet zu erhalten (auch in einigen anderen Pharm., s. die Übersicht S. 767 ff., Spalte 10). Das D. A. B. bestimmt auch, daß in der Apotheke zur Abzählung von Tropfen der im Brüsseler Übereinkommen (s. unten) vereinbarte Normal-Tropfenzähler zu verwenden ist. Die Tabellen B und C betreffen die Aufbewahrung der Arzneimittel in den Apotheken: Die sehr stark wirkenden Substanzen der Tabelle B (z. B. Arsenik, Quecksilberpräparate, Phosphor, Strychnin) (s. S. 800) sind „sehr vorsichtig", d. h. in einem verschlossenen Schrank, eine Anzahl anderer differenter Mittel (Tabelle C; Acetanilid usw., s. S. 800) getrennt von der großen Schar der übrigen Medikamente und „vorsichtig" aufzubewahren. Ähnliche Bestimmungen finden sich auch in mehreren ausländischen Pharm.

Die sog. Maximaldosen finden sich am Schluß der einzelnen Artikel und — zum Teil weitergehend als dort — in der Tabelle A angeführt.

Einige der übrigen Pharm. bestimmen auch, welche der offizinellen Arzneimittel in den Apotheken vorrätig sein müssen (s. S. 755), geben Tabellen über Tropfengröße (s. S. 773), ein Verzeichnis über Mittel zur Ersten Hilfe bei Vergiftungen usw. (s. Übersicht S. 767, Spalte 10).

Die nachfolgende Übersicht läßt ersehen, in welcher Sprache die betr. Staaten den Inhalt der Pharm. abfassen, und wie sie durch die Überschriften, durch die Annahme des Internationalen Abkommens (Brüssel 1902) zur internationalen Verständigung (s. S. 778) beitragen. Es ergibt sich hieraus, daß die unter 1—12 und 15 aufgeführten Pharm. sich durchweg lateinischer Überschriften der Artikel bedienen; die unter 13, 14 und 16—18 aufgeführten Pharm. führen zwar an erster Stelle die Arzneimittelbezeichnungen in der Landessprache (französisch, italienisch, spanisch, portugiesisch) an, geben außerdem aber auch die lateinische Bezeichnung, so daß eine weitgehende Verständigung schon jetzt möglich ist. Die deutsche Ausgabe der Helv. führt neben der lateinischen Bezeichnung auch die Namen der Arzneimittel in Deutsch, Französisch und Italienisch an, die Rom. in Französisch, Deutsch, Ungarisch und Russisch.

Von besonderem Interesse sind die Angaben über die Maximaldosen in den einzelnen Pharm. Es läßt sich aus den meisten Pharm. aber nicht ersehen, inwieweit die Maximaldosen für den Apotheker (und für den Arzt) bindend sind. Die Brit. und die Hisp. geben nur die therapeutischen Dosen, die Am. die durchschnittliche (übliche) therapeutische Dosis an; die 1876 erschienene Port. verzichtet auf die Anführung von Maximaldosen.

---

[1]) Man bezeichnet diese Präparate auch heute noch bisweilen fälschlich als galenische Präparate, obwohl Galenus niemals allgemeine Vorschriften zur Arzneibereitung gegeben hat. Die Bezeichnungen Remedia Galenica, worunter man die aus dem Altertum überkommenen Drogen und Arzneiformen verstand, und Remedia Spagirica für die mineralisch-chemischen Präparate rühren von dem Gegensatz zwischen den Anhängern des Galenus und des Paracelsus her.

[2]) Auch in einigen anderen Pharm., vgl. die nachfolgende Übersicht, S. 766 u. 767 ff., Spalte 10.

7. Übersicht über den wesentlichen Inhalt

Laufende Nr.	Abkürzung im Handbuch	Pharmakopöe	Artikel		
		Titel	Führende Bezeichnung	Überschrift Landesübliche Bezeichnung	Sonstige Namen
1	2	3	4	5	6
1	Germ.	**Deutsches Arzneibuch** 6. Ausgabe 1926	<u>Lateinisch</u> (Wenige Ausnahmen) Tinctura Opii simplex	Landessprache Einfache Opiumtinktur	Lateinisch oder Deutsch Tinctura Opii P. J.
2	Am.	**The Pharmacopoeia of the United States of America.** Tenth decennial revision (U. S. P. X) 1926	<u>Lateinisch</u> Tinctura Opii	Landessprache Tincture of Opium	Tinctura Opii deodorati U. S. P. IX. Laudanum. Opii tinctura P. J. Außerdem: Abkürzungen
3	Austr.	**Pharmacopoea Austriaca** Editio octava 1906	<u>Lateinisch</u> a) Tinctura Opii simplex b) Aloë	keine	Lateinisch, und zwar ganz vereinzelt: Aloë lucida Capensis
4	Belg.	In 1 Band: A. **Pharmacopoea Belgica.** Editio tertia 1906 Primum Supplementum 1912	A.: <u>Lateinisch</u> a) Opii Tinctura. b) Opii Sirupus dilutus	keine	— Diacodii Sirupus
		B. **Pharmacopée belge.** Troisième Édition 1906 Premier Supplément 1912	B.: <u>Lateinisch</u> Opii Tinctura	Landessprache Teinture d'Opium Sirop Diacode	— Papaveris sirupus Diacodii sirupus
5	Brit.	**The British Pharmacopoeia 1914**	<u>Lateinisch</u> Tinctura Opii	Landessprache Tincture of Opium	Synonym: Laudanum
6	Dan.	**Pharmacopoea Danica** 1907	<u>Lateinisch</u> Tinctura Thebaica	Landessprache Opiumsdraaber	Syn. Opii tinctura seu Tinctura Opii P. J.

der Pharmakopöen von 18 Staaten.

| Text | Dosen | | Sonstige für den Arzt bemerkenswerte Tabellen | |
	am Schluß des Artikels	in besonderer Tabelle		
7	8	9	10	11
Landessprache (Deutsch)	Maximaldosen	Maximaldosen-Tabelle (Tabelle A)	Anl. IV: Verz. v. Reag. u. volumetr. Lös. für ärztliche Untersuchungen. Anl. XI: Synonyma	Im Buchhandel erschienen. Eingeführt durch Verordnungen der Länder des Deutsch. Reichs
Landessprache (Englisch)	Durchschnittliche Dosis (average dose)		General tests, processes and apparatus. Die Biological assays finden sich im Text der Artikel	By authority of the U.S. PharmacopoeialConvention. Prepared by the Committee of Revision. Published by the Board of Trustees. Entered according to Act of Congress. [Official from January 1, 1926.]
Lateinisch (weil seinerzeit für die im Reichsrat vertretenen Königreiche und Länder verschiedener Landessprachen)		Maximaldosen-Tabelle	1. Elenchus formularum medicaminum compositorum ... 2.Materiae ad usum antisepticum (Tela hydrophila; Gossypium et tela hydroph. impraegnata). 3. Rezeptpflicht.Arzneimittel	Eingeführt durch Verordnung des Ministeriums des Innern
Lateinisch	—	Doses maximae medicaminum heroicarum ad usum internum (per os sive per anum)		Königl. Verordnung. Eingeführt vom Ministère de l'Agriculture
Landessprache (Französisch)	—	Doses maxima usw.		
Landessprache (Englisch)	Dose von ... bis ..		Appendix XII: Alternative preparations sanctioned for use in tropical, subtropical and other parts of the British Empire Appendix XVII: Abbreviated latin names of official drugs and preparations Index, auch die Abkürzungen umfassend	Published under the direction of Medical Education and Registration of the United Kingdom. Pursuant to the acts ...... By authority
Landessprache (Dänisch)	Maximaldosen	Maximaldosen-Tabelle	Beilage 2: Internation. Abkommen (Brüssel, 1902) Beilage 8: Tropfentabelle	Udgiven med allerhøjeste Bemyndigelse

Laufende Nr.	Abkürzung im Handbuch	Pharmakopöe	Artikel		
		Titel	Führende Bezeichnung	Überschrift Landesübliche Bezeichnung	Sonstige Namen
1	2	3	4	5	6
7	Helv.	**Pharmacopoea Helvetica** Edita quarta 1907 (Deutsche Ausgabe)	Lateinisch Tinctura Opii	Deutsch Opiumtinktur	Französisch Tincture d'opium simple Italienisch Tintura di oppio semplice
8	Japon.	**The Pharmacopoeia of Japan** Fourth Edition 1922 Englische Übersetzung	Lateinisch Tinctura Opii		Englisch Tincture of Opium
9	Nederl.	**Nederlandsche Pharma-copee** Vijfde Uitgave 1926	Lateinisch Tinctura Opii F. J.	Landessprache Opiumtinctuur	Lateinisch Opii Tinctura
10	Norv.	**Den Norske Farmakopø** 1913 (Pharmacopoea Norvegica Ed. IV)	Lateinisch Tinctura Opii	Landessprache Opiumdraaper	Lateinisch Opii tinctura s. Tinctura Opii P. J.
11	Ross.	**ГОСУДАРСТВЕННАЯ ФАРМАКОПЕЯ.** 7. Ausgabe 1925	Lateinisch Tinctura Opii simplex	Landessprache **ОПИЙНАЯ НАСТОЙКА.**	Lateinisch Opii tinctura seu Tinctura Opii P. J.
12	Suec.	**Svenska Farmakopén** 1925 (Pharmacopoea Svecica Ed. X)	Lateinisch Tinctura opii	Landessprache Opiumdroppar	Landessprache Opiumtinktur
13	Gall.	**Codex medicamentarius Gallicus** Pharmacopée française 1908 dazu: a) Supplément 1920, b) Nouveau Supplément 1926	Französisch Teinture d'Opium	Französisch als Synonym	Lateinisch Tinctura opii
14	Ital.	**Farmacopea Ufficiale del Regno d'Italia** Quarta Edizione 1920	Italienisch Tintura di oppio (F. J.)	Italienisch als Synonym Tintura tebaica	Lateinisch Tinctura opii

Text	Dosen		Sonstige für den Arzt bemerkenswerte Tabellen	
	am Schluß des Artikels	in besonderer Tabelle		
7	8	9	10	11
Deutsch (s. auch S. 764)	Maximal-dosen	Maximal-dosen-Tabelle	Reagentien für ärztliche Zwecke Tropfen-Tabelle	Als Schweizerische Landespharmakopöe vom Bundesrat eingeführt
Englisch (s. auch S. 764)	Maximal-dosen	Maximal-dosen-Tabelle	Gegenüberstellung der Arzneimittel unter einer wissenschaftlichen Bezeichnung und dem wortgeschützten Namen	Official. Mit einem Official Bulletin des Ministry of Home affairs. Translated and published by the Pharmaceutical Society of Japan
Landes-sprache (Niederländisch)	Maximal-dosen	siehe Spalte 10	Eerste hulp bij plotseling voorkomende vergiftingen Tropfen-Tabelle Maximaldosen im Bladwijzer (Sachregister)	Volgens artikel 3 der wet van 1871 gewaarmerkt. De Minister van Arbeid, Handel en Nijverheid
Landes-sprache (Norwegisch)	Maximal-dosen	Maximal-dosen-Tabelle	Reagentien für ärztliche Zwecke Tropfen-Tabelle Internat. Abkommen (Brüssel 1902)	Utgit paa offentlig foranstaltning (Lov om drift av apotek av 4de august 1919)
Landes-sprache (Russisch)	Maximal-dosen	Maximal-dosen-Tabelle		Offiziell durch Volkskommissariat f. Gesundheitswes. d. Russ. Sozialist. Sowjet-Republik
Landes-sprache (Schwedisch)	Maximal-einzeldosis	Maximal-dosis-Tabelle	Internation. Abkommen (Brüssel 1902) Tropfen-Tabelle	Eingeführt durch Verordnung des Kungl. Medicinalstyrelsen
Landes-sprache (Französisch)	—	Maximal-dosen-Tabelle (à titre de simple renseignement. Bei Überschreitung schreibt der Arzt „Je dis telle dose")	Préparations physiologiques (médicaments opothérapiques, sérothérapiques, toxines et vaccins). Tropfen-Tabelle Internation. Abkommen (Brüssel 1902). Einschlägige gesetzliche usw. Bestimmungen	Rédigée par l'ordre du Gouvernement. Vu au Ministère de l'Instruction Publique
Landes-sprache (Italienisch)	Maximal-dosen	Maximal-dosen-Tabelle	Tropfen-Tabelle Einschlägige gesetzliche usw. Bestimmungen. Dazu: „Elenco di specialità medicinali".	Herausgegeben vom Ministerio dell' Interno, Direzione generale della Sanitá pubblica

Laufende Nr.	Abkürzung im Handbuch	Pharmakopöe		Artikel		
		Titel	Führende Bezeichnung	Überschrift		
				Landesübliche Bezeichnung	Sonstige Namen	
1	2	3	4	5	6	
15	Rom.	**Farmacopea Română** Editia a Patra 1926	Lateinisch Tinctura Opii simplex	Landessprache Tinctură de opiu simplă	Franz., Deutsch (EinfacheOpiumtinktur), Ungar., Russisch	
16	Mex.	**Nueva Farmacopea Mexicana** de la Sociedad farmaceutica Mexicana. Quinta Edición 1925	Spanisch Tintura de Opio	—	Lateinisch (Tinctura opii), Französ., Engl. Tintura tebaica	
17	Hisp.	**Farmacopea Oficial Española** Séptima Edición 1905	Spanisch Tintura alcohólica de Opio	—	Lateinisch (Tinctura alcoholica opii)	
18	Port.	**Pharmacopèa Portugueza** Edição official 1876	Portugiesisch Tinctura de Opio	—	Lateinisch Tinctura Opii (Tinct. thebaica) Landessprache Alcoolado deOpio Alcooleo de Opio	

8. Die sogenannten Maximaldosen des Deutschen Arzneibuchs[1]).

Die Überschrift „Tabelle A, enthaltend die größten Gaben (Maximaldosen) einiger Arzneimittel für den erwachsenen Menschen" ist nur eine kurze Zusammenfassung für den Inhalt. Der Wortlaut der Bestimmungen besagt, daß die Maximaldosen nur dann für den Apotheker unüberschreitbare Schranken darstellen, wenn das ! und die Wiederholung der eine Überschreitung der Maximaldosen darstellenden Dosen in Worten auf dem Rezept fehlen. „Größte Gaben" bedeutet keineswegs, daß diese Mengen für den Arzt eine unüberschreitbare Grenze darstellen. Dem Arzt ist ebensowenig vorgeschrieben, welche Dosen er bei diesen Arzneimitteln nicht überschreiten darf, wie er etwa dann von jeder Verantwortung befreit ist, wenn er sich bei der Verschreibung von Stoffen mit Maximaldosen unterhalb derselben hält. Der Arzt trägt in jedem Fall die volle Verantwortung für das auf dem Rezept verschriebene Arzneimittel und für die in Anbetracht des allgemeinen und des besonderen Zustands des Kranken gewählte Dosis, aufeinanderfolgende Einzelgaben usw.

Die Maximaldosen sind lediglich als eine Art von Warnungszeichen anzusehen, das, ursprünglich nur zur Kontrolle für den Apotheker bestimmt, den Arzt auf die starke Wirkung des verordneten offizinellen Arzneimittels hinweisen und zu besonderer Überlegung und Vorsicht in der Dosierung ermahnen soll. Es ist zu beachten, daß in der Tabelle der Maximaldosen keineswegs alle Chemikalien, Drogen und Präparate angeführt sind, deren unvorsichtige Dosierung zu Vergiftungen führen kann, sondern nur einige offizinelle Mittel und zwar von diesen auch nur die in DAB aufgeführten Salze u. dgl., z. B. Morphin. hydrochlor.

In der Pharmacopoea Borussica (IV. Ausgabe, 1827), in die solche Maximaldosen bei einzelnen Mitteln („ad dosin . . .") erstmalig aufgenommen sind, heißt es bezüglich dieser[2]):

Medicamentorum, quae vulgo heroica vocant, addidimus doses. Minime quidem nos fugit, Medicum in dosi praescribenda nulla lege adstringendum esse, sed non raro accidit, ut

---

[1]) Anlage VIII, Tabelle A des Arzneibuchs s. S. 798).
[2]) Die Bezeichnung „Maximaldosen" ist erst später aufgekommen.

Text	Dosen		Sonstige für den Arzt bemerkenswerte Tabellen	
	am Schluß des Artikels	in besonderer Tabelle		
7	8	9	10	11
Landessprache (Rumänisch)	—	Maximal-dosen-Tabelle (Bei Über-schreitung schreibt der Arzt „Sic volo")	Tropfen-Tabelle Antidote (Erste Hilfe)	Eingeführt durch Kgl. Verordnung
			Einschlägige gesetzliche Bestimmungen	(Lehrbuchartig)
Landessprache (Spanisch)	Therapeut. Dosen („Dosis") von ... bis ...	—	Bei jedem Artikel ist die klinische Wirkung an-gegeben Tropfen-Tabelle	
Landessprache (Portugiesisch)	—	—	—	—

errore calami majorem dosin indicet, quam indicare voluerit. Quodsi Medicus dosin in hoc libro expressam in praescribendo transgressus fuerit, Pharmacopolae medicamentum dispen-sare non licebit, nisi Medicus signum aliquod (!) adjecerit, quo Pharmacopola certior fiat, Medi-cum majorem dosin consulto praescripsisse.

Der Arzt darf, wenn es der Stand der Wissenschaft gestattet und der betreffende Fall es erheischt, die Maximaldosen überschreiten; er hat dabei nur bestimmte Vorschriften (s. S. 798) zu beachten, d. h. durch ein der Mengenabgabe des betreffenden Mittels beigefügtes Ausrufungszeichen (!) sowie durch wörtliche Wiederholung der verordneten Menge zu erkennen zu geben, daß die Überschreitung der größten Gaben beabsichtigt ist (Rezept-beispiel III, S. 762). Der Arzt ist sogar unter Umständen, z. B. bei Morphinvergiftung in der Verschreibung von Atropin, zur Überschreitung[1] verpflichtet.

Die landesrechtlichen Bestimmungen bezüglich des Verhaltens des Apothekers bei der Anfertigung eines Rezeptes, das diesen Anforderungen nicht entspricht, sind auf S. 757ff. abgedruckt.

Sind diese vom Arzt nicht befolgt, so setzt sich der Apotheker bei Anfertigung des Rezepts der Bestrafung aus.

Die Maximaldosen gelten nach der Germ. und dem Wortlaut der meisten anderen Pharm. für den Erwachsenen (in einigen Pharm. erwachsenen Mann) und für den Zeitraum von 24 Stunden.

Maximaldosen für Kinder aufzustellen, stößt auf unüberwindliche Schwierig-keiten. Selbst wenn vorgeschrieben und erreicht werden könnte, daß das Alter des Kranken auf dem Rezept vermerkt sein müßte, so lassen sich starre Regeln für Morphin-, Schlafmittel-usw. Dosierung für Kinder nicht aufstellen.

[1]) Bei dieser klaren Sachlage ist der Rat L. Lewins in den „Formulae magistrales Germanicae" (Berlin, 1927, S. 9), es sei vorzuziehen, eine Überschreitung der Maximaldosen zu unterlassen, unbedingt abzulehnen.

49*

Es bleibt also bei Kindern dem Arzte überlassen, nach Maßgabe des Alters die passende Gabe zu berechnen.

Eine Zusammenstellung therapeutischer Gaben vielgebrauchter Arzneimittel für Kinder findet sich auf S. 744.

Die Bestimmungen zur Maximaldosen-Tabelle der Germ. sind auf S. 798 abgedruckt.

Ähnliche Tabellen von Höchstgaben finden sich — wie aus der Übersicht S. 767—771 hervorgeht — in den meisten anderen Pharm. (ausgenommen Am., Brit., Hisp., Port.). Die Maximaldosen der Austr. sind für den inneren Gebrauch bestimmt, sollen aber nach Ministerialerlaß vom 12. Febr. 1892 auch bei äußerlicher Anwendung unter Berücksichtigung der zur Resorption gelangenden Menge des Arzneistoffes sinngemäße Anwendung finden. Ferner ist der Arzt in Österreich nach Ministerialverordnung vom 3. Dez. 1898 verpflichtet, die Gewichtsmengen der in einem Rezept verordneten, in der Maximaldosentabelle enthaltenen Arzneimittel nicht bloß mit Ziffern, sondern auch mit Worten genau zu bezeichnen. Nach Belg. gelten die Maximaldosen nur für die Applikation per os und per rectum, nach Helv. auch zur subcutanen und intravenösen Injektion, bei einigen Mitteln auch für die percutane Applikation. Nederl. schreibt sie auch für die Einspritzungen unter die Haut vor.

Die übrigen Pharm. geben nicht an, für welche Anwendungsweisen die Maximaldosen gelten. In Frankreich hat die Maximaldosentabelle nicht die Bedeutung einer amtlichen Vorschrift, sondern ist nur „à titre de simple renseignement" gegeben. Suec. führt nur maximale Einzelgaben an. Die Maximaldosen im Ergb. des Deutschen Apotheker-Vereins beanspruchen keine gesetzliche Geltung, sie sind nur Winke oder Ratschläge.

Das unter Umständen vorgeschriebene ! ist zweckmäßig in der Ordinatio anzubringen, kann aber auch beim Vorliegen einer ausdrücklichen Gebrauchsanweisung in der Signatur Aufnahme finden (s. III. Rezept auf S. 762).

9. Gewichte und Maße (einschl. Tropfen).

Als Medizinalgewicht ist im D. A. B. und ebenso in der Mehrzahl der anderen Pharm. das dem metrischen System entsprechende Grammgewicht vorgeschrieben. Nur die Brit. gibt daneben noch das Unzengewicht und die Am. bei der „average dose" als „apothecaries" auch grains oder minims an. Dagegen werden die Rezepte in Großbritannien und in den Vereinigten Staaten von Amerika noch vielfach im Unzengewicht verschrieben.

Das Grammgewicht hat als Einheit das Gewicht von 1 ccm Wasser bei 4°.

Mehrfache des Gramms:		Teile des Gramms:	
1 Gramm (g)	= 1 g	1 Gramm (g)	= 1 g
1 Dekagramm	= 10 g	1 Dezigramm	= 0,1 g
1 Hektogramm	= 100 g	1 Zentigramm	= 0,01 g
1 Kilogramm (kg)	= 1000 g	1 Milligramm (mg)	= 0,001 g

Neuerdings bezeichnet man Tausendstel eines Milligramms als Gamma, γ.

In Frankreich ist es üblich, die Gewichte in Worten zu schreiben, z. B. „Azotate d'Aconitine dix centimilligrammes" oder „Chlorhydrate basique de Quinine trois grammes".

In den Vereinigten Staaten ist neben dem Grammgewicht das sogenannte Troy-Gewichtssystem gebräuchlich.

$$1 \text{ Troy-Ounce (oz.)} = 8 \text{ Drachmes} = 480 \text{ Grains} = 31,1035 \text{ g}$$
$$1 \text{ Drachme} = 60 \quad „ \quad = 3,888 \text{ g}$$
$$1 \text{ Grain} = 0,0648 \text{ g}$$

In Großbritannien gilt das Avoirdupois-Gewicht.

$$1 \text{ englisches Medizinalpfund (lb)} = 16 \text{ Ounces} = 453,5924 \text{ g}$$
$$1 \text{ Ounce (oz)} = 437,5 \text{ Grains} = 28,3495 \text{ g}$$
$$1 \text{ Grain (gr)} = 0,0648 \text{ g}$$

Die früher in den verschiedenen deutschen Bundesstaaten, in Österreich, Rußland usw. gültigen Unzen- und Grangewichte zeigten untereinander kleine Verschiedenheiten. Zum Verständnis und zur Umrechnung alter Rezepte genügen folgende Mittelwerte:

1 Medizinalpfund (Libra, lb.)		= 12 Unzen	= 360,0 g
1 Unze	(℥)	= 8 Drachmen	= 30,0 g
1 Drachme	(ℨ)	= 3 Scrupel	= 3,75 g
1 Scrupel	(℈)	= 20 Gran	= 1,25 g
1 Gran	(gr)		= 0,06 g

Bei Bereitung der offizinellen Präparate oder bei der Anfertigung eines Rezeptes ist es in Deutschland und den meisten anderen Staaten dem Apotheker nicht gestattet, an Stelle der Gewichte Hohlmaße zu benutzen[1]). Doch ist auf ausdrückliche Vorschrift des Arztes eine Arznei, etwa eine Lösung zur subcutanen Injektion, durch Abmessen vom Apotheker auf ein bestimmtes Volumen zu bringen. Man bedient sich zu dieser Form der Verschreibung der üblichen Hohlmaße des metrischen Systems, muß aber natürlich die Maßbezeichnung in den gebräuchlichen Abkürzungen, z. B. ad volumen 10 ccm, auf dem Rezept hinzufügen.

In den Vereinigten Staaten von Amerika und in Großbritannien werden flüssige Medikamente in Hohlmaßen verschrieben und dispensiert. In den Vereinigten Staaten werden neben den Hohlmaßen des metrischen Systems folgende Apothekermaße gebraucht:

1 Pint = 16 Fluid ounces = 473,179 ccm
1 Fluid ounce = 8 Fluid drachms = 29,5737 ccm
1 Fluid drachm = 60 minims = 3,696 ccm
1 minim = 0,0616 ccm.

In Großbritannien sind folgende Maße gebräuchlich:

1 Gallon = 4 Quarts = 8 Pints = 4,54596 Liter
1 Pint = 20 Fluid ounces = 568,336 ccm
1 Fluid ounce (fl. oz.) = 8 Fluid drachms = 28,417 ccm
1 Fluid drachm (fl. drm.) = 60 minims = 3,555 ccm
1 minim (min.) = 0,059 ccm.

Schließlich kommt für die Arzneidispensation in der Apotheke noch die Abmessung nach Tropfen in Betracht. Germ. schreibt zum Abzählen von Tropfen in der Apotheke den im Brüsseler Übereinkommen (S. 817) vereinbarten Normal-Tropfenzähler vor, der bei einer Temperatur von 15° 20 Tropfen destilliertes Wasser im Gewicht von 1 g liefern soll.

Die gleiche Vorschrift enthalten Belg., Dan., Gall., Helv., Ital., Nederl. und Suec. Eine Tropfentabelle für den Apothekenbetrieb haben Dan., Gall., Helv., Ital., Nederl. und Rom. aufgenommen.

Bei den einzelnen Flüssigkeiten ist im Teil II die 1 g ausmachende Tropfenzahl jeweils angegeben (Normaltropfglas, s. u.).

Die in der Deutschen Arzneitaxe angegebenen Tropfengewichte (1 g = 20 Tropfen von wässerigen Flüssigkeiten, fetten und ätherischen Ölen oder 25 Tropfen Essigäther, Chloroform und Ätherweingeist oder 50 Tropfen Äther) sind nur für die Berechnung der Arzneipreise maßgebend, können und sollen aber keineswegs einen Anhalt für eine genaue Dosierung bieten.

Für die Nachrechnung der Maximaldosen flüssiger Arzneimittel gelten die auf S. 774 abgedruckten Inhalte von Kaffee-, Kinder- und Eßlöffel.

Flächen- und Längenmaße kommen nur bei der Verordnung von Pflastern und Arzneistäbchen in Betracht. Bei ersteren gibt man das Längenmaß (longitudo) und die Breite (latitudo), bei letzteren die Länge und die Dicke (diametrum) gesondert nach Zentimetern (cm und Millimetern (mm) an.

Maßangaben. Während bei der Verordnung und Anfertigung eines Rezeptes fast ausnahmslos nach Gewichten gerechnet und gearbeitet wird, erfolgt die Angabe der anzuwendenden Mengen bei Flüssigkeiten für den Patienten ausschließlich nach dem Volumen. Die Einzelgaben werden nach Tropfen, Teelöffel, Kinder- oder Dessertlöffel, Eßlöffel, Weinglas oder Tassenkopf bemessen.

1. Tropfen. Diese Dosierungsform ist bei stärker wirkenden flüssigen Arzneiformen sehr beliebt. Die Schwierigkeit eines genauen Zählens der Tropfen beim Abtröpfeln aus gewöhnlichen Medizinflaschen ist jedem bekannt genug. Die Spezialtropfgläser verschiedener Konstruktion (Normaltropfglas von 3 mm Abtropffläche) erleichtern das Zählen infolge gleichmäßigen Abfallens der Tropfen und sichern damit in erwünschter Weise die Einhaltung der vorgeschriebenen Tropfenzahl.

Das Gewicht des einzelnen Tropfens ist nicht nur von der Größe der Abtropffläche, sondern auch von dem spezifischen Gewicht und der Viskosität der betreffenden Flüssigkeit abhängig. Wenn die im Handel vorrätigen Tropfgläser mit einer solchen Abtropffläche her-

---

[1]) Preußische Apotheken-Betriebsordnung (§ 30): „die einzelnen Bestandteile (eines Rezeptes) dürfen nicht abgemessen, sondern müssen abgewogen werden".

gestellt sind, daß 20 Tropfen Wasser 1 g entsprechen, so werden sie für die übrigen Arzneimittel auch ungefähr die entsprechende Tropfenzahl liefern. Am besten genügt den zu stellenden Anforderungen das VigintaNormal-Tropfglas, bei dem 1 g Wasser ungefähr 20 Tropfen entspricht[1]).

2. **Tee- oder Kaffeelöffel.** Dieses Maß, dessen Größe sehr veränderlich ist, faßt, ganz gefüllt, im Durchschnitt **5 ccm** Flüssigkeit; knapp gefüllt, wie im allgemeinen bei Verordnungen gerechnet werden kann, ungefähr 4 ccm. Ein gestrichen voller Teelöffel Pulver schwankt je nach der Natur des Pulvers beträchtlich in bezug auf sein Gewicht. Ein Teelöffel Magnesia usta wiegt etwa 0,5 g, ein Teelöffel Pflanzenpulver etwa 1,5 g, ein Teelöffel Salze, Zucker, Schwefel etwa 2,5—3,5 g. Bei Pulvergemischen kann man im allgemeinen als Durchschnittsgewicht eines Teelöffels 3 g annehmen.

Eine **Messerspitze,** das ungenaueste aller Maße, wird meistens gleich $^1/_4$—$^1/_2$ Teelöffel gerechnet.

3. **Kinder- oder Dessertlöffel.** Ein Kinderlöffel wird zu 8—10 ccm Inhalt angenommen.

4. **Eßlöffel.** Die Eßlöffel sind ebenfalls sehr in ihrer Größe verschieden. Man berechnet einen Eßlöffel zu **15 ccm** Flüssigkeit. Dieses Maß ist aber nur für kleine Eßlöffel annähernd richtig, für größere nur dann, wenn sie, wie es in der Regel bei der Darreichung von Arzneien geschieht, knapp gefüllt sind. Größere Eßlöffel, wie sie im Haushalte meist vorkommen, fassen ganz gefüllt etwa 20 ccm Flüssigkeit.

Ein Eßlöffel zerkleinerte Droge (Species) kann ungefähr auf 10 g berechnet werden.

Für die unter 2, 3 und 4 genannten Löffel sind bei der Berechnung der **Maximaldosen** einzusetzen 5, 10 und 15 ccm (s. S. 799).

5. Ein **Weinglas** wird gewöhnlich zu 100, ein **Tassenkopf** zu 150 ccm angenommen, ebenfalls infolge der sehr wechselnden Größe dieser Gefäße eine sehr ungenaue Maßbestimmung.

Mit geringerer Ungenauigkeit läßt sich die Dosierung flüssiger Arzneiformen mit den in allen Apotheken, Drogenhandlungen usw. erhältlichen **Einnehmegläschen** erzielen, kleinen, mit Marken versehenen Glasgefäßen, die nach Kubikzentimetern oder Löffeln eingeteilt sind.

10. Die Arzneipreise und die Deutsche Arzneitaxe.

Im Deutschen Reich und in zahlreichen Staaten werden die Arzneipreise nach **amtlichen Taxen** berechnet.

Im Deutschen Reich bestanden bis zum Jahre 1904 verschiedene, von den damaligen Bundesstaaten erlassene eigene Taxen; seit 1905 sind die Arzneiabgabepreise in den deutschen Apotheken durch die **Deutsche Arzneitaxe** (D. A. T.)[2]) einheitlich für das ganze Reichsgebiet festgesetzt. [NB.! Die D. A. T. 1929 ist teils im Text, teils S. 824 berücksichtigt.]

Die D. A. T. gliedert sich in „Allgemeine Bestimmungen" (die Berechnung der Arzneimittelpreise; Berechnung der Arzneipreise), in die „Besonderen Bestimmungen" (s. S. 777), in die „Preisliste der Arzneimittel" und in die „Preisliste der Gefäße" (Arzneiabgabebehältnisse).

Eine Anerkennung des therapeutischen Wertes der in der D. A. T. aufgeführten Arzneimittel ist in ihrer Aufführung daselbst nicht zu erblicken.

Die Preise der Arzneimittel werden nach festgelegten Grundsätzen aus den Großhandelspreisen errechnet.

In der Preisliste der Arzneimittel sind bei den mit · bezeichneten Arzneimitteln als niedrigster Preis 0,10, bei denen ohne Vorzeichen 0,20, bei denen mit · · bezeichneten 0,20 RM. anzurechnen[3]). Die im Teil II dieses Buches angegebenen Preise von 0,05 bei den Punktmitteln bzw. von 0,05—0,15 RM. bei den übrigen für die dort bezeichnete niedrigste Gewichtsmenge sind nicht die Verkaufspreise, sondern die Werte, um die **höheren** Gewichtsmengen zu berechnen.

Der niedrigste Preis für in der Preisliste der Arzneimittel nicht aufgeführte Arzneimittel beträgt 0,20 RM. Bei Abgabe von Salzen des Homatropins (S. 218) und des Physostigmins (S. 567) sind mindestens 0,05 g zu berechnen.

---

[1]) In dem im Auftrage des Deutschen Apotheker-Vereines von L. Lewin bearbeiteten Buche „Formulae Magistrales Germanicae (F. M. G.)", Berlin, 1927, sind durchweg „bei Angabe in Tropfenzahl 20 Tr. = 1 g gesetzt".

[2]) Im Reichsrat wird alljährlich eine Vereinbarung der Landesregierungen über eine von ihnen im gleichen Wortlaut zu erlassende Arzneitaxe getroffen. Der Entwurf der Taxe wird im Reichsgesundheitsamt ausgearbeitet, das aus den Großhandelspreisen die durchschnittlichen Einkaufspreise ermittelt und hieraus die Verkaufspreise in der Preisliste der Arzneimittel errechnet und den Entwurf im Kreise von Arzneimittelherstellern, Großhändlern, Apothekern und Krankenkassenvertretern aufstellt.

[3]) Diese Kennzeichnung durch Punkte ist im „Teil II" unberücksichtigt geblieben.

Die Preise des Arzneimittelverzeichnisses dieses Buches gelten für die dort angegebenen Arzneimittel in jedem Zerkleinerungsgrad; für etwa notwendig werdendes Zerkleinern (Schneiden, Pulvern u. dergl.) darf keine Sondergebühr erhoben werden.

Für die nachfolgenden Ausführungen sei hinsichtlich der Preisberechnung auf die Rezeptbeispiele I bis VI (S. 762 bis 763) verwiesen.

Berechnung der Arzneimittelpreise für nicht in der D. A. T. aufgeführte Mengen.

In der Arzneitaxe sind bei den einzelnen Arzneimitteln Preise für eine oder mehrere Gewichtsstufen angegeben. Sofern Gewichtsstufen verordnet werden, die in der Arzneitaxe nicht aufgeführt sind, sind diese zu errechnen: Bei größeren Mengen kostet im allgemeinen die 10 fache Menge das 8 fache, bei kleineren Mengen das Zehntel etwa ein Achtel des in der Taxe angeführten, in Betracht kommenden Preises.

Preisberechnung einer Arznei nach der Deutschen Arzneitaxe (1928).

Verkaufspreis einer
Arznei,

a) die vom Apotheker aus Arzneimitteln für die Abgabe hergerichtet wird:	b) die in Gestalt eines Arzneimittels oder einer Arznei in abgabefertiger Packung (sog. Arznei- oder pharmazeutische Spezialität) vom Apotheker aus dem Handel bezogen und abgegeben wird:
I. Preis der zur Herstellung der Arznei erforderlichen Arzneimittel (wie in Teil II bei den einzelnen Artikeln angegeben),	Auf normaler Grundlage beruhender Großhandelspreis + Zuschlag von 75 % [1]). N. B.! Ergänzung s. S. 824.
II. Vergütung für die zur Herstellung der Arznei erforderlichen Arbeiten (Arbeitspreise, Herrichtungsgebühr; weiter unten auszugsweise angegeben),	N. B.! Für Diphtherie-, Meningokokken- und Tetanusserum, Salvarsane sowie die Insuline (und ähnliche Präparate aus der Bauchspeicheldrüse) für subcutane Anwendung ermäßigt sich der Zuschlag auf 40 %.
	(Verkaufspreis bei den einzelnen Artikeln im Teil II angegeben.)
	Entstandene Spesen sind eventuell zu ersetzen [2]).
III. Preis des Gefäßes (Behältnis: Glas, Kruke, Schachtel, Kästchen, Ampulle usw.; weiter unten auszugsweise S. 777 in einer Übersicht angegeben).	Ist auf ärztliche Anweisung die Anbringung einer handschriftlichen Gebrauchsanweisung auf der Spezialität erforderlich, so darf dafür eine Vergütung von 0,10 RM. berechnet werden.

IV. Umsatzsteuer (zur Zeit $^3/_4$ %, also im Einzelfall meist bedeutungslos).

(N. B.! Der Verkaufspreis ist von dem Apotheker auf dem Rezept zu vermerken.)

Zulässige Sonderzuschläge!

A. Nachtdienstgebühr: Bei Inanspruchnahme der Apotheke während der Zeit von 8 Uhr abends bis 8 Uhr morgens: 1 RM. (nur einmalig zu berechnen, also nicht mehrfach bei gleichzeitiger Abgabe mehrerer Arzneien für dieselbe Person).

B. Eine Zusatzgebühr in gleicher Höhe darf auch an Sonn- und Feiertagen von nachmittags 1 Uhr ab dann berechnet werden, wenn sich nur 1 Apotheke am Orte befindet und in dieser neben dem Apothekenvorstand kein Apotheker oder Assistent tätig ist.

---

[1]) Sind derartige Arzneimittel oder Arzneien in kleineren Mengen verordnet, als die abgabefertige Packung enthält, so ist für die verbrauchte Menge das Doppelte des obigen Einkaufspreises, jedoch nicht mehr als der Verkaufspreis der abgabefertigen Packung zu berechnen. Die Einzelbeträge sind in obiger Reihenfolge mit der Gesamtsumme auf dem Rezept zu vermerken.

[2]) Spesen: Telegrammgebühr, Fernsprechgebühr, Porto, Zoll usw. darf der Apotheker nur dann berechnen, wenn solche nachweislich entstanden und wenn der Besteller vorher auf sie hingewiesen worden war.

C. Zusatzgebühr von 0,10 RM. bei Abgabe einer Arznei, die Stoffe des Opiumgesetzes enthält, sofern der Apotheker zur Zurückbehaltung des Rezeptes verpflichtet ist. (In Zukunft soll jedes Rezept auf Stoffe des Opiumgesetzes zurückbehalten werden!)

N. B.! Diese Sonderzuschläge sind gesondert auf den Rezepten zu vermerken.

(Vgl. die Rezeptbeispiele S. 762 bis 763.)

Sätze der Vergütungen für die vom Apotheker zur Abgabe der Arzneien aufgewendeten Arbeiten (D. A. T. 1929).

N. B.! Sind zur Zubereitung und Herrichtung zur Abgabe einer Arznei Arbeiten aus verschiedenen der unten angegebenen Gruppen 2 bis 4 auszuführen, so ist nur die jeweils höchste Vergütung zu berechnen. Sind zur Zubereitung einer Arznei mehrere Arbeiten derselben Gruppe erforderlich, so ist die entsprechende Vergütung nur einmal zu berechnen.

1. 0,25 RM.	für die Herrichtung eines Arzneimittels zur Abgabe (d. h. das Einfüllen, Hineinbringen, Abwägen) einer Flüssigkeit in ein Glas, eines nicht flüssigen Arzneimittels in eine Kruke oder einen Papierbeutel [Tüte] usw. einschließlich Kork, Überdecke und Signatur); einschließlich Teilung bis zu 6 Teilen 0,30 RM. mehr.
2. 0,25 RM.[1]	für das **Mischen** mehrerer Flüssigkeiten bis zu 300 g Gesamtmenge (einschließlich einer Teilung bis zu 6 Teilen 0,30 RM. mehr), (s. auch unter 6).
3. 0,55 RM.[1]	a) für das **Lösen** oder **Anreiben** eines oder mehrerer nichtflüssiger Arzneimittel zu einer Arznei, für die Bereitung von **Schleim** aus Eibischwurzel, Traganth, Quittensamen od. dgl. bis 300 g, einschließlich einer Teilung bis zu 6 Teilen (s. auch unter 6), b) für das **Mengen** von Pulvern oder geschnittenen Pflanzenteilen, für die Bereitung einer **Latwerge, Paste, Salbe** bis zu 100 g, einschließlich einer Teilung bis zu 6 Teilen (s. auch unter 6), c) für die Bereitung von **Tabletten** oder **Pastillen** bis zu 6 Stück (s. auch unter 6), d) für die Bereitung von **Pillen** oder **Körnern** (Granula) bis zu 30 Stück, einschließlich des Bestreuungsmittels (s. auch unter 6), e) für das **Streichen** eines **Pflasters** bis zu 100 qcm[2]) (s. auch unter 6), f) für die Bereitung eines **Pflasters** bis zu 100 g, einschließlich Streichens desselben bis zu 100 qcm[2]) (s. auch unter 6).
4. 0,80 RM.[1]	a) für die Bereitung einer **Abkochung** (Dekokt) oder eines **Aufgusses** (Infus), eines **Salepschleims**, einer **Emulsion, Gallerte** oder **Saturation** bis zu 300 g, einschließlich einer Teilung bis zu 6 Teilen (s. auch unter 6), b) für das **Abdampfen** von Mengen bis zu 100 g einer Flüssigkeit (s. auch unter 6), c) für das **Füllen, Zuschmelzen** von **Ampullen** bis zu 3 Stück (s. auch unter 6).
5. 0,20 RM.	a) für das **Füllen** von **Leimkapseln** (Capsul. gelatinos.) oder **Stärkemehlkapseln** (Capsul. amylac.) einschl. der Vergütung der Kapseln bis zu 6 Stück (s. auch unter 6), b) für das **Überziehen von Pillen** bis zu 30 Stück mit einem beliebigen Stoffe einschließlich des Preises für diesen (s. auch unter 6).
6. 0,20 RM.	Zuschlag bei **Überschreitung** der vorstehend unter 2. bis 5. angegebenen Gewichtsmengen, Stückzahlen oder Flächenmaße für jede darüber hinaus abzugebende kleinere bis gleich große Menge.

---

[1]) (einschl. Herrichtungsgebühr).

[2]) Für die zum Streichen eines Pflasters erforderliche Leinwand, das Leder oder das Seidenzeug ist der aus der Preisliste der Arzneimittel (der D. A. T.) ersichtliche Preis des gleichgroßen Stückes Collemplastrum adhaesivum einzusetzen.

Gefäßpreise (D. A. T. 1929).

(Preise für die meist gebräuchlichen Größen und Arten von Arzneiabgabebehältnissen usw.)

Inhalt:	20 g	50 g	bis 100 g	200 g	300 g	
Gläser (rund oder eckig; weiß oder farbig)	0,15	0,15	0,15	0,25	0,35	RM.
Gläser (rund oder eckig) mit eingeriebenem Glasstöpel	0,45	0,55	0,55	0,75	0,75	,,
Tropfgläser mit eingeriebenem Glasstöpsel	0,30	0,35	0,40			,,
Gläser mit eingeschliffener Pipette			das Stück: 0,50			,,
Kruken (grau oder gelb) mit Pappdeckel	0,15	0,15	0,15	0,20	0,25	,,
Kruken (weiß) mit festem Deckel	0,20	0,25	0,35	0,55		,,
Kruken (schwarz) mit festem Deckel			das Stück: 0,25			,,
Pappschachteln	0,15	0,20	0,30	0,35	0,45	,,
Pulverkästchen	bis 6 Pulver 0,15; bis 12 Pulv. 0,20					,,
Suppositorienkästchen	für 6 Supp. 0,25,					,,
	für 7—12 Supp. 0,30					,,
Ampullen (weiß oder farbig) bis 2 ccm Inhalt . . .	das Stück 0,05					,,

Im Deutschen Reich sind nach § 80 der GewO. Ermäßigungen der Taxen für die Apotheker durch freie Vereinbarungen zulässig; die D. A. T. ist also eine Höchsttaxe [1]).

In den „**Besonderen Bestimmungen** für die Preisberechnung und die Abgabe von Arzneien auf Kosten des Reichs, der Länder, der reichsgesetzlichen und knappschaftlichen Krankenkassen oder Ersatzkassen, der Berufsgenossenschaften, der Landesversicherungsanstalten und der Verbände der öffentlichen Fürsorge und der kommunalen Wohlfahrtspflege" wird folgendes bestimmt:

(28). Für die Preisberechnung der in der Preisliste mit · bezeichneten Arzneimittel gelten, wenn diese Mittel ungemischt und ungeteilt abgegeben werden, die folgenden Bestimmungen:

Der Mindestpreis beträgt 0,10 RM.

Der Preis für Mengen unter 50 g darf die Hälfte des für 100 g festgesetzten Preises nicht überschreiten. Für Mengen von 50 g einschließlich bis 100 g ist der Preis für 100 g der Berechnung zugrunde zu legen.

Für die Preisberechnung von Arzneimitteln, die nach Stückzahl oder Flächenmaß abgegeben werden, finden diese Bestimmungen sinngemäß Anwendung.

Die Verordnung nach Geldwert bezieht sich nur auf das Arzneimittel. Für eine Gebrauchsanweisung, die die Einzelgabe (jeweils anzuwendende Menge) oder die Zeitfolge (Häufigkeit der Anwendung) vorschreibt, beträgt die Vergütung 0,10 RM.

Eine Vergütung für die Abgabe ist nicht zu berechnen.

Bei obigen Bestimmungen ist es gleichgültig, ob die Verordnung in Rezeptform, deutsch oder lateinisch, nach Gewicht oder Geldwert erfolgt.

(29.) Werden Arzneimittel oder Arzneien in verschieden großen, zur Abgabe an das Publikum bestimmten Packungen in den Handel gebracht, so ist, wenn in der Verordnung eine genaue Angabe fehlt, die kleinste Packung abzugeben und zu berechnen, bei Verordnung einer großen Packung die nächstgrößere (zweitkleinste). Weicht die verordnete Menge vom Inhalt der Packung ab, so ist, sofern der Arzt nicht ausdrücklich auf die Abweichung hinweist, die nächstkleinere Packung abzugeben. [NB.! Ergänzung s. S. 824.]

(30.) Die für den ärztlicherseits schriftlich angeordneten Zusatz einer handschriftlichen Gebrauchsanweisung angesetzte Vergütung darf nur dann in Anrechnung kommen, wenn die handschriftliche Gebrauchsanweisung die Einzelgabe (jeweils anzuwendende Menge) oder die Zeitfolge (Häufigkeit der Anwendung) vorschreibt.

(31.) Sofern der Arzt nichts anderes verordnet, sind in Papierbeuteln abzugeben, mit Ausnahme von Bismut. subgall. und Natr. bromat., die in der Preisliste der Arzneimittel mit · bezeichneten trockenen Arzneimittel, auch wenn sie untereinander gemischt sind, sowie die nicht mit · bezeichneten Pflanzenteile, auch wenn sie mit anderen Pflanzenteilen gemischt sind, und die in der Preisliste aufgeführten Teegemische.

In Pappschachteln sind abzugeben Bismut. subgall. und Natr. bromat., sowie Capsulae amylaceae, Capsulae gelatinosae und Pillen, ferner die nicht mit · bezeichneten Pastillen und Tabletten, soweit das Arzneibuch nicht andere Bestimmungen enthält.

---

[1]) Nach § 148 Ziff. 8 der GewO. wird bestraft, wer bei dem Betriebe seines Gewerbes die durch die Obrigkeit festgelegten Taxen überschreitet.

In Kruken aus Ton oder Steingut mit Pappdeckel sind abzugeben Salben, Pasten, weiche Seifen, Zäpfchen, Latwergen, Muse und Schwefelleber.

Pulverkästchen, Tropfgläser und Gläser mit eingeriebenem Glasstöpsel, Tropfgläser ohne eingeriebenen Glasstöpsel (homöopathische Gläser), Gläser mit festem Deckel, Kruken aus Porzellan oder Glas dürfen nur angerechnet werden, wenn ihre Verwendung im ärztlichen Rezept angeordnet ist. Jedoch sind bei der Abgabe von Pulvern, die Mittel der Tabelle B des D. A. B. (s. S. 800), Opium oder dessen Alkaloide und deren Abkömmlinge oder Chloralhydrat enthalten, Pulverkästchen oder Pappschachteln stets zu verwenden und anzurechnen.

Bei der Abgabe von Augensalben ist es zulässig, Kruken aus Porzellan oder Glas mit Deckel zu verwenden und zu berechnen. Schwarze Kruken mit festem Deckel sind jedoch nur auf ausdrückliche Verordnung des Arztes zu verwenden und zu berechnen.

Diese Bestimmungen gelten auch bei der Abgabe von Arzneien auf Kosten von solchen Vereinen und Anstalten, die der öffentlichen Wohlfahrtspflege dienen.

(32.) Wird die Zusatzgebühr für die Inanspruchnahme nachts usw. (1,00 RM.) berechnet, so ist die Zeit der Inanspruchnahme auf dem Rezept zu vermerken.

(33.) Bei der Abgabe von Arzneien der reichsgesetzlichen Versicherungsträger, der Krankenkassen der selbständigen Handwerker und Gewerbetreibenden, der Ersatzkassen (§§ 503ff. der Reichsversicherungsordnung) darf keine Umsatzsteuer angerechnet werden. Dasselbe gilt auch für Heilanstalten und Krankenhäuser, soweit sie das Heilverfahren im Auftrag von reichsgesetzlichen Versicherungsträgern durchführen.

11. Bestrebung zur einheitlichen Gestaltung der Vorschriften über stark wirkende Arzneimittel und zur Schaffung einer internationalen Pharmakopöe.

Zur einheitlichen Gestaltung der Arzneibuchvorschriften ist schon oft die Abfassung einer internationalen Pharmakopöe angeregt worden. Wenn auch die Verwirklichung dieses Planes kaum möglich erscheint, so ist doch ein wesentlicher Schritt zur Vereinheitlichung der Pharm. getan worden. Auf einer im Jahre 1902 in Brüssel abgehaltenen internationalen Konferenz wurde wenigstens über eine beschränkte Anzahl von stark wirkenden Arzneimitteln eine gewisse Einigung erzielt, die zu dem am 29. November 1906 getroffenen internationalen Übereinkommen, betreffend die einheitliche Gestaltung der Vorschriften über stark wirkende Arzneimittel (deutsche Übersetzung S. 815) führte, dem sich mit Vorbehalten die deutsche Regierung anschloß. Diese internationalen Vereinbarungen kommen in den Buchstaben P. I. (Praescriptio internationalis; Formula int. F. I.) in den Pharm. und im vorstehenden Teil II bei einzelnen Arzneibuchartikeln zum Ausdruck. Das Ergebnis der Zweiten Internationalen Konferenz in Brüssel (September 1925) ist der S. 819 abgedruckte Entwurf; auf ihn ist im Teil II durch die Worte „Internationaler Vorschlag" hingewiesen.

Wie die Übersicht über die Pharm. (S. 766 bis 771) zeigt, ist in den dort angeführten Staaten schon jetzt eine weitgehende und hinsichtlich aller wichtigen Arzneimittel durch die lateinische Bezeichnung wohl befriedigende Verständigung möglich. Für die wichtigsten stark wirkenden Arzneimittel, wie Opium, Tinctura Opii, Semen Strychni, Aqua phenolata usw., ist je ein bestimmter Gehalt an wirksamen Stoffen festgelegt worden.

In den Jahren 1923 hat in Edinburgh, 1925 in Genf (und 1928 in Frankfurt a. M.) die Internationale Standardisierungs-Konferenz unter dem Vorsitz des Prof. Madsen, Kopenhagen, geleitet von Dr. H. H. Dale, London, getagt. Als Ergebnis der experimentellen Arbeiten (s. Knaffl-Lenz, Bericht über die Arbeiten und Vorschläge der internationalen Konferenzen zur Vereinheitlichung der biologischen Wertbestimmung von Heilmitteln, Arch. f. experim. Pathologie und Pharmakologie, Bd. 135, 1928, S. 259), an denen sich auch deutsche Pharmakologen beteiligten, ist insbesondere die pharmakologische Prüfung der Folia Digitalis am Frosch[1] (s. S. 356) hervorgegangen. Von der Aufnahme von pharmakologischen Prüfungen weiterer Drogen usw. ins D. A. B. konnte zunächst abgesehen werden: für Semen Strophanthi (grati) (S. 679), für Secale cornutum (S. 648), für Glandulae Thyreoideae siccatae (S. 713), für Oleum Chenopodii anthelminthici S. 280) und für Extr. Filicis (S. 388) wurden dafür chemische Gehaltsbestimmungen neu eingeführt, und zwar werden gefordert mindestens

---

[1] Als erste Pharm. hat die Japanische auf die Empfehlung H. Hayashis, Tokio, hin die Auswertung der Fol. Digital. am Froschherzen (S. 357) und die Bereitung der Tinct. Digital. aus solchen Blättern von bestimmtem pharmakologischem Wirkungswert vorgeschrieben.

4% wasserfreies g-Strophanthin, mindestens 0,05% wasserunlösl. Mutterkornalkaloide, mindestens 0,18% organisch gebundenes Jod, annähernd 60% Askaridol und mindestens 25% Rohfilicin. Durch die Arbeiten der an dieser Konferenz beteiligten Sachverständigen wird überall da die international vereinbarte Basis geschaffen, wo aus gesundheitlichen Gründen eine Einheitlichkeit wichtiger Arzneimittel wünschenswert erscheint.

12. Homöopathische Arzneimittel.

Es ist hier nicht der Ort, über Wesen und innere Berechtigung des sog. homöopathischen Heilverfahrens zu sprechen. In diesem Buche ist nur die Tatsache zu verzeichnen, daß es in Deutschland einige Hundert Ärzte gibt, die die Grundsätze des im Jahre 1843 verstorbenen Arztes Samuel Hahnemann zur Grundlage der Krankenbehandlung machen. Sie wenden Arzneimittel an, die, auf Grund der „Symptomenähnlichkeit[1]) ermittelt, in sehr starken Verdünnungen, gewöhnlich D6 = 1 : 1 Million, verordnet werden. Diese Ärzte nennen sich „homöopathische Ärzte".

Nach den im Deutschen Reich bestehenden gesetzlichen Bertimmungen steht es jedem approbierten Arzt frei, auch das homöopathische Heilverfahren anzuwenden.

Neuerdings werden die homöopathischen Zubereitungen vielfach in Spezialpackungen in Zentralapotheken oder sogenannten Zentralinstituten hergestellt.

Ein für das Deutsche Reich behördlicherseits anerkanntes Homöopathisches Arzneibuch gibt es — im Gegensatz zum Deutschen Arzneibuch — nicht; insoweit von den Regierungen der Länder überhaupt diesbezügliche Bestimmungen erlassen sind, werden für die homöopathischen Apothekenbetriebe vorgeschrieben: Die homöopathische Pharmakopöe von C. E. Gruner (5. Aufl., Leipzig 1878), Dr. Willmar Schwabes Homöopathisches Arzneibuch, 2. Ausgabe, 1924, oder das Deutsche Homöopathische Arzneibuch, herausgegeben vom Deutschen Apotheker-Verein (1901).

Im allgemeinen haben die Landesregierungen bestimmt, daß homöopathische Zubereitungen von stark wirkenden Arzneimitteln in Verdünnungen oder Verreibungen, die über die dritte Dezimalpotenz hinausgehen, ohne Rezept in den Apotheken abgegeben werden dürfen; bis zur dritten Dezimalpotenz unterliegen sie den Vorschriften über die Abgabe stark wirkender Arzneimittel (S. 793).

Die Preise der homöopathischen Arzneimittel (Urtinkturen, Verdünnungen, Tabletten, Verreibungen und Streukügelchen, präparierter Milchzucker) werden durch die Deutsche Arzneitaxe (Ziff. 17 und 18) festgesetzt.

In Preußen regelt die Apotheken-Betriebsordnung (§ 52) auch die Einrichtungen und den Betrieb der homöopathischen Apotheken und der ärztlichen homöopathischen Hausapotheken. Die Erlaubnis zum Selbstdispensieren homöopathischer Arzneien erhält der nachsuchende homöopathische Arzt in Preußen, nachdem er vor einer Prüfungskommission die Befähigung dazu nachgewiesen hat.

Den Geheimmittelvorschriften (S. 806) unterliegen Heilmittel des Grafen Mattei (auch als Graf Cesare Matteische elektro-homöopathische Heilmittel), Komplexmittel, homöopathische, der Engelapotheke (Iso-Werks) in Regensburg (auch als zusammengesetzt-homöopathische oder elektro-homöopathische Mittel System Mattei) und Sternmittel, Genfer, Sauters (auch als elektro-homöopathische Sternmittel von Sauter in Genf oder Neue elektro-homöopathische Sternmittel usw.).

13. Zweig-, Krankenhaus-, Gefängnis-, Schiffs- und ärztliche Hausapotheken[2]).

Außer den rund 6500 öffentlichen (Voll- oder Zweig-) Apotheken gibt es im Deutschen Reich noch (nicht öffentliche) Krankenhausapotheken, zu denen auch die Dispensieranstalten zu rechnen sind.

Zweigapotheken: Sämtliche Arzneimittel müssen aus der Stammapotheke bezogen werden; der Vorstand der Stammapotheke ist für die vorschriftsmäßige Beschaffenheit und Güte der an die Zweigapotheke gelieferten Arzneimittel verantwortlich.

Krankenhausapotheken: Krankenhausapotheken, in denen ein approbierter Apotheker tätig ist, sind nicht auf die Vermittlung gewerblicher (öffentlicher) Apotheken angewiesen.

---

[1]) d. h. es kommt auf die Ähnlichkeit an, welche die von der Arznei bei Gesunden hervorgerufenen Zeichen mit den Zeichen der zu behandelnden Krankheit haben.

[2]) Nachstehende Ausführungen beziehen sich vorwiegend auf preußische Verhältnisse.

Krankenhausapotheken, in denen kein approbierter Apotheker tätig ist [Dispensieranstalten[1])] müssen sämtliche (auch die freigegebenen) Arzneimittel aus einer Apotheke im Deutschen Reich (Preußen: aus einer am Orte befindlichen oder aus einer der nächst gelegenen 10 Apotheken) beziehen. Die Abgabe von Arzneien in den Krankenhausapotheken ist auf die Pfleglinge und auf das Anstaltspersonal, soweit es an der Behandlung und Pflege beteiligt ist, beschränkt.

Hausapotheken bei Gefangenenanstalten. Preußen (Runderlaß vom 1. März 1926): Sämtliche Arzneimittel und Arzneien sind aus einer am Ort befindlichen Apotheke oder aus einer der nächstgelegenen 10 Apotheken zu beziehen. Welche Arzneimittel und Arzneien zu beschaffen sind, entscheidet der verantwortliche Gefängnisarzt. Solche Apotheken sind als ärztliche Handapotheken anzusehen und amtlich zu besichtigen. Die Arzneimittel sind sachgemäß aufzubewahren. Stark wirkende Arzneimittel (S. 791) sind stets unter Verschluß des Arztes zu halten und dürfen nur von diesem ausgegeben werden.

Eine Anfertigung von Arzneien hat in den Hausapotheken zu unterbleiben, abgesehen von Abfüllungen, einfachen Lösungen (Tabletten in Wasser) oder flüssigen Gemischen (wäßrige Verdünnungen von essigsaurer Tonerde für den unmittelbaren Gebrauch). Nicht vorrätige Arzneien sind auf Grund einer auf den Namen des einzelnen Kranken lautenden ärztlichen Verordnung aus einer Apotheke zu beziehen.

Schiffsapotheken[2]): Durch Bekanntmachung des Reichskanzlers, betr. Krankenfürsorge auf Kauffahrteischiffen, vom 3. Juli 1905 (Reichsgesetzbl. 1905, S. 56) sind Kauffahrteischiffe mit Arznei- und anderen Hilfsmitteln sowie mit Lebensmitteln zur Krankenpflege nach vier Verzeichnissen (Ia, Ib, II, III) auszurüsten.

Nach dem kleinen Verzeichnis Ia (Ol. Ricini, Tinct. Opii simpl., Spir. aether., Liqu. Plumb. subacet. usw.) sind auszurüsten für Reisen in Küstenfahrt und kleiner Fahrt alle Kauffahrteischiffe, wenn eine Besatzung von mehr als zwei Mann an Bord ist.

Nach dem etwas größeren Verzeichnis Ib (außer den vorgenannten: Magnes. sulfur., Elix. e Succo Liquirit., Chinin hydrochlor., Natr. salicyl., Bals. Copaiv. usw.) sind auszurüsten für Reisen in mittlerer Fahrt Hochseefischereifahrzeuge.

Nach dem wesentlich umfangreicheren Verzeichnis II (außer den vorgenannten: Morphinpulver, Kal. jodat. usw.) sind auszurüsten für Reisen in mittlerer Fahrt andere Fahrzeuge ohne Schiffsarzt.

Nach dem Verzeichnis II (verschieden große Vorräte) sind auszurüsten für Reisen in großer Fahrt Kauffahrteischiffe ohne Schiffsarzt mit einer Besatzung von nicht mehr als 15 — bei Dampfern von nicht mehr als 20 — Mann.

Nach dem umfangreichen Verzeichnis (außer den vorgenannten: Äther, Äthylchlorid, Apomorphinhydrochlorid, Chloralhydrat, Chloroform, Extr. Filicis, Extr. Secal. cornut. fluid., Kalomelpulver usw.) sind auszurüsten Kauffahrteischiffe für Reisen, auf denen ein Schiffsarzt an Bord sein muß.

Verordnung des Reichsmin. d. Inn. über die Versorgung der Kauffahrteischiffe mit Betäubungsmitteln[3]), vom 13. November 1925 (Reichs-Ministerialbl. S. 1340): Die im § 1 Abs. 1 des Opiumgesetzes genannten Stoffe und Zubereitungen können, soweit sie nach vorstehender Bekanntmachung (s. o.) zur Ausrüstung der Kauffahrteischiffe mit Arzneimitteln erforderlich sind, ohne ärztliche Anweisung unter Beobachtung der für den betreffenden Hafen geltenden besonderen Vorschriften auf schriftliche Anforderung des Schiffseigners erworben werden.

Ärztliche Haus- (oder Hand-)Apotheken. Das Selbstdispensieren (Zubereiten; StrGB. § 367,3) von Arzneimitteln und ihre Abgabe ist dem Arzt nicht gestattet; Ausnahmen: gelegentliche und unentgeltliche Abgabe in Notfällen, sowie das Halten einer ärztlichen Haus- oder Handapotheke mit behördlicher Genehmigung beim Vorliegen besonderer Voraussetzungen an Orten ohne Apotheke.

---

[1]) Arzneimittelabgabestellen in Krankenhäusern, Sanatorien, Ordensanstalten usw., die nicht von einem approbierten Apotheker geleitet sind, werden im allgemeinen als Dispensieranstalten bezeichnet. — In Preußen ist die Verwaltung von Krankenhausapotheken durch Mitglieder von anerkannten geistlichen Genossenschaften (Diakonissen, Diakonen, barmherzigen Schwestern und Brüdern) zulässig, wenn diese nach Ausbildung in einer Apotheke eine Prüfung bestanden haben und wenn die Anstalten unter Leitung einer derartigen Genossenschaft stehen und letztere nicht nur die Fürsorge für Krankenpflege übernommen hat.

[2]) Vgl. die im Reichsgesundheitsamt bearbeitete „Anleitung zur Gesundheitspflege auf Kauffahrteischiffen", 5. Aufl. Berlin 1913, J. Springer. Die angezogene Bekanntmachung wird demnächst revidiert erscheinen.

[3]) Siehe S. 810.

Preußen (Ap.-Betr.-Ordn. § 50): Für ärztliche Hausapotheken müssen sämtliche Arzneien und sämtliche Arzneimittel aus einer am Orte befindlichen oder jedenfalls aus einer der nächstgelegenen 10 Apotheken entnommen werden.

Die Errichtung der ärztlichen Hausapotheken hat ihre gesetzliche Grundlage in der Revidierten Apothekerordnung vom 11. Oktober 1801 (§ 14). In ärztlichen Hausapotheken müssen die Arzneivorräte in einem verschließbaren Schrank mit Fächern und Schiebekästen aufbewahrt werden; der Inhalt der Schränke darf nur Abgabeberechtigten zugänglich sein.

Die Einrichtung der ärztlichen Hausapotheken wird durch § 51 der Ap.-Betr.-Ordn. bestimmt.

Durch widerrufliche landespolizeiliche Erlaubnis des Regierungspräsidenten dürfen Gemeindeschwestern an Orten ohne Apotheken gewisse Arzneimittel und Arzneizubereitungen in der Krankenpflege abgeben, wenn sie aus der nächstgelegenen Apotheke bezogen sind und an unbemittelte Kranke stets unentgeltlich abgegeben werden.

14. Ausübung der Heilkunde und Verkehr mit Arzneimitteln in Grenzgebieten.

1. Mit der Schweiz: Deutsch-schweizerischer Handelsvertrag vom 27. Nov. 1926 (RGBl. II, 1926, S. 675 und RA. vom 15. Juli 1926), Anlage C.

Artikel 3.

1. Ärzte ..., die in Ausübung ihres Berufes mit Fahrzeugen die Grenze überschreiten, sind von der Hinterlegung einer Zollsicherheit für das Fahrzeug befreit, es sei denn, daß besondere Verdachtsgründe vorliegen. Die in der einen Grenzzone ansässigen ... Ärzte ... und Hebammen dürfen die zur Ausübung ihres Berufes erforderlichen Geräte, Maschinen und Instrumente zum vorübergehenden Gebrauch in die andere Grenzzone frei von Ein- und Ausgangsabgaben einführen und wieder zurückbringen.

2. Verbandstoffe, sowie zubereitete Arzneiwaren, welche die Bewohner der einen Grenzzone gegen Rezepte von zur Ausübung der Praxis berechtigten Ärzten oder Tierärzten in kleinen Mengen aus Apotheken der anderen Grenzzone, auf die sie nach den örtlichen Verhältnissen angewiesen sind, holen, oder welche die Ärzte und Tierärzte der erwähnten Art zum unmittelbaren Gebrauch mit sich führen, dürfen frei von Ein- und Ausgangsabgaben eingeführt werden. Bei Verbandstoffen, sowie bei einfachen, zu Medizinalzwecken dienenden Drogen und einfachen pharmazeutischen und chemischen Präparaten, deren pharmazeutische Bezeichnung auf der Umhüllung genau und deutlich ersichtlich gemacht ist und welche nach den in dem betreffenden Gebiet geltenden Bestimmungen im Handverkauf verabreicht werden dürfen und im Einfuhrstaat zugelassen sind, ist die Beibringung von Rezepten nicht erforderlich.

2. Mit Belgien: Abkommen vom 22. Mai 1926 (RGBl. II, S. 343 und 551).

Die Ärzte usw. dürfen bei der Ausübung ihres Berufes in dem anderen Staate den Kranken Arzneimittel persönlich nur in dringenden Fällen verabfolgen.

3. An der deutsch-saarländischen Grenze. Nach dem Gesetz über die zwischen der deutschen und der französischen Regierung und der Regierungskommission des Saargebietes vereinbarten Protokolle vom 13. November 1926 (RGBl. 1927, II, S. 259) besagt dasjenige über die Gebrauchsrechte an der deutsch-saarländischen Grenze in seinem Artikel 35 folgendes:

Die Bewohner des einen Grenzbezirks dürfen Arznei- und Verbandmittel für ihren persönlichen Bedarf ihrer Haushaltsangehörigen sowie für ihren Bedarf zur Behandlung von Tieren frei von Zöllen und sonstigen Abgaben aus dem anderen Grenzbezirk beziehen, jedoch nur in solchen Fällen, in denen sie nach Lage der örtlichen Verhältnisse auf diesen Bezug angewiesen sind. Bei den nicht zum Handverkauf zugelassenen Arzneimitteln gilt diese Vergünstigung nur insoweit, als die Arzneimittel gegen Rezepte approbierter Ärzte oder Tierärzte der Grenzbezirke gekauft werden.

Die allgemeinen Ein- und Ausfuhrverbote für Arzneimittel bleiben unberührt.

4. An der polnischen Grenze. Entsprechend dem Abkommen vom 23. Juli 1925 (RGBl. 1925, II, S. 661) sind Heilmittel, soweit sie durch Ärzte, und Desinfektionsmittel, soweit sie durch Hebammen mitgeführt werden, zollfrei. Im Einfuhrstaat nicht zugelassene Heilmittel dürfen nicht mitgebracht werden.

15. Verschreibung und Abgabe der Stoffe, die dem Opiumgesetz unterliegen.

(„Stoffe des Opiumgesetzes"; sogenannte „Betäubungsmittel").

Seit 1. Januar 1921 ist im Deutschen Reich, entsprechend dem Internationalen Opiumabkommen, durch ein sog. Opiumgesetz (vom 30. Dez. 1920, ergänzt durch Gesetz vom 21. März 1924, mit Ausführungsbestimmungen vom 5. Juni 1924) der Verkehr mit Opium,

Morphin, Diacetylmorphin (Heroin) und Cocain und solchen Zubereitungen, die mehr als 0,1% Cocain oder Heroin und mehr als 0,2% Morphin enthalten, geregelt: es unterliegen Herstellung, Verkauf und Erwerb strengsten Überwachungsbestimmungen. Zu Heilzwecken sind diese Stoffe nur in Apotheken, und zwar auf ordnungsgemäß ausgestelltes jedesmaliges Rezept[1]) erhältlich, zu nachweislich wissenschaftlichen Zwecken kann die behördliche Erlaubnis zum Bezug dieser Stoffe erteilt werden, wenn die Personen vermöge ihrer Vorbildung und persönlichen Zuverlässigkeit eine Gewähr gegen mißbräuchliche Verwendung dieser Stoffe bieten. Zu anderen Zwecken darf die Erlaubnis nur erteilt werden, wenn der Nachweis erbracht ist, daß die Verwendung im öffentlichen Interesse geboten ist und die Nachprüfung der persönlichen Zuverlässigkeit des Antragstellers dem nicht entgegensteht. Im übrigen ist die Herstellung und der Handel mit diesen Stoffen, ebenso Ein- und Ausfuhr der Erlaubnisscheinpflicht, die Abgabe auch der Bezugsscheinpflicht unterworfen; als vorgesehene Ausnahme gilt die Abgabe zu Heilzwecken auf Grund des ärztlichen Rezepts.

Dem Opiumgesetz unterliegen von Zubereitungen z. B. die Morphin usw. enthaltenden Spezialitäten Pantopon, Holopon, Ilsopon, Nealpon, Laudanon, Laudopan. Narkophin, Pavon, Amnesin, Digimorval, das abzulehnende Eumecon, die Cocain enthaltenden Mittel Apathin und Orthonal sowie das Morphin und Cocain enthaltende gleichfalls abzulehnende Trivalin.

Der Arzt darf Stoffe des Opiumgesetzes in seinem Besitz haben bzw. sie für sich oder für seinen Bedarf in der Praxis (pro statione) verschreiben; er ist zur Zeit nicht verpflichtet, Buch über den Verbleib dieser Stoffe in seiner Praxis zu führen. In seiner Praxis darf der Arzt im Bedarfsfalle Morphin usw. an Kranken unmittelbar anwenden, d. h. z. B. bei schweren Schmerzen eine Morphininjektion ausführen, nicht aber darf er solche Arzneien, da der Handel mit denselben nicht freigegeben ist, verkaufen oder sonst an andere (z. B. an seine Kranken) überlassen (§ 367, 3 StrGB.). Genaue Aufzeichnungen hierüber zu führen kann dem Arzt nur dringend empfohlen werden.

Der Arzt macht sich nach dem Reichsgerichtsurteil vom 5. Oktober 1926, abgedruckt z. B. im Reichs-Gesundheitsblatt, 1927, Nr. 1, wegen Beihilfe zum unerlaubten Inverkehrbringen dieser Stoffe strafbar, wenn der Apotheker durch das ärztliche Rezept verleitet wird, die Stoffe des Opiumgesetzes nicht als Heilmittel, also zu einem nicht-erlaubten Zwecke abzugeben. Für den Apotheker ist die Abgabe dieser Stoffe nur auf ein als Heilmittel lautendes ärztliches Rezept erlaubnisfrei. Da der Apotheker nicht prüfen kann und prüfen soll, ob das verordnete Arzneimittel als Heilmittel Verwendung finden wird, hat der Arzt das Rezept so abzufassen, daß der Apotheker nicht daran zu zweifeln braucht, daß er durch die Anfertigung des Rezepts eines Arztes nicht zu einer strafbaren Handlung verleitet wird. Da jeder sich nach dem Opiumgesetz strafbar macht, der ohne Erlaubnis die Stoffe des Opiumgesetzes in den Verkehr bringt oder dabei mithilft, so kann sich auch der Arzt nach dem Opiumgesetz wegen Vergehens strafbar machen, wenn der Apotheker auf ein äußerlich ordnungsmäßig erscheinendes Rezept eines Arztes Morphin usw. abgibt, das der Arzt nicht als Heilmittel verordnet hat. Es kann sogar zweifelhaft erscheinen, ob die strafbare Handlung oder Beihilfe zum Begehen einer solchen nicht schon in dem Augenblick beginnt, in dem der Arzt das Rezept aus der Hand und damit in die Verfügungsgewalt eines anderen gibt.

Bezüglich der Versorgung der Kauffahrteischiffe mit Betäubungsmitteln s. S. 780.

Die vom Deutschen Ärztetag in Danzig (1928) angenommenen Leitsätze der Berichterstatter Gaupp, Tübingen, und Rost, Berlin, über „Die Gefahren der Rauschgifte für das deutsche Volk" sind abgedruckt, ergänzt durch die Ausführungen von Dansauer und P. Wolff, in den „Ärztlichen Mitteilungen", 1928, Nr. 1462, S. 66ff.

Das Opiumgesetz wird einer Revision unterzogen werden. Insbesondere sollen Folia Cocae (S. 315) dem Gesetz unterstellt werden, desgl. Stoffe wie Eukodal (S. 543), Dicodid (S. 543), Dilaudid (S. 544) und Paramorfan (S. 542). Auch ist beabsichtigt, die Stoffe des Opiumgesetzes aus den Vorschriften über die Abgabe stark wirkender Arzneimittel usw. in den Apotheken (S. 791) herauszunehmen und ihre Verschreibung durch den Arzt und ihre Abgabe in den Apotheken durch eine besondere Verordnung zu regeln, wobei auch diejenigen Konzentrationen (s. o. und S. 812) getroffen werden sollen, die dem Opiumgesetz nicht unterliegen.

Die entsprechenden Bestimmungen werden nach erfolgter Veröffentlichung als Nachtrag zu diesem Buche herausgegeben und vom Verlag an alle diejenigen Bezieher des Handbuchs nachgeliefert werden, die auf der beiliegenden Postkarte vom Verlag den Nachtrag anfordern.

---

[1]) Das Rezept tritt hier für den sonst vorgeschriebenen Bezugschein (s. 813).

16. Öffentliche Ankündigung von Arzneimitteln.

Die an Apotheken ergangenen diesbezüglichen landesrechtlichen Bestimmungen sind meist in den Ap.-Betr.-Ordn. enthalten (S. 747, Anm. 1).

In Baden dürfen die dem freien Verkehr entzogenen Arzneimittel nicht öffentlich angekündigt werden.

Die jeweilig den Vorschriften über den Verkehr mit Geheimmitteln und ähnlichen Arzneimitteln unterliegenden Stoffe und Zubereitungen („Geheimmittel") dürfen nicht öffentlich angekündigt oder angepriesen werden. Bei der allein zulässigen Abgabe der Geheimmittel in den Apotheken dürfen die Gefäße oder äußeren Umhüllungen der Geheimmittel nicht Anpreisungen, insbesondere Empfehlungen, Bestätigungen von Heilerfolgen, gutachtliche Äußerungen oder Danksagungen, in denen dem Mittel eine Heil- oder Schutzwirkung zugeschrieben wird, enthalten; auch ist es verboten, solche Anpreisungen bei der Abgabe des Mittels oder auf sonstige Weise zu verabfolgen (S. 806).

Die Verordnung des Polizeipräsidenten zu Berlin (23. Juni 1928) bestimmt, daß Arzneimittel, denen eine Wirkung beigelegt wird, die sie nicht haben oder die bei dem bestimmungsgemäßen oder den Umständen nach zu erwartenden Gebrauch geeignet sind, die Gesundheit zu schädigen, weder direkt noch indirekt öffentlich angekündigt oder angepriesen werden dürfen.

Zufolge dem Gesetz zur Bekämpfung der Geschlechtskrankheiten vom 18. Februar 1927 dürfen nicht öffentlich angekündigt oder angepriesen werden:

a) Mittel zum Zwecke der Heilung oder Linderung von Geschlechtskrankheiten (abgesehen von der Ankündigung an Ärzte usw. oder in wissenschaftlichen ärztlichen oder pharmazeutischen Fachzeitschriften),

b) Mittel, die zur Verhütung der Geschlechtskrankheiten dienen, unter der Voraussetzung, daß die Ankündigung in einer Sitte und Anstand verletzenden Weise erfolgt.

17. Arzneimittelgesetz.

Ein Arzneimittelgesetz besteht zur Zeit im Deutschen Reich nicht; doch ist ein solches in Aussicht gestellt.

Für alle offizinellen Mittel, die aus der Apotheke bezogen werden, gibt das D.A.B. Gewähr für Reinheit und Güte. Für zahlreiche offizinelle Arzneimittel sind chemische Gehaltsbestimmungen vorgeschrieben. Die Herstellung einzelner Arzneimittelgruppen (Sera, Tuberkuline) wird staatlich überwacht, zum Teil erfolgt die Prüfung durch amtliche Stellen (Salvarsane, Schutz- und Heilsera, S. 658, Tuberkuline S. 718, Folia Digit. S. 356).

Bezüglich der Regelung des Verkehrs mit Spezialitäten sei auf das Rundschreiben des Reichsministers des Innern vom 5. Juli 1926 hingewiesen (Pharmazeutische Zeitung 1926, S. 931; Apotheker-Zeitung 1926, S. 785).

Auf der II. Internationalen Konferenz zur biologischen Standardisierung gewisser Arzneimittel (Genf, 31. August—3. September 1925) wurde über „Geheimmittel und ähnliche Präparate" folgende Erklärung abgegeben:

Die Mitglieder der Konferenz, die hiermit die Auffassung pharmakologischer Sachverständiger aus verschiedenen Ländern zum Ausdruck bringen, anerkennen und begrüßen die Bestrebungen verschiedener Länder zur Regelung des Verkehrs mit Geheimmitteln und einer gewissen Art von pharmazeutischen Spezialitäten, deren Existenz sie als Nachteil für den Fortschritt der Heilkunde und als eine Bedrohung der Volksgesundheit betrachten. Sie sprechen die Hoffnung aus, daß das Hygiene-Komitee des Völkerbundes in der Lage sein wird, Mittel und Wege zu finden, um solche Bestrebungen zu vereinheitlichen und zu zentralisieren und sie so in ihrer Wirkung international zu gestalten, im besonderen durch Aufstellung von Richtlinien, die gestatten, eine Grundlage zu schaffen, auf der die verschiedenen Länder sich mit dieser Angelegenheit befassen und sie im Interesse des Gesundheitsschutzes ihrer Bevölkerung regeln zu können.

18. Sparsame, sachgemäße Krankenbehandlung.

An zahlreichen Stellen des Handbuchs sind Anweisungen zu wirtschaftlicher Verordnungsweise, insbesondere im Teil I bei den einzelnen Arzneiformen gegeben. 10 g eines Arzneimittels kosten nach der D. A. T. meistens ebensoviel wie 8 g, für 60 Pillen ist die gleiche Arbeitsgebühr zu zahlen wie für 50 Stück. Die Verordnung von Acid. hydrochl. dilutum, Aqua Amygdal. amarar. diluta und Phenolum liquefactum gestaltet sich billiger als die Verschreibung erst herzustellender Verdünnungen dieser Mittel. Von Tannalbin kosten 10 g nach der D. A. T. 1,35 RM., während eine Originalpackung (10 g im Beutel) 0,90 RM. kostet. Im übrigen zeigen die Ausführungen auf S. 774 ff. und die Rezeptbeispiele, wie hoch sich die Kosten für die einzelne Arzneiverschreibung belaufen. Die Verordnung von Arzneimitteln nach Geldwert (für 0,30 RM. Ricinusöl usw.) sollte nur bei in jedem Fall unschädlichen Arzneimitteln, die Anweisung, Lösungen, Aufgüsse oder Abkochungen im Haushalt herstellen zu lassen, nur ausnahmsweise und nur bei harmlosen Stoffen und Drogen erfolgen.

Die den einzelnen Mitteln im Teil II beigefügten Preisangaben lassen den Arzt ohne weiteres ersehen, wie teuer — unter Beachtung von S. 775 ff. — die verordnete Arznei etwa zu stehen kommt. Auch vermag der Arzt hiernach zu entscheiden, ob er des (übrigens nicht in allen Fällen) niedrigeren Preises wegen ein wortgeschütztes Arzneimittel nicht als solches sondern dafür das entsprechende, unter einer wissenschaftlichen Bezeichnung im Handel befindliche Präparat anwenden will (s. S. 810). — S. auch S. 777/778.

In einer vom Reichsgesundheitsamt am 9. Februar 1924 einberufenen Sitzung des Reichsgesundheitsrats sind aufgestellt worden:

A. Leitsätze des Reichsgesundheitsrats für eine sparsame und doch sachgemäße Behandlungsweise der Kranken durch Ärzte.

1. Der Arzt muß durch eine wirtschaftlich zweckmäßige, möglichst einfache Behandlungsweise mit allen Kräften dazu beitragen, die derzeitig[1]) verhältnismäßig hohe Belastung der Kranken mit Geldausgaben zu vermindern. Dies gilt nicht nur für den Verbrauch von Arzneimitteln, diätetischen Nährmitteln und Verbandstoffen, sondern ebenso für die sonstigen ärztlichen Behandlungsweisen, wie z. B. für physikalische, diätetische, psychische Verfahren. Jede zulässige Einsparung von Ausgaben für Maßnahmen zur Krankenbehandlung ist ein Gewinn.

2. Da die Arzneien durch Ermäßigung der Arzneimittelpreise und Arbeitspreise in der D. A. T. allein nicht ausreichend verbilligt werden können, muß der Arzt auch seinerseits auf die Verringerung der Arzneikosten für den Kranken hinwirken. So soll der Arzt die Regeln für sparsame Verordnungsweise genauestens befolgen, unter gleichwertigen Arzneimitteln stets das billigere verordnen, die Arzneimittel in einfacher Form und nicht in komplizierter Zusammensetzung verschreiben, die freikäuflichen Arzneimittel und die im Apothekenhandverkauf erhältlichen Arzneimittel möglichst ohne Rezept verschreiben, in geeigneten Fällen die Arznei im Hause herstellen lassen, die mit Namenschutz versehenen und deshalb meist höher im Preise stehenden Spezialpräparate durch gleichwertige Präparate, wo solche erwiesenermaßen zur Verfügung stehen, ersetzen und dabei das Wort „Ersatz" nicht gebrauchen; hier und da gibt es auch eine inländische Droge, die er als gleichwertig mit einer ausländischen Droge und billiger als diese verordnen kann. Letzten Endes ist aber stets das wirksamste Heilmittel auch das billigste. Als gleichwertig können nur solche Heilmittel gelten, welche die Heilwirkung gleich rasch und gleich sicher gewährleisten; deswegen darf auch dem Kassenarzt nicht versagt sein, Arzneimittel, die zwar zunächst kostspielig erscheinen, aber Aussicht bieten, die Behandlung abzukürzen und die Arbeitsfähigkeit früher herbeizuführen, zu verordnen.

3. Der praktische Arzt soll neueste Arzneimittel nur dann verwenden, wenn ihr Wert durch systematische Untersuchungen, z. B. in Kliniken und größeren Krankenanstalten erwiesen oder wahrscheinlich gemacht worden ist. Diejenigen Spezialitäten, die nur gewisse Rezeptformen, fabrikmäßig dargestellt, bedeuten, sind mit großer Kritik zu benutzen. Dies gilt aber nicht für die Spezialpräparate der pharmazeutischen Großindustrie, die nach den bisherigen Erfahrungen im allgemeinen nicht zu beanstanden sind. Die unmittelbare Versorgung der Kranken mit Arzneien durch die Krankenkassen ist nicht erwünscht. Die Kranken sollen die differenten Arzneien aus den Apotheken beziehen; bei freigegebenen Arzneimitteln ist auch der Bezug aus einwandfreien Drogengeschäften zulässig.

4. Die Ärzte sollen durch strenge Selbstprüfung dazu beitragen, daß Vielverschreiberei und sonstige Polypragmasie, die freilich oft durch die Neigung des Publikums selbst gefördert, vielleicht sogar veranlaßt wird, unterbleibt, zum Nutzen der gesamten Bevölkerung wie insbesondere auch der organisierten Krankenhilfe der Sozialversicherung. Auch soll die Verordnung von Arzneimitteln, die nur solaminis causa nach dem Grundsatz „ut aliquid fecisse videamur" gegeben werden und nur einen suggestiven Einfluß ausüben, nach Möglichkeit vermieden werden.

5. Es ist zu billigen, daß besonders die Verordnungen der Kassenärzte unter strenge Kontrolle gestellt und die Ärzte in geeigneter Weise auf die jeweils vermeidbaren Arzneimittel aufmerksam gemacht werden.

---

[1]) d. h. Anfang 1924.

6. **Wirksamer als die obligatorische Beschränkung des ärztlichen Handelns** werden sein:

In kollegialer Weise gegebene Richtlinien für die praktischen Ärzte, umfassende, aber kurz dargestellte therapeutische Ratschläge vom Gesichtspunkt ökonomischer Krankenbehandlung aus, verfaßt von hervorragenden Praktikern und Theoretikern, Abhandlungen der Arzneikommissionen der ärztlichen Gesellschaften, denen mehr Betriebsamkeit und Autorität, aber auch mehr Befolgung ihrer Empfehlungen zu wünschen wäre, wiederholte Fortbildungskurse für Ärzte, Einwirkung auf den ärztlichen Nachwuchs durch größere Betonung der Wichtigkeit der Pharmakologie und Arzneiverordnungslehre in den Studien- und Prüfungsordnungen und während der praktischen Ausbildung.

Aber auch das Krankenkassenpublikum sollte von seiten der Krankenkassen darüber aufgeklärt werden, daß Sparsamkeit bei der Verordnung von Arzneien durchaus sachgemäß und für den Kranken nutzbringend sein kann.

B. **Leitsätze der Deutschen Arzneimittelkommission,** empfohlen für Fälle, in denen auf wirtschaftliche Notwendigkeiten durch haushälterische Arzneibehandlung Rücksicht genommen werden muß.

Die Kommission, bestehend aus den Vertretern des Ausschusses der Deutschen Gesellschaft für innere Medizin, der Deutschen Pharmakologischen Gesellschaft, des Deutschen Ärztevereinsbundes, des Verbandes der Ärzte Deutschlands, von Sachverständigen in allgemeinärztlichen, kassenärztlichen und versicherungsmedizinischen Fragen usw. unter Zuziehung eines Vertreters des Deutschen Apotheker-Vereins, hat dem von ihm herausgegebenen „Deutschen Arzneiverordnungsbuch", III. Ausgabe, 1928[1]), unter Hinweis auf die Richtlinien des Reichsausschusses für Ärzte und Krankenkassen vom 15. Mai 1925[1]) hier etwas gekürzt wiedergegebene **Leitsätze für alle diejenigen Fälle vorausgeschickt, bei denen auf haushälterische Arzneibehandlung (Therapia oeconomica) Rücksicht genommen werden muß.**

1. Oberster Grundsatz muß selbstverständlich auch in der Therapia oeconomica sein, dem Kranken diejenige Arznei zuzuführen, die zur schnellen und gründlichen Beseitigung oder Linderung der Krankheitserscheinungen notwendig ist. Die RVO.[2]) bestimmt ausdrücklich, daß die Krankenkassen nur die „notwendige" Arznei zu liefern haben. Es ist eine Erfahrungstatsache, daß die Arzneibehandlung sehr oft ohne jede Benachteiligung des Kranken wirtschaftlicher und haushälterischer gestaltet werden könnte, als es vielfach der Fall ist. Die ärztliche Behandlung mit einfachen Hausmitteln und mit physikalisch-diätetischen Heilverfahren im Hause verdient möglichst weitgehende Verwendung, doch ist diese Behandlungsart vielfach nicht ausreichend. Immer aber möge der Arzt vor der Verordnung einer Arznei prüfen, ob überhaupt ein Arzneimittel, besonders ein dem Rezeptzwang unterworfenes, stark wirkendes Arzneimittel notwendig ist. Namentlich sollen alle aus irgendwelchen Ursachen unnötig teuren Kuren, Arzneimittel und Arzneizubereitungen ausgeschaltet und dafür gleichwertige, billigere Kuren oder Arzneimittel in möglichst wirtschaftlicher Form angewandt werden.

3. Wird in der Kassenpraxis die Anwendung eines im Verzeichnis des genannten Deutschen Verordnungsbuches nicht enthaltenen Mittels vom Arzte in einem besonderen Falle für unbedingt erforderlich gehalten, so empfiehlt es sich, vorher die Genehmigung des Prüfungsausschusses oder der vertraglich vereinbarten Prüfungsstelle nachzusuchen. In eiligen Fällen wäre die Verordnung mit dem Zeichen NB zu versehen und die Genehmigung nachträglich einzuholen.

4. Im allgemeinen wird man mit der Verordnung eines Arzneimittels auskommen. Es verstößt gegen die Regeln der wirtschaftlichen Verordnungsweise, mehrere gleich oder ähnlich wirkende Mittel oder Arzneien gleichzeitig zu verordnen, z. B. Mischungen von Antineuralgicis, Amaris oder Einreibemitteln.

5. Von den sog. **Kassenhandverkaufsmitteln**, im Verzeichnis und in der Deutschen Arzneitaxe durch einen ● gekennzeichnet („Punktmittel"), möge ausgiebigster Gebrauch gemacht werden. Sie sind einzeln (ungemischt und ungeteilt) zu verschreiben, weil nur in diesem Falle die sog. Abgabegebühr nicht in Anrechnung kommt und die Preisberechnung günstiger ist.

---

[1]) Verlag der Buchhandlung des Verbandes der Ärzte Deutschlands. Leipzig. — Hier auch die Richtlinien des Reichsausschusses abgedruckt.

[2]) Reichsversicherungsordnung vom 19. Juli 1911. In den nachfolgenden Ziffern 1—25 wird dieses Buch der Deutschen Arzneimittelkommission zugrunde gelegt.

Handverkaufsmittel, wie Acidum boricum, Alumen, Kalium permanganicum u. ä., sind möglichst in Substanz zu verordnen.

Die Verschreibung von Infusen und Dekokten von Kassenhandverkaufsmitteln ist unwirtschaftlich; sie können von den Patienten selbst hergestellt werden.

Mittel zu Umschlägen, Spülungen, Verband- und Gurgelwässer werden einsichtigen und verläßlichen Kranken ebenfalls in Substanz oder wenigstens in konzentrierter Form verschrieben mit der Anweisung, weitere Verdünnungen selbst herzustellen.

6. Von großer Bedeutung in der Therapia oeconomica ist die Wahl der wirtschaftlichsten Arzneiform.

Mit den Apotheker-Arbeitspreisen 0,40—0,60 RM. verbundene Arzneiformen, wie Infuse, Dekokte, Mazerationen, abgeteilte Pulver, Kapseln, Suppositorien u. dgl. sind nach den Richtlinien des Reichsausschusses nur in ganz unumgänglichen Fällen zulässig. Die Verordnung von Tabletten oder Pastillen, die der Apotheker herstellen soll, ist nach denselben Richtlinien unstatthaft. In dem Verzeichnis sind bei vielen Mitteln im Handel befindliche Fertigpackungen, wie Tabletten, Compretten, Suppositorien, Kapseln, und auch Rezepte angeführt, durch deren Verordnung die Arzneibehandlung besonders wirtschaftlich gestaltet werden kann.

7. Lösungen indifferenter Mittel sind möglichst nur das erstemal fertig zu verordnen. Bei Wiederholungen kann der zuverlässige Kranke selbst die Substanz auflösen, wobei die Flasche der ersten Arznei als Maß dient. Vorteilhaft ist die Verordnung der vom Kranken selbst aufzulösenden fertigen Pulver oder Tabletten der früher gewöhnlich in Lösungen verordneten Arzneimittel (Compretten Mixtura solvens u. dgl.).

8. Farbkorrigentien sind immer, Geschmackskorrigentien in der Regel zu vermeiden (höchstens Sir. simpl.). Salzsäure ist als Acid. hydrochl. dilut., Bittermandelwasser, falls überhaupt nötig, als Aq. Amygd. amar. dilut. zu verordnen.

9. Indifferente Pulver werden zweckmäßig nicht abgeteilt, sondern messerspitzen- oder teelöffelweise verordnet. Zuckerzusatz ist — außer bei Kalomel — bei abgeteilten Pulvern von über 0,3 und bei Schachtelpulvern unnötig. Die Verordnung von Kapseln ist durch Oblaten zu ersetzen. Als Tabletten, Compretten, Pastillen usw. erhältliche Mittel sollten nur in besonderen Fällen als abgeteilte Pulver verordnet werden.

10. Pillen sind eine besonders zu längerem Gebrauch geeignete Arzneiform; sie sind ohne Gelatine-, Silber- und Zuckerüberzug — in Mengen von 30 Stück oder einem Vielfachen von 30 — zu verordnen.

11. Salben, Pasten und Pflaster sollen möglichst als · Artikel verordnet werden (ohne Zusätze und ungemischt). Von gestrichenen Pflastern ist genau die Länge und Breite anzugeben. Mehrere Salben und Pasten sind als FMB. aufgeführt. Von Salben verordne man im allgemeinen nicht über 30 g, nur in Ausnahmefällen, z. B. bei Krätze oder bei schweren Verbrennungen 50—100 g. Als preiswerte Salbengrundlagen sind zu bevorzugen Vaselinum flavum, Lanolin und Adeps Lanae anhydricus[1]), für Augensalben Vaselinum album.

12. Mit der Verordnung von Einreibungsmitteln sei man sparsam und vermeide Mischungen. Spirituöse Einreibungen sind teuer. Wenn Einreibungen notwendig erscheinen, so werden sie tunlichst als Handverkaufsartikel, die flüssigen im allgemeinen zu 50,0—100,0, die sehr ergiebigen Salben, Vasogene und Vasolimente zu 20,0 bzw. 30,0 (in O. P.) verordnet.

Ist die Verordnung von Spiritus unbedingt notwendig, so empfiehlt sich die Verordnung als Spiritus dilutus (70%), von Phenol (Karbolsäure) in Mischungen mit Wasser, Spiritus oder Glycerin nur als Phenolum liquefactum.

13. Spezialitäten sind nur in ihren Original-(Kassen-)Packungen, nicht aber in Mischungen mit anderen Arzneimitteln (im Anbruch) wirtschaftlich.

14. Die Verordnung neuerer Arzneimittel erfolgt am wirtschaftlichsten in Form der im Handel befindlichen Originalpackungen.

15. Mund- und Haarwässer dürfen nicht als Kosmetica, sondern nur gegen Krankheiten verschrieben werden.

16. Verschwendung durch Verordnung zu großer Einzel- oder Gesamtmengen ist ebenso zu vermeiden wie durch Verordnung zu kleiner Mengen. Bei chronischen Krankheiten wird es sich empfehlen, eine haltbare Arznei ungefähr in je eine Woche reichenden Mengen zu verordnen.

---

[1]) Hier wäre noch der von Dermatologen vielfach bevorzugte, wohlfeile Adeps suillus zu nennen. (Der Verf.)

17. Bei der Zubereitung einer Arznei durch den Apotheker bedingt die Überschreitung einer Menge von:

300 g bei Mischungen flüssiger Mittel, einer Lösung, einer Abkochung oder einem Aufguß,
100 g bei einer Mengung von Pulvern oder geschnittenen Pflanzenteilen (Tees),
100 g bei der Bereitung einer Salbe, Paste oder Latwerge,
6 abgeteilten Pulvern,
3 Stuhlzäpfchen,
30 Pillen,

für jede darüber hinaus abzugebende kleinere bis gleichgroße Menge einen Arbeitsgebühr-Zuschlag von je 0,15 RM. (s. S. 776).

Es ist nicht wirtschaftlich, ohne Rücksicht auf diese Arbeitspreisgrenzen 8 oder 15 abgeteilte Pulver, 20, 40, 50, 80 oder 100 Pillen, 120 g einer Salbe oder Pulvermischung, 5 oder 10 Stuhlzäpfchen usf. vom Apotheker anfertigen zu lassen.

18. Die geringste Überschreitung der Gefäßgrenzen erhöht den Preis der Arznei unnötig. Die Gefäßpreise richten sich nach dem Gewicht des Inhalts, nicht nach dem Volumen, und steigen z. B. für Arzneigläser von 100 g zu 200 g, zu 300 g, zu 500 g (s. S. 777). Deshalb möge der Arzt Arzneimittel mit Zusätzen nach folgendem Beispiel verordnen:

Rp. Codein. phosphor. 0,2,
Mixt. solvent. FMB. *ad* 200,0.

19. Die Gefäß- und Arbeitspreise können nicht selten vermieden oder verringert werden, wenn flüssige Arzneimittel da, wo es nach ärztlichem Urteil zulässig ist, durch solche in fester Form ersetzt und die unbedingt nötigen flüssigen Arzneimittel da, wo es ärztlich sich verantworten läßt, in möglichst konzentrierter Form (tropfenweise [Fluidextrakt statt Infus] oder teelöffelweise statt eßlöffelweise) verordnet werden (z. B. Jodkalium, Bromkalium, salicylsaures Natrium u. dgl.).

20. Sog. Patenttropfflaschen sollen nur bei stark wirkenden Arzneien (z. B. Arseniktropfen) verwendet werden. Tropfgläser mit Korkstopfen sind zulässig. In der Augenpraxis genügt die Abgabe der Arznei in einfacher Flasche mit Verordnung eines „Tropfenzählers".

21. Wiederholungen sollen auf neuen Verordnungsformularen erfolgen (bei allen dem Opiumgesetz unterliegenden Stoffen ist dies Vorschrift) unter Hinweisung des Kranken auf die Pflicht, das Gefäß der Apotheke zurückzugeben, und unter einem entsprechenden Vermerk auf der Verordnung. Bei Wiederholungen soll sich der Arzt vergewissern, ob die verbrauchte Menge der seit der letzten Verordnung vergangenen Zeit entspricht.

22. Arzneiweine sind fast immer entbehrlich und durch Fluidextrakte, Tinkturen oder Tees zu ersetzen. Lebertran-Emulsionen und Eisenliquores sind nur in der Kinderpraxis zulässig.

23. Mineralwässer, sowie natürliche Brunnen- und Quellsalze sind nur mit Genehmigung der Kasse zu verordnen.

24. Nährpräparate werden in geeigneten Fällen von den Krankenkassen als freiwillige Mehrleistungen nach ausdrücklicher Genehmigung im einzelnen Falle gewährt, auch mit arzneilichen Zusätzen.

25. Die ärztlichen Verordnungen sollen stets genaue Angaben über die Zusammensetzung der Arznei und bei Fertigpackungen über die gewünschte Menge (die Packung) enthalten und in lesbarer Schrift abgefaßt sein. Verwaltungstechnische Angaben (Namen, Mitgliedsnummer, Bezeichnung der Krankenkasse usw.) sollen auf den Rezepten in vollständiger Form erfolgen.

Für die Beachtung bei der Verschreibung von Arzneimitteln in der Krankenkassenpraxis kommen weiter nachstehende Ratschläge in Betracht.

Im Verfolg der Anregungen des Reichsgesundheitsrats (S. 784) hat das RGA. in einer besonderen Druckschrift: „Sparsame, sachgemäße Krankenbehandlung"[1]) (1926) die Leitsätze des Reichsgesundheitsrats, die zur Sitzung am 9. Februar 1924 erstatteten Referate nebst 14 Einzelabhandlungen erfahrener Kliniker veröffentlicht; die 2. Auflage (1927) enthält ein Vorwort des Reichsgesundheitsamts und ist von dem einen der damaligen Referenten, Prof. Dr. Fr. Kraus-Berlin, herausgegeben.

Für die kassenärztliche Tätigkeit der Ärzte Bayerns ist von der Landesarzneimittelkommission im Auftrage des Landesausschusses für Ärzte und Krankenkassen die „Anleitung zu wirtschaftlicher Verordnungsweise" (München 1926) erschienen.

---

[1]) Sparsame, sachgemäße Krankenbehandlung mit Leitsätzen des Reichsgesundheitsrats. Unter Mitwirkung von Fachgelehrten. Herausgegeben durch Geheimen Medizinalrat Professor Dr. F. Kraus, Mitglied des Reichsgesundheitsrats. Mit einem Vorwort des Reichsgesundheitsamts. Zweite, erweiterte Auflage. VI, 262 Seiten. 1927. RM. 4.80. Verlag von Julius Springer, Berlin.

B.

Die für den Arzt wichtigen **Gesetze, Verordnungen, Richtlinien** u. dgl., auf die in den vorausgehenden Ausführungen wiederholt Bezug genommen wurde, im Wortlaut oder Auszug.

Freiverkäufliche und apothekenpflichtige Arzneimittel.

Verordnung, betreffend den Verkehr mit Arzneimitteln, vom 22. Oktober 1901 in der 1928 geltenden Fassung[1]).

(Wörtlicher Abdruck, jedoch ohne die deutsche Übersetzung der lateinischen Bezeichnungen in den Verzeichnissen):

§ 1. Die in dem angeschlossenen **Verzeichnisse A** aufgeführten Zubereitungen dürfen, ohne Unterschied, ob sie heilkräftige Stoffe enthalten oder nicht, als **Heilmittel** (Mittel zur Beseitigung oder Linderung von Krankheiten bei Menschen oder Tieren) **außerhalb der Apotheken nicht feilgehalten oder verkauft werden.**

Dieser Bestimmung unterliegen von den bezeichneten Zubereitungen, soweit sie als **Heilmittel** feilgehalten oder verkauft werden,

a) kosmetische Mittel (Mittel zur Reinigung, Pflege oder Färbung der Haut, des Haares oder der Mundhöhle), Desinfektionsmittel und Hühneraugenmittel **nur dann,** wenn sie Stoffe enthalten, welche in den Apotheken ohne Anweisung eines Arztes, Zahnarztes oder Tierarztes nicht abgegeben werden dürfen, kosmetische Mittel außerdem auch dann, wenn sie Kreosot, Phenylsalicylat oder Resorcin enthalten;

b) künstliche Mineralwässer **nur dann,** wenn sie in ihrer Zusammensetzung natürlichen Mineralwässern nicht entsprechen und zugleich Antimon, Arsen, Baryum, Chrom, Kupfer, freie Salpetersäure, freie Salzsäure oder freie Schwefelsäure enthalten.

Auf Verbandstoffe (Binden, Gazen, Watten u. dgl.), auf Zubereitungen zur Herstellung von Bädern, sowie auf Seifen zum äußerlichen Gebrauche findet die Bestimmung im Abs. 1 nicht Anwendung.

§ 2. Die in dem angeschlossenen **Verzeichnisse B** aufgeführten Stoffe dürfen **außerhalb der Apotheken nicht feilgehalten oder verkauft werden.**

§ 2a. Die in dem **Verzeichnisse C** aufgeführten Stoffe und Zubereitungen dürfen außerhalb der Apotheken **nicht** feilgehalten oder verkauft werden.

§ 2b. Soweit nach den §§ 1, 2, 2a Zubereitungen und Stoffe dem Verkehr außerhalb der Apotheken entzogen sind, dürfen sie auch von **Krankenkassen,** Genossenschaften, Vereinen oder ähnlichen Personengesamtheiten an ihre Mitglieder nicht verabfolgt werden.

§ 3. Der **Großhandel** unterliegt den vorstehenden Bestimmungen nicht. Gleiches gilt für den Verkauf der im Verzeichnisse B aufgeführten Stoffe an Apotheken oder an solche öffentliche Anstalten, welche Untersuchungs- oder Lehrzwecken dienen und nicht gleichzeitig Heilanstalten sind.

Verzeichnis A.

1. Abkochungen und Aufgüsse (decocta et infusa);

2. Ätzstifte (styli caustici);

3. Auszüge in fester oder flüssiger Form (extracta et tincturae), **ausgenommen:** Arnikatinktur, Baldriantinktur, auch ätherische, Benediktineressenz[2]), Benzoetinktur, Bischofessenz, Eichelkaffee-Extrakt, Fichtennadelextrakt, Fleischextrakt, Himbeeressig, Kaffee-Extrakt, Lakritzen (Süßholzsaft), auch mit Anis, Malzextrakt, auch mit Eisen, Lebertran oder Kalk, Myrrhentinktur, Nelkentinktur, Tee-Extrakt von Blättern des Teestrauchs, Vanillentinktur, Wachholderextrakt;

4. Gemenge, trockene, von Salzen oder zerkleinerten Substanzen, oder von beiden untereinander, auch wenn die zur Vermengung bestimmten einzelnen Bestandteile gesondert verpackt sind (pulveres, salia et species mixta), sowie Verreibungen jeder Art (triturationes), **ausgenommen:** Brausepulver aus Natriumbikarbonat und Weinsäure, auch mit Zucker oder ätherischen Ölen gemischt, Eichelkakao, auch mit Malz, Hafermehlkakao, Riechsalz, Salicylstreupulver, Salze, welche aus natürlichen Mineralwässern bereitet oder den solchergestalt bereiteten Salzen nachgebildet

---

[1]) Vgl. im übrigen S. 748 ff. — Der im nachfolgenden Text vorgenommene Fett- und Sperrdruck findet sich nicht in der amtlichen Veröffentlichung.

[2]) Etwaige Warenzeichen würden bei der Beschriftung zu beachten sein.

sind, Schneeberger Schnupftabak mit einem Gehalte von höchstens 3 Gewichtsteilen Nieswurzel in 100 Teilen des Schnupftabaks;

5. Gemische, flüssige, und Lösungen (mixturae et solutiones) einschließlich gemischte Balsame, Honigpräparate und Sirupe, ausgenommen: Ätherweingeist (Hoffmannstropfen), Ameisenspiritus, Aromatischer Essig, Bleiwasser mit einem Gehalte von höchstens 2 Gewichtsteilen Bleiessig in 100 Teilen der Mischung, Eukalyptuswasser, Fenchelhonig, Fichtennadelspiritus (Waldwollextrakt), Franzbranntwein mit Kochsalz, Kalkwasser, auch mit Leinöl, Campherspiritus, Karmelitergeist, Lebertran mit ätherischen Ölen, Mischungen von Ätherweingeist, Campherspiritus, Seifenspiritus, Salmiakgeist und Spanischpfeffertinktur, oder von einzelnen dieser fünf Flüssigkeiten untereinander zum Gebrauche für Tiere, sofern die einzelnen Bestandteile der Mischungen auf den Gefäßen, in denen die Abgabe erfolgt, angegeben werden, Obstsäfte mit Zucker, Essig oder Fruchtsäften eingekocht, Pepsinwein, Rosenhonig, auch mit Borax, Seifenspiritus, weißer Sirup;

6. Kapseln, gefüllte, von Leim (Gelatine) oder Stärkemehl (capsulae gelatinosae et amylaceae repletae), ausgenommen solche Kapseln, welche Brausepulver der unter Nr. 4 angegebenen Art, Copaivabalsam, Lebertran, Natriumbikarbonat, Ricinusöl oder Weinsäure enthalten;

7. Latwergen (electuaria);

8. Linimente (linimenta), ausgenommen flüchtiges Liniment;

9. Pastillen (auch Plätzchen und Zeltchen), Tabletten, Pillen und Körner (pastilli-rotulae et trochisci-, tabulettae, pilulae et granula), ausgenommen: aus natürlichen Mineralwässern oder aus künstlichen Mineralquellsalzen bereitete Pastillen, einfache Molkenpastillen, Pfefferminzplätzchen, Salmiakpastillen, auch mit Lakritzen und Geschmackzusätzen, welche nicht zu den Stoffen des Verzeichnisses B gehören, Tabletten aus Saccharin, Natriumbikarbonat oder Brausepulver, auch mit Geschmackzusätzen, welche nicht zu den Stoffen des Verzeichnisses B gehören;

10. Pflaster und Salben (emplastra et unguenta) ausgenommen: Bleisalbe zum Gebrauche für Tiere, Borsalbe zum Gebrauche für Tiere, Cold-Cream, auch mit Glycerin, Lanolin oder Vaselin, Pechpflaster, dessen Masse lediglich aus Pech, Wachs, Terpentin und Fett oder einzelnen dieser Stoffe besteht, englisches Pflaster, Heftpflaster, Hufkitt, Lippenpomade, Pappelpomade, Salicyltalg, Senfleinen, Senfpapier, Terpentinsalbe zum Gebrauche für Tiere, Zinksalbe zum Gebrauche für Tiere;

11. Suppositorien (suppositoria) in jeder Form (Kugeln, Stäbchen, Zäpfchen oder dergleichen) sowie Wundstäbchen (cereoli).

Verzeichnis B.

(Bei den mit * versehenen Stoffen sind auch die Abkömmlinge der betreffenden Stoffe sowie die Salze der Stoffe und ihrer Abkömmlinge inbegriffen.)

*Acetanilidum
Acida chloracetica
Acidum acetylosalicylicum (Aspirinum)
*— aethylphenylbarbituricum
— benzoïcum e resina sublimatum
— camphoricum
— cathartinicum
— cinnamylicum
— chrysophanicum
*— diaethylbarbituricum
*— diallylbarbituricum
*— dibrompropyldiaethylbarbituricum
*— dipropylbarbituricum
— hydrobromicum
— hydrocyanicum
*— lacticum
*— osmicum
— sclerotinicum
*— sozojodolicum
— succinicum
*— sulfocarbolicum
*— valerianicum

*Aconitinum
Actolum
Adonidinum
Aether bromatus
— chloratus
— jodatus
Aethyleni praeparata
Aethylidenum bichloratum
Agaricinum
Airolum
Aleudrin
Aluminium acetico-tartaricum
Ammonium chloratum ferratum
Amylenchloralum
Amylenum hydratum
Amylium nitrosum
Anthrarobinum
*Apomorphinum
Aqua Amygdalarum amararum
— Lauro-cerasi
— Opii
— vulneraria spirituosa
*Arecolinum

Argentaminum
Argentolum
Argoninum
Aristolum
Arsenium jodatum
*Atropinum
Betolum
Bismutum bromatum
— oxyjodatum
— subgallicum (Dermatolum)
— subsalicylicum
— tannicum
Blatta orientalis
Bromalum hydratum
Bromoformium
*Brucinum
Bulbus Scillae siccatus
Butylchloralum hydratum
Camphora monobromata
Cannabinonum
Cannabinum tannicum
Cantharides
Cantharidinum
Cardolum
Castoreum canadense

Castoreum sibiricum
Cerium oxalicum
*Chinidinum
*Chininum
Chinoïdinum
Chloralose
Chloralum formamidatum
— hydratum
Chloroformium
Chrysarobinum
*Cinchonidinum
Cinchoninum
*Cocaïnum
*Coffeïnum
Colchicinum
*Coniinum
Convallamarinum
Convallarinum
Cortex Chinae
— Condurango
— Granati
— Mezereï
Cotoinum
Cubebae
Cuprum aluminatum
— salicylicum
Curare
*Curarinum
Delphininum
*Dial
*Dicodid (Dihydrokodeinon)
*Digitalinum
*Digitoxinum
Dihydromorphinum
*Diogenal
*Duboisinum
*Emetinum
*Eucainum
Eukodal
Euphorbium
Europhenum
Fel tauri depuratum siccum
Ferratinum
Ferrum arsenicicum
— arsenicosum
— carbonicum saccharatum
— citricum ammoniatum
— jodatum saccharatum
— oxydatum dialysatum
— oxydatum saccharatum
— peptonatum
— reductum
— sulfuricum oxydatum ammoniatum
— sulfuricum siccum
Flores Cinae
— Koso
Folia Belladonnae
— Bucco
— Cocae
— Digitalis
— Jaborandi

Folia Rhois toxicodendri
— Stramonii
Fructus Papaveris immaturi
— — maturi ad usum humanum
Fungus Laricis
Galbanum
Glycopon
*Guajacolum
Hamamelis virginica
Haemalbuminum
Hedonal
Herba Aconiti
— Adonidis
— Cannabis indicae
— Cicutae virosae
— Conii
— Gratiolae
— Hyoscyami
— Lobeliae
Holopon
*Homatropinum
Hydrargyrum aceticum
— bijodatum
— bromatum
— chloratum
— cyanatum
— formamidatum
— jodatum
— oleïnicum
— oxydatum via humida paratum
— peptonatum
— praecipitatum album
— salicylicum
— tannicum oxydulatum
*Hydrastininum
*Hyoscyaminum
Isopral
Itrolum
Jodoformium
Jodolum
Kaïrinum
Kaïrolinum
Kalium jodatum
Kamala
Kosinum
Kreosotum (e ligno paratum)
Lactopheninum
Lactucarium
Larginum
Laudanon
Lithium benzoïcum
— salicylicum
Losophanum
*Luminal
Magnesium citricum effervescens
— salicylicum
Manna
Medinal
Methylenum bichloratum

Methylsulfonalum (Trionalum)
Muscarinum
Narcophin
Natrium aethylatum
— benzoïcum
— jodatum
— pyrophosphoricum ferratum
— salicylicum
— santoninicum
— tannicum
Nirvanol
*Nosophenum
Oleum Chamomillae aethereum
— Chenopodii anthelminthici
— Crotonis
— Cubebarum
— Matico
— Sabinae
— Santali
— Sinapis
— Valerianae
Opium, ejus alcaloida eorumque salia et derivata eorumque salia (Codeïnum, Heroïnum, Morphinum, Narceïnum, Narcotinum, Peroninum, Thebaïnum et alia)
*Optochin
*Orexinum
*Orthoformium
Pantopon omniaque similia praeparata, quae alcaloida opii continent (Glycopon, Holopon etc.)
Paracodin
Paracotoïnum
Paralaudin
Paraldehydum
Paramorfan
Pasta Guarana
*Pelletierinum
*Phenacetinum
*Phenocollum
*Phenylum salicylicum (Salolum)
*Physostigminum (Eserinum)
Picrotoxinum
*Pilocarpinum
*Piperazinum
Plumbum jodatum
— tannicum
Podophyllinum
Praeparata organotherapeutica
*Proponal
Propylaminum
Protargolum

*Pyrazolonum phenyldimethy- licum (Antipyrinum)[1])
Radix Belladonnae
— Colombo
— Gelsemii
— Ipecacuanhae
— Rheï
— Sarsaparillae
— Senegae
Resina Jalapae
— Scammoniae
Resorcinum purum
Rhizoma Filicis
— Hydrastis
— Veratri
Salia glycerophosphorica
Salophenum
*Salvarsan
Santoninum
*Scopolaminum
Secale cornutum
Semen Calabar
— Colchici

Semen Hyoscyami
— St. Ignatii
— Stramonii
— Strophanthi
— Strychni
Sera therapeutica, liquida et sicca, et eorum praeparata ad usum humanum
*Sparteïnum
Stipites Dulcamarae
*Strychninum
*Sulfonalum
Sulfur jodatum
Summitates Sabinae
Tannalbinum
Tannigenum
Tannoformium
Tartarus stibiatus
Terpinum hydratum
Tetronalum
*Thallinum
*Theobrominum
Thioformium

*Tropacocaïnum
Tubera Aconiti
— Jalapae
*Urea aethylphenylmalonylica
*— diaethylmalonylica
*— diallylmalonylica
*— dibrompropyldiaethylma- lonylica
*— dipropylmalonylica
*Urethanum
*Urotropinum
Vasogenum et ejus praeparata
*Veratrinum
*Veronal
Xeroformium
*Yohimbinum
Zincum aceticum
— chloratum purum
— cyanatum
— permanganicum
— salicylicum
— sulfoichthyolicum
— sulfuricum purum

Außerdem durch besondere Verordnungen:

Stifte, Sonden oder Meißel aus Laminaria, Tupeloholz oder anderen quellfähigen Stoffen.

Flüssige und trockene Tuberkuline sowie alle anderen aus oder unter Verwendung von Tuberkelbacillen gewonnenen Zubereitungen, soweit diese Tuberkuline und Zubereitungen zum Gebrauche beim Menschen bestimmt sind.

Verzeichnis C

Abteilung A

(identisch mit Anlage A des Geheimmittelverzeichnisses, S. 807).

Abteilung B

(identisch mit Anlage B des Geheimmittelverzeichnisses, S. 809).

Abteilung C

(identisch mit Anlage C des Geheimmittelverzeichnisses, S. 809).

Rezeptpflichtige Arzneimittel.

Die Vorschriften über die Abgabe stark wirkender Arzneimittel in den Apotheken sind enthalten in den auf Grund eines Reichsratsbeschlusses gleichlautenden landesrechtlichen Bestimmungen, die außerdem die Beschaffenheit und Bezeichnung der Abgabegefäße für vom Arzt verordnete flüssige Arzneien usw. und auch die Standgefäße in den Apotheken betreffen.

Vorschriften, betreffend die Abgabe stark wirkender Arzneimittel, sowie die Beschaffenheit und Bezeichnung der Arzneigläser und Standgefäße in den Apotheken[2]).

(NB.! Die im §4 der nachfolgenden Bestimmungen in eckige Klammern gesetzten Stellen würden — nach dem Inkrafttreten der geplanten Verordnung über die Verschreibung von Stoffen des Opiumgesetzes — hier in Wegfall kommen und dort entsprechend berücksichtigt werden.)

§ 1. Die in dem beiliegenden Verzeichnis aufgeführten Drogen und Präparate sowie die solche Drogen oder Präparate enthaltenden Zubereitungen dürfen nur auf schrift- liche, mit Datum und Unterschrift versehene Anweisung (Rezept) eines Arztes,

---

[1]) = Phenyldimethylpyrazolonum.
[2]) Preußen, Bekanntm. des Ministers f. Volkswohlfahrt, vom 18. Dezember 1926. Strafbestimmungen: StrGB. § 367, 5 (s. S. 810). — Der im nachfolgenden Text vorgenommene Sperrdruck findet sich nicht in den amtlichen Veröffentlichungen.

Vgl. im übrigen die Ausführungen auf S. 759 ff.

Zahnarztes oder Tierarztes — in letzterem Falle jedoch nur zum Gebrauch in der Tierheilkunde — als Heilmittel an das Publikum abgegeben werden.

§ 2. Die Bestimmungen im § 1 finden keine Anwendung auf solche Zubereitungen, welche nach den auf Grund des § 6 Abs. 2 der Reichsgewerbeordnung erlassenen Verordnungen (S. 788) auch außerhalb der Apotheken als Heilmittel feilgehalten und verkauft werden dürfen.

§ 3. Die wiederholte Abgabe von Arzneien zum inneren Gebrauche, welche Drogen oder Präparate der im § 1 bezeichneten Art enthalten, ist — unbeschadet der Bestimmungen in §§ 4 und 5 — ohne jedesmal erneute ärztliche oder zahnärztliche Anweisung nur gestattet,

1. insoweit die Wiederholung in der ursprünglichen Anweisung für zulässig erklärt und dabei vermerkt ist, wie oft und bis zu welchem Zeitpunkt sie stattfinden darf, oder

2. wenn die Einzelgabe aus der Anweisung ersichtlich ist und deren Gehalt an den bezeichneten Drogen und Präparaten die Gewichtsmenge[1]), welche in dem beiliegenden Verzeichnis für die betreffenden Mittel angegeben ist, nicht übersteigt.

§ 4. (1) Die wiederholte Abgabe von Arzneien zum inneren Gebrauche, welche Äthylenpräparate, Aleudrin, Amylenchloral, Amylenhydrat, Chloralose, Chloralhydrat [Diacetylmorphin oder dessen Salze], Diäthylbarbitursäure oder deren Salze (Diäthylmalonylharnstoff oder dessen Salze), Dial oder dessen Salze, Diallylbarbitursäure oder deren Salze (Diallylmalonylharnstoff oder dessen Salze), Dibrompropyldiäthylbarbitursäure oder deren Salze (Dibrompropyldiäthylmalonylharnstoff oder dessen Salze), [Dicodid (Dihydrocodeinon) oder dessen Salze, Dihydromorphin, Dilaudid (Dihydromorphinon) oder dessen Salze], Diogenal oder dessen Salze, Dipropylbarbitursäure oder deren Salze (Dipropylmalonylharnstoff oder dessen Salze), [Eukodal], Hedonal, [Heroin oder dessen Salze], Isopral, [Cocain oder dessen Salze, Laudanon], Luminal oder dessen Salze, Medinal, Methylsulfonal, [Morphin oder dessen Salze, Narcophin], Nirvanol, Optochin, dessen Salze oder Abkömmlinge, [Pantopon oder alle ähnlichen, Opiumalkaloide enthaltenden Zubereitungen (z. B. Opiumkonzentrat, Glycopon. Holopon)], Paracodin, Paralaudin, Paraldehyd, [Paramorfan], Phenyläthylbarbitursäure oder deren Salze (Phenyläthylmalonylharnstoff oder dessen Salze), Proponal oder dessen Salze, Sulfonal, Tetronal, Trional, Urethan oder Veronal oder dessen Salze enthalten, darf nur jedesmal erneute, schriftliche, mit Datum und Unterschrift versehene Anweisung eines Arztes oder Zahnarztes erfolgen.

(2) Jedoch ist die wiederholte Abgabe von

[Diacetylmorphin oder dessen Salzen, Dicodid (Dihydrocodeinon) oder dessen Salzen, Dilaudid (Dihydromorphinon) oder dessen Salzen, Eukodal, Heroin oder dessen Salzen, Laudanon, Morphin oder dessen Salzen, Narcophin, Pantopon oder allen ähnlichen, Opiumalkaloide enthaltenden Zubereitungen (z. B. Opiumkonzentrat, Glycopon, Holopon)], Paracodin, Paralaudin, [Paramorfan (Dihydromorphin)]

zum inneren Gebrauch ohne erneute ärztliche Anweisung gestattet, wenn diese Mittel nicht in einfachen Lösungen oder einfachen Verreibungen, sondern als Zusatz zu anderen arzneilichen Zubereitungen verschrieben sind und der Gesamtgehalt der Arznei an

[Diacetylmorphin oder dessen Salzen 0,015 g
Dicodid (Dihydrocodeinon) oder dessen Salzen . . . . 0,03 g
Dilaudid (Dihydromorphinon) oder dessen Salzen . . . . 0,01 g
Eukodal . . . . 0,03 g
Heroin oder dessen Salzen . . . . 0,015 g
Laudanon . . . . 0,03 g
Morphin oder dessen Salzen . . . 0,03 g

Narcophin . . . . 0,03 g
Pantopon oder allen ähnlichen, Opiumalkaloide enthaltenden Zubereitungen (z. B. Opiumkonzentrat, Glycopon, Holopon) . . . . 0,06 g]
Paracodin . . . . 0,03 g
Paralaudin . . . . 0,03 g
[Paramorfan (Dihydromorphin) . . 0,03 g]

nicht übersteigt. Auf Arzneien, welche zu Einspritzungen unter die Haut bestimmt sind, findet dies keine Anwendung.

[(3) Die wiederholte Abgabe von Cocain oder dessen Salzen, Diacetylmorphin oder Heroin oder deren Salzen sowie von Arzneien, die Cocain, Diacetylmorphin oder Heroin oder deren Salze in solchen Mengen enthalten, daß der Gesamtgehalt der Arznei an Cocain oder dessen Salzen 0,03 g, an Diacetylmorphin oder Heroin oder deren Salzen 0,015 g übersteigt, zum äußeren Gebrauch ist ohne jedesmal erneute schriftliche, mit Datum und Unterschrift versehene Anweisung eines Arztes oder Zahnarztes nur gestattet, wenn die bestim-

---

[1]) Diese Gewichtsmengen im Verzeichnis S. 793 entsprechen meist den Maximal-Einzeldosen.

mungsgemäße Anwendung aus der Anweisung zu ersehen ist. Die wiederholte Abgabe ist ohne erneute ärztliche oder zahnärztliche Anweisung nicht gestattet, wenn diese Mittel oder Arzneien zur Einführung in die Nase bestimmt sind.]

§ 5. Die wiederholte Abgabe von Arzneien in den Fällen der §§ 3 und 4 Abs. 2 ist nicht gestattet, wenn sie von dem Arzte oder Zahnarzt durch einen auf der Anweisung beigesetzten Vermerk untersagt worden ist.

§ 6. Die wiederholte Abgabe von Arzneien auf Anweisungen der Tierärzte zum Gebrauch in der Tierheilkunde ist den Beschränkungen der §§ 3 bis 5 nicht unterworfen.

§ 7. Homöopathische Zubereitungen in Verdünnungen oder Verreibungen, welche über die dritte Dezimalpotenz hinausgehen, unterliegen den Vorschriften der §§ 1 bis 5 nicht.

§ 8. Die Vorschriften über den Handel mit Giften werden durch die Bestimmungen der §§ 1 bis 7 nicht berührt.

§ 9. (1) Die von einem Arzte, Zahnarzt oder Wundarzt zum inneren Gebrauche verordneten flüssigen Arzneien dürfen nur in runden Gläsern mit Zetteln von weißer Grundfarbe, die zum äußeren Gebrauch verordneten flüssigen Arzneien dagegen nur in sechseckigen Gläsern, an welchen drei nebeneinanderliegende Flächen glatt und die übrigen mit Längsrippen versehen sind, mit Zetteln von roter Grundfarbe abgegeben werden.

(2) Flüssige Arzneien, welche durch die Einwirkung des Lichtes verändert werden, sind in gelbbraun gefärbten Gläsern abzugeben.

§ 10. (1) Die Standgefäße sind, sofern sie nicht stark wirkende Mittel enthalten, mit schwarzer Schrift auf weißem Grunde, sofern sie Mittel enthalten, welche in Tabelle B des Deutschen Arzneibuchs aufgeführt sind, mit weißer Schrift auf schwarzem Grunde, sofern sie Mittel enthalten, welche in Tabelle C ebenda aufgeführt sind, mit roter Schrift auf weißem Grunde zu bezeichnen.

(2) Standgefäße für Mineralsäuren, Laugen, Brom und Jod dürfen mittels Radier- oder Ätzverfahrens hergestellte Aufschriften auf weißem Grunde haben.

§ 11. Arzneien, welche zu Einspritzungen in und unter die Haut und Schleimhaut, in die Muskulatur und andere Organe, in die Blutbahn, in den Rückenmarkkanal, in geschlossene Körperhöhlen, zur Einverleibung durch Suppositorien, zur Aufbringung auf die Schleimhäute, insbesondere durch Einstäubung, Einpinselung, Eintropfung, Eingießung, auch durch Klistier, dienen sollen, werden hinsichtlich der Zulässigkeit der wiederholten Abgabe (§§ 3 und 4) den Arzneien für den inneren Gebrauch, hinsichtlich der Beschaffenheit und Bezeichnung der Abgabegefäße (§ 9) den Arzneien für den äußeren Gebrauch gleichgestellt.

Verzeichnis[1]).

(NB.! Die in diesem Verzeichnis in eckige Klammern gesetzten Arzneimittel mit ihren Gewichtsmengen würden — nach dem Inkrafttreten der geplanten Verordnung über die Verschreibung von Stoffen des Opiumgesetzes — hier in Wegfall kommen und dort entsprechend berücksichtigt werden.)

Acetanilidum	Antifebrin	0,5[2]) g
Acetum Digitalis	Fingerhutessig	2,0 g
Acidum agaricinicum	Agarizinsäure (Agaricinum)	0,1 g
Acidum diaethylbarbituricum et ejus salia	Diäthylbarbitursäure und deren Salze	
Acidum diallylbarbituricum et ejus salia	Diallylbarbitursäure und deren Salze	
Acidum dibrompropyldiaethylbarbituricum et ejus salia	Dibrompropyldiäthylbarbitursäure und deren Salze	
Acidum dipropylbarbituricum et ejus salia	Dipropylbarbitursäure und deren Salze	
Acidum hydrocyanicum et ejus salia	Zyanwasserstoffsäure (Blausäure) und deren Salze	0,001 g
Acidum osmicum et ejus salia	Osmiumsäure und deren Salze	0,001 g
Acidum phenylaethylbarbituricum et ejus salia	Phenyläthylbarbitursäure und deren Salze	
Aconitinum, Aconitini derivata et eorum salia	Akonitin, die Abkömmlinge des Akonitins und deren Salze	0,001 g

---

[1]) Zum Verständnis dieses Verzeichnisses ist die genaue Kenntnis der vorstehenden Bestimmungen §§ 1—5, 7, 9 und 11 unerläßlich.

[2]) Die hier angegebenen Zahlen stellen keine Maximaldosen, sondern Grenzdosen für etwaige Reiterationen ohne erneutes ärzliches Rezept dar (vgl. S. 792).

Aether bromatus	Äthylbromid	0,5	g
Aethyleni praeparata	Die Äthylenpräparate	0,5	g

ausgenommen zum äußeren Gebrauch in Mischungen mit Öl oder Weingeist, welche nicht mehr als 50 Gewichtsteile des Äthylenpräparats in 100 Gewichtsteilen Mischung enthalten;

Aethylidenum bichloratum	Zweifachchloräthyliden	0,5	g
Aethylmorphinum et ejus salia (Dioninetc.)	Äthylmorphin und dessen Salze (z. B. Dionin)	0,1	g
Aleudrin	Aleudrin		
Amylenchloralum	Amylenchloral		
Amylenum hydratum	Amylenhydrat	4,0	g
Amylium nitrosum	Amylnitrit	0,2	g
Apomorphinum et ejus salia	Apomorphin und dessen Salze	0,02	g
Aqua Amygdalarum amararum	Bittermandelwasser	2,0	g
Aqua Laurocerasi	Kirschlorbeerwasser	2,0	g
Arecolinum et ejus salia	Arekolin und dessen Salze		
Argentum nitricum	Silbernitrat	0,03	g

ausgenommen zum äußeren Gebrauche;

Arsenium et ejus praeparata[1])	Arsen und dessen Präparate	0,005	g
(Liquor Kalii arsenicosi	Fowlersche Lösung	0,5	g)
Aspidinolfilicinum oleo solutum	Aspidinolfilizinöl (z. B. Filmaronöl)	20,0	g
Atropinum et ejus salia	Atropin und dessen Salze	0,001	g
Auro-Natrium chloratum	Natriumgoldchlorid	0,05	g
Bromoformium	Bromoform	0,3	g
Brucinum et ejus salia	Bruzin und dessen Salze	0,01	g
Butylchloralum hydratum	Butylchloralhydrat	1,0	g
Cannabinonum	Cannabinon	0,1	g
Cannabinum tannicum	Gerbsaures Cannabin	0,1	g
Cantharides	Spanische Fliegen	0,05	g

ausgenommen zum äußeren Gebrauche;

Cantharidinum	Kantharidin	0,001	g
Carboneum tetrachloratum	Tetrachlorkohlenstoff		

ausgenommen zum äußeren Gebrauche;

Chloralose	Chloralose		
Chloralum hydratum	Chloralhydrat	3,0	g
Chloroformium	Chloroform	0,5	g

ausgenommen zum äußeren Gebrauch in Mischungen mit Öl oder Weingeist, welche nicht mehr als 50 Gewichtsteile Chloroform in 100 Gewichtst. Mischung enthalten;

[Cocainum et ejus salia	Cocain und dessen Salze	0,05	g]
Codeinum et ejus salia omniaque alia alcaloidea Opii hoc loco non nominata eorumque salia	Kodein und dessen Salze und alle übrigen nicht besonders aufgeführten Alkaloide des Opiums nebst deren Salzen	0,1	g
Colchicinum	Kolchizin	0,002	g
Coniinum et ejus salia	Koniin und dessen Salze	0,001	g
Cuprum salicylicum	Kupfersalicylat	0,1	g

ausgenommen zum äußeren Gebrauche;

Cuprum sulfocarbolicum	Kupfersulfophenolat	0,1	g

ausgenommen zum äußeren Gebrauche;

Curare et ejus praeparata	Curare und dessen Präparate	0,001	g
Daturinum	Daturin	0,001	g
[Diacetylmorphinum et ejus salia	Diacetylmorphin und dessen Salze	0,015	g]
Dial et ejus salia	Dial und dessen Salze		
[Dicodid (Dihydrocodeinon) et ejus salia	Dicodid und dessen Salze]		
Digitalinum, Digitalini derivata et eorum salia	Digitalin, die Abkömmlinge des Digitalins und deren Salze	0,001	g
[Dihydromorphinum	Dihydromorphin]		
[Dilaudid (Dihydromorphinon) et ejus salia	Dilaudid und dessen Salze]		

---

[1]) z. B. Salvarsane (Verf.).

Diogenal et ejus salia	Diogenal und dessen Salze		
Emetinum et ejus salia	Emetin und dessen Salze	0,05	g
[Eukodal	Eukodal]		
Extractum			
Aconiti	Akonitextrakt	0,02	g
Belladonnae	Belladonnaextrakt	0,05	g
ausgenommen in Pflastern und Salben;			
Calabar Seminis	Calabarsamenextrakt	0,02	g
Cannabis indicae	Indischhanfextrakt	0,1	g
ausgenommen zum äußeren Gebrauche;			
Colocynthidis	Koloquinthenextrakt	0,05	g
Colocynthidis compositum	Zusammengesetztes Koloquinthenextrakt	0,1	g
Conii	Schierlingextrakt	0,2	g
ausgenommen in Salben;			
Digitalis	Fingerhutextrakt	0 2	g
ausgenommen in Salben;			
Filicis	Farnextrakt	10,0	g
Hydrastis	Hydrastisextrakt	0,5	g
Hydrastis fluidum	Hydrastisfluidextrakt	1,5	g
Hyoscyami	Bilsenkrautextrakt	0,15	g
ausgenommen in Salben;			
Ipecacuanhae	Brechwurzelextrakt	0,3	g
Lactucae virosae	Giftlattichextrakt	0,5	g
[Opii	Opiumextrakt	0,075	g
ausgenommen in Salben;]			
Pulsatillae	Küchenschellenextrakt	0,2	g
Sabinae	Sadebaumextrakt	0,2	g
ausgenommen in Salben;			
Scillae	Meerzwiebelextrakt	0,2	g
Secalis cornuti	Mutterkornextrakt	0,2	g
Secalis cornuti fluidum	Mutterkornfluidextrakt	1,0	g
Stramonii	Stechapfelextrakt	0,1	g
Strychni	Brechnußextrakt	0,05	g
Folia Belladonnae	Belladonnablätter	0,2	g
ausgenommen in Pflastern und Salben und als Zusatz zu erweichenden Kräutern;			
Folia Digitalis	Fingerhutblätter	0,2	g
Folia Hyoscyami	Bilsenkrautblätter	0,4	g
Folia Stramonii	Stechapfelblätter	0,2	g
ausgenommen zum Rauchen und Räuchern;			
Fructus			
Colocynthidis	Koloquinthen	0,5	g
Colocynthidis praeparati	Präparierte Koloquinthen	0,5	g
Papaveris immaturi	Unreife Mohnköpfe	3,0	g
Papaveris maturi	Reife Mohnköpfe	3,0	g
Glandulae Thyreoideae siccatae	Getrocknete Schilddrüsen	0,5	g
Gutti	Gummigutt	0,5	g
Hedonal	Hedonal		
Herba Conii	Schierling	0,5	g
ausgenommen in Pflastern und Salben und als Zusatz zu erweichenden Kräutern;			
Herba Hyoscyami	Bilsenkraut	0,5	g
ausgenommen in Pflastern und Salben und als Zusatz zu erweichenden Kräutern;			
Herba Lobeliae	Lobelienkraut	0,1	g
ausgenommen zum Rauchen und Räuchern;			
[Heroin et ejus salia	Heroin und dessen Salze	0,015	g]
Homatropinum et ejus salia	Homatropin und dessen Salze	0,001	g

Vorschriften über Abgabe stark wirkender Arzneimittel

Hydrargyri praeparata postea non nominata	Alle Quecksilberpräparate, welche hierunter nicht besonders aufgeführt sind	0,1 g

ausgenommen als graue Quecksilbersalbe mit einem Gehalte von nicht mehr als 10 Gewichtsteilen Quecksilber in 100 Gewichtsteilen Salbe sowie Quecksilberpflaster;

Hydrargyrum bichloratum	Quecksilberchlorid	0,02 g
bijodatum	jodid	0,02 g
chloratum	chlorür für Einspritzungen	0,1 g
	für andere innere Zwecke	1,0 g
cyanatum	zyanid	0,02 g
jodatum	jodür	0,05 g
nitricum (oxydulatum)	(oxydul)nitrat	0,02 g
oxycyanatum	oxyzyanid	0,01 g
oxydatum	oxyd	0,02 g

ausgenommen als rote Quecksilbersalbe mit einem Gehalte von nicht mehr als 5 Gewichtsteilen Quecksilberoxyd in 100 Gewichtsteilen Salbe;

praecipitatum album	Weißes Quecksilberpräzipitat	0,5 g

ausgenommen als weiße Quecksilbersalbe mit einem Gehalte von nicht mehr als 5 Gewichtsteilen Präzipitat in 100 Gewichtsteilen Salbe;

salicylicum	Anhydro-Hydroxymerkurisalizylsäure	0,15 g
Hydrastininium chloratum	Hydrastininchlorid	0,05 g
Hyoscinum (Duboisinum) et ejus salia	Hyoszin (Duboisin) und dessen Salze	0,001 g
Hyoscyaminum (Duboisinum) et ejus salia	Hyoszyamin (Duboisin) und dessen Salze	0,001 g

Insuline und andere entsprechende aus der Bauchspeicheldrüse (Pankreas) hergestellte Präparate, wie Pankreashormon Norgina usw., sofern sie zu Einspritzungen unter die Haut bestimmt sind;

Isopral	Isopral	
Kalium dichromicum	Kaliumdichromat	0,01 g
Kreosotum	Kreosot	0,2 g

ausgenommen zum äußeren Gebrauch in Lösungen, welche nicht mehr als 50 Gewichtsteile Kreosot in 100 Gewichtsteilen Lösung enthalten;

Lactucarium	Giftlattichsaft	0,3 g
[Laudanon	Laudanon]	
Liquor Kalii arsenicosi	Fowlersche Lösung	0,5 g
Lobelinum et ejus salia	Lobelin und dessen Salze	
Luminal et ejus salia	Luminal und dessen Salze	
Medinal	Medinal	
Methylsulfonalum	Methylsulfonal	1,0 g
[Morphinum et ejus salia	Morphin und dessen Salze	0,03 g]
[Narcophin	Narcophin]	
Natrium diaethylbarbituricum	Diäthylbarbitursaures Natrium	
Natrium nitrosum	Natriumnitrit	0,3 g
Natrium salicylicum	Natriumsalizylat	2,0 g
Nicotinum et ejus salia	Nikotin und dessen Salze	0,001 g

ausgenommen in Zubereitungen zum äußeren Gebrauche bei Tieren;

Nirvanol	Nirvanol	
Nitroglycerinum	Nitroglyzerin	0,001 g
Oleum Amygdalarum aethereum	Ätherisches Bittermandelöl	0,2 g

sofern es nicht von Zyanverbindungen befreit ist;

Oleum Chenopodii anthelminthici	Amerikanisches Wurmsamenöl	0,5 g
Oleum Crotonis	Krotonöl	0,05 g
Oleum Sabinae	Sadebaumöl	0,1 g
[Opium	Opium	0,15 g

ausgenommen in Pflastern und Salben;]

Optochin ejusque salia et derivata	Optochin, dessen Salze und Abkömmlinge
[Pantopon omniaque similia praeparata, quae alcaloidea Opii continent (Opium concentratum, Glycopon, Holopon etc.)	Pantopon und alle ähnlichen, Opiumalkaloide enthaltenen Zubereitungen (z. B. Opiumkonzentrat, Glycopon, Holopon)]

Papaverinum et ejus salia	Papaverin und dessen Salze	0,2	g
Paracodin	Paracodin		
Paralaudin	Paralaudin		
Paraldehyd	Paraldehyd	5,0	g
[Paramorfan	Paramorfan]		
Phosphorus	Phosphor	0,001	g
Physostigminum et ejus salia	Physostigmin und dessen Salze	0,001	g
Picrotoxinum	Pikrotoxin	0,001	g
Pilocarpinum et ejus salia	Pilokarpin und dessen Salze	0,02	g
Plumbum aceticum	Bleiazetat	0,1	g
Plumbum jodatum	Jodblei	0,2	g
Podophyllinum	Podophyllin	0,1	g
Proponal et ejus salia	Proponal und dessen Salze		
[Pulvis Ipecacuanhae opiatus	Doversches Pulver	1,5	g]
Radix Ipecacuanhae	Brechwurzel	1,0	g
Resina Jalapae	Jalapenharz	0,3	g

ausgenommen in Jalapenpillen, welche nach Vorschrift des Deutschen Arzneibuches
angefertigt sind;

Resina Scammoniae	Skammoniaharz	0,3	g
Rhizoma Filicis	Farnwurzel	20,0	g
Rhizoma Veratri	Weiße Nieswurzel	0,3	g

ausgenommen zum äußeren Gebrauche für Tiere;

Santoninum	Santonin	0,1	g

ausgenommen in Zeltchen, Pastillen, Tabletten und anderen gebrauchsfertigen
dosierten Arzneiformen zum Einnehmen, welche nicht mehr als je 0,05 g Santonin
enthalten;

Scopolaminum hydrobromicum	Skopolaminhydrobromid	0,001	g
Secale cornutum	Mutterkorn	1,0	g
Semen Colchici	Zeitlosensamen	0,3	g
Semen Strychni	Brechnuß	0,1	g
Strophanthina omnia	Alle Strophanthine	0,001	g
Strychninum et ejus salia	Strychnin und dessen Salze	0,01	g
Sulfonalum	Sulfonal	1,0	g
Sulfur jodatum	Jodschwefel	0,1	g
Summitates Sabinae	Sadebaumspitzen	1,0	g
Suprarenin (Adrenalin, Epirenan etc.)	Suprarenin (Adrenalin, Epirenan usw.)	0,001	g
Tartarus stibiatus	Brechweinstein	0,2	g
Tetronal	Tetronal		
Thallinum et ejus salia	Thallin und dessen Salze	0,5	g
Theophyllinum et ejus salia (Theocin etc.)	Theophyllin und dessen Salze (z. B. Theocin)	0,5	g
Thyreoideae praeparata	Die Schilddrüsenpräparate		
(Glandulae Thyreoideae siccatae	Getrocknete Schilddrüsen	0,5	g)
Tinctura			
Aconiti	Akonittinktur	0,5	g
Belladonnae	Belladonnatinktur	1,0	g
Cannabis indicae	Indischhanftinktur	2,0	g
Cantharidum	Spanischfliegentinktur	0,5	g
Colchici	Zeitlosentinktur	2,0	g
Colocynthidis	Koloquinthentinktur	1,0	g
Digitalis	Fingerhuttinktur	1,5	g
Digitalis aetherea	Ätherische Fingerhuttinktur	1,0	g
Gelsemii	Gelsemiumtinktur	1,0	g
Ipecacuanhae	Brechwurzeltinktur	1,0	g
Jalapae Resinae	Jalapentinktur	3,0	g
Jodi	Jodtinktur	0,2	g

ausgenommen zum äußeren Gebrauche;

Lobeliae	Lobelientinktur	1,0	g
[Opii crocata	Safranhaltige Opiumtinktur	1,5	g

ausgenommen in Lösungen, welche in 100 Gewichtsteilen nicht mehr als
10 Gewichtsteile safranhaltige Opiumtinktur enthalten;]

Tinctura
[Opii simplex   Einfache Opiumtinktur   1,5   g
     ausgenommen in Lösungen, welche in 100 Gewichtsteilen nicht mehr als
          10 Gewichtsteile einfache Opiumtinktur enthalten;]

Scillae	Meerzwiebeltinktur	2,0	g
Scillae kalina	Kalihaltige Meerzwiebeltinktur	2,0	g
Secalis cornuti	Mutterkorntinktur	1,5	g
Stramonii	Stechapfeltinktur	1,0	g
Strophanthi	Strophanthustinktur	0,5	g
Strychni	Brechnußtinktur	1,0	g
Strychni aetherea	Ätherische Brechnußtinktur	0,5	g
Veratri	Nieswurzeltinktur	3,0	g

          ausgenommen zum äußeren Gebrauche;

Trional	Trional	1,0	g
Tubera Aconiti	Akonitknollen	0,1	g
Tubera Jalapae	Jalapenknollen	1,0	g

     ausgenommen in Jalapenpillen, welche nach Vorschrift des Deutschen Arzneibuches
                  angefertigt sind;

Urea diaethylmalonylica et ejus salia	Diäthylmalonylharnstoff und dessen Salze		
Urea diallylmalonylica et ejus salia	Diallylmalonylharnstoff und dessen Salze		
Urea dibrompropyldiaethylmalonylica et ejus salia	Dibromprpyldiäthylmalonylharnstoff und dessen Salze		
Urea dipropylmalonylica et ejus salia	Dipropylmalonylharnstoff u. dessen Salze		
Urea phenylaethylmalonylica et ejus salia	Phenyläthylmalonylharnstoff u. dess. Salze		
Urethanum	Urethan	3,0	g
Veratrinum et ejus salia	Veratrin und dessen Salze	0,005	g
Veronal	Veronal		
Vinum Colchici	Zeitlosenwein	2,0	g
Vinum Ipecacuanhae	Ipecacuanhawein	5,0	g
Vinum stibiatum	Brechwein	2,0	g
Yohimbinum et ejus salia	Yohimbin und dessen Salze	0,03	g
Zincum aceticum	Zinkazetat	1,2	g
Zincum chloratum	Zinkchlorid	0,002	g
Zincum lacticum omniaque Zinci salia hoc loco non nominata, quae sunt in aqua solubilia	Zinklaktat und alle übrigen hier nicht besonders aufgeführten, in Wasser löslichen Zinksalze	0,05	g
Zincum sulfocarbolicum	Zinksulfophenolat	0,05	g

     ausgenommen bei Verwendung der vorgenannten und der übrigen in Wasser löslichen Zinksalze zum äußeren Gebrauche.

Deutsches Arzneibuch, 6. Ausgabe.
Tabelle A,
enthaltend die größten Gaben (Maximaldosen) einiger Arzneimittel für den erwachsenen Menschen.

     Ist eines der nachstehenden Mittel in einer Arznei zum inneren Gebrauche (zum Einnehmen)[1]) in solchen Mengen enthalten, daß bei dem vorgeschriebenen Gebrauche die nachstehende größte Einzelgabe oder größte Tagesgabe, d. h. die sich auf 24 Stunden verteilende Menge, überschritten wird, so darf der Apotheker die Arznei nur dann abgeben, wenn der Arzt durch ein der Mengenangabe des betreffenden Mittels beigefügtes Ausrufungszeichen (!) sowie durch wörtliche Wiederholung der verordneten Menge zu erkennen gegeben hat, daß die Überschreitung der größten Gaben beabsichtigt ist.

     Dies gilt auch für die Verordnung der nachstehenden Mittel in der Form von Einspritzungen in und unter die Haut und Schleimhaut, in die Muskulatur und andere Organe, in die Blutbahn, in den Rückenmarkkanal, in geschlossene Körperhöhlen und für die Einverleibung durch Suppositorien. Den Einspritzungen ist die Aufbringung auf die Schleimhäute, insbesondere durch Einstäubung, Einpinselung, Eintropfung, Eingießung, auch durch Klistier, gleichzuachten.

---

[1]) Die hier gesperrt gedruckten Worte sind in der Germ. nicht durch besonderen Druck hervorgehoben.

Wenn der Apotheker bei Berechnung der größten Gaben auf ärztliche Angaben stößt wie Tee- oder Kaffeelöffel, Kinder- oder Dessertlöffel, oder Eßlöffel, so hat er für 1 Tee- oder Kaffeelöffel 5 ccm, für 1 Kinder- oder Dessertlöffel 10 ccm und für 1 Eßlöffel 15 ccm in Rechnung zu stellen.

	Größte Einzelgabe Gramm	Größte Tagesgabe Gramm		Größte Einzelgabe Gramm	Größte Tagesgabe Gramm
Acetanilidum	0,5	1,5	Hydrargyrum chloratum (zu Einspritzungen)	0,1	—
Acidum agaricinicum	0,1	—	Hydrargyrum cyanatum	0,01	0,03
Acidum arsenicosum	0,005	0,015	Hydrargyrum oxycyanatum	0,01	0,03
Acidum diaethylbarbituricum	0,75	1,5	Hydrargyrum oxydatum	0,02	0,06
Acidum phenylaethylbarbituricum	0,4	0,8	Hydrargyrum oxydatum via humida pararatum	0,02	0,06
Aethylmorphinum hydrochloricum	0,1	0,3	Hydrargyrum salicylicum	0,15	—
Agaricinum	0,1	—	Hydrastininium chloratum	0,05	0,15
Amylenum hydratum	4,0	8,0	Hydrastininum hydrochloricum	0,05	0,15
Amylium nitrosum	0,2	0,5	Kreosotum	0,5	1,5
Antifebrin	0,5	1,5	Liquor Kalii arsenicosi	0,5	1,5
Apomorphinum hydrochloricum	0,02	0,06	Lobelinum hydrochloricum	0,02	0,1
Aqua Amygdalarum amararum	2,0	6,0	Luminal	0,4	0,8
Argentum nitricum	0,03	0,1	Luminal-Natrium	0,4	0,8
Arsacetin	0,2	—	Medinal	0,75	1,5
Aspidinolfilicinum oleo solutum	20,0	20,0	Methylsulfonalum	1,0	2,0
Atropinum sulfuricum	0,001	0,003	Morphinum hydrochloricum	0,03	0,1
Bromoformium	0,5	1,5	Narcophin	0,03	0,1
Cantharides	0,05	0,15	Natrium acetylarsanilicum	0,2	—
Chloralum hydratum	3,0	6,0	Natrium diaethylbarbituricum	0,75	1,5
Chloroformium (zum Einnehmen)	0,5	1,5	Natrium nitrosum	0,3	1,0
Cocainum hydrochloricum	0,05	0,15	Natrium phenylaethylbarbituricum	0,4	0,8
Cocainum nitricum	0,05	0,15	Nitrogylcerinum solutum	0,1	0,4
Codeinum phosphoricum	0,1	0,3	Oleum Chenopodii anthelminthici	0,5	1,0
Colchicinum	0,002	0,005	Oleum Crotonis	0,05	0,15
Diacetylmorphinum hydrochloricum	0,005	0,015	Opium concentratum und alle Zubereitungen, die etwa 50% Morphin und außerdem die Hauptmenge der übrigen Opiumbestandteile enthalten	0,03	0,1
Dihydrooxycodeinonum hydrochloricum	0,03	0,1	Opium pulveratum	0,15	0,5
Dionin	0,1	0,3	Papaverinum hydrochloricum	0,2	0,6
Emetinum hydrochloricum	0,05	0,1	Paraldehyd	5,0	10,0
Eukodal	0,03	0,1	Phosphorus	0,001	0,003
Extractum Belladonnae	0,05	0,15	Phosphorus solutus	0,2	0,6
Extractum Colocynthidis	0,05	0,15	Physostigminum salicylicum	0,001	0,003
Extractum Filicis	10,0	10,0	Physostigminum sulfuricum	0,001	0,003
Extractum Hyoscyami	0,15	0,5	Pilocarpinum hydrochloricum	0,02	0,04
Extractum Opii	0,075	0,25	Pilulae asiaticae (0,001 g Acidum arsenicosum je Pille)	5 Stück	15 Stück
Extractum Strychni	0,05	0,1	Plumbum aceticum	0,1	0,3
Filmaronöl	20,0	20,0	Podophyllinum	0,1	0,3
Folia Belladonnae	0,2	0,6	Pulvis Ipecacuanhae opiatus	1,5	5,0
Folia Digitalis	0,2	1,0	Santoninum	0,1	0,3
Folia Hyoscyami	0,4	1,2	Scopolaminum hydrobromicum	0,001	0,003
Folia Stramonii	0,2	0,6	Semen Strychni	0,1	0,2
Fructus Colocynthidis	0,3	1,0	Strophanthinum	0,001	0,005
Glandulae Thyreoideae siccatae	0,5	1,0	Strychninum nitricum	0,005	0,01
Gutti	0,3	1,0	Sulfonalum	1,0	2,0
Herba Lobeliae	0,1	0,3	Suprarenin (Adrenalin, Epirenan etc.)	0,001	—
Heroin hydrochloricum	0,005	0,015	Tartarus stibiatus	0,1	0,3
Homatropinum hybrobromicum	0,001	0,003			
Hydrargyrum bichloratum	0,02	0,06			
Hydrargyrum bijodatum	0,02	0,06			

	Größte Einzelgabe Gramm	Größte Tagesgabe Gramm		Größte Einzelgabe Gramm	Größte Tagesgabe Gramm
Theophyllinum	0,5	1,5	Tinctura Opii simplex . . .	1,5	5,0
Tinctura Cantharidum . . .	0,5	1,5	Tinctura Strophanthi	0,5	1,5
Tinctura Colchici	2,0	6,0	Tinctura Strychni.	1,0	2,0
Tinctura Colocynthidis . . .	1,0	3,0	Trional	1,0	2,0
Tinctura Digitalis	1,5	5,0	Veratrinum.	0,002	0,005
Tinctura Jodi	0,2	0,6	Veronal	0,75	1,5
Tinctura Lobeliae	1,0	3,0	Veronal-Natrium	0,75	1,5
Tinctura Opii crocata	1,5	5,0	Yohimbinum hydrochloricum.	0,03	0,1

Tabelle B,

enthaltend die gewöhnlich Gifte genannten Arzneimittel, die **unter Verschluß** und **sehr vorsichtig** aufzubewahren sind.

[Sogenannte „Venena"][1]).

Acidum arsenicosum
Arecolinum hydrobromicum
Arsacetin
Atropinum sulfuricum
Benzaldehydcyanhydrin
Colchicinum
Homatropinum hydrobromicum
Hydrargyrum bichloratum
Hydrargyrum bijodatum
Hydrargyrum cyanatum
Hydrargyrum oxycyanatum

Hydrargyrum oxydatum
Hydrargyrum oxydatum via humida paratum
Hydrargyrum praecipitatum album
Hydrargyrum salicylicum
Liquor Kalii arsenicosi
Natrium acetylarsanilicum
Natrium kakodylicum
Nitroglycerinum solutum
Pastilli Hydrargyri bichlorati
Pastilli Hydrargyri oxycyanati

Phosphorus
Phosphorus solutus
Physostigminum salicylicum
Physostigminum sulfuricum
Salvarsanpräparate
Scopolaminum hydrobromicum
Strophanthinum
Strychninum nitricum
Suprarenin (Adrenalin, Epirenan etc.)
Veratrinum

Tabelle C,

enthaltend diejenigen Arzneimittel, die **von den übrigen getrennt** und **vorsichtig** aufzubewahren sind. [Sogenannte „Separanda"][2]).

Acetanilidum
Acetum Sabadillae
Acidum agaricinicum
Acidum carbolicum
Acidum carbolicum liquefactum
Acidum chromicum
Acidum diaethylbarbituricum
Acidum hydrochloricum
Acidum nitricum
Acidum nitricum crudum
Acidum nitricum fumans
Acidum phenylaethylbarbituricum
Acidum sulfuricum
Acidum sulfuricum crudum
Acidum trichloraceticum
Aether bromatus
Aether chloratus
Aethylmorphinum hydrochloricum
Agaricinum
Airol
Alypin hydrochloricum

Alypin nitricum
Amylenum hydratum
Amylium nitrosum
Anaesthesin
Antifebrin
Antipyrin
Apomorphinum hydrochloricum
Aqua Amygdalarum amararum
Argentum nitricum
Argentum nitricum cum Kalio nitrico
Aspidinolfilicinum oleo solutum
Barium chloratum
Bismutum oxyjodogallicum
Bromoformium
Bromum
Bulbus Scillae
Cantharides
Cerussa
Chloralum hydratum
Chloroformium
Cocainum hydrochloricum
Cocainum nitricum

Codeinum phosphoricum
Coffeinum
Coffeinum-Natrium benzoicum
Coffeinum-Natrium salicylicum
Collodium cantharidatum
Cotarninium chloratum
Cresolum crudum
Cuprum aluminatum
Cuprum sulfuricum
Cuprum sulfuricum crudum
Diacetylmorphinum hydrochloricum
Dihydrooxycodeinonum hydrochloricum
Dimethylamino-phenyldimethylpyrazolonum
Dionin
Diuretin
Dulcin
Emetinum hydrochloricum
Eukodal
Euphorbium
Extractum Belladonnae
Extractum Colocynthidis

[1]) Siehe S. **765**.
[2]) Siehe S. **765**.

Extractum Filicis
Extractum Hydrastis fluidum
Extractum Hyoscyami
Extractum Opii
Extractum Secalis cornuti
  fluidum
Extractum Strychni
Filmaronöl
Folia Belladonnae
Folia Digitalis
Folia Hyoscyami
Folia Stramonii
Folia Stramonii nitrata
Formaldehyd solutus
Formalin
Fructus Colocynthidis
Glandulae Thyreoideae siccatae
Gutti
Herba Lobeliae
Heroin hydrochloricum
Hydrargyrum chloratum
Hydrargyrum chloratum va-
  pore paratum
Hydrastininium chloratum
Hydrastininum hydrochlori-
  cum
Jodoformium
Jodum
Kali causticum fusum
Kalium dichromicum
Kalium jodatum
Kreosotum
Lactophenin
Lactylphenetidinum
Liquor Cresoli saponatus
Liquor Kali caustici
Liquor Natri caustici
Liquor Plumbi subacetici
Lithargyrum
Lobelinum hydrochloricum
Luminal
Luminal-Natrium
Medinal
Methylsulfonalum

Minium
Morphinum hydrochloricum
Narcophin
Natrium diaethylbarbituricum
Natrium jodatum
Natrium nitrosum
Natrium phenylaethylbarbitu-
  ricum
Novocain
Novocain hydrochloricum
Novocain nitricum
Oleum Chenopodii anthelmin-
  thici
Oleum Crotonis
Oleum Sinapis
Opium
Opium concentratum und alle
  Zubereitungen, die etwa 50%
  Morphin und außerdem die
  Hauptmenge der übrigen
  Opiumbestandteile enthalten
Opium pulveratum
Papaverinum hydrochloricum
Paraldehyd
Phenacetinum
Phenolphthaleinum
Phenolum
Phenolum liquefactum
Phenyldimethylpyrazolonum
Phenyldimethylpyrazolonum
  salicylicum
Pilocarpinum hydrochloricum
Plumbum aceticum
Podophyllinum
Pulvis Ipecacuanhae opiatus
Pyramidon
Pyrazolonum dimethylamino-
  phenyldimethylicum
Pyrazolonum phenyldimethy-
  licum
Pyrazolonum phenyldimethy-
  licum salicylicum
Radix Ipecacuanhae
Resina Jalapae

Rhizoma Filicis
Rhizoma Hydrastis
Rhizoma Veratri
Salipyrin
Santoninum
Secale cornutum
Semen Colchici
Semen Sabadillae
Semen Strophanthi
Semen Strychni
Stypticin
Sulfonalum
Suprarenin (Adrenalin, Epire-
  nan ete.), die handelsüblichen
  Lösungen
Tartarus stibiatus
Theobromino-natrium salicyli-
  cum
Theophyllinum
Tinctura Cantharidum
Tinctura Colchici
Tinctura Colocynthidis
Tinctura Digitalis
Tinctura Ipecacuanhae
Tinctura Jodi
Tinctura Lobeliae
Tinctura Opii benzoica
Tinctura Opii crocata
Tinctura Opii simplex
Tinctura Scillae
Tinctura Strophanthi
Tinctura Strychni
Tinctura Veratri
Trional
Tropacocainum hydrochlori-
  cum
Tubera Jalapae
Tuberkuline
Urethanum
Veronal
Veronal-Natrium
Yohimbinum hydrochloricum
Zincum chloratum
Zincum sulfuricum

Übersicht

über die Dichten bei 15°, bezogen auf die Dichte des Wassers bei 15° als Einheit
(= spezifisches Gewicht des D. A. B. 5).

Acetonum	0,796—0,799	Acidum sulfuricum	1,836—1,841
Acidum aceticum	höchst. 1,064	Acidum sulfuricum crudum	mindest 1,836
Acidum aceticum dilutum	1,040—1,041	Acidum sulfuricum dilutum	1,109—1,114
Acidum formicicum	1,061—1,064	Aether	0,720
Acidum hydrochloricum	1,126—1,127	Aether aceticus	0,902—0,906
Acidum hydrochloricum dilu-		Aether bromatus	1,450—1,454
tum	1,061—1,063	Alcohol absolutus	0,796—0,797
Acidum lacticum	1,210—1,220	Amylenum hydratum	0,815—0,820
Acidum nitricum	1,149—1,152	Amylium nitrosum	0,878—0,888
Acidum nitricum crudum	1,380—1,400	Aqua Amygdalarum amararum	0,970—0,980
Acidum nitricum fumans	mindest 1,486	Benzaldehyd	1,052—1,056
Acidum phosphoricum	1,153—1,156	Benzaldehydcyanhydrin	1,121—1,126

Benzinum Petrolei	0,666—0,686	Oleum Jecoris Aselli	0,924—0,932
Bromoformium	2,829—2,833	Oleum Juniperi	0,860—0,880
Chloroformium	1,485—1,489	Oleum Lavandulae	0,882—0,895
Eucalyptolum	0,928—0,931	Oleum Lini	0,930—0,940
Formaldehyd solutus	1,079—1,090	Oleum Menthae piperitae	0,900—0,920
Glycerinum	1,225—1,235	Oleum Myristicae aethereum	0,865—0,930
Kreosotum	mindest 1,080	Oleum Olivarum	0,915—0,918
Liquor Aluminii acetici	mindest 1,046	Oleum Persicarum	0,915—0,920
Liquor Aluminii acetico-tarta-		Oleum Rapae	0,910—0,917
rici	1,262—1,266	Oleum Ricini	0,950—0,970
Liquor Ammonii anisatus	0,866—0,870	Oleum Rosmarini	0,900—0,920
Liquor Ammonii caustici	0,959—0,960	Oleum Santali	0,973—0,985
Liquor Calcii chlorati	1,229—1,236	Oleum Sesami	0,921—0,924
Liquor Ferri albuminati	0,985—0,995	Oleum Sinapis	1,020—1,025
Liquor Ferri oxychlorati dialy-		Oleum Terebinthinae	0,860—0,877
sati	1,043—1,047	Oleum Terebinthinae rectifica-	
Liquor Ferri sesquichlorati	1,28—1,29	tum	0,860—0,870
Liquor Kali caustici	1,138—1,140	Oleum Thymi	mindest 0,900
Liquor Kalii acetici	1,176—1,180	Oleum Valerianae	0,959—1,003
Liquor Natri caustici	1,168—1,172	Paraffinum liquidum	mindest 0,885
Liquor Natrii silicici	1,300—1,400	Paraldehyd	0,998—1,000
Liquor Plumbi subacetici	1,235—1,240	Phenolum liquefactum	1,068—1,071
Methylium salicylicum	1,185—1,190	Spiritus	0,830—0,834
Oleum Amygdalarum	0,915—0,920	Spiritus aethereus	0,805—0,809
Oleum Angelicae	0,853—0,918	Spiritus Aetheris nitrosi	0,840—0,850
Oleum Arachidis	0,916—0,921	Spiritus Angelicae compositus	0,885—0,889
Oleum Calami	0,959—0,970	Spiritus camphoratus	0,884—0,888
Oleum Carvi	0,907—0,919	Spiritus dilutus	0,892—0,896
Oleum Caryophylli	1,044—1,070	Spiritus Formicarum	0,894—0,898
Oleum Chenopodii anthelmin-		Spiritus Juniperi	0,882—0,886
thici	0,963—0,990	Spiritus Lavandulae	0,882—0,886
Oleum Cinnamomi	1,023—1,040	Spiritus Melissae compositus	0,882—0,886
Oleum Citri	0,857—0,861	Spiritus Menthae piperitae	0,836—0,840
Oleum Citronellae	0,885—0,901	Spiritus saponatus	0,925—0,935
Oleum Crotonis	0,940—0,960	Spiritus Sinapis	0,833—0,837
Oleum Eucalypti	0,910—0,930	Tinctura Jodi	0,903—0,907
Oleum Foeniculi	0,965—0,975		

Bedeutung der allgemeinen Artikel des D. A. B. Germ. (S. XXX) bestimmt, daß bei der Anfertigung der arzneilichen Zubereitungen, wie Extrakte, Teegemische, Salben, Tinkturen usw., sofern nicht besondere Vorschriften hierfür gegeben sind, die in dem betreffenden allgemeinen Artikel gegebenen Anweisungen zu befolgen sind. Hiernach haben die allgemeinen Artikel nicht nur für die z. Z. offizinellen Extrakte, Tinkturen usw., sondern für jede vom Apotheker angefertigte derartige Zubereitung (auch etwa freigegebene, wie Baldriantinktur) Geltung.

Wortgeschützte offizinelle Arzneimittel. Germ. (S. XIV): durch die Aufnahme der geschützten Namen (in die Überschrift der Artikel) soll nur zum Ausdruck gebracht werden, daß die Arzneimittel mit geschützten Namen hinsichtlich ihrer Reinheit, Aufbewahrung und Höchstgaben den in dem betreffenden Artikel gestellten Forderungen entsprechen müssen und daß bei ihrer Abgabe die Bestimmungen des Warenzeichengesetzes (S. 810) zu beachten sind.

Salvarsane.

Salvarsan unterliegt dem Apothekenzwang (S. 791) und dem Rezeptzwang (S. 794). Die geeignete Beschaffenheit der Salvarsanpräparate wird durch das D. A. B. gewährleistet.

In den Ländern des Reichs sind diese amtlichen Prüfungsvorschriften auf Grund der Vorschriften über Schutz- und Heilmittel, die einer staatlichen Prüfung unterliegen (Reichsgesundheitsblatt, 1927, S. 50) erlassen.

In Preußen wird durch Erlaß des Min. d. Inn. (19. März 1919) bestimmt, daß die Apotheken das Salvarsan nur in Originalpackungen abgeben dürfen. Es muß den Ärzten überlassen bleiben, sich die Salvarsanlösung unmittelbar vor dem Gebrauch kunstgerecht mit frisch destilliertem Wasser selbst herzustellen und sogleich nach der Herstellung die Lösung einzuspritzen. Jn Baden dürfen (Verordnung des Min. d. Inn. vom 12. Juni 1919) auf Grund des § 367, 5 des Reichs-Strafgesetzbuchs und § 134 des Bad. Polizei-Strafgesetzbuchs die Apotheken das Salvarsan nur in Originalpackungen abgeben[1]).

Richtlinien für die Anwendung der Salvarsanpräparate.
[Aufgestellt vom Reichsgesundheitsrat][2]).

1. Die Salvarsanpräparate können bei allen Krankheitsformen der Syphilis angewandt werden. Besonders wirksam ist ihre Anwendung in der allerersten Zeit der Erkrankung. Je früher nach der Ansteckung eine genügende Salvarsanbehandlung eingeleitet wird (bezüglich Anwendung einer unterstützenden Wismut- oder Quecksilberkur siehe Ziffer 13), um so günstiger ist die Aussicht auf Erzielung einer Frühheilung.

2. Voraussetzung für eine erfolgreiche Anwendung der Salvarsanpräparate und für die tunlichste Vermeidung von Störungen ist die vollständige Beherrschung der Technik ihrer Anwendung und die genaue Beobachtung der Kranken vor, während und nach der Behandlung.

3. Vor Einleitung der Behandlung ist eine genaue Befragung des Kranken über etwaige frühere Erkrankungen und über sein gegenwärtiges Befinden sowie eine sorgfältige Untersuchung (Herz, Urin) vorzunehmen.

4. Während des Bestehens von akuten Gesundheitsstörungen auch leichterer Art (Erkältung, Angina, Magenverstimmung) sind Einspritzungen von Salvarsanpräparaten nur bei ganz besonders wichtigen Indikationen und mit größter Vorsicht vorzunehmen, bei akuten Gesundheitsstörungen schwerer Art sind sie ganz zu unterlassen, ebenso bei Personen, welche die letzte Salvarsaneinspritzung schlecht vertragen haben und noch unter ihren Folgen leiden. Es empfiehlt sich nicht, bei nüchternem oder überfülltem Magen Salvarsaneinspritzungen zu machen.

5. Besondere Vorsicht in der Anwendung der Salvarsanpräparate ist ferner geboten: Bei hochgradig unterernährten, kachektischen und schwer anämischen Kranken, bei Kranken mit Status thymolymphaticus, bei Diabetes, Struma und Basedow und Addisonscher Krankheit, bei Lungentuberkulose, bei Herz- und Gefäßerkrankungen, bei Erkrankungen der Leber und der Verdauungsorgane, bei Fettsucht, Alkoholismus, Epilepsie und bei Erkrankungen der Niere oder dem Verdacht einer Nierenerkrankung sowie beim Vorliegen einer Schwangerschaft (funktionelle Nierenprüfung!). In diesen Fällen ist zunächst mit tastenden Gaben vorzugehen und erst bei guter Verträglichkeit zu den normalen Dosierungen überzugehen. Ebenso ist zu verfahren bei Syphiliskranken mit Erscheinungen seitens des Zentralnervensystems oder anderer lebenswichtiger Organe und bei Personen, welche bei früheren Salvarsaneinspritzungen Störungen irgendwelcher Art hatten (Ziffer 10 bis 12).

6. Die Höhe der bei den intravenösen Einspritzungen anzuwendenden Gaben ist unter Berücksichtigung des Körpergewichtes, des allgemeinen Gesundheitszustandes und des Sitzes, der Art, der Schwere und der Ausdehnung der vorliegenden syphilitischen Erscheinungen in jedem Falle besonders festzustellen. Für die ersten Einspritzungen sind kleine Gaben (Dosierung I und II = 0,1—0,2 g Salvarsan, 0,15—0,3 g Neosalvarsan oder Salvarsannatrium, 0,1 g Silbersalvarsan, 0,1—0,3 Neosilbersalvarsan, bei kräftigen jugendlichen Männern bis höchstens Dosierung III = 0,3 g Salvarsan, 0,45 g Neosalvarsan oder Salvarsannatrium, 0,25 g Silbersalvarsan, 0,3—0,4 g Neosilbersalvarsan) und für die späteren Einspritzungen die größeren Gaben (Dosierung III und IV = 0,3—0,4 g Salvarsan, 0,45—0,6 g Neosalvarsan oder Salvarsannatrium, 0,25—0,3 g Silbersalvarsan, 0,3—0,45 g Neosilbersalvarsan) zu empfehlen. Selbst zum Zweck einer Abortivkur sollte aber auch bei kräftigen, sonst gesunden Männern als Einzelgabe Dosierung IV (0,4 g Salvarsan, 0,6 g Neosalvarsan oder Salvarsannatrium, 0,3 g Silbersalvarsan, 0,45 g Neosilbersalvarsan), bei Frauen als Einzelgabe Dosierung III (0,3 g Salvarsan, 0,45 g Neosalvarsan oder Salvarsannatrium, 0,25 g Silbersalvarsan, 0,4 g Neosilbersalvarsan) nicht überschritten werden. Bei der Dosierung für Kinder ist neben dem allgemeinen Kräftezustand besonders das Körpergewicht zu berücksichtigen.

Dosierung für Säuglinge:

0,007—0,02 g Salvarsan
0,01—0,03 g Neosalvarsan oder Salvarsannatrium
0,005—0,0075 g Silbersalvarsan
0,007—0,025 g Neosilbersalvarsan } je kg Körpergewicht.

[1]) In Belgien soll Salvarsan und Neosalvarsan an Minderbemittelte unentgeltlich abgegeben werden (Jahresbericht des Conseil supérieur d'hygiène publique, 1920).

[2]) Reichs-Gesundheitsblatt 1928, Nr. 46, S. 742. (Zitat S. 631 aufgehoben.)

7. Zwischen die einzelnen intravenösen Einspritzungen sind Zwischenräume einzuschieben, die bei größeren Gaben (Dosierung III bei Frauen, Dosierung IV bei Männern) etwa 3—7 Tage betragen sollen. Bei Anwendung kleinerer Gaben können die Einspritzungen in kürzeren Zwischenräumen gemacht werden.

8. Die Gesamtmenge Salvarsan, die innerhalb eines Zeitraumes von 6 Wochen intravenös angewandt wird, sollte bei reiner Salvarsankur im allgemeinen 2,5—3,0 g Salvarsan, 4,0—5,0 g Neo- oder Natriumsalvarsan, 2,0—2,5 g Silbersalvarsan, 4,0—4,5 g Neosilbersalvarsan nicht überschreiten. Für eine gründliche Gesamtkur wird empfohlen: bei Männern Salvarsan 3,0—4,5 g, Neosalvarsan 4,5—6,0 g, Silbersalvarsan 2,5—3,5 g, Neosilbersalvarsan 4,0—4,5 g; bei Frauen Salvarsan 2,5—4,0 g, Neosalvarsan oder Salvarsannatrium 4,0—5,0 g, Silbersalvarsan 2,0—3,0 g, Neosilbersalvarsan 3,5—4,0 g Doch kann, falls eine besondere Veranlassung vorliegt, bei sonst kräftigen Personen über die angegebenen Dosen auch hinausgegangen werden. Voraussetzung für die Anwendung der Höchstmengen ist jedoch, daß die Kur andauernd gut vertragen wird (siehe die Ziffern 9—12). Bei kombinierter Behandlung mit Wismut oder Quecksilber ist ein vorsichtige aufmerksamer Beobachtung des Kranken während der Behandlung (siehe Ziffer 13) besonders geboten.

9. Während der Kur, besonders am Tage der Einspritzung, sollen sich die Kranken vor ungewohnten körperlichen Anstrengungen und Exzessen jeder Art hüten. Es empfiehlt sich, die Patienten nach der Injektion eine Viertelstunde auf dem Ruhebett ausruhen zu lassen. Für gute Ernährung während der Kur ist nach Möglichkeit zu sorgen.

10. Die Kranken sind jeweils dahin zu belehren, daß sie auf etwa nach einer Einspritzung auftretende Störungen, wie Kopfschmerzen, Übelbefinden, Schwindel, Erbrechen, Fieber, Ohnmachtsanfälle, Schlaflosigkeit, Gesichtsröte, Blutungen, Hautausschlag (siehe Ziffer 12), Verlust an Körpergewicht und etwaige Abnahme der Harnmenge, achten und dem Arzt darüber alsbald auch unbefragt Mitteilung machen.

11. Vorkommnisse der in Ziffer 10 angeführten Art mahnen stets zur Vorsicht. Wenn sie ernsterer Natur sind, ist die Kur zunächst abzubrechen und die nächste Einspritzung frühestens 8 Tage nach Wiederkehr völligen Wohlbefindens vorzunehmen unter Verwendung einer kleineren Dosis bzw. eines anderen Salvarsanpräparates. Nach der ersten Einspritzung tritt bei frischer Syphilis nicht selten eine rasch vorübergehende Erhöhung der Körperwärme (sogar Schüttelfrost) ein, die keinen Hinderungsgrund für die Fortsetzung der Behandlung darstellt. Dagegen mahnen alle im weiteren Verlauf der Kur auftretenden Temperaturerhöhungen zur Vorsicht.

12. Auf das Auftreten von Exanthemen auch nur leichter und flüchtiger Art ist besonders zu achten, da sie leicht übersehen werden können. Bei Anzeichen solcher Erscheinungen ist die Behandlung sofort auszusetzen. Bei Exanthemen auch leichterer Art ist eine Unterbrechung der Kur (mindestens etwa 14 Tage) erforderlich, da eine zu frühzeitige weitere Zufuhr von Salvarsan (und auch von Wismut und besonders von Quecksilber) schwerste universelle Hautentzündung zur Folge haben kann. Bei universeller Hautentzündung ist die Kur gänzlich abzubrechen und von jeder weiteren antisyphilitischen Behandlung zunächst Abstand zu nehmen. Vor der Wiederaufnahme der Behandlung, die nur mit größter Vorsicht erfolgen soll, empfiehlt sich die Zuziehung eines Facharztes.

13. Bei der jetzt vielfach angewandten kombinierten Behandlung mit Salvarsan und Wismut oder Quecksilber muß auf die Nebenwirkungen der Präparate besonders geachtet werden. Es empfiehlt sich dringend, bei frischer Syphilis vor Ausbruch der Allgemeinerscheinungen, besonders bei noch negativer Wassermannscher Reaktion, mit einer Salvarsaneinspritzung zu beginnen.

14. Die Anwendung aller Salvarsanpräparate hat unter Beobachtung strengster Asepsis zu erfolgen. In jedem Falle ist die Kontrollnummer des benutzten Präparates und seiner Bezugsquelle für eine etwaige spätere Kontrolle zu vermerken. Die Salvarsanpräparate dürfen nur aus den Apotheken bezogen werden.

15. Die Herstellung der Lösungen der einzelnen Salvarsanpräparate ist jeweils unmittelbar vor der Einspritzung mit besonderer Sorgfalt unter Beachtung strengster Asepsis und unter Berücksichtigung der jeder Präparatpackung beiliegenden Anweisung vorzunehmen. Ein Lösen der Präparate in der Spritze ist zu vermeiden. Auch soll zur Herstellung der Lösungen nicht Leitungswasser, sondern steriles, frischdestilliertes Wasser benutzt werden, das leicht angewärmt ist, jedoch nicht über Körperwärme erhitzt sein darf. Es ist zweckmäßig, das destillierte Wasser zur Lösung der Präparate selbst unter Benutzung von Gefäßen aus Quarz oder Jenaer Glas durch doppelte Destillation herzustellen oder das in Ampullen im Handel befindliche sterile destillierte Wasser oder die Iso-Doppelampulle zu benutzen. Es dürfen nur vollkommen klare Lösungen von Salvarsanpräparaten eingespritzt werden, die frei von sichtbaren Teilchen sind. (Siehe auch die Gebrauchsanweisungen der einzelnen Salvarsanpräparate).

16. Da alle Salvarsanpräparate, besonders Neosalvarsan und Salvarsannatrium, sich bei Zutritt von Luft leicht zersetzen und eine erhöhte Giftigkeit annehmen, so ist jede einzelne Ampulle der Präparate, bevor sie in Gebrauch genommen wird, genau darauf zu prüfen, daß sie nicht schadhaft ist. Der Inhalt schadhafter Ampullen darf nicht in Benutzung genommen werden, ebensowenig Reste aus früher geöffneten Ampullen sowie Präparate, die eine abweichende Färbung zeigen. Die frisch zubereiteten Lösungen sind sofort zu verwenden. Es ist unzulässig, gebrauchsfertig hergestellte Lösungen aus den Apotheken zu beziehen, eine größere Menge Lösung für mehrere nacheinander zu behandelnde Kranke herzustellen sowie überhaupt die Lösungen längere Zeit stehenzulassen.

17. Bei den intravenösen Einspritzungen ist sorgfältig darauf zu achten, daß die Nadel der Spritze außen mit der Salvarsanlösung nicht benetzt ist und nach dem Einstich gut in der Vene liegt, so daß eine Verletzung der Innenhaut der Vene oder deren Durchstechung während der Einspritzung nicht erfolgen kann. Die Einspritzung ist langsam (bei schwächlichen Personen, solchen mit nicht intaktem Herzen usw. sogar sehr langsam — mehrere Minuten!) vorzunehmen. Bei der geringsten Schmerzäußerung, bei den geringsten Anzeichen einer Infiltrat-(Quaddel-)Bildung sowie bei den leichtesten Erscheinungen von Atembeschwerden ist mit der Einspritzung sofort aufzuhören. Ebenso ist, sobald sich bei der Entleerung der Spritze ein Hindernis bemerkbar macht, die Einspritzung zu unterbrechen und erst wieder fortzusetzen, nachdem man sich durch Ansaugung von Blut in die Spritze von der richtigen Lage der Kanüle in der Vene überzeugt hat.

Die Salvarsanbehandlung sollte nur durch einen Arzt ausgeübt werden, der die Technik vollkommen beherrscht und die Vorsichtsmaßnahmen gewissenhaft beachtet.

Verordnung des Reichsministers des Innern zur Bekämpfung der Geschlechtskrankheiten. Vom 11. September 1927.

Auf Grund des § 4 Abs. 4 Satz 2, 3 des Gesetzes zur Bekämpfung der Geschlechtskrankheiten vom 18. Februar 1927 wird verordnet:

Zu den ärztlichen Eingriffen, die nur mit Einwilligung des Kranken vorgenommen werden dürfen, gehören insbesondere

die Behandlung mit Salvarsan-, Quecksilber- und Wismutpräparaten, die Entnahme der Rückenmarksflüssigkeit, die Cystoskopie, der Ureteren-Katheterismus und die Dehnung der Harnröhre.

Catgut.

Der Erlaß des Ministers des Innern, betr. Grundsätze für Einrichtung und Betrieb von Catgutfabriken, vom 12. April 1912, schreibt für Preußen u. a. Herstellung nur aus frischen Därmen in geeigneten Räumen vor. Der Erlaß des Ministers für Volkswohlfahrt, betr. die Herstellung von einwandfreiem Catgut, vom 17. Juni 1926, ordnet für Preußen die Besichtigung des Betriebs durch den zuständigen beamteten Arzt an.

Geheimmittel.

Geheimmittel dürfen nicht im Umherziehen feilgehalten werden (S. 748).

Geheimmittel in der Kassenpraxis zu verordnen, ist untersagt (s. „Richtlinien des Reichsausschusses für Ärzte und Krankenkassen für wirtschaftliche Arzneiverordnung, vom 15. Mai 1925", und „Anleitung zur wirtschaftlichen Verordnungsweise für kassenärztliche Tätigkeit der Ärzte Bayerns" [S. 13]).

Geheimmittel zu verschreiben ist unwissenschaftlich und widerspricht der ärztlichen Standesauffassung (Standesordnung für die deutschen Ärzte [1926]), für die Ärztekammer für Berlin durch Beschluß ihrer Kammer vom 1. Juli 1928 für maßgebend erklärt.

Durch die erweiterte Verordnung, betr. den Verkehr mit Arzneimitteln, vom 22. Oktober 1901 (S. 792) sind die (jeweiligen) Geheimmittel (Stoffe und Zubereitungen) — ohne Rücksicht darauf, ob sie bereits an sich (als Zubereitungen zu Heilzwecken) dem freien Verkehr entzogen sind — dem Apothekenzwang unterstellt, indem der ursprünglichen Verordnung ein Verzeichnis C mit den Abteilungen A, B und C angefügt ist. Die Mittel dieses Verzeichnisses C dürfen wie die Stoffe des Verzeichnisses B außerhalb der Apotheken nicht feilgehalten oder verkauft werden[1].

---

[1] d. h. ebensowohl als Heilmittel im engeren Sinne dieser Verordnung wie als Verhütungsmittel.

Sämtliche Geheimmittel dieses Verzeichnisses sind Arzneimittel[1]). Getroffen werden die Mittel unter den in den Positionen angeführten Namen[2]); doch kann der Hersteller eines Geheimmittels sich dadurch nicht den Vorschriften entziehen, daß er lediglich den Namen des Mittels ändert (§ 1 Abs. 2 der Vorschriften).

Durch die Unterstellung der Gruppen ,,Mittel gegen Blutstockung'' (wirkliche oder vermeintliche Schwangerschaft) und ,,Mittel gegen Trunksucht'' (einen krankhaften Zustand, der durch Arzneimittel nicht geheilt werden kann) sind diese Mittel ohne Rücksicht auf Namen usw. den Vorschriften unterstellt.

Die Mittel der Anlage B und diejenigen der Anlagen A und C, die stark wirkende Stoffe enthalten oder bei denen der Apotheker nicht sicher ist, daß sie frei von solchen sind (und in Braunschweig überhaupt die Mittel der Anlage C), unterliegen dem jedesmaligen ärztlichen Rezeptzwang. In der Apotheke[3]) dürfen die Geheimmittel nur unter Einhaltung bestimmter Voraussetzungen verkauft werden.

Die Geheimmittel dürfen nicht öffentlich[4]) angekündigt werden.

Die zur Behandlung von Geschlechtskrankheiten im Verkehr befindlichen Mittel des Geheimmittelverzeichnisses dürfen zwar schon auf Grund des Gesetzes zur Bekämpfung der Geschlechtskrankheiten nicht öffentlich angekündigt werden; sie unterliegen aber auch den sonstigen Bestimmungen der Geheimmittelvorschriften.

Die Geheimmittelvorschriften sind wiederholt revidiert, d. h. durch Neuaufnahmen und neuerdings auch durch Streichungen einzelner Mittel abgeändert worden. Sie werden auf Grund eines Reichsratsbeschlusses gleichlautend von den Landesregierungen erlassen.

Vorschriften über den Verkehr mit Geheimmitteln und ähnlichen Arzneimitteln[5]).

§ 1. Auf den Verkehr mit den Geheimmitteln und ähnlichen Arzneimitteln, die in den Anlagen A, B und C aufgeführt sind, finden die nachstehenden Vorschriften Anwendung; die Ergänzung der Anlagen bleibt vorbehalten.

Die Anwendung der nachstehenden Vorschriften auf diese Mittel wird dadurch nicht ausgeschlossen, daß ihre Bezeichnung bei im wesentlichen gleicher Zusammensetzung geändert wird.

§ 2. Die Gefäße und die äußeren Umhüllungen, in denen diese Mittel abgegeben werden, müssen mit einer Inschrift versehen sein, die den Namen des Mittels und den Namen oder die Firma des Verfertigers deutlich erkennen läßt. Außerdem muß die Inschrift auf den Gefäßen oder den äußeren Umhüllungen den Namen oder die Firma des Geschäfts, in dem das Mittel verabfolgt wird, und die Höhe des Abgabepreises enthalten; diese Bestimmung findet auf den Großhandel keine Anwendung.

Es ist verboten, auf den Gefäßen oder äußeren Umhüllungen, in denen ein solches Mittel abgegeben wird, Anpreisungen, insbesondere Empfehlungen, Bestätigungen von Heilerfolgen, gutachtliche Äußerungen oder Danksagungen, in denen dem Mittel eine Heilwirkung oder Schutzwirkung zugeschrieben wird, anzubringen, oder solche Anpreisungen, sei es bei der Abgabe des Mittels, sei es auf sonstige Weise, zu verabfolgen.

§ 3. Der Apotheker ist verpflichtet, sich Gewißheit darüber zu verschaffen, inwieweit auf diese Mittel die Vorschriften über die Abgabe stark wirkender Arzneimittel Anwendung finden.

Die in der Anlage B sowie die in den Anlagen A und C aufgeführten Mittel, über deren Zusammensetzung der Apotheker sich nicht soweit vergewissern kann, daß er die Zulässigkeit der Abgabe im Handverkauf zu beurteilen vermag, dürfen nur auf schriftliche, mit Datum und Unterschrift versehene Anweisung eines Arztes, Zahnarztes oder Tierarztes, im letzteren Falle jedoch nur beim Gebrauche für Tiere, verabfolgt werden. Die wiederholte Abgabe ist nur auf jedesmal erneute derartige Anweisung hin gestattet.

---

[1]) Entsprechend der Überschrift ,,Geheimmittel und (diesen) ähnlichen Arzneimitteln''.
[2]) z. B. ,,Epilepsieheilmittel Quantes (auch als Spezificum oder Gesundheitsmittel Quantes)'' usw.
[3]) Die Überweisung des Verkaufs in die Apotheken ermöglicht die bessere Überwachung der Einhaltung der medizinalpolizeilichen Vorschriften.
[4]) Also auch in der medizinischen und pharmazeutischen Fachpresse nicht.
[5]) Der im nachfolgenden Text vorgenommene Sperrdruck findet sich nicht in den amtlichen Veröffentlichungen.

Bei Mitteln, die nur auf ärztliche Anweisung hin verabfolgt werden dürfen, muß auf den Abgabegefäßen oder den äußeren Umhüllungen die Inschrift „Nur auf ärztliche Anweisung abzugeben" angebracht sein.

§ 4. Die öffentliche Ankündigung oder Anpreisung der in den Anlagen A, B und C aufgeführten Mittel ist verboten.

Der öffentlichen Ankündigung oder Anpreisung der Mittel steht es gleich, wenn in öffentlichen Ankündigungen auf Druckschriften oder auf sonstige Mitteilungen verwiesen wird, die eine Anpreisung der Mittel enthalten[1].

Verzeichnis C.
Anlage A.

1. Adlerfluid.
2. Amarol (auch als Ingestol).
3. American coughing cure Lutzes.
4. Anticeltabletten (auch als Anticelta-Tablets oder Fettreduzierungstabletten der Anticelta-Association).
5. Antidiabeticum Bauers.
6. Antiépileptique Uten.
7. Antigichtwein Duflots (auch als Antigichtwein Oswald Niers oder Vin Duflot).
8. Antihydropsin Bödikers (auch als Wassersuchtselixier oder Hydrops-Essenz Bödikers).
9. Antimellin (auch als Essentia Antimellini composita).
10. Antineurasthin (auch als Nervennahrung Hartmanns).
11. Antipositin Wagners (auch als Mittel des Dr. Wagner und Marlier gegen Korpulenz)
12. Asthmamittel Hairs (auch als Asthma cure Hairs).
13. Asthmapulver R. Schiffmanns (auch als Asthmador). (Neuerdings gestrichen.)
14. Asthmapulver Zematone, auch in Form der Asthmazigaretten Zematone (auch als antiasthmatische Pulver und Zigaretten des Apothekers Escouflaire).
15. Augenwasser Whites (auch als Dr. Whites Augenwasser von Ehrhardt).
16. Ausschlagsalbe Schützes (auch als Universalheilsalbe oder Universalheil- und Ausschlagsalbe Schützes).
17. Balsam Bilfingers.
18. Balsam Pagliano (auch als Tripperbalsam Pagliano).
19. Balsam Thierrys (auch als allein echter Balsam Thierrys, englischer Wunderbalsam oder englischer Balsam Thierrys).
20. Bede-Cur.
21. Beinschäden Indian Bohnerts.
22. Blutreinigungspulver Hohls.
23. Blutreinigungspulver Schützes.
24. Blutreinigungstee Wilhelms (auch als antiarthritischer und antirheumatischer BlutreinigungsteeWilhelms).(Neuerd.gestrich.)
25. Bräune-Einreibung Lamperts (auch als Universal-Bräune-Einreibung und Diphtheritistinktur).
26. Bruchbalsam Tanzers.
27. Bruchsalbe des pharmazeutischen Bureaus Valkenberg (Valkenburg) in Holland (auch als Pastor Schmits Bruchsalbe).
28. Chromonal-Erzeugnisse (auch als Neo-Chromonal).
29. Corliber.
30. Djoeat Bauers.
31. Elixir Godineau.
32. Embrocation Ellimans (auch als Universal embrocation oder Ellimans Universal-Einreibemittel für Menschen), ausgenommen Embrocation etc. for horses.
33. Entfettungstee Grundmanns.
34. Epilepsieheilmittel Quantes (auch als Specificum oder Gesundheitsmittel Quantes).
35. Epilepsiepulver Cassarinis (auch als Polveri antiepilettiche Cassarinis).
36. Eubalsol (auch als Radikalmittel Dr. Dammanns gegen Gonorrhöe).
37. Euergon.
38. Eukalyptusmittel Heß' (Eukalyptol und Eukalyptusöl Heß').
39. Eusanol (auch als Epilepsiemittel Dr. H. Seemanns oder Ueckers).
40. Excedol.
41. Ferrolin Lochers.
42. Frauenwohl Dr. Heys.
43. Fulgural (auch als Blutreinigungsmittel Steiners und Schulzes).
44. Gehöröl Schmidts (auch als verbessertes oder neu verbessertes Gehöröl Schmidts).
45. Gloria tonic Smiths.
46. Glycosolvol Lindners (auch als Antidiabeticum Lindners). (46a) Haemasal [2]).
47. Haematon Haitzemas.
48. Heiltränke Jakobis (auch als Heiltrankessenz, insbesondere Königstrank Jakobis).
49. Homeriana (auch als Brusttee Homeriana oder russischer Knöterich Polygonum aviculare Homeriana.)

---

[1] § 5. Zuwiderhandlungen werden, falls nicht nach den allgemeinen Strafgesetzen eine härtere Strafe eintritt, mit einer Geldstrafe bis zu 60 RM. (150 RM.), im Unvermögensfalle mit entsprechender Haft bestraft. [2] Neuerdings aufgenommen.

50. Hustentropfen Lausers.
51. Injection Brou (auch als Brousche Einspritzung).
52. Injection au matico (auch als Einspritzung mit Matiko).
53. Johannistee Brockhaus' (auch als Galeopsis ochroleuca vulcania der Firma Brockhaus).
54. Kalosin Lochers.
55. Kava Lahrs (auch als Kavakapseln Lahrs, Santalol Lahrs mit Kavaharz oder Kavaharz Lahrs mit Santalol).
56. Knöterichtee, russischer, Weidemanns (auch als russischer Knöterich- oder Brusttee Weidemanns).
57. Kräutergeist Schneiders (auch als wohlriechender Kräutergeist oder Luisafluid Schneiders).
58. Kräuterpillen Burkharts.
59. Krebsmittel Dr. Heys (auch als Krebskur Dr. Heys).
60. Kronessenz, Altonaer (auch als Kronessenz oder Menadiesche oder Altonaische Wunder-Kronessenz).
61. Kropfkur Haigs (auch als Goitre-cure oder Kropfmedizin Haigs).
62. Kurmittel Mayers gegen Zuckerkrankheit.
63. Lungenelixier Dr. Heys.
64. Magenpillen Tachts.
65. Magentropfen Bradys (auch als Mariazeller Magentropfen Bradys).
66. Magolan (auch als Antidiabeticum Braemers).
67. Margonal-Erzeugnisse (auch als Erzeugnisse der Margonal-Compagnie), und zwar: Boldo-Tee, Frauen- und Mutterkraut-Tee, Menstruations-, Badekraut-Tee, 63 Tees gegen 63 Krankheiten, Breboral-, Blut- und Nervennahrung (Breboral-Tabletten und -Tropfen), Injektion Trio, Kapseln gegen Harn- und Blasenleiden, Margoglykose, Mittel gegen chronischen Magenkatarrh und Schutzstäbchen.
68. Mother Seigels pills (auch als Mother Seigels Abführungspillen oder operating pills).
69. Mother Seigels syrup (auch als Mother Seigels curative syrup for dyspepsia, Extract of American roots oder Mutter Seigels heilender Sirup).
70. Naturmittel Pfarrer Jos. Schmidts, und zwar: Anticonvulso, Anticorposan, Antigrassol, Cancrostoma, Diabetum, Diabetol, Oedemal, Oedemasan, Pulmone, Pulmospira, Regular, Renicura, Renicurol, Salvador, Salvadoria, Stomafortin, Stomasana, Urinator, Urinoxal.
71. Nervenfluid Dressels.
72. Nervenkraftelixier Liebers.
73. Nervenstärker Pastor Königs (auch als Pastor Königs Nerve Tonic).
74. Nervinum Dr. Weil. (Neuerd. gestrichen.)
75. Nervicin.
76. Nervol Rays.
77. Orffin (Baumann Orffsches Kräuternährpulver).
78. Oxallo (auch als Oxalka).
79. Pektoral Bocks (auch als Hustenstiller Bocks).
80. Pillen Beechams (auch als Patent pills Beechams).
81. Pillen, indische (auch als Antidysentericum).
82. Pillen Rays (auch als Darm- und Leberpillen Rays).
83. Pilules du Docteur Laville (auch als Pillen Lavilles).
84. Polypec (auch als Naturkräutertee Weidemanns).
85. Rad-Jo (auch als Radjovis-Gonic).
86. Reduktionspillen, Marienbader, Schindler-Barnaysche (auch als Marienbader Reduktionspillen für Fettleibige).
87. Regenerator Dr. Heys.
88. Regenerator Liebauts (auch als Regenerator nach Liebaut).
89. Resnascin (auch als verbessertes Renascin).
90. Retterspitzwasser Schecks (auch als Heilwickelbäder von M. Retterspitz).
91. Rongoasalbe.
92. Saccharosalvol.
93. Safe remedies Warners (Safe cure, Safe diabetic, Safe nervine, Safe pills).
94. Sanjana-Präparate (auch als Sanjana-Specifika).
95. Sarsaparillian Ayers (auch als Ayers zusammengesetzter und gemischter Sarsaparilleextrakt).
96. Sauerstoffpräparate der Sauerstoffheilanstalt Vitafer.
97. Sauerstoffpräparate des Instituts für Sauerstoffheilverfahren in Berlin (auch als Hämozonpräparate). (Neuerd. gestrichen.)
98. Schlagwasser Weißmanns.
99. Sirup Pagliano (auch als Sirup Pagliano Blutreinigungsmittel, Blutreinigungs- und Bluterfrischungssirup Pagliano des Prof. Girolamo Pagliano oder Sirup Pagliano von Prof. Ernesto Pagliano).
100. Spermatol (auch als Stärkungselixier Gordons).
101. Spezialtees Lücks (auch als Spezialkräutertees Lücks).
102. Sterntee Weidhaas' (auch als Sterntee des Kurinstituts „Spiro Spero").
103. Stroopal (auch als Heilmittel Stroops gegen Krebs-, Magen- und Leberleiden oder Stroops Pulver).
104. Tee Puhlmanns.
105. Tuberkeltod (auch als Eiweiß-Kräuterkognak-Emulsion Stickes).
106. Vater Philipp-Salbe.

107. Venecin (auch als Venecin-Brunnen).
108. Vin Mariani (auch als Marianiwein).
109. Visnervin (auch in abgeänderter Form als Nervisan).

110. Vulneralcrême (auch als Wundcrême Vulneral).
111. Wunderbalsam jeder Art.
112. Zambakapseln Lahrs.

Anlage B.

1. Antineon Lochers.
2. Asthmamittel Tuckers (auch als Asthma-Heilmethode [Specific] Tuckers).
3. Asthmapulver M. Schiffmanns.
4. Augenheilbalsam, vegetabilischer, Reichels (auch als Ophthalmin Reichels).
5. Bandwurmmittel Friedrich Horns.
6. Bandwurmmittel Theodor Horns.
7. Bandwurmmittel Konetzkys (auch als Konetzkys Helminthenextrakt).
8. Bandwurmmittel Schneiders (auch als Granatkapseln Schneiders).
9. Bandwurmmittel Violanis.
10. Bromidia Battle und Komp.
11. Cathartic pills Ayers (auch als Reinigungspillen oder abführende Pillen Ayers).
12. Diphtherietropfen der Marie Osterberg (auch als Universaltropfen der Marie Osterberg oder des Laboratoriums Osterberg).
13. Diphtheritismittel Noortwycks (auch als Noortwycks antiseptisches Mittel gegen Diphtherie).
14. Gesundheitshersteller, natürlicher, Winters (auch als Nature health restorer Winters).
15. Gicht- und Rheumatismuslikör, amerikanischer, Latons (auch als Remedy Latons).
16. Gout and rheumatic pills Blairs.
17. Heilmittel des Grafen Mattei (auch als Graf Cesare Matteische elektro-homöopathische Heilmittel). (Versetzt nach A.)
18. Heilmittel Kidds (auch als Heilmittel der Davis Medical Co.).
19. Kolkodin Heuschkels (auch als Mittel Heuschkels gegen Pferdekolik).
20. Komplexmittel,¹ homöopathische, der Engelapotheke (Iso-Werks) in Regensburg (auch als zusammengesetzt-homöo-

pathische oder elektro-homöopathische Mittel (System Mattei). (Versetzt nach A.)
21. Kräutersaft, wunderbar wirkender, Sprengels.
22. Krebspulver Frischmuths (auch als Mittel Frischmuths gegen Krebsleiden).
23. Liqueur du Docteur Laville (auch als Likör des Dr. Laville).
24. Lymphol Rices (auch als Bruchheilmittel Rices).
25. Magalia-Erzeugnisse Krahes (auch als Heilpräparate oder Medizinen Krahes), einschließlich Antitoxinal und Pulmersal.
26. Nalther-Tabletten.
27. Noordyl (auch als Noordyltropfen Noortwycks).
28. Oculin Carl Reichels (auch als Augensalbe Oculin).
29. Panchymagogum Dr. Heys.
30. Pillen Morisons.
31. Pillen Redlingers (auch als Redlingersche Pillen).
32. Pink-Pillen Williams' (auch als Pilules Pink pour personnes pâles du Dr. Williams).
33. Reinigungskuren Konetzkys (auch als Reinigungskuren der Kuranstalt Neuallschwil, Schweiz).
34. Remedy Alberts (auch als Rheumatismus- und Gichtheilmittel Alberts).
35. Sternmittel, Genfer, Sauters (auch als elektro-homöopathische Sternmittel von Sauter in Genf oder Neue elektro-homöopathische Sternmittel usw.). (Versetzt nach A.)
36. Vixol (auch als Asthmamittel des Vixol-Syndicate).

Anlage C.

1. Mittel gegen Blutstockung, und zwar auch dann, wenn sie als Mittel gegen Regel-, Perioden- oder Menstruationsstörungen angekündigt werden (z. B. die Margonal-Erzeugnisse Frauen- und Mutterkraut-Tee, Menstruations-, Badekraut-Tee).
2. Mittel gegen Trunksucht (z. B. Mittel des Alkolin-Instituts, Mittel Burghardts —

auch als Diskohol —, Mittel August Ernsts, Franks, Theodor Heintz', Konetzkys — auch als Kephalginpulver oder Mittel der Privatanstalt Villa Christina —, Mittel der Gesellschaft Sanitas, Josef Schneiders, Wessels, Cozapulver, Trinkerhilfe Richard Oldenburgs Kasankha).

Patentgesetz und Gesetz zum Schutz der Warenbezeichnungen.

1. Patentgesetz vom 7. April 1891 (neuerdings ergänzt):
Patente werden erteilt für neue Erfindungen, welche eine gewerbliche Verwertung gestatten. Ausgenommen sind ... Erfindungen von Arzneimitteln ..., soweit die Erfindungen nicht ein bestimmtes Verfahren zur Herstellung der Gegenstände betreffen¹).

---

¹) Nach Stengleins Kommentar (1911), S. 120 sind nur Arzneimittel gemeint, die für den menschlichen Körper bestimmt sind, wobei sie verbraucht werden. Arzneimittel werden zur Heilung oder Vorbeugung von Krankheiten in den Körper aufgenommen; hierunter sind also nicht kosmetische Mittel, Seifen, Zahnpasten, Haarwässer usw. zu verstehen.

§ 4. Das Patent hat die Wirkung, daß der Patentinhaber ausschließlich befugt ist gewerbsmäßig den Gegenstand der Erfindung in Verkehr zu bringen, feilzuhalten oder zu gebrauchen. Ist das Patent für ein Verfahren erteilt, so erstreckt sich die Wirkung auch auf die durch das Verfahren unmittelbar hergestellten Erzeugnisse.

Die Dauer des Patents ist 18 Jahre (einschl. der Dauer der etwaigen Zusatzpatente); durch das Gesetz vom 27. April 1920 wird auf Antrag Patentinhabern, die während des Krieges (1914 bis 1919) ihr Patent nicht genügend haben ausnutzen können, eine Verlängerung um 5 Jahre gewährt.

2. Gesetz zum Schutz der Warenbezeichnungen vom 12. Mai 1894:

§ 1. Wer in seinem Geschäftsbetriebe zur Unterscheidung seiner Waren von den Waren anderer eines Warenzeichens sich bedienen will, kann dieses Zeichen zur Eintragung in die Zeichenrolle anmelden. Das Warenzeichen kann ein Wort, ein Bild oder eine Vereinigung von Wort- und Bildbestandteilen sein. Nicht eintragbar sind Freizeichen.

§ 12. Die Eintragung eines Warenzeichens hat die Wirkung, daß dem Eingetragenen ausschließlich das Recht zusteht, Waren der angemeldeten Art oder deren Verpackung oder Umhüllung mit dem Warenzeichen zu versehen, die so bezeichneten Waren in Verkehr zu setzen, sowie auf Ankündigungen, Preislisten, Geschäftsbriefen, Empfehlungen, Rechnungen od. dgl. das Zeichen anzuwenden.

Der Zeichenschutz dauert 10 Jahre; gegen Bezahlung einer Erneuerungsgebühr kann der Schutz immer um 10 Jahre verlängert werden. Das Warenzeichen ist also — im Gegensatz zum Patent — von unbegrenzter Dauer (s. im übrigen S. 802).

Strafgesetzbuch für das Deutsche Reich. (Vom 15. Mai 1871.)

§ 222. Wer durch Fahrlässigkeit den Tod eines Menschen verursacht, wird mit Gefängnis bis zu 3 Jahren bestraft.

Wenn der Täter zu der Aufmerksamkeit, welche er aus den Augen setzte, vermöge seines Amtes, Berufes oder Gewerbes besonders verpflichtet war, so kann die Strafe bis auf 5 Jahre Gefängnis erhöht werden.

§§ 229—232. — § 230. Wer durch Fahrlässigkeit die Körperverletzung eines anderen verursacht, wird mit Geldstrafe oder mit Gefängnis bis zu 2 Jahren bestraft (unter Umständen wie oben bis zu 3 Jahren).

§§ 263, 267, 268: Betrug. Urkundenfälschung. Verfälschte oder fälschlich angefertigte Privaturkunden.

§ 300. ... Ärzte..., Hebammen, Apotheker, sowie die Gehilfen dieser Personen werden, wenn sie unbefugt[1]) Privatgeheimnisse offenbaren, die ihnen kraft ihres Amtes, Standes oder Gewerbes anvertraut sind, mit Geldstrafe oder Gefängnis bis zu 3 Monaten bestraft (Verfolgung nur auf Antrag).

§ 367. Mit Geldstrafe oder mit Haft wird bestraft:

3. wer ohne polizeiliche Erlaubnis Gift oder Arzeneien, soweit der Handel mit denselben nicht freigegeben ist, zubereitet, feilhält, verkauft oder an andere überläßt;

5. wer ... bei Ausübung der Befugnis zur Zubereitung oder Feilhaltung dieser Gegenstände, sowie der Arzeneien die deshalb ergangenen Verordnungen nicht befolgt.

Das Opiumgesetz[2]).

Internationales Opiumabkommen (Gekürzt)[3]).

Kapitel I.

Rohopium.

Definition. Unter Rohopium ist zu verstehen:

Der aus den Kapseln des Schlafmohns (Papaver somniferum) gewonnene, freiwillig geronnene Milchsaft, der nur die für seine Verpackung und seinen Versand erforderliche Behandlung erfahren hat.

Artikel 1. Die Vertragsmächte werden Gesetze oder Verordnungen zu einer wirksamen Überwachung der Erzeugung und des Vertriebs des Rohopiums erlassen, sofern die bestehenden Gesetze oder Verordnungen nicht bereits entsprechende Bestimmungen enthalten.

---

[1]) Unbefugt, wenn nicht andere Pflichten die Offenbarung verlangen.
[2]) Nach Anselmino, Das Opiumgesetz Berlin, Julius Springer, 1924.
[3]) Die im nachfolgenden gesperrt oder fett gedruckten Worte sind im Gesetz usw. nicht durch besonderen Druck hervorgehoben.

Kapitel II.
Zubereitetes Opium.

Definition. Unter zubereitetem Opium ist zu verstehen:

Das Erzeugnis des Rohopiums, welches durch eine Reihe eigenartiger Verfahren, insbesondere durch Auflösen, Eindampfen, Rösten, Vergärenlassen, gewonnen ist, die den Zweck haben, das Rohopium in ein zum Genusse geeignetes Extrakt umzuwandeln.

Unter den Begriff des zubereiteten Opiums fallen auch der sogenannte Droß und alle andern Rückstände von Rauchopium.

Artikel 6. Die Vertragsmächte werden unter Berücksichtigung der besonderen Verhältnisse in den einzelnen Ländern Maßregeln zum Zwecke der allmählichen und wirksamen Unterdrückung der Herstellung, des Vertriebs im Inland und der Verwendung von zubereitetem Opium treffen, sofern nicht bereits entsprechende Bestimmungen bestehen.

Kapitel III.
Opium für medizinische Zwecke, Morphin, Cocain usw.

Definitionen. Unter Opium für medizinische Zwecke ist zu verstehen:

Rohopium, das auf 60° C erwärmt worden ist und nicht weniger als 10% Morphin enthält, auch gepulvert oder granuliert oder mit neutralen Stoffen gemischt.

Unter Morphin ist zu verstehen:

das Hauptalkaloid des Opiums mit der chemischen Formel $C_{17}H_{19}NO_3$.

Unter Cocain ist zu verstehen:

das Hauptalkaloid der Blätter von Erythroxylon Coca mit der Formel $C_{17}H_{21}NO_4$.

Unter Heroin ist zu verstehen:

das Diacetylmorphin mit der Formel $C_{21}H_{23}NO_5$.

Artikel 9. Die Vertragsmächte werden Gesetze oder Verordnungen über das Apothekenwesen erlassen, durch welche die Herstellung, der Verkauf und die Verwendung von Morphin, Cocain und deren Salzen auf den medizinischen und gesetzmäßigen Gebrauch beschränkt wird, sofern die bestehenden Gesetze und Verordnungen nicht bereits entsprechende Bestimmungen enthalten. Sie werden gemeinsam darauf hinarbeiten, um den Gebrauch dieser Stoffe für andere Zwecke zu verhindern.

Artikel 10. Die Vertragsmächte werden bemüht sein, alle Personen, welche Morphin, Cocain oder deren Salze herstellen, einführen, verkaufen, vertreiben und ausführen, sowie die Gebäude, in denen sie dieses Gewerbe oder diesen Handel ausüben, zu überwachen oder deren Überwachung zu veranlassen.

Zu diesem Zwecke werden die Vertragsmächte bemüht sein, die folgenden Maßregeln zu treffen oder zu veranlassen, sofern nicht bereits entsprechende Bestimmungen bestehen:

a) die Herstellung von Morphin, Cocain und deren Salzen auf die Betriebe und Örtlichkeiten zu beschränken, für die eine Ermächtigung erteilt ist, oder sich über die Betriebe und Örtlichkeiten zu unterrichten, in denen diese Stoffe hergestellt werden, und hierüber ein Register zu führen;

b) zu verlangen, daß alle, welche Morphin, Cocain und deren Salze herstellen, einführen, verkaufen, vertreiben und ausführen, eine Ermächtigung oder Erlaubnis hierzu besitzen oder den zuständigen Behörden eine amtliche Anzeige machen;

c) von diesen Personen zu verlangen, daß sie über die hergestellten Mengen, die Einfuhr, den Verkauf, jede andere Abgabe und die Ausfuhr von Morphin, Cocain und deren Salzen Buch führen. Diese Vorschrift gilt nicht notwendigerweise für die ärztlichen Rezepte und für die Verkäufe seitens der gehörig ermächtigten Apotheker.

Artikel 11. Die Vertragsmächte werden Maßregeln treffen, um im Inlandverkehre jede Abgabe von Morphin, Cocain und deren Salzen an alle nicht ermächtigten Personen zu verhindern, sofern nicht bereits entsprechende Bestimmungen bestehen.

Artikel 12. Die Vertragsmächte werden bemüht sein, soweit es die besonderen Verhältnisse ihres Landes gestatten, die Einfuhr von Morphin, Kokain und deren Salzen auf die hierzu ermächtigten Personen zu beschränken.

Artikel 14. Die Vertragsmächte werden die auf die Herstellung, die Einfuhr, den Verkauf oder die Ausfuhr von Morphin, Cocain und deren Salzen bezüglichen Gesetze und Verordnungen in Anwendung bringen:

a) auf das Opium für medizinische Zwecke;

b) auf alle pharmazeutischen Zubereitungen (offizinelle und nichtoffizinelle, einschließlich der sogenannten Antiopiummittel), welche mehr als 0,2% Morphin oder mehr als 0,1% Cocain enthalten;

c) auf Heroin, seine Salze und seine Zubereitungen, welche mehr als 0,1% Heroin enthalten;

d) auf jeden neuen Abkömmling des Morphins, Cocains oder ihrer Salze oder auf jedes andere Alkaloid des Opiums, die nach dem Ergebnis allgemein anerkannter wissenschaftlicher Untersuchungen zu ähnlichem Mißbrauch Anlaß geben und die gleichen schädlichen Wirkungen zur Folge haben können.

Kapitel V.

Artikel 20. Die Vertragsmächte werden die Frage prüfen, ob es möglich ist, Gesetze oder Verordnungen zu erlassen, die den gesetzwidrigen Besitz von Rohopium, zubereitetem Opium, Morphin, Cocain und deren Salzen unter Strafe stellen, sofern die bestehenden Gesetze oder Verordnungen nicht bereits entsprechende Bestimmungen enthalten.

2. Gesetz zur Ausführung des internationalen Opiumabkommens vom 23. Januar 1912. Vom 30. Dezember 1920. Abgeändert durch das Gesetz vom 21. März 1924[1]).

§ 1. Rohopium, Opium für medizinische Zwecke, Morphin, Diacetylmorphin (Heroin), Rohcocain und Cocain, desgleichen alle Salze des Morphins, des Diacetylmorphins (Heroins) und des Cocains sowie alle Zubereitungen, die mehr als 0,2% Morphin oder mehr als 0,1% Diacetylmorphin (Heroin) oder mehr als 0,1% Cocain enthalten, unterliegen hinsichtlich der Einfuhr und Ausfuhr, der Herstellung und Verarbeitung sowie des Verkehrs einer behördlichen Aufsicht, die durch das Reichsgesundheitsamt ausgeübt wird.

Das Reichsgesundheitsamt ist berechtigt, die Örtlichkeiten, in denen die im Abs. 1 genannten Stoffe und Zubereitungen hergestellt, verarbeitet, aufbewahrt, feilgehalten oder abgegeben werden, zu besichtigen. Auf Verlangen ist ihm über Ort, Zeit und Menge der Ein- und Ausfuhr, über die Person des Lieferers oder Empfängers sowie über alle den Verkehr mit diesen Stoffen und Zubereitungen betreffenden Fragen Auskunft zu erteilen und Einsicht in die geschäftlichen Aufzeichnungen und Bücher zu gewähren.

Zur Durchführung der dem Reichsgesundheitsamt obliegenden Aufsicht über Ein- und Ausfuhr können auch die Zollabfertigungspapiere sowie die Ausfuhranmeldescheine benutzt werden.

Die den Landesregierungen zustehenden gesundheitspolizeilichen Befugnisse bleiben unberührt.

§ 2. Die Einfuhr und Ausfuhr der im § 1 genannten Stoffe und Zubereitungen, ihre gewerbsmäßige Herstellung und Verarbeitung, der Handel mit ihnen sowie ihr Erwerb und ihre Veräußerung ist nur den Personen gestattet, denen hierzu die Erlaubnis erteilt worden ist. Die Erteilung der Erlaubnis erfolgt, gegebenenfalls nach Anhörung der für den Ort der Niederlassung zuständigen Handelskammer, durch die Landeszentralbehörden im Einvernehmen mit dem Reichsministerium des Innern. In der Erlaubnis sind die Örtlichkeiten, für die sie erteilt wird, zu bezeichnen.

Die Erlaubnis kann auf bestimmte Mengen oder auf eine bestimmte Zeit beschränkt werden.

Die Erlaubnis kann versagt werden, wenn Bedenken des Gesundheitsschutzes oder persönliche Gründe ihrer Erteilung entgegenstehen. Die erteilte Erlaubnis kann aus den gleichen Gründen widerrufen werden.

In den Apotheken dürfen diese Stoffe und Zubereitungen ohne die im Abs. 1 bezeichnete Erlaubnis, jedoch **nur als Heilmittel,** erworben, hergestellt, verarbeitet oder abgegeben werden.

Durch eine mit Zustimmung des Reichsrats ergehende Verordnung der Reichsregierung können über die Abgabe der genannten Stoffe und Zubereitungen in den Apotheken einschränkende Bestimmungen erlassen werden, die eine Überwachung der schrift-

---

[1]) s. auch S. 810ff.

lichen Anweisungen, die in den Apotheken zum Bezuge der genannten Stoffe und Zubereitungen vorgelegt werden, sowie des Verkehrs zwischen Apotheke und Verbraucher ermöglichen[1]).

§ 3. Die Abgabe der im § 1 bezeichneten Stoffe und Zubereitungen an Personen, die eine Erlaubnis gemäß § 2 besitzen, sowie an Apotheken ist nur zulässig auf Grund eines auf den Namen des Erwerbers lautenden Bezugsscheins, in dem Art und Menge der abzugebenden Stoffe oder Zubereitungen genau zu bezeichnen sind. Der Bezugschein wird von der der Aufsicht des Reichsgesundheitsamts unterstehenden Opiumstelle auf Antrag ausgestellt. In dem Antrag sind auch der noch vorhandene Bestand und der Lieferer, bei dem die Gegenstände bezogen werden sollen, anzugeben.

Durch eine mit Zustimmung des Reichsrats ergehende Verordnung der Reichsregierung kann bestimmt werden, welche der unter den § 1 fallenden Zubereitungen, die infolge ihrer sonstigen Zusammensetzung keinen Anlaß zu einem Mißbrauch geben können, ohne den im Abs. 1 vorgesehenen Bezugschein und ohne die im § 2 Abs. 1 vorgeschriebene Erlaubnis abgegeben werden dürfen.

Die beabsichtigte Ein- und Ausfuhr ist dem Reichsgesundheitsamt anzumelden, die erfolgte Ein- und Ausfuhr ist ihm nachzuweisen.

§ 4. Wer eine Erlaubnis gemäß § 2 erhalten hat, ist verpflichtet, ein Lagerbuch zu führen, in dem der Bestand, der Ein- und Ausgang sowie die Verarbeitung im eigenen Betriebe für jeden der im § 1 genannten Stoffe und Zubereitungen einzeln und nach Tag und Menge gesondert zu vermerken sind. Aus den Eintragungen über Ein- und Ausgang müssen auch Name und Wohnort der Lieferer oder Empfänger ersichtlich sein.

Durch eine mit Zustimmung des Reichsrats ergehende Verordnung kann bestimmt werden, inwieweit die Vorschriften des Abs. 1 auch auf Apotheken Anwendung finden sollen.

§ 5. Die Ein- und Ausfuhr der im § 1 bezeichneten Stoffe und Zubereitungen ist nur über bestimmte Orte zulässig. Der Reichsminister des Innern bestimmt diese Orte sowie die Bedingungen, unter denen die Ein- und Ausfuhr erfolgen darf.

Die Ausfuhr nach den Ländern, Besitzungen, Kolonien und Pachtgebieten der Mächte, die dem internationalen Opiumabkommen beigetreten sind, ist nur unter Beachtung der Bestimmungen zulässig, die von dem Einfuhrlande für die Einfuhr dieser Stoffe erlassen sind.

§ 6. Die Bestimmungen dieses Gesetzes können durch eine mit Zustimmung des Reichsrats ergehende Verordnung ausgedehnt werden auf jeden neuen Abkömmling des Morphins, des Cocains oder ihrer Salze oder auf jedes andere Alkaloid des Opiums, die nach wissenschaftlicher Feststellung die gleichen schädigenden Wirkungen ausüben können[2]).

§ 7. Die Einfuhr und Ausfuhr, die Herstellung sowie jegliches Inverkehrbringen von zubereitetem Opium (Rauchopium) ist verboten.

Unter das Verbot des Abs. 1 fallen auch der sogenannte Droß und alle anderen Rückstände von Rauchopium.

§ 8. Mit Gefängnis bis zu drei Jahren und mit Geldstrafe oder mit einer dieser Strafen wird, sofern nicht nach anderen Strafgesetzen eine schwerere Strafe verwirkt ist, bestraft,

1. wer die im § 1 Abs. 1 aufgeführten Stoffe und Zubereitungen ohne die im § 2 vorgesehene Erlaubnis einführt, ausführt, herstellt, verarbeitet, erwirbt, veräußert oder sonst in den Verkehr bringt oder sie in nicht genehmigten Örtlichkeiten herstellt, verarbeitet, aufbewahrt, feilhält oder abgibt;

2. wer diese Stoffe und Zubereitungen ohne den im § 3 vorgesehenen Bezugsschein erwirbt oder veräußert oder von den in diesem Scheine festgesetzten Mengen oder sonstigen Bedingungen abweicht;

3. wer den auf Grund der §§ 5 oder 9 erlassenen Bestimmungen zuwiderhandelt;

4. wer die im § 1 Abs. 1 genannten Stoffe oder Zubereitungen entgegen den Bestimmungen der Weltpostvereinsverträge mit der Post nach dem Ausland versendet;

5. wer Rauchopium oder dessen Rückstände einführt, ausführt, herstellt oder in Verkehr bringt;

[1]) Auf Grund dieses § 2, Abs. 5 soll die geplante Verordnung der Reichsregierung über die Verschreibung der Stoffe des Opiumgesetzes und ihre Abgabe in Apotheken erfolgen.
Der Verf.

[2]) Auf Grund dieses § 6 ist geplant, Eukodal, Dicodid, Dilaudid und Paramorfan dem Opiumgesetz zu unterstellen.
Der Verf.

6. wer die Führung des Lagerbuchs unterläßt oder unrichtige oder unvollständige Eintragungen vornimmt oder der ihm obliegenden Auskunftspflicht nicht nachkommt.

In den Fällen von Ziffer 1, 2, 3, 4 und 5 ist der Versuch strafbar.

Die Vorschriften der Abs. 1 und 2 gelten auch dann, wenn Gegenstände als Stoffe der im § 1 bezeichneten Art in den Verkehr gebracht werden, ohne solche Stoffe zu sein.

Neben der Strafe kann auf Einziehung der Gegenstände, auf die sich die strafbare Handlung bezieht, erkannt werden ohne Unterschied, ob sie dem Täter gehören oder nicht.

Ist der zu Freiheitsstrafe Verurteilte ein Ausländer, so ist die Landespolizeibehörde befugt, denselben aus dem Reichsgebiete zu verweisen.

§ 8a. Zur Deckung der Kosten, die aus der Durchführung dieses Gesetzes sich ergeben, wird nach näherer Bestimmung des Reichsministers des Innern eine Umlage auf die im § 1 genannten Stoffe und Zubereitungen erhoben.

Die Umlage gilt nicht als Steuer im Sinne der Reichsabgabenordnung.

§ 9. Die zur Ausführung dieses Gesetzes erforderlichen Bestimmungen erläßt die Reichsregierung mit Zustimmung des Reichsrats, soweit es sich um den Verkehr in den Zollausschüssen und Freibezirken handelt, mit Zustimmung der zuständigen Landesregierung.

3. Ausführungsbestimmungen zum Opiumgesetz. Vom 5. Juni 1924. (Abgedruckt sind von den Ziffern I—VIII nur I—II.)

I. (1) Die Erlaubnis zur Ein- und Ausfuhr der im § 1 des Gesetzes genannten Stoffe und Zubereitungen, zu ihrer gewerbsmäßigen Herstellung und Verarbeitung sowie zum Handel mit ihnen ist nur solchen Personen oder Firmen zu erteilen, die vorwiegend chemische Stoffe oder Arzneimittel herstellen oder mit ihnen im großen Handel treiben und ihre Waren, abgesehen von den Fällen des Abs. 2, nicht unmittelbar an den Verbraucher absetzen. Außer der persönlichen Zuverlässigkeit des Nachsuchenden ist auch die Bedürfnisfrage zu prüfen.

(2) Personen, die diese Stoffe nachweislich zu wissenschaftlichen Zwecken verwenden wollen, kann die Erlaubnis zum Erwerb erteilt werden, wenn sie vermöge ihrer Vorbildung und persönlichen Zuverlässigkeit eine Gewähr gegen mißbräuchliche Verwendung der Stoffe bieten. Zu anderen Zwecken darf die Erlaubnis nur in solchen Fällen erteilt werden, in denen der Nachweis erbracht wird, daß die Verwendung im öffentlichen Interesse geboten ist; auch hier ist die persönliche Zuverlässigkeit des Antragstellers nachzuprüfen.

(3) In dem Antrag sind die Tatsachen, die für die Erteilung der Erlaubnis von Bedeutung sind, anzuführen und die Örtlichkeiten, für die sie nachgesucht wird, zu bezeichnen.

(4) Über die erteilte Erlaubnis ist ein Erlaubnisschein auszustellen; Abschrift desselben ist dem Reichsgesundheitsamte mitzuteilen.

(5) Die Bezeichnung der Örtlichkeiten, für die die Erlaubnis erteilt wird, hat nach Ort, Straße und Hausnummer zu erfolgen. Wird die Erlaubnis auf einzelne Gebäude oder auf einzelne Räume beschränkt, so sind auch diese genau zu bezeichnen.

(6) Die für Apotheken vorgesehene Befreiung von der Erlaubnis erstreckt sich sowohl auf den Erwerb durch den Apotheker zwecks Abgabe in der Apotheke als auch auf die Abgabe und den Erwerb auf Grund ärztlicher, zahnärztlicher oder tierärztlicher Verordnung, dagegen ist eine Abgabe durch den Apotheker zu anderen Zwecken nicht zulässig.

II. (1) Der Bezugschein nach § 3 des Gesetzes ist für jeden im Inland erfolgenden Wechsel der Verfügungsberechtigung, ausgenommen den auf Grund schriftlicher ärztlicher, zahnärztlicher oder tierärztlicher Anweisung erfolgenden Erwerb in Apotheken, erforderlich.

(2) Der Bezugschein ist durch den Erwerber selbst bei der Opiumstelle schriftlich zu beantragen.

(3) Der Bezugschein ist, sofern der Antragsteller nichts anderes bestimmt, von der Opiumstelle[1]) an den in dem Antrag genannten Lieferer zu übersenden. Die in dem Bezugschein angegebenen Mengen sind in einer Lieferung voll zu liefern und abzunehmen. Der Bezugschein ist durch den Lieferer zurückzubehalten und dient als Beleg für den Verbleib der von ihm abgegebenen Mengen.

(4) Schriftliche Anweisungen eines Arztes oder Zahnarztes auf solche Arzneien, die die im § 1 des Gesetzes genannten Stoffe und Zubereitungen enthalten und nach den Vorschriften über die Abgabe stark wirkender Arznei-

---

[1]) Die Opiumstelle befindet sich im Reichsgesundheitsamt, Berlin NW 87, Klopstockstr. 18.

mittel ohne erneute schriftliche Anweisung nicht wiederholt abgegeben werden dürfen, sind in der Apotheke zurückzubehalten. Von den Anweisungen, die den Krankenkassen oder Krankenanstalten zurückzugeben sind, haben die Apotheker Abschrift zu nehmen, die außer der Verordnung das Datum, den Namen des Kranken, des Arztes und der Krankenkasse oder Krankenanstalt enthält. Die zurückzubehaltenden Anweisungen und die Abschriften sind nach Zeitabschnitten geordnet wenigstens 3 Jahre lang aufzubewahren und auf Verlangen an die Medizinalbehörde, der die Besichtigung des Bezirkes obliegt, oder an das Reichsgesundheitsamt einzusenden. Beanstandungen wegen ungenügenden Nachweises der verbrauchten, im § 1 des Opiumgesetzes aufgeführten Gifte haben die Medizinalbehörden dem Reichsgesundheitsamte mitzuteilen.

Gesetz über das Branntweinmonopol.

Vom 8. April 1922.

Methylalkohol (Methanol). § 115. Nahrungs- und Genußmittel — insbesondere weingeisthaltige Getränke — Heil-, Vorbeugungs- und Kräftigungsmittel, Riechmittel und Mittel zur Reinigung, Pflege oder Färbung der Haut, des Haares, der Nägel oder der Mundhöhle dürfen nicht so hergestellt werden, daß sie Methylalkohol enthalten. Zubereitungen dieser Art, die Methylalkohol enthalten, dürfen nicht in den Verkehr gebracht oder aus dem Ausland eingeführt werden.

Diese Vorschriften finden keine Anwendung 1. auf Formaldehydlösungen (S. 392) und auf Formaldehydzubereitungen, deren Gehalt an Methylalkohol auf die Verwendung von Formaldehydlösungen zurückzuführen ist, 2. auf Zubereitungen, in denen technisch nicht vermeidbare geringe Mengen von Methylalkohol sich aus darin enthaltenen Methylverbindungen gebildet haben oder durch andere mit der Herstellung verbundene natürliche Vorgänge ,entstanden sind.

Als Methylalkohol im Sinne dieser Vorschrift gilt auch Holzgeist[1]).

Internationales Übereinkommen, betr. die einheitliche Gestaltung der Vorschriften über stark wirkende Arzneimittel [2]).

Die Reichsverwaltung hat am 29. November 1906 auf Grund des am 20. September 1902 unterzeichneten Schlußprotokolls der Brüsseler Konferenz, zusammen mit anderen Staaten, in Brüssel nachstehendes internationale Übereinkommen getroffen.

Artikel 1. Die in der nachfolgenden Liste aufgeführten Arzneimittel sollen in den Arzneibüchern der bei diesem Übereinkommen beteiligten Staaten nach den in dieser Liste gebrauchten lateinischen Bezeichnungen benannt werden und den hierfür gegebenen Vorschriften entsprechen.

Liste [3]).

Bezeichnung der Arzneimittel	Vorschriften
Aconitum Napellus. L. Aconiti tuber seu Tuber Aconiti.	Es sind ausschließlich die getrockneten Knollen des betreffenden Jahres (le tubercule de l'année) zu benutzen; das Pulver ist ohne Rückstand zu bereiten.
Aconiti tinctura seu Tinctura Aconiti.	Durch Perkolation mit Alk. von 70 Vol.-% zu bereiten; Gesamtalkaloidgehalt der Tinktur: 0,05 %.
Atropa Belladonna. L. Belladonna folium seu Folium Belladonnae.	Es sind ausschließlich die getrockneten Blätter zu verwenden, das Pulver ist ohne Rückstand zu bereiten.

[1]) S. auch Alcohol methylicus, S. 131/132 und Spiritus denaturatus, S. 130/131.
[2]) Deutsche Übersetzung. Veröffentl. des Kaiserl. Gesundheitsamts, 1907, Nr. 12.
[3]) Bei einzelnen Mitteln im vorstehenden Arzneimittel-Verzeichnis (Teil II) berücksichtigt (P. I.).

Bezeichnung der Arzneimittel	Vorschriften
Belladonnae tinctura seu Tinctura Belladonnae.	10 proz., durch Perkolation mit 70 proz. Alk. zu bereiten.
Belladonnae extractum seu Extractum Belladonnae.	Festes Extrakt mit 70 proz. Alk. zu bereiten; darf gegen 10% Wa. enthalten.
Colchicum autumnale. L. Colchici semen seu Semen Colchici.	Es sind ausschließlich die Samen zu verwenden.
Colchici tinctura seu Tinctura Colchici.	10%, durch Perkolation mit 70 proz. Alk. zu bereiten.
Digitalis purpurea. L. Digitalis folium seu Folium Digitalis.	Es sind die zweijährigen Blätter zu verwenden; das Pulver ist ohne Rückstand zu bereiten.
Digitalis tinctura seu Tinctura Digitalis.	10%, durch Perkolation mit 70 proz. Alk. zu bereiten.
Uragoga Ipecacuanha. Baill. Ipecacuanhae radix seu Radix Ipecacuanhae.	Das Pulver ist aus der Wurzelrinde unter Verwerfung der Holzteile zu bereiten. Das Pulver soll einen Alkaloidgehalt von 2% haben.
Ipecacuanhae tinctura seu Tinctura Ipecacuanhae.	10%, durch Perkolation mit 70 proz. Alk. zu bereiten.
Ipecacuanhae sirupus seu Sirupus Ipecacuanhae.	Mit 10% der Tinktur zu bereiten.
Hyoscyamus niger. L. Hyoscyami folium seu Folium Hyoscyami.	Es sind ausschließlich die Blätter zu verwenden.
Hyoscyami tinctura seu Tinctura Hyoscyami.	10%, durch Perkolation mit 70 proz. Alk. zu bereiten.
Hyoscyami extractum seu Extractum Hyoscyami.	Festes Extrakt mit 70 proz. Alk. zu bereiten; darf gegen 10% Wa. enthalten.
Strychnos Nux vomica. L. Strychni semen seu Semen Strychni seu Nux vomica.	Alkaloidgehalt: 2,5%.
Strychni tinctura seu Tinctura Strychni; Nucis vomicae tinctura seu Tinctura Nucis vomicae.	10%, mit 70 proz. Alk. zu bereiten; Alkaloidgehalt: 0,25%.
Strychni extractum seu Extractum Strychni; Nucis vomicae extractum seu Extractum Nucis vomicae.	Mit 70 proz. Alk. zu bereiten; Alkaloidgehalt: 16%.
Opii pulvis seu Pulvis Opii.	Bei 60° getrocknetes Pulver. Morphingehalt: 10%.
Opii extractum seu Extractum Opii.	Morphingehalt: 20%.
Opii tinctura seu Tinctura Opii.	10%, durch Perkolation mit 70 proz. Alk. zu bereiten. Morphingehalt: 1%.
Opii tinctura crocata seu Tinctura Opii crocata seu Laudanum Sydenhami.	Morphingehalt: 1%.
Opii et Ipecacuanhae pulvis compositus seu Pulvis Doveri.	Mit 10% Opiumpulver zu bereiten.
Opii tinctura benzoica seu Tinctura Opii benzoica.	Morphingehalt: 0,05%.

Bezeichnung der Arzneimittel	Vorschriften
Strophanthi tinctura seu Tinctura Strophanthi.	10%, durch Perkolation der nicht entfetteten Samen mit 70 proz. Alk. zu bereiten.
Sclerotium clavicepitis purpureae Tul. seu Clavicepitis purpureae Tul. Sclerotium.	
Secale cornutum seu Ergotum secale.	Unzerkleinert aufzubewahrendes Mutterkorn des betreffenden Jahres (ergot d'année).
Secalis cornuti extractum seu Extractum Secalis cornuti; Ergoti extractum seu Extractum Ergoti.	Wässeriges Extrakt, das mit 60 proz. Alk. bereitet wird.
Secalis cornuti extractum fluidum seu Extractum fluidum Secalis cornuti; Ergoti extractum fluidum seu Extractum fluidum Ergoti.	100%.
Acidum hydrocyanicum dilutum.	2%.
Laurocerasi aqua seu Aqua Laurocerasi.	0,1%.
Amygdalae amarae aqua seu Aqua Amygdalae amarae.	0,1% zu bereiten.
Phenoli solutio seu Aqua phenolata.	2% zu bereiten.
Arsenas sodii seu Sodii arsenas; Arsenicium natrium seu Natrium arsenicium.	Krystallisiertes Salz mit 36,85% Arsensäure.
Arsenicalis liquor Fowleri seu Liquor arsenicalis Fowleri seu Kalii arsenicosi liquor.	Mit einem Gehalt von 1% arseniger Säure zu bereiten.
Ferri iodidi sirupus seu Sirupus iodeti ferrosi seu Sirupus ferri iodati.	Mit einem Gehalt von 5% wasserfreiem Eisenjodür zu bereiten.
Cantharidis tinctura seu Tinctura Cantharidis.	10%, durch Perkolation mit 70 proz. Alk. zu bereiten.
Jodi tinctura seu Tinctura Jodi.	10%, mit 95 proz. Alk. zu bereiten.
Lobeliae tinctura seu Tinctura Lobeliae.	10%, durch Perkolation mit 70 proz. Alk. zu bereiten.
Cocainum hydrochloricum.	Wasserfreies Salz.
Hydrargyri unguentum seu Unguentum Hydrargyri.	30% zu bereiten.
Antimoniale vinum seu Vinum antimoniale; Stibiatum vinum seu Vinum stibiatum.	Mit einem Gehalt von 0,40% des Brechmittels zu bereiten.

Artikel 2. Was die übrigen nicht in der dem Artikel 1 beigegebenen Liste enthaltenen Arzneimittel anbelangt, die in die Arzneibücher aufgenommen werden, so verpflichten sich die dieses Übereinkommen treffenden Regierungen, folgende Vorschriften in Anwendung zu bringen:

a) Einem stark wirkenden Arzneimittel soll nicht die Form eines Arzneiweines gegeben werden[1].

b) Die Tinkturen aus stark wirkenden Drogen sollen 10 proz. und durch Perkolation bereitet werden;

c) die Fluidextrakte aus stark wirkenden Drogen sollen 100 proz. bereitet werden.

Artikel 3. Die dieses Übereinkommen treffenden Regierungen werden einen Normal-Tropfenzähler einführen, bei dem der äußere Durchmesser der Abflußröhre genau 3 Millimeter groß sein soll, d. h. der bei einer Temperatur von 15° 20 Topfen destilliertes Wasser im Gewicht von 1 g liefert.

[1] Artikel 1 enthält aber eine Vorschrift für Vinum stibiatum! (Der Verf.)

Artikel 4. Die Regierungen, die sich an dem vorliegenden Übereinkommen nicht beteiligt haben, können ihm auf ihren Antrag hin noch beitreten. Dieser Beitritt wird auf diplomatischem Wege der Belgischen Regierung und durch diese den anderen beteiligten Regierungen zur Kenntnis gebracht.

Artikel 5. Das vorliegende Übereinkommen tritt einen Monat nach dem Tage seiner Unterzeichnung in Kraft. Jedoch werden die Bestimmungen der Artikel 1, 2 und 3 für jeden der an diesem Übereinkommen beteiligten Staaten erst bei Erscheinen einer Neuausgabe seines Arzneibuchs oder eines Nachtrags dazu verbindlich.

Artikel 6. Falls von einem oder dem anderen der an diesem Übereinkommen Beteiligten das Übereinkommen gelöst werden sollte, so gilt dieser Rücktritt nur für ihn allein, und zwar erst 6 Monate nach dem Tage, an dem der Belgischen Regierung der Rücktritt mitgeteilt worden ist.

I. Vorbehalt der Deutschen Regierung.

Die Reichsregierung übernimmt durch die Unterzeichnung dieses Übereinkommens keine andere Verpflichtung, als zur geeigneten Zeit, d. h. bei der nächsten Neubearbeitung des D. A. B., ihren Einfluß aufzubieten, dieses mit dem vorliegenden Übereinkommen in Übereinstimmung zu bringen. Zugleich behält die Reichsregierung sich das Recht vor, zu den Bestimmungen dieses Übereinkommens die Abänderungen hinzuzufügen, die einerseits notwendig erscheinen sollten, um dem Fortschritte der medizinischen und pharmazeutischen Wissenschaft Rechnung zu tragen, und die andrerseits wünschenswert sein sollten im Hinblick auf die Einheitlichkeit des D. A. B.

II. Vorbehalt der Österreichischen Regierung.

Was Opii pulvis anbetrifft, so behält sich die Österreichische Regierung vor, den Verkauf der reinen Droge, die bis 12% Morphin enthält, zuzulassen.

III. Vorbehalt der Regierung der Vereinigten Staaten von Amerika.

Die Regierung der Vereinigten Staaten übernimmt durch die Unterzeichnung des vorliegenden Übereinkommens keine andere Verpflichtung, als bei der nächsten Revision des amerikanischen Arzneibuchs ihren Einfluß auszuüben, daß dieses mit dem Übereinkommen in Übereinstimmung gebracht wird.

IV. Vorbehalt der Regierung Sr. Britischen Majestät.

Die Regierung Sr. Britischen Majestät erklärt, sich das Recht vorzubehalten, zu den Bestimmungen des vorliegenden Übereinkommens solche besonderen Abänderungen hinzuzufügen, die die Fortschritte der medizinischen und pharmazeutischen Wissenschaft von Zeit zu Zeit erforderlich machen sollten.

Die Regierung Sr. Britischen Majestät erklärt andererseits sich das Recht vorzubehalten, für jede der Britischen Kolonien oder Besitzungen das Übereinkommen gesondert anzunehmen oder zu kündigen.

V. Vorbehalt der Portugiesischen Regierung.

Die Beschlüsse der internationalen Konferenz in Brüssel sollen in Portugal zur Einführung gelangen, jedoch wird der landesübliche portugiesische Name jedes Arzneimittels in dem Text des Arzneibuchs stehen und als Hauptbezeichnung aufgenommen werden; als erste Nebenbezeichnung soll einer der in der Liste des Artikels 1 des vorliegenden Übereinkommens aufgenommenen lateinischen Namen gebraucht werden.

VI. Vorbehalt der Schwedischen Regierung.

1. Da die Bezeichnungen der in dem vorliegenden Übereinkommen aufgeführten stark wirkenden Arzneimittel gänzlich verschieden von denjenigen sind, die in dem schwedischen Arzneibuch gebraucht werden, so sollen sie nicht in den Wortlaut des Arzneibuches selbst, sondern in einen besonderen Anhang der in Vorbereitung befindlichen Neuausgabe des Arzneibuchs aufgenommen werden[1]. 2. Die Bezeichnung des Arzneiweines Vinum glycyrrhizae opiatum soll in Schweden beibehalten werden. 3. Da die Bereitung der Tinkturen aus Drogen durch Perkolation zu einer Preiserhöhung dieser Präparate führen würde, erscheint die allgemeine Anwendung dieses Verfahrens wenig geeignet.

Bei der Unterzeichnung des vorliegenden Schlußprotokolls erklären die Unterzeichneten einstimmig, anzuerkennen, daß das Recht, das die Regierung Sr. Britischen Majestät in dem ersten ihrer Vorbehalte zum Ausdruck gebracht hat, allen unterzeichneten Regierungen zugebilligt wird. Es besteht Einverständnis darüber, daß die an diesem Übereinkommen Beteiligten, die von diesem Recht Gebrauch machen werden, sich durch Vermittlung der Belgischen

---

[1] Zur Ausführung gelangt (S. 769).

Regierung von den an den Bestimmungen des Übereinkommens vorgenommenen Änderungen gegenseitig Kenntnis geben werden. Zur Beglaubigung dessen haben die Unterzeichneten dieses Protokolls vollzogen.

Das Großherzogtum Luxemburg ist den Vorbehalten, die seitens der Deutschen Regierung gestellt worden sind, nachträglich beigetreten.

Dem Übereinkommen sind ferner nachträglich beigetreten Straits Settlements und Natal.

Entwurf eines Zweiten internationalen Übereinkommens, betr. die einheitliche Gestaltung der Vorschriften über stark wirkende Arzneimittel (substances héroïques) und die Schaffung einer internationalen Pharmakopöe [1]).

(Brüssel, 21. bis 29. September 1925.)

Artikel 1. Gewisse Anforderungen des Übereinkommens von 1906 [2]), betr. die Pulverung und die Zeit des Einsammelns von Drogen werden in denjenigen Fällen nicht mehr aufrecht erhalten, in denen eine Bestimmungsmethode die genaue Ermittelung der wirksamen Bestandteile der Drogen oder ihrer Zubereitungen ermöglicht und ein bestimmtes Gehalt an diesen Bestandteilen festgelegt ist.

Artikel 2. Tinkturen sollen durch Maceration oder durch Perkolation oder in gewissen Fällen durch Lösen eines offizinellen Extraktes von bestimmtem Gehalt bereitet werden.

Artikel 3. Aus stark wirkenden Drogen bereitete Tinkturen, für die kein bestimmter Gehalt an wirksamen Bestandteilen festgelegt ist, sollen unter Verwendung von 10 g Drogen auf 100 g Lösungsmittel hergestellt werden.

Artikel 4. Aus stark wirkenden Drogen bereitete Tinkturen, für die ein bestimmter Gehalt an wirksamen Bestandteilen festgelegt ist, sind, wenn nötig, durch Zusatz von Alkohol von geeigneter Konzentration auf den vorgeschriebenen Gehalt zu bringen.

Artikel 5. Aus stark wirkenden Drogen bereitete Fluidextrakte, für die kein bestimmter Gehalt an wirksamen Bestandteilen festgelegt ist, sind so zu bereiten, daß 1 Gewichtsteil des Fluidextrakts 1 Gewichtsteil der Droge entspricht.

Artikel 6. Aus stark wirkenden Drogen bereitete Fluidextrakte, für die ein bestimmter Gehalt an wirksamen Bestandteilen festgelegt ist, sind, wenn nötig, durch Zusatz von Alkohol von geeigneter Konzentration auf den vorgeschriebenen Gehalt zu bringen.

Artikel 7. Einem stark wirkenden Arzneimittel soll nicht die Form eines Arzneiweines gegeben werden.

Artikel 8. Die in einem folgenden Verzeichnis (S. 821) aufgeführten Arzneimittel sollen in die von den einzelnen beteiligten Regierungen herausgegebenen Arzneibücher vorzugsweise unter dem in dem Verzeichnis angewendeten Namen aufgeführt werden und sollen den darin festgesetzten Anforderungen entsprechen.

Artikel 9. Die beteiligten Regierungen sollen einen Normal-Tropfenzähler einführen, der, mit destilliertem Wasser gefüllt, bei 15° 20 Tropfen im Gewicht von 1 g liefert.

Artikel 10. Es wird die Notwendigkeit anerkannt, die biologische Prüfung der Arsenobenzole (Salvarsanc usw.) durch die chemische Kontrolle zu ergänzen. Die Regierungen werden eingeladen, Sachverständige zu bezeichnen, die die an einheitlichem Material gewonnenen Ergebnisse dem Ständigen Sekretariat unterbreiten sollen zwecks Feststellung der Einzelheiten der vorzuschreibenden chemischen Kontrolle.

Artikel 11—29: Nomenklatur.

Artikel 11. Der internationalen Nomenklatur sollen lateinische Bezeichnungen zugrunde gelegt werden.

Artikel 12. Die beteiligten Länder können ihre bisherige Nomenklatur beibehalten, wenn nur die internationale Bezeichnung beigefügt ist.

Artikel 13. Die Arten des Pflanzen- und Tierreichs sollen durch ihren wissenschaftlichen lateinischen Namen bezeichnet werden; für die ersteren sollen der Index von Kew und seine Ergänzungen maßgebend sein.

Artikel 14. Vegetabilische und animalische Arzneimittel sollen gleichförmig mit dem lateinischen Namen der sie liefernden Species bezeichnet werden, ausgenommen solche, für die ein gewöhnlicher lateinischer Name sich eingebürgert hat. Eine Liste solcher Bezeichnungen soll aufgestellt werden.

---

[1]) Übersetzung (ohne Gewähr) aus II. Conférence internationale pour l'unification de la formule des médicaments héroïques. Bruxelles (21.—29. Septembre 1925). — Protocole final et Projet d'arrangement international. Le Ministre de l'Intérieur et d'Hygiène. Bruxelles.

[2]) s. S. 815.

Artikel 15. In den Bezeichnungen der Drogen soll der Name der Pflanze dem des verwendeten Teils vorangehen.

Artikel 16. Die Namen der Drogen sollen in der Einzahl gebraucht werden.

Artikel 17. In der Nomenklatur der Zubereitungen (galenischer Präparate) soll der Name der Zubereitung dem der verwendeten Droge vorangehen.

Artikel 18. Das internationale Sekretariat für die Arzneibücher soll nach Befragung der Pharmakopöe-Kommissionen Begriffsbestimmungen für folgende in der Pharmazie gebrauchten Ausdrücke (Ceratum, Decoctum, Infusum, Extractum, Pomatum, Sirupus, Solutio, Tinctura, Unguentum usw.) geben.

Artikel 19. Bloße Gemische von Wasser und Fluidextrakt dürfen nicht Dekokt oder Infus genannt werden.

Artikel 20—22. In den Bezeichnungen wässerige Lösungen, alkoholische Extrakte und alkoholische Tinkturen soll die Art des Lösungsmittels nicht erscheinen, wohl aber in den anderen Fällen. Stets ist die Konsistenz des Extraktes anzugeben.

Artikel 23. Einfache Lösungen von chemischen Stoffen sollen nicht Tinkturen genannt werden.

Artikel 24. Die Namen einfacher Stoffe sollen den chemischen Symbolen entsprechen.

Artikel 25. Hierbei sind, soweit möglich, die chemischen Funktionen zu berücksichtigen.

Artikel 26. In den Bezeichnungen der Salze soll der internationale lateinische Name mit der Base im Genitiv beginnen.

Artikel 27. Abgesehen von zwingenden Gründen sollen nichtwissenschaftliche Namen nicht als internationale Bezeichnungen verwendet werden.

Artikel 28. Für Arzneimittel, deren wissenschaftliche Bezeichnungen zu lang sein würden, soll das Ständige Sekretariat nach Befragung der verschiedenen Pharmakopöe-Kommissionen eine Liste kurzer Namen aufstellen.

Artikel 29. Die Verwendung von Ausdrücken, die zur Verwechslung mit den Namen von Nahrungsmitteln führen können, soll vermieden werden.

Artikel 30—33: Höchstgaben.

Artikel 30. Unter internationalen Maximaldosen sind zu verstehen diejenigen auf oralem Wege Erwachsenen einmal oder während 24 Stunden zu verabfolgenden Höchstgaben, die der Apotheker (bei Anfertigung ärztlicher Rezepte) nur überschreiten darf, wenn der Arzt es durch besondere Kennzeichen ausdrücklich vorgeschrieben hat.

Artikel 31—32. Die Zweite Konferenz beauftragt das Ständige Sekretariat, sich mit den Pharmakopöe-Kommissionen der verschiedenen Staaten in Verbindung zu setzen, ob sie alle in dem Maximaldosenverzeichnis[1]) aufgeführten Höchstmengen annehmen — oder verneinendenfalls —, welche Zahlen sie vorschlagen und wie sie die Vorschläge begründen. Das Sekretariat soll dann den Regierungen das Verzeichnis der Maximaldosen, hinsichtlich deren eine Übereinstimmung erzielt worden ist, mitteilen.

Artikel 33. Um die Verantwortlichkeit sowohl des Arztes wie des Apothekers bei der Abgabe stark wirkender Mittel, für die Höchstgaben im Arzneibuch angegeben oder durch internationales Übereinkommen festgelegt sind, klarzustellen, fordert die Zweite Konferenz die Regierungen auf zu bestimmen, daß, wenn die Höchstgabe eines Arzneimittels in einer ärztlichen Verordnung überschritten ist, die Zahl in Buchstaben ausgeschrieben und außerdem durch Hinzufügung der Unterschrift oder eines „paraphe" des Arztes bestätigt werden soll.

Artikel 34—36: Ständiges Sekretariat.

Artikel 34. Es soll eine internationale Organisation für die Vereinheitlichung der Arzneibücher geschaffen werden.

Artikel 35. Die Organisationskommission soll die Belgische Regierung auffordern, mit dem Völkerbunde in Verhandlungen über die Bildung dieses Ständigen Sekretariats und der andern Ausschüsse, deren Schaffung grundsätzlich vereinbart ist, einzutreten. In der Zwischenzeit werden — nur vorübergehend — die Funktionen der vorgeschlagenen Organisation von der Belgischen Pharmakopöe-Kommission ausgeführt werden, um jeden Zeitverlust zu vermeiden und das Sekretariat in den Stand zu setzen, die Arbeiten fortzusetzen, sobald es endgültig eingesetzt ist.

---

[1]) Hier nicht abgedruckt. Die vorgeschlagenen Max.-Dos. sind bei den einzelnen Arzneimitteln im Teil II dieses Buches als „Int. Vorschl." berücksichtigt.

Artikel 36. Neben der Abfertigung des schriftlichen Verkehrs und der Leitung der Vorarbeiten für die Vereinheitlichung der Arzneibücher soll das Sekretariat sich im allgemeinen an die von Herrn van Itallie gemachten Vorschläge halten, nämlich

1. Verbesserungen und Ergänzungen des Brüsseler Übereinkommens über die Vorschriften für stark wirkende Arzneimittel ausarbeiten;
2. die Methoden für die Bestimmung der wirksamen Bestandteile der stark wirkenden Mittel nachprüfen und Vorschläge für deren Normung machen;
3. Vorschläge hinsichtlich der Annahme einer einheitlichen Nomenklatur in den Arzneibüchern formulieren;
4. Vorschläge für die Sicherung der Einheitlichkeit in der Beschreibung chemischer Präparate, der Identitätsreaktionen, der Analyse usw. in den Arzneibüchern aufstellen.

Chemische Untersuchungen.

Artikel 37. Die Zweite Konferenz hält es für wünschenswert, daß eine internationale Kommission die Frage der Normung der chemischen und physikalisch-chemischen Untersuchungsmethoden für stark wirkende Arzneimittel prüft. Diese internationale Kommission soll aus sieben Mitgliedern bestehen, die aus den kundigen Vertretern der verschiedenen Länder ausgewählt werden sollen. Die Organisation und das Arbeitsgebiet derselben ist im Laufe der gegenwärtigen Konferenz von den an dieser teilnehmenden Kommissionsmitgliedern vereinbart worden. Zu Mitgliedern dieser Kommission sind gewählt worden die Herren: van Itallie (Holland), Vorsitzender; Gadamer (Deutschland)[1]; de Mez (Vereinigte Staaten von Amerika); Goris (Frankreich); White (Großbritannien); Asahina (Japan); Eder (Schweiz). Ferner hat die Zweite Konferenz beschlossen, die Organisationskommission zu beauftragen, so bald als möglich dem Hygienekomitee des Völkerbundes[2]) die Einsetzung dieser internationalen Kommission für das Studium der chemischen Untersuchungsmethoden für stark wirkende Arzneimittel anzuregen und sie um ihre Mitarbeit in gewissen Fällen zu ersuchen.

Galenische Präparate.

Artikel 38. Die Zweite Konferenz hält es für wünschenswert, daß die Frage der Normung der Methoden der Herstellung stark wirkender galenischer Präparate durch eine internationale Kommission geprüft wird. Diese internationale Kommission soll aus acht Mitgliedern bestehen, die aus den kundigsten Vertretern der verschiedenen Nationen auszuwählen sind. Die Organisation und das Arbeitsgebiet dieser Kommission ist vereinbart worden; ihr gehören als Mitglieder an die Herren Golaz (Schweiz), Vorsitzender; Wattiez (Belgien); Fullerton-Cook (Vereinigte Staaten); Tiffeneau (Frankreich); Greenish (Großbritannien); Meulenhoff (Holland); Vintilesco (Rumänien), von Friedrichs (Schweden). Die Organisationskommission hat so bald als möglich das Hygienekomitee des Völkerbundes[2]) von der Einsetzung dieser internationalen Kommission zu benachrichtigen und für gewisse Fälle um seine Mitarbeit zu ersuchen.

Die für eine internationale Pharmokopöe vorgeschlagenen Standards.

Aconitum Napellus L.

Aconiti tuber. Die getrocknete Knolle.
Pulvis Aconiti. Soll 0,5% Gesamtalkaloide enthalten. Das Pulver ist unter Umständen auf diesen Standard durch Zusatz von Amylum Oryzae zu bringen.
Tinctura Aconiti. Bereitung mit Alkohol von 70 Vol%; Gesamtalkaloidgehalt 0,05%.
Extractum Aconiti. Gesamtalkaloidgehalt 1%.
Sirupus Aconiti. Mit 5% Tinktur bereitet; Gesamtalkaloidgehalt 0,0025%.

Atropa Belladonnae L.

Belladonnae folium. Das getrocknete Blatt.
Pulvis Belladonnae. Soll mindestens 0,30% (vorläufiger Titer) Gesamtalkaloide enthalten. Das Pulver ist unter Umständen mit Amylum Oryzae zu verdünnen.
Tinctura Belladonnae. Bereitung mit Alkohol von 70 Vol%; Gesamtalkaloidgehalt mindestens 0,03% (vorläufiger Titer).
Extractum Belladonnae. Bereitung mit Alkohol von 70%. Chlorophyllfrei. Die Verdampfung soll unter 50° stattfinden. Gesamtalkaloidgehalt mindestens 1,30%. (Vorläufig.)
Sirupus Belladonnae. Mit 5% Tinctura Belladonnae bereitet.
Unguentum Belladonnae. Mit 10% Extract. Belladonnae.

---

[1]) † 1928.
[2]) L'Organisation d'hygiène de la Société des Nations.

Lytta vesicatoria Fabricius. **Epicauta** Gorhami Mars **und andere blasenziehende Insekten.**

Pulvis Cantharidis. Cantharidingehalt mindestens 0,60%.
Tinctura Cantharidis. Bereitung mit Alkohol von 70Vol%; Cantharidingehalt mindestens 0,06%.

Colchicum autumnale L.

Colchici semen. Der getrocknete Samen.
Pulvis Colchici. Colchicingehalt 0,40%. Verdünnen mit Amylum Oryzae.
Tinctura Colchici. Bereitung mit Alkohol von 70%; Colchicingehalt 0,04%.
Extractum Colchici. Colchicingehalt 2%.

Digitalis purpurea L.

Digitalis folium. Bei 55—60% getrocknetes Blatt.
Pulvis Digitalis.
Sirupus Digitalis. Bereitet mit 5% Tinktur.
Tinctura Digitalis. Bereitung (1 = 10) mit Alkohol von 70 Vol%.
Sirupus Digitalis. Mit 5% Tinct. Digitalis.

Hyoscyamus niger L.

Hyoscyami folium. Das getrocknete Blatt.
Tinctura Hyoscyami. Bereitet (1 = 10) mit Alkohol von 70 Vol%.
Extractum Hyoscyami. Bereitung mit Alkohol von 70 Vol%. Chlorophyllfrei. Die Verdampfung muß unter 50° stattfinden.

Uragoga Ipecacuanha H. Bn.

Ipecacuanhae radix. Die getrocknete Wurzel.
Pulvis Ipecacuanhae. Gesamtalkaloidgehalt 2%.
Tinctura Ipecacuanhae. Bereitung mit Alkohol von 70 Vol%. Alkaloidgehalt 0,20%.
Sirupus Ipecacuanhae. Bereitet mit 10% Tinct. Ipecacuanhae.

Lobelia inflata L.

Lobeliae herba. Die getrocknete blühende Pflanze.
Tinctura Lobeliae. Bereitet (1 = 10) mit Alkohol von 70 Vol%.

Strychnos Nux vomica L.

Strychni semen. Der getrocknete Samen.
Pulvis Strychni. Gesamtalkaloidgehalt 2,5%.
Tinctura Strychni. Bereitet mit Alkohol von 70 Vol%. Alkaloidgehalt 0,25%.
Extractum Strychni. Bereitet mit Alkohol von 70 Vol% aus dem entfetteten Samen. Alkaloidgehalt 16%.

Opium.

Opium. Der eingetrocknete Milchsaft der Frucht von Papaver somniferum L.
Pulvis opii. Bereitet durch Trocknen bei 60°. 10% wasserfreies Morphin. Verdünnen mit Amylum Oryzae oder Milchzucker.
Pulvis opii et Ipecacuanhae compositus. Soll 10% Opiumpulver und 10% gepulverte Ipecacuanha enthalten.
Tinctura opii. Bereitet mit Alkohol von 70 Vol%. 1% wasserfreies Morphin.
Tinctura opii crocata seu Laudanum Sydenhami. Enthält 1% wasserfreies Morphin.
Tinctura opii benzoica. Enthält 0,05% wasserfreies Morphin.
Extractum opii aquosum. Das wässerige Extrakt enthält 20% wasserfreies Morphin.
Sirupus opii. Enthält 0,05% wasserfreies Morphin.
Sirupus opii dilutus seu Sirupus diacodii. Enthält 0,01% wasserfreies Morphin.

Stropanthus gratus Franch., Strophanthus hispidus DC., Strophanthus Kombe Oliv.

Tinctura Strophanthi. Bereitet mit Alkohol von 70 Vol% aus dem entfetteten Samen von Strophanthus hispidus oder Strophanthus Kombe im Verhältnis 1 nicht entfetteter Samen: 10.
Tinctura Strophanthi grati. Ebenso aus Strophanthus gratus.

Claviceps purpurea Tul.
Secale cornutum. Im ganzen Zustand; nicht länger als ein Jahr aufzuheben.
Extractum secalis cornuti aquosum. Wässeriges Extrakt, aufgenommen in Alkohol
von 60 Vol%.
Extractum secalis cornuti fluidum. Bereitet im Verhältnis 100 : 100.
Extractum secalis cornuti fluidum acidum. Ebenso.

Acidum hydrocyanicum dilutum. 2% Blausäure.
Aqua laurocerasi. Gesamtgehalt 0,10% Blausäure.
Aqua amygdalae amarae. Ebenso 0,10% Blausäure.

Solutio phenoli. 2% Phenol.

Natrii arsenas. Das kristallisierte Salz, Natriumarsenat, enthält 36,85% Pentoxyd (As_2O_5).
Solutio arsenicalis seu Fowleri. Neutrale Flüssigkeit, enthaltend 1% arsenige Säure,
Trioxyd (As_2O_3).

Sirupus ferrosi jodidi concentratus. Enthaltend 5% Eisenjodür.
Sirupus ferrosi jodidi dilutus. Enthaltend 0,5% Eisenjodür.
Solutio jodi spirituosa. Enthält 6,5% Jod, 2,5 g Kaliumjodid (oder entsprechende
Menge Natriumjodid) und 91 g Alkohol von 90 Vol%.

Cocaini hydrochloridum. Das wasserfreie Salz.

Unguentum hydrargyri. 30% Hg.

Sirupus morphini. Enthält 0,05% Morphin. hydrochlor.
Sirupus codeini. Enthält 0,20% Kodein als Base oder Salz.
Sirupus chlorali hydrati. Enthält 5% Chloralhydrat.
Sirupus hydrargyri jodidi cum Kalii jodido. Enthält 0,05% Merkurijodid und
2,5% Kaliumjodid.

Hydrastis canadensis L.
Hydrastidis rhizoma. Das getrocknete Rhizom mit den Nebenwurzeln.
Pulvis Hydrastidis. Enthält mindestens 2% Hydrastin.
Tinctura Hydrastidis. Zu bereiten mit Alkohol von 60 Vol%. Enthält 0,20% Hydrastin.
Extractum Hydrastidis fluidum. Enthält 2% Hydrastin.

Urginea Scilla Steinheil.
Scillae bulbus. Die getrockneten innersten Schuppen der weißen Varietät.
Tinctura Scillae. Mit Alkohol bereitet, 60 Vol%. 1 : 10.
Acetum Scillae. Bereitet aus 10% Schuppen.
Oxymel Scillae. Bereitet mit 50% des Acetum Scillae.

Cannabis indica L., var. indica Lamk.
Cannabis indicae herba. Die blühenden, fruchttragenden Zweige der weiblichen
Pflanze, nicht entharzt, in Ostindien gesammelt.
Extractum Cannabis indicae. Mit Alkohol von 90%.
Tinctura Cannabis indicae. Mit Alkohol von 90 Vol.%. 1 : 10.

Solutio nitroglycerini spirituosa. Enthält 1% Nitroglycerin.

Anträge.

Die Zweite Konferenz hat folgende Anträge gestellt:

Nomenklatur.

1. Es ist wünschenswert, daß der internationale lateinische Name jedes Arzneimittels
sich am Kopfe des dasselbe beschreibenden Artikels findet.
2. Es ist wünschenswert, daß für chemische Verbindungen eine einheitliche Nomenklatur eingeführt wird, die der von den Arzneibüchern der Vereinigten Staaten, von England
und von Schweden entspricht, besonders für die Mehrzahl der Salze.

Biologische Methoden.

3. Die Konferenz empfiehlt nach Kenntnisnahme des Berichtes der Organisationskommission zu Frage 5 und des Berichtes der Zweiten Internationalen Konferenz für die biologische Standardisierung gewisser Arzneimittel[1]):
a) daß die biologische Standardisierung in allen Arzneibüchern aufgenommen werden
sollte, soweit dies für notwendig erachtet wird;

---

[1]) In Genf (S. 778).

824

II. Internat. Übereinkommen, betr. starkw. Arzn. (Entwurf). Nachtrag zur D. A. T.

b) daß, sofern nicht ausreichende Gründe dagegen sprechen, die Methoden, die vom Hygienekomitee des Völkerbundes[1]) empfohlen worden sind oder noch empfohlen werden, von allen Arzneibüchern übernommen werden;

c) daß die Pharmakopöe-Kommissionen dem Hygienekomitee des Völkerbundes[1]) ihre Beobachtungen oder Vorschläge für die in Rede stehenden Methoden mitteilen.

Normung der Flaschenform.

4. Die Konferenz hält es für unnötig, die Form der Flaschen auf einer internationalen Grundlage vorläufig zu regeln, und schlägt vor, Fragen, wie die der Bezettelung und anderer Vorsichtsmaßregeln, vom Standpunkte der Ausführbarkeit internationaler Regelungen zu prüfen.

Arzneibücher.

5. Die Konferenz empfiehlt, den Text des Brüsseler Übereinkommens in die nächsten Ausgaben der Arzneibücher aufzunehmen.

6. Die Konferenz empfiehlt, daß alle Pharmakopöe-Kommissionen die Form ständiger Körperschaften erhalten.

7. Die Konferenz empfiehlt, alle an den Arzneibüchern vorgenommene Änderungen so bald als möglich zu veröffentlichen.

Nachtrag.

Weitere durch die D. A. T. 1929 notwendig gewordene Änderungen:

auf S. 775 „Preisberechnung einer Arznei usw.", Position b) I: Der Zuschlag von 75% bleibt nur für Großhandelspreise bis zu 2,50 RM. bestehen. Für Großhandelspreise von über 2,50 bis zu 3,20 RM. wird ein fester Zuschlag von 1,90 RM., für solche über 3,20 RM. ein Zuschlag von 60% in Anrechnung gebracht.

auf S. 777 erhält Ziffer (29) folgende Fassung: „Werden Arzneimittel oder Arzneien in zur Abgabe an das Publikum bestimmten Packungen mit verschieden großem Inhalt in den Handel gebracht, so ist, wenn in der Verordnung eine genaue Angabe über den Inhalt fehlt, die kleinste Packung abzugeben und zu berechnen, bei Verordnung einer großen Packung die nächst größere (zweitkleinste).

Weicht die verordnete Menge vom Inhalt einer Packung ab, so ist, sofern der Arzt nicht durch einen besonderen Vermerk auf die Abweichung hinweist, die nächst kleinere Packung abzugeben und zu berechnen.

Verordnet der Arzt zum äußeren Gebrauch bestimmte Arzneimittel oder Arzneien, die in zur Abgabe an das Publikum bestimmten Packungen mit verschiedenem Gehalt an wirksamen Stoffen in den Handel gebracht werden, ohne nähere Angabe über diesen Gehalt, so ist, sofern der verordnende Arzt nicht zu erreichen ist, das Arzneimittel oder die Arznei mit dem schwächsten Gehalt an wirksamen Stoffen abzugeben und zu berechnen.

Werden Arzneimittel oder Arzneien in gleich großen, aber verschieden aufgemachten, zur Abgabe an das Publikum bestimmten Packungen in den Handel gebracht, so ist das Arzneimittel oder die Arznei in der billigeren Packung abzugeben und zu berechnen."

---

[1]) L'Organisation d'hygiène de la Société des Nations.

IV.

Therapeutisches Register.

Die Namen hinter den Seitenzahlen bedeuten die betreffenden Mittel. Die Bezeichnung Inn. bedeutet die innere, die Bezeichnung Ae. die äußere Anwendung des betreffenden Mittels.

Die Aufführung eines Mittels in dieser Rubrik hat nur die formelle Bedeutung, auf die Textstellen hinzuweisen, an welchen das angeführte Mittel besprochen wird. Über die Beziehung des Mittels zu der angegebenen Krankheit oder gar über den Heilwert ist durch die Nennung in diesem Verzeichnis nichts präjudiziert; hierüber gibt erst die angezogene Textstelle selbst Auskunft. Die außerordentliche Mannigfaltigkeit des Verzeichnisses zeigt alle in Betracht kommenden Möglichkeiten der Behandlung; die Auswahl der Mittel ist selbstverständlich im Einzelfalle vom Untersuchungsergebnis abhängig und wird vom Arzt in verantwortlicher Überlegung getroffen.

A.

Ablagerungen, harnsaure, s. Diathese.

Abort Ae. 286 Solvochin, 291 Chin. dihydrochlor. carbamid.

Inn. 287 Chin. hydrochlor., 289 Chinin. sulfuric., Chinin. tannic., 291 Chinin. bisulfuric., Chinin. dihydrochloric., 292 Euchinin, 293 Aristochin, 294 Cinchonidin. sulfuric.

Abscesse Ae. 123 Kali caustic. fus., 124 Liquor Kali caustici, 125 Liquor Natri caustici, 465 Jodum, 555 Hydrogen. peroxydat. solut., 583 Emplastr. Litharg. comp. u. Emplastr. Minii rubr., 638 Emplastr. saponat.

— Höhlen Ae. 295 Eucupin hydrochl., 467 Tinct. Jodi, 737 Zinc. chlorat.

— kalte Ae. 88 Acid. hydrojodic.

Achselschweiß s. Schweiß.

Achylia gastrica. Inn. 68 Acidol-Pepsin 243 Calc. carbon. praecip., 549 Pankreasdispert, Pankreaspulver, Pankreatinum, Pankreon, Pankrophorin, Pankrazym, 552 Pegnin, 553 Pepsin; s. auch Magen.

Acidosis (diabetische) Inn. 127 Natrium bicarbon., 243 Calc. carbon. praecip.; s. auch Diabetes.

Acne Ae. 250 Calc. sulfurat. solut., 296 Chinosol., 427 Hydrarg. bichlorat., 440 Afridol, 451, 452 Ichthyol., 452 Thigenol, 576 Balnacid, 583 Ungt. diachylon, 598 Resorcin.,

599 Euresol, 636 Sapo glycerinat. liquid., 638 Sapo unguinos., 691 Sulf. praecip.

Inn. 179 Acid. arsenic., 372 Cerolin, Faex medicinal., 689 Sulfur depurat., 692 Sulfur jodat.

Acne rosacea Ae. 438 Ungt. Hydrarg. alb., 638 Sapo unguinos.

Adenoide Vegetat. Ae. 140 Liquor Aluminii acetici, 140 Aluminium acetico-lactic., 141 Liquor Aluminii acetico-tartarici, 142 Aluminium - Formaldehydhydrosulfit, Ormicet, Aluminium formicic., Aluminium oleinic.

Adhaesionen s. Narben.

Adipositas Ae. 73 Acid. boric.

Inn. 73 Acid. boric., 365 Dulcin, 612 Saccharin u. Saccharin solubile, 620 Marienbader Salz, 713, 714 Glandulae Thyreoideae siccatae, Thyreoid-Dispert, Thyreoidin Merck, Thyreonal, Thyreophorin, Thyroxin., 715 Dijodthyrosin, Antithyreoidin Moebius, Rodagen, Lipolysin.

Adnexitis Ae. 451 Ichthyol, 452 Thigenol, 630 Esterdermasan.

— chron. Ae. 596 Reizkörper, 596 Steriles normales Blutserum (Eigenblut), sterile Kuhmilch, Aolan, Abijon, Caseosan, Protasin, Novoprotin, Omnadin, 597 Xifalmilch Phlogetan, Tuberkulin, Vaccineurin, Ol. Terebinthinae, Olobintin, Terpichin, Sulfur depurat., Sufrogel, Alkohol, 690 Sulfur depuratus, 693 Sufrogel, 702 Terpichin, 734 Yatren; s. a. gynäkol. Mittel.

Agone Ae. 548 Oxygenium.
Aktinomykose Inn. 468, 469 Kalium jodat., 470 Natr. jodat.
Alkalinurie Inn. 92 Acid. phosphoric. u. Acid. phosphor. dilut., 215 Atropin., 216 Atropin. sulfuric.
Alkali-Vergiftung s. Vergiftungen.
Alkalose s. Tetanie u. Rachitis.
Alkoholismus Inn. 683 Extr. Strychni, 684 Extr. Strychni fluid.
Allergie Inn. 245 Calc. chlor. fus., 247 Calc. lactic., 596 Reizkörper., 597 Tuberkulin.
Alopecie Ae. 127 Natr. bicarbon., 261 Tinct. Cantharid., 308 Cignolin, 598 Resorcin, 599 Euresol, 609 Ol. Sabinae, 623 Acid. salicyl. s. a. Haarausfall.
Amaurosis Ae. 685 Strychnin. nitric., 686 Strychnin. hydrochl., Strychn. sulfur., Strychn. arsenic., Strychn. glycero-phosphor.
Amenorrhoe Ae. 547 Oophorin, 548 Ovoglandol, Ovarialhormon, 666 Semen Sinapis.
  Inn. 309 Cimicifugium, 371 Eumenol, 547 Ovaria siccata, Novariol Ovaraden, Oophorin, 548 Ovoglandol, Ovowop, Progynon, 735 Yohimbin. hydrochlor.; s. auch Menstruationsbeschwerden.
Amylnitritvergiftung s. Vergiftungen.
Anaemie Ae. 182 Natr. arsenic., 183 Arsamon, 185 Solarson, Arsen-Elektroferrol, Optarson, 593 Radium-Emanation.
  Inn. 178 Acid. arsenic., 180 Pilulae asiaticae, 181 Liquor Kalic arsenicosi, 183 Arsan, 185 Arsenferratin, 291 Chin. ferrocitric., 302 Chlorosan, 375 Ferrum reduct. Ferrum pulveratum, 376 Protoferrol, Liquor Ferri subacetici, Tinct. Ferri acetici aetherea, Tinct. Ferri acetici Rademacheri, Ferrum albuminatum, Liquor Ferri albuminati, 377 Ferrum carbonic. c. Saccharo, 378 Pilulae Ferri carbonici (Blaudii), Pilulae Ferri carbonici Valleti, Liquor Ferri chlorati, Ferrum citricum ammoniat., Ferrum citric. effervesc., 379 Ferr. citric. oxydat., Ferrum glycerinophosphor., 380 Ferrum lactic., 381 Extr. Ferri pomati, Tinct. Ferri pomati, 382 Liquor Ferri oxychlorati dialysati, Ferrum oxydat. fusc., Ferrum oxyd. c. Sacch., Sirup. Ferri oxydati, 383 Tinct. Ferri aromatica, Ferrum peptonatum, Liquor Ferri peptonati, 386 Ferrum sulfuric., 387 Ferrum sulfur. siccat., Sirup. Ferri-Kalii tartarici, Eisen-Protylin, Eisen-Somatose, Eisen-Tropon, Triferrin, 462 Ol. Jecoris Aselli, 463 Emulsio Ol. Jec. As. comp., 499 Mangan. sulfuric., 614 Natr. chlorat. 615 Solutio Natrii chlorati physiologica, Solutio Ringeri, Locke-Ringers Solution, Normosal.
— perniciöse Ae. 185 Solarson, Optarson, 593 Thorium X, 674 Tart. stibiatus.

  Inn. 85 Acid. hydrochl. dilut., 143 Bolus alba, 178 Acid. arsenic., 180 Pilulae asiaticae, 181 Liquor Kalii arsenicosi, 183 Arsan, 485 Leber, Hepatopson, Hepatopson liquid., Hepatrat sicc., Hepatrat liquid.
Anaemie Säuglings- Inn. 268 Carota.
Anaesthesie, allg. Ae. 117 Aether pro Narkosi, 118 Aether bromatus, 119 Aether chloratus, 120 Aethylidin. chlorat., 195 Avertin, 299, 302 Chloroform. pro Narkosi, 516 Narcylen, 517 Nitrogen. oxydulat., 667 Solaesthin.
— lokale. 94 Acid. pricronitric., 108 Acoin, 119 Aether chloratus, 131 Alcoh. benzylic., 265 Carboneum trichlorat., 295 Eucup. bihydrochlor., 299 Chloreton., 318 Cocain. hydrochl., 320 Tropacocain hydrochlor., Psikain, Alypin, 321 Anaesthesin, 322 Subcutin, Cycloform., Eucainum hydrochl., 323 Novocain, 324 Stovaine, 325 Tutocain, 420 Holocain hydrochl., 448 Ol. Hyoscyami, 507 Menthol, 541 Aethylmorphin. hydrochl., 614 Natr. chlor., 696 Suprarenin.
Anaphylaxie Ae. 246 Calc. chlorat. fusum, 249 Afenil, 695 Suprarenin.
  Inn. 245 Calc. chlorat. fusum, 247 Calc. lactic.
Aneurysma Inn. 468 Kal. jodat., 470 Natr. jodat.; s. a. Arteriosklerose.
Angina Ae. 126 Natr. carbon., 150 Ol. Amygdalarum, 170 Kollargol, 173 Protargol, 296 Chinosol., 512 Myrrha, 529 Extr. Opii, 554 Calc. u. Kal. permang., 604 Mucidan, 625 Natr. salicyl., 628 Phenyl. salicylic., 634 Fol. Salviae, 736 Zinc. acetic.; s. a. Gurgelwässer.
  Inn. 188 Arcanol, 626 Acid. acetylosalicylic. 626—629 weitere Salicylsäureverbindungen und Acetylsalicylsäuremischungen.
— diphtherica s. Diphtherie.
— mercurialis s. Stomatitis mercurialis.
— pektoris Ae. 152 Amylium nitrosum, 535 Morphin. hydrochlor., 527 Pantopon, Laudanon, 528 Narcophin, 537 Morphin. sulfuric., 541 Aethylmorph. hydrochl., 541 Heroin., 542 -hydrochl., 542 Paramorfan, 543 Eukodal, 544 Dilaudid, 546 Papaverin. hydrochlor., 710 Euphyllin, 730 Veratrin.
  Inn. 69 Liquor ammonii acetici, 118 Aether bromatus, 130 Spirit. aether. nitrosi, 152 Natr. nitros. u. Kalium nitros., 162 Antipyrin, 164 Pyramidon salicylic., 165 Melubrin, Novalgin, Gardan, 208 Luminaletten, 222 Benzylium benzoic., 327 Coff. citric., 328 Coff. natr.-benzoic. u. Coff. natr.-salicyl., 358 Folia Digitalis, 362 Digalenum, Digitoxinum, 363 Digifolin, Digipuratum, Diginorm, Digipan, Digital, Digitalysal, Digitalis-Dispert, Digititrat, 364 Gitapurin, Liquitalis, Pandigal, Verodigen,

369 Erythrolum tetranitric., 518 Nitro-glycer. solut., Erythrol. tetranitr., 546 Papa-verin. hydrochlor., 567 Akineton, 679 Extr. Strophanthi, 680 Tinct. Strophanthi, 707 Diuretin, 707 Calcium-Diuretin, 708 Uro-pherinum salicylicum, Theacylon, Theo-minal, 709 Theophyllinum, Theocino-na-trium aceticum, Theophyllinum Natrium, Theophyll. natrio-aceticum, Theophyll. na-trio-salicylicum, Euphyllin.

Angina Plaut-Vincenti Ae. 119 Aether chlorat., 295 Eucupin. hydrochlor., 630, 631 Salvarsan, 632 Neosalvarsan, Salvarsan-Natrium, Silbersalvarsan, Neosilbersalvar-san, 633 Sulfoxylsalvarsan, Myosalvarsan; s. a. Gurgelwasser.

— syphilitica Ae. 469 Kal. jodat.; s. a. Sy-philis u. Gurgelwasser.

Angioma Ae. 90 Acid. nitric., 129 Spiritus di-lut., 333 Kollodium, 737 Zinc. chlorat.

Angioneurose Ae. 151 Amylium nitros., 286 Solvochin, 291 Chin. dihydrochl. carbamid.

Inn. 118 Aether bromat., 131 Spasmyl, 208 Luminaletten, 287 Chinin. hydrochlor., 289 Chinin. sulfuric., Chinin. tannic., 291 Chinin. bisulfuric., Chinin. dihydrochloric., 292 Euchinin, 293 Aristochin, 294 Cin-chonidin. sulfuric., 327 Coff. citric., 328 Coff. natr.-benz., Coff. natr.-salicyl.

Angst, neurasth. Inn. 164 Pyramidon, 235 Bromipin, 237 Bromural, 626 Aspirin, 626—629 weitere Salicylsäureverbindungen u. Acetylsalicylsäuremischungen, 671 Spec. nervinae; s. a. Neurasthenie.

— durch Hypertonie s. Hypertonie.

Ankylostomum duodenale Inn. 280 Ol. Chenopodii anthelm., 389 Extr. Filicis, 711 Thymol. s. a. Würmer.

Anosmie Ae. 152 Amylium nitrosum.

Anthrax s. Milzbrand.

Aortalgie Ae. 546 Papaverin. hydrochlor., 710 Euphyllin.

Inn. 518 Nitroglyc. solut. u. Erythrol. tetranitr., 546 Papaver. hydrochlor., 707 Diuretin, 707 Calcium-Diuretin, 708 Uro-pherinum salicylicum, Theacylon, Theomi-nal, 709 Theophyllinum, Theocino-natrium aceticum, Theophyllinum Natrium, Theo-phyll. natrio-aceticum, Theophyll. natrio-salicylicum, Euphyllin.

Aphonia paralytica Ae. 685 Strychnin. nitric., 686 Strychnin. hydrochl., Strychn. sulfur., Strychn. arsenic., Strychn. glycero-phosphor.

Aphthen Ae. 75 Borax, 101 Acid. tannicum, 117 Aether, 304 Calcaria chlorata, 404 Gly-cerin, 512 Myrrha, 668 Spec. antiaphthos.

Inn. 75 Borax.

Appetitlosigkeit s. Dyspepsie.

Arhythmia Ae. 286 Solvochin, 291 Chin. di-hydrochlor. carbamid., 685 Strychnin.

nitric., 686 Strychnin. hydrochl., Strychn. sulfur., Strychn. arsenic., Strychn. glycero-phosphor.

Inn. 215 Atropin, 216 Atrop. sulfur., 247 Calc. lact., 287 Chinin. hydrochlor., 289 Chinin. sulfuric., Chinin. tannic., 291 Chi-nin. bisulfuric., Chinin. dihydrochloric., 292 Euchinin, 293 Aristochin, Chinid. sulfur., Chinid. tannic., 294 Cinchonidin. sulfuric., 358, 359 Folia Digitalis, 362 Digalenum Digitoxinum, 363 Digifolin, Digipuratum, Diginorm, Digipan, Digital, Digitalysat, Digitalis-Dispert, Digititrat, 364 Gitapurin, Liquitalis, Pandigal, Verodigen, 679 Extr. Strophanthi, 680 Tinct. Strophanthi, 685 Strychnin. nitric., 237 Brucin, 569 Picro-toxin, 686 Strychnin. hydrochloric., Strych-nin. sulfuric., Strychn. arsenicos., Strychnin. glycero-phosphoric.

Arsenvergiftung s. Vergiftungen.

Arteriosklerose Ae. 277 Cesol, 355 Diga-lenum, 363 Digifolin u. Digipurat, 471 Alli-val, Jodipin, 472 Jodisan, Jothion, 710 Eu-phyllin.

Inn. 185 Jod-Elarson, 277 Cesol, 355 Digitalis, 362 Digalenum, 363 Digifolin u. Digipurat, 465 Jodum, 468 Kal. jodat., 470 Natr. jodat., 471 Alival, Jodipin, 472 Jodferratose, Jodelarson, Jodival, Jodo-calcit, Jodol, Jodomenin, Jodostarin, 473 Jotifix, Lipojodin, Projodin, Sajodin, 476 Natr. jodicum, 603 Ammon., Kal. u. Natr. rhodanat. u. Mucidan., 707 Diuretin, 706—709 weitere Theobromin- u. Theo-phyllinpräparate.

Arthritis. Ae. 189 Atophanyl, 300 Chloro-form., 465 Jodum, 467 Tinct. Jodi, 471 Ali-val, Jodipin, 472 Jodisan, Jothion, 577 Pix Juniperi, 702 Ol. Terebinth., 703 Ol. Tereb. rectific.

Inn. 471 Alival, Jodipin, 472 Jodival, Jodocalcit, Jodol, Jodomenin, Jodostarin, Jodferratose, 473 Jotifix, Lipojodin, Pro-jodin, Sajodin.

— deformans Ae. 373 Fango.

Inn. 468 Kal. jodat., 470 Natr. jodat.

— gonorrh. Ae. 170 Kollargol, 373 Fango, 727 Gon.-Vaccine.

Inn. 188 Atophan, 189 Novatophan, Hexophan, Atochinol, 190 Iriphan.

— urica s. Gicht.

Ascariden Ae. 243 Aqua Calcariae, 589 Lign. Quassiae.

Inn. 280 Ol. Chenopodii anthelm., 309 Flores Cinae, 310 Santonin, 350 Cupronat, Cuprum sulfuric., 419 Helminal.

Ascites s. Hydrops.

Asphyxie s. Atmungslähmung u. Kollaps.

Asthma, bronchiale Ae. 192 Amylium ni-trosum, 211 Folia Belladonnae, 212 Bella-folin, 215 Charta antasthmatica, 216 Atropin. sulfuric., 218 Atrop. methylobromat., 222 Benzylium benzoic., 246 Calc. chlorat. fus., 249 Afenil, 256 Herba cannab. indic., 368 Ephedrin, Ephetonin, Fol. Eriodyktion, 369 Fol. Eukalypti, 446 Fol. Hyoscyami, 449 Hypophyse, Asthmolysin, Asthmatrin, 450 Hypophen, Hypophysenextr. (Schering, Ingelheim), Hypophysin, Physormon. Pituglandol, Pituigan, Posthypin, 468 Kal. u. Natr. jodat., 471 Alival, Jodipin, 472 Jodisan, Jothionum, 535 Morph. hydrochlor., 527 Pantopon, Laudanon, 528 Narcophin, 537 Morphin. sulfuric., 541 Aethylmorph. hydrochl., 541 Heroin, 542 Heroin. hydrochl., 542 Paramorfan, 543 Eukodal, 544 Dilaudid, 535 Asthmolysin, 546 Papav. hydrochlor., 596 Steriles normales Blutserum (Eigenblut), Sterile Kuhmilch, Aolan, Abijon, Caseisan, Protasin, Novoprotin, Omnadin, 597 Xifalmilch Phlogetan, Tuberkulin, Vaccineurin, Ol. Terebinthinae, Olobintin, Terpichin, Sulfur depurat., Sufrogel, Alkohol, 690 Sulfur depuratus, 693 Sufrogel, 702 Terpichin, 734 Yatren, 617 Charta nitrata, 668 Spec. antiasthmat., 677 Fol. Stramonii, — — nitrata, Charta antiasthmat., 695, 696 Suprarenin.

Inn. 121 Akineton, 162 Antipyrin, 164 Pyramidon salicylic., 165 Melubrin, Novalgin, Gardan, 166 Apomorphin. hydrochl., 185 Jod-Elarson, 208 Luminaletten, 211 Fol. Belladonnae, 212 Bellad.-Dialysat, 213 Extr. Belladonn., 214 Sirup. Belladonn., 222 Benzyl. benzoic., 236 Bromoform, 245 Calc. chlor. fus., 247 Calc. lactic., 289 Chinin. hydrochlor., Chinin. sulfuric., 293 Aristochin, 353 Tinct. Daturae semin., 365 Herba Droserae, 367 Ephedrin, 368 Ephetonin, 409 Herba grindeliae, 468 Calc. jodat., 468, 469 Kal. jod., 470 Natr. jodat., 471 Alival, Jodipin, 472 Jodival, Jodocalcit, Jodol, Jodomenin, Jodostarin, Jodferratose, 473 Jotifix Lipojodin, Projodin, Sajodin, 476 Natr. jodicum, 493 Herba Lobeliae, Tinct. Lobeliae, — — aetherea, 546 Papav. hydrochlor., 567 Akineton, 587 Anemonin, 590 Cortex Quebracho, Extr. Quebracho fluid. u. Tinct. Quebracho, 600 Mucidan, 677 Folia Stramonii, 678 Extr. Stramon. e Seminibus u. Tinct. Stramon. seminis, 686 Styrax depuratus.

Asthma cardiale Ae. 535 Morphin. hydrochlor., 527 Pantopon, Laudanon, 528 Narcophin, 537 Morphin. sulfuric., 541 Aethylmorph. hydrochl., 541 Heroin., 542 Heroin. hydrochl., 542 Paramorfan, 543 Eukodal, 544 Dilaudid.

Inn. 239 Extr. Cacti glandul. fluid., 327 Coffein, 341 Extr. Convall. maj., 358 ff. Digitalispräparate.

Atemnot s. Dyspnoe.

Atemorgane s. Bronchien.

Atemzentrumschwäche s. Atmungslähmung.

Atmungslähmung Ae. 122 Liquor Ammonii caustic., 146 Ammon. carbon., 327 Coffein. citric., 328 Coff. natr.-benz., 329 Coff. natr.-salicyl., 368 Ephedrin, Ephetonin, 494 Lobelin. hydrochlor., 618 Lobelin.

Inn. 327 Coff. citric., 328 Coff. natr.-salicyl., Coff. natr.-benzoic.

Atropinvergiftung s. Vergiftungen.

Augen-Erkrankungen, entzündliche s.Conjunctivitis, Blennorrhöe.

Augensalben Ae. 74 Acid. boric., 75 Borax, 138 Alumen, 172 Arg. nitric., 173 Arg. nitric. c. Kal. nitr., 174 Protargol, 229 Bismut. tribromphen., 240 Cadmium sulfur., 351 Cuprum sulfuric., 370 Eucerin anhydricum, 432 Ungt. Hydrarg. chlor., 433 Hydrarg. jodat., 436 Hydrarg. oxyd., 437 Ungt. Hydrarg. rubr., Hydrarg. oxyd. via humida par., Ungt. Hydrarg. flav., Hydrarg. praecip. album, 447 Extr. Hyoscyami, 469 Kal. jodat., 696 Suprarenin, 722 Ungt. Ophthalm. comp., 728 Vasel. flav., 729 Vasel. album, 740 Zinc. sulfuric.

Augenverletzungen, eiternde. 170 Kollargol.

Augenwässer Ae. 73 Acid. boric., 75 Borax, 84 Acid. hydrochloric., 86 Acid. hydrocyanic. dilut., 124 Kalium carbonic., 136 Radix Althaeae, 137 Folia Althaeac, 138 Alumen, 144 Alum. sulfuric., 147 Ammon. chlorat., 172 Arg. nitric., 173 Arg. nitr. c. Kalio nitrico, 179 Acid. arsenic., 252 Camphora, 278 Flor. Chamomillae, 300 Chloroform., 304 Calcaria chlorata, 334 Collyrium adstring. luteum, 349 Cuprum acetic., 350 Cuprum aluminat., 351 Cuprum sulfuric., 368 Ephedrin u. Ephetonin, 391 Fruct. Foeniculi, Aq. Foeniculi, Aq. Ophthalmica Romershaus., 392 Tinct. Foeniculi comp., 425 Hydrargyr. bichlorat., 433 Hydrarg. cyanat., 465 Jodum, 469 Kal. jodat., 476 Cortex fructus Juglandis, 517 Folia Nicotianae, 555 Zinc. permang., 578 Plumb. acet., 581 Plumb. nitric., 579 Liq. Plumb. subacet., 580 Aq. Plumbi u. — — Goulardi, 607 Folia Rosmarini, 614 Natr. chlorat., 648 Scopolam. hydrobrom., — hydrochlor., 736 Zincum aceticum, 737 Zinc. chlorat., 740 Zinc. sulfuric.

B.

Bäder Ae. 67 Acetum, 67 Acetum aromatic. 81 Acid. formicic., 82 Spirit. formic., 84 Acid. hydrochlor., 90 Acid. nitric., 101 Acid. tannic., 120 Agar-Agar, 173 Kal. caust. fus., 124 Liq. Kali caustici, Kal. carbonic. crud., 125 Liq. natr. caust., 126 Natr. carbonic., Natr. carb. crud., 143 Bolus alba,

154 Radix Angelicae, 210 Herba Basilici, 240 Rhiz. Calami, 241 Ol. u. Spirit. Calami, 246 Calc. chlorat. fus., 250 Calc. sulfurat. solut., 252 Camphora, 279 Flor. Chamomillae, 304 Aqua Chlori, Calcaria chlorata, 378 Liq. Ferri chlorati, 476 Folia juglandis, 477 Fructus Juniperi, 484 Flores Lavandulae, 498 Herba Majoranae, 504 Folia Melissae, 510 Flor. u. Herba Millefolii, 548 Peroxyde, 570 Turiones Pini u. Extr. Pini, 591 Cort. Quercus, 607 Ol. Rosmarini, 614 Natr. chlorat., 616 Sal marinum, 636 Sapones medicati u. Sapo domesticus, 638 Spirit. sapon., 664 Herba Serpylli, 664 Spirit. Serpylli, 666 Semen Sinapis, 669 Spec. aromaticae, 692 Kalium sulfurat. u. Natr. —, 712 Ol. Thymi, 718 Furfur Tritici.

— Fuß Ae. 77 Acid. chloro-nitrosum, 84 Acid. hydrochlor., 126 Natr. carbon. crud., 614 Natr. chlorat., 718 Furfur Tritici.

Balanitis Ae. 104 Tannoform, 226 Bismut. subgallic., 227 Bism. subnitr., 229 Bismut. tannic.

Bandwurm s. Taenien.

Bartflechte s. Sycosis.

Belladonnavergiftung s. Vergiftungen, Atropin-.

Bienenstich Ae. 96 Kal. silicicum, 641 Ol. Sassafras; s. a. Insektenstiche.

Bilharzia Ae. 457 Emetin. hydrochlor., 676 Stibenyl u. Stibosan.

Bindehautentzündung s. Conjunctivitis.

Bißwunden s. Wunden, Biß-.

Blähungen s. Flatulenz.

Blasenerkrankungen s. Harnblase.

Bleikolik Ae. 152 Amylium nitrosum, 300 Chloroform., 526 Pantopon, 527 Holopon u. Laudanon.

Inn. 99 Acid. sulfuric. dilut., 254 Spirit. camphorat., 525 Opium pulver., 526 Pantopon, 529 Extr. Opii u. Pilulae Opii, 530 Tinct. Opii simplex, 532 Tinct. Opii crocata, 578 Opium, 605 Ol. Ricini.

Bleivergiftung s. Vergiftung.

Blennorrhöe Ae. 175 Albargin, 304 Calcaria chlorata, 392, 393 Formald. solut.

— chron. Ae. 350 Cuprum sulfuric.

Blennorrhoea neonator. Ae. 170 Kollargol, 172 Arg. nitric., 173 Arg. nitr. c. Kalio nitr., 174 Protargol, 175 Albargin, Argentamin, 225 Bismut. oxyjodogallic., 304 Calcaria chlorata, 737 Zinc. chlorat.

— — Prophyl. Ae. 174 Protargol, 176 Choleval.

Blepharitis Ae. 156 Pyoktanin. aureum et coeruleum, 433 Hydrargyr. jodat.

— ulcerosa Ae. 140 Lenicet.

Blepharospasmus Ae. 433 Hydrarg. jodat., 517 Folia Nikotianae.

Bluthusten s. Haemoptoe.

Blutkrankheiten s. Anämie, Chlorose, Leukämie.

Blutungen Ae. 101 Acid. tannic., 139 Alumen ust., Aqua haemostatica, 141 Alumin. acetico-tartar., 246 Calc. chlorat. fus., 314 Clauden, Coagulen, 362 Digalen, 363 Digifolin u. Digipurat., 384 Liq. ferri sesquichlor, 399 Gelatina alba, 406 Gossypium Depurat., 444 Hydrastinin. chlorat., 445 Cotarnin. chlorat., 500 Mangan. sulfuric., 501 Mastisol, 502 Albertol medicinale, 614 Natr. chlorat., 663 Normales Serum, 695 Suprarenin.

Inn. 98 Acid. sulfur. dilut., 245 Calc. chlorat. fus., 247 Calc. lactic., 248 Calc. phosphor., 314 Clauden, Coagulen, 399 Gelatina alba, 417 Cortex u. Aq. Hamamelid., 418 Extr. Hamamelid. fluid., Tinct. Hamamelid., 443 Extr. Hydrast. fluid. u. Extr. Hydrast. sicc., 444 Hydrastin. hydrochlor., 445 Cotarnin. chlorat. 604 Cort. Rhois aromat. s. a. einzelne Organe.

— parenchymatöse Ae. 274 Catechu, 445 Cotarnin. chlorat., 696 Suprarenin.

Inn. 445 Cotarnin. chlorat.

Blutverluste Ae. 519 Normosal, 548 Oxygenium, 611 Sacch. Amylaceum u. Calorose, 614 Natr. chlorat., 615 Solutio Natrii chlorati physiologica, Solutio Ringeri, Locke-Ringers Solution, Normosal.

Botriocephalus Inn. 389 Extr. Filicis.

Brandwunden s. Verbrennungen u. Wunden.

Brechreiz Inn. 120 Aethylen. chlorat., 320 Aqua Chloroformii; s. a. Erbrechen.

Brechdurchfall der Kinder Inn. 127 Natr. bicarbonic., 227 Bismut. subnitr., 229 Bism. tribromphenyl., 230 Bismutose, 336 Radix Colombo, 371 Eudoxin, 431 Hydrargyr. chlorat.

Brechmittel s. Erbrechen.

Brennen im Munde Ae. 243 Aqua Calcariae.

Brightsche Krankheit s. Nephritis.

Bromidrosis Ac. 104 Tannoform.

Bronchialaffektionen Ae. 288 Chin. hydrochl. u. — sulfuric., 507 Mentholum.

Inn. 391 Sirup. Foeniculi, 415 Sirupus gummosus, 454, 455 Radix Ipecacuanh., 455 Extr. Ipecac. u. — fluid., 456 Pulv. Ipecac. opiat., 456 Sirup. Ipecac., Tinct. Ipecac., Vin. Ipecac., Ipecopan, Riopan, 541 Heroin, 542 Heroin. hydrochlor., 543 Dicodid., 621 Ober-Salzbrunner Salz, Sodener Salz, Wiesbadener Salz, 644 Oxymel Scillae; s. a. Inhalationen.

— putride Ae. 570 Ol. Pini silvestr. u. — — Pumillion.

Inn. 513 Myrtolum.

Bronchiektasen Ae. 369 Ol. Eucalypti, 370 Eucalytol., 507, 508 Menthol., 574 Aq. Picis, 623 Acid. salicylic.

Inn. 98 Acid. sulfuric. dilut., 200 Balsam. Copaivae, Balsam. Gurjun, 203 Balsam. tolutan.

Bronchitis bzw. Bronchialkatarrh
Ae. 116 Aether. 120 Aether jodatus, 126 Natr.
carbonic., 406 Ol. Gossyp. 471 Alival, Jodipin, 472 Jodisan, Jothiohum, 520 Ol. Olivar. 539 Cod. phosphor. 545 Ol. Papaver.
573 Pix liquida, 574 Ol. Picis rectifik.,
575 Liantral, Ol. Fagi empyreumaticum,
576 Pix betulina, 594 Ol. Rapae, 614 Natr.
chlorat. 665 Ol. Sesami.

Inn. 115 Adiantum, 122 Liquor ammon.
caustic.,125 Liquor Kalii carbonic.,137 Flor.,
Sirup., Spec. u. Rad. Althaeae, 138 Alumen,
147 Ammon. chlorat., 153 Anethol., 158 Ol.,
Aqua, Sirup. Anisi, 159 Fruct. u. Ol. Anisi
stellati, Liq. Ammon. anisat., 166 Apomorph.
hydrochlor., 177 Flor. Arnicae, 220 Benzoe,
221 Tinct. Benz. comp., 268 Carrageen,
365 Herba Droserae. 373 Fol. Farfarae,
409 Herba Grindeliae, 412 Sirup. Kal.
sulfoguajacol. 431 Hydrarg. chlorat. 455
Radix Ipecac., Extr. Ipecac., — — fluid.,
471, ff. organische Jodpräparate, 487
Lichen Island., 489 Radix Liquirit., 490
Pasta Liquirit., Sirup. Liquirit., 491 Succus Liquirit. depur. u. Elixir e Succo
Liquirit., 499 Extr. Malti, 500, 501 Manna,
509 Coryfin, 513 Folia Myrtilli, 520 Ol.
Olivar., 531 Tinct. Opii ammoniata, Tinct.
Opii benzoica, 545 Ol. Papaveris, 574
Sirup. Picis c. Codeino, 585 Herba Polygalae amarae, 585 Rhiz. Polypodii, 586
Extr. Primul. fluid. u. Primulat. fluid.,
587 Anemonin, 591 Cortex Quillajae u.
Extr. Quillajae fluid., 603 Mucidan, 620 Sal
Emsanum factit., 634 Ol. Salviae, 654 Ra-
dix Senegae, Extr. Senegae, — — fluid.,
Sirup. Senegae, Tinct. Senegae, 665 Ol. Se-
sami, 670 Spec. Lini, 671 Spec. pectorales,
673 Stibium oxydat. album u. Pulvis anti-
monialis, 674 Tartarus stibiatus, 675 Vinum
stibiatum, Stibium sulfurat. aurantior. u.
Stibium sulfurat. nigrum, 676 Stibium sulfurat. rubeum, 686 Styrax depurat. 704
Terpinum hydrat.

— capillaris Inn. 177 Flores Arnicae.

— chron. Ae. 410 Guajacol. liquid., 570 Ol.
Pini silvestr. u. — — Pumillionis.

Inn. 127 Natr. bicarbon. 132 Extract.
Allii sativi, 201 Balsam. peruvian., 203 Balsam. tolutan. 236 Bromoform, 385 Ammon.
chlorat. ferrat., 455 Extr. Ipecac., 468,
469 Kal. jod., 470 Natr. jod., 481 Aqua.
Kreosoti, 512 Myrrha, 704 Terebenum.

— putride Ae. 304 Aqua Chlori, 369 Ol.
Eucalypt., 370 Eucalyptol, 507 Mentholum,
562 Phenol. liquefact., 574 Aqua Picis, 623
Acid. salicyl., 701 Ol. Terebinth., 702 Ol.
Terebinth. rectif.

Inn. 132 Extr. Allii sativi, 369 Ol.
Eucalypt., 370 Eucalypt.

— sicca Ae. 481 Kreosot.

Bronchoblennorrhöe Ae. 277 Cesol, 573
Pix liquida, 574 Ol. picis rectifik., 575
Liantral, Ol. Fagi empyreumaticum, 576
Pix betulina, 701 Ol. Terebinth., 703 Ol.
Terebinth. rectif.

Inn. 277 Cesol, 700 Terebinthina venata, 701 Ol. Thereb., 702 Ol. Thereb.
rectif., 704 Terpinum hydrat.

Bronchopneumonie Ae. 116 Äther, 286
Transpulmin, 286 Solvochin, 291 Chin. dihydrochlor. carbamid., 666 Semen Sinapis.

Inn. 287 Chinin. hydrochloric., 289
Chinin. sulfuric., Chinin. tannic., 291 Chinin. bisulfuric., Chinin. dihydrochloric., 292
Euchinin, 293 Aristochin, 294 Cinchonidin.
sulfuric.

— der Kinder Ae. 287 Chin.-Urethan.

Inn. 289 Chin. sulfuric.

C.

Calcariurie Inn. 92 Acid. phosphoric., dilut.

Callusbildung, mangelhafte Inn. 248
Calc. phosphor.

Calvities praematura Ae. 261 Tinct. Cantharid.

Carbolsäurevergiftung s. Vergiftung.

Carcinom Ae. 66 Acetonum, 81 Acid. formicic., 179 Acid. arsenic., 183 Arsenium
sulfurat. flav., 593 Radiumsalz, Mesothorium, Thorium X, 622 Acid. salicyl.

Inn. 178, 179 Acid. arsenic., 180 Pilulae asiaticae, 181 Liquor Kalii arsenicosi,
183 Arsan, 626 Acid. acetylosalicyl., 626 bis
629 weitere Salicylsäureverbindungen u.
Acetylsalicylsäuremischungen.

— Geschwüre Ae. 79 Kal. dichromic., 90
Acid. nitric., 300 Chloroform, 434 Hydrarg.
nitr. oxydat. solut., 622 Acid. salicyl., 737
Zinc. chlorat.

— Magen- Inn. 321 Anästhesin, 322 Subcutin.

— Mastdarm- Ae. 555 Opium pulverat.

— Uterus- Ae. 555 Hydrogen. peroxyd.
solut.

Ceruminalpfröpfe Ae. 126 Natrium carbonicum, 507 Menthol.

Cervicalkatarrh Ae. 104 Tannoform, 175
Argentamin, 451 Ichthyol., 452 Thigenol;
s. a. gynäkol. Mittel.

Cervixrisse Ae. 226 Bism. subgallic., 229
Bism. tannic.

Chalazeon Ae. 469 Kal. jodat.

Chloasma Ae. 307 Chrysarobin, 691 Sulf.
praecipit.

Chloroform-Vergiftung s. Vergiftung.

Chlorose Ae. 376 Elektroferrol, 547 Oophorin, 548 Ovoglandol, Ovarialhormon.

Inn. 178 Acid. arsenic., 180 Pilulae
asiaticae, 181 Liquor Kalii arsenicosi, 183
Arsan, 185 Eisen-Elarson, 291 Chin. ferro-
citric., 302 Chlorosan, 375 Ferrum reduct.,

Ferrum pulveratum, 376 Protoferrol Liquor Ferri subacetici, Tinct. Ferri acetici aetherea, Tinct. Ferri acetici Rademacheri, Ferrum albuminatum, Liquor Ferri albuminati, 377 Ferrum carbonic. c. Saccharo, 378 Pilulae Ferri carbonici (Blaudii), Pilulae Ferri carbonici Valleti, Liquor Ferri chlorati, Ferrum citricum ammoniat., Ferrum citric. effervesc., 379 Ferr. citric. oxydat., Ferrum glycerinophosphor., 380 Ferrum lactic., 381 Extr. Ferri pomati, Tinct. Ferri pomati, 382 Liquor Ferri oxychlorati dialysati, Ferrum oxydat. fusc., Ferrum oxyd. c. Sacch., Sirup. Ferri oxydati, 383 Tinct. Ferri aromatica, Ferrum peptonatum, Liquor Ferri peptonati, 386 Ferrum sulfuric., 387 Ferrum sulfur. siccat., Sirup. Ferri-Kalii tartarici, Eisen-Protylin, Eisen-Somatose, Eisen-Tropon, Triferrin, 499 Mangansalze, 499 Manganum carbon. oxydul., Manganum chlorat., Mangan. hypophosphoros., Mangan. peroxydat., Mang. sulfuric., 500 Liq. Ferri peptonati cum Mangano, 547 Ovaria siccata, Novarial Ovaraden, Oophorin, 548 Ovoglandol Ovowop, Progynon.

Cholangitis Inn. 624 Natr. salicyl., 723 Urotropin, 724 Neu-Urotropin, 724 Helmitol, 725 Cystopurin, Acidolamin, Allotropin, Amphotrophin, Borovertin, Hexal, Neohexal, Saliformin.

Cholelithiasis Ae. 189 Atophanyl, Icterosan, 449 Hypophysenpräp., 450 Hypophen, Hypophysenextr. (Schering, Ingelheim), Hypophysin, Physormon, Pituglandol, Pituigan Posthypin, 535 Morphin. hydrochloric., 527 Pantopon, Laudanon, 528 Narcophin, 537 Morphin. sulfuric., 541 Aethylmorph. hydrochl., 541 Heroin. u. 542 — hydrochl., 542 Paramorfan, 543 Eukodal, 544 Dilaudid, 546 Papaverin. hydrochlor., 618 Magnes. sulfuric.
Inn. 78 Acid. cholalic., 91 Acid. oleinic., Natr. oleinic., Eunatrol., 121 Akineton, 127 Natr. bicarbonic., 164 Pyramidon, 213 Extr. Belladonna, 430 Hydrarg. chlorat., 515 Ol. Olivar., 545 Ol. Papaveris, 546 Papaverin. hydrochlor., 585 Podophyllin., 624 Natr. salicylic., 626 Aspirin, 626 bis 629 weitere Salicylsäurepräparate. 665 Ol. Sesami, 700 Terebinth. venata, 701 Ol. Terebinth., 702 Ol. Terebinth. rectificat; s. a. Gallenkolik.

Cholera Ae. 101 Acid. tannic., 526 Pantopon, 527 Holopon, Laudanon, 727 Choleraimpfstoffe.
Inn. 143 Bolus alba, 265 Carbo medicin., 525 Opium pulverat., 526 Pantopon, 529 Extr. Opii, 529 Pilulae Opii, 530 Tinct. Opii simpl., 532 Tinct. Opii crocata.
— Wasserverluste bei — s. Wasserverluste.
— nostras s. Gastroenteritis.

Chorda venera Inn. 233, 234 Kal. bromat., 495 Glandulae Lupuli, Extr. Lupuli fluid.
Chorditis tuberosa Ae. 89 Acid. lactic.
Chorea Ae. 238 Bulbocapnin, 535 Morphin. hydrochlor. 526 Pantopon, 527 Holopon u. Laudanon.
Inn. 162 Antipyrin, 164 Pyramidon salicylic., 165 Melubrin, Novalgin, Gardan, 178 Acid. arsenic., 185 Elarson, 209 Nirvanol, 232 Kal. bromat., 233 Natr. brom., 235 Bromipin, 237 Bromural, 238 Bulbocapnin, 255 Camph. monobrom., 297 Chloral. hydrat., 525 Op. pulv., 526 Pantopon, 529 Extr. Opii, 529 Pilulae Opii, 530 Tinct. Opii simpl., 532 Tinct. Opii crocata, 626 Acid. acetylosalicyl., 626—629 weitere Salicylsäurepräparate, 677 Folia Stramonii, 678 Extr. Stram. e Seminibus u. Tinct. Stram. seminis, 738 Zinc. oxydat.
Chorioidealblutungen Inn. 445 Cotarnin. chlorat.
Chorioditis disseminat. Ae. 108 Acoin.
Claudicat.intermittens Ae. 710 Euphyllin.
Inn. 518 Nitroglyc. solut. u. Erythrol. tetranitr., 707 Diuretin, 707—709 weitere Theobromin- u. Theophyllinpräparate.
Cocainvergiftung s. Vergiftung.
Colica menstrualis s. Menstruationsstörung.
Coliinfektion Ae. 111 Trypaflavin, 727 Colivaccine.
Colitis Ae. 101 Acid. tannic., 140 Liquor Aluminii acetic., 140 Aluminium acetico lacticum, 141 Liquor Aluminii acetico tartarici, 142 Aluminium-Formaldehyd hydrosulfit, Ormicet, Aluminium formicicum, Aluminium oleinicum, 175 Albargin, 176 Choleval, 579 Liq. Plumbi subacet.
Inn. 222 Benzylium benzoic., 245 Calcium chlorat. fus., 247 Calc. lact., 716 Rhiz. Tormentillae, 734 Yatren.
— chron. Ae. 172 Arg. nitric., 173 Arg. nitr. c. Kalio nitr.
— membranacea Ae. 230 Bismutose.
Inn. 235 Bromipin.
Comedonen Ae. 370 Eucerin, 636 Sapo glycerinat. liquidus, 638 Sapo unguinosus.
Conjunctivitis s. Augensalben u. Augenwasser Ae. 63 Jequiritolserum. 76 Natr. tetrabor., 156 Pyoktanin. aureum et coeruleum, 170 Kollargol, 174 Protargol, Targesin, 260 Emplastr. Canthar. perpet., 351 Cuprum sulfuric. 392 Formaldehyd. solut., 432 Hydrarg. chlorat. vapore parat. 436 Hydrarg. oxydat. 459 Pilocarp. hydrochlor. u. — nitric. 474 Jodoform., 740 Zinc. sulf.
— chron. Ae. 102 Acid. tannic., 452 Ichthyol.
— granulosa Ae. 350 Cuprum sulfuric. 427 Hydrarg. bichlor.
— phlyktänuläre Ae. 226 Bismut. subgallic., 229 Bismut. tannic., 433 Hydrarg. jodat.

Conjunctivitis, Erzielung sekund. —
Ae. 63 Jequiritol.

Coryza Ae. 73 Acid. boric., 76 Acid. camphoric., 122 Liq. Ammon. caust., 126 Natr.
carbon., 156 Pyoktan. aur. et coerul.,
170 Kollargol, 174 Targesin, 176 Choleval,
187 Rhiz. Asari, 228 Bismut. subnitr., 229
Bism. subsalicyl., 272 Cort. Cascarill., 288
Chinin. hydrochlor., 289 Chinin. sulfuric.,
296 Chinosol., 321 Anästhesin, 419 Rhiz.
Hellebor., 432 Hydrarg. chlor. vap. parat.,
436 Hydrarg. oxyd., 438 Hydrarg. praecip.
alb., 439 Hydrarg. sulf. basic., 476 Natr.
jodic. 507, 508 Menthol., 509 Coryfin, 573
Pix liquida, 574 Ol. Picis rectifik., 575
Liantral, Ol. Fagi empyreumaticum, 576 Pix
betulina, 625 Natr. salicyl., 626 Aspirin,
696 Suprarenin, 739 Zinc. sozojodol.

Inn. 98 Acid. u. Natr. sulf. anilic.,
163 Salipyrin, 466 Tinct. jodi.

— chron. Ae. 228 Bism. subnitr.

Croup Ae. 403 Glycerin.

Inn. 350, 351 Cuprum sulfuric.

Cystitis Ae. 172 Arg. nitric., 173 Arg. nitric.
c. Kal. nitric., 176 Ichthargan, 295 Eucupin.
hydrochl., 304 Calcaria chlorata, 393 Formaldehyd sol., 465 Jodum, 554 Calc. u. Kal.
permang., 623 Acid. salicyl., 723 Neu-Urotropin, 727 Colivaccine.

Inn. 76 Acid. camphoric., 92 Acid.
phosphoric., — dilut., 157 Methylen.
coerul., 200 Balsam. Copaivae, Bals. Gurjun, 243 Aqua Calcariae, 479 Rhizoma
Kava-Kava u. Extract. Kava-Kava fluid.
u. Gonosan, 513 Folia Myrtilli, 546 Folia
Orthosiphonis, 574 Aq. Picis, 604 Extr.
Rhois arom. fluid., 621 Sal Wildung.
fact., 624 Natr. salicyl., 628 Phenyl. salicylic., 670 Spec. Lini, 676 Flor. Stoechados, 723 Urotropin, 724 Neu-Urotropin,
724 Helmitol, 725 Cystopurin, Acidolamin,
Allotropin, Amphotrophin, Borovertin,
Hexal, Neohexal, Saliformin, 726 Fol. Uvae
ursi, Extr. fluid. Fol. Uvae ursi.

— chron. Ae. 172 Arg. nitric., 173 Arg. nitr.
c. Kal. nitr.

Inn. 73 Acid. boric., 76 Acid. camphoric. 372 Extr. Fabianae, 700 Terebinth. venata, 701 Ol. Terebinth., 702 Ol.
Tereb. rectific.

— gonorrh. Inn. 635 Ol. Santali, 636 Gona-
romal, Santyl; s. a. Gonorrhoe.

Cystopyelitis Ae. 727 Colivaccine.

Inn. 76 Acid. camphoric.

D.

Dakryocystitis Ae. 435 Hydrarg. oxycyanat.

Dämmerschlaf s. Narkose.

Darmblutungen Ae. 384, 385 Liq. Ferri
sesquichlorati.

Inn. 314 Clauden, Coagulen, 479 Kino,
695 Suprarenin.

Darmentzündungen Inn. 101 Acid. tannicum, 169 Kollargol, 171 Argent. nitric.; s. a.
Gastroenteritis u. Diarrhöe.

Darmerkrankungen Inn. 620 Sal Carolin.
factitium, Hunyadi-Salz, Kissinger Salz,
Marienbader Salz, 621 Ober-Salzbrunner
Salz, Salzschlirfer Salz, Sodener Salz, Sal
Vichy factit., Wiesbadener Salz.

Darmgärung s. Magendarmgärung.

Darmgeschwüre Inn. 169 Kollargol, 171
Argent. nitric., 230 Bismutose; s. a. diarrh.
Zustände aus Darmgeschwüren.

Darminfektionen s. Magendarminfektionen,
sowie die einzelnen Arten, z. B. Typhus.

Darmkatarrh Ae. 243 Aqua Calcariae.

Inn. 103 Tannalbin, 132 Bulbus (Radix) Allii Cepae, 210 Barium sulfuric., 224
Bism. bitannic., 228 Bism. subnitr., 229
Bism. tribromphenyl., 272 Cort. Cascarillae,
274 Catechu, Extr. Catechu, 413 Gummi
arabic., 414 Mucilago gummi arabic.,
614 Natr. chlorat., 628 Phenyl. salicyl., 717
Mucil. Tragacanth.

— chron. Inn. 104 Tannoform, 243 Calc.
carbon. praecip., 311 Cort. Cinnamomi, 313
— — chinensis, 413 Guarana, 549 Pankreaspräparate, 549 Pankreasdispert, Pankreaspulver, Pankreatinum, Pankreon, Pankrophorin, Pankrazym.

Darmlähmung Ae. 307 Cholin. chlorat., 449
Hypophysenpräparate, 450 Hypophen,
Hypophysenextr. (Schering, Ingelheim),
Hypophysin, Physormon, Pituglandol, Pi-
tuigan, Posthypin.

Inn. 120 Agar-Agar, 306 Cholin; s. a.
Ileus.

— postoperative Ae. 421 Hormonal.

Darmspasmen Ae. 546 Papaver. hydrochlor.

Inn. 208 Luminaletten, 546 Papaver.
hydrochlor.

Darmtuberkulose Inn. 229 Bism. tribromphenyl, s. a. Diarrhoe infolge Darmgeschwüre.

Darmverschlingung s. Ileus.

Decubitus Ae. 74 Ungt. acidi borici, 96 Siliquid, 252 Camphora, 254 Spirit. camphor.,
255 Vin. camphor., 513 Naphtha, 549 Pankreasdispertsalbe, 554 Calc. u. Kal. permang., 580 Ungt. Plumbi, 581 Plumb. tannic. u. Ungt. Plumb. tannic., 622 Acid.
salicyl., 638 Emplastr. saponat., 721 Ungt.
contr. decubit., Ungt. ad decubit.

— Verhütung von Ae. 314 Succus Citri, 504
Spirit. Melissae.

Delirien, Alkoholiker- u. Fieber- Ae. 206
Medinal, 297 Chloral. hydrat., 535 Morphin.
hydrochlor., Scop. hydrochloric., 527 Pantopon, Laudanon, 528 Narcophin, 537 Morphin. sulfuric., 541 Aethylmorph. hydrochl.,

541 Heroin. u. 542 — hydrochl., 542 Paramorfan, 543 Eukodal, 544 Dilaudid, 647 Scopol. hydrobrom., 648 Scopol. hydrochlor.

Inn. 205 Veronal, 206 Medinal, 232 Ammon. bromat., 233 Natr. brom., 236 Bromoform, 293 Chineonal, 297 Chloral. hydrat., 552 Paraldehyd.

Depilation Ae. 183 Arsen. sulfurat. flav., 250 Calc. sulfurat., 354 Natr. sulfurat., Bariumsulfurat., 692 Natr. sulfurat., 705 Thallium acetic.

Depressionszustände s. Melancholie.

Dermatitis s. Hautentzündung.

Desinficientia u. Antiseptica (der Haut) Ae. 67 Aceton-Alkohol, Acetum pyrolign. crud., 71 Acid. benzoic., 74 Glycer. borosalicyl., Ungt. acidi borici, Acid. glycerin.-boric., 88 Acid. hydrojod., 94 Acid. picronitric., 97 Acid. sozojodol., 111 Rivanol, Trypaflavin, 128 Spirit. dilut., 131 Spirit. denatur., Alcoh. isopropyl., 139 Liq. Alumin. acetici, 140 Aluminium acetici lacticum, 141 Liquor Aluminii acetici-tartarici, 142 Aluminium-Formaldehydhydrosulfit, Ormicet, Aluminiumformicicum, Aluminium oleinicum, 141 Alumnol, 157 Methylenum coerul., 176 Novargan, 231 Bromum, 250 Calc. sulfur. ust., 296 Chinosol., 303 Kalium chloricum, 305 Liquor Sodae chlorinatae chirurgicalis, 306 Chloramin, 343 Cresol. purum., 344 Aqua cresolica, Liq. Cresoli sapon., 345 Eusapil, Phobrol, Grotan, Sagrotan Kreolin, Solveol, 370 Eucalyptol., 393 Aqua formalinata, 394 Liquor Formaldehydi saponat., 425 Hydrarg. bichlor., 435 Hydrarg. oxycyan., 440 Asterol, Afridol, 441 Merjodin, 442 Sublamin, 465 Jodum, 467 Tinct. Jodi, 475 Ichthoform, 481 Kresoton, 561 Phenol. liquefact., 564 Aq. phenolata, 579 Plumb. acet. crud., 598 Resorcin., 599 Euresol.

— (außerhalb des Körpers) Ae. 66 Aceton-Alkohol, 100 Acid. sulfuros., 242 Calcaria usta, 296 Chinosolum, 304 Calcaria chlorata, 306 Chloramin, 343 Cresol. crud., 345 Alkalysol, Kreolin, 351 Cupr. sulfuric. crud., 387 Ferrum sulfuric. crudum, 393 Formalin, 394 Paraformaldehyd, Autan, 435 Hydrarg. oxycyanat., 440 Asterol, 442 Sublamin. 571 Phenol. liquefact.

Diabetes mellitus Ae. 453 Insulin.

Inn. 127 Natrium bicarbonic., 365 Dulcin, 416 Gymnema, 418 Hediosit, 478 Omalkanwasser, 500 Manna, 513 Extr. Myrtilli fluid., 612 Saccharin u. Saccharin solubile, 697 Syntalin.

— insipidus Ae. 277 Cesol, 449 Hypophysenpräp., 450 Hypophen, Hypophysenextr. (Schering, Ingelheim), Hypophysin,

Physormon, Pituglandol, Pituigan, Posthypin, 684 Strychnin. nitric.

Inn. 277 Cesol, 684 Strychnin. nitric.

Diarrhöe Ae. 101 Acid. tannic., 519 Normosal, 526 Pantopon, 527 Holopon, Laudanon, 578 Plumb. acetic., 581 Plumb. nitric., 611 Sacch. amylac., 613 Tubera Salep.

Inn. 70 Natrium aceticum, 101 Acid. tannicum, Tannalbin, 103 Tannigen, 104 Tannyl, Eldoform, 132 Bulbus (Radix) Allii Cepae, 132 Allisatin, 138 Alumen, 142 Aluminium oxydat. hydrat. colloidale, 177 Flores Arnicae, 222 Benzylium benzoic., 243 Calc. carbon. praecip., 244 Creta praepar., 253 Emulsio camphorae, 272 Cort. Cascarillae, 278 Flor. Chamomillae, 355 Diastasa, 364 Folia Djambu, Extr. Djambu fluid., 416 Decoct. Haematoxyli, 417 Aqua Hamamelid, 417 Folia Hamamelid., 418 Ol. Hedeomae, 420 Cort. Holarrhenae, 452 Ichthalbin, 475 Ichthoform, 480 Decoct. Kusso, 487 Lichen Islandicus, 497 Magnes. salicylic., 504 Folia Melissae, 505 Fol. Menthae pip., 506 Ol. Menthae pip., 516 Naphthol. benzoic. u. — salicylic., 525 Opium pulver., 526 Pantopon, 529 Extr. Opii u. Pilulae Opii, 530 Tinct. Opii simpl., 532 Tinct. Opii crocata, 531 Tinct. anticholerica, 546 Semen Oryzae, 579 Plumb. acetic., 594 Rad. Ratanhiae u. Extr. Ratanh., 595 Extr. Ratanh. fluid., Sirup. Ratanh. u. Tinct. Ratanh., Uzara Liquor, 613 Tubera Salep, 634 Ol. Salviae, 665 Cortex Simarubae u. Extr. Simarubae fluid., 670 Spec. Lini, 684 Tinct. Strychni u. — — aetherea, 717 Tragacanth.

— chron. Ae. 101 Acid. tannic., 274 Catechu.

Inn. 101 Acid. tannic., 136 Cortex Alstoniae, 226 Bismut. subgallic., 243 Aq. Calcariae, 249 Calc. phosphoric., 274 Catechu, Extr. Catechu, 329 Extr. Colae fluid., 330 Extr. Colae spirit.

— der Kinder Inn. 89 Acid. lacticum, 93 Natr. phosphoric., 104 Eldoform., 172 Arg. nitric., 224 Bismut. bitannic., 225 Bismut. subcarbonic., 229 Bism. subsalicyl., 242 Calcaria saccharata, 272 Cort. Cascarillae, 278 Flor. Chamomillae, 337 Extr. Colombo u. — — fluid. u. Tinct. Colombo, 684 Extr. Strychni aquos.

— infolge Darmgeschwüre (Phthise) Ae. 526 Pantopon, 527 Holopon, Laudanon.

Inn. 70 Natr. acetic., 103 Tannalbin, Tannigen, 171 Arg. nitric., 226 Bismut. subgallic., 227, 228 Bism. subnitr., 336 Radix Colombo, 342 Tinct. Coto, 371 Eudoxin, 411 Styracol, 525 Op. pulv., 526 Pantopon, 529 Extr. Opii u. Pilulae Opii, 530 Tinct. Opii simpl., 532 Tinct. Opii crocata.

Diarrhöe nervöse Inn. 224 Bismut. bitannic., 230 Bismutose, 683 Extr. Strychni, 684 Extr. Strychni fluid.
— pankreatogene Inn. 549 Pankreasdispert, Pankreaspulver, Pankreatinum, Pankreon, Pankrophorin, Pankrazym.
— Wasserverluste bei —; s. Wasserverluste.

Diathese, exsudative Ae. 218 Atropin. methylobrom., 637 Sapo kalinus, Spirit. Sapon. kalin., 696 Suprarenin.

Inn. 185 Jod-Elarson, 245, 246 Calc. chlorat. fus., 247 Calc. lact., 256 Candiolin, 379 Ferr. jodat. saccharat., 380 Pilul. Ferri jodati, 380 Sirup. Ferri jodati, 462 Ol. Jecoris Aselli, 463 Emuls. Ol. Jec. As. comp., 465 Jodum, 468 Calcium jodat., Kal. jodat., 470 Natr. jodat.
— haemorrh. Ae. 603 Normales Serum, 614 Natr. chlor., 615 Solutio Natrii chlorati physiologica, Solutio Ringeri, Locke-Ringers Solution, Normosal.

Inn. 178 Acid. arsenicos., 180 Pilulae asiaticae, 181 Liquor Kalii arsenicosi, 183 Arsan, 245 Calc. chlorat. fus., 247 Calc. lact.
— harnsaure Ae. 724 Neu-Urotropin.

Inn. 75 Borax, 125 Liq. Kal. carbonic., 723 Urotropin, 724 Neu-Urotropin, 724 Helmitol, 725 Cystopurin, Acidolamin, Allotropin, Amphotrophin, Borovertin, Hexal, Neohexal, Saliformin.

Dickdarmkatarrh s. Colitis.

Diphtherie Ae. 88 Acid. hydrofluoricum, 100 Lignosulfit, 243 Aqua Calcariae, 295 Eucupin. hydrochlor., 302 Aqua Chloroformii, 588 Pyocyanase, 661 Diphtherieserum, 664 Streptokokk.-Serum.

Inn. 143 Bolus alba, 166 Apomorph. hydrochlor.

Distorsionen Ae. 123 Liq. Amonii caust. spirit.

Diuretica Ae. 78 Decholin, 362 Digitoxin, 441 Novasurol, 442 Salyrgan, 645 Scillaren, 710 Euphyllin.

Inn. 70 Liquor Kalii acetici, 76 Tartarus boraxatus, 78 Decholin, 105 Kalium tartaricum, 106 Natr. tartaric., Tartarus depuratus, 107 Tartarus natronatus, 115 Herba adonidis vernalis, Extract. adonidis fluidum, Adonidinum, 125 Liquor Kalii carbonici, 132 Bulbus (Radix) Allii Cepae, 148 Ammon. nitric, 154 Rad. Angelicae, 159 Fruct. Anisi stellati, 166 Apocynum, 209 Radix Bardanae, 231 Blatta orientalis, 237 Folia Bucco, 238 Tinct. Bucco, 271 Cortex Cascarae amargae, 327 Coffeinum, 327 Coff. citric., 328 Coff. natr.-benzoic., Coff. natr.-salicyl., 330 Tinct. Colae, 336 Tinct. Colocynthid., 341 Extr. Convall. maj., 360 Pilulae Hydrogogae Heimii, 361 Vin. Digitalis composit., 406 Glykocollum, 430, 431 Hydrarg.

chlorat., 477 Fructus Juniperi, Oleum Juniperi, Succus Juniperi inspissatus, 478 Lignum Juniperi, 487 Radix Levistici, Extr. Levistici, 521 Radix Ononidis, 558 Fruct. Petrosellini, Ol. Petros., Radix Petros., Aqua Petros., 558 Fruct. Phaseoli, 570 Turiones Pini, Tinct. Pini comp., 585 Rhizoma Polypodii, 613 Kal. chlorat., 616 Kalium nitricum, 643 Bulb. Scillae, 644 Acetum Scillae, Extr. Scillae, — — fluid., Oxymel Scillae, 645 Tinct. Scillae, Scillaren, Scilli cardin, Vinum diuretic., Diuretysatum, 669 Spec. diureticae, 706 Theobromin, Agurin, Theolactin, 707 Diuretin, 707 Calcium-Diuretin, 708 Uropherinum salicylicum, Theacylon Theominal, 709 Theophyllinum, Theocino-natrium aceticum, Theophyllinum-Natrium, Theophyll. natrio-aceticum, Theophyll. natrio-salicylicum, Euphyllin, 714, 715 Thyreoidea u. Thyreoideapräparate, 722 Urea pura.

Drüsenentzündung Ae. 467 Tinct. Jodi.

Drüsenschwellungen Ae. 123 Pulvis caustic., 170 Ungt. Arg. colloid., 178 Arsen, 276 Cera flava, 277 Cera palmar., 340 Empl. Conii, 350 Cupr. oxydat., 406 Gossypium oxydat., 423 Emplast. Hydrarg., 424 Ungt. Hydrarg. ciner., 465, 466 Jodum, 470 Ungt. Kal. jodat. u. — — c. jodo, 472 Jodol, 474 Jodoform, 504 Emplastr. Meliloti, 637 Sapo kalinus, Spirit. sapon. kal.

Inn. 178 Arsen, Acid. arsenicosum, 180 Pilulae asiaticae, 181 Liquor Kalii arsenicosi, 182 Natr. arsenicic., 183 Arsan, 185 Elarson, 379 Ferr. jodat. sacch., 380 Sirup. u. Pilulae Ferri jodati, 472 Jod-Elarson.

Durst Ae. 277 Cesol.

Inn. 69 Acid. acetic. dilut., 277 Cesol.

Dysenterie Ae. 172 Arg. nitric., 173 Arg. nitric. c. Kal. nitric., 243 Aq. Calcariae, 274 Catechu, 286 Solvochin, 291 Chin. dihydrochlor. carbamid., 526 Pantopon, 527 Holopon, Laudanon, 663 Dysenterie-Serum, 727 Dysenterie-Schutzserum u. Dysbacta.

Inn. 132 Bulb. (Radix) Allii sativi, 138 Alumen, 143 Bolus alba, 154 Angostura, 215 Atropin., 216 Atrop. sulfur., 222 Benzyl. benzoic., 265 Carbo medicin., 274 Catechu, Extr. Catechu, 287 Chin. hydrochlor., 289 Chinin. sulfuric., Chinin. tannic., 291 Chinin. bisulfuric., Chinin. dihydrochloric., 292 Euchinin, 293 Aristochin, 294 Cinchonidin. sulfuric., 336 Radix Colombo, 413 Guarana, 417 Aqua Hamamelid., 420 Cort. Holarrhenae, 430 Hydrarg. chlorat., 454 Rad. Ipecac., 455 Extr. Ipecac. u. — — fluid., 525 Op. pulver., 526 Pantopon, 529 Extr. Opii, Pilulae Opii, 530 Tinct. Opii simpl., 532 Tinct. Opii crocata, 605 Ol. Ricini, 665 Cortex Simarubae, Extr. Simarub. fluid., 726 Uzara-Liquor, 734 Yatren.

Dysenterie chron. Inn. 171 Argent. nitric.,
479 Kino.
— Amöben- Ae. 457 Emetin. hydrochl.
   Inn. 222 Benzyl. benzoic., 454 Radix
Ipecac., 455 Extr. Ipecac. u. — — fluid.,
633 Spirocid, 734 Yatren.
Dyshidrosis s. Schweiß.
Dysmenorrhöe Ae. 213 Extr. Bellad., 215
Atrop., 216 Atrop. sulfur., 445 Cotarn.
chlorat., 547 Oophorin, 548 Ovoglandol,
Ovarialhormon.
   Inn. 65 Acetanilid, 131 Spasmyl, Benzylium benzoicum, 162 Phenyldimethylpyrazolon, 163 Salipyrin, 164 Pyramidon,
Pyramidon salicylic., Trigemin, 165 Melu-
brin, Noval, Gardan, 177 Flor. Arnicae,
199 Valyl, 208 Veramon, 209 Allional,
Dormalgin, Cibalgin, 215 Atropin, 216
Atropin. sulfur., 222 Benzylium benzoic.,
309 Cimicifugin., 311 Cort. u. Ol. Cinnamomi, 313 Cinnamalum, Cort. Cinnamomi,
chinens., 371 Eumenol, 445 Cotarninum
chlorat., 484 Fruct. Lauri, 487 Extr. Levistici, 495 Glandulae Lupuli, Extr. Lupuli
fluid., 499 Mangan. chlorat., 510 Extr.
Millefolii, 512 Myrrha, 546 Aleuthan, 547
Ovarienpräparate, Ovaria siccata, Novarial,
Ovaraden, Ovphorin, 548 Ovoglandol, Ovo-
wops, Progynon, 567 Akineton, 669 Spec.
gynaecolog., 678 Extr. Stramonii e Seminibus, 726 Uzara Liquor, 735 Yohimbin.
hydrochl.
Dyspepsie Inn. 64 Herba Absinthii, Extr.
Absinth., Ol. Absinth. aeth., Tinct. Absinth. comp., 68 Acidol, 80 Potio Riveri,
84 Acid. hydrochl., 85 Acid. hydrochl. dilut., 105 Pulvis aeopheru3 mixtus, 127 Na-
trium bicarbonic., 133 Aloë, 135 Extract.
Aloës, Elixir Proprietatis Paracelsi, Tinct.
Aloës, 136 Tinct. Aloës composita, 150
Sirupus Amygdalar., 154 Oleum Anethi,
Radix Angelicae, Tinct. Angelicae, Ango-
stura, 155 Tinct. Angosturae, 180 Acid.
arsenic., 190 Fruct. u. Pericarpium Aurantii,
190 Tinct. Aurantii Fruct. immat., 191 Elixir
Aurantii compos., Extr. Aurantii corticis,
Extr. Aurantii fluidum, 192 Tinct. Aurantii,
Sirupus aromaticus, 240 Rhizoma u. Extr.
Calami, 241 Ol. Calami, 266 Tinct. Carda-
momi, 267 Herba u. Extr. Cardui benedicti,
269 Flor. Caryophylli, 276 Herba Centaurii,
Extr. Centaurii, 279 Ol. Chamomillae aeth.,
Ol. Anthemidis, 282 Cortex Chinae, Elixir
Chinae, 284 Sirup. Chinae, Tinct. Chinae,
Vin. Chinae, 296 Herba Chiratae, 311 Cortex
Cinnamonii, Aq. Cinnamonii, 312 Tinct.
Cinnamonii, Tinct. aromatica, Tinct. aro-
mat. acida, 313 Cortex Cinnamonii chinens.,
315 Extr. Cocae fluid., Extr. Cocae spirituos.,
Tinct. Cocae, 335 Extr. Colocynthid., 336
Radix Colombo, 337 Extr. Colombo u. — —
fluid., Vin. Colombo, 338 Cortex Condu-

rango u. Elixir Condurango c. Peptono,
Extr. Condurango, 339 Extr. Condurango
fluid., Tinct. Condurango, Vin. Condurango,
342 Extr. Coriandri, Extr. Coto fluid., 396
Rhizoma u. Tinct. Galangae, 400 Radix
Gentianae, 401 Extr. Gentianae, Extr. Gen-
tianae fluid. u. Extr. fluid. Gentianae comp.,
Gentianae Sirupus, Tinct. Gentianae u.
— — comp., 402 Vin. Gentianae, Elixir
amarum u. Tinct. amara, 413 Guarana, 418
Ol. Hedeomae, 452 Ichthalbin, 453 Rhiz.
Imperatoriae, 460 Tubera Jalapae, 484
Fructus Lauri, 506 Ol. Menthae pip., 507
Menthol., 510 Extr. Millefolii, 511 Semen
Myristicae, 512 Macis, Myrrha, 546 Orexin.
tannic., 553 Pepsinum u. Vinum Pepsini,
568 Extr. Phytolaccae fluid., 571 Piper
nigrum, 589 Lign. Quassiae, 590 Extr.,
Tinct. u. Cortex Quassiae, Quassinum, 600
Rhizoma Rhei, 601 Extr. Rhei, Extr. Rhei
comp. u. Extr. Rhei fluid., 602 Tinct. Rhei
aquosa, Tinct. Rhei spirituosa, — — aromatica, — — vinosa, 668 Species amarae,
Species amaricantes, 684 Extr. Strychni
aquos., Tinct. Strychni u. — — aetherea,
699 Rad. Taraxaci, Extr. Taraxaci u. — —
fluid, 717 Fol. Trifolii fibr., Extr. Trifolii
fibr., 733 Vinum, 736 Rhiz. Zedoariae,
742 Rhiz. Zingiberis, Extr. Zingib. fluid.,
743 Tinct. Zingib.
Dyspepsie nervöse Ae. 212 Extr. Bellad.,
646 Extr. Scopoliae.
   Inn. 212 Extr. Belladonnae, 509 Menthol. valerian., 646 Extr. Scopoliae.
— Gärungs- Inn. 243 Calc. carbon. praecip.,
557 Magnes. peroxydat.; s. a. Magengärung,
s. u. Magendarmgärung S. 849.
Dyspnoe Ae. 130 Spirit. aethereus, 362 Digalenum, 363 Digifolin, Digipurat., 548
Oxygenium.
   Inn. 69 Liquor ammonii acetici, 327
Coff. citric., 328 Coff. natr.-benzoic., Coff.
natr.-salicyl., 355 Digitalis, 362 Digalenum,
363 Digifolin u. Digipuratum, 534 Morphin.
hydrochl., 528 Narcophin, 537 Morphin.
sulfuric., 541 Peronin, 542 Paramorfan,
544 Dilaudid, 541 Heroin, 542 Heroin. hydrochlor., 590 Cortex u. Tinct. Quebracho.

E.

Einreibungen Ae. 68 Acid. acetic., 69 Acid.
acetic. aromat., Liquor ammonii acetici, 81
Acid. formicic., 82 Spirit. formicar., 83
Acid. gynocard., 90 Acid. nitric., 109 Extr.
Aconiti Tuberum, 118 Aether acetic., 122
Liq. ammon. caustic., 123 Linim. ammoniat., 124 Kal. carbon. crud., 130 Spirit.
aether., 150 Ol. Amygdalar., 153 Anetholum, 154 Spirit. Angelicae comp., 158 Ol.
Anisi, 201 Balsam. peruvian., 202 Mixt.
oleosa-balsamica, 221 Tinct. Benzoes comp.,

53*

223 Ol. Bergamottae, 223 Ol. Betulae, 231 Bromum, 243 Aqua Calcariae, 252 Camphora, 253 Linim. ammon.-camph., Ol. camphor., 254 Spirit. camphor., Spir. camphor. crocata, 260 Ol. Cantharid., 261 Tinct. Cantharid., 263 Spirit. russicus, 263 Tinct. Capsici, 269 Ol. Carvi, 270 Ol. Caryophylli, 279 Chamomillae ol. camph., Ol. Chamomillae citrat., Ol. Chamomillae infus., 300, 301 Chloroform, 302 Liniment. Chloroformii, Oleum Chloroformii, Spirit. Chloroformii, 314 Succus Citri, Ol. Citronellae, 347 Ol. Crotonis, 369 Ol. Eucalypti, 370 Eucalyptol., 397 Tinct. Gallarum, 398 Ol. Gaultheriae, 418 Ol. Hedeomae, 438 Ung. Hydrarg. alb., 448 Ol. Hyoscyami, 451 Ichthyol., 469 Kal. jodat., 470 Ungt. Kali jodat., 477 Oleum u. Spiritus Juniperi, 481 Kreosoton, 484 Oleum Lauri, 485 Spiritus Lavandulae u. Tinct. Lavandulae compos. u. Oleum Spicae, 489 Ol. Lini, Ol. Lini sulfurat., 501 Spirit. Mastichis comp., 504 Spirit. Melissae, 505 Spirit. Melissae comp., Ol. Menthae crispae, 506 Ol. Menth. pip., 507 Ol. Menthae virid., 511 Ol. Nucistae, Cerat. Nucistae, 512 Ol. Myristicae aether., 513 Naphtha, 520 Ol. Olivar., 541 Ol. Papaveris, 557 Petroleum, 564 Glycer. acidi carbolici, 594 Ol. Rapae, 607 Spirit. Rosmarini u. — — comp., Ungt. Rosmarini comp., 608 Ol. Rutae, 636 Sapones medicati, 638 Sapo medicatus, Sapo terebinthinat., Spirit. Saponat., 639 Liniment. saponato-ammoniat., Linim. saponato-camphorat., Spirit. saponato-camphorat., 642 Ol. Schleicherae, 664 Ol. Serpylli, 664 Spirit. Serpylli, 665 Ol. Sesami, 667 Spirit. Sinapis, 672 Spirit. anhaltin., 687 Ol. Succini rectificat., 699 Terebinthina venata, 702 Ol. Terebinth., 703 Ol. Tereb. rectif., Linim. terebinthinat., Linim. Terebinth. acetat., Sapo terebinthinat., 712 Ol. Thymi, 730 Veratrin, 733 Vinum.

Eiterungen Ae. 139 Liquor Aluminii acetici, 140 Aluminium acetico-lacticum, 141 Liquor Aluminii acetico-tartarici, 142 Aluminium-Formaldehydhydrosulfit, Ormicet, Aluminium formicicum, Aluminium oleinicum, 227 Bismut. subnitric.
— **Pyocyaneus- Ae.** 66 Acetonum, 143 Bolus alba.
— **Streptokokken-Ae.** 663 Streptokokkenserum.

Eklampsia infantum Ae. 218 Atropin. methylobromat., 300 Chloroform.
— **parturient. Ae.** 300 Chloroform.
Inn. 232 Kal. bromat.

Ekthyma Ae. 451 Ichthyol, 452 Thigenol.

Ekzem Ae. 73 Acid. boric., 100 Sulfofix, 101, 102 Acid. tannic., 124 Liquor Kali caustic., 125 Liq. Natr. caust., 128 Spirit. dilut., 139 Liquor Alumin. acetici, 140 Alumin.

acetico-lactic., Lenicet, 141 Liquor Alumin. acetico-tartarici, 141 Aluminol, Alumin. borico-tartaric., 142 Alumin. oxydat. hydrat., 142 Alumin.- Formaldehydhydrosulfit, Ormicet, Alumin. formicic., Alumin. oleinic. 143 Bolus alba, 144 Boluphen, 156 Pyoktanin. aureum et coerul., Pellidol, 176 Choleval, 179 Acid. arsenic., 189 Atophanyl, 218 Atropin. methylobromat., 226 Bismut. subgallic., 227 Bismut. subnitr., 229 Bism. tannic., 233 Natr. bromat., 296 Chinosol., 321 Anästhesin, 333 Collodium, 345 Sagrotan, 351 Cupr. sulfur., 355 Dymal, 404 Glycerin, 406 Gossypium depurat., 452 Ichthyol, 508 Menthol., 509 Coryfin, 515 β-Naphthol, 558 Thiol, 572 Pix liquida, 574 Ol. Picis rectific., 575 Liantral, Ol. Fagi empyreumaticum, 576 Pix betulina, 574 Ungt. Picis, 575 Anthrasol, 576 Balnacid, 577 Pix Juniperi, 589 Lenigallol, 598 Resorcin, 599 Euresol, 622, 623 Acid. salicyl., 636 Sapo glycerin. liquid., 637 Sapo kalin., Spirit. Sapon. kalin., 738 Zinc. oxydat.

Ekzem, nässendes Ae. 139 Alumina hydrata, 140 Liq. Alum. acetici, 140 Aluminium acetico lacticum, 141 Liquor Aluminii acetico-tartarici, 142 Aluminium-Formaldehydhydrosulfit, Ormicet, Aluminium formicicum, Aluminium oleinicum, 156 Pyoktanin. aureum et coeruleum, 233 Natr. bromat., 580 Aq. Plumbi u. Aq. Pl. Goulardi, 581 Plumb. stearinic., 583 Ungt. diachylon, 598 Resorcin., 599 Euresol, 712 Thymol., 720 Tumenol.

Ekzema seborrh. s. Seborrhöe.
— **solare Ae.** 116 Aesculin, 291 Chinin. bisulfuric.

Emphysem Ae. 218 Atropin. methylobromat.
Inn. 236 Bromoform.

Empyem Ae. 111 Rivanol, 306 Chloramin.
— **der Nebenhöhlen Ae.** 175 Albargin, 321 Anästhesin.
— **der Pleura Ae.** 295 Eucupin. hydrochloric.

Encephalitis Ae. 676 Antimosan, 723 Neu-Urotropin.
Inn. 723 Urotropin, 724 Neu-Urotropin, 724 u. weitere Hexamethylentetraminpräparate.
— **lethargica Ae.** 647 Scopol. hydrobrom., 648 Scopol. hydrochlor.
— —**Parkinsonismus nach** — — s. Parkinsonismus.

Endocarditis Inn. 295 Eucupin.
— **gonorrh. Ae.** 170 Kollargol.
— **Pneumokokken- Ae.** 663 Pneumokokkenserum.
— **septische Ae.** 170 Kollargol, 663 Streptokokkenserum, 727 Streptokokkenvaccine.

Endometritis Ae. 157 Methylenum coeru-
leum, 403 Glycerin, 451 Ichthyol, 452 Thi-
genol, 630 Esterdermasan. 739 Zinc. sozo-
jodol.
— Blutung bei Ae. 444 Hydrastinin. chlorat.
Enteritis s. Darmkatarrh, Gastroenteritis u.
Diarrhöe.
Entwickelungsstörungen Inn. 185 Jod-
Elarson.
Entzündungen, chron. Ae. 596 Steriles
normales Blutserum (Eigenblut), Sterile
Kuhmilch, Aolan, Abijon, Caseosan, Protasin, Novoprotin, Omnadin, 597 Xifalmilch, Phlogetan, Tuberkulin, Vaccineurin,
Ol. Terebinthinae, Olobintin, Terpichin,
Sulfur depurat., Sufrogel, Alkohol, 690
Sulfur depuratus, 693 Sufrogel, 702 Terpichin, 734 Yatren.
— eitrige Ae. 111 Rivanol.
— innere Ae. 259 Ceratum Cantharid., 263
Emplastr. Capsici.
Enuresis nocturna Ae. 685 Strychnin. nitric., 686 Strychnin. hydrochl., Strychn.
sulfur., Strychn. arsenic., Strychn. glycero-
phosphor.
    Inn. 213 Extr. Bellad., 255 Camph.
monobrom., 604 Cort. Rhois aromat., 684
Extr. Strychni Aquos.
Ephelides Ae. 124 Kalium carbonic. crud.,
126 Natrium carbonic., 228 Bism. subnitr.,
334 Collodium, 438 Hydrarg. praecipit.
album, Ungt. Hydrarg. album, 691 Sulf.
praecipit., 740 Zinc. sulfocarbon.
Epididymitis Ae. 410 Guajacol. liquid.
    Inn. 624 Natr. salicyl.
— gonorrh. Ae. 410 Guajacol. liquid.
Epilepsie Ae. 208 Luminalnatr., 236 Ureabromin, Bromoform-Amylnitr.-Äther, 300
Chloroform, 526 Pantopon, 527 Holopon,
Laudanon, 597 Xefamilch.
    Inn. 75 Borax, 76 Tartar. boraxat.,
197 Oleum Valerianae, 208 Luminal, 232
Ammon. bromat., 232 Kal. bromat., 233
Natr. brom., 234 Sedobrol, 235 Stront.
brom., 235 Bromipin, 235 Bromocoll, 236
Ureabromin, 245 Calcium chlorat. fus., 247
Calc. lact., 525 Op. pulv., 526 Pantopon,
529 Extr. u. Pilulae Opii, 530 Tinct. Opii
simpl., 532 — — crocata, 677 Folia Stra-
monii, 678 Extr. Stram. e Seminibus u.
Tinct. Stram. seminis, 738 Zinc. chlorat.
Epistaxis Ae. 67 Acetum, 67 Acetum aromatic., 101 Acid. tannic., 107 Acid. trichloracetic., 314 Coagulen, 384 Liq. ferri sesqui-
chlor., 406 Gossypium depurat., 418 Extr.
Hamamelid. fluid., 499 Manganum chlorat.,
696 Suprarenin.
Epitheliome z. B. Ae. 63 Jequiritol, 119
Aether chloratus; s. a. Geschwülste.
Erbrechen s. a. Brechreiz Ae. 546 Papaverin. hydrochlor., 611 Sacch. amylac.

    Inn. 88 Acid. jodic., 100 Natr. sulfuros.,
225 Bismut. subcarbonic., 232 Kal. brom.,
235 Stront. bromat., 237 Bromural, 292 Chinin. hydrobrom., 318 Cocain. hydrochlor.,
320 Alypin, 322 Cycloform., 323 Novocain,
418 Ol. Hedeomae, 466, 467 Tinct. Jodi,
481 Kreosot., 506 Ol. Menth. pip., 507
Mentholum, 546 Papaver. hydrochl.
Erbrechen chron. Inn. 100 Acid. sulfurosum, 221 Benzolum, 299 Chloroform.
— der Kinder Inn. 225 Bismut. subcarbonic., 321 Anästhesin, 322 Subcutin.
— Schwangerer Ae. 206 Medinal, 208 Luminalnatr.
    Inn. 87 Aq. Amygdalar. amar., 199
Validol, 205 Veronal, 206 Medinal, 208 Lu-
minal, 232 Kal. bromat., 320 Alypin, 321
Anästhesin, 322 Subcutin, 336 Rad. Co-
lombo, 466 Tinct. Jodi, 508 Menthol., 509
Menth. valerin., 683 Extr. Strychni, 684
Extr. Strychni fluid.
— Mittel zur Erzielung von — (Emetica)
Ae. 166 Apomorphin. hydrochl.
    Inn. 350 Cuprum sulfur., 454 Ipecac.,
486 Leptandra, 644 Oxymel Scillae, 674
Tart. stibiat.
Erektionen Inn. 495 Glandulae Lupuli,
Extr. Lupuli fluid.
Erkältungskrankheiten Inn. 163 Sali-
pyrin, 188 Arcanol, 624 Natr. salicyl., 669
Spec. diaphoretic.; s. a. Schweißtreibende
Mittel.
Erregungszustände Ae. 206 Medinal, Co-
deonal, Dialacetin, 208 Luminalnatr., 526
Pantopon, 527 Holopon, Laudanon, 535
Morph. hydrochlor., 527 Pantopon, Lau-
danon, 528 Narcophin, 537 Morphin. sul-
furic., 541 Aethylmorph. hydrochl., 541
Heroin. u. 542 — hydrochl., 542 Paramorfan, 543 Eukodal, 544 Dilaudid, 539 Cod.
phosphor.
    Inn. 80 Potio Riveri, 112 Abasin, Ada-
lin, 196 Radix Valerianae, Extr. Valerianae,
197 Extr. Val. fluid., 198 Species nervina
Recvalysat, 199 Valisan, 205 Veronal, 206
Medinal, Codeonal, Dialacetin, 208 Luminal, Phanodorm, 237 Bromural, 274 Tinct.
Castorei, 315 Tinct. Cocae, 525 Op. pulv.,
526 Pantopon, 529 Extr. u. Pilulae Opii,
530 Tinct. Opii simpl., 532 Tinct. Op.
crocata, 534 Morph. hydrochl., 539 Codein.
phosphoric., 540 Codeonal, 552 Paraldehyd, 646 Rhiz. Scopoliae, 671 Spec.
nervinae, 723 Voluntal, 733 Visc. alb.
— Geistesgestörter Ae. 195 Avertin, 206
Medinal, 297 Chloralhydrat, 535 Morphin.
hydrochl., 535 Scopol. hydrochlor., Morphin. hydrochlor., 527 Pantopon, Laudanon,
528 Narcophin., 537 Morphin. sulfuric.,
541 Aethylmorph. hydrochl., 541 Heroin.
u. 542 — hydrochl., 542 Paramorfan, 543

Eukodal, 544 Dilaudid, 647 Scop. hydrobrom., 648 Scop. hydrochlor.

Inn. 112 Adalin, 205 Veronal, 206 Medinal, 236 Bromoform., 252 Paraldehyd, 258 Cannab. tannic., 297 Chloralhydrat, 722 Urethan.

Erregungszustände im Vagusgebiet Inn. 493 Herba Lobeliae.

— sexuale Inn. 112 Adamon, 233 Kal. bromat., 494 Gland. Lupuli, 495 Extr. Lup. fluid. u. Tinct. Lupuli.

— zentrale Inn. 215 Atropin, 216 Atropin. sulfuric.

Erosionen Ae. 415 Traumaticin.
— der Portio Ae. 452 Ichthalbin.

Erschöpfungszustände Ae. 178 Arsen, 185 Optarson, Solarson.

Inn. 178 Arsen, 180 Pilulae asiaticae, 181 Liq. Kal. arsenicosi, 182 Natr. arsenic., 183 Arsan, 185 Elarson, 197 Tinct. Valer., 287 Chinin. hydrochlor., 289 Chinin. sulfuric., Chinin. tannic., 291 Chinin. bisulfuric., Chinin. dihydrochloric., 292 Euchinin, 293 Aristochin, 294 Cinchonidin. sulfuric., 327 Coffeinum, 327 Coff. citric., 328 Coff. natr.-benzoic., 328 Coff. natr.-salicylic., 375 Ferrum pulver., 375 Ferr. reduct., 378 Pilulae Ferri carbonici, 380 Ferr. lactic., 559 Phenacetin., 560—561 und weitere Phenetidide u. Phenacetinmischungen s. a. Schwächezustände.

— nach Blutungen u. choleriformen Diarrh. Ae. 614 Solutio Natri chlorati.

Erysipelas Ae. 95 Acid. picronitric., 96 Kalium silicium, 128 Spiritus dilutus, 139 Liquor Aluminii acetici 139, 296 Chinosol., 333 Collodium, 406 Gossypium depurat., 451, 452 Ichthyol, 452 Thigenol, 467 Tinct. Jodi, 475 Collodium Jodoformii, 558 Thiol, 663 Streptokokkenserum, 712 Thymol.

Inn. 146 Ammon. carbon., 295 Eucupin.

— faciei Ae. 172 Argent. nitric., 173 Arg. nitr. c. Kalio nitrico.

Erythema nodosum Ae. 558 Thiol.
Inn. 146 Ammonium carbonic.

Exanthem Ae. 244 Calc. carb. praecip. pro usu extern., 423 Empl. Hydrargyri, 503 Mel depurat., 574 Aq. Picis, 609 Acet. Sabadillae, 622 Acid. salicyl.

— Arznei- Inn. 245 Calc. chlorat. fus., 247 Calc. lactic.

Excrescenzen Ae. 68 Acid. acetic., 84 Acid. hydrochloric., 107 Acid. trichloracetic., 172 Arg. nitric., 431 Hydrarg. chlorat., 588 Pyrogallol.

— cancroide Ae. 588 Pyrogallol.

Exkoriationen Ae. 220 Tinct. Benzoës, 221 Tinct. Benzoës compos., 333 Collodium, 334

Collodium elastic., 403 Glycerin, 580 Ungt. Plumbi.

Exudate, entzündl. Ae. 471 Alival, Jodipin, 472 Jodisan, Jothionum, 645 Scillaren.

Inn. 471 Alival, Jodipin, 472 Jodival, Jodacalcid, Jodol, Jodomenin, Jodostarin, Jodferratose, 473 Jotifix, Lipojodin, Projodin, Sajodin, 643 Bulbus Scillae, 644 Acetum Scillae, Extr. Scillae, Extr. Scillae fluidum, 645 Tinct. Scillae, Scillaren, Scillicardin.

Extrasystolen s. Arhythmien.

F.

Favus Ae. 79 Acid. chrysophanicum, 119 Aether chloratus, 141 Alumnol, 124 Kalium carbonic. crudum, 307 Chrysarobin, 563 Phenol. liquefact., 573 Pix liquida, 574 Ol. Picis rectific., 575 Liantral, Ol. Fagi empyreumatic., 576 Pix betulina.

Febris recurrens Ae. 630 Salvarsanpräparate, 631 Salvarsan, 632 Neosalvarsan, Salvarsan-Natrium, Silbersalvarsan, Neosilbersalvarsan, 633 Sulfoxylsalvarsan, Myosalvarsan.

Inn. 292 Chinin. hydrobrom., 293 Cinchon. sulfuric., 613 Kal. chlorat., 633 Spirocid.

— Kachexie nach — Inn. 683 Extr. Strychni, 684 Extr. Strychn. fluid.

Fettsucht s. Adipositas.

Fieber (Fiebermittel) Ae. 162 Antipyrin.

Inn. 65 Acetanilid, 71 Natrium benzoic., 92 Acid. phosph. dilut., 145 Cortex Alyxiae, 162 Antipyrin, 164 Pyramidon salicylic., 165 Melubrin, Novalgin, Gardan, 163 Salipyrin, 163 Jodopyrin, 164 Pyramidon, 287 Chin. hydrochlor., 559 Phenacetin., 560, 561 weitere Phenetidide, 616 Kaliumnitricum, 624 Natr. salicyl., 626 Acid. acetylosalicy., 626—629 weitere Salicylsäureverbindungen u. Acetylsalicylsäuremischungen.

— der Phthisiker Inn. 162 Antipyrin, 164 Pyramidon salicylic., 165 Melubrin, Novalgin, Gardan, 164 Pyramidon, 419 Tinct. Helianthi.

Fieberhafte Zustände Inn. 89 Acid. lacticum, 92 Acid. phosphoric., 92 Acid. phosphoric. dilut., 99 Acid. sulfuric. aromatic., 150 Spirit. Amygdal. dulc., 177 Flores Arnicae; andere Fiebermittel s. o.

— — Ernährung in — Inn. 611 Sacch. Lactis.

Filariakrankheit Inn. 94 Acid. picronitricum.

Filzläuse s. Phthiriasis.

Fischvergiftung s. Vergiftung.

Fissuren Ae. 322 Cycloform, 472 Jodol, 474 Jodoform.

Fissuren des Afters Ae. 138 Aluminium, Eskalin, 173 Arg. nitric., 213 Extr. Bellad., 321 Anästhesin, 451 Ichthyol, Ichthalbin, 452 Thigenol, 525 Op. pulver., 579 Plumb. acet., 581 Plumb. nitr., 595 Extr. u. Extr. fluid. Ratanhiae, 738 Zinc. oxydat.
— des Mundwinkels Ae. 467 Tinct. Jodi.
Fisteln Ae. 172 Arg. nitric., 173 Arg. nitr. c. Kal. nitr., 227 Bism. subnitr., 556 Ortizon, Perhydrit, 737 Zinc. chlorat.
— tuberkulöse Ae. 89 Acid. lacticum, 227, 228 Bismut. subnitr., 472 Jodol, 473 Jodoform.
Fistula ani Ae. 213 Extr. Bellad.
Fistulöse Geschwüre s. Ulcera.
Flatulenz (Carminativa) Inn. 153 Anethol., 158 Ol. Anisi, 157 Fruct. Anisi, 158 Spirit. Anisi, 159 Ol. Anisi stellati, 168 Aq. carminat., 202 Mixt. oleoso-balsam., 241 Ol. Calami, 268 Fruct. Carvi, 269 Ol. u. Tinct. Carvi Caryophyll., 311 Ol. Cinnamomi, 312 Spirit. Cinnamomi, 312 Tinct. aromatica, 312 Tinct. aromat. acida, 313 Cinnamalum, 348 Tinct. Cubebar., 348 Fruct. Cumini u. Ol. Cumini, 391 Ol. Foeniculi, 391 Aq. ophthalmica Romershauseni, 391 Aq. carminativa, 391 Sirup. Foeniculi, 392 Tinct. Foeniculi comp., 395 Extr. Frangulae sicc., 418 Ol. Hedeomae, 477 Oleum Juniperi, 496 Magn. carbon., 498 Magnes. usta, 504 Folia Melissae, 505 Spirit. Melissae comp., 505 Fol. Menthae pip., 506 Ol. Menthae pip., 506 Spirit. Menthae pip., 507 Mentholum, 512 Ol. Myristic. aether., 571 Piper nigrum, 601 Extr. Rhei comp., 633 Fol. Salviae, 634 Ol. Salviae, 736 Rhiz. Zedoariae, 742 Rhiz. Zingiberis, Sirup. Z., Extr. Z. fluid., 743 Tinct. Z.
Fleischvergiftung s. Vergiftung.
Fliegenpilzvergiftung s. Vergiftung.
Flimmerskotom Inn. 327 Coff. citr.; s. a. Migräne S. 850.
Fluor albus Ae. 90 Acid. nitricum, 143, 144 Bolus alba, 195 Bacillosan, 306 Chloramin, 372 Faex medicin., 403 Glycerin, 529 Extr. Opii, 591 Cort. Quercus.; s. a. Gynäkolog. Mittel S. 841.
   Inn. 686 Styrax depuratus.
— — gonorrh. Ae. 305 Liq. Natrii hypochlorosi. s. a. Gonorrhöe S. 840.
Foetor ex ore Ae. 304 Calcaria chlorata, 612 Saccharin u. Saccharin solubile; s. a. Mund- u. Gurgelwasser S. 841, 851.
Frakturen Ae. 96 Kalium silicicum, 406 Gossypium depur., 415 Guttapercha, 551 Paraffin. solid.
   Inn. 248 Calc. phosphor., 713—715 Thyreoidea u. Thyreoideapräparate.
Framboesie Ae. 630—633 Salvarsanpräparate.

Frostschäden Ae. 90 Acid. nitric., 100 Acid. sulfuros., 101, 102 Acid. tannic., 141 Alumin. acetico-tartaric., 172 Arg. nitr., 221 Tinct. benzoës comp., 243 Linim. Calcariae, 252 Camphora, 253 Ol. camphor., 254 Spirit. camphor., 255 Ungt. camphor., 263 Tinct. Capsici, 308 Chrysarobin-Dermasan, 308 Cignolin, 333 Collodium, 384 Liq. Ferri sesquichlor., 397 Tinct. Gallarum, 399 Gelatina alba, 415 Traumaticin., 451, 452 Ichthyol, 465 Jodum, 476 Tinct. Jodi, 513 Naphtha, 557 Petroleum, 562, 564 Phenol. liquefact., 580 Liq. Plumbi subacet., 580 Ungt. Plumbi, 636 Sapo domesticus, 687 Ungt. Styracis, 702 Ol. Terebinth., 703 Ol. Tereb. rectif., 704 Ungt. Terebinth., 721 Ungt. Lass. contra Pernion.
Fungus haematoid. s. Haemangioma.
Furunkel Ae. 74 Ungt. acidi borici, 128 Spiritus dilutus, 250 Calc. sulfurat. solut., 308 Chrysarobin-Dermasan, 513 Naphtha, 549 Pankreasdispertsalbe, 583 Emplastr. Lith- arg. comp.
— des Ohres Ae. 129 Spiritus dilutus, 321 Anästhesin, 451 Ichthyol, 452 Thigenol.
Furunkulosis Ae. 333 Collodium, 629 Collod. salicylat.
   Inn. 296 Chinosol., 372 Faex medicinal., 372 Cerolin, 689 Sulfur. depurat., 692 Sulf. jodat.
Fußgeschwür s. Ulcus cruris.
Fußschweiß s. Schweiß.

G.

Gallenblasenfunktionsprüfung Ae. 565 Tetrajodphenolphth.-Natr.
Gallenkolik Ae. 212 Bellafolin, 213 Extr. Belladonnae, 216 Atrop. sulfuric., 300 Chloroform., 646 Extr. Scopoliae, 695 Suprarenin.
   Inn. 212 Extr. Belladonnae, Belladonna-Dialysat, 219 Eumydrin, 403 Glycerin, 646 Extr. Scopoliae; s. a. Cholelithiasis.
Gallensteine u. Gallensteinkolik s. Cholelithiasis u. Gallenkolik.
Gangrän Ae. 555 Hydrogen. peroxyd. solut., 581 Plumb. tannic.; s. a. Ulcera, gangränöse.
Gangraena pulmon. s. Lungengangrän.
Gastralgie Ae. 212 Bellafollin, 213 Extr. Belladonnae, 269 Ol. Carvi, 511 Cerat. Nusticae.
   Inn. 120 Aethylenum chlorat., 211 Folia Belladonnae, 212 Bellad.-Dialysat, 213 Extr. Bellad., 225 Bism. subcarbon., 227 Bism. subnitric., 229 Bism. valerianic., 235 Stront. bromat., 269 Ol. Carvi, 299, 301 Chloroform., 302 Aq. Chloroform., 318 Cocain. hydrochl., 320 Alypin, 321, 322 Anaesthesin, 322 Subcutin, 323 Novocain,

324 Orthoform., 371 Eudoxin, 467 Tinct. Jodi, 504 Folia Melissae, 505 Fol. Menthae pip., 507 Menthol., 677 Fol. Stramonii.

Gastritis s. u. Magen.

Gastroenteritis Inn. 70 Natrium aceticum, 143 Bolus alba, 150 Oleum Amygdalarum, 191 Elixir Aurantii compos., 265 Carbo medicin., 268 Carrageen, 364 Folia Djambu, 605 Ol. Ricini, 716 Rhiz. Tormentillae.

— der Kinder s. Brechdurchfall.

Gefäßschwäche Inn. 327 Coffeinum, 368 Ephedrin, 368 Ephetonin.

Gefäßwanderschlaffung Inn. 327 Coff. citric., 328 Coff. natr. benzoic., 328 Coff. natr. salicyl.

Geisteskrankheiten s. Erregungszustände Geistesgestörter.

Gelenkentzündung s. Arthritis.

Gelenkerkrankungen, tuberkulöse Ae. 472 Jodol, 473 Jodoform.

Gelenkrheumatismus Ae. 373 Fango, 623 Acid. salicyl., 625 Stront. salicyl., 627 Methylium salicyl., 630 Esterdermasan.

Inn. 72 Natr. benzoic., 162 Antipyrin, 164 Pyramidon salicylic., 165 Melubrin, Novalgin, Gardan, 157 Methylenum coeruleum, 295 Eucupin, 624 Natr. salicyl., 626 Acid. acetylosalicyl., 626—629 weitere Salicylsäureverbindungen u. Acetylsalicylsäuremischungen.

— akuter Ae. 188 Acid. phenylchinolincarbon., 189 Atophanyl, 451 Ichthyol., Thigenol, 627 Mesotan.

Inn. 163 Salipyrin, 164 Pyramidon, 188 Acid. phenylchinolincarbon., 189 Methylium phenylchinolincarbon., Hexophan, Atochinol, 190 Iriphan.

— chron. Ae. 81 Acid. formicic., 82 Cisan, 451 Ichthyol, 452 Thigenol, .596 Reizkörper, 596 Steriles normales Blutserum (Eigenblut), Sterile Kuhmilch, Aolan, Abijon, Caseosan, Protasin, Novoprotin, Omnadin, 597 Xifalmilch, Phlogetan, Tuberkulin, Vaccineurin, Ol. Terebinthinae, Olobintin, Terpichin, Sulfur depurat., Sufrogel-Alkohol, 690 Sulfur depuratus, 693 Sufrogel, 702 Terpichin, 734 Yatren, 702 Ol. Terebinth., 703 Ol. Tereb. rectif.

Inn. 163 Salipyrin, 164 Pyramidon.

Geschwülste, maligne Ae. 441 Mercurol, 453 Introcid, 593 Radiumsalz, Mesothorium, Thorium X.

— tuberkulöse Ae. 441 Mercurol.

Gicht Ae. 81 Acid. formicic., 119 Aether chlorat., 189 Atochinol., Atophanyl, Hexophan-Natr., 373 Fango, 394 Fonabisit, 477 Ol. Juniperi, 570 Ol. Pini silvestr., — Pumillion., 593 Radium-Emanat., Thorium X, 630 Esterdermasan, 723 Neu-Urotropin.

Inn. 77 Sidonal, 85 Acid. hydrochl. dilut., 93 Natr. phosphor., 109 Akonit-Dispert, 109 Extr. Aconiti Tuberum, 110 Akonitin. crystallis., 124 Kal. carbon., 125 Liq. Kalii carbonici, 187 Acid. phenylchinolincarbon., 189 Methylium phenylchinolincarbon., Hexophan, Atochinol, 190 Iriphan, Acitrin-compos.-Tabl., 290 Chin. sulturic., 331 Extr. Colchici semin., 331 Fluidextr. Colchici, 331 Tinct. Colchici, 331 Vin. Colchici, 330 Colchicum-Dispert, 332 Colchicinum, 330 Pulvis Colchici, 546 Fol. Orthosiphonis, 599 Fruct. Rhamni catharticae, 621 Salzschlirfer Salz, 624 Natr. salicyl., 626 Acid. acetylosalic., 626—629 weitere Salicylsäureverbindungen u. Acetylsalicylsäuremischungen, 676 Flores Stoechados, 723 Urotropin, 724, 725 weitere Hexamethylentetramin-Verbindungen.

Glaukom Ae. 459 Pilocarp. hydrochl. u. nitric., 541 Aethylmorph. hydrochl., 568 Physostigmin. salicyl. u. — sulfuric.

Inn. 164 Trigemin, 245 Calc. chlorat. fusum, 247 Calc. lactic., 626 Aspirin, 626—629 weitere Sacilylsäureverbindungen u. Acetylsalicylsäuremischungnn.

Glossitis Ae. 78 Acid. chromic., 321 Anaesthesin.

Inn. 75 Borax.

Glykosurie, alimentäre, Prüfung auf Inn. 611 Sacchar. amylaceum.

Gonorrhöe Ae. 90 Acid. nitricum, 102 Acid. tannic., 111 Trypaflavin, 141 Alumnol, 157 Methylenum coeruleum, 170 Kollargol, 172 Argent. nitric., 173 Arg. nitr. c. Kalio nitric., Protargol, 174 Hegonon, Targesin, Acykal, 175 Albargin, Argentamin, Argochrom, 176 Choleval, Ichthargan, No. vargan, 225 Bismut. oxyjodogallic., 227, 228 Bismut. subnitric., 306 Chloramin, 349 Cupr. acetic., 441 Mercurol, 445 Hydrochinon, 502 Folia Matico, 554 Calc. u. Kal. permang., 578 Plumb. acetic., 579 Liq. Plumb. subacet., 581 Plumb. nitric., 597 Ol. Terebinth., 727 Gonargin, 739 Zinc. salicyl.-Zinc. sozojodol., 740 Zinc. sulfocarb., Zinc, sulfuric.

Inn. 200 Bals. Copaivae, Elekt. Copaivae comp., Bals. Gurjun, 238 Buccosperin, 258 Fruct. Cannab., 347 Fruct. Cubebae, 348 Extr. Cubebar., Ol. Cubebar., 369 Ol. Eucalypti, 370 Eucalyptol., 502 Folia Matico, 479 Extr. Kava-Kava fluid. u. Gonosan, 635 Gonosol u. Gonosan, 636 Gonaromat u. Santyl, 686 Styrax depurat.

— chron. Ae. 173 Arg. nitr., Protargol, 174 Acykal, 175 Albargin, 304 Calcaria chlorata, 531 Tinct. Opii, 727 Gonokokken-vaccine.

Inn. 347 Fruct. Cubebae, 479 Rhiz. Kava-Kava, 502 Extr. Matico fluid., 635 Ol. Santali.

Gonorrhöe, Prophylakt. (s. a. Infektionen, venerische) Ae. 173 Protargol.
— Provokation Ae. 556 Ortizon, Perhydrit.
— mit starker Schmerzhaftigkeit Ae. 213 Extr. Bellad., 529 Extr. Opii.
   Inn. 257 Extr. cannab. indic.
Granulationen, wuchernde Ae. z. B. 139 Alumen ustum, 350 Cupr. sulfur.
— schlaffe Ae. 172, 173 Arg. nitric., 173 Arg. nitr. c. Kalio nitr.
Granularatrophie der Niere Ae. 362 Digalenum, 363 Digifolin u. Digipuratum.
   Inn. 355 Digitalis, 362—364 weitere Digitalispräparate, 679 Extr. Strophanthi, 680 Tinct. Strophanthi.
Grippe s. Influenza.
Gurgelwässer Ae. 67 Acetum, 67 Acet. aromatic., Acet. pyrolign. rectif., 68 Acid. acetic., 69 Acid. acetic. dilut., Liquor Ammonii acetici, 73 Acid. boric., 75 Borax, 84 Acid. hydrochlor., 89 Acid. lact., 90 Acid. nitr., 98 Acid. sulf. dilut., 121 Agrimonia, 126 Natr. carbonic., 127 Natr. bicarbon., 137 Radix u. Folia Althaeae, 138 Alumen, 139 Liquor Aluminii acetici, 140 Aluminium acetico- lacticum, 141 Liquor Aluminii acetico-tartarici, 142 Aluminium-Formaldehydhydrosulfit, Ormicet, Aluminium formicicum, Aluminium oleinicum, 142 Lacalut, 144 Alumin. sulfur., 147 Ammon. chlorat., 154 Spirit. Angelicae compos., 156 Pyoktaninum aureum et coeruleum, 202 Mixt. oleoso-balsamica, 241 Tinct. Calami, 243 Aqua Calcariae, 252 Camphora, 254 Spirit. camph., 263 Tinct. Capsici, 278 Flor. Chamomillae, 282 Cortex Chinae, 296 Chinosol., 302 Aqua Chloroformii, 304 Aqua Chlori, Calcaria chlorata, 305 Liq. Natrii hypochlorosi, 306 Chloramin, 326 Spirit. Cochleariae, 349 Cuprum acetic., 351 Cuprum sulfuric., Cupr. sulfuric. ammoniat., 391 Fruct. Foeniculi, 414 Gummi arabic., Mucilago Gummi arabic., 433 Hydrarg. cyanat., 465 Jodum, 468 Kal. jod., 479 Kino u. Tinct. Kino, 488 Semen Lini, 498 Herba Majoranae, 499 Mangan. chlorat., 500 Flor. Malvae u. Flor. Malvae arboreae, 503 Mel depurat., Mel rosat., 504 Oxymel simpl., 512 Myrrha, 513 Tinct. Myrrhae, 529 Extr. Opii, 569 Radix Pimpinellae, Tinct. Pimpinellae, 588 Radix u. Tinct. Pyrethri, 591 Cortex Quercus, 594 Radix Ratanhiae, 595 Extr. Ratanh., Ratanh. Extr. fluid. u. Tinct. Ratanh., 603 Mucidan, 606 Flor. Rosae u. — — rubrum, 608 Fol. Rutae, 614 Natr. chlorat., 622 Acid. salicyl., 625 Natr. salicyl., 628 Phenyl. salicyl., 633 Fol. Salviae, 644 Oxymel Scillae, 648 Herba Scordii, 664 Spirit. Serpylli, 702 Ol. Terebinth., 703 Ol. Tereb. rectif., 715 Flor. Tiliae, 716 Rhiz.

Tormentillae, 717 Mucilago Tragacanth., 736 Zinc. acetic., 740 Zinc. sulfuric.
Gynäkologische Mittel je nach den Angaben im Text als Vaginalspülungen usw. 67 Acetum pyrolignos. crud., 73 Acid. boric., 89 Acid. lactic., 101 Acid. tannic., 141 Alumnol, 170 Kollargol, 175 Argentamin, 176 Choleval, 195 Bacillosan, 226 Bism. subgallic., 239 Ol. Cacao, 345 Creolin, 343 Cresol. pur., 350 Cuprum sulfuric., 372 Faex medicinalis, 392 Formalin, 394 Liqu. Formald. saponat., 425 Hydr. bichlor., 440 Asterol, 442 Sublamin, 452 Ichthyol, Thigenol, 467 Tinct. Jodi, 483 Laminaria, 529 Extr. Opii, 530 Tinct. Opii simpl., 555 Hydrogen. peroxyd. solut., 591 Cort. Quercus, 594 Radix Ratanhiae, 595 Extr. u. Extr. fluid. Ratanhiae, 630 Esterdermasan, 656, 669 Species gynaecolog., 720 Tupelo, 737 Zinc. chlorat.; s. a. Uterus, Vagina usw.

H.

Haarausfall Ae. 261 Tinct. Cantharid., 516 Epicarin, 605 Ol. Ricini, 609 Ol. Sabinae.
Haarentfernung s. Depilation S. 833.
Habitus phthisicus Inn. z. B. 248 Sirup. Calcii phospholactici, Sirup. Calcii lactophosphor. c. Ferro et Mangano.
Hämangioma s. Angioma.
Hämatemesis s. Magenblutungen.
Hämoglobinurie, paroxysmale z. B. Ae. 306 Cholesterin.
Hämophilie Ae. 502 Albertol medicinale, 663 Normales Serum.
   Inn. 245 Calc. chlor. fus., 247 Calc. lact.
Hämoptoe Ae. 246 Calc. chlorat. fus.; 252 Camphora, 362 Digalenum, 363 Digifolin, Digipuratum, 534, 535 Morphin. hydrochl., 527 Pantopon, Laudanon, 528 Narcophin, 537 Morphin. sulfuric., 541 Aethylmorph. hydrochl., 541 Heroin. u. 542 — hydrochl., 542 Paramorfan, 543 Eukodal, 544 Dilaudid, 611 Sacch. amylaceum, 614 Natr. chlorat., 615 Solutio Natrii chlorati physiologica, Solutio Ringeri, Locke-Ringers Solution, Normosal.
   Inn. 99 Acid. sulfuric. dilut., 245 Calc. chlorat. fus., 247 Calc. lact., 355 Digitalis 362—364 weitere Digitalispräparate, 399 Gelatina alba, 417 Folia Hamamelid., 417 Cortex Hamamelid., 418 Extr. Hamamelid. fluid., 510 Extr. Millefolii, 534 Morphin. hydrochl., 528 Narcophin, 537 Morphin. sulfuric., 541 Peronin, 542 Paramorfan, 544 Dilaudid, 679 Extr. Strophanthi, 680 Tinct. Strophanthi.
Hämorrhoiden Ae. 114 Lanolinum, 128 Spiritus dilutus, 138 Aluminium, Eskalin, 165 Anusol, 213 Extr. Bellad., 224 Bismut. jodoresorcinsulfonic., Bismut. oxyjodat., Bism. oxychlor., 226 Bismut. subgall., 229

645 Scillaren, 681 Strophanth., 682 Strophanth. amorph., 685 Strychn. nitric., 686 Strychn.hydrochl.,Strychn.sulfur.,Strychn. arsenic., Strychn. glycero-phosphor.

Inn. 70 Liquor Kalii acetici, 115 Herba adonidis vernalis, Tinct. Adonidis, Adonidium, Extr. Adonidis fluid., 237 Brucin, 245 Calc. chlorat. fus., 247 Calc. lact., 255 Cadechol, 266 Cardiazol, 327 Coff. citric., 328 Coff. natr.-benzoic., 329 Coff. natr.-salicyl., 341 Flor. Convallariae, Extr. Convall. maj., 355 Digitalis, 362—364 weitere Digitalispräparate, 569 Picrotoxin, 679 Extr. Strophanthi, 680 Tinct. Strophanthi, 358 Folia Digitalis, 643 Bulbus Scillae, 644 Acetum Scillae, Extr. Scillae, Extr. Scillae fluidum, 645 Tinct. Scillae, Scillaren, Scillicardin, 679 Extr. Strophanthi, 680 Tinct. Strophanthi, 685 Strichn. nitric., 686 Strychnin. hydrochloric., Strychninum sulfuric., Strychnin. arsenicos., Strychnin. glycero-phosphoric.; s. a. Diuretica, Dyspnöe, Hydrops.

Herzkollaps s. Kollaps u. Herzschwäche.

Herzleiden, nervöse (Palpationen usw.)
Inn. 98 Acid. sulfuric. dilut., 112 Abasin, 115 Herba Adonidis vernalis, 195 Baldrianpräparate, 199 Valyl, 196 Radix Valerianae, 197 Tinct. Valerianae, Tinct. Valerianae ammoniat., 198 Tinct. Valerianae aether., Spec. nervin., 199 Validol, 232 Kal. brom., 235 Bromipin, 235 Bromocoll, 255 Camph. monobrom., 341 Extr. Convall. maj., 341 Tinct. Convall., 509 Menthol. valerianic., 668 Spartein. sulfuric.

Herzschwäche Ae. 251 Camphora, 253 Aether camphorat., Ol. camphorat., 254 Ol. camph. forte, Spirit. camph., 255 Camphogen, 266 Cardiazol, 341 Coramin, 363 Digipuratum, 420 Hexeton, 611 Sacch. amylac., 645 Scillaren, 666 Semen Sinapis, 668 Spartein. sulfuric., 682 Strophanthin, 685 Strychnin. nitric., 686 Strychnin. hydrochl., Strychn. sulfur., Strychn. arsenic., Strychn. glycero-phosphor., 695 Suprarenin.

Inn. 71 Acid. benzoic., 252 Gelatin. Camph., 254 Spiritus camphor., 255 Cadechol, Camphochol, 266 Cardiazol, 326 Semen Coffeae, 327 Coffein., 327 Coff. citric., 328 Coff. natr.-benzoic., 328 Coff. natr.-salicyl., 341 Coramin, 420 Hexeton, 643 Bulbus Scillae, 644 Acetum Scillae, Extr. Scillae, Extr. Scillae fluidum, 645 Tinct. Scillae, Scillaren, Scillicardin.

— nach Operationen Ae. 614 Natr. chlorat., 615 Solutio Natrii chlorati physiologica u. Solutio Ringeri u. Locke-Ringers Solution, Normosal.

Heufieber u. Heuschnupfen z. B. Ae. 107 Acid. trichloracetic., 321 Anaesthesin, 625 Natr. salicyl., 664 Pollantin.

Inn. 245 Calc. chlor. fus., 247 Calc. lact.

Hexenschuß s. Lumbago.

Hornhaut-Entzündungen s. Keratitis S. 846.

— Geschwüre Ae. 84 Acid. hydrochloricum, 95 Acid. picronitric., 156 Pellidol, 157 Methylenum coeruleum, 201 Balsam. peruvian., 216 Atropin. sulfur., 219 Eumydrin, 225 Bismut. oxyjodogallic., 294 Optochin. hydrochlor., 392 Formald. solut., 467 Tinct. Jodi, 541 Aethylmorph. hydrochlor., 568 Physostigmin. salicyl. u. — sulfuric.

— Infiltrationen Ae. 157 Methylenum coeruleum.

— Narben Ae. 710 Thiosinamin.

— Trübungen Ae. 63 Jequiritol, 147 Ammonium chlorat., 429 Hydrarg. bijodat.

— Verätzungen Ae. 95 Acid. picronitric.

— Verletzungen Ae. 108 Acoin-Öl, 156 Pyoktanin. aureum et coerul., 170 Kollarpol, 226 Bismut. subgallic., 229 Bismut. tannic.

Hühneraugen Ae. 69 Acidum aceticum, 89 Acid. lacticum, 107 Acid. trichloraceticum, 257 Extr. cannab. indic., 333 Collodium, 349 Ceratum Aeruginis, 629 Collodium salicylatum, 630 Emplastr. saponat. salicylat. u. Empl. ad clavos ped., 638 Emplastr. saponat.

Hundswut s. Lyssa.

Husten, Rachen- Ae. z. B. 107 Acid. trichloracet.

— Reiz Ae. 535 Morph. hydrochlor., 527 Pantopon, Laudanon, 528 Narcophin, 537 Morphin. sulfuric., 541 Aethylmorph. hydrochl., 541 Heroin. u. 542 — hydrochl., 542 Paramorfan, 543 Eukodal, 544 Dilaudid, 539 Codein. phosphor.

Inn. 112 Abasin, 211 Folia Belladonnae, 212, 213 Extr. Belladonnae, 346 Cresival, 456 Pulv. Ipecac. opiat., 491 Succus Liquirit. depur., 503 Mel depurat., 503 Mel rosatum, 539 Codein. phosphor., 540 Cod. sulf., 541 Dionin, 543 Paracodin, 540 Sirup. Codeini, 541 Heroin, 542 Heroin. hydrochl., 543 Eukodal, 543 Dicodid, 626 Acid. acetylosalicyl., 626—629 weitere Salicylsäureverbindungen u. Acetylsalicylsäuremischungen, 646 Extr. Scopoliae, 677 Folia Stramonii, 678 Tinct. Stram. seminis.

— bei endothorak. Operat. Ae. 216 Atropin. sulfuric.

Hydrocele Ae. 465 Jodum, 467 Tinct. Jodi, 737 Zinc. chlorat.

Hydrops Ae. 278 Cesol, 362 Digalen., 363 Digifolin, Digipurat., 441 Novasurol, 442 Salyrgan, 459 Pilocarpin. hydrochl. u. nitric., 645 Scillaren, 681 Strophanthin, 710 Euphyllin.

Inn. 70 Liq. Kalii acetici, 115 Extr. Adonidis fluid., 166 Apocyn., 231 Blatta orientalis, 278 Cesol, 327 Coffeinum, 327 Coff. citric., 328 Coff. natr.-benzoic., 329

hol, 690 Sulfur depuratus, 693 Sufrogel, 702 Terpichin, 734 Yatren.

Inn. 178, 179 Acid. arsenic., 180 Pilulae asiaticae, 181 Liquor Kalii arsenicosi, 183 Arsan.

Infektionen, pyogene Inn. z. B. 98 Acid. sulfuric. dilut.

— Staphylokokk.-Ae. 727 Staphylokokken-vaccine.

— Streptokokken-Ae. 194 Solganal, 727 Streptokokkenvaccine.

Inn. 294 Optochin, Optochin. hydrochlor., 295 Eucupin.

— unklare Inn. 605 Ol. Ricini.

— venerische, Prophylaxe Ae. 174 Protargol, 176 Choleval, 427, 720 Neisser-Siebert-Salbe.

Infektionskrankheiten, akute Ae. 96 Siliquid, 175 Argochrom, 327 Coff. citrici, 328 Coff. natr. benz., 329 Coff. natr. salicyl., 341 Coramin, 420 Hexoton.

Inn. 96 Siliquid, 327 Coff. citrici, 328 Coff. natr. benzoic., Coff. natr. salicyl., 341 Coramin, 420 Hexoton.

— — Herzschwäche bei — s. Herzschwäche.

— — Kollaps bei — s. Kollaps.

— — Atmungslähmung bei — s. Atmungslähmung.

— Prophylaxe Ae. z. B. 81 Acid. formicic.

Influenza Ae. 111 Trypaflavin, 189 Atophanyl.

Inn. 163 Salipyrin, 164 Pyramidon, 188 Arcanol, 295 Eucupin.

— Prophylaxe Ae. 81 Acid. formicic.

Inhalationen Ae. 72 Natr. benzoic., 75 Borax, 88 Acid. hydrofluoric., 89 Acid. lactic., 124 Liq. Kali caust., Kalium carbonic., 125 Liq. natr. caust., 126 Natr. carbonic., 127 Natr. bicarbon., 146 Ammon. carbonic., 147 Ammon. chlorat., 172 Argent. nitric., 173 Arg. nitr. c. Kal. nitr., 231 Bromum, 233 Kal. bromat., 236 Bromoform., 252 Camphora, 278 Flores Chamomillae, 288 Chinin. hydrochl., 289 Chinin. sulfuric., 304 Aqua chlori, 306 Chlorylen, 339 Extr. Conii, 370 Eucalyptolum, 403 Glycerin, 422 Hydrargyrum, 439 Hydrarg. sulfur. rubr., 468 Kal. jod., 481 Kreosot., 507 Mentholum, 509 Coryfin, 512 Myrrha, 548 Oxygenium, 562 Phenol. liquefact., 570 Turiones Pini, Ol. Pini silvestris, Ol. Pini Pumillion., 573 Pix liquida, 574 Aqua Picis, 614 Natr. chlorat., 623 Acid. salicyl., 634 Ol. Salviae, 677 Folia Stramonii u. — — nitrata, 678 Extr. Stramonii, 696 Suprarenin, 701 Ol. Terebinth., 703 Ol. Tereb. rectif., 711 Thorium nitric., 715 Flor. Tiliae.

Insektenstiche Ae. 96 Kalium silicic., 122 Liquor Ammonii caustic., 270 Ol. Caryophylli, 370 Eucerin, 393 Formal-

dehyd. solut., 507, 508 Menthol., 513 Naphtha, 641 Ol. Sassafras.

Insekten, Vertilgung von — Ae. 153 Anetholum, 158 Oleum Anisi, 306 Chrysanthemum, 588 Flores Pyrethri dalmantini.

Intermittens s. Febris recurrens.

Intertrigo Ae. 73 Acid. boric., 74 Ungt. acidi borici, 101 Acid. tannic., 104 Tannoform, 139 Alumina hydrata, 140 Lenicet, 144 Boluphen, 156 Pyoktanin. aureum et coerul., 229 Bism. tribromphenyl., 230 Bismutose, 581 Plumb. stearinic., 623 Acid. salicyl., 648 Sebum benzoat., Sebum salicylat., 697 Talcum, 737 Zinc. oxydat.

— ani Ae. 226 Bismut. subgallic., 229 Bismut. tannic.

— der Kinder Ae. 143 Bolus alba, 496 Magnes. carbon., 498 Magnes. usta.

— mammae Ae. 226 Bismut., subgallic., 229 Bism. tannic., 738 Zinc. oxydat.

Intraokulare Druckerhöhung Ae. 459 Pilocarp. hydrochl. u. nitric.; s. a. Glaukom.

Iridocyclitis Ae. 541 Dionin.

Irisprolaps Ae. 216 Atropin. sulf., 568 Physostigmin. salicyl. u. sulfuric.

Iritis Ae. 108 Acoin-Öl, 216, 217 Atropin. sulfur., 219 Eumydrin, 541 Dionin, 568 Physostigm. salicyl. u. — sulfuric.

— rheumatica Inn. 626 Aspirin, 626—629 u. weitere Salicylsäureverbindungen u. Acetylsalicylsäuremischungen.

— syphilitica Inn. 429 Hydrarg. bijodat.

Ischias Ae. 129 Spirit. dilut., 162 Antipyrin, 189 Atophanyl, 216 Atropin. sulfuric., 260 Collempl. Canthar. ordin., 451 Ichthyol., 452 Thigenol, 476 Tinct. Jodi, 510 Emplastr. Mezerei canth., 614 Natr. chlorat.

Inn. 157 Methylenum coeruleum, 162 Phenyldimethylpyrazolon, 164 Pyramidon salicylic., 165 Melubrin, Novalgin, Gardan, 163 Salipyrin, 188 Acid. Phenylchinolincarbonic., 189 Methylium Phenylchinolincarbonic., 189 Hexophan, 189 Atochinol, 190 Iriphan, 287 Chin. hydrochlor., 289 Chinin. sulfuric., Chinin. tannic., 291 Chinin. bisulfuric., Chinin. dihydrochloric., 292 Euchinin, 293 Aristochin, 294 Cinchonidin. sulfuric., 626 Acid. acetylosalicyl., 626 bis 629 weitere Salicylsäureverbindungen u. Acetylsalicylsäuremischungen.

Ischuria Ae. 213 Extr. Bellad., 724 Neu-Urotropin.

J.

Jodismus Inn. 98 Acid. u. Natr. sulfanilic.

Jucken Ae. 99 Mixtura sulfuric. acid., 128 Spirit. dilut., 143 Bolus alba, 298 Chloral. hydrat., 399 Gelatina alba, 459 Pilocarp. hydrochl. u. nitric., 507, 508 Mentholum, 562, 564 Phenol. liquefact., 575 Liq. Carbonic. deterg., 623 Acid. salicyl., 626 Acid.

acetylosalicylic., 711 Thymolum, 720 Tumenol.

    Inn. 626 Aspirin, 626—629 weitere Salicylsäureverbindungen u. Acetylsalicylsäuremischungen; s. a. Hautkrankheiten, juckende S. 842.

Jucken, erfrorner Teile Ae. 229 Bism. subsalicyl.

K.

Kachexie Ae. 178 Arsen, 183 Arsamon, 185 Solarson, Optarson.

    Inn. 178 Arsen, 178 Acid. arsenicum, 180 Pilulae asiaticae, 181 Liquor Kalii arsenicosi, 183 Arsan, 182 Natr. arsenic.

— strumipriva Inn. 713 Thyreoidea.

— nach Intermittens s. Febris recurrens.

Kalaazar Ae. 402 Germanin.

    Inn. 402 Germanin.

Karbunkel Ae. 250 Calc. sulfurat. solut.; s. a. Hautkrankheiten.

Kardialgien s. Gastralgie.

Kardiospasmus, nervös. u. Art. scler. s. Angina pektoris S. 826.

Kastrationsbeschwerden s. a. Klimax Ae. 547 Ovarienpräp., 547 Oophorin, 548 Ovoglandol, Ovarialhormon.

    Inn. 547 Ovarienpräp., 547 Ovaria siccata, Novarial, Ovaraden, Oophorin, 548 Ovoglandol, Ovowop, Progynon.

Katarakt, traumatischer Ae. 476 Natr. jodicum.

Katarrhe s. die einzelnen Organe.

Kehlkopf s. Larynx.

Keratitis Ae. 76 Natr. tetraboric., 156 Pellidol, 174 Targesin, 541 Aethylmorph. hydrochlor., 568 Physostigmum salicyl. u.

— sulfuric.

Keuchhusten Ae. 88 Acid. hydrofluoric., 116 Äther, 172 Arg. nitr., 173 Arg. nitr. c. Kal. nitr., 206 Medinal, 288 Chinin. hydrochloric., 291 Chinin. dihydrochloric., 696 Suprarenin.

    Inn. 87 Aqua Amygdal. amar., 138 Alumen, 162 Antipyrin, 164 Pyramidon salicylic., 165 Melubrin, Novalgin, Gardan, 205 Veronal, 206 Medinal, 211 Folia Belladonnae, 213 Extr. Bellad., 215 Atropin, 216 Atropin. sulfur., 222 Benzylium benzoic., 232, 234 Kalium bromat., 236 Bromoform., 236 Sirup. Bromoform. comp., 237 Bromural, 273 Fol. Castanae, 273 Extr. Castanae fluid., 287 Chinin. hydrochlor., 289 Chinin. sulfuric., Chinin. tannic., 291 Chinin. bisulfuric., Chinin. dihydrochloric., 292 Euchinin, 293 Aristochin, 294 Cinchonidin. sulfuric., 293 Chineonal, 295 Chinolin. tartaric., 409 Herba Grindeliae, 412 Sirup. Kalii sulfoguajacol., 567 Akineton, 569 Extr. Pinguiculae fluid., 626 Acid. acetylo-

salicyl., 626—629 weitere Salicylsäureverbindungen u. Acetylsalicylsäuremischungen, 677 Folia Stramonii, 678 Extr. Stram. e Seminibus u. Tinct. Stram. seminis, 712 Extr. Thymi fluid.

Kieferhöhleneiterung s. Empyem der Nebenhöhlen.

Klimakterium, Beschwerden im — Ae. 547 Ovarienpräparate, 547 Oophorin, 548 Ovoglandol, Ovarialhormon.

    Inn. 195 Baldrianpräparate, 199 Valyl, 237 Bromurol, 547 Ovarienpräparate, 547 Ovaria siccata, Novariol, Ovaraden, Oophorin, 548 Ovoglandol, Ovowop, Progynon, 717 Transanon.

— Blutungen im — Ae. 648 Secale, 651 Extr. Secalis cornuti, 652 Cornutinum ergoticum, Ergotin, Ergotitrin, Gynergen, 653 Secacornin, Tyramin, Uteramin, Tenosin.

    Inn. 648 Secale, 650 Secale cornutum, 651 Extr. Secalis cornuti, Extr. Secalis cornuti fluid., 652 Cavipurin, Cornutinum, Ergotin, Ergotininum, Ergotitrin, Gynergen, 653 Secacornin, Secalan, Secalysatum, Tenosin.

Klistiere Ae. 67 Acetum, Acetum aromatic., 102 Acid. tannic., 105 Kal. tartaricum, 130 Spiritus aetherus, 135 Tinct. Aloës, Extr. Aloës, 137 Radix Althaeae, Folia Althaeae, 138 Alumen, 143 Bolus alba, 144 Aluminium sulfuric., 147 Ammonium chloratum, 153 Amylum Oryzae, 153 Amylum tritici, 153 Mucilago Amyli, 211 Folia Belladonnae, 212 Extr. Bellad., 214 Tinct. Bellad., 233 Kal. bromat., 235 Bromipin, 243 Aqua Calcariae, 246 Calcium chlorat. fus., 252 Camphora, 268 Fruct. Carvi, 269 Ol. Carvi, 273 Castoreum, 274 Tinct. Castorei, Catechu, 278 Flor. Chamomillae, 279 Aqua Chamomillae, 282 Cort. Chinae, 296 Chinosol., 300 Chloroform., 304 Aqua Chlori, 311 Cort. Cinnamomi, 347 Ol. Crotonis, 358 Folia Digitalis, 397 Tinct. Gallarum, 403 Glycerin., 414 Gummi arabic., 414 Mucilago Gummi arabic., 479 Tinct. Kino, 488 Semen Lini, 489 Ol. Lini, 503 Mel depurat., 504 Oxymel simpl., 505 Fol. Menthae pip., 510 Flores Millefolii, Herba Millefol., 520 Ol. Olivar., 530 Tinct. Opii simpl., 545 Ol. Papaveris, 550 Paraffin. liquid., 554 Pepton. sicc., 578 Plumb. acetic., 581 Plumb. nitr., 579 Liq. Plumbi subacet., 594 Ol. Rapae, 594 Radix Ratanhiae, 595 Extr. u. Extr. fluid. Ratanhiae, 600 Rhizoma Rhei, 605 Ol. Ricini, 608 Folia Rutae, 611 Sacch. amylaceum, 613 Tubera Salep, 614 Natr. chlorat., 618 Magn. sulfuric., 619 Natr. sulfuric., 624 Natr. salicyl., 636 Sapones medicati, 638 Sapo medicat. u. Sapo oleaceus, 655 Folia Sennae, 665 Ol. Sesami, Cort. Simarubae, 698 Flores Tanaceti, 699 Terebinthina venata,

702 Ol. Terebinth., 703 Ol. Tereb. rectif., 717 Tragacantha, 717 Mucilag. Tragac., 717 Folia Trifolii, 718 Furfur Tritici, 731 Flor. Verbasci.

Knochen-Eiterungen, z. B. Ae. 143 Bolus alba; s. im übrigen Eiterungen.

— Entzündung z. B. Ae. 467 Tinct. Jodi.

— Wunden, z. B. Ae. 66 Acetonum; s. a. Wunden.

Kohlenoxydvergiftung s. Vergiftungen.

Koliken je nach der Zuverlässigkeit bei Nieren-, Gallen- usw. Kolik; s. a. bei den einzelnen. Ae. 526 Pantopon, 527 Holopon, Laudanon, 535 Morphin. hydrochlor., Atropin. sulfuric., 528 Narcophin, 537 Morphin. sulfuric., 541 Aethylmorph. hydrochl., 541 Heroin. u. 542 Heronin. hydrochl., 542 Paramorfan, 543 Eukodal, 544 Dilaudid.

Inn. 131 Benzylium benzoicum, 131 Spasmyl, 202 Mixtura oleosa-balsamica, 213 Extr. Bellad., 215 Atropin, 216 Atropin. sulfur., 268 Fruct. Carvi, 269 Ol. Carvi, 278 Flor. Chamomillae, 279 Ol. Chamomillae citrat., Ol. Chamomillae aeth., Ol. Anthemidis, 301 Chloroform., 418 Hedeomae, 504 Folia Melissae, 505 Fol. Menthae pip., 506 Ol. Menthae pip., 507 Menthol., 512 Macis, 525 Op. pulv., 526 Pantopon, 529 Extr. Opii u. Pilulae Opii, 530 Tinct. Opii simpl., 532 Tinct. Opii crocata, 534 Morphin. hydrochl., 528 Narcophin, 537 Morphin. sulfuric., 541 Peronin, 542 Paramorfan, 544 Dilaudid, 726 Uzara-Liquor.

— Blei- s. Blei.

Kollaps Ae. 68 Acid. acetic., 117 Äther, 118 Aether aceticus, 122 Liquor Ammon. caustic., 130 Spiritus aethereus, 145 Ammon. carbon., 251 Camphora, 253 Ol. camphor., Aether camph., 254 Ol. camphor. forte, 255 Camphogen, 266 Cardiazol, 327 Coff. citric., 328 Coff. nartio-benzoic., 329 Coff. natr.-salicyl., 341 Coramin, 368 Ephedrin, Ephetonin, 420 Hexeton, 449 Hypophysenpräp., 450 Hypophen, Hypophysenextr. (Schering, Ingelheim), Hypophysin, Physormon, Pituglandol, Pituigan, Posthypin, 614 Natr. chlorat., 615 Solutio Natrii chlorati physiologica, Solutio Ringeri, Locke-Ringers Solution, Normosal, 666 Semen Sinapis, 682 Strophanthin, 695, 696 Suprarenin.

Inn. 71 Acid. benzoic., 129 Spirit. dilut., 130 Spirit. e Vino, 145 Ammon. carbon., 177 Flores Arnicae, 255 Cadechol, 266 Cardiazol., 326 Semen Coffeae, 327 Coff. citric., 328 Coff. natr.-benzoic., Coff. natr.-salicyl., 329 Semen Colae, Extr. Colae fluid., 330 Tinct. u. Vin. Colae, 341 Coramin, 420 Hexeton, 509 Menthol. valerian; s. a. Herzschwäche.

Kollaps nach Blutverlusten Ae. 519 Normosal, 614 Natr. chlorat., 615 Solutio Natrii chlorati physiologica u. Solutio Ringeri u. Locke-Ringers Solution, Normosal; s. a. Blutverluste.

Koma Inn. z. B. 177 Flores Arnicae.

— diabetic. Ae. 453 Insulin.

Kondylomata Ae. 79 Kal. dichromicum, 90 Acid. nitricum, 90 Acid. nitric. fumans, 107 Acid. trichloracetic., 123 Kali causticum fusum, 124 Liquor Kali caustici, 125 Liquor Natrii caustici, 350 Cuprum sulfuric., 393 Formaldehyd. solut., 426, 427 Hydrargyr. bichlorat., 434 Hydrarg. nitric. oxydat. solut., 436 Hydrarg. oxydat., 562 Phenol. liquefact., 609 Summitates Sabinae, 609 Ung. Sabinae.

— lata z. B. Ae. 430 Hydrarg. chlorat.

Konservenvergiftung s. Vergiftung.

Kontrastmittel, Röntgen — Ae. 471 Jodipin, 565 Tetrajodphenolphthal.-Natr.

Inn. 210 Barium sulfur, Citobarium, Eubaryt, Idrabarium, Röntyum.

Kontusionen Ae. 64 Herba Absinthii, 123 Liquor Ammonii caustici spirituosus, 202 Mixt. oleosa-balsamica, 221 Tinct. Benzoës comp., 494 Glandulae Lupuli; s. a. Umschläge.

Kopfläuse s. Pediculi capitis.

Kopfschmerzen (symptomatisch) Ae. 509 Stylus Mentholi.

Inn. 65 Acetanilid, 162 Phenyldimethylpyrazol, 164 Pyramidon salicylic., 165 Melubrin, Novalgin, Gardan, 164 Pyramidon, 292 Chin. hydrobrom., 293 Aristochin, 327 Coffein, 327 Coff. citrici, 328 Coff. natr.-benzoic., 328 Coff. natr.-salicyl., 559 Phenacetin, 560—561 u. weitere Phenetidide u. Phenacetinmischungen; im übrigen s. die einzelnen Erkrankungen, die den Kopfschmerz bedingen, z. B. Kopfschmerz durch Hypertonie; s. Hypertonie.

— nervöse Inn. 235 Bromocoll, Bromikin, 237 Bromural.

Konvulsionen s. Krampfzustände.

Krämpfe der Kinder Ae. 297 Chloral. hydrat.

Inn. 112 Adalin, 297 Chloral. hydrat. im übrigen s. die einzelnen Erkrankungen, z. B. Tetanie.

— viscerale Ae. 546 Papav. hydrochlor.

Inn. 208 Veramon, 209 Alional, Dormalgin, Cibalgin, 212, 213 Extr. Bellad., 546 Papaver. hydrochl.

Krampfhusten Inn. 87 Aqua amygdalar. amarar., 455 Radix Ipecac., Extr. Ipecac., — — fluid., 533 Sirup. pector.

Krampfzustände je nach ihrer Zuverlässigkeit bei den verschiedenen Erkrankungen, die mit Krämpfen einhergehen u. die a. nachzusehen sind, z. B. Angina pectoris, Asthma. Ae. 152 Amylium nitros., 218

liquefact., 630 Salvarsanpräp., 631 Salvarsan, 632 Neosalvarsan, Salvarsan-Natrium, Silbersalvarsan, Neosilbersalvarsan, 633 Sulfoxylsalvarsan, Myosalvarsan, 701 Ol. Terebinth., 703 Ol. Tereb. rectif.
Inn. 132 Extr. Allii sativi, 369 Ol. Eucalypti, 370 Eucalyptol, 481 Aq. Kreosoti.

Lungenödem s. Ödem.

Lungentuberkulose s. Phthisis pulmon.

Lupus Ae. 79 Acid. chrysophanicum, 107 Acid. trichloraceticum, 296 Chinosol., 349 Cuprum acetic., 429 Hydrarg. bijodat., 465 Jodum, 563 Phenol. liquefact., 588 Pyrogallol, 589 Eugallol, 711 Natr. thiosulfuric.
— erythematodes Ae. 194 Krysolgan.

Luxationen Ae. 96 Kalium silicic.

Lymphangitis Ae. 128 Spiritus dilutus, 423 Emplastr. Hydrargyri, 451 Ichthyol, 452 Thigenol, 467 Tinct. Jodi.

Lymphogranulomatose Ae. 178 Arsen, 185 Solarson, Optarson.
Inn. 178, Arsen, 179 Acid. arsenic., 180 Pilulae asiaticae, 181 Liquor Kalii arsenicosi, 183 Arsan, 185 Elarson.

Lymphome Ae. 558 Thiol.
Inn. 178, 179 Acid. arsenic., 180 Pilulae asiaticae, 181 Liquor Kalii arsenicosi, 183 Arsan.

Lyssa. Außer Schutzimpfung. Ae. 123 Kali causticum fusum, 124 Liquor Kali caustici, 125 Liquor natrii caustici, 300 Chloroform.

M.

Magenatonie Ae. 449 Hypophysenpräp., 450 Hypophen, Hyphysenextr. (Schering, Ingelheim), Hypophysin, Physormon, Pituglandol, Pituigan, Posthypin, 685 Strychnin. nitric., 686 Strychnin. hydrochl., Strychn. sulfur., Strychn. arsenic., Strychn. glycerophosphor.
Inn. 683 Extr. Strychni, 684 Extr. Strychni fluid., 684 Tinct. Strychni u. — — aetherea, 685 Strychnin. nitric. 237 Brucin, 569 Picrotoxin, 686 Strychnin.hydrochloric., Strychninum sulfuric., Strychnin. arsenicos., Strychnin. glycero-phosphoric.

Magenblutungen Ae. 246 Calc. chlorat. fus., 277 Cesol, 527 Pantopon, Laudanon, 528 Narcophin, 535 Morphin. hydrochlor., 537 Morphin. sulfuric., 541 Aethylmorph. hydrochl., 541 Heroin. u. 542 — hydrochl., 542 Paramórfan, 543 Eukodal, 544 Dilaudid, 611 Sacch. amylac., 614 Natr. chlorat., 615 Solutio Natrii chlorati physiologica, Solutio Ringeri u. Locke-Ringers Solution, Normosal.
Inn. 99 Acid. sulfuric. dilut., 138 Aluminium, 143 Bolus alba, 138 Escalin, 245 Calc. chlorat. fus., 247 Calc. lact., 277 Cesol, 314 Clauden, Coagulen, 399 Gela-

tina alba, 417 Folia Hamamelid., 417 Cort. Hamamelid., 418 Extr. Hamamelid. fluid., 528 Narcophin, 534 Morph. hydrochl., 537 Morphin. sulfuric., 541 Peronin, 542 Paramorfan, 544 Dilaudid, 695 Suprarenin.

Magen-Darm.
— — Gärung Inn. 175 Adsorgan, 243 Calc. carbon. praecip., 264 Carbo animalis, 355 Diastasa, 557 Magn. peroxydat., 598 Resorcin., 711 Thymolum; s. a. Dyspepsie, Gärungs-.
— — Infektionen Inn. 96 Terra silicea, 138 Aliminium, 175 Argocarbon, 175 Adsorgan, 265 Carbo medicin., 299 Chloroform, 430 Hydrarg. chlorat., 482 Kreosotin. Valerian, 516 Naphthol. salicyl., 628 Phenyl. salicyl.
— — Katarrh s. Gastroenteritis.
— — Krämpfe Ae. 527 Pantopon, Laudanon, 528 Narcophin, 537 Morphin. sulfuric., 541 Aethylmorph. hydrochl., 541 Heroin. u. 542 — hydrochl., 542 Paramorfan, 543 Eukodal, 544 Dilaudid.
Inn. 116 Äther, 118 Aether. aceticus, 121 Akineton, 191 Elixir turantii comp., 208 Luminaletten, 254 Spirit. camphor., 525 Opium pulver., 528 Narcophin., 534 Morphin. hydrochloric., 537 Morphin. sulfuric., 541 Peronin, 542 Paramorfan, 544 Dilaudid; s. a. Magenkrämpfe.
— — Neurosen. Inn. 112 Abasin, Adalin, 195 Baldrianpräparate, 199 Vallyl, 219 Eumydrin, 292 Chin. hydrobrom., 299 Chloroform, 322 Anaesthesin, 552 Pegninum.
— — Stenosen Ae. 611 Sacch. amylac.
— — Erkrankungen Inn. 620 Sal. Carolin. factit., 620 Hunyadi-Salz, 620 Kissinger Salz u. Marienbader Salz, 626 Ober-Salzbrunner Salz, Salzschlirfer Salz, Sodener Salz, Sal Vichy factit., Wiesbadener Salz.
— Gärung Ae. 73 Acid. boric., 554 Kal. u. Calc. permang.; s. a. Magendarmgärung u. Dyspepsie, Gärungs-.
— Geschwür s. Ulcus ventriculi.
— Katarrh Inn. 127 Natr. bicarbonic., 227, 228 Bism. subnitric., 272 Cortex Cascarillae, 321, 322 Anaesthesin, 371 Subcutin, 371 Eudoxin, 413 Gummi arabic., 414 Mucilago gummi arabic., 614 Natr. chlorat., 717 Mucilag. Tragacanth.; s. a. Gastritis.
— chron. Inn. 68 Acidolpepsinpasten, 311 Cort. Cinnamomi, 313 — — chinensis, 549 Pankreaspräparate, 549 Pankreasdispert, Pankreaspulver, Pankreatinum, Pankreon, Pankrophorin, Pankrazym, 552 Pegninum; s. a. Gastritis.
— Krämpfe Ae. 212 Bellafolin, 535 Morph. hydrochlor., 527 Pantopon, Laudanon, 528 Narcophin, 537 Morphin. sulfuric., 541 Aethylmorph. hydrochl., 541 Heroin. u. 542 — hydrochl., 542 Paramorfan, 543 Eukodal, 544 Dilaudid.

Inn. 212 Extr. Belladonnae, Belladonna-Dialysat, 215 Atropin, 216 Atropin. sulfuric., 279 Ol. Anthemidis, 279 Ol. Chamomillae aeth., 493 Herba Lobeliae, 506 Ol. Menthae pip., 535 Morph. hydrochl., 528 Narcophin, 537 Morphin. sulfuric., 541 Peronin, 542 Paramorfan, 544 Dilaudid, 646 Extr. Scopoliae; s. a. Magendarmkrämpfe.

Magen-Darm-Schmerzen s. Gastralgie.

Malaria Ae. 88 Acid. hydrofluoric., 157 Methylen. coerul., 175 Argochrom., 185 Solarson, 287 Chinin-Urethan, 286 Solvochin, 291 Chin. dihydrochlor. carbamid., 630 Salvarsanpräp., 631 Salvarsan, 632 Neosalvarsan, Salvarsan-Natrium, Silbersalvarsan, Neosilbersalvarsan, 633 Sulfoxylsalvarsan, Myosalvarsan, 676 Stibenyl u. Stibosan.

Inn. 157 Methylenum coeruleum, 178, 179 Acid. arsenic., 180 Pilulae asiaticae, 181 Liquor Kalii arsenicosi, 183 Arsan, 286 Chinin. hydrochl., 289 Chinin. sulfuric., Chinin. tannic., 291 Chinin. bisulfuric., Chinin. dihydrochloric., 292 Euchinin, 293 Aristochin, 294 Cinchonidin. sulfuric., 293 Cinchonin. sulfuric., 560 Phenokoll hydrochloric., 577 Plasmochin, 633 Spirocid.

— Provokation latenter — Ae. 695 Suprarenin.

Mastdarmgeschwüre Ae. 224 Bismut. jodoresorcinsulfonic., 300 Chloroformium.

— Krampf Ae. 213 Extr. Bellad.

— Prolaps s. Prolapsus ani.

— Fisteln s. Fisteln.

Melancholie (symptomatisch) Inn. 196 Baldrianpräp., 199 Valyl, 199 Valisan, 208 Phanodorm.

— bei herabg. Sexualismus Ae. 547 Ovarienpräp., 547 Oophorin, 548 Ovoglandol, Ovarialhormon.

Inn. 547 Ovarienpräp., 547 Ovaria siccata, Novariol, Ovaraden, Oophorin, 548 Ovoglandol, Ovowop, Progynon.

Meningitis Ae. 170 Ungt. Argent. colloid., 723 Neu-Urotropin.

Inn. 723 Urotropin, 724 Neu-Urotropin, 724 Helmitol, 725 Cystopurin, Acidolamin, Allotropin, Amphotrophin, Borovertin, Hexal, Neohexal, Saliformin.

— cerebrospinalis epidemica Ae. 611 Meningokokkenserum u. Optochin.

— Pneumokokken- Ae. 663 Pneumokokkenserum.

Menses, profuse Ae. 444 Hydrastinin. chlorat., 445 Cotarnin. chlorat., 648 Secalepräparate, 651 Extr. Secalis cornuti, 652 Cornutinum ergoticum, Ergotin, Ergotitrin, Gynergen, 653 Secacornin, Tyramin, Uteramin, Tenosin.

Inn. 445 Cotarnin. chlorat. 648 Secalepräp., 650 Secale cornutum, 651 Extr. Secalis cornuti, Extr. Secalis cornuti fluid.,

652 Clavipurin, Cornutinum, Ergotin, Ergotininum, Ergotitrin, Gynergen, 653 Secacornin, Secalan, Secalysatum, Tenosin, 733 Visc. album; s. a. Dysmenorrhöe.

Menorrhagien s. Menses, profuse.

Menstruationsbeschwerden s. Dysmenorrhöe.

Metallvergiftung s. Vergiftung.

Meteorismus Inn. 557 Magnes. peroxydat., 669 Spec. carminativae, 700 Terebinthina venata, 701 Ol. Tereb. 702 Ol. Tereb. rectif.

Metrorrhagien Ae. 129 Spirit. dilut., 362 Digalenum, 363 Digifolin, Digipurat., 445 Cotarnin. chlor., Styptol, 648 Secale, 651 Extr. Secalis cornuti, 652 Cornutinum ergoticum, Ergotin, Ergotitrin, Gynergen, 653 Secacornin, Tyramin, Uteramin, Tenosin.

Inn. 311 Ol. Cinnamomi, 312 Tinct. Cinnamomi, 355 Digitalis, 362 Digalenum, 363 Digifolin u. Digipuratum, 417 Cortex Hamamelid., 418 Extr. Hamamelid. fluid., 443 Extr. Hydrast. fluid. u. Extr. Hydrast. sicc. u. Tinct. Hydrast., 444 Hydrastin. u. Hydrastin. hydrochlor. u. Hydrastinin. chlorat., 445 Cotarninium chlorat., 445 Styptol, 479 Kino, 604 Cort. Rhois aromat., 648 Secalepräp., 650 Secale cornutum, 651 Extr. Secalis cornuti, Extr. Secalis cornuti fluid., 652 Clavipurin, Cornutinum, Ergotin, Ergotininum, Ergotitrin, Gynergen, 653 Secacornin, Secalan, Secalysatum, Tenosin, 652 Tinct. Secalis cornuti.

— atonische Ae. 449 Hypophysenpräparate, 450 Hypophen, Hypophysenextrakt (Schering, Ingelheim), Hypophysin, Physormon, Pituglandol, Pituigan, Posthypin, 648 Secalepräp., 651 Extr. Secalis cornuti, 652 Cornutinum ergoticum, Ergotin, Ergotitrin, Gynergen, 653 Secacornin, Tyramin, Uteramin, Tenosin.

Inn. 648 Secale, 650 Secale cornutum, 651 Extr. Secalis cornuti, Extr. Secalis cornuti fluid., 652 Clavipurin, Cornutinum, Ergotin, Ergotininum, Ergotitrin, Gynergen, 653 Secacornin, Secalan, Secalysatum, Tenosin.

Migräne Ae. 119 Aether chlorat., 507, 508 Menthol., 509 Stylus Menthol., Coryfin.

Inn. 65 Acetanilid, 157 Methylenum coeruleum, 162 Phenyldimethylpyrazolon, 164 Pyramidon salicylic., 165 Melubrin, Novalgin, Gardan, 164 Pyramidon, 232 Kal. brom., 255 Camphor. monobromat., 300 Chloroform., 327 Coffeinum, 327 Coffeini citric., 328 Coff. natr.-benzoic., 328 Coff. natr.-calicyl., 329 Extr. Colae fluid., 330 Extr. Colae spirit., 413 Guarana, 509 Menthol. valerian., 540 Phenacodin, 559 Phenacetin, 560, 561 weitere Phenacetinmischungen u. Phenetitide, 625 Natr. salicyl., 626 Acid. acetylosalicyl., 626—629 weitere

Salicylsäureverbindungen u. Acetylsalicyl-
säuremischungen.
Migräne angiospast. Ae. 152 Amylium
nitros.
Milchsekretion, mangelnde Inn. 483
Lactagol.
Milzbrand Ae. 562 Phenol. liquefact.
Inn. 171 Arg. fluorat.
Miosis (Mydriatica) Ae. 218 Homatropin.
hydrobrom., 216 Atrop. sulfur., 368 Ephe-
drin u. Ephetonin, 647 Scopol. hydrobrom.,
648 Scopol. hydrochlor.
Mittelohrkatarrh Ae. 74 Acid. glycerino-
boricum.
Morbus Basedow Ae. 286 Solvochin, 291
Chin. dihydrochlor. carbamid., 652 Gyner-
gen, 713 Thymoglandol, Thymophorin,
Thymototal.
Inn. 93 Natr. phosphoric., 185 Elarson,
245 Calcium chlorat. fus., 245 Calc. lact., 287
Chin. hydrochlor., 289 Chinin. sulfuric.,
Chinin. tannic., 291 Chinin. bisulfuric.,
Chinin. dihydrochloric., 292 Euchinin, 293
Aristochin, 294 Cinchonidin. sulfuric., 468
Kal. jodat., 470 Natr. jodat., 549 Pankreas-
präp., 549 Pankreasdispert, Pankreaspul-
ver, Pankreatinum, Pankreon, Pankro-
phorin, Pankrazym, 652 Gynergen, 712
Glandulae, Thymi siccatae, 713 Thymo-
glandol, Thymophorin, Thymototal.
Morphinismus, Entziehung vom — 538
Ae. 195 Avertin, 206 Medinal, 207 Som-
nifen, 208 Luminalnatr., 307 Cholin. chlorat.,
538 Somnifen, Luminalnatr., 647 Scopol.
hydrobrom., 648 Scopol. hydrochlor.
Inn. 205 Veronal, 206 Medinal, 208
Luminal, 368 Ephedrin, 368 Ephetonin, 538
Veronal, Medinal, Luminal, Curral, Noktal,
Phanodorm, Somnifen, Ephetonin.
Morphiumvergiftung s. Vergiftung.
Moskitostiche und Mückenstiche s. In-
sektenstiche.
Mund-Affekt, entzündl. Ae. 343 Cresol.
purum.; s. a. Mund- u. Gurgelwässer.
— Geschwüre Ae. 90 Acid. nitric., 243 Aqua
Calcariae, 304 Calcaria chlorata, 351 Cuprum sulfuric., 479 Tinct. Kino, 529 Extr.
Opii, 622 Acid. salicyl.
— aphthöse s. Aphthen.
— Wässer Ae. 67 Acetum, 67 Acetum aromaticum, 67 Acetum pyrolignor. rectifikat.,
71 Acid. benzoic., 72 Natr. benzoic., 75
Borax, 84 Acid. hydrochloric., 85 Acid.
lacticum, 92 Acid. phosphoric., 98 Acid.
sulfuric. dilut., 126 Natrium carbonicum,
127 Natrium bicarbonic., 137 Radix Althaeae, Folia Althaeae, 138 Alumen,
140 Aluminium acetico-tartaricum, 144
Aluminium sulfuricum, 147 Ammonium
chlorat., 201 Balsam. peruvian., 241 Tinct.
Calami, 245 Aqua Calcariae, 252 Camphora
254 Spiritus camphor., 263 Tinct. Capsici,

264 Carbo Ligni pulv., 269 Flor. Caryo-
phylli, 282 Cort. Chinae, 283 Extr. Chinae
spirituos., 296 Chinosol., 304 Aqua Chlori,
304 Calcaria chlorata, 305 Liq. Natrii hypochlorosi, 312 Tinct. Cinnamomi, 326 Spirit.
Cochleariae, 343 Cresol. purum, 349 Cuprum acetic., 351 Cuprum sulfuric., 397
Tinct. Gallarum, 414 Gummi arabic., 414
Mucilago Gummi arabic., 465 Jodum, 468
Kal. jodat., 479 Kino u. Tinct. Kino, 481
Kreosotum, 498 Herba Majoranae, 498
Mangan. chlorat., 500 Flor. Malvae, 501
Mastix, 503 Mel depurat., 503 Mel. rosat.,
504 Oxymel simpl., 506 Ol. Menthae pip.,
506 Spirit. Menthae pip., 513 Tinct. Myrrhae,
529 Extr. Opii, 554 Kal. u. Calc. permang.,
556 Ortizon, Perhydrit., 569 Radix u.
Tinct. Pimpinellae, 588 Radix u. Tinct.
Pyrethri, 591 Cortex Quercus u. Extr.
Querc. fluid., 591 Tinct. Quillajae, 594
Radix Ratanhiae, 595 Extr. —, Tinct. —,
Extr. fluid. Ratanhiae, 603 Mucidan, 606
Extr. Rosae fluid. u. Ol. Rosae, 608 Folia
Rutae, 612 Saccharin u. Saccharin solu-
bile, 622 Acid. salicyl., 628 Phenyl. salicyl.,
633 Folia Salviae, 644 Oxymel Scillae, 648
Herba Scordii, 664 Spirit. Serpilli, 702 Ol.
Terebinth., 703 Ol. Tereb. rectif., 711 Thy-
molum, 715 Flor. Tiliae, 716 Rhiz. u. Tinct.
Tormentillae, 717 Mucilag. Tragacanth.,
718 Tinct. Vanillae, 740 Zinc. sulfuric.
Muskelrheumatismus Ae. 61 Liquor Ammonii caustici, 627 Mesotan, Methylium
salicyl.
Inn. 162 Phenyldimethylpyrazolon,
157 Methylenum coeruleum, 626 Acid.
acetylosalicyl., 626—629 weitere Salicylsäureverbindungen u. Acetylsalicylsäuremischungen; s. a. Rheumatismus S. 857.
Muttermundsrigidität Ae. 211 Folia Belladonnae, 213 Extr. Bellad.
Myalgie Ae. 216 Atropin. sulfur.
Mydriasis (Miotica) Ae. 169 Arecolin.
hydrobrom., 459 Pilocarp. hydrochl. u.
nitr., 568 Physostigmin. salicyl., Physost.
sulfuric.
Mykosis der Haut z. B. Ae. 95 Acid. picronitric.
Myodegeneratio cordis Inn. 209 Barium
chlorat., 358 Folia Digitalis u. weitere
Digitalispräparate.
Myokarditis Ae. 362 Digitoxin.
Inn. 254 Spirit. camphor., 358 Folia
Digitalis u. weitere Digitalispräparate.
— chron. Ae. 266 Cardiazol, 362 Digalen.,
Diglifolin, Digipurat., 645 Scillaren.
Inn. 266 Cardiazol, 327 Coff. citrici, 328
Coff. natr. benzoic., 328 Coff. natr. salicyl.,
355 Digitalis, 362—364 weitere Digitalis-
präparate, 679 Extr. Strophanthi, 680
Tinct. Strophanthi, 643 Bulbus Scillae,
644 Acetum Scillae, Extr. Scillae, Extr.

Scillae fluidum, 645 Tinct. Scillae, Scillaren, Scillicardin.

Myome, Blutungen durch — Ae. 444 Hydrastinin chlorat., 648 Secale, 651 Extr. Secalis cornuti, 652 Cornutinum ergoticum, Ergotin, Ergotitrin, Gynergen, 653 Secacornin, Tyramin, Uteramin, Tenosin.

Inn. 648 Secale, 650 Secale cornutum, 651 Extr. Secalis cornuti, Extr. Secalis cornuti fluid., 652 Clavipurin, Cornutinum, Ergotin, Ergotininum, Ergotitrin, Gynergen, 653 Secacornin, Secalan, Secalysatum, Tenosin.

Myositis Ae. 467 Tinct. Jodi.

Myxödem Inn. 713 Thyreoidea, 714 Glandulae Thyreoideae siccatae, Thyreoid-Dispert, Thyreoidin Merck, Thyreonal, Thyreophorin, Thyroxinum, 715 Dijodthyrosin, Antithyreoidin Moebius, Rodagen, Lipolysin.

N.

Nachgeburt-Atonie u. -Blutung Ae. 444 Hydrostinin. chlorat., 449 Hypophysenpräparate, 450 Hypophen, Hypophysenextr. (Schering, Ingelheim), Hypophysin, Physormon, Pituglandol, Pituigan, Posthypin, 648 Secale, 651 Extr. Secalis cornuti, 652 Cornutinum ergoticum, Ergotin, Ergotitrin, Gynergen, 653 Secacornin, Tyramin, Uteramin, Tenosin.

Inn. 648 Secale, 650 Secale cornutum, 651 Extr. Secalis cornuti, Extr. Secalis cornuti fluid., 652 Clavipurin, Cornutinum, Ergotin, Ergotininum, Ergotitrin, Gynergen, 653 Secacornin, Secalan, Secalysatum, Tenosin.

Nachwehen, schmerzhafte Inn. 162 Phenyldimethylpyrazolon, 164 Pyramidon salicylic., 165 Melubrin, Novalgin, Gardan.

Nachtschweiß s. Schweiß.

Naevus Ae. 123 Kali causticum fusum, 124 Liquor Kali caustici, 125 Liquor Natrii caustici, 426 Hydrarg. bichlorat.

Nagelgeschwüre Ae. 384 Liq. Ferri sesquichlor.

Narben Ae. 334 Collod. elastic.
— Erweichung von — Ae. 307 Cholinum. chlorat., 710 Thiosinamin.
— Schmerzen Ae. 307 Cholinum chlorat.

Narkose, Vorbereitung u. Dämmerschlaf Ae. 207 Pernocton, 527 Pantopon, 528 Amnesin, 535 Morph. hydrochl., 527 Pantopon, Laudanon, 528 Narcophin, 537 Morphin. sulfuric., 541 Aethylmorph. hydrochl., 541 Heroin. u. 542 — hydrochl., 542 Paramorfan, 543 Eukodal, 544 Dilaudid, 647 Scopol. hydrobrom., 648 Scopol. hydrochlor.
— Sekretionsbeschränkung während der — Inn. 216 Atrop. sulfuric.
— Suffokation bei Inhalat.- Ae. 548 Oxygenium.

Narkose, Vergiftung durch Chloroform — 695 Suprarenin.
— Vermeidung des Exzitationsstad. Ae. 152 Amylium nitrosum.

Nasen-Eiterung Ae. 226 Bismut. subgallic., 229 Bismut. tannic.
— Geschwüre, tuberkulöse u. syphilitische Ae. 472 Jodol, 473 Jodoform.
— Katarrh s. Coryza.
— Polypen Ae. 79 Kal. dichromicum, 573 Pix liquida, 574 Ol. Picis rectifik., 575 Liantral, Ol Fagi empyreumaticum, 576 Pix betulina.

Nausea Ae. 206 Medinal.
Inn. 205 Veronal, 206 Medinal; s. a. Seekrankheit.

Nebenhöhlenerkrankung Ae. 174 Targesin.
— Empyem s. Empyem.

Nephritis Inn. 235 Stront. bromat., 245 Calcium chlorat. fus., 247 Calc. lact., 362 Digitoxinum, 505 Folia Menthae pip.
— infectiosa Inn. 157 Methylenum coeruleum.

Nephrolithiasis Ae. 81 Acid. formicic., 189 Atophanyl, 449 Hypophysenpräp., 450 Hypophen, Hypophysenextr. (Schering, Ingelheim), Hypophysin, Physormon, Pituglandol, Pituigan, Posthypin, 527 Pantopon, Laudanon, 528 Narcophin, 535 Morphin. hydrochlor., 537 Morphin. sulfuric., 541 Aethylmorph. hydrochl., 541 Heroin. u. 542 — hydrochl., 542 Paramorfan, 543 Eukodal, 544 Dilaudid, 546 Papaver. hydrochlor.

Inn. 75 Borax, 77 Acid. chinicum, 93 Natr. phosphoric., 121 Akineton, 164 Pyramidon, 546 Papaver. hydrochlor., 546 Fol. Orthosiphonis, 574 Aqua picis, 626 Acid. acetylosalicyl., 626—629 weitere, Salicylsäureverbindungen u. Acetylsalicylsäuremischungen, 676 Stoechados.

Neuralgien (Antineuralgica) Ae. 81 Acid. formicic., 82 Cisan, 86 Acid. hydrocyan. dilut., 119 Aether chlorat., 120 Aethylenum chlorat., 122 Liq. Ammon. caust., 128 Spirit. dilut., 152 Amylium nitros., 188 Acid. phenylchinolincarb., 189 Atochinol, 202 Mixt. oleos.-bals., 216 Atrop. sulf., 254 Ol. camphor., 253 Ol. camphor., 254 Ol. camph. forte, Spirit. camphor., 257 Extr. cannab. indic., 286 Solvochin, 291 Chin. dihydrochlor. carbamid., 300 Chloroform, 302 Ol. Chlorof., 321 Anaesthesin, 323 Eucain., 347 Ol. Croton., 373 Fango, 410 Guajac. liquid., 418 Ol. Hedeomae, 506 Ol. Menthae pip., 507, 508 Menthol, 509 Corytin, Methylium chlor., 535 Morph. hydrochl., 527 Pantopon, Laudanon, 528 Narcophin, 537 Morphin. sulfuric., 541 Aethylmorph. hydrochl., 541 Heroin. u. 542 — hydrochl., 542 Paramorfan, 543 Eukodal, 544 Dilaudid, 539 Cod. phosphor.,

609 Ol. Sabinae, 614 Natr. chlorat., 628 Salit, 630 Esterdermasan, 702 Ol. Terebinth., Ol. Tereb. rectif., 730 Veratrin.

Inn. 87 Aq. Amygd. amar., 109 Tinct. Aconiti, 109 Aconit-Dispert., 110 Aconetinum crystallisatum; 157 Methylenum coeruleum, 162 Phenyldimethylpyrazolon, 164 Pyramidon salicylic., 165 Melubrin, Novalgin, Gardan, 163 Phenylmethylpyr. c. Coff. citric., 164 Pyramidon, 164 Trigemin, 178 Acid. arsenic., 181 Liquor Kalii arsenic., 188 Acid. Phenylchinolin carbon., 189 Methylium phenylchinolincarbon., 189 Hexophan, 189 Atochinol, 190 Iriphan, 208 Veramon, 209 Allional, 209 Dormalgin, 209 Cibalgin, 211 Folia Belladonna. 212 Extr. Bellad., 287 Chin. hydrochlor., 289 Chinin. sulfuric., Chinin. tannic., 291 Chinin bisulfuric., Chinin. dihydrochloric., 292 Euchinin, 293 Aristochin, 294 Cinchonidin. sulfuric., 306 Chlorylen, 331 Vin. Colchici, 400 Tinct. Gelsemi, 476 Natr. jodicum, 539 Codein, Codein. phosphor., 540 Cod. sulf., 541 Dionin, 543 Paracodin, 559 Phenacetin, 560, 561 weitere Phenetitide u. Phenacetinmischungen, 624 Natr. salicyl., 626 Acid. acetylosalicyl., 626—629 weitere Salicylsäureverbindungen u. Acetylsalicylsäuremischungen, 646 Extr. Scopoliae, 677 Folia Stramonii, 678 Tinct. Stram. seminis., 730 Rhiz. u. Tinct. Veratri.

Neuralgien chron. Ae. 596 Reizkörper, 596 Steriles normales Blutserum(Eigenblut),Sterile Kuhmilch, Aolan, Abijon, Caseosan, Protasin, Novoprotin, Omnadin, 597 Xifalmilch, Phlogetan, Tuberkulin, Vaccineurin, Ol. Terebinthinae, Olobintin, Terpichin, Sulfur. depurat., Sufrogel, Alkohol, 690 Sulfur. depuratus, 693 Sufrogel 702 Terpichin, 734 Yatren.

Neuralgie, Intercostal- Ae. 218 Atropinium methylobromat., 410 Guajacol. liquid.
— periodische Inn. 292 Chin. hydrobrom.
— Schlaflosigkeit durch — Inn. 151 Amylen. hydrat.; s. a. Schlaflosigkeit.
—, Trigeminus- Ae. 68 Spirit. dilut., 120 Chlorylen, 152 Amylium nitros.

Inn. 120 Chlorylen.

Neurasthenie Ae. 69 Acid. acet. arom., 178 Arsen, 185 Solarson, Optarson, 548 Oxygen-Bäder, 570 Extr. Pini., 685 Strychn. nitr., 686 Strychnin. hydrochl., Strychn. sulfur., Strychn. arsenic., Strychn. glycerophosphor.

Inn. 178 Arsen, Acid. arsenic. 180 Pilulae asiaticae, 181 Liquor Kalii arsenicosi, 182 Natr. arsenicic., 183 Arsan, 185 Elarson, 195 Baldrianpräparate, 199 Valyl, 232 Kal. bromat., 233 Natr. brom., 235 Bromipin, 235 Bromocoll, 274 Tinct. Castorei, 287 Chin. hydrochlor., 289 Chinin. bisulfuric., Chinin. dihydrochloric., 292

Euchinin, 293 Aristochin, 294 Cinchonidin. sulfuric., 301 Chloroform., 327 Coff. citric., 328 Coff. natr.-benzoic., 328 Coff. natr.-salicyl., 509 Menthol. valerian., 626 Acid. acetylosalicyl., 626—629 weitere Salicylsäureverbindungen u. Acetylsalicylsäuremischungen, 671 Spec. nervinae, 683 Extr. Strychni, 684 Extr. Str. fluid.

Neurasthenie, sexuelle Inn. 704 Testes siccati, Testiglandol, 705 Testiphorin, Testogan.

Ae. 704 Testiglandol, 705 Testiphorin, Testogan.

Neuritis Ae. 373 Fango.

Inn. 157 Methylenum coeruleum. 178 Acid. arsenicosum, 180 Pilulae asiaticae, 181 Liquor Kalii arsenicosi, 183 Arsan.

Neuropathie, Sensationen bei — Inn. 188 Acid. phenylchinolincarbon, 189 Methylium phenylchinolincarbon, 189 Hexophan, 189 Atochinol, 190 Iriphan.

Neurosen Ae. 216 Atropin. sulfur.

Inn. 186 Tinct. Asae foetidae, 195 Baldrianpräp., 199 Valyl, 237 Brucin, 569 Picrotoxin, 685 Strychnin. nitric., 686 Strychnin. hydrochloric., Strychninum sulfuric., Strychnin. arsenicos., Strychnin. glycero-phosphoric, 738 Zinc. oxydat.
— des Verdauungsapparates s. Magen-Darm-Neurosen.
— Herz- s. Herzleiden, nervöse.
— Urogenital- Inn. 162 Phenyldimethylpyrazolon, 164 Pyramidon salicylic., 165 Melubrin, Novalgin, Gardan, 195 Baldrianpräparate, 199 Valyl.

Nierenkolik Ae. 216 Atrop. sulfur., 646 Extr. Scopoliae.

Inn. 212, 213 Extr. Belladonnae, 219 Eumydrin, 403 Glycerinum, 646 Extr. Scopoliae; s. a. Nephrolithiasis.

Nierenblutungen Inn. 604 Cort. Rhois aromat; s. a. Blutungen.

Nierenfunktionsprüfung Ae. 565 Phenolsulphonphthalein.

Inn. 157 Methyl. coeruleum.

Nierenkrankheiten je nach der klinischen Art Inn. 70 Liquor Kalii acetici, 233 Kal. bromat., 327 Coff. citric., 328 Coff. natr. benzoic., 328 Coff. natr. salicyl., 372 Extr. Fabianae, 620 Sal Carolin. factit., 621 Sal Wildungense factit., 732 Urea pura.
— Hydrops bei — Ae. 710 Euphyllin.

Inn. 707, Diuretin, 707 Calcium-Diuretin, 708 Uropherinum salicylicum, Théacylon, Theominal, 709 Theophyllinum Theocinonatrium Aceticum, Theophylliuum natrium, Theophyll. natrio-aceticum, Theophyll. natrio-salicylicum, Euphyllin.
— suburämische Ae. 277 Cesol.

Inn. 277 Cesol.

Noma Ae. 67 Acetum pyrolign. rectifik.

O.

Oedema pulmon. Inn. 71 Acid. benzoic., 177 Flores Arnicae, 666 Semen Sinapis.

Ödem, angioneurotisches Ae. 246 Calc. chlor. fus., 286 Solvochin, 291 Chin. dihydrochlor. carbamid.

    Inn. 245 Calc. chlorat. fus., 247 Calc. lact., 287 Chin. hydrochlor., 289 Chinin. sulfuric., Chinin. tannic., 291 Chinin. bisulferic., Chinin. dihydrochloric., 292 Euchinin, 293 Aristochin, 294 Cinchonidin. sulfuric.

— renales Ae. 441 Novasurol, 442 Salyrgan, 459 Pilocarp. hydrochl. u. nitric., 645 Scillaren. Inn. 643 Bulbus Scillae.

— Stauungs- Ae. 441 Novasurol, 442 Salyrgan, 459 Pilocarp. hydrochl. u. nitric., 645 Scillaren.

    Inn. 643 Bulbus Scillae, 644 Acetum Scillae, Extr. Scillae, Extr. Scillae fluidum, 645 Tinct. Scillae, Scillaren, Scillicardin, 713 Thyreoidea, 714 Glandulae Thyreoideae siccatae, Thyreoid - Dispert, Thyreoidin Merck, Thyreonal, Thyreophorin, Thyroxinum, 715 Dijodthyrosin, Antithyreoidin, Moebius, Rodagen, Lipolysin; s. a. Hydrops u. Diuretica.

Ohnmacht s. Kollaps.

Ohrensausen, neurasthen. Ae. 152 Amylium nitrosum.

Ohrfurunkel s. Furunkel.

Ohrgeräusche Inn. 309 Otosclerol.

Oligocythämie Inn. 178 Acid. arsenicosum, 180 Pilulae asiaticae, 181 Liquor Kalii arsenicosi, 183 Arsan; s. a. Anämie.

Ophthalmie Ae. 213 Extr. Bellad.

— skrofulöse Ae. 469 Kal. jodat.

— neonatorum s. Blennorrhoea neonat.

Opiumvergiftung s. Vergiftung.

Orchitis Ae. 300 Chloroformium, 475 Collodium jodoformii, 580 Aq. Plumbi u. — — Goulardi.

Osteomalacie Inn. 93 Natr. phosphoric., 245 Calcium chlorat. fus., 247 Calc. lact., 462 Ol. Jecoris. Aselli, 463 Emuls. Ol. Jec. As. comp., 566 Phosphorus, Phosphorus solutus, Ol. phosphori, 567 Pilulae Phosphori, 695 Suprarenn, 732 Vigantol u. Radiostol.

Ostitis fibrosa Inn. 245 Calcium chlorat. fus., 247 Calcium lact.

Osteomyelitis Ae. 555 Hydrogen. peroxyd. solut.

Otitis externa Ae. 739 Zinc. sozojodol.

— media Ae. Acid. boric., 78 Acid. chromicum, 89 Acid. lacticum, 360 Chloramin, 321 Anästhesin, 403, 404 Glycerin, 459 Pilocarp. hydrochl. u. nitric., 476, Natr. jodicum, 507 Menthol, 509 Coryfin, 562 Phenol. liquefact., 564 Glycer. acidi carbol., 603 Mucidan.

    Inn. 188 Arcanol.

Otitis media, chron. Ae. 596, 597, 690, 693, 702 Reizkörper.

— purulenta Ae. 76 Natr. tetraboric., 107 Acid. trichloracet., 123 Kal. caustic. fusum, 141 Alumin. boro-tart., 172 Arg. nitric., 173 Arg. nitr. c. Kal. nitric., 226 Bismut. subgallic., 229 Bismut-tannic.

Oxyuren Ae 132 Bulbus Allii. sativi, 139 Liq. Alumin. acetic., 140 Aluminium aceticolacticum, 141 Liquor Aluminii acetico-tartaric., 142 Aluminium-Formaldehydhydrosulfit, Ormicet, Aluminium formicicum, Aluminium oleinicum, 280 Ol. Chenopodii anthelm., 424 Ungt. Hydrarg. ciner., 517 Folia Nicotinae.

    Inn. 144 Oxymors, 238 Butolan, 280 Ol. Chenopodii anthelm., 350 Cupronat, 50 Cuprum sulfuric., 419 Helminal.

Ozaena Ae. 73 Acid. boric., 80 Acid. citricum, 101 Acid. tannicum, 141 Aluminium acetico-tartaric., 295 Eucupin. hydrochlor., 438 Hydrarg. praecip. album., 563 Phenol. u.

— liquefact., 573 Pix liquida, 574 Ol. Picis rectifik., 575 Liantral, Ol. Fagi empyreumaticum, 576 Pix betulina, 622, 623, Acid. salicyl.

P.

Palpitatio cordis s. Herzleiden, nervöse.

Panaritium Ae 174 Protargol, 451 Ichthyol, 452 Thigenol, 476 Tinct. Jodi.

Pannus trachomatosus Ae. 63 Jequiritol; s. a. Trachom.

Papeln, syphilitische, s. Syphilis, Hautaffektionen.

Papillom Ae. 107 Acid. trichloraceticum.

— der Blase Ae. 170 Kollargol.

Paralysis s. Lähmungen.

— agitans Ae. 238 Bulbocapnin, 647 Scopol. hydrobrom. 648 Scop. hydrochlor.

    Inn. 215 Atropin, 216 Atropin sulfur., 238 Bulbocapnin, 647 Scopolamin. hydrobrom., 648 Scopol. hydrochlor., 705 Tetrophan.

— progressiva Ae. 597 Phlogetan; s. a. Syphilis.

Parametritis Ae. 451 Ichthyol, 452 Thigenol.

Paratyphus Inn. 143 Bolus alba, 157 Methylenum coeruleum.

Parkinsonismus, postencephalit. Ae. 203 Banisterin.

    Inn. 203 Banisterin, 215 Atropinum, 216 Atrop. sulfur.

Parulis Ae. 126 Natrium carbonicum.

Pediculi Ae. 100 Acid. sulfurosum, 158 Oleum Anisi, 153 Anetholum, 201 Balsam. peruvian., 352 Cuprex, 515 β-Naphthol., 516 Epicarin, 557 Petroleum, 609 Acetum Sabadillae, 609 Tinct. Sabadillae.

— capitis Ae. 100 Acid. sulfurosum. 118 Aether aceticus, 153 Anetholum, 158 Oleum

Pleuritis Ae. 410 Guajacol. liquid., 424 Ungt. Hydrarg. ciner., 459 Pilocarp. hydrochl., Pilocarp. nitric., 465 Jodum, 476 Tinct. Jodi, 637 Sapo kalin., Spir. Sapon. kalin., Sapo kalin. venal.

Inn. 245 Calcium chlorat. fus., 247 Calc. lact., 430 Hydrarg. chlorat., 624 Natr. salicyl., 626 Acid. acetylosalicyl., 626—629 weitere Salicylsäureverbindungen u. -mischungen.

— chron. Ae. 465 Jodum.

— exsudativa Ae. 710 Euphyllin.

Inn. 706—709 Theobromin, Theophyllin u. deren Verbindungen, 722 Urea pura.

Pneumonie Ae. 189 Atophanyl, 251 Camphora, 266 Cardiazol, 286 Solvochin, 287 Chin.-Urethan, 291 Chin. dihydrochlor. carbamid., 663 Pneumokokkenserum, 696 Suprarenin.

Inn. 71 Acidum benzoic., 86 Ammonium carbonic., 166 Apomorphin. hydrochloric., 266 Cardiazol, 294 Optochin, 294 Optochin. hydrochlor., 295 Eucupin, 654 Radix senegae.

— Inhalations-, Vermeidung der Ae. 152 Amylium nitros.

— Kollaps bei — Inn. 145 Ammonium carbonic., 129 Spiritus dilutus, 327 Coff. citric., 328 Coff. natr. benzoic., 328 Coff. natr. salicyl.; s. a. Kollaps.

Pollutionen Inn. 112 Adamon, 233 Kal. brom., 255 Camph. monobrom., 495 Glandulae Lupuli, Extr. Lupuli fluid.

— bei Gonorrhöe Inn. 347 Fruct. Cubebae.

Polyarthritis s. Gelenkrheumatismus.

Polyglobulie Inn. 221 Benzolum.

Polypen Ae. 78 Acid. chromicum, 90 Acid. nitricum.

Postencephalitische Zustände s. Parkinsonismus.

Priapismus Ae. 152 Amylium nitrosum; s. a. Erektionen.

Proktitis Ae. 101 Acid. tannicum, 140 Liquor Aluminii acetici, 140 Aluminium acetico-lacticum, 141 Liquor Aluminii aceticotartaric., 142 Aluminium - Formaldehydhydrosulfit, Ormicet, Aluminium formicicum, Aluminium oleinicum, 525 Op. pulverat., 579 Liq. Plumbi subacet.

Prolapsus ani Ae. 129 Spirit. dilut.

Inn. 683 Extr. Strychni, 684 Extr. Strychni fluid., 684 Extr. Strychni aquos.

Prostatitis Ae. 525 Op. pulverat.

— gonorrh. Inn. 635 Ol. Santali, 636 Gonaromat u. Santyl; s. a. Gonorrhöe.

Prurigo Ae. 431 Hydrarg. chlor., 515 β-Naphthol., 629 Salophen, 712 Thymol., 720 Tumenol.

Inn. 188 Acid. phenylchinolincarb., 189 Methylium phenylchinolincarb., 189 Hexophan, 189 Hexochinol, 190 Iriphan,

235 Bromocoll, 626 Acid. acetylosalic., 626—629 u. weitere Salicylsäurepräparate.

Pruritus Ae. 69 Acid. acetic. dilut., 86 Acid. hydrocyanic. dilut., 95 Acid. silicic. colloid., 99 Mixtura sulfurica acid., 119 Äther chloratus, 140 Lenicet, 143 Bolus alba, 216 Atropin. sulfuric., 233 Kal. bromat., 235 Bromokoll, 301 Chloroform., 321 Anästhesin, 426 Hydrarg. bichlorat., 451, 452 Ichthyol, 452 Thigenol, 509 Coryfin, 509 Methylium chlorat., 516 Epicarin, 576 Balnacid, 629 Salophen, 712 Thymolum, 720 Tumenol.

Inn. 98 Acid. sulfuric. dilut., 162 Antipyrin, 372 Faex medicin., 452 Ichthalbin, 626 Aspirin, 626—629 weitere Salicylsäurepräparate; s. a. Jucken.

— ani Ae. 507 Menthol., 575 Liq. Carbon. deterg.

— diabetischer u. ikterischer Ae. 143 Bolus alba.

Inn. 626 Aspirin.

— senilis. Ae. 67 Acetum aromaticum, 143 Bolus alba, 216 Atropin. sulfur., 451 Ichthyol, 452 Thigenol.

— universalis Inn. 245 Calc. chlor. fus., 247 Calc. lact.

— vulvae Ae. 75 Borax, 101 Acid. tannic., 234 Kal. brom., 300 Chloroform., 370 Eucerin anhydric., 426 Hydrarg. bichlorat., 465 Jodum, 507 Mentholum, 562 Phenol. liquefact., 738 Zinc. oxydat. crud.

Psoriasis Ae. 79 Acid. chrysophanic., 86 Acid. hydrocyanic. dilut., 141 Alumnol, 159 Anthrachinon, 179 Acid. arsenic., 296 Chinosol., 307 Chrysarobin., 308 Chrysarobin-Teer Dermasan, 308 Cignolin, 333 Kollodium, 403 Glycerin, 415 Traumaticin, 431 Hydrarg. chlorat., 438 Ungt. Hydrarg. alb., 439 Hydrarg. sulf. rubr. u. Hydr. sulfuric. basic., 452 Ichthyol, 514 Naphthalin, 515 β-Naphthol, 563 Phenol. liquefact., 572 Pix liquida, 574 Ol. Picis rectific., 575 Liantral, Ol. Fagi empyreumaticum, 576 Pix betulina, 575 Anthrasol, 577 Pix Juniperi, 588 Pyrogallolum, 589 Eugallol, 623 Acid. salicyl., 629 Salophen, 637 Sapo kalinus u. Spirit. Sapon. kalin. 638 Spirit. saponat., 711 Natr. thiosulfuric.

Inn. 178, 179, 180 Acid. arsenic., 180 Pilulae asiaticae, 181 Liquor Kalii arsenicosi, 183 Arsan, 185 Elarson, 287 Chin. hydrochlor., 289 Chinin. sulfuric., Chinin. tannic., 291 Chinin. bisulfuric., Chinin. dihydrochloric., 292 Euchinin, 293 Aristochin, 294 Cinchonidin. sulfuric., 376 Ferrum arsenicic., 470 Natr. jodat.

Ptyalismus Inn. 75 Borax, 212 Extr. Bellad., 646 Extr. Scopol.

Puerperalfieber Ae. 170 Kollargol, 351 Cupr. sulfuric., ammoniat.

Inn. 136 Cortex Alstoniae; s. a. Sepsis.

Pyelitis Ae. 724 Neu-Urotropin, 727 Colicaccine.

    Inn. 243 Aqua Calcariae, 628 Phenyl. salicyl., 670 Spec. Lini, 723 Urotropin, 724 Neu-Urotropin, 724, 725 weitere Hexamethylentetraminverbindungen, 726 Folia Uvae Ursi u. Extr. fluid. Uvae Ursi s. a. Cystopyelitis.

Pyocyaneus-Infektion s. Infektionen.

Pyloruskrampf Ae. 546 Papaver. hydrochlor., 618 Magn. sulf.

    Inn. 222 Benzylium benzoic., 546 Papaver. hydrochl., 567 Akineton.

Pylorospasmus (der Säuglinge) Ae. 695 Suprarenin.

    Inn. 215 Atropin, 216 Atropin. sulfur.

Pyodermie Ae. 295 Eucupin. hydrochlor., 576 Balnacid, 684 Sulfur sublimat., 690 Sulfur. depurat.

— chron. Ae. 596 Reizkörper, 596 Steriles normales Blutserum (Eigenblut), Sterile Kuhmilch, Aolan, Abijon, Caseosan, Protasin, Noroprotin, Omnadin, 597 Xifalmilch, Phlogetan, Tuberkulin, Vaccineurin, Ol. Terebinthinae, Olobintin, Terpichin, Sulfur. depurat., Sufrogel, Alkohol, 690 Sulfur. depuratus, 693 Sufrogel, 702 Terpichin, 734 Yatren.

Pyrosis Inn. 100 Acid. sulfurosum, 127 Natrium bicarbonicum, 243 Calc. carbon. praecip., 244 Creta praepar., 496 Magnes. carbon., 498 Magn. usta.

Q.

Quecksilbervergiftung s. Vergiftungen.

Quetschungen s. Kontusionen.

R.

Rachen s. Pharynx.

Rachitis Ae. 695 Suprarenin, 713 Thymoglandol, Thymophorin, Thymototal.

    Inn. 85 Acid. hydrochloric. dilut., 93 Natr. phosphoric., 147 Ammonium chloratum, 242 Calcaria saccharata, 245 Calcium chlorat. fus., 247 Calc. lact., 246 Sirup. Calcii chlorhydrophosph., 248 Calc. phosphor., 256 Candiolin, 380, 381 Ferr. lactic., 383 Ferr. phosphor. oxyd., Ferr. phosphor. oxydulat., 385 Ammon. chlorat. ferrat., 462 Ol. Jecoris Aselli u. 463 Emuls. Ol. Jec. As. comp., 465 Jodum, 486 Lecithin, 566 Phosphorus, Ol. phosphori, Phosphorus solutus, 567 Pilulae phosphori, 717 Gland. Thymi siccat., 713 Thymoglandol, Thymophorin, Thymototal, 732 Vigantol u. Radiostol.

Rattentötung 100 Pictolen.

Rekonvaleszenz Ae. 183 Astonin, 185 Solarson, 570 Extr. Pini, 685 Strychnin. nitric., 686 Strychnin. hydrochl., Strychn.

sulfur., Strychn. arsenic., Strychn. glycerophosphor.

    Inn. 196 Radix Valerianae, 198 Species nervin., 282 Cort. Chinae, 287 Chin. hydrochlor., 289 Chinin. sulfuric., Chinin. tannic., 291 Chinin. bisulfuric., Chinin. dihydrochloric., 292 Euchinin, 293 Aristochin, 294 Cinchonidin. sulfuric., 379 Ferr. citric. oxydat., 383 Ferr. phosphoric. oxyd., 383 Ferr. phosphor. oxydulat., 486 Lecithin, 503 Mel, 611 Sacch. Lactis; s. a. Schwächezustände.

Respirationsorgane s. Bronchialerkrankung.

Rhagaden Ae. 102 Acid. tannic., 140 Lenicet.

— des Afters Ae. 138 Alumin, Eskalin.

— Nasen- Ae. 225 Bismut. oxyjodogallic.

Rheumatismus (Antirheumatica) Ae. 81 Acid. formicic., 120 Aethylen. chlorat., 123 Liniment. ammoniat., 188 Acid. phenylchinolincarbon., 189 Hexophan-Natrium, 189 Atochinol, 200 Balsam. Gurjun, 202 Mixt. oleosa-balsamica, 216 Atropin. sulfur., 240 Cajeput, 241 Ol. Calami, 253 Ol. camph., 254 Ol. camph. forte, 254 Spirit. camphor., 257 Extr. cannab. indic., 263 Tinct. Capsici, 264 Ungt. Capsici, 276 Cera flava, 277 Cera palmarum, 302 Ol. Chloroformii, 347 Ol. Crotonis, 406 Gossypium depurat., 410 Guajacol. liquid., 475 Collodium jodoformii, 477 Oleum Juniperi, 520 Ol. Olivar., 557 Petroleum, 570 Ol. Pini silvestr. u. — — Pumillionis, 577 Pix Juniperi, 593 Radium-Emanation, 594 Ol. Rapae, 607 Ungt. Rosmarini comp. 623 Acid. salicyl., 624 Natr. salicyl., 627 Mesotan u. Methylium salicylic., 628 Salit, 629 Spirosal, 639 Spirit. saponato-camphor., 665 Ol. sesami, 702 Ol. Terebinth., 703 Ol. Tereb. rectif.

    Inn. 65 Acetanilid, 109 Extr. Aconiti Tuber., 125 Liquor Kalii. carbonici, 157 Methylen. coerul., 162 Antipyrin, 164 Pyramidon salicylic., 165 Melubrin, Novalgin, Gardan, 278 Flor. Chamomillae, 476 Natr. jodic., 559 Phenacetin, 561 weitere Phenetidide, 585 Extr. Polygoni hydr. fluid., 624 Natr. salicyl., 626 Aspirin, 626—629 weitere Salicylsäurepräparate, 640 Rad. Sarsapar., 641 Extr. Sarsap., Cortex u. Lign. Sassafras, 683 Extr. Strychni, 684 Extr. Strychni fluid.

— chron. Ae. 373 Fango, 730 Veratrin.

    Inn. 120 Aether jodat., 125 Liquor Kalii carbon., 331 Vin. Colchici, 330 Pulvis Colchici.

— Schweiße bei — Inn. 215 Atropin, 216 Atropin. sulfuric.

Rhinitis s. Coryza.

— hypertrophica Ae. 384 Liq. Ferri sesquichlor.

— nervosa Ae. 107 Acid. trichloracetic.

Rhinopharyngitis Ae. 141 Liquor Aluminii acetico-tastarici.
Rigidität des Muttermundes s. Muttermund.
Ruhr s. Dysenterie.

S.

Salivation Ae. 351 Cuprum sulfuric. s. a. Stomatitis.
— Anregung der Ae. 459 Pilocarp. hydrochlor.
 Inn. 459 Pilocarp. hydrochlor.
Salvarsanschädigung Ae. 246 Calcium chlorat. fus., 249 Afenil, 693, 695 Suprarenin.
 Inn. 245 Calc. chlor. fus., 247 Calc. lact.
Sängerknötchen s. Chorditis tuberosa.
Sarkom (symptomatisch) Inn. 179 Acid. arsenic., 178 Acid. arsenicosum, 180 Pilulae asiaticae, 181 Liquor Kalii. arsenicosi, 183 Arsan.
Satyriasis Inn. 233 Kal. brom., 495 Glandulae Lupuli, Extr. Lupuli fluid.
Säurevergiftung s. Vergiftung.
Scabies Ae. 81 Acid. formicic., 100 Acid. sulfuros., 131 Benzyl. benzoic., 143, 144 Bolus alba, 153 Anethol., 158 Ol. Anisi, 201, 202 Balsam. peruvian., 202 Perugen, Peruol, 434 Ungt. Hydrarg. citrinum, 514 Naphthalin, 515 β-Naphthol, 515 Ungt. Naphthol. comp., 516 Epicarin, 517 Folia Nicotianae, 517 Nicotin. salicyl., 557 Petroleum, 563 Phenol. liquefact., 573 Pix liquida, 574 Ungt. Picis, 575 Anthrasol, 587 Lapis pumicis, 606 Ristin, 623 Acid. salicyl., 637 Sapo kalinus u. Spirit. Saponis kalini u. Sapo kalinus venalis, 687 Styrax depurat. Linim. Styracis, 689 Sulfur sublimat., 690 Sulfur depurat., 691 Sulf. praecipitat, 692 Ungt. sulfurat., — — comp. u. Ungt. contra scabiem, 702 Ol. Terebinth., 703 Ol. Tereb. rectif.
 Inn. 626 Aspirin, 626—629 u. weitere Salicylsäurepräparate.
Schanker s. Syphilis, Primäraff. bzw. Ulcus molle.
Scharlach Ae. 663 Scharlachserum, 664 Streptokokkenserum.
 Inn. 143 Bolus alba.
— Hautschuppen nach Ae. 520 Ol. Olivar., 594 Ol. Rapae, 665 Ol. Sesami.
Schlafkrankheit Ae. 402 Germanin, 676 Stibenyl, Stibosan.
 Inn. 402 Germanin.
Schlaflosigkeit (Schlafmittel) Ae. 206 Medinal, 207 Somnifen, 208 Luminalnatr., 297 Chloral. hydrat., 539 Cod. phosphor.
 Inn. 112 Adalin, Abasin, 151 Amylenum hydratum, 195 Baldrianpräparate, 197 Tinct. Valer., 197 Tinct. Valer. ammoniat., 198 Tinct. Valer. aether, Recvaly-

sat, Valamin, 199 Valyl, 205 Veronal, 206 Medinal, Codeonal, Dial, Diatacetin, 207 Noctal, Sandoptal, Soneryl, Somnifen, 208 Phanodorm, Luminal, Veramon, 235 Bromocoll, 297 Chloral. hydrat.. 298 Sirup. Chlorali, 519 Novonal, 539 Codein., Codein. phosphor., 540 Cod. sulf., Codeonal, 541 Dionin, 543 Paracodin, 552 Paraldehyd, 688 Sulfonal, Trional, 722 Urethanum, Hedonal, 723 Voluntal.
— nervöse Inn. 234 Kal. brom., 234 Sedobrol, 235 Bromipin, 237 Bromural.
— wegen heftiger Schmerzen Ae. 527 Pantopon, Laudanon, 528 Narcophin, 534 Morph. hydrochl., 535 Morphin. hydrochl., 537 Morphin. sulfuric., 541 Aethylmorph. hydrochl., Heroin. u. 542 — hydrochl., 542 Paramorfan, 543 Eukodal, 544 Dilaudid.
 Inn. 528 Narcophin, 537 Morphin. hydrochl., 534 Morph. hydrochl., Morphin. sulfuric., 541 Peronin, 542 Paramorfan, 544 Dilaudid.
Schlangenbiß Ae. 122 Liq. ammon. caust., 554 Calc. u. Kal. permang., 563 Phenol. liquefact., 664 Schlangengiftserum; s. a. Wunden, Biß-.
Schmerzzustände (symptomatisch) Ae. 110 Aconitin. crystall., 111 Aconit. nitr., 123 Liniment. ammoniat., 263 Emplast. Capsici, 297 Chloral. hydrat., 509 Emplast. Mentholi, 527 Pantopon, Laudanon, 528 Narcophin, 534 Morph. hydrochlor., 537 Morph. sulfur., 541 Dionin, Heroin, 542 Heroin. hydrochlor., Paramorfan, 543 Eukodal, 544 Dilaudid, 607 Ungt. Rosmarini comp., 627 Methyl. salicyl.
 Inn. 66 Methylacetanilid, 163 Salipyrin, 163 Antipirin c. Coff. citr., 197 Tinct. Valerianae, Tinct. Val. ammoniat., 198 Tinct. Val. aeth., 297 Chlor. hydr., 456 Pulvis Ipecac. opiat., Morphin. hydrochl., 528 Narcophin, 537 Morphin. sulfuric., 541 Peronin, 542 Paramorfan, 544 Dilaudid, 559 Phenacetin, 560, 561 weitere Phenetidide.
— krampfartige Inn. 116 Äther, 118 Aether aceticus, 214 Tinct. Bellad., 646. Extr. scopoliae.
— nervöse Inn. 157 Methylenum coeruleum, 196 Radix Valerianae, 198 Species nervinae.
Schnupfen s. Coryza.
Schreibkrampf Ae. 685 Strychnin. nitric. 686 Strychnin. hydrochl., Strychn. sulfur., Strychn. arsenic., Strychn. glycero-phosphor.
Schwächezustände (Tonica) Ae. 183 Astonin, 328 Coff. natr.-benzoic., 376 Elektroferrol, 593 Radium-Emanation.
 Inn. 76 Acid. camphor., 81 Acid. formic., 92 Natr. biphosphor., Recresal,

Seborrhoea capitis Ae. 141 Alumnol, 515 β-Naphthol, 516 Epicarin.
Seekrankheit Ae. 152 Amylium nitros., 206 Medinal, 208 Luminalnatr., 216 Atrop. sulfur.
   Inn. 199 Validol, 205 Veronal, 206 Medinal, 208 Luminal, 214 Thalassan, 215 Atropin, 216 Atropin. sulfur., 233 Kal. brom., 235 Bromipin, 237 Bromural, 298 Chloreton, 300 Chloroform., 448 Vasano, 509 Menthol. valerianic.
— Prophylaxe Inn. 321 Anaesthesin., 322 Subcutin.
Sehnenscheidenaffektion, rheumatische.
   Inn. 157 Methylenum coeruleum.
Sepsis Ae. 111 Rivanol, Trypaflavin, 170 Ungt. Argent. colloid., 172 Arg. nitric., 173 Arg. nitr. c. Kalio nitrico, 286 Solvochin, 291 Chin. dihydrochlor. carbamid., 295 Eucupin, Vuzin, 349 Electrocuprol, Cuprokollargol, 453 Introcid, 465 Jodum, 663 Streptokokkenserum, 727 Streptok. Vacc.
   Inn. 287 Chin. hydrochlor., 289 Chinin. sulfuric., Chinin. tannic., 291 Chinin. bisulfuric., Chinin. dihydra-chloric., 292 Euchinin, 293 Aristochin, 294 Cinchonidin. sulfuric.
— Prophylaxe Ae. 175 Argochrom.
Septicämie. Ae. 170 Kollargol.
   Inn. 157 Methylen. coerul.
Serumkrankheit Ae. 246 Calc. chlor. fus.
   Inn. 245 Calc. chlorat. fus., 247 Calc. lact. s. a. Anaphylaxie.
Silbersalzvergiftung s. Vergiftung.
Singultus Ae. 216 Atropin. sulfur.
   Inn. 222 Benzylium benzoic., 507 Mentholum, 567 Akineton.
Skorbut Ae. 99 Mixtura sulfuric. acida, 170 Kollargol, 282 Cortex Chinae, 296 Chinosolum, 326 Spirit. Cochleariae, 479 Tinct. Kino, 512 Myrrha, 513 Tinct. Myrrhae.
   Inn. 314 Succus Citri, 326 Sirup. Cochleariae comp., 364 Drimys; s. a. Mund- u. Gurgelwässer.
Skrofulose Inn. 120 Aether jodatus, 185 Jod-Elarson, 345 Solveol, 381 Ferr. lactic., 411 Sirup. Kalii sulfoguajacol., 486 Lecithin, 640 Radix Sarsaparillae, 641 Extr. Sarsaparillae.
—, Drüsen-Ae. 637 Sapo kalin., — — venalis, Spiritus Saponis kalini.
   Inn. 430 Sirup. Hydrarg. bijod. c. Kal. jodat.
Skrophuloderma Ae. 174 Protargol.
Sodbrennen s. Pyrosis.
Sonnenbrand s. Ekzema solare.
Soor Ae. 71 Natr. benzoic., 73 Acid. boric., 75 Borax, 117 Aether, 156 Pyoktaninum aureum et coeruleum.
   Inn. 75 Borax.

Spasmophilie Inn. 85 Acid. hydrochlor. dilut., 245, 246 Calcium chlorat. fus., 247 Calc. lact., 468 Calc. jodat.
Speichelfluß s. Salivation.
Spermatorrhoe Inn. 683 Extr. Strychni, 684 Extr. Strychni fluid.
Sputum, Desinf. tuberculös. — Ae. 306 Chloramin, 345 Alkalysol, 345 Eusapil; s. a. Desinficientia.
Stenosen der Luftwege Ae. 548 Oxygenium.
—, Erweichung narbiger — Ae. 710 Thiosinamin.
Stoffwechselstörungen Ae. 547 Ovarienpräp., 547 Oophorin, 548 Ovoglandol, Ovarialhormon.
   Inn. 182 Arsenium jodatum, 482 Serum lactis, 547 Ovarienpräp., Ovaria siccata, Novarial, Ovaraden, Oophorin, 548 Ovoglandol, Ovowop, Progynon, 620 Sal Carolin. factit., 620 Hunnyadi-Salz, 621 Salzschlirfer Salz, Wiesbadener Salz; s. a. die einzelnen klinischen Formen.
Stomacace s. Stomatitis ulcerosa.
Stomatitis s. a. Mund- und Gurgelwasser. Ae. 78 Acid. chromicum, 117 Aether, 127 Natrium bicarbonicum, 141 Aluminium acetico-tartaricum, 156 Pyoktaninum aureum et coeruleum, 321 Anaesthesin, 554 Calc. u. Kal. permang., 716 Tinct. Tormentillae, 739 Zinc. sozojodol.
— mercurialis Ae. 75 Borax, 173 Arg. nitric., 351 Cuprum sulfuric., 737 Zinc. chlorat.
— ulcerosa Ae. 264 Carbo Ligni pulv., 304 Calcaria chlorata, 350. 351 Cuprum sulfuric., 404 Glycerin.
Strikturen, krampfhafte Ae. 212 Extr. Bellad.
—, Erweichung narbiger — Ae. 710 Thiosinamin.
Struma, einfache Ae. 465 Jodum, 469 Kal. Jodat., 470 Ungt. Kal. jodat., Ungt. Kal. jod. c. Jodo, 471 Alival, Jodipin, 472 Jodisan, Jothionum.
   Inn. 468 Kal. jodat., 470 Natr. jodat., 471 Alival, Jodipin, 472 Jodferratose, Jodival, Jodocalcit, Jodol, Jodomenin, Jodostarin, 473 Jotifix, Lipojodin, Projodin, Sajodin.
— — Prophylaxe Inn. 462 Ol. Jecor. Aselli, 463 Emuls. Ol. Jec. As. comp., 468 Kal. jodat., 470 Natr. jodat., 471 Dijodyl.
Strychninvergiftung s. Vergiftung.
Suffokation bei Inhalat.-Narkose Ae. 548 Oxygenium.
Sykosis Ae. 102 Acid. tannic., 296 Chinosolum, 308 Cignolin, 426 Hydrarg. bichlorat., 440 Afridol, 451 Ichthyol, 452 Thigenol, 467 Tinct. Jodi, 563 Phenol, 598 Resorcin, 599 Euresol, 623 Acid. salicyl., 691 Sulfur praecipit.

Tracheitis Ae. 520 Ol. Olivar., 539 Cod. phosphoric., 545 Ol. Papaver., 594 Ol. Rapae, 665 Ol. Sesami.
  Inn. 539 Codein, Cod. phosphor., 540 Cod. sulf., 541 Dionin, 543 Paracodin.
Trachom Ae. 88 Acidum jodicum, 157 Methylenum coeruleum, 173 Arg. nitric., 225 Bismut. oxyjodogallic., 350 Cuprum citric., 351 Cuprum sulfuric.
Trichocephalus Inn. 350 Cuprum sulfuric.
Trichomonas Inn. 157 Methylenum coeruleum.
Trichophytie Ae. 467 Tinct. Jodi, 516 Epicarin, 623 Acid. salicyl., 705 Thallium acetic.
Trypanosomiasis Ae. 402 Germanin, 676 Stibenyl u. Stibosan.
  Inn. 402 Germanin.
Tuberkulose Ae. 79 Natr. cinnamylic., 81 Acid. formicic., 88 Acid. hydrofluoric., 96 Siliquid, 100 Lignosulfit, 185 Solarson, 193 Aurum, Aurokollargol, Auro-natr. chlorat., 194 Aurophos, Krysolgan, Triphal, Sanocrysin, Solganal, 410 Guajacol. liquid., 711 Thorium nitric., 719 Tuberkulin Koch, Tuberkulin A. F., Bovo Tuberk. Koch, Tuberkelbacillen-Emulsion Koch, Liniment. Tubercul. comp., Tuberkulin Kalle Rosenbach, Cuti-Tuberk. Hoechst, Ektebin.
  Inn. 95 Acid. silicic. praecipit., 96 Siliquid, 97 Silistren, 179 Acid. arsenic., 180 Pilulae asiaticae, 181 Liquor Kalii arsenicosi, 183 Arsan, 185 Elarson, 345 Solveol, 410 Guajacol. liquid., 411 Guajacol. carbonic., Kalium sulfoguajacolic., 412 Sirup. Kalii sulfoguajacol., Guajacetinum, 462 Ol. Jecor. Aselli, 463 Emulsio Ol. Jec. As. comp., 481 Pilulae Kreosoti, 482 Kreosot. carbon., Kreosot. valerianic., 713 Thyreoidea, 714 Glandulae Thyreoideae siccatae, Thyreoid-Dispert, Thyreoidin Merck, Thyreonal, Thyreophorin, Thyroxinum, 715 Dijodthyrosin, Antithyreoidin Moebius, Rodagen, Lipolysin.
— chirurgische Ae. 89 Acid. lacticum, 349 Cuprum acetic.
— der Drüsen Inn. 245 Calc. chlor. fus., 247 Calc. lact.
— des Larynx s. Laryngitis tub.
— der Lungen s. Phthisis pulmon.
Tumoren s. Geschwülste.
Tympanitis Inn. 215 Atropin, 216 Atropin. sulfur.
Typhus abdominalis Ae. 286 Solvochin, 291 Chin. dihydrochlor. carbamid., 296 Chinosol, 399 Gelatina alba, 526 Pantopon, 527 Holopon, Laudanon, 727 Typhusimpfstoffe.
  Inn. 136 Cortex Alstoniae, 157 Methylenum coerul., 164 Pyramidon, 265 Carbo medicin., 287 Chinin. hydrochlor., 289 Chinin. sulfuric., Chinin. tannic., 291 Chinin.

bisulfuric., Chinin. dihydrochloric., 292 Euchinin, 293 Aristochin, 294 Cinchonidin. sulfuric., 299 Chloroformium, 497 Magnes. salicyl., 525 Opii pulv., 526 Pantopon, 529 Extr. Opii u. Pilulae Opii, 530 Tinct. Opii simpl., 532 Tinct. Opii crocata, 560 Lactophenin, 605 Ol. Ricini.
Typhus, Desinf. der Stühle 242 Calcaria extincta; s. a. Desinficientia.
— Kollaps bei — s. Kollaps.

U.

Ulcera Ae. 117 Aether, 144 Boluphen, 156 Pyoktanin. aureum et coerul., 172, 173 Arg. nitr., Arg. nitric. c. Kal. nitr., 244 Calc. carbon. praecip. pro usu ext., 254 Spirit. camphor., 334 Collodium elasticum, 349 Cuprum subacetic., 369 Ol. Eucalypti, 370 Eucalyptol., 370 Ung. Eucalypti, 405 Ungt. Glycerini, 426 Hydrargyrium bichlorat., 441 Merjodin, 472 Jodol, 474 Jodoformium, 512 Myrrha, 549 Pankreasdispertsalbe, 574 Aqua Picis.
— atonische Ae. 221 Tinct. Benzoes comp., 255 Vin. camphor., 349 Cuprum acetic., 397 Tinct. Gallarum, 437 Ungt. Hydrarg. rubrum, 437 Hydrarg. oxydat. via humida parat., 489 Ol. Lini sulfur., 609 Ungt. Sabinae, 687 Ungt. Styracis, 733 Vinum aromat.
— blutende Ae. 101 Acid. tannic., 397 Tinct. Gallar.
— fistulöse Ae. 304 Calcaria chlorata, 351 Cuprum sulfuric., 427 Aq. phagedaenica, 432 Aq. phagedaenica nigra, 467 Tinct. Jodi.
— gangränöse Ae. 252 Camphora, 300 Chloroform., 622 Acid. salicyl., 733 Vinum aromat.
— mollia Ae. 104 Tannoform, 225 Bismut. oxyjodogallic., 305 Liq. Natrii hypochlorosi, 351 Cuprum sulfuric., 441 Mercurol, 472 Jodol, 473 Jodoformium, 476 Natr. jodicum, 555 Hydrogen. peroxyd. sol., 623 Acid. salicyl.
— schmerzende Ae. 322 Cycloformium, 324 Orthoformium, 494 Glandulae Lupuli.
— skrofulöse Ae. 79 Kal. dichromicum.
  Inn. 248 Calcium phosphor., 250 Calc. sulfurat. solut., 349 Cuprum acetic., 436 Hydrarg. oxydat., 248 Calc. phosphoric.
— tuberkulöse Ae. 107 Acid. trichloraceticum, 143 Bolus alba, 225 Bism. oxyjodogall., 472 Jodol, 473, 474 Jodoformium.
Ulcus corneae s. Hornhautgeschwür.
— cruris Ae. 67 Acetum pyrolign. crud., 96 Siliquid., 100 Acid. sulfurosum, 104 Tannoform, 140 Lenicet, 156 Pellidol, 100 Sulfofix, 172 Arg. nitric., 173 Arg. nitr. c. Kalio nitr., 174 Protargol, 176 Choleval, 224 Bismut. oxyjodogallic., 226 Bismut. subgallic., 229

Bismut. tannic., 227 Bism. subnitr., 229
Bism. tribromphenyl., 343 Cresol. purum,
399 Gelatina alba, 409 Granugenpaste, 441
Mercurol, 441 Merjodin, 513 Naphtha.
Ulcus ventriculi Ae. 278 Cesol, 596 Reizkörper, Steriles normales Blutserum (Eigenblut), Sterile Kuhmilch, Aolan, Abijon,
Caseosan, Protasin, Novoprotin, Omnadin,
597 Xifalmilch, Phlogetan, Tuberkulin,
Vaccineurin, Ol. Terebinthinae, Olobintin,
Terpichin, Sulfur depurat., Sufrogel-Alkohol, 690 Sulfur depuratus, 693 Sufrogel, 702
Terpichin, 734 Yatren.
    Inn. 77 Acid. cholalicum, 121 Akine-
ton, 138 Aluminium, 138 Escalin, 142
Neutralon, 143 Bolus alba, 169 Kollargol,
171, 172 Argent. nitric., 210 Barium sulfuric., 215 Atropin, 216 Atropin. sulfur.,
224 Bismut. oxyjodat., 226 Bismut. subgallic., 227 Bismut. subnitr., 229 Bism.
subsalicyl., Bism. valerianic., 230 Bismutose, 243 Calc. carbon. praecip., 265
Carbo medicin., 278 Cesol, 299 Chloroform,
321, 322 Anaesthesin, 322 Subcutin, 324
Orthoformium, 371 Eudoxin, 519 Ol. Olivar.,
545 Ol. Papaveris, 665 Ol. Sesami.
Umschläge Ae. 67 Acetum, Acet. aromatic.,
73 Acid. boric., 84 Acid. hydrochlor., 98
Acid. sulfuric. dilut., 101 Acid. tannic., 124
Kal. carbon. crud., 128 Spir. dilut., 131 Alcoh. isopropyl., 136 Radix Althaeae, 137
Fol. Alth., 138 Alumen, 140 Liq. Alum.
acetic., 140 Aluminium acetico-lacticum,
141 Liquor Aluminii acetico-tartarici, 142
Aluminium-Formaldehydhydrosulfit, Ormicet, Aluminium formicicum, Aluminium
oleinicum, 141 Liq. Alum. acetico-tart.,
142 Lacalut, 144 Alumin. sulfur., 177
Rhizoma Arnicae, 196 Aqua Valerianae,
221 Tinct. Benzoës comp., 231 Bromum,
243 Linim. Calcariae, 252 Acetum camphorat., 279 Aqua Chamomillae, 279 Flor.
Chamomillae romanae, 302 Ol. Chloroformii, 304 Calcaria chlorata, 476 Cortex
Fructus Juglandis, 479 Kino, 489 Ol. Lini,
495 Strobili Lupuli, 498 Herba Majoranae,
504 Folia Melissae, 505 Fol. Menthae piper.,
546 Herba Origani, 564 Aqua phenolata,
578 Plumb. acetic., 581 Plumb. nitric., 579
Liq. Plumbi subacet., 616 Natrium nitric.,
634 Aq. Salviae, 634 Aq. Sambuci, 636
Sapo demistic., 664 Herba Serpylli, 669
Species aromaticae, 715 Aqua Tiliae, 716
Rhiz. Tormentillae, 718 Furfur Tritici, 733
Vinum, Vinum aromatic., 740 Zinc. sulfocarbon.
Ungeziefer Ae. 100 Acid. sulfurosum, 352
Cuprex, 557 Petroleum, 609 Acetum Sabadillae; s. a. Pediculi, Phthiriasis usw.
Unruhe, allgemeine Inn. 112 Adalin.
— nächtliche, der Kinder Inn. 237 Bro-
mural.

Unruhe neurasthen. Inn. 112 Adamon,
164 Pyramidon, 234 Sedobrol, 626 Acid.
acetylosalicyl.; s. a. Erregung.
Unterernährung Inn. 462 Ol. Jecoris
Aselli, 463 Emulsio Ol. Jec. Aselli comp.;
s. a. Inanition.
Urogenital-Katarrh Inn. 201 Bals. peruvian., 237 Fol. Bucco.
— Leiden, entzündl. Inn. 137 Flores Althaeae, 369 Ol. Eucalypti, 370 Eucalyptol.;
s. a. Cystitis usw.
— Neurosen s. Neurosen.
Urticaria Ae. 69 Acid. acet. dilut., 87 Aq.
Amygdal. amar., Aq. Laurocerasi, 99 Mix-
tura sulfur. acida, 143 Bolus alba, 235
Bromocoll, 246 Calc. chlorat. fus., 345 Sa-
grotan, 399 Gelatina alba, 451 Ichthyol, 452
Thigenol, 563 Phenol. liquefact., 576 Bal-
nacid, 629 Salophen.
    Inn. 146 Ammon. carbon., 215 Atropin,
216 Atropin. sulfur., 245 Calc. chlorat. fus.,
247 Calc. lact., 287 Chin. hydrochlor., 289
Chin. sulfuric., 372 Faex medicin., 406
Glykocollum, 452 Ichthalbin.
Uterus-Blutungen s. Metrorrhagie.
— Katarrh Ae. 175 Argentamin; s. a. Gynäkol. Mittel.

V.

Vaginal-.
— Blutung Ae. 696 Suprarenin.
— Gonorrhöe Ae. 452 Ichthalbin, 452
Thigenol; s. a. Gonorrhöe.
— Katarrh Ae. Acid. tannic., 104 Tannoform, 175 Argentamin; s. a. gynäkolog. Mit-
tel S. 841.
Vaginismus Ae. 403 Glycerin.
Varicen Ae. 68 Spiritus dilutus, 426 Hydrarg.
bichlorat., 615 Natr. chlorat.
Variola Ae. 405 Ung. Glycerini, 727 Vaccinum.
— confluens Ae. 250 Calc. sulfur. ust.
Venerische Infektion s. Infektionen.
Verbandwässer, Verbände Ae. 67 Acet.
pyrolign. crud., 71 Acid. benzoic., 73 Acid.
boric., 74 Glycer. acid. boric., Glycer. borosalicyl., Ungt. acid. boric., 89 Acid. lactic.,
90 Acid. nitr., 92 Acid. phosphor., 96 Liq.
Kal. silicic., Liq. natr. silic., 101 Acid. tannic., 138 Alumin., 139 Liq. Alumin. acet.,
140 Aluminium acetico-lacticum, 141 Liquor Aluminii acetico-tartarici, 142 Aluminium-Formaldehydhydrosulfit, Ormicet,
Aluminium formicicum, Aluminium oleinicum, 143 Bolus alba172, 173 Arg. nitric.,
173 Arg. nitr. c. Kalio nitrico, 179 Acid.
arsenic., 211 Folia Belladonnae, 243 Aqua
Calcariae, 246 Calc. chlorat. fus., 300
Chloroformium, 304 Aqua Chlori, 304 Calcaria chlorata, 344 Aqua cresolica, 351
Cupr. sulfuric., 354 Dextrinum, 415 Guttapercha, 427 Hydrarg. bichlorat., 427 Aq.

phagedaenica, 430 Ungt. Hydrarg. bijod., 432 Aq. phagedaen. nigra, 433 Hydrarg. cyanat., 434 Ungt. Hydrarg. citric., 437 Ungt. Hydrarg. rubr., Hydrarg. oxyd. via humida parat., 438 Ungt. Hydrarg. alb., 470 Ungt. Kal. jodat., 476 Cort. u. Fruct. Juglandis, 501 Mastisol, 502 Albertol medicinale, 564 Liq. Natrii phenolici, 574 Aqua Picis, 579 Liq. Plumbi subacet., 580 Aqua Plumbi u. — — Goulardi, 586 Ungt. Populi, 591 Cort. Quercus, 609 Ungt. Sabinae, 622 Acid. Salicylic., 699 Tela depurata, Tela depur. sterilis., 700 Telae impregnatae, Tela acidi borici, Tela Hydrargyri bichlorati, Tela jodoformii, Tela phenolata, Tela Phenoli salicylici, Tela salicylata, 702 Ol. Terebinthinae, 703 Ol. Tereb. rectif., 711 Natr. thiosulfuric., 737 Zinc. chlorat., 740 Zinc. sulfocarbon., 741 Pasta Zinci, — — salicylata, 742 Ungt. Zinci, — — oleatis.

Verbrennungen Ae. 73 Acid. boric., 74 Ung. acidi borici, 94 Acid. picronitricum, 120 Agar-Agar, 172 Arg. nitric., 173 Arg. nitr. c. Kalio nitr., 174 Protargol, 226 Bismut. subgallic., 229 Bismut. tannic., 227, 228 Bism. subnitr., 230 Bismutose, 243 Aqua Calcariae, 243 Linim. Calcariae, 319 Cocain. hydrochl., 333 Collodium, 334 Collodium elastic., 343 Cresol. purum, 355 Dymal, 403 Glycerin, 406 Gossypium depurat., 415 Traumaticin, 451 Ichthyol, 452 Thigenol, 472 Jodol, 473 Jodoformium, 489 Ol. Lini, 508 Menthol, 513 Naphtha, 558 Thiol, 562 Phenol. liquefact., 579 Liq. Plumbi subacet., 580 Aq. Plumbi, Aq. Plumb. Goulardi, 636 Sapo domesticus, 712 Thymolum, 720 Tumenol.

— der Lider Ae. 244 Calc. carbon. praecip. pro usu ext.

—, Schutz gegen Röntgen — Ae. 227 Bismut. subnitr.

Verdauungs-Schwäche Inn. 296 Herba Chiratae, 400 Rad. Gentianae.

— Störungen s. a. Dyspepsie, Diarrhöe usw. Inn. 89 Acid. lactic., 127 Natr. bicarbon., 132 Allisatin, 157 Fruct. Anisi, 221 Benzol, 269 Flor. Caryophyll., 272 Tinct. Cascarill., 348 Tinct. Cubebar., Ol. Cumini, 460 Resina Jalapae, 504 Fol. Melissae, 505 Ol. Menth. crispae, 669 Spec. carminat., 684 Extr. Strychni liquor., 742 Rhiz. Zingiberis.

— — der Diabetiker Inn. 549 Pankreaspräp., 549 Pankreasdispert, Pankreaspulper, Pankreatinum, Pankreon, Pankrophorin, Pankrazym.

— — nach Syntalingebrauch Ae. 78, 697 Decholin.

Inn. 549 Pankreaspräp., 549 Pankreasdispert, Pankreaspulver, Pankreatinum, Pankreon, Pankrophorin, Pankrazym.

Vergiftungen Ae. 160, 161 Antidota, 166 Apomorphin. hydrochlor., 527 Pantopon, Laudanon, 528 Narcophin, 535 Morphin. hydrochlor., 537 Morphin. sulfuric., 541 Aethylmorph. hydrochl., 541 Heroin. u. 542 — hydrochl., 542 Paramorfan, 543 Eukodal, 544 Dilaudid, 695 Suprarenin.

Inn. 96 Terra silicea, 138 Alumin., 143 Bolus alba, 160, 161 Antidota, 175 Argocarbon, 264 Carbo animalis, 265 Carbo medicin., 350, 351 Cupr. sulfuric., 454 Rad. Ipecac., 455 Extr. Ipecac., Extr. Ipecac. fluid., 605 Ol. Ricini, 618 Magnes. sulfuric.

—, Aconitin- Ae. 110 Coff., Aether, Campher, Ammonium carbonic., Digitalispräpar.

—, Akali- Inn. 90 Oleum Amygdalar., 67 Acetum, 150 Ol. Amygdal., 314 Succus Citri.

—, Amylnitrit- Ae. 152 Strychnin, Coff., Campher.

—, Arsen- Inn. 180 Carbo medic., Magn. sulfur., 554 Kal. u. Calc. permanganic, 605 Ol. Ricini.

—, Atropin- Ae. 217 Morphin.

—, Barium- Inn. 209 Magn. u. Natr. sulfuric.

—, Blei- Ae. 578 Natriumthiosulfat.

Inn. 99 Acid. sulfur. dil., 468 Kal. jodat., 470 Natr. jodat., 578 Kal. jodat.

—, Chloroform- Ae. 122 Liquor Ammonii caustici, 300 Suprarenin, Coffein, Lobelin.

—, Cocain- Ae. 93 Amylium nitrosum, 246 Calcium chlorat. fus.

—, Coniin- Ae. 340 Coff.

Inn. 340 Carbo medic., Coff.

—, Cytisin- Inn. 353 Carbo medic.

—, Fisch- Ae. 663 Botulismusserum.

Inn. 143 Bolus alba, 265 Carbo medicin, 605 Ol. Ricini.

—, Fleisch- Ae. 663 Botulismusserum.

Inn. 143 Bolus alba, 265 Carbo medicin, 605 Ol. Ricini.

—, Fliegenpilz- Ae. 216 Atropin. sulfur.

—, Kohlenoxyd- Ae. 494 Lobelin. hydrochlor., 548 Oxygenium.

—, Konserven- Ae. 663 Botulismusserum.

Inn. 265 Carbo medicin.

—, medizinale Ae. 160 Antidota, Adrenalin, Ephedrin, Kalklösungen, Magenspülung, 161 Atropin, Lobelin.

Inn. 160 Antidota, Carbo medic., Bolus alba, Alumin. pulverat., Magnes. sulfur., Natr. bicarb., Kreide, Magnes., 161 Essig, 264 Carbo animalis, Carbo medicin.

—, Metall- Ae. 692 Kalium u. Natr. sulfurat., 711 Natr. thiosulfuricum.

—, Morphium- Ae. 216 Atropin. sulfur., 327 Coff. citric., 328 Coff. natr.-benzoic., 329 Coff. natr.-salicyl., 494 Lobelin. hydrochl., 536 Lobelin, Coffein, Atropin, Oxygen.

Inn. 536 Bolus alba, Carbo medicin., 554 Kal. u. Calc. permanganic.

Vergiftungen mit nitrosen Gasen Inn. 302 Aqua Chloroform.

—, Opium- Ae. 216 Atropin. sulfur.

—, Oxalsäure- Inn. 242 Calcaria saccharata.

—, Phenol- Inn. 242 Calcaria saccharata, 242 562 Carbo medicinalis.

—, Phosphor- Ae. 554 Kal. u. Calc. permanganic., 566 Kal. permang.
Inn. 566 Carbo medicinalis, 700 Terebinthina venata, 701 Ol. Tereb., 702 Ol. Tereb. rectific.

—, Physostigmin- Ae. 216 Atropin. sulfur.

—, Pilocarpin- Ae. 216 Atropin. sulfur.

—, Pilz- Inn. 143 Bolus alba.

—, Quecksilber- Inn. 468 Kal. jodat., 470 Natr. jodat.

—, Santonin- Ae. 310 Äther, Chloroform.

—, Säure- Inn. 150 Oleum Amygdalar., 243 Calc. carbon. praecip., 244 Creta praeparata, 497 Magnes. hydroxydat., 498 Magnes. usta, 636 Sapones medicati.

—, Silbersalz- Inn. 614 Natr. chlorat.

—, Strychnin- Ae. 300 Chloroform, 686 Chloroform, Chloralhydr.
Inn. 255 Camph. monobromat., 686 Chloralhydr., Carbo medic.

—, Veronal- Ae. 205 Coffein.
Inn. 205 Carbo medic.

Verstopfungen (Obstipationen) Ae. 216 Atrop. sulfuric., 403 Glycer., 404 Suppos. Glycer., 600 Rhiz. Rhei, 605 Ol. Ricini, 614 Natr. chlorat., 619 Natr. sulfuric., 658 Sennatin.
Inn. 65 Flor. Acaciae, 76 Tartarus boraxat., 77 Acid. cholalic., 80 Natr. citric. neutrale, 81 Natr. citrico-tartar. efferv., 93 Natr. phosphor., Natr. phosphor. efferv., 105 Kal. tartar., 106 Natr. tartar., Tart. depurat., 107 Tart. natronat., 127 Natr. bicarbon., 133 Aloe, 134 Decoct. Aloës comp., Extr. Colocynth., Extr. Aloë. Extr. Rhei, Extr. Rhei compos., Res. Scammon., Sap. medicatus, Rhiz. Rhei, Fol. Sennae pulvis,. Bismut. subnitr., Radix Ipecac. pulv., Pilulae Aloës, Pilulae aloëticae ferratae, 135 Extr. Aloës, Elixir Proprietatis Paracelsi, 215 Atropin, 216 Atropin. sulfur., 235 Bromipin, 267 Sirup. Caricae u. Sirup. Caricae comp., 270 Cortex Rhamni Purshianae, 271 Extr. Cascarae fluid., 271 Extr. Cascarae siccum, Tinct. Cascarae Sagradae, Vin. Cascarae Sagradae, 273 Pulpa Cassiae fistul., 335 Fruct. Colocynthid., 335 Extr. Colocynthid., Extr. Colocynthid. comp., 336 Tinct. Colocynthid., 342 Fruct. Coriandri, 371 Extr. Evonymi, 372 Faex medicin., 394, 395 Cort. Frangulae, 395 Elixir Frangulae, 395 Extr. Frangul. siccum, 395 Extr. Frangulae fluid., 396 Sirup. Rhamni Frangul. u. Vin.Frang. 396 Fungus Laricis, 416 Gutti, 430, 431 Hydrarg. chlorat., 457 Isacen, 460 Tubera Jalapae, Pilulae

Jalap., Tinct. Jalap., Resina Jalap., 461 Sapo jalap., Tinct. Jalap. Resinae, Tinct. Jalap. comp., 478 Kamala, 482 Serum lactis, 486 Radix Leptandrae, Extr. Leptandrae, — — fluid., 490 Pulvis Liquir. comp., 496 Magnes. carbonic., 497 Magnes. chlorat., Magnes. citric. effervesc., Limonada purg. c. Magn. citrico, Magma Magnes., Magnes. lactic., 498 Magnes. usta u. Pulvis Magnes. c. Rheo, 500, 501 Manna, 501 Sirup. Mannae u. — — c. Rheo, Mannitum, 513 Fruct. Myrtilli, 513 Extr. Myrtilli fluid., 520 Ol. Olivar., 556 Magnes. peroxyd., 565 Phenolphthalein., Purgen, Aperitol, 584 Extr. Podophylli fluid., Tinct. Podophylli, Podophyllinum, 585 Podophyll., 585 Tinct. Podophylli Indici, 585 Rhiz. Polypodii, 587 Tinct. Pruni virginian., 599 Sirup. Rhamni catharticae, 600 Rhizoma Rhei, 601 Extr. Rhei u. Extr. Rhei comp., Extr. Rhei fluid., 603 Sirup. Rhei, 605 Ol. Ricini, 617 Kalium sulfuric., 618 Magn. sulfuric., 618 Magn. sulfuric. siccat., 619 Natr. sulfuric. u. Natr. sulfuric. siccat., 620 Aq. purgans, 620 Sal Carolinum factit., 620 Marienbader Salz, 621 Sal Ofen factit., 642 Radix u. Resina Scammoniae, Scammonium, Ipomoea, 655 Folia Sennae, Folia Sennae spiritu extracta, Infus. Sennae comp., 657 Sirup. Sennae, Spir. Sennae cum Manna, Folliculi Sennae, Apozema purg., 658 Electuar. Sennae, Sennae Extr. fluid., 668 Spec. aperientes Hacker, 669 Spec. laxantes Schramm, 670 Spec. laxantes, 671 Spec. marienbadenses Spec. nauheimenses, 689 Sulfur depurat., 690 Sulfur praecipitat., 698 Pulpa Tamarind. depurat. u. Essentia Tamarind., 699 Folia Taraxaci, Extr. Taraxaci u. — — fluid., 720 Turpethum.

Verstopfungen atonische Ae. 307 Cholin. chlor., 347 Ol. Crotonis.
Inn. 347 Ol. Croton., 457 Isacen, 458 Isticin, 550 Paraffin. liquid., 683 Extr. Strychni, 684 Extr. Strychn. fluid.

— chron. Ae. 347 Ol. Crotonis, 421 Hormonal.
Inn. 121 Regulin, 133 Aloë, 347 Ol. Crotonis, 458 Istizin, 519 Normacoll.

— spastische Ae. 216 Atrop. sulfuric., 526 Pantopon, 527 Holopon, Laudanon, 546 Papaver. hydrochlor.
Inn. 208 Luminaletten, 211 Folia Belladonnae, 212, 213 Extr. Bellad., 219 Eumydrin, 525 Op. pulverat., 526 Pantopon, 529 Extr. Opii u. Pilulae Opii, 530 Tinct. Opii simpl., 532 — — crocata, 546 Papav. hydrochl., 550 Paraffin. liquid., 646 Extr. Scopoliae.

Vulvovaginitis gonorrh. et non gonorrh. Ae. 172 Argent. nitric., 173 Arg. nitric. c. Kalio nitric.

Klemperer-Rost, Arzneiverordnungslehre. 15. Aufl.

W.

V.
Sachregister.

56*

57*

Printed in the United States
By Bookmasters